Mutschler
Arzneimittelwirkungen

Arzneimittelwirkungen

Lehrbuch der Pharmakologie und Toxikologie

Mit einführenden Kapiteln
in die Anatomie, Physiologie und Pathophysiologie

von

Professor Dr. rer. nat. Dr. med. Ernst Mutschler

Direktor des Pharmakologischen Instituts für Naturwissenschaftler
der Johann-Wolfgang-Goethe-Universität Frankfurt/Main

unter Mitarbeit von

Professor Dr. phil. nat. Monika Schäfer-Korting

Lehrstuhl Pharmakologie am Institut
für Pharmazie II der Freien Universität Berlin

7., völlig neu bearbeitete und erweiterte Auflage
304 Abbildungen, 424 Formelbilder und 219 Tabellen

Korrigierter Nachdruck 1997

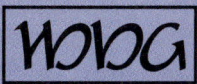

Wissenschaftliche Verlagsgesellschaft mbH Stuttgart

Ein Markenzeichen kann warenzeichenrechtlich geschützt sein, auch wenn ein Hinweis auf bestehende Schutzrechte fehlt.

Die Deutsche Bibliothek – CIP-Einheitsaufnahme

Mutschler, Ernst:
Arzneimittelwirkungen: Lehrbuch der Pharmakologie
und Toxikologie; mit einführenden Kapiteln in die Anatomie,
Physiologie und Pathophysiologie; 219 Tabellen/von Ernst
Mutschler. Unter Mitarb. von Monika Schäfer-Korting. –7.,
völlig neu bearb. und erw. Aufl. Stuttgart: Wiss. Verl.-Ges.,
1996
ISBN 3-8047-1377-7

Korrigierter Nachdruck 1997

© 1997 Wissenschaftliche Verlagsgesellschaft mbH, Birkenwaldstraße 44, D-70191 Stuttgart
Printed in Germany
Gesamtgestaltung und Satz: Gerd Kress, Stuttgart
Druck: H. Stürtz, Würzburg, W. Kohlhammer, Stuttgart
Buchbinderische Verarbeitung: H. Stürtz, Würzburg

Vorwort

Fünfundzwanzig Jahre nach der ersten Veröffentlichung liegen die „Arzneimittelwirkungen" nunmehr in der erstmals vierfarbigen, völlig neu bearbeiteten sowie erweiterten 7. Auflage vor. In dieser langen Zeit konnte das Lehrbuch, wie wir aus zahlreichen Besprechungen und Zuschriften wissen, seine Stellung als Standardwerk festigen, auch nahm die Zahl der Benutzer ständig zu.

Vergleicht man die 1. und die 7. Auflage, so werden die außerordentlichen Fortschritte der Pharmakologie und Toxikologie in den zweieinhalb Jahrzehnten deutlich. Der Arzneischatz wurde nicht nur um wichtige Substanzgruppen und Wirkstoffe erweitert, wodurch die therapeutischen Möglichkeiten sich z.T. entscheidend verbesserten, sondern es wurden auch im Bereich der Grundlagenforschung, insbesondere durch molekularpharmakologische Untersuchungen, zahlreiche neue Erkenntnisse gewonnen, die das Verständnis der Wirkung von Arzneimitteln entscheidend vertieften. Darüber hinaus konnten die Erkennung von Intoxikationen sowie die Maßnahmen zu deren Vermeidung verbessert und die Behandlungsmöglichkeiten von Vergiftungen optimiert werden. Andererseits wurde durch den erweiterten Arzneischatz eine zugleich effektive und sichere sowie rationale, kostengünstige Pharmakotherapie schwieriger. Nimmt doch das Risiko unerwünschter Arzneimittelwirkungen nicht nur mit der Zahl, sondern auch mit der Wirksamkeit der zur Verfügung stehenden Präparate zu. Nach wie vor ist es daher eine wichtige Aufgabe eines Pharmakologielehrbuches, neben der Vermittlung von Grundlagenwissen Nutzen und Risiko einer Pharmakotherapie – dem jeweiligen Kenntnisstand entsprechend – korrekt darzustellen. Dieser Aufgabe gerecht zu werden, ist ein Anliegen auch dieser neuen Auflage der „Arzneimittelwirkungen". Eine Über- bzw. Neubearbeitung jedes einzelnen Kapitels war daher wiederum unerläßlich.

Wie in der 6. Auflage wurde der Allgemeine Teil stark geändert und erweitert. Dem Immunsystem und immunologisch wirksamen Stoffen, bisher unter „Prophylaxe und Therapie von Infektionskrankheiten" besprochen, wurde ein eigenes Hauptkapitel gewidmet.

Als neue Kapitel (bzw. Unterkapitel) wurden Homöopathie, Kotransmission, atypische Neuroleptika, selektive Serotonin-Wiederaufnahme-Hemmer, Pharmaka zur Behandlung dementieller Syndrome, differentialtherapeutischer Einsatz von Antirheumatika, Biphosphonate, 5-HT$_3$-Antagonisten, Erythropoetin-Mangelanämie, Stufenplan der Asthmatherapie, Rezidivvermeidung und Eradikationsbehandlung (bei peptischen Ulzera), Kontrastmittel für die Sonographie, sequentielle Nephronblockade mit Diuretika, Spurenelemente, antioxidative Wirkungen von Vitaminen und Spurenelementen, postantibiotischer Effekt und Phänomen der ersten Dosis, forensische Toxikologie, Solanin- und Strychnin-Vergiftungen sowie Insekten-Gifte eingefügt. Außerdem wurden zahlreiche in den letzten Jahren neu eingeführte Arzneistoffe aufgenommen.

Durch konsequente Streichung überholter Fakten gelang es, die (unvermeidliche) Erweiterung des Textumfangs in Grenzen zu halten.

Wie in den vorangegangenen Auflagen wurde besonderer Wert auf übersichtliche und einheitliche Gliederung, klaren Duktus, einprägsame Darstellung und gute Verständlichkeit gelegt. Die Abbildungen wurden nicht nur zahlenmäßig stark erhöht, sondern durch den Farbdruck auch noch übersichtlicher und leichter erfaßbar gestaltet. Das insgesamt neue Layout unterstützt die genannten didaktischen Intentionen.

Der in den Gegenstandskatalogen des Instituts für medizinische und pharmazeutische Prüfungsfragen für die Prüfungen im Fach Pharmakologie geforderte Wissensstoff ist nach neuestem Stand enthalten.

Außer als Lehrbuch sind die „Arzneimittelwirkungen" durch zahlreiche darüber hinausgehende Informationen auch als Nachschlagewerk für im Beruf stehende Ärzte, Apotheker und auf dem Arzneimittelsektor tätige Naturwissenschaftler anderer Fachrichtungen besonders geeignet.

Um speziell dem Nichtmediziner die für das Verständnis pharmakologischer Wirkungen wichtigsten anatomischen, physiologischen und pathophysiologischen Grundkenntnisse in integrierter Form zugänglich zu machen, wurden bei den einzelnen Kapiteln die kurzgefaßten einführenden Abschnitte in die medizinischen Grundlagenfächer beibehalten.

Unser aufrichtiger Dank gilt wiederum zahlreichen Kollegen für Anregungen und Verbesserungsvorschläge, insbesondere den Herren Professoren Dr. H. Knauf, Hildesheim, Dr. H. Korting, München, und Dr. H. Oelschläger, Frankfurt/Jena, sowie Herrn Privatdozent Dr. H.-G. Olbrich, Frankfurt. Zu danken haben wir auch unseren Mitarbeitern für die Mithilfe beim Lesen der Korrekturen, speziell Frau Dr. A. Soldner.

Nicht zuletzt haben wir dem Verlag – und hier besonders Herrn Dr. K.G. Brauer, Herrn W. Studer und Frau B. Munjic – für die stets fruchtbare und vertrauensvolle Zusammenarbeit zu danken.

Frankfurt/Main und Berlin,
im November 1995

Ernst Mutschler, Monika Schäfer-Korting

Inhaltsverzeichnis

A
Allgemeiner Teil

B
Spezieller Teil

C
Vergiftungen

A

ALLGEMEINER
TEIL

1 Definitionen

Wirkstoffe sind Substanzen, die in lebenden Organismen eine *biologische Wirkung* hervorrufen.

Als **biologische Wirkung** wird die *Gesamtheit der* durch einen Wirkstoff hervorgerufenen *Veränderungen in einem biologischen System* bezeichnet.

Arzneistoffe sind Wirkstoffe, die zur *Vorbeugung, Linderung, Heilung* oder *Erkennung von Erkrankungen* dienen können. (Arzneistoff ist somit im Gegensatz zu Wirkstoff ein wertender Begriff.)

Unter **Arzneimitteln** versteht man zur Anwendung bei Menschen oder Tieren bestimmte *Zubereitungsformen von Arzneistoffen.* (Die englische Bezeichnung „drug" ist identisch mit Arzneimittel, entspricht also nicht dem deutschen Begriff Droge.)

Ein **Gift** (Schadstoff) ist ein Wirkstoff, der *schädliche Wirkungen* auslöst. Während bei einer Vielzahl von Substanzen, insbesondere auch bei Arzneistoffen, die *Dosis* darüber entscheidet, ob nützliche oder schädliche Wirkungen hervorgerufen werden, wirken *Gifte im engeren Sinn nur schädlich.*

Die **Wirk(ungs)stärke** einer Substanz ist ein *Maß für die Dosis* bzw. *Konzentration,* die zur Erreichung einer bestimmten Wirkung erforderlich ist: Je größer die Wirkstärke, desto niedriger die notwendige Dosis (Konzentration).

Die **intrinsische Aktivität** (Wirkaktivität) gibt den in einem biologischen System mit einer (das System stimulierenden) Verbindung erreichbaren *Maximaleffekt* an.

Wirksamkeit – ebenso wie Arzneistoff oder Arzneimittel ein wertender (klinischer) Begriff – bezeichnet die mit einem Arzneimittel zu erreichende Heilung, Besserung, Linderung oder Prophylaxe einer Erkrankung.

Der Ausdruck **Pharmakon** wird im allgemeinen Sprachgebrauch gleichbedeutend mit Arzneistoff bzw. Arzneimittel verwendet. In der wissenschaftlichen Literatur wird er jedoch meist verallgemeinernd und *ohne Wertung,* ob eine therapeutische Anwendung möglich ist oder nicht, im Sinne von biologisch wirksamer Substanz gebraucht.

Daraus folgt, daß die **Pharmakologie** – je nach Interpretation des Begriffs Pharmakon – entweder *eng als*

□ *die Lehre von den Wirkungen der Arzneimittel an gesunden oder kranken Organismen,*

oder weitergehend als

□ *die Lehre von den Wechselwirkungen zwischen chemischen Substanzen und biologischen Systemen*

definiert werden kann.

Beide Definitionen können jedoch nicht voll befriedigen, da sie entweder nicht umfassend genug oder zu umfassend sind. Immerhin stecken sie die Grenzen ab, zwischen denen eine Begriffsbestimmung der Pharmakologie möglich ist.

Die Grenzen der Pharmakologie zu den *Nachbarfächern* Physiologie, Pathophysiologie, Mikrobiologie, Biochemie, Biophysik und Biopharmazie, um nur einige zu nennen, sind fließend, da nicht nur die Methodiken, nach denen gearbeitet wird, weitgehend die gleichen sind, sondern auch die bearbeiteten Stoffgebiete sich überschneiden. Die Wirkungen der Hormone beispielsweise beschäftigen den Pharmakologen in gleicher Weise wie den Physiologen, Endokrinologen oder Biochemiker.

Zu den spezifisch pharmakologischen und toxikologischen Aufgaben gehören – z. T. in Zusammenarbeit mit anderen Disziplinen –

□ die Prüfung potentieller Arzneistoffe am Tier und, sofern nach den Tierversuchen die klinische Prüfung sinnvoll und unbedenklich erscheint, auch am Menschen,

□ die Verbesserung bereits bekannter Pharmaka durch strukturelle Abwandlung oder Optimierung der Anwendung,

□ die Suche nach Möglichkeiten zur Verhütung und Bekämpfung von Vergiftungen,

□ die Aufklärung der Pharmakokinetik und der Wirkungsmechanismen sowie

□ die Erforschung der Zusammenhänge zwischen der chemischen Konstitution und der pharmakologischen Wirkung von Pharmaka.

Die weitere Unterteilung der Pharmakologie in einzelne Zweige ergibt sich aus der unterschiedlichen Aufgabenstellung.

Die **Pharmakokinetik** befaßt sich mit den *Konzentrationsveränderungen von Pharmaka im Organismus in Abhängigkeit von der Zeit:* Wo und wie rasch wird ein Arzneistoff resorbiert, wie *verteilt* er sich im Organismus, wie *verändern die Enzyme des Organismus seine Molekülstruktur,* wo, in welcher Weise und wie rasch wird er *eliminiert?*

Die **Pharmakodynamik** ist die *Lehre von den Pharmakawirkungen am Wirkort:* Wo, wie und warum kommt ein pharmakologischer Effekt zustande? Ein *Teilgebiet* der Pharmakodynamik ist die *Molekularpharmakologie,* die sich mit der Aufklärung der Wirkungsmechanismen von Pharmaka auf molekularer Ebene befaßt.

In der **allgemeinen Pharmakologie** wird versucht, aus den bei der Pharmakokinetik und Pharmakodynamik anfallenden Befunden allgemeingültige Gesetzmäßigkeiten zu finden und damit die theoretischen Grundlagen der Pharmakologie zu liefern.

Der **klinischen Pharmakologie** kommt die Aufgabe zu, neue oder bereits im Handel befindliche Arzneimittel am *Menschen* zu untersuchen. Sie schafft damit die Voraussetzungen für eine sinnvolle *Pharmakotherapie* und stellt die Verbindung zwischen der experimentellen Pharmakologie und der klinischen Medizin her.

Die **Toxikologie** ist die Lehre von den für Menschen und Tiere *schädlichen* Eigenschaften chemischer Substanzen. Die verschiedenen Gebiete der Toxikologie werden in Teil C behandelt.

2 Pharmakokinetik

Die Wirkung eines Arzneimittels ist das Ergebnis zahlreicher, meist sehr komplexer Vorgänge im Organismus. In der Regel liegt ihr eine *Reaktionskette* zugrunde, die in drei Phasen unterteilt wird:

☐ die *pharmazeutische,*

☐ die *pharmakokinetische* und

☐ die *pharmakodynamische*

Phase.

In Abb. A 2–1 sind die wichtigsten Vorgänge, die nach oraler Gabe eines Arzneimittels im Organismus ablaufen können, schematisch zusammengestellt.

Die **pharmazeutische Phase** umfaßt – bei den am meisten verwendeten festen Arzneiformen – den *Zerfall der Arzneiform* und die *Auflösung der Arzneistoffe.* Sie wird daher vorwiegend von den *galenischen Eigenschaften* des Arzneimittels bestimmt.

Zur **pharmakokinetischen Phase** gehören die Teilprozesse

☐ *Resorption,*

☐ *Verteilung* und

☐ *Elimination.*

Während man unter der *Resorption* (s.u.) die Aufnahme eines Arzneistoffes in den Organismus und unter der *Verteilung* den Stofftransport vom Blut in die Gewebe versteht, werden als *Elimination* alle Prozesse bezeichnet, die zu einer *Konzentrationsabnahme* des Arzneistoffs im Organismus führen *(Biotransformation, Ausscheidung).*

Der Organismus wird bei pharmakokinetischen Betrachtungen als *offenes* oder *Fließsystem* aufgefaßt, da mit der Umgebung ständig ein Stoff- und Energieaustausch stattfindet. Ist die Bilanz von Zu- und Ausfuhr ausgeglichen, spricht man vom **Fließgleichgewicht** (Steady-state). Dieser dynamische Gleichgewichtszustand ist gegenüber allen anderen Zuständen bevorzugt, und der Organismus ist bestrebt, ihn bei einer Änderung möglichst schnell wiederherzustellen. Auch die Zufuhr eines Pharma-

kons bedeutet eine Störung des Fließgleichgewichts, die der Organismus zu beseitigen trachtet.

Zur **pharmakodynamischen Phase** rechnet man die *Pharmakon-Rezeptor-Wechselwirkung* sowie die sich anschließenden Vorgänge, die Rezeptor-Effektor-Kopplung, an deren Ende der pharmakologische *Effekt* steht.

Aus dem beschriebenen Ablauf einer Arzneimittelwirkung wird deutlich, daß diese nicht nur von den pharmakodynamischen Eigenschaften des Arzneistoffs abhängt, sondern auch (und zwar in hohem Maße) von

☐ der Arzneiform und den verwendeten Hilfsstoffen,

☐ der Art und dem Ort der Applikation,

☐ der Resorbierbarkeit und der Resorptionsgeschwindigkeit,

☐ der Verteilung im Organismus,

☐ der Bindung und Lokalisation im Gewebe,

☐ der Biotransformation (Metabolisierung) und

☐ der Ausscheidbarkeit bzw. Ausscheidungsgeschwindigkeit,

d.h. pharmazeutischen und pharmakokinetischen Parametern.

Dementsprechend dienen pharmakokinetische Untersuchungen

☐ dem Vergleich verschiedener Zubereitungen wirkstoffgleicher Arzneimittel (Bioverfügbarkeits- und Bioäquivalenzstudien),

☐ der Bestimmung des Resorptionsverhaltens,

☐ der Ermittlung der im Organismus erreichbaren Wirkstoffkonzentrationen sowie

☐ der Aufklärung der Biotransformationswege und des Ausscheidungsverhaltens.

Erst auf dieser Basis wird die Erstellung eines rationalen Dosierungsregimes (Höhe der Einzeldosis, Dosierungsintervall, s. S. 69) möglich.

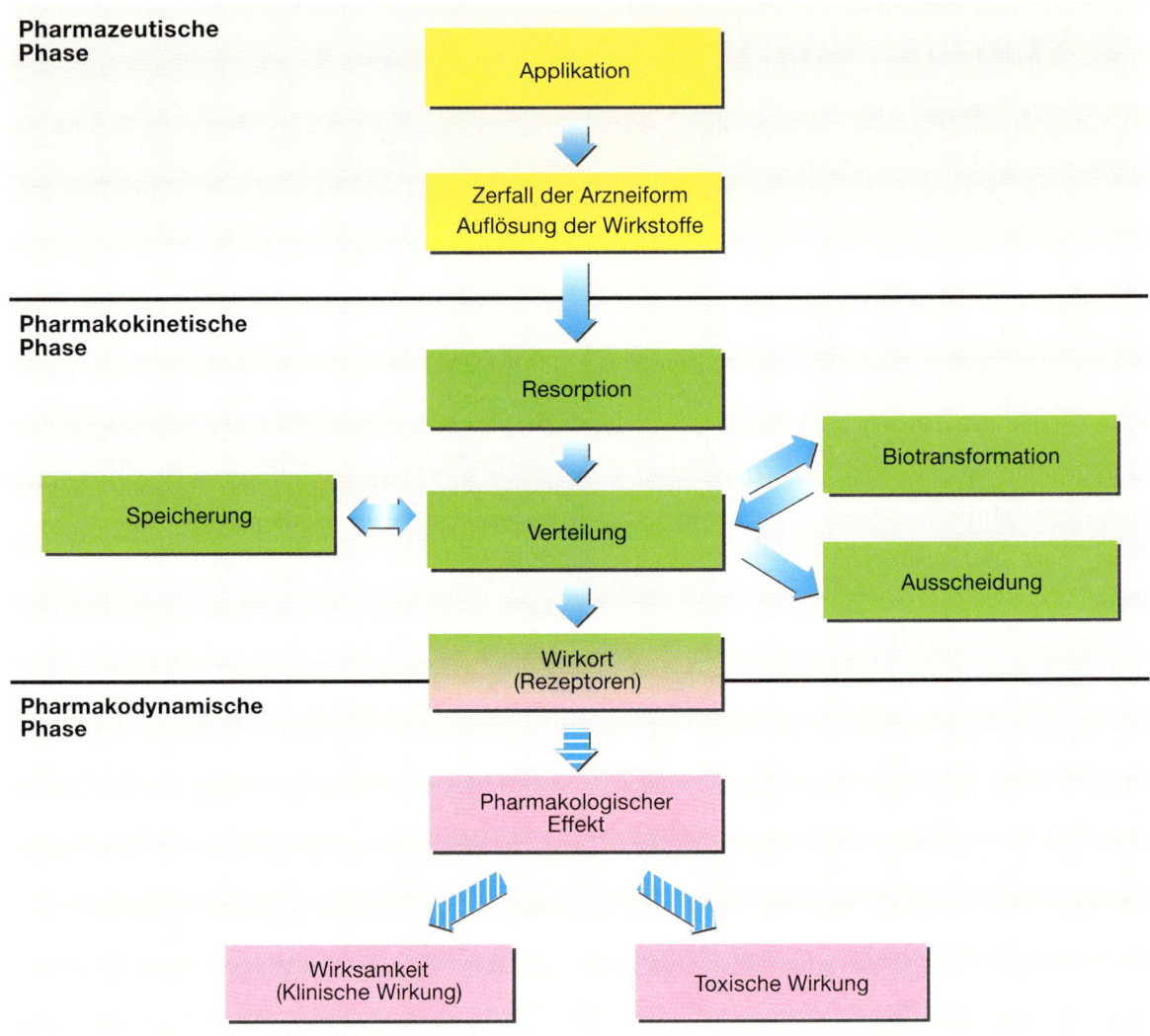

Abb. A 2–1. Bei oraler Gabe eines Arzneimittels im Organismus ablaufende Vorgänge

2.1 Applikation

Ein Arzneimittel kann entweder auf die *Körper-oberfläche,* d.h. auf Haut oder Schleimhaut, aufgebracht oder mit Hilfe perforierender Instrumente (z. B. Injektionsspritzen, Impfpistolen) in das *Körperinnere* injiziert werden. Der *Applikationsort,* die *Applikationsart* und die *Arzneiform* (Tab. A 2–1) richten sich dabei nach

☐ den physikalischen und chemischen Eigenschaften des Arzneistoffs,

☐ dem gewünschten Wirkungseintritt und der gewünschten Wirkungsdauer,

☐ dem Ort, an dem das Pharmakon wirken soll, und

☐ dem Zustand des Patienten.

Soll der *Wirkungseintritt rasch* erfolgen, muß eine Applikationsart gewählt werden, bei der durch Wegfall der Resorption die Latenz zwischen Applikation und Wirkungseintritt kurz ist (intravasale Injektion).

Wird dagegen eine *protrahierte Wirkung* angestrebt, kommen in der Regel nur solche Applikationsformen in Betracht, bei denen das Pharmakon erst nach Resorption wirksam wird.

Tab. A 2–1. Applikationsarten (modifiziert nach Scheler)

Applikationsort	Applikationsart	Arzneiform (Beispiele)
1. Applikation auf Haut oder Schleimhaut		
auf die Haut	epikutan	Lösungen, Suspensionen, Emulsionen, Schäume, Salben, Pasten, Pflaster
auf Schleimhäute		
Mund- und Zungenschleimhaut	bukkal, lingual, sublingual	Tabletten, Pastillen, Dragées, Gurgelwässer
Magen- und Darmschleimhaut	enteral = (per)oral	Tabletten, Dragées, Kapseln, Lösungen, Suspensionen, Emulsionen
Rektumschleimhaut	rektal	Suppositorien, Rektalkapseln, Salben
Nasenschleimhaut	nasal	Tropfen, Salben, Gele, Sprays
Bronchial- und Alveolarepithel	pulmonal, per inhalationem	Aerosole, Inhalate
Konjunktiva	konjunktival	Augentropfen, -salben, Augenwässer
Schleimhäute der Genitalorgane und ableitenden Harnwege	intravaginal, intraurethral	Vaginalkugeln, Salben, Styli
2. Applikation in das Körperinnere, parenteral		
unter Umgehung der Resorption		
in das Herz	intrakardial	Injektionslösung
in eine Arterie	intraarteriell	Injektionslösung
in eine Vene	intravenös	Injektionslösung, Infusionslösung
in den Lumbalsack	intralumbal	Injektionslösung
in den Liquorraum	intrathekal	Injektionslösung
unter Einschaltung eines Resorptionsprozesses		
in die Haut	intrakutan	Injektionslösung
unter die Haut	subkutan	Injektionslösung, Implantate
in den Muskel	intramuskulär	Injektionslösung
in die Bauchhöhle	intraperitoneal	Injektionslösung, Infusionslösung

Pharmakokinetik

A2

Eine *gezielte* (topische) Applikation auf oder in bestimmte Körperstellen ist dann indiziert, wenn die Pharmakonwirkung auf den Applikationsort beschränkt und der Gesamtorganismus möglichst nicht beeinflußt werden soll.

Wird eine *systemische Wirkung* angestrebt, muß der Arzneistoff entweder *direkt in die Blutbahn injiziert* oder in *resorbierbarer Form appliziert* werden.

Nicht selten muß bei der Wahl der Applikationsart auch auf den *Zustand* oder das *Alter* des Patienten Rücksicht genommen werden. *Bewußtlosen* beispielsweise dürfen keine Medikamente oral verabfolgt werden, da wegen des fehlenden Schluckreflexes Aspirationsgefahr besteht. Auch bei Patienten mit Magenstörungen oder eingeschränkter Darmfunktion ist eine orale Applikation u. U. wenig geeignet. Andererseits wird man bei ängstlichen Patienten oder bei Kindern Injektionen zu umgehen versuchen.

Durch *galenische Maßnahmen* gelingt es bei vielen Arzneistoffen, für *alle* Applikationsarten die entsprechenden Zubereitungsformen herzustellen. Schwer lösliche Substanzen z.B. können durch Lösungsvermittler oder, sofern sie ionisierbare Gruppen enthalten, durch Salzbildung in eine lösliche und damit injizierbare Form gebracht werden. Säureempfindliche Stoffe lassen sich mit magensaftresistenten Überzügen versehen und werden auf diese Weise der oralen Applikation zugänglich. Bei manchen Arzneistoffen ist dagegen die Zahl der Applikationsformen beschränkt. So müssen Peptide parenteral oder in einigen Fällen nasal (s. S. 12) zugeführt werden, da sie bei enteraler Applikation rasch durch Proteasen zerstört würden.

2.1.1 Applikationsorte und -arten

Topische Applikation. Als Beispiele für eine topische Applikation können neben der Lokalbehandlung von Hauterkrankungen die orale Gabe von Adsorbentien oder Adstringentien (s. S. 549), die Anwendung von Broncholytika in Form von Aerosolen, die Injektion von Lokalanästhetika in ein Gewebe und die lokale Applikation von Zytostatika in die Harnblase genannt werden. Dem Vorteil, daß die Dosis normalerweise niedriger liegt und mit systemischen Wirkungen in geringerem Umfang gerechnet werden muß, steht der Nachteil einer meist größeren Allergisierungsgefahr bei der Applikation von Arzneistoffen auf der Haut gegenüber.

Parenterale Applikation. Die *intravasale* (meist intravenöse) Injektion bzw. Infusion ist dadurch gekennzeichnet, daß

☐ exakt dosiert werden kann und die Bioverfügbarkeit in der Regel l00% beträgt (nur in Ausnahmefällen erfolgt eine Adsorption eines Teils des Arzneistoffes an das Infusionsbesteck und dadurch eine Abnahme der Bioverfügbarkeit);

☐ durch die rasche Verdünnung im Blut und durch dessen große Pufferkapazität die Anforderungen an die Injektionslösung bezüglich Isotonie und Isohydrie geringer sind als bei intramuskulärer oder subkutaner Injektion sowie

☐ der Arzneistoff sehr rasch den Wirkort erreicht.

Diese Applikationsform ist daher vor allem dann, wenn der Zeitfaktor besonders bedeutsam ist, z.B. in Notfällen sowie bei der intravenösen Narkose (s. S. 237 ff.), indiziert. Andererseits kann bei Pharmaka mit geringer therapeutischer Breite eine rasche i.v. Injektion (Bolus-Injektion) zu schweren Nebenwirkungen führen (z.B. Herzrhythmusstörungen bei Gabe von Herzglykosiden, s. S. 450; Atemdepression nach Gabe von opioiden Analgetika, s. S. 189).

Nachteilig ist im Vergleich zu anderen Applikationsarten außer dem höheren Aufwand und der Belastung des Patienten (Angst vor der Injektion) das *erhöhte Risiko* (z.B. Gefahr des Verlusts einer Extremität bei versehentlicher paravenöser Injektion von

barbiturathaltigen, stark alkalischen Injektionsnarkosemitteln, zu hohe Wirkstoffkonzentration am Wirkort bei zu rascher Injektion, Hämolyse nach Injektion konzentrierter Lösungen, Verschleppung von Keimen).

Bei *intramuskulärer* oder *subkutaner* Injektion ist streng auf *Isohydrie* und *Isotonie* der Injektionslösung zu achten, da sonst *lokale Unverträglichkeitsreaktionen,* wie z.B. Schmerzen und u.U. auch Nekrosen, auftreten können.

Orale Applikation. Am häufigsten werden Arzneimittel (per)oral verabreicht, da die dafür geeigneten Arzneiformen relativ leicht hergestellt werden können und der Patient sie außerdem meist bevorzugt. Schlechte Resorbierbarkeit des Arzneistoffs aus dem Magen-Darm-Kanal (z.B. von Strophanthin, s. S. 453, Tubocurarin, s. S. 247) oder Irritation der Magenschleimhaut können jedoch die orale Gabe verhindern oder im letzteren Fall Arzneiformen mit magensaftresistenten Überzügen erforderlich machen.

Rektale Applikation. Eine rektale Applikation sollte wegen der sehr unterschiedlichen und meist auch niedrigeren Resorptionsquote (s.u.) auf die Fälle beschränkt bleiben, bei denen ein bestimmter Wirkspiegel nicht unbedingt erforderlich ist bzw. keine bedrohliche Situation vorliegt. Antibiotika-haltige Suppositorien sind daher abzulehnen, dagegen ist die rektale Anwendung von Analgetika bzw. Antipyretika bei Säuglingen und Kleinkindern sinnvoll. Außerdem wird bei Patienten, die zu Erbrechen oder Magenstörungen neigen, die rektale Applikation bevorzugt, sofern keine parenterale Gabe notwendig ist.

Applikationsform und Bioverfügbarkeit. Bei allen Applikationsformen, bei denen sich ein Resorptionsprozeß an die Applikation anschließt, tritt das Problem der *Bioverfügbarkeit* (s. S. 37 f.) auf. Fehlerhafte galenische Herstellung (z.B. Nichtbeachtung der Teilchengröße oder der Kristallmodifikation, Verwendung von ungeeigneten, die Resorption des Wirkstoffs verschlechternden Hilfsstoffen, ungenügende Zerfallbarkeit der Arzneiform usw.) setzen die Bioverfügbarkeit ebenso herab wie eine weitgehende Biotransformation bei der ersten Magen-Darm- und Leberpassage (sog. First-pass-Effekt, s. S. 29).

2.2 Resorption

Unter der Resorption eines Stoffes versteht man dessen Aufnahme von der *Körperoberfläche* – hierzu gehört auch die Schleimhaut des Magen-Darm-Kanals – oder aus *örtlich begrenzten Stellen im Körperinnern* in die *Blutbahn* oder in das *Lymphgefäßsystem,* von wo aus die Verteilung in den Gesamtorganismus erfolgt. Da ein Pharmakon nur dann wirksam werden kann, wenn es in entsprechender Konzentration an den Wirkort gelangt, ist eine ausreichende Resorption die Voraussetzung für einen therapeutischen Effekt, sofern nicht das Pharmakon intravasal oder direkt am Wirkort appliziert wird

Danach besteht die Membran aus einer *Lipiddoppelschicht,* in die *Proteine* – wie Inseln – ein- oder aufgelagert sind und dabei ein Mosaik bilden. Durch die ganze Membran reichende Proteine bilden *Poren* in der Lipiddoppelschicht. Man hat sich die Membran dabei *nicht statisch,* sondern *dynamisch,* d.h. in dauernder Änderung begriffen, vorzustellen.

Für den Stoffdurchtritt stehen somit zwei sich prinzipiell unterscheidende Membranstrukturen zur Verfügung: Die Lipidschicht für die Aufnahme lipophiler Stoffe und die wassergefüllten Poren für die Penetration hydrophiler Substanzen.

2.2.1 Resorptionsbarrieren

Die eigentliche *Resorptionsbarriere,* die Trennlinie zwischen äußerem und innerem Milieu, ist die *Oberflächenmembran der Zellen.* Resorption – und ebenso Verteilung und Ausscheidung – sind ohne einen Transport durch Membranen nicht denkbar. Den heutigen Vorstellungen über die Plasmamembran wird am ehesten das von Lenard und Singer vorgeschlagene *Fluid-Mosaik-Modell* gerecht (Abb. A 2–2).

2.2.2 Resorptionsmechanismen

Der Substanzdurchtritt durch die Membran kann als

☐ (rein passive) *Diffusion* (Permeation),

☐ *erleichterte* (Carrier-vermittelte) *Diffusion,*

☐ *aktiver Transport* oder

☐ *Pinozytose, Phagozytose* und *Persorption*

erfolgen (Abb. A 2–3).

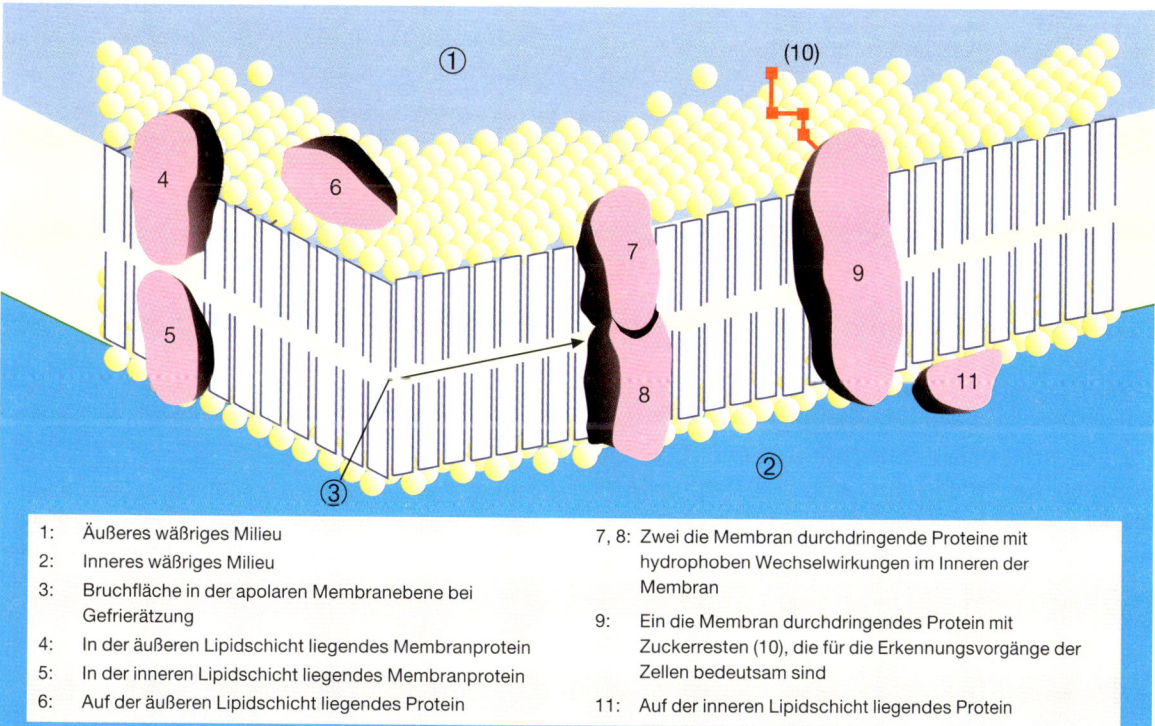

1:	Äußeres wäßriges Milieu
2:	Inneres wäßriges Milieu
3:	Bruchfläche in der apolaren Membranebene bei Gefrierätzung
4:	In der äußeren Lipidschicht liegendes Membranprotein
5:	In der inneren Lipidschicht liegendes Membranprotein
6:	Auf der äußeren Lipidschicht liegendes Protein

7, 8:	Zwei die Membran durchdringende Proteine mit hydrophoben Wechselwirkungen im Inneren der Membran
9:	Ein die Membran durchdringendes Protein mit Zuckerresten (10), die für die Erkennungsvorgänge der Zellen bedeutsam sind
11:	Auf der inneren Lipidschicht liegendes Protein

Abb. A 2–2. Aufbau der Plasmamembran (Fluid-Mosaik-Modell) in schematischer Darstellung (nach Knüfermann)

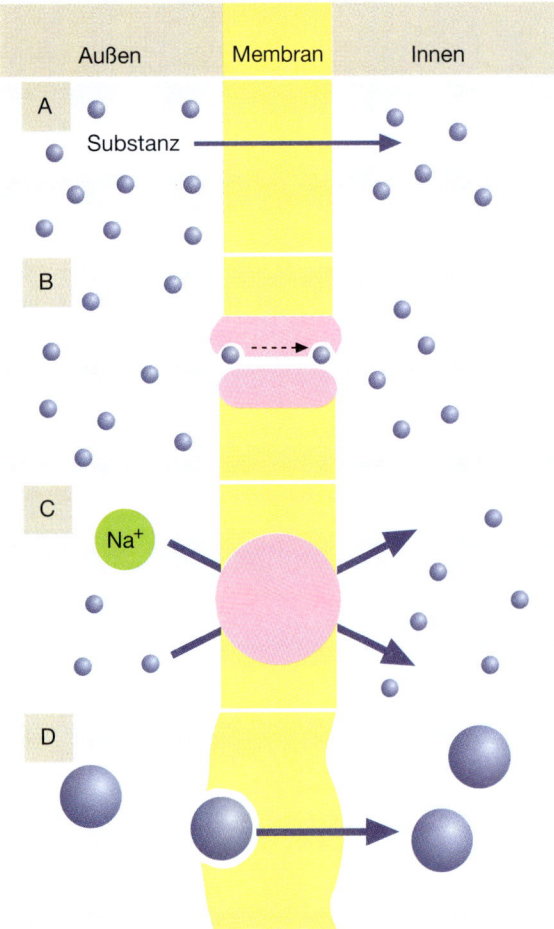

Abb. A 2–3. Substanzdurchtritt durch Membranen.
A: (rein passive) Diffusion, B: Carrier-vermittelte Diffusion (facilitated diffusion), C: aktiver Transport, D: Phagozytose

Diffusion. Bei der *passiven Diffusion* ist – entsprechend dem Fickschen Gesetz – der Stofftransport *direkt proportional* dem *Konzentrationsgradienten,* der *Membranfläche* sowie dem *Verteilungskoeffizienten* der betreffenden Substanz und *umgekehrt proportional* der *Membrandicke.* Darüber hinaus wird die Diffusionsgeschwindigkeit von dem substanzspezifischen *Diffusionskoeffizienten* bestimmt.

Da es sich um eine reine Diffusion handelt, ist sie durch analoge Verbindungen und durch Stoffwechselblockade *nicht* hemmbar. Quantitativ gesehen steht die Diffusion durch die *Lipidmatrix* bei der Stoffaufnahme in den Organismus im Vordergrund, daher kommt der *Lipidlöslichkeit* der zu resorbierenden Substanz eine dominierende Rolle zu. Die in den Membranen enthaltenen *Poren* besitzen nur für die Resorption *schlecht lipidlöslicher Nichtelektrolyte* sowie *vollständig ionisierter Stoffe* mit relativ *niedrigem Molekulargewicht* eine gewisse Bedeutung.

Erleichterte Diffusion. Die Carrier-vermittelte Diffusion (facilitated diffusion) ist wie die Diffusion ein *passiver Prozeß.* Die treibende Kraft stellt der Konzentrationsgradient zwischen verschiedenen Kompartimenten, z.B. zwischen Extra- und Intrazellularraum, dar. Bei hydrophilen Substanzen (z.B. Fructose), deren Membranpermeabilität gering ist, ermöglicht die Wechselwirkung mit speziellen Proteinen, sog. Carriern (= Schleppern), eine *Transportbeschleunigung.* Diese kommt durch eine pulsierende Bewegung von Ladungen und Bindungsstellen der Carrierproteine zustande. Carrier-erleichterte Transportprozesse sind durch hohe *Strukturspezifität, Sättigung* des Transportsystems bei hohen Substanzkonzentrationen, die zur Besetzung sämtlicher Bindungsstellen auf einer Membranseite führen, sowie *Hemmbarkeit durch Inhibitoren* charakterisiert. Durch Stoffwechselgifte sind sie dagegen *nicht* hemmbar.

Aktiver Transport. Beim aktiven Transport wird eine Substanz *entgegen* dem Konzentrationsgefälle im Sinne eines *Bergauftransports* durch die Membran transportiert. Der energieverbrauchende Prozeß ist durch Substanzen mit *ähnlicher chemischer Struktur kompetitiv und durch Stoffwechselgifte nichtkompetitiv hemmbar.* Aminosäuren, verschiedene Zucker und teilweise auch wasserlösliche Vitamine werden beispielsweise auf diese Weise resorbiert. Für einige diesen Substanzen chemisch nahestehende Pharmaka (z.B. Levodopa) kann ein aktiver Transport mit hoher Wahrscheinlichkeit angenommen werden.

Für den aktiven Transport wird ein mit *Natriumionen gekoppelter Transport* angenommen, wobei die Substanz und Natriumionen in dieselbe Richtung transportiert werden *(Symport, Kotransport).* Es entsteht ein *ternärer* Komplex zwischen der zu transportierenden Substanz, dem Carrier und *Natriumionen.* Da die intrazelluläre Natriumionenkonzentration durch die Natriumpumpe niedrig gehalten wird, besteht ein Konzentrationsgefälle für Natriumionen von außen nach innen. Durch den Natriumionen-Bergabtransport wird die Substanz gleichzeitig bergauf transportiert. Die Energie für diesen Bergauftransport wird somit indirekt durch die Natriumpumpe über ATP-Spaltung geliefert. Experimentell wurde die starke Abhängigkeit des Glucose- und Aminosäurentransports von der Natriumionenkonzentration gezeigt. Auch bei der Resorption von Herzglykosiden wurde eine Parallelität zur Natriumionen-Resorption gefunden.

Pinozytose, Phagozytose, Persorption. Bei der *Pinozytose* werden kleine *Flüssigkeitströpfchen,* bei der *Phagozytose Feststoffpartikel* aus dem Extrazellularraum (z.B. Magen-Darm-Kanal) aufgenommen, und zwar dadurch, daß sich die Oberflächenmembran einstülpt und das extrazelluläre Material vesikulär eingeschlossen wird. Bei der *Persorption* gelangen *feste Teilchen,* u.U. selbst ganze Zellen, *interzellulär,* d.h.

zwischen den Epithelzellen hindurch, in den Organismus. Obwohl diese Resorptionsformen in quantitativer Hinsicht nur für wenige Pharmaka von Bedeutung sind, so muß ihnen trotzdem aus *pathogenetischen Gründen,* z.B. im Zusammenhang mit generalisierten Pilzinfektionen nach langdauernder Antibiotikamedikation oder auch im Hinblick auf allergische Erkrankungen, Aufmerksamkeit geschenkt werden.

2.2.3 Resorption von Arzneistoffen

Die *Resorption* (engl. absorption) der meisten *Arzneistoffe* erfolgt *passiv durch Diffusion. Resorptionsgeschwindigkeit* und *Resorptionsquote* (Verhältnis von resorbiertem Anteil zu applizierter Menge) hängen dabei von zahlreichen Faktoren ab, von denen als wichtigste

☐ die physikalisch-chemischen Eigenschaften des Arzneistoffs, besonders seine stereochemischen Eigenschaften und seine Löslichkeit,

☐ die Teilchengröße und damit die spezifische Oberfläche,

☐ die Arzneiform,

☐ die verwendeten Hilfsstoffe,

☐ die Dosierung,

☐ die Applikationsart und der Applikationsort,

☐ die Kontaktzeit mit der Resorptionsfläche,

☐ die Größe der resorbierenden Fläche,

☐ der pH-Wert im Bereich der resorbierenden Areale,

☐ die Integrität der Membranen sowie

☐ die Durchblutung des resorbierenden Organs

zu nennen sind.

Um resorbiert werden zu können, muß der Arzneistoff in *gelöster Form* vorliegen. In der Regel bestimmt die Geschwindigkeit, mit der sich der Wirkstoff (z.B. im Gastrointestinaltrakt oder in einem intramuskulären Depot) auflöst, auch die Resorptionsgeschwindigkeit. Diese wird außer von den Substanzeigenschaften (wie z.B. Kristallform, Teilchengröße, Solvathülle) von den Eigenschaften der Arzneiform (verwendete Hilfsstoffe, Überzüge u.a.) bestimmt. Bei schwerlöslichen Substanzen reicht u.U. die für die Resorption zur Verfügung stehende Zeit zu einer vollständigen Lösung der applizierten Substanzmenge nicht aus. Durch *starke Zerkleinerung (Mikronisierung)* und dadurch Vergrößerung der spezifischen Oberfläche kann jedoch eine *Erhöhung der Lösungsgeschwindigkeit* erzielt werden. Sehr lipophile Substanzen, z.B. Vitamin A oder Griseofulvin, die praktisch unlöslich in Wasser sind, müssen vor der Resorp-

tion im Organismus zuerst *solubilisiert* werden. Eine solche Solubilisierung kann im Dünndarm, insbesondere mit Hilfe von *gallensauren Salzen,* erfolgen. Hoch lipophile Stoffe, wie z.B. Terbinafin, können auch zusammen mit Lipiden (wie z.B. Cholesterol) in Form von *Chylomikronen* (s. S. 432) in das Lymphsystem aufgenommen werden und damit zumindest teilweise dem First-pass-Effekt (s. S. 29) in der Leber entgehen.

Bei *anorganischen Ionen* nimmt die Resorptionsfähigkeit mit steigender Ladungszahl und Ionengröße ab. Bei *organischen Arzneistoffen* ist die Resorptionsquote von ihrem (z.B. Octanol/Wasser-) Verteilungskoeffizienten abhängig: Die Resorbierbarkeit steigt zunächst mit zunehmendem Verteilungskoeffizienten bis zu einem Maximum, um dann wieder abzunehmen. Der Grund hierfür liegt darin, daß vorwiegend hydrophile Stoffe die Lipidmembranen schlecht durchdringen können, andererseits aber hoch lipophile Substanzen sich nicht in ausreichender Konzentration in dem wäßrigen Milieu, das die resorbierenden Flächen umgibt, lösen. Damit kommt pro Zeiteinheit nicht genügend Substanz mit der Resorptionsfläche in Kontakt.

Saure und *basische organische Arzneistoffe* werden bevorzugt in der *nichtionisierten* und damit lipidlöslichen Form aufgenommen. Da der Dissoziationsgrad vom pK_a-Wert der Substanz und dem pH-Wert des jeweiligen Milieus abhängt, werden schwache Säuren besser im sauren bis neutralen Milieu, schwache Basen besser bei pH-Werten ≥ 7 resorbiert. Die Aufnahme quartärer Ammoniumverbindungen und anderer vollständig ionisierter Substanzen erfolgt sehr langsam und nur in geringem Umfang, z.T. werden sie in Form von Ionenpaaren resorbiert. Artefizielle Änderungen des pH-Wertes, z.B. durch Antazida, können die Resorptionsquote teilweise dissoziierter Pharmaka stark verändern.

Der resorbierte Wirkstoff wird mit dem Blut rasch abtransportiert. Dadurch wird der Konzentrationsgradient vom Applikationsort zum Blut aufrechterhalten und die Resorption weiterer Substanz ermöglicht. Bei sehr gut resorbierbaren Stoffen, z.B. Ethanol, hängt daher die Resorptionsgeschwindigkeit von der *Durchblutung* ab. Ist die *Membranpermeabilität* jedoch gering, bestimmt diese die Resorptionsgeschwindigkeit.

Resorption bei bukkaler bzw. sublingualer Applikation. Die gut vaskularisierte Schleimhaut der *Mund- und Rachenhöhle (bukkale, sublinguale Applikation)* besitzt für lipophile, nicht ionisierte Stoffe gute Resorptionseigenschaften. Günstig ist, daß die

Pharmakokinetik

A2

Einwirkung von Verdauungssäften des Magen-Darm-Kanals entfällt und der Arzneistoff nicht unmittelbar nach der Resorption die Leber passieren muß (s.u.). Wegen der relativ geringen Resorptionsfläche kommt jedoch eine bukkale oder sublinguale Applikation nur bei leicht resorbierbaren Substanzen, die außerdem nicht schlecht schmecken dürfen, in Betracht. Diese Applikationsform wird z.B. häufig bei der Therapie von *Angina-pectoris-Anfällen* mit *Glyceroltrinitrat* (s. S. 467 ff.) in Zerbeißkapseln oder als Aerosol angewandt.

Resorption bei oraler Applikation. Da, wie erwähnt, die orale Gabe die einfachste und am häufigsten angewandte Applikationsart ist, besitzt die *Resorption im Gastrointestinaltrakt* die größte Bedeutung. Sie findet im wesentlichen im oberen Dünndarm statt, der eine besonders große resorbierende Oberfläche aufweist (s.u.). Entgegen früheren Auffassungen kommt dem Magen als Resorptionsorgan auch bei schwachen Säuren und Neutralstoffen wegen der vergleichsweise geringen Oberfläche der Magenschleimhaut und der oftmals schlechten Löslichkeit schwacher Säuren im sauren Milieu nur eine geringe Bedeutung zu. Andererseits kann ein Übertritt von Substanzen, insbesondere von schwachen Basen, auch aus der *Magenschleimhaut* in das *Magenlumen* erfolgen.

Schwache Basen liegen hauptsächlich nichtionisiert im Plasma vor und können daher aus der Extrazellularflüssigkeit durch die Magenwand in den Magen diffundieren. Haben sie den Magen erreicht, werden sie infolge des niedrigen pH-Wertes weitgehend ionisiert. Der nichtionisierte Anteil im Magen ist daher sehr klein. So erfolgt eine Diffusion in Richtung Magenlumen, selbst wenn die Gesamtkonzentration der Substanz im Magensaft (ionisiert plus nichtionisiert) höher ist als im Plasma.

Die *Dauer der Magenpassage* und damit die *Verweilzeit* des Arzneistoffes im Magen ist vom *Füllungszustand* und den im Magen befindlichen sonstigen Inhaltsstoffen abhängig (rasche Entleerung bei Gabe des Arzneimittels in den leeren Magen, beschleunigte oder verzögerte Abgabe bei gleichzeitiger Nahrungszufuhr).

Voluminöse, schlecht zerfallende Tabletten verlassen den Magen nur im Rahmen starker peristaltischer Wellen, die der vollständigen Entleerung des Magens von Nahrungsmittelresten dienen (sog. housekeeper waves). Demzufolge kann eine häufige Nahrungsaufnahme während des Tages die Wirkstoffresorption aus einer solchen Zubereitung bis in die Nachtstunden verhindern. Bei einem auf mehrere Einzeldosen verteilten Arzneimittel besteht dann die Gefahr einer Überdosierung durch Resorption der gesamten Tagesdosis während der nächtlichen Nahrungskarenz.

Sofern ein Pharmakon die Magenmotilität oder die Magensaftproduktion beeinflußt, werden die Magen-passagezeit und damit gleichzeitig die Resorptionskinetik verändert. *Ethanol* beschleunigt durch seine hyperämisierende Wirkung sowie durch seine Lösungsmitteleigenschaften die Resorption gleichzeitig verabfolgter Substanzen.

Säureempfindliche Stoffe müssen durch Arzneiformen mit säurefesten Überzügen vor der Einwirkung der Magensalzsäure geschützt werden.

Der *Dünndarm* ist nicht nur für Nahrungs-, sondern auch für Arzneistoffe das *wichtigste Resorptionsorgan*. Die für eine rasche und möglichst vollständige Resorption erforderliche *Oberflächenvergrößerung* wird durch *Schleimhautfalten, -zotten* und *-krypten* sowie *Mikrovilli* (s. S. 526) erreicht. Der pH-Wert reicht von schwach sauer im Duodenum bis zu schwach alkalisch in tieferen Dünndarmabschnitten, daher liegen sowohl von schwachen Säuren als auch von schwachen Basen ausreichende Anteile in nichtionisierter und damit resorbierbarer Form vor. Wegen der Länge des Dünndarms ist die Passagezeit (ca. 4 Stunden) für die Aufnahme penetrationsfähiger Stoffe in der Regel ausreichend. *Verkürzung der Passagedauer*, z.B. durch Gabe dünndarmwirksamer *Laxantien* oder bei *Diarrhoe*, kann jedoch die Resorptionsquote erheblich herabsetzen (vgl. Verhinderung der Resorption bei Vergiftungen S. 797 ff.).

Die Resorptionsverhältnisse im *Dickdarm* entsprechen qualitativ im wesentlichen denen des Dünndarms, doch ist die Resorptionsfläche wegen des Wegfalls der Zotten erheblich kleiner und daher auch die Resorbierbarkeit im allgemeinen geringer. Manche Arzneistoffe, z.B. Mutterkornalkaloide, werden im Dickdarm nur noch schlecht resorbiert.

Nach der Resorption gelangen oral applizierte Wirkstoffe über die Pfortader in die Leber. Dort kann bei entsprechenden Substanzeigenschaften ein erheblicher Anteil metabolisiert werden (s. S. 20).

Resorption bei rektaler Applikation. Bei der *rektalen Applikation* wird zwar die *primäre Leberpassage* großenteils umgangen, da die in den unteren zwei Dritteln des Rektums resorbierten Anteile direkt in die untere Hohlvene und nicht in die Pfortader gelangen, doch liegt die *Resorptionsquote* in der Regel deutlich *niedriger* als bei peroraler Applikation und ist außerdem stärkeren intra- und interindividuellen Schwankungen unterworfen.

Resorption bei nasaler Applikation. Die *Nasenschleimhaut*, die ähnlich wie die Mundschleimhaut gute Resorptionseigenschaften besitzt, eignet sich für die topische Anwendung *schleimhautabschwellender Arzneimittel* bei der Rhinitis. Dabei ist jedoch zu berücksichtigen, daß infolge Resorption auch *systemische Effekte* auftreten können, z.B. Blutdruckanstieg und reflektorische Bradykardie bei Säuglingen nach Anwendung von Nasentropfen, die α-Sympathomimetika (s. S. 279) enthalten. Bewußt ausgenutzt wird die Resorption durch die Nasenschleimhaut bei der Anwendung von *Desmopressin-Lösung* zur Therapie des *Diabetes insipidus* (s. S. 592 f.) sowie von *Gonadoliberin-Analogen* (s. S. 757 f.) zur Behandlung von Prostatakarzinomen. Bei oraler Applikation würden die Oligopeptide im Magen-Darm-Kanal zerstört.

Resorption bei Applikation am Auge. Bei der Applikation am *Auge* müssen, sofern der Arzneistoff in das Augeninnere eindringen soll, sowohl *lipophile* als auch *hydrophile* Strukturen überwunden werden. Das Korneaepithel und -endothel stellen die lipophilen Schranken dar, während durch das Stroma nur hydrophile Stoffe diffundieren können. Die Permeationsbedingungen sind somit für einen Arzneistoff dann besonders günstig, wenn er zugleich lipophile und hydrophile Eigenschaften aufweist. Das ist vor allem bei schwachen Säuren und Basen der Fall, die teilweise in nichtionisierter und damit lipidlöslicher und teilweise in ionisierter und damit wasserlöslicher Form vorliegen (vgl. Anwendung von Pilocarpin als Miotikum S. 301 f.).

Pulmonale Resorption. Für die Resorption durch die *Lunge* eignen sich insbesondere gasförmige Stoffe (vgl. Narkose S. 231 ff.). Doch ist die Lunge mit ihrer großen Alveolaroberfläche von 70 – 100 m² auch zur Resorption von Flüssigkeiten und festen Stoffen befähigt. *Aerosole* – optimale Resorptionsbedingungen liegen bei einer Partikelgröße von ca. 1 μm vor – dienen vorwiegend zur lokalen Therapie im Bereich der Atemwege (z.B. Therapie des Asthma bronchiale, s. S. 511 ff.), doch muß wie bei der nasalen Applikation mit systemischen Wirkungen gerechnet werden, wenn resorbierbare Stoffe zur Anwendung gelangen.

Resorption bei Applikation auf die Haut. Die Resorption durch die Haut, die physiologischerweise keine resorptiven Funktionen besitzt, erfolgt *transepidermal* und *transfollikulär,* doch ist die Resorbierbarkeit durch die intakte Haut wesentlich geringer als durch die Schleimhaut. Das nicht kapillarisierte *Stratum corneum* (s. S. 593) mit einem sehr niedrigen Wassergehalt (ca. 10%) stellt die hauptsächliche *Resorptionsbarriere* und zugleich ein *Resorptionsreservoir* dar. Die *höchste Resorptionsquote* bei kutaner Applikation besitzen vorwiegend *lipidlösliche Substanzen,* die gleichzeitig noch eine *gewisse*

Wasserlöslichkeit aufweisen. *Hydrophile Stoffe* sowie Fette und Öle werden *nur wenig kutan resorbiert.*

Eine Reihe von Faktoren kann die Hautresorption beeinflussen. So verbessert eine *Erhöhung der Hauttemperatur* durch äußere Wärmeeinwirkung das Penetrationsvermögen der applizierten Stoffe. In gleicher Weise kann durch *hyperämisierende Reize,* einige *Lösungsmittel,* z.B. Dimethylsulfoxid, die als Penetrationsförderer (penetration enhancers) wirken, oder *verstärkte Hydratation, z.B.* durch Harnstoff-haltige Zubereitungen, die Resorption verbessert werden. Auch in *entzündeten Hautgebieten* ist die Resorptionsquote erhöht. Durch *mechanische, chemische oder thermische Schädigung* der Hautoberfläche, z.B. bei Verletzungen, Verätzungen oder Verbrennungen, wird das Stratum corneum und damit die Resorptionsbarriere beseitigt.

Hinzuweisen ist ferner auf die unterschiedliche kutane Resorbierbarkeit in Abhängigkeit vom *Lebensalter.* Bei Säuglingen ist das Stratum corneum noch nicht vollständig ausgebildet, die Resorptionsquote daher erhöht. Hinzu kommt das größere Verhältnis von Körperoberfläche zu -volumen von Kindern im Vergleich zu Erwachsenen. Auch im Greisenalter ist die Dicke des Stratum corneum gering (Papierhaut), daher gelten dieselben Gesetzmäßigkeiten.

Während bis vor einigen Jahren der Haut als Resorptionsorgan für *systemisch* wirkende Arzneistoffe keine große Bedeutung zukam, wird nunmehr versucht, durch Entwicklung geeigneter Zubereitungsformen die Haut als Applikationsort zu nutzen. Wegen der begrenzten Permeabilität der Haut kommen hierfür jedoch nur Substanzen mit niedriger Dosierung (Tagesdosen bis 10 mg) in Betracht, und sinnvoll erscheint die kutane Anwendung nur dann, wenn die verwendeten Wirkstoffe außerdem einen hohen First-pass-Effekt (s. S. 29) aufweisen und/oder eine niedrige Plasmahalbwertszeit besitzen.

Sog. *transdermale therapeutische Systeme* (TTS), die als Pflaster auf die Haut geklebt werden, stellen dementsprechend für einige Substanzen eine Alternative zur oralen Gabe dar. Mit dieser Applikationsform können über einen relativ langen Zeitraum annähernd konstante Plasmaspiegel erreicht werden, auch läßt sich eine präsystemische Elimination weitgehend vermeiden. Derzeit sind solche Zubereitungen mit *Scopolamin* (s. S. 307), *Glyceroltrinitrat* (s. S. 469 f.), *Oestradiol* (s. S. 367 ff.) und *Nicotin* (s. S. 270) im Handel, weitere befinden sich in der Entwicklung.

Für transdermale Systeme ungeeignet sind Stoffe mit hoher Allergisierungsrate sowie solche, die lokal irritierend wirken. Da auch Pflasterbestandteile zu Reizerscheinungen führen können, muß meist spätestens nach drei Tagen ein neues Pflaster an einer anderen Hautstelle angebracht werden. Eine noch kürzere Applikationsdauer kann darüber hinaus u.U. zur Vermeidung einer Toleranzentwicklung notwendig sein. So wird heute empfohlen, bei der Angina-pectoris-Prophylaxe mit Glyceroltrinitrat die Pflaster nur während der Zeiten zu applizieren, in denen bevorzugt Beschwerden auftreten. Darüber hinaus wird versucht, Systeme mit gesteuerter (gepulster) Wirkstofffreisetzung zu entwickeln.

Pharmakokinetik

A2

Unerwünschte systemische Wirkungen können bei großflächiger Anwendung auf der Haut von z.B. *Glucocorticoiden* (s. S. 357 ff.) auftreten.

Die weitverbreitete *perkutane Anwendung* von *hyperämisierenden Arzneistoffen* in Form von Einreibungen bei *rheumatischen Erkrankungen* führt allenfalls zu geringen objektivierbaren therapeutischen Erfolgen.

Resorption bei parenteraler Applikation. Bei parenteraler Zufuhr eines Pharmakons in die Haut, das subkutane Bindegewebe oder in den Muskel hängt die Resorptionsgeschwindigkeit in hohem Maße von dem Erhalt des Konzentrationsgradienten und daher von der *Durchblutung* des Gewebes ab. Die Durchblutung der Muskulatur wiederum ist von der Aktivität der betroffenen Muskeln abhängig. Während normalerweise intramuskulär injizierte Wirkstoffe aus der stark vaskularisierten quergestreiften Muskulatur rasch resorbiert werden, nimmt im Schock (s. S. 493 ff.) die Resorption stark ab.

Bei einem Teil der Kapillaren ist die Resorption durch ein Porenendothel erleichtert. Da solche Kapillarwände mit einem Porenradius von ca. 3 μm eine wesentlich schwächere Resorptionsschranke darstellen als eine Epithelschicht, können auch lipidunlösliche, hydrophile Substanzen schnell transkapillär diffundieren. Selbst bei Verbindungen mit höherem Molekulargewicht ist dies möglich (subkutane Injektion von Insulin!), dagegen vermögen Makromoleküle die porenfreie Kapillarwand nicht zu durchdringen.

Resorptionsbeeinflussung. Je nach Art der gewünschten Wirkung kann man versuchen, die Resorption zu *steigern, zu verringern, zu beschleunigen* oder zu *verzögern.* Eine möglichst *quantitative* Resorption ist erwünscht bei Arzneistoffen, die eine *systemische Wirkung* entfalten sollen, dagegen wird eine *Resorptionsverhinderung* bei solchen Stoffen angestrebt, die nach Resorption zu einer *Schädigung* des Organismus führen können (vgl. vasokonstriktorische Zusätze zu Lokalanästhetika S. 228).

Während die *Resorptionsbeschleunigung*, z.B. durch gleichzeitige Gabe von *Hyaluronidase* bei subkutaner oder intramuskulärer Injektion, nur selten therapeutisch ausgenutzt wird, kommt der *Resorptionsverzögerung* bei Depotpräparaten besondere Bedeutung zu. Bei *Injektionslösungen* kann eine Depotwirkung z.B. durch

☐ Lösung oder Suspendierung des Arzneistoffs in einem *öligen* Vehikel,

☐ Zugabe von viskositätserhöhenden Makromolekülen, welche die Diffusion der gelösten Arzneistoffe verzögern,

☐ Adsorption des Arzneistoffs an geeignete Trägermoleküle, z.B. Aluminiumhydroxid, oder

☐ Verwendung von Kristallsuspensionen erreicht werden.

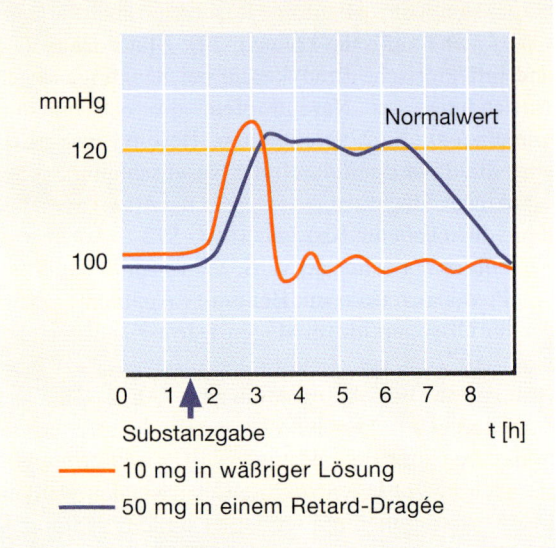

Abb. A 2–4. Blutdruckänderungen nach oraler Gabe eines Sympathomimetikums bei einem Hypotoniker

Bei *Tabletten* oder *Dragées* läßt sich die Wirkstofffreigabe u.a. durch

☐ Umhüllung des Arzneistoffs mit schwerlöslichen Überzügen,

☐ Einbettung des Arzneistoffs in Fette und Wachse,

☐ Bindung des Arzneistoffs an Ionenaustauscherharze oder

☐ den Einsatz osmotischer Systeme

verzögern.

Wie wichtig die Retardierung sein kann, sei am Beispiel einer Hypotoniebehandlung mit einem Sympathomimetikum dargestellt. Bei der oralen Gabe von l0 mg des Stoffes erreicht man zwar eine Blutdrucksteigerung, die aber so kurz anhält, daß kein therapeutischer Erfolg erzielt wird, obwohl das Pharmakon für die genannte Indikation geeignet ist (vgl. Abb. A 2–4). Um mit derselben Substanz ein brauchbares Antihypotonikum zu erhalten, muß durch entsprechende Maßnahmen dafür gesorgt werden, daß aus der Arzneiform immer gerade *die* Arzneistoffmenge zur Verfügung gestellt wird, die über einen längeren Zeitraum den gewünschten Blutdruck aufrechterhält. Ebenso ist für eine effektive Behandlung von Tumorschmerzen eine retardierte Freisetzung von Morphin wünschenswert, andernfalls ist wegen seiner raschen Elimination kein ununterbrochener Nachtschlaf möglich. Von Nachteil ist dagegen bei Depotarzneimitteln, daß bei einer Dauertherapie das Auslassen einer Einzeldosis, z.B. infolge von Vergeßlichkeit, einen wesentlich stärkeren Einfluß auf den Plasmaspiegel ausübt, als dies bei der Verteilung der Tagesdosis auf mehrere Einzeldosen der Fall ist.

Während bis vor wenigen Jahren lediglich eine verzögerte Freisetzung des Wirkstoffs zur Erzielung konstanter Plasmaspiegel angestrebt wurde, bemüht man sich heute, durch Systeme mit *pulsatiler Wirkstoffabgabe* die Arzneistoffmenge im Organismus den jeweils aktuellen Erfordernissen anzupassen. Als Beispiel dafür sei die Behandlung der weiblichen Infertilität mit Gonadotropin-Releasing-Hormon (s. S. 317) genannt.

2.3 Verteilung

Die *Verteilung* ist als *reversibler Substanztransport von einem Teil des Körpers in einen anderen* definiert. Unter dem *Verteilungsgleichgewicht* versteht man den Zustand konstanter Konzentrationsverhältnisse in den verschiedenen Teilen des Körpers.

Ist ein Pharmakon in die Blutbahn gelangt, wird es im Gefäßsystem mit dem Blutstrom weitertransportiert. Infolge seines Konzentrationsgefälles vom Blut zum Gewebe versucht der Arzneistoff, die Blutbahn zu verlassen und sich im Gesamtorganismus zu verteilen. Sein Übertritt aus der Blutbahn ins Gewebe und damit die Verteilung hängen wie die Resorption von zahlreichen Variablen ab. Von seiten des *Organismus* beeinflussen

☐ die *Durchblutung* der Organe und Gewebe,

☐ die *Durchlässigkeit der Membranen* und

☐ die *pH-Differenz* von Plasma und Gewebe

die Substanzverteilung. Von den *Stoffeigenschaften* sind insbesondere die

☐ *Molekülgröße,*

☐ *Bindung* an *Plasma-* und *Gewebeproteine* sowie

☐ *Löslichkeit* und *chemischen Eigenschaften*

bedeutsam.

Vor Erreichen des Verteilungsgleichgewichts wird die Verteilung in hohem Maße von der *Durchblutung* der Organe und Gewebe bestimmt. Infolge der raschen Strömung des Blutes und seiner dadurch bedingten kurzen Verweildauer in den Kapillaren (ca. 2 Sek.) ist

Tab. A 2–2. Mittlere Organdurchblutung bei Erwachsenen (nach Thews, Mutschler, Vaupel)

Organ	Gewicht (kg)	Durchblutung (ml/min)
Nieren	0,3	1200
Leber	1,5	1500
Herz	0,3	250
Gehirn	1,4	780
Haut	5	250
Skelettmuskulatur	30	900

zunächst der Anteil des Pharmakons, der aus der Blutbahn in ein bestimmtes Organ diffundieren kann, um so höher, je größer dessen Durchblutung ist (Tab. A 2–2). Das bedeutet, daß stark kapillarisierte Organe zu Anfang des Verteilungsprozesses eine größere Pharmakonmenge aufnehmen als schlecht durchblutete Bezirke. Am Ende des Verteilungsprozesses stellt sich das Verteilungsgleichgewicht *unabhängig* von der Stärke der Durchblutung ein (vgl. Verteilung der Thiobarbiturate S. 238).

2.3.1 Verteilungsräume

Unter funktionellen Gesichtspunkten kann der Organismus in verschiedene Verteilungsräume (Kompartimente) eingeteilt werden,

☐ den *Intrazellularraum* und

☐ den *Extrazellularraum* (Abb. A 2–5).

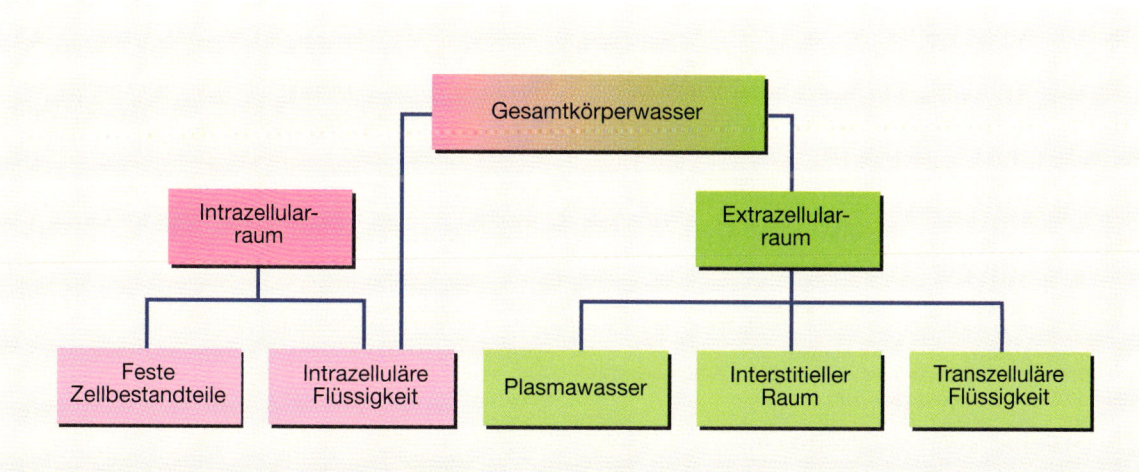

Abb. A 2–5. Verteilungsräume des Organismus

Zum **Intrazellularraum** (ca. 75% des Körpergewichts) gehören die *intrazelluläre Flüssigkeit* und die *festen Zellbestandteile.* Der **Extrazellularraum** (ca. 25% des Körpergewichts) wird weiter unterteilt in

□ das *Plasmawasser,*

□ den *interstitiellen Raum* und

□ die *transzelluläre Flüssigkeit.*

Das **Plasmawasser** (ca. 4% des Körpergewichts) umfaßt die *intravasale Flüssigkeit,* der **interstitielle Raum** (ca. 16 – 20% des Körpergewichts) die *leicht diffusible Flüssigkeit* im Interstitium sowie die *schwer diffusible Flüssigkeit* im dichten Bindegewebe von Haut, Muskel, Knorpel und Knochen. Zur **transzellulären Flüssigkeit** (ca. 1,5% des Körpergewichts) zählt der Liquor cerebrospinalis, das Kammerwasser, die Peri- und Endolymphe sowie die Flüssigkeiten in den Körperhöhlen und Hohlorganen.

Die angegebenen Werte gelten nur für *Erwachsene* mittleren Lebensalters. Bei Säuglingen beispielsweise ist der Flüssigkeitsanteil am Körpergewicht wesentlich höher.

Unter der Bezeichnung **Gesamtkörperwasser** versteht man die gesamte Flüssigkeit des Organismus.

In *Abhängigkeit von ihren physiko-chemischen Eigenschaften* lassen sich hinsichtlich der Verteilung in den verschiedenen Verteilungsräumen drei Typen von Arzneistoffen unterscheiden: solche, die sich

□ nur im Plasma,

□ im Plasma und im restlichen Extrazellularraum,

□ sowohl im Extra- als auch im Intrazellularraum

verteilen (Tab. A 2–3).

Die Konzentration eines Stoffes im *Plasma,* der sog. *Blutspiegel* (exakter: Plasmaspiegel), ist eine wichtige Kenngröße, da Blutspiegelwerte auch beim Menschen mit den modernen analytischen Methoden exakt bestimmbar sind.

Makromolekulare (intravasal applizierte) *Arzneistoffe,* z.B. einige Plasmaexpander, können den Plasmaraum nicht verlassen. Die Verteilung der *übrigen Arzneistoffe* zwischen Plasmaraum und interstitiellem Raum wird vom *Kapillaraufbau* in dem jeweiligen Gebiet bzw. Organ beeinflußt. Besonders leicht erfolgt der Austausch dort, wo das Kapillarendothel größere oder kleinere Poren aufweist (z.B. Leber, Pankreas) oder wo die Basalmembran fehlt (z.B. Leber). Die Penetration in die Muskulatur ist ebenfalls gut möglich, da deren Kapillarendothel eine sog. transzytotische Aktivität besitzt. Zusammen mit dem Plasmawasser werden auch gelöste Substanzen, eingeschlossen in zahlreiche Einstülpungen und Bläschen, durch das Endothel in das Interstitium transportiert.

Erschwert ist dagegen der Durchtritt in Kapillargebieten mit lückenlosen Endothelien und Basalmembranen, und er ist erheblich eingeschränkt, wenn sich auf den Kapillaren zusätzlich Zellen befinden. *Hirnkapillaren* z.B. sind dicht von *Gliazellen* umgeben, und im Bereich der *Plexus chorioidei,* in denen der Liquor cerebrospinalis gebildet wird, werden die Kapillaren zum Liquorraum hin von einem einschichtigen Epithel überzogen. Die Folge ist ein Permeationshindernis. Man spricht von der **Blut-Hirn-** und der **Blut-Liquor-Schranke.** Lipidlösliche Stoffe können die Schranke gut, lipidunlösliche dagegen schlecht überwinden, sofern keine aktiven Transportmechanismen, wie z.B. für Aminosäuren, bestehen. Bei *entzündlichen Prozessen* nimmt die *Permeabilität* wie in anderen Geweben zu, so daß dann auch solche Stoffe, die unter normalen Bedingungen nicht durch die Blut-Hirn-Schranke diffundieren können, in das Zentralnervensystem eindringen.

Tab. A 2–3. Beispiele für die Verteilung von Pharmaka im Körper

Wirkstoff(e)	Eigenschaften der Substanz(en)	Vorrangiges Kompartiment, in dem die Verteilung stattfindet	Kompartimentvolumen (l/kg)
Ethanol	Wasserlöslich mit niedrigem Molekulargewicht	Gesamtkörperwasser	0,6
Mannit	Wasserlöslich mit mittlerem Molekulargewicht	Extrazellularflüssigkeit	0,2
Plasmaexpander	Makromolekular	Plasma	0,04
Chlorphenotan	Stark lipophil	Fettgewebe	0,2–0,34
Strontium-, Bleiionen	Ähnlichkeit mit Ca^{2+}	Knochen	0,07
Fluoridionen	Affinität zu Ca^{2+}	Knochen	0,07
Arsentrioxid	Affinität zu SH-Gruppen	Keratin	

Der **intrazelluläre Raum** ist durch – lipophile – Zellmembranen vom interstitiellen Raum und vom Plasmaraum getrennt. Daher können, wiederum mit Ausnahme aktiv transportierter Stoffe, ebenfalls nur lipophile Substanzen in die Zellen und deren Organellen eindringen.

2.3.2 Eiweißbindung

Ein weiterer wesentlicher Faktor für die Verteilung eines Pharmakons ist die Bindung an Eiweiße, insbesondere

☐ *Plasma-,*

☐ *Gewebe-* und

☐ *Erythrozytenproteine*

An der Eiweißbindung können – entsprechend der chemischen Struktur der Wirkstoffe –

☐ Ionen-,

☐ Wasserstoffbrücken- und

☐ Dipol-Dipol-Bindungen sowie

☐ hydrophobe Wechselwirkungen

beteiligt sein.

Die verschiedenen Bindungsmöglichkeiten erklären auch, warum die unterschiedlichsten Substanzen an Eiweiße gebunden werden.

Die Eiweißbindung ist für körperfremde Stoffe relativ *unspezifisch,* doch erfolgt sie vorwiegend an Bindungsstellen mit hoher Affinität, deren Zahl verhältnismäßig klein ist.

Im Humanserumalbumin konnten zwei verschiedene Bindungsstellen (Bindungsstelle I und II) nachgewiesen werden. Einige Arzneistoffe binden selektiv nur an eine der beiden Bindungsstellen (z.B. Antikoagulantien vom Dicoumarol-Typ an Bindungsstelle I, Benzodiazepine an Bindungsstelle II), andere dagegen an beide.

Bei *basischen* Substanzen, z.B. Propranolol, Lidocain, Disopyramid, Pethidin oder tricyclischen Antidepressiva, trägt zur Plasmaeiweißbindung auch das α_1-*saure Glycoprotein* bei.

Für *körpereigene Substanzen* existieren vielfach *spezifische Transportproteine* aus der Globulinfraktion (z.B. Transcortin für Cortisol, s. S. 358).

Die *Eiweißbindung* ist *reversibel.* Irreversible (= kovalente) Bindungen, z.B. durch Reaktion von alkylierenden Zytostatika mit Eiweißen, werden nicht zur Eiweißbindung gerechnet.

Die *Eiweißbindung* ist *um so stärker, je größer die Affinitätskonstante* des betreffenden Stoffes zu dem Eiweiß ist. Da die Affinitätskonstanten zu verschiedenen Eiweißen, z.B. zu Plasmaeiweißen und Gewebe-

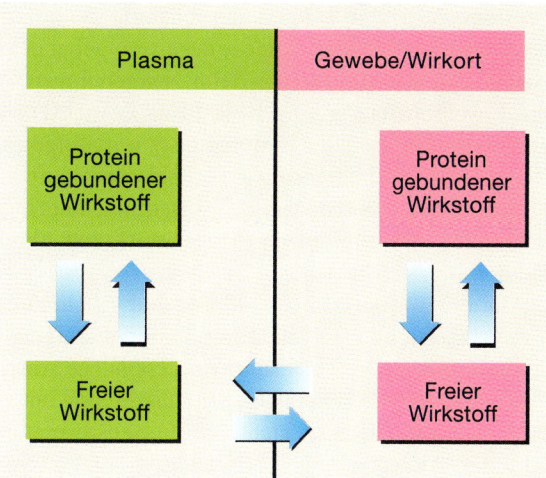

Abb. A 2–6. Einfluß der Proteinbindung auf die Verteilung eines Arzneistoffs. Nach Erreichen des Verteilungsgleichgewichts ist die Konzentration der nicht an Eiweiß gebundenen (freien) Substanz in Plasma und Gewebe gleich

proteinen, oftmals verschieden sind, wird auch das Verteilungsgleichgewicht beeinflußt: Es verschiebt sich zu den Proteinen mit der größeren Affinitätskonstanten (Abb. A 2–6).

Infolge der begrenzten Zahl von Bindungsstellen wird das *Ausmaß der Proteinbindung* ferner von der *Eiweiß-* und *Wirkstoffkonzentration* bestimmt. Bei den meisten Pharmaka liegen die therapeutisch relevanten Plasmaspiegel vergleichsweise niedrig (< 10 μg/ml), so daß die üblichen Fluktuationen der Wirkstoffkonzentration die Proteinbindung nicht wesentlich beeinflussen. Andererseits führen aber Veränderungen des Gehalts an Albumin bzw. α_1-saurem Glycoprotein, die bei verschiedenen Erkrankungen vorkommen (s. Tab. A 2–4), zu einer Änderung des freien Wirkstoffanteils.

Außer von den stofflichen Eigenschaften des Wirkstoffs ist die Eiweißbindung auch vom *pH-Wert des*

Tab. A 2–4. Ursachen einer verminderten Konzentration von Albumin bzw. α_1-saurem Glycoprotein

Albumin ↓	α_1-saures-Glykoprotein ↑
Unterernährung	Rheumatische Arthritis
Leberzirrhose	Morbus Crohn
Verbrennungen	akuter Myokardinfarkt
nephrotisches Syndrom	Verbrennungen
Niereninsuffizienz	Infektionskrankheiten
Hyperthyreose	Fettsucht
Albumin ↑	**α_1-saures-Glykoprotein ↓**
Hypothyreose	orale Kontrazeptiva, Leberzirrhose

Plasmas sowie vom *Lebensalter* abhängig. So nimmt beispielsweise bei einer Azidose der eiweißgebundene Anteil von Barbituraten ab. Beim Neugeborenen ist die Eiweißbindung geringer als beim Erwachsenen. Da gleichzeitig auch die Elimination (s.u.) infolge der Unreife der Eliminationsorgane oftmals verzögert ist, reagieren Neugeborene vielfach wesentlich empfindlicher auf Arzneimittel als Erwachsene und ältere Kinder.

Auf die *Wirkungsstärke, -dauer* und *Elimination* von Arzneistoffen hat die Eiweißbindung folgende Auswirkungen: Der Plasmaprotein-gebundene Anteil eines Pharmakons kann nicht diffundieren und unterliegt in der Regel auch nicht der Biotransformation und der Ausscheidung. Dies bedingt, daß – von Ausnahmen abgesehen – nur die *freie Form* an die eigentlichen Wirkorte gelangt und damit wirksam wird. Andererseits stellt der gebundene Anteil eine Speicherform dar, aus der bei einer Konzentrationserniedrigung der freien Form (z.B. durch Biotransformation und Ausscheidung) zur Wiederherstellung des Gleichgewichtes (innerhalb von Millisekunden) Pharmakonmoleküle freigesetzt werden.

Befinden sich gleichzeitig mehrere Pharmaka im Blut, besteht die Möglichkeit einer Konkurrenz um die Bindungsstellen und damit der gegenseitigen Beeinflussung von Wirkungsstärke und Wirkungsdauer, vor allem wenn der gebundene Anteil ≥80% beträgt (vgl. S. 91 f.). Allerdings wird dieser Effekt durch die verstärkte Elimination bei Verdrängung eines Stoffes aus der Eiweißbindung durch einen anderen begrenzt. Nach erneuter Gleichgewichtseinstellung liegt die Gesamtkonzentration dann niedriger als vor der Gabe der konkurrierenden Substanz.

Ferner muß daran gedacht werden, daß Pharmaka auch körpereigene Stoffe, z.B. Bilirubin oder Glucocorticoide, aus ihrer Bindung an Plasmaeiweiße verdrängen und damit den nichtgebundenen Anteil erhöhen können.

2.3.3 Die Verteilung beeinflussende Faktoren

Der Einfluß der **Löslichkeitseigenschaften** des Arzneistoffs auf die Verteilung zeigt sich u.a. darin, daß gut lipidlösliche Substanzen sich in Geweben mit hohem Lipidgehalt anreichern (Tab. A 2–3), während umgekehrt hydrophile Stoffe kaum ins Fettgewebe aufgenommen werden und daher vor allem extrazellulär gefunden werden.

Die durch eine besondere **Affinität** zu bestimmten Körperbestandteilen bedingte Verteilung soll an folgenden Beispielen gezeigt werden: *Kohlenmonoxid* wird aufgrund seiner hohen Affinität zu *Häm*

(vgl. S. 821 f.) fast ausschließlich an Hämoglobin und Myoglobin gebunden, so daß sein Verteilungsmuster dem dieser Stoffe entspricht. Einige *Acridin-Derivate* reichern sich in basophilen Gewebsstrukturen, vor allem in den Zellkernen, *Isoniazid* in der Haut an. *Arsentrioxid* wird bevorzugt in keratinhaltigen Geweben (Haut, Nägeln, Haaren) infolge deren Reichtums an SH-Gruppen abgelagert. *Strontium-* und *Bleiionen,* die in ihrem chemischen Verhalten den *Calciumionen* ähnlich sind, verteilen sich annähernd wie dieses, d.h. sie werden im Knochen und in parenchymatösen Organen gespeichert (Tab. A 2–3). *Iod bzw. Iodsalze* werden rasch durch aktiven Transport in die Schilddrüse aufgenommen.

Vom therapeutischen Standpunkt aus wäre es wünschenswert, wenn man die Verteilung *steuern,* d.h. die Konzentration am Wirkort gegenüber der Konzentration im übrigen Organismus erhöhen könnte, doch sind die Möglichkeiten, das Verteilungsmuster zu beeinflussen, in der Mehrzahl der Fälle *gering.*

Bei der *Chemotherapie maligner Tumoren* wird z.T. versucht, durch Injektion oder Infusion von Zytostatika in die den Tumor versorgende Arterie eine gezieltere Wirkung zu erhalten.

Bei *Parasympatholytika* (s. S. 303 ff.) kann durch Quaternisierung eine ausschließlich periphere Wirkung erzielt werden, da die quartären Verbindungen die Blut-Hirn-Schranke nicht überwinden können. Allerdings ist bei peroraler Applikation gleichzeitig die Resorbierbarkeit erheblich herabgesetzt.

Peripher wirkende *Decarboxylaseblocker,* wie z.B. Carbidopa oder Benserazid, haben die Therapie mit Levodopa beim Parkinsonkranken wesentlich bereichert (s. S. 263). Während bei alleiniger Levodopa-Gabe ca. 90% des Wirkstoffs in der Peripherie decarboxyliert werden und nur 10% an dem eigentlichen Wirkort im Gehirn zur Verfügung stehen, wird bei gleichzeitigem Einsatz eines Decarboxylaseblockers Dopamin fast ausschließlich zentral gebildet. Dadurch ist nicht nur eine Dosisreduktion von Levodopa auf ein Fünftel bis ein Zehntel möglich, sondern auch die Nebenwirkungen werden deutlich verringert.

Ein besonders aktueller Aspekt der Verteilungsbeeinflussung ist das sog. *Drug Targeting,* d.h. das gezielte Heranbringen eines Wirkstoffs an den gewünschten Wirkort. Nebenwirkungen kommen häufig ja gerade deswegen zustande, weil der Arzneistoff außer mit den gewünschten auch mit anderen Körperstrukturen reagiert. Drug Targeting erfordert ein entsprechendes Carriersystem, das einen selektiven Transport zum Zielgewebe und damit die gewünschte Wirkspezifität ermöglicht. Als Carrier kommen sowohl körpereigene oder synthetische Makromoleküle als auch Körperzellen, z.B. Erythrozyten, in Betracht. Ein besonders interessantes Beispiel hierfür ist die kovalente Bindung von Zytostatika an (poly- oder monoklonale) Antitumor-Antikörper, doch sind die praktischen Erfolge mit solchen Systemen bislang enttäuschend. Dies beruht u.a. auf der herabgesetzten Permeabilität der Wirkstoffe infolge der voluminöseren Struktur. Darüber hinaus kann ein zunächst auf die Behandlung ansprechender Tumor durch Veränderung seiner Antigenstruktur gegenüber einem monoklonalen Antikörper unempfindlich werden.

Wenn es auch *ohne* Beeinflussung der Verteilung mit einer Reihe von Arzneistoffen gelingt, relativ selektive Wirkungen zu erzielen, so beruht dies in den meisten Fällen nicht auf einer Anreicherung des Wirkstoffs am Wirkort, sondern auf der unterschiedlichen Empfindlichkeit der verschiedenen Gewebe gegenüber dem Pharmakon.

2.3.4 Spezielle Verteilungsvorgänge

Neben den bislang beschriebenen Verteilungsprozessen sind *besondere Verteilungsvorgänge* im **Gastrointestinaltrakt** zu berücksichtigen (Abb. A 2–7). Stoffe, die mit der Galle in den Zwölffingerdarm ausgeschieden werden, können in tieferliegenden Darmabschnitten teilweise oder ganz wieder rückresorbiert werden **(entero-hepatischer Kreislauf).** Auf

den Übertritt von basischen Substanzen aus dem Blut in den Magen wurde bereits hingewiesen (s. S. 12). Auch diese Stoffe werden im Dünndarm teilweise wieder rückresorbiert **(entero-gastraler Kreislauf).**

Bedeutsam ist darüber hinaus der Übertritt von Pharmaka in den **Speichel.** Da dieser nahezu keine Eiweiße enthält, ist sein Wirkstoffgehalt bei neutralen Stoffen gleich der ungebundenen Substanz im Plasma. Bei schwachen Säuren oder Basen sind allerdings Abweichungen möglich, da der Speichel meist einen etwas niedrigeren pH-Wert als das Plasma aufweist. Aufgrund der beschriebenen Eigenschaften eignet sich der Speichel zur Kontrolle der Wirkstoffkonzentration im Körper *("Drug Monitoring",* s. S. 49 f.). Vorteilhaft ist, daß die Gewinnung von Speichel keinen invasiven Eingriff bedeutet. Wie bei der Ausscheidung mit der Galle oder in den Magen kann der im Speichel enthaltene Arzneistoff nach dem Verschlucken im Darm teilweise wieder resorbiert werden.

Die **Plazenta** ist, da ihre Membranen viele Poren besitzen, sowohl für lipophile als auch für hydrophile Arzneistoffe verhältnismäßig gut durchlässig. Von

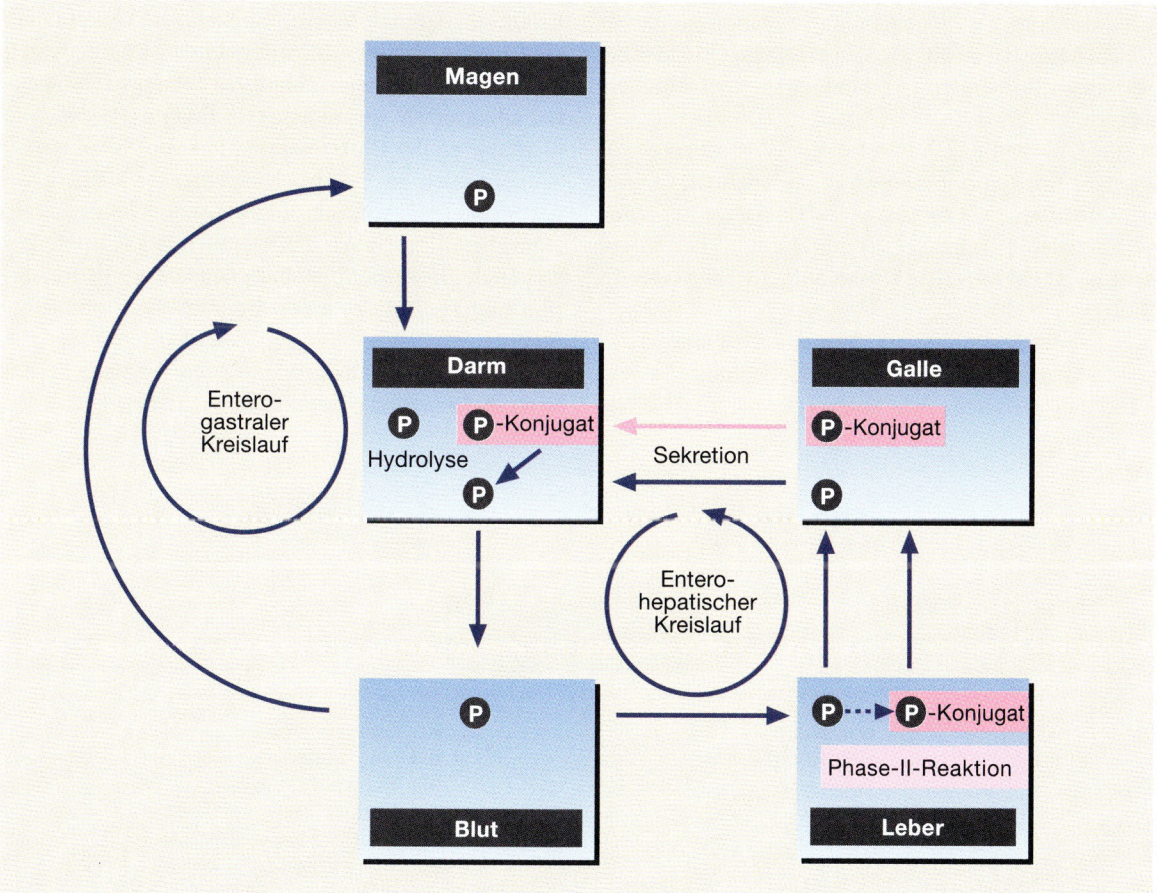

Abb. A 2–7. Enterohepatischer und enterogastraler Kreislauf einer Wirksubstanz (P)

einer Plazentaschranke kann daher nur sehr bedingt gesprochen werden. Fast immer muß davon ausgegangen werden, daß Pharmaka, die die Mutter zu sich nimmt, auch auf den kindlichen Organismus übergehen.

Die **Muttermilch** weist gegenüber dem Plasma einen niedrigeren pH-Wert und einen höheren Fettgehalt auf. Demzufolge erreichen vor allem Pharmaka mit basischen und lipophilen Eigenschaften hohe Konzentrationen in der Muttermilch. Besonders wichtig ist in diesem Zusammenhang, daß auch Alkohol, Nicotin, Dioxine sowie Insektizide (z.B. Chlorphenotan) in die Muttermilch gelangen.

2.4 Biotransformation

Da lipophile Substanzen nach der glomerulären Filtration in den Nierentubuli weitgehend wieder rückresorbiert werden, können sie nur langsam renal ausgeschieden werden. Sofern sie nicht chemisch verändert werden, besteht die Gefahr, daß sie im Körper verbleiben und sich insbesondere im Fettgewebe anreichern. Daher ist es nicht verwunderlich, daß der Organismus Enzymsysteme besitzt, die lipophile Xenobiotika in *hydrophilere, leichter ausscheidbare* Stoffe umwandeln können. Die Eliminationsgeschwindigkeit fettlöslicher Stoffe hängt somit in hohem Maße davon ab, wie schnell sie im Organismus zu wasserlöslicheren Verbindungen metabolisiert werden.

Die Umwandlungsprozesse von Fremdsubstanzen werden als *Biotransformation* bezeichnet. Diese erfolgt vor allem in der *Leber* und (meist) untergeordnet in anderen Organen (z.B. im Darm, in der Niere, der Lunge, der Milz, der Muskulatur, der Haut oder im Blut).

Bei topisch applizierten Dermatika ist die Metabolisierung in der Haut u.U. von Bedeutung. So verstärkt beispielsweise die Hydrolyse der C-21-Ester von Glucocorticoiden die Bindung an den Glucocorticoidrezeptor. Gleichzeitig erleichtert die höhere Lipophilie der Ester die Überwindung der Penetrationsbarriere der Hornschicht (s. S. 594).

Die an der Biotransformation beteiligten Enzyme, die *strukturgebunden* hauptsächlich in den Membranen des endoplasmatischen Retikulums (z.B. Monooxygenasen, Glucuronyltransferasen) und z.T. auch in den Mitochondrien lokalisiert sind und daneben *strukturungebunden* als lösliche Enzyme (z.B. Esterasen, Amidasen, Sulfotransferasen) vorkommen, sind häufig *wenig substratspezifisch*. Das bedeutet, daß sie Substrate unterschiedlicher chemischer Struktur umzusetzen vermögen. Die Enzymsysteme sind nicht nur an der Biotransformation von Xenobiotika, sondern auch an Stoffwechselprozessen körpereigener Stoffe (z.B. von Steroidhormonen, Gallensäuren, Häm) beteiligt. Neben den Organen des Körpers leistet auch die *Darmflora,* insbesondere durch Reduktion und Hydrolyse, einen Beitrag zur Biotransformation.

In Abb. A 2–8 sind die wichtigsten Vorgänge bei der Biotransformation schematisch wiedergegeben.

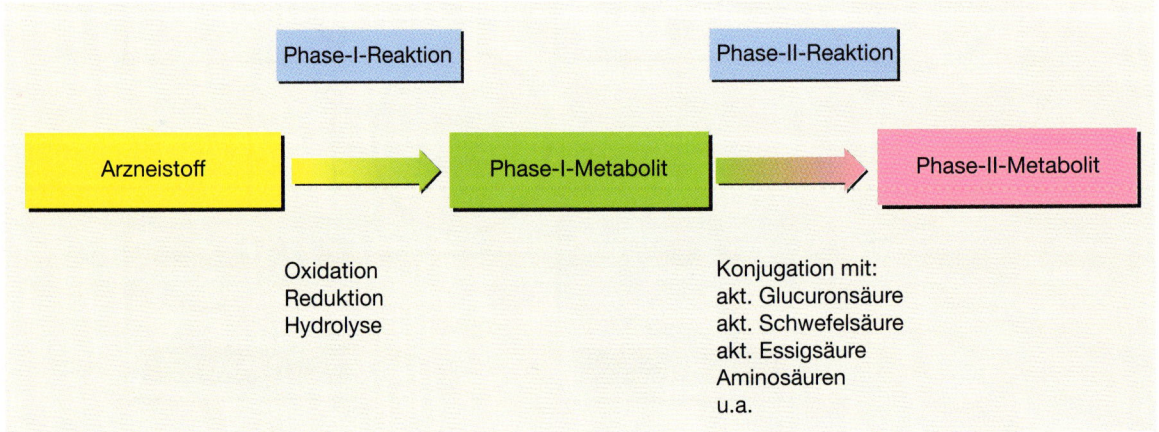

Abb. A 2–8. Die wichtigsten Vorgänge bei der Biotransformation

2.4.1 Phase-I-Reaktionen

Als Phase-I-Reaktionen werden die Biotransformationsreaktionen bezeichnet, bei denen das Pharmakonmolekül oxidativ, reduktiv oder hydrolytisch verändert wird, während bei den Phase-II-Reaktionen eine Kopplung („Konjugation") des Pharmakonmoleküls bzw. eines bereits durch eine Phase-I-Reaktion entstandenen Metaboliten mit einer körpereigenen Substanz erfolgt. In vielen Fällen wird erst durch eine Phase-I-Reaktion die Voraussetzung für eine Konjugationsreaktion geschaffen. Beispiele für Phase-I-Reaktionen sind in Tab. A 2–5 zusammengestellt.

2.4.1.1 Oxidationsreaktionen

Von besonderer Bedeutung für die Biotransformation sind Oxidationsreaktionen, an denen *Oxidasen,*

Tab. A 2–5. Biotransformationswege von Pharmaka, Phase-I-Reaktionen

Reaktion	Formulierung	Substratbeispiele
Oxidationen		
Oxidation von Alkoholen und Aldehyden		Benzylalkohol, Pyridoxin
Oxidation alphatischer Ketten		Barbiturate
Oxidative N-Desalkylierung		Ephedrin, Methamphetamin, Lidocain
Oxidative Desaminierung		Fomocain, Histamin, Noradrenalin, Mescalin
Oxidative O-Desalkylierung		Phenacetin, Codein, Mescalin, Papaverin
Oxidation aromatischer Amine		Anilinderivate
N-Oxidation		Imipramin
S-Oxidation		Phenothiazine
Desulfurierung		Thiobarbiturate
		Parathion

Tab. A 2–5. Biotransformationswege von Pharmaka, Phase-I-Reaktionen (Fortsetzung)

Reaktion	Formulierung	Substratbeispiele
Oxidationen		
Epoxidierung	$R^1-CH=CH-R^2 \longrightarrow R^1-CH-CH-R^2$ (O)	Aldrin
Hydroxylierung von Aromaten	⬡$-R \longrightarrow$ HO$-$⬡$-R$	Phenobarbital, Chlorpromazin, Propranolol
Reduktionen		
von Aldehyden	$R-C{\small\stackrel{O}{}_H} \longrightarrow R-CH_2OH$	Chloralhydrat
von Azoverbindungen	R^1⬡$-N=N-$⬡$R^2 \longrightarrow R^1$⬡$-NH_2 + H_2N-$⬡R^2	Sulfachrysoidin
von Nitrogruppen	O_2N-⬡$R \longrightarrow H_2N-$⬡R	Nitrazepam
Dehalogenierung	$R^2{\small\stackrel{R^1\ Hal}{\underset{R^3}{C}}} \longrightarrow R^2{\small\stackrel{R^1\ H}{\underset{R^3}{C}}}$	Halothan
Hydrolysen		
von Estern	$R^1-\overset{O}{\overset{\|}{C}}-OR^2 \longrightarrow R^1-COOH + HO-R^2$	Acetylsalicylsäure, Cocain, Procain, Pethidin
von Säureamiden	$R^1-\overset{O}{\overset{\|}{C}}-N{\small\stackrel{H}{R^2}} \longrightarrow R^1-COOH + H_2N-R^2$	Procainamid
von Acetalen (Glykosiden)	$R^1{\small\stackrel{H\ O-R^2}{\underset{O-R^3}{C}}} \longrightarrow R^1{\small\stackrel{H\ O-R^2}{\underset{OH}{C}}} + HO-R^3$	Herzglykoside, Anthraglykoside
von Epoxiden	$R^2{\small\stackrel{R^1\ \ \ \ R^3}{\underset{O\ \ \ R^4}{C-C}}} \longrightarrow R^1-\overset{R^2\ R^3}{\underset{OH\ OH}{C-C}}-R^4$	Carbamazepin
Sonstige		
Decarboxylierung	$R^1-\overset{R^2}{\underset{H}{C}}-COOH \longrightarrow R^1-\overset{R^2}{C}H_2 + CO_2$	Histidin, Levodopa, α-Methyldopa

Monooxygenasen und *Dioxygenasen* beteiligt sind. Oxidasen oxidieren durch Entzug von Wasserstoff bzw. Elektronen. Durch Monooxygenasen wird ein Sauerstoffatom von einem Sauerstoffmolekül in den Fremdstoff eingebaut und das andere zu Wasser reduziert. Dioxygenasen führen dagegen beide Atome eines Sauerstoffmoleküls in das Xenobiotikum ein.

Mikrosomen werden die bei der fraktionierten Zentrifugation von Leberzellhomogenaten entstehenden Bruchstücke des endoplasmatischen Retikulums genannt (Mikrosomenfraktion). Die daran gebundenen Enzyme heißen *mikrosomale Enzyme.* Zu diesen gehören neben den Monooxygenasen auch die Epoxidhydratasen und die Glucuronyltransferasen (s.u.).

Cytochrom P-450. Die weitaus größte Bedeutung für die oxidative Biotransformation von Pharmaka besitzen (mikrosomale) *Monooxygenasen,* die Hämproteine vom Typ des *Cytochrom P-450* enthalten. Anhand ihrer Aminosäuresequenzen – und dadurch ihrer Substratspezifität und Induzierbarkeit (s.u.) – werden die verschiedenen *Isoenzyme* in einzelne Familien (für die Metabolisierung von Fremdstoffen sind insbesondere die Familien I–IV wichtig) eingeteilt, die wieder in Unterfamilien (A, B, ...) untergliedert werden.

Die Bezeichnung Cytochrom P-450 beruht auf der starken Absorption von Licht der Wellenlänge 450 nm nach Reduktion mit Natriumdithionit und Equilibrierung mit CO. (Die ursprünglich aufgrund der Lichtabsorption als Cytochrom P-448 bezeichneten Isoenzyme stellen nach der modernen Nomenklatur die Unterfamilie 1A dar.)

Bei der Umwandlung eines Substrats (P-H) mit Monooxygenasen wird dieses zunächst an Cytochrom P-450 mit dreiwertigem Eisen gebunden. Nun erfolgt über eine Elektronentransferkette, in der NADPH und ein Flavoprotein nachgewiesen sind, die Übertragung eines Elektrons auf das Eisen (unter Oxidation von NADPH), wodurch dieses im Cytochrom P-450 zweiwertig wird. Nach Anlagerung von molekularem Sauerstoff und Aufnahme eines weiteren Elektrons über eine zweite Transferkette zerfällt der ternäre Komplex unter Regeneration von Cytochrom P-450 mit dreiwertigem Eisen in das hydroxylierte Substrat (P-OH) und Wasser (Abb. A 2–9). Zusammenfassend ergibt sich:

$$P\text{-}H + O_2 + NADPH + H^+ \Rightarrow P\text{-}OH + H_2O + NADP^+$$

Cytochrom-haltige Monooxygenasen katalysieren aliphatische und aromatische Hydroxylierungen, die Epoxidierung olefinischer und aromatischer Doppelbindungen, die oxidative Desalkylierung von N-,

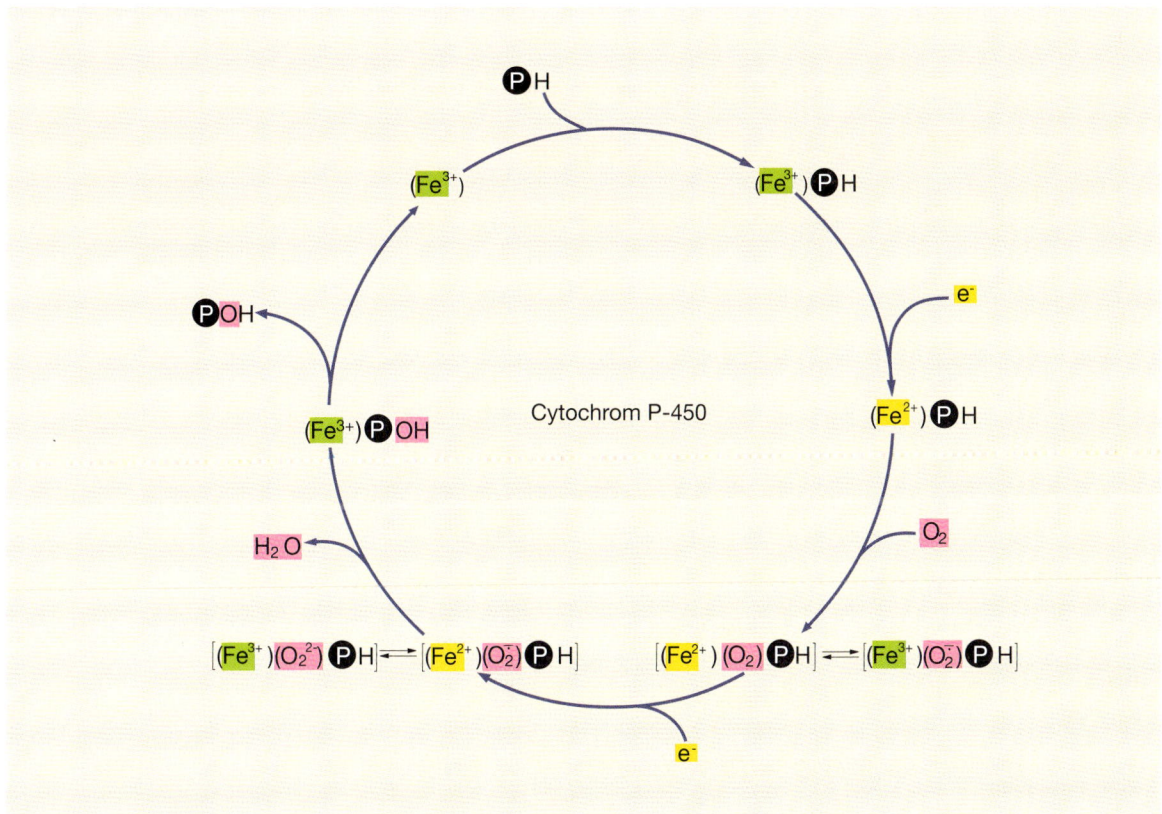

Abb. A 2–9. Mechanismus der Oxidation eines Pharmakons (P) durch Cytochrom P-450

O- und S-Alkylverbindungen, die oxidative Desaminierung und die Oxidation von Thioethern und Aminen zu Sulfoxiden bzw. Hydroxylaminen.

Heute kennt man beim Menschen ca. 20 Isoenzyme von Cytochrom-P-450-haltigen Monooxygenasen mit definierten, teilweise überlappenden Aktivitätsspektren (s. Tab. A 2–6). Etwa 10 weisen eine hohe Aktivität auf, tragen also wesentlich zum Arzneistoffmetabolismus bei. Andere sind primär weniger aktiv, aber induzierbar (s. S. 29 f.). Die Enzymaktivität ist z. T. erblich verschieden, beispielsweise gilt das für Monooxygenasen der Unterfamilien 2C und 2D (s. Tab. A 2–6). Inwieweit solchen Aktivitätsunterschieden klinische Relevanz zukommt, hängt von dem Beitrag des entsprechenden Metabolisierungswegs zur Gesamtelimination sowie von der therapeutischen Breite des Wirkstoffs ab.

Flavinmonooxygenase. Neben den Cytochrom-P-450-haltigen Monooxygenasen gibt es auch eine *Cytochrom-unabhängige* Monooxygenase. Dieses Enzym, eine Flavinmonooxygenase, wandelt sekundäre Amine in Hydroxylamine und tertiäre Amine in N-Oxide um.

Sonstige oxidierende Enzyme. Weitere wichtige oxidierende Enzyme sind die

☐ *Alkoholdehydrogenase,* die Alkohole, insbesondere Ethanol, zu Aldehyden dehydriert,

☐ *Aldehyd-Oxidase,* die Aldehyde in Säuren überführt, und

☐ *Monoaminoxidase,* die vor allem biogene Amine (z.B. Catecholamine) oxidativ biotransformiert.

2.4.1.2 Reduktionen

Im Vergleich mit den Oxidationen spielen Reduktionen bei der Biotransformation nur eine untergeordnete Rolle. Carbonylverbindungen können durch *Alkoholdehydrogenase* oder zytoplasmatische *Aldo-Keto-Reduktasen* zu Alkoholen reduziert werden. Für die Spaltung von Azoverbindungen zu den primären Aminen über die Hydrazo-Zwischenstufe scheinen mehrere Enzyme, u.a. *NADPH-Cytochrom-P-450-Reduktase,* in Betracht zu kommen. Noch nicht ganz geklärt sind auch die an der Reduktion von Nitro-Verbindungen zu den entsprechenden Aminen beteiligten Enzyme.

Toxikologisch bedeutsam ist die *reduktive Dehalogenierung* von aliphatischen Chlor-, Brom- oder Iod-haltigen Substanzen, z.B. von Tetrachlorkohlenstoff (s. S. 815) oder Halothan (s. S. 235 f.).

Tab. A 2–6. Cytochrom-P-450-Isoenzyme: Aktivitätsspektren, Inhibitoren und Induktoren

Isoenzym			
CYP 1A	**CYP2C**	**CYP2D**	**CYP3A**
Coffein	Mephenytoin	Debrisoquin/Spartein	Ciclosporin
Phenacetin	Diazepam	Dextromethorphan	Coffein
Benzo(a)pyren	Omeprazol	Codein	Dihydropyridine
	Proguanil	Metoprolol	Lidocain
		Encainid	Terfenadin
		Propafenon	
		Imipramin	
		Desipramin	
		Nortriptylin	
Inhibitoren			
	Ketoconazol	Chinidin	Ketoconazol, Makrolide
Induktoren			
Rauchen			Dexamethason, Rifampicin
Polymorphismus			
nein	ja	ja	nein

2.4.1.3 Biohydrolysen

Wichtige biohydrolytische Reaktionen sind

☐ die *Spaltung von Estern und Amiden zu Säuren und Alkoholen bzw. Aminen durch Esterasen* (Amidasen),

☐ die *Umwandlung von Epoxiden zu vicinalen Diolen durch Epoxidhydratasen* (synonym Epoxidhydrolasen) sowie

☐ die *Hydrolyse von Acetalen* (Glykosiden) durch *Glykosidasen.*

Ester und Amide werden von den gleichen Enzymen hydrolysiert, Ester allerdings wesentlich schneller als Amide. Diese Enzyme kommen sowohl intra- als auch extrazellulär, mikrosomal gebunden und in gelöster Form vor. Für den Fremdstoff-Metabolismus sind *Pseudocholin-Esterasen* und sog. *Ali-Esterasen,* die vorwiegend aliphatische Ester und Amide spalten, sowie *Aryl-Esterasen,* zu denen Ester und Amide mit aromatischen Resten eine hohe Affinität besitzen, wesentlich.

Hydrolytische Enzyme besitzen darüber hinaus auch Darmbakterien. Sie bewirken insbesondere eine Spaltung von Phase-II-Metaboliten in den tieferen Darmabschnitten. Sofern der freigesetzte Wirkstoff dort resorbiert werden kann, tritt ein enterohepatischer Kreislauf auf (s. Abb. A 2–7).

Epoxidhydratasen, die in einem Multienzymkomplex zusammen mit Monooxygenasen vorkommen, besitzen für den Abbau von Epoxiden Bedeutung. Es entstehen vicinale Diole (s. S. 833).

Neben der oben beschriebenen reduktiven Dehalogenierung ist eine hydrolytische Spaltung von C-Cl-Bindungen möglich, als Reaktionsprodukt entsteht der entsprechende Alkohol.

2.4.1.4 Decarboxylierung

Zu den Phase-I-Reaktionen gehört ferner die *Decarboxylierung,* die z.B. bei Aminosäuren auftritt.

2.4.2 Phase-II-Reaktionen

Bei den Konjugationsreaktionen, die unter Beteiligung von meist spezifischen *Transferasen* ablaufen, unterscheidet man solche, bei denen Verbindungen mit alkoholischen oder phenolischen Hydroxylgruppen, Aminogruppen, Sulfhydrylgruppen und z.T. auch Carboxylgruppen mit *energiereichen körpereigenen Substanzen* gekoppelt werden, und solche, bei denen die Kopplung *nach Aktivierung des Fremdstoffs* mit einer (nicht aktivierten) körpereigenen Verbindung erfolgt. (Zu letzteren gehört die Konjugation von bestimmten Carbonsäuren mit Aminosäuren, s.u.)

Die wichtigsten Phase-II-Reaktionen (s. Tab. A 2–7) sind die Konjugationen mit

☐ *aktivierter Glucuronsäure,*

☐ *aktiviertem Sulfat,*

☐ *Aminosäuren* (insbesondere Glycin),

☐ *Oligopeptiden* und *Bildung* von *Mercaptursäure-Derivaten,*

☐ *aktivierter Essigsäure* und

☐ *S-Adenosylmethionin.*

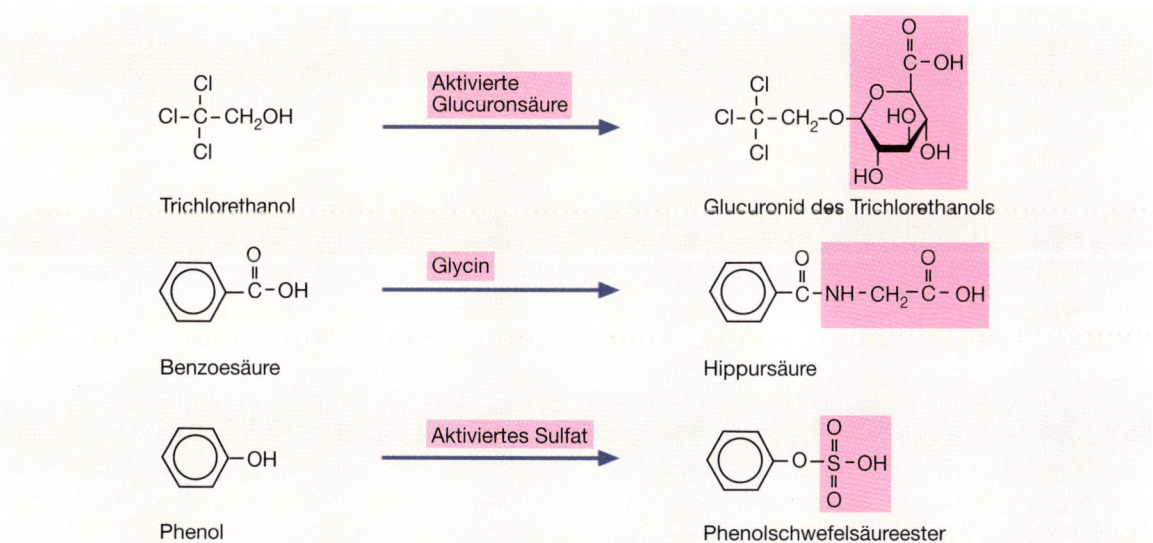

Abb. A 2–10. Konjugationsreaktionen, bei denen gut wasserlösliche Metaboliten entstehen, die rasch durch *aktive Sekretion* renal ausgeschieden werden

Tab. A 2–7. Biotransformationswege von Pharmaka, Phase-II-Reaktionen

Reaktion	Formulierung	Substratbeispiele
Konjugation		
mit aktivierter Glucuronsäure		Alkohole, Phenole, Amine, Sufonamide
mit aktiviertem Sulfat		Phenole, aromatische Amine, Sulfonamide
mit Glycin		Benzoesäure*, Isonicotinsäure* (als Metabolit, von Isoniazid)
mit Glutamin		Phenylessigsäure*, Indolylessigsäure*
mit aktivierter Essigsäure		Sulfonamide, Isoniazid
N-Methylierung (mit Adenosylmethionin)		Noradrenalin, Nicotinamid, Methadon
O-Methylierung (mit Adenosylmethionin)		Catecholamine

* Der Konjugation geht eine Aktivierung der Säure mittels ATP und Coenzym A voraus.

Mit Ausnahme der Konjugation mit Essigsäure oder von Methylierungsreaktionen (s.u.) wird hierbei stets eine *saure* Gruppe in das Molekül eingeführt, die durch Salzbildung die Hydrophilie entscheidend erhöht. Die sauren Konjugate werden rasch – auch mittels aktiver Prozesse – renal oder/und biliär ausgeschieden. Konjugationsreaktionen haben somit in der Regel den Charakter von *Bioinaktivierungs-* bzw. *Entgiftungsreaktionen,* da die Konjugationsprodukte meist biologisch inaktiv sind.

In den letzten Jahren wurden jedoch mehrere noch biologisch aktive Phase-II-Metabolite entdeckt. Dazu gehören z.B. der Schwefelsäurehalbester des hydroxylierten kaliumretinierenden Diuretikums Triamteren (s. S. 591 f.) sowie die C-17-Glucuronide von Oestrogenen (s. S. 368) und Androgenen (s. S. 381). Morphin-6-glucuronid wirkt analgetisch wie die Muttersubstanz (s. S. 192).

Ferner können aus Phase-II-Metaboliten reaktive Stoffe entstehen, die durch irreversible Bindung an körpereigene Stoffe toxische Effekte hervorrufen (s. u.).

In einigen Fällen können zudem die Konjugate wieder zur Ausgangsverbindung hydrolysiert werden. Das ist – wie oben beschrieben – dann oft der Fall, wenn die Konjugate mit der Galle in den Darm gelangen. Bei Konjugaten, die mit dem Urin ausgeschieden werden, ist es dagegen die Ausnahme.

2.4.2.1 Konjugation mit aktivierter Glucuronsäure

Von Alkoholen werden vor allem solche, die nicht rasch oxidiert werden können, d.h. sekundäre und tertiäre Alkohole, mit aktivierter Glucuronsäure konjugiert (s. Abb. A 2–10). Phenole, Carbonsäuren und Amine können ebenfalls mit Glucuronsäure konjugiert werden. Glucuronsäure ist eine verhältnismäßig starke Säure, die zusätzlich alkoholische OH-Gruppen enthält und daher sehr hydrophil ist. Sie wird durch membrangebundene *Glucuronyltransferasen* vor allem der Leber, daneben der Niere und des Darmes in Form von *aktivierter Glucuronsäure* (UDP-Glucuronsäure) übertragen. Während Etherglucuronide relativ stabile Verbindungen darstellen, sind Esterglucuronide hydrolyseempfindlich. Neben der Rückspaltung zur Ausgangssubstanz kann auch eine Umlagerung des Acylrests von der OH-Gruppe an C-1 zu den OH-Gruppen an C-2, C-3 bzw. C-4 der Glucuronsäure auftreten.

2.4.2.2 Konjugation mit Schwefelsäure

Vor allem Phenole bilden Konjugate mit aktiviertem Sulfat (Abb. A 2–10), das durch *Sulfotransferasen,* löslichen Enzymen unterschiedlicher Spezifität, übertragen wird. Es entstehen hydrophile *Schwefelsäurehalbester,* die mit dem Urin ausgeschieden werden. Das Verhältnis von organischem zu anorganischem Sulfat im Urin nimmt dementsprechend nach Einnahme von Phenolen oder von Substanzen, die zu Phenolen abgebaut werden, stark zu.

2.4.2.3 Konjugation mit Glycin

Nicht weiter oxidativ abbaubare Carbonsäuren können Konjugate mit Glycin bilden. Hierzu gehören am α-C-Atom substituierte und aromatische Carbonsäuren, z.B. Benzoesäure. Klassische Beispiele für solche Konjugate sind die aus Benzoesäure gebildete *Hippursäure* (s. Abb. A 2–10) und die aus Salicylsäure entstehende *Salicylursäure.* Die Reaktion wird durch eine *Transacylase* katalysiert.

2.4.2.4 Bildung von Mercaptursäure-Derivaten

Hierbei handelt es sich um über mehrere Stufen ablaufende Konjugationsreaktionen, die z.T. spontan erfolgen, aber auch durch *Glutathion-S-Transferasen* katalysiert werden.

Beim Menschen kommen mindestens sieben Isoenzyme der Glutathion-S-Transferase mit unterschiedlicher Substratspezifität vor. Besonders wichtig ist die *Glutathion-S-Epoxidtransferase,* welche den Abbau der aus aromatischen Verbindungen entstehenden Epoxide katalysiert.

Von den primär gebildeten Glutathion-Konjugaten werden zunächst zwei Aminosäuren abgespalten. Durch N-Acetylierung von Cystein entstehen als Endprodukte sog. *Mercaptursäuren.*

Die Konjugation mit Glutathion stellt einen wichtigen Entgiftungsweg elektrophiler Verbindungen dar. Problematisch ist allerdings die hohe Reaktivität mancher Cysteinkonjugate, aus welchen dann toxische Abbauprodukte entstehen können; die Acetylierung am Ende der Reaktionskette bedeutet eine Abnahme von Reaktivität und Toxizität.

In Abb. A 2–11 ist die Reaktion von Brombenzol zu seinem Mercaptursäure-Derivat neben anderen Biotransformationsreaktionen dargestellt. Mercaptursäure-Derivate sind wie andere Konjugate sehr hydrophil und leicht ausscheidungsfähig. Sie sind dabei gute Substrate für die aktiven Transportsysteme in den Nieren und der Leber.

Glutathion	rot:	Cystein
	grün:	Glutaminsäure
	gelb:	Glycin

2.4.2.5 Acetylierung

Xenobiotika mit Aminogruppen, die nicht oxidativ abgebaut werden können, werden häufig mittels *Acetyltransferasen* acetyliert. Man kennt heute zwei Isoenzyme dieses Typs (NAT1 und NAT2). Zu den Substraten gehören die *aromatischen Amine* (z.B. Anilin) und *Alkylamine,* bei denen sich die Aminogruppe an einem *tertiären* Kohlenstoffatom befindet. Die Acetylierung der *Sulfonamide* (s. S. 688 f.) ist ein

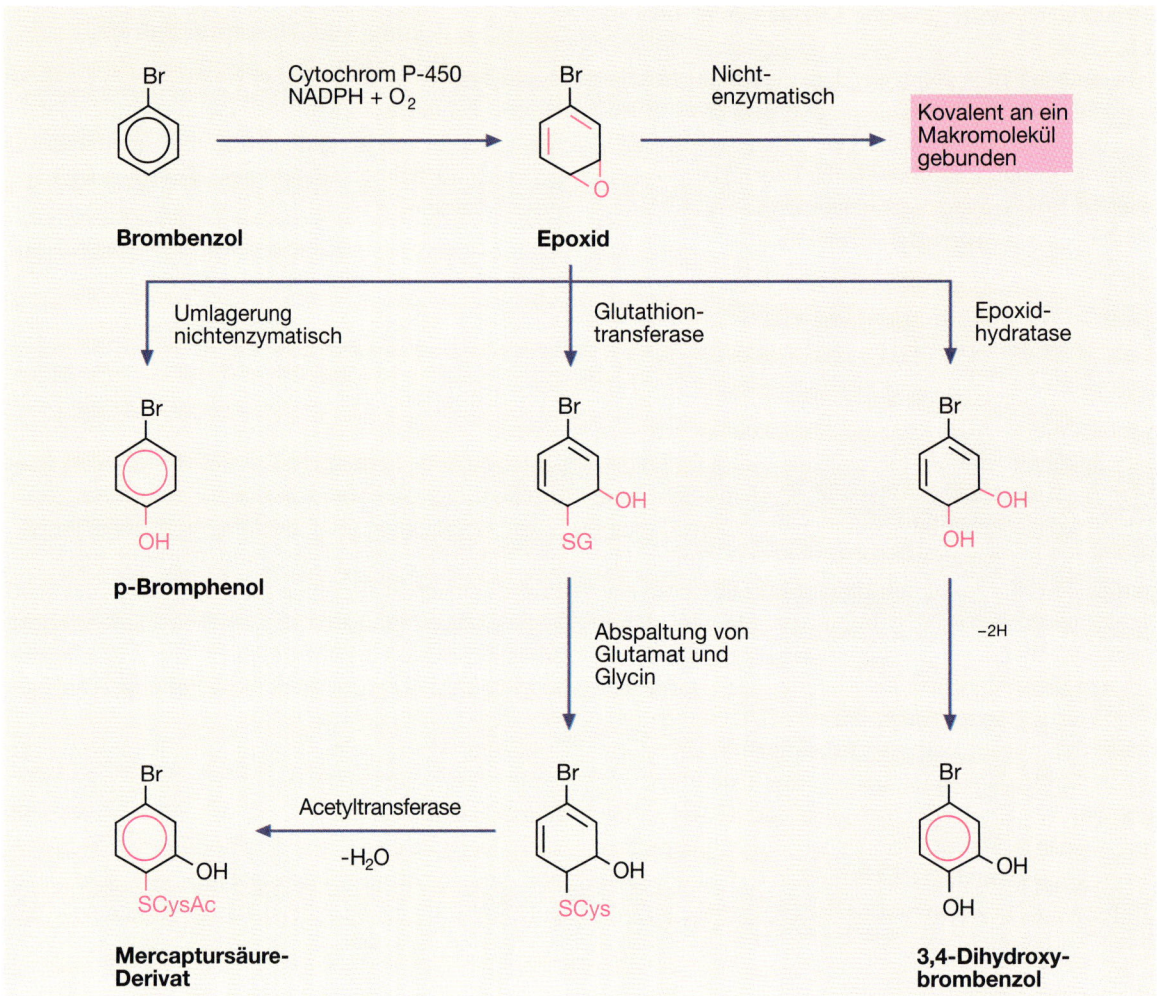

Abb. A 2–11. Bildung eines Mercaptursäure-Derivats aus Brombenzol neben anderen Biotransformationsreaktionen
G = Glutathionyl; Cys = Cysteinyl; Ac = Acetyl

Beispiel für eine derartige Konjugation, die im allgemeinen zu einer *Abnahme der Hydrophilie* führt. Dies kann *Komplikationen,* z.B. eine Kristallurie, wie sie als Nebenwirkung von Sulfonamiden beschrieben wurde, auslösen. Andererseits reduziert die Acetylierung die Wirksamkeit der Sulfonamide, da die für die biologische Aktivität essentielle Aminogruppe durch die Acetylierung maskiert wird (schnelle und langsame Acetylierer s. S. 96 f.).

2.4.2.6 Methylierung

Methylierungen kommen im Rahmen von Biotransformationsreaktionen verhältnismäßig selten vor. Man findet in einigen Fällen eine *N-Methylierung* oder Methylierungen ungesättigter heterocyclischer Verbindungen. Ein Beispiel ist die Bildung von

N-Methylnicotinamid aus Nicotinamid. Die auf diese Weise gebildeten quartären Ammoniumbasen sind hydrophil und können aktiv ausgeschieden werden. Die Methylierung phenolischer OH-Gruppen, wie man sie z.B. bei den Catecholaminen findet, ist eher die Ausnahme als die Regel.

Für die *S-Methylierung* sind zwei verschiedene Enzyme verantwortlich, nämlich die *Thiolmethyltransferase* und die *Thiopurinmethyltransferase*. Die Thiolmethyltransferase ist ein membranständiges Enzym, das vorzugsweise die Methylierung aliphatischer Sulfhydrylgruppen katalysiert. Substrate sind beispielsweise Captopril und D-Penicillamin. Dem gegenüber katalysiert die in gelöster Form im Zytoplasma vorliegende Thiopurinmethyltransferase (Substrat: 6-Mercaptopurin und Azathioprin) die Methylierung aromatischer oder heterocyclischer SH-Gruppen.

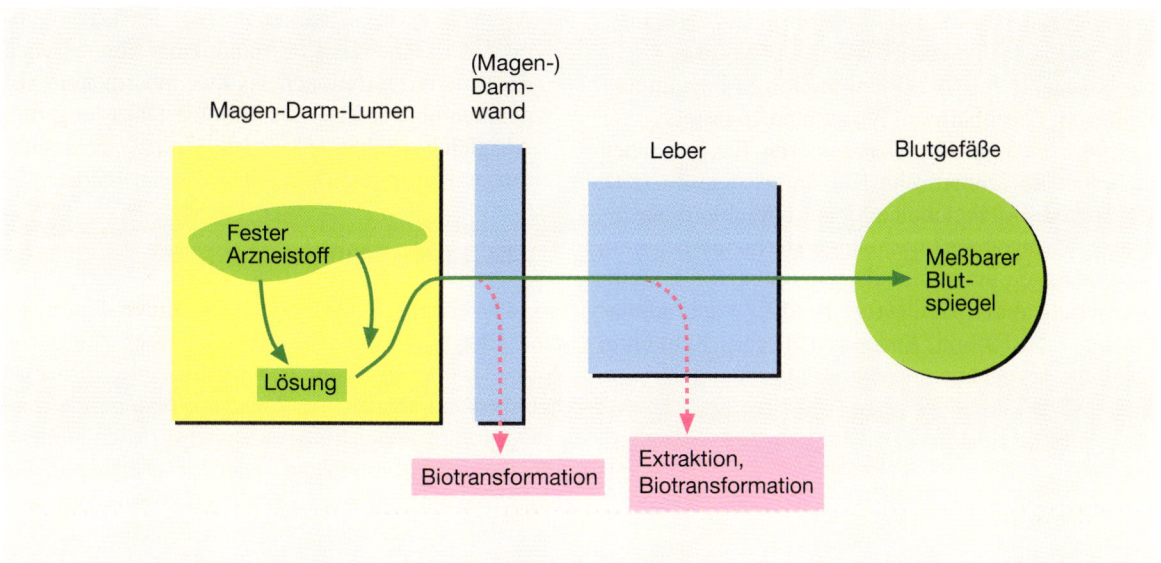

Abb. A 2–12. First-pass-Effekt in schematischer Darstellung

2.4.3 First-pass-Effekt

Das gesamte venöse Blut des Magen-Darm-Kanals und damit auch alle darin enthaltenen Substanzen gelangen in die *Pfortader* und durch diese in die Leber. Bevor also ein durch die Magen- oder Dünndarmschleimhaut resorbiertes Pharmakon das Herz und von dort aus den Lungen- und Körperkreislauf erreicht, muß es die Leber passieren. Für seine Wirksamkeit ist es von ausschlaggebender Bedeutung, ob und in welchem Umfang es bei der ersten Passage durch die Schleimhaut des Magen-Darm-Kanals metabolisiert sowie durch die Leber extrahiert und/oder biochemisch umgewandelt wird (Abb. A 2–12). Man spricht in diesem Zusammenhang vom sog. *First-pass-Effekt.* Dieser charakterisiert den *Anteil eines Stoffes,* der bei dieser *ersten Passage metabolisiert* oder *von der Leber zurückgehalten* wird. Substanzen, bei denen der First-pass-Effekt verhältnismäßig groß ist, sind z.B. die Betablocker Propranolol und Alprenolol, das Lokalanästhetikum bzw. Antiarrhythmikum Lidocain und insbesondere das Koronartherapeutikum Glyceroltrinitrat. Dieses wird nicht nur wegen des schnelleren Wirkungseintritts, sondern auch wegen des First-pass-Effekts perlingual gegeben.

Neben dem Abbau durch Leberenzyme kann auch eine Metabolisierung im Lumen oder in der Wand des Gastrointestinaltrakts Ursache eines First-pass-Effekts sein. Im Darm finden insbesondere Konjugationsreaktionen statt, eine ausgeprägte präsystemische Elimination findet man z.B. bei Sexualhormonen (s. S. 368) und Morphin (s. S. 192).

2.4.4 Enzyminduktion

Zahlreiche Xenobiotika (und somit auch Pharmaka), insbesondere gut lipidlösliche Verbindungen mit langer Verweildauer in der Leber, vermögen eine *vermehrte Bildung* von Enzymen, die an der Biotransformation beteiligt sind, zu induzieren. Man bezeichnet sie daher als *(Enzym-)Induktoren.* Die verschiedenen Xenobiotika induzieren dabei unterschiedliche Enzymsysteme. Anhand der Prototypen teilt man die Enzyminduktoren in verschiedene Gruppen ein. Die beiden wichtigsten sind der

☐ *Phenobarbital-* und

☐ *Methylcholanthren-Typ.*

Induktoren vom Phenobarbital-Typ, die für den Arzneistoffmetabolismus von besonderer Bedeutung sind, steigern die Proliferation des endoplasmatischen Retikulums und bewirken dadurch eine deutliche Zunahme des Lebergewichts. Die Induktion betrifft neben *Cytochrom-*P-450-haltigen Monooxygenasen der Subfamilie 2B auch Glucuronyltransferasen und Epoxidhydrolasen. Die Induktion erfolgt relativ rasch innerhalb von wenigen Tagen. Als *Folge* der Enzyminduktion ist die Abbaukapazität und damit die Biotransformationsrate erhöht, und zwar nicht nur die des Enzyminduktors, sondern auch die anderer Pharmaka, körpereigener Wirkstoffe (z.B. von Steroidhormonen) oder essentieller Substanzen (z.B. von Vitamin D), soweit sie von den entsprechenden Enzymen abgebaut werden. Die Plasmahalbwertszeit aller dieser Verbindungen wird somit verkürzt. Setzt man den Induktor ab, fällt die Abbaukapazität innerhalb von Tagen bis Wochen wieder auf das ursprüngliche Niveau. In Tab. A 2–8 sind wichtige Enzyminduktoren vom Phenobarbital-Typ zusammengestellt.

Induktoren vom Methylcholanthren-Typ, zu denen insbesondere aromatische Kohlenwasserstoffe (z.B. Benzpyren, Methylcholanthren, Tetrachlordibenzodioxin, Phenanthren) und einige Herbizide gehören, beschleunigen innerhalb weniger Stunden die Metabolisierung durch *Cytochrom P-450 1A* und Glutathion-S-Transferasen. Endoplasmatisches Retikulum und Lebergewicht nehmen nur wenig zu.

Angesichts der Vielzahl von Monooxygenasen mit z.T. unterschiedlicher Substratspezifität (s.o.) wird verständlich, daß neben Phenobarbital und aromatischen Kohlenwasserstoffen weitere Enzyminduktoren existieren, die andere Isoenzyme zu induzieren vermögen.

Für die medikamentöse Therapie ergeben sich aus der Enzyminduktion folgende Konsequenzen:

☐ Bei einer längerdauernden Medikation mit Enzyminduktoren kommt es zu einer Erniedrigung der zu Beginn der Behandlung mit einer bestimmten Dosis erreichbaren Arzneistoffkonzentration im Plasma.

☐ Sind die Abbauprodukte weniger aktiv als die Ausgangssubstanz, wird die Wirkung vermindert, besitzen sie stärkere Effekte, nimmt sie zu (s.u.).

☐ Der Plasmaspiegel körpereigener Wirkstoffe kann unter den Normalwert abfallen.

☐ Bei der gleichzeitigen Verordnung anderer Medikamente besteht die Gefahr von u.U. gefährlichen

Arzneistoffwechselwirkungen (vgl. S. 91 ff.): Während der Gabe des Enzyminduktors können auch die Blutkonzentrationen des Zweitpharmakons abnehmen und, sofern daraufhin die Dosierung zum Ausgleich erhöht wurde, nach *Absetzen* des Induktors evtl. über einen kritischen Wert ansteigen.

2.4.5 Enzyminhibition

So wie chemisch ganz unterschiedliche Pharmaka eine Enzyminduktion bewirken, gibt es zahlreiche Arzneistoffe, welche die Biotransformationsprozesse hemmen und damit eine Wirkungsverlängerung und -steigerung anderer Substanzen hervorrufen können. Die Enzyminhibition kann in der Weise erfolgen, daß ein Arzneistoff zu einer verminderten Synthese oder zu einem verstärkten Abbau von Enzymen des endoplasmatischen Retikulums führt, oder daß es zwischen zwei oder mehreren Pharmaka zu einer Konkurrenz um die Bindungsstelle der Enzyme und damit zu einer kompetitiven Hemmung des Abbaus kommt (s. S. 92). Von besonderer klinischer Relevanz ist eine Blockade von Enzymen, die im Sättigungsbereich arbeiten. Als Beispiel sei die Interaktion von Dicoumarol mit der Inaktivierung von Phenytoin genannt.

2.4.6 Bioinaktivierung und Bioaktivierung

Biotransformationen laufen im Organismus *unabhängig* davon ab, ob die gebildeten Metaboliten *wirksam* oder *unwirksam, schädlich* oder *unschädlich* für den

Tab. A 2–8. Enzyminduktoren vom Phenobarbitaltyp

Substanzgruppe	Stärke der Induktion	Substanzgruppe	Stärke der Induktion
Antibiotika		**Insektizide**	
Rifampicin	+ + + +	Aldrin	+ + +
Griseofulvin	+ + + +	Dieldrin	+ + +
Antiepileptika		Chlorphenotan	+ + + +
Hydantoine	+ + +	Hexachlorcyclohexan	+ + + +
Carbamazepin	+ + +	**Muskelrelaxantien**	
Antihistaminika		Carisoprodol	+
Diphenhydramin	+ +	**Orale Antidiabetika**	
Antirheumatika		Carbutamid	+ +
Phenylbutazon	+ + +	Tolbutamid	+ + +
Hypnotika		**Psychopharmaka**	
Barbiturate	+ + + +	Chlorpromazin	+ +
Dioxopiperidine	+ +	Imipramin	+ +
Ureide	+ +	Meprobamat	+
		Triflupromazin	+ +

Organismus sind. Die Biotransformation kann somit zu einer *Wirkungsabschwächung* bzw. vollständigen *Inaktivierung* (Entgiftung) oder – allerdings seltener – zu einer *Bioaktivierung* und, wenn der aktive Metabolit toxischer ist als die Ausgangssubstanz, zu einer *Giftung* führen. In Tab. A 2–9 sind Beispiele von Bioaktivierungen und Biotoxifizierungen zusammengestellt.

Biotoxifizierungsvorgängen ist besondere Aufmerksamkeit zu schenken, da ihre Kenntnis und ihr Verständnis die Möglichkeit bieten, durch entsprechende Veränderungen im Arzneistoffmolekül die Entstehung toxischer Metaboliten zu verhindern.

Eine große Zahl toxischer Effekte wird durch sog. *chemische Läsionen* hervorgerufen. Darunter sind irreversible Veränderungen in der Struktur von essentiellen Zellbestandteilen infolge ihrer Wechselwirkung mit einem Arzneistoff zu verstehen. Dem Angriff an der DNA bzw. anderen Makromolekülen entsprechend unterscheidet man **genotoxische** und **zytotoxische Effekte** (Abb. A 2–13). Zu den genotoxischen Effekten gehören die *Karzinogenese* (s. S. 833 ff.), *mutagene* oder *teratogene Wirkungen* sowie *beschleunigtes Altern* als Folge eines Anwachsens der Irrtumswahrscheinlichkeit bei der DNA-Replikation. Zu den zytotoxischen Wirkungen zählen die Sensibilisierung gegen chemisch veränderte Proteine, die als Antigene wirken, sowie Zelluntergänge und Nekrosen aufgrund einer Schädigung der Lysosomenmembran oder wichtiger Enzyme. Die wichtigsten Organe für die Bildung und Ausscheidung toxischer Metabolite, die Leber und Nieren, sind besonders hohen Konzentrationen ausgesetzt und daher bevorzugte Orte toxischer Reaktionen.

Toxische Metabolite treten insbesondere dann auf, wenn infolge von (zu) hohen Dosen die Kapazität der Biotransformationsreaktionen, die in der Regel zu untoxischen Abbauprodukten führen (Glucuronidierung, Sulfatierung), nicht mehr ausreicht (vgl. Paracetamol-Intoxikation, S. 201).

Eine wichtige Ursache chemischer Läsionen sind *radikalische* Zwischenstufen bei Oxidations- und Reduktionsvorgängen (Abb. A 2–13). Neben den Pharmakonradikalen entstehen aktive Sauerstoffspezies (z.B. Wasserstoffperoxid, Hydroxylradikale), die bei Überlastung der Inaktivierungswege (z.B. Abbau durch Katalase, Superoxiddismutase, Vitamin C, Vitamin E, Glutathion) nicht rasch genug inaktiviert werden können.

Ein Weg zur Vermeidung toxischer Metabolite ist die Entwicklung von Arzneistoffen, die im Organismus *nicht* oder zumindest nur in vernachlässigbarer Menge *oxidativ biotransformiert* werden. Die Synthese solcher Verbindungen kann beispielsweise in der Weise erfolgen, daß man an den Stellen des Moleküls, die normalerweise der Biotransformation unterliegen, Reste einführt, die nicht verändert werden können. Derartige Arzneistoffe besitzen in der Regel eine

lange Plasmahalbwertszeit mit den entsprechenden Vor- und Nachteilen.

Eine zweite Möglichkeit, das durch die Biotransformation entstehende Risiko zu reduzieren, ergibt sich aus der Entwicklung sog. *Soft-drugs,* d.h. von Wirkstoffen, bei denen es sich entweder um noch aktive Phase-I-Metabolite (z.B. Oxazepam, einen Metaboliten zahlreicher Benzodiazepine, s. S. 165) handelt oder die an einer *gewünschten* Stelle, der sog. *Sollbruchstelle, nicht-oxidativ* biotransformiert werden. So kann man z.B. Arzneistoffe synthetisieren, die *hydrolytisch* zu unwirksamen, nicht weiter oxidativ metabolisierbaren Substanzen abgebaut werden. Ein Beispiel hierfür ist Suxamethonium (s. S. 249). Ein weiterer Weg, um zu Soft-drugs zu gelangen, besteht darin, von *inaktiven* Metaboliten auszugehen und diese chemisch so abzuwandeln, daß sie wieder aktiv sind, im Organismus jedoch hydrolytisch zu dem (unwirksamen) Ausgangsmetaboliten biotransformiert werden. Ein entsprechendes Beispiel ist *Fluocortinbutyl* (Vaspit®). Die α-Ketosäure Fluocortin ist der unwirksame Metabolit, der aus dem entsprechenden Prednisolon-Derivat entsteht. Deren Butylester, das Fluocortinbutyl (Abb. A 2–14), besitzt bei lokaler Anwendung antiphlogistische Eigenschaften.

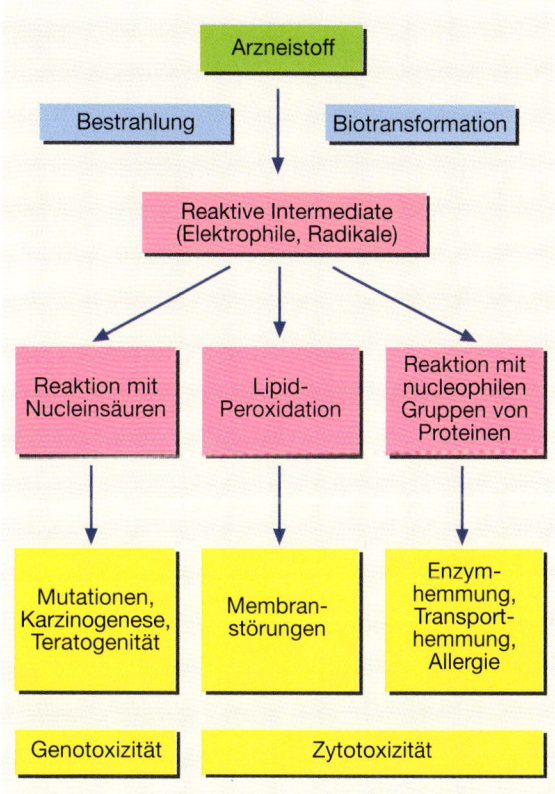

Abb. A 2–13. Auswirkung der Biotoxifizierung von Pharmaka

Tab. A 2–9. Bioaktivierung und Biotoxifizierung

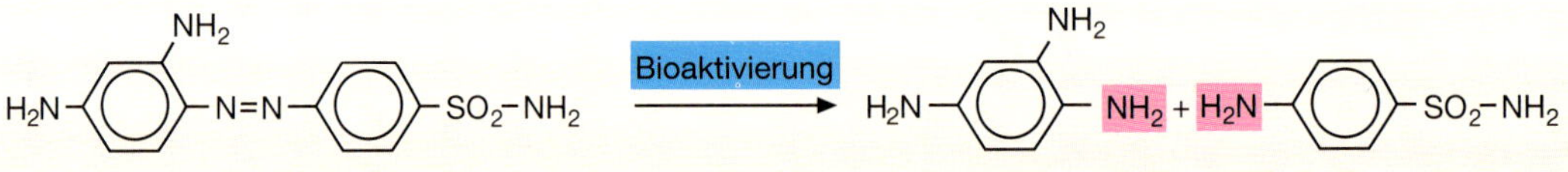

Sulfachrysoidin (Prontosil®)
antibakteriell wirksam
nur in vivo

Bioaktivierung

Sulfanilamid (Prontalbin®)
antibakteriell wirksam
in vitro und in vivo

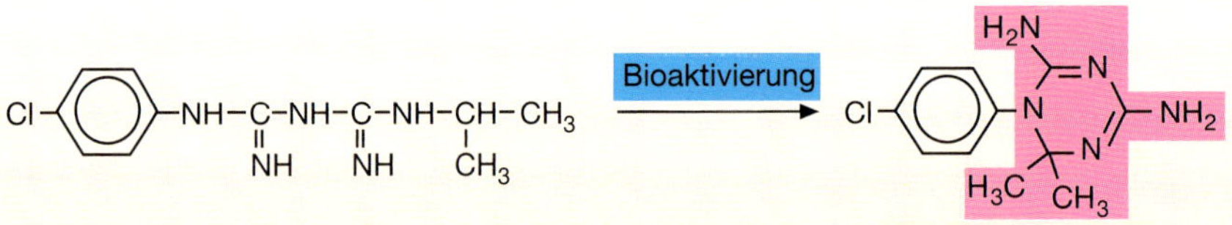

Proguanil

Bioaktivierung

Cycloguanil
gegen Malaria wirksam

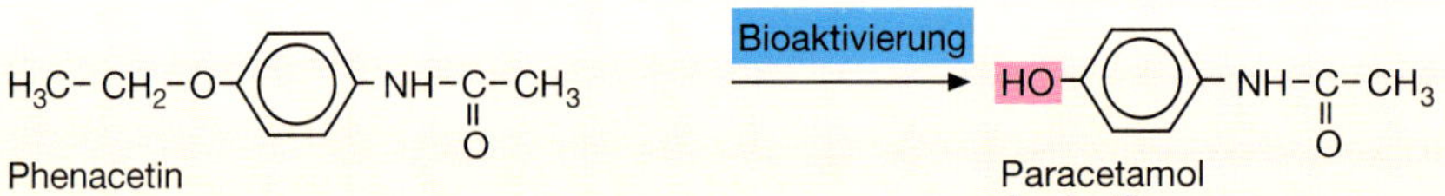

Phenacetin

Bioaktivierung

Paracetamol
Analgetikum

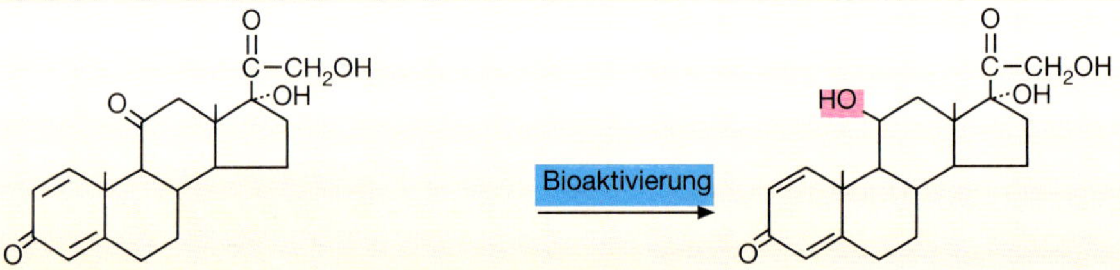

Prednison

Bioaktivierung

Prednisolon
Glucocorticoid

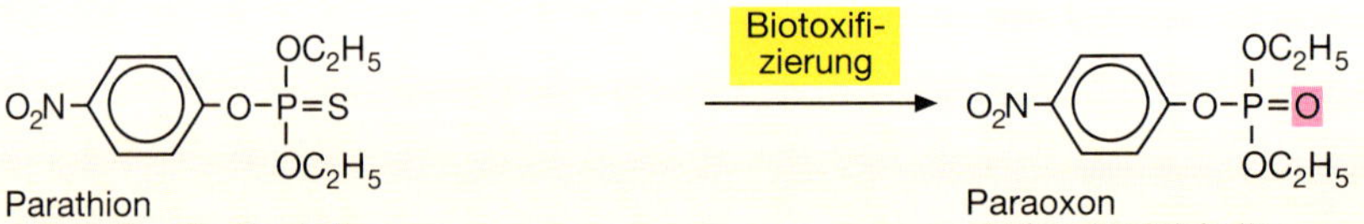

Parathion
schwacher Acetylcholin-
esterase – Hemmstoff

**Biotoxifi-
zierung**

Paraoxon
starker Acetylcholin-
esterase – Hemmstoff

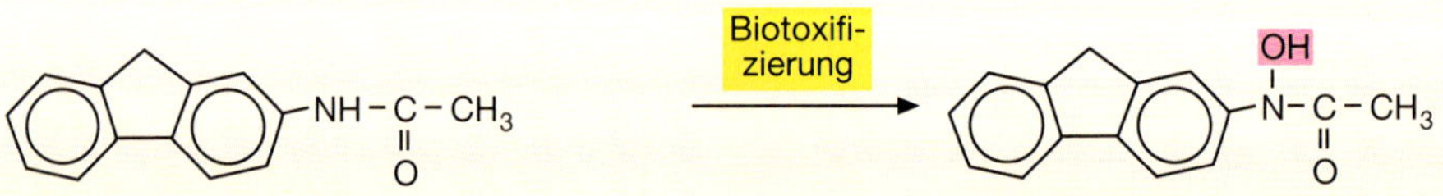

2-Acetyl-aminofluoren
präkarzinogen

**Biotoxifi-
zierung**

2-(N-Hydroxy-acetyl)-
aminofluoren
karzinogen

β-Naphthylamin
präkarzinogen

**Biotoxifi-
zierung**

α-Hydroxy-β-naphthylamin
karzinogen

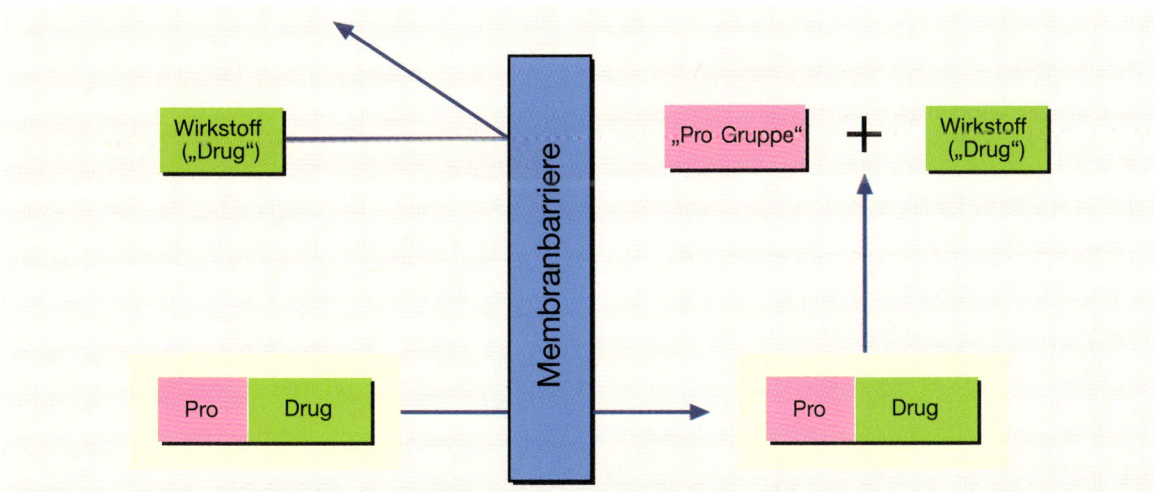

Abb. A 2–14. Biotransformation von Fluocortinbutyl

Unerwünschte systemische Wirkungen treten dagegen nicht auf, da der Ester nach Aufnahme in die Blutbahn rasch zur Ketosäure und Butanol gespalten wird.

Prodrugs. Unter Prodrugs versteht man Substanzen, die *selbst biologisch* weitgehend *inaktiv* sind, die aber im *Organismus* – enzymatisch oder nichtenzymatisch – *in eine aktive Form umgewandelt werden*. Die Entwicklung von Prodrugs kann dann versucht werden, wenn eine technologische, pharmakokinetische, pharmakodynamische oder toxikologische Eigenschaft eines Wirkstoffs verbessert werden soll. So bietet sich die Synthese von Prodrugs an bei Wirkstoffen mit schlechtem Geschmack, nicht ausreichender Wasserlöslichkeit bei erforderlicher parenteraler Applikation, geringer Resorbierbarkeit, hohem Firstpass-Effekt, kurzer Wirkungsdauer, ungenügender Verteilung in Zielorganen, mangelhafter Wirkungsselektivität oder hoher Toxizität. Wie in Abb. A 2–15 dargestellt, kann bei einem Wirkstoff, der trotz hoher

Affinität zum Rezeptor infolge unzureichender Resorption nicht für die Therapie geeignet ist, durch Bildung eines Prodrugs die Aufnahme in den Organismus verbessert werden.

In Tab. A 2–10 sind Beispiele von Prodrugs zusammengestellt. Meist wird bei der Entwicklung von Prodrugs so vorgegangen, daß man eine in einem Wirkstoff vorhandene funktionelle Gruppe (z.B. OH-Gruppe oder Aminogruppe) mit einer geeigneten Verbindung (z.B. einer Carbonsäure) umsetzt, die dann im Organismus wieder abgespalten wird.

2.4.7 Einfluß des Alters auf die Biotransformation

Alterseinflüsse auf die Biotransformation machen sich insbesondere bei *Neugeborenen* und bei *älteren Menschen* bemerkbar.

Abb. A 2–15. Darstellung des Prodrug-Konzepts zur Verbesserung der Arneistoff-Resorption

Tab. A 2–10. Prodrugs

Prodrug	Wirkform	Ziel der Prodrug-Entwicklung
Chloramphenicol-palmitat	Chloramphenicol	Aufhebung des bitteren Geschmacks
Erythromycin-ethylsuccinat	Erythromycin	Verbesserung des schlechten Geschmacks
Methylprednisolon-hemisuccinat	Methylprednisolon	Erhöhung der Wasserlöslichkeit
Pivampicillin Cefuroximaxetil Enalapril Perindopril Clofibrat Etozolin	Ampicillin Cefuroxim Enalaprilat Perindoprilat Clofibrinsäure Ozolinon	Steigerung der Resorptionsquote
Levodopa	Dopamin	Überwindung der Blut-Hirn-Schranke
Fluphenazin-decanoat	Fluphenazin	Wirkungsverlängerung
Omeprazol	Omeprazol-sulfenamid	Verbesserung der Wirkungsselektivität
Azathioprin	Mercaptopurin	Erniedrigung der Toxizität

Beim Neugeborenen – und in noch stärkerem Maße beim Frühgeborenen – ist die Ausstattung mit einigen Enzymen, die an der Biotransformation beteiligt sind, noch unzureichend. So werden beispielsweise die *Glucuronyltransferasen* erst um den Zeitpunkt der Geburt gebildet, das Neugeborene ist daher zu Glucuronidierungsreaktionen nur bedingt fähig (vgl. verzögerte Glucuronidierung von Chloramphenicol S. 694). Bei Kindern im Alter von 1-8 Jahren ist dagegen die Biotransformationsrate im Vergleich mit Erwachsenen erhöht, woran vermutlich zumindest teilweise das bei Kindern größere Verhältnis von Lebergewicht zu Körpergewicht beteiligt ist.

Im höheren Alter laufen Cytochrom-P-450-abhängige Reaktionen z.T. langsamer ab, während die Geschwindigkeit von Reduktionen oder Phase-II-Reak-tionen nicht verändert ist. So wurde bei älteren Patienten für die Benzodiazepin-Derivate Chlordiazepoxid und Diazepam (s. S. 165) oder für das Antiarrhythmikum Chinidin (s. S. 462), die oxidativ biotransformiert werden, eine Abnahme der Metabolisierungsgeschwindigkeit gefunden. Die Reduktion von Nitrazepam (s. S. 179 f .) ist dagegen nicht verzögert. Im Alter kann ferner die Leberdurchblutung reduziert sein und deswegen die Biotransformationsgeschwindigkeit abnehmen. Ein geringerer First-pass-Effekt im Alter wurde z.B. bei Propranolol gefunden. Andererseits ist im Alter oft die Eiweißbindung wegen einer verringerten Plasmaalbuminkonzentration erniedrigt; dadurch steigt der freie Anteil des Arzneistoffs, und die Biotransformationsrate kann zunehmen.

2.5 Ausscheidung

Die Ausscheidung eines Pharmakons bzw. seiner Metaboliten führt – wie die Biotransformation – zur Abnahme der Wirkstoffkonzentration im Körper. Sie kann in Abhängigkeit von den physikalisch-chemischen Eigenschaften (Molekulargewicht, pK_a-Wert, Löslichkeit, Dampfdruck) der auszuscheidenden Substanz

☐ *renal* (mit dem Urin),

☐ *biliär* und *intestinal* (mit den Fäzes) oder

☐ *pulmonal* (mit der Ausatmungsluft)

erfolgen.

Der Ausscheidung von Pharmaka durch die *Haut* und ihre Anhangsgebilde kommt nur eine geringe Bedeutung zu. Dagegen kann bei der stillenden Frau die Ausscheidung von Pharmaka bzw. ihrer Metaboliten in die *Milch* zu Intoxikationen bei Säuglingen führen.

2.5.1 Renale Ausscheidung

Die wichtigsten Ausscheidungsorgane sind die *Nieren.* Die Schnelligkeit und das Ausmaß der renalen Ausscheidung werden von der

☐ *glomerulären Filtration,*

☐ *tubulären Rückresorption* und

☐ *tubulären Sekretion*

(vgl. S. 561 ff.) bestimmt.

Glomeruläre Filtration. Für die glomeruläre Filtration sind die Löslichkeitseigenschaften der Pharmaka *ohne* Einfluß: Lipidlösliche Substanzen werden ebenso gut filtriert wie wasserlösliche. Da Proteine das glomeruläre Filter nicht passieren können (s. S. 561), werden an Eiweiß gebundene Wirkstoffe nicht filtriert. Eine Dissoziation des Pharmakon-Protein-Komplexes in der Niere erfolgt nicht, da sich durch die Filtration die Konzentration der freien Substanz nicht ändert.

Die Filtrationsrate steigt bei Zunahme des Blutdrucks in den Glomeruluskapillaren, bei Vergrößerung der Filtrationsfläche durch Einbeziehung ruhiggestellter Glomeruli und bei Verminderung der Plasmaeiweiße infolge der dadurch verringerten Eiweißbindung des Arzneistoffs. Bei Hypoproteinämie kann somit ebenso wie bei der Verdrängung aus der Eiweißbindung durch ein Zweitpharmakon (s. S. 91 f.) die Wirkungsdauer Plasmaeiweiß-gebundener Pharmaka erheblich verkürzt sein.

Tubuläre Rückresorption. Die tubuläre Rückresorption kommt durch den Konzentrationsanstieg im Harn infolge der Rückresorption von Wasser in den Nierentubuli zustande. Für die meisten Arzneistoffe ist die Rückresorption ein *passiver* Diffusionsprozeß, der von den Löslichkeitseigenschaften des Pharmakons, seinem pK_a-Wert und vom pH-Wert des Urins abhängt. Lipidlösliche Substanzen, die enteral gut resorbiert werden, durchdringen auch leicht das Tubulusepithel und werden stark rückresorbiert. Hydrophile, enteral kaum resorbierbare Stoffe diffundieren dagegen schlecht transtubulär.

Schwache Basen (pK_a 6–l2) werden bei Erniedrigung, schwache Säuren (pK_a 3–7,5) bei Erhöhung des Urin-pH-Wertes stärker ausgeschieden (Überführung in die wasserlösliche Salzform, Abb. A 2–l6). Bei Intoxikationen mit basischen Stoffen, z.B. Alkaloiden, kann daher durch Azidifizierung, bei Intoxikationen mit sauren Stoffen, z.B. Barbitursäuren, durch Alkalisierung des Urins die Eliminierung des Giftes beschleunigt werden.

Bei starker tubulärer Rückresorption kann diese ferner durch eine Steigerung des Harnflusses vermindert werden (forcierte Diurese, s. S. 805 f.).

Tubuläre Sekretion. Der tubulären Sekretion liegt im Gegensatz zur tubulären Rückresorption von Pharmaka ein *aktiver* Prozeß zugrunde. Durch ein in den Zellen der proximalen Tubuli lokalisiertes Transportsystem werden zahlreiche organische *Säuren*, z.B. Penicilline, entgegen dem Konzentrationsgefälle in den Urin abgegeben. Die einzelnen Substanzen können sich gegenseitig in ihrem Transport kompetitiv hemmen (vgl. S. 93 f.). Außer Säuren können auch organische *Basen* aktiv von den Tubuluszellen mittels eines Basencarriers sezerniert werden. Säuren- und Basencarrier arbeiten unabhängig voneinander. Durch Verringerung der Konzentration des freien Wirkstoffs im Plasma tritt bei der tubulären Sekretion eine (teilweise) Dissoziation des Pharmakon-Protein-Komplexes unter Wiederherstellung des Gleichgewichts freie Form/gebundener Form ein. Im Gegensatz zur glomerulären Filtration unterliegt daher auch der

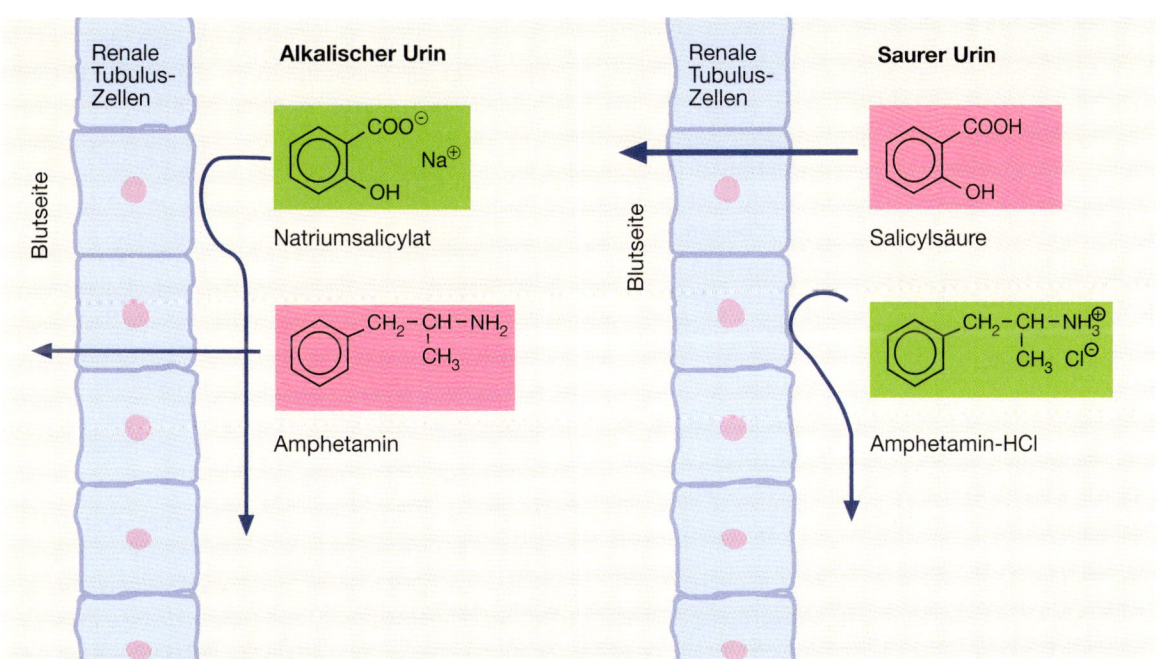

Abb. A 2–16. Abhängigkeit der tubulären Rückresorption vom pH-Wert des Urins (nach Meyers, Jawetz, Goldfien)

Eiweiß-gebundene Wirkstoff diesem Ausscheidungs-prozeß.

2.5.2 Biliäre und intestinale Ausscheidung

Mit der *Galle* werden vor allem solche Stoffe ausgeschieden, die ein *Molekulargewicht über 500* besitzen bzw. dieses durch Metabolisierung erlangen. (Stoffe mit einem Molekulargewicht unter 300 erscheinen dagegen bevorzugt im Harn.) Der Übertritt aus einer Leberzelle in eine Gallenkapillare erfolgt entweder durch Diffusion oder aktiven Transport. Letzterer ist z.B. für verschiedene *saure Farbstoffe* (Bromsulfalein, Phenolrot u.a.) und *Röntgenkontrastmittel* nachgewiesen. Daneben existieren ein weiteres Transportsystem für organische Basen und eines für Neutralstoffe mit polaren Gruppen. Unter quantitativen Aspekten ist die biliäre Ausscheidung von *Glucuroniden* besonders bedeutsam. Tetracycline, Chloramphenicol und einige andere Antibiotika sowie Sulfonamide gehen in noch bakteriostatisch wirksamen Konzentrationen in die Galle über.

Auf die Möglichkeit der Rückresorption biliär sezernierter lipophiler Pharmaka bzw. deren hydroly-sierter Konjugate wurde bereits hingewiesen *(entero-hepatischer Kreislauf,* s. S. 19).

Die echte *intestinale Ausscheidung* von Pharmaka (Übertritt vom Blut in das Darmlumen) ist selten; relevant ist sie bei der Elimination von *Schwermetallionen* (s. S. 807). Eine Sekretion in den Darm wurde in Tierversuchen auch für *quartäre Ammoniumbasen, schwache Säuren* sowie *Herzglykoside* gezeigt. Erscheinen erhebliche Mengen eines Arzneistoffs in den Fäzes, so beruht dies aber fast immer auf unvollständiger Resorption oder biliärer Ausscheidung ohne Rückresorption.

2.5.3 Pulmonale Ausscheidung

Die pulmonale Exhalation von Gasen – insbesondere nach einer Narkose – und flüchtigen Substanzen erfolgt proportional den Konzentrations- bzw. Druckgradienten zwischen Blut und Atemluft. Es handelt sich hierbei um einen reinen Diffusionsprozeß. Gegenüber der pulmonalen Aufnahme von Stoffen ist nur die Richtung des Konzentrationsgradienten entgegengesetzt. Mit abnehmender Löslichkeit im Blut nimmt die pulmonale Ausscheidung zu.

2.6 Pharmakokinetische Parameter; Grundlagen pharmakokinetischer Berechnungen

Die nachfolgend beschriebenen pharmakokinetischen Parameter werden aus *Konzentrations-Zeit-Verläufen* von Arzneistoffen und gegebenenfalls deren Metaboliten in der Kreislaufflüssigkeit (Blut, Plasma, Serum) und dem Harn gewonnen. Beide Flüssigkeiten sind gut zugänglich, und die Konzentration im Blut, dem Transportorgan, spiegelt die kinetischen Vorgänge im Organismus wider. Zur Gewinnung der Konzentrations-Zeit-Kurven als Resultanten der verschiedenen pharmakokinetischen Teilprozesse sind wiederholte Bestimmungen der Arzneistoffkonzentration notwendig.

Die verschiedenen Parameter werden, vorrangig nach ihrer Bedeutung für die verschiedenen pharmakokinetischen Teilprozesse (Resorption, Verteilung, Elimination) geordnet, beschrieben.

AUC (**a**rea **u**nder the **c**urve). *AUC* bedeutet *Fläche unter der Konzentrations-Zeit-Kurve* (meist Plasmaspiegelkurve). Sie ist ein Maß für die Substanzmenge im Organismus und kann relativ einfach nach der

Trapezregel berechnet werden (Abb. A 2–17), indem aus jeweils zwei Meßzeitpunkten und den beiden dazugehörigen Konzentrationen die Fläche des entsprechenden Trapezes bestimmt wird:

$$\text{Fläche eines Trapezes} = \frac{(t_{n+1}-t_n) \cdot (c_n + c_{n+1})}{2} \quad (1)$$

Die Summe aller Trapezflächen ergibt die Gesamttrapezfläche AUC_{trap}, die der Fläche unter der Kurve bis zum letzten Meßpunkt, $AUC_{0-t(last)}$, entspricht. Zur Bestimmung von $AUC_{0-\infty}$ kann der nicht durch Meßpunkte belegte Flächenanteil $AUC_{t(last)-\infty}$ durch Extrapolation errechnet werden. Dieses Verfahren gilt jedoch nur dann als zulässig, wenn der Anteil der extrapolierten Teilfläche 10 bis maximal 20% der Gesamtfläche nicht übersteigt.

AUMC (**a**rea **u**nder the **m**oment **c**urve). Die AUMC ist die *Fläche unter der ersten Momentkurve.* Letztere erhält man durch *Auftragen des Produkts aus der Substanzkonzentration C und der Zeit* t $(C \cdot t)$ *gegen die Zeit.* Die AUMC wird für die Berechnung der *mittleren Verweildauer* MRT (s.u.) benötigt.

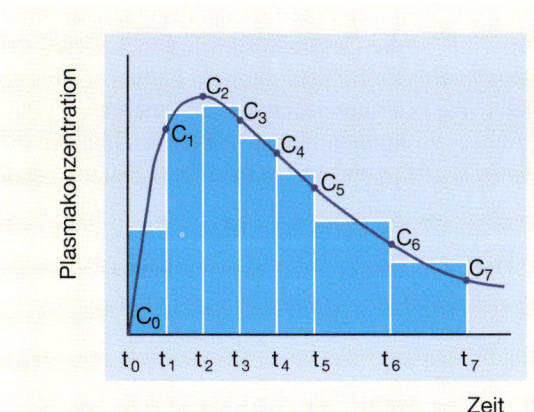

Abb. A 2–17. Ermittlungen der Fläche unter der Kurve mit der Trapezregel

Bioverfügbarkeit. Unter der *Bioverfügbarkeit* (biologischen Verfügbarkeit; F) eines Arzneimittels versteht man *Ausmaß und Geschwindigkeit,* womit ein therapeutisch wirksamer Bestandteil (im allgemeinen der unveränderte Arzneistoff, gegebenenfalls bei Prodrugs auch der wirksame Metabolit) aus einer Arzneiform freigesetzt, resorbiert und letztendlich am Wirkort verfügbar wird. (Definitionsgemäß beträgt somit die Bioverfügbarkeit bei intravenöser Applikation 100%).

Da am Wirkort (z.B. an Rezeptoren) die Substanzkonzentrationen in den meisten Fällen nicht bestimmt werden können, wird die Bioverfügbarkeit hilfsweise durch Messung der Arzneistoffkonzentrationen im Plasma oder Urin ermittelt.

Diese Vorgehensweise ist bei allen Applikationsarten zulässig, bei denen sich der Arzneistoff vom Blut zum eigentlichen Wirkort verteilt (z.B. bei oraler, rektaler Gabe). Die Bestimmung der Bioverfügbarkeit topisch applizierter Pharmaka ist dagegen so nicht möglich. Diese Pharmaka penetrieren zunächst zum Wirkort, erst danach gelangen sie in den Kreislauf oder werden – ohne jemals das Blut zu erreichen – eliminiert. Daher erlaubt der Plasmaspiegel bei Lokaltherapeutika keine sichere Aussage zur Konzentration am Wirkort.

Während man früher annahm, daß – unabhängig von der galenischen Zubereitung – gleiche Dosen eines Wirkstoffs auch gleiche Wirkungen auslösen, weiß man heute, daß die biologische Verfügbarkeit – und damit die Wirksamkeit – eines Arzneistoffs von Handelspräparat zu Handelspräparat stark schwanken kann. Besonders gilt dies für schwerlösliche Substanzen. Als Beispiele für Arzneistoffe, bei denen erhebliche Unterschiede in der biologischen Verfügbarkeit bei verschiedenen Handelspräparaten nachgewiesen wurden, seien Acetylsalicylsäure, Allopurinol, Digoxin, Glibenclamid, Ibuprofen und Tetracyclin genannt.

Wichtige Faktoren, die die Bioverfügbarkeit bestimmen, sind

☐ die *Geschwindigkeit* und der *Prozentsatz der Wirkstofffreisetzung* aus der Arzneiform,

☐ die *Resorptionsgeschwindigkeit* und die *Resorptionsquote* des freigesetzten Wirkstoffs sowie

☐ das Ausmaß des *First-pass-Effekts.*

Von Dost wurde gezeigt, daß die Fläche, welche die Blutspiegelkurve mit der Zeitachse umschließt, der Substanzmenge im Organismus entspricht und von der Resorptionsgeschwindigkeit unabhängig ist. Das bedeutet, daß bei gleicher Dosis – eine vollständige Resorption in das Blut vorausgesetzt – die Flächen unter den Kurven bei i.v. Injektion und z.B. oraler Applikation gleich sind. Hieraus ergibt sich die Möglichkeit, das Ausmaß der Bioverfügbarkeit einer Substanz nach beliebiger Applikation zu untersuchen. Dazu wird der Wirkstoff zunächst i.v. injiziert, um eine vollständige Verfügbarkeit zu gewährleisten. In einem zweiten Versuch wird die gleiche Substanzdosis in beliebiger Weise, z.B. oral, appliziert. Danach werden die Flächen unter beiden Kurven berechnet.

Das Ausmaß der Bioverfügbarkeit erhält man dann nach folgender Gleichung:

$$F = \frac{AUC_x}{AUC_{i.v.}} \cdot 100[\%] \qquad (2)$$

AUC_x Fläche unter der Kurve bei beliebiger Applikation

$AUC_{i.v.}$ Fläche unter der Kurve bei intravenöser Applikation

Der auf diese Weise ermittelte Wert wird als *absolute Bioverfügbarkeit* bezeichnet.

Steht keine Arzneiform zur intravenösen Applikation zur Verfügung, kann die *relative Bioverfügbarkeit* F_{rel} eines Präparates dadurch bestimmt werden, daß man die Fläche unter der Plasmaspiegelzeitkurve des zu untersuchenden Präparates auf die eines Standardpräparates bezieht:

$$F_{rel} = \frac{AUC_x}{AUC_{Standard}} \cdot 100[\%] \qquad (3)$$

Parameter für die Geschwindigkeit der Resorption sind die

☐ *maximale Plasmakonzentration* (**C_{max}**) und

☐ *Zeit zwischen Applikation und Erreichen der maximalen Plasmakonzentration* (**t_{max}**).

Bei Gabe identischer Dosen ist t_{max} um so kleiner und C_{max} um so größer, je höher die Resorptionsgeschwindigkeit ist.

Bioäquivalenz. Zwei Arzneimittel mit *identischen Wirkstoffen* gelten als *bioäquivalent,* d.h. wirkungsgleich und damit ohne Gefahr für den Patienten austauschbar, *wenn sie sich bezüglich ihrer Bioverfügbarkeit nicht bzw. nur gering (≤ 20%) unterscheiden.* Das bedeutet, daß die Plasmakonzentrations-Zeit-Kurven weitgehend deckungsgleich und auch die interindividuellen Schwankungen in den Wirkstoffkonzentrationen ähnlich sein müssen.

Verteilungsvolumen. Unter dem *Verteilungsvolumen* (V) versteht man die Größe des Raumes, in dem sich eine Substanz verteilt. Unter der Annahme, daß sich der gesamte Organismus wie *ein* Verteilungsraum verhält (Einkompartiment-Modell, s.u.), entspricht es bei rascher intravenöser Injektion (Bolusinjektion) dem *Quotienten aus der applizierten Dosis* D *und der (fiktiven) Anfangskonzentration* C_0.

$$V = \frac{D}{C_0} \, [1] \qquad (4)$$

(Die Anfangskonzentration C_0 kennzeichnet die Plasmakonzentration, die sich ergäbe, wenn sich die Substanz bei der i.v.-Injektion sofort homogen im Organismus verteilen würde, s. S. 15 ff.).

Das Verteilungsvolumen kann identisch sein mit dem Plasmavolumen, der extrazellulären Flüssigkeit oder dem Gesamtkörperwasser. In der Regel ist es jedoch eine *rein fiktive Größe,* die bisweilen sogar das Gesamtvolumen des Körpers weit übersteigt. Das ist dann ein Hinweis darauf, daß die betreffende Substanz in bestimmten Geweben, z.B. im Fettgewebe, angereichert wird. Multipliziert man die Konzentration im Blut mit dem Verteilungsvolumen, so erhält man – als reale Größe – die Substanzmenge im Organismus.

Die *klinische Bedeutung des Verteilungsvolumens* liegt darin, daß es die Plasmakonzentration wesentlich beeinflußt.

Clearance. Die *Clearance* bezeichnet das *virtuelle Blutvolumen* (Plasmavolumen), das *pro Zeiteinheit von der betreffenden Substanz befreit* („geklärt") *wird.*

Die **Gesamtkörperclearance** (CL) wird bestimmt, indem man die *Dosis* (D) *durch die Fläche unter der Kurve* (AUC) *dividiert:*

$$CL = \frac{D}{AUC} \qquad (5)$$

Sofern ein Stoff ausschließlich durch *ein* Organ eliminiert wird, ist die Gesamtkörperclearance gleich der *Organclearance.* In den meisten Fällen setzt sich jedoch die Gesamtclearance aus mehreren Teilclearances zusammen, von denen die wichtigsten die *hepatische* (CL_H) und die *renale* (CL_R) Clearance sind:

$$CL = CL_R + CL_H + CL_x \qquad (6)$$

Die **Organclearance** erhält man aus dem *Produkt der Organdurchblutung Q und dem Extraktionsquotienten* E:

$$CL_{Organ} = Q \cdot E \qquad (7)$$

mit $\qquad E = (C_{arteriell} - C_{venös})/C_{arteriell}$

Für die **hepatische Clearance** ergibt sich nach (7)

$$CL_H = Q_H \cdot E_H \qquad (8)$$

Q_H Leberdurchblutung
E_H Extraktionsquotient der Leber

Bezüglich der hepatischen Clearance lassen sich zwei Hauptgruppen von Arzneistoffen unterscheiden:
☐ *perfusionslimitiert* und
☐ *kapazitätslimitiert*
eliminierte Substanzen.

Bei der ersten Gruppe, den sog. *high clearance drugs,* hängt die Elimination vorwiegend von der *Leberdurchblutung* ab. Der Extraktionsquotient liegt hier über 0,8, d.h., nahezu der gesamte Wirkstoff wird bei einer Leberpassage aus dem Blut extrahiert.

Bei der zweiten Gruppe, den sog. *low clearance drugs,* mit einem Extraktionsquotienten < 0,2 ist vor allem die *Enzymkapazität der Leber* der geschwindigkeitsbestimmende Schritt.

Beispiele für perfusionslimitiert eliminierte Substanzen sind Propranolol und Lidocain, Beispiele für kapazitätslimitiert eliminierte Verbindungen Diazepam und Phenprocoumon.

Die **renale Clearance** ist, der allgemeinen Clearance-Definition entsprechend, das Blutvolumen, das pro Zeiteinheit durch die Niere von dem betreffenden Stoff völlig befreit wird. Man kann sie nach folgender Formel berechnen:

$$CL_R = \frac{Ae(\infty)}{AUC} = \frac{Ae(\infty) \cdot CL}{Dosis} \qquad (9)$$

$Ae(\infty)$ Amount excreted; Menge des im Urin unverändert bis zum Zeitpunkt unendlich ausgeschiedenen Arzneistoffs.

Die Clearance, insbesondere die Gesamtkörper-clearance, ist deshalb für die praktische Therapie von hoher Relevanz, weil sie neben der Dosierung die entscheidende Determinante für die Höhe des *mittleren* (average) *Plasmaspiegels im Steady-state* $C_{ss, av}$ bei Dauermedikation ist (s. S. 45 ff.). Eine Erniedrigung von CL führt unmittelbar zu einer Erhöhung von $C_{ss, av}$ und damit bei Arzneistoffen mit geringer therapeutischer Breite (s. S. 72) zu einer Erhöhung des Intoxikationsrisikos.

Eliminationshalbwertszeit (Plasmahalbwertszeit, $t_{1/2}$). Die Eliminationshalbwertszeit ist die *Zeit, in der die Plasmakonzentration auf die Hälfte des ursprünglichen Wertes abfällt.* Man kann sie nach folgender Gleichung erhalten:

$$t_{1/2} = \frac{\ln 2}{k_{el}} = \frac{0,693}{k_{el}} \qquad (10)$$

k_{el} Eliminationsgeschwindigkeitskonstante (s.u.)

Meist wird sie jedoch *graphisch* aus Plasmaspiegelkurven ermittelt (s.u.).

Da der Plasmaspiegel nach Applikation des Arzneimittels wegen gleichzeitiger Verteilungs- und Eliminationsprozesse zunächst meist rascher abfällt als später und die Elimination aus verschiedenen Verteilungsräumen unterschiedlich rasch erfolgen kann, können häufig *mehrere* Eliminationshalbwertszeiten bestimmt werden. In der Regel wird jedoch als Eliminationshalbwertszeit die längste, die sog. *terminale Halbwertszeit,* angegeben.

Von der Eliminationshalbwertszeit streng zu unterscheiden ist die *Wirkhalbwertszeit,* d.h. die Zeit, in der die *Wirkung* eines Arzneistoffs auf die Hälfte abgefallen ist.

Die (terminale) Eliminationshalbwertszeit ist eine wichtige pharmakokinetische Größe. Nach den Halbwertszeiten können Arzneistoffe in kurz-, mittellang- und langwirksame unterteilt werden. Die Eliminationshalbwertszeit liefert ferner die Grundlage für die *Dosierungsberechnungen* bei der wiederholten Applikation von Arzneistoffen, also bei jeder Langzeittherapie (s.u.).

Tab. A 2–11 enthält die terminalen Eliminationshalbwertszeiten einiger gebräuchlicher Arzneistoffe.

Eliminationsgeschwindigkeitskonstante. Hat man durch Auswertung der graphischen Darstellung der Plasmakonzentrationen $t_{1/2}$ ermittelt, so läßt sich die (totale) Eliminationsgeschwindigkeitskonstante k_{el} errechnen:

$$k_{el} = \frac{\ln 2}{t_{1/2}} \qquad (11)$$

Tab. A 2–11. Mittlere Eliminationshalbwertszeiten ($t_{1/2}$) einiger Pharmaka bei Erwachsenen mittleren Lebensalters sowie bei 60 – 90jährigen [ ]

Pharmakon	$t_{1/2}$ (in Stunden)	Pharmakon	$t_{1/2}$ (in Stunden)
Analgetika		**Hormone**	
Acetylsalicylsäure	0,2	Cortisol	1,7
Morphin	2,5	Dexamethason	3,3
Paracetamol	2 [2,2]	Prednisolon	3,3
Propoxyphen	2,5	Testosteron	1,7
Phenylbutazon	72 [105]		
		Hypnotika	
Antibiotika		Phenobarbital	100
Chloramphenicol	4,0	Zolpidem	2,0
Cycloserin	10,0		
Erythromycin	1,6	**Tranquillantien**	
Penicillin G	0,5 [1]	Chlordiazepoxid	22
Rifampicin	1,5	Diazepam	30 [80]
Streptomycin	2,3		
Tetracyclin	8,0	**Vitamine**	
		Folsäure	0,75
Diuretika		Vitamin A	9,1
Furosemid	1	Vitamin B_1	0,35
Hydrochlorothiazid	6	Vitamin D_3	960
Triamteren	4–6		

Pharmakokinetik

A2

Die *renale Eliminationsgeschwindigkeitskonstante* k_r erhält man aus der Bestimmung der Ausscheidung einer Substanz in den Urin. Die *metabolische Eliminationsgeschwindigkeitskonstante* k_m ist über die Formel

$$k_m = k_{el} - k_r \tag{12}$$

zugänglich.

MRT (**m**ean **r**esidence **t**ime, mittlere Verweilzeit, mittlere Verweildauer). Die MRT entspricht der *mittleren Verweildauer eines intakten Wirkstoffmoleküls im Organismus.* Sie beinhaltet alle kinetischen Prozesse von der In-vivo-Freisetzung über die Resorption und Verteilung bis zur Elimination. Sie läßt sich nach folgender Gleichung berechnen:

$$MRT = \frac{AUMC}{AUC} \tag{13}$$

Minimale therapeutische und minimale toxische Wirkstoffkonzentration. Die Wirkung eines Arzneistoffs tritt erst dann ein, wenn eine bestimmte Konzentration im Blut und damit die für die Wirkungsschwelle erforderliche Konzentration am Wirkort erreicht sind, und sie erlischt, wenn diese Konzentration wieder unterschritten wird (Abb. A 2–18). Man bezeichnet diesen *Schwellenplasmaspiegel* als die *minimale therapeutische* oder *minimale effektive*

Konzentration (MEC). Die aus therapeutischer Sicht *obere* Grenze des Plasmaspiegels ist durch die *maximale therapeutische Konzentration* gegeben, die der *minimalen toxischen Konzentration,* d.h. der Konzentration, bei der erste toxische Symptome auftreten, entspricht. Der Bereich zwischen minimaler therapeutischer und minimaler toxischer Konzentration wird als *therapeutischer Konzentrationsbereich* charakterisiert.

Plateauzeit. Die Plateauzeit gibt das Zeitintervall an, in dem der Plasmaspiegel über einem vorgegebenen Wert, z.B. der minimalen therapeutischen Wirkstoffkonzentration, liegt.

2.6.1 Pharmakokinetische Modelle

Unter einem pharmakokinetischen Modell versteht man eine *mathematische Beziehung,* die die *Konzentrations-Zeit-Verläufe* in dem zu untersuchenden System wiedergibt. Im strengen Sinn stellt daher jede mathematische Gleichung, die Wirkstoffkonzentrationen im Organismus beschreibt und stets eine Vereinfachung des komplexen Geschehens beinhaltet, ein kinetisches Modell dar. Üblicherweise versteht man jedoch unter pharmakokinetischen Modellen nur solche mathematischen Beziehungen, bei denen der

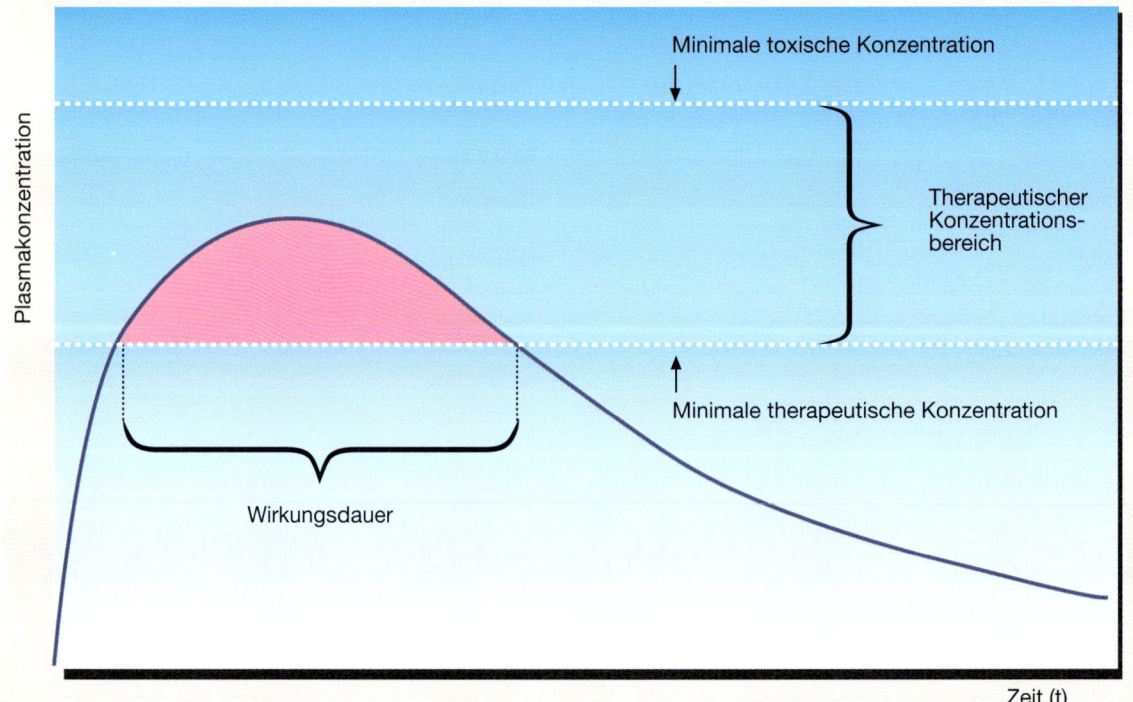

Abb. A 2–18. Ermittlung des therapeutischen Konzentrationsbereichs durch Bestimmung der minimalen therapeutischen und der minimalen toxischen Wirkstoffkonzentration

Organismus in einzelne Verteilungsräume *(Kompartimente)* unterteilt wird. Innerhalb eines Verteilungsraumes sind definitionsgemäß die jeweiligen Wirkstoffkonzentrationen identisch. Die ablaufenden Transportvorgänge können durch Blockdiagramme anschaulich dargestellt werden (s.u.).

Ein sog. **Einkompartiment-Modell** liegt vor, wenn sich ein Arzneistoff nach Applikation *sofort gleichmäßig* in dem ihm zugänglichen Verteilungsraum verteilt (Abb. A 2–19, A). Das Einkompartimentmodell wird als *offen* bezeichnet, wenn Eliminationsvorgänge möglich sind.

Beim **Zwei- oder Mehrkompartiment-Modell** (Abb. A 2–19, B) erfolgt die Verteilung des Arzneistoffs in die für ihn zugänglichen Verteilungsräume mit unterschiedlicher Geschwindigkeit. Man unterscheidet dabei das *zentrale Kompartiment,* das sich kinetisch wie das Transportorgan Blut verhält, und *periphere Kompartimente.* Geht der Substanzaustausch zwischen einem peripheren Kompartiment und dem zentralen Kompartiment sehr langsam vor sich, spricht man von einem *tiefen Kompartiment.*

Die pharmakokinetischen Kompartimente entsprechen in den meisten Fällen *keinen* anatomisch definierten Verteilungsräumen im Organismus. Es handelt sich somit um *operationale Größen.* Aus diesem Grund wurden physiologisch realistischere kinetische

Modelle, sog. **physiologische pharmakokinetische Modelle**, entwickelt, bei denen anatomische, physiologische und physikochemische Parameter in die Betrachtung mit einbezogen werden. Ein solches physiologisches pharmakokinetisches Modell besteht aus einer Reihe von hinter- oder nebeneinander geschalteten Kompartimenten (Organen, Körperregionen), die reine Verteilungsräume darstellen oder zusätzlich Eliminationsfunktionen erfüllen können. Unter der Annahme, daß sich der Arzneistoff in jedem Kompartiment schnell und gleichmäßig verteilt, bestimmt der Blutfluß durch die Organe und die jeweilige Extraktionsrate den Konzentrations-Zeit-Verlauf in den einzelnen Kompartimenten.

Der Vorteil der physiologischen pharmakokinetischen Modelle besteht in einer besseren Übertragbarkeit der Ergebnisse von Tierversuchen auf den Menschen im Rahmen der Arzneistoffentwicklung. Darüber hinaus erlauben solche Modelle auch den Einfluß einer eingeschränkten Organfunktion genauer vorherzusagen.

2.6.2 Kinetik nach i.v. Injektion (Einkompartiment-Modell)

Da durch intravenöse Injektion eine Substanz direkt in die Blutbahn eingebracht wird, ist die Pharmakokinetik nach einmaliger i.v. Gabe am einfachsten zu analysieren.

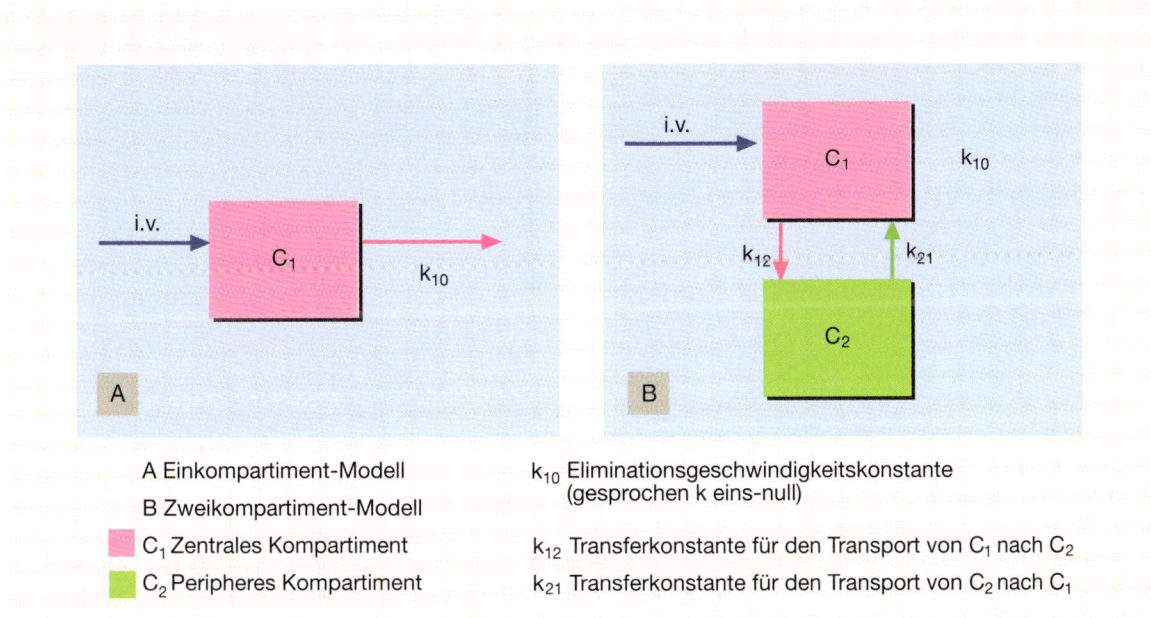

A Einkompartiment-Modell

B Zweikompartiment-Modell

C_1 Zentrales Kompartiment

C_2 Peripheres Kompartiment

k_{10} Eliminationsgeschwindigkeitskonstante (gesprochen k eins-null)

k_{12} Transferkonstante für den Transport von C_1 nach C_2

k_{21} Transferkonstante für den Transport von C_2 nach C_1

Abb. A 2–19. Blockdiagramme zur Darstellung pharmakokinetischer Modelle nach i.v. Injektion

So lange die Konzentration der Substanz, die eliminiert wird, gering ist im Verhältnis zu der zur Sättigung des Systems erforderlichen Konzentration, ist die pro Zeiteinheit eliminierte Menge der Substanzkonzentration im Plasma proportional und der Anteil, der von der Substanz pro Zeiteinheit eliminiert wird (nicht die Menge!), konstant (Kinetik 1. Ordnung). Da bei der Anwendung von Arzneimitteln normalerweise verhältnismäßig niedrige Substanzkonzentrationen erreicht werden, erfolgt die Arzneistoffelimination somit in der Regel nach einer *Kinetik 1. Ordnung.*

Bei Vorliegen eines Einkompartiment-Modells erhält man in diesem Falle für die Abnahmegeschwindigkeit des Plasmaspiegels folgende Gleichung:

$$v_{el} = -\frac{dC}{dt} = k_{el} \cdot C \qquad (14)$$

v_{el} Eliminationsgeschwindigkeit

k_{el} Eliminationskonstante

C Plasmaspiegel zur Zeit t

Integration ergibt die Exponentialfunktion

$$C = C_0 \cdot e^{-k_{el} \cdot t} \qquad (15)$$

Abb. A 2–19 zeigt ein Beispiel für eine solche Exponentialfunktion. Bei logarithmischer Umformung von (15) erhält man eine Gerade der Gleichung:

$$\ln C = \ln C_0 - k_{el} \cdot t \qquad (16)$$

Die Steigung der Geraden ist ein Maß für die Geschwindigkeit der Elimination: Je größer die Steigung, um so rascher erfolgt die Elimination. Der halblogarithmischen Darstellung der Abb. A 2–20 können wichtige kinetische Parameter einer Substanz entnommen werden (s.u.).

2.6.3 Kinetik nach i.v. Injektion (Zweikompartiment-Modell)

Die Verteilung eines Arzneistoffs in nur einem Kompartiment ist relativ selten. Meist verteilt sich der Wirkstoff auf zwei oder mehrere Kompartimente. Bei einer i.v. Injektion erkennt man eine Kinetik, die mit einem Zweikompartiment-Modell beschrieben werden kann, daran, daß – bei halblogarithmischer Darstellung – die Blutspiegelwerte zunächst rasch abfallen und erst nach einiger Zeit auf einer weniger steil verlaufenden Geraden liegen. Abb. A 2–21 zeigt den Plasmaspiegelverlauf nach i.v. Injektion bei Vorliegen von zwei Verteilungsräumen.

Als Gleichung für die Plasmaspiegelkurve erhält man in diesem Fall:

$$C = C_1 \cdot e^{-\lambda_1 t} + C_2 \cdot e^{-\lambda_z \cdot t} \qquad (17)$$

C_1 und C_z sind Ordinatenabschnitte (s. Abb. A 2–21). $C_1 + C_2$ ergibt C_0. λ_1 und λ_z sind sog. *Hybridkonstanten.*

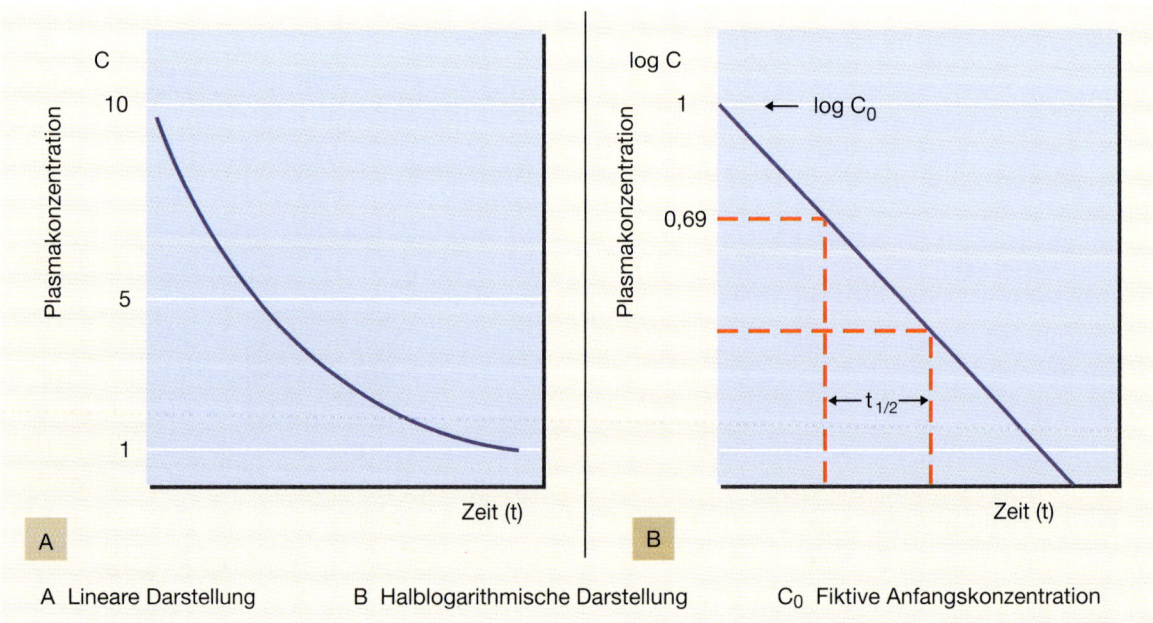

A Lineare Darstellung   B Halblogarithmische Darstellung C_0 Fiktive Anfangskonzentration

Abb. A 2–20. Abnahme des Plasmaspiegels eines Pharmakons durch Elimination nach i.v. Injektion bei Vorliegen eines Einkompartiment-Modells

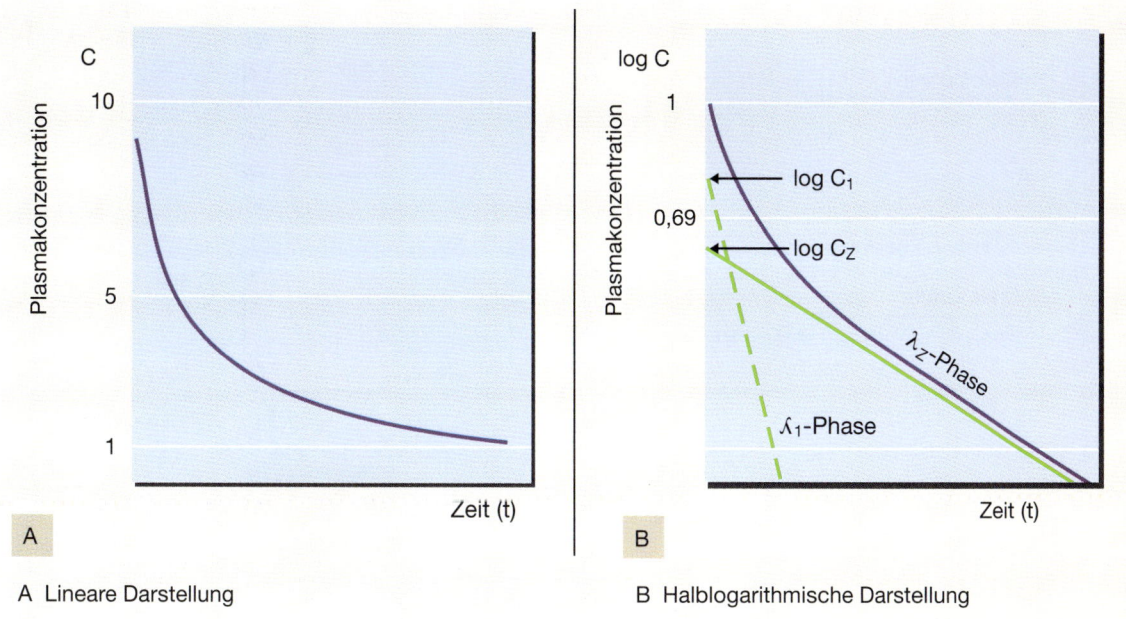

A Lineare Darstellung

B Halblogarithmische Darstellung

Die gestrichelte grüne Gerade charakterisiert die λ_1-Phase, die durchgezogene grüne Gerade die λ_z-Phase

Abb. A 2–21. Abnahme des Plasmaspiegels eines Wirkstoffs nach i.v. Injektion bei Vorliegen eines Zweikompartiment-Modells

Man versteht darunter Geschwindigkeitskonstanten, in die sowohl – daher die Bezeichnung Hybrid – Verteilungs- als auch Eliminationsvorgänge eingehen. λ_1 charakterisiert vorwiegend die Geschwindigkeit der Verteilung, λ_z vorwiegend die Geschwindigkeit der Elimination. (Anstelle der heute üblichen Symbole λ_1, λ_z usw. wurden früher die Symbole α, β, usw. zur Kennzeichnung der Hybridkonstanten benutzt.)

In Abb. A 2–22 ist die graphische Ermittlung der terminalen Halbwertszeit durch Eintragung der gemessenen Plasmaspiegelwerte halblogarithmisch dargestellt.

2.6.4 Kinetik bei einmaliger oraler Gabe

Bei oraler Gabe laufen ebenso wie bei anderen Applikationsarten, bei denen eine Resorption erfolgt, Resorptions-, Verteilungs- und Eliminationsprozesse nebeneinander ab. Bei Erstellung eines pharmakokinetischen Modells, mit dem diese Vorgänge beschrieben werden sollen, muß daher ein *Eingangskompartiment* eingeführt werden, das das *Substanzdepot* enthält (Abb. A 2–23). Das Einkompartiment-Modell mit Eingangskompartiment (Abb. A 2–23, A) ist für praktische Belange dann ausreichend, wenn die Verteilung im Organismus im Vergleich zur Resorption rasch erfolgt und sich damit das Gleichgewicht zwischen dem zentralen und peripheren Kompartiment schnell einstellt. Im folgenden ist den Berechnungen

dieses Modell zugrundegelegt. Für die Geschwindigkeit der Konzentrationszunahme im Blut gilt unter der Annahme, daß keine Elimination erfolgen würde, die Gleichung

$$v_i = -\frac{dC}{dt} = k_i\,(C_0 - C) \qquad (18)$$

v_i Resorptionsgeschwindigkeit
k_i Resorptionskonstante

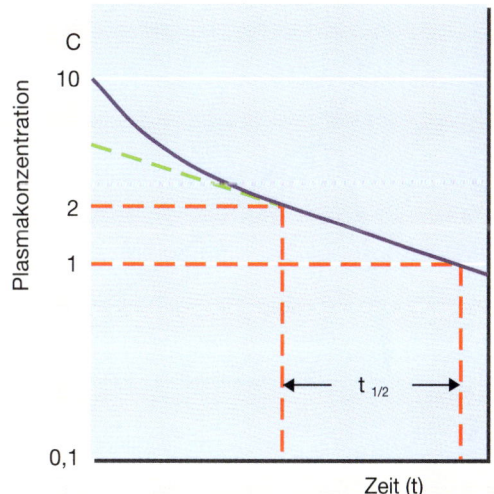

Abb. A 2–22. Graphische Ermittlung von $t_{1/2}$ aus der λ_z-Phase

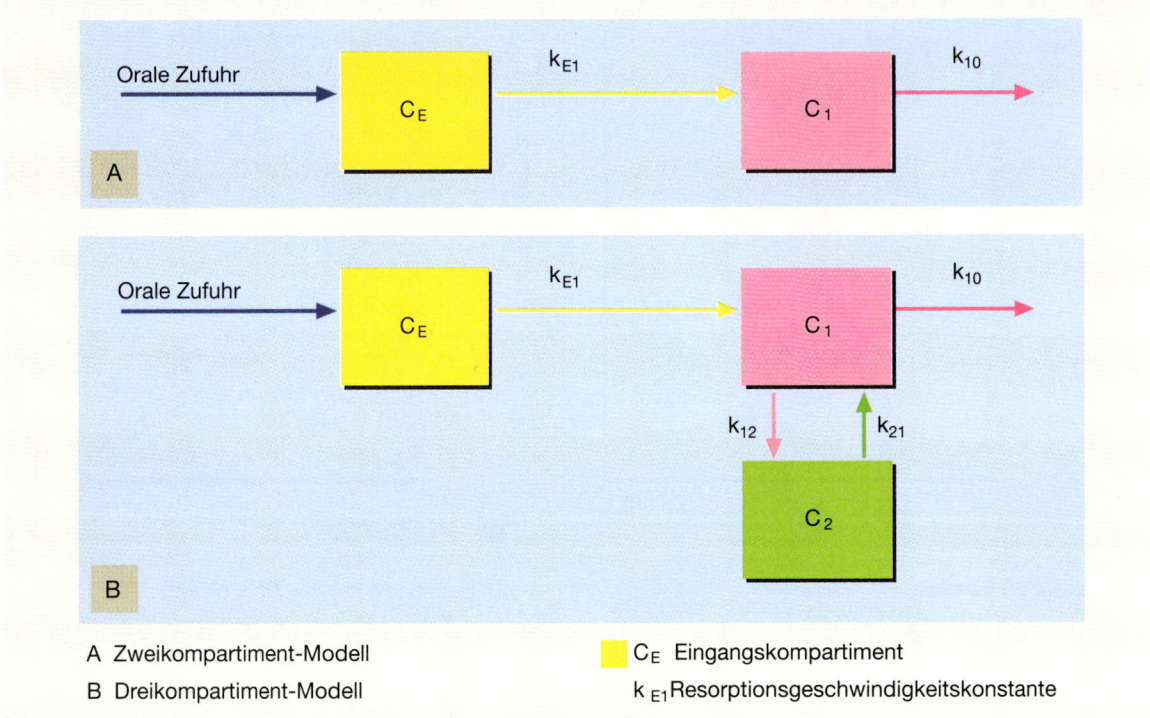

A Zweikompartiment-Modell
B Dreikompartiment-Modell

C_E Eingangskompartiment
k_{E1} Resorptionsgeschwindigkeitskonstante

Abb. A 2–23. Blockdiagramme zur Darstellung pharmakinetischer Modelle nach oraler Gabe

Integration der Gleichung (18) ergibt unter der Voraussetzung, daß zur Zeit $t = 0$ der Blutspiegel ebenfalls 0 ist:

$$C = C_0 \, (1 - e^{-k_i \cdot t}) \tag{19}$$

In Wirklichkeit ist jedoch die anhand der Plasmaspiegelkurve bestimmbare Gesamtkinetik die Resultante aus sämtlichen kinetischen Prozessen.

In Abb. A 2–24 sind die Kurvenverläufe für eine reine Resorption, für eine reine Elimination sowie für

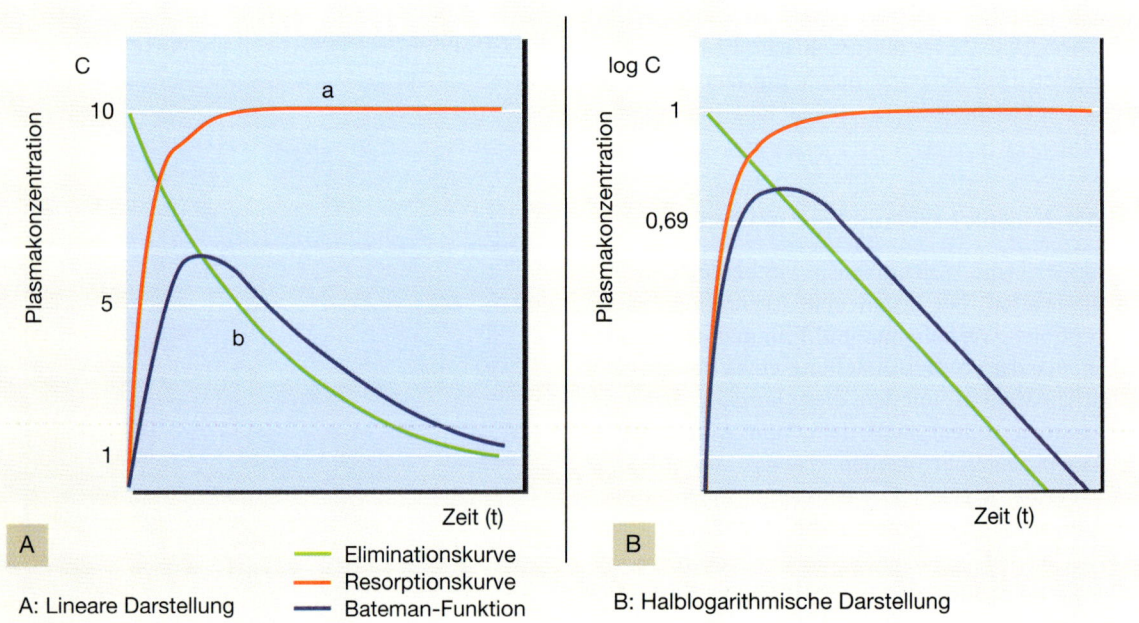

A: Lineare Darstellung

—— Eliminationskurve
—— Resorptionskurve
—— Bateman-Funktion

B: Halblogarithmische Darstellung

Abb. A 2–24. Plasmaspiegelverlauf nach oraler Gabe eines Pharmakons und Vorliegen eines Eingangs- sowie eines zentralen Kompartiments (Bateman-Funktion)

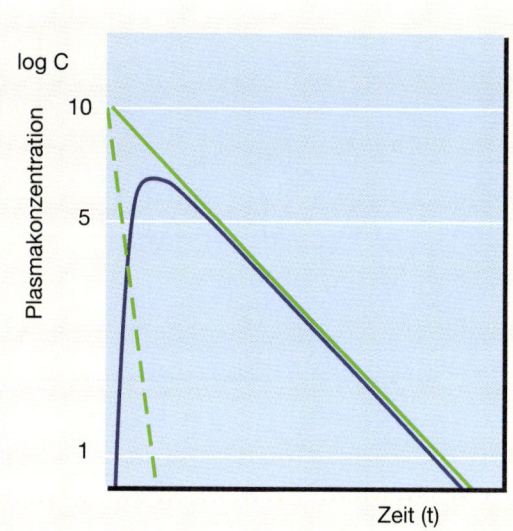

Abb. A 2–25. Halblogarithmische Darstellung des Plasmaspiegelverlaufs nach oraler Gabe eines Pharmakons zur Ermittlung von k_{el}

eine gleichzeitige Resorption und Elimination linear und halblogarithmisch dargestellt. Die sich hieraus ergebende Kurve wird durch die Gleichung

$$C = \frac{C_0 \cdot k_i}{k_i - k_{el}} \cdot (e^{-k_{el} \cdot t} - e^{-k_i \cdot t}), \qquad (20)$$

die sog. **Bateman-Funktion,** wiedergegeben. Bei halblogarithmischer Darstellung (Abb. A 2–24 B) geht der absteigende Teil der Kurve in eine *Gerade* über, die dem langsameren Teilprozeß parallel verläuft. Dies ist in der Regel die Elimination.

Aus dem geraden, abfallenden Teil der Kurve kann, wie in Abb. A 2–25 dargestellt, über die Steigung der Geraden die Eliminationsgeschwindigkeitskonstante sowie durch Extrapolation die theoretische Plasmakonzentration zur Zeit t = 0 ermittelt werden. Zieht man die gemessenen Plasmakonzentrationswerte von den durch die Extrapolation gewonnenen Werten ab, erhält man die *Resorptionskurve*. Diese hat wie die Eliminationskurve in der Regel exponentiellen Charakter, d.h., sie ist bei semilogarithmischer Darstellung eine Gerade (gestrichelte Gerade in Abb. A 2–25). Aus der Resorptionskurve kann $t_{1/2}$ für die Resorption entnommen werden.

Liegt ein Zweikompartiment-Modell mit Eingangskompartiment vor (Abb. A 2–23 B), erhält man den in Abb. A 2–26 angegebenen Kurvenverlauf.

2.6.5 Kinetik bei wiederholter Gabe

Die in den vorangegangenen Abschnitten besprochene einmalige Gabe von Arzneistoffen ist eher die Ausnahme als die Regel. Meist ist für einen therapeutischen Erfolg die *wiederholte* Applikation eines

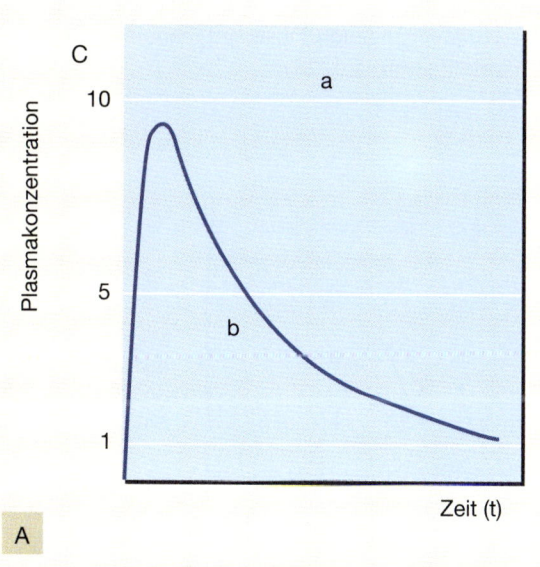

A: Lineare Darstellung

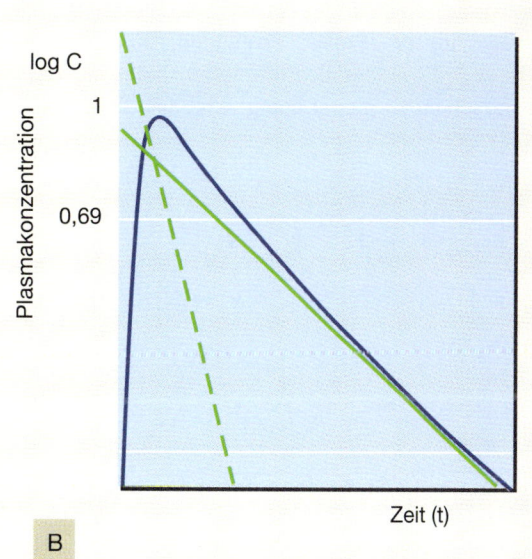

B: Halblogarithmische Darstellung

Die gestrichelte grüne Gerade charakterisiert die λ_1-Phase, die durchgezogene grüne Gerade die λ_z-Phase

Abb. A 2–26. Plasmaspiegelverlauf bei oraler Gabe und Vorliegen eines Eingangs- sowie eines zentralen und eines peripheren Kompartiments

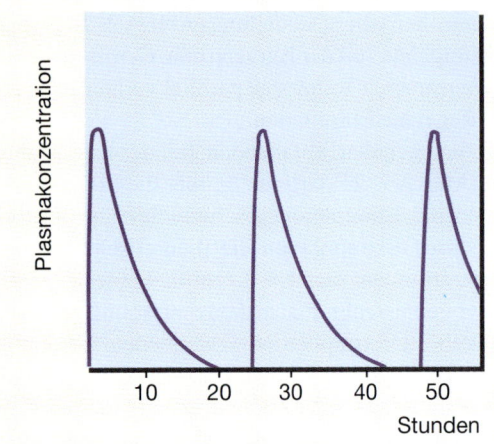

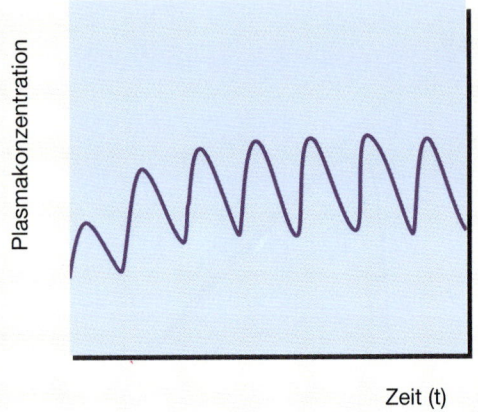

Abb. A 2–27. Plasmaspiegelverlauf nach mehrfacher oraler Gabe eines Pharmakons mit geringer Eliminationshalbwertszeit ($t_{1/2}$ = 3 Stunden) und großem Dosierungsintervall (τ = 24 Stunden)

Abb. A 2–28. Zunahme der Plasmakonzentration und Erreichen eines Steady-state-Plasmaspiegels nach mehrfacher oraler Gabe eines Pharmakons (Kumulation)

Arzneimittels erforderlich. Bei einer solchen mehrfachen Arzneimittelgabe hängt es von der *Dosis,* dem *Dosierungsintervall* und der *Eliminationshalbwertszeit* ab, welche Substanzmenge im Organismus erreicht wird. Ist die Eliminationshalbwertszeit gering im Verhältnis zum Dosierungsintervall, wird die Substanz im Intervall praktisch vollständig eliminiert. Die mit einer nachfolgenden Dosis erreichte Plasmakonzentration ist dann praktisch gleich der durch die vorangegangene Dosis erreichten Konzentration (Abb. A 2–27). Liegt die Eliminationshalbwertszeit in der gleichen Größenordnung wie das Dosierungs-

intervall oder ist sie sogar noch größer, ist am Ende jedes Dosierungsintervalls noch eine merkliche Substanzmenge im Organismus vorhanden. Eine zweite Dosis führt dann zu einer deutlich höheren Plasmakonzentration als die vorangegangene Dosis. Bei nachfolgenden Dosen steigt die Plasmakonzentration weiter an, gleichzeitig nimmt die pro Zeiteinheit eliminierte Substanzmenge zu, bis die während des Dosierungsintervalls ausgeschiedene Menge der aus der vorangegangenen Dosis aufgenommenen Menge entspricht (Abb. A 2–28).

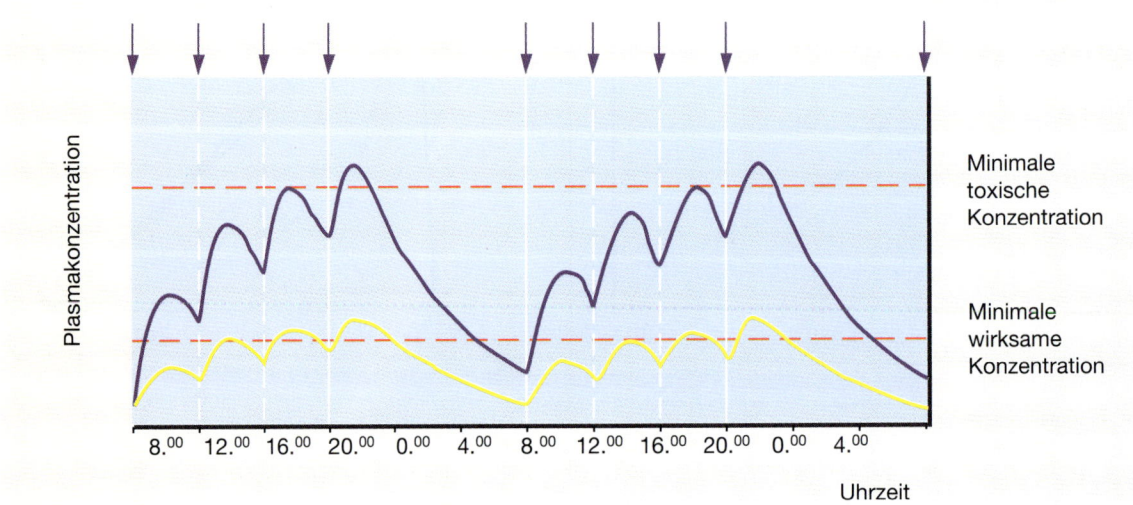

Abb. A 2–29. Plasmaspiegelverläufe nach viermaliger täglicher Gabe zweier verschiedener Dosen eines Pharmakons (nach Rowland)

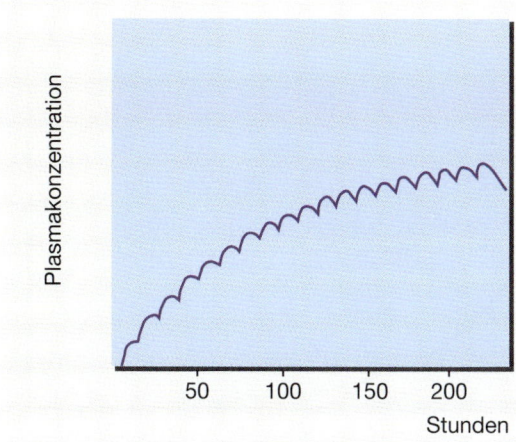

Abb. A 2–30. Plasmaspiegelverlauf nach mehrfacher Gabe eines Pharmakons mit großer Eliminationshalbwertszeit ($t_{1/2}$) = 70 Stunden) und einem mittleren Dosierungsintervall (τ = 12 Stunden)

Die Plasmaspiegel schwanken dann zwischen nahezu konstanten Maximal- ($C_{ss,\,max}$) und Minimalwerten ($C_{ss,\,min}$; Talspiegel, Trough-Wert), ein Zustand, der als *Pseudo-steady-state* bezeichnet wird. Die durchschnittliche Konzentration $C_{ss,av}$ beträgt

$$C_{ss,\,av} = \frac{AUC}{\tau} = \frac{F \cdot D}{CL \cdot \tau} \qquad (21)$$

Aus der Gleichung geht hervor, daß, wie oben beschrieben, die Wirkstoffkonzentrationen bei wiederholter Gabe von der Clearance abhängen.

Abgesehen von den physiko-chemischen Eigenschaften der Xenobiotika bestimmen somit verschiedene individuelle Faktoren, z.B. die Erkrankung von Organen, die an der Elimination beteiligt sind, oder die gleichzeitige Gabe von Stoffen, die eine pharmakokinetische Interaktion bewirken, durch Veränderung der Clearance die Steady-state-Konzentration. Diese wird nach etwa 5 Halbwertszeiten erreicht.

In Abb. A 2–29 sind Plasmaspiegelverläufe nach viermaliger täglicher Gabe zweier verschiedener Dosen eines Pharmakons mit unterschiedlichem Dosierungsintervall während des Tages und in der Nacht dargestellt. Während bei der hohen Dosierung die minimale toxische Konzentration am Abend überschritten wird, wird bei beiden Dosierungen die minimale therapeutische Konzentration am Morgen unterschritten. Das Beispiel macht die Schwierigkeiten einer korrekten Dosierung bei Arzneistoffen mit geringer therapeutischer Breite über den gesamten Tagesverlauf deutlich.

Kumulation. Die oben beschriebene Zunahme der Wirkstoffkonzentration bei wiederholter Gabe wird als *Kumulation* bezeichnet. Diese hängt von dem *relativen Dosierungsintervall* (Verhältnis von Dosierungsintervall zur Eliminationshalbwertszeit $t_{1/2}$)

$$\varepsilon = \frac{\tau}{t_{1/2}} \qquad (22)$$

ab und tritt auf bei $\varepsilon < 1$, d.h. wenn das Dosierungsintervall kleiner ist als die Eliminationshalbwertszeit. Sofern somit das Dosierungsintervall entsprechend klein genug gewählt wird, kumuliert im Prinzip jede Substanz. Von kumulierenden Stoffen im engeren Sinn wird jedoch nur dann gesprochen, wenn auch bei wenigen Applikationen pro Tag (1 – 2mal) die Substanzkonzentration zunimmt. Zu den stark kumulierenden Verbindungen gehören u.a. *Bleisalze, Chlorphenotan* (DDT®), *Phenobarbital,* einige *Benzodiazepine* und *Digitoxin.* In Abb. A 2–30 ist ein entsprechendes Beispiel angegeben.

Dem relativen Dosierungsintervall kommt aber noch aus einem anderen Grund klinische Relevanz zu. Je größer nämlich ε ist, desto stärker wirkt sich das *Auslassen einer Dosis* auf die Plasmaspiegel aus. Daher bedeutet die Reduktion der Einnahmefrequenz von mehrmals auf 1–2 täglich, z.B. mit Hilfe von Retardpräparaten, zwar eine Verbesserung der Compliance, nicht jedoch zwangsläufig auch einen Gewinn an therapeutischer Sicherheit.

Dauertropfinfusion. Einen *weitgehend konstanten Blutspiegel* kann man dadurch erzielen, daß die eliminierte Arzneistoffmenge ständig durch eine *Dauertropfinfusion* ersetzt wird. Insbesondere bei schnell eliminierten Arzneistoffen (z.B. Nitroprussidnatrium) ist eine solche Applikationsform vorteilhaft. Bei der Dauertropfinfusion erfolgt die *Arzneistoffzufuhr* nach einer *Kinetik 0. Ordnung* – Applikation einer konstanten Arzneistoffmenge pro Zeiteinheit – und die *Elimination* nach einer *Kinetik 1. Ordnung.* Das hat (idealisiert) den in Abb. A 2–31 angegebenen Kurvenverlauf zur Folge. Mit Beginn der Infusion steigt zunächst der Blutspiegel stark an, um dann asymptotisch in die Steady-state-Konzentration überzugehen. Diese kann nach der Gleichung

$$C_{ss} = \text{Infusionsgeschwindigkeit/CL} \qquad (23)$$

berechnet werden. Die Zeit bis zum Erreichen der Steady-state-Konzentration beträgt wie bei diskontinuierlicher Applikation ca. 5 Halbwertszeiten. Dieser Zeitraum kann abgekürzt werden, wenn zu Infusionsbeginn gleichzeitig eine sog. intravenöse *Bolusinjektion* als Initialdosis verabfolgt wird.

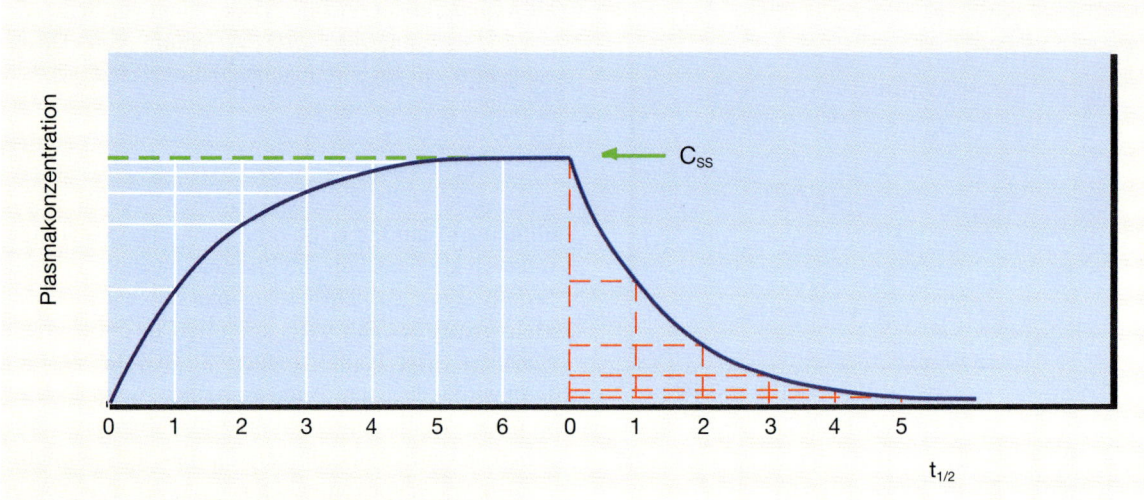

Abb. A 2–31. Plasmaspiegelverlauf bei einer Infusion

2.6.6 Nichtlineare Kinetik

Bei den bisher beschriebenen kinetischen Vorgängen wurde davon ausgegangen, daß diese – weitgehend unabhängig von der applizierten Dosis – nach einer Kinetik 1. Ordnung ablaufen. Trifft dies zu, so liegt der Normalfall einer linearen Kinetik vor.

Vor allem nach Gabe hoher Dosen einiger Substanzen kommt es jedoch vor, daß deren kinetisches Verhalten nicht mehr einer Kinetik 1. Ordnung entspricht. Gründe für eine solche nichtlineare Kinetik können in nahezu allen Teilprozessen – also bei der Resorption, Verteilung und Elimination – liegen, wobei die hierfür verantwortlichen Mechanismen bei den einzelnen Prozessen meist ähnlich sind (s. Tab. A 2–12). Im Vordergrund stehen eine Sättigung von Enzymen oder Carrierproteinen sowie eine begrenzte Bindungskapazität von Transportproteinen:

☐ So sinkt bei hohen Dosen die Resorptionsquote, wenn ein Carrier an der Aufnahme aus dem Gastrointestinaltrakt beteiligt ist. Zu einer überproportionalen Zunahme der Wirkstoffmenge im Organismus kommt es dagegen, wenn die Bioverfügbarkeit durch einen starken First-pass-Effekt limitiert wird und die daran beteiligten Enzymsysteme nahe dem Sättigungsbereich arbeiten.

☐ Bei limitierter Kapazität der Eiweißbindung bewirkt eine Dosiserhöhung die Zunahme des freien Anteils der Wirksubstanz im Plasma. Dadurch verteilt sich die Substanz stärker in die Gewebe, d.h., das Verteilungsvolumen steigt. Ist zudem die Elimination auf den freien Wirkstoff beschränkt, nimmt die Halbwertszeit ab, und die Gesamtkonzentration steigt weniger, als bei linearer Kinetik zu erwarten.

☐ Bei einer Enzymsättigung sinkt die Eliminationsgeschwindigkeitskonstante mit steigender Dosis und nimmt beim Abfall der Plasmaspiegel unter einen bestimmten Schwellenwert wieder zu. Dies äußert sich im Plasmaspiegelverlauf jedoch nur dann, wenn die entsprechende Reaktion einen Haupteliminationsweg darstellt. (Auf den Zusammenhang einer Enzymsättigung und dem Firstpass-Effekt wurde bereits hingewiesen.)

☐ Ferner führt eine Induktion/Hemmung der metabolischen Enzyme zu Abweichungen der Wirkstoffkonzentrationen vom Erwartungswert.

☐ Als weitere wichtige Ursache von Nichtlinearität der Pharmakokinetik sei die Sättigung von Carrierproteinen in der Niere genannt, die für die Sekretion von Stoffen in die Nierentubuli bzw. die aktive Rückresorption verantwortlich sind.

Das bekannteste Beispiel für eine nichtlineare Kinetik stellt die Ethanol-Elimination (s. S. 816 f.) dar, die mit konstanter Geschwindigkeit abläuft, da das abbauende Enzym, die Alkoholdehydrogenase, schon bei niedrigen Blutalkoholkonzentrationen substratgesättigt ist.

Bei Phenytoin- oder auch Salicylsäure-Gabe beobachtet man bei Dosiserhöhung überproportional starke Anstiege der Steady-state-Konzentration infolge Substratsättigung der abbauenden Enzyme.

Umgekehrt kann während einer Enzyminduktion die Eliminationsgeschwindigkeit zunehmen und dadurch eine nichtlineare Kinetik resultieren.

Tab. A 2–12. Ursachen nichtlinearer Kinetik (modifiziert nach Ludden)

Prozeß	Mechanismus	Beispiele
Resorption	Sättigung des Carriers	Ascorbinsäure, Riboflavin, β-Lactam-Antibiotika
First-pass-Effekt	Enzymsättigung	Verapamil, Propranolol, Hydralazin, 5-Fluorouracil
Plasmaeiweiß-bindung	begrenzte Bindungskapazität von Transportproteinen	Valproinsäure, Prednisolon, Disopyramid, Ceftriaxon
Bindung an Erythrozyten		Ciclosporin
Metabolisierung	Enzymsättigung	Ethanol, Phenytoin, Salicylsäure
	Mangel an Kosubstrat	Paracetamol
	Produkthemmung	Dicoumarol
	Autoinduktion	Carbamazepin, Rifampicin, Clotrimazol
Renale Ausscheidung Tubuläre Sekretion Tubuläre Rückresorption	Sättigung des Carriers	p-Aminohippursäure, Mezlocillin Riboflavin

Da sich das Ausmaß der unproportionalen Konzentrationsänderungen von Arzneistoffen mit nichtlinearer Kinetik nicht genau abschätzen läßt, ist die korrekte Dosierung solcher Pharmaka schwieriger als die von Substanzen mit linearer Kinetik.

2.6.7 Beeinflussung von Plasmaspiegel-Zeit-Funktionen

Die Beeinflussung von Plasmaspiegel-Zeit-Funktionen – ein wichtiger Gesichtspunkt pharmakokinetischer Untersuchungen – ist nach Gleichung (20) auf verschiedene Weise möglich. Zunächst könnte man erwägen, C_0 durch Veränderung der Dosis zu variieren. Je größer nämlich C_0 wird, um so länger dauert es, bis der wirksame Blutspiegel unterschritten wird. Aus toxikologischen Gründen ist aber eine Wirkungsverlängerung allein durch Dosiserhöhung in den wenigsten Fällen sinnvoll, da bei steigender Dosis, sofern keine Resorptionsverzögerung vorliegt (s.u.), die Gefahr der Überschreitung der minimalen toxischen Konzentration besteht.

Ein geeignetes und besonders häufig angewandtes Verfahren zur Wirkungsverlängerung eines Pharmakons ist dagegen die Beeinflussung der *Resorptionsgeschwindigkeit* durch eine *verzögerte Freisetzung* bzw. *Auflösung* des Arzneistoffs aus der Arzneiform. *Alle Depotformen* beruhen darauf, daß bei gleichzeitiger Dosiserhöhung die *Aufnahme in den Körper verlangsamt* wird.

Ein *Retard-Präparat,* das einen (annähernd) konstanten Blutspiegel über längere Zeit gewährleistet, liegt dann vor, wenn durch entsprechende galenische Maßnahmen erreicht wird, daß nach der Resorption der Initialdosis die pro Zeiteinheit – in aktiver Form – aufgenommene Substanzmenge gleich der pro Zeiteinheit eliminierten Substanzmenge ist. Solche Retard-Formen sind nur schwer realisierbar.

Die Wirkdauer eines Arzneistoffes kann ferner durch *Veränderung der Eliminationsgeschwindigkeit* beeinflußt werden. Da die Eliminationskonstante eine reine Stoffkonstante ist, muß durch chemische Abwandlung des Arzneistoffs die Biotransformations- oder Ausscheidungsgeschwindigkeit variiert werden, oder aber man muß versuchen, die tubuläre Sekretion bzw. Rückresorption der Substanz durch die gleichzeitige Gabe eines zweiten Stoffes zu hemmen. Bekannte, bereits erwähnte (s. S. 35) Beispiele hierfür sind

☐ die verzögerte Ausscheidung von Penicillin durch Probenecid bzw. andere Carboxylgruppen-enthaltende Pharmaka und

☐ die beschleunigte Elimination von Alkaloiden bei Vergiftungen durch Ansäuerung des Harnes.

2.6.8 Therapeutisches Drug Monitoring

Unter Therapeutischem Drug Monitoring (TDM) versteht man die Bestimmung von Plasmaspiegeln mit dem Ziel, Informationen über die *individuelle* Pharmakokinetik des betreffenden Patienten zu bekommen und dadurch, falls erforderlich, die Dosierung gezielt anpassen zu können. Zwar wird der Stellenwert des Drug Monitoring noch immer kontrovers diskutiert, doch sind Plasmaspiegelkontrollen zur Therapieüberwachung nur dann sinnvoll, wenn

Tab. A 2–13. Therapeutische Plasmaspiegelbereiche einiger Pharmaka (nach Bircher)

Wirkstoff	Therapeutischer Bereich
Antiepileptika	
Phenytoin	5 – 15 µg/ml
Phenobarbital	15 – 25 µg/ml
Primidon	5 – 10 µg/ml
Valproinsäure	50 – 100 µg/ml
Carbamazepin (Monotherapie)	6 – 10 µg/ml
(Kombinationstherapie)	2 – 6 µg/ml
Xanthine	
Theophyllin	6 – 12 µg/ml
Herzglykoside	
Digoxin	0,5 – 2,5 µg/ml
Digitoxin	10 – 35 µg/ml
Antiarrhythmika	
Lidocain	1,2 – 5 µg/ml
Procainamid	4 – 10 µg/ml
Chinidin	2,5 – 5 µg/ml
Aminoglykoside	
Gentamicin	4 – 12 µg/ml
Tobramycin	4 – 12 µg/ml

☐ das eingesetzte Pharmakon eine geringe therapeutische Breite besitzt und damit ein Intoxikationsrisiko besteht,

☐ eine enge Beziehung zwischen Wirkstoffkonzentration und Effekt besteht,

☐ die erwünschte bzw. unerwünschte Wirkung erst nach einer deutlichen Latenz eintritt,

☐ mit erheblichen Schwankungen der Plasmaspiegel bei identischen Dosen gerechnet werden muß,

☐ der natürliche Krankheitsverlauf starken Schwankungen unterliegt, die eine exakte Beurteilung des therapeutischen Effekts verhindern oder

☐ die Symptome einer Überdosierung nur schwer von Krankheitssymptomen unterschieden werden können (z.B. bei Rhythmusstörungen).

Als gesichert gilt der Nutzen eines Drug Monitoring bei der Therapie mit Antiepileptika (insbesondere Phenytoin), Lithiumsalzen, Theophyllin, einigen Antiinfektiva (z.B. Aminoglykosiden, Chloramphenicol, Flucytosin) und Ciclosporin, nicht so eindeutig ist er bei Antiarrhythmika und Herzglykosiden.

In Tab. A 2–13 sind therapeutische Plasmaspiegelbereiche solcher Pharmaka zusammengestellt.

TDM kann außerdem bei Verdacht auf *Non-Compliance* (s. S. 102) oder *Arzneimittelinteraktionen* sinnvoll sein.

Bei der *Bewertung der Plasmaspiegel* sind die Dosis und der Zeitpunkt der letzten Applikation, die Behandlungsdauer sowie das Körpergewicht, das Alter und Begleiterkrankungen des Patienten zu berücksichtigen.

TDM ist grundsätzlich *nicht* erforderlich, wenn die Pharmakodynamik eines Wirkstoffs (z.B. Senkung der Blutglucosekonzentration durch Insulin, Erniedrigung des Quick-Wertes durch Antikoagulantien, Abnahme der Herzfrequenz durch β-Adrenozeptorenblocker) gut bestimmt werden kann.

2.7 Besonderheiten in der Pharmakokinetik

2.7.1 Veränderungen der Kinetik bei pathologischen Zuständen

Das kinetische Verhalten der meisten Arzneistoffe wird zunächst an gesunden Probanden untersucht, da sich solche relativ homogene Kollektive gut zur Bestimmung Substanz- bzw. Formulierungs-spezifischer Parameter, wie z.B. der Bioverfügbarkeit oder von Arzneistoffwechselwirkungen, eignen. Verglichen damit sind die Kenntnisse über die Pharmakokinetik bei Patienten wesentlich geringer, obwohl Arzneimittel für die Behandlung von Kranken bestimmt sind. Bislang wurde vor allem der Einfluß einer Herzinsuffizienz sowie von Leber- und Nierenerkrankungen auf die Pharmakokinetik untersucht.

Resorptionsstörungen. Die Resorption von Arzneistoffen wird von der *gastrointestinalen Durchblutung* beeinflußt. Diese ist bei einer Stauung im großen Kreislauf, wie sie bei einer Herzinsuffizienz auftreten kann, vermindert. Eine reduzierte Bioverfügbarkeit bei Patienten mit dekompensierter Herzinsuffizienz wurde u.a. für Procainamid, Chinidin und Hydrochlorothiazid beschrieben.

Veränderungen in der Verteilung. Die Minderperfusion peripherer Organe infolge einer Herzinsuffizienz kann auch die *Verteilung* von Arzneistoffen beeinflussen. In einem solchen Fall ist beispielsweise das Verteilungsvolumen von Lidocain, Procainamid und Chinidin verringert. Eiweißverluste oder Störungen der Eiweißsynthese verändern die *Eiweißbindung*. So konnte gezeigt werden, daß bei Patienten mit nephrotischem Syndrom der Plasmaprotein-gebundene Anteil von Phenytoin von 90 auf 80% abnimmt. Bei fortgeschrittener Niereninsuffizienz ist eine Verdrängung von Arzneistoffen aus der Proteinbindung durch retinierte harnpflichtige Substanzen möglich. Außerdem wurden qualitative Veränderungen bei den Plasmaeiweißen mit Änderung der Eiweißbindungskapazität und der Bindungsaffinität beobachtet. Zusätzlich kann die *Gewebebindung* verringert sein, woraus eine Abnahme des Verteilungsvolumens resultiert.

Bei Lebererkrankungen besteht die Möglichkeit ähnlicher Störungen wegen der Beeinträchtigung der Eiweißsynthese.

Beeinflussung der Metabolisierung. Da, wie beschrieben, die Elimination lipidlöslicher Pharmaka vorwiegend durch oxidativen Abbau und anschließende Konjugation erfolgt, können Lebererkrankungen die Eliminationsgeschwindigkeit metabolisch eliminierter Arzneistoffe herabsetzen. So erfolgt beispielsweise die Metabolisierung von Diazepam, Triamteren und Lidocain bei einer Leberzirrhose nur langsam.

Renale Ausscheidung in Abhängigkeit von der Nierenfunktion. Sofern ein Arzneistoff vorwiegend oder ausschließlich renal ausgeschieden wird, beeinflußt die Nierenfunktion, die durch die Creatinin-Clearance charakterisiert werden kann, die Ausscheidungsgeschwindigkeit: Mit abnehmender Creatinin-Clearance sinkt auch die renale Ausscheidungsgeschwindigkeit körperfremder Stoffe.

Dabei ist zu beachten, daß neben pathologischen Zuständen das *Lebensalter* für die Creatinin-Clearance bedeutsam ist. Bei *Säuglingen* hat die Niere noch nicht ihre volle Funktionsleistung erreicht, die glomeruläre Filtrationsrate, die annähernd der Creatinin-Clearance entspricht, beträgt beim *Neugeborenen* nur ca. 10 ml/min (Normalwert beim Erwachsenen 120 ml/min). Das bedeutet, daß die renale Ausscheidung in den ersten Lebenswochen wesentlich langsamer erfolgt als bei gesunden Erwachsenen. Mit höherem Lebensalter nimmt die Creatinin-Clearance wieder ab, sie beträgt im Mittel (bei starken interindividuellen Schwankungen) bei einem 70jährigen nur noch etwa die Hälfte des normalen Erwachsenenwertes. Ist die Creatinin-Clearance infolge schwerer Niereninsuffizienz stark eingeschränkt, muß bei renal eliminierten Stoffen wegen der verlängerten Eliminationshalbwertszeit

☐ die *Dosis reduziert* oder

☐ das *Dosierungsintervall verlängert*

werden.

Die Anpassung der Dosierung an die Nierenfunktion wird heute vielfach nach den von Dettli angegebenen Richtlinien vorgenommen. Mit Hilfe eines Diagramms wird dabei der Korrekturfaktor Q' ermittelt, mit dem die normale Dosis multipliziert oder durch den das Dosierungsintervall dividiert wird (s. Abb. A 2–32). Voraussetzung dabei ist, daß man den extrarenal eliminierten Substanzanteil Q_0 kennt, der

Pharmakokinetik

A2

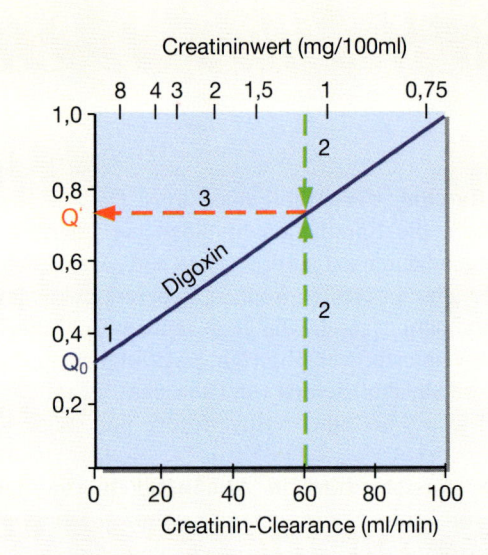

Abb. A 2–32. Diagramm zur Ermittlung des Korrekturfaktors Q', mit dem die der Nierenfunktion individuell angepaßte Erhaltungsdosis (bzw. das Dosierungsintervall) von renal eliminierten Arzneistoffen berechnet werden kann (nach Dettli).
Um Q' zu erhalten, wird 1. der Q_0-Wert – aus Tab. 2–14 entnommen – auf der linken Ordinate aufgesucht und von dort eine Gerade zur rechten oberen Ecke des Diagramms gezogen. Man errichtet nun 2. beim Creatinin-Clearance-Wert des Patienten auf der Abzisse die Senkrechte und erhält Q', indem man 3. von dem Schnittpunkt der beiden Geraden das Lot auf die linke Ordinate fällt.

aus entsprechenden Tabellen entnommen werden kann (s. Tab. A 2–14).

Bei *Nephrosen*, die durch einen hohen renalen Eiweißverlust gekennzeichnet sind, kann umgekehrt die Ausscheidungsgeschwindigkeit renal ausgeschiedener Arzneistoffe *erhöht* sein. In diesem Fall sind zur Aufrechterhaltung eines wirksamen Plasmaspiegels die *Einzeldosen zu erhöhen* oder die *Dosierungsintervalle zu verkürzen.*

2.7.2 Kinetik im Alter

Größere Störungen der *Resorption* treten im Alter normalerweise *nicht* auf. Wegen der verringerten Magenmotilität kann jedoch die Resorptionsgeschwindigkeit etwas herabgesetzt sein.

Bedeutsamer sind Veränderungen der *Verteilung* im Alter. Diese können entweder auf einer Abnahme des Gesamtkörperwassers, auf einer (relativen) Zunahme des Körperfettes, verringerter Synthese von Plasmaalbuminen sowie erhöhter Produktion von α_1-saurem Glykoprotein beruhen. Alle diese Faktoren beeinflussen das Verteilungsvolumen.

Tab. A 2–14. Q_0-Werte verschiedener Arzneistoffe

Arzneistoff	Q_0
Acetyldigoxin	0,3
Acetylsalicylsäure	1
Amitriptylin	1
Ampicillin	0,12
Carbenicillin	0,1
Chloramphenicol	0,83
Cimetidin	0,25
Clindamycin	0,8
Digitoxin	0,9
Digoxin	0,33
Doxycyclin	0,9
Gentamicin	0,03
Lidocain	0,92
Lincomycin	0,4
Metildigoxin	0,5
Minocyclin	0,9
Morphin	0,9
Penicillin G	0,05
Prazosin	0,9
Rifampicin	0,8
Streptomycin	0,04
Sulfamethoxazol	0,8
Trimethoprim	0,5

Die Veränderungen der *Biotransformation* im Alter wurden bereits unter A 2.4.7 beschrieben.

Auch auf die im Alter physiologischerweise abnehmende *Nierenfunktion* (Abnahme der Creatinin-Clearance) wurde schon oben hingewiesen. Vorwiegend renal eliminierte Arzneistoffe werden daher mit zunehmendem Lebensalter langsamer ausgeschieden, z.B. steigt die Plasmahalbwertszeit von *Diacetolol,* dem Hauptmetaboliten des β-Adrenozeptorenblockers Acebutolol (s. S. 290), von ca. 12 Stunden beim jungen Probanden auf 17,5 Stunden beim Patienten über 65 Jahren an. Auch *Digoxin* (s. S. 451 ff.) wird in höherem Alter langsamer ausgeschieden.

Kommen zu der altersbedingten Abnahme der Creatinin-Clearance pathologische Veränderungen der Nierenfunktion (z.B. durch eine chronische Glomerulonephritis) hinzu, so steigt das Risiko einer Wirkstoffkumulation erheblich, sofern das Dosierungsregime nicht angepaßt wird.

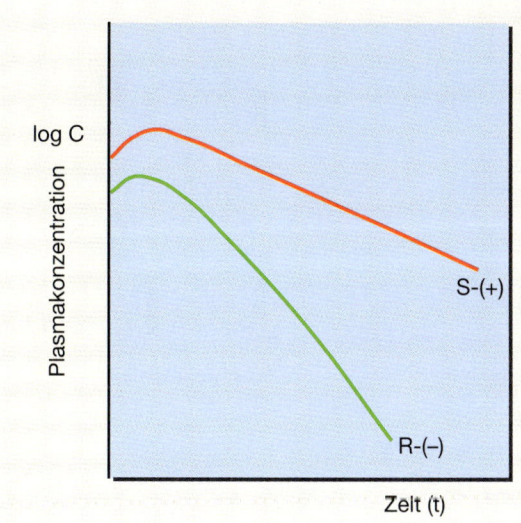

Abb. A 2–33. Plasmaspiegel von R-(–)- und S-(+)-Hexo-barbital nach Gabe identischer Dosen der beiden Enantiomere (nach Breimer und van Rossum)

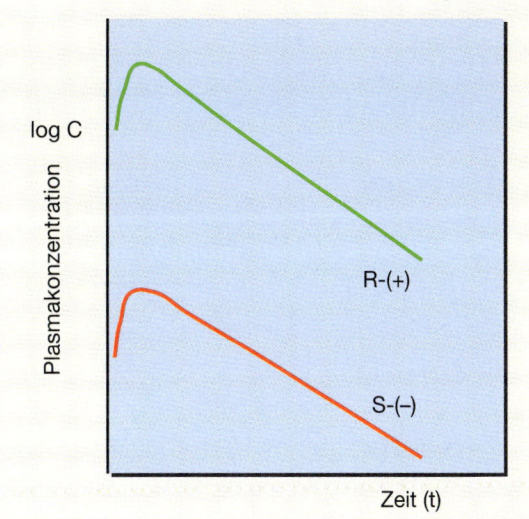

Abb. A 2–34. Plasmaspiegel von R-(+)- und S-(–)-Verapamil nach oraler Gabe des Razemats (nach Eichelbaum et al.)

2.8 Kinetik chiraler Substanzen

Bei Pharmaka, die als Razemate appliziert werden, können sich die beiden Enantiomere (s. S. 77) nicht nur in ihrer Pharmakodynamik, sondern auch in ihrer Pharmakokinetik unterschiedlich verhalten. Solche Unterschiede sind jedoch nur bei solchen kinetischen Prozessen zu erwarten, bei denen körpereigene chirale Makromoleküle beteiligt sind und mit den Enantiomeren Diastereomere mit unterschiedlichen physiko-chemischen Eigenschaften bilden.

In der *Resorption* als einem in der Regel passiven Diffusionsvorgang unterscheiden sich Enantiomere nur selten. Da L-Dopa und L-Methotrexat *aktiv* transportiert werden, ist es verständlich, daß sie rascher und auch zu einem höheren Prozentsatz als die nicht aktiv aufgenommenen D-Formen resorbiert werden.

Etwas häufiger als bei der Resorption treten Unterschiede in der *Plasmaproteinbindung* von Enantiomeren auf. So bindet beispielsweise Plasmaalbumin bevorzugt R-Propranolol, α_1-saures Glycoprotein dagegen S-Propranolol. Für L-Tryptophan wurde eine etwa 100fach stärkere Albuminbindung als für den D-Antipoden nachgewiesen. Auch in ihrer Bindung an *Gewebeproteine* können optische Antipoden differieren.

Die stärksten Unterschiede in der Enantiomerenkinetik findet man jedoch bei der *Biotransformation*. Durch Bindung eines Razemats an die optisch aktiven biotransformierenden Enzyme entstehen diastereomere Enzym-Substrat-Komplexe mit der Folge, daß die beiden Enantiomere mit unterschiedlicher Geschwindigkeit und damit in verschiedenem Ausmaß biotransformiert werden können.

Die *Konsequenzen* einer stereospezifischen Biotransformation sind für Low- und High-Clearance-

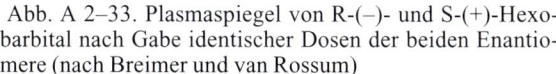

Abb. A 2–35. Chirale Inversion von R-Ibuprofen

| Deprenyl: | MAO-Hemmung | R >> S |
| Methamphetamin/Amphetamin: | ZNS-Stimulation: | R << S |

Abb. A 2–36. Bildung eines aktiven (toxischen) Metaboliten aus S-Deprenyl

Drugs verschieden. Bei Verbindungen mit niedriger Clearance, z.B. Hexobarbital, führt die stereoselektive Metabolisierung insbesondere zur Erniedrigung der Plasmahalbwertszeit des bevorzugt biotransformierten Enantiomers. So ist z.B. $t_{1/2}$ von R-(–)-Hexobarbital kürzer als die des S-(+)-Enantiomers (Abb. A 2–33).

Bei Stoffen mit hoher Clearance bewirkt eine stereoselektive Biotransformation dagegen vor allem eine unterschiedliche orale Bioverfügbarkeit der beiden optischen Antipoden. Die Bioverfügbarkeit des stark biotransformierten S-(–)-Verapamil ist beispielsweise nur etwa halb so groß wie die des schwächer wirksamen R-(+)-Antipoden (Abb. A 2–34).

Eine besondere Form der stereoselektiven Metabolisierung stellt die *chirale Inversion dar*. Sie tritt u.a. bei einigen nichtsteroidalen Antiphlogistika/ Antirheumatika (s. S. 207 f.) vom Typ der 2-Arylpropionsäuren auf. So wird z.B. R-Ibuprofen im Organismus weitgehend in das stärker wirksame S-Ibuprofen umgewandelt (Abb. A 2–35).

Unterschiede in der Kinetik chiraler Substanzen können von hoher klinischer Relevanz sein. So wird reines R-Deprenyl (Selegilin) als Antiparkinsonmittel (s. S. 263 ff.) eingesetzt, da S-Deprenyl infolge seiner Biotransformation zu S-Methamphetamin stark zentral erregend wirkt (Abb. A 2–36).

3 Pharmakodynamik

Pharmakodynamik ist, wie im Kapitel Definitionen bereits erwähnt, die Lehre von der Beeinflussung biologischer Funktionen oder Strukturen durch Pharmaka am Wirkort. Dieser Definition entsprechend beschäftigen sich pharmakodynamische Untersuchungen mit Fragen nach

- der *Art der Wirkung* (Wirkprofil, Wirkqualität, Struktur-spezifischen- und Struktur-unspezifischen Wirkungen),
- dem *Ort der Wirkung,*
- der *Wirkstärke* (Potenz) und
- dem *Wirkungsmechanismus.*

3.1 Struktur-spezifische und Struktur-unspezifische Wirkungen

Unspezifisch wirkende Substanzen. Diese Wirkstoffe sind dadurch charakterisiert, daß sie

- *nicht* spezifisch mit bestimmten biologischen Strukturen (s.u.) reagieren,
- daher nur in *relativ hohen Dosen* bzw. *Konzentrationen* wirken,
- trotz unterschiedlicher Struktur ähnliche Effekte hervorrufen und
- bei nicht zu tiefgreifender chemischer Abwandlung sich in ihrer Wirkung kaum verändern.

Die Wirkung solcher Verbindungen beruht auf der Interaktion mit lipophilen Strukturen des Organismus, insbesondere mit Membranen, deren Funktion verändert wird. In den meisten Fällen ist der *Effekt mit* ihren *lipophilen Eigenschaften korreliert,* Wirkungsunterschiede können daher durch unterschiedliche Verteilungskoeffizienten erklärt werden.

Nur wenige Stoffe gehören allerdings zu dieser Art von Pharmaka, wichtige Beispiele sind *Inhalationsnarkosemittel* (s. S. 234 ff.) sowie einige *Desinfektionsmittel.*

Spezifisch wirkende Substanzen. Diese wirken in niedrigeren Dosierungen bzw. Konzentrationen als unspezifische Stoffe, ihr Effekt hängt streng von der chemischen Struktur und damit von der Form, Größe und stereochemischen Anordnung des Moleküls ebenso wie von der Lage funktioneller Gruppen und der Elektronenverteilung ab. Schon geringfügige Änderungen der chemischen Struktur können somit die pharmakologische Wirkung erheblich beeinflussen.

Verbindungen mit gleichem Angriffsort besitzen vielfach gemeinsame Strukturelemente, sog. *pharmakophore Gruppen,* in entsprechender räumlicher Anordnung (vgl. z. B. direkte Parasympathomimetika S. 300 ff.).

3.2 Wirkungsmechanismen

Die meisten Pharmakawirkungen lassen sich auf wenige *Wirkungsmechanismen,* die in Tab. A 3–1 schematisch zusammengestellt sind und nachfolgend eingehend beschrieben werden, zurückführen.

Arzneistoffe wirken durch

- *Interaktion mit spezifischen Rezeptoren* (Rezeptorstimulation oder -blockade),
- *Öffnen oder Blockieren von spannungsabhängigen Ionenkanälen,*
- *Beeinflussung von Transportsystemen* (Carriern, aktivem Transport),
- *Hemmung oder Aktivierung von Enzymen* oder
- *Störung von Biosynthesen in Mikroorganismen.*

In Tab. A 3–1 sind Wirkungsmechanismen spezifisch wirkender Pharmaka zusammengestellt.

3.2.1 Rezeptorvermittelte Pharmakonwirkungen

Unter **pharmakologischen Rezeptoren** *versteht man intrazelluläre oder membranständige Proteine, die nach Bindung eines Liganden an eine für diesen spezifische Rezeptorbindungsstelle einen Effekt hervorrufen.*

Entsprechend dieser Definition lautet die Grundgleichung einer Ligand-Rezeptor-Interaktion:

$$L+R \rightleftharpoons [LR] \rightarrow \rightarrow E$$

L   Ligand
R   Rezeptor
E   Effekt

Einem (pharmakologischen) Rezeptor kommt somit eine *duale Funktion* zu:

Tab. A 3–1. Wirkungsmechanismen von Pharmaka

Art des Mechanismus	Beispiele
Interaktion mit Rezeptoren	
Rezeptorstimulation	Erregung von Adrenozeptoren durch Sympathomimetika (vgl. B 1.13.3) Erregung von Muscarinrezeptoren durch direkte Parasympathomimetika (vgl. B 1.14.1)
Rezeptorblockade	Hemmung von Adrenozeptoren durch α- oder β-Adrenozeptorenblocker (vgl. B 1.13.5) Blockade von Histaminrezeptoren durch H_1- und H_2-Antihistaminika (vgl. B 2.9.1.1.2 und B 5.5)
Beeinflussung spannungsabhängiger Ionenkanäle	
Öffnung spannungsabhängiger Ionenkanäle	Öffnung von Kaliumkanälen durch Kaliumagonisten (Kaliumkanalöffner)
Blockade spannungabhängiger Ionenkanäle	Schließen von Natriumkanälen durch Lokalanästhetika (vgl. B 1.6) Blockade von Calciumkanälen durch Calciumkanalblocker (vgl. B 3.2.5.1.3)
Interaktion mit Transportern	
Hemmung von aktiven Transportprozessen	Hemmung der Wiederaufnahme von Monoaminen durch Antidepressiva (vgl. B 1.2.3) Hemmung der vesikulären Speicherung von Monoaminen durch Reserpin (vgl. B 1.13.6.2)
Hemmung von Carriern	Hemmung des $Na^+/K^+/2Cl^-$-Kotransporters durch Schleifendiuretika vom Furosemidtyp (vgl. B 6.4.5) Hemmung des Na^+/Cl^--Kotransporters durch Thiazide (vgl. B 6.4.4)
Enzymbeeinflussung	
Enzymaktivierung	Aktivierung von Enzymen durch Metallionen, z. B. Calcium-, Kupfer-, Magnesium-, Mangan- oder Zinkionen Stimulation der Guanylatcyclase durch Nitrate (vgl. B 3.2.5.1.1)
Enzymhemmung	Hemmung der Prostaglandinsynthese durch nichtopioide Analgetika (vgl. B 1.5.4) Hemmung der Acetylcholinesterase durch indirekte Parasympathomimetika (vgl. B 1.14.2) Hemmung des Angiotensin-Konversionsenzyms durch ACE-Hemmer (vgl. B 3.3.1.4)
Beeinflussung von Biosynthesen in Mikroorganismen	
Hemmung der Zellwandsynthese von Bakterien	Bakterizide Wirkung von β-Lactam-Antibiotika (vgl. B 9.2.1.1.1)
Störung der normalen Proteinsynthese von Bakterien	Bakteriostatische Wirkung von Tetracyclinen (vgl. B 9.2.1.3)
Störung der Folsäuresynthese	Bakteriostatische Wirkung von Sulfonamiden (vgl. B 9.2.1.6.1)

☐ Die *Signalerkennung durch Wechselwirkung mit dem Liganden* und *Bildung des Ligand-Rezeptor-Komplexes* und

☐ die *Signalweiterleitung (Signaltransduktion) bzw. -verarbeitung* und damit die *Auslösung des Effekts.*

Von den pharmakologischen Rezeptoren sind die *physiologischen Rezeptoren* streng zu unterscheiden. Bei diesen handelt es sich um *spezielle Zellen* (oder Zellteile), die zur *Aufnahme physikalischer oder chemischer* (auf den Organismus von außen einwirkender oder in seinem Innern auftretender) *Reize* sowie nachfolgend zur *Auslösung einer Erregung* befähigt sind.

Die Zahl *pharmakologischer Rezeptoren* ist wie die anderer körpereigener, funktionaler Moleküle *begrenzt,* die *Ligandenbindung* daher *sättigbar.* Letztere ist ferner *stereoselektiv* und im Gegensatz zu enzymatischen Reaktionen *ohne chemische Veränderung des Liganden reversibel.*

Anstelle eines (physiologischen) Liganden können auch *Pharmaka* mit Rezeptoren interagieren. Die *Voraussetzung* für eine solche Pharmakon-Rezeptor Wechselwirkung ist wie bei der Ligand-Rezeptor-Interaktion die *Bildung eines Pharmakon-Rezeptor-Komplexes:*

$$P + R \rightleftharpoons [PR]$$

P   Pharmakon
R   Rezeptor

Ob und in welchem Maße dieser Komplex gebildet wird, hängt von der **Affinität des Pharmakons** zum Rezeptor ab. Je höher die Affinität, desto größer ist die Tendenz des Pharmakons zur Bildung eines Komplexes mit dem Rezeptor.

Im Gegensatz zum physiologischen Liganden, der stets nach Bindung an den Rezeptor einen Effekt hervorruft – man spricht von einer durch Rezeptorstimulation ausgelösten Wirkung –, kann man bei Pharmaka unterscheiden zwischen

☐ Substanzen, die an den Rezeptor binden und ihn auch stimulieren (*Agonisten,* s.u.)

$$P + R \rightarrow [PR] \rightarrow \rightarrow E$$

und

☐ Stoffen, die zwar an den Rezeptor binden, diesen aber *nicht* stimulieren *(Antagonisten).*

Die Fähigkeit eines Pharmakons, nach der Bildung des Komplexes mit einem Rezeptor einen *Effekt* auszulösen, wird nach Ariens **intrinsic activity**[1] genannt. Sie ist ein Maß dafür, welche maximale Wirkung mit einer Substanz in dem jeweiligen Testsystem zu erreichen ist.

Rezeptoren besitzen heute für den Pharmakologen die gleiche Bedeutung wie die Enzyme für den Biochemiker. Auch gibt es zahlreiche Parallelen zwischen Rezeptoren und Enzymen. In der Enzymologie unterscheidet man zwischen dem gesamten Enzymmolekül und seinem aktiven Zentrum, d.h. jenem Molekülteil, der an der Wechselwirkung mit dem Substrat beteiligt ist. Analog dazu unterscheidet man zwischen dem Rezeptormolekül als ganzem und seinen Bindungsstellen. Letztere sind jene Teile des Rezeptormoleküls, die mit dem – in der Regel kleinen – Wirkstoffmolekül bzw. mit dessen pharmakophoren Gruppen interagieren.

Die Affinität eines Pharmakons zu seinem Rezeptor ist mit der Affinitätskonstante K_m bei der Wechselwirkung zwischen Enzymen und ihren Substraten, die intrinsic activity mit dem v_{max}-Wert für die Umwandlung eines Substrates durch ein Enzym vergleichbar.

Für die Bindung an den Rezeptor kommen alle Bindungsarten (z.B. Ionenbindungen, Wasserstoffbrückenbindungen, hydrophobe Bindungen durch van-der-Waalssche-Kräfte) in Betracht. Fast immer werden verschiedene Bindungstypen gleichzeitig eingegangen. Für die primäre Phase des Zusammentretens von Pharmakon und Rezeptor sind die Ionenbindungen von entscheidender Bedeutung, da ihre Bindungskräfte – verglichen mit anderen Bindungsarten – die größte Reichweite besitzen. Für die sich daran anschließende gegenseitige Anpassung von Pharmakon und Rezeptor (Ausbildung der Strukturkomplementarität) sind dagegen vor allem Dipol-Dipol-, Wasserstoffbrücken- und hydrophobe Bindungen verantwortlich. Außerdem tragen diese zur Fixierung des Pharmakons am Rezeptor bei. Abb. A 3–1 gibt die Hauptphasen bei der Ausbildung des Pharmakon-Rezeptor-Komplexes schematisch wieder.

Okkupationstheorie. Geht man davon aus, daß die *Wirkung eines Agonisten um so größer ist, je mehr Rezeptoren besetzt sind (Okkupationstheorie)* und der Agonist zu allen Rezeptoren die gleiche Affinität besitzt, dann erhält man

$$\frac{E_A}{E_m} = f \cdot \left(\frac{\alpha \cdot [AR]}{[R_t]} \right)$$

E_A der von einem Pharmakon A ausgelöste Effekt
E_m der in dem biologischen System maximal mögliche Effekt
α intrinsic activity (i.a.)
[AR]   Konzentration der durch A besetzten Rezeptoren
$[R_t]$ Konzentration der gesamten (freien und besetzten) Rezeptoren
f   Proportionalitätsfaktor

Aus der Gleichung wird ersichtlich, daß ein Effekt nur auftritt, wenn $\alpha > 0$ ist, d.h. wenn der Arzneistoff agonistische Eigenschaften besitzt.

---

[1] Die deutsche Bezeichnung Wirkaktivität hat sich nicht durchgesetzt.

Induced-fit-Theorie. Bei der bisherigen Beschreibung der Agonist-Rezeptor-Wechselwirkung wurde nichts darüber ausgesagt, welche physikalisch-chemischen Veränderungen hierbei auftreten. Vorstellungen hierzu wurden in der *Induced-fit-Theorie* zusammengefaßt. Diese basiert auf der Tatsache, daß Enzyme bei der Reaktion mit ihren Substraten ihre Konformation ändern. Erst nach der gegenseitigen Anpassung von Substrat und Enzym, d.h. der Ausbildung der Komplementärstruktur ("induced fit"), läuft die Reaktion ab. Überträgt man diese Befunde auf die Wechselwirkung zwischen Agonisten und Rezeptoren, so ist die Hypothese naheliegend, daß sich bei der Bildung des Agonist-Rezeptor-Komplexes, wie in Abb. A 3–1 dargestellt, die Konformation des Rezeptormoleküls ändert und die zum eigentlichen Pharmakoneffekt führenden Folgereaktionen dadurch ausgelöst werden. Entsprechend dieser Theorie, die heute als gesichert anzusehen ist, sind

☐ *Agonisten Substanzen, die zu einer Konformationsänderung des Rezeptors befähigt sind und dadurch eine Signaltransduktion hervorrufen,* während

☐ *Antagonisten zwar an den Rezeptor gebunden werden, dessen Konformation aber nicht oder zumindest nicht in der Weise verändern, daß es zu einer Signaltransduktion kommt.*

3.2.1.1 Agonisten

Als Agonist wird, wie erwähnt, ein Pharmakon bezeichnet, das *sowohl Affinität als auch intrinsic activity* besitzt (Abb. A 3–1). Meist wird dabei die intrinsic activity des Agonisten als relative intrinsic activity α angegeben. Diese ist, wie oben bereits angegeben, dem Quotienten aus dem von dem Agonisten ausgelösten Effekt E_A und dem in dem biologischen System maximal möglichen Effekt E_m proportional:

$$\alpha \sim \frac{E_A}{E_m}$$

Die maximale relative intrinsic activity (i.a.) ergibt sich aus $E_A/E_m = 1$. Agonisten mit einer i.a. von 1 werden *volle Agonisten,* Wirkstoffe mit einer i.a. $> 0 < 1$ *partielle Agonisten* genannt. Partielle Agonisten wirken dualistisch, d.h., sie besitzen sowohl agonistische als auch antagonistische Eigenschaften.

Bei Konzentrationen eines vollen Agonisten, die einen Effekt hervorrufen, der größer ist als die i.a. des partiellen Agonisten, schwächt dieser die Wirkung des vollen Agonisten ab (partielle antagonistische Wirkung). Bei niedrigen Konzentrationen oder bei Abwesenheit eines vollen Agonisten wirkt ein partieller Agonist dagegen agonistisch.

3.2.1.2 Antagonisten

Antagonisten sind Substanzen, die einen agonistischen Effekt verringern oder ganz verhindern. Sie lassen sich in folgende Typen unterteilen: in

☐ *kompetitive* (Abb. A 3–2, II),

☐ *nichtkompetitive* (Abb. A 3–2, III),

☐ *funktionelle* und

☐ *chemische*

Antagonisten.

Kompetitive Antagonisten. Diese sind in gleicher Weise wie Agonisten in der Lage, sich an bestimmte Rezeptoren anzulagern. Sie besitzen demnach zu die-

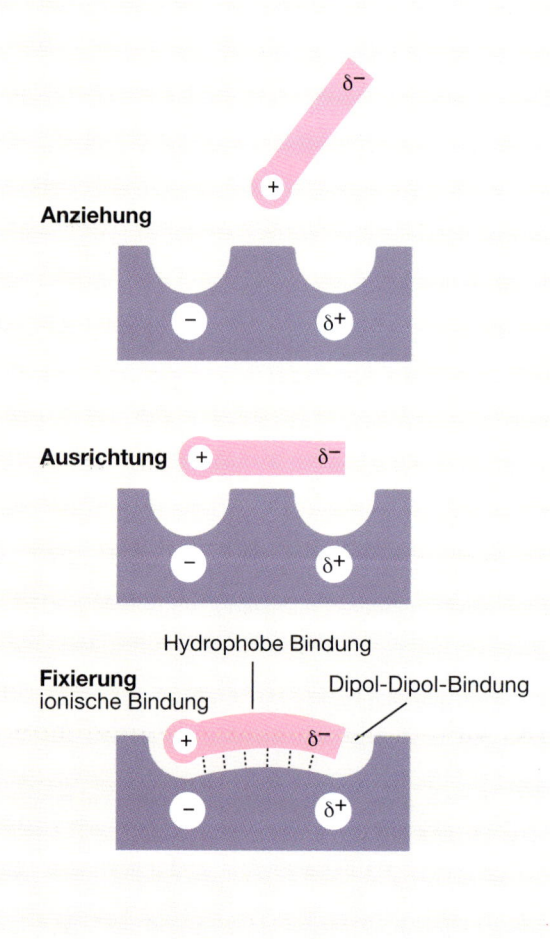

Abb. A 3–1. Hauptphasen bei der Ausbildung eines Pharmakon-Rezeptor-Komplexes (modifiziert nach Scheler)

sen Rezeptoren *Affinität.* Im Gegensatz zu den Agonisten sind sie aber *nicht befähigt,* einen *Effekt auszulösen:* Sie weisen *keine intrinsic activity* auf:

$$P + R \rightleftharpoons [PR] \;\not\!\!\Rightarrow\; E.$$

Da Agonist und kompetitiver Antagonist um denselben Rezeptor konkurrieren, kann – dem Massenwirkungsgesetz entsprechend – jeweils durch die Erhöhung der Konzentration des einen Stoffes der andere vom Rezeptor verdrängt werden.

In Abb. A 3–3 sind Konzentrations-Wirkungs-Kurven eines Agonisten aufgetragen, bei 0 *ohne Zusatz* eines kompetitiven Antagonisten, bei 1 und 2 *mit Zusatz* einer bestimmten Menge eines kompetitiven Antagonisten. Ehe der Agonist bei 1 und 2 einen Effekt auslösen kann, muß er den Antagonisten vom Rezeptor verdrängen, d.h., der Agonist muß in höheren Konzentrationen als bei 0 gegeben werden, bis es zum ersten wahrnehmbaren Effekt kommt. Ebenso sind für die Erreichung des Maximaleffektes höhere Konzentrationen des Agonisten erforderlich.

Ein wesentliches Merkmal für den kompetitiven Antagonisten ist die *Parallelverschiebung* der Ausgangskurve des Agonisten nach *rechts* (Abb. 3–3). Der Grad der Parallelverschiebung der agonistischen Kurve auf der Abszisse ist ein Maß für die *Affinität* des Antagonisten zum Rezeptor: Stark wirksame Antagonisten, also solche mit hoher Affinität, verursachen eine erhebliche, schwach wirksame Stoffe nur eine geringe Parallelverschiebung.

Typische Beispiele für kompetitive Antagonisten sind α- und β-Adrenozeptorenblocker (s. S. 285 ff. und 288 ff.) sowie H_1- und H_2-Antihistaminika (s. S. 385 ff. und 538 ff.).

Nichtkompetitive Antagonisten. Wie aus Abb. A 3–2 ersichtlich, vermögen nichtkompetitive Antagonisten die Wirkung eines Agonisten auf verschiedene Weise abzuschwächen. Beispielsweise kann das Pharmakon nicht an dem Rezeptorareal, mit dem der Agonist interagiert, sondern an einer *anderen Stelle* des Re-

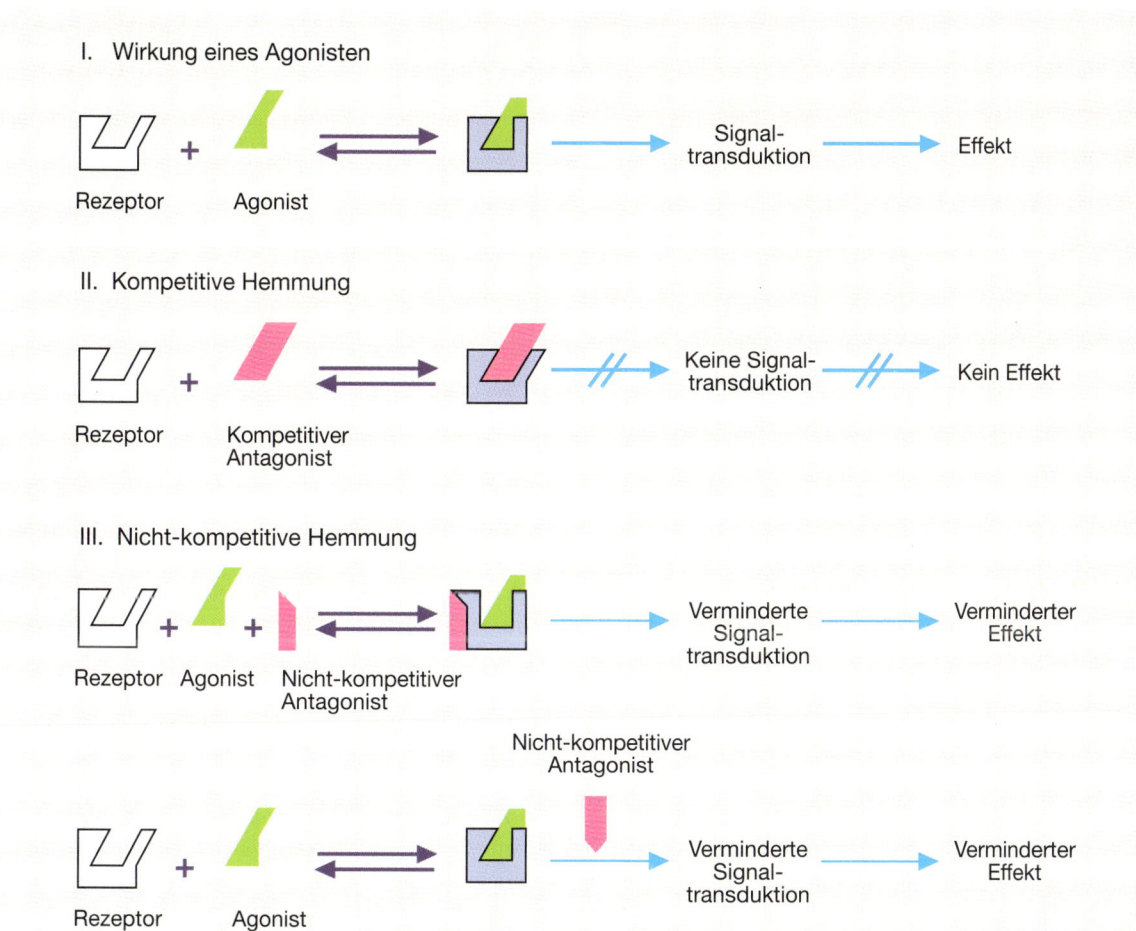

Abb. A 3–2. Schematische Darstellung von Pharmakon-Rezeptor-Wechselwirkungen (modifiziert nach Ariens)

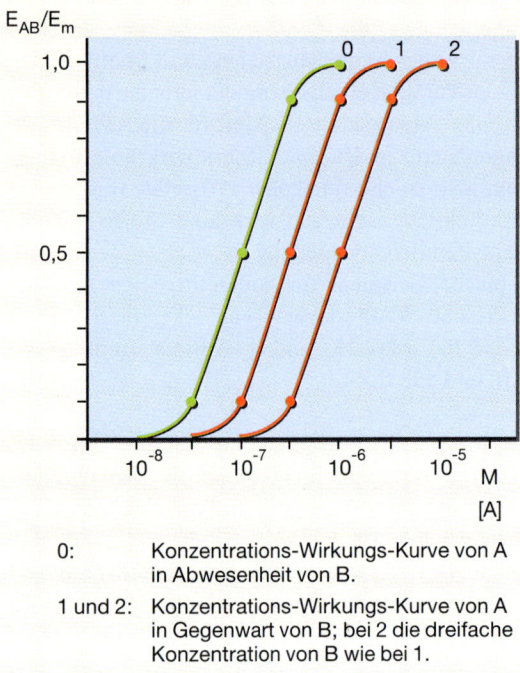

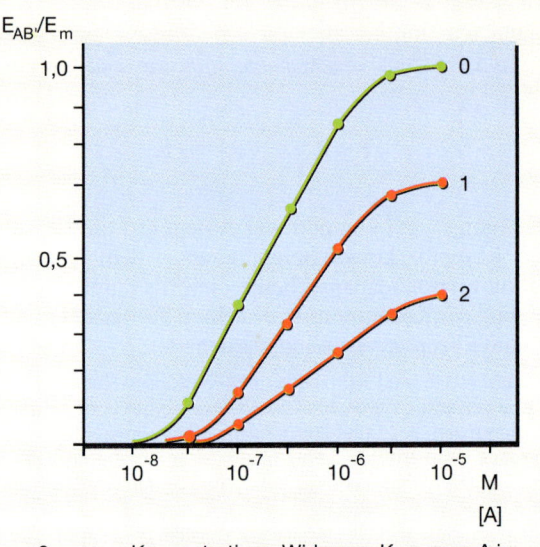

0:　　Konzentrations-Wirkungs-Kurve von A
　　　in Abwesenheit von B.

1 und 2:　Konzentrations-Wirkungs-Kurve von A
　　　　　in Gegenwart von B; bei 2 die dreifache
　　　　　Konzentration von B wie bei 1.

Abb. A 3–3. Einfluß steigender Konzentrationen eines kompetitiven Antagonisten (B) auf die Konzentrations-Wirkungs-Kurve eines Agonisten (A) (nach Ariens)
Auf der Ordinate der durch A + B hervorgerufene Effekt E_{AB} im Verhältnis zum maximal erreichbaren Effekt E_m, auf der Abszisse die molare Konzentration von A

0:　　Konzentrations-Wirkungs-Kurve von A in
　　　Abwesenheit von B'.

1 und 2:　Konzentrations-Wirkungs-Kurve von A in
　　　　　Gegenwart von B'; bei 2 die dreifache Kon-
　　　　　zentration von B' wie bei 1.

Abb. A 3–4. Einfluß steigender Konzentrationen eines *nichtkompetitiven* Antagonisten (B') auf die Konzentrations-Wirkungs-Kurve eines Agonisten (A) (nach Ariens)
Auf der Ordinate der durch A + B' hervorgerufene Effekt $E_{AB'}$ im Verhältnis zum maximal erreichbaren Effekt E_m, auf der Abszisse die molare Konzentration von A

zeptorproteins, *allosterisch,* angreifen (Abb. A 3–2, III oben). Seine Hemmwirkung kommt dadurch zustande, daß es eine Konformationsänderung des Rezeptormoleküls hervorruft und dadurch die Bedingungen für den Agonisten an dessen Bindungsstelle verändert. Weitere Möglichkeiten einer nichtkompetitiven Hemmung bestehen darin, daß die nach der Bildung des Agonist-Rezeptor-Komplexes ablaufenden Vorgänge beeinflußt werden (Abb. A 3–2, unten). In allen Fällen wird die Konzentrations-Wirkungs-Kurve des Agonisten durch den nichtkompetitiven Antagonisten folgendermaßen verändert (Abb. A 3–4): Die jeweiligen durch den Agonisten induzierten Effekte werden in Abhängigkeit von der Konzentration des Antagonisten abgeschwächt, d.h., die *Steigung* der Kurve *nimmt ab* und der *Maximaleffekt* wird *verringert.* Bei hohen Konzentrationen von B' ist schließlich der Effekt des Agonisten ganz aufgehoben. Obwohl eine Rezeptorbesetzung durch den Agonisten in vollem Umfang erfolgen kann, ist der Einfluß des nichtkompetitiven Antagonisten – im Gegensatz zu den kompetitiven Antagonisten – auch durch höchste Konzentrationen des Agonisten nicht aufzuheben. Das

Massenwirkungsgesetz gilt hier also nicht! Ein typischer nichtkompetitiver Antagonist ist *Papaverin* (s. S. 309).

Kompetitiv-nichtkompetitive Antagonisten. Neben kompetitiven und nichtkompetitiven Antagonisten kennt man auch solche, die in *niedrigen* Konzentrationen eine *kompetitiv* antagonistische und in höheren Konzentrationen eine *nichtkompetitiv* antagonistische Wirkung entfalten (Abb. A 3–5). Das bedeutet, daß sie in niedrigen Konzentrationen die Konzentrations-Wirkungs-Kurve eines Agonisten nach rechts verschieben und in höheren Konzentrationen die Steigung der Kurve und den Maximaleffekt verringern. Ein Beispiel hierfür sind die *neurotrop-muskulotrop wirkenden Spasmolytika* (s. S. 307 f.).

Funktionelle und physiologische Antagonisten. Von einem *funktionellen Antagonisten* spricht man dann, wenn dieser als *Agonist* durch einen *entgegengesetzten Effekt* die Wirkung eines *zweiten Agonisten,* der an demselben Zellsystem, aber an anderen Rezeptoren angreift, abschwächt. Ein Beispiel hierfür ist der

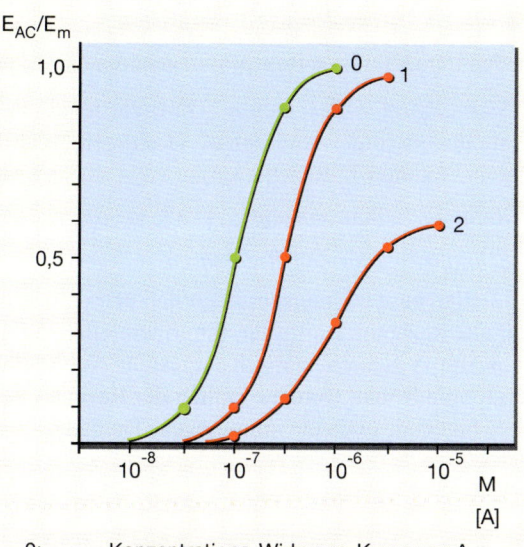

0:      Konzentrations-Wirkungs-Kurve von A
         ohne Zusatz von C

1 und 2: Konzentrations-Wirkungs-Kurve von A in
         Gegenwart steigender Konzentrationen
         von C

Abb. A 3–5. Einfluß steigender Konzentrationen eines kompetitiv-nichtkompetitiven Antagonisten (C) auf die Konzentrations-Wirkungs-Kurve eines Agonisten (A) (nach Ariens)

Auf der Ordinate der durch A + C hervorgerufene Effekt E_{AC} im Verhältnis zum maximal erreichbaren Effekt E_m, auf der Abszisse die molare Konzentration von A

Antagonismus zwischen *cholinergen* oder *histaminergen Substanzen* und *β-adrenergen Stoffen* an der Bronchialmuskulatur (Abb. A 3–6).

Der *physiologische Antagonismus* ist mit dem funktionellen Antagonismus eng verwandt. Auch er beruht auf einem *Antagonismus zwischen zwei Agonisten.* In diesem Fall wirken die Agonisten jedoch an *verschiedenen Zellsystemen* und lösen entgegengesetzte Effekte in dem Gesamt-System und damit entgegengesetzte Beiträge zu dem gemessenen Effekt aus. Ein Beispiel ist die Zunahme des Schlagvolumens des Herzens durch *Herzglykoside,* wodurch der arterielle Druck erhöht wird, und die Antagonisierung dieser pressorischen Wirkung durch *Substanzen,* die eine *periphere Vasodilatation* hervorrufen, z.B. Dihydralazin (Abb. A 3–6, unten).

Chemische Antagonisten. Unter chemischen Antagonisten versteht man Substanzen, die *chemisch* mit einem Wirkstoff reagieren und diesen dabei – *unabhängig von Rezeptoren* – inaktivieren (Abb. A 3–7). Diese Art von Antagonismus ist vor allem bei der Behandlung von Überdosierungen und Vergiftungen bedeutungsvoll (Beispiele: Aufhebung der *Heparinwirkung* durch *Protaminsulfat,* vgl. S. 426; Verhinderung der Vergiftung mit *Bariumchlorid* durch Gabe von *Natriumsulfat,* vgl. S. 799; entgiftende Wirkung verschiedener *Chelatbildner* bei *Schwermetallver-*

Pharmakodynamik

A3

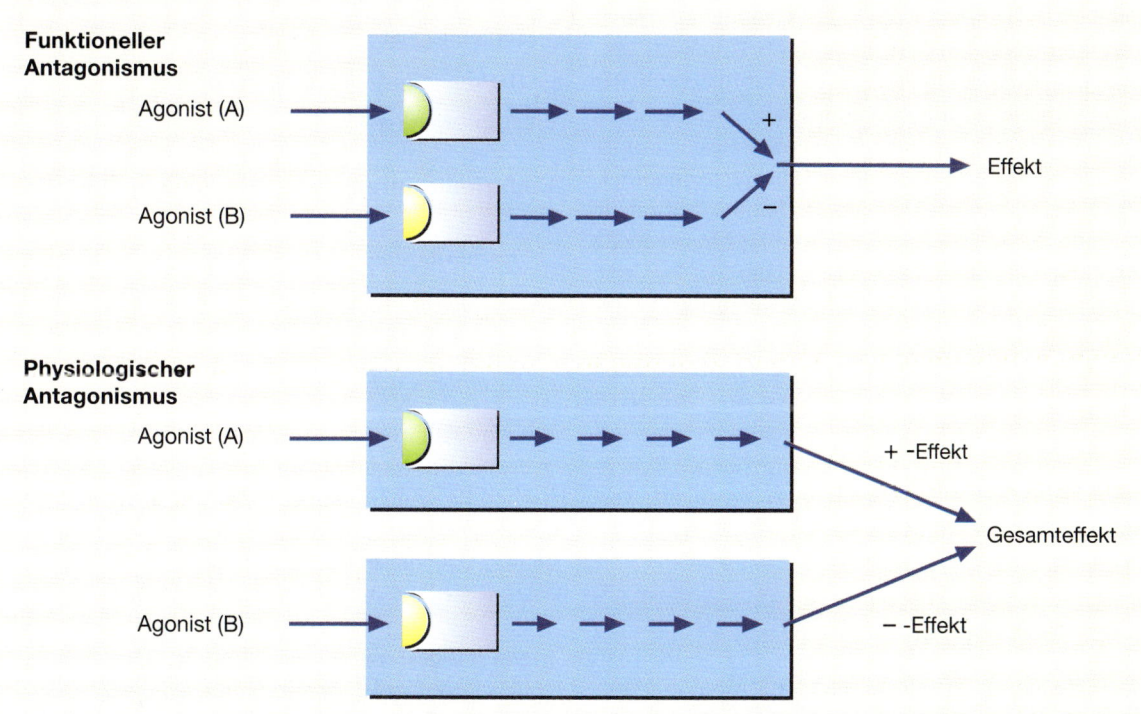

Abb. A 3–6. Funktioneller und physiologischer Antagonismus

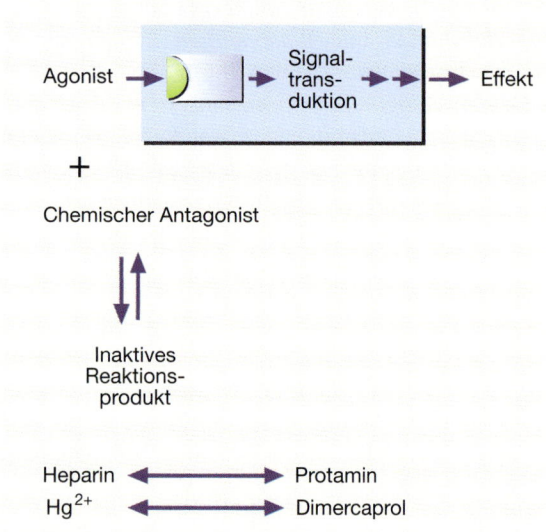

Abb. A 3–7. Chemischer Antagonismus

giftungen, vgl. S. 800 ff.). Das wesentliche Ergebnis eines chemischen Antagonismus ist die *Erniedrigung der Wirkstoffkonzentration in der Biophase.*

3.2.1.3 Rezeptorisolierung, -strukturaufklärung und -transfektion

Wegen der im allgemeinen sehr geringen Rezeptordichte im Gewebe schien die Gewinnung reiner Rezeptormoleküle lange Zeit utopisch. Durch aufwendige Isolierungsmethoden (u.a. Solubilisierung der Rezeptorproteine mit nichtionischen Detergentien, Affinitätschromatographie, Ionenaustauschchromatographie) sowie insbesondere mit gentechnologischen Verfahren konnten jedoch bereits zahlreiche Rezeptoren isoliert und ihre Aminosäuresequenz aufgeklärt werden. Außerdem gelang es, isolierte Rezeptoren wieder in künstliche Vesikel oder Lipidmembranen zu integrieren und zu zeigen, daß sie dort ihre Rezeptorfunktion voll erfüllen. Ferner konnten durch Einbringen von Rezeptorgenen (sog. *Rezeptortransfektion*) Zellen, die ursprünglich nicht über solche Rezeptoren verfügten, zur entsprechenden Rezeptorsynthese (Rezeptorexprimierung) veranlaßt werden.

3.2.1.4 Intrazelluläre und membranständige Rezeptoren

Untersuchungen zur Rezeptorlokalisation ergaben, daß Rezeptoren sowohl *intrazellulär* als auch *membranständig* vorkommen.

3.2.1.4.1 Intrazelluläre Rezeptoren

Zu den intrazellulären Rezeptoren gehören die

☐ *Steroidhormon-Rezeptoren* (Glucocorticoid-, Mineralocorticoid-, Androgen-, Oestrogen-, Gestagen-, Vitamin-D-Rezeptoren),

☐ *Retinoid-Rezeptoren* und

☐ *Schilddrüsenhormon-Rezeptoren.*

Sie stellen entwicklungsgeschichtlich betrachtet eine sehr alte Rezeptorfamilie dar. Ihr prinzipieller Aufbau ist in Abb. A 3–8 schematisch dargestellt. Neben einer hormonbindenden Domäne enthält der Rezeptor eine DNS-bindende und eine immunogene Domäne.

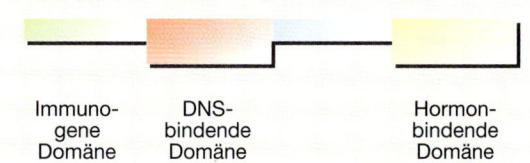

Abb. A 3–8. Grundstruktur intrazellulärer Rezeptoren

3.2.1.4.2 Membranständige Rezeptoren

Die membranständigen Rezeptoren können in

☐ sog. *einfach-membrangängige Rezeptoren* (Rezeptoren mit Tyrosinkinase-Eigenschaft),

☐ *Liganden-gesteuerte Ionenkanäle* (Ionenkanal-Rezeptoren) und

☐ *G-Protein-gekoppelte Rezeptoren*

unterteilt werden.

Einfach-membrangängige Rezeptoren. Hierzu zählen die

☐ *Insulin-Rezeptoren* (s. S. 343),

☐ *Low-density-Lipoprotein-Rezeptoren* (LDL-Rezeptoren, s. S. 432 f.) und

☐ *Rezeptoren von Zytokinen* (s. S. 777 ff.).

Sie sind dadurch gekennzeichnet, daß sie nur einen hydrophoben Membranteil aufweisen und am zytosolischen Proteinteil eine *Domäne mit der Eigenschaft einer Tyrosinkinase* besitzen (Abb. A 3–9). Das bedeutet, daß diese Rezeptoren sowohl die Funktion eines Rezeptors als auch die eines Enzyms ausüben.

Liganden-gesteuerte Ionenkanäle. Die Zellmembran besitzt *durch Proteine gebildete Ionenkanäle,* die durch Konformationsänderungen der Kanalproteine geöffnet oder geschlossen werden können. Aufgrund ihrer unterschiedlichen Geometrie und Ladungsverteilung lassen sie – bei Öffnung – meist nur bestimmte Ionen hindurchtreten. Den Ionen entsprechend, für die sie (weitgehend) selektiv permeabel sind, unterscheidet man *Natrium-, Kalium-, Calcium- und Chlorid-Kanäle.*

Treibende Kraft für die jeweiligen Ionenbewegungen (Ein- oder Ausstrom) ist der Konzentrationsgradient zwischen Extra- und Intrazellularraum. Das Ausmaß des Ionenflusses hängt von der Zahl der geöffneten Kanäle, der Öffnungsdauer sowie der Permeabilität der Ionen, der sog. *Leitfähigkeit,* ab.

Werden die Kanäle durch Bindung von Liganden geöffnet oder geschlossen, bezeichnet man sie als *Liganden-gesteuerte Ionenkanäle* (ligand-operated ion channels) oder *Ionenkanalrezeptoren.* Sofern die Öffnung oder Schließung der Kanäle dagegen durch Membran-Depolarisation oder -Hyperpolarisation (s. S. 122) erfolgt, spricht man von *spannungsabhängigen Ionenkanälen* (voltage dependent ion channels, vgl. S. 67 f.).

Bei den Liganden-gesteuerten Ionenkanälen, den Ionenkanal-Rezeptoren (vgl. S. 126), sind u.a. die

☐ *GABA$_A$-,*

☐ *(ionotropen) Glutamat-,*

☐ *Glycin-,*

☐ *5-HT$_3$- und*

☐ *Nicotin-Rezeptoren*

zu nennen. Wie aus dem Namen hervorgeht, sind sie dadurch charakterisiert, daß sie durch (physiologische oder exogene) Liganden geöffnet oder geschlossen werden.

In A 3–10 ist als Beispiel für diese Rezeptoren der Aufbau eines Nicotinrezeptors schematisch dargestellt. Er besteht aus zwei α-Untereinheiten und je einer β-, γ- und δ-Untereinheit, die gemeinsam einen *Ionenkanal* in der Lipidmembran bilden.

Die an diesen Rezeptoren angreifenden physiologischen Liganden bezeichnet man wegen des raschen Wirkungseintritts nach dem Andocken an den Ionenkanal als *schnelle Neurotransmitter.*

G-Protein-gekoppelte Rezeptoren. Zur Gruppe der G-Protein-gekoppelten Rezeptoren gehören zahlreiche, für die medikamentöse Therapie besonders wichtige Neurotransmitter-Rezeptoren (vgl. S. 124 ff.), u.a.

☐ *Adenosin-,*

☐ *adrenerge,*

☐ *GABA$_B$-,*

☐ *(metabotrope) Glutamat-,*

☐ *Histamin-,*

☐ *Opiat-* und

☐ *Serotonin-Rezeptoren* (mit Ausnahme von 5-HT$_3$-Rezeptoren, s.o.).

Pharmakodynamik

A3

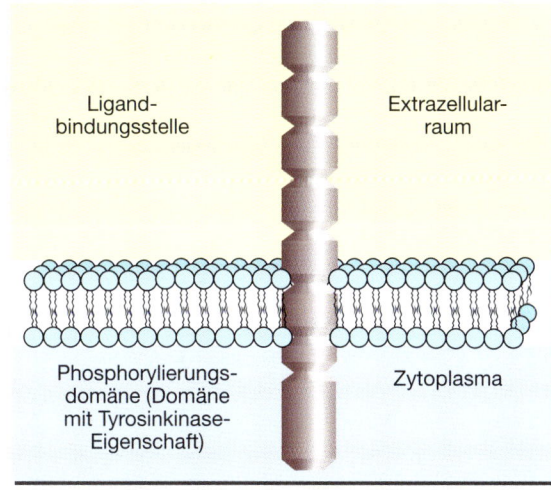

Abb. A 3–9. Einfach-membrangängiger Rezeptor in schematischer Darstellung

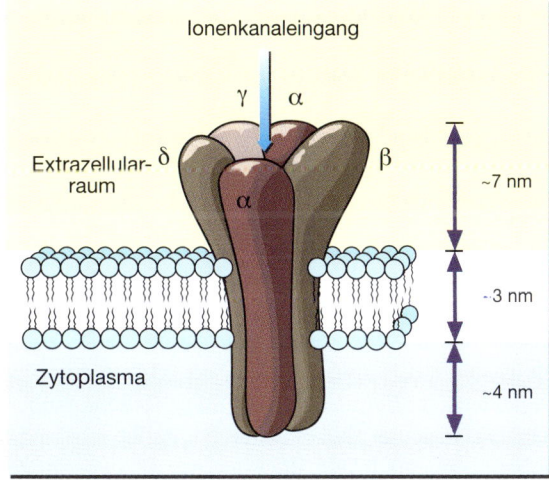

Abb. A 3–10. Nicotinrezeptor in schematischer Darstellung (nach Hucho)

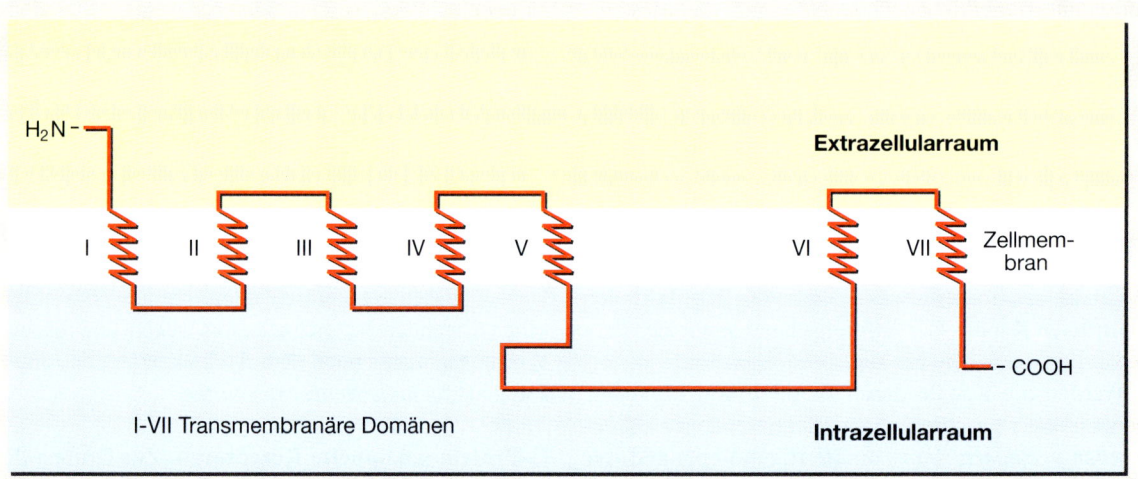

Abb. A 3–11. Siebenfach-membrangängiger, G-Protein-gekoppelter Rezeptor in schematischer Darstellung

Abb. A 3–11 ist zu entnehmen, daß sie sieben transmembranäre Domänen sowie je drei extra- und intrazelluläre Schleifen aufweisen.

Die Bezeichnung G-Protein-gekoppelte Rezeptoren rührt daher, daß sie, wie unter A 3.2.6 beschrieben, mit einem Guanin-Nucleotide bindenden Kopplungsprotein interagieren.

3.2.1.5 Rezeptorsubtypen

In der Enzymologie werden Enzyme, die dieselben Substrate umsetzen, sich aber in ihren K_m- und v_{max}-Werten unterscheiden, als *Isoenzyme* bezeichnet. In analoger Weise können auch bei den Rezeptoren verschiedene Typen und Subtypen unterschieden werden. So wurden praktisch für jeden Neurotransmitter mehrere, in ihrer Struktur zwar ähnliche, aber sowohl mit klassischen pharmakologischen als auch mit molekularbiologischen Methoden eindeutig unterscheidbare Rezeptoren, d.h. Rezeptoren mit unterschiedlicher Aminosäuresequenz, nachgewiesen. Beispielsweise interagiert Noradrenalin mit α- und β-Adrenozeptoren, die nochmals in verschiedene Subtypen unterteilt werden können (s. S. 274). Acetylcholin tritt mit Nicotin- und Muscarin-Rezeptoren (s. S. 298 f.), von denen ebenfalls wieder Subtypen existieren, in Wechselwirkung. (Weitere Rezeptorsubtypen sind im Speziellen Teil beschrieben.) Die Natur arbeitet somit gleichsam mit *Hauptschlüsseln,* den physiologischen Liganden, an *Einzelschlössern,* den Rezeptorsubtypen. Das bedeutet, daß es dadurch möglich wird, Arzneistoffe zu entwickeln, die *selektiver* als der endogene Ligand mit den verschiedenen Rezeptorsubtypen reagieren, und Nebenwirkungen sich auf diese Weise verringern lassen. Hätte die Natur keine Rezeptor-

subtypen geschaffen, gäbe es eine Vielzahl besonders wichtiger Arzneistoffe (z.B. β_2-Sympathomimetika, β_1-Adrenozeptorenblocker, H_2-Antagonisten) nicht.

3.2.1.6 Rezeptor-Effektor-Kopplung (Rezeptor-vermittelte Signaltransduktion)

3.2.1.6.1 Signaltransduktion bei intrazellulären Rezeptoren

Durch Stimulation intrazellulärer Rezeptoren vermittelte Effekte kommen dadurch zustande, daß sich zunächst in üblicher Weise der Ligand-Rezeptor-

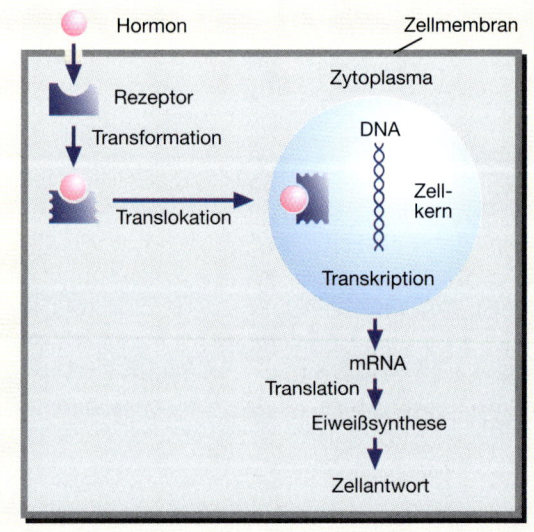

Abb. A 3–12. Wirkung eines Hormons über einen intrazellulären Rezeptor und Genaktivierung (nach Wuttke)

Komplex bildet und dieser in den Zellkern eindringt (Abb. A 3–12). Mit seinem C-terminalen Ende, der DNA-bindenden Domäne, interagiert der Komplex dann mit der DNA und bewirkt dadurch eine *veränderte Genexpression,* d.h. eine verstärkte oder (seltener) eine verringerte Aktivierung von DNA-Strängen, mit der Folge einer gesteigerten oder reduzierten Synthese von messenger-RNA. Diese ruft – nach Ausschleusung aus dem Zellkern – an Ribosomen die Bildung eines speziellen Proteins hervor, das die eigentliche Wirkung auslöst.

Aldosteron (s. S. 362 f.) führt zum Beispiel auf diese Weise 1. zur erhöhten Bildung von Na^+/K^+-ATPase in der basolateralen Membran und 2. infolge der vermehrten Synthese einer Kanal-Untereinheit zu verstärkter Öffnung von Natriumkanälen in der luminalen Membran von Tubulusepithelzellen der distalen Tubuli und der Sammelrohre der Niere. Der antiinflammatorische Effekt von *Glucocorticoiden* (s. S. 357) kommt einerseits durch Hemmung der Bildung verschiedener Interleukine, insbesondere von Interleukin-1 und Interleukin-6, und andererseits durch vermehrte Bildung von Lipocortin zustande, das durch Hemmung der Phospholipase A_2 die Synthese von Entzündungsmediatoren der Arachidonsäurekaskade (s. S. 394 ff.) unterdrückt.

3.2.1.6.2 Signaltransduktion bei membranständigen Rezeptoren

Einfach-membrangängige Rezeptoren. Bei dieser Gruppe von Rezeptoren erfolgt nach der Bildung des Ligand-Rezeptor-Komplexes eine *Autophosphorylierung* an der intrazellulären Phosphorylierungsdomäne (der Domäne mit Tyrosinkinase-Aktivität) sowie eine *Phosphorylierung intrazellulärer Proteine.* Außerdem werden die *Ligand-Rezeptor-Komplexe –* zumindest teilweise *– von der Membran ins Zellinnere transportiert (internalisiert).* Auf einer solchen Internalisation beruht beispielsweise die Aufnahme von Low-density-Lipoproteinen in die Zelle nach ihrem Andocken an den LDL-Rezeptor (s. S. 432 f.).

Ionenkanal-Rezeptoren. Die Ligand-Rezeptor- bzw. Pharmakon-Rezeptor-Interaktion führt bei den Ligand-gesteuerten Ionenkanälen zu einer *Erhöhung oder Erniedrigung der Öffnungswahrscheinlichkeit bzw. der Öffnungsdauer des Kanals* und als Folge davon zu einem verstärkten oder verringerten Austausch der entsprechenden Ionen. So binden z.B. *Acetylcholin* oder *Nicotin* an die α-Untereinheiten des Nicotin-

Rezeptors, öffnen den Kanal und lösen damit durch den Einstrom von Natriumionen ein Aktionspotential aus.

Eine *verstärkte Öffnung von Kaliumkanälen* ist die Ursache der gefäßerweiternden Wirkung von *Diazoxid* und *Minoxidil* (s. S. 487). *Benzodiazepine* (s. S. 161) erhöhen die Affinität von GABA zu ihrer Bindungsstelle am Chloridkanal und bewirken dadurch über eine längere Öffnung des Kanals und einen verstärkten Einstrom von Chloridionen ins Zellinnere eine Hyperpolarisation der Nervenzellen. Auch für *Barbiturate* (s. S. 255) und *Alkohol* (Ethanol) wurde ein Angriff am Chloridkanal mit Erhöhung des Einstroms von Chloridionen beschrieben.

G-Protein-gekoppelte Rezeptoren. Bei den G-Protein-gekoppelten Rezeptoren erfolgt die Signaltransduktion in der Weise, daß, wie erwähnt, ein G-Protein (Guanin-Nucleotide-bindendes Protein) nach Andocken des Liganden an den Rezeptor und der dadurch ausgelösten Konformationsänderung des Rezeptors die weitere Reaktionskaskade auslöst. Dabei kann das G-Protein einen Ionenkanal beeinflussen oder *durch Interaktion mit einem Enzym die Bildung eines second messenger* (s. S. 315) *induzieren oder hemmen* (Abb. A 3–13). *Dementsprechend gibt es stimulierende* (G_s-Proteine) *und inhibitorische G-Proteine* (G_i-Proteine). In beiden Fällen – Interaktion mit dem stimulierenden oder dem inhibitorischen G-Protein – ist *für die Bindung des Rezeptors an das G-Protein die dritte intrazelluläre Schleife verantwortlich.* Diese entscheidet auch darüber, an welches der verschiedenen, in der Zelle vorhandenen G-Proteine die Bindung erfolgt.

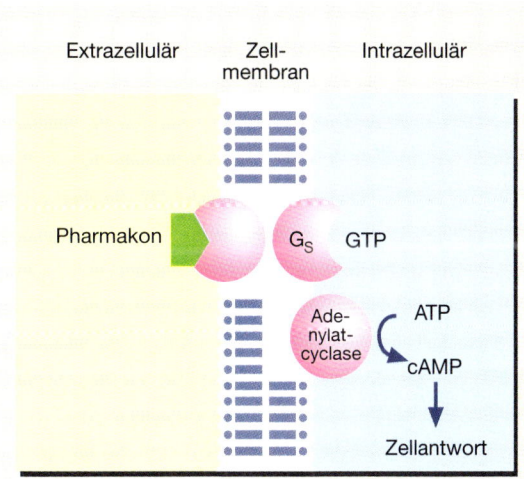

Abb. A 3–13. Wirkung eines Arzneistoffs durch Interaktion mit einem G-Protein-gekoppelten Rezeptor und Bildung eines second messenger (cAMP) (nach Thews, Mutschler, Vaupel)

Die G-Proteine stellen eine Familie heterotrimerer Proteine dar, die aus aus einer α- und einer β, γ-Untereinheit bestehen. Die α-Untereinheit besitzt die Bindungsstelle für Guanin-Nucleotide [Guanosin-diphosphat (GDP) bzw. -triphosphat (GTP)], die hydrophobe β, γ-Untereinheit verankert das G-Protein in der Membran. Im Ruhezustand bilden die Untereinheiten ein gemeinsames, nicht mit dem Rezeptor verbundenes Protein (Abb. A 3–14 A), in dem GDP an die α-Untereinheit gebunden ist. Bei Stimulation des betreffenden membranständigen Rezeptors (Abb. A 3–14 B) vereinigt sich zunächst das G-Protein mit dem Rezeptor und GDP wird gegen GTP ausgetauscht. Dann trennen sich die α- und die β, γ-Untereinheit (Abb. A 3–14 C) und die noch immer GTP-enthaltende α-Untereinheit aktiviert (im Falle eines G_s-Proteins) oder blockiert (im Falle eines G_i-Proteins) das Zielprotein (s. Abb. A 3–14 D). Die Reaktion wird dadurch beendet, daß die α-Untereinheit nach Bindung von GTP die Eigenschaften einer GTPase erlangt und dadurch das angelagerte GTP in GDP und anorganisches Phosphat gespalten wird (Abb. A 3–14 E). Mit der GTP-Spaltung kehrt das System in den Ruhezustand zurück.

Neuerdings gibt es auch Hinweise, daß zusätzlich zur α-Untereinheit auch die β, γ-Untereinheit mit dem Zielprotein (Effektor) interagiert.

Wichtige G-Protein-gekoppelte Enzyme sind die

☐ *Adenylatcyclase,* deren Stimulation die Bildung von *cyclischem Adenosinmonophosphat* (cAMP) bewirkt,

☐ *Guanylatcyclase,* deren Aktivierung die Synthese von *cyclischem Guanosinmonophosphat* (cGMP) auslöst, und

☐ *Phospholipase C,* die durch Spaltung von Phosphatidyl-inositol-4,5-diphosphat die beiden second messengers *Inositol-1,4,5-triphosphat* (IP_3) und *Diacylglycerol* bildet.

cAMP, cGMP, IP_3 und Diacylglycerol lösen dann weitere Reaktionen, u.a. die *Aktivierung von Proteinkinasen* und damit die Phosphorylierung von Proteinen, aus.

3.2.1.7 Rezeptorreserve

Muß nur ein *Teil* der verfügbaren Rezeptoren aktiviert werden, um das Effektorsystem maximal zu stimulieren, liegt eine *Rezeptorreserve* vor. Diese ist in der Regel klein, wenn die dem Rezeptor nachgeschaltete Reaktionskette nur aus wenigen, das Signal verstär-

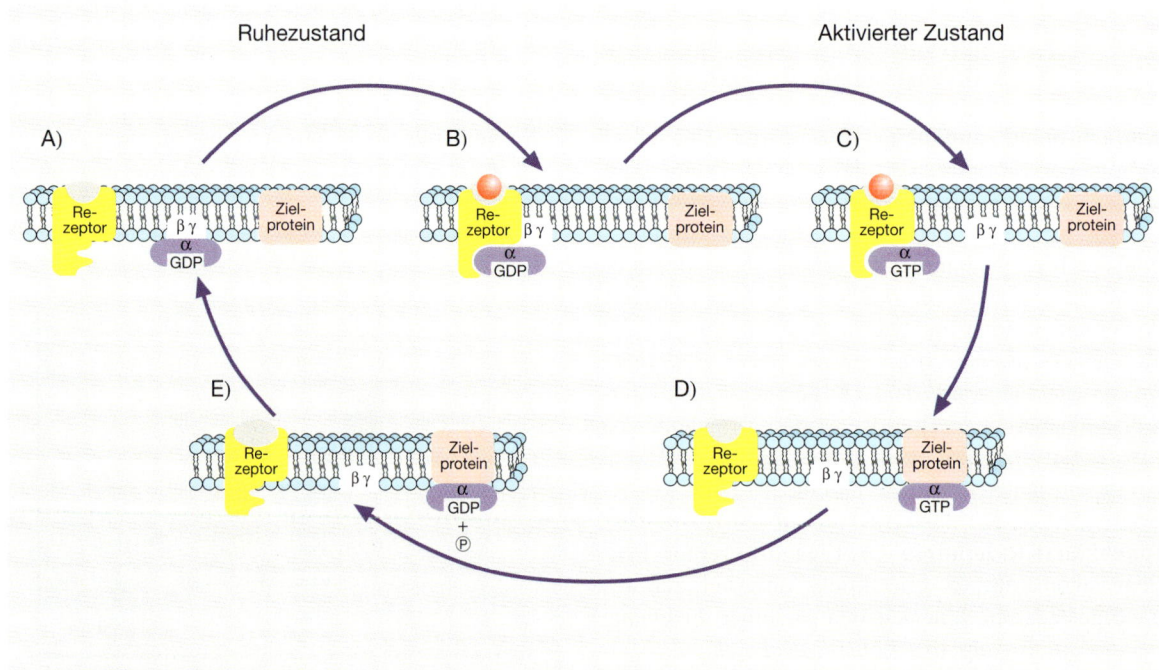

Abb. A 3–14. Funktion eines G-Proteins in schematischer Darstellung (modifiziert nach Rang und Dale)
A) Ruhezustand; B) Bindung des G-Proteins an den durch einen Liganden aktivierten Rezeptor, C) Austausch von GDP durch GTP, Trennung der α- von der β, γ-Untereinheit; D) Aktivierung oder Hemmung des Effektors (Enzym, Ionenkanal) durch die GTP-tragende α-Untereinheit; E) Spaltung von GTP in GDP und anorganisches Phosphat (P)

kenden Gliedern besteht. Umgekehrt nimmt im allgemeinen die Rezeptorreserve mit der Zahl der Verstärkereinheiten zu.

3.2.1.8 Desensibilisierung, Rezeptor-Down- und -Up-Regulation

Die Höhe des bei Freisetzung einer bestimmten Neurotransmittermenge übertragenen Signals ist nicht konstant, sondern sie nimmt – bei verschiedenen Rezeptoren unterschiedlich stark ausgeprägt – bei anhaltender Rezeptorstimulation ab: Es kommt zur *Desensibilisierung*, d.h. zur Abnahme der Empfindlichkeit des Systems. Als Beispiel sei die verringerte Wirkung von β-Adrenozeptoragonisten im Verlauf der Behandlung einer akuten Herzinsuffizienz (s. S. 446) genannt.

Der *Desensibilisierung* liegen *mehrere Mechanismen zugrunde*. So bewirkt die Aktivierung intrazellulärer Kinasen nach Rezeptorstimulation auch eine *Phosphorylierung von Rezeptoren*. Dadurch wird die Affinität dieser Rezeptoren zu intrazellulären Proteinen, die die Rezeptor-vermittelte Signaltransduktion hemmen *(Arrestinen)*, stark erhöht und als Folge davon nimmt die Stärke des Signals ab. Zur Desensibilierung trägt ferner eine *erhöhte Bildung inhibitorischer G-Proteine* sowie eine *verringerte Expression und ein beschleunigter Abbau von Rezeptor-mRNA* bei. Außerdem ändert sich die Zahl der Rezeptoren in Abhängigkeit vom Funktionszustand des Organismus bzw. des betreffenden Organs. In Gegenwart anhaltend *hoher* (körpereigener oder körperfremder) *Agonistenkonzentrationen* findet man eine *Erniedrigung der Zahl an aktiven Rezeptoren durch Internalisierung und verstärkten Abbau* (Rezeptor-Down-Regulation).

Eine *Protektion der Rezeptoren* gegen Aktivierung und damit eine Senkung des Rezeptorenverbrauchs, z.B. durch Gabe von Rezeptorenblockern (kompetitiven Antagonisten), Denervierung oder einen Mangel an Neurotransmittern, bewirkt dagegen eine *Erhöhung der Rezeptorenzahl* (Up-Regulation). Die *Rebound-Phänomene* nach Absetzen von *Clonidin* (starke Blutdrucksteigerung) oder von *β-Adrenozeptorenblockern* (Zunahme von Angina-pectoris-Anfällen) beruhen darauf, daß während der Behandlung die Rezeptorenanzahl ansteigt und es dadurch zu einer *Hypersensibilität* kommt.

Pharmaka, die *indirekt* auf ein bestimmtes System einwirken, können ebenfalls dessen Rezeptorendichte verändern (heterologe Up- bzw. Down-Regulation). Als Beispiele seien die Zunahme der Oxytocin-Rezeptoren unter Oestrogengabe und ihre Abnahme unter Progesteroneinwirkung sowie die Zunahme der Zahl von β-Rezeptoren, beispielsweise im Herzmuskel, bei Gabe von Schilddrüsenhormonen genannt. Diese Befunde stimmen mit einer dadurch veränderten Gewebeempfindlichkeit gegenüber Oxytocin und Noradrenalin überein.

Rezeptorsysteme erweisen sich somit hinsichtlich ihrer Anpassungsfähigkeit an verschiedene Bedingungen als ebenso flexibel wie die Enzymsysteme (vgl. Enzyminduktion bei Biotransformationsreaktionen S. 29 f.).

3.2.1.9 Krankheitsbedingte Veränderungen der Rezeptorfunktion

Abweichungen von der normalen Rezeptorfunktion kommen bei pathologischen Zuständen vor. Ein typisches Beispiel einer *Rezeptor-Autoimmunkrankheit* ist die *Myasthenia gravis*, bei der Autoantikörper gegen die cholinergen Rezeptoren in der motorischen Endplatte gebildet werden. Durch die Bindung der Antikörper an die Rezeptoren sind diese zu einer Wechselwirkung mit dem Neurotransmitter nicht mehr befähigt. Die Folge ist eine Muskelschwäche. In gleicher Weise verhindern beim Insulin-resistenten *Diabetes mellitus* Insulinrezeptor-Antikörper die Bindung des Insulins an seine Rezeptoren.

Auch dem Morbus Basedow (s. S. 331) liegt eine Rezeptor-Autoimmunkrankheit zugrunde, und zwar werden hierbei Antikörper gegen Thyrotropin-Rezeptoren gebildet, die agonistische Eigenschaften besitzen und somit nach Bindung an die Rezeptoren die Schilddrüse zu verstärkter Schilddrüsenhormonproduktion anregen.

Ein Beispiel für eine *angeborene* pathologische Rezeptorveränderung ist eine Funktionsstörung des *Dihydrotestosteron-Rezeptors*, die X-chromosomal gebunden, mit Feminisierungserscheinungen einhergeht und gegenüber einer Behandlung mit Androgenen resistent ist. Ferner kann in diesem Zusammenhang die gestörte Bildung von *LDL-Rezeptoren* als Ursache der familiär bedingten Hypercholesterolämie (s. S. 431 ff.) und der Adiuretin-Rezeptor-Defekt beim renalen Diabetes insipidus (s. S. 592) genannt werden.

3.2.2 Pharmakawirkungen an spannungsabhängigen Ionenkanälen

Wie bereits unter A 3.2.1.4.2 beschrieben, werden spannungsabhängige Ionenkanäle durch Änderung des Membranpotentials geöffnet oder geschlossen. Solche Ionenkanäle können aber auch durch Pharmaka beeinflußt werden. So werden spannungsabhängige *Natriumkanäle durch Lokalanästhetika* (s. S. 227) sowie *Klasse-I-Antiarrhythmika* (s. S. 459 ff.), span-

Pharmakodynamik

A3

nungsabhängige *Calciumkanäle durch Calciumkanalblocker* (Calciumantagonisten, s. S. 471 ff.) *blockiert.*

3.2.3 Pharmakawirkungen an Transportsystemen

Außer an Ionenkanälen können Arzneistoffe Ionenbewegungen durch Angriff an Transportsystemen beeinflussen, die entweder *aktiv* unter Energieverbrauch (Ionenpumpen, s. S. 121) oder *passiv* durch erleichterte Diffusion (Carrier, s. S. 10) Ionen transportieren .

Saluretika (s. S. 582 ff.) beispielsweise sind als *selektive Elektrolyttransport-Inhibitoren* zu charakterisieren: Schleifendiuretika vom Furosemid-Typ blockieren den $Na^+/K^+/2Cl^-$-Carrier, Thiazide den Na^+/Cl^--Kotransporter.

Herzglykoside (s. S. 447 f.) hemmen den Auswärtstransport von Natriumionen vom Intrazellularraum in den Extrazellularraum sowie den Einwärtstransport (extrazellulär/intrazellulär) von Kaliumionen durch Blockade der Natrium-Kalium-Pumpe (Na^+/K^+-ATPase).

Die als Ulkustherapeutika verwendeten *Protonenpumpenhemmer* (s. S. 539 ff.) unterdrücken die Salzsäureproduktion im Magen durch Hemmung der Protonen-Kalium-Pumpe (H^+/K^+-ATPase).

3.2.4 Pharmakawirkungen an Enzymen

Zahlreiche Wirkungen von Arzneistoffen beruhen auf der *Hemmung* oder (seltener) der *Aktivierung von Enzymen.* Ähnlich wie bei der Pharmakon-Rezeptor-Interaktion kommt es dabei zunächst zur Bildung eines Pharmakon-Enzym-Komplexes und dadurch, je nach Art des Arzneistoffs, zur Enzymblockade oder Enzymaktivierung.

Enzymhemmung. Eine durch Pharmaka ausgelöste Enzymhemmung kann *kompetitiv* oder *nichtkompetitiv* sein. Eine *kompetitive Hemmung* liegt vor, wenn der Arzneistoff mit dem Substrat um dessen Bindungsstelle reversibel konkurriert. Bei der *nichtkompetitiven Hemmung* reagiert der Arzneistoff *irreversibel* mit dem aktiven Zentrum, oder es wird die auf die Bildung des Substrat-Enzym-Komplexes folgende Reaktion und nicht die Bindung des Substrats an das Enzym unterdrückt.

Wichtige Beispiele von enzymblockierenden Pharmaka sind die

□ *Monoaminoxidase-Hemmer* (s. S. 158 f.),

□ *nicht-opioiden Analgetika* als Hemmstoffe der Cygclooxygenase (s. S. 198 f.),

□ *Urikostatika* als Xanthinoxidase-Inhibitoren (s. S. 221 f.),

□ *indirekten Parasympathomimetika* als Cholinesterase-Blocker (s. S. 302 ff.),

□ *Hydroxy-Methyl-Glutaryl-Coenzym-A-Reduktase-Inhibitoren* (HMG-CoA-Reduktase-Inhibitoren, s. S. 437 f.),

□ *Phosphodiesterase-Hemmer* (s. S. 454 f.) und

□ *Angiotensin-Konversionsenzym-Hemmer* (ACE-Hemmer, s. S. 484 ff.).

Enzymaktivierung. Eine Enzymaktivierung wird meist durch die obengenannten *2. Botenstoffe* (second messengers) bewirkt. Ein direkter Aktivator der Adenylatcyclase ist ferner der nur in der experimentellen Pharmakologie und nicht therapeutisch genutzte Naturstoff *Forskolin. Nitrate* (s. S. 469) aktivieren die plasmatische Guanylatcyclase. Die Wirkung einer Reihe von *Gerinnungsfaktoren* (s. S. 418 f.) bei der Blutgerinnung beruht darauf, daß sie inaktive Faktoren in aktive Proteasen überführen. *Fibrinolytika* (s. S. 429 f.) wandeln Plasminogen in Plasmin, ebenfalls eine Protease, um.

3.2.5 Pharmakawirkungen durch Beeinflussung von Biosynthesen in Mikroorganismen

Antiinfektiva entfalten ihre Wirkung, wie unter B 9 ausführlich beschrieben, in den meisten Fällen durch Eingriff in Biosynthesen von Mikroorganismen. So beruht beispielsweise die bakterizide Wirkung von *β-Lactam-Antibiotika* (s. S. 658 ff.) auf einer Störung der Zellwandsynthese von Bakterien. Die bakteriostatische Wirkung von *Tetracyclinen* (s. S. 680 ff.) und *Makrolid-Antibiotika* (s. S. 682 f.) kommt durch die Hemmung der ribosomalen Proteinsynthese zustande. *Chinolon-Derivate* (Gyrasehemmer, s. S. 684 ff.) verhindern die Überspiralisierung der bakteriellen DNA. Sulfonamide (s. S. 688 ff.) wirken als Antimetabolite bei der für den Bakterienaufbau notwendigen Folsäuresynthese. Das Antituberkulotikum *Isoniazid* (s. S. 701 f.) hemmt als Nicotinsäure-Antimetabolit Stoffwechselprozesse in den Tuberkelbakterien. Zahlreiche *Antimykotika* (s. S. 705 ff.) blockieren die Bildung von Ergosterol, einem essentiellen Bestandteil der Zellmembran von Pilzen.

3.3 Dosierung und Dosis- bzw. Konzentrations-Wirkungs-Beziehungen

3.3.1 Dosierung

Für eine sinnvolle medikamentöse Therapie ist, wie schon im Kapitel Pharmakokinetik beschrieben, eine *adäquate Dosierung,* d.h. eine Dosierung, bei der der gewünschte Effekt ohne Überdosierung und daher ohne vermeidbare toxische Nebenwirkungen erreicht wird, Voraussetzung.

Da der von einem Pharmakon im Organismus ausgelöste Effekt von der Konzentration am Wirkort und damit – bci gegebener Dosis – vom Körpergewicht abhängt, ist dieses, sofern exakt dosiert werden muß (z.B. bei Substanzen mit geringer therapeutischer Breite, s.u.), zu berücksichtigen. Im allgemeinen wird jedoch bei Erwachsenen zur Vereinfachung der Dosierungsrichtlinien von einem Durchschnittsgewicht von 70 kg ausgegangen.

In Tab. A 3–2 sind wichtige Dosierungsbegriffe zusammengestellt.

Initialdosis, Erhaltungsdosis. Sofern am Beginn einer Therapie möglichst rasch die minimale therapeutische Konzentration (s. S. 46) überschritten werden soll, gibt man von Substanzen mit langer Eliminationshalbwertszeit zunächst eine relativ hohe *Initialdosis* (priming dose, loading dose) und danach niedrigere *Erhaltungsdosen.* Auf diese Weise werden rasch und danach anhaltend Blutspiegel erreicht, die im therapeutischen Konzentrationsbereich liegen.

Dosierungsintervall. Neben der Einzel-, Tages-, Initial- und Erhaltungsdosis ist das *Dosierungsintervall,* d.h. die Zeit zwischen zwei Arzneimittelapplikationen, ein wichtiger Parameter für das Dosierungsregime. Aus Gründen der sog. Patienten-Compliance – man versteht darunter das Einhalten der ärztlichen Vorschriften durch den Patienten – ist eine einmalige Gabe pro Tag – zumindest für die Dauertherapie – wünschenswert. Bei Substanzen mit geringer Halbwertszeit muß jedoch, sofern keine Retardformen zur Verfügung stehen, mehrmals täglich dosiert werden, da nur so Plasmakonzentrationen im therapeutischen Bereich über eine ausreichend lange Zeit aufrechterhalten werden können.

Dabei ist jedoch zu berücksichtigen, daß die Wirkdauer wesentlich länger sein kann als die Plasmahalbwertszeit. So ist z. B. bei β-Adrenozeptorenblockern die Wirkdauer etwa 3 – 4mal länger als die Plasmahalbwertszeit. Es ist daher möglich, β-Blocker mit einer $t_{1/2}$ von wenigen Stunden nur einmal täglich zu verabreichen.

Dosierung im Säuglings- und Kleinkindesalter. Die Dosierung in diesem Lebensabschnitt erfordert besondere Aufmerksamkeit. Wie unter A 2 beschrieben, weicht die Pharmakokinetik bei Neugeborenen und Säuglingen erheblich von der des Erwachsenen ab. Insbesondere im ersten Lebenshalbjahr ist die Elimination verzögert. Jenseits dieses Lebensabschnitts kann die Kinderdosis im allgemeinen aus der Erwachsenendosis nach verschiedenen Formeln errechnet

Tab. A 3–2. Dosierungsbezeichnungen (nach Hauschild)

Bezeichnung	Abkürzung	
Einzeldosis	ED	übliche (therapeutisch wirksame) Einzelgabe
Einzelmaximaldosis	EMD	(im Arzneibuch angegebene) maximal zulässige Einzelgabe
Tagesdosis	TD	übliche in 24 Stunden einzunehmende Dosis
Tagesmaximaldosis	TMD	(im Arzneibuch angegebene) maximal zulässige Dosis in 24 Stunden
Normdosis	ND	entspricht im allgemeinen der Einzeldosis
Letale Dosis	LD	tödliche Dosis
Initialdosis		Dosis, die zu Beginn einer Therapie bis zum Erreichen des gewünschten therapeutischen Wirkspiegels verabreicht wird
Erhaltungsdosis		Dosis, die nach Erreichen der Sättigung zur Aufrechterhaltung der Wirkung bzw. Gewebekonzentration weiter gegeben werden muß

werden, bei denen meist die *Körperoberfläche* des Kindes einbezogen ist, z.B. nach der Formel

$$ND_{Kind} = ND_{Erwachsener} \cdot \frac{KO}{1,73}$$

KO Körperoberfläche des Kindes (m²)

Die Körperoberfläche des Kindes erhält man angenähert (nach Wagner) durch folgende Beziehung:

$$KO = 0,09 \cdot W^{0,73}$$

W Körpergewicht (kg)

Genauere Angaben können entsprechenden Tabellen entnommen werden.

Bei einer Reihe von Arzneistoffen ist die Oberflächenregel jedoch *nicht* anwendbar. So ist beispielsweise bei einigen zentralwirksamen Stoffen, z. B. Antiepileptika, die auf diese Weise ermittelte Dosis zu niedrig. Codein soll gewichtskonstant dosiert werden (ca. 0,5 mg/kg Körpergewicht).

Die sog. *Richtgrößen* (z.B. 1/4 der Erwachsenendosis für ein einjähriges Kind) gelten nur für durchschnittlich entwickelte Kinder.

3.3.2 Dosis- bzw. Konzentrations-Wirkungs-Beziehungen

Untersuchungen über die Beziehung zwischen der Dosis (bzw. der Konzentration) und der *Wirkung* einer Substanz können auf zwei Arten erfolgen: In Abhängigkeit von der Dosis wird entweder die *Häufigkeit eines Effektes an einem Kollektiv* (sog. Dosis-Häufigkeits-Beziehung) oder die *Wirkungsintensität eines Effektes an einem Versuchsobjekt* (Dosis-Wirkungs-Beziehung im engeren Sinn) geprüft. Im ersten Fall nimmt die *Zahl der Versuchsobjekte,* die den erwarteten Effekt zeigen, im zweiten Fall die *Wirkungsintensität* (des Effektes) bis zu einem Maximum zu.

Stellt man die bei solchen Untersuchungen gewonnenen Ergebnisse in einem Koordinatensystem (Abszisse: Dosis bzw. Konzentration; Ordinate: Effekt) graphisch dar, erhält man *Dosis- bzw. Konzentrations-Wirkungs-Kurven.* Bei der Auswertung dieser Kurven interessiert vor allem

☐ die *Schwellendosis,* d.h. die kleinste Dosis, bei der ein Effekt sichtbar wird,

☐ der erreichbare *Maximaleffekt,*

☐ die *zum Erreichen des Maximaleffektes erforderliche (minimale) Dosis* und

☐ die *Steigung der Kurve* die ein Maß für den Dosisbereich zwischen Wirkungseintritt und maximaler Wirkung ist: Bei geringer Steigung ist dieser groß, bei großer Steigung klein.

3.3.2.1 Dosis-Wirkungs-Beziehungen am Kollektiv

Untersuchungen zur Ermittlung von Dosis-Wirkungs-Beziehungen werden bei der Arzneimittelentwicklung sowohl in der präklinischen als auch in der klinischen Phase (s. A 9) durchgeführt. Auch bei allgemeinen toxikologischen oder gewerbetoxikologischen Untersuchungen ist dieses Vorgehen üblich. Die Untersuchungsergebnisse können in einer sog. *Häufigkeitsverteilungskurve* dargestellt werden. In einer solchen Kurve wird die Dosis, bei der 50% der Individuen reagieren, als Maß für die Aktivität (ED_{50}) der untersuchten Substanzen benutzt.

Die in Abb. A 3–15 vorliegende symmetrische Verteilung ist bei biologischen Objekten eher die Ausnahme als die Regel. In der Praxis wird gewöhnlich eine *asymmetrische Verteilung* gefunden. Trägt man in einem solchen Fall die Dosis in logarithmi-

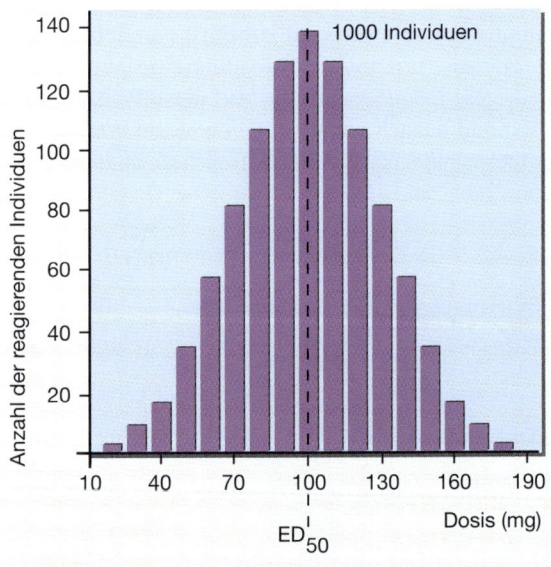

Abb. A 3–15. Darstellung der Beziehung zwischen Dosis und Zahl der mit einem spezifischen Effekt reagierenden Individuen. Es liegt eine symmetrische Verteilung um die Mittellinie, die das Diagramm in zwei gleiche Teile teilt und der ED_{50} entspricht, vor. Man spricht in diesem Fall von einer statistischen Normalverteilung

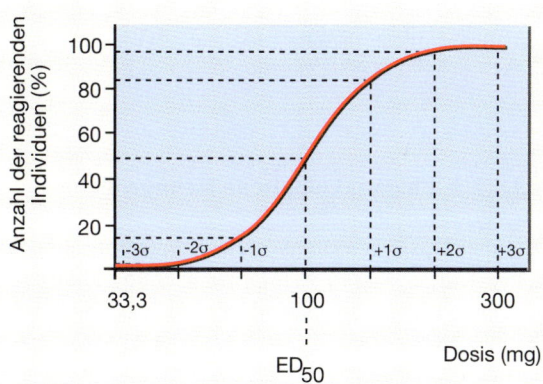

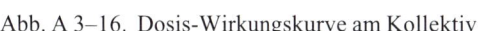

Abb. A 3–16. Dosis-Wirkungskurve am Kollektiv

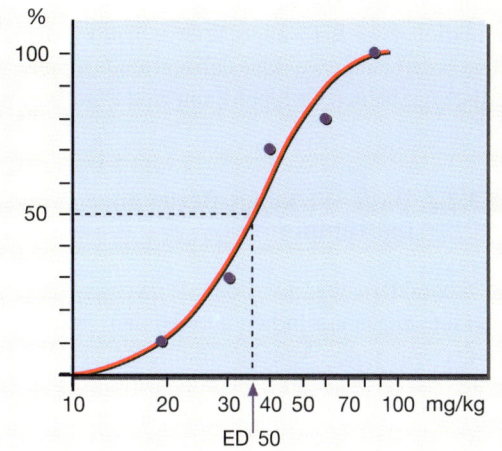

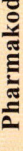

Pharmakodynamik

A3

schem Maßstab auf, erhält man häufig wieder eine symmetrische Kurve (Abb. A 3–16).

Die Standardabweichung σ ist ein Maß für die Streuung der Werte um die ED_{50}, den Mittelwert, und ist so definiert, daß der Teil der Kurve von $ED_{50} - σ$ bis $ED_{50} + σ$ 68% aller Einzelwerte umschließt. Der entsprechende Teil von $ED_{50} - 2σ$ bis $ED_{50} + 2σ$ umfaßt 95,4% der Einzelwerte.

Als praktisches Beispiel ist in Abb. A 3–17 die Krampfwirkung eines Analeptikums (Pentetrazol) in Abhängigkeit von der applizierten Dosis aufgetragen. Während bei niederen Dosen nur wenige Tiere Krampferscheinungen zeigen, treten nach hohen Dosen bei allen Tieren Krämpfe auf. Auch aus dieser Kurve wird deutlich, daß die individuelle effektive Dosis stark variiert *(biologische Streuung)*.

Abb. A 3–17. Krampfwirkung von Pentetrazol bei Mäusen in Abhängigkeit von der Dosis (nach Lembeck und Winne) Auf der Ordinate die Zahl der Tiere mit Krampferscheinungen in Prozent, auf der Abszisse die Pentetrazoldosis in mg/kg Maus. Für jeden Kurvenpunkt sind mindestens 5 Tiere erforderlich.

In einigen Fällen weist das Dosis-Wirkungs-Diagramm zwei Peaks auf (Abb. A 3–18). Man spricht von einer *bimodalen Kurve.* Aus einer solchen Kurve geht hervor, daß *kein homogenes Kollektiv* vorliegt, sondern daß *zwei abgrenzbare Gruppen,* die eine *verschiedene Empfindlichkeit* gegenüber der Prüfsubstanz aufweisen, existieren. Ein solcher Fall ist z.B. bei genetisch bedingten Unterschieden in der Biotransformationsrate gegeben (s. S. 95 ff.). Die Dosis-

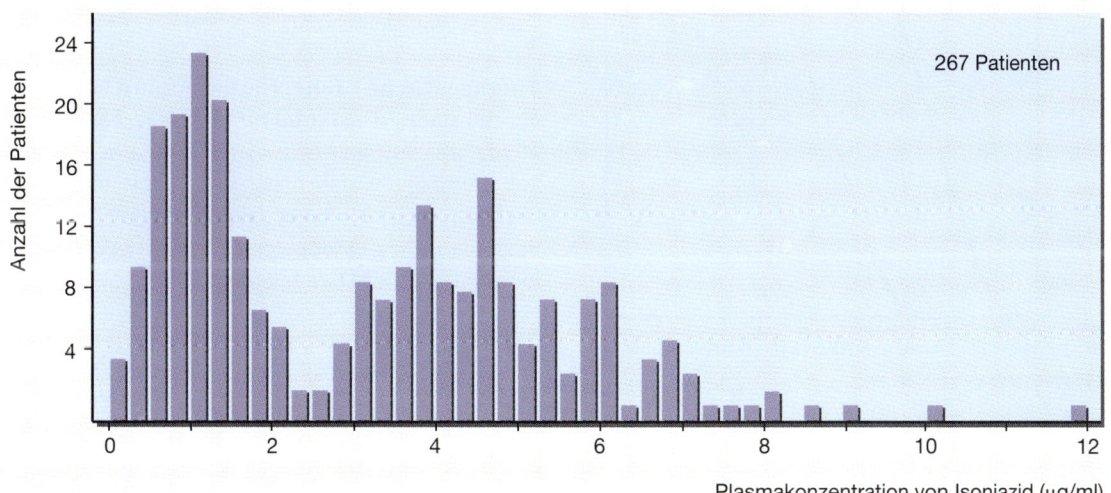

Abb. A 3–18. Plasmakonzentration von Isoniazid, ermittelt an einer großen Zahl von Patienten. Das Diagramm zeigt zwei Gipfel entsprechend einer bimodalen Verteilung infolge von zwei genetisch verschiedenen Gruppen (nach Evans et al.)

Wirkungs-Kurve weist bei einer solchen Misch-population zwei S-förmige Teile auf, d.h., das Kollektiv besteht aus zwei klar definierten Gruppen, und für jede der beiden Gruppen kann eine ED_{50} bestimmt werden.

3.3.2.2 Dosis-Wirkungs-Beziehungen am Individuum

Die Charakteristika der Dosis-Wirkungs-Kurve bei Untersuchungen am Individuum können in der Regel auf der Basis des Massenwirkungsgesetzes erklärt werden. Trägt man die Dosis logarithmisch auf der Abszisse und die Stärke des Effekts linear auf der Ordinate auf, erhält man meist eine S-förmige Kurve.

Bei *Agonisten* ermöglicht die Kurve sowohl die Bestimmung der *Wirkstärke* als auch die der *intrinsic activity. Die Lage der Kurve auf der x-Achse ist ein Maß für die Wirkstärke, die Größe des Maximaleffektes ein Maß für die intrinsic activity.*

In Abb. A 3–19 sind die Konzentrations-Wirkungs-Kurven verschiedener Parasympathomimetika (vgl. S. 300 ff.) am isolierten Ileum des Meerschweinchens dargestellt. Den Kurven ist zu entnehmen, daß

☐ Acetylcholin eine größere Wirkstärke besitzt, d.h. in niedrigeren Dosen wirkt als Furtrethonium und Pilocarpin,

☐ mit Furtrethonium derselbe Maximaleffekt wie mit Acetylcholin, allerdings erst durch höhere Dosen, erreicht werden kann und

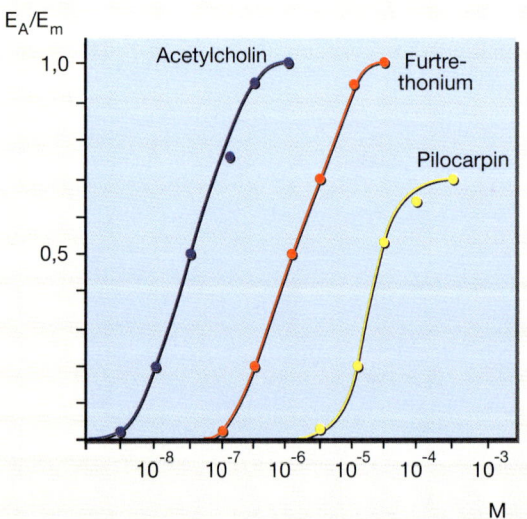

☐ die Pilocarpin-Kurve ein geringeres Maximum aufweist, was bedeutet, daß auch mit höchsten Pilocarpinkonzentrationen nicht dieselbe maximale Wirkung wie mit Acetylcholin zu erzielen ist.

3.3.2.3 Pharmakologische Kenngrößen

Aus den Dosis-Wirkungs- bzw. Konzentrations-Wirkungs-Kurven lassen sich ferner wichtige Pharmakakonstanten ermitteln, von denen nachstehend einige beschrieben sind.

ED_{50}. Die schon mehrfach erwähnte ED_{50} *(Dosis effectiva 50, Effektdosis 50)* ist die Dosis, bei der die Hälfte (50%) des Maximaleffekts erreicht wird bzw. bei der 50% der Versuchsobjekte die erwartete Wirkung zeigen. (Entsprechend ist die *ED_{95}* die Dosis, bei der 95% der Wirkung erreicht werden.)

LD_{50}. Die LD_{50} *(Dosis letalis 50, Letaldosis 50),* ein Sonderfall der *ED_{50},* gibt an, bei welcher Dosis 50% der Versuchstiere sterben.

pD_2-Wert. Der pD_2-Wert, eine *Kenngröße für die Wirkstärke eines Agonisten,* ist der negative dekadische Logarithmus der Wirkstoffkonzentration, mit der der halbe Maximaleffekt erreicht wird.

pA_2-Wert. Der pA_2-Wert, ein *Parameter für die Affinität eines Antagonisten,* gibt den negativen dekadischen Logarithmus der Antagonistenkonzentration an, die die Konzentrations-Wirkungs-Kurve des (bei der Untersuchung verwendeten) Agonisten um den Faktor 2 nach rechts verschiebt.

Therapeutische Breite. Die therapeutische Breite einer Substanz ist ein *Maß für die Sicherheit zwischen therapeutischer und toxischer Wirkung:* Ein Pharmakon ist um so ungefährlicher, je größer seine therapeutische Breite ist. Üblicherweise wird diese in Form des therapeutischen Quotienten (oder Index) als Verhältnis von LD_{50} zu ED_{50} angegeben:

$$\text{Therapeutischer Quotient} = \frac{LD_{50}}{ED_{50}}$$

Abb. A 3–19. Konzentrations-Wirkungs-Kurven verschiedener Parasympathomimetika am isolierten Ileum des Meerschweinchens. Auf der Abszisse die molare Badkonzentration, auf der Ordinate der durch das Pharmakon ausgelöste Effekt E_A im Verhältnis zum maximal möglichen Effekt E_m. Beachte den geringeren Maximaleffekt von Pilocarpin. Näheres im Text

Es ist jedoch zu berücksichtigen, daß diese Angabe der therapeutischen Breite zu schweren Fehlschlüssen führen kann. Ein Beispiel soll dies verdeutlichen: In Abb. A 3–20 sind zwei Dosis-Wirkungs-Kurven (Kurven A und B) und zwei Dosis-Letalitäts-Kurven (Kurven C und D) für zwei Pharmaka Ph_1 und Ph_2 dargestellt.

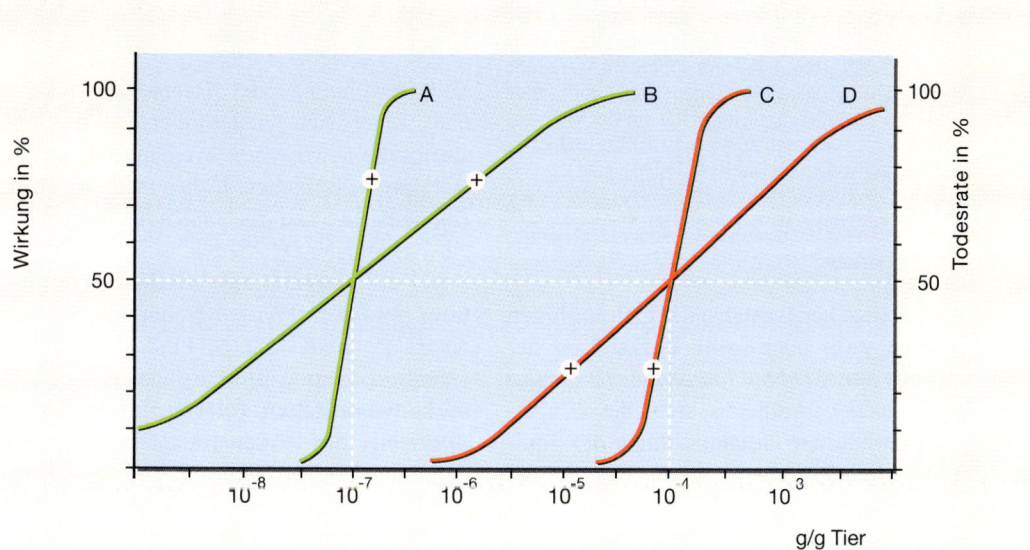

Abb. A 3–20. Graphische Darstellung der *unterschiedlichen* therapeutischen Breite zweier Pharmaka mit *gleichen* therapeutischen Quotienten LD_{50}/ED_{50} (modifiziert nach Kuschinsky und Lüllmann). Auf der Ordinate die Wirkung bzw. die Todesrate in %, auf der Abszisse die Dosis in g/g Tier. Die ED_{75} und LD_{25} sind durch + markiert. Näheres siehe Text

Für die folgende Betrachtung soll angenommen werden, daß

□ im ersten Fall die Kurven A und C zu Ph_1 und die Kurven B und D zu Ph_2,

□ im zweiten Fall die Kurven A und D zu Ph_1 und die Kurven B und C zu Ph_2

gehören. Welche Kombination man auch wählt, man findet stets für beide Pharmaka den gleichen therapeutischen Quotienten $LD_{50}/ED_{50} = 1000$.

Anhand der Kurven kann man sich jedoch leicht überzeugen, daß die therapeutische Sicherheit der beiden Stoffe Ph_1 und Ph_2 durchaus nicht die gleiche ist. Greift man z. B. Fall 1 heraus, dann wird bei Ph_1 die maximale therapeutische Wirkung lange vor der minimalen letalen Dosis erreicht: Es liegt ein Sicherheitsabstand von zwei Zehnerpotenzen vor. Bei der für den Maximalwert von Ph_2 erforderlichen Dosis dagegen würden bereits 20% der Tiere sterben: Es ist *kein* Sicherheitsabstand vorhanden.

Aufgrund dieser Fehlermöglichkeit wurde verschiedentlich vorgeschlagen, anstelle des Quotienten LD_{50}/ED_{50} andere Quotienten, z.B. LD_5/ED_{95} oder LD_{25}/ED_{75} zu bestimmen. Sofern die Dosis-Wirkungs-Kurve und die Dosis-Letalitäts-Kurve einer Substanz *parallel* (wie im Fall 1) verlaufen, erhält man auf diese Weise tatsächlich eine wesentlich bessere Aussage über die therapeutische Breite. Im Fall 1 findet man beispielsweise folgende Werte: LD_{25}/ED_{75} von $Ph_1 \sim$ 500, von $Ph_2 \sim$ 50. Die sehr unterschiedliche therapeutische Breite beider Stoffe wird nunmehr deutlich.

Verlaufen aber die Dosis-Wirkungs-Kurve und die Dosis-Letalitäts-Kurve *nicht* parallel (wie im Fall 2), sind auch die Quotienten LD_{25}/ED_{75} oder LD_5/ED_{95} nur mit Einschränkung brauchbar. Man erhält im Fall 2: LD_{25}/ED_{75} für $Ph_1 \sim$ 100, für $Ph_2 \sim$ 50. Obwohl die therapeutischen Quotienten von Ph_1 und Ph_2 hierbei nur um den Faktor 2 differieren, ergibt sich deutlich aus dem Kurvenverlauf, daß in Wirklichkeit ganz erhebliche Unterschiede in der therapeutischen Sicherheit der

beiden Pharmaka trotz scheinbar gleicher „therapeutischer Breite" vorliegen.

Eine absolut zuverlässige Aussage über die therapeutische Sicherheit ist somit nur aus dem gesamten Verlauf der Dosis-Wirkungs- und der Dosis-Letalitäts-Kurve und nicht durch Ermittlung eines bestimmten Quotienten möglich.

Die für die Bestimmung der therapeutischen Breite benötigten ED_{95}- und LD_5-Werte sind schwierig aus S-förmigen Kurven exakt zu bestimmen, da die Steigung der Kurven in diesen Teilen sehr gering ist. Aus diesem Grund werden die sog. *Probiteinheiten* benutzt, die auf der Ordinate aufgetragen werden. Der 50%-Wert ist definitionsgemäß der Probit-

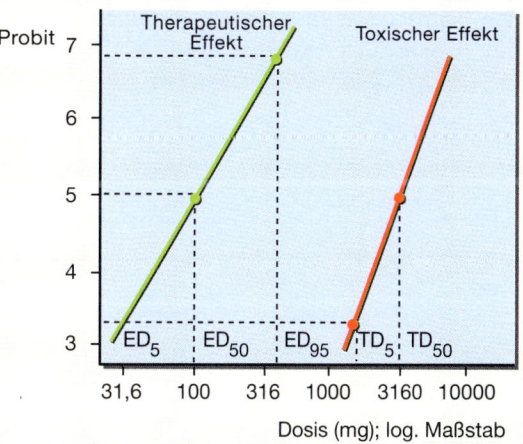

Abb. 3–21. Darstellung von Dosis-Wirkungs-Kurven in Probiteinheiten

wert 5. Die Werte darunter (3 und 4) bzw. die Werte darüber (6 und 7) entsprechen den Abständen σ bzw. 2σ vom 50%-Wert der Verteilungsfunktion, d.h., die Probitwerte 3, 4, 6 und 7 entsprechen 2,3%, 16%, 84% und 97,7% reagierender Versuchsobjekte. Die Probitwerte liegen meist auf einer Geraden, wenn man die Dosis logarithmisch auf der x-Achse aufträgt. Anhand dieser Geraden können die ED_{95}- und ED_5-Werte exakter bestimmt werden (Abb. A 3–21).

3.3.3 Synergismus

Ein *Synergismus* liegt vor, wenn bei der gleichzeitigen Anwendung von zwei oder mehr Wirkstoffen der gemessene *Effekt der Kombination größer ist als der der Einzelsubstanzen.* Addieren sich die Einzeleffekte, d.h. entspricht die Gesamtwirkung der Summe der Einzelwirkungen, so spricht man von **additivem Synergismus.**

Daneben gibt es (seltener) einen **überadditiven Synergismus** (sog. *Potenzierung*). In diesem Fall ist der Gesamteffekt größer, als es aufgrund der Addition der Einzeleffekte zu erwarten wäre. Dabei ist zu berücksichtigen, daß die Dosis-Wirkungs- bzw. Konzentrations-Wirkungs-Kurven meist nicht linear, sondern sigmoid verlaufen. Es ist daher unzulässig, ohne weiteres zu folgern, daß eine Potenzierung vorliegt, wenn die beobachtete Wirkung nicht linear mit der Addition der Einzeldosen korreliert ist. Ein solcher Schluß ist nur dann gerechtfertigt, wenn die Effekte im linearen Bereich der Kurve liegen. Um zu einer zuverlässigen Aussage zu kommen, muß somit die Wirkungssteigerung mit Hilfe der zugehörigen Dosis-Wirkungs- bzw. Konzentrations-Wirkungs-Kurve beurteilt werden. Erst danach läßt sich entscheiden, ob eine Kombination additiv, überadditiv oder subadditiv (= antagonistisch) wirkt.

Voraussetzung für einen überadditiven Synergismus ist ein Angriff der Wirkstoffe an unterschiedlichen Rezeptor- bzw. Effektorsystemen.

3.3.4 Gewöhnung (Toleranzentwicklung) und Tachyphylaxie

Von Gewöhnung oder Toleranzentwicklung spricht man, wenn nach wiederholter Zufuhr eines Arzneistoffes die *Dosis erhöht* werden muß, um die gleiche Wirkung zu erreichen. Dabei wird zwischen *pharmakokinetischer* und *pharmakodynamischer* Toleranzentwicklung unterschieden.

Bei der **pharmakokinetischen Toleranzentwicklung** beruht die Wirkungsabnahme vorwiegend auf einer *Enzyminduktion* (bei Prodrugs u.U. aber auch auf einer verringerten Biotransformation), bei der **pharmakodynamischen Toleranzentwicklung** auf einer *Änderung der Rezeptorendichte* (Rezeptorenzahl) und/oder einer *Veränderung der Rezeptorempfindlichkeit* bzw. der Rezeptor-Effektor-Kopplung (vgl. Desensibilisierung S. 67). Da Barbiturate besonders gute Enzyminduktoren sind (s. S. 29 f.) und bei Morphin eine besonders stark ausgeprägte pharmakodynamische Toleranz auftritt, spricht man im ersten Fall vom *Barbiturat-* und im zweiten Fall vom *Morphin-Typ* der Toleranzentwicklung.

Eine **Tachyphylaxie** liegt vor, wenn es sehr rasch – in Minuten bis Stunden – zu einer Toleranzentwicklung kommt und ebenso nach Absetzen des Arzneistoffs nach verhältnismäßig kurzer Zeit die normale Wirkung wieder auslösbar ist. Ein bekanntes Beispiel ist die Tachyphylaxie nach Gabe von *indirekten Sympathomimetika,* z.B. von Ephedrin (s. S. 283 f.). Bei rasch aufeinanderfolgender Gabe von Ephedrin werden die Noradrenalinspeicher immer stärker entleert, da die Mechanismen zur Wiederauffüllung nicht ausreichen, die Verluste voll zu ersetzen. Dadurch nimmt die Wirkung ständig ab. Bei Absetzen des Ephedrins erholt sich jedoch das System nach einiger Zeit durch Auffüllung der Speicher.

Eine Tachyphylaxie beobachtet man auch bei einer Therapie mit *Nitraten* (s. S. 469). Sie beruht auf einer Abnahme der Biotransformation der Nitrate, die Prodrugs darstellen, zu dem eigentlichen Wirkstoff NO. Nach Absetzen der Nitrate kommt es innerhalb von 6 – 10 Stunden wieder zum normalen Ansprechen des Patienten auf die Nitratgabe.

3.4 Beziehungen zwischen der chemischen Struktur und der pharmakologischen Wirkung

Seit den Anfängen einer naturwissenschaftlich orientierten pharmakologischen Forschung befaßten sich zahlreiche Arbeitsgruppen mit der Frage nach Beziehungen zwischen der chemischen Struktur und der pharmakologischen Wirkung von Arzneistoffen. Wenn trotz zahlreicher Mißerfolge die Anstrengungen auf diesem Forschungsgebiet – in immer stärkerem Maße unter Einsatz computergestützter Verfahren – noch weiter fortgesetzt und intensiviert werden, so gibt es hierfür vor allem folgenden Grund: Sofern es gelänge – und sei es nur in einem gewissen Maße – die Wirkung einer Substanz von ihrer chemischen Struktur her vorauszusagen bzw. mit Hilfe von Computerprogrammen ihr Wirkprofil und/oder ihre Wirkstärke zu berechnen (Computer Aided Drug Design), wären die Suche und die Entwicklung neuer Wirkstoffe entscheidend erleichtert.

Die großen Schwierigkeiten bei der Erforschung von Struktur-Wirkungs-Beziehungen bestehen darin, daß die für die Arzneistoffentwicklung wichtigen Faktoren nicht vollständig bekannt sind und selbst von den als bedeutsam erkannten Parametern (z. B. Löslichkeits- und stereochemischen Eigenschaften, Elektronenverteilung) *nicht alle gleichzeitig berücksichtigt* werden können. Von daher ist es verständlich, daß bisher *nur wenige allgemeingültige* Struktur-Wirkungs-Beziehungen gefunden wurden. Viele Untersuchungen sind darauf beschränkt, durch Vergleich der Wirkungen einer Leitsubstanz mit denen von Abwandlungsprodukten Rückschlüsse auf Zusammenhänge zwischen Struktur und Wirkung innerhalb der *einen,* eng umschriebenen Wirkstoffgruppe zu ziehen.

Es besteht kein Zweifel, daß dieses Vorgehen für die Entwicklung neuer Wirkstoffe nützlich sein kann. So führt beispielsweise von dem Naturstoff Cocain zu dem Synthetikum Procain (Novocain®) ein klar zu überschauender Weg, der als Schulbeispiel für Beziehungen zwischen chemischer Struktur und pharmakologischer Wirkung angesehen wird. Man darf jedoch nicht übersehen, daß die auf diese Weise gewonnenen Zusammenhänge zwischen Struktur und Wirkung nur in engen Grenzen gelten und daß meist nach kurzer Zeit Ausnahmen gefunden werden: Auch chemisch vom Procain sehr verschiedene stickstofffreie Substanzen können lokalanästhetisch wirken (vgl. S. 226.) In vivo ist u. U. auch eine *unterschiedliche Pharmakokinetik* (verschiedene Resorbierbarkeit, Eiweißbindung, Verteilung, Biotransformation, Ausscheidung) für den Wirkungsunterschied verantwortlich.

Dies zeigt, daß eine Aussage über Struktur-Wirkungs-Beziehungen um so schwieriger wird, je mehr Faktoren am Zustandekommen der Wirkung beteiligt sind. Um die Zahl dieser Faktoren möglichst kleinzuhalten, versucht man daher, solche Untersuchungen zunächst an möglichst einfachen Systemen (Membran- oder Zellfraktionen, Zellkulturen, isolierten Organen) durchzuführen.

3.4.1 Qualitative und quantitative Struktur-Wirkungs-Beziehungen

Struktur-Wirkungs-Beziehungen können qualitativen und/oder quantitativen Charakter besitzen.

Qualitative Struktur-Wirkungs-Beziehungen. Diese dienen dazu, die für die *Pharmakonwirkung essentiellen Strukturen* zu ermitteln und die *Gesetzmäßigkeiten* zu beschreiben, nach denen eine Einteilung chemischer Substanzen aufgrund ihrer Struktur in biologisch wirksame Substanzgruppen vorgenommen werden kann. Qualitative Struktur-Wirkungs-Beziehungen sind daher für eine *rationale* und *rationelle* Wirkstoffentwicklung besonders wertvoll.

Quantitative Struktur-Wirkungs-Beziehungen. Bei der Ermittlung quantitativer Struktur-Wirkungs-Beziehungen wird versucht, eine *mathematische Gleichung* zwischen der *Stärke eines Effektes* und der *Größe von Substanzparametern* aufzustellen. In einer Reihe von Fällen konnte gezeigt werden, daß die Wirkung eines Pharmakons mit dessen

☐ *Verteilungskoeffizienten* (z.B. Octanol/Wasser),

☐ *elektronischen Parametern* (Hammet-Konstanten) und

☐ *stereochemischen Eigenschaften*

zusammenhängt.

Obwohl zahlreiche Gleichungen und Computer-Programme zur Berechnung quantitativer Struktur-Wirkungs-Beziehungen zur Verfügung stehen, gelingt es noch nicht, damit unmittelbar einen neuen Arzneistoff mit optimalen Eigenschaften zu erhalten. Wohl aber ist es möglich, wie oben beschrieben, ausgehend von einer Leitsubstanz mit bekannten biologischen Ei-

Pharmakodynamik

A3

genschaften und unter Beschränkung auf mit dieser nahe verwandten Verbindungen (Homologen, Analogen mit anderen Substituenten), die Wirksamkeit dieser Stoffe annähernd genau vorauszuberechnen. Dadurch kann die Zahl der Verbindungen, die für die Entwicklung eines neuen Wirkstoffs synthetisiert und pharmakologisch geprüft werden muß, in manchen Fällen erniedrigt werden.

3.4.2 Struktur-Wirkungs-Beziehungen von Agonisten und Antagonisten

Als besonders aufschlußreich erwiesen sich Untersuchungen über Beziehungen zwischen der chemischen Struktur von Agonisten und der ihrer kompetiti-

Tab. A 3–3. Intrinsic activity und Affinität verschiedener Cholinester am isolierten Rattendünndarm (modifiziert nach Ariens)

R	Intrinsic activity	Affinität, relativ (Acetylcholin = 1)
– H	1	0,012
– CH$_3$	1	1
– CH$_2$ – CH$_3$	0,9	0,1
– CH(CH$_3$)CH$_3$	0,4	0,001
– CH$_2$ – CH$_2$ – CH$_2$ – CH$_3$	0	0,005
(Phenyl)–C(CH$_3$)(CH$_2$OH)	0	11,2
(Diphenyl)–C–OH	0	40,0
(Phenyl/Cyclohexyl)–C–OH	0	110

ven Antagonisten. In gleicher Weise wie Agonisten – sofern sie an denselben Rezeptoren angreifen – grundsätzlich strukturverwandt sind, sollte man auch zwischen Agonisten und kompetitiven Antagonisten eine strukturelle Ähnlichkeit erwarten. Diese *kann,* aber *muß nicht* vorhanden sein. Chlorpromazin z. B. wirkt kompetitiv anticholinerg, antiadrenerg und antihistaminisch, obwohl eine gleichzeitige chemische Verwandtschaft dieses Stoffes mit so verschiedenen Agonisten wie Acetylcholin, Noradrenalin und Histamin nicht denkbar ist. Eine plausible und experimentell gestützte Erklärung für diese zunächst schwer verständliche Tatsache – Angriff an denselben Rezeptoren und trotzdem keine chemische Verwandtschaft – konnte Ariens mit Hilfe der Rezeptor-Theorie geben: Den *polaren Gruppen der Agonisten* – z. B. quartärer Stickstoff und Estergruppe bei Acetylcholin, phenolische und alkoholische Hydroxylgruppen sowie primäre Aminogruppe bei Noradrenalin – entsprechen *komplementäre polare Gruppen* an den Rezeptorbindungsstellen. Solche polare Molekülstellen bedingen die Existenz mehr oder weniger *unpolarer Gebiete in der Umgebung der agonistischen Bindungsstelle* (nach Ariens des *mimetischen Rezeptorareals*). Mit den unpolaren (nach Ariens *lytischen*) Rezeptorbindungsstellen können die Antagonisten insbesondere durch van-der-Waalssche Kräfte in Wechselwirkung treten.

Tabelle A 3–3 ist zu entnehmen, daß durch Veresterung von Cholin mit längerkettigen Carbonsäuren Substanzen erhalten werden, die eine geringere intrinsic activity und Affinität als Acetylcholin besitzen. Führt man aber Phenylreste oder andere Ringsysteme in das Acetylcholinmolekül ein, nimmt die Affinität bei *fehlender* intrinsic activity wieder stark zu. Die hohe Affinität beruht auf der Bindung des apolaren Molekülteils an eine apolare Rezeptorbindungsstelle.

In dem Maße, wie die Beteiligung des apolaren Molekülteils an der Rezeptor-Bindung wächst, nimmt die Bedeutung der für die mimetische Wirkung erforderlichen Molekülgruppen ab. Dies bedeutet aber, daß auch die Strukturverwandtschaft des Antagonisten mit dem Agonisten an Bedeutung verliert.

3.4.3 Struktur-Wirkungs-Beziehungen bei Isomeren

Isomere sind chemische Verbindungen, die die gleiche Summenformel besitzen, sich aber in der räumlichen Anordnung der an der Molekülstruktur beteiligten Atome unterscheiden. Zur weiteren Klassifizierung von Isomeren unterteilt man diese in

☐ *Konstitutions*- und

☐ *Stereoisomere.*

Konstitutionsisomere, z.B. Stellungsisomere oder Tautomere, unterscheiden sich durch die Art und die Aufeinanderfolge der Bindungen der verschiedenen Atome. (Es handelt sich somit um vollkommen verschiedene Stoffe).

Bei *Stereoisomeren* ist dagegen die Art und die Aufeinanderfolge der Atombindungen gleich, jedoch existieren Unterschiede in der räumlichen Anordnung bestimmter Molekülfragmente. Verhalten sich zwei Stereoisomere wie Bild und Spiegelbild, bezeichnet man sie als *Enantiomere;* weisen Stereoisomere keine Spiegelbildsymmetrie auf, so liegen *Diastereomere* vor.

Zu den Stoffen, von denen Enantiomere existieren, gehören vor allem die *optisch aktiven* (chiralen) Substanzen, zu den Diastereomeren zählen beispielsweise cis/trans-Isomere.

Während Enantiomere identische physiko-chemische Eigenschaften besitzen, weisen Diastereomere unterschiedliche physiko-chemische Charakteristika auf.

Konstitutionsisomere Arzneistoffe unterscheiden sich in der Regel stark in ihren pharmakologischen Eigenschaften. So ist beispielsweise bei den konstitutionsisomeren Aminobenzoesäureestern vom Procain-Typ die Verbindung mit p-ständiger Aminogruppe am stärksten und die mit o-ständiger Aminogruppe am schwächsten lokalanästhetisch wirksam. Das Acetylcholin-Derivat Acetyl-β-methylcholin besitzt etwa die gleiche Affinität wie Acetylcholin zu Muscarin-Rezeptoren, seine Nicotinwirkung ist dagegen um den Faktor 200 niedriger. Bei Acetyl-α-methylcholin ist es genau umgekehrt: Die Affinität zu Nicotinrezeptoren entspricht der von Acetylcholin, während die Muscarinwirkung um den Faktor 50 geringer ist.

Auch *Enantiomere* sowie *Diastereomere* weisen häufig, wie erwähnt (s. S. 53 f.) ein unterschiedliches pharmakokinetisches und/oder pharmakodynamisches Verhalten auf. Das stärker wirksame Enantiomer wird *Eutomer,* das schwächer (bis nicht) wirksame Enantiomer *Distomer* genannt.

Bezüglich der pharmakodynamischen Unterschiede gelten für Stereoisomere folgende Regeln: Je wirksa-

mer eine Substanz ist, desto größer sind im allgemeinen die Wirkungsunterschiede der Isomeren. Oder anders ausgedrückt: Da eine gute Anpassung des Pharmakons an den Rezeptor die Voraussetzung für eine hohe Wirksamkeit ist, machen sich Veränderungen in der Geometrie von hochaktiven Substanzen besonders stark bemerkbar. Diese Regel gilt jedoch nur mit der Einschränkung, daß die Isomeren sich in einem für die Wirkung wesentlichen Molekülteil unterscheiden.

So können bei optischen Isomeren die Aktivitätsunterschiede gering sein oder ganz fehlen, wenn das Asymmetriezentrum in einem für die Wirksamkeit unbedeutenden Molekülteil liegt: (+)-β-Methylcholinbenzilat ist gleich wirksam wie (−)-β-Methylcholinbenzilat.

Als wichtiges Beispiel für die unterschiedliche Wirkung von Enantiomeren seien – stellvertretend für viele andere Arzneistoffe, bei denen ebenfalls solche Unterschiede existieren – die β-Adrenozeptorenblocker (s. S. 292) genannt. Bei diesen wirkt das S-konfigurierte Enantiomer in der Regel ca. 100mal stärker β-blockierend als das R-Enantiomer.

Es ist in diesem Zusammenhang auch wichtig zu erwähnen, daß eine Vielzahl von Arzneistoffen als Razemate und nicht als reine Enantiomere im Handel ist, die *unterschiedliche Wirkung von Enantiomeren somit große theoretische und praktische Bedeutung* hat. Sofern *ein* Enantiomer wirkt – wie beispielsweise L-Hyoscyamin –, das andere – D-Hyoscyamin – dagegen nicht, so bedeutet das, daß bei Gabe des Razemats (in diesem Fall von Atropin, s. S. 307) 50% des applizierten Arzneistoffs als unwirksame „Verunreinigung", als „isomerer Ballast" anzusehen sind.

Pharmakodynamik

A3

4 Nebenwirkungen (Unerwünschte Arzneimittelwirkungen)

„Wenn behauptet wird, daß eine Substanz keine Nebenwirkungen zeigt, so besteht der dringende Verdacht, daß sie auch keine Hauptwirkung hat."

G. Kuschinsky

Die spezifische Beseitigung eines pathologischen Zustands durch ein Pharmakon ohne eine gleichzeitige Beeinflussung anderer Körperfunktionen ist nur in wenigen Fällen möglich. Bei fast allen Arzneistoffen muß mit Nebenwirkungen, d.h. mit Wirkungen *neben* (= außer) der Hauptwirkung gerechnet werden. Diese können – je nach Art der Nebenwirkung und der Lage des Falles – erwünscht oder unerwünscht, harmlos oder schwerwiegend, voraussehbar oder nicht voraussehbar, dosisabhängig oder nicht dosisabhängig sein.

So ist beispielsweise die antiproliferative Wirkung von Glucocorticoiden bei Patienten mit Psoriasis erwünscht, bei Patienten nit einem endogenen Ekzem dagegen unerwünscht.

Eine harmlose Nebenwirkung ist beispielsweise eine vorübergehende Übelkeit, eine schwerwiegende die Schädigung des Leberparenchyms.

Eine voraussehbare Nebenwirkung ist z.B. die Schädigung der Leukozytenbildung durch Zytostatika; allergische Reaktionen sind – von Allergikern abgesehen – in der Regel nicht voraussehbar.

Daß aus einer Nebenwirkung sogar die Hauptwirkung werden kann, zeigt die Entwicklung von Diuretika und oralen Antidiabetika der Sulfonamid-Reihe oder von Neuroleptika des Phenothiazin-Typs. Als man bei Sulfanilamid (vgl. S. 585) einen diuretischen und bei anderen Sulfonamiden einen blutzuckersenkenden Effekt (vgl. S. 348) als Nebenwirkung entdeckte, wurden systematisch Abwandlungsprodukte dieser Stoffe synthetisiert, bis man stark diuretisch bzw. antidiabetisch wirksame Substanzen ohne die frühere bakteriostatische Hauptwirkung gefunden hatte. Einige Phenothiazine wurden ursprünglich als Antihistaminika und erst nach Bekanntwerden ihrer zentralen Wirkungen als Psychopharmaka verwendet.

Im allgemeinen Sprachgebrauch versteht man jedoch unter Nebenwirkungen fast immer **unerwünschte Arzneimittelwirkungen** (UAW). Dieser Ausdruck wird daher heute immer öfter anstelle des nicht so eindeutigen Begriffs Nebenwirkungen gebraucht. Da die unerwünschten Arzneimittelwirkungen die medikamentöse Therapie z.T. schwer belasten, ist ihre genaue Kenntnis nach Art und Häufigkeit beim Abwägen des *Krankheitsrisikos* gegen das *therapeutische Risiko,* d.h. bei der Beurteilung der Nutzen-Risiko-Relation, unbedingt erforderlich. Besonders vorsichtig sollten *neue Medikamente* verordnet und ihre Effekte zugleich *sorgfältig überwacht* werden, da sich seltene Nebenwirkungen u.U. erst geraume Zeit nach der Einführung herausstellen. Als *unbedenklich* ist ein Arzneistoff dann zu bezeichnen, wenn bei bestimmungsgemäßem Gebrauch *nicht* mit *solchen* Nebenwirkungen gerechnet werden muß, die das Risiko im Hinblick auf den zu erwartenden Therapieerfolg unvertretbar hoch erscheinen lassen.

4.1 Arzneistoffspezifische, dosisabhängige unerwünschte Arzneimittelwirkungen

Dieser Typ von unerwünschten Arzneimittelwirkungen ist dadurch charakterisiert, daß das von einem bestimmten Arzneistoff ausgelöste Nebenwirkungsspektrum für diesen spezifisch und die Stärke der Nebenwirkungen dosisabhängig ist. Sofern entsprechend hoch dosiert (bzw. überdosiert) wird, treten die unerwünschten Effekte bei *jedem Menschen* auf. Da andererseits die *individuelle Toleranz* gegen ein Pharmakon stark variiert, besteht immer die Möglichkeit, daß auch durch eine für die meisten Patienten gut verträgliche Dosis bei einigen Kranken Nebenwirkungen ausgelöst werden. Als wesentliche Ursachen für diese Art von biologischer Streuung kommen – ähnlich wie bei Wirkungsdifferenzen im Tierversuch – *genetisch* oder *durch Umweltfaktoren bedingte* Unterschiede in der Resorption, Verteilung und Elimination, d.h. in der Pharmakokinetik des Arzneistoffs, sowie in der Rezeptorendichte bzw. Rezeptorenverteilung in Frage.

Entsprechend der Vielzahl der Arzneistoffe treten die *verschiedenartigsten Formen von Nebenwirkungen* auf. Sie reichen von zentralnervösen Störungen, Magen-Darm-Beschwerden, Leber- und Nierenparenchymschäden oder Blutbildveränderungen bis zu teratogenen und kanzerogenen Wirkungen.

Arzneimittelkrankheiten. Hierunter versteht man durch Pharmaka ausgelöste krankhafte Zustände, die nicht selten auch *nach* Absetzen des Medikaments bestehen bleiben. Zu ihnen gehören u.a. Taubheit nach längerer Anwendung von Streptomycin, Niereninsuffizienz nach meist mißbräuchlicher, langdauernder Einnahme von Kombinationsanalgetika (s. S. 209)

oder Dyskinesien nach Gabe von Neuroleptika (s. S. 146).

Sekundäre unerwünschte Arzneimittelwirkungen. Als sekundäre Nebenwirkungen werden *unerwünschte Folgen der Hauptwirkung* eines Arzneimittels bezeichnet. Ein geläufiges Beispiel ist die *Schädigung der physiologischen Bakterienflora* oder ein *Erregerwechsel* durch eine Behandlung mit Breitspektrum-Antibiotika (s. S. 652 ff.). Auch die *Herxheimersche Reaktion* ist hierher zu rechnen. Sie beruht auf einer plötzlichen Freisetzung größerer Mengen von Endotoxinen aus verschiedenen Mikroorganismen (z.B. den Erregern der Syphilis oder des Typhus abdominalis), die durch Chemotherapeutika abgetötet wurden (s. S. 695). Durch einschleichende Behandlung mit niedrigen Dosen des antibakteriellen Wirkstoffs läßt sich die Herxheimersche Reaktion weitgehend vermeiden.

4.2 Allergische Reaktionen

Mit dem Ausdruck „Allergie" bezeichnet man eine veränderte Reaktionslage des Organismus gegen bestimmte Substanzen (Allergene), d.h., der Organismus reagiert anders auf diese Stoffe als früher. Prinzipiell kann es sich dabei um eine *verstärkte* (Hyperergie), *verminderte* (Hypoergie) oder *fehlende* Reaktivität (Anergie) handeln. Im heute üblichen Sprachgebrauch wird Allergie jedoch nur noch im Sinne von Hyperergie benutzt.

Allergische Reaktionen als Nebenwirkungen von Pharmaka sind im Gegensatz zu den unter 4.1 besprochenen arzneistoffspezifischen Nebenwirkungen *weitgehend dosisunabhängig* und *nicht* für den betreffenden Arzneistoff *charakteristisch.* Sie beruhen auf einer Antigen-Antikörper-Reaktion (s. S. 765 ff.), die – unabhängig von der Struktur des Allergens – eine entsprechende Reaktionskette auslöst (Abb. A 4–1). *Voraussetzung* für eine solche Überempfindlichkeitsreaktion ist ein zuvor erfolgter *Erstkontakt* mit dem gleichen Antigen, der als *Sensibilisierung* bezeichnet wird. Die Prädisposition hierzu ist genetisch mitbestimmt und außerdem von der Anwendungshäufigkeit und der Applikationsform abhängig (vgl. S. 8).

Da es sich bei den meisten Arzneistoffen um niedermolekulare Substanzen handelt, die als solche noch keine Antigeneigenschaften besitzen, stellt sich die Frage, auf welche Weise sie in der Lage sind, die Bildung von Antikörpern auszulösen und damit die Voraussetzung für eine allergische Reaktion zu schaffen.

Aufgrund zahlreicher experimenteller Befunde kann folgender Mechanismus als gesichert gelten: Der Arzneistoff bzw. meist einer seiner Metaboliten verbindet sich als *Präantigen (Halbantigen, Hapten) kovalent* mit einem körpereigenen Makromolekül, in der Regel einem Protein, zu einem *Komplexantigen (Vollantigen),* gegen welches *Antikörper* gebildet werden. Die *Spezifität des Antikörpers* richtet sich dabei *gegen den Arzneistoff* und *nicht gegen das Makromolekül,* d.h. der Arzneistoff oder ein Teil von ihm stellen die *determinante* (= die den Antikörper prägende) Gruppe dar.

Die Reaktion des Antikörpers mit der determinanten Gruppe des Arzneistoffs ist die Ursache der *Gruppenantigenität.* Darunter versteht man, daß auch chemisch und pharmakologisch unterschiedliche Pharmaka dieselben allergischen Reaktionen auslösen können, sofern sie die gleiche Determinante besitzen. Daher kann eine Allergie gegenüber einer bestimmten Substanz auch Anlaß zu einer allergischen Reaktion gegen einen anderen, mit der Ausgangsverbindung strukturverwandten Stoff sein, ohne daß bereits ein Kontakt mit diesem gegeben war. Man spricht dann von einer *Kreuzallergie.* Ein charakteristisches Beispiel ist die Gruppenantigenität und damit Kreuzallergie von Substanzen mit *p*-ständiger primärer aromatischer Aminogruppe (Procain, p-Aminosalicylsäure, Sulfonamide).

Nebenwirkungen (Unerwünschte Arzneimittelwirkungen)

A4

Entsprechend den der Sensibilisierung zugrundeliegenden Mechanismen unterscheidet man

☐ durch *B-Lymphozyten-* oder

☐ *T-Lymphozyten* ausgelöste Überempfindlichkeitsreaktionen sowie

☐ *Sonderformen.*

Hinzu kommen die nicht auf einer Antigen-Antikörper-Reaktion beruhenden *pseudoallergischen Reaktionen* (s.u.).

4.2.1 B-Lymphozyten-vermittelte Überempfindlichkeitsreaktionen

Antigen-Antikörper-Reaktionen verlaufen gewöhnlich *stumm,* d.h. ohne äußerlich erkennbare Zeichen. In bestimmten Fällen kann es jedoch bei wiederholtem Antigenkontakt zu überschießenden Reaktionen kommen, die für den Organismus schädlich sind. Sofern diese innerhalb weniger Sekunden oder Minuten nach Allergenexposition auftreten, bezeichnet man sie auch als *Überempfindlichkeitsreaktionen vom Soforttyp* und differenziert nach der Art der Reaktion in

☐ *Typ-I-* (anaphylaktische),

☐ *Typ-II-* (zytotoxische),

☐ *Typ-III* (durch Immunkomplexe ausgelöste)

Reaktionen (s. Abb. A 4–2).

Typ-I-Reaktionen. *Allergische Reaktionen vom Typ I werden durch IgE-Antikörper vermittelt,* die sich in der Zellmembran von *Mastzellen* bzw. *basophilen Granulozyten* befinden (s. Abb. A 4–1, A).

Bei entsprechender Disposition und Kontakt mit bestimmten Antigenen (Pollen, Erdbeeren, Fischeiweiß, Penicillinen u.a.) reagiert der Organismus u.U. mit einer besonders starken Bildung von Immunglobulinen des Typs IgE, wodurch bei späteren Kontakten mit dem gleichen Antigen eine *anaphylaktische Reaktion* ausgelöst werden kann. Die IgE-Antikörper heften sich mit ihrem Fc-Stück (s. S. 767) auf der Oberfläche von Mastzellen oder basophilen Granulozyten an. Wenn bei einem erneuten Kontakt die aufgenommenen Antigene („Allergene") mit den IgE-Antikörpern reagieren und dabei zwei Antigenbindungsstellen überbrücken (s. Abb. A 4–1, B), wirkt dies als Reiz auf die Zelle („Aktivierung"). Dieser Reiz führt u.a. durch einen Ca^{2+}-Einstrom zur Aktivierung der Phospholipase A_2 und konsekutiv zur Freisetzung von Leukotrienen über die Arachidonsäurekaskade (s. S. 397 f.). Durch diese neugebildeten Mediatorsubstanzen und durch die Freisetzung bereits präformierter Stoffe aus den zytoplasmatischen Granula werden dann typische Sekundärreaktionen in Gang gesetzt. Die hochaktiven Mediatoren (Histamin, Serotonin, Bradykinin, Heparin, slow reacting substance of anaphylaxis = LTC_4, LTD_4, LTE_4, s. S. 398) führen zu schweren Funktionsstörungen **(Anaphylaxie).** *Gefäßerweiterungen* und *Permeabilitätssteigerungen der Kapillarwände* durch Histamin und andere Mediatorstoffe rufen Ödeme und Nesselsucht hervor. Die anaphylaktische Reaktion bleibt in manchen Fällen örtlich begrenzt (z. B. bei Asthma bronchiale oder Heuschnupfen); erfolgt sie jedoch bei entsprechend disponierten Personen *generalisiert,* (z.B. nach Injektion von bestimmten Medikamenten oder nach Bienen- oder Wespenstichen), so kann ein massiver Blutdruckabfall *(anaphylaktischer Schock)* auftreten. Spasmen der Bron-

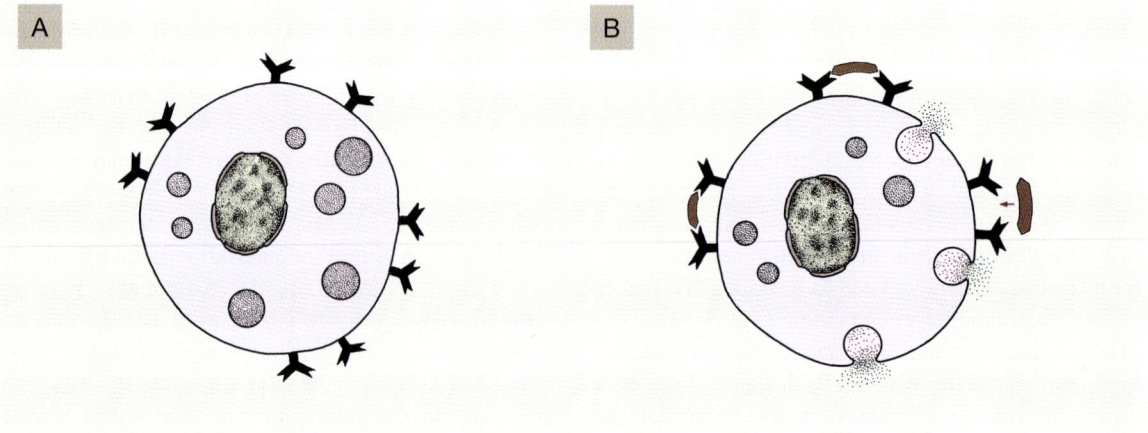

Abb. A 4–1. Auslösung der anaphylaktischen Reaktion. A Bindung von IgE-Antikörpern an eine Mastzelle; B Degranulation der Mastzelle nach Überbrückung von IgE-Antikörpern durch Allergene

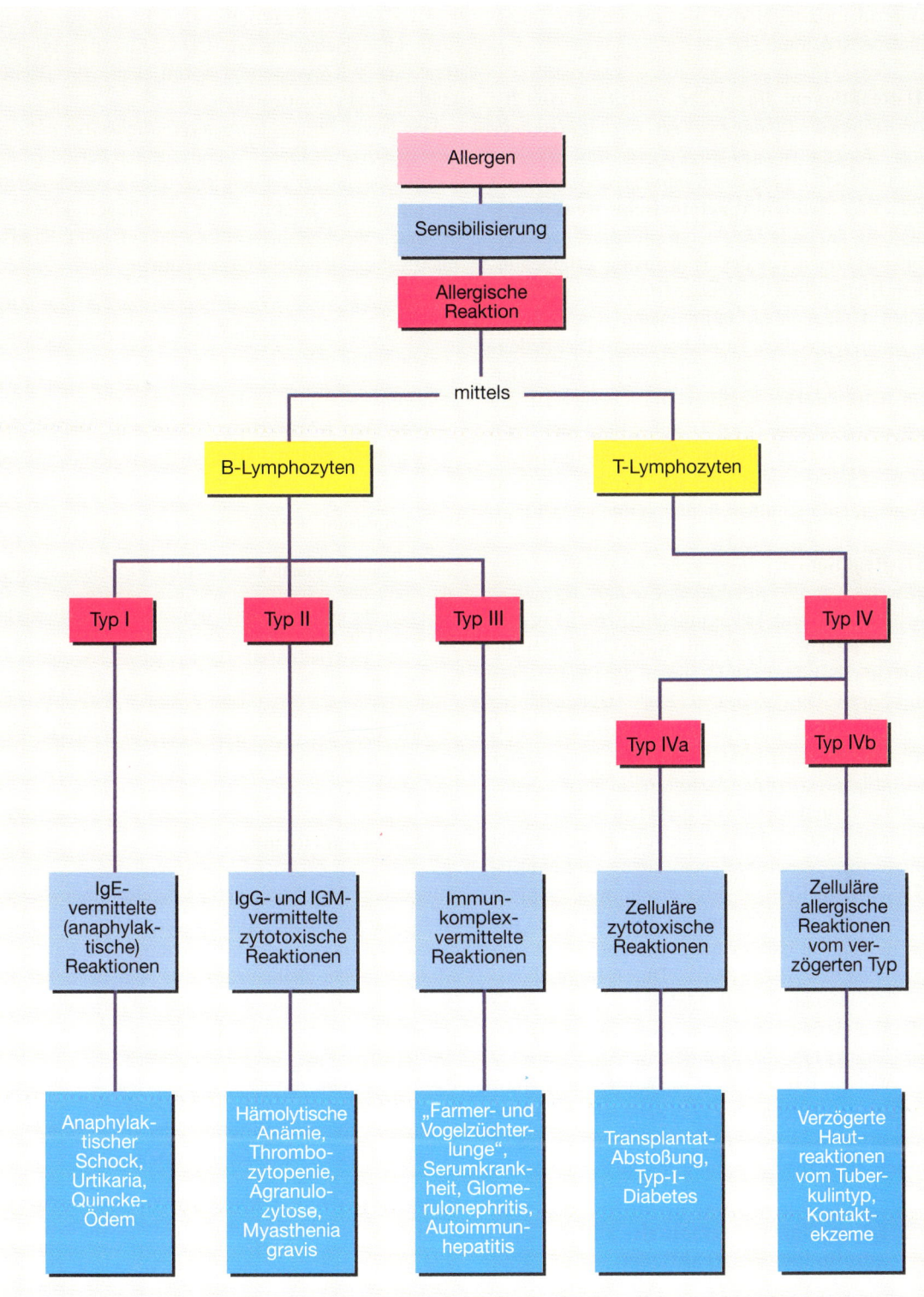

Abb. A 4–2. Typen allergischer Reaktionen

Nebenwirkungen
(Unerwünschte
Arzneimittelwirkungen)

A4

chialmuskulatur sind hierbei als unmittelbare Todesursache von Bedeutung.

Typ-II-Reaktionen. *Allergische Reaktionen vom Typ II werden durch die Bindung von IgG oder IgM an zellständige Antigene ausgelöst. Folgen sind Opsonisierung* und *Aktivierung des Komplementsystems* mit *nachfolgender Zytolyse* (**„zytotoxische Reaktion"**). Beispiele für diesen Reaktionstyp sind die Unverträglichkeitsreaktionen bei der Transfusion gruppenungleichen Blutes *(Transfusionsreaktion)* sowie bei allergischen Leukopenien, immunhämolytischen Anämien und allergischen Thrombopenien. Das bedeutet, daß bevorzugt antigene Strukturen von Blutzellen an Typ-II-Reaktionen beteiligt sind. Ferner ist die *Myasthenia gravis* (s. S. 302) auf einen derartigen Mechanismus zurückzuführen. Pharmaka-induzierte Typ-II-Reaktionen findet man u.a. bei Methyldopa, Penicillinen, Sulfonamiden, Thiouracilen und Chinin.

Typ-III-Reaktionen. *Allergische Reaktionen vom Typ III werden durch Immunkomplexe hervorgerufen,* die nach Komplementaktivierung (s. S. 763 f.) zu entzündlichen Reaktionen sowohl in der Blutbahn als auch im Gewebe oder in Hohlräumen des Organismus führen können. Die *Serumkrankheit* – früher häufig durch die Injektion von artfremdem Serum bedingt, woher auch der Name stammt – wird durch *zirkulierende Antigen-Antikörper-Komplexe* ausgelöst. Als wesentliche Symptome treten Fieber, Lymphknotenschwellungen und Gelenkschmerzen, bei schweren Verlaufsformen ferner Nierenstörungen und neuritische Beschwerden auf. Erfolgt die Immunkomplexablagerung im Gefäßendothel, ist eine *Vaskulitis* die Folge, findet sie in Hohlräumen statt, entwickelt sich eine *Serositis* bzw. *Polyserositis.* Durch Immunkomplexe im Gewebe ausgelöste Reaktionen sind u.a. die Ursache allergischer *Lungenerkrankungen* bei wiederholtem Kontakt mit verschimmeltem Heu („Farmerlunge") oder mit Exkrementen von Tauben oder Hühnern („Vogelzüchterlunge"). Zu den Arzneistoffen, nach deren Applikation Typ-III-Reaktionen beobachtet wurden, gehören z. B. Penicilline und Penicillamin.

4.2.2 T-Lymphozyten-vermittelte Überempfindlichkeitsreaktionen

Die allergischen Reaktionen vom *Typ IV,* die sich nochmals in solche vom Typ IVa und solche vom Typ IVb untergliedern lassen, werden durch *spezifisch veränderte (sensibilisierte) T-Lymphozyten* ausgelöst. Dabei reagieren auf der Zelloberfläche befindliche Rezeptoren mit den entsprechenden Antigenen.

Für die Typ-IVa-Reaktionen sind T-Lymphozyten mit dem Oberflächenmarker CD8, für die Typ-IVb-Reaktionen T-Lymphozyten mit dem Oberflächenmarker CD4 verantwortlich.

Die Bezeichnung *Überempfindlichkeitsreaktionen vom Spättyp* für diese Allergieformen beruht darauf, daß im Gegensatz zu den Reaktionen vom Soforttyp die allergische Reaktion erst nach Tagen oder sogar erst nach Wochen ihren Höhepunkt erreicht. Klinisch manifestiert sich diese Gruppe durch

☐ *Hautreaktionen,* von denen besonders die *Tuberkulinreaktion* nach Injektion von Tuberkelprotein-Antigenen bekannt ist,

☐ *Kontaktallergien* der Haut, die besonders nach wiederholtem Kontakt mit Chromaten, Nickelsalzen oder bestimmten Färbemitteln auftreten können, sowie

☐ *Transplantat-Abstoßungen.*

Nach Organtransplantationen werden die Transplantate um so stärker und schneller abgestoßen, je weniger die Gewebsantigene des Spenders denjenigen des Empfängers entsprechen. Die Gewebsantigene (Transplantationsantigene, HLA, s. S. 766) sind auf allen kernhaltigen Körperzellen vorhanden).

Wirkstoffe, nach deren Gabe die Gefahr einer T-Lymphozyten-vermittelten Überempfindlichkeitsreaktion besteht, sind u.a. Ampicillin, Goldverbindungen und Sulfonamide.

4.2.3 Sonderformen

Außer den beschriebenen Allergieformen werden nach Arzneimittelapplikation manchmal Symptome beobachtet, denen sehr wahrscheinlich ebenfalls ein allergisches Geschehen zugrunde liegt, bei denen aber die beteiligten immunologischen Faktoren noch nicht endgültig geklärt sind. Am ehesten können sie zu den Typ-III-Reaktionen gerechnet werden.

Hierzu zählen

☐ das z.B. durch Barbiturate oder Sulfonamide ausgelöste *fixe Arzneimittelexanthem,*

☐ das z.B. durch Phenylbutazon, Barbiturate und Sulfonamide hervorgerufene *Lyell-Syndrom,*

☐ das u.a. nach Gabe von Sulfonamiden beobachtete *Stevens-Johnson-Syndrom,*

☐ die *Lymphadenopathie* nach Phenytoin-Gabe sowie

☐ das *Lupus-erythematodes-Syndrom* nach Einnahme von Hydralazin, Hydantoinen, Procainamid oder Isoniazid.

4.2.4 Pseudoallergische Reaktionen

Neben den eigentlichen allergischen kennt man auch pseudoallergische Reaktionen, die nicht auf einer Antigen-Antikörper-Reaktion beruhen, sondern bei denen die entsprechenden Reaktionen, z.B. Mediatorfreisetzung, Komplementaktivierung oder Beeinflussung der Arachidonsäurekaskade (s. S. 394 ff.) *direkt* durch den Arzneistoff ausgelöst werden. Hierzu gehören z.B. anaphylaktoide Reaktionen nach Gabe von Röntgenkontrastmitteln, ein durch Histaminausschüttung bedingter Blutdruckabfall und Bronchospasmus nach Tubocurarin-Injektion (s. S. 248) oder das sog. Analgetika-Asthma nach Anwendung von Analgetika, welche die Prostaglandinsynthese hemmen (s. S. 198 ff.).

4.2.5 Maßnahmen zur Vermeidung allergischer Reaktionen

Allergische Reaktionen haben in den vergangenen Jahren deutlich zugenommen. Ihre Zahl könnte verringert werden, wenn folgende Grundsätze beachtet würden:

□ klare Indikationsstellung für das jeweilige Medikament, soweit möglich Monotherapie,

□ Erhebung einer Anamnese auf frühere allergische Reaktionen,

□ keine Lokalbehandlung mit stark allergisierenden Medikamenten (z. B. Penicillinen),

□ sorgfältige Überwachung der Patienten bei jeder längerdauernden Behandlung, z.B. Kontrolle des Blutbildes und des Gerinnungsstatus, sowie

□ Aufklärung der Patienten über die Gefahren der unkontrollierten Einnahme von Arzneimitteln, vor allem im Rahmen der sog. Selbstmedikation.

4.3 Nebenwirkungen in der embryonalen und fetalen Entwicklungszeit sowie in der Postnatal- und Stillperiode

Trotz verstärkter Warnungen nehmen noch immer zahlreiche Frauen während der Schwangerschaft ohne zwingende Indikation Arzneimittel ein. Dies birgt die Gefahr einer *Fruchtschädigung* in sich, da die Plazenta für die meisten Arzneistoffe durchlässig ist und kindliche Zellen z.T. besonders empfindlich auf Arzneimittel reagieren (sog. selektive Toxizität).

Entsprechend den verschiedenen Stadien der Entwicklung der Frucht können Schädigungen während der

□ *Blastogenese,*

□ *Embryogenese* und

□ *Fetogenese*

auftreten (Tab. A 4–1).

Blastopathien. Als *Blastopathien* bezeichnet man *Entwicklungsstörungen während der Blastogenese,* d.h. von der Konzeption bis zum 18. Schwangerschaftstag. Schwere Schäden während der Blastogenese führen zum *Keimtod.* Geringgradigere Schäden können ohne Defekt ausheilen, da die zu diesem Zeitpunkt noch wenig differenzierten Zellen in hohem Maße regenerationsfähig sind. Blastopathien im Sinne einer Defektbildung äußern sich häufig in Form von *Doppelmißbildungen,* die durch partielle Trennung der ersten Tochterzellen einer Zygote oder von Zellgruppen im frühen Entwicklungsstadium entstehen. Sofern sich daraus eine *symmetrische Doppelmißbildung* entwickelt, sind beide Individuen gleich *(Siamesische Zwillinge);* die Bezeichnung erfolgt nach dem verbindenden Körperteil (z.B. Thorakopagus = Doppelmißbildung mit Verwachsung am Brustkorb). Bei *asymmetrischen* Doppelmißbildungen entwickelt sich u.U. die eine Anlage normal, die andere dagegen nur rudimentär.

Embryopathien. Da während der Embryogenese die Organe angelegt werden und die Blasteme sich zu unterschiedlichen Zeitpunkten ausdifferenzieren, hängt der *Schaden vom Zeitpunkt der Schädigung* ab. Ist das betroffene Blastem noch undifferenziert und wirkt sich der Schaden nicht letal aus, besteht die Möglichkeit zur restitutio ad integrum. Trifft die Schädigung dagegen ein Blastem, das sich in der *Differenzierungsphase* befindet, entsteht als typische Embryo-

Tab. A 4–1. Entwicklungsperioden

Periode	Zeitpunkt	Biologische Vorgänge	Entwicklungsstörungen
Gametogenese	vor der Konzeption	Entwicklung der männlichen und weiblichen Keimzellen	Chromosomenaberrationen (z.B. Trisomie 21)
Blastogenese	0.–18. Tag	Erste Teilung der Zygote, Entwicklung der Blastula, Differenzierung in Embryoblast und Trophoblast	Keimtod; symmetrische und asymmetrische Doppelmißbildungen
Embryogenese	18. Tag – 8. Woche	Bildung der Organe und Organsysteme, Organdifferenzierung; Anschluß an den mütterlichen Kreislauf, Ausdifferenzierung der Plazenta	Einzelmißbildungen, z.B. Dysraphien, Herz- und Gefäßanomalien; Schäden durch Virusinfektionen, z. B. Röteln-Embryopathie
Fetogenese	8. Woche – Geburt	Weiteres Wachstum, Abschluß der Organdifferenzierung, Ausreifung	Schädigung durch Infektionen, z.B. durch Spirochäten, Toxoplasmen; Morbus haemolyticus neonatorum

pathie eine *Einzelmißbildung.* Ist die Differenzierung abgeschlossen, können Schädigungen keine Mißbildungen mehr auslösen. Der Zeitraum, in dem eine Noxe eine Mißbildung hervorrufen kann, wird als *kritische (sensible) Phase* bezeichnet. Eine bestimmte Mißbildung kann somit nur in einem speziellen Zeitraum ausgelöst werden. Ihre Art hängt somit weniger von der auslösenden Noxe als von der Entwicklungsphase des Embryos ab. *Die größte Gefahr von Mißbildungen besteht zwischen der 4. und 8. Schwangerschaftswoche.* In Abb. A 4–3 sind die Entwicklungsperioden, in denen der menschliche Embryo bzw. Fetus besonders gefährdet ist, schematisch dargestellt.

Zu den Mißbildungen, die bei früh einsetzenden Noxen entstehen, gehören die *Dysraphien* (Spaltbildungen). Hier sind u. a. die *Spaltbildungen der Wirbelsäule* (Spina bifida) zu nennen. Kommt es dabei zu einem Vortreten von Rückenmarkshäuten, spricht man von einer *Meningozele,* sind Rückenmark und Rückenmarkshäute vorgefallen, von einer *Meningomyelozele.*

Zu den zu einem späteren Zeitpunkt ausgelösten Mißbildungen gehören vor allem die *Herz- und Gefäßanomalien,* die wie die Dysraphien etwa 40% aller Mißbildungen ausmachen. Weitere Arten von Mißbildungen sind in Tab. A 4–1 zusammengestellt.

Als *Ursachen* der Embryopathien sind neben genetischen Faktoren Virusinfektionen, ionisierende Strahlen, Diabetes mellitus, Epilepsie sowie chemische Substanzen zu nennen. Eine weitere wichtige Ursache ist ein Folsäuremangel in dieser Entwicklungsphase.

Fetopathien. Während der Fetogenese ist die Organentwicklung bereits abgeschlossen. Daher treffen Schädigungen während dieser Zeit nur noch bereits differenzierte Strukturen. Bei diesen Schädigungen handelt es sich neben endokrinen Störungen (z.B. Schilddrüsenhormonmangel, s. S. 330) oder Rhesusfaktor-Inkompatibilität (s. S. 404 f.) vor allem um *Infektionen mit Protozoen und Bakterien.* Auf Infektionen reagiert der Fetus mit primitiven mesenchymalen Abwehrreaktionen (z. B. Phagozytose der Erreger), erst am Ende der Schwangerschaft treten zusätzlich typische Entzündungszeichen auf.

Unter den Protozoeninfektionen des Feten besitzt die **Toxoplasmose** (s. S. 722) besondere Bedeutung. Toxoplasma gondii ist ein weitverbreitetes Protozoon, das viele Vögel und Säuger infiziert, aber nicht immer Krankheiten bei ihnen hervorruft. Der Mensch ist relativ resistent. Beim Erwachsenen werden nur selten schwere Verlaufsformen beobachtet. Erfolgt jedoch während der Schwangerschaft eine Infektion der Mutter, so können beim Kind durch diaplazentare Übertragung der Toxoplasmen irreparable Schäden (Hydrozephalus, Ablagerungen von Kalksalzen im Gehirn, Erblindung als Zeichen einer abgelaufenen Hirnentzündung) auftreten.

Eine vor Einführung der Penicillin-Therapie wichtige, heute nur noch selten auftretende bakteriell bedingte Fetopathie ist die **Lues connata** (konnatale Syphilis). Die durch Treponema pallidum hervorgerufene Erkrankung äußert sich nach der Geburt in Hautausschlägen, Knorpel- und Knochenentzündung,

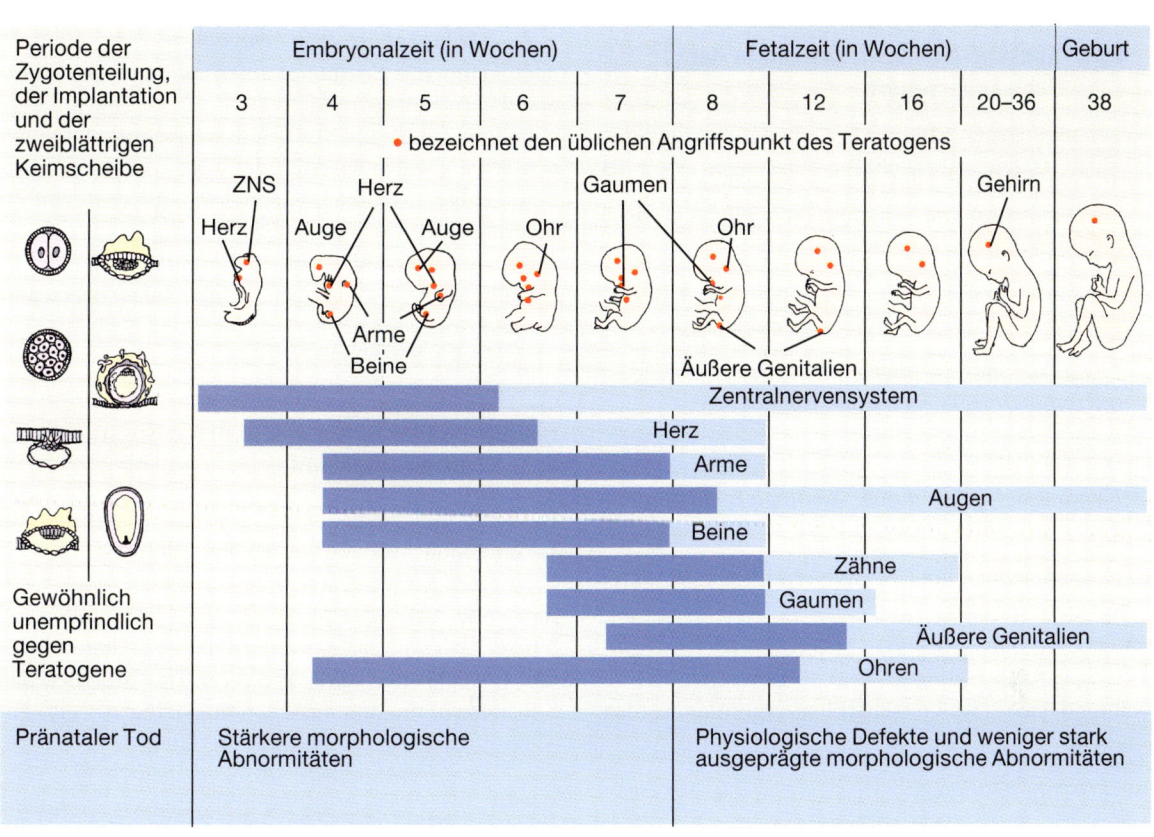

Abb. A 4–3. Schematische Darstellung der Entwicklungsperioden, in denen der menschliche Embryo bzw. Fetus durch Teratogene gefährdet ist (nach Ariens, Mutschler, Simonis). Dunkelblaue Felder bezeichnen Perioden hoher Gefährdung, hellblaue Felder Perioden weniger starker Empfindlichkeit

Zahnschäden, Innenohrstörungen und einer Reihe weiterer, sehr unterschiedlicher Symptome.

4.3.1 Teratogene Wirkungen

Teratogene, d.h. die Frucht schädigende und insbesondere *Mißbildungen* auslösende Wirkungen gehören zu den *schwerwiegendsten* Nebeneffekten von Arzneimitteln. Bei Anwendung von Medikamenten in der Schwangerschaft muß daher eine sorgfältige Risikoabschätzung erfolgen. Da die Teratogenität sowohl qualitativ als auch quantitativ von Spezies zu Spezies verschieden ist, sind *Tierversuche nicht ohne Vorbehalte auf den Menschen übertragbar.* So ist beispielsweise für Coffein, Penicilline oder Tetracycline eine teratogene Wirkung tierexperimentell gezeigt, beim Menschen aber nie bestätigt worden.

Teilweise können die Unterschiede bei Mensch und Tier auch dadurch erklärt werden, daß die im Tierexperiment verwendeten hohen Dosen beim Menschen nie angewandt werden. Arzneistoffe mit hin-

reichend gesicherter teratogener Nebenwirkung beim Menschen sind u.a. *Zytostatika, Antiepileptika, Alkohol* und das aus dem Handel gezogene Schlafmittel *Thalidomid* (s. S. 178). Da nicht in jedem Fall eine teratogene Substanz eine Mißbildung auslöst, kann angenommen werden, daß für das Auftreten eines teratogenen Effekts *zusätzliche Faktoren* (z.B. Rassenunterschiede, Lebensalter, Lebensweise) bedeutsam sind.

Zur Erniedrigung des teratogenen Risikos und damit der Mißbildungsrate sollten vor allem in der Frühschwangerschaft

☐ Arzneimittel nur bei zwingender Indikation eingenommen und

☐ neu auf den Markt gekommene Präparate vermieden

werden. Ausdrücklich sei auch noch darauf hingewiesen, daß die *weitaus größte Zahl der Embryopathien* nicht auf Arzneimittel, sondern *auf Alkohol zurückzuführen* ist.

Nebenwirkungen
(Unerwünschte
Arzneimittelwirkungen)

A4

4.3.2 Sonstige Nebenwirkungen in der Schwangerschaft

Neben teratogenen Effekten können durch Arzneimittel noch weitere unerwünschte Wirkungen wie z. B.

☐ *Atemlähmung und Entzugserscheinungen durch Hypnoanalgetika* (Opiate),

☐ *Maskulinisierung weiblicher Feten durch Androgene und Gestagene mit Androgenwirkung,*

☐ *Feminisierung männlicher Feten durch Gestagene mit antiandrogener Wirkungskomponente,*

☐ *Fetopathien durch ACE-Hemmer,*

☐ *Gehörschädigung durch Aminoglykosid-Antibiotika,*

☐ *Zahnanomalien und Skelettveränderungen durch Tetracycline* oder

☐ *Hypothyreose durch Thyreostatika*

während der Schwangerschaft hervorgerufen werden.

Zu *erhöhter Abort- bzw. Fehlgeburtgefahr* kommt es nach Gabe von *Prostaglandinen, Mutterkornalkaloiden und Narkosemitteln.*

In Tab. A 4–2 sind Stoffe, die wegen eines teratogenen/fetotoxischen Risikos oder wegen erhöhter Abort- bzw. Fehlgeburtgefahr in der Schwangerschaft kontraindiziert sind, zusammengestellt.

Tab. A 4–3 enthält Arzneistoffe, für die bisher keine schädlichen Auswirkungen in der Schwangerschaft bekannt sind.

4.3.3 Nebenwirkungen in der Postnatal- und Stillperiode

Bei Früh- und Neugeborenen sowie bei Säuglingen im 1. Trimenon besitzen die an der Biotransformation beteiligten Enzyme, wie bereits erwähnt, noch nicht ihre volle Aktivität. So ist z.B. die *Glucuronyltransferase-Aktivität* im Vergleich zu der von Kleinkindern und Erwachsenen stark *verringert.* Das bedeutet, daß Substanzen, die, um ausscheidungsfähig zu sein, mit

Tab. A 4–2. Stoffe, die in der Schwangerschaft kontraindiziert sind (teratogenes oder fetotoxisches Risiko, erhöhte Abort- bzw. Fehlgeburtgefahr)

Arzneistoffgruppe bzw. Arzneistoff			
ACE-Hemmstoffe **Anabolika** **Antidiabetika** Biguanide Sulfonylharnstoffe **Antihypertonika** Calciumantagonisten Minoxidil Reserpin **Antiinfektiva** Aciclovir Aminoglykoside Amphotericin B (systemisch) Azol-Antimykotika (systemisch) Chloramphenicol Flucytosin Ganciclovir Griseofulvin Gyrasehemmstoffe Mebendazol Mefloquin Nitroimidazole Polymyxin B	Pyrimethamin Rifampicin (1. Trimenon) Streptomycin Sulfonamide Tetracycline Trimethoprim Vancomycin Zidovudin **Antikoagulantien, orale** (Cumarine) **Antirheumatika** Chloroquin Indometacin Goldverbindungen Phenylbutazon Oxyphenbutazon Penicillamin **Diuretika** Kaliumcanrenoat Schleifendiuretika Spironolacton Thiazide	**Gichtmittel** Allopurinol Colchicin **Hormone** Androgene Antiandrogene Gestagene Glucocorticoide (systemisch) Oestrogene (in hoher Dosierung) **Immunsuppressiva** **Iod-Verbindungen** **Laxantien** (außer Lactulose, Quellstoffen) **Lipidsenker** HMG-CoA-Reduktase-Hemmstoffe Fibrate **Molsidomin** **Mutterkornalkaloide** **Prostaglandine**	**Röntgenkontrastmittel, Iod-haltige** **Retinoide** (systemisch) **Thyreostatika** **Vitamin A** (in hoher Dosierung) **Vitamin D und -Derivate** (in hoher Dosierung) **ZNS-aktive Verbindungen** Alkohol Amantadin Analgetika, opioide Barbiturate Benzodiazepine Disulfiram Lithium-Salze **Zytostatika**

Glucuronsäure verknüpft werden müssen, nur langsam aus dem Säuglingsorganismus eliminiert werden können. Diese Enzymschwäche ist der Hauptgrund für die schweren toxischen Erscheinungen nach zu hohen Gaben von *Chloramphenicol* (s. S. 694 f.) an Früh- und Neugeborene. Auch *Sulfonamide* (s. S. 688 ff.) rufen bei diesen wegen Unreife von Leber und Nieren häufiger Nebenwirkungen hervor. Außerdem können diese Substanzen, wie auf S. 91 beschrieben, durch Verdrängung von Bilirubin aus der Eiweißbindung postnatal einen *Kernikterus,* d.h. eine Einlagerung von Bilirubin in Kerngebiete des Gehirns und dadurch eine schwere Schädigung von Nervenzellen, bewirken.

Arzneimittel in der Stillperiode. Zahlreiche Arzneistoffe, insbesondere lipophile Basen, treten in die Muttermilch über (s. S. 20). (Dies trifft auch für eine Reihe lipophiler Giftstoffe, z.B. Chlorphenotan, Dioxine oder Nicotin, zu!)

Während bei kurzfristiger Anwendung niedriger Dosen im allgemeinen keine stärkeren Auswirkungen beim gestillten Kind zu befürchten sind, muß vor längerfristiger Gabe, insbesondere von Wirkstoffen mit geringer therapeutischer Breite, auf andere Babynahrung übergegangen werden.

In Tab. A 4–4 sind Arzneistoffe zusammengestellt, die, solange gestillt wird, nicht bei der Mutter angewandt werden sollten.

Tab. A 4–3. Substanzen, von denen in therapeutischer Dosierung bisher keine schädlichen Auswirkungen in der Schwangerschaft bekannt sind

Arzneistoffgruppe bzw. Arzneistoff
β_1-Adrenozeptor-Antagonisten
Antazida (außer Natriumionen-haltigen)
Antiinfektiva Cephalosporine Erythromycin Lincosamide Penicilline
Eisenpräparate
Enzympräparate
Hormone Insulin Schilddrüsenhormone
Laxantien Lactulose Quellstoffe
Methyldopa
Paracetamol
Röntgenkontrastmittel, Barium-haltige
Sucralfat
β_2-Sympathomimetika
Vitamin-B-Komplex

Tab. A 4–4. Arzneistoffe, die in der Stillperiode nicht verabreicht werden sollen

Arzneistoffgruppe bzw. Arzneistoff			
ACE-Hemmstoffe **Anabolika** **Antiepileptika** **H$_2$-Antihistaminika** **Antiinfektiva** Aminoglykoside Azol-Antimykotika (systemisch) Chloramphenicol Clindamycin Erythromycin Gyrasehemmer Isoniazid Metronidazol Nitroimidazole Novobiocin	Praziquantel Pyrimethamin Rifampicin Sulfonamide Tetracycline Trimethoprim **Antikoagulantien, orale** (Cumarine) **Antirheumatika, nichtsteroidale** **Atropin** **Diuretika** Kaliumcanrenoat Spironolacton **Goldverbindungen**	**HMG-CoA-Reduktase-Hemmstoffe** **Hormone** Androgene Antiandrogene Gestagene Glucocorticoide (systemisch) Oestrogene (in hoher Dosierung) **Immunsuppressiva** **Iod-Verbindungen** **Laxantien** (außer Quellmitteln und Lactulose) **Levodopa**	**Mutterkornalkaloide** **Retinoide** (systemisch) **Thyreostatika** **ZNS-wirksame Substanzen** Amantadin Analgetika, opioide Barbiturate Benzodiazepine Lithium-Salze Neuroleptika Theophyllin Valproinat **Zystostatika**

4.4 Arzneimittelabhängigkeit

Mit dem Überbegriff Arzneimittelabhängigkeit (drug dependence) werden auf Vorschlag der Weltgesundheitsorganisation (WHO) verschiedene Formen des *Arzneimittelmißbrauchs* zusammengefaßt. Abhängigkeit wird dabei folgendermaßen definiert: „Abhängigkeit ist ein Zustand (psychisch und oft auch physisch), der aus der Wechselwirkung eines Pharmakons mit dem lebenden Organismus entsteht und durch Verhaltens- und andere Reaktionen charakterisiert ist, zu denen immer der Drang gehört, das Pharmakon periodisch oder wiederholt einzunehmen, um dessen psychische Effekte zu erleben und in manchen Fällen auch um die unangenehmen Effekte seines Fehlens zu vermeiden.”

Der Überbegriff Abhängigkeit wurde deswegen eingeführt, weil eine strenge Unterscheidung zwischen den verschiedenen Formen des Arzneimittelmißbrauchs, insbesondere der *Gewohnheitsbildung* und der *Sucht,* zwischen denen fließende Übergänge bestehen, schwierig ist. Da diese aber noch gebräuchlich sind, werden sie nachstehend beschrieben.

Bei der **Gewohnheitsbildung** (drug habituation) besteht das Verlangen zur regelmäßigen Einnahme eines bestimmten Pharmakons, um dadurch in einen *euphorischen* Zustand zu geraten (psychische Abhängigkeit). Eine *körperliche* (physische) Abhängigkeit ist dagegen nicht vorhanden, d.h., nach Absetzen des Medikaments treten keine Entziehungssymptome auf. Auch existiert keine oder allenfalls nur eine geringe Tendenz, die Dosis zu erhöhen. Falls Schädigungen durch das Medikament auftreten, betreffen sie ausschließlich das Individuum und nicht die Gesellschaft.

Gewohnheitsbildung ist streng von **Gewöhnung** zu trennen. Von Gewöhnung oder **Toleranzerhöhung** spricht man, wie auf S. 74 erwähnt, dann, wenn nach wiederholter Zufuhr eines Arzneistoffs die Dosis erhöht werden muß, um dieselbe Wirkung zu erreichen.

Sucht (addiction) ist definiert als „ein Zustand periodischer oder chronischer Vergiftung, schädlich für den einzelnen oder/und die Gesellschaft, der durch den wiederholten Genuß eines natürlichen oder synthetischen Arzneimittels hervorgerufen wird“. Zur Sucht gehören

☐ die psychische und meist auch physische Abhängigkeit von der Wirkung des Mittels,

☐ ein dringendes Verlangen oder ein echtes Bedürfnis (Zwang), die Einnahme des Mittels fortzusetzen und es dazu unter allen Umständen in die Hand zu bekommen, und

☐ die Tendenz, die Dosis zu steigern.

Innerhalb der verschiedenen Substanzgruppen, die zu einer Arzneimittelabhängigkeit führen können, werden die in Tab. A 4–5 angegebenen Typen unterschieden. Die bei den einzelnen Typen auftretenden Wirkungsbilder sind bei den jeweiligen Substanzen beschrieben.

Die Gefahren und Probleme, welche die Arzneimittelabhängigkeit für die Betroffenen und die Gesellschaft mit sich bringt, sind allgemein bekannt. Sie völlig zu beseitigen bzw. zu lösen, wird wohl nie gelingen. Doch sollte es durch Aufklärung, Vermeidung unnötiger Verordnungen von euphorisierenden Medikamenten und eine entsprechende Gesetzgebung möglich sein, sie in erträglichen Grenzen zu halten.

Tab. A 4–5. Zur Drogenabhängigkeit führende Substanztypen

Substanztyp	Psychische Abhängigkeit	Physische Abhängigkeit	Gewöhnung
Morphin	+ + +	+ + +	+ +
Barbiturat/Alkohol	+ +	+ +	+
Cocain	+ + +	(+)	–
Weckamine	+ +	–	+
Mescalin/LSD	+ +	–	+
Cannabis (= Haschisch)	+ +	–	(+)

5 Arzneistoffwechselwirkungen (Drug interactions)

Bei der – häufigen – *gleichzeitigen* Verordnung mehrerer Arzneimittel besteht die Möglichkeit der gegenseitigen Beeinflussung der Wirkstoffe. Und zwar kann das Erstpharmakon die Wirkung des Zweitpharmakons verstärken oder abschwächen, verlängern oder verkürzen. Nach der Art des Wirkungsmechanismus unterscheidet man

☐ *pharmakodynamische* und

☐ *pharmakokinetische*

Wechselwirkungen.

Da Arzneimittelwechselwirkungen bei der medikamentösen Therapie zu schweren Zwischenfällen und Schädigungen des Patienten führen können, müssen sie stärker als bisher beachtet und dadurch nach Zahl und Ausmaß verringert werden.

Im folgenden werden vor allem wichtige *Mechanismen* von Arzneistoffwechselwirkungen dargestellt.

Zahlreiche weitere Interaktionen sind in den einzelnen Kapiteln des Speziellen Teils beschrieben.

Die gleichzeitige Anwendung mehrerer Arzneistoffe ist so alt wie die medikamentöse Therapie selbst. Daß das Problem der Wechselwirkungen erst seit einiger Zeit akut wurde, liegt daran, daß einerseits immer wirksamere Arzneimittel zur Verfügung stehen, die, wenn sie sich gegenseitig beeinflussen, unerwünschte Effekte auslösen können, und daß andererseits erst in den vergangenen Jahren die entsprechenden Methoden zum Nachweis solcher Wechselwirkungen entwickelt bzw. die dazu führenden Mechanismen entdeckt wurden. Es ist jedoch darauf hinzuweisen, daß der Ausdruck Wechselwirkungen zunächst nichts darüber aussagt, ob diese negativ oder positiv zu bewerten sind. Es wird bei der Diskussion um Wechselwirkungen leicht vergessen, daß diese sich auch außerordentlich positiv auswirken, ja geradezu die Voraussetzung für eine sinnvolle Therapie sein können (vgl. Gabe von Antidoten bei Vergiftungen; Applikation von indirekten Parasympathomimetika am Ende einer Narkose zur Aufhebung der Wirkung von stabilisierenden Muskelrelaxantien, s. S. 302 f.). Im heutigen Sprachgebrauch versteht man unter Wechselwirkungen allerdings nur noch *unerwünschte* Interaktionen.

5.1 Pharmakodynamische Wechselwirkungen

Pharmakodynamische Wechselwirkungen sind immer dann zu erwarten, wenn die miteinander interferierenden Wirkstoffe an einem Rezeptor, an einem Erfolgsorgan oder in einem Regelkreis synergistisch oder antagonistisch wirken. Sofern man die meist gut bekannten pharmakodynamischen Eigenschaften der gleichzeitig eingesetzten Arzneistoffe berücksichtigt, sind solche Wechselwirkungen, sofern sie günstig sind, therapeutisch auswertbar, oder sie lassen sich, falls sie unerwünscht sind, vermeiden. Im folgenden soll daher nur auf einige weniger bekannte Beispiele oder auf solche, die zwar theoretisch wohl bekannt sind, praktisch aber doch gelegentlich durch Unachtsamkeit verursacht werden, eingegangen werden.

Gegenseitige Beeinflussung des Blutzuckerspiegels. *Nicht β_1-selektive β-Blocker,* z. B. Propranolol (s. S. 292), verzögern den Wiederanstieg des Blutzuckerspiegels nach Insulingabe und können dadurch *verlängerte hypoglykämische Reaktionen* hervorrufen und gleichzeitig die entsprechenden Symptome unterdrücken.

Gegenseitige Beeinflussung des Blutdrucks. Hypertoniker erhalten in der Regel jahre- bzw. jahrzehntelang *Antihypertonika.* Die Zahl möglicher Wechselwirkungen ist dementsprechend groß. Bei jeder Gabe von *Herz- und Kreislaufmitteln* neben der Gabe von Antihypertonika muß daher darauf geachtet werden, ob sich der Blutdruck dadurch unerwünscht ändert, insbesondere ob er unter den erwünschten Wert absinkt und dadurch u.U. hypotone Zustände auftreten, die z.B. im Straßenverkehr bedrohlich werden können. *Antiarrhythmika* (s. S. 456 ff.) und *Koronartherapeutika* (s. S. 466 ff.) sind hier besonders zu beachten. Hochdruckpatienten sollten ferner darauf hingewiesen werden, daß *Alkohol* nicht nur ihr Grundleiden verschlechtert, sondern in einigen Fällen auch zu unkontrollierbaren Blutdruckabfällen führt. Auch viele *Psychopharmaka* beeinflussen den Blutdruck. Die tricyclischen *Antidepressiva* (s. S. 154 ff.) antagonisieren die blutdrucksenkende Wirkung von Guanethidin, α-Methyldopa (s. S. 295 f.), Reserpin (s. S. 296) und Clonidin (s. S. 294 f.). Die gleichzeitige Gabe von nichtselektiven *Monoaminoxidasehemmern* (s. S. 158 f.) und indirekten *Sympathomimetika* (s. S. 283 f.) kann zu schweren Blutdruckveränderungen (Blutdruckanstieg oder Blutdruckabfall) führen.

Verstärkung der Nephro- und Ototoxizität. *Aminoglykosid-Antibiotika* (s. S. 675 ff.), z.B. Gentamicin und Streptomycin, erhöhen die Nephrotoxizität von Cefalotin, ebenso nimmt die Ototoxizität von Aminoglykosid-Antibiotika zu, wenn gleichzeitig *Schleifendiuretika,* z. B. Furosemid oder Etacrynsäure, gegeben werden. Die erhöhte Ototoxizität beruht darauf, daß Schleifendiuretika die Elektrolytzusammensetzung der Endolymphe im Innenohr verändern.

Verstärkung der Muskelrelaxation. Für den Anästhesisten sind Wechselwirkungen von stabilisierenden *Muskelrelaxantien* (s. S. 246 ff.) mit *Antibiotika,* die über eine *curareartige Wirkung* verfügen (z.B. Aminoglykosid-Antibiotika), von Bedeutung, da mit einer Verstärkung der muskelrelaxierenden Wirkung zu rechnen ist.

Erhöhung der Toxizität von Herzglykosiden. *Hypercalciämie* und *Hypokaliämie* verstärken die Wirkung von *Herzglykosiden* (s. S. 447 ff.). Das bedeutet nicht nur, daß einem Patienten unter einer Therapie mit Herzglykosiden keine Calcium-haltige Lösung injiziert werden darf, sondern auch, daß bei gleichzeitiger Gabe von Substanzen, die zu einem Kaliumverlust führen können, die Herzglykosidtherapie besonders streng überwacht werden muß. Das gilt z.B. für *Laxantien* (s. S. 544 ff.) und *Saluretika* (s. S. 582 ff.), die häufig zusammen mit Herzglykosiden eingesetzt werden, ebenso wie für *Glucocorticoide* (s. S. 357 ff.). Auch *Amphotericin* B (s. S. 711 f.) erhöht über die Kaliumverarmung die Toxizität von Herzglykosiden.

Erhöhte Blutungsneigung. Bei der Therapie mit Antikoagulantien vom Dicoumarol-Typ (s. S. 428 f.) wird die Blutungsneigung aufgrund pharmakodynamischer Interaktionen durch folgende gleichzeitig applizierte Wirkstoffe erhöht: Durch Acetylsalicylsäure infolge Thrombozytenaggregationshemmung und – erst bei Dosen über 1,5 g – erniedrigter Prothrombinsynthese; durch Chinidin oder Cephalosporine mit N-Alkyl-tetrazol-Struktur, z.B. Latamoxef oder Cefamandol, aufgrund verringerter Synthese Vitamin-K-abhängiger Gerinnungsfaktoren; durch Valproinsäure infolge Thrombozytenaggregationshemmung und Abnahme der Plättchenzahl.

5.2 Pharmakokinetische Wechselwirkungen

Zu einer pharmakokinetischen Wechselwirkung kann es während der *gesamten* pharmakokinetischen Phase von Arzneistoffen, somit bei der Resorption, Verteilung, Biotransformation und Ausscheidung kommen. Im Gegensatz zu den pharmakodynamischen Wechselwirkungen ist die Voraussage pharmakokinetischer Interferenzen schwieriger, da die pharmakokinetischen Prozesse nur in Ausnahmefällen arzneistoffspezifisch sind. Man muß daher immer mit solchen Interferenzen rechnen.

Durch die zunehmende Kenntnis, welche Cytochrom-P-450-Isoenzyme an der Metabolisierung eines Pharmakons beteiligt sind, kann jedoch zukünftig mit einer Verbesserung der Vorhersagbarkeit von Arzneimittelinteraktionen auf der Ebene der Biotransformation gerechnet werden.

5.2.1 Wechselwirkungen bei der Resorption

Wechselwirkungen bei der *Resorption* können durch eine Veränderung des pH-Wertes durch das Erstpharmakon auftreten. Wird z. B. gleichzeitig mit einem *Antazidum* ein saurer oder ein basischer Arzneistoff gegeben, dann wird dessen Resorptionsquote wegen der Erhöhung des pH-Wertes im oberen Teil des Magen-Darm-Kanals verändert. Eine solche Interaktion wurde beispielsweise bei Ketoconazol gefunden. Eine Beeinflussung der Resorption eines Zweitpharmakons ist ferner durch *Verlängerung* oder *Verkürzung* der *Verweildauer* im Magen-Darm-Kanal oder durch *Komplexbildung* möglich. Beschleunigt man beispielsweise die Darmpassage durch die Gabe von Metoclopramid (s. S. 533 f.), dann

Tab. A 5–1. Wechselwirkungen durch Verdrängung aus der Eiweißbindung

Verdrängende Substanz	Verdrängte Substanz	Wirkung
Phenylbutazon, Clofibrat	Phenprocoumon	Blutung
Phenylbutazon, Salicylate	Tolbutamid	Hypoglykämie
Salicylate, Sulfonamide	Bilirubin	Kernikterus bei Neugeborenen

werden insbesondere schwer resorbierbare Substanzen nicht mehr in normalem Umfang resorbiert, da sie nicht mehr lange genug mit der Resorptionsfläche in Kontakt treten können. Eine derartige Resorptionsverminderung wurde u.a. für Digoxin nachgewiesen. Ein umgekehrter Effekt ist bei einer Verlangsamung der Magen-Darm-Passage in Betracht zu ziehen. So können Anticholinergika die Resorptionsquote anderer Pharmaka erhöhen.

Unlösliche und damit nicht mehr resorbierbare *Komplexverbindungen* bilden sich bei gemeinsamer Applikation von Tetracyclinen und Magnesium-, Calcium- oder Eisensalzen. Therapieversager mit Tetracyclin-Präparaten bei gleichzeitiger Einnahme von Milch, Antazida oder Eisenpräparaten waren teilweise darauf zurückzuführen. Ein ähnliches Verhalten zeigen auch Gyrasehemmer.

Als Lipidsenker eingesetzte *Anionenaustauscherharze,* z.B. Colestyramin oder Colestipol (s. S. 437), können durch Salzbildung oder Adsorption die Resorption anderer Wirkstoffe verringern oder ganz verhindern. Folgende Interaktionen wurden beobachtet: Abgeschwächte (bis u.U. aufgehobene) Wirkung von Schilddrüsenhormonen, Tetracyclinen und Cheno- bzw. Ursodeoxycholsäure, deutlich verringerte Resorption von Eisensalzen.

Grundsätzlich sollten nach Gabe von Anionenaustauscherharzen Zweitpharmaka erst in einem Abstand von mindestens 1 Stunde appliziert werden.

Breitspektrum-Antibiotika (s. S. 652) können infolge einer Schädigung der Darmflora den enterohepatischen Kreislauf solcher Substanzen stören, die in der Leber konjugiert und im Darm durch die Darmflora wieder dekonjugiert werden. Klinisch bedeutsam ist u.a. eine solche Interaktion mit weiblichen Sexualhormonen (Gefahr unerwünschter Schwangerschaften trotz Gabe von hormonalen Kontrazeptiva).

5.2.2 Wechselwirkungen bei der Verteilung

Befinden sich gleichzeitig mehrere Pharmaka im Blut, besteht die Möglichkeit einer Konkurrenz um die *Bindungsstellen der Plasmaeiweiße* (s. S. 17 f.). Diese Konkurrenz um die Eiweißbindung ist ein häufiger Vorgang, der allerdings nur dann klinisch relevant wird, wenn Arzneistoffe mit hoher Eiweißbindung, verhältnismäßig kleinem Verteilungsvolumen und geringer therapeutischer Breite betroffen sind.

In Tab. A 5–1 sind einige Wechselwirkungen durch Verdrängung aus der Eiweißbindung zusammengestellt.

Antirheumatika der Phenylbutazonreihe, z.B. Phenylbutazon oder Oxyphenbutazon (s. S. 202), können *Antikoagulantien* aus der Eiweißbindung verdrängen. Dadurch steigt vorübergehend bis zur Einstellung des neuen Steady-state die freie Konzentration an – letztere führt gleichzeitig zu einer verstärkten Elimination – und infolge der verstärkten Hemmung der Prothrombinsynthese wird die *Blutungsneigung* erhöht. Der gleiche Effekt wurde auch für *Clofibrat* (s. S. 434 f.) beschrieben. Die Gefahr einer Hypoglykämie nach Verabreichung von *oralen Antidiabetika der Sulfonylharnstoffreihe,* z. B. von Tolbutamid (s. S. 348 ff.), nimmt zu, wenn gleichzeitig *Acetylsalicylsäure* oder *Phenylbutazon* (s. S. 202) gegeben werden.

Ganz analog ist die *Verdrängung von Bilirubin* aus der Albuminbindung durch *Salicylate* und *Sulfonamide* mit der Gefahr eines sog. Kernikterus bei Neugeborenen (s. S. 690 f.).

5.2.3 Wechselwirkungen bei der Biotransformation

In ähnlicher Weise wie bei den Plasmaalbuminen ist eine Konkurrenz um die Bindungsstellen der für die Biotransformation der Arzneistoffe verantwortlichen Enzyme, insbesondere von Cytochrom P-450, und damit eine langsamere Metabolisierung möglich (Tab. A 5–2). Die Biotransformation eines Zweitpharmakons kann ferner aufgrund einer durch das Erstpharmakon hervorgerufenen Enzymhemmung oder Enzyminduktion verlangsamt bzw. beschleunigt wer-

**Arzneistoff-
wechselwirkungen**

A5

Tab. A 5–2. Wechselwirkungen durch Hemmung der Biotransformation

Hemmstoff	Gehemmter Abbau von	Wirkung
Chloramphenicol, Cimetidin	Cumarin-Derivaten	Blutungsgefahr
Chloramphenicol, Cumarin-Derivate	Tolbutamid	Hypoglykämie
Chloramphenicol, Cimetidin, Cumarin-Derivate, Isoniazid, Sultiam	Phenytoin	Ataxie, Verwirrtheit
Cimetidin	Diazepam Theophyllin, Antidepressiva	Verstärkter und verlängerter Effekt Herzrhythmusstörungen
Fluconazol, Itraconazol, Ketoconazol	Ciclosporin	Gesteigerte Nephrotoxizität
Erythromycin	Terfenadin	Herzrhythmusstörungen

den (Tab. A 5–3). So wird beispielsweise der Abbau von *Phenytoin* (s. S. 257) oder *Tolbutamid* (s. S. 348) durch *Isoniazid* (s. S. 701 f.), *Chloramphenicol* (s. S. 694 f.) oder *Antikoagulantien* gehemmt. Die Diphenylhydantoin-Plasmaspiegel können dann bis in den toxischen Bereich ansteigen. Weitere Arzneistoffe, die den oxidativen Metabolismus anderer Substanzen hemmen, sind *Cimetidin* (s. S. 538), oral applizierbare *Azol-Antimykotika,* insbesondere Ketoconazol (s. S. 708), sowie *Erythromycin* (s. S. 682 ff.).

Die Gyrasehemmer *Ciprofloxacin* und *Enoxacin* (s. S. 685 ff.) verzögern die Biotransformation von Theophyllin.

Enzyminduktoren, z.B. *Barbiturate* (s. S. 237 ff.), *Phenytoin* (s. S. 257) und *Rifampicin* (s. S. 703) führen dagegen zu einer *schnelleren Biotransfor-*

mation zahlreicher Pharmaka. Wird der Enzyminduktor wieder abgesetzt und nicht gleichzeitig die Dosis des Zweitpharmakons reduziert, besteht wegen des *abklingenden Induktionseffektes* die Gefahr einer u.U. gefährlichen Überdosierung. So wurden schwere Blutungszwischenfälle gesehen, wenn Herzinfarktpatienten unter *Antikoagulantientherapie* nach Hause entlassen wurden und dort ihr *Schlafmittel* nicht mehr einnahmen (s. Abb. A 5–1).

Besondere Vorsicht sowie intensive Patientinnen-Aufklärung erfordert auch die Anwendung von Rifampicin bei Frauen im gebärfähigen Alter, die hormonale Kontrazeptiva einnehmen, da das Antituberkulotikum nicht nur enzyminduzierend, sondern auch teratogen wirkt. Deswegen ist bei einer Therapie mit Rifampicin einerseits die Sicherheit der hormonalen

Tab. A 5–3. Wechselwirkungen durch Enzyminduktion

Induktor	Beschleunigter Abbau von	Wirkung
Phenobarbital, Griseofulvin	Cumarin-Derivaten	Unzureichende Antikoagulation
Carbamazepin, Phenobarbital, Rifampicin, Griseofulvin	oralen Kontrazeptiva	Unzuverlässige Wirkung, „Pillenversager"
Phenobarbital	Griseofulvin	Unzureichende Wirkung
Phenobarbital	Vitamin D	Rachitis

Kontrazeption infolge der Enzyminduktion nicht mehr gewährleistet und andererseits muß im Falle einer (ungewollten) Schwangerschaft mit Mißbildungen gerechnet werden.

5.2.4 Wechselwirkungen bei der Ausscheidung

Wechselwirkungen bei der *renalen Ausscheidung* können infolge einer pH-Wert-Veränderung im Urin oder durch Konkurrenz um die Bindungsstellen an dem für die Sekretion bzw. aktive Rückresorption verantwortlichen Transportsystem auftreten. So beschleunigen, wie auf S. 35 beschrieben, Substanzen, die den Urin-pH-Wert herabsetzen (z.B. Azida), die Ausscheidung schwacher Basen, da diese dann stärker ionisiert vorliegen, und in gleicher Weise steigern Verbindungen, die den Urin-pH-Wert erhöhen (z.B. Natriumhydrogencarbonat), die Ausscheidung schwacher Säuren.

Eine Kompetition um die Carrier-Bindungsstellen ist für die Exkretionshemmung von Penicillin oder anderen sauren Arzneistoffen durch *Probenecid* verantwortlich. Dieser Effekt wurde früher therapeutisch zur Erhöhung des Penicillinblutspiegels bei relativer Penicillinresistenz ausgenutzt. Sulfonamide, Sulfonylharnstoffe sowie Phenylbutazon und Oxyphenbutazon beeinflussen sich gegenseitig ganz analog in ihrer tubulären Sekretion.

Die angeführten Beispiele machen deutlich, wie problematisch die gleichzeitige Gabe mehrerer Pharmaka

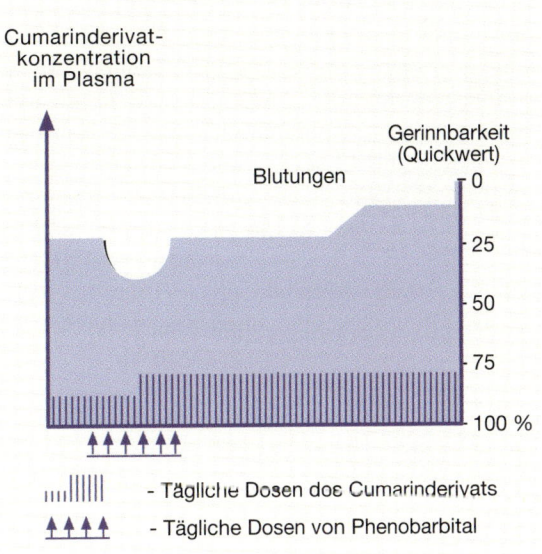

Abb. A 5–1. Schematische Darstellung der Folgen einer Enzyminduktion und des abklingenden Induktionseffektes durch Gabe des Zweitpharmakons Phenobarbital bei einer Therapie mit einem Cumarin-Derivat (nach Kahl)

sein kann. Sofern eine Therapie mit einem Arzneistoff nicht möglich und eine kombinierte Behandlung mit mehreren Arzneistoffen unbedingt erforderlich ist, müssen durch Berücksichtigung der möglichen Wechselwirkungen Schädigungen des Patienten vermieden werden. Grundsätzlich sollte man versuchen, mit möglichst wenigen, in ihrer Wirkung genau bekannten Arzneistoffen auszukommen.

5.3 Wechselwirkung zwischen Arzneistoffen und Nahrungsstoffen

Die Kenntnisse der Beeinflussung von Arzneimittelwirkungen durch die Ernährung sind noch unvollständig. Bei vielen Arzneistoffen ist daher noch nicht geklärt, wie sich die gleichzeitige Nahrungszufuhr auf ihre Kinetik auswirkt. Bei einer Reihe von Substanzen führt die Nahrung zu einer *Resorptionsverzögerung* durch Änderung des pH-Wertes im Magen, der Magenentleerung sowie der Darmmotilität. Die Antituberkulotika *Rifampicin* und *Isoniazid* (s. S. 701) oder der β-Adrenozeptorenblocker *Celiprolol* (s. S. 292) werden beispielsweise bei Einnahme nach dem Essen verzögert und in geringerem Umfang resorbiert, als wenn sie auf leeren Magen eingenommen werden. Die Einnahme von *Tetracylinen* oder *Gyrasehemmern* zusammen mit Milch bzw. Calcium-, Magnesium-

oder Eisenionen enthaltenden Nahrungsmitteln vermindert, wie erwähnt, die Resorption durch Bildung unlöslicher Chelate erheblich.

Andererseits wurde gezeigt, daß die *Bioverfügbarkeit* einiger *lipophiler Arzneistoffe durch gleichzeitige Nahrungsaufnahme verbessert* werden kann. So steigt beispielsweise die Resorptionsquote von *Griseofulvin* (s. S. 712 f.), wenn es zusammen mit fettreicher Kost eingenommen wird. Auch *Spironolacton* (s. S. 590 f.), *Phenytoin* (s. S. 257 f.) oder *Ketoconazol* (s. S. 708) werden zusammen mit Nahrungsmitteln rascher und vollständiger resorbiert.

Über den Einfluß von Nahrungsbestandteilen auf die *Biotransformation* von Arzneistoffen liegen im Gegensatz zu zahlreichen tierexperimentellen Unter-

Arzneistoff-
wechselwirkungen

A5

suchungen beim Menschen nur wenige Studien vor. Enzyminduktoren in der Nahrung, z. B. in auf Holzkohle gegrilltem Fleisch, beschleunigen den Arzneistoffmetabolismus. Bei *β-Blockern,* z. B. Propranolol, wurde gefunden, daß durch gleichzeitige Nahrungsaufnahme der First-pass-Effekt erniedrigt wird.

Bei der Einnahme von *nichtselektiven Monoaminoxidase-Hemmern* (s. S. 158 f.) sind *Tyramin-haltige* Nahrungsmittel, z.B. Käse, zu meiden, da die Gefahr extremer Blutdruckveränderungen (Blutdrucksteigerung oder Blutdruckabfall) durch das erhöhte Angebot von Catecholamin-Vorstufen gegeben ist.

Nitrithaltige Nahrungsmittel können im Magen mit einigen Arzneistoffen, z.B. dem früher häufig als Analgetikum verwendeten Aminophenazon, kanzerogene N-Nitroso-Verbindungen (s. S. 837 f.) bilden. Aminophenazon wurde aus diesem Grund vom Markt genommen.

Enthält die Nahrung größere Mengen von *Vitamin K,* wird die Wirkung von *Antikoagulantien* vom *Dicoumarol-Typ* (s. S. 428 f.) abgeschwächt.

6 Pharmakogenetik

Die Pharmakogenetik umfaßt zwei Hauptgebiete:

☐ die ererbte Determiniertheit bestimmter *pharmakologischer Wirkungen* sowie – im weiteren Sinn –

☐ die *mutagenen Wirkungen* von Pharmaka.

Schon lange war bekannt, daß sowohl Einzelpersonen als auch bestimmte Bevölkerungsgruppen anders als der Rest der Bevölkerung auf bestimmte Pharmaka reagieren können. Neuere Untersuchungen zeigen, daß diese pharmakodynamischen oder pharmakokinetischen Unterschiede genetisch fixiert sind und auf einem angeborenen Enzymmangel, Enzymüberschuß oder einem Polymorphismus bestimmter Enzyme, d.h. auf der Bildung von **Isoenzymen** mit veränderter Enzymaktivität, beruhen.

Eine große Zahl solcher polymorpher Proteine findet sich unter den *Enzymen des Fremdstoffwechsels.* Ebenso besteht eine hohe Variabilität bei Verbindungen, die zur Abwehr von Mikroorganismen dienen. Der in den verschiedenen Teilen der Welt unterschiedliche Selektionsdruck bedingt *interethnische Differenzen* bezüglich der Bildung solcher Proteine (s.u.).

Im Gegensatz zu diesen Eiweißen, die nur unter bestimmten Umweltbedingungen lebenswichtig sind, ist die strukturelle Variabilität von Rezeptorproteinen (selbst zwischen verschiedenen Spezies) gering. Offenbar führt jede Veränderung von Rezeptoren zu einer schwerwiegenden Beeinträchtigung der Lebensfähigkeit. Genetisch bedingte pharmakodynamische oder -kinetische Unterschiede äußern sich daher in der Regel nicht in verschiedenen Wirkstärken beim Patienten, sondern im Auftreten von *Nebenwirkungen.*

Vor Bekanntwerden der Ursachen solcher Unterschiede in der Arzneimittelwirkung faßte man diese unter dem Begriff *Idiosynkrasie* zusammen und verstand darunter eine *angeborene* Überempfindlichkeit gegen bestimmte Stoffe (Allergie ohne vorangegangenen sensibilisierenden Allergenkontakt).

Besondere klinische Relevanz bei pharmakogenetischen Unterschieden besitzen

☐ der *Glucose-6-phosphat-Dehydrogenase-Mangel,*

☐ der *Methämoglobin-Reduktase-Mangel,*

☐ die *maligne Hyperthermie* und

☐ die *Porphyrie,*

bei denen Pharmaka zur Manifestation latenter Erkrankungen führen können, sowie Polymorphismen folgender am Arzneistoffmetabolismus beteiligter Enzyme: der

☐ *N-Acetyltransferase,*

☐ *Plasmacholinesterase,*

☐ *Monooxygenasen CYP2D6* und *CYP2C* sowie

☐ *Thiopurinmethyltransferase.*

Glucose-6-phosphat-Dehydrogenase-Mangel. Nach Gabe verschiedener Antimalariamittel, insbesondere nach der Applikation von Primaquin und Dapson, treten bei Schwarzafrikanern, einem Teil der Mittelmeerbevölkerung (Griechen, Sarden) sowie bei Indern in etwa 10% der Fälle schwere hämolytische Anämien auf. Man bezeichnet eine solche Art der Hämolyse auch als *Favismus,* da sie auch durch rohe, grüne Bohnen (Vicia faba = Saubohne) hervorgerufen werden kann.

Als Ursache dieser Nebenwirkung konnte ein genetisch bedingter Mangel an Glucose-6-phosphat-Dehydrogenase (G6PD) festgestellt werden. Dieses Enzym katalysiert die NADPH-Bildung unter gleichzeitiger Oxidation von Glucose. NADPH wird zur Regeneration von reduziertem Glutathion (GSH) benötigt. Bei vermindertem GSH-Bestand bilden Proteine von Erythrozytenmembranen vermehrt Disulfidbrücken (Abb. A 6–1).

Ein G6PD-Mangel führt zur Hämolyse, wenn der Glutathionverbrauch durch die oben genannten Pharmaka über das normale Maß hinaus verstärkt wird. Da das entsprechende Gen X-chromosomal vererbt wird und bereits bei einem funktionsfähigen Gen hinreichende Menge des Enzyms gebildet werden, sind von dieser Nebenwirkung ausschließlich Männer und homozygote Frauen betroffen. Man findet diese Form der Hämolyse vor allem in (ehemaligen) Verbreitungsgebieten der Malaria. Als Ursache wird eine erhöhte Resistenz heterozygoter Frauen gegenüber den Erregern dieser Erkrankung angesehen.

Methämoglobin-Reduktase-Mangel. Bei einem Mangel an diesem Enzym steigt der Methämoglobingehalt

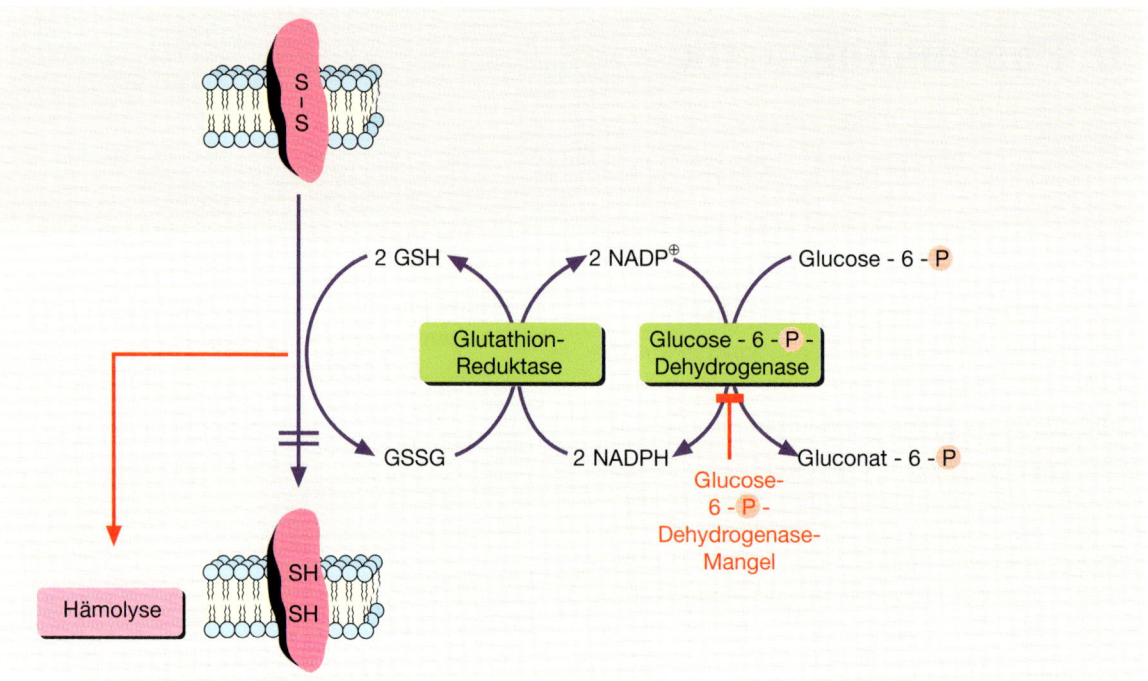

Abb. A 6–1. Hämolyse durch Glucose-6-Phosphat-Dehydrogenase-Mangel. Glucose-6-Phosphat-Dehydrogenase-Mangel führt zur verminderten Bildung von NADPH und damit zur Anreicherung von Disulfidbrücken in Membranproteinen, wodurch Hämolyse ausgelöst wird (GSSG: oxidiertes Glutathion)

des Blutes (s. S. 824) infolge der nicht ausreichenden Reduktion von Methämoglobin zu Hämoglobin u. U. auf das Zwanzig- bis Fünfzigfache des Normalwertes an. Bei den leichteren Formen – vor allem bei Heterozygoten – kommt es erst unter entsprechender medikamentöser Therapie, z.B. mit Anilinderivaten, Chloramphenicol, Nitraten, Sulfonamiden u.a., zur Methämoglobinämie. Als Symptome können Zyanose und Dyspnoe auftreten.

Maligne Hyperthermie. Dieser gefürchteten Narkosekomplikation (s. S. 234) liegt eine abweichende Struktur des Calciumkanals im sarkoplasmatischen Retikulum (dem sog. Ryanodin-Rezeptor) zugrunde. Öffnung des Kanals durch Suxamethonium oder verschiedene Narkosemittel, z.B. Halothan, bewirkt bei prädisponierten Personen eine massive Erhöhung der intrazellulären Calciumionenkonzentration, die zu starken Muskelkontraktionen und lebensbedrohlichem Fieber führt.

Porphyrien. Diese Erkrankungen beruhen auf Störungen verschiedener Enzyme der Häm-Biosynthese und damit der Einlagerung von Zwischenprodukten der Hämsynthese bzw. falschen Syntheseprodukten in Organen. Einige Arzneistoffe, z.B. Barbiturate, Sulfonamide, Oestrogene u.a. können durch Induktion

der Aminolävulinsäure-Synthese, dem Schlüsselenzym der Hämsynthese, eine akute klinische Manifestation dieser Krankheitsbilder auslösen und sind daher bei solchen Personen streng kontraindiziert.

Schnell- und Langsam-Acetylierer. Isoniazid (s. S. 701 f.) wird infolge des Polymorphismus einer N-Acetyltransferase (NAT2) von etwa der Hälfte der europäischen Bevölkerung und von etwa 90% der Japaner, Chinesen und Eskimos rasch, von dem anderen Teil dagegen langsam durch Acetylierung inaktiviert. Man unterscheidet daher Schnell- und Langsam-Acetylierer. Letztere bilden vermehrt Oxidationsprodukte von Isoniazid, wodurch die Hepatotoxizität steigt. Allerdings ist das damit verbundene Risiko geringer als das bei einer Vorschädigung der Leber. Bei langsamen Acetylierern kommt es ferner durch aus Isoniazid abgespaltenem Hydralazin zu einer verstärkten Inaktivierung von Pyridoxin und damit zu einer Zunahme neurologischer Störungen. Trotz dieser Probleme kann bei der Tuberkulosebehandlung auf Isoniazid nicht verzichtet werden, während Procainamid (s. S. 461 f.) und Hydralazin (s. S. 487 f.), die ebenfalls von N-Acetyltransferase acetyliert werden, sich durch ähnlich wirksame Pharmaka ersetzen lassen.

In jüngster Zeit wurde ein einfaches Verfahren zur Bestimmung des Acetylatorstatus entwickelt. Es beruht auf der renalen Ausscheidung von Coffein-Metaboliten, die durch N-Acetyltransferase (6-Acetylamino-5-formylamino-3-methyluracil) und durch oxidative Demethylierung (1-Methylxanthin) entstehen. Anhand eines solchen Tests kann die Isoniazidtherapie individuell gestaltet werden.

Plasmacholinesterase-Polymorphismus. Ein weiteres Beispiel einer genetisch bedingten Stoffwechselanomalie ist die ungewöhnlich lange Muskelerschlaffung und Atemlähmung bei etwa 3 – 4% der Patienten nach Injektion von *Suxamethoniumchlorid* (s. S. 249). Bei den Betroffenen läßt sich eine atypische *Plasmacholinesterase* (Plasmacholinesterase-Polymorphismus) nachweisen, deren Aktivität nur etwa 10 – 20 % der Aktivität normaler Plasmacholinesterase (Pseudocholinesterase) beträgt. Als Folge des Enzymdefekts ist der Abbau von Suxamethoniumchlorid erheblich verzögert.

Im Fall einer anhaltenden Atemlähmung muß der Patient künstlich beatmet werden.

Cytochrom-P-450-Polymorphismus. In gleicher Weise wie bei Acetylierungsreaktionen wurden auch bei mikrosomalen, Cytochrom-P-450-abhängigen Oxidationen Unterschiede in der Reaktionsgeschwindigkeit gefunden (Tab. A 2–6). So werden z.B. Codein (s. S. 193) und einige β-Adrenozeptorenblocker (u. a. Propranolol und Metoprolol, s. S. 289 f.) durch ein Cytochrom-P-450-Isoenzym (CYP2D6) von über 90% der europäischen Bevölkerung relativ rasch, vom Rest dagegen wesentlich langsamer metabolisiert. Als Folge kommt es bei den langsamen Metabolisierern zu erhöhten Plasmaspiegeln mit der Gefahr stärkerer Nebenwirkungen. Andererseits sind Langsammetabolisierer nicht in ausreichendem Umfang zur Demethylierung von Codein befähigt, so daß bei diesen Personen mit Codein keine ausreichende analgetische Wirkung erzielt werden kann.

Zur Bestimmung des Metabolisierungsstatus dienen in diesem Fall Spartein bzw. Debrisoquin.

Auch von einer weiteren Monooxygenase ist ein Polymorphismus bekannt. Es handelt sich um ein Enzym der Unterfamilie CYP2C, das jedoch nur eine kleinere Zahl von Pharmaka metabolisiert, z.B. Diazepam sowie das Antiepileptikum Mephenytoin, welches als Testsubstanz dient.

Thiopurin-Methyltransferase-Polymorphismus. In diesem Zusammenhang ist ferner der Polymorphismus der Thiopurin-Methyltransferase zu nennen. Dieses Enzym inaktiviert 6-Mercaptopurin und Azathioprin. Bei Langsammetabolisierern tritt verstärkt eine Knochenmarksdepression auf, andererseits wurde bei Leukämie-Patienten mit hoher Inaktivierungskapazität häufiger ein Therapieversagen beobachtet.

Mutagene, d.h. das Genom verändernde **Wirkungen** sind zwar bei Mikroorganismen und niederen Versuchstieren für zahlreiche Arzneistoffe gezeigt worden, doch ist es sehr fraglich, inwieweit hieraus Rückschlüsse für den Menschen gezogen werden dürfen. Sicherlich auch für den Menschen bedenklich sind in dieser Hinsicht verschiedene *Zytostatika* (z.B. Stickstoff-Lost-Verbindungen, Ethylenimine, Methylsulfonsäureester), *Epoxide* und *Antagonisten von Nucleinsäure-Basen.*

Ein heute vielfach eingesetztes In-vitro-Verfahren zur Prüfung auf Mutagenität ist der *Ames-Test.* Dabei wird der zu untersuchende Arzneistoff zunächst mit Rattenlebermikrosomen und Kofaktoren inkubiert, um auch die mutagene Wirkung von reaktiven Zwischenprodukten der Biotransformation erfassen zu können. Anschließend wird untersucht, ob Mangelmutanten von Mikroorganismen – infolge Mutation – die Fähigkeit zu bestimmten biochemischen Reaktionen, z.B. zur Histidin-Synthese, wiedererlangen.

7 Chronopharmakologie (Biorhythmik der Arzneimittelwirkung)

Die Funktionen aller Lebewesen – vom Einzeller bis zum Menschen – unterliegen einer Beeinflussung durch die Zeit, die sich in biologischen Rhythmen äußert. Diese lassen sich auf jeder Funktionsebene des Organismus nachweisen. Neben zirkamensuellen (Monatsrhythmen) und zirkaannualen (Jahresrhythmen) findet man vor allem zirkadiane Rhythmen (Tag-Nacht-Rhythmen, 24-Stunden-Rhythmen). Diese Rhythmen sind genetisch determiniert (sog. innere oder biologische Uhren), jedoch durch Umweltfaktoren (Zeitgeber) beeinflußbar.

Den *zirkadianen Rhythmen* kommt bei Mensch und Tier die größte Bedeutung zu, auch liegen hierzu die meisten Befunde vor. Nachgewiesen sind sie z.B. für Körpertemperatur, Herzfrequenz, Blutdruck, Organdurchblutung, Lungen- und Nierenfunktion sowie Neurotransmitter-, Hormon-, Enzym-, Elektrolyt- und Glucosekonzentrationen.

Interessanterweise treten *pathologische Veränderungen* ebenfalls nicht gleich häufig innerhalb eines Tages oder während des Jahres auf. *Herzinfarkte* (s. S. 466) und *plötzlicher Herztod* sind z.B. am häufigsten morgens zwischen 8 und 12 Uhr, *Asthmaanfälle* werden zu einem hohen Prozentsatz etwa gegen 4 Uhr morgens beobachtet. Zu den bekanntesten saisonalen Rhythmen gehört die *Winterdepression.* Umgekehrt können Krankheiten (z.B. Depressionen, Herzinsuffizienz, rheumatoide Arthritis, AIDS) ihrerseits biologische Rhythmen beeinflussen und dadurch zu Störungen führen. Solche negative Veränderungen der biologischen Rhythmen findet man auch bei *Schichtarbeitern* und nach *Interkontinentalflügen* (sog. *jet lag*).

7.1 Tierexperimentelle chronopharmakologische Befunde

Tierexperimentelle Untersuchungen werden besonders häufig an kleinen Nagern (Ratten und Mäusen) vorgenommen. Dabei wird vielfach nicht berücksichtigt, daß diese Tiere – im Gegensatz zum tagaktiven Menschen – *nachtaktive Lebewesen* sind. Fast alle Rhythmen sind bei diesen Tieren daher phaseninvers im Vergleich zum Menschen. Untersuchungen mit ihnen am Tag liefern daher z.T. Ergebnisse, die nur bedingt auf den Menschen übertragbar sind. Vergleicht man dagegen die bei beiden Spezies während vergleichbarer Aktivitätsphasen erhaltenen Befunde, so ist die Übereinstimmung in vielen Fällen sehr gut.

Besonders interessant sind *Toxizitätsunterschiede* verschiedener Arzneistoffe bei Nagern in Abhängigkeit von der Tageszeit. Sie wurden bei zahlreichen Psychopharmaka, Lokalanästhetika, Nicotin, Phosphorsäureestern, Antiinfektiva, Zytostatika und Schwermetallverbindungen nachgewiesen (Abb. A 7–1). Solche Befunde relativieren die Aussagekraft von LD_{50}-Untersuchungen (s. S. 72), sofern die tageszeitlichen Schwankungen nicht berücksichtigt werden.

Prüfungen auf *analgetische Wirkung* von Morphin (s. S. 192) bei Mäusen ergaben in der nächtlichen Aktivitätsperiode stärkere Effekte als am Tage (Abb. A 7–2), auch die Steilheit der Dosis-Wirkungs-Kurve war größer. Der Opiatantagonist Naloxon senkte die Schmerzschwelle in der Nacht stärker als tagsüber.

Bei Untersuchungen von *Zytostatika* (s. S. 742 ff.) wurde gefunden, daß neben der Toxizität auch die Heilungsquote einer Tagesrhythmik unterliegt. So war bei Cyclophosphamid bei Gabe in der Nacht die akute Toxizität geringer und gleichzeitig die Heilungsrate größer als bei Gabe am Tag, d.h., durch geschickte Wahl des Applikationszeitpunktes gelang es, die therapeutische Breite des Zytostatikums zu erhöhen.

Bei der *adrenergen neuronalen Signalübertragung* wurden an Ratten Tagesrhythmen bis auf die postsynaptische Ebene (Second-messenger-Freisetzung) gezeigt. Darüber hinaus wurde beobachtet, daß diese Rhythmik mit zunehmendem Lebensalter abnimmt. Solche Befunde sind nicht nur für die experimentelle Pharmakologie, sondern auch für die Altersforschung beim Menschen von erheblicher Bedeutung.

Bei β-Adrenozeptorenblockern (s. S. 288 ff.) wurden sowohl für lipophile (z. B. Propranolol) als auch für hydrophile (z.B. Atenolol) Verbindungen tageszeitabhängige Veränderungen in der Pharmakokinetik mit einer schnelleren hepatischen bzw. renalen Elimination während der Nacht nachgewiesen. Ferner nahm die Herzfrequenz unter β-Blockade in der Nacht stärker ab als am Tag. Auch war die Herzfrequenzsenkung nur nachts dosisabhängig.

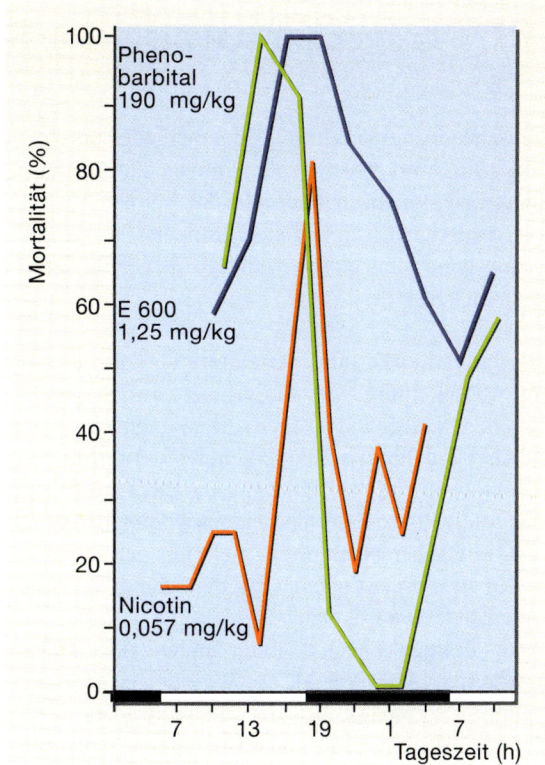

Abb. A 7–1. 24-Stunden-Rhythmik der Toxizität verschiedener i.p. an Ratten injizierter Substanzen (nach von Mayersbach)

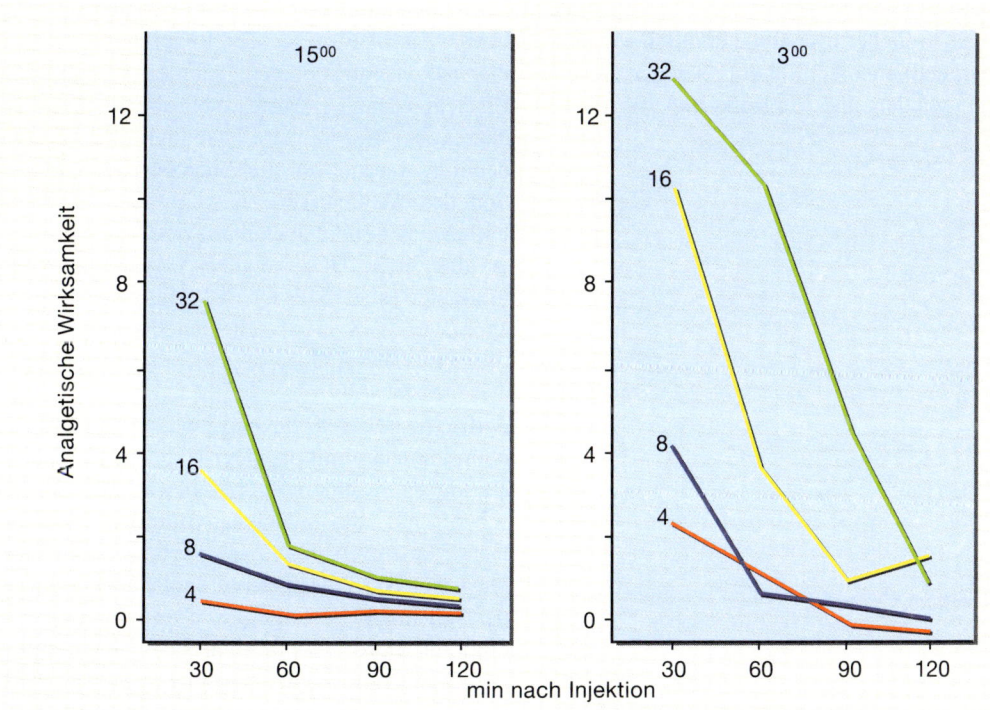

Abb. A 7–2. Analgetische Effekte verschiedener Dosen von Morphin (4 – 32 mg/kg) bei Mäusen zu verschiedenen Tageszeiten (nach Bornstein et al.)

Chronopharmakologie (Biorhythmik der Arzneimittelwirkung)

A7

7.2 Chronopharmakologische Befunde beim Menschen

Tageszeitabhängige Wirkungsunterschiede beim Menschen, die chronopharmakodynamisch und/oder chronopharmakokinetisch bedingt sein können, wurden bei zahlreichen Arzneistoffgruppen festgestellt. Nachstehend sind einige wichtige Beispiele hierfür zusammengestellt.

Lokalanästhetika und Analgetika. Konzentration und Ausschüttung von Antischmerzstoffen (Endorphinen, s. S. 185) unterliegen zirkadianen Rhythmen. Gleiches gilt für die Schmerzempfindung und dementsprechend für die Wirkung von Lokalanästhetika und Analgetika. Zahnschmerzen werden beispielsweise am frühen Nachmittag nicht nur geringer empfunden als morgens und nachts, der schmerzausschaltende Effekt von Lokalanästhetika (s. S. 226 ff.) ist zu diesem Zeitpunkt auch deutlich länger als zu anderen Tageszeiten (Abb. A 7–3).

Die Symptomatik bei der rheumatoiden Arthritis (s. S. 210 ff.) weist ebenfalls tageszeitabhängige Schwankungen auf. Vor allem morgens wird über Gelenksteifigkeit und Schwellungen geklagt, im Laufe des Tages bessern sich diese Beschwerden spontan. Bemerkenswerterweise wurde für Acetylsalicylsäure gefunden, daß deren Magenschleimhaut-schädigende Wirkung bei abendlicher Einnahme deutlich geringer ist als bei morgendlicher Applikation. Auch in diesem Fall ist somit wieder eine Vergrößerung der thera-peutischen Breite durch geeignete Wahl des Applikationszeitpunktes möglich.

Glucocorticoide. Eines der wichtigsten Beispiele für die Bedeutung der Chronophysiologie bzw. -pharmakologie ist die im Tagesverlauf deutlich schwankende Plasmacortisol-Konzentration (s. S. 358). Die Nebenwirkungen einer Therapie mit Glucocorticoiden lassen sich verringern und die physiologischen Rückkopplungsmechanismen zwischen Nebennierenrinde und Hypothalamus werden am wenigsten beeinträchtigt, wenn das Dosierungsregime diesem Rhythmus angepaßt wird.

Antiasthmatika. Asthmaanfälle treten, wie erwähnt, besonders häufig während der Nacht auf. Dies wird durch chronobiologische Untersuchungen verständlich. In der Ruheperiode sind die bronchokonstriktorischen Effekte von Histamin und Acetylcholin bei physiologisch erhöhtem Atemwegswiderstand infolge der geringen Sympathikusaktivität besonders ausgeprägt. Auch erreicht die Cortisol-Ausschüttung dann ihr Minimum. Bei einer sinnvollen Asthmatherapie sind diese Sachverhalte zu berücksichtigen.

Bei *Theophyllin* (s. S. 516) findet man bei morgendlicher Applikation in der Regel höhere maximale Plasmakonzentrationen und eine kürzere Zeit bis zum Erreichen der C_{max}-Werte als bei abendlicher Gabe. Da nachts aber meist höhere Theophyllinkonzentrationen benötigt werden, um die Abnahme der Lungenfunktion des Asthmatikers zu vermeiden, ist in vielen Fällen eine höhere abendliche oder sogar eine alleinige abendliche Dosis angezeigt. Auch β_2-Sympathomimetika (s. S. 515 f.) und Muscarinrezeptor-Antagonisten (s. S. 516) scheinen nachts bei Asthmatikern in höherer Dosierung erforderlich zu sein.

Antihypertensiva. Sowohl beim Gesunden als auch beim Patienten mit primärer Hypertonie (s. S. 481 f.) kommt es zu einem nächtlichen Abfall des systolischen und diastolischen Blutdrucks sowie der Herzfrequenz (Abb. A 7–4). Verschiedene *Antihypertensiva* (z.B. β-Adrenozeptorenblocker) senken wegen des tagsüber gesteigerten Sympathikustonus den erhöhten Blutdruck vor allem am Tag. Diuretika scheinen dagegen auch nachts in gleichem Maße wirksam zu sein.

Bei einer schnellfreisetzenden Arzneiform des Calciumkanalblockers *Nifedipin* (s. S. 472 f.) wurden

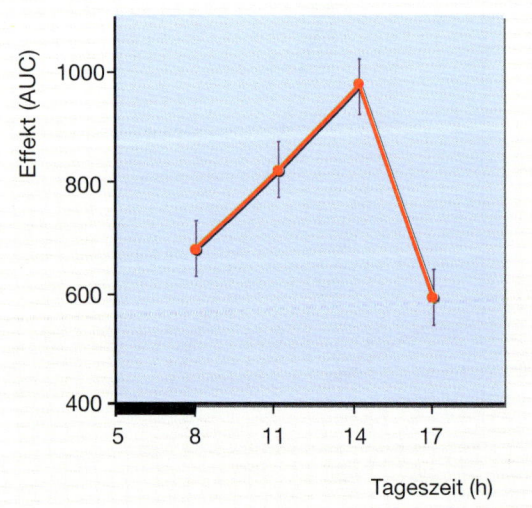

Abb. A 7–3. Tagesrhythmik der lokalanästhetischen Wirkung von Articain (nach Lemmer)

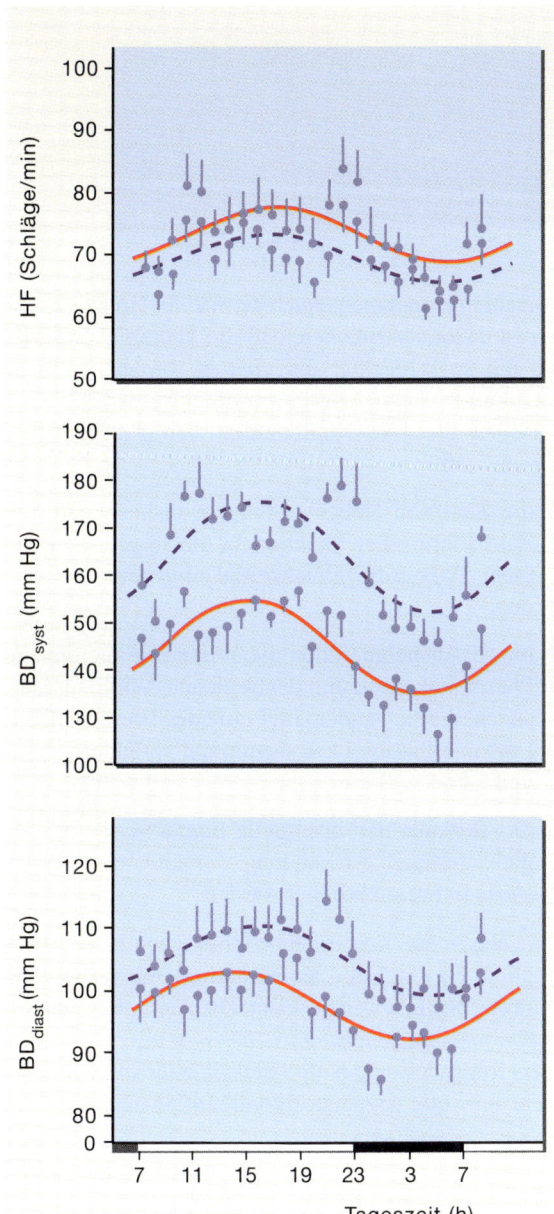

Abb. A 7–4. Zirkadiane Rhythmik der Herzfrequenz (HF) und des Blutdrucks (BD) von Hypertonikern vor (gestrichelte Linien) und am 5. Tag der Einnahme (durchgezogene Linien) von Nifedipin retard 2mal täglich (morgens und abends) (nach Lemmer)

ähnlich wie bei Theophyllin höhere Plasmaspiegel nach morgendlicher als nach abendlicher Einnahme beobachtet. Ein solcher Unterschied trat dagegen bei Verwendung einer Retardformulierung nicht auf. In Abb. A 7–4 ist der 24-Stunden-Effekt von 2mal täglich appliziertem retardiertem Nifedipin auf Blutdruck und Herzfrequenz von Hypertonikern dargestellt.

H$_2$-Antihistaminika. Auch diese Substanzgruppe (s. S. 538 f.) ist ein wichtiges Beispiel dafür, daß chronobiologische Untersuchungen zu einer Verbesserung der Pharmakotherapie führen können. Die Beobachtung einer zirkadianen Rhythmik der Magensäuresekretion beim Gesunden und beim Ulkuspatienten führte zu der heute allgemein akzeptierten Empfehlung, H$_2$-Antihistaminika – unabhängig von der Halbwertszeit der Substanz – nur noch einmal abends und nicht, wie früher üblich, mehrmals täglich zu verordnen.

Zytostatika. In Übereinstimmung mit den obengenannten tierexperimentellen Studien wurde bei klinischen Untersuchungen an Patientinnen mit Ovarialkarzinomen gefunden, daß mit einer dem zirkadianen Rhythmus angepaßten Zytostatika-Therapie eine Verbesserung der Heilungsquote und der Überlebensrate bei gleichzeitiger Verringerung der unerwünschten Wirkungen möglich erscheint. Die Nephrotoxizität von *Cisplatin* (s. S. 751) war bei abendlicher Gabe des Pharmakons deutlich geringer als bei Applikation am Morgen.

8 Kombinationspräparate

Verkaufsstatistiken der pharmazeutischen Industrie weisen aus, daß Kombinationspräparate zu den am meisten verordneten bzw. verkauften Arzneimitteln zählen. Diese Tatsache ist *bedenklich,* da zahlreiche Kombinationspräparate den Anforderungen an eine rationale und rationelle Therapie nicht genügen. Der Einsatz eines Kombinationspräparats sollte nur dann in Betracht gezogen werden, wenn mit einem Wirkstoff allein (in adäquater Dosierung) die erwünschte Wirkung nicht erreicht werden kann oder das Zweitpharmakon unerwünschte Wirkungen des Erstpharmakons zu verhindern oder zu verringern vermag. Es ist daher von dem Hersteller eines Kombinationspräparates der Beleg zu verlangen, daß jeder als Wirkstoff deklarierte Bestandteil zur Wirkung tatsächlich beiträgt oder die Kombination weniger Nebenwirkungen als die Monosubstanz hervorruft.

Ein bedeutsames Argument *für* die fixe Kombination, sofern zwei oder mehr Wirkstoffe aus pharmakodynamischen Gründen gleichzeitig gegeben werden müssen, ist die verbesserte Mitarbeit des Patienten *(Compliance)* und damit bessere Einhaltung des Therapieplanes. Compliance-Untersuchungen ergaben, daß selbst unter klinischen Bedingungen nur etwas mehr als die Hälfte der Patienten ihre Medikamente nach Vorschrift einnahmen. Auch beim ambulanten Patienten ist davon auszugehen, daß die Therapievorschriften um so schlechter eingehalten werden, je mehr Medikamente gleichzeitig verordnet werden.

Gegen die fixe Kombination von Arzneistoffen spricht, daß

☐ die Zahl von Nebenwirkungen, insbesondere die Zahl allergischer Reaktionen, um so größer ist, je mehr Wirkstoffe gleichzeitig eingenommen werden,

☐ nur in Ausnahmefällen die Wirkstoffe die gleiche Pharmakokinetik und damit gleiche Wirkdauer besitzen, die sich zudem im Laufe der Therapie durch Enzyminduktion bzw. -hemmung verändern kann, und

☐ die Therapie und eventuelle Interaktionen bei der gleichzeitigen Anwendung verschiedener Wirkstoffe unübersichtlicher werden.

Bei zahlreichen Kombinationspräparaten ist es ferner fraglich, ob durch die Kombination eine verbesserte Wirkung erreicht werden kann. Die *vielfach behauptete Wirkungspotenzierung ist eher selten.*

Im folgenden sind einige Beispiele für sinnvolle und nicht sinnvolle Arzneistoffkombinationen angegeben.

8.1 Sinnvolle Arzneistoffkombinationen

Antiparkinsonmittel. Bei den Antiparkinsonmitteln (s. S. 261 ff.) wurde mit der Einführung von *L-Dopa* ein entscheidender Fortschritt in der Therapie der Parkinsonschen Erkrankung erreicht. Um jedoch den therapeutisch erforderlichen Spiegel im Gehirn zu erreichen, muß eine große Menge L-Dopa angeboten werden, da rund 90% der applizierten Dosis bereits in der Peripherie decarboxyliert werden und damit für einen Übertritt in das Gehirn nur noch ca. 10% zur Verfügung stehen. Die in der Peripherie aus L-Dopa gebildeten Catecholamine führen zu starken Nebenwirkungen insbesondere im gastrointestinalen und kardiovaskulären Bereich. Eine wesentliche Verbesserung brachte die gleichzeitige Gabe von L-Dopa zusammen mit peripher wirkenden *Dopa-Decarboxylase-Blockern.* Da diese Stoffe die Blut-Hirn-Schranke nicht überwinden können, wirken sie im Zentralnervensystem nicht. In der Peripherie wird dagegen weniger L-Dopa decarboxyliert. Die L-Dopa-Dosis kann daher niedriger gehalten werden, außerdem sind die Nebenwirkungen verringert.

Antihypertonika. Auch bei der Therapie eines *Bluthochdrucks* (s. S. 481 ff.) ist die kombinierte Anwendung von Antihypertonika häufig indiziert, da eine wirksame Hypertoniebehandlung mit einer Monotherapie nur in etwa der Hälfte der Fälle möglich ist. Das bedeutet, daß bei den restlichen 50% die gleichzeitige Gabe von mindestens zwei Antihypertonika mit verschiedenen Angriffspunkten für eine ausreichende Blutdrucksenkung erforderlich ist. Wegen der bei Hypertonikern vielfach schlechten Compliance – Hochdruck ruft anfänglich keine Beschwerden hervor – ist zumindest beim niedergelassenen Arzt die fixe der freien Kombination vorzuziehen.

Diuretika. In der Gruppe der Diuretika erhöhen die sog. Saluretika (s. S. 582 ff.) die Ausscheidung von Natrium-, Kalium- und Chloridionen. Eine der Hauptgefahren einer solchen Therapie, insbesondere bei höherer Dosierung, ist eine *Hypokaliämie.* Da es aber auch Diuretika gibt, die *kaliumretinierend* wirken (s. S. 589 ff.), ist die Kombination eines die Kaliumausscheidung fördernden und eines die Kaliumausscheidung hemmenden Diuretikums beim Nierengesunden therapeutisch wertvoll, sofern die Pharmakokinetik der beiden Substanzen ähnlich ist und durch Wahl der richtigen Dosierung der Einzelkomponenten die beiden Effekte der Kaliumausscheidung und der Kaliumretention sich gegenseitig annähernd aufheben. Dies trifft weitgehend für die Kombination von *Triamteren* bzw. *Amilorid* (s. S. 591 f.) mit *Thiaziden* (s. S. 586 f.) zu. Doch darf die Verwendung einer solchen Kombination nicht dazu verleiten, auf Kontrollen der Serumkaliumspiegel zu verzichten.

Hormonale Kontrazeptiva. Die gleichzeitige Gabe eines *Oestrogens* und eines Gestagens hat sich bei der hormonalen oralen Kontrazeption („Pille", s. S. 373 ff.) sowie bei der Hormonsubstitution peri- und postmenopausal bewährt.

Antiinfektiva. Geeignet ist auch die Kombination von *Trimethoprim* (s. S. 691) mit einem *Sulfonamid*, z.B. mit Sulfamethoxazol (s. S. 690). Durch Eingriff in den Folsäurestoffwechsel an zwei verschiedenen Stellen wird eine Verringerung der Resistenzentwicklung erreicht.

Die verzögerte Resistenzentwicklung ist auch der Grund für die kombinierte Anwendung von zwei oder mehr Arzneistoffen bei der *Tuberkulosebehandlung.*

Antiasthmatika. Zur Asthmatherapie kann ein β_2-Sympathomimetikum mit einem quartären Parasympatholytikum (in Form eines Dosieraerosols) kombiniert werden, da beide Stoffe synergistisch eine Bronchodilatation bewirken (s. S. 516).

8.2 Nicht sinnvolle Arzneistoffkombinationen

Nicht-opioide Analgetika. Bei den nicht-opioiden Analgetika (s. S. 198 ff.) sind besonders viele Kombinationspräparate im Handel. Viele davon sind als nicht sinnvoll zu bezeichnen. So ist beispielsweise der Zusatz von *Chinin* in solchen Präparaten nicht nur überflüssig, sondern wegen der kardialen Nebenwirkungen auch bedenklich.

Antirheumatika. Die früher häufig verwendeten fixen Kombinationen von *Glucocorticoiden* und *nichtsteroidalen Antirheumatika* (s. S. 215) dürfen seit einiger Zeit nicht mehr in den Handel gebracht werden, da Glucocorticoide möglichst nur für kurze Zeit und in einer der klinischen Situation angepaßten Dosierung gegeben werden sollen, nichtsteroidale Antirheumatika dagegen über einen längeren Zeitraum gegeben werden müssen.

Kardiaka. Die fixe Kombination von *Herzglykosiden* mit anderen kardial angreifenden Substanzen ist abzulehnen, da die therapeutische Breite der Herzglykoside sehr gering und daher eine individuelle Therapie erforderlich ist. Außerdem weisen Herzglykoside besondere kinetische Eigenschaften wie z.B. eine lange Plasmahalbwertszeit auf.

Antiinfektiva. Bei den Antiinfektiva ist es falsch, gleichzeitig *bakterizid* und *bakteriostatisch wirkende Substanzen,* z.B. Penicilline (s. S. 661 ff.) zusammen mit Sulfonamiden (s. S. 688 ff.), anzuwenden, da der bakterizide Effekt nur an wachsenden Bakterien, nicht dagegen an durch Bakteriostatika in ihrer Vermehrung gehemmten Keimen zu erzielen ist. Abzulehnen sind auch Kombinationen von *Antibiotika* mit *Hustenblockern,* da durch das Antitussivum das Abhusten von Schleim erschwert wird und die Patienten in Unkenntnis der Zusammensetzung des Präparates dieses u. U. als banales Hustenmittel und nicht als Antibiotikum betrachten.

Sehr problematisch ist auch die topische Anwendung auf der Haut von fixen Kombinationen eines *Antiinfektivums* mit einem *Glucocorticoid,* da solche Präparate nicht nur dazu verführen, Hauterkrankungen ohne exakte Diagnosestellung zu behandeln – diese Kombinationen wirken sowohl bei Ekzemen als auch bei Hautinfektionen –, sondern auch eine höhere Nebenwirkungsrate als ein Monostoffpräparat aufweisen.

Die genannten Beispiele ließen sich nahezu beliebig vermehren, da es praktisch kein Indikationsgebiet gibt, bei dem nicht Kombinationspräparate eingesetzt werden. Es wäre wünschenswert, wenn diese nur noch dann verwendet würden, wenn sie wirklich gerechtfertigt sind und gegenüber Monostoffpräparaten echte Vorteile aufweisen. Dies ist jedoch seltener als angenommen der Fall.

9 Arzneimittelentwicklung und -prüfung

Ziel der Entwicklung neuer Arzneimittel ist es, *bessere therapeutische Möglichkeiten zu schaffen.* Der günstigste Fall ist dann gegeben, wenn durch das neue Medikament eine noch nicht mit Arzneimitteln behandelbare Erkrankung einer medikamentösen Therapie zugänglich wird, vielfach muß man sich aber damit begnügen, eine schon vorhandene medikamentöse Therapie zu verbessern.

Die Voraussetzung für eine solche Entwicklung ist die Synthese oder Isolierung potentieller Wirkstoffe, die – nach chemischer Charakterisierung – mit Hilfe eines Netzplanes den in Abb. A 9–1 angegebenen Prüfungen unterworfen werden. Auf jeder Stufe des Entwicklungsganges muß ein Teil der Substanzen wegen unzureichender Wirkung, eines ungünstigen pharmakologischen Profils oder wegen toxischer Effekte ausgeschieden werden, bis schließlich am Ende des Entwicklungsprozesses von ursprünglich 8000 – 10000 Verbindungen eine in die Therapie eingeführt werden kann.

Da der Erstanwendung am Menschen notwendigerweise eine Testung am Tier vorausgehen muß, unterscheidet man zwischen einer

☐ *präklinischen (bzw. experimentell-pharmakologischen)* und

☐ *klinischen*

Prüfung. Der gesetzliche Rahmen der Arzneimittelprüfung ist – zusammen mit den anderen, den Umgang mit Arzneimitteln betreffenden Richtlinien – im Arzneimittelgesetz (AMG) von 1976, zuletzt geändert durch die 5. Novelle von 1994, niedergelegt.

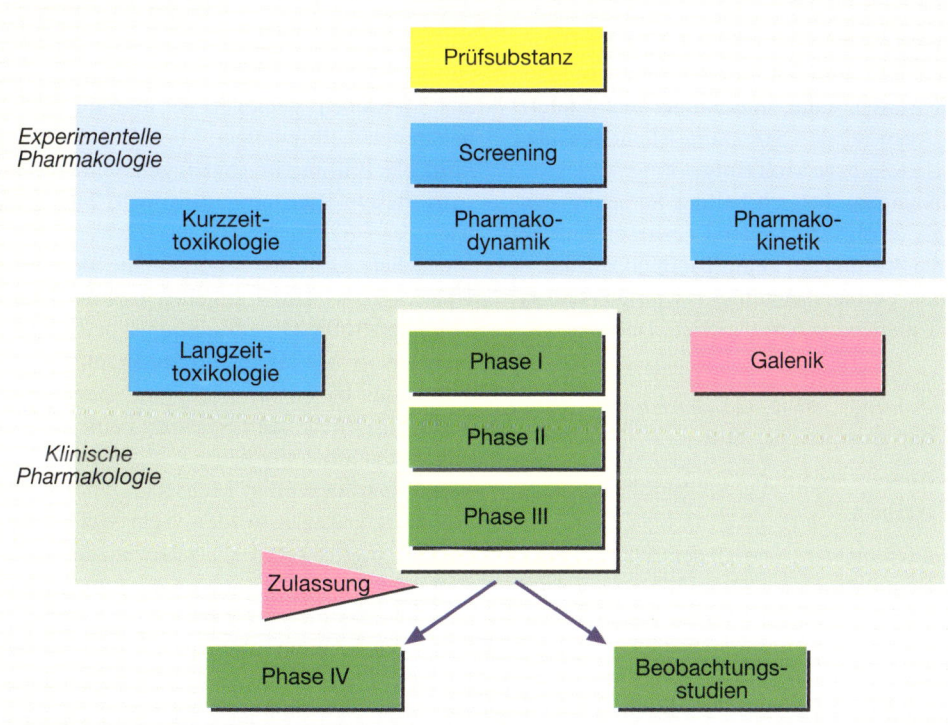

Abb. A 9–1. Arzneimittelentwicklung in schematischer Darstellung. An die Prüfung des Arzneimittels am Tier (experimentelle Pharmakologie) schließt sich die Prüfung am Menschen an (klinische Pharmakologie). Zu Beginn der klinischen Prüfung werden die galenische Entwicklung und Untersuchungen zur Langzeittoxikologie abgeschlossen

9.1 Präklinische Prüfung

Bei der präklinischen Prüfung werden die Prüfsubstanzen zunächst einem ersten *pharmakologischen Screening* (to screen = aussieben), d.h. einer Reihe von Versuchen zur Erstellung eines groben Wirkprofils, unterworfen. Neben Untersuchungen am intakten Tier kommen heute zunehmend auch sog. *Ergänzungsverfahren* (alternative Testverfahren, Ersatzverfahren) zum Einsatz.

Darunter versteht man Experimente an Enzymsystemen, isolierten Zellen oder Zellkulturen sowie an isolierten Organen. Zu diesen Methoden gehören beispielsweise die Prüfung auf lokale Verträglichkeit am bebrüteten Hühnerei anstelle der Untersuchung an der Kaninchenkornea und die Untersuchung auf mutagene Wirkung mit dem sog. Ames-Test (s. S. 97). Fortschritte bei der Validierung solcher Verfahren werden in Zukunft die Häufigkeit ihrer Anwendung erhöhen. Jedoch werden die Ergänzungsverfahren die Versuche am intakten Tier niemals vollständig ersetzen können. So kann beispielsweise eine Reihe von Kreislaufparametern nur am lebenden Tier ermittelt werden.

Die Bedeutung des primären Auswahlverfahrens ergibt sich daraus, daß bereits zu einem sehr frühen Zeitpunkt aus der großen Zahl der zu prüfenden Verbindungen die meisten eliminiert werden müssen und u. U. wertvolle Substanzen verlorengehen, wenn auf Wirkungen, die sie besitzen, nicht geprüft wird. Da andererseits nicht jede Substanz an sämtlichen Modellen durchgeprüft werden kann, entscheidet nicht zuletzt die richtige Auswahl der Screening-Methoden über den späteren Erfolg bzw. Mißerfolg.

Die Verbindungen, die sich bei der Screening-Untersuchung als erfolgversprechend erwiesen und bei denen auch die Prüfung auf akute Toxizität zufriedenstellend verlief, werden dann einer vertieften pharmakologischen Untersuchung unterzogen. Dabei werden insbesondere

□ die *Hauptwirkung* sowie das *Wirkungsspektrum* qualitativ und quantitativ ermittelt,

□ der *Angriffspunkt* und der *Wirkungsmechanismus* zu klären versucht,

□ die *Beeinflussung der verschiedenen Organfunktionen* und damit die *Spezifität* und *Organselektivität* festgestellt,

□ die *lokale und allgemeine Verträglichkeit* geprüft sowie

□ auf *toxische Effekte* geachtet.

Aufgrund der Befunde wird erneut eine Selektion vorgenommen und der für die Erstanwendung am Menschen vorgesehene Stoff auf *subakute Toxizität* geprüft. Sofern diese erfolgreich verläuft, bestimmt man anschließend die *Pharmakokinetik beim Tier.* Parallel dazu (oder spätestens zu Beginn der klinischen Phase I) laufen *Teratogenitäts- und Mutagenitätsprüfungen,* ferner die Untersuchungen zur *chronischen Toxizität.*

Subakute bzw. chronische Toxizitätsprüfungen erstrecken sich über 2 – 4 Wochen bzw. – in Abhängigkeit von der geplanten Anwendungsdauer beim Menschen – ca. 3 – 6 Monate und werden an zwei Tierspezies (1 Nager, 1 Nichtnager) durchgeführt. Die Applikation erfolgt normalerweise oral mit dem Futter oder per Schlundsonde, evtl. auch auf einem anderen bei der therapeutischen Anwendung in Aussicht genommenen Applikationsweg. Wichtig ist die Ermittlung des *no-effect-levels,* d.h. der höchsten Dosis, bei der keine biologischen Wirkungen gesehen werden. So dürfen sich z.B. im Vergleich zu den Kontrollen weder die Futteraufnahme noch das Körpergewicht, das Wachstum, das Blutbild oder die Funktion der einzelnen Organe verändern. Daneben soll eine Dosis angewandt werden, die toxische Symptome auslöst bzw. tödlich wirkt. Alle Tiere werden nach dem Tod seziert und die Organe makroskopisch und histologisch beurteilt.

Nur wenn die Tierversuche zu dem Ergebnis führten, daß mit hoher Wahrscheinlichkeit die Prüfsubstanz zur therapeutischen oder diagnostischen Anwendung am Menschen geeignet ist und gegenüber schon bekannten Verbindungen Vorteile aufweist, darf eine klinische Prüfung in Angriff genommen werden.

In diesem Zusammenhang wird häufig die Frage nach der *Übertragbarkeit von Tierversuchen* auf den Menschen gestellt. Naturgemäß ist eine *absolute* Übertragbarkeit nicht gegeben, trotzdem ist diese, insbesondere wenn Organfunktionen betroffen sind, vielfach besser als allgemein angenommen. Eine Substanz, die beispielsweise beim Tier spasmolytisch wirkt, löst auch einen Spasmus beim Menschen, und von einem Stoff, der beim Tier die Herzfrequenz steigert, kann auch beim Menschen eine Herzfrequenzerhöhung erwartet werden. Sehr viel schwieriger ist die Übertragbarkeit bei Substanzen, die auf die Psyche wirken.

Auch bezüglich der *Nebenwirkungen* können durch Tierversuche nicht alle Unsicherheiten beseitigt werden. Trotz dieser Einschränkung ist die Durchführung von Tierexperimenten eine *unverzichtbare Vorbedingung* für die Anwendung einer Prüfsubstanz am Menschen, da erst dadurch die Risiken auf ein annehmbares Maß reduzierbar sind.

9.2 Klinische Prüfung

Die Prüfung eines Arzneimittels am Menschen ist, wie erwähnt, nur zulässig, wenn der damit zu erzielende Nutzen für ein Individuum oder die Allgemeinheit die mit dem Experiment verbundenen *Risiken* der Versuchsperson übersteigt. Die höchsten ethischen Anforderungen ergeben sich somit für Versuche an gesunden Probanden, die keinen eigenen Nutzen aus der Arzneimittelanwendung erzielen. Von daher wird verständlich, warum auf eine umfassende präklinische Prüfung nicht verzichtet werden kann.

Die wesentlichen ethischen Anforderungen an eine klinische Prüfung sind in der revidierten *Deklaration von Helsinki* des Weltärztebundes niedergelegt. Formale Anforderungen zur Qualitätsverbesserung und damit zur Erhöhung der Therapiesicherheit finden sich in den 1992 in Kraft getretenen Richtlinien zu "Good Clinical Practice for Trials on Medical Products in the European Community" *(GCP-Richtlinien)*. Dort wird u.a. das Einholen einer Stellungnahme einer unabhängigen Ethikkommission vor Versuchsbeginn, die Einwilligung des umfassend aufgeklärten Probanden, die Erstellung eines Prüfplans in Schriftform, die ausführliche Dokumentation der Befunde und die Kontrolle der Prüfärzte gefordert.

Phasen I-III der klinischen Prüfung. Die klinische Prüfung wird üblicherweise in vier Phasen (Phase I – IV) unterteilt.

Unter der **Phase I** versteht man die *erste Anwendung eines Wirkstoffes am Menschen,* die in der Regel an *gesunden Probanden* mittleren Alters erfolgt. In Ausnahmefällen kann es jedoch aus ethischen oder wissenschaftlichen Gründen, z.B. bei der Prüfung von Zytostatika, erforderlich sein, schon diese ersten Untersuchungen an besonders ausgewählten Patienten durchzuführen. In der Phase I werden

☐ die potentiellen Wirkstoffe auf *Verträglichkeit* geprüft,

☐ Versuche durchgeführt, ob die im Tierversuch gefundenen *pharmakodynamischen Effekte* auch beim Menschen auftreten,

☐ evtl. beobachtete, *unerwartete* pharmakodynamische Effekte erfaßt und daraus Schlüsse für andere oder zusätzliche Indikationen gezogen,

☐ die *humanpharmakokinetischen Untersuchungen* begonnen sowie

☐ *Dosierungsrichtlinien* für die weitere klinische Prüfung erstellt.

Rechtfertigen die Befunde der Phase I die weitere Untersuchung der Prüfsubstanz, schließt sich die **Phase II** an. Bei dieser werden *erste Prüfungen zur Wirksamkeit* und *relativen Ungefährlichkeit* an einer *begrenzten Zahl* von meist *stationären Patienten* durchgeführt, die an der Krankheit leiden, für deren Therapie das Prüfpräparat vorgesehen ist.

Im allgemeinen nehmen an den Untersuchungen der Phase II zwischen 50 und 300 Patienten teil. Der Versuchsplan ist dabei so anzulegen, daß aus den erhaltenen Ergebnissen die Wirkungsintensität, klinische Relevanz und Verallgemeinerungsfähigkeit abgeschätzt werden können. Diese Daten stellen die Grundlage für die Planung der Phase-III-Studien dar. Neben der Messung der für die spezielle Erkrankung charakteristischen Parameter soll in dieser Prüfphase auch die endgültige Dosierung ermittelt werden. Bei langfristig zu verabreichenden Substanzen ist auf Toleranzentwicklung, Kumulation und Interaktionen mit anderen Wirkstoffen zu achten.

Die in Phase I begonnenen Untersuchungen auf Stabilität sowie Toxizität werden fortgesetzt und – soweit möglich – zum Abschluß gebracht.

Nach Abschluß der Phase II ist erneut zu entscheiden, ob die weitere Entwicklung des Prüfpräparates erfolgen soll oder nicht. Bei einer positiven Entscheidung schließt sich die **Phase III** an, bei der der **Nachweis der Wirksamkeit und Unbedenklichkeit** der neuen Substanz geführt wird. Die dazu notwendige konfirmatorische Studie (s. u.) erfordert Versuche an einer großen Zahl (Stichprobe) von Patienten. Daher werden Phase-III-Studien vorzugsweise multizentrisch, d.h. an verschiedenen Stellen, nach gleichem Prüfplan an einem *größeren Patientengut* (zum Teil > 1000 Patienten) durchgeführt. Unverzichtbar sind dafür Vergleichsprüfungen mit anderen Medikamenten (kontrollierte Studien, s. u.). Bei chronischen Erkrankungen müssen die Patienten mehrere Monate behandelt werden. Neben Klinikärzten können auch niedergelassene Ärzte in die Prüfung einbezogen werden.

Zulassung. Nach Fertigstellung der Studien der Phase III werden die Prüfungsunterlagen dem *Bundesinstitut für Arzneimittel und Medizinprodukte* (bzw. den entsprechenden Behörden anderer Länder) vorgelegt, das nach Überprüfung die *Zulassung* und damit die Befugnis, das neue Arzneimittel in den Verkehr zu bringen, erteilt (oder versagt). In der Bundesrepublik erfolgt die Zulassung zunächst nur für einen Zeitraum von 5 Jahren. In dieser Zeit sind die Kenntnisse über die Wirksamkeit und Sicherheit bei breitem und ggf. langfristigem Einsatz zu vertiefen. Jeder neue Wirkstoff unterliegt in den ersten 5 Jahren auch der *automatischen Verschreibungspflicht* durch den behandelnden Arzt, wodurch die Arzneimittelsicherheit in dieser besonders kritischen Phase erhöht wird. Aufgrund des aktuellen Wissensstands wird nach Ablauf dieser Frist über eine Verlängerung der Zulassung sowie ggf. eine Freistellung von der Verschreibungspflicht entschieden.

Die Zulassung eines Arzneimittels wird versagt, sofern die Wirksamkeit und Unbedenklichkeit bei bestimmungsgemäßem Gebrauch nicht belegt wurden und ebenso, wenn das Arzneimittel nicht die erforderliche pharmazeutische Qualität (Reinheit, Wirkstoffgehalt u.s.w.) aufweist. Es wird jedoch naturgemäß nicht gefordert, daß ein Arzneimittel absolut nebenwirkungsfrei ist. Vielmehr ist zu prüfen, ob die Nebenwirkungen in einem angemessenen Verhältnis zur Wirksamkeit stehen, wobei therapeutische Alternativen zu beachten sind.

Ergibt sich *nach* der Zulassung ein Verdacht auf schwerwiegende Nebenwirkungen, wird zunächst ein sog. *Stufenplanverfahren* eingeleitet, in dem die Aufsichtsbehörde zusammen mit dem Hersteller die Befunde und die zu ergreifenden Maßnahmen erörtert. Bei *begründetem Verdacht* auf bedenkliche Nebenwirkungen wird die Zulassung *widerrufen.* Unter bedenklichen Nebenwirkungen versteht man solche, die nach den Erkenntnissen der medizinischen Wissenschaft ein vertretbares Maß übersteigen.

Prüfungen nach der Zulassung. Aus dem Gesagten ergibt sich, daß auch nach der Einführung die wissenschaftliche Entwicklung eines Arzneimittels noch nicht abgeschlossen ist. Sichere Kenntnisse über Wirksamkeit und Unbedenklichkeit sind nämlich häufig erst nach breiter und langer Anwendung möglich. So kann bei chronischen Erkrankungen erst in dieser Phase der Einfluß auf Lebensdauer und Lebensqualität geprüft werden, während man sich in den Studien vor der Zulassung oftmals auf Ersatzparameter (Surrogatparameter), z. B. die Senkung eines erhöhten Blutdrucks oder die Erniedrigung des Serumcholesterols beschränken muß. Auch stellen sich zusätzliche Indikationen (vgl. Einsatz von Acetylsalicylsäure zur Thromboseprophylaxe S. 424) oder toxische Spätschäden u. U. erst nach Jahren heraus.

Besser als Spontanmeldungen sind gezielte **Anwendungsbeobachtungen** mit klarer Befunddokumentation (post-marketing surveillance) geeignet, frühzeitig Hinweise auf unerwartete Effekte, seien sie erwünscht oder unerwünscht, zu gewinnen. Die Überwachung des Präparates bei den Anwendungsbeobachtungen dient somit dazu, die *Bedeutung des Arzneimittels im Arzneischatz* einschließlich seiner *Risiken* festzulegen.

Von den Anwendungsbeobachtungen sind definierte klinische Prüfungen zu unterscheiden, die nach der Zulassung durchgeführt werden **(Phase-IV-Studien).** Diese dienen z.B. dem Nachweis der Wirksamkeit eines Pharmakons bei *neuen* Indikationen. Dabei werden – genauso wie Prüfungen vor der Zulassung – Untersuchungen durchgeführt, die über die im Rahmen der Behandlung eines Einzelfalls üblichen hinausgehen. Auch Bioverfügbarkeitsuntersuchungen mit neuen galenischen Formen werden zu den Phase-IV-Studien gerechnet.

9.3 Placebowirkungen

Es gehört zu den Eigentümlichkeiten einer medikamentösen Therapie beim Menschen, daß auch durch die Gabe von Arzneimitteln *ohne* pharmakodynamisch wirkende Stoffe, sog. *Placebos,* in einem nicht geringen Prozentsatz (bis zu 50%!), der von der Art der Erkrankung, der Persönlichkeit des Patienten und der Suggestivwirkung des Arztes abhängt, *Besserungen,* ja sogar *Heilungen* hervorgerufen werden können. Die Medikamentenwirkung beim Patienten ist somit u. U. mit einem hohen Anteil an *Suggestivwirkung* verbunden.

Scheinmedikamente (Placebos) vermögen jedoch nicht nur günstige Effekte, sondern auch unerwünschte Wirkungen (Nebenwirkungen) auszulösen. So wurden in 10 – 25% der Fälle zentralnervöse Störungen (z.B. Müdigkeit, Kopfschmerzen, Erregung, Depression) oder Magen-Darm-Beschwerden nach Gabe von Placebos beobachtet. Besonders interessant ist dabei, daß Placeboeffekte an das *Bewußtsein* gebunden sind: Beim bewußtlosen oder narkotisierten Patienten treten sie nicht auf.

Die Ursache der Placebowirkung ist nur teilweise bekannt. Vor einiger Zeit konnte gezeigt werden, daß endogene analgetisch wirksame Stoffe, die *Endorphine* (s. S. 185 f.), wesentlich an der Placebowirkung beteiligt sind und offensichtlich bei Patienten, die auf Placebos ansprechen, den sog. *Placebo-Respondern,*

durch Gabe eines Placebos *vermehrt freigesetzt* werden. Dementsprechend wird der analgetische Effekt eines Placebos – zumindest bei einem erheblichen Teil der Patienten – aufgehoben, wenn man zusätzlich einen Opiatantagonisten, z.B. Naloxon, gibt.

9.4 Prüfungsarten

Nach der Art der Prüfung unterscheidet man

☐ *prospektive* und *retrospektive Untersuchungen,*

☐ *kontrollierte* und *nichtkontrollierte Prüfungen,*

☐ Prüfungen mit *inter-* und *intraindividuellem Vergleich,*

☐ *offene Studien* und *Blindstudien* sowie

☐ *explorative* und *konfirmatorische Studien.*

Prospektive und retrospektive Studien. Bei den in die Zukunft gerichteten *prospektiven Studien* werden die Prüfvariablen von *vorneherein* festgelegt und bis Versuchsende untersucht. Durch entsprechende Patientenauswahl kann die Vergleichbarkeit optimiert werden (z. B. Einteilung nach Altersgruppen, Geschlecht usw.).

Bei *retrospektiven Studien* werden dagegen *nachträglich* aus Behandlungsunterlagen bzw. durch Nachuntersuchungen Rückschlüsse auf (erwünschte oder unerwünschte) Arzneimittelwirkungen gezogen. Naturgemäß ist im allgemeinen die Aussagekraft retrospektiver Studien geringer als die von prospektiven. Dennoch sind auch retrospektive Untersuchungen, vor allem zur Risikoerkennung und Festlegung vorher nicht bekannter Indikationen, unerläßlich. Ein wesentlicher Vorteil ist dabei die rasche Verfügbarkeit der Ergebnisse.

Kontrollierte Studien. Die Placeboeffekte machen deutlich, daß im Rahmen einer Arzneimittelprüfung *echte pharmakodynamische* Wirkungen von *arzneistoffunabhängigen* Effekten unterschieden werden müssen. Eine solche Untersuchung ist nur möglich durch *Vergleichsverfahren,* bei denen unter identischen Bedingungen an einem Patientenkollektiv die Wirkungen des neuen (potentiellen) Arzneimittels mit denen eines Placebos oder eines bekannten Standardpräparates vergleichend untersucht werden *(kontrollierte Studien).* Erhalten dagegen alle Patienten dieselbe Therapie, liegt eine *nichtkontrollierte Studie*

vor. Solche werden z. B. in der frühen Phase II durchgeführt. Auch bei der Anwendungsbeobachtung fehlt – naturgemäß – eine Kontrollgruppe.

Eine kontrollierte Studie ist nur dann ethisch zu rechtfertigen und damit erlaubt, wenn nicht einem Teil der Patienten eine mit Sicherheit wirksamere Therapie vorenthalten wird. Wurde in einer Phase-III-Studie die Überlegenheit einer Behandlung bewiesen, darf dieser Versuch nicht wiederholt werden. Langzeitstudien müssen abgebrochen werden, wenn Zwischenauswertungen die statistisch signifikante Überlegenheit eines Therapieschemas ergeben. Hieraus wird auch deutlich, daß die Gabe eines Placebos nur dann zulässig ist, wenn für die zu behandelnde Krankheit ein erwiesenermaßen wirksames Pharmakon nicht zur Verfügung steht. Allenfalls ist bei wenig bedrohlichen Krankheitszuständen eine kurzfristige Placebogabe zu rechtfertigen. In allen anderen Fällen ist als Vergleichspräparat ein Arzneimittel zu verwenden, das bei der entsprechenden Krankheit als Standardpräparat gilt.

Vergleichsgruppen. Bezüglich der Gestaltung der Kontrollgruppen existieren verschiedene Möglichkeiten. So können z.B. zwei (oder mehr) unabhängige Kollektive jeweils eine definierte medikamentöse Therapie erhalten. In diesem Fall spricht man von *parallelen Gruppen,* und es handelt sich um einen *interindividuellen Vergleich.*

Die wichtigste Form des intraindividuellen Vergleich stellen jedoch *Cross-over-Untersuchungen* (Überkreuzverabreichungen) dar. Dabei erhält zunächst ein Teil des Kollektivs das Prüfpräparat, der andere Teil das Vergleichspräparat. Nach einem ausreichenden behandlungsfreien Intervall *(der sog. Wash-out-Periode),* das erforderlich ist, um die Ausgangssituation möglichst weitgehend wiederherzustellen, wird die Prüfung in der Weise fortgesetzt, daß die beiden Versuchsgruppen das jeweils andere Präparat erhalten. Dadurch ist ein intraindividueller und außerdem ein Vergleich beider Kollektive möglich.

Von entscheidender Bedeutung ist, daß Verum- und Kontrollgruppe sich nur hinsichtlich der Behandlung unterscheiden, da Differenzen zwischen den Kollektiven (z.B. bezüglich Alter der Patients, Begleiterkrankungen, vor allem aber in der Schwere der Erkrankung selbst) das Ergebnis einer Studie entwerten können. Durch zufällige Zuteilung der Patienten zu den Behandlungsgruppen **(Randomisierung)** wird Fehlern aufgrund solcher Inhomogenitäten weitgehend vorgebeugt.

Offene Prüfung und Blindstudien. Bei der *offenen Prüfung* wissen sowohl Patient als auch Prüfer, ob die Untersuchung mit dem Prüf- oder Vergleichspräparat bzw. Placebo durchgeführt wird. Offene Prüfungen sind allenfalls dann geeignet, wenn eindeutig objektivierbare, psychisch nicht oder nur wenig beeinflußbare Parameter (z.B. Stoffwechselveränderungen) bestimmt werden. Kann die Wirksamkeit eines Pharmakons nur durch subjektive Kriterien oder solche, die einem starken seelischem Einfluß unterliegen, erfaßt werden, muß unbedingt eine Blindstudie durchgeführt werden.

Bei *Einfachblindversuchen* ist *nur der Arzt, nicht dagegen der Patient* darüber orientiert, ob das Prüf- oder Vergleichspräparat verabreicht wird. Die – evtl. auch unbewußte – Beeinflussung durch den Arzt ist dabei also nicht ausgeschlossen.

Beim **Doppelblindversuch** kennt *weder der Arzt noch der Patient* die Art des verabfolgten Präparates. Der Doppelblindversuch – insbesondere, wenn er in Cross-over-Technik durchgeführt wird – ist somit die Methode, die bei einwandfreier Versuchsanordnung und statistisch richtiger Verarbeitung der erhaltenen Ergebnisse die zuverlässigsten und objektivsten Aussagen über die Wirkungen und Nebenwirkungen eines Arzneimittels beim Menschen ermöglicht. Er ist insbesondere bei der Phase-III-Prüfung zu bevorzugen. Selbstverständlich muß im Notfall die rasche Klärung der vorgenommenen Behandlung gewährleistet sein.

Explorative versus konfirmatorische Studien. Arzneimittelstudien können auch bezüglich ihrer Zielsetzung differenziert werden. *Explorative Studien* dienen der *Hypothesengewinnung, konfirmatorische der Hypothesensicherung.* Dem ersten Typ sind die klinischen Prüfungen der Phase II zuzuordnen, wo Hinweise auf die Wirksamkeit eines Pharmakons gesucht werden, dem zweiten Typ Phase-III-Studien, in welchen der Beleg für die Wirksamkeit (bzw. Unbedenklichkeit) erbracht werden muß. Die beiden Arten von Studien unterscheiden sich grundlegend in den Anforderungen bei der Planung und der Sicherheit der Ergebnisse. So sind für eine konfirmatorische Studie Verum- und Kontrollkollektiv hinreichender Größe sowie eine randomisierte Zuteilung der Patienten zu den Behandlungsgruppen unverzichtbar. Die Berechnung der notwendigen Fallzahl erfolgt anhand des definierten klinisch *relevanten Unterschieds* zwischen zwei Therapieregimes, der akzeptierten Irrtumswahrscheinlichkeit, der in der Phase II gefundenen Wirksamkeit sowie der Streuung der Ergebnisse.

9. 5 Anhang: Homöopathie

„Krankheit und Heilung sind immaterielle Prozesse"
(Samuel Hahnemann)

Als Beispiel der sog. besonderen Therapieverfahren, zu denen u.a. auch die anthroposophische Medizin gehört, soll die von dem deutschen Arzt Dr. Samuel Hahnemann (1755 – 1843) begründete Homöopathie diskutiert werden. Die besonderen Therapieverfahren sind dadurch charakterisiert, daß sie einerseits den heutigen (üblichen) wissenschaftlichen Vorstellungen nicht entsprechen und andererseits spezielle gesetzliche Bestimmungen für sie gelten. So werden Medikamente der besonderen Therapieverfahren nicht zugelassen, sondern nur registriert. D.h., sie unterliegen nicht den strengen – nationalen und internationalen – Zulassungsrichtlinien, sondern können ohne eingehende Prüfungen beim Institut für Arzneimittel und Medizinprodukte angemeldet und dann in den Verkehr gebracht werden. Indikationsangaben sind allerdings nicht erlaubt.

9.5.1 Arzneimittelbild und Simile-Prinzip

Zu den wesentlichen Grundlagen der Homöopathie gehört das *Arzneimittelbild,* d.h. das durch das homöopathische Arzneimittel *beim Gesunden* (angeblich) hervorgerufene Symptomenspektrum, da dieses die Basis für den Einsatz beim Kranken bildet. *Das Homöopathikum ist* (nach homöopathischer Auffassung) *am besten zur Therapie geeignet, dessen Arzneimittelbild am weitestgehenden mit den verschiedenen Krankheitssymptomen des zu behandelnden Patienten, dem Patientenbild,* übereinstimmt: „Similia similibus curentur", Ähnliches soll mit Ähnlichem geheilt werden.

Von zahlreichen Homöopathika läßt sich jedoch ein solches typisches Arzneimittelbild *nicht* erstellen. In zahlreichen, sorgfältigen Kontrolluntersuchungen wurde gezeigt, daß bei vielen als Homöopathika verwendeten Substanzen sich die Verum- und Placebosymptome *nicht* unterscheiden. Auch bei dem oft zitierten Selbstversuch Hahnemanns mit Chinarinde, von dem er berichtet, er sei nach deren Einnahme von Fieber geschüttelt worden, handelt es sich nachweislich um eine falsche Beobachtung. Das Simile-Prinzip hält somit bis heute einer sorgfältigen wissenschaftlichen Überprüfung nicht stand.

9.5.2 Potenzierung

Die sog. Ursubstanzen oder Urtinkturen, d.h. die Ausgangsstoffe bzw. Ausgangszubereitungen, werden bei der Herstellung homöopathischer Arzneimittel durch Zusatz von verdünntem Ethanol (und vorgeschriebenem Schütteln) oder durch intensives Verreiben mit Milchzucker in der Regel 1:10 (Dezimalpotenz, D) oder 1:100 (Centesimalpotenz, C) nach naturwissenschaftlicher Auffassung verdünnt, nach homöopathischer Vorstellung potenziert. Das bedeutet, daß bei der Potenzierung (Verdünnung) die Wirkung des Homöopathikums nicht ab-, sondern zunehmen soll. Der Grad der Potenzierung wird durch die Zahl der Potenzierungsschritte angegeben. D30, eine weithin übliche Potenz, bedeutet beispielsweise eine Verdünnung von 1: 1000 000 000 000 000 000 000 000 000 000 ($1:10^{30}$). Der Kritik, daß in einem solchen Arzneimittel, einer solchen Potenz, keine ausreichenden Mengen an wirksamen Bestandteilen mehr enthalten sein könnten, wird von Homöopathen entgegengehalten, daß es nicht auf die Quantität der Arznei, sondern auf ihre Qualität ankomme. Außerdem seien klare Indizien vorhanden, daß die arzneiliche Information bei der Potenzierung dem Potenzierungs-(Verdünnungs-)Medium aufgeprägt werde, was die Wirkung der Hochpotenzen zwanglos erkläre.

Eine solche Vorstellung steht in eindeutigem Gegensatz zu anerkannten physiko-chemischen Erkenntnissen. (So gibt es z.B. keine für die postulierte Einprägung erforderliche beständige Wasser- oder Alkoholstruktur, sondern beide Verbindungen werden ständig und extrem rasch umstrukturiert.) Außerdem ist es nicht vorstellbar, daß beim Potenzierungsvorgang ausschließlich die gewünschte Substanz potenziert wird, die zahlreichen anderen Stoffe, die selbst in reinstem destilliertem Wasser oder in Wasser-Ethanol-Gemischen bzw. im reinsten Milchzucker stets enthalten sind, dagegen nicht mitpotenziert werden. Wenn man z.B. von Natrium muriaticum (Kochsalz), einem wichtigen Homöopathikum, eine D20 herstellt, warum erhält man dann nicht gleichzeitig eine ähnliche Potenz von Kalium oder Magnesium muriaticum, wo doch selbst in höchstreinem Kochsalz stets Kalium- und Magnesiumionen enthalten sind? Unerklärlicherweise werden beim Potenzieren auch nur die vom Homöopathen *gewünschten* Heileffekte, nicht aber die *unerwünschten* Eigenschaften der Muttersubstanz potenziert.

9.5.3 Wirksamkeitsnachweis

Die Homöopathie wird von ihren Anhängern für eine wirksame Therapiemethode gehalten und dementsprechend bei zahlreichen Patienten angewandt. Es wäre deshalb im Interesse des Patienten zwingend erforderlich, daß homöopathische Arzneimittel ebenso wie andere, sog. allopathische (von allos griech. = anders) Medikamente, bei denen ein solches Vorgehen heute absolut selbstverständlich ist, im kontrollierten und reproduzierbaren Versuch, d.h. nach eindeutigen, nachvollziehbaren wissenschaftlichen Kriterien, auf Wirksamkeit geprüft werden. Doch wird dieser Forderung – leider – auch nach ca. 200 Jahren Homöopathie noch immer nicht entsprochen.

In diesem Zusammenhang wird von Homöopathen häufig argumentiert, daß die entscheidenden Unterschiede zwischen Homöopathie und Schulmedizin erkenntnistheoretischer Art seien, es sich also letztlich bei der Homöopathiediskussion um einen (nicht eindeutig zu entscheidenden) Paradigmenstreit handeln würde. Selbst wenn das so ist – die obengenannte Diskussion um die Potenzierung könnte in diesem Sinn interpretiert werden –, so ändert das an der Beweislast der Homöopathen für die Wirksamkeit der Homöopathika nichts. Wirkung bzw. Wirksamkeit läßt sich, wenn sie vorhanden ist, unabhängig von Paradigmen nachweisen. Niemand, der sich ernsthaft von schulmedizinischer Seite mit der Homöopathie beschäftigt, wird allerdings verlangen können, daß bei solchen Untersuchungen mit einem schulmedizinischen Studiendesign geprüft wird. Selbstverständlich kann bei der Wirksamkeitsprüfung von Homöopathika die Auswahl des Medikaments für den einzelnen Patienten nach homöopathischen Kriterien erfolgen.

Was uneingeschränkt gefordert werden muß, ist der randomisierte Doppelblindversuch (s. S. 110).

Untersucht man nach diesem Kriterium die homöopathische Literatur, ist das Ergebnis enttäuschend. Viele Studien wurden entweder nicht sachgerecht durchgeführt, oder sie erbrachten in der Mehrzahl der Fälle negative Ergebnisse bzw. waren nicht reproduzierbar. So ergab beispielsweise eine Doppelblindstudie an Patienten mit essentieller Hypertonie, bei der die Patienten entweder ein (allopathisches) Antihypertonikum oder – ihrem Patientenbild entsprechend – Aconitum D4, Arnica D4, Barium carbonicum D6, Plumbum D6, Nux vomica D4, Lachesis D12 oder Cuprum D6 erhielten, daß die homöopathische Medikation *vollkommen unwirksam* war. Bei einer placebokontrollierten Studie an Patienten mit rheumatoider Arthritis wurde nach einer 6-monatigen homöopathischen Behandlung *kein statistisch belegbarer Unterschied zwischen Verum- und Placebogruppe* gefunden.

Es sei in diesem Zusammenhang noch hinzugefügt, daß bei allopathischen Arzneimitteln selbstverständlich neben dem eigentlichen Wirksamkeitsnachweis Dosis-Findungs-Studien und bei unterschiedlichen Arzneiformen eine vergleichende Bioverfügbarkeits- bzw. Bioäquivalenzuntersuchung verlangt wird. Bei Homöopathika sind solche Untersuchungen weder vorgeschrieben noch werden sie (systematisch) durchgeführt.

9.5.4 Wann sind Homöopathika auch nach Ansicht homöopathischer Ärzte nicht indiziert?

Auch nach Auffassung homöopathischer Ärzte sollen homöopathische Arzneimittel nicht eingesetzt werden, wenn

☐ eine *kausale* Therapie (z.B. bei bakteriellen Infektionen) möglich ist,

☐ eine *Substitution* (z.B. bei einem Diabetiker mit Insulin oder bei einem Patienten mit perniziöser Anämie mit Vitamin B_{12}) durchgeführt werden kann,

☐ eine *akut lebensbedrohliche Erkrankung* (z.B. ein Herzinfarkt) vorliegt oder

☐ eine regulatorische Therapie (d.h. der Versuch der Wiederherstellung der Homöostase) keinen Erfolg mehr erwarten läßt (z.B. bei allen malignen Tumoren).

Das bedeutet, daß gleichsam automatisch und unaufhaltsam die Homöopathie in dem Maße (weiter) an Bedeutung verlieren wird, wie die Schulmedizin mehr kausal wirkende oder zur Substitution geeignete Medikamente zur Verfügung hat.

9.5.5 Verwendung homöopathischer Arzneimittel

Zur Selbstbeurteilung durch den Leser sind im folgenden einige zufällig aus homöopathischen Veröffentlichungen ausgewählte Beispiele für den Einsatz homöopathischer Arzneimittel zusammengestellt.

Erkältung. Allium cepa bei folgenden Leitsymptomen: scharfe, wundmachende Nasenabsonderung, aber milde Augenabsonderung, Gefühl, als ob der Kehlkopf zersplittert oder zerrissen wäre.

Verbrennungen. Bei Verbrennungen ist Cantharis das Mittel der Wahl, bis der Arzt kommt. Cantharis D6 möglichst alle halbe Stunde (zwei Kügelchen) dem Kind geben.

Lernstörungen. Im Zusammenhang mit Lernstörungen werden vor allem Potenzen von Phosphor, Natrium muriaticum und Sulfur eingesetzt. Letzteres ist sogar das homöopathische Pik-As für den Heranwachsenden.

Obstipation. Opium D30 bei folgendem Beschwerdebild: Es fehlt jeder Stuhldrang. Die Kotballen sind wie runde Bälle, hart, schwarz und trocken. Schon vorgedrungener Kot kann nicht wieder zurückweichen. Das Abdomen ist gebläht, hart und schmerzhaft.

Sonstiges. Calcium phosphoricum D12 wird beim Suppenkaspar besonders verwendet. Im Gegensatz dazu hilft Calcium carbonicum bei plumpen, trägen, aber auch pflegeleichten, fröhlichen Kindern.

9.5.6 Nebenwirkungen

Homöopathie gilt gemeinhin als nebenwirkungsfrei. Dies ist um so erstaunlicher, als schon Samuel Hahnemann im § 156 seines Hauptwerks Organon schreibt: „Indessen gibt es selten ein homöopathisches Arzneimittel, welches nicht eine ungewohnte Beschwerde zuwege bringen sollte." Niedere Potenzen von Homöopathika (D1 – D4) können erhebliche unerwünschte oder toxische Wirkungen auslösen, wenn sie z.B. starkwirksame Alkaloide (Aconitin, Atropin) enthalten, auch können sie u.U. kanzerogen wirken (z.B. Arsenicum album, Euphorbia, Daphne). Neben dem Wirksamkeitsnachweis ist somit auch ein Unbedenklichkeitsnachweis für Homöopathika zu fordern.

Arzneimittelentwicklung und -prüfung

A9

B

SPEZIELLER TEIL

1 Nervensystem

1.1 Anatomische und physiologische Grundlagen

Je höher ein Lebewesen entwickelt ist, desto dringender bedarf es neben Versorgungs- und Ausscheidungsorganen übergeordneter, leistungsfähiger Informations-, Koordinations- und Steuersysteme. Diese stehen dem (höher entwickelten) tierischen bzw. dem menschlichen Organismus im *Nervensystem* und dem *hormonalen System* zur Verfügung. Beim Menschen hat das Nervensystem, insbesondere das Gehirn, eine Leistungsfähigkeit erreicht, welche die aller anderen Lebewesen weit übertrifft.

Das Nervensystem dient

□ der *Aufnahme* umweltbedingter oder im Körper entstehender Reize,

□ der *Umwandlung* dieser Reize in nervöse *Erregungen,* deren *Weiterleitung* und *Verarbeitung* sowie

□ der *Koordination* und *Steuerung* der Körperfunktionen durch Impulse, die vom Zentrum zur Peripherie abgegeben werden.

Im Nervensystem spielen sich ferner alle *geistigen* und *psychischen* Vorgänge ab.

Nach anatomischen und funktionellen Gesichtspunkten unterscheidet man zwischen dem

□ **Zentralnervensystem** (ZNS), zu dem *Gehirn* und *Rückenmark* gehören, und dem

□ **peripheren Nervensystem,** das die Leitungsbahnen von der Peripherie zum ZNS (afferente, aufsteigende, zentripetale, *sensorische* Bahnen), einschließlich der peripher gelegenen Nervenzellen, und vom ZNS zur Peripherie (efferente, absteigende, zentrifugale, *motorische* Bahnen) umfaßt. (Zu Drüsen ziehende efferente Bahnen werden als *sekretorisch* bezeichnet.)

Eine weitere Gliederung ist die Unterteilung in das

□ **autonome** (vegetative) und das

□ **somatische** (willkürliche) **Nervensystem** mit jeweils einem zentralen und einem peripheren Teil.

1.1.1 Nervengewebe

Das Nervengewebe, das sich aus dem Ektoderm entwickelt, ist aus *Nervenzellen* (Neuronen) und der *Neuroglia,* einem ektodermalen Stütz- und Hilfsgewebe, aufgebaut.

1.1.1.1 Nervenzelle

Die *Nervenzelle* (Neuron) ist für die *Informationsaufnahme, -verarbeitung und -übermittlung,* d.h. für die spezifischen Funktionen des Nervensystems, verantwortlich. Sie besitzt neben dem Soma, zu dem das *Perikaryon* (Zelleib) und der *Zellkern* gehören, mehrere *Fortsätze.* Der Fortsatz, mit dem die Nervenzelle Informationen zu anderen Zellen leitet, ist der *Neurit* (Axon). Die übrigen, baumartig verzweigten Fortsätze, die Nervenimpulse von vorgeschalteten Gliedern der Neuronenkette empfangen, werden *Dendriten* (griech. Dendron = Baum) genannt.

Der typische Aufbau eines Neurons ist in Abb. B 1–1 schematisch dargestellt.

Neurit (Axon) und Nervenfaser. Ein *Neurit* (Axon) besteht aus dem *Axoplasma* und der dieses umgebenden Plasmamembran *(Axoplasmamembran, Axolemm).* Die Länge des Axons kann zwischen wenigen Millimetern und mehr als 1 Meter variieren. An seinem Ende ist es regelmäßig verzweigt und bildet die *Axonterminalen* aus.

Als *Nervenfaser* wird das Axon mit seiner Gliascheide (Axonscheide) bezeichnet. Im Zentralnervensystem wird diese von Ausläufern der *Oligodendrogliazellen* (s.u.) gebil-

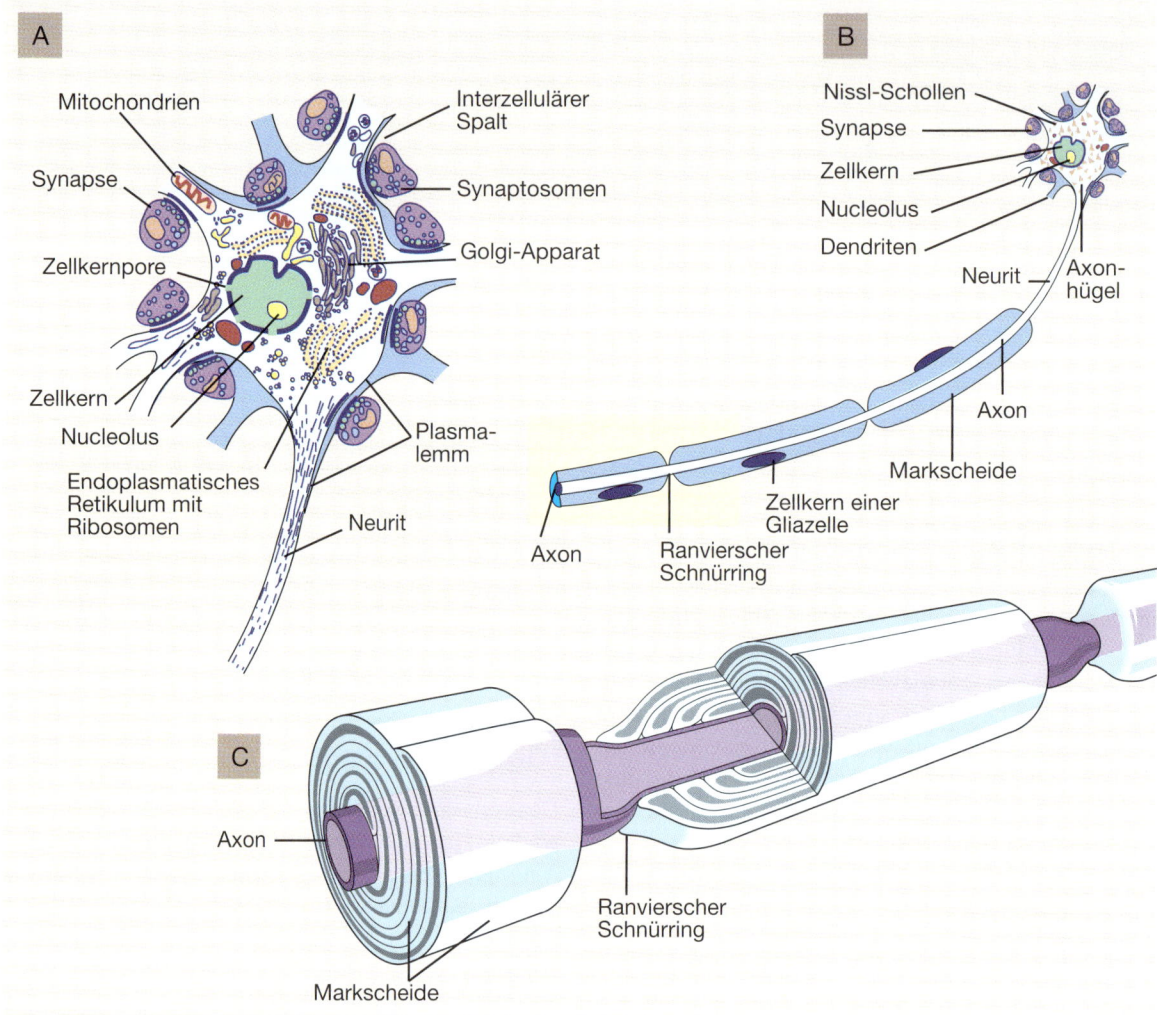

Abb. B 1–1. Schema des Neurons (nach Kretschmann). A: Elektronenmikroskopische Darstellung; B: Lichtmikroskopische Darstellung; C: Ausschnitt aus B

det, bei peripheren Nervenfasern ist das Axon von sog. *Schwannschen Zellen* umgeben. Man unterscheidet zwischen *lipidarmen* und *lipidreichen* Nervenfasern und bezeichnet diese im allgemeinen als *marklos* bzw. *markhaltig.* Bei den dünnen marklosen Fasern sind die Axone nur in Schwannsche Zellen eingebettet. Bei den dicken markhaltigen Nervenfasern besteht die Hülle aus zahlreichen, Lipide und Proteine enthaltenden Lamellen, die das Axon spiralförmig umgeben. Die Lamellensubstanz wird *Myelin,* die gesamte Hülle *Myelin-* oder *Markscheide* genannt. Bei peripheren markhaltigen Nervenfasern zeigt die Markscheide in regelmäßigen Abständen Unterbrechungen, die *Ranvierschen Schnürringe.* Diese sind für die Leitungsgeschwindigkeit von Bedeutung (s.u.).

Unabhängig davon, ob markreich oder markarm, ist jede Nervenfaser von Bindegewebe, dem *Endoneurium,* umgeben. Mehrere Nervenfasern werden vom *Perineurium* zu dünnen Bündeln und diese wiederum vom *Epineurium* zu **Nerven** vereinigt. Die genannten Hüllen bilden für die meisten Ionen, aber auch für Wirkstoffe, ein Diffusionshindernis.

1.1.1.2 Neuroglia

Die Zellen der Neuroglia erfüllen wichtige Aufgaben im Nervensystem. Diese lassen sich als

□ *Hüll- und Stützfunktionen,*

□ *Isolierungsfunktionen,*

□ *Kontrolle des Extrazellularraums* und

□ *Stoffwechselfunktionen*

charakterisieren.

Im Gegensatz zu Nervenzellen, die sich nicht mehr teilen können, behalten Gliazellen während des gesamten Lebens ihre Teilungsfähigkeit.

Glia des Zentralnervensystems. Zur Glia des Zentralnervensystems gehören *Astrozyten* (Makroglia), *Oligodendrogliazellen* und *Ependymzellen.*

Astrozyten, die großen Gliazellen (Makroglia), sind reich an Zellfortsätzen, die einerseits mit Nervenzellen, andererseits mit Blutkapillaren in Kontakt stehen. Die den Kapillaren anliegenden Astrozytenfortsätze enden in fußartigen Verbreiterungen, die etwa 80% der Kapillaroberfläche bedecken. Die Makroglia dient primär als *Stützgewebe* und kann ferner bei Nervenzelldefekten *zerstörtes Nervengewebe narbig* ersetzen. Weiterhin sind Astrozyten an der *Aufrechterhaltung eines konstanten Ionenmilieus* im Extrazellularraum beteiligt.

Die Astrozyten haben darüber hinaus die Aufgabe, das Nervengewebe gegen das Gehirn, das Rückenmark und die Blutgefäße abzugrenzen *(Isolierungsfunktion).* Dies wird dadurch erreicht, daß sich viele Astrozytenfüßchen zu membranartigen Gebilden eng aneinanderlagern.

Oligodendrogliazellen sind klein, ihre Fortsätze spärlicher und kürzer als die der Astrozyten. Sie *bilden,* wie erwähnt, die *Markscheiden* der Axone im Zentralnervensystem. Als sog. Satellitenzellen liegen mehrere von ihnen unmittelbar den Nervenzellen an.

Das *Ependym* bildet eine Lage einschichtiger kubischer bis prismatischer Zellen, welche die Hohlräume des Gehirns und Rückenmarks auskleiden. Als Sonderform der Ependymzellen sind die Epithelzellen der Plexus chorioidei anzusehen.

Glia des peripheren Nervensystems. Zur Glia des peripheren Nervensystems gehören die *Schwannschen Zellen* und die *Mantelzellen.* Die Schwannschen Zellen bilden, wie schon beschrieben, die Umhüllung der peripheren Axone. Die Mantelzellen umgeben die Nervenzellen der Spinal- und vegetativen Ganglien (s. S. 270).

Mikroglia. Als Mikroglia (Mesoglia, Hortega-Glia) werden *phagozytoseaktive Zellen* bezeichnet, die aus dem Mesenchym stammen und amöboid ins Hirngewebe einwanderten. Sie sind die *Makrophagen des Nervensystems.*

1.1.2 Erregung von Nervenzellen, Erregungsleitung und -übertragung

Eine wesentliche Eigenschaft des lebenden Organismus ist seine *Erregbarkeit,* d.h. die Fähigkeit bestimmter Zellen, auf einen physikalischen oder chemischen Reiz mit einer spezifischen Reaktion, einer *Erregung,* zu reagieren. Neben den Nervenzellen sind hierauf *Rezeptor-* und *Muskelzellen* spezialisiert.

1.1.2.1 Ruhe- und Aktionspotential

Die Entstehung und Fortleitung einer Erregung in einer Nerven- oder Muskelfaser beruht auf *ionalen Prozessen,* die sich an der begrenzenden *Zellmembran* abspielen *(Ionentheorie der Erregungsleitung).* Diese 6 – 10 nm dicke Lipid-Protein-Membran trennt das Innere der Faser vom extrazellulären Raum. Aufgrund der unterschiedlichen Ionenverteilung in den beiden Medien entsteht zwischen dem Innen- und dem

Tab. B 1–1. Intra- und extrazelluläre Ionenkonzentrationen. Die Werte gelten für die Nerven- und mit geringen Abweichungen auch für die Muskelzelle

Ion	intrazellulär (mmol/l)	extrazellulär (mmol/l)
Na^+	15	150
K^+	150	5
Cl^-	9	120

Außenraum eine *Potentialdifferenz* (Spannung), die als **Membranpotential** bezeichnet wird.

Änderungen des Membranpotentials von Nerven- und Muskelzellen bilden die Grundlage für die Fortleitung der Erregungen und damit für die Signalübertragung und Kontraktionsauslösung.

Ruhepotential. Das Innere einer erregbaren Zelle weist gegenüber dem Außenraum in Ruhe ein negatives Potential, das Membran-Ruhe-Potential, von – 60 bis – 100 mV auf.

Das Membranpotential läßt sich ermitteln, wenn man eine Mikroelektrode durch die Membran in eine Nervenzelle einsticht und die Spannung gegen eine außen angelegte Elektrode mißt (s. Abb. B 1–2).

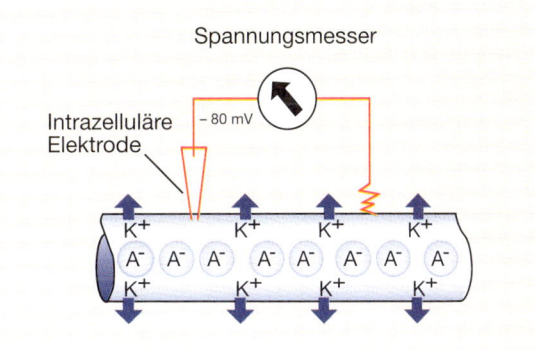

Abb. B 1–2. Entstehung und Nachweis des Ruhemembranpotentials an einer Nervenfaser. K^+-Ionen haben die Tendenz, nach außen zu diffundieren, Protein-Anionen (A^-) werden im Inneren der Faser zurückgehalten (nach Thews, Mutschler, Vaupel)

Die *Ursache für die Negativität des Zellinnern* gegenüber der Umgebung liegt in der unterschiedlichen Verteilung der Ionen in den beiden Räumen. Wie aus Tab. B 1–1 hervorgeht, ist die *K^+-Konzentration intrazellulär 30mal größer als extrazellulär.* Aufgrund dieser Konzentrationsdifferenz haben die *K^+-Ionen* das Bestreben, durch die für sie *relativ gut durchlässige (permeable) Membran* nach außen zu diffundieren (s. Abb. B 1–2). Diese Bewegung wird jedoch dadurch begrenzt, daß die Gegenionen, insbesondere die

Protein-Anionen, die Membran nicht passieren können. Der Ausstrom einiger positiver Ladungen baut also ein elektrisches Membranpotential auf, das die weitere K⁺-Abdiffusion verhindert. Die *Na⁺-Ionen* haben kaum einen Einfluß auf das Ruhepotential, weil die nichterregte Membran für sie *praktisch undurchlässig (impermeabel)* ist. Das Ruhepotential kann demnach im wesentlichen als ein **K⁺-Diffusionspotential** charakterisiert werden. Zum Membranpotential trägt ferner – allerdings untergeordnet – das *Chloriddiffusionspotential* bei. (Chlorid ist intrazellulär in geringerer Konzentration als extrazellulär vorhanden.)

Aktionspotential. Durch einen chemischen oder physikalischen Reiz kann es zu einer *Änderung des Membranpotentials* kommen. Wird dieses durch einen derartigen Reiz um einen gewissen Betrag erniedrigt (depolarisiert) und dabei eine bestimmte Schwelle *(Schwellenpotential)* überschritten, dann nimmt es *schlagartig* innerhalb sehr kurzer Zeit (< 0,1 ms) weiter ab. Vorübergehend wird sogar *das Nerveninnere positiv* gegen die Außenseite der Membran. Anschließend wird das alte Membranpotential wieder aufgebaut (Repolarisation). Man bezeichnet diesen De- und Repolarisationsvorgang, den man als kurzdauernde Potentialänderung ableiten kann, als *Aktionspotential* (s. Abb. B 1–3). Dieses beruht auf einer – durch den Reiz ausgelösten – plötzlichen Veränderung der Membraneigenschaften: Die *Natriumkanäle der Membran werden kurzfristig (<1 ms) für Natrium-*

ionen *etwa 500mal durchlässiger.* Diese strömen passiv, dem Konzentrationsgefälle folgend, in das Axoplasma ein, wodurch sich die Polarisation umkehrt (sog. Überschuß bzw. overshoot, vgl. Abb. B 1–3). Durch eine *schnelle Abnahme der Natrium-Permeabilität und einen langsamen Anstieg der Kalium-Permeabilität* stellt sich dann das Ruhepotential wieder ein.

In Abb. B 1–4 sind die Permeabilitätsänderungen für Natrium- und Kaliumionen während des Aktionspotentials dargestellt. Man erkennt, daß die *Aufstrichphase* des Aktionspotentials durch einen steilen Anstieg der Natriumionenpermeabilität, die *Repolarisationsphase* durch einen raschen Abfall der Na⁺- sowie einen langsamen Anstieg der K⁺-Permeabilität und das *hyperpolarisierende Nachpotential* durch eine verzögerte Abnahme der K⁺-Permeabilität bewirkt werden.

Selektive Ionenpermeabilität. Der für die Aufstrichphase des Aktionspotentials charakteristische Na⁺-Einstrom findet an definierten Membranorten mit *ionenselektiven Kanalproteinen,* den *Natriumkanälen* (s. S. 67), statt. Im Ruhezustand sind die Natriumkanäle geschlossen. Wird nun zu Beginn des Aktionspotentials die Membran depolarisiert, kommt es durch eine Konformationsänderung des Kanalproteins zu einer *Öffnung des Kanals.* (Man spricht daher von einem *spannungsabhängigen Natriumkanal.*) Nach einer gewissen Zeit werden die Natriumkanäle *spontan* wieder geschlossen. Dabei handelt es sich um einen von der Öffnung unabhängigen Vorgang, für den Anteile der Kanalproteine an der Innenseite der Membran verantwortlich sind. Während der zweiten Phase des Aktionspotentials geht dann der Kanal in einen *nicht aktivierbaren Zustand* über.

Neben den Natriumkanälen konnten auch verschiedene Typen von *Kaliumkanälen* (s. S. 65) nachgewiesen werden, die auch im Ruhezustand Kaliumionen permeieren lassen (s. Abb. B 1–4) sowie während der gesamten Aktionspotentialdauer aktivierbar bleiben.

Außerdem existieren *Calciumkanäle* (s. S. 68), die einen durch Depolarisation ausgelösten Ca²⁺-Einstrom in die Zelle ermöglichen (spannungsabhängige Calciumkanäle).

Öffnung von *Chloridkanälen* führt zu einem verstärkten Einstrom von Chloridionen und damit von negativen Ladungsträgern aus dem Extrazellularraum ins Zellinnere mit der Folge einer Hyperpolarisation.

Der Durchtritt von Natriumionen durch spannungsabhängige Natriumkanäle kann mit *Tetrodotoxin* bereits in einer Konzentration von 10⁻⁹ – 10⁻⁸ mol/l *selektiv* blockiert werden. Das Gift wird von Bakterien, u.a. von Pseudomonas-Arten, gebil-

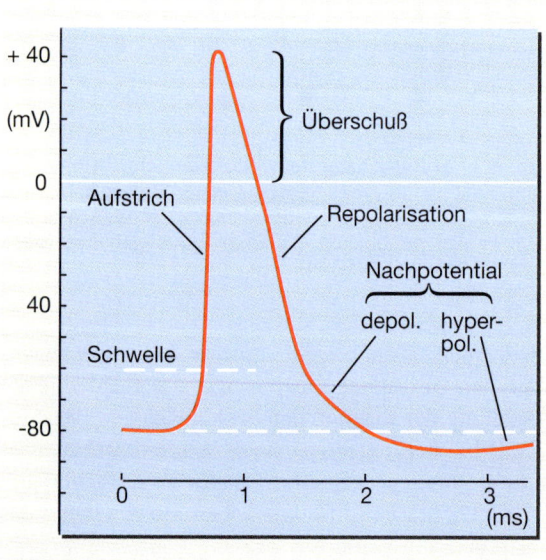

Abb. B 1–3. Zeitlicher Ablauf des Aktionspotentials bei intrazellulärer Ableitung an einer einzelnen Nervenfaser

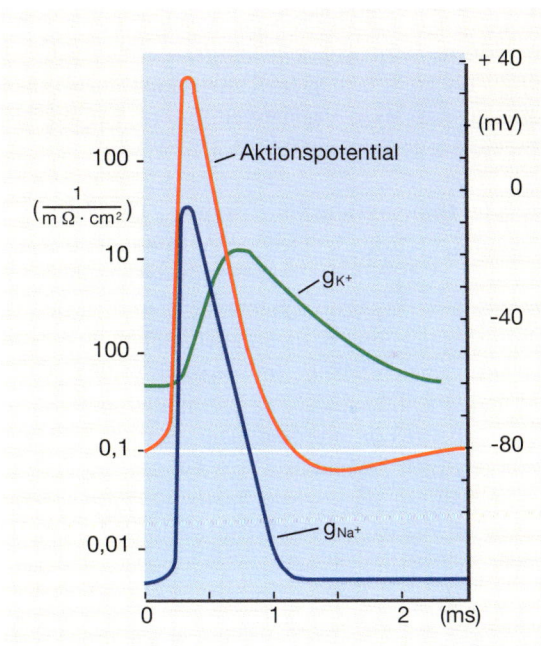

Abb. B 1–4. Änderungen der Membranleitfähigkeit für Na$^+$-Ionen (g_{Na^+}) und K$^+$-Ionen (g_{K^+}) beim Ablauf des Aktionspotentials. Linke Ordinate: Auf die Oberfläche bezogene Leitfähigkeit (m$\Omega^{-1} \cdot$ cm^{-2}) in logarithmischem Maßstab; rechte Ordinate: intrazelluläres Potential (mV) (nach Thews, Mutschler, Vaupel)

det und von einer Reihe von Tieren, z.B. dem japanischen Kugelfisch Fugu, einigen anderen Kugel- und Kofferfischen, australischen Tintenfischen sowie verschiedenen Froscharten, mit der Nahrungskette oder symbiotisch aufgenommen und in verschiedenen Organen, vor allem in Ovarien und der Leber, gespeichert. Lokalanästhetika (s. S. 226 ff.) erniedrigen ebenfalls die Natriumionenpermeabilität, daneben aber – vor allem in höheren Konzentrationen – auch die Kaliumpermeabilität.

Ionenpumpen. Die Ionenströme während des Aktionspotentials sind *passive Transportprozesse,* die aufgrund der Konzentrationsdifferenzen zwischen Intra- und Extrazellularraum ablaufen. Obwohl bei einem einzelnen Aktionspotential nur wenige Natriumionen nach innen und Kaliumionen nach außen gelangen – es könnten mehrere 1000 Aktionspotentiale über die Faser geleitet werden, bevor wesentliche Konzentrationsveränderungen eintreten würden –, müssen zur Sicherstellung der Erregbarkeit der Nervenfasern die ein- bzw. ausgeströmten Ionen wieder zurücktransportiert werden. Da diese Ionentransporte gegen ein Konzentrationsgefälle erfolgen, werden hierfür *aktive Transportsysteme,* sog. *Ionenpumpen,* benötigt. Das Transportsystem, das Na$^+$-Ionen nach außen schafft, sorgt auch für den K$^+$-Transport in entgegengesetzter Richtung. Es ist die *Natrium-Kalium-ATPase,* die mittels der durch *Adenosintriphosphat-Spaltung* gewonnenen Energie 3 Na$^+$ gegen 2 K$^+$ aus-

tauscht. Mit jedem Zyklus der kontinuierlich arbeitenden Na$^+$/K$^+$ -Pumpe wird somit eine positive Ladung aus der Zelle entfernt. Man spricht daher auch von einer *elektrogenen Pumpe.*

Refraktärphasen. Reizt man eine Nervenfaser während des Aktionspotentials oder unmittelbar danach, so tritt *keine* Erregung auf. Offenbar ist die Faser in dieser Periode unfähig, einen zweiten Reiz zu beantworten: Sie ist für kurze Zeit *unerregbar (refraktär).* Dieser Zustand, der bei Nervenzellen etwa 2 ms andauert, wird als *absolute Refraktärphase* bezeichnet. Darauf folgt ein längeres Intervall verminderter Erregbarkeit, die sog. *relative Refraktärphase.* In dieser können zwar Aktionspotentiale entstehen, für ihre Auslösung ist jedoch eine stärkere Depolarisation erforderlich, als es normalerweise der Fall ist.

Die Refraktärphasen sind eine Folge der Inaktivierung des Na$^+$-Systems, die zur Repolarisation des vorhergehenden Aktionspotentials führt. Für die Aufhebung der Inaktivierung werden einige ms benötigt. In dieser Zeit ist das Na$^+$-System zunächst gar nicht und danach nur beschränkt aktionsfähig.

Aus der absoluten Refraktärphase ergibt sich die *Maximalfrequenz,* mit der Aktionspotentiale ausgelöst und über die Nervenfaser geleitet werden können. Bei einer Refraktärphase von 2 ms würde z.B. die Maximalfrequenz 500 s^{-1} betragen. Sie wird jedoch in vivo praktisch nie ausgenutzt.

1.1.2.2 Erregungsauslösung an physiologischen Rezeptoren

Physikalische oder chemische Reize, die auf den Organismus von außen einwirken oder in seinem Inneren auftreten, werden von *(physiologischen) Rezeptoren* registriert und in eine Folge von Erregungen umgesetzt. Die als Reizempfänger dienenden Rezeptoren zeigen einen ganz unterschiedlichen anatomischen Aufbau und sind *spezifisch* für die Aufnahme bestimmter Reizqualitäten eingerichtet. Als Beispiele seien genannt:

☐ *Netzhautrezeptoren* für die Aufnahme elektromagnetischer Wellen,
☐ *Haarzellen* im Innenohr für die Aufnahme von Schallwellen,
☐ *Druck-, Schmerz- und Temperaturrezeptoren* der Haut für die Aufnahme entsprechender von außen einwirkender Reize,
☐ *Pressorezeptoren* im arteriellen Gefäßsystem für die Registrierung des Blutdruckes und
☐ *Chemorezeptoren* für Steroidhormone sowie für die Kontrolle der Atemgase im Blut.

Nervensystem

B 1

Rezeptorzellen besitzen wie alle erregbaren Zellen ein Ruhepotential. Bei Einwirkung eines adäquaten Reizes, d.h. bei Veränderung eines physikalischen oder chemischen Parameters, auf dessen Registrierung der Rezeptor spezialisiert ist, kommt es in der Regel zu einer *Abnahme des Membranpotentials,* d.h. zu einer *Depolarisation.* Die Depolarisation dauert so lange, wie der Reiz einwirkt, und ist in ihrer Größe *von der Reizintensität abhängig* (s. Abb. B 1–5). Diese auf den rezeptiven Bereich der Rezeptorzelle beschränkte, also *nicht* fortgeleitete Veränderung des Membranpotentials bezeichnet man als *Rezeptorpotential (Generatorpotential),* die Umwandlung des einwirkenden Reizes in das Rezeptorpotential als *Reiztransduktion.*

Durch das Rezeptorpotential werden nun *Erregungen* ausgelöst, die über das Axon fortgeleitet werden, und zwar findet eine Transformation des Rezeptorpotentials in eine *rhythmische Folge von Erregungen* statt (s. Abb. B 1–5). Dabei hängt die Erregungsfrequenz von der Größe des Rezeptorpotentials ab. Die *Zeitdauer* der Serie enthält die Information über die *Dauer des Reizes.*

1.1.2.3 Nervale Erregungsleitung und Informationsübertragung

Mechanismus der Erregungsleitung. Durch den Potentialunterschied zwischen einer erregten und einer benachbarten, noch nicht erregten Stelle treten an der Erregungsfront lokale Strömchen auf, durch die die Erregung mit einer bestimmten Geschwindigkeit über die Nervenfaser fortgeleitet wird (s. Abb. B 1–6). Bei *peripheren markhaltigen* Nerven erfolgt die Erregungsleitung *saltatorisch* (sprungartig), d. h. von Schnürring zu Schnürring, in allen *anderen Nerven*

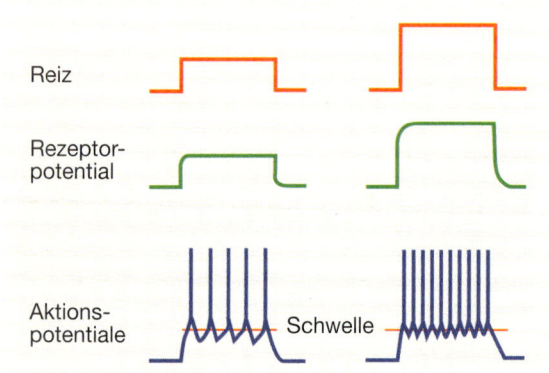

Abb. B 1–5. Rezeptorpotentiale und ausgelöste Folgen von Aktionspotentialen in Abhängigkeit von der Reizstärke (nach Thews, Mutschler, Vaupel)

kontinuierlich. Durch die saltatorische Leitung wird eine *höhere Leitungsgeschwindigkeit* ermöglicht, sie beträgt bis zu 120 m/s. Im Unterschied dazu findet man bei marklosen vegetativen Fasern Leitungsgeschwindigkeiten von nur 0,5 bis 15 m/s.

Nervale Informationsübertragung. Die über die Nervenfasern fortgeleiteten Aktionspotentiale (Nervenimpulse) dienen der Informationsübertragung im Organismus. Da Aktionspotentiale stets die gleiche Amplitude und Form besitzen, vermittelt nicht die Art des Aktionspotentials die Information, sondern Qualität und Quantität der Nachricht müssen auf andere Weise übertragen werden. Die *Art des Reizes* (Schmerz, Licht, Schall usw.) wird in der Weise übermittelt, daß *nur* die *entsprechenden Neurone erregt* werden, die *Reizintensität* ist in der *Impulsfrequenz* enthalten.

1.1.2.4 Synaptische Erregungsübertragung

Der Ort der Erregungsübertragung von einem Axon auf eine andere Zelle (Nerven-, Muskel- oder Drüsenzelle) wird als *Synapse* bezeichnet. Synapsen besitzen

☐ eine *Ventilfunktion,* weil sie eine Erregung immer nur in eine Richtung (vom Axonende auf das nachfolgende Neuron) übertragen,

☐ eine *Lern- und Gedächtnisfunktion,* weil sie bei häufiger Benutzung die Erregung leichter übertragen als bei seltenem Gebrauch, und

☐ eine *Bahnungs- und Hemmungsfunktion,* weil mehrere Synapsen zusammen einen Erregungsablauf fördern oder unterdrücken können.

1.1.2.4.1 Art der Synapsen

Entsprechend der Lage der Synapsen unterscheidet man (s. Abb. B 1–7)

☐ *axo-somatische Synapsen,* die das Ende einer Nervenfaser mit einem Zellkörper verbinden,

☐ *axo-dendritische Synapsen* (Endigung der Nervenfaser an dem somanahen Anteil der Dendriten) und

☐ *axo-axonische Synapsen* (Endigung am Neuritenende).

Am häufigsten sind die beiden erstgenannten Synapsenformen. So sind große Anteile des Somas und der Dendritenanfänge von Synapsen bedeckt. In der Regel findet man einige 1000 Synapsen an jedem einzelnen Neuron.

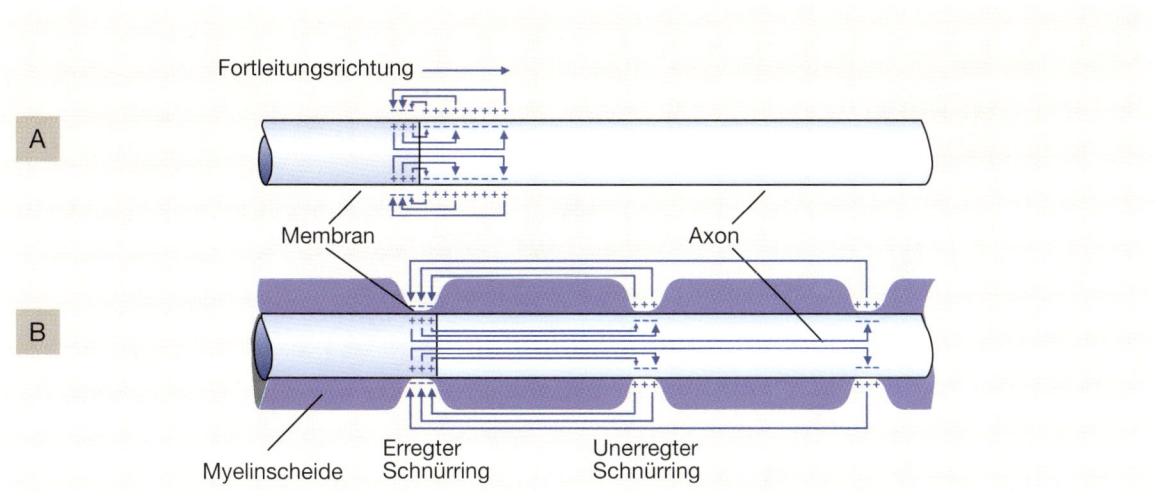

Fortleitungsrichtung

A

Membran

Axon

Myelinscheide · Erregter Schnürring · Unerregter Schnürring

B

Abb. B 1–6. Fortleitung der Erregung in Nervenfasern durch lokale Strömchen an der Erregungsfront. Erregte Axonabschnitte sind hellblau markiert. A: Kontinuierliche Erregungsleitung in der marklosen Faser; B: Saltatorische Erregungsleitung in der markhaltigen Faser. Die Internodalstrecke zwischen den Schnürringen wird von den Stromlinien übersprungen

Wie aus Abb. B 1–7 ersichtlich, verdickt sich die Nervenfaser an ihrem Ende zum sog. *Held-Auerbachschen Endknopf* (Endkölbchen), der Überträgerstoffe (s.u.) enthält. Den Membrananteil des Endknopfes im Bereich der Kontaktfläche bezeichnet man als *präsynaptische* Membran. Ihr gegenüber liegt die etwas verdickte *subsynaptische* Membran, pharmakologisch meist – aus physiologischer Sicht unkorrekt – *postsynaptische* Membran genannt. (Der Physiologe bezeichnet den außerhalb der Kontaktfläche gelegenen Membrananteil als postsynaptisch.) Zwischen prä- und subsynaptischer Membran besteht eine anatomische Diskontinuität, der *synaptische Spalt* (Breite 10 – 20 nm), und damit eine Barriere für die Erregungsleitung, die nur mittels chemischer Überträgerstoffe, der sog. *Neurotransmitter,* überwunden werden kann (s. u.).

Eine Erregungsübertragung erfolgt nur, wenn in *mehreren Synapsen* (ca. 10) zugleich oder in einer Synapse durch eine *hohe Frequenz* ankommender Erregungen eine ausreichende Menge an Überträgersubstanz gequantelt freigesetzt wird (räumliche oder zeitliche Summation).

1.1.2.4.2 Funktion von Synapsen im Nervensystem

Entsprechend ihrer Wirkung auf das nachgeschaltete Neuron unterscheidet man **erregende** *(exzitatorische)* und **hemmende** *(inhibitorische)* **Synapsen.** Die erregenden Synapsen fördern die Auslösung eines Ak-

tionspotentials, während hemmende Synapsen diesem Vorgang entgegenwirken. Trotz dieser gegensätzlichen Funktion laufen die Prozesse in den beiden Synapsentypen nach einem gleichartigen Grundschema ab.

Exzitatorisches postsynaptisches Potential (EPSP). Gelangt eine über das Axon geleitete Erregung an die präsynaptische Endigung, d.h. an den Held-Auerbachschen Endknopf, so wird aus den synaptischen Bläschen eine *Überträgersubstanz (Transmitter)* freigesetzt. Diese diffundiert durch den synaptischen Spalt zur subsynaptischen Membran, reagiert dort mit *molekularen Rezeptoren* (s.u.) und löst dadurch – sofern es sich um eine erregende Synapse handelt – eine *kurzzeitige Erhöhung der Permeabilität für kleine Kationen* (Na$^+$ und K$^+$) aus. Insbesondere als Folge des damit ermöglichten Na$^+$-Einstroms tritt an der subsynaptischen Membran eine kurzzeitige *Depolarisation* auf, die als *exzitatorisches postsynaptisches Potential (EPSP)* bezeichnet wird.

Inhibitorisches postsynaptisches Potential (IPSP). Hemmende Synapsen sind unter morphologischen und funktionellen Aspekten den erregenden Synapsen sehr ähnlich. Der freigesetzte Neurotransmitter bewirkt jedoch an der subsynaptischen Membran eine *kurzzeitige Erhöhung des Membranpotentials,* eine *Hyperpolarisation.* Diese dem EPSP entgegengesetzte Änderung des Membranpotentials wird als *inhibitorisches postsynaptisches Potential (IPSP)* bezeichnet.

Dieses kommt dadurch zustande, daß der Transmitter die K$^+$- und Cl$^-$-Permeabilität stark erhöht.

Nervensystem

B1

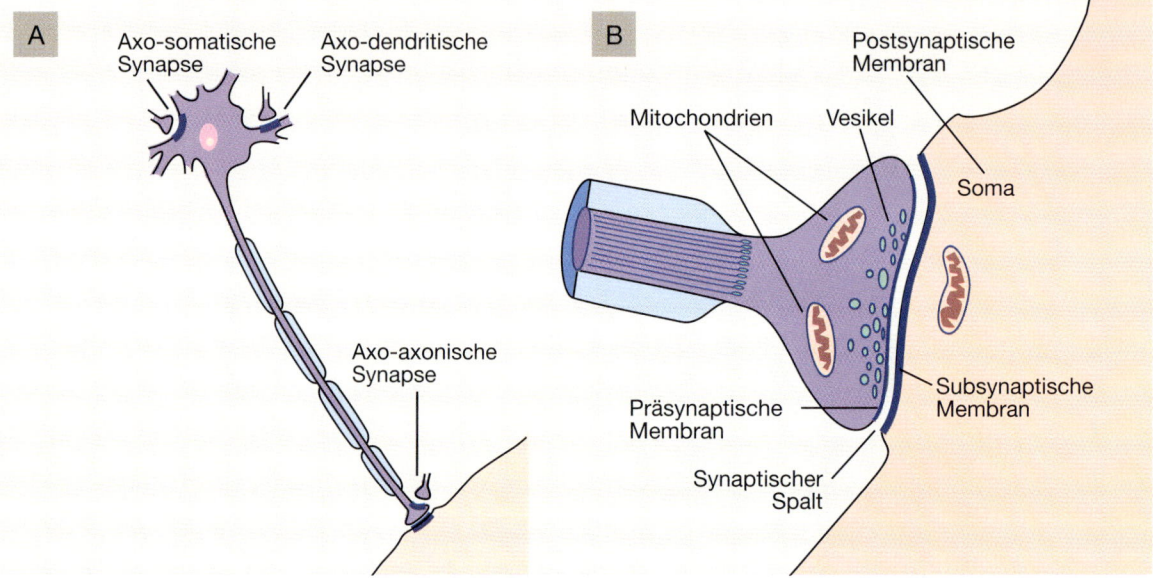

Abb. B 1–7. Morphologische Charakteristika der Synapsen. A: Klassifikation der Synapsen aufgrund ihrer Lokalisation; B: Aufbau einer Synapse in schematischer Darstellung (nach Thews, Mutschler, Vaupel)

Insbesondere der verstärkte Cl^--Einstrom erhöht kurzzeitig das Membranpotential und erzeugt somit das IPSP. Da jede Hyperpolarisation das Membranpotential von der Schwelle für die Auslösung eines Aktionspotentials entfernt und damit die Erregbarkeit eines Neurons vermindert, ist während eines IPSP ein Aktionspotential schwerer auszulösen als im Ruhezustand der Membran.

1.1.2.4.3 Präsynaptischer Feedback-Mechanismus

Rezeptoren für Neurotransmitter kommen nicht nur in der subsynaptischen, sondern auch in der präsynaptischen Membran vor (vgl. Abb. B 1–58). Bei den präsynaptischen Rezeptoren unterscheidet man *Autorezeptoren,* an denen die an der entsprechenden Synapse freigesetzte Überträgersubstanz angreift, und *Heterorezeptoren,* die von anderen Neurotransmittern erregt werden. (Beispielsweise sind an adrenergen Synapsen – mit Noradrenalin als Neurotransmitter – adrenerge α_2-Rezeptoren die Autorezeptoren und cholinerge Rezeptoren Heterorezeptoren.) Die Erregung von Autorezeptoren führt meist zu einer *Hemmung* der Neurotransmitterfreisetzung im Sinne eines negativen Feedback. Umgekehrt wird bei einer Blockade dieser Rezeptoren die Neurotransmitterfreisetzung gesteigert. Eine Erregung von Heterorezeptoren bewirkt je nach Rezeptortyp eine Hemmung oder eine Steigerung der Transmitter-Freisetzung.

1.1.2.5 Neurotransmitter und Neurotransmitter-Rezeptoren (synaptische Überträgerstoffe und ihre Rezeptoren)

Wie vorstehend beschrieben, erfolgt die synaptische Erregungsübertragung auf *chemischem Wege* mit speziellen Überträgerstoffen, den *Neurotransmittern.* Voraussetzung für eine solche Art der Informationsübertragung sind

☐ die *Synthese* und *Speicherung* des entsprechenden Transmitters,

☐ die *Freisetzung* einer definierten Menge an Transmitter bei einem einlaufenden Aktionspotential,

☐ (subsynaptische) *Rezeptoren* für die Reaktion mit dem Transmitter und

☐ die rasche *Elimination* (Inaktivierung) des freigesetzten Neurotransmitters.

Neurotransmittersynthese. Neurotransmitter werden mit Ausnahme der neurotransmittorischen Neuropeptide aus entsprechenden Vorstufen *in den Nervenendigungen* selbst synthetisiert. Bei den Neuropeptiden erfolgt die Synthese dagegen im *Soma der Nervenzelle*: Durch Transkription der entsprechenden DNA in mRNA und anschließende Translation in den Ribosomen wird ein sog. *Prä-Pro-Peptid* gebildet, das im Golgi-Apparat post-translational prozessiert und dann – bereits in Form von Vesikeln – *axonal* zu den

Nervenendigungen *transportiert* und dabei zum eigentlichen Neuropeptid umgewandelt wird.

Neurotransmitterspeicherung. Alle Neurotransmitter werden in den Nervenendigungen *in Vesikeln gespeichert*: die nichtpeptidischen Substanzen in *kleinen,* elektronenoptisch transparenten Vesikeln mit einem Durchmesser von 40 – 50 nm, die Neuropeptide in *großen,* elektronenoptisch dichten Vesikeln mit einem Durchmesser von ca. 90 nm. Durch die vesikuläre Speicherung steht einerseits bei Bedarf sofort eine ausreichende Neurotransmittermenge zur Verfügung, andererseits wird der Neurotransmitter im Vesikel vor dem Abbau geschützt.

Während die Neuropeptide, wie erwähnt, bereits vesikulär gespeichert in die Nervenendigungen gelangen, müssen die anderen Neurotransmitter *aktiv* aus dem Axoplasma in die Vesikel aufgenommen werden (vgl. vesikuläre Speicherung von Noradrenalin S. 272).

Neurotransmitterfreisetzung. Erreicht ein Aktionspotential die Nervenendigung, kommt es durch *Öffnung spannungsabhängiger Calciumkanäle* im Axolemm zu einem *Einstrom von Calciumionen* aus dem Interstitium in das Axoplasma und damit zu einem kurzzeitigen Anstieg der intraaxonalen Calciumionenkonzentration. Dieser Ca^{2+}-Anstieg führt zur Neurotransmitterfreisetzung durch *Exozytose* (elektrosekretorische Kopplung). Dabei öffnet sich die Vesikelmembran nach Verschmelzung mit dem Axolemm nach außen, und der Vesikelinhalt wird in den subsynaptischen Spalt abgegeben.

Die für den beschriebenen Einstrom von Calciumionen verantwortlichen spannungsabhängigen Calciumkanäle gehören zum sog. N-Typ und sind somit von den Calciumkanälen, an denen die therapeutisch verwendeten Calciumkanalblocker (s. S. 471 ff.) angreifen, den L-Typ-Calciumkanälen, verschieden. Dies ist der Grund, weshalb durch klassische Calciumkanalblocker die Neurotransmitterfreisetzung nicht gehemmt wird.

Nach Entleerung des Vesikelinhalts wird die Vesikelmembran wieder von der Axoplasmamembran abgetrennt, und der Vesikel steht damit für eine erneute Speicherung des Neurotransmitters zur Verfügung.

Neurotransmitter-Rezeptor-Interaktion. Die Wechselwirkung des freigesetzten Neurotransmitters mit seinem subsynaptischen Rezeptor sowie die Rezeptor-Effektor-Kopplung sind unter A 3.2.1. beschrieben.

Neurotransmitterinaktivierung. Die Inaktivierung (Elimination) des Neurotransmitters kann auf verschiedene Weise erfolgen: durch

☐ *enzymatischen Abbau* (z.B. Hydrolyse von Acetylcholin durch Acetylcholinesterase, s. S. 298),

☐ *Wiederaufnahme in das Axon* (hauptsächliche Inaktivierung von Noradrenalin, s. S. 273),

☐ *postsynaptische Aufnahme* oder

☐ *Abdiffusion* (Abtransport, Spillover) und

☐ *extraneuronale Aufnahme und Biotransformation.*

Kotransmission. Nachdem lange Zeit angenommen worden war, daß in einem Neuron nur *ein* Neurotransmitter gespeichert und freigesetzt wird, steht heute fest, daß viele – wenn nicht die meisten – Nervenendigungen zwei oder mehr Neurotransmitter enthalten, die zwar nicht obligat, aber doch häufig gemeinsam in den subsynaptischen Spalt abgegeben werden. Dieser Vorgang wird als *Kotransmission* bezeichnet. Als wichtige Beispiele hierfür seien die Kotransmission von *Noradrenalin mit Adenosintriphosphat* (ATP) oder *Neuropeptid Y sowie* die gleichzeitige Freisetzung von *Acetylcholin mit Vasoaktivem Intestinalem Polypeptid* (VIP) oder *Galanin* genannt.

1.1.2.5.1 Acetylcholin

Zu den wichtigsten chemischen Überträgerstoffen gehört *Acetylcholin* (s. S. 297 ff.). Alle Synapsen, an denen es als Transmitter wirkt, werden als **cholinerg** bezeichnet. Hierzu gehören neben zahlreichen *Synapsen des Zentralnervensystems* insbesondere die *neuromuskulären Synapsen*. Ihre Aktivierung erfolgt über Motoneurone aus dem Vorderhorn des Rückenmarks, deren terminale Verästelungen zusammen mit den zugehörigen Teilen der Muskelzellen die neuromuskulären Endplatten bilden (s. S. 243 f.).

Weiterhin fungiert Acetylcholin als Transmitter bei einem großen Teil der Synapsen im **vegetativen (autonomen) Nervensystem** (s. S. 135 ff.), und zwar speziell

☐ an den Endigungen aller *sympathischen und parasympathischen präganglionären Fasern,* die in den Ganglien auf postganglionäre Neurone umgeschaltet werden,

☐ an den Endigungen aller *parasympathischen postganglionären Fasern,* die die Erfolgsorgane innervieren,

☐ an den Endigungen der *sympathischen Fasern,* welche die *Schweißdrüsen* innervieren, sowie

Nervensystem

B 1

Tab. B 1–2. Neurotransmitter-Rezeptoren

Bezeichnung	Alternative Bezeichnung	Subtypen	Art des Rezeptors
Cholinozeptoren	Acetylcholin-Rezeptoren		
nikotinische	Nicotin-Rezeptoren	muskulärer Typ	I
		ganglionärer Typ	
muskarinische	Muscarin-Rezeptoren	$M_1 - M_4$	G
Dopamin-Rezeptoren	dopaminerge Rezeptoren	$D_1 - D_5$	G
Adrenozeptoren	adrenerge Rezeptoren		
α-Adrenozeptoren	α-Rezeptoren	$\alpha_{1A}, \alpha_{1B}, \alpha_{1D}; \alpha_{2A}- \alpha_{2C}$	G
β-Adrenozeptoren	β-Rezeptoren	$\beta_1, \beta_2, \beta_3$	G
Serotonin-Rezeptoren	serotoninerge Rezeptoren,	$5\text{-HT}_1{}^*, 5\text{-HT}_2{}^*, 5\text{-HT}_4{}^*,$	G
	5-HT-Rezeptoren	$5\text{-HT}_5{}^*, 5\text{-HT}_6{}^*, 5\text{-HT}_7$	
		$5\text{-HT}_3{}^*$	I
Histamin-Rezeptoren	histaminerge Rezeptoren	H_1, H_2	G
		H_3	vorwiegend präsynaptisch
Glutamat-Rezeptoren	Rezeptoren exzitatorischer Aminosäuren		
ionotrope		NMDA*, AMPA*, Kainat*	I
metabotrope		$mGlu_1 - mGlu_7$	G
GABA-Rezeptoren	Gamma-Aminobuttersäure-Rezeptoren	$GABA_A{}^*$	I
		$GABA_B$	G
Glycin-Rezeptoren	glycinerge Rezeptoren	verschiedene Isoformen der Kanalproteine nachgewiesen	I
Opiat-Rezeptoren	Opioid-Rezeptoren	μ, κ, δ	G
Tachykinin-Rezeptoren		$NK_1 - NK_3$	G
VIP-Rezeptoren		VIP_1, VIP_2	G
Neuropeptid-Y-Rezeptoren		Y_1, Y_2	G
Purinozeptoren			
P_1-Purinozeptoren	Adenosin-Rezeptoren	$A_1, A_2{}^*, A_3$	G
P_2-Purinozeptoren	ATP-Rezeptoren	$P_{2x}{}^*$	I
		$P_{2y}{}^*$	G
G = G-Protein-gekoppelter Rezeptor I = Ionenkanalrezeptor * weitere Subtypen bekannt			

□ an zahlreichen Synapsen des *Darmnervensystems* (s. S. 138 f.).

Die physiologischen Wirkungen von Acetylcholin werden durch Interaktion mit *Nicotin-* und *Muscarin-Rezeptoren* (s. Tab. B 1–2) ausgelöst.

1.1.2.5.2 Monoamine

Zu den Neurotransmittern aus der Gruppe der Monoamine zählen die Catecholamine

□ *Dopamin,*

□ *Noradrenalin* und

□ *Adrenalin* (zur chemischen Struktur und Biosynthese der Catecholamine vgl. S. 272 f.) sowie

□ Serotonin (s. S. 390 ff.) und

□ *Histamin* (s. S. 384 f.).

Dopamin hat im Zentralnervensystem Transmitterfunktion an *Synapsen der Basalganglien* (s. S. 129), des *limbischen Systems* (s. S. 130 f.) sowie der *Hypophyse* (s. S. 319 ff.) (dopaminergen Synapsen). Es ist damit an der Willkürmotorik, psychischen Prozessen sowie neuroendokrinen Funktionen des Hypophysenvorderlappens beteiligt.

In der Peripherie wird Dopamin vor allem in Synapsen der Niere gefunden.

Von den *Dopamin-Rezeptoren* existieren mehrere Subtypen ($D_1 - D_5$). Stimulation von D_1-Rezeptoren führt zu einer Aktivierung, Erregung von D_2-, D_4- und D_5-Rezeptoren zu einer Hemmung der Adenylatcyclase. D_3-Rezeptor-Aktivierung bewirkt, G-Protein-vermittelt, eine Schließung von Calciumkanälen.

Noradrenalin ist der Transmitter aller *Synapsen an den Endigungen der sympathischen postganglionären Fasern* sowie zahlreicher *Synapsen im Zentralnervensystem* (noradrenerger Synapsen). Noradrenerge Neurone verlaufen z.B., ausgehend von Kerngebieten im Bereich der Brücke und der Medulla oblongata, *aufsteigend* zum Hypothalamus, Thalamus, limbischen System und zur Großhirnrinde sowie *absteigend* zu den Vorder- und Hinterhörnern des Rückenmarks.

Adrenalin kommt als Transmitter *nur in bestimmten Synapsen des Zentralnervensystems* (adrenergen Synapsen) vor. Die Somata der adrenergen Neurone liegen in der *Medulla oblongata*. Adrenerge Neurone sind an der Regulation des Blutdrucks sowie vermutlich auch an der Steuerung der Atmung und der Nahrungsaufnahme beteiligt.

Zu den *adrenergen Rezeptoren* (s. S. 274 ff.), an denen Noradrenalin und Adrenalin angreifen, gehören die α- und β-*Rezeptoren.*

Mittels **Serotonin** erfolgt die Erregungsübertragung an *zentralen Synapsen,* deren Fasern in den Raphékernen, anderen Brückenkernen und der Medulla oblongata entspringen und u. a. *aufsteigend* zum limbischen System, Hypothalamus, Thalamus und zur Großhirnrinde sowie *absteigend* zu den Vorder- und Hinterhörnern des Rückenmarks ziehen. Serotoninerge Neurone findet man außerdem im gesamten Gastrointestinaltrakt. Das meiste Serotonin findet sich jedoch *extraneuronal* in enterochromaffinen Zellen und in Blutplättchen.

Zentrale serotoninerge Neurone tragen zur Schmerzunterdrückung, dem Schlaf-Wach-Rhythmus, der Regulation der Körpertemperatur und der Nahrungsaufnahme, periphere serotoninerge Neurone zur gastrointestinalen Motilität bei.

Von den *serotoninergen Rezeptoren* (s. S. 391) wurden besonders viele Subtypen nachgewiesen. Als Grund für diese Vielfalt wird vermutet, daß es sich bei dem Serotonin-Rezeptor um einen in der Evolution schon sehr frühzeitig entstandenen Rezeptor handelt.

Histamin, das vor allem in den Mastzellen (s. S. 413) vorkommt, wurde erst vor kurzem auch als Neurotransmitter entdeckt. Die Somata der histaminergen Neurone liegen im hinteren Hypothalamus, die Axone projizieren an zahlreiche Stellen des Zentralnervensystems. Histamin ist u. a. für den Schlaf-Wach-Rhythmus wichtig.

Von den *Histaminrezeptoren* (s. S. 385) existieren drei Subtypen ($H_1 - H_3$).

1.1.2.5.3 Aminosäuren

Für die synaptische Erregungsübertragung bedeutsame Aminosäuren sind

□ *Glutaminsäure,*

□ *Asparaginsäure,*

□ *Gamma-Aminobuttersäure* (GABA) sowie

□ Glycin.

Glutaminsäure (bzw. ihr Anion *Glutamat*) ist der *wichtigste erregende Neurotransmitter* im Zentralnervensystem und als solcher bedeutsam für Lern- und Gedächtnisvorgänge, die Willkürmotorik sowie die Übertragung afferenter Impulse. Zahlreiche glutamaterge (exzitatorische) Synapsen findet man z.B. im Telencephalon und im Hippocampus (s.u.).

Asparaginsäure ist neben Glutaminsäure ein weiterer *zentral erregender* Neurotransmitter.

Beide Substanzen zusammen werden dementsprechend als *exzitatorische Aminosäuren,* ihre Rezeptoren als *Glutamatrezeptoren* oder als Exzitatorische-Aminosäuren-Rezeptoren bezeichnet. Diese lassen sich in *Ionenkanalrezeptoren* mit den Subtypen NMDA- (=N-Methyl-D-Aspartat)-, AMPA- (=α-Amino-3-hydroxy-5-methyl-isoxazol-propionsäure) und Kainat-Rezeptoren sowie in *G-Protein-gekoppelte Rezeptoren,* die metabolische Reaktionen auslösen (metabotrope Rezeptoren), unterteilen.

Der NMDA-Rezeptor, ein Na^+-, K^+-, Ca^{2+}-Kanal, weist besondere Charakteristika auf. Bei normalem Ruhepotential ist er durch Magnesiumionen verschlossen und kann erst nach Teildepolarisation (u.a. durch Aktivierung von AMPA-Rezeptoren) geöffnet werden. Hierfür sind *gleichzeitig zwei Agonisten,* und zwar *Glutaminsäure und Glycin,* erforderlich.

Pathophysiologisch bedeutsam ist, daß die Überstimulation von NMDA-Rezeptoren eine akute und/oder chronische Neurodegeneration auslöst. Exzitatorische Aminosäuren sind daher mit hoher Wahrscheinlichkeit an der Pathogenese zahlreicher neurologischer Erkrankungen (z.B. Schlaganfall, Epilepsie, Morbus Parkinson, Morbus Alzheimer) beteiligt.

Gamma-Aminobuttersäure (GABA), durch Decarboxylierung von Glutaminsäure gebildet, ist der *bedeutsamste zentral hemmende Überträgerstoff, d.h. der wichtigste Neurotransmitter an inhibitorischen Neuronen.* Die meisten von diesen sind *Interneurone.* Besonders hohe Konzentrationen von GABA findet man in den Basalganglien (s. S. 129), doch kommt sie praktisch überall im ZNS vor (ca. 30% aller Synapsen des ZNS sind GABA-erg).

Bei den *GABA-Rezeptoren* werden *GABA_A-* und *GABA_B*-Rezeptoren unterschieden. Der $GABA_A$-Rezeptor (s. S. 63) ist ein Chlorid-Kanal, der durch GABA geöffnet wird und an dem auch Benzodiazepine und Barbiturate allosterisch angreifen. Der $GABA_B$-Rezeptor öffnet über ein G-Protein Kaliumkanäle und schließt Calciumkanäle.

Glycin wirkt an seinen eigenen Rezeptoren, den *glycinergen Rezeptoren,* bei denen es sich wie bei den $GABA_A$-Rezeptoren um Chlorid-Kanäle handelt, *im Hirnstamm und im Rückenmark* als *inhibitorischer Neurotransmitter.* (Dagegen ist es am NMDA-Rezeptor, wie oben beschrieben, gemeinsam mit Glutamat eine *exzitatorische Überträgersubstanz*). Eine wichtige physiologische inhibitorische Funktion besitzt Glycin z.B. bei der Kontrolle willkürmotorischer Bewegungen durch sog. *Renshaw-Interneurone,* die durch Kollateralen von Motoneuronen erregt werden und letztere rückläufig hemmen.

1.1.2.5.4 Neuropeptide

Neurotransmitter mit Peptidstruktur sind

□ die *Endorphine* (s. S. 185) und

□ die *Tachykinine,*

sowie eine Reihe weiterer Oligopeptide, wie z.B. die schon als Kotransmitter von Acetylcholin bzw. Noradrenalin erwähnten Substanzen *Vasoaktives intestinales Polypeptid* und *Neuropeptid Y.*

Die über *Opiatrezeptoren* (s. S. 186) wirkenden **Endorphine** hemmen nicht nur die Weiterleitung von Schmerzimpulsen, sondern nehmen u.a. auch an der Regulation der Darmmotilität teil.

Tachykinine mit *Substanz P* sowie *Neurokinin A* und *B* als wichtigen Vertretern wirken als Transmitter an sensorischen Afferenzen, außerdem sind sie an der Mediatorfreisetzung bei Entzündungen beteiligt.

Bei den *Tachykinin-Rezeptoren* ($NK_1 - NK_3$) handelt es sich um G-Protein-gekoppelte Rezeptoren, deren Erregung zu einer Aktivierung des Phosphoinositol-Umsatzes (Turnovers) führt.

1.1.2.5.5 Adenosintriphosphat (ATP) und Adenosin

ATP ist nicht nur der wichtigste chemische Energiespeicher und -lieferant im Organismus, sondern wie sein Abbauprodukt Adenosin auch ein Neurotransmitter.

Adenosin ist u.a. an der Blutdruckregulation im Gehirn und in der Niere sowie am Schlaf-Wach-Rhythmus beteiligt.

Die Kotransmission von ATP mit Noradrenalin in sympathischen Neuronen wurde bereits erwähnt. Außerdem wurde es in einer Reihe weiterer Neurone, z.B. in Neuronen des Darmnervensystems, nachgewiesen.

Die *Rezeptoren,* an denen ATP und Adenosin angreifen, werden *Purinozeptoren* genannt. Adenosin hat zu *P_1-Rezeptoren = Adenosinrezeptoren* (mit mehreren Subtypen) die größte Affinität, ATP wirkt vorrangig an *P_2-Rezeptoren,* von denen ebenfalls eine Reihe von Subtypen existiert. P_1-Rezeptoren und ein Teil der P_2-Rezeptoren sind G-Protein-gekoppelt, der andere Teil der P_2-Rezeptoren gehört zu den Kationenkanälen.

1.1.3 Anatomie des Gehirns

Das Gehirn des erwachsenen Menschen hat ein mittleres Gewicht von 1330 g. Es füllt, umgeben von den Hirnhäuten, die knöcherne Schädelkapsel aus. Nach entwicklungsgeschichtlichen Gesichtspunkten unterscheidet man folgende Hirnabschnitte, die in Abb.

B 1–8 an einem Medianschnitt dargestellt sind: Das

□ *Telencephalon* (Großhirn, Endhirn),

□ *Diencephalon* (Zwischenhirn),

□ *Mesencephalon* (Mittelhirn) und

□ *Rhombencephalon* (Rautenhirn) mit *Cerebellum* (Kleinhirn), *Pons* (Brücke) und *Medulla oblongata* (verlängertem Mark).

Von diesen Hirnabschnitten werden Medulla oblongata, Pons und Mesencephalon unter der Bezeichnung *Stammhirn* (Hirnstamm) zusammengefaßt.

Telencephalon. Das Großhirn besteht aus den beiden *Großhirnhemisphären* und deren Verbindungen, den Kommissurenbahnen, von denen das *Corpus callosum,* der Balken, die wichtigste ist.

Jede Hemisphäre läßt sich wieder in zwei Hauptabschnitte gliedern: in einen *Stammteil* mit dem *Riechhirn* und der *Insel* und in den wesentlich größeren *Hirnmantel* (Pallium) mit den verschiedenen *Lappen* (Lobi). An der Oberfläche des Hirnmantels werden durch zahlreiche *Furchen* (Sulci) die *Hirnwindungen* (Gyri) gebildet. Wie das gesamte Zentralnervensystem ist auch das Großhirn aus *grauer* und *weißer* Substanz aufgebaut. Bei der grauen Substanz kann unterschieden werden zwischen

□ dem kortikalen (= Rinden-)Grau, das als *Großhirnrinde* (Cortex cerebri) bezeichnet wird und als 1,5 – 5 mm dicke Schicht die weiße Substanz, das *Großhirnmark,* umgibt, sowie

□ dem in der Tiefe gelegenen intermediären und zentralen Grau, das die sog. *Hirnkerne* (z.B. Nucleus caudatus, Schweifkern; Nucleus lentiformis, Linsenkern; Nucleus amygdalae, Mandelkern) bildet.

In Abb. B 1–9 sind die vier Hirnlappen dargestellt: der

□ *Lobus frontalis* (Stirnlappen),

□ *Lobus parietalis* (Scheitellappen),

□ *Lobus temporalis* (Schläfenlappen) und

□ *Lobus occipitalis* (Hinterhauptslappen).

Der **Frontallappen** reicht vom Stirnpol bis zum *Sulcus centralis.* In ihm liegen überwiegend die *Rindenfelder für die primär motorischen Funktionen* (Gyrus praecentralis, angrenzende Regionen sowie benachbarte mediale Fläche, die durch die *Fissura longitudinalis* gebildet wird). In der *Pars triangularis* der unteren Frontalwindung *(Gyrus frontalis inferior)* findet sich eine wichtige Schaltstelle für die *Sprechfunktion* (sog. *Brocasches Sprachzentrum*).

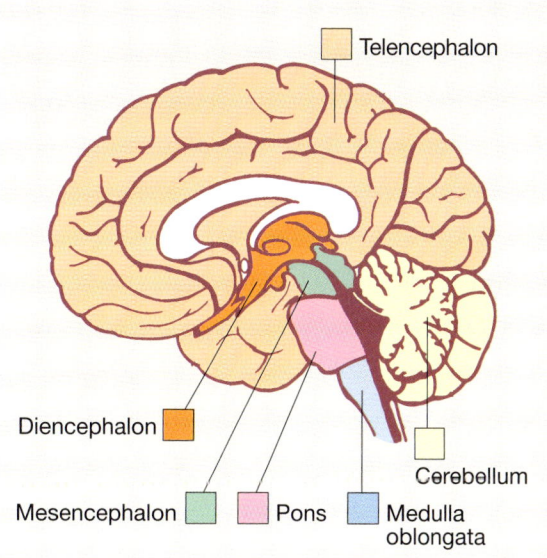

Abb. B 1–8. Medianschnitt durch das Gehirn, Abgrenzung der Hirnabschnitte (nach Waldeyer)

Nervensystem

B 1

Der **Parietallappen** liegt *hinter* dem Sulcus centralis. In seiner vordersten Windung, dem *Gyrus postcentralis,* und in den angrenzenden Regionen enden die *somatosensorischen Bahnen.* Diese Rindenfelder sind somit primär für die somatische Sensibilität zuständig und werden daher auch als *Körperfühlsphäre* bezeichnet. Im Bereich des *Gyrus angularis* findet sich eine Rindenregion, die für das *optische Wortverständnis* von Bedeutung ist (sog. Lesezentrum).

Der **Temporallappen** unterhalb des *Sulcus lateralis* enthält an seiner Dorsalfläche zwei querverlaufende Windungen, die *Heschlschen Querwindungen,* in denen die *Hörbahnen* enden. In unmittelbarer Umgebung dieser akustischen Primärregion liegt die für das *Sprachverständnis* zuständige Rindenregion (Wernickesches Zentrum, „sensorisches Sprachzentrum").

Im **Okzipitallappen** verläuft an der medialen Fläche der *Sulcus calcarinus* (s. Abb. B 1–11). In der Rindenregion, die den Sulcus calcarinus umgibt und am Pol etwas auf die Konvexität übergeht, enden die *Sehbahnen.* Hier ist somit das primäre „Sehzentrum" lokalisiert. In seiner Umgebung liegen die optischen Integrationsfelder.

Der *Nucleus caudatus* sowie ein *Teil des Nucleus lentiformis,* das Putamen, bilden gemeinsam das **Corpus striatum,** das eine wichtige Schaltstelle im motorischen System darstellt. Oft wird es mit dem funktionell zugeordneten *Pallidum* unter dem Begriff **Basalganglien** zusammengefaßt (Abb. B 1–10). Zu

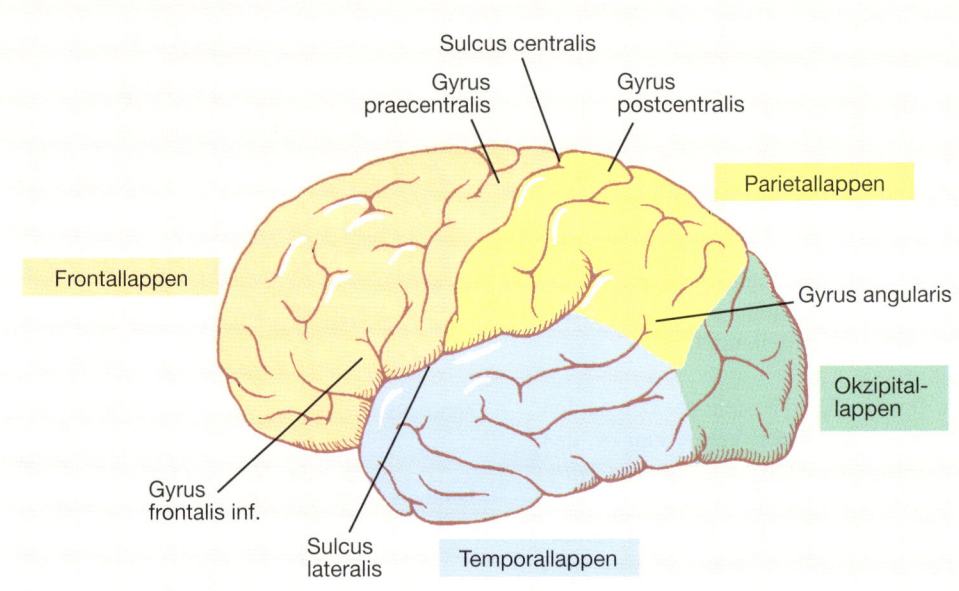

Abb. B 1–9. Linke Hemisphäre in Seitenansicht (nach Kahle). Die Hirnlappen sind durch unterschiedliche Farben gekennzeichnet

den tiefer gelegenen Endhirngebieten gehört ferner das *limbische System,* dessen Bezeichnung daher rührt, daß es wie ein Saum (Limbus) das Corpus callosum umgibt (s. Abb. B 1–11).

Das limbische System entstand schon sehr früh in der Evolution aus einem alten Teil des Endhirns, dem *Archipallium,*

das in den *Archicortex* und den *Periarchicortex* gegliedert werden kann. Außer dem *Mandelkern* rechnet man zum limbischen System den *Hippocampus,* den *Gyrus cinguli* und den *Gyrus dentatus,* den *Fornix* (Gewölbe) und die *Corpora mamillaria.*

Im limbischen System werden *Erlebnisinhalte affektiv bewertet* und *emotionale Reaktionen ausgelöst.* Das

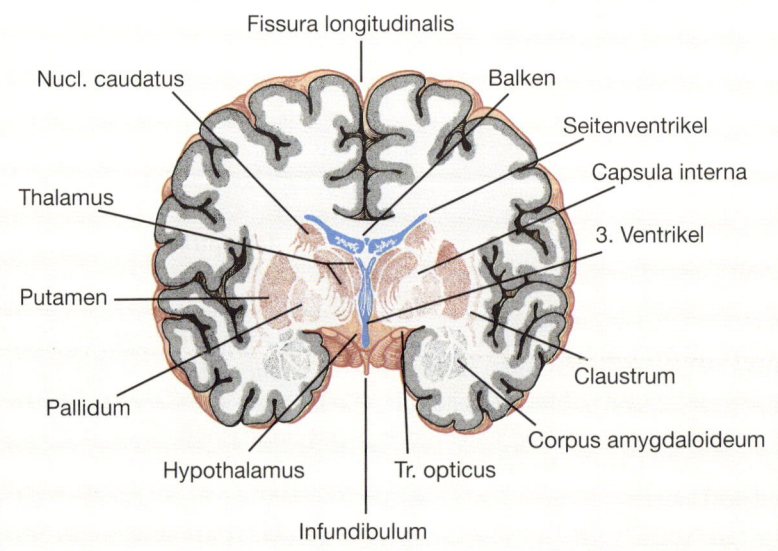

Abb. B 1–10. Frontalschnitt durch das Gehirn (in Höhe des Corpus amygdaloideum) (nach Kahle)

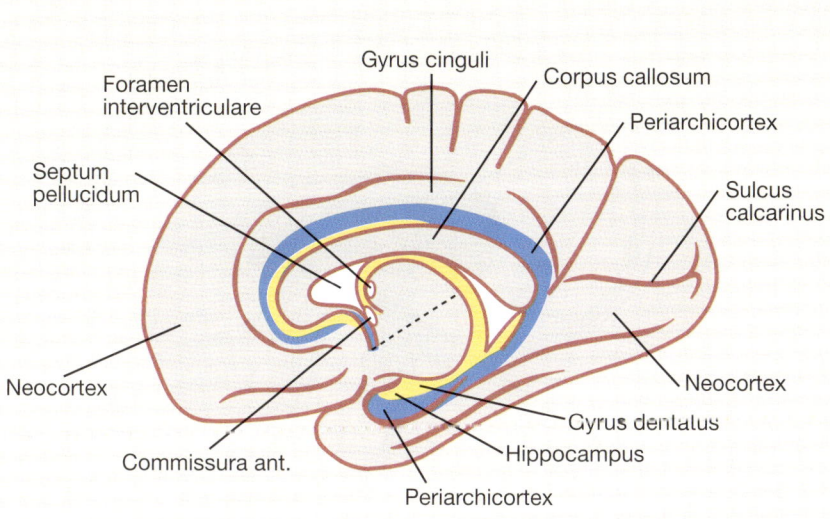

Abb. B 1–11. Limbisches System (Archicortex: Gelb, Periarchicortex: Blau) (modifiziert nach Kretschmann). Von der rechten Hirnhälfte ist mit einem schrägen Schnitt (Strichlinie) der kaudale Teil des Hirnstamms abgetragen, so daß die mediale Seite des Temporallappens mit Teilen des limbischen Systems sichtbar wird

limbische System ist außerdem für *vegetative Reaktionen* sowie für das *Gedächtnis* von Bedeutung.

Diencephalon. Das Zwischenhirn enthält als mächtige Ansammlung von Nervenzellen den *Thalamus opticus* (Sehhügel). Unter diesem Teil des Zwischenhirns liegen der *Subthalamus* und der *Hypothalamus,* über ihm (dorsal) der *Epithalamus.*

Der **Thalamus** ist eine *wichtige Umschaltstelle* für die afferenten, zur Großhirnrinde laufenden Erregungen. Daneben werden über ihn efferente Impulse der Großhirnrinde, u.a. zum extrapyramidalen System, weitergeleitet.

Der **Subthalamus** enthält Kerne des extrapyramidal-motorischen Systems.

Im **Hypothalamus** befinden sich die *übergeordneten Zentren des vegetativen Nervensystems* zur Blutdruck-, Atmungs- und Temperaturregelung. Auch erfolgt über den Hypothalamus eine Beeinflussung der *endokrinen Funktionen.* Über den Hypophysenstiel ist die *Hypophyse* (Hirnanhangdrüse, s. S. 319 ff.) mit dem Hypothalamus verbunden.

Im **Epithalamus** werden Impulse der Riechbahn umgeschaltet. Hier liegt ferner die *Epiphyse,* die *Melatonin,* einen Antagonisten des Melanozyten-stimulierenden Hormons (MSH, s. S. 320), bildet. In Tierversuchen konnte ferner eine lichtabhängige,

durch Melatonin vermittelte antigonadotrope Wirkung beobachtet werden. Beim Menschen ist dagegen die Bedeutung von Melatonin für die Steuerung des Pubertätseintritts noch nicht geklärt.

Mesencephalon. Das Mittelhirn ist der kleinste Hirnabschnitt. Es enthält u. a. Umschaltstellen für die Seh- und Hörbahn, zum motorischen System gehörende Ganglienzellen und Ursprungskerne von Hirnnerven.

Cerebellum. Das Kleinhirn liegt in der hinteren Schädelgrube und wird durch das Tentorium cerebelli, eine häutige Lamelle, von den Hinterhauptlappen des Großhirns getrennt. Man unterscheidet einen unpaaren Mittelteil *(Vermis cerebelli)* und die beiden *Kleinhirnhemisphären.* Die Kleinhirnoberfläche weist zahlreiche, annähernd parallel verlaufende Windungen (Folia cerebelli) auf.

Das Kleinhirn ist an der Aufrechterhaltung des normalen Skelettmuskeltonus und des Gleichgewichts sowie an der Koordination von Bewegungsabläufen beteiligt.

Pons. Durch die Brücke ziehen zahlreiche auf- und absteigende Bahnen. Die *Brückenkerne* sind *motorische Umschaltstellen.* Über den mittleren Kleinhirnstiel ist die Brücke mit dem Kleinhirn verbunden.

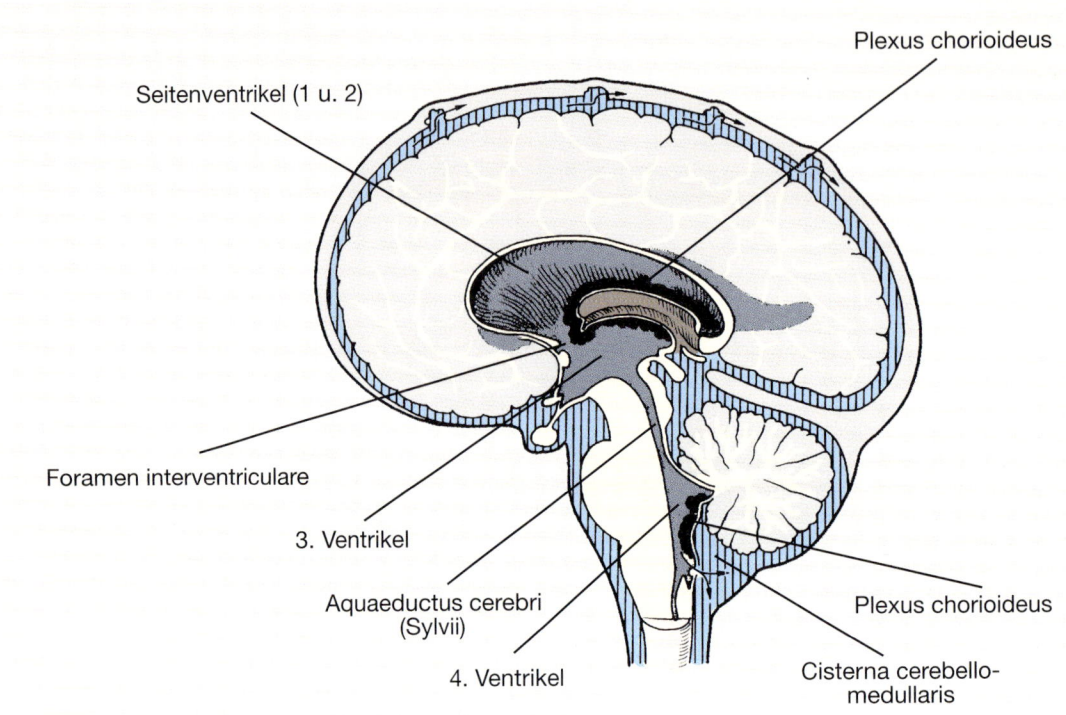

Abb. B 1–12. Innere Liquorräume (blau) und äußere Liquorräume (blau schraffiert) (Umzeichnung nach Kahle)

Medulla oblongata. Das verlängerte Mark ist, wie aus dem Namen hervorgeht, die Verlängerung des Rückenmarks. Es verbindet dieses mit der Brücke. In der Medulla oblongata befinden sich *lebenswichtige Zentren* für die Kontrolle von Atmung *(Atemzentrum)* und Kreislauf *(Vasomotorenzentrum).* Ferner liegen in der Medulla oblongata die *Reflexzentren* für den Husten-, Nies-, Schluck- und Saugreflex sowie für das Erbrechen.

Formatio reticularis. Im gesamten Hirnstamm bis zum Diencephalon findet man neben aufsteigenden sensiblen und absteigenden motorischen Bahnen ein *Netzwerk* miteinander verbundener Neurone, das als *Formatio reticularis* bezeichnet wird. Die Formatio reticularis ist entscheidend an der *Regulation der Bewußtseinslage,* der *Modulation von Sinnesinformationen* sowie *vegetativen* und *endokrinen Leistungen* beteiligt.

Hirnnerven. Als Hirnnerven bezeichnet man die aus der Hirnbasis und im Bereich des Stammhirns austretenden zwölf *Nervenpaare.* Die Hirnnerven erfüllen sehr unterschiedliche Funktionen: Teils übermitteln sie Informationen aus höheren Sinnesorganen, teils leiten sie sensible Impulse von niederen Sinnesorganen aus dem Kopfbereich zum Zentralnerven

system, teils übertragen sie motorische Impulse zur Kopf- und Halsmuskulatur.

Zu den sensorischen Nerven gehören die *Riechnerven* (I, Fila olfactoria), der *Sehnerv* (II, N. opticus) und der *Gleichgewichts-Hörnerv* (VIII, N. stato-acusticus). Sowohl sensorische als auch motorische Impulse leiten der *Drillingsnerv* (V, N. trigeminus), der *Gesichtsnerv* (VII, N. facialis) und der *Geschmacksnerv* (IX, N. glossopharyngeus), der außerdem noch vegetative Aufgaben zu erfüllen hat. Der *Vagus* (X, N. vagus) innerviert als Hauptnerv des parasympathischen Systems die Brust- und einen großen Teil der Baucheingeweide. Motorische Impulse übertragen die Nerven III (N. oculomotorius), IV (N. trochlearis) und VI (N. abducens), die die äußeren Augenmuskeln versorgen, sowie die Nerven XI (N. accessorius) und XII (N. hypoglossus).

Hirnventrikel und Liquorsystem. Im Inneren des Gehirns befinden sich *Hohlräume,* die als *Hirnventrikel (Hirnkammern)* bezeichnet werden. Man unterscheidet vier Hirnkammern: Die beiden *Seitenventrikel* im Endhirn, den *3. Ventrikel* im mittleren Endhirnabschnitt und Zwischenhirn sowie den *4. Ventrikel* im Rautenhirn. Die Hirnkammern stehen untereinander in Verbindung und bilden ein zusammenhängen des System, das mit einer Flüssigkeit, dem *Liquor cerebrospinalis,* gefüllt ist. Diese inneren Liquorräume kommunizieren mit den äußeren, die das gesamte Zentralnervensystem umgeben (s. Abb. B 1–12).

Der Liquor cerebrospinalis wird in den *Plexus chorioidei* (Adergeflechten) gebildet, die in den Hirnkammern liegen und in ihrem Aufbau und Aussehen den Chorionzotten der Plazenta ähneln und danach benannt sind. Die in die Ventrikel hineinragenden Adergeflechte bestehen aus vielfach gewundenen Kapillaren sowie Bindegewebe und sind von einer Schicht kubischer Epithelzellen überzogen, die stellenweise einen Bürstensaum tragen.

Hirnhäute. Das Zentralnervensystem ist an seiner (äußeren) Oberfläche von drei Hüllen, den *Hirnhäuten* (Meningen), umgeben. Die äußere, derbe und feste Hülle, die *Dura mater* (harte Hirnhaut), besteht aus kollagenem Bindegewebe mit zahlreichen elastischen Fasern.

Die beiden zarten und dünnen inneren Hüllen, die *Arachnoidea* (Spinnwebenhaut) und die *Pia mater,* bilden zusammen die *Leptomeninx* (weiche Hirn- bzw. Rückenmarkshaut). Von der Dura ist die Leptomeninx durch einen schmalen Spalt, das Cavum subdurale, getrennt.

Die Arachnoidea setzt sich aus einer gefäßlosen Bindegewebsmembran und einem schwammartigen Gerüst aus zartem, faserigem Bindegewebe zusammen, das mit der dem Gehirn eng anliegenden Pia mater in Verbindung steht. Dadurch ist das Gehirn im Subarachnoidalraum schwebend aufgehängt.

Die Pia mater ist eine zarte Bindegewebshaut, die dem Oberflächenrelief des Zentralnervensystems folgt und sich auch in die Furchen hinein fortsetzt. Zwischen den Bindegewebssträngen von Arachnoidea und Pia mater befinden sich zahlreiche Gewebsspalten, die mit Liquor cerebrospinalis gefüllt sind. Die Gesamtheit dieser miteinander kommunizierenden Gewebsspalten wird *Subarachnoidalraum* genannt.

1.1.4 Aufbau des Rückenmarks und des peripheren Nervensystems

Rückenmark. Das etwa 40 – 45 cm lange, im Wirbelkanal liegende Rückenmark, das nochmals in *Hals-, Brust-, Lenden-* und *Sakralmark* unterteilt wird, besteht aus der im Querschnitt *schmetterlingsartig* erscheinenden *grauen Substanz* und der diese mantelartig umhüllenden *weißen Substanz* (s. Abb. B 1–13). Es besitzt Leitungs- und Schaltfunktionen.

Die graue Substanz (Substantia grisea) besteht hauptsächlich aus den *Nervenzellkörpern,* während die weiße Substanz (Substantia alba) vor allem aufsteigende oder absteigende *Leitungsbahnen* enthält.

An der grauen Substanz sind im Querschnittsbild beiderseits ein *Vorderhorn,* ein *Hinterhorn* und ein beide verbindendes *Seitenhorn* zu unterscheiden. Aus den *Vorderhörnern* treten *motorische Fasern* (Motoaxone) aus, in die *Hinterhörner sensorische* Fasern ein. Letztere leiten die in ihnen ankommenden Erregungen entweder hirnwärts weiter oder übertragen sie

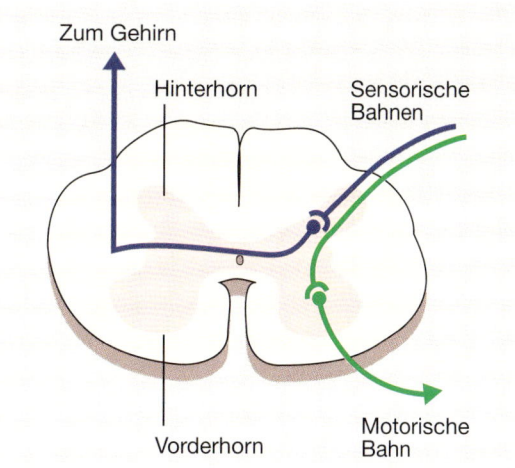

Abb. B 1–13. Rückenmarksquerschnitt, schematisch

auf motorische Vorderhornzellen (vgl. Reflexe S. 134). Die *Neurone des Seitenhorns* stehen hauptsächlich im Dienst des *vegetativen Nervensystems.*

In der weißen Substanz kann man in jeder Rückenmarkshälfte einen *Vorder-, Seiten-* und *Hinterstrang* unterscheiden. Innerhalb dieser Stränge sind die auf- und absteigenden Axone entsprechend ihrer Funktion in *Bündeln* (Tractus) zusammengefaßt.

Die das Rückenmark verlassenden motorischen und sensorischen Nervenbahnen, die durch Zwischenwirbelöffnungen aus dem Wirbelkanal austreten, vereinigen sich kurz nach dem Austritt zum in die Peripherie führenden *Spinalnerven.*

Peripheres Nervensystem. Nachdem sie den Wirbelkanal verlassen haben, teilen sich die Spinalnerven in jeweils drei Äste (Abb. B 1–14):

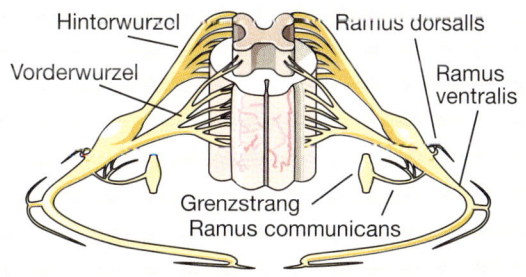

Abb. B 1–14. Wurzeln und Äste eines Spinalnervenpaares (nach Clara).
Hinterer Ast: Ramus dorsalis; vorderer Ast: Ramus ventralis; Verbindungsast: Ramus communicans

Nervensystem

B1

☐ in einen *hinteren Ast,* der sensorisch die wirbelsäulennahe Rückenhaut und motorisch einen Teil der Wirbelsäulenmuskulatur versorgt,

☐ in einen *vorderen Ast* für die sensorische und motorische Versorgung des übrigen Rumpfes und der Gliedmaßen,

☐ in einen Ast, der das *sympathische* und das *somatische Nervensystem verbindet.*

Die vorderen Äste haben demnach das größte Verbreitungsgebiet. Sie zeigen eine charakteristische Tendenz, *Nervengeflechte* zu bilden, in die die Spinalnerven aus mehreren Rückenmarkssegmenten einmünden und aus denen die peripheren Nervenstränge neugeordnet hervorgehen.

1.1.5 Funktionen des somatischen (willkürlichen) Nervensystems

Nach dieser vorwiegend anatomischen Verhältnissen folgenden Einführung in das Nervensystem sollen nachstehend die *Funktionen des somatischen* und des *autonomen* Nervensystems besprochen werden. Obwohl diese Unterteilung in ein somatisches und ein autonomes Nervensystem sinnvoll und für das Verständnis notwendig ist, muß doch darauf hingewiesen werden, daß beide Teile eine *funktionelle Einheit* bilden und eine strenge Trennung nicht durchgeführt werden kann, da eine enge Verflechtung somatischer und autonomer Neurone erfolgt. Viele Wechselbeziehungen bestehen z. B. zwischen der Psyche und dem Vegetativum (Erröten, Erbleichen, Herzklopfen u.a.).

Sensorisches System. Dieser Teil des Nervensystems dient der *Aufnahme, Weiterleitung* und *Verarbeitung von Informationen,* die den Organismus in Form verschiedener Reize erreichen. Die Informationsübertragung und -verarbeitung erfolgen in der Weise, daß der Reiz, wie auf S. 120 beschrieben, ein Rezeptorpotential auslöst, das seinerseits zu einer Folge von Aktionspotentialen führt. An den Synapsen wird dann entsprechend der Frequenz der einlaufenden Aktionspotentiale Überträgersubstanz freigesetzt (Dekodierung), die im nachgeschalteten Neuron wieder Aktionspotentiale hervorruft. Über mehrere hintereinandergeschaltete Neurone gelangen die Impulse ins Gehirn, von dem die Information verarbeitet wird. Die spezifischen Bahnen für die *Somatosensorik,* d.h. für die Informationen von den Haut-, Muskel- und Gelenkrezeptoren, enden im *Gyrus postcentralis* und benachbarten Rindengebieten (Körperfühlsphäre). Die Informationen von den sog. *höheren Sinnesor*

ganen werden dagegen von Projektionsfeldern aufgenommen, die von der Körperfühlsphäre getrennt sind (s. Abb. B 1–9).

Neben dem spezifischen sensorischen System existiert noch ein *unspezifisches sensorisches System,* dessen Aufgabe es ist, die Großhirnrinde insgesamt zu aktivieren.

Impulse aus allen aufsteigenden spezifischen Sinnesbahnen werden dazu über Kollateralen der *Formatio reticularis* zugeleitet. Diese gelangen zum Thalamus und werden von dort *diffus* auf die gesamte Hirnrinde verteilt. Dieser unspezifische Erregungsfluß ist für die *Aufrechterhaltung des Bewußtseins* und die *Bewußtseinshelligkeit* von entscheidender Bedeutung. Seine Unterbrechung, die beispielsweise durch eine *Narkose* (s. S. 231) bewirkt werden kann, führt zur Bewußtlosigkeit. Beim schlafenden Tier kann durch Reizung bestimmter Strukturen im unspezifischen System eine *Weckreaktion* hervorgerufen werden. Ebenso muß man sich die Wirkung von Licht-, Schall-, Kälte- oder Wärmereizen vorstellen, die den schlafenden Menschen zum Aufwachen bringen. Aus diesem Grund wird das unspezifische sensorische System auch als *aufsteigendes retikuläres Aktivierungssystem* (ARAS) bezeichnet.

Darüber hinaus hat das unspezifische System noch eine *wichtige Aufgabe im Wachzustand* zu erfüllen: Es befähigt dazu, die Aufmerksamkeit auf bestimmte äußere Erscheinungen zu lenken, d.h., es findet eine *Selektion des Erregungsflusses statt,* wobei Informationen, auf die die Aufmerksamkeit nicht gerichtet ist, gedämpft werden.

Willkür-motorisches System. Das Willkür-motorische System kann in ein

☐ *spinal-motorisches* und

☐ *supraspinal-motorisches* System

unterteilt werden.

Das **spinal-motorische System** ist durch *reflektorische Vorgänge* an der Kontrolle des Skelettmuskeltonus beteiligt.

Unter einem **Reflex** versteht man eine stets gleichbleibende (stereotype) Reaktion des Organismus auf einen bestimmten sensiblen Reiz. Sie läuft über einen sog. *Reflexbogen* ab. Die einfachste Form ist der *monosynaptische Reflexbogen.* Dieser besteht aus einem *Dehnungsrezeptor,* der Muskelspindel, einer *afferenten,* zum Rückenmark führenden *Bahn* sowie einer *Synapse* im Vorderhorn des Rückenmarks mit einer *efferenten,* zum Muskel ziehenden *Bahn,* an deren Ende sich ein *Effektor* (Muskel) befindet (Abb. B 1–15).

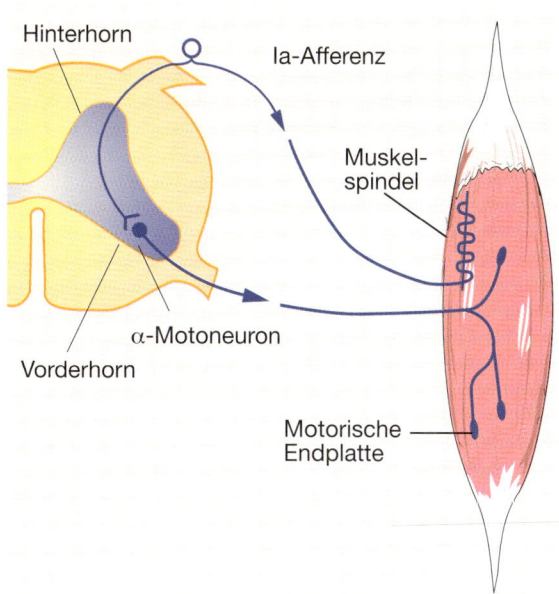

Abb. B 1–15. Aufbau des monosynaptischen Reflexbogens (nach Thews, Mutschler, Vaupel)

Kommt es zu einer plötzlichen Dehnung der Muskelspindel (z.B. beim Umknicken des Fußes), dann wird durch Impulse, die – von der Muskelspindel gebildet – über die afferente Bahn ins Rückenmark gelangen und dort auf die efferente Bahn umgeschaltet werden, eine Kontraktion der dazugehörenden Muskelfaser ausgelöst.

Das supraspinal-motorische System ist für die übergeordnete Kontrolle der Motorik zuständig. Es steuert

☐ die *Haltungs- und Stützmotorik,* d.h. die unwillkürlichen Muskelaktivitäten, welche die Körperhaltung stabilisieren und das Gleichgewicht im Schwerefeld aufrechterhalten;

☐ die *automatisierten Bewegungsabläufe* aufgrund von Programmen, die entweder *angeboren* (Atembewegungen, Mimik) oder *erlernt* sind (Gehen, Laufen, Radfahren), und

☐ die *Zielmotorik,* d. h. die willkürlichen, zielgerichteten Bewegungen, die einem inneren Handlungsantrieb entspringen.

Bis vor kurzem bestand die Auffassung, daß die *Zielmotorik* allein vom *motorischen Cortex im Gyrus praecentralis* und der hier ausgehenden *Pyramidenbahn* (Abb. B 1–16) reguliert würde, während die anderen an der Motorik beteiligten Kerngebiete, insbesondere die Basalganglien, mit ihren Bahnen für die *unbewußte Muskeltätigkeit* zuständig wären. Daher untergliederte man das supraspinal-motorische System in das

☐ *pyramidale* und

☐ *extrapyramidale* System.

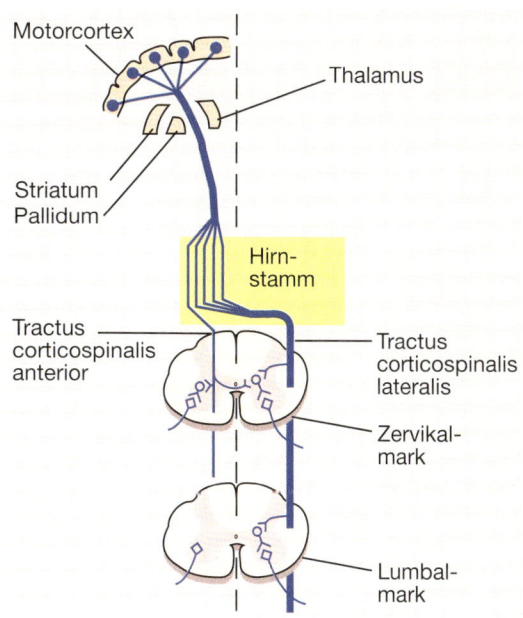

Abb. B 1–16. Pyramidenbahn in schematischer Darstellung (nach Schmidt)

Nach heutiger Kenntnis sind die Funktionen von allen beteiligten Strukturen aufs engste miteinander verflochten, so daß eine solche Unterteilung unter physiologischen Gesichtspunkten nicht mehr zweckmässig erscheint. Trotzdem wird im folgenden der Begriff extrapyramidal-motorisch weiter verwendet, weil verschiedene Arzneistoffe, insbesondere Neuroleptika (s. S. 143 ff.), Störungen der unbewußten Muskelaktivität durch Beeinflussung dopaminerger Neurone im Bereich der Basalganglien hervorrufen und dafür die Bezeichnung extrapyramidal-motorische Nebenwirkungen noch allgemein gebräuchlich ist.

1.1.6 Funktionen des autonomen (vegetativen) Nervensystems

Das autonome Nervensystem dient der *Aufrechterhaltung des inneren Gleichgewichts im Organismus* („Innenwelt-System"). Es steuert die dem Bewußtsein und dem Willen *nicht* unterliegenden Funktionen:

☐ den *Kreislauf* durch Steigerung oder Verringerung der Herztätigkeit und insbesondere durch Verengung oder Erweiterung der Blutgefäße,

☐ die *Atmung* durch Erhöhung oder Erniedrigung der Atemfrequenz und Verengung oder Erweiterung der Bronchialmuskulatur,

☐ die *Peristaltik* des Magen-Darm-Kanals,

Tab. B 1–3. Wirkungen sympathischer und parasympathischer Erregungen an vegetativen Organen

Organ	Wirkung nach Erregung des	
	Sympathikus	**Parasympathikus**
Herz		
Frequenz	erhöht	erniedrigt
Kontraktionskraft	erhöht	erniedrigt (nur Vorhöfe)
Blutgefäße		
Koronarien	erweitert	erweitert
Hautgefäße	verengt	erweitert
Lungengefäße	verengt	erweitert
Gehirngefäße	schwach verengt	–
Gefäße der Skelettmuskulatur	erweitert	–
Eingeweide	verengt	–
Lunge		
Bronchialmuskulatur	erschlafft	kontrahiert
Speicheldrüsen	dickflüssiges Sekret	viel dünnflüssiges Sekret
Magen-Darm-Kanal		
Peristaltik	abgeschwächt	verstärkt
Sphinkteren	kontrahiert	erschlafft
Leber	Glykogenolyse	–
Gallenblase	erschlafft	kontrahiert
Harnblase		
Sphinkter	kontrahiert	erschlafft
Detrusor	erschlafft	kontrahiert
Uterus	unterschiedlich in Abhängigkeit vom Zyklus	unterschiedlich in Abhängigkeit vom Zyklus
Auge		
Dilatator pupillae	kontrahiert	–
Sphincter pupillae	–	kontrahiert
Tränendrüsen	–	Sekretion

□ den *Tonus* von allen anderen glatten Muskeln (z.B. der Gallenblase, der Ureteren, der Harnblase, des Uterus) und

□ die *Sekretion* von Schweiß-, Speichel-, Magen-, Darm- und sonstigen Drüsen.

Außerdem ist es an der Regulation des *Zellstoffwechsels* beteiligt.

Nach morphologischen und funktionellen Merkmalen lassen sich innerhalb des vegetativen Nervensystems zwei Teilsysteme, der **Sympathikus** und der **Parasympathikus,** unterscheiden, die an den meist doppelt, d.h. sympathisch und parasympathisch innervierten Organen vielfach – aber durchaus nicht immer! – eine *entgegengesetzte* (antagonistische) Wirkung ausüben (s. Tab. B 1–3). Die autonome Innervation der einzelnen Organe ist in Abb. B 1–17 dargestellt.

Eine Erregung des Sympathikus löst – stark vereinfacht formuliert – *ergotrope,* eine Erregung des Parasympathikus *trophotrope* Reaktionen aus.

Bei einer ergotropen Reaktion wird *die Fähigkeit zur Arbeitsleistung* und zur Auseinandersetzung mit der Umwelt erhöht: Herz, Kreislauf und Atmung werden aktiviert, Glykogen wird mobilisiert, die Tätigkeit des Magen-Darm-Kanals dagegen vermindert. Umgekehrt sind bei einer trophotropen Reaktion alle Vorgänge, die der Restitution dienen, gesteigert: Die Tätigkeit der Verdauungsdrüsen und der Darmmuskulatur nimmt zu, die Kreislaufleistung und die Atmung nehmen ab.

Vegetative Zentren. Wie bereits auf S. 131 beschrieben, befinden sich die *übergeordneten Zentren* des vegetativen Nervensystems zur Blutdruck-, Atmungs-

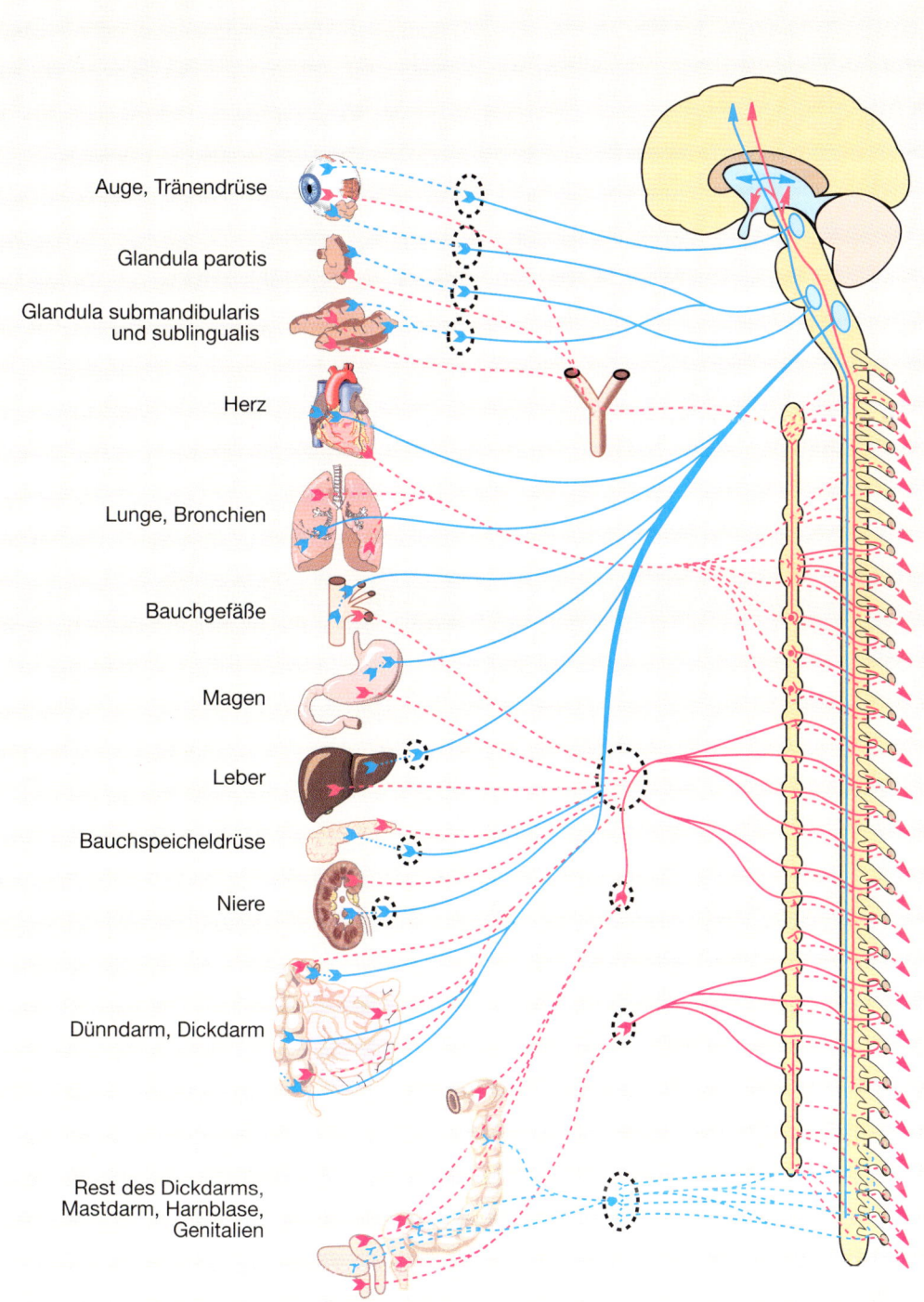

Auge, Tränendrüse

Glandula parotis

Glandula submandibularis
und sublingualis

Herz

Lunge, Bronchien

Bauchgefäße

Magen

Leber

Bauchspeicheldrüse

Niere

Dünndarm, Dickdarm

Rest des Dickdarms,
Mastdarm, Harnblase,
Genitalien

Sympathikus: rot, Parasympathikus: blau
Präganglionäre Bahnen sind voll ausgezogen, postganglionäre gestrichelt

Nervensystem

B1

Abb. B 1–17. Schematische Darstellung des sympathischen und des parasympathischen Systems (aus Waldeyer)

und Temperaturregelung im *Hypothalamus.* Außerdem werden dort der Wasserhaushalt und zahlreiche Stoffwechselprozesse gesteuert.

In der *Medulla oblongata* liegen, wie auf S. 132 beschrieben, wichtige Reflexzentren. Diese Zentren erhalten ihre Informationen von Chemo-, Druck- und Dehnungsrezeptoren über afferente Bahnen, daneben werden bestimmte Parameter (z.B. Gaspartialdrücke, pH-Wert) in den Zentren selbst registriert. Über efferente Bahnen wird dann durch entsprechende Erregungsmuster die Funktion der inneren Organe beeinflußt.

Peripheres vegetatives Nervensystem. Das *efferente* vegetative System besteht bei Sympathikus und Parasympathikus gleichermaßen aus jeweils *zwei* Neuronen (Abb. B 1–17): Vom ersten Neuron werden Erregungen vom Zentralnervensystem zu einem vegetativen *Ganglion* geleitet, wo die Umschaltung auf das zweite, zum Erfolgsorgan ziehende Neuron erfolgt. Man bezeichnet aufgrund der Beziehung zu dem Ganglion das erste Neuron als *präganglionär,* das zweite als *postganglionär.*

Unterschiedlich bei Sympathikus und Parasympathikus sind

☐ die *Ursprungsgebiete der präganglionären Neurone,*

☐ die *Lage der Ganglien* und

☐ die *Art der Transmittersubstanzen* an der postganglionären Synapse.

Die *Zellkörper* der präganglionären *sympathischen* Fasern sind in den *Seitenhörnern des Brust- und oberen Lendenmarks,* die der *parasympathischen* Fasern im *Stammhirn* und *Sakralmark* lokalisiert. Die *sympathischen Ganglien* liegen in der *Nähe des Zentralnervensystems* (vor allem in Form des Grenzstranges des Sympathikus beiderseits der Wirbelsäule), die *parasympathischen Ganglien in der Nähe der Erfolgsorgane* oder in diesen selbst (sog. intramurale Ganglien). Während, wie erwähnt, in allen vegetativen Ganglien – sympathischen wie parasympathischen – die Erregungsübertragung durch *Acetylcholin* erfolgt, ist *Noradrenalin* postganglionär sympathisch, *Acetylcholin* postganglionär parasympathisch die Überträgersubstanz.

Vegetative Beeinflussung des Tonus der glatten Muskulatur. Die glatte Muskulatur wird ausschließlich durch vegetative Fasern innerviert. Während bei glatten Muskeln vom sog. *Single-unit-Typ,* die zur automatischen Erregungsbildung befähigt sind, Sympathikus und Parasympathikus Spontan-

aktivität und Tonus nur *modifizieren,* ist bei Muskeln vom sog. *Multi-unit-Typ* eine Erregung an die Ausschüttung von Überträgersubstanzen aus dem postganglionären Nervenende gebunden. Muskeln vom Single-unit-Typ kommen vor allem in der Wand von Hohlorganen (z. B. im Magen-Darm-Kanal, in der Harnblase, im Ureter), Muskeln vom Multi-unit-Typ in den Blutgefäßen, der Iris und dem Samenleiter vor.

1.1.7 Darmnervensystem

Die Regulation der motorischen Vorgänge des Magen-Darm-Trakts ist auch ohne parasympathische und sympathische Innervation, d.h. auch bei Durchtrennung der entsprechenden Nervenfasern, gewährleistet. Das bedeutet, daß die vegetative Innervation hierbei nur einen modifizierenden Einfluß ausübt. Vorrangig unterliegt die Kontrolle und Koordination der Effektorsysteme des Magen-Darm-Trakts dem sog. *Darmnervensystem,* dessen Nervenzellen insbesondere im **Plexus submucosus** (Meissner) in der Submukosa und im **Plexus myentericus** (Auerbach) zwischen der Längs- und Ringmuskelschicht (s. S. 526) liegen. Das Darmnervensystem besteht aus *afferenten Neuronen,* deren Axone Rezeptoreigenschaften besitzen, *Interneuronen* sowie *efferenten Motoneuronen* und *sekretorischen Neuronen.* Insgesamt kommen im

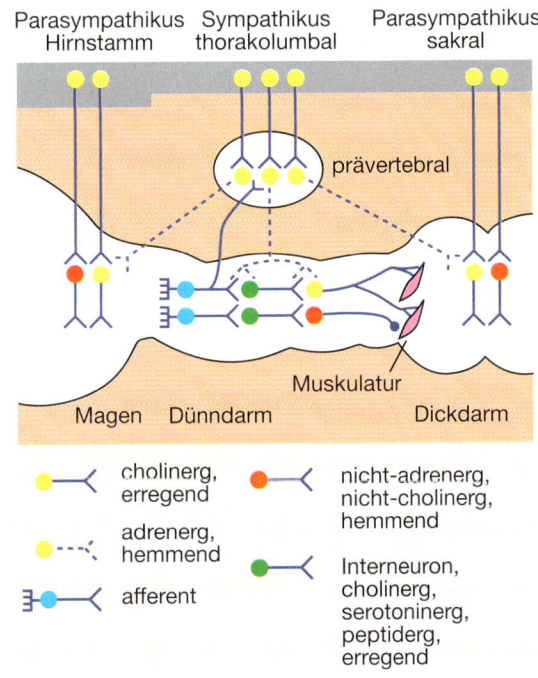

Abb. B 1–18. Darmnervensystem in schematischer Darstellung (modifiziert nach Burnstock)

Darmnervensystem ca. 10^8 Neurone, d.h. etwa ebenso viele wie im Rückenmark, vor.

Der adäquate Reiz für die Auslösung einer Darmbewegung ist die *Dehnung der Magen- bzw. Darmwand,* die zu einer Erregung afferenter Neurone führt. Nach Umschaltung auf efferente Fasern kommt es dadurch zu einer *Kontraktion vor und zu einer gleichzeitigen Erschlaffung der glatten Muskulatur hinter dem Speisebrei,* wodurch dieser in aboraler Richtung transportiert wird. An diesen Vorgängen sind Nervenfasern beteiligt, die weder Noradrenalin noch Acetylcholin als Neurotransmitter enthalten und daher als NANC- (nicht-adrenerge, nicht-cholinerge) Fasern bezeichnet werden. Zu den zahlreichen Überträgerstoffen der NANC-Fasern gehören u.a. als *muskelkontrahierende* Stoffe Serotonin und Substanz P, als *muskelrelaxierende* Verbindungen NO, VIP und ATP.

In Abb. B 1–18 ist die Organisation des Darmnervensystems vereinfacht schematisch dargestellt. Der Abbildung ist zu entnehmen, daß es ein in sich geschlossenes System darstellt, in welches der Parasympathikus und der Sympathikus modulierend eingreifen. Einige Motoneurone des Darmnervensystems, besonders im Magen und im Enddarm, sind gleichzeitig *postganglionäre parasympathische Neurone.*

Die postganglionären *sympathischen Neurone* hemmen im allgemeinen die Erregungsübertragung an den exzitatorischen Neuronen. Die glatte Sphinktermuskulatur wird dagegen durch sie zur Dauerkontraktion gebracht und damit eine funktionelle Trennung verschiedener Abschnitte des Magen-Darm-Kanals erreicht.

Nervensystem

B 1

1.2 Die Psyche beeinflussende Pharmaka (Psychopharmaka)

Sieht man von allgemein sedierenden oder stimulierenden Maßnahmen (z.B. durch Schlafmittel oder Weckamine) und der Schocktherapie mit Insulin oder Analeptika ab, stand man bis zur Mitte dieses Jahrhunderts psychischen Erkrankungen, insbesondere den Psychosen, nahezu hilflos gegenüber. Erst mit der Einführung der Psychopharmaka in den 50er Jahren wurden umwälzende Fortschritte bei der Behandlung psychiatrischer Patienten erzielt, von denen nur der Abbau von – dem Schutz der Patienten dienenden – Zwangsmaßnahmen (Zwangsjacke, „Gummizelle"), Vereinfachung der Pflege und Unterbringung, Verkürzung des Klinikaufenthaltes und die erleichterte Resozialisierung genannt seien. *Eine kausale Therapie gelingt jedoch noch immer nicht,* auch sind über die Ursachen der psychischen Erkrankungen und den Wirkungsmechanismus der Psychopharmaka nur Teilaspekte bekannt. Immer mehr rücken allerdings Vorstellungen in den Vordergrund, daß den psychischen Erkrankungen *Neurotransmitterstörungen* – insbesondere Störungen bei den aromatischen Monoaminen Dopamin, Noradrenalin und Serotonin – und als deren Folge Veränderungen in der Rezeptorverteilung und -dichte zugrunde liegen und Psychopharmaka durch Interaktion mit den physiologischen Überträgersubstanzen in die nervale Regulation eingreifen und dadurch das gestörte Neurotransmittergleichgewicht wieder herstellen.

In den ca. 40 Jahren seit der Entdeckung der ersten Psychopharmaka kamen zahlreiche Präparate in den Handel. Bei genauerer Betrachtung der Strukturformeln stellt man jedoch fest, daß ein Großteil der Verbindungen auf wenige Grundstrukturen zurückgeführt werden kann, es sich somit vielfach um Analogpräparate handelt. Einen wirklich neuen Typ eines Psychopharmakons zu finden, ist sehr schwierig, da Tiermodelle, die den psychischen Erkrankungen beim Menschen entsprechen, im strengen Sinn nicht existieren und daher die Ergebnisse von Tierversuchen mit potentiellen Psychopharmaka sich nur mit Vorbehalt auf den Menschen übertragen lassen.

Die verschiedenen Psychopharmakagruppen sind in Tab. B 1–4 zusammengestellt. Da die Nomenklatur der Psychopharmaka sehr unterschiedlich gehandhabt wird, sind in der Tabelle auch die wichtigsten Synonyma angegeben. Nachstehend werden die im deutschen Sprachraum vorwiegend üblichen Bezeichnungen nach Labhardt verwendet (Spalte 1 der Tab. B 1–4).

Tab. B 1–4. Einteilung der Psychopharmaka

	Synonym	Hauptindikationen
Neuroleptika	Neuroplegika, Psycholeptika, Major Tranquilizer	Schizophrenien, Manie, organische Psychosyndrome, Erregungs- und Angstzustände, Alkoholentzugssyndrom
Antidepressiva		Depressionen
Tranquillantien	Tranquilizer, Minor Tranquilizer, Ataraktika	Neurosen, psychovegetative Störungen, Angstzustände
Psychotonika	Stimulantien, Psychoanaleptika, Psychoenergetika	Apathie, Müdigkeit
Psychotomimetika	Psychodysleptika, Psycholytika, Psychotoxika, Phantastika, Halluzinogene, Eidetika	(Experimentelle) Erzeugung von Modellpsychosen

1.2.1 Psychopathologische Grundlagen

Zum besseren Verständnis der Wirkung von Psychopharmaka werden nachstehend einige der wichtigsten psychopathologischen Zustände besprochen.

1.2.1.1 Psychosen

Unter Psychosen versteht man *Gemüts-* und *Geisteskrankheiten,* die zu einem *Strukturwandel des gesamten Erlebens* führen, die Betroffenen in ihrer Persönlichkeit weitgehend verändern, vielfach in Phasen oder Schüben auftreten und sich z.T. durch ihre Symptomatik, oft aber nur durch ihren Verlauf von anderen psychischen Störungen abgrenzen lassen. (Von einer *Phase* wird gesprochen, wenn es an ihrem Ende wieder zur *völligen Genesung* kommt, von einem *Schub,* wenn danach *Krankheitsreste* bestehen bleiben.)

Den *körperlich begründbaren (exogenen),* d.h. auf nachweisbaren pathologischen Einflüssen beruhenden Psychosen werden die *endogenen* Psychosen gegenübergestellt, die mit hoher Wahrscheinlichkeit auf einer *Neurotransmitterstörung* beruhen *(Neurotransmitterhypothese).* Exogene Psychosen können u.a. als Folge von Hirntraumen, Hirntumoren, Enzephalitiden, Vergiftungen, atherosklerotischen oder degenerativen Veränderungen im Zentralnervensystem sowie endokrinen Erkrankungen auftreten.

Zu den endogenen Psychosen werden die *schizophrenen* und die *manisch-depressiven* Psychosen (Zyklothymien) gerechnet.

Schizophrenien. Mit dem Begriff Schizophrenien wird eine Gruppe endogener Psychosen bezeichnet, denen eine *vielschichtige Persönlichkeitsstörung mit charakteristischen Veränderungen des Denkens, Fühlens und der Beziehung zur Umwelt* zugrunde liegt. Die Erkrankungswahrscheinlichkeit beträgt etwa 1%, und zwar unabhängig von Rasse, Kulturkreis und äußeren Bedingungen. Die Ätiologie bzw. Pathogenese ist *multifaktorell,* ein genetischer Faktor ist, wie die Zwillingsforschung zeigt, meist beteiligt. Etwa 60% der schizophrenen Erkrankungen beginnen zwischen der Pubertät und dem 30. Lebensjahr.

Nach Bleuler unterscheidet man bei Schizophrenen

☐ *Grundsymptome* und

☐ *akzessorische Symptome* (heute teilweise auch als *Plussymptome* bezeichnet).

Zu den **Grundsymptomen** gehören *Störungen*

☐ des *Denkens* (Zerfahrenheit, Gedankenabbruch, Veränderung in der Gedankenkette),

☐ der *Affektivität* (Gleichgültigkeit, Überempfindlichkeit, Reizbarkeit, Kontaktverlust, Ambivalenz der Gefühle) sowie

☐ des *Erlebens der eigenen Person* (Depersonalisation, Entfremdungs- und Beeinflussungserlebnisse, Persönlichkeitsspaltung).

Zu den **akzessorischen Symptomen** (Plussymptomen) zählen

☐ *Halluzinationen* (akustische, optische, Geruchs- und Geschmackshalluzinationen),

☐ *Wahn* (Verfolgungs-, Vergiftungs-, sexueller Wahn u.a.),

☐ *Störungen der Motorik und des Antriebs* (Bewegungslosigkeit, Mutismus, Antriebshemmung) sowie

☐ *Sprachveränderungen* (Manierismen, bizarre Ausdrucksweisen, Wortneubildungen, ständige Wiederholungen).

Die *Prognose* ist nur bei einem Drittel ungünstig. Bei etwa 40% der Fälle sind im späteren Verlauf psychotische Symptome kaum noch erkennbar, bei ca. 20% kommt es zur (fast) völligen Heilung.

Als **klinische Typen** der Schizophrenien werden u.a. unterschieden

☐ die *paranoid-halluzinatorische* – die heute häufigste – Form mit einem Erkrankungsgipfel im 4. Lebensjahrzehnt, bei der Wahnideen und Halluzinationen im Vordergrund stehen,

☐ die *Schizophrenia simplex* mit nahezu unmerklichem Beginn und schleichendem Verlauf, bei der fast ausschließlich Grundsymptome zu beobachten sind und die eine schlechte Prognose hat,

☐ die *Hebephrenie,* die meist im Jugendalter auftritt und mit läppisch-albernem Verhalten, affektiver Verflachung und Enthemmung einhergeht,

☐ die *katatone Form* mit einem Vorherrschen der motorischen Symptome und

☐ die *akute schizophrene Episode,* eine meist nach emotionaler Belastung auftretende, kurzdauernde paranoide Form.

Die *schizoaffektiven* Psychosen nehmen eine Mittelstellung zwischen den Schizophrenien und den Zyklothymien (s.u.) ein. Hinsichtlich der paranoid-halluzinatorischen Symptome gleichen sie den Schizophrenien, in dem sehr guten Verlauf entsprechen sie den Zyklothymien.

Depressionen. Unter einer Depression versteht man eine den Lebensumständen *nicht* entsprechende und damit *unbegründbare* psychische Verstimmung mit einer Hemmung der gesamten Affektivität. (Dies

Nervensystem

B1

unterscheidet die Depression von der *Trauer,* die eine *adäquate* psychische Reaktion auf ein entsprechendes Ereignis darstellt.) In der Depression ist der Patient im Zustand einer „Herabgestimmtheit", er ist *hoffnungs-, appetit-* und *schlaflos.* Hinzu kommt häufig eine Hemmung des Antriebs, die oft mit einer quälenden inneren Unruhe verbunden ist. Das Denken ist einförmig und kreist stets um das eigene Befinden. Manchmal äußert sich eine Depression jedoch weniger in psychischen als in *körperlichen* Symptomen wie Abgeschlagensein, Oberbauchbeschwerden, Herzschmerzen u.a. Solche Formen, bei denen die Depression hinter körperlichen Beschwerden verborgen ist, werden als *larvierte Depressionen* bezeichnet.

Besonders bedeutsam ist die *Suizidgefahr* bei Depressiven.

Unter nosologischen Gesichtspunkten können die Depressionen nach Kielholz in

☐ organische,

☐ symptomatische,

☐ endogene,

☐ neurotische,

☐ Erschöpfungs- und

☐ reaktive

Formen unterteilt werden (s. Abb. B 1–19). Außerdem werden depressive Verstimmungen bei schizophrenen Psychosen beobachtet.

Organische Depressionen sind durch strukturell faßbare Gehirnveränderungen, z.B. infolge Atherosklerose oder posttraumatisch, bedingt.

Symptomatische Depressionen, die als Begleitsymptom extrazerebraler Erkrankungen aufzufassen sind, können u. a. in der Rekonvaleszenz nach Infektionskrankheiten oder bei chronischen Herz-Kreislauf-Erkrankungen auftreten sowie bei endokrinen Störungen (z.B. in oder nach der Schwangerschaft, im Klimakterium) vorkommen.

Die *endogenen* Depressionen (Melancholien) gehören zum manisch-depressiven Formenkreis, zu den *Zyklothymien.* Psychosen dieser Art sind relativ häufig, etwa 0,6% der Bevölkerung sind davon betroffen. Frauen erkranken etwa doppelt so häufig wie Männer. Oft ist eine erbliche Belastung nachweisbar.

Wie der Name manisch-depressiver Formenkreis besagt, können bei diesen Erkrankungen sowohl *manische* als auch *depressive* Verstimmungen vorkommen, doch fehlt bei ca. 60% der Kranken die manische Phase. Diese ist durch *gehobene Stimmung, gesteigerten Antrieb* und *Ideenflucht* gekennzeichnet, das körperliche Wohlbefinden ist erhöht, die Patienten neigen

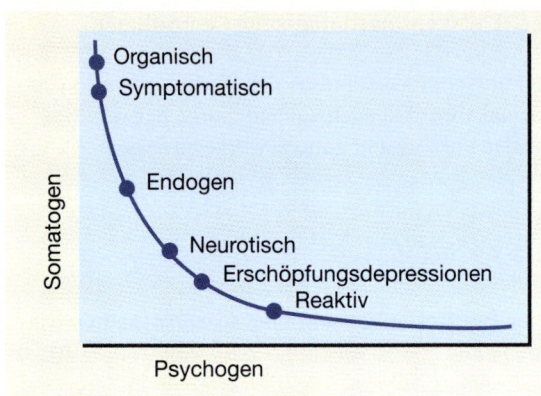

Abb. B 1–19. Nosologische Einteilung der Depressionen (nach Kielholz)

zur Selbstüberschätzung. Bei der häufigeren und wesentlich länger anhaltenden depressiven Phase sind *Tagesschwankungen* mit einem Tiefpunkt der Stimmung am Morgen, einer Stimmungsaufhellung und einer Abnahme der Hemmung im Verlauf des Nachmittags diagnostisch bedeutsam. Die Dauer der Phasen beträgt durchschnittlich 3 – 9 Monate, doch sind die individuellen Unterschiede sehr groß.

Neurotische Depressionen beruhen vorwiegend auf einer Konfliktverdrängung.

*Erschöpfungs*depressionen treten nach länger dauernden psychischen Belastungssituationen auf, die psychische Fehlentwicklung bleibt hier bis zu einem gewissen Grad verständlich.

Den *reaktiven* Depressionen liegen überschießende Reaktionen auf ein schmerzhaftes Erlebnis zugrunde.

1.2.1.2 Neurosen

Unter Neurosen versteht man *Störungen der Konfliktverarbeitung.* Durch *Verdrängung* des Konfliktes wird dieser *unbewußt* und findet in einem *Krankheitssymptom* seinen Ausdruck.

Nach Freud handelt es sich oft um *frühkindliche* Konfliktsituationen, die dem Bewußtsein entzogen werden. Doch ist die Entstehung einer Neurose sehr komplex und vielfach nicht allein auf ein bestimmtes Geschehen (Trauma) zurückzuführen. Neben konstitutionellen Faktoren sind Umwelteinflüsse wesentlich beteiligt. Für die *Manifestation* einer Neurose kommen neben *Belastungssituationen* auch *Entlastungssituationen* (z. B. Examensabschluß, Urlaubsbeginn) in Betracht.

Eine allgemein verbindliche Systematik der Neurosen existiert noch nicht, von den verschiedenen psychiatrischen Schulen erfolgt die Zuordnung nach unterschiedlichen Prinzipien. Nachstehend sind einige Neurosen nach der Klassifikation der Weltgesundheitsorganisation zusammengestellt.

Psychovegetatives Erschöpfungssyndrom (vegetative Dystonie, „Nervosität"). Hierunter versteht man einen *Leistungsabfall mit vegetativen und psychischen Störungen* infolge einer längerdauernden Überbeanspruchung. Die Patienten leiden unter Konzentrationsschwäche, Lustlosigkeit, Reizbarkeit, Kopfschmerzen, Schlafstörungen sowie unterschiedlichen vegetativen Symptomen (z.B. Magenbeschwerden, Obstipation, Herzschmerzen usw.). Betreffen die Symptome vorwiegend ein Organ, z.B. das Herz, spricht man von einer *Organneurose.*

Die funktionellen Organstörungen können als somatisches Korrelat des emotionellen Spannungszustandes aufgefaßt werden.

Konversionsreaktionen (hysterische Reaktionen). Bei diesen Syndromen herrschen *körperliche Symptome mit Demonstrationscharakter und Zweckgerichtetheit* vor: Die Konfliktlösung wird somatisch versucht. Neben motorischen Erscheinungen wie z.B. (scheinbaren) Lähmungen werden sensible und sensorische Störungen (z.B. Parästhesien, „Blindheit") angegeben. Ferner können epileptiforme Anfälle (ohne Bewußtlosigkeit, ohne Verletzungen) und psychische Erregungszustände vorkommen.

Hypochondrische Syndrome. Hypochondrische Fehlhaltungen äußern sich in *ängstlicher Selbstbeobachtung* und *Krankheitsfurcht,* wobei vor allem das Herz, der Magen-Darm-Kanal, die Harn- und Geschlechtsorgane sowie das Gehirn einbezogen werden. Harmlose vegetative Funktionsstörungen werden überbewertet und dadurch u.U. im Sinne eines Circulus vitiosus verstärkt.

Angstneurosen und Phobien. Bei den Angstneurosen ist die *Angst* das vorherrschende Symptom. Die körperlichen Beschwerden wie z.B. Herzklopfen, Schweißausbruch, Durchfall u.a. sind nicht Folge, sondern somatisches Korrelat dieser Angst. Der Patient ist von der Angst beherrscht, er *ist* Angst.

Phobien sind eine *besondere Art der Angst:* unüberwindbare Angst vor bestimmten Dingen oder Situationen (Platzangst, Klaustrophobie, Flugangst usw.).

Zwangsneurosen. Bei einem Zwang kommt es zu *wiederholten,* (durch die Wiederholung) *nicht sinnvollen Handlungen.* Bei einem Waschzwang z.B. werden ständig die Hände gewaschen – u. U. bis zur Zerstörung der Haut –, bei einem Zählzwang ununterbrochen die verschiedensten Gegenstände gezählt, bei einem Ordnungszwang immer wieder der Schränke neu eingeräumt. Der Patient erkennt zwar die Unsinnigkeit seines Tuns, aber er kann sich nicht dagegen zur Wehr setzen. Unterläßt er seine Handlungen, gerät er in unerträgliche Angst.

Anorexia nervosa (Pubertätsmagersucht) **und Bulimie** (Eß-Brechsucht). Dabei handelt es sich um in der Pubertät oder im Jugendalter beginnende Krankheiten, die vor allem durch *Verweigerung der Nahrungsaufnahme* bzw. durch *Heißhunger mit anschließendem* *aktiv ausgelöstem Erbrechen der Nahrung* und dadurch bedingte *Abmagerung* gekennzeichnet sind. Sie treten vorwiegend bei *jungen Mädchen* oder *Frauen* auf. Die Patientinnen können bzw. wollen nicht die Rolle der erwachsenen Frau übernehmen: Die Abmagerung verhindert die Ausbildung der weiblichen Körperformen und damit die Verpflichtung, Frau zu sein. In der Regel sind die Beziehungen zu den Eltern, insbesondere zu der Mutter, gestört.

1.2.1.3 Psychopathien

Von Persönlichkeitsstörungen wird gesprochen, wenn bestimmte *charakterliche Merkmale* vorherrschen und dadurch Störungen des Erlebens oder in den Beziehungen zur Umwelt auftreten. Naturgemäß ist die Abgrenzung zum sog. Normalen, ebenso die Unterscheidung zwischen Psychopathien und Neurosen schwierig. Die Übergänge sind fließend.

Man unterscheidet u. a.

☐ *sensitive* (selbstunsichere) Persönlichkeiten mit schwachem Durchsetzungsvermögen, gesteigerter Konfliktspannung und Affektstauung,

☐ *anankastische* Persönlichkeiten mit übersteigertem Ordnungs- und Pflichtbewußtsein,

☐ *depressive* Persönlichkeiten mit pessimistischer Grundeinstellung und in der Regel gedrückter Stimmung,

☐ *hyperthyme* Persönlichkeiten mit heiterer Grundstimmung, Betriebsamkeit und Redseligkeit, oft auch mit gesteigertem Geltungsbedürfnis und Streitsüchtigkeit,

☐ *haltschwache* Persönlichkeiten mit mangelnder Willenskraft, die leicht verschiedenen Einflüssen (z.B. Alkohol) erliegen,

☐ *gemütsarme* Persönlichkeiten, die zum gemeinsamen Erleben und Mitfühlen nur sehr begrenzt fähig sind, und

☐ *querulatorische* Persönlichkeiten, die zu Rechthaberei, Halsstarrigkeit, Unbelehrbarkeit und Fanatismus neigen und ihre Vorstellungen – ohne Gegenargumenten zugänglich zu sein – verfechten.

1.2.2 Neuroleptika

Neuroleptika sind Substanzen, die – insbesondere bei schizophrenen Psychosen – eine *antipsychotische Wirkung* besitzen, *ohne das Bewußtsein und die intellektuellen Fähigkeiten wesentlich zu beeinflussen.*

Durch Neuroleptika werden psychomotorische Erregungszustände gedämpft, affektive Spannungen, Angst und Trugwahrnehmungen verringert. Dies ermöglicht dem Patienten dann auch eine *Distanzierung von der Psychose,* d.h., er kann jetzt seinen psychotischen Zustand selbst als krankhaft erkennen. Wenngleich die Dauer eines psychotischen Schubs durch Neuroleptika meist nicht wesentlich abgekürzt werden kann, so ist doch für den Patienten vielfach der Zustand weniger quälend, und die Betreuung und der Umgang mit den Kranken werden wesentlich erleichtert. Außerdem wirken Neuroleptika *rezidivprophylaktisch.*

Neben der neuroleptischen Wirkung im engeren Sinn besitzen Neuroleptika – unterschiedlich stark ausgeprägt (s.u.) – eine *sedierende* und *vegetativ dämpfende* Wirkung.

Nach der chemischen Struktur und gleichzeitig den pharmakologischen Eigenschaften (s.u.) unterscheidet man

□ *tricyclische Neuroleptika (Phenothiazine und Phenothiazin-Analoge),*

□ *Butyrophenone und Diphenylbutylpiperidine* sowie

□ sog. *atypische Neuroleptika.*

Neuroleptische Wirkstärke. Unter klinischen und hier vor allem differentialtherapeutischen Gesichtspunkten können Neuroleptika nach ihrer neuroleptischen Wirkstärke *(neuroleptischen Potenz)* in

schwach, mittelstark, stark und sehr stark wirkende Verbindungen unterteilt werden. Als Bezugssubstanz dient *Chlorpromazin,* dessen neuroleptische Potenz = 1 gesetzt wird. In Tab. B 1–5 sind einige Neuroleptika nach ihrer neuroleptischen Potenz zusammengestellt. Wie aus der Tabelle weiterhin hervorgeht, nehmen mit *steigender neuroleptischer Potenz die extrapyramidal-motorischen Nebenwirkungen zu, die sedierende Wirkung und die Effekte auf das Vegetativum dagegen ab.*

Es ist jedoch darauf hinzuweisen, daß die individuelle Ansprechbarkeit auf Neuroleptika sehr unterschiedlich ist und therapeutische Richtlinien sich nur bedingt aus der neuroleptischen Potenz ableiten lassen.

Neuroleptische Schwellendosis. Hierunter versteht man nach Haase die *Mindestdosis* eines Neuroleptikums, die zur Erreichung einer antipsychotischen, d.h. einer über einen sedierenden Effekt hinausgehenden Wirkung erforderlich ist. Die Schwellendosis ist bei den klassischen Neuroleptika (tricyclischen Neuroleptika, Butyrophenonen und Diphenylbutylpiperidinen) zugleich die Dosis, bei der erste Änderungen in

Tab. B 1–5. Einteilung der Neuroleptika nach ihrer neuroleptischen Potenz und ihren Nebenwirkungen (modifiziert nach Haase)

Internationaler Freiname	Neuroleptische Potenz (Chlorpromazin = 1)	Extrapyramidal-motorische Nebenwirkungen	Sedierende Wirkung	Vegetative Wirkungen
I. Schwach potente Neuroleptika				
Perazin	0,5			
Promazin	0,5			
Sulpirid	0,5			
Thioridazin	0,5			
Chlorprothixen	0,7			
Levomepromazin	0,7			
Prothipendyl	0,7			
II. Mittelstark potente Neuroleptika				
Chlorpromazin	1			
Clopenthixol	2 – 3			
Triflupromazin	2 – 3			
III. Stark potente Neuroleptika				
Perphenazin	10			
Trifluperazin	10 – 20			
IV. Sehr stark potente Neuroleptika				
Pimozid	20 – 50			
Reserpin	20 – 50			
Fluphenazin	50			
Haloperidol	50			
Trifluperidol	ca. 100			
Benperidol	ca. 200			

und weiche keinen Finger breit von Gottes Wegen ab.

und weiche keinen Finger breit von Gottes Wegen ab.

Abb. B 1–20. Beeinflussung der Handschrift (Abnahme der Schriftgröße) durch die Gabe eines Neuroleptikums (nach Haase)

der Feinmotorik, insbesondere in der *Handschrift,* erkennbar werden (Abb. B 1–20). Bei längerdauernder Behandlung, vor allem mit hochpotenten Substanzen, kann die Ansprechbarkeit auf Neuroleptika zu- und damit die Schwellendosis abnehmen. Es ist dann eine Dosisreduktion zur Vermeidung stärkerer extrapyramidal-motorischer Nebenwirkungen (s.u.) erforderlich.

Wirkungsmechanismus. Der Wirkungsmechanismus der antipsychotischen Wirkung von Neuroleptika ist wie die Pathogenese der Schizophrenien nur teilweise bekannt. Unstrittig ist, daß Neuroleptika in die synaptische Erregungsübertragung und damit in das Zusammenspiel der verschiedenen Neurone modulierend eingreifen.

Während das als Neuroleptikum heute obsolete *Reserpin* die *Speicherfähigkeit für Monoamine aufhebt* und dadurch zu einer Verarmung der Speichervesikel an diesen Neurotransmittern führt (s. S. 296), ist für die anderen Neuroleptika die *Hemmung von Dopaminrezeptoren* von besonderer Bedeutung. Und zwar blockieren von den sog. *klassischen Neuroleptika*

□ *tricyclische Verbindungen annähernd gleich stark D_1- und D_2-Rezeptoren,*

□ *Butyrophenone und Diphenylbutylpiperidine vorrangig D_2-Rezeptoren,*

von den *sog. atypischen Neuroleptika*

□ *Risperidon* vorwiegend D_2-, *Sulpirid ausschließlich D_2-Rezeptoren. Clozapin hat nur eine geringe Affinität zu D_2-,* dagegen eine *hohe Affinität zu D_4-Rezeptoren,* die bei Schizophrenen teilweise besonders stark exprimiert werden.

Neuroleptika hemmen darüber hinaus – bei den einzelnen Substanzen unterschiedlich stark ausgeprägt – α_1-, 5-HT_2-, Muscarin- und H_1-Rezeptoren.

Langzeitneuroleptika. Langzeitneuroleptika mit einer Wirkungsdauer von 1 – 2(–4) Wochen, zu denen *Flupentixol-decanoat* (Fluanxol®-Depot), *Fluphenazin-decanoat* (Dapotum® D, Lyogen®-Depot), *Fluspirilen* (Imap®), *Haloperidol-decanoat* (Haldol®-Janssen Decanoat), *Perphenazin-enantat* (Decentan® Depot) und *Zuclopenthixol-decanoat* (Ciatyl-Z® Depot) gehören, haben bei der oftmals erforderlichen Langzeittherapie den Vorteil, daß die Applikation des Medikaments besser überwacht werden kann (Injektion durch den Arzt oder Einnahme in Gegenwart des Arztes bzw. von Hilfspersonal). Es muß nämlich davon ausgegangen werden, daß viele Patienten kurz nach der Entlassung aus der Klinik die Neuroleptika absetzen oder zumindest die Dosis verringern und es als Folge davon zu Rückfällen kommt. Mit Langzeitneuroleptika besteht die Möglichkeit, die Häufigkeit der stationären Wiederaufnahme zu verringern. Allerdings ist bei nicht sorgfältiger Einstellung die *Gefahr der Überdosierung* und damit die Gefahr *verstärkter Nebenwirkungen erhöht.* Außerdem muß berücksichtigt werden, daß bei einer erforderlichen Unterbrechung der Neuroleptika-Gabe Wirkungen und Nebenwirkungen nur langsam abnehmen.

Indikationen. Wie andere Psychopharmaka auch vermögen Neuroleptika psychische Krankheiten nicht zu heilen, sondern nur sog. **Zielsymptome,** wie z.B. Halluzinationen oder Wahnvorstellungen, zu beeinflussen. Diese Zielsymptome bestimmen die Wahl des jeweiligen Medikaments.

Schwach potente Neuroleptika sind vor allem bei *psychomotorischer Erregtheit* und *ängstlicher Agitiertheit* indiziert.

Mittelstark potente Neuroleptika werden u.a. bei *hebephrenen Schizophrenien* und *schizophrenen Endzuständen* eingesetzt.

Die *stark* und *sehr stark potenten Verbindungen* sind bei *akuten psychotischen Syndromen,* z.B. paranoiden und paranoid-halluzinatorischen Zuständen, außerdem bei chronischen Schizophrenien angezeigt.

Außer bei Psychosen können Neuroleptika in Dosierungen *unterhalb der neuroleptischen Schwelle* bei Angst- und Spannungszuständen eingesetzt werden, doch ist ihre Anwendung bei diesen Indikationen wegen der erheblichen Nebenwirkungen nicht unproblematisch. Sofern keine ausgesprochene Gefahr der Abhängigkeit besteht, wird man hierbei meist Tranquillantien (s. S. 161 ff.) vorziehen.

Nervensystem

B 1

Die Verwendung von Neuroleptika bei der Narkoseprämedikation und der Neuroleptanalgesie bzw. Neuroleptanästhesie wird unter B 1.7.3, ihr Einsatz bei Erbrechen unter B 1.11 behandelt.

Dosierung. Da das Ansprechen auf Neuroleptika von Patient zu Patient schwankt, muß eine *individuelle* Einstellung der Patienten erfolgen. Auch die Erhaltungsdosen sind individuell festzulegen. Die in den Tabellen B 1–6 bis B 1–8 angegebenen Dosen sind daher nur als Richtwerte anzusehen.

Nebenwirkungen. Als wichtige Nebenwirkungen einer Therapie mit Neuroleptika sind, wie teilweise schon erwähnt, *extrapyramidal-motorische, vegetative* und *hormonelle* Störungen sowie *allergische* Reaktionen zu nennen. Außerdem treten häufig unerwünschte Wirkungen im *psychischen* Bereich auf.

Bei den durch Blockade von Dopaminrezeptoren im nigro-striatalen Bereich bedingten **extrapyramidal-motorischen Symptomen** unterscheidet man

☐ *Frühdyskinesien,*

☐ ein Neuroleptika-bedingtes *Parkinson-Syndrom* (s. S. 261),

☐ *Akathisie,*

☐ *Spätdyskinesien* und

☐ das *maligne neuroleptische Syndrom.*

Die *Frühdyskinesien* sind u.a. durch ruckartiges Herausstrecken der Zunge, Blickkrämpfe, Opisthotonus sowie Hyperkinesien der mimischen Muskulatur gekennzeichnet. Frühdyskinesien treten fast ausschließlich zu Behandlungsbeginn auf.

Häufigkeit und Schwere des pharmakogenen *Parkinson-Syndroms* sind von der neuroleptischen Potenz des Wirkstoffs, der Dosierung und der individuellen Disposition des Patienten abhängig.

Anticholinergika sind sowohl bei Frühdyskinesien als auch beim Neuroleptika-bedingten Parkinson-Syndrom gut wirksam, doch sollten sie nicht generell prophylaktisch zusammen mit Neuroleptika eingesetzt werden, da sie auch deren Wirkung abschwächen und vor allem Frühdyskinesien nur bei einem Teil der Patienten auftreten.

Als *Akathisie* bezeichnet man eine subjektiv quälende Unruhe, die verknüpft ist mit der Unmöglichkeit, sitzen zu bleiben. Akathisien werden im allgemeinen erst *nach* Manifestation eines Parkinson-Syndroms beobachtet. Da Antiparkinsonmittel den Zustand nur wenig, ja meist sogar ungünstig beeinflussen, muß entweder das Präparat gewechselt oder die Dosis reduziert werden. Vorübergehende Linderung der Beschwerden bringt die Gabe von Benzodiazepinen (s. S. 163 ff.).

Bei den durch abnorme, häufig stereotype Bewegung gekennzeichneten *Spätdyskinesien* handelt es sich im Gegensatz zum hypokinetischen pharmakogenen Parkinson-Syndrom um ein *hyperkinetisches* Syndrom. Betroffen sind vorwiegend Patienten mit zerebralen Vorschädigungen im Alter über 50 Jahre. Eine prophylaktische Therapie mit Antiparkinsonmitteln über längere Zeit kann das Entstehen der Spätdyskinesien begünstigen. Die Behandlung ist schwierig, daher kommt der Vermeidung dieser Nebenwirkungen durch die Gabe möglichst niedriger, aber noch wirksamer Neuroleptikadosen besondere Bedeutung zu.

Als *Ursache* der Spätdyskinesien wird angenommen, daß durch die *postsynaptische* Dopaminrezeptorblockade die Zahl der Dopaminrezeptoren ansteigt (Dopaminrezeptor-Up-Regulation, s. S. 67), ferner durch die *präsynaptische* Hemmung die Dopaminfreisetzung aus den Dopaminspeichern gesteigert und insbesondere die GABA-erge Neurotransmission im extrapyramidalen System nach längerer Neuroleptikagabe verringert wird.

Besonders gefährlich ist das – allerdings sehr seltene – *maligne neuroleptische Syndrom* (Mortalität etwa 20% !), das durch schwere extrapyramidal-motorische Störungen (Rigor, Stupor), Bewußtseins- und Kreislaufstörungen sowie *hohes Fieber* gekennzeichnet ist. Die Therapie besteht vor allem in der Gabe von *Dantrolen* (s. S. 249), *dopaminergen Agonisten* (z.B. Bromocriptin, s. S. 265) oder *Amantadin* (s. S. 265 f.).

Die *vegetativen Nebenwirkungen* beruhen auf der Blockade von Adrenozeptoren und Muscarinrezeptoren und einer dadurch verringerten sympathischen und/oder parasympathischen Erregungsübertragung. Es kann zu Trockenheit der Schleimhäute, Akkommodationsstörungen, Schweißausbrüchen, Obstipation und Miktionsstörungen kommen. Klinisch im Vordergrund stehen häufig hypotone Dysregulationen, die von einer kompensatorischen Tachykardie gefolgt sind.

Als *hormonelle Störungen,* die auf der Dopaminrezeptorblockade im hypophysären Bereich beruhen, sind Hyperprolaktinämie, Amenorrhoe, Ovulationshemmung, Gynäkomastie sowie Libido- und Potenzverlust, als *psychische Nebenwirkungen* Antriebslosigkeit und vor allem *depressive Zustände* zu nennen. Weitere Nebenwirkungen sind bei den einzelnen Substanzgruppen beschrieben.

Kontraindikationen. Bei akuten Vergiftungen mit zentraldämpfenden Arzneimitteln sowie mit Alkohol sind Neuroleptika kontraindiziert.

Interaktionen. Neuroleptika steigern die Wirkung zentral dämpfender Pharmaka (z.B. von Narkosemitteln, Schlafmitteln, stark wirkenden Analgetika oder Alkohol), von Anticholinergika sowie α- und β-Adrenozeptorenblockern.

Vergiftungen mit Neuroleptika. Vergiftungen mit Neuroleptika äußern sich in schweren Störungen des extrapyramidal-motorischen Systems, Hypotonie, Tachykardie sowie oft generalisierten Krampfanfällen.

Therapeutisch werden anticholinerge Antiparkinsonmittel sowie Diazepam (s. S. 163 ff.) gegen die Krämpfe gegeben.

1.2.2.1 Phenothiazine und Phenothiazin-Analoge

Am Stickstoff basisch substituierte Phenothiazine mit einer Isopropylamin-Seitenkette wurden ursprünglich als Antihistaminika verwendet (z.B. Promethazin, Atosil®). Dabei fiel als Nebenwirkung ihr zentral dämpfender Effekt auf, der durch Ersatz der Isopropylamin-Seitenkette durch eine n-Propylamin-Seitenkette noch erheblich verstärkt wurde. Eine weitere Wirkungssteigerung wurde durch Substitution des Wasserstoffatoms an C-2 durch Halogen, eine Methoxy-, Acetyl- oder Trifluormethyl-Gruppe und Einführung eines Piperidin- bzw. Piperazin-Ringes anstelle der offenkettigen tertiären Aminogruppe erreicht.

Das Phenothiazin-Grundgerüst ist für die neuroleptische Wirkung nicht obligat. In gleicher Weise eignen

Tab. B 1–6. Phenothiazine und den Phenothiazinen chemisch verwandte Neuroleptika

Strukturformel	Internationaler Freiname	Handelspräparat (Eingetragenes Warenzeichen)	Mittlere Tagesdosis (mg)*
I. Phenothiazine vom Chlorpromazin-Typ			
R^1=–H, R^2=–CH$_2$–CH(CH$_3$)–N(CH$_3$)$_2$	Promethazin	Atosil, Promethazin Neurax	50 – 150
R^1=–H, R^2=–(CH$_2$)$_3$–N(CH$_3$)$_2$	Promazin	Protactyl	100 – 300 – (600)
R^1=–Cl, R^2=–(CH$_2$)$_3$–N(CH$_3$)$_2$	Chlorpromazin		75 – 150 – (500)
R^1=–CF$_3$, R^2=–(CH$_2$)$_3$–N(CH$_3$)$_2$	Triflupromazin	Psyquil	20 – 60 – (150)
R^1=–H, R^2=–CH$_2$–CH(CH$_3$)–CH$_2$–N(CH$_3$)$_2$	Alimemazin	Repeltin, Theralene	5 – 15 – (50)
R^1=–OCH$_3$, R^2=–CH$_2$–CH(CH$_3$)–CH$_2$–N(CH$_3$)$_2$	Levomepromazin	Levomepromazin Neurax, Neurocil	30 – 75 – (300)
II. Phenothiazine vom Pecazin-Typ			
R^1=–S–CH$_3$, R^2=–CH$_2$–CH$_2$–(N-Methylpiperidin)	Thioridazin	Melleril	50 – 200 – (500)

*) Dosen bei stationärer Behandlung in Klammern

Tab. B 1–6. Phenothiazine und den Phenothiazinen chemisch verwandte Neuroleptika (Fortsetzung)

Strukturformel R¹ R²	Internationaler Freiname	Handelspräparat (Eingetragenes Warenzeichen)	Mittlere Tagesdosis (mg)*
III. Phenothiazine vom Perphenazin-Typ			
– H – (CH₂)₃ – N◯N – CH₃	Perazin	Taxilan	50 – 150 – (600)
– CF₃ – (CH₂)₃ – N◯N – CH₃	Trifluoperazin	Jatroneural retard	5 – 15 – (30)
– Cl – (CH₂)₃ – N◯N – CH₂ – CH₂ – OH	Perphenazin	Decentan	8 – 24 – (64)
– CF₃ – (CH₂)₃ – N◯N – CH₂ – CH₂ – OH	Fluphenazin	Dapotum, Lyogen, Omca	3 – 6 – (24)
IV. Azaphenothiazine			
– H – (CH₂)₃ – N(CH₃)(CH₃)	Prothipendyl	Dominal forte	120 – 320 – (960)
V. Thioxanthene			
– Cl = CH – (CH₂)₂ – N(CH₃)(CH₃)	Chlorprothixen	Truxal	15 – 45 – (300)
– Cl = CH – (CH₂)₂ – N◯N – CH₂ – CH₂ – OH	Clopenthixol	Ciatyl	10 – 40 – (150)
– CF₃ = CH – (CH₂)₂ – N◯N – CH₂ – CH₂ – OH	Flupentixol	Fluanxol	1 – 2 – (6)

*) Dosen bei stationärer Behandlung in Klammern

sich auch andere annähernd planare Dreiringsysteme, wie z.B. Thioxanthen. In Tab. B 1–6 sind einige Handelspräparate der Phenothiazin-, Azaphenothiazin- und Thioxanthen-Reihe zusammengestellt.

Nicht nur vom chemischen, sondern bis zu einem gewissen Grad auch vom pharmakologischen Standpunkt aus hat es sich als nützlich erwiesen, zwischen Phenothiazinen mit

□ offener Seitenkette *(Chlorpromazin-Typ),*

□ Piperidinylalkyl-Seitenkette *(Pecazin-Typ)* und

□ Piperazinylalkyl-Seitenkette *(Perphenazin-Typ)*

zu unterscheiden.

Chlorpromazin, das erste in die Therapie eingeführte Neuroleptikum, hat seine ursprüngliche Bedeutung weitgehend verloren. Es besitzt infolge der Blockade verschiedener Neurotransmitterrezeptoren ein sehr breites Wirkungsspektrum: Es wirkt zentral dämpfend und antipsychotisch, außerdem antiemetisch, lokalanästhetisch ganglienblockierend, anticholinerg, antiadrenerg und antihistaminisch. Es stört ferner die Wärmeregulation durch Beeinflussung des Wärmezentrums: Durch äußere Abkühlung kann Hypothermie, durch hohe Umgebungstemperatur Hyperthermie hervorgerufen werden.

Nach oraler Gabe wird Chlorpromazin *rasch resorbiert.* Die zentral dämpfende Wirkung, deren Maximum nach etwa einer Stunde erreicht ist, hält ca. 5 – 6 Stunden an. Der *Abbau* erfolgt vorwiegend in der Leber. Bisher sind mehr als 75 (z. T. noch wirksame) Metabolite bekannt.

Zusätzlich zu den oben erwähnten *Nebenwirkungen* können nach Gaben von Chlorpromazin allergische Hautreaktionen und Leberfunktionsstörungen vorkommen. In etwa 0,5 – 1% der Fälle entwickelt sich eine cholestatische Hepatose, die in der Regel nach Absetzen des Medikaments wieder reversibel ist, jedoch vereinzelt auch schon zum Tode geführt hat.

Als weitere, seltenere Nebenerscheinungen wurden Photosensibilität, Thrombosen, Menstruations- und Potenzstörungen sowie *Blutbildveränderungen* (Leukopenien, sehr selten Agranulozytosen) beschrieben.

Chlorpromazin ist *kontraindiziert* bei Leberparenchymschäden sowie Alkohol- und Schlafmittelvergiftungen. Zur Vermeidung von orthostatischem Kollaps sollte es ambulanten Patienten weder parenteral noch in hohen Dosen oral gegeben werden.

Ähnliche Wirkungen (und Nebenwirkungen) wie Chlorpromazin weisen *Promazin, Triflupromazin, Alimemazin* und *Prothipendyl* auf. *Chlorprothixen* und *Levomepromazin* besitzen neben dem neuroleptischen auch einen antidepressiven Effekt.

Von den Phenothazin-Verbindungen vom **Pecazin-Typ** ist nur noch das schwachpotente *Thioridazin* (vgl. Tab. B 1–6) im Handel.

Perphenazin und die anderen Phenothiazin-Derivate mit Piperazin als basischer Komponente sind in der Regel stärker neuroleptisch wirksam als Chlorpromazin.

1.2.2.2 Butyrophenone und Diphenylbutylpiperidine

Butyrophenone. Die ausgehend von Pethidin (s. S. 190) entwickelten Butyrophenone sind größtenteils stark wirksame Neuroleptika, die hinsichtlich ihrer Wirkung einigen Phenothiazinen vom Perphenazin-Typ gleichen. Besondere Bedeutung hat *Haloperidol* (vgl. Tab. B 1–7) erlangt, das zur Gruppe der sehr stark potenten Neuroleptika gehört (Wirkstärke ca. 50mal größer als die von Chlorpromazin). Neben seinen antipsychotischen Wirkungen besitzt Haloperidol einen ausgeprägten antiemetischen Effekt. Auch ist es gut wirksam bei neurologischen Erkrankungen mit Hyperkinesen (z.B. Tic nerveux, Chorea). Eine weitere Indikation sind hirnorganisch bedingte Verhaltensstörungen und Unruhezustände.

Nach oraler Gabe wird Haloperidol *rasch und vollständig* aus dem Magen-Darm-Kanal *resorbiert.* Trotzdem beträgt die *Bioverfügbarkeit* wegen eines First-pass-Effekts nur ca. 60%. Die Plasmaeiweißbindung liegt über 90%. Die *Plasmahalbwertszeit* wird mit 12 – 35 Stunden nach oraler Applikation angegeben. Haloperidol wird vor allem oxidativ am Stickstoff entalkyliert, wobei p-Fluor-benzoyl-propionsäure entsteht. Nur etwa 1% von Haloperidol wird unverändert über die Niere ausgeschieden.

Ein *Analogpräparat* ist *Bromperidol* (Impromen®, Tesoprel®).

Droperidol (Dehydrobenzperidol®, s. S. 241) wird vorwiegend zur Neuroleptanalgesie und -anästhesie verwendet.

Einige weitere Präparate sind in Tab. B 1–7 zusammengestellt.

Diphenylbutylpiperidine. Ersetzt man formal in den Butyrophenonen den Carbonylsauerstoff durch ein Wasserstoffatom und einen p-Fluorphenylrest, erhält man Neuroleptika vom Diphenylbutylpiperidin-Typ, die im Vergleich mit den Butyrophenonen eine längere Wirkdauer aufweisen. Hierzu gehören das parenteral applizierte *Fluspirilen* (Imap®) und das oral wirksame *Pimozid* (Orap®, s. Tab. B 1–8). Die Wirkdauer

Tab. B 1–7. Butyrophenone

R^1	R^2	Internationaler Freiname	Handelspräparat (Eingetragenes Warenzeichen)	Mittlere Tagesdosis (mg)
– H	– CH_3	Melperon	Eunerpan	50 – 200
– OH	(Phenyl)–Cl	Haloperidol	Buteridol, duraperidol, Haldol-Janssen, Haloperidol-ratiopharm, Haloperidol-Stada, Sigaperidol	5 – 10
– OH	(Phenyl)–Br	Bromperidol	Impromen, Tesoprel	4 – 8
– OH	(Phenyl)–CF_3	Trifluperidol	Triperidol	2 – 6
– $\overset{O}{\underset{}{C}}$–$NH_2$	– N (Piperidin)	Pipamperon	Dipiperon	120 – 360
– H	(Benzimidazolon)	Benperidol	Glianimon	3 – 6

beträgt bei Pimozid ca. 24 Stunden, bei Fluspirilen ca. 1 Woche. Die lange Wirkungsdauer beruht zu einem erheblichen Teil auf der langsamen Biotransformation und einem entero-hepatischen Kreislauf.

1.2.2.3 Sog. atypische Neuroleptika

Atypische Neuroleptika sind dadurch charakterisiert, daß sie im Vergleich mit den tricyclischen Neuroleptika sowie den Butyrophenonen und Diphenylbutylpiperidinen ein teilweise anderes, bei den einzelnen Substanzen beschriebenes Wirkprofil aufweisen.

1.2.2.3.1 Sulpirid

Das in seiner chemischen Struktur von den bisher beschriebenen Neuroleptika gänzlich abweichende *Sulpirid* (Arminol®, Dogmatil®, Meresa®, Neogama®) nimmt eine *Zwischenstellung* zwischen den Neuroleptika und Antidepressiva ein, da es sowohl neuroleptische als auch antidepressive Eigenschaften besitzt.

Es wirkt *nicht* sedierend, sondern antriebssteigernd und stimmungsaufhellend.

In einer Dosierung von 150 – 300 mg wird es bei psychosomatischen Erkrankungen, Antriebs- und Affektstörungen, depressiven Verstimmungen und insbesondere bei *Schwindel* eingesetzt. In hoher Dosierung (600 – 1200 mg pro Tag) ist Sulpirid bei akuten und chronischen Schizophrenien indiziert.

Die unterschiedliche Wirkung in Abhängigkeit von der Dosierung wird dadurch erklärt, daß Sulpirid in niedriger Dosierung vor allem *präsynaptische* Dopaminrezeptoren blockieren und damit die Dopaminfreisetzung *steigern,* in hoher Dosierung dagegen *prä- und postsynaptische* Rezeptoren hemmen soll.

Bei oraler Gabe wird Sulpirid nur teilweise und langsam *resorbiert* (Bioverfügbarkeit ca. 30%) und praktisch *nicht metabolisiert.* Die *Ausscheidung* erfolgt *vorwiegend renal.*

Als *Nebenwirkungen* können Amenorrhoe und Galaktorrhoe, sexuelle Stimulation, Akkommodationsstörungen, allergische Reaktionen und Schlaf-

Tab. B 1–8. Diphenylbutylpiperidine

	Internationaler Freiname	Handelspräparat (Eingetragenes Warenzeichen)	Dosierung (mg)
	Fluspirilen	Imap	1,5 – 2 (alle 7 Tage)
	Pimozid	Orap	1 – 2 täglich

losigkeit auftreten. Bei hoher Dosierung sind, wie bei anderen Neuroleptika, Dyskinesien und extrapyramidal-motorische Störungen zu beobachten.

Bei agitierten Patienten, Epilepsien und manischen Phasen ist Sulpirid *kontraindiziert.*

Aluminium-haltige Antazida und Sucralfat reduzieren die Resorption von Sulpirid.

Sulpirid
(Arminol®, Dogmatil®, Meresa®, Neogama®)

1.2.2.3.2 Clozapin

Clozapin (Leponex®), ein Phenothiazin-Abkömmling im weiteren Sinn, zeichnet sich dadurch aus, daß es häufig auch dann noch wirkt, wenn mit anderen Neuroleptika kein ausreichender Effekt zu erreichen ist, und allenfalls sehr geringe extrapyramidal-motorische Nebenwirkungen hervorruft. Wie schon erwähnt,

wirkt es wesentlich stärker an D_4- als an D_2-Rezeptoren und blockiert außerdem mit hoher Affinität 5-HT_2- sowie Muscarin-, α_1- und H_1-Rezeptoren. Da nach Gabe von Clozapin aber häufiger als bei anderen Neuroleptika Agranulozytosen beschrieben wurden, ist die Anwendung der Substanz mit besonderen Auflagen (wöchentliche Leukozytenkontrolle während der ersten Therapiemonate) verbunden.

Clozapin wird *zu einem hohen Prozentsatz biotransformiert* und *vorwiegend renal* mit einer mittleren – interindividuell stark schwankenden – Plasmahalbwertszeit von 6 Stunden *ausgeschieden.*

Die *Dosierung* ist *individuell* festzulegen (übliche Initialdosis 12,5 – 25 mg/Tag; Erhaltungsdosen 25 – 200 mg/Tag).

Außer den für Neuroleptika üblichen *Kontraindikationen* darf Clozapin nicht bei Patienten mit

Clozapin (Leponex®)

Blutbildungsstörungen sowie wegen der anticholinergen Wirkung bei Blasen- und Darmatonie eingesetzt werden. Es ist außerdem bei schweren Leber- und Nierenstörungen kontraindiziert. Bei Patienten mit Engwinkelglaukom ist während einer Behandlung mit Clozapin der Augeninnendruck sorgfältig zu überwachen.

1.2.2.3.3 Risperidon

Das Benzisoxazol-Derivat *Risperidon* (Risperdal®) ist ein potenter 5-HT$_2$-Antagonist. Seine Affinität zu D$_2$-Rezeptoren ist etwa zwanzigfach niedriger. Außerdem blockiert es α$_1$- und H$_1$-Rezeptoren, dagegen ist es an Muscarin-Rezeptoren unwirksam.

Aufgrund dieser Eigenschaften *beeinflußt Risperidon sowohl Plus- als auch Minussymptome von Schizophrenen günstig.*

Nach oraler Gabe wird es *rasch resorbiert.* Die Bioverfügbarkeit ist vom Metabolisiererstatus abhängig: Sie beträgt ca. 80 % bei langsamen und etwa 65 % bei schnellen Metabolisierern. Einer der Metaboliten ist 9-Hydroxy-Risperidon, das die gleichen pharmakodynamischen Eigenschaften wie die Mut-

Risperidon (Risperdal®)

tersubstanz aufweist (Plasmahalbwertszeit von Risperidon 3, von 9-Hydroxy-Risperidon 24 Stunden). Die *Ausscheidung* erfolgt *vorwiegend renal.*

Die übliche *Dosierung* beträgt je 2 – 4 mg morgens und abends.

Extrapyramidal-motorische Nebenwirkungen treten bei der angegebenen Dosierung *relativ selten* auf, dagegen werden häufig Schlaflosigkeit, Angstzustände und Kopfschmerzen beobachtet. Weitere Nebenwirkungen sind u.a. gastrointestinale Beschwerden, sexuelle Störungen und orthostatische Dysregulationen.

Bei Leber- und Niereninsuffizienz, Morbus Parkinson, Prolaktinomen und schweren Herz-Kreislauf-Erkrankungen darf Risperidon nur mit besonderer Vorsicht angewandt werden.

1.2.2.4 Reserpin

Außer als Antihypertonikum (s. S. 296) wurde das Rauwolfiaalkaloid *Reserpin* in *hoher* Dosierung (mehrere Milligramm pro Tag) als Neuroleptikum verwendet. Es ist für diese Indikation obsolet, infolge seines interessanten Wirkungsmechanismus in der experimentellen Psychopharmakologie jedoch noch von Bedeutung.

Reserpin

1.2.3 Antidepressiva

Unter Antidepressiva versteht man *Wirkstoffe,* die *depressive Symptome* zu *bessern* vermögen. Die verschiedenen Antidepressiva wirken in unterschiedlichem Ausmaß

☐ *depressionslösend, stimmungsaufhellend,*

☐ *psychomotorisch aktivierend oder dämpfend,*

☐ *antriebssteigernd oder antriebshemmend* sowie

☐ *Angst-steigernd oder Angst-dämpfend* (s. Tab. B 1–9).

Unter Berücksichtigung dieser Wirkungskomponenten können Antidepressiva nach Kielholz und Pöldinger in drei Haupttypen eingeteilt werden:

☐ Antidepressiva vom *Desipramin-Typ* wirken (zusätzlich zu ihrem antidepressiven Effekt) psychomotorisch aktivierend, antriebssteigernd sowie eher Angst-fördernd als Angst-unterdrückend,

☐ Antidepressiva vom *Imipramin-Typ* sind bezüglich ihrer psychomotorischen und den Antrieb beeinflussenden Eigenschaften ausgeglichen (neutral),

☐ Antidepressiva vom *Amitriptylin-Typ* besitzen psychomotorisch-dämpfende, antriebshemmende sowie Angst-lösende Eigenschaften.

Am stärksten ausgeprägt ist die psychomotorisch- und Angst-dämpfende Wirkung mit zusätzlicher geringer Stimmungsaufhellung bei einigen *schwach potenten Neuroleptika,* z.B. Chlorprothixen.

Tab. B 1–9. Wirkprofil von Antidepressiva (modifiziert nach Kielholz und Pöldinger)

| Angst-steigernd ← | | | | → Angst-dämpfend |
psychomotorisch aktivierend, antriebssteigernd ←				→ psychomotorisch dämpfend, antriebshemmend
Desipramin	Fluoxetin	Clomipramin	Dibenzepin	Amitriptylin
Nortriptylin	Fluvoxamin	Imipramin	Maprotilin	Amitriptylin-oxid
	Paroxetin			Dosulepin
	Tranylcypromin			Doxepin
	Viloxazin Moclobemid		Mianserin	Oxitriptan
				Trazodon

Die früher üblichen Bezeichnungen

- **Thymoleptika** für Substanzen mit vorwiegend stimmungsaufhellenden Eigenschaften und

- **Thymeretika** für Substanzen mit vorwiegend antriebssteigerndem Effekt

werden heute kaum noch verwendet.

Wirkungsmechanismus. Wie bei den Neuroleptika ist bei den Antidepressiva der exakte Wirkungsmechanismus noch nicht geklärt. Doch existieren auch hier zahlreiche experimentelle Befunde, wonach die Antidepressiva in den Neurotransmitter-Stoffwechsel sowie die Neurotransmitter-Rezeptor-Wechselwirkung eingreifen .

Monoaminoxidase-Hemmer erhöhen durch Blockade des Enzyms Monoaminoxidase die Konzentration der Monoamine im Zentralnervensystem.

Die *meisten anderen* Antidepressiva *hemmen die Wiederaufnahme von Noradrenalin und/oder Serotonin* aus dem synaptischen Spalt ins Axoplasma, außerdem *blockieren* sie in unterschiedlichem Ausmaß *Neurotransmitter-Rezeptoren,* u. a. cholinerge, α-adrenerge und Histamin-Rezeptoren. Die Reuptake-Blockade ist bei den einzelnen Substanzen verschieden stark ausgeprägt (s. Abb. B 1–21, Tab. B 1–9). Desipramin beispielsweise hemmt den Rücktransport von Noradrenalin stärker als Imipramin und dieses wieder stärker als Amitriptylin. Clomipramin, Fluoxetin, Fluvoxamin, Paroxetin und Trazodon blockieren nur die Serotonin-Wiederaufnahme.

Früher brachte man eine *Hemmung des Noradrenalin-Reuptakes* mit *einer Antriebssteigerung, eine Hemmung der Wiederaufnahme von Serotonin* mit einer *Stimmungsaufhellung* in Zusammenhang. Doch ist eine solche Korrelation trotz der Übereinstimmung des Wirkprofils einer Reihe von Antidepressiva mit ihrer Reuptake-Beeinflussung sehr fraglich, nicht

zuletzt deshalb, weil einige neuere Substanzen, z.B. Mianserin, die Neurotransmitter-Wiederaufnahme trotz guter klinischer Wirksamkeit praktisch *nicht* mehr unterdrücken. Mit der Beeinflussung des Neurotransmitter-Reuptakes kann somit ein antidepressiver Effekt nur teilweise erklärt werden. Dies geht auch daraus hervor, daß die Wiederaufnahmehemmung innerhalb kurzer Zeit nach Applikation, der antidepressive Effekt dagegen erst nach einer Latenz von Tagen bis Wochen eintritt. Man nimmt heute an, daß sich infolge der durch die Antidepressiva veränderten Monoamin-Konzentrationen im synaptischen Spalt sowie durch direkte Rezeptorblockade (s.u.) die *Rezeptordichte* der verschiedenen Neurotransmitter-Rezeptoren *ändert* (z.B. *Down-Regulation von β-Rezeptoren, Up-Regulation von α_1-Rezeptoren*). Die antidepressive Wirkung wäre dementsprechend durch einen *regulativen Eingriff in die zentrale noradrenerge und serotoninerge Neurotransmission* zu erklären.

Außer der Wiederaufnahme-Hemmung von Monoaminen blockieren Antidepressiva, wie bei den einzelnen Wirkstoffen angegeben, unterschiedlich stark verschiedene Neurotransmitter-Rezeptoren. Das Wirkprofil wird dadurch wesentlich mitbestimmt (z.B. sedierende Wirkung durch Hemmung von H_1-Rezeptoren, anxiolytischer Effekt durch Blockade von $5\text{-}HT_2$-Rezeptoren).

Anwendungskriterien von Antidepressiva. Die richtige Anwendung antidepressiver Substanzen setzt eine *exakte Diagnose* und eine genaue *Kenntnis des Wirkungsspektrums* der Antidepressiva voraus. In Abhängigkeit von der Art der Depression sollte zunächst ein *Gesamtbehandlungsplan* erstellt und in diesen die Pharmakotherapie sinnvoll eingeplant werden (Abb. B 1–22). Bei letzterer kann nach Kielholz von drei Zielsymptomen ausgegangen werden, der

Nervensystem

B 1

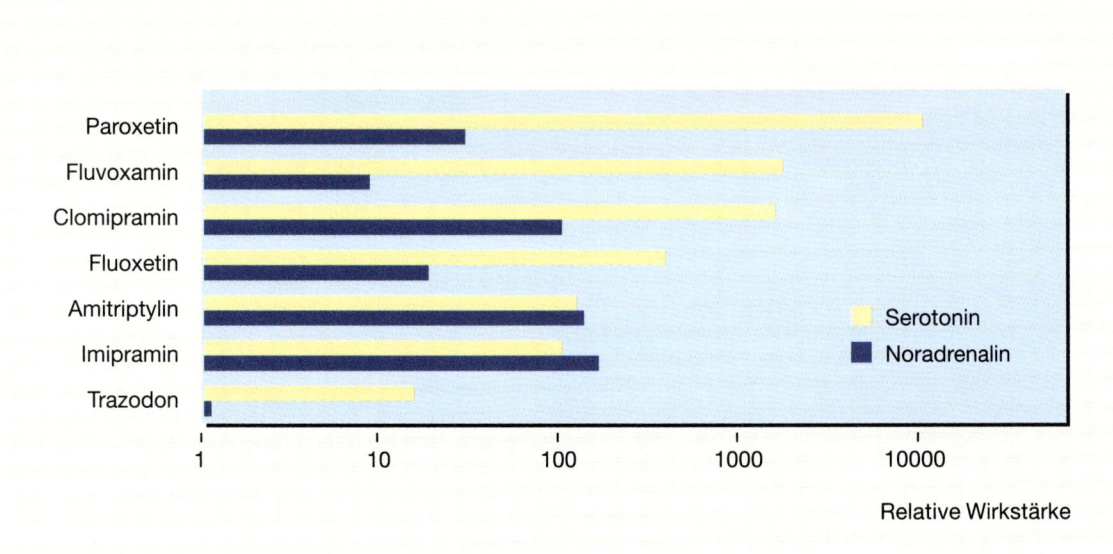

Abb. B 1–21. Hemmung der Wiederaufnahme von Noradrenalin und Serotonin aus dem synaptischen Spalt durch Antidepressiva

□ *ängstlich psychomotorischen Erregtheit,*

□ *(vital-)depressiven Verstimmung* und

□ *psychomotorischen Gehemmtheit.*

Bei der Auswahl des Präparates sind diese Zielsymptome zu berücksichtigen. So wird man beispielsweise bei Erregung und Angst im Rahmen einer Depression Substanzen vom Amitriptylin-Typ, bei antriebslosen Depressiven dagegen Substanzen vom Desipramin-Typ einsetzen. Dabei ist zu beachten, daß der antriebssteigernde Effekt rascher eintritt als die Stimmungsaufhellung, und damit zu Beginn der Behandlung gehemmter Depressionen die Suizidgefahr steigt. Es empfiehlt sich daher in solchen Fällen die *vorübergehende freie* (nicht fixe!) *Kombination mit einem Tranquilizer der Benzodiazepin-Reihe.* Kombinationen von Antidepressiva mit Tranquillantien bzw. Neuroleptika sind auch bei stark agitierten Depressionen indiziert. Wichtig ist, daß *ausreichend lange* mit Antidepressiva behandelt wird, da diese die depressive Phase nicht verkürzen, sondern nur die depressiven Symptome bessern. Bezüglich der therapeutischen Wirksamkeit sind die klassischen tricyclischen Antidepressiva noch immer unübertroffen, die Verträglichkeit der neueren Verbindungen ist dagegen häufig besser.

Nebenwirkungen, Kontraindikationen und Interaktionen werden bei den einzelnen Substanzgruppen besprochen.

1.2.3.1 Tricyclische Antidepressiva

Zahlreiche Antidepressiva sind wie die Phenothiazine und Thioxanthene basisch substituierte *tricyclische Diphenylamin- und Diphenylmethan-Derivate.* Sie unterscheiden sich von diesen jedoch grundlegend dadurch, daß ihre Dreiringsysteme stark gewinkelt sind.

Außer ihrer Wirkung auf depressive Zielsymptome besitzen die tricyclischen Antidepressiva einen *anticholinergen Effekt,* wodurch ein Teil ihrer Nebenwirkungen erklärt werden kann.

Handelspräparate sind in Tab. B 1–10 zusammengestellt.

Wirkungseintritt. Die stimmungsaufhellende, antidepressive Wirkung wird meist erst nach 2 bis 3 Wochen deutlich. Die anticholinergen Effekte treten dagegen rasch nach Gabe der Substanzen ein und sind vor allem zu Beginn der Behandlung ausgeprägt.

Kinetik. Tricyclische Antidepressiva werden *rasch* und *gut resorbiert.* Ein meist starker First-pass-Effekt erniedrigt jedoch die Bioverfügbarkeit. Das *Verteilungsvolumen* ist wegen der ausgeprägten Lipophilie *hoch.* Als Biotransformationsreaktionen wurden u.a. N-Demethylierungen, N-Oxidationen, Ring- und Seitenkettenhydroxylierungen sowie Konjugationen mit Glucuronsäure gefunden. Die *Ausscheidung* erfolgt vorwiegend mit dem Urin.

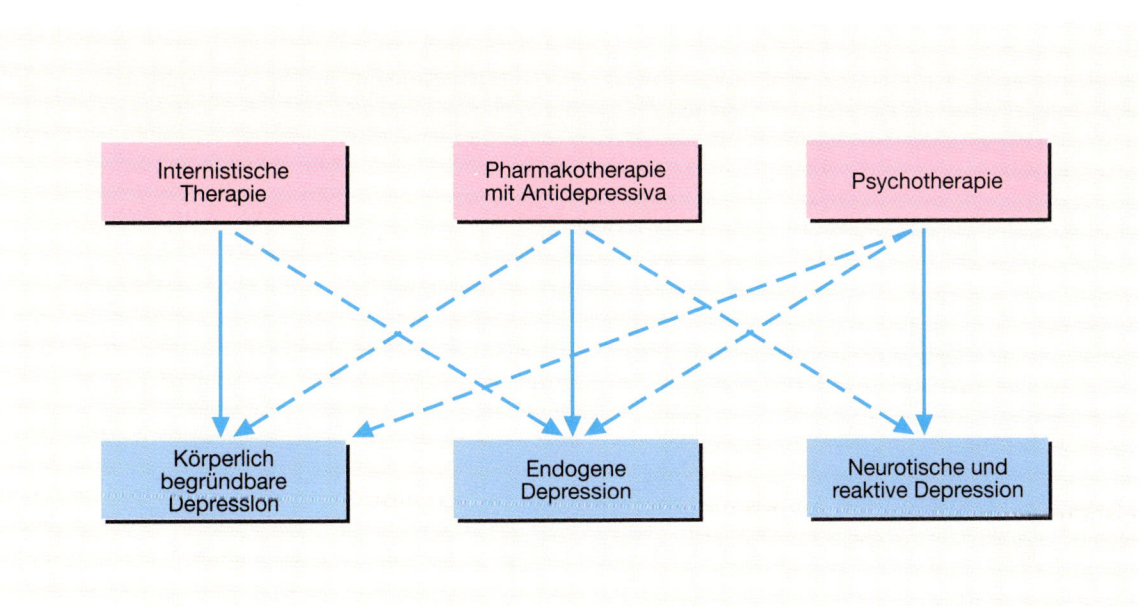

Abb. B 1–22. Gesamtbehandlungsplan der Depression (nach Benkert und Hippius)

Dosierung. Mittlere Tagesdosen sind in Tab. B 1–10 angegeben.

Nebenwirkungen. Aufgrund der anticholinergen Wirkung können Mundtrockenheit, Akkommodationsstörungen, Obstipation und Miktionsbeschwerden auftreten. Noch bedeutsamer sind *kardiovaskuläre Störungen* wie Blutdrucksenkung, Tachykardie und Überleitungsstörungen. Bei Überdosierung kann es zu gefährlichen, u. U. sogar zum Tode führenden Herzrhythmusstörungen kommen. Bei kardialer Vorschädigung sind besondere Vorsichtsmaßnahmen einzuhalten.

Als *zentralnervöse Störungen* wurden Erregungs- und Verwirrtheitszustände, Schlaflosigkeit, Tremor, Krampfanfälle, Myoklonien sowie Appetitsteigerung und dadurch bedingte Gewichtszunahme beschrieben.

Weitere Nebenwirkungen sind Leberfunktionsstörungen (Transaminasenanstieg, Cholestase), Störungen der Sexualfunktion (Ejakulationsverzögerungen, fehlender Orgasmus) sowie allergische Reaktionen.

Kontraindikationen. Als Kontraindikationen sind akute Delirien, Alkohol- und Schlafmittelvergiftungen sowie wegen der anticholinergen Wirkungskomponente Glaukom und Harnentleerungsstörungen zu nennen.

Interaktionen. Durch gleichzeitige Gabe von tricyclischen Antidepressiva wird die Wirkung von Alkohol, Sympathomimetika oder Anticholinergika verstärkt, die Effekte von Antisympathotonika werden dagegen durch tricyclische Antidepressiva abgeschwächt.

Vergiftungen. Vergiftungen mit tricyclischen Antidepressiva äußern sich in bedrohlichen kardiovaskulären Symptomen (starkem Blutdruckabfall, Tachykardie, Herzrhythmusstörungen) sowie Hyperthermie, Delirien und Krämpfen. In schweren Fällen kann es zu Herz- und Atemstillstand kommen. Das Vergiftungsbild entspricht weitgehend dem einer Atropin-Vergiftung. Als *Antidot* wird unter intensivmedizinischer Überwachung zur Erhöhung der Acetylcholinkonzentration im Organismus der Cholinesterasehemmer *Physostigmin-salicylat* (s. S. 302) in einer Dosierung von 1 – 2 mg i.v. unter EKG-Kontrolle appliziert (Wiederholungsdosen nach Bedarf im Abstand von etwa 1 Stunde). Zusätzlich können zur Behandlung der Tachykardie bzw. der Rhythmusstörungen *β-Rezeptorenblocker* und zur Aufhebung der Krämpfe *Benzodiazepine*, z.B. Diazepam, gegeben werden.

Nervensystem

B 1

Tab. B 1–10. Tricyclische Antidepressiva

Strukturformel R	Internationaler Freiname	Handelspräparat (Eingetragenes Warenzeichen)	Mittlere Tagesdosis (mg)
I. Iminodibenzyl-Derivate			
$-(CH_2)_3-N$ $\langle$ CH_3 / CH_3	Imipramin	Pryleugan, Tofranil	50 – 150
$-(CH_2)_3-N$ $\langle$ CH_3 / H	Desipramin	Pertofran, Petylyl	50 – 150
$-CH_2-CH-CH_2-N$ $\langle$ CH_3 / CH_3 ; CH_3	Trimipramin	Herphonal, Stangyl	50 – 150
$-(CH_2)_3-N$ $\langle$ CH_3 / $CH_2-C(=O)-$C$_6$H$_4$-Cl	Lofepramin	Gamonil	70 – 210
Ia. substituierte Iminodibenzyl-Derivate			
$-(CH_2)_3-N$ $\langle$ CH_3 / CH_3	Clomipramin	Anafranil, Hydiphen	50 – 150
II. Iminostilben-Derivate			
$-(CH_2)_3-N$ $\bigcirc$ $N-CH_2-CH_2-OH$	Opipramol	Insidon	150 – 300
III. Dibenzocycloheptadien-Derivate			
$=CH-(CH_2)_2-N$ $\langle$ CH_3 / CH_3	Amitriptylin	Amineurin, Laroxyl, Novoprotect, Saroten	50 – 150
$=CH-(CH_2)_2-N$ $\langle$ CH_3 ; CH_3 ; $\rightarrow O$	Amitriptylinoxid	Equilibrin	60 – 150
$=CH-(CH_2)_2-N$ $\langle$ CH_3 / H	Nortriptylin	Nortrilen	30 – 150

Tab. B 1–10. Tricyclische Antidepressiva (Fortsetzung)

Strukturformel R	Internationaler Freiname	Handelspräparat (Eingetragenes Warenzeichen)	Mittlere Tagesdosis (mg)
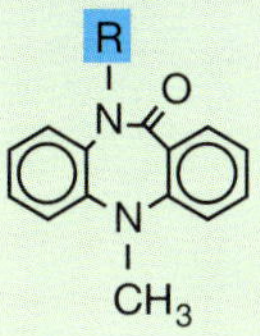	**IV. Dibenzodiazepin-Derivate**		
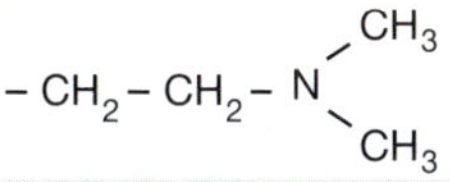 $- CH_2 - CH_2 - N \begin{smallmatrix} CH_3 \\ CH_3 \end{smallmatrix}$	Dibenzepin	Noveril	120 – 360
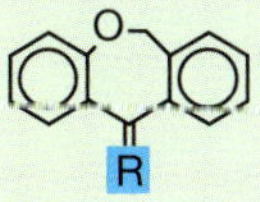	**V. Dibenzoxepin-Derivate**		
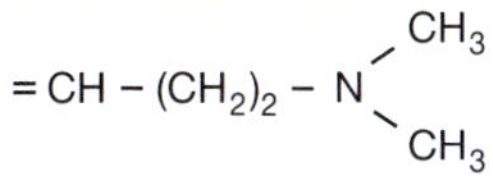 $= CH - (CH_2)_2 - N \begin{smallmatrix} CH_3 \\ CH_3 \end{smallmatrix}$	Doxepin	Aponal, Sinquan	20 – 150

1.2.3.2 Tetracyclische Antidepressiva

Zu den tetracyclischen Antidepressiva zählen (s. Tab. B 1–11)

□ *Maprotilin* und

□ *Mianserin.*

Wegen einer vor allem zu Beginn der Behandlung auf-tretenden dämpfenden Wirkungskomponente können sie bei ängstlich agitierten Depressionen leichteren Grades eingesetzt werden.

In ihren sonstigen Eigenschaften entsprechen sie weitgehend den tricyclischen Antidepressiva, die *anticholinergen Wirkungen* sind jedoch wesentlich *weniger ausgeprägt*. Andererseits wurde von Mianserin häufiger als bei anderen Antidepressiva über Agranu-lozytosen und aplastische Anämien berichtet, bei Maprotilin gibt es Hinweise für eine erhöhte Gefahr der Krampfauslösung. Ein eindeutiger Vorteil im Vergleich zu den tricyclischen Antidepressiva besteht somit nicht.

1.2.3.3 Selektive Serotonin-Wiederaufnahme-Hemmer (SSRI = selektive Serotonin-Reuptake-Inhibitoren)

Zu den nicht tricyclischen Antidepressiva, die selektiv die Wiederaufnahme von Serotonin hemmen, gehören (Tab. B 1–12)

Tab. B 1–11. Tetracyclische Antidepressiva

Strukturformel	Internationaler Freiname	Handelspräparat (Eingetragenes Warenzeichen)	Mittlere Tagesdosis (mg)
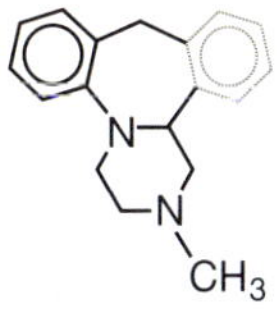	Mianserin	Tolvin	30 – 90
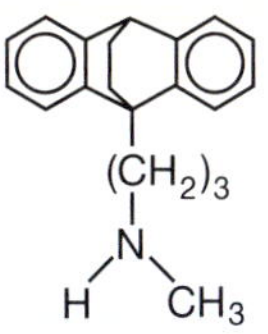	Maprotilin	Aneural, Deprilept, Kanopan, Ludiomil, Mirpan, Psymion	75 – 150

Nervensystem

B 1

Tab. B 1–12. Selektive Serotonin-Wiederaufnahme-Hemmer

Strukturformel	Internationaler Freiname	Handelspräparat (Eingetragenes Warenzeichen)	Mittlere Tagesdosis (mg)
F_3C —⬡— $O - CH - (CH_2)_2 - N \begin{smallmatrix} H \\ CH_3 \end{smallmatrix}$ (⬡)	Fluoxetin	Fluctin	20
F_3C —⬡— $\underset{\underset{O-(CH_2)_2-NH_2}{\overset{\parallel}{N}}}{C} - (CH_2)_4 - OCH_3$	Fluvoxamin	Fevarin	100 – 200
(Struktur Paroxetin)	Paroxetin	Seroxat, Tagonis	20 – 40
(Struktur Trazodon)	Trazodon	Thombran	200 – 400

□ *Fluoxetin,*

□ *Fluvoxamin,*

□ *Paroxetin* und

□ *Trazodon.*

Während das Wirkspektrum von Fluoxetin, Fluvoxamin und Paroxetin sehr ähnlich ist – alle drei Substanzen gehören zur Gruppe der psychomotorisch aktivierenden Antidepressiva (vgl. Tab. B 1–9) –, besitzt Trazodon wegen 5-HT$_2$-Rezeptor-blockierender Eigenschaften psychomotorisch dämpfende Wirkungen.

Die vier Substanzen werden rasch und gut *resorbiert* und *stark* (zu teilweise noch aktiven Metaboliten) *biotransformiert.* Die mittleren *Plasmahalbwertszeiten* betragen von Fluoxetin 4 Tage (von Norfluoxetin, einem aktiven Metaboliten, 7 Tage), von Fluvoxamin 15 Stunden, von Paroxetin 24 Stunden und von Trazodon 6 Stunden. Die *Ausscheidung* erfolgt *vorwiegend renal.*

Die *Dosierungen* sind in Tab. B 1–12 angegeben.

Als *Nebenwirkungen* wurden bei Fluoxetin, Fluvoxamin und Paroxetin Schlaflosigkeit, Kopfschmerzen, (selten) manische Reaktionen sowie relativ häufig gastrointestinale Störungen (Übelkeit, Erbrechen) beobachtet. Kardiovaskuläre Nebenwirkungen sind dagegen im Gegensatz zu tricyclischen Antidepressiva selten. Bei Trazodon kann es ebenfalls zu Kopfschmerzen und Übelkeit kommen, ferner tritt (selten) Priapismus (Dauererektion) auf.

Eine gleichzeitige Behandlung mit selektiven Serotonin-Wiederaufnahme-Hemmern und Monoaminoxidase-Hemmern (s.u.) ist wegen der Gefahr toxischer Serotoninkonzentrationen im Gehirn *kontraindiziert.*

1.2.3.4 Monoaminoxidase-Hemmer

Monoaminoxidase-Hemmer blockieren, wie aus dem Namen hervorgeht, den oxidativen Abbau von Monoaminen. Durch die Hemmung der Monoaminoxidase nimmt die synaptische Konzentration von Noradrenalin, Adrenalin und Serotonin im Gehirn zu. Neben dem *unselektiven Tranylcypromin* (Jatrosom® N, Parnate®), das sowohl die Monoaminoxidase A als auch die Monoaminoxidase B *irreversibel* hemmt, wird der *selektive reversible Monoaminoxidase-A-Blocker Moclobemid* (Aurorix®) eingesetzt. Dieser hat gegenüber Tranylcypromin vor allem den Vorteil, daß es bei gleichzeitiger Einnahme von Tyramin-reichen Nahrungsmitteln (z.B. Käse) zu keiner schwerwiegenden Interaktion (Blutdruckanstieg, hypertonen Krise) kommt, da einerseits für den Tyramin-Abbau die Monoaminoxidase B noch zur Verfügung steht und andererseits Moclobemid durch höhere Tyramin-Konzentrationen von der Monoaminoxidase A verdrängt werden kann. [Tyramin ist ein blutdrucksteigerndes Sympathomimetikum (s. S. 284).] Eine spezielle Diät muß daher bei einer Therapie mit Moclobemid im Gegensatz zur Behandlung mit Tranylcypromin nicht eingehalten werden.

Tranylcypromin und Moclobemid werden *gut und rasch resorbiert* und *zu einem hohen Prozentsatz biotransformiert*. Die *Plasmahalbwertszeiten* werden für Tranylcypromin mit 1,5 – 2,5 Stunden und für Moclobemid mit 1 – 3 Stunden angegeben. Die *Ausscheidung* erfolgt vorwiegend renal.

Indikationen sind neben gehemmten Depressionen, insbesondere auch bei Therapieresistenz gegen tricyclische Antidepressiva, depressive Syndrome mit Angst oder hysteriformer Verhaltensweise.

Die mittleren *Tagesdosen* betragen für Tranylcypromin 10 – 20 mg, für Moclobemid 300 – 600 mg.

Als *Nebenwirkungen* sind bei beiden Substanzen gelegentlich Schlafstörungen, Übelkeit und Kopfschmerzen zu nennen. Nach Tranylcypromin-Gabe treten außerdem in Einzelfällen Halluzinationen, Krampfanfälle, Hepatitiden, Blutbildveränderungen und gastrointestinale Beschwerden auf.

Bei Suizidgefahr, akuten Verwirrtheitszuständen und Patienten mit Phäochromozytom sowie Thyreotoxikose sind Monoaminoxidase-Hemmer *kontraindiziert*.

Auf die *Interaktion* von Tranylcypromin mit Tyramin-haltigen Nahrungsmitteln wurde bereits hingewiesen. Gleichzeitige Gabe von Tranylcypromin mit Amphetaminen und anderen indirekten Sympathomimetika (s. S. 283 f.) kann ebenfalls zu schweren Zwischenfällen führen (Herzrhythmusstörungen, hyper- und hypotonen Krisen, Hyperthermie). Unverträglichkeitsreaktionen sind ferner möglich, wenn Tranylcypromin zusammen mit Alkohol oder Reserpin-haltigen Pharmaka eingenommen wird.

Tranylcypromin
(Jatrosom®N, Parnate®)

Moclobemid (Aurorix®)

1.2.3.5 Hydroxytryptophan (Oxitriptan)

Die Besserung depressiver Symptome durch Substanzen, die die Wiederaufnahme von Serotonin aus dem synaptischen Spalt in das Axoplasma hemmen, legt einen Mangel dieses Neurotransmitters bei depressiven Verstimmungen nahe. Aus diesem Grund wird

Oxitriptan
(Levothym®)

Oxitriptan (5-Hydroxy-L-tryptophan) als *Serotonin-Vorstufe* zur Depressionsbehandlung eingesetzt. (Die Verwendung von Serotonin selbst ist nicht möglich, da dieses im Gegensatz zu den Aminosäuren-Vorstufen, die aktiv transportiert werden, die Blut-Hirn-Schranke nicht überwinden kann.) Positive Ergebnisse sind mit Oxitriptan (Levothym®) bei *leichteren* depressiven Syndromen mit Antriebsarmut sowie bei depressiven Verstimmungen im Klimakterium zu erwarten. Bei schweren endogenen Depressionen mit Angst, Agitiertheit und Suizidgefahr ist die Substanz dagegen *nicht ausreichend wirksam*.

Die mittlere Tagesdosis beträgt 100 – 300 mg.

Die *Nebenwirkungen* (in Einzelfällen Magen-Darm-Störungen, vorübergehende Blutdrucksenkung) sind gering.

Bei Niereninsuffizienz sollte Hydroxytryptophan nicht gegeben werden.

1.2.3.6 Sonstige Antidepressiva

Viloxazin (Vivalan®), ein Morpholin-Derivat, ist ein Noradrenalin-Wiederaufnahme-Hemmer ohne anticholinerge oder antihistaminische Eigenschaften. Wegen seiner antriebssteigernden Wirkung wird es vor allem bei *gehemmten* Depressionen eingesetzt.

Die *Dosierung* beträgt 150 – 300 mg/Tag.

Als *Nebenwirkungen* kommen (besonders bei Therapiebeginn) gastrointestinale Beschwerden mit Übelkeit und Erbrechen sowie migräneartige Kopfschmerzen vor.

Bei ängstlich-agitierten Syndromen und Suizidgefahr ist Viloxazin *kontraindiziert*. *Relative Kontraindikationen* sind schwere Leber- und Nierenfunktionsstörungen.

Viloxazin (Vivalan®)

Nervensystem

B 1

Johanniskrautextrakt, standardisiert auf *Hypericin* (Handelspräparate u. a. Aristoforat®, Cesradyston®, Esbericum®, Hyperforat®, Jarsin®, Psychotonin® forte), ist für die Behandlung leichter bis mittelschwerer Depressionen zugelassen.

Als *Nebenwirkung* kann es zu *Photosensibilisierung* (insbesondere bei hellhäutigen Patienten) kommen.

1.2.4 Lithiumsalze

Lithiumsalze (z.B. Lithiumacetat, -carbonat, -sulfat) eignen sich zur *Prophylaxe affektiver Psychosen* (manisch-depressiver und schizoaffektiver Psychosen), wobei sie über einen langen Zeitraum gegeben werden müssen, sowie zur *Therapie manischer Phasen.* Mit dem Wirkungseintritt bei manischen Phasen ist nach etwa 1 – 2 Wochen zu rechnen.

Wirkungsmechanismus. Wie bei anderen Psychopharmaka ist der Wirkungsmechanismus von Lithiumionen nur teilweise bekannt. Nachgewiesen ist, daß Lithiumionen die Stimulierbarkeit von Adenylatzyklasen reduzieren und vor allem in den Phosphatidylinositol-Stoffwechsel (PI-Turnover) eingreifen. Hierbei *blockieren sie die Inositolpolyphosphat-1-Phosphatase* sowie die *Inositolmonophosphat-Phosphatase* und damit insbesondere die Abspaltung des letzten Phosphatrestes von Inositol. Die Folge ist, daß nicht mehr genügend Inositol zur Bildung des Membranphospholipids Phosphatidylinositol-4,5-phosphat (PIP_2) zur Verfügung steht und somit über den PI-Turnover vermittelte Neurotransmitterwirkungen (s. S. 66) nicht-kompetitiv abgeschwächt werden. Darüber hinaus beeinflussen Lithiumionen die zirkadiane Rhythmik der Zahl verschiedener Neurotransmitterrezeptoren, z.B. wird die Rhythmik der Rezeptordichte von noradrenergen, cholinergen und Opiatrezeptoren verlangsamt.

Kinetik. Bei oraler Applikation werden Lithiumionen *gut resorbiert.* Die Permeationsfähigkeit in die Zellen entspricht der von Natriumionen, doch können Lithiumionen infolge geringerer Affinität zu den Ionenpumpen wesentlich schlechter wieder (aktiv) aus der Zelle heraustransportiert werden und reichern sich daher intrazellulär an. Die *Ausscheidung* erfolgt weitgehend renal, die Rückresorptionsrate im Tubulusapparat der Niere hängt vom Natriumgehalt des Harnes ab. Bei hoher Na^+-Konzentration ist die Li^+-Ausscheidung erhöht, bei niedriger Na^+-Konzentration erniedrigt. Die mittlere *Plasmahalbwertszeit* beträgt etwa 24 Stunden, unterliegt jedoch in Abhängigkeit von der Na^+-Zufuhr, der Nierenfunktion und dem Lebensalter starken Schwankungen.

Dosierung. Infolge der geringen therapeutischen Breite ist eine *individuelle Dosierung* und eine *exakte Kontrolle des Lithiumserumspiegels,* der bei prophylaktischer Gabe bei 0,6 – 0,8 mmol/l und bei antimanischer, therapeutischer Gabe bei 1,0 – 1,2 mmol/l liegen soll, *erforderlich.* Eine Lithiumprophylaxe wird mit 10 – 20 mmol Lithium, eine antimanische Therapie mit der hohen Dosis von 30 – 40 mmol pro Tag begonnen. Die Serumspiegelkontrolle muß bei prophylaktischer Gabe nach 1 Woche, bei therapeutischer Anwendung bereits nach 2 – 3 Tagen erfolgen. Die Höhe der Erhaltungsdosis richtet sich nach den erreichten Serumspiegeln.

Nebenwirkungen. Auch bei exakter Einhaltung des genannten Lithiumspiegels kann es bei Behandlungsbeginn zu Übelkeit, gastrointestinalen Beschwerden, Muskelschwäche und *feinschlägigem Tremor,* der sich durch β-Rezeptorenblocker beeinflussen läßt, kommen. Bei längerer Behandlung beobachtet man vielfach eine Gewichtszunahme sowie die Entwicklung einer Struma, die durch Gabe von Schilddrüsenhormonen behandelt werden kann. Ferner können Haut-, EEG- und EKG-Veränderungen auftreten.

Kontraindikationen. Bei Niereninsuffizienz, schweren Herz- und Kreislauferkrankungen, Morbus Addison und Störungen des Natriumhaushaltes sind Lithiumsalze kontraindiziert. Auch während einer Schwangerschaft dürfen Lithiumsalze wegen der Gefahr von Mißbildungen nicht gegeben werden.

Interaktionen. Saluretika erhöhen infolge verringerter Ausscheidung die Lithium-Plasmaspiegel und damit die Gefahr einer Lithiumintoxikation. Auch zahlreiche nichtsteroidale Antirheumatika, z.B. Diclofenac, Ibuprofen oder Indometacin, nicht jedoch Acetylsalicylsäure (!), sowie ACE-Hemmer erniedrigen die Lithium-Clearance. Acetazolamid steigert dagegen die renale Exkretion von Lithiumionen und vermindert dadurch die Lithiumwirkung.

Lithium-Vergiftung. Eine Lithiumintoxikation äußert sich in Erbrechen, anhaltenden Durchfällen, Schwindel, Mattigkeit, Benommenheit und *grobschlägigem* Tremor. In schweren Fällen kann es zur Entwicklung eines Komas sowie zu Krämpfen kommen. Die Therapie besteht in forcierter Diurese unter gleichzeitiger Kochsalzzufuhr oder Hämodialyse.

Handelspräparate: Lithiumacetat ist in Quilonum®, *Lithiumcarbonat* in Hypnorex® retard, leukominerase®, Lithium „Apogepha" und Quilonum® retard, *Lithiumsulfat* in Lithium-Duriles® enthalten.

1.2.5 Tranquillantien

Tranquillantien (Tranquilizer, Ataraktika) sind Substanzen, die, ohne einen antipsychotischen Effekt zu besitzen,

☐ *beruhigend wirken,*

☐ übermäßige *Angst* und *Spannungen beseitigen,*

☐ einen Zustand der *Ausgeglichenheit hervorrufen,*

☐ das *Denkvermögen* und die *Leistungsfähigkeit* aber möglichst wenig beeinflussen

sollen.

Die meisten Tranquillantien weisen ferner eine

☐ *schlafanstoßende,*

☐ *antikonvulsive* und

☐ *muskelrelaxierende*

Wirkung auf.

Von den älteren *Sedativa,* z.B. den Barbituraten (s. S. 178) in niedriger Dosierung, unterscheiden sich Tranquillantien durch einen unterschiedlichen Verlauf der Dosis-Wirkungs-Kurve bezüglich der zentraldämpfenden Wirkung: *Barbiturate* weisen eine *steile* Dosis-Wirkungs-Kurve auf, d.h., der sedierende Effekt geht rasch in eine hypnotische und narkotische Wirkung über. Bei den *Tranquillantien* verläuft die Kurve wesentlich flacher.

Der *ideale* Tranquilizer ist so zu charakterisieren, daß er über einen weiten Dosierungsbereich ausschließlich entspannend und anxiolytisch wirkt, ohne Benommenheit, Schläfrigkeit, Ataxie oder Sprachstörungen hervorzurufen. Eine solche Idealsubstanz steht derzeit *nicht* zur Verfügung.

Infolge der mannigfachen im Alltag auftretenden Streßsituationen und der häufigen, meist psychisch bedingten, neurovegetativen Störungen hat diese Arzneimittelgruppe weite Verbreitung gefunden. Noch immer sind die Tranquillantien die am meisten verordneten Psychopharmaka. Ihre anhaltend hohen Umsatzzahlen zeigen deutlich die ihnen innewohnende Gefahr: Da sie, oft ohne zwingende Indikation, zur Bewältigung der Probleme des täglichen Lebens verwendet werden, können viele Patienten nicht mehr ohne sie auskommen und nehmen sie gewohnheitsmäßig ein. Auch sollte nicht übersehen werden, daß zur vollen Entfaltung einer Persönlichkeit notwendigerweise die psychische Spannung, das Erleben von Höhen und Tiefen, die kritische Auseinandersetzung mit der Umwelt gehören. Die mit Pharmaka erzielte „Unerschütterlichkeit" (Ataraxia) ist oft nichts anderes als Gleichgültigkeit, affektive Verflachung und verringertes Verantwortungsbewußtsein. So wertvoll Tranquillantien bei echter Indikationsstellung sind, so sehr muß vor ihrer unkritischen Anwendung gewarnt werden.

Wirkprofil. Die *qualitativen* Wirkungen der meisten Tranquillantien, insbesondere wenn man die wichtigste Gruppe, die Benzodiazepine (s.u.) betrachtet, sind weitgehend *gleich.* Die verschiedenen Benzodiazepine unterscheiden sich nur in der Wirkstärke und der Pharmakokinetik, nicht jedoch im Wirkprofil. Meistens ist es nur eine Frage der Dosierung, welche Wirkung im Vordergrund steht.

Wirkorte und Wirkungsmechanismus. Tranquillantien greifen in den üblichen Dosen vor allem am *limbischen System* und – untergeordnet – an der *Formatio reticularis* an. Sie reduzieren die Zahl der Impulse in diesen Gebieten und verringern insbesondere psychisch induzierte Erregungen vegetativer Neurone (sog. *psychovegetative Entkopplung*). In höheren Dosen wirken sie durch allgemeine Unterdrückung der Erregungsausbreitung krampfverhindernd (s. S. 258).

Über den *Wirkungsmechanismus* der Tranquillantien, speziell der Benzodiazepine und analoger Verbindungen, ist bekannt, daß sie am *GABA-System* angreifen, und zwar in der Weise, daß sie die *hemmende Funktion GABA-erger Neurone verstärken.* Es wurden spezifische Bindungsstellen für Benzodiazepine („Benzodiazepin-Rezeptoren") im gesamten Zentralnervensystem, in hoher Dichte vor allem in der frontalen und okzipitalen Hirnrinde, im Hippocampus und im Kleinhirn, gefunden. An diesen Bindungsstellen wirken die Benzodiazepine als *Agonisten.* Die Bindungsstellen sind *funktionell mit dem GABA-System* verbunden (s. Abb. B 1–23): *Durch die Interaktion der Benzodiazepine mit ihren Bindungsstellen wird die Affinität von GABA zu deren Bindungsstelle, die Teil des Chloridkanals ist (*sog. $GABA_A$-Rezeptor-Chloridkanal-Komplex), *erhöht.* Die Benzodiazepine steigern somit durch *allosterische Wechselwirkung* die Bindungsfähigkeit der GABA zu ihren Rezeptoren und verstärken dadurch die GABA-Wirkung. Diese kommt, wie bereits beschrieben, dadurch zustande, daß *Chloridkanäle geöffnet* werden, wodurch vermehrt Chloridionen in die Zelle einströmen. Dies führt zu einer *Hyperpolarisation* der entsprechenden Zellen mit der Folge einer *verminderten Erregbarkeit.*

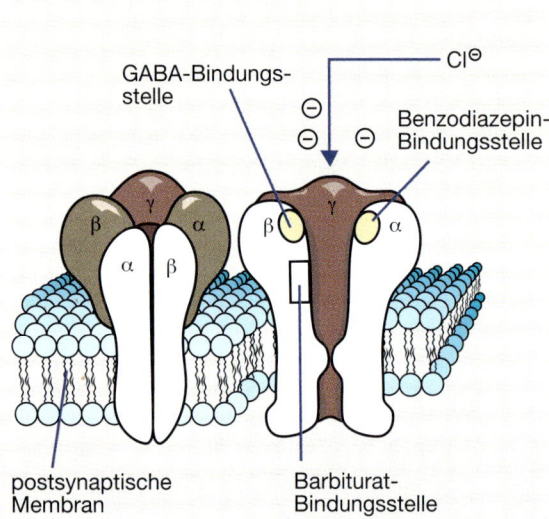

Abb. B 1–23. Wirkungsmechanismus von Benzodiazepinen in schematischer Darstellung (modifiziert nach Benkert und Hippius)
Der GABA$_A$ gesteuerte Chloridionenkanal besteht aus einem $2\alpha,2\beta,\gamma$-Heteropentamer. Die Benzodiazepinbindungsstelle befindet sich auf der α-Untereinheit, die GABA-Bindungsstelle (und die Barbiturat-Bindungsstelle) liegen auf der β-Untereinheit

Endogene Liganden für die Benzodiazepin-Bindungsstellen wurden bisher noch nicht gefunden, doch gibt es Benzodiazepin-*Antagonisten,* mit denen die Benzodiazepin-Wirkungen aufgehoben werden können (s. S. 240 f.).

Indikationen. Tranquillantien werden bei *Unruhe, Angst- und Spannungszuständen* sowie *psychosomatischen Beschwerden* eingesetzt. Der therapeutische Effekt ist dabei wie bei anderen Psychopharmaka nur symptomatisch, nicht kausal. Die Anwendung muß gezielt erfolgen und ständig kritisch überprüft werden, Daueranwendung erhöht die Gefahr einer psychischen Abhängigkeit.

In *Kombination mit Antidepressiva* sind Tranquilizer *zur Initialbehandlung bei ängstlich-agitierten Depressionen* indiziert. Auch hierbei muß der Tranquilizer bald wieder abgesetzt werden. Fixe Kombinationen sollten nicht verwendet werden. *Funktionelle Schlafstörungen* (s. S. 178 ff.) sind ein weiteres Indikationsgebiet. Aufgrund ihrer muskelrelaxierenden Wirkung eignen sich Tranquillantien außerdem zur Behandlung von *Muskelspasmen oder Muskelverspannungen* (s. S. 251). Bei Querschnittsgelähmten mit spastischen Paresen gehören Tranquillantien der Benzodiazepin-Reihe zu den Standardtherapeutika.

Die Verwendung von Tranquillantien bei *epileptischen Erkrankungen* wird unter B 1.9, ihr Einsatz bei der Narkose unter B 1.7 beschrieben.

Nebenwirkungen. Aufgrund der zentral dämpfenden Wirkung kann es – insbesondere zu Beginn der Therapie – zu Müdigkeit, ataktischen Störungen, Benommenheit, Schwindel und Einschränkung der intellektuellen Leistungsfähigkeit kommen. Bei älteren Patienten besteht die Gefahr von Koordinationsstörungen sowie paradoxen Erregungs- und Verwirrtheitszuständen, die u.U. mit Halluzinationen einhergehen. Wegen der muskelrelaxierenden Wirkung kann es, wiederum vorwiegend bei alten Patienten, zu schweren Stürzen kommen (häufige Ursache von Oberschenkelhalsbrüchen). Bei längerdauernder Einnahme werden Appetitsteigerungen mit Gewichtszunahme, Libidoverlust sowie Ovulations- und Zyklusstörungen gesehen.

Am problematischsten ist jedoch die *häufige Gewohnheitsbildung* (psychische Abhängigkeit), bei der die *übliche Dosierung nicht erhöht* wird (sog. Low-dose Dependency). Sie beruht darauf, daß es – insbesondere nach längerer Einnahme – beim (plötzlichen) Absetzen des Präparats zu vermehrter Angst oder Schlaflosigkeit kommt und die Patienten daher wieder zu dem Arzneimittel greifen. Man muß daher zur Vermeidung eines Rebound-Effekts den Tranquilizer *langsam* (ausschleichend) absetzen. Eine *physische Abhängigkeit mit Dosissteigerung* (sog. Highdose Dependency) ist *selten.*

Da Tranquillantien Konfliktsituationen nur überdecken, diese aber nicht beseitigt werden, liegt die Versuchung zur Dauereinnahme solcher Stoffe nahe. Daher sollen Tranquilizer *nicht über längere Zeit verordnet* werden.

Kontraindikationen. Bei Ataxie, Myasthenia gravis sowie akuten Alkohol-, Opiat- und Schlafmittelintoxikationen sind Tranquillantien kontraindiziert.

Interaktionen. Zentral dämpfende Effekte von Sedativa bzw. Hypnotika oder Neuroleptika sowie von Alkohol werden durch Tranquillantien verstärkt. Ebenso wird die Wirkung von Muskelrelaxantien erhöht.

1.2.5.1 Meprobamat

Meprobamat (Visano® N) wurde im Rahmen einer groß angelegten Versuchsreihe über die pharmakologische Wirkung von Glykol-Derivaten als zentral angreifendes Muskelrelaxans und Tranquillans erkannt. Eine antikonvulsive Wirkung besitzt es nicht.

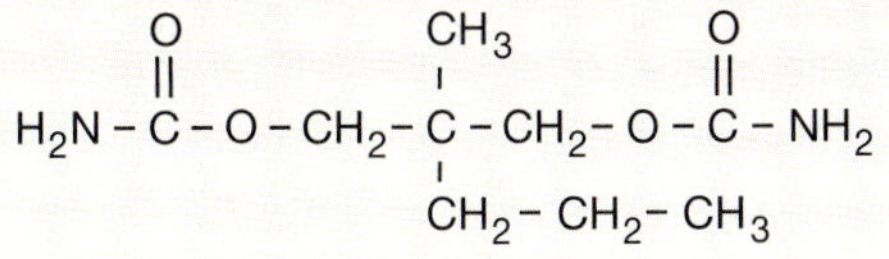

Meprobamat (Visano®N)

sche, analgetische, adrenolytische und antihistaminische Eigenschaften und wird vorwiegend bei psychovegetativen Störungen benutzt, doch hat es nicht die gleiche Bedeutung erlangt wie andere Tranquillantien. In therapeutischen Dosen (30 – 75 mg/Tag) werden keine schwerwiegenden Nebenwirkungen beobachtet. Bei sehr hohen Dosen kann es zu Erregungszuständen, Hypotonie und Mundtrockenheit kommen.

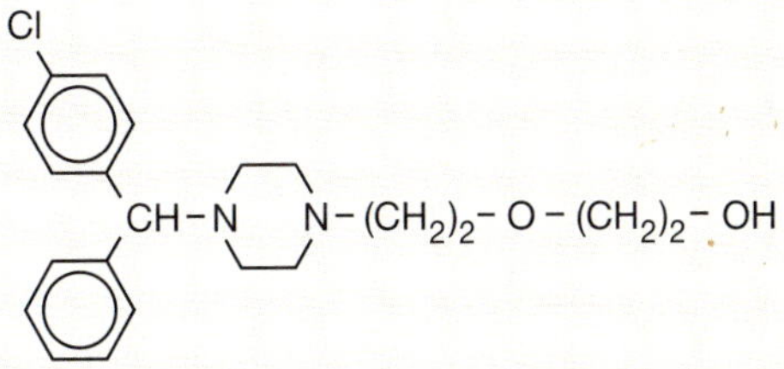

Nach oraler Gabe wird Meprobamat *rasch und vollständig resorbiert.* Die Wirkung tritt schon nach 10 – 30 Minuten ein, erreicht nach 1 – 2 Stunden ihr Maximum und klingt nach 4 – 6 Stunden ab. Ca. 10% der Substanz werden unverändert, der größte Teil jedoch nach Hydroxylierung als Glucuronid mit dem Harn ausgeschieden.

Die *Dosierung* beträgt 3 – 4mal täglich 0,2 – 0,4 g.

Wegen der relativ großen Gefahr der Abhängigkeit und einer Intoxikation bei Überdosierung kann die Anwendung von Meprobamat nicht mehr empfohlen werden.

Die tödliche Dosis liegt bei 20 g. Die Behandlung einer Meprobamatvergiftung entspricht der einer Barbituratvergiftung (s. S. 178).

Hydroxyzin (Atarax®)

1.2.5.2 Hydroxyzin

Hydroxyzin (Atarax®) gehört zu den Tranquillantien der Diphenylmethan-Reihe, die mit verschiedenen Antihistaminika und Spasmolytika chemisch nahe verwandt sind (s. S. 386). Es besitzt sedierende, antikonvulsive, antiemeti-

1.2.5.3 Benzodiazepine

Die Benzodiazepine sind die weitaus wichtigste Gruppe innerhalb der Tranquillantien. Ihre Wirkung ist an den *intakten Siebenring* gebunden. Bedeutsam ist ferner die *Lactam-Struktur.* In Tab. B 1–13 sind 1,4-Benzodiazepine zusammengestellt.

Tab. B 1–13. 1,4-Benzodiazepine

Strukturformel	Internationaler Freiname	Handelspräparat (Eingetragenes Warenzeichen)	Mittlere Tagesdosis (mg)
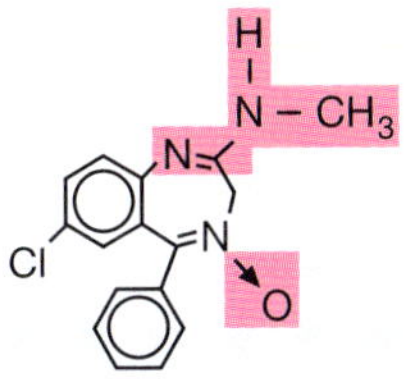	Chlordiazepoxid	Librium, Multum, Radepur	10 – 50
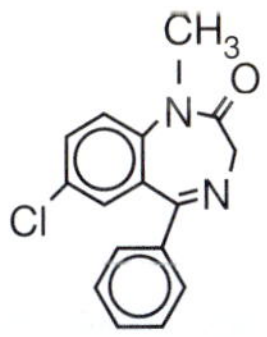	Diazepam	Diazepam-ratiopharm, Diazepam Stada, Faustan, Lamra, Tranquase, Tranquo-Tablinen, Valium, Valiquid	5 – 15
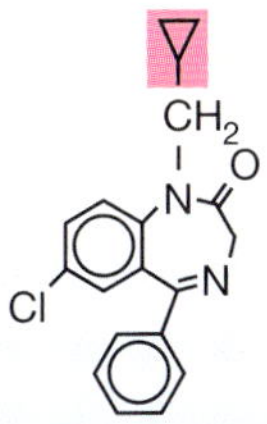	Prazepam	Demetrin	20 – 30

Nervensystem

B 1

Tab. B 1–13. 1,4-Benzodiazepine (Fortsetzung)

Strukturformel	Internationaler Freiname	Handelspräparat (Eingetragenes Warenzeichen)	Mittlere Tagesdosis (mg)
	Oxazepam	Adumbran, Azutranquil, durazepam, Noctazepam, Oxa-Puren, Oxazepam-ratiopharm, Oxazepam Stada, Praxiten, Sigacalm, Uskan	10 – 40
	Dikalium-clorazepat	Tranxilium	5 – 20
	Lorazepam	duralozam, Laubeel, Pro Dorm, Tavor, Tolid	1,5 – 3
	Clonazepam	Rivotril	4 – 8
	Bromazepam	durazanil, Gityl, Lexotanil, neo Opt, Normoc	3 – 6
	Clotiazepam	Trecalmo	5 – 30
	Alprazolam	Tafil	0,75 – 1,5

Die meisten Substanzen leiten sich von Diazepam bzw. dessen Metaboliten ab. Aus den Strukturformeln wird deutlich, daß bei den analogen Verbindungen vielfach nur relativ geringfügige Änderungen vorgenommen wurden. Bei *Bromazepam* ist der meist übliche Phenyl-Rest durch den bioisosteren Pyridyl-Rest ersetzt. Bei einigen neueren Verbindungen, z.B.

Alprazolam, wurde ein zusätzlicher Ring eingeführt (vgl. Tab. B 1–13).

Clobazam (Frisium®) ist das bisher einzige 1,5-Benzodiazepin, das im wesentlichen die gleichen Wirkungsqualitäten wie die 1,4-Benzodiazepine aufweist.

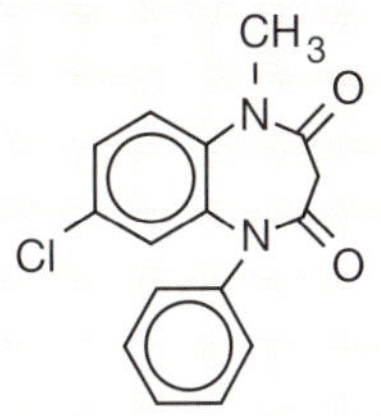

Clobazam (Frisium®)

Diazepam

Kinetik. Bei oraler Applikation werden die Benzodiazepine schnell und gut resorbiert. *Chlordiazepoxid* wird im Organismus unter Abspaltung der Methylamino-Gruppe in das Lactam (Demoxepam) übergeführt.

Bei *Diazepam* erfolgt eine rasche Demethylierung und danach eine Hydroxylierung zu Oxazepam, das im Urin bevorzugt als Glucuronid auftritt. Außerdem wird – allerdings in geringerem Umfang – Oxazepam durch Hydroxylierung und anschließende Demethylierung von Diazepam gebildet (Abb. B 1–24). Die dabei entstehenden Metaboliten *Demethyldiazepam* und *Temazepam* sowie *Oxazepam* sind noch *wirksam.*

Nach Gabe von *Prazepam* ist die unveränderte Substanz im Organismus nicht nachweisbar. Der Hauptmetabolit ist auch hier Demethyldiazepam.

Dikalium-clorazepat wird bereits im Magensaft weitgehend in Demethyldiazepam umgewandelt. Es stellt somit ebenfalls keine neue Substanz dar.

Der *geschwindigkeitsbestimmende Schritt* bei der Biotransformation von 1,4-Benzodiazepinen ist in Abhängigkeit von ihrer Struktur die N-Desalkylierung, die C-3-Hydroxylierung oder die C-3-Glucuronidierung. Das noch stark lipophile Demethyldiazepam besitzt eine lange *Halbwertszeit* von ca. 100 Stunden. Bei allen Benzodiazepinen, aus denen Demethyldiazepam gebildet wird, besteht somit Kumulationsgefahr. Die Halbwertszeiten der hydroxylierten

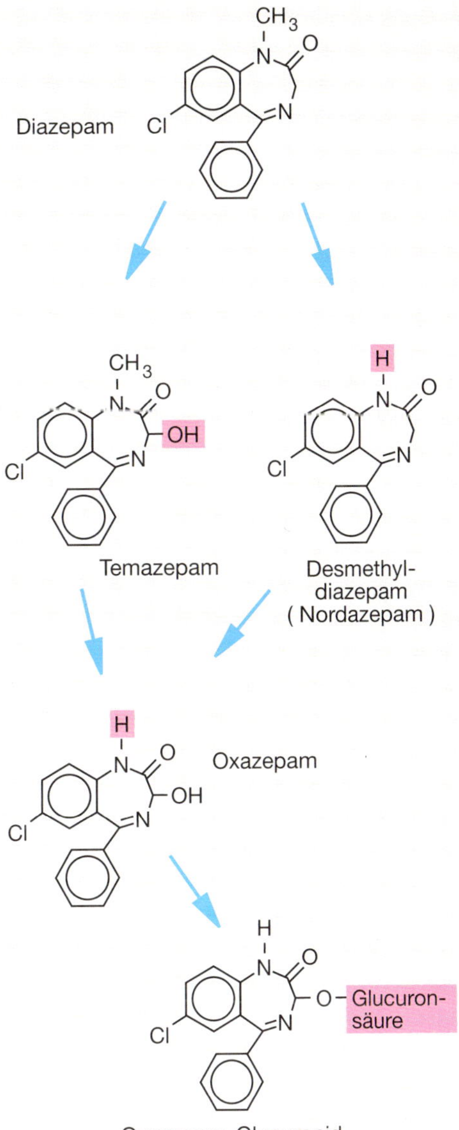

Temazepam

Desmethyl-diazepam
(Nordazepam)

Oxazepam

Oxazepam-Glucuronid

Abb. B 1–24. Biotransformation von Diazepam

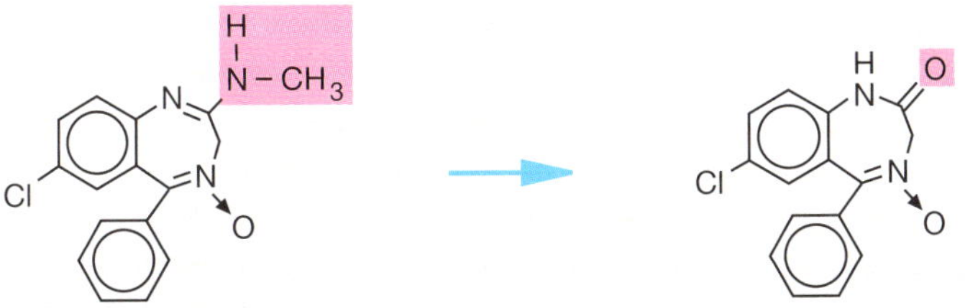

Nervensystem

B1

Chlordiazepoxid

Demoxepam

Verbindungen sind kürzer, sie betragen bei Oxazepam 5 – 12 Stunden, bei Lorazepam 12 – 24 Stunden. Von besonderer Bedeutung ist, daß mit zunehmendem Alter die Halbwertszeiten der nicht-hydroxylierten Verbindungen wesentlich ansteigen. Auch Störungen der Leberfunktion verzögern die Elimination dieser Pharmaka.

Benzodiazepine werden vorwiegend als Hydroxyverbindungen bzw. als deren Glucuronide *renal ausgeschieden.*

Dosierung. Die mittleren Tagesdosen sind in Tab. B 1–13 angegeben.

1.2.5.4 Buspiron

Buspiron (Bespar®), das eine gewisse chemische Ähnlichkeit mit Neuroleptika vom Butyrophenon-Typ aufweist, wird bei akuten und chronischen Angstzuständen eingesetzt, allerdings ist der Wirkungseintritt langsamer als bei den Benzodiazepinen. Buspiron wirkt nicht über das GABA-System, dagegen wurde eine *agonistische Wirkung* an 5-HT$_{1A}$-Rezeptoren (s. S. 391) sowie eine Blockade präsynaptischer Dopamin-Rezeptoren nachgewiesen .

Die *Dosierung* beträgt 2 – 3mal täglich 5 – 10 mg.

Als *Nebenwirkungen* wurden gastrointestinale Beschwerden, Kopfschmerzen, Schwindel, Schlaflosigkeit, Schwächegefühl und Gynäkomastie beschrieben.

Eine Kombination MAO-Hemmern sollte wegen der Gefahr einer hypertonen Krise vermieden werden.

Bei schweren Leber- und Nierenfunktionsstörungen, akutem Engwinkelglaukom und Myasthenia gravis ist Buspiron *kontraindiziert.*

heit beseitigen sowie die Konzentrations- und Leistungsfähigkeit erhöhen. Antipsychotische Eigenschaften besitzen sie nicht. Bei starker Überdosierung sind sie *Krampfgifte.*

Aufgrund der schlafverhindernden Wirkung besteht die Gefahr eines Schlafdefizits und damit einer absoluten Erschöpfung, sobald die körperlichen Reserven verbraucht sind. Bei regelmäßiger Anwendung führen sie rasch zu *Abhängigkeit.*

Bei den stärker wirkenden Verbindungen, den *Amphetaminen* und ihren Analogen, muß darauf hingewiesen werden, daß – von wenigen Indikationen, z.B. Narkolepsie und hyperkinetischen Verhaltensstörungen (s.u.) abgesehen – ihr *therapeutischer Wert äußerst fraglich* ist.

1.2.6.1 Coffein

Von den in Pflanzen vorkommenden Xanthin-Derivaten *Coffein, Theophyllin* und *Theobromin* besitzt Coffein die stärkste psychotonische Wirkung. Weniger wirksam ist Theophyllin, während Theobromin keinen zentralerregenden Effekt hat (s. Tab. B 1–14).

Coffein wird in anregenden Getränken (Kaffee, Tee, „Cola") von einem großen Teil der Bevölkerung regelmäßig eingenommen.

Nach Kaffeegenuß tritt die Coffeinwirkung relativ rasch ein, erreicht nach ca. 30 Minuten ihr Maximum und klingt allmählich innerhalb von 2 – 3 Stunden wieder ab. Nach Teegenuß ist der Wirkungseintritt verzögert, die Wirkungsdauer verlängert.

In den üblichen Dosen von 50 – 200 mg wirkt Coffein vorwiegend auf die Großhirnrinde. Beim Ermüdeten werden die Ermüdungserscheinungen aufgehoben und die geistigen Leistungen gesteigert. Ausgeruhte,

Buspiron (Bespar®)

1.2.6 Psychostimulantien (Psychotonika, Psychoanaleptika)

Psychostimulantien *steigern die psychische Aktivität.* Sie sollen das Gefühl von Müdigkeit und Abgespannt-

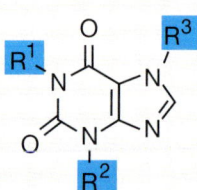

R^1	R^2	R^3	Substanz
–CH$_3$	–CH$_3$	–CH$_3$	Coffein
–CH$_3$	–CH$_3$	–H	Theophyllin
–H	–CH$_3$	–CH$_3$	Theobromin

Tab. B 1–14. Wirkprofil von Xanthin-Derivaten

Substanz	ZNS-Stimulation	Steigerung der Herzfrequenz und Kontraktilität	Broncho-dilatation	Diurese-steigerung
Coffein	+++	+	+	+
Theophyllin	++	+++	+++	+++
Theobromin	–	++	++	++

hellwache Personen können dagegen ihre Leistungsfähigkeit durch Einnahme von Coffein kaum verbessern.

In höheren Dosen werden das Vasomotoren- und Atemzentrum durch Coffein erregt. Daß der Blutdruck trotzdem nicht ansteigt, beruht darauf, daß gleichzeitig Haut-, Nieren- und Koronargefäße durch peripheren Angriff erweitert werden.

Die günstige Wirkung von Coffein bei *vasomotorischen Kopfschmerzen* ist durch eine *Kontraktion von Hirngefäßen* und eine Senkung des Liquordruckes bedingt.

Coffein besitzt außerdem Stoffwechseleffekte, und zwar fördert es die Glykogenolyse und die Lipolyse (zum Wirkungsmechanismus von Coffein s. S. 278).

Nach oraler Applikation wird Coffein *rasch und vollständig resorbiert* und im Organismus partiell demethyliert und oxidiert. Die Hauptausscheidungsprodukte im Urin sind Di- und Monomethylxanthin sowie Trimethyl-, Dimethyl- und Monomethylharnsäure.

Coffein ist in zahlreichen *analgetischen Kombinationspräparaten* enthalten. Ob der Coffeinzusatz die Abhängigkeitsgefahr solcher Analgetika erhöht, wird kontrovers beurteilt.

Auch bei täglicher Zufuhr von Coffein treten *keine bleibenden organischen Schädigungen* auf. Vegetativ Labile können jedoch schon auf niedrige Coffeindosen mit Schlaflosigkeit, innerer Unruhe, Tachykardie und evtl. Durchfällen reagieren. Andererseits *fördert Coffein bei älteren Menschen z.T. das Einschlafen,* eventuell durch die verbesserte Hirndurchblutung infolge der gesteigerten Herzleistung. Doch ist der genaue Mechanismus hierfür nicht bekannt. Hohe Coffeindosen lösen Ruhelosigkeit, Gedankenjagen und Tremor sowie u.U. Herzrhythmusstörungen aus. Echte Vergiftungen mit Coffein sind selten.

In Tierversuchen waren *sehr hohe Dosen von Coffein teratogen.* Bei Schwangeren besteht bei Dosierung über 600 mg pro Tag die Gefahr vermehrter Aborte und Frühgeburten.

1.2.6.2 Amphetamine und mit diesen verwandte Substanzen

Die in dieser Gruppe zusammengefaßten Stoffe (Tab. B 1–15) leiten sich von den Catecholaminen (s. S. 272) bzw. vom Ephedrin ab. Durch den Wegfall der Hydroxylgruppen ist die Lipophilie deutlich erhöht, die Substanzen können daher die Blut-Hirn-Schranke gut überwinden. Ihre Wirkung beruht vor allem auf der *Freisetzung von Catecholaminen,* es sind somit *indirekt wirkende Sympathomimetika* (s. S. 283 f.). Die zentralerregende Wirkung, die das klinische Bild weitgehend bestimmt, ist besonders ausgeprägt. Daneben besitzen diese Verbindungen aber auch eine deutliche periphere sympathomimetische Wirkung.

Amphetamin und **Methamphetamin** rufen bei *nicht* ermüdeten Personen eine leichte Euphorie, erhöhtes Selbstvertrauen und gesteigerte Aktivität hervor. Bei ermüdeten Personen schwinden Müdigkeit und Schläfrigkeit, die geistige Leistungsfähigkeit steigt wieder an und bleibt mehrere Stunden erhalten. Aufgrund dieser Eigenschaften werden Amphetamine mißbräuchlich als *Doping-Mittel* verwendet.

Da, wie erwähnt, sich nach Gabe von Amphetaminen rasch eine Abhängigkeit entwickelt, sollten sie – ebensowenig wie zum Doping – therapeutisch eingesetzt werden (Designer-Drogen s. B 1.2.7, S. 171).

Fenetyllin (Captagon®) weist die gleichen Wirkungen wie die Amphetamine auf und untersteht wegen der Mißbrauchsgefahr wie diese dem Betäubungsmittelgesetz.

Methylphenidat (Ritalin®), wiederum eine Substanz mit einem den Amphetaminen ähnlichen Wirkprofil und dem Betäubungsmittelgesetz unterstellt, wird außer bei *Narkolepsie* interessanterweise bei Kindern über 6 Jahren mit *hyperkinetischen Verhaltensstörungen* eingesetzt.

Die Dosierung erfolgt individuell (mittlere Einzeldosis 10 – 20 mg).

Wegen der Gefahr einer ungünstigen psychischen Entwicklung der Kinder ist eine gleichzeitige intensive Psychotherapie erforderlich. Das Wachstum kann verzögert und außerdem die Krampfbereitschaft erhöht sein. Die Indikation ist daher sehr streng zu stellen.

Prolintan (Bestandteil von Katovit®) wird beim hypotonen Symptomenkomplex und während der Rekonvaleszenz angewandt. Seine zentralerregende Wirkung ist schwächer als die von Amphetamin, auch scheint die Gefahr einer Abhängigkeit wesentlich geringer zu sein.

Nervensystem

B 1

Tab. B 1–15. Amphetamine und mit diesen verwandte Substanzen

Strukturformel	Internationaler Freiname	Handelspräparat (Eingetragenes Warenzeichen)	Mittlere Tagesdosis (mg)
	Amphetamin	–	5 – 10
	Methamphetamin	–	3 – 9
	Fenetyllin	Captagon	25 – 50 (– 100)
	Methylphenidat	Ritalin	10 – 20 (– 60)
	Prolintan	Bestandteil von Katovit	20 – 30

1.2.6.3 Appetitzügler (Anorektika)

Etwa 20–40 % der Bevölkerung der westlichen Länder haben als Folge einer überhöhten Kalorienzufuhr Übergewicht. Da eine Adipositas die Entstehung von atherosklerotischen Gefäßveränderungen, Hypertonie, Diabetes mellitus und Arthrosen fördert, muß sie als wichtiger Risikofaktor ernst genommen werden. Die *einzige wirksame therapeutische Maßnahme* ist die *Verringerung der Kalorienzufuhr,* die allerdings bei vielen Patienten, obwohl ihnen die Konsequenzen bei Nichteinhalten der Diätvorschrift klar sind, schwer zu erreichen ist. Diese Tatsache führte – ausgehend von Amphetamin bzw. Ephedrin – zur Entwicklung der Appetitzügler, die durch Verringerung des Hungergefühls und damit des Appetits die Nahrungsaufnahme herabsetzen sollen. Die in diese Substanzen gesetzten Hoffnungen haben sich jedoch nur zu einem sehr geringen Grad erfüllt, da ihre Wirksamkeit bei längerer Anwendung abnimmt und zumindest für die zentral erregenden Substanzen die Gefahr einer Abhängigkeit besteht. Ferner wurde nach längerer Einnahme von einigen dieser Substanzen, insbesondere von *Aminorex* (Menocil®, nicht mehr im Handel) als besonders schwere Nebenwirkung eine *pulmonale Hypertonie* mit z.T. tödlichem Ausgang beobachtet. Appetitzügler dürfen daher *allenfalls kurzfristig* – nicht länger als drei Monate – zur *vorübergehenden Unterstützung* anderer Maßnahmen (Änderung der Essensgewohnheiten, Reduktionsdiät, Psychotherapie), die wesentlich wichtiger sind, eingesetzt werden. Auch sollten die Patienten eindringlich auf die mit der Einnahme von Appetitzüglern verbundenen Gefahren hingewiesen werden! Die leider noch immer übliche Werbung für Anorektika in der Laienpresse ist entschieden abzulehnen.

In Tab. B 1–16 sind einige der heute gebräuchlichen Substanzen zusammengestellt.

Tab. B 1–16. Appetitzügler

Strukturformel	Internationaler Freiname	Handelspräparat (Eingetragenes Warenzeichen)	Mittlere Tagesdosis (mg)
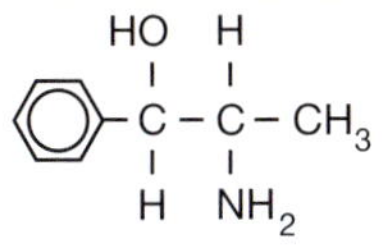	Nor-pseudoephedrin	Amorphan Depot, Antiadipositum X-112 S, Mirapront N	10 – 30
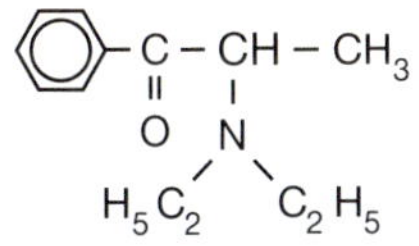	Amfepramon (Diethylpropion)	Regenon, Tenuate Retard	60 – 75
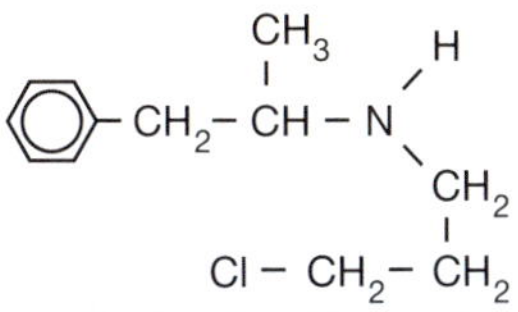	Mefenorex	Rondimen	40
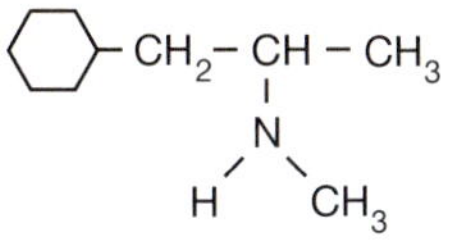	Levopropylhexedrin	Eventin	50 – 75
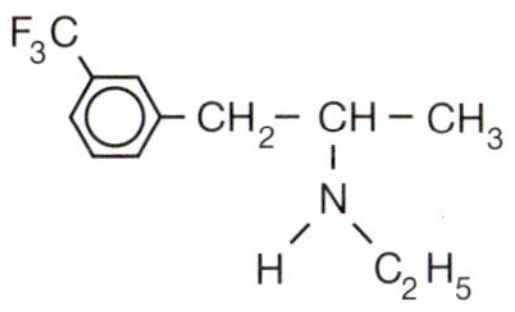	Fenfluramin (d,l-)	Ponderax	60
	Dexfenfluramin	Isomeride	30

Nervensystem

B 1

Fenfluramin (d,l-Fenfluramin, Ponderax®) besitzt – offensichtlich durch die Einführung einer CF_3-Gruppe in den Phenylrest und einer Ethylgruppe am Stickstoff – in der *üblichen Dosierung* keine zentralerregenden oder euphorisierenden Eigenschaften, sondern wirkt eher sedierend. Das Reaktionsvermögen kann daher herabgesetzt sein. Bei Anwendung hoher Dosen treten allerdings ebenfalls zentralerregende Wirkungen auf, die die Ursache einer hin und wieder beobachteten mißbräuchlichen Anwendung bei Jugendlichen sind.

Das reine rechtsdrehende Isomer (Dexfenfluramin, Isomeride®) hat dagegen fast ausschließlich *serotoninerge* Eigenschaften, wirkt somit praktisch nicht sympathomimetisch oder dopaminerg. Als *Nebenwirkungen* wurden u.a. Stimmungsschwankungen, Müdigkeit, Benommenheit, Übelkeit, Erbrechen, trockener Mund und gastrointestinale Motilitätsstörungen beobachtet. Auch trat in Einzelfällen pulmonale Hypertonie auf.

1.2.7 Psychotomimetika (Psychodysleptika, Halluzinogene)

Psychotomimetika rufen bei Gesunden – akut und vorübergehend – einen einer Schizophrenie ähnlichen Zustand hervor. Neben Störungen der Beziehung zur Umwelt und der Ichempfindung treten Halluzinationen auf, Wirklichkeit und illusionäre Wahrnehmungen können nicht unterschieden werden.

Man bezeichnet eine derartige, durch chemische Substanzen hervorgerufene Psychose als *Modellpsychose,* da sie in wesentlichen Zügen einer endogenen Psychose gleicht.

Der *Mißbrauch* von Psychodysleptika, die durch die Betäubungsmittel-Gleichstellungs-Verordnung zu den Betäubungsmitteln gezählt werden, hat in den letzten Jahren erheblich zugenommen.

Eine *therapeutische Bedeutung besitzen Psychodysleptika nicht.*

Indol-Derivate. 1943 stellte A. Hofmann die starke psychotrope Wirkung von *Lysergid* (Lysergsäurediethylamid, LSD) im Selbstversuch fest. Hofmann war es auch, der aus dem mexikanischen Zauberpilz Teonanacatl (Psilocybe mexicana „Heim") *Psilocin*

Tab. B 1–17. Psychodysleptika (außer Haschisch)

Strukturformel	Name	Vorkommen

I. Indol-Derivate

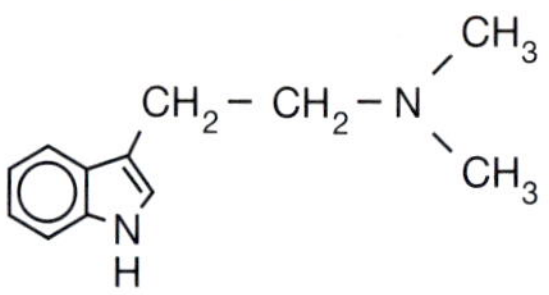

N-Dimethyltryptamin — (synthetisch)

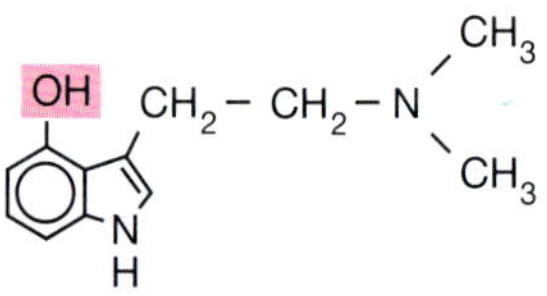

Psilocin — Psilocybe mexicana

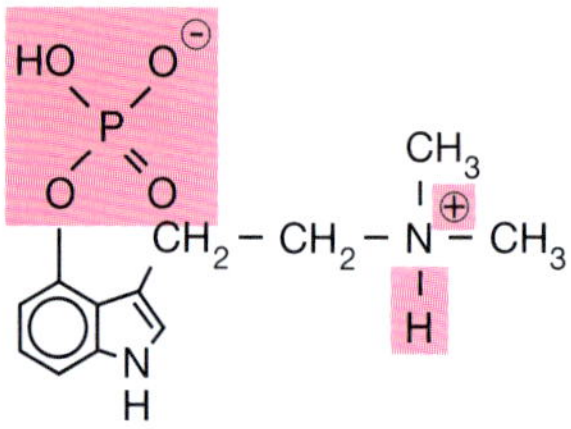

Psilocybin — Psilocybe mexicana

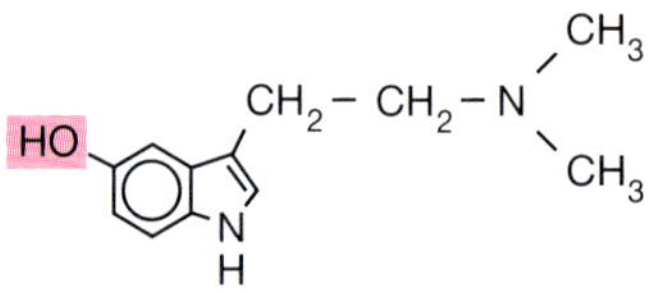

Bufotenin — Krötensekret

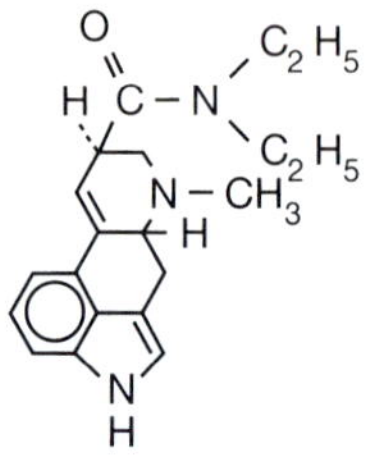

Lysergid — (partialsynthetisch)

II. Phenylethylamin-Derivate

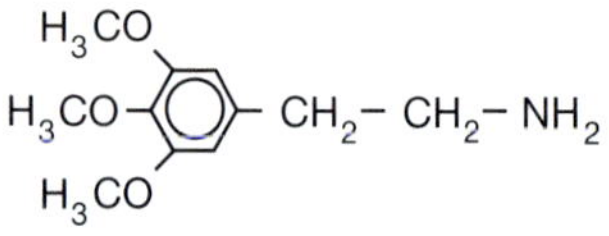

Mescalin — Anhalonium-Arten

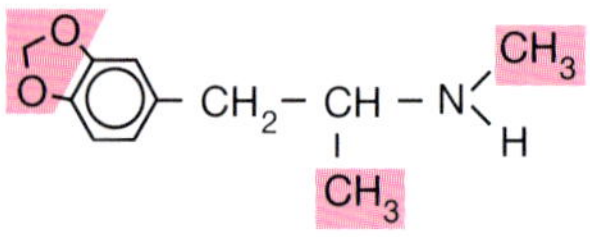

Methylendioxy-metamphetamin („Ecstasy") — (synthetisch)

und *Psilocybin* isolierte und als dessen halluzinogene Wirkstoffe erkannte.

Die in Tab. B 1–17 genannten Indol-Derivate wirken qualitativ ähnlich, unterscheiden sich jedoch in ihrer Wirkungsstärke. So werden beispielsweise von Lysergid nur 0,5 – 1 µg/kg, von Psilocybin dagegen 30 – 100 µg/kg Körpergewicht für die Auslösung eines psychotischen Zustandes benötigt. Charakteristisch ist die Aufhebung des Zeitgefühls, außerdem kommt es zu akustischen und optischen Halluzinationen. Die Stimmung ist im Gegensatz zum Schizophrenen vielfach euphorisch, doch treten auch dysphorische Zustände auf. Die Wirkung hält in der Regel etwa 6 – 8 Stunden an. Mit Neuroleptika lassen sich die psychischen Symptome rasch und vollständig beseitigen.

Mescalin. Diese Substanz ist das wirksame Prinzip verschiedener in Mexiko heimischer Kakteen (Anhalonium-Arten). Seine Wirkung entspricht der des Lysergids. Allerdings sind von Mescalin etwa 10000mal höhere Dosen (5 bis l0 mg/kg Körpergewicht) erforderlich.

Als vegetative Störungen beobachtet man nach Einnahme der dem Noradrenalin verwandten Substanz Übelkeit, Schwindel, Mydriasis und Schweißausbrüche.

Zu den Mescalin-Derivaten, die auch als Amphetamin-Analoge aufgefaßt werden können, gehören die Designer-Drogen, z.B. *Methylendioxy-metamphetamin* („Ecstasy"). Sie gewinnen in der Drogenszene zunehmend an Bedeutung.

Cannabis indica. Aus Cannabis sativa var. indica, dem indischen Hanf, werden *Marihuana* und *Haschisch* gewonnen. Marihuana besteht aus den getrockneten Blütenblättern und Zweigspitzen, Haschisch ist das getrocknete Blütenharz. 1 g Marihuana entspricht in seiner Wirksamkeit etwa 200 mg Haschisch. Der darin enthaltene Hauptwirkstoff ist Δ^9- Tetrahydrocannabinol.

Tetrahydrocannabinol

Interessanterweise konnte aus menschlichem Gehirn ein *Cannabinoid-Rezeptor,* an den Tetrahydrocannabinol und Analoge binden, kloniert werden. Er besteht aus 472 Aminosäuren und ist über ein inhibitorisches G-Protein an Adenylatzyklase gekoppelt. Der endogene Ligand ist bisher nicht bekannt.

Marihuana und Haschisch werden meist geraucht, seltener in Form von Getränken eingenommen. Die Wirkung ist stark von der äußeren Umgebung (Gruppeneinflüssen), der Persönlichkeitsstruktur, der Applikationsart und natürlich der Dosis abhängig. Nach einem Gefühl der Erregung oder Spannung folgt meist ein Zustand scheinbar gesteigerter Wahrnehmungsfähigkeit verbunden mit Wahnvorstellungen. Hohe Dosen rufen ähnliche Effekte wie Lysergid hervor.

Als körperliche Symptome nach häufigem Haschischrauchen wurden Konjunktivitis, Bronchitis, asthmoide Beschwerden, Ataxie und Tremor beobachtet. Bei chronischem Abusus besteht die Gefahr des Persönlichkeitsverfalls. Die größte Gefahr von Haschisch ist jedoch, daß es als „Einstiegsdroge" dienen kann, von der, sofern seine Wirkung nicht mehr befriedigt, auf stärkere Substanzen „umgestiegen" wird.

1.2.8 Anhang: Pharmaka zur Behandlung dementieller Syndrome

Als Demenzen (dementielle Syndrome) werden Krankheitsbilder bezeichnet, die durch eine *qualitative und quantitative Abnahme der Hirnleistung* mit intellektuellen, kognitiven, mnestischen und emotionalen Störungen sowie einer Beeinträchtigung des Sozialverhaltens charakterisiert sind. Nach ätiopathogenetischen Gesichtspunkten unterscheidet man

☐ Demenz bei Alzheimer-Erkrankung (Demenz vom Alzheimer-Typ, DAT),

☐ vaskulär bedingte Demenzen,

☐ Mischformen dieser beiden Typen,

☐ Demenzen bei genetisch bedingten und neurodegenerativen Krankheiten (z.B. bei Chorea Huntington oder beim Parkinson-Syndrom) sowie

☐ (sekundäre) Demenzen nach/bei Infektionen (z.B. mit HIV), Hirntraumen, Hirntumoren oder Einnahme toxischer Substanzen (z.B. Alkohol).

Die *Alzheimer-Erkrankung* (Morbus Alzheimer) ist die *häufigste Ursache einer Demenz.* Mehr als 50 % aller dementieller Syndrome sind dadurch bedingt. Bei der Obduktion fällt eine allgemeine Hirnatrophie (vor allem im Frontal- und Okzipitalbereich) auf. Histologisch werden intrazelluläre Faserbündel (Neurofibrillenbündel), die hyperphosphoryliertes Tau-Protein enthalten, sowie Plaques und Fibrillen gefunden, die aus einem speziellen Amyloid mit einer Molmasse von etwa 4 000 (β-A4-Protein) bestehen. Dieses wird aus einem Vorläuferprotein, dem *Amyloid-Prekursor-Protein* (APP), gebildet. Der Nervenzelluntergang betrifft u.a. *cholinerge Neurone* (insbesondere im Nucleus basalis Meynert, von dem etwa 90 % der cholinergen Bahnen zum Neocortex ausgehen), deren Ausfall die Lern- und Gedächtnisstörungen maßgeblich mitbestimmt.

Bei den *vaskulär bedingten Demenzen* ist die *Multiinfarktdemenz,* die etwa 20 % aller dementieller Syndrome ausmacht, am bedeutsamsten. Wie aus dem Namen hervorgeht, liegen ihr zahlreiche kleinere Hirninfarkte aufgrund atherosklerotischer Veränderungen der Hirngefäße zugrunde.

Nervensystem

B 1

Die Häufigkeit der *Mischformen* (Morbus Alzheimer plus vaskulär bedingte Demenz) wird ebenfalls mit etwa 20% angegeben.

Deutlich seltener sind die anderen obengenannten Formen.

Eine effektive medikamentöse Therapie dementieller Syndrome ist derzeit nicht oder allenfalls eingeschränkt möglich. Der Grund hierfür liegt zum einen darin, daß Symptome einer Demenz erst auftreten, wenn bereits ein Großteil der betreffenden Neurone zerstört ist, die Therapie somit (zu) spät einsetzt. Außerdem sind bei einer Demenz zahlreiche neuronale Systeme mit unterschiedlichen Neurotransmittern betroffen, die nur schwer gleichzeitig mit Pharmaka beeinflußt werden können. Auch gelingt es (noch) nicht, die Durchblutung in atherosklerotisch veränderten Hirnarealen klinisch relevant zu erhöhen.

Von wesentlicher Bedeutung für die zukünftige Behandlung von Demenzen wird es daher sein, die Möglichkeiten zur Frühdiagnose zu verbessern und Substanzen einzusetzen, welche die Progredienz der Grunderkrankung einer Demenz verzögern.

Nootropika. Mit dem nicht eindeutig definierten Begriff Nootropika (Neurotropika) werden Substanzen bezeichnet, die ohne – oder allenfalls geringe – zentral stimulierende Effekte Hirnleistungen, insbesondere Gedächtnis, Konzentrationsfähigkeit, Aufmerksamkeit, Urteilsvermögen und Orientierung, durch *Beeinflussung des Gehirnstoffwechsels* (z.B. durch Erhöhung der Glucoseverwertung oder Aktivierung des Nucleotid-, Phospholipid- und/oder Proteinstoffwechsels) verbessern sollen. Zu den Nootropika, die chemisch sehr unterschiedlichen Stoffklassen angehören, werden u.a.

☐ *Meclofenoxat* (Cerutil®, Helfergin®),

☐ *Nicergolin* (Circo-Maren®, duracebrol®, ergobel®, Memoq®, Nicergolin-ratiopharm®, Nicerium®, Sermion®),

☐ *Piracetam* (Avigilen®, Cerebroforte®, Cerepar® N, durapitrop®, Encetrop®, Memo-Puren®, Nootrop®, Normabrain®, Piracebral®, Piracetam-ratiopharm®) und

☐ *Pyritinol* (Encephabol®)

gerechnet.

Obwohl sowohl in Tierversuchen als auch klinisch eine Reihe von günstigen Wirkungen auf den Hirnstoffwechsel oder bestimmte Hirnfunktionen nachgewiesen werden konnte, ist die *Wirksamkeit* bei Hirnleistungsstörungen weiterhin umstritten.

Neuere Untersuchungen (doppeltblind, placebokontrolliert) mit Nicergolin und Piracetam ergaben

Meclofenoxat
(Cerutil®, Helfergin®)

Nicergolin
(Circo-Maren®, duracebrol®, ergobel®, Memoq®, Nicergolin-ratiopharm®, Nicerium®, Sermion®)

Piracetam
(Avigilen®, Cerebroforte®, Cerepar® N, durapitrop®, Encetrop®, Memo-Puren®, Nootrop®, Normabrain®, Piracebral®, Piracetam-ratiopharm®)

Pyritinol (Encephabol®)

allerdings Hinweise, daß die beiden Substanzen die Progredienz dementieller Syndrome günstig beeinflussen.

Die mittleren *Tagesdosen* betragen von Meclofenoxat 500 – 1500 mg, von Nicergolin 30 – 60 mg, von Piracetam 2400 – 4800 (– 8000) mg, von Pyritinol 600 mg.

Die cholinerge Neurotransmission beeinflussende Substanzen. Da, wie erwähnt, bei der Alzheimerschen Erkrankung die cholinerge Erregungsübertragung beeinträchtigt ist, wurde bzw. wird versucht, diese durch Gabe von Acetylcholinpräkursoren,

Acetylcholinesterasehemmstoffen oder cholinergen Agonisten zu verbessern.

Acetylcholinpräkursoren (Phosphatidylcholin, Dimethylaminoethanol) haben sich als unwirksam erwiesen.

Aus der Gruppe der *Acetylcholinesterasehemmer* (s. S. 302 f.) wurde von der Food and Drug Administration *Tacrin* (Tetrahydroaminoacridin, Cognex®) zugelassen, doch sind die therapeutischen Ergebnisse wenig überzeugend und die Nebenwirkungen (Übelkeit, Erbrechen, Diarrhoe, Leberenzymerhöhungen, Leberzellnekrosen) erheblich.

Selektive *M$_1$-Rezeptor-Agonisten* (s. S. 299) befinden sich in klinischer Prüfung.

Nicht-kompetitive NMDA-Antagonisten. Bei degenerativen Hirnerkrankungen wird die Überstimulierung von NMDA-Rezeptoren (s. S. 127) und – dadurch bedingt – die Überladung von Nervenzellen mit Calciumionen als wesentlicher pathogenetischer Faktor angesehen. Daher gelten NMDA-Antagonisten, sofern sie die folgenden Bedingungen erfüllen, als aussichtsreiche neuroprotektive Substanzen: Um die normale glutamaterge Neurotransmission nicht oder nur wenig zu beeinflussen, dürfen sie nicht mit der eigentlichen Glutamat-Bindungsstelle interagieren, sondern sie müssen – nicht-kompetitiv – im Innern des NMDA-gesteuerten Ionenkanals angreifen. (Dies ist nur möglich, wenn dieser erregt und als Folge davon geöffnet ist.) Außerdem müssen die NMDA-Antagonisten rasch wieder von ihrer Bindungsstelle abdissoziieren, damit eine zu lange Blockade des Kanals vermieden wird.

Eine Verbindung, die diese Eigenschaften weitgehend erfüllt, ist *Memantin* (Akatinol® Memantine), das auch als zentralwirksames Muskelrelaxans (s. S. 250 f.) eingesetzt wird. Erste positive Ergebnisse bei dementiellen Syndromen bedürfen einer Bestätigung durch weitere Studien.

Radikalfänger. Eine der möglichen Ursachen für eine Schädigung von Hirnzellen ist die Bildung freier Radikale. Es wird daher angenommen, daß sich eine neuroprotektive Wirkung durch Substanzen erreichen läßt, die entweder die Entstehung von Radikalen verhindern oder diese unschädlich machen. Doch steht der Nachweis eines klinischen Nutzens durch die Gabe solcher Radikalfänger (wie z.B. der Vitamine A, C und E) aus.

Nervensystem

B1

1.3 Den Schlaf beeinflussende Substanzen

Wachen und Schlafen. Selbst bei Ausschaltung aller Umwelteinflüsse bleibt eine endogen gesteuerte Periodik der Kreislauf- und Stoffwechselfunktion, der Körpertemperatur sowie der Gehirnaktivität erhalten.

Durch äußere Zeitgeber, wie Hell-, Dunkel- und Aktivitätsperiodik (Tagesarbeit – Nachruhe) werden die endogenen Rhythmen dem 24-Stunden-Rhythmus des Tages angeglichen. Auch der *Schlaf-Wach-Rhythmus* stellt einen solchen zirkadianen Primärprozeß dar, der durch äußere Zeitgeber synchronisiert wird.

Der Schlafende ist *äußeren Reizen* gegenüber unempfindlicher, außerdem ist das *Bewußtsein aufgehoben.* Doch bestehen zwischen Schlaf und Narkose prinzipielle Unterschiede: *Schlaf* ist ein *lebensnotwendiger, aktiver Prozeß,* bei dem in fast allen Organen *Regenerations-* und *Aufbauvorgänge* ablaufen, bei der *Narkose* (s. S. 231 ff.) handelt es sich dagegen um eine *Hemmung zentralnervöser Funktionen.* Im Schlaf sind die Schutzreflexe (z.B. Hustenreflex) erhalten, in der Narkose aufgehoben. Ein Schlafender ist jederzeit erweckbar, ein Narkotisierter nicht.

Schlafarten und Schlafphasen. Aufgrund neurophysiologischer, insbesondere elektroenzephalographi-

scher Messungen konnten verschiedene Schlafarten gefunden werden:

1. der *orthodoxe,* „synchronisierte" Schlaf *(NREM-Schlaf)* und

2. der *paradoxe* oder *REM-Schlaf.*

Der **orthodoxe Schlaf** läßt sich – wiederum elektroenzephalographisch – in verschiedene Schlafstadien einteilen: in ein *Einschlafstadium* (Stadium I), *Leichtschlafstadium* (Stadium II), *mitteltiefes Schlafstadium* (Stadium III) und *Tiefschlafstadium* (Stadium IV). Dieser wellenförmig ablaufende Schlaf wird von besonderen Schlafphasen unterbrochen, in denen *Salven schneller Augenbewegungen* auftreten und die daher als *REM-Phasen* (von *R*apid *E*ye *M*ovements) bezeichnet werden. Der **REM-Schlaf** ist durch starke elektrische Aktivität charakterisiert, während andere Parameter dem Tiefschlaf entsprechen (minimaler Muskeltonus, hohe Weckschwelle). Daher werden die REM-Phasen, die im Mittel etwa 20 Minuten dauern, auch als **paradoxer Schlaf** bezeichnet. Die REM-Phasen sind Zeiten, in denen *geträumt* wird. Wie man heute zuverlässig weiß, ist für das Wohlbefinden ein normaler Ablauf der verschiedenen Schlafphasen

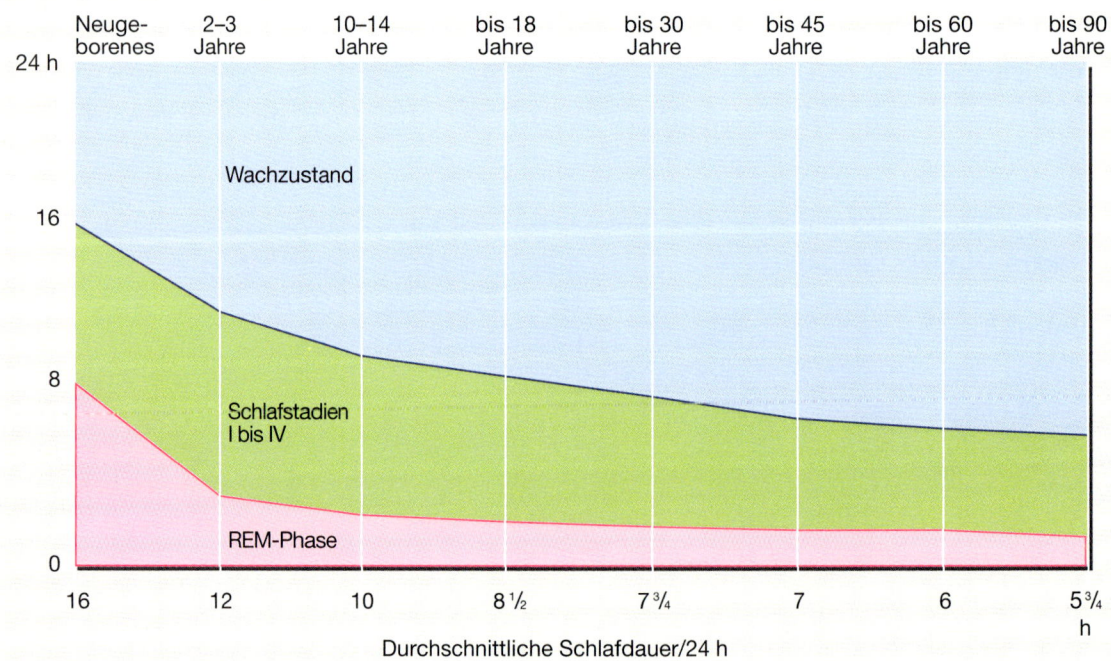

Abb. B 1–25. Dauer des orthodoxen und paradoxen Schlafs in Abhängigkeit vom Lebensalter (nach Leutner)

unerläßlich. Insbesondere eine über längere Zeit sich erstreckende Verringerung oder Aufhebung des REM-Schlafes führt zu schweren Schäden.

Die Dauer des orthodoxen und des REM-Schlafes nimmt mit zunehmendem Lebensalter ab (Abb. B 1–25). *Alte Menschen benötigen weniger Schlaf als junge.* Diese Tatsache ist für die Beurteilung von Schlafstörungen bedeutsam. Auch das Schlafverhalten ändert sich mit dem Alter (Abb. B 1–26). Mit zunehmendem Alter kommt es während der Schlafperiode zu häufigerem Erwachen, die Zahl der Tiefschlafstadien und der REM-Phasen ist reduziert.

Neuronale Grundlagen der Schlaf-Wachzustände. Über die neurophysiologischen Vorgänge, die dem Schlaf-Wach-Rhythmus und dem Ablauf der Schlafphasen zugrunde liegen, sind zwar zahlreiche Einzeltatsachen bekannt, doch ist das Zusammenwirken der einzelnen Teilbereiche des Zentralnervensystems beim Wachen und Schlafen noch nicht voll verstanden. Sicher ist, daß es sich beim Schlaf *nicht* um eine allgemeine Dämpfung zentralnervöser Funktionen handelt, sondern daß das *Aktivitätsverhältnis* von bestimmten Neuronengruppen *verändert* ist. Auch werden die komplexen physiologischen Vorgänge nicht von einem einzigen Schlafzentrum gesteuert, vielmehr sind mehrere Hirnareale daran beteiligt.

Schon seit längerer Zeit ist bekannt, daß eine Reizung der *Formatio reticularis* bei schlafenden Katzen eine sofortige Weckreaktion *(arousal reaction)* hervorruft. Vermittelt wird diese Reaktion durch das *aufsteigende retikuläre aktivierende System* (ARAS, s. S. 134). Man nahm daher zunächst an, daß der Wachzustand durch die Aktivierung und der Schlaf durch die Deaktivierung des ARAS zustande kommt. Der alleinigen Steuerung des Schlaf-Wach-Rhythmus durch die Formatio reticularis widersprechen aber neuere experimentelle Befunde.

So ergaben weitere Tierversuche, daß von den *Raphé-Kernen* (Nuclei raphé) mit **Serotonin** als Neurotransmitter *hemmende* und damit *schlafanstoßende* Impulse zum aufsteigenden Teil der Formatio reticularis ausgehen. (Eine Zerstörung der Raphé-Kerne hat daher Schlaflosigkeit zur Folge).

Umgekehrt bewirkt eine *gesteigerte Aktivität des limbischen Systems* eine *Stimulation des ARAS.* Dementsprechend hat eine Hemmung des limbischen Systems mit **GABA** oder mit Substanzen, die die Wirkung von GABA verstärken, einen *schlafanstoßenden Effekt.*

Als schlaffördernde **endogene Peptide** wurden u.a. *Faktor S* sowie *DSIP* = delta sleep inducing peptide und *VIP* nachgewiesen.

Noradrenalin, aus den Loci coerulei freigesetzt, fördert über β-Adrenozeptoren den *REM-Schlaf.*

Adenosin ist sehr wahrscheinlich ebenfalls an der Induktion und Aufrechterhaltung des Schlafes beteiligt.

Histamin wirkt dagegen durch Erregung von H_1-Rezeptoren *schlafhemmend.*

Schlafstörungen. Die Ursachen einer Schlafstörung sind mannigfaltig. Neben

□ *organischen Störungen* (z.B. Hirntumoren, Schmerzen, Juckreiz, Herzinsuffizienz mit Atemnot) sind

□ *geistige und psychische Belastungen* (erhöhte Anforderungen im Beruf, Ehekonflikte, Todesfälle u.a.),

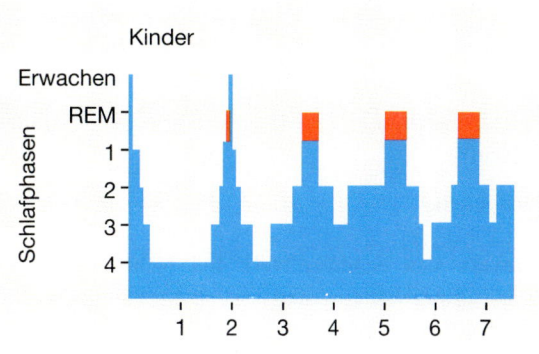

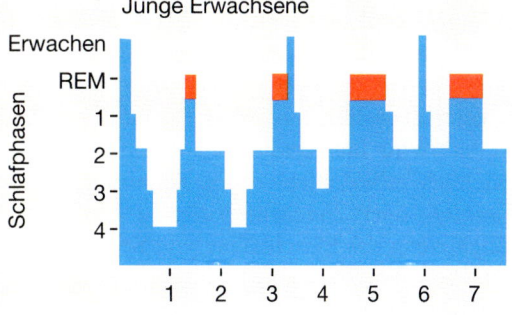

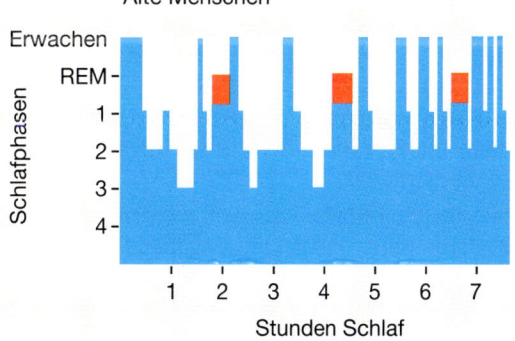

Abb. B 1–26. Änderung des Schlafverhaltens mit dem Alter (nach Anschütz). REM-Phasen rot

Nervensystem

B1

Tab. B 1–18. Wirkungen von Schlafmitteln (modifiziert nach Baust)

Substanz	Wirkung auf den physiologischen Schlaf				REM-Latenz	REM-Rebound	Wirkungs-verlust
	Stadium						
	II	**III**	**IV**	**REM**			
Barbiturate	↑	∅	↓	↓↓	↑	↑↑	++
Chloralhydrat	↑	↓	↑	∅	∅	∅	+
Benzodiazepine	↑	↑	↓	(↓)	∅	∅	(+)
Zolpidem	↑	↑↓*	↑↓*	(↓)	∅	∅	(+)
Zopiclon	↑↓*	↑↓*	↑↓*	(↓)	∅	∅	(+)

↑ Zunahme   ↓ Abnahme   ∅ kein Effekt   + Effekt vorhanden   (+) Effekt wenig ausgeprägt   * dosisabhängig

☐ *ungesunde Lebensführung* (Änderung des Schlaf-Wach-Rhythmus durch Schichtarbeit; Einnahme zentral erregender Stoffe, z.B. von Coffein; mangelnde körperliche Betätigung; reichliche, schwer verdauliche Mahlzeiten am Abend) und

☐ Reizüberflutung (zu langes Fernsehen, Straßenlärm)

zu nennen.

Einsatz von Schlafmitteln bei Schlafstörungen. Schlafmittel sollten grundsätzlich nur dann eingesetzt werden, wenn es nicht gelingt, die Ursache einer Schlafstörung zu beheben oder andere Maßnahmen, z.B. autogenes Training, nicht zum Erfolg führen. Alte Menschen sind darauf aufmerksam zu machen, daß ihr Schlafbedürfnis physiologischerweise herabgesetzt und damit auch die erforderliche Schlafdauer vermindert ist. Wird die Verordnung eines Schlafmittels tatsächlich erforderlich, so ist zu prüfen, ob eine *Einschlaf-* oder *Durchschlafstörung* vorliegt. Zur Erleichterung des Einschlafens sind Schlafmittel mit schnellem Wirkungseintritt und kurzer Wirkungsdauer *(Einschlafmittel),* bei ungenügender Schlaftiefe und frühzeitigem Erwachen Schlafmittel mit längerer Wirkungsdauer *(Durchschlafmittel)* zu geben. Doch sollte bei jeder Verordnung von Schlafmitteln bedacht werden, daß diese nur *zeitlich limitiert* eingesetzt werden dürfen, wie kaum eine andere Gruppe von Arzneimitteln mißbraucht und viele Suizidversuche damit durchgeführt werden.

Die älteren, früher häufig gebrauchten Schlafmittel, z.B. Barbiturate, sind heute weitgehend durch Schlafmittel aus der Gruppe der Benzodiazepine oder ähnlich wirkender Substanzen ersetzt. Deren entscheidender Vorteil ist vor allem darin zu sehen, daß mit ihrer alleinigen Einnahme ein Suizid praktisch nicht möglich ist.

Anforderungen an ein ideales Schlafmittel. Von einem idealen Schlafmittel wäre zu fordern, daß es

☐ einen dem physiologischen Schlaf gleichen Zustand hervorruft, d.h. das physiologische Schlafprofil nicht verändert,

☐ bei einer Überdosierung andere Funktionen des Zentralnervensystems (oder sonstige Organfunktionen) nicht beeinflußt,

☐ nicht kumuliert,

☐ am folgenden Morgen keine negativen Nachwirkungen (sog. hangover) erzeugt und

☐ auch bei längerer Anwendung nicht an Wirksamkeit verliert.

Der Vergleich der gewünschten mit den nachfolgend beschriebenen tatsächlichen Eigenschaften von Schlafmitteln macht deutlich, daß ein solches ideales Schlafmittel derzeit *nicht* existiert (s. Tab. B 1–18).

Eigenschaften von Schlafmitteln. Alle hypnotisch wirkenden Substanzen stören den physiologischen Schlafablauf, wobei insbesondere das Stadium IV und die REM-Phasen betroffen sind. Während Barbiturate vor allem die REM-Phasen verringern, werden durch Benzodiazepine die Schlafstadien II und III des orthodoxen Schlafes verlängert, das Tiefschlafstadium (Stadium IV) wird dagegen verkürzt (Tab. B 1–18).

Bei Schlafmitteln, die den REM-Schlaf beeinträchtigen, tritt beim Absetzen nach längerem Gebrauch ein *REM-Überschuß* (sog. REM-rebound) auf, d.h., die REM-Phasen werden verlängert. Dabei besteht die *Gefahr eines Entzugsdelirs,* die mit dem REM-rebound zunimmt. Schlafmittel, die den REM-Schlaf reduzieren, verlängern in der Regel auch die *REM-Latenz,* d.h. die Zeit vom Einschlafen bis zum Auftreten der ersten REM-Phase.

Da eine Reihe von Schlafmitteln sehr langsam abgebaut wird, kommt es nach ihrer Applikation nicht selten am nächsten Morgen zu Müdigkeit und Abgeschlagenheit (hangover), außerdem besteht die Möglichkeit einer Kumulation.

Zahlreiche Schlafmittel, vor allem die älteren (z.B. Barbiturate), verlieren nach kurzer Zeit, vielfach bereits innerhalb einer Woche, ihre Wirkung. Daher erhöhen viele Patienten die Dosis oder nehmen zusätzlich ein anderes Medikament ein, wodurch die Abhängigkeitsgefahr weiter gesteigert wird. Bei den Benzodiazepin-Derivaten ist nach etwa 2 – 4 Wochen ebenfalls mit einer Wirkungsabschwächung zu rechnen.

Schlafmittelvergiftungen. Symptome und Therapie von Schlafmittelvergiftungen werden bei den verschiedenen Substanzgruppen beschrieben.

Interaktionen. Auf mögliche Interaktionen von Schlafmitteln mit zahlreichen anderen Arzneistoffen ist besonders hinzuweisen. So werden die Wirkungen sämtlicher zentral dämpfender Substanzen, z.B. von Antihistaminika oder zentral wirksamen Antihypertensiva, verstärkt. Auch steigert Alkohol die hypnotischen Effekte von Schlafmitteln. Ebenso kann es mit Psychopharmaka zu schwer überschaubaren Wechselwirkungen kommen. Infolge der durch eine Reihe von Schlafmitteln, insbesondere Barbituraten, ausgelösten Enzyminduktion wird die Biotransformation anderer Stoffe, z.B. von Cumarin-Derivaten oder oralen Kontrazeptiva (vgl. die unsichere Wirkung von oralen Kontrazeptiva bei gleichzeitiger Gabe von Phenobarbital S. 375), beschleunigt.

1.3.1 Aldehyde

Paraldehyd, ein trimerer Acetaldehyd, hat in psychiatrischen Krankenanstalten noch eine gewisse Bedeutung für die Behandlung erregter Patienten. Daneben wird er bei Delirium tremens und therapieresistentem Status epilepticus (s. S. 254) eingesetzt.

Obwohl die Substanz rasch und gut wirkt, hat sie sich nicht allgemein durchgesetzt, weil sie der Ausatmungsluft einen unangenehmen Geruch verleiht und bei direktem Kontakt die Schleimhäute reizt.

Die *Dosierung* beträgt 4 – 8 ml oral (in Milch oder Fruchtsaft) oder rektal (verdünnt mit der gleichen oder doppelten Menge Olivenöl).

Als *Nebenwirkungen* wurden Hustenreiz, Exantheme, Blutdruckabfall sowie metabolische Azidose beobachtet. Auch können rauschartige Zustände auftreten.

Chloralhydrat (Chloraldurat®), das Hydrat des Trichloracetaldehyds, ist eines der ältesten Schlafmittel, das seiner

Paraldehyd   Chloralhydrat

lokal reizenden Wirkung und seines bitteren, brennenden Geschmacks wegen vor allem in Kapselform oral oder in öliger Lösung rektal verabfolgt wird. Aus dem rasch resorbierten Aldehydhydrat entsteht im Organismus durch Reduktion *Trichlorethanol,* dem die Hauptwirkung zukommt, und ferner (unwirksame) Trichloressigsäure. Vorteilhaft ist, daß Chloralhydrat den REM-Schlaf nicht beeinflußt (Tab. B 1–18).

Außer als Schlafmittel wird Chloralhydrat bei Erregungs- und Krampfzuständen benutzt.

Die durchschnittliche *Dosis* für Erwachsene beträgt 0,5 – 1,5 g. Die therapeutische Breite ist gering (Dosis letalis 6 – 10 g).

Als gelegentliche *Nebenwirkungen* wurden Verwirrtheitszustände, Übelkeit und allergische Reaktionen beschrieben. Wie bei anderen Halogenverbindungen besteht die Gefahr der Sensibilisierung des Myokards gegen Catecholamine (s. S. 277).

Bei chronischer Anwendung kann es zu *Abhängigkeit* kommen.

Bei schweren Leberfunktionsstörungen, Nieren- (Kumulationsgefahr!) und dekompensierter Herzinsuffizienz ist Chloralhydrat *kontraindiziert.*

Eine *Vergiftung* mit Chloralhydrat ähnelt einer Barbiturat-Vergiftung (s. u.).

1.3.2 Säureamide

Die wichtigsten derzeit verwendeten Schlafmittel besitzen als gemeinsames Strukturelement die Gruppierung

Zu dieser Gruppe der substituierten Säureamide gehören

☐ *Barbiturate,*

☐ *Benzodiazepine* und *Benzodiazepin-Analoge,*

☐ *Cyclopyrrolone* sowie

☐ *Imidazopyridine.*

1.3.2.1 Barbitursäure-Derivate („Barbiturate")

Als Barbitursäure bezeichnet man das cyclische Kondensationsprodukt von Malonsäure mit Harnstoff. Infolge ihrer hohen Azidität liegt die Barbitursäure im Organismus als Anion vor und kann die Blut-Hirn-Schranke nicht überwinden. Daher besitzt sie auch keinen hypnotischen Effekt. Um zu wirksamen Schlafmitteln zu kommen, müssen *beide* H-Atome an C-5 der Barbitursäure substituiert werden, wodurch die Azidität herabgesetzt und die Lipophilie erhöht wird. Eine weitere Verringerung der Azidität und Erhöhung der Lipophilie kann durch Methylierung an N-1 erreicht werden.

Barbiturate

Barbiturate haben, wie erwähnt, ihre Bedeutung als *Schlaf- und Beruhigungsmittel* verloren. Sie sollten bei Schlafstörungen und zur Sedierung *nicht mehr* eingesetzt werden. Dagegen sind *Methohexital* und *Thiopental* (s. S. 237 ff.) noch immer bedeutsame Narkosemittel, *Phenobarbital* ist ein wichtiges Antiepileptikum (s. S. 256).

Barbituratvergiftung. Die früher hohe Zahl der akuten, meist in suizidaler Absicht vorkommenden Barbituratvergiftungen ist wegen der nur noch seltenen Verordnung barbiturathaltiger Schlafmittel stark rückläufig.

Bei *leichten* bis *mittelschweren* Vergiftungen lassen sich die Patienten aus dem Schlaf nicht erwecken, reagieren aber auf Schmerzreize mit Abwehrbewegungen. Außer einer sorgfältigen Überwachung und einer evtl. Magenspülung bedürfen sie in der Regel keiner weiteren Behandlung.

Bei *schweren* Vergiftungen besteht tiefes Koma, das von einer Gewebshypoxie begleitet ist. Die Atmung ist flach, anfänglich beschleunigt, später verlangsamt, die Herzfrequenz erhöht, der Blutdruck mehr oder weniger stark erniedrigt. Die Reflexe sind abgeschwächt bis erloschen. Unbehandelt tritt nach wenigen Stunden bis mehreren Tagen der Tod infolge Kreislaufinsuffizienz, Atemlähmung oder Lungenödem ein.

Die ersten Maßnahmen bei der Behandlung von Barbituratvergiftungen (und anderen Schlafmittelvergiftungen) bestehen darin, *Atmung* und *Kreislauf* möglichst schnell wieder *zu normalisieren.* Eine Ateminsuffizienz muß daher durch künstliche Beatmung, ein drohender oder bestehender Schock durch Infusionen mit Plasma oder Plasmaersatzmitteln (vgl. S. 415 ff.) behoben werden.

Eine *Magenspülung* ist unter entsprechenden Kautelen (Trachealtubus wegen Aspirationsgefahr!) vorzunehmen. Sie ist auch noch lange Zeit nach der Einnahme des Barbiturats sinnvoll, da dieses in höherer Dosierung die Magenperistaltik lähmt. Zur schnelleren Ausscheidung von Barbituraten mit langer Halbwertzeit kann eine forcierte Diurese (s. S. 805) bei gleichzeitiger Alkalisierung des Harns sowie eine Hämodialyse und/oder Hämoperfusion durchgeführt werden.

1.3.2.2 Thalidomid

Thalidomid (Contergan®, nicht mehr im Handel) war das einzige Schlafmittel, das sich von einer natürlich vorkommenden Aminosäure, der Glutaminsäure, ableitet. Es galt als das ungefährlichste Hypnotikum, da selbst bei massiver Überdosierung keine bedrohlichen Vergiftungserscheinungen auftraten. Um so überraschender war die alarmierende Mitteilung von W. Lenz, daß diese Substanz für die plötzlich sprunghaft angestiegene Zahl schwerer fetaler Mißbildungen verantwortlich zu machen sei. Außerdem stellte sich heraus, daß Thalidomid bei täglicher Einnahme über einen längeren Zeitraum zu schweren Polyneuritiden mit z.T. irreparablen Schäden führen kann. Nach Bekanntwerden dieser Neben-

Thalidomid
(Contergan®, nicht mehr im Handel)

wirkungen wurden sämtliche thalidomidhaltigen Schlafmittel aus dem Handel gezogen (zum Einsatz von Thalidomid bei Lepra s. S. 705).

1.3.2.3 Benzodiazepine und Benzodiazepin-Derivate

Benzodiazepine bzw. *Benzodiazepin-Derivate* sind die derzeit wichtigsten und am häufigsten verwendeten Schlafmittel. Handelspräparate sind in Tab. B 1–19 zusammengestellt.

Wirkprofil. Die als Hypnotika verwendeten Stoffe gleichen in ihren pharmakologischen Eigenschaften den anderen Substanzen dieser Reihe, z.B. Diazepam (s. S. 164). Das bedeutet, daß sie neben der schlafanstoßenden Wirkung im Prinzip auch die anderen Eigenschaften der Benzodiazepine aufweisen. Wie schon erwähnt, wird bei üblicher Dosierung der REM-Schlaf wenig beeinflußt, dagegen werden die Stadien II und III des orthodoxen Schlafs verlängert, die Stadien IV wird dagegen verkürzt.

Kinetik. Die in Tab. B 1–19 angegebenen Stoffe werden *rasch und gut resorbiert.* Für die Beurteilung der Verbindungen in bezug auf eventuelle Hangover-Effekte sind neben der Plasmahalbwertszeit der Muttersubstanz auch die Halbwertszeiten von aktiven Metaboliten zu berücksichtigen.

Tab. B 1–19. Als Hypnotika verwendete Benzodiazepine und Benzodiazepin-Analoge

Strukturformel	Internationaler Freiname	Handelspräparat (Eingetragenes Warenzeichen)	Mittlere Tagesdosis (mg)
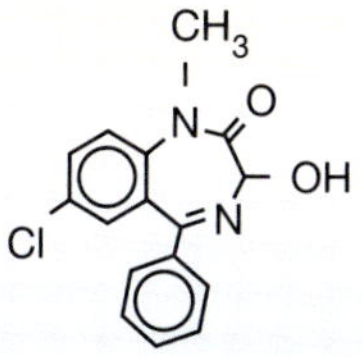	Temazepam	Neodorm SP, Norkotral Tema, Planum, Remestan, Temazepam-ratiopharm	20 – 40
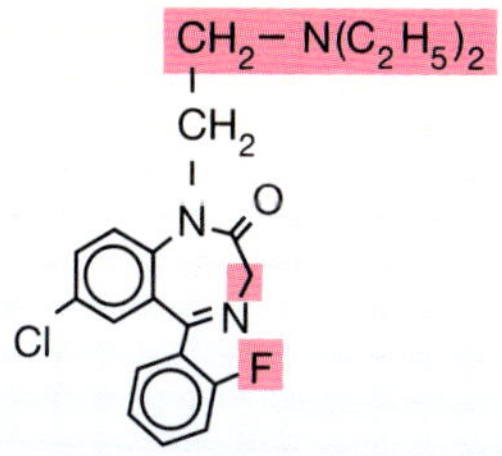	Flurazepam	Dalmadorm, Flurazepam-ratiopharm, Flurazepam Riker, Staurodorm Neu	15 – 30
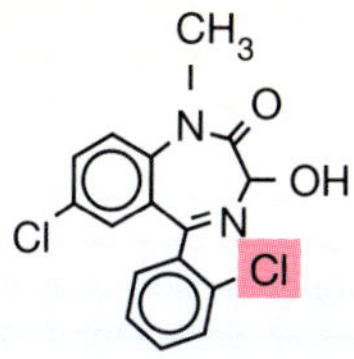	Lormetazepam	Ergocalm, Loretam, Noctamid, Repocal Lormeta	0,5 – 2
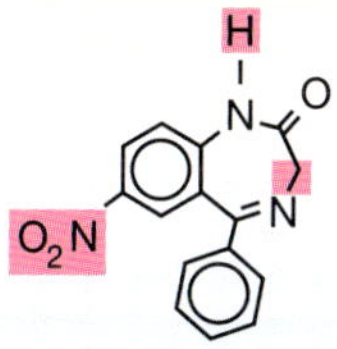	Nitrazepam	Dormo-Puren, Eatan N, imeson, Mogadan, Novanox, Radedorm	2,5 – 10
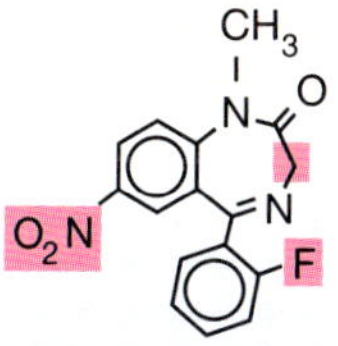	Flunitrazepam	Fluninoc, fluniOPT, Flunitrazepam-ratiopharm, Rohypnol	0,5 – 2
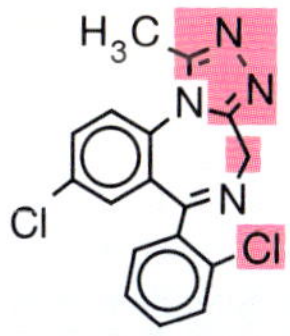	Triazolam	Halcion	0,125 0,25
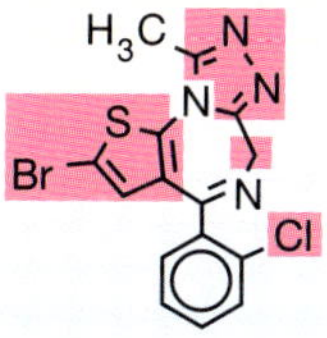	Brotizolam	Lendormin	0,125 – 0,25

Nervensystem

B 1

Für Triazolam beträgt $t_{1/2}$ ca. 3 Stunden (für seine Metaboliten 8 Stunden), für Brotizolam und seine Metaboliten 4,5 – 7 Stunden, für Temazepam und Lormetazepam 8 – 16 Stunden, für Nitrazepam und Flunitrazepam – beide Substanzen werden durch Reduktion der Nitrogruppe zur Aminogruppe zu unwirksamen Metaboliten biotransformiert – 15 – 30 Stunden und für Flurazepam einschließlich des aktiven Metaboliten Desalkylflurazepam 50 – 100 Stunden. Die Plasmahalbwertszeiten sind allerdings in der Regel größer als die Wirkdauer.

Dosierung. Die mittleren hypnotischen Dosen sind in Tab. B l–19 angegeben.

Nebenwirkungen, Kontraindikationen, Interaktionen. Diese wurden bereits unter B 1.2.5, S. 162, beschrieben. Doch ist nochmals eindringlich darauf hinzuweisen, daß es bei (fälschlicher) Anwendung über längere Zeit nach (plötzlichem) Absetzen infolge eines Rebounds zu Schlaflosigkeit, Angstzuständen, Schwindel, Übelkeit, Verwirrung und anderen zentralnervösen Störungen kommen kann.

1.3.2.4 Zolpidem, Zopiclon

Zolpidem (Bikalm®, Stilnox®), ein Imidazopyridin, und *Zopiclon* (Ximovan®), ein Cyclopyrrolon, besitzen den gleichen Wirkungsmechanismus wie die Benzodiazepine. Sie greifen wie diese als Agonisten an derselben Untereinheit des GABA_A-Rezeptor-Chloridkanal-Komplexes an, allerdings ist ihre Bindungsstelle nicht vollständig mit der der Benzodiazepine identisch. Dementsprechend ist der Unterschied im Wirkprofil im Vergleich zu den Benzodiazepinen gering. Insbesondere bei Zolpidem ist die muskelrelaxierende und antikonvulsive Wirkung durch geringere Affinität zu den im Rückenmark lokalisierten Rezeptoren weniger stark ausgeprägt. Trotzdem besteht auch bei dieser Substanz die Gefahr von Gangunsicherheit und Stürzen bei älteren Patienten. Ob – wie aufgrund erster Studien vermutet – das Abhängigkeitspotential von Zolpidem und Zopiclon niedriger ist als bei den Benzodiazepinen, kann noch nicht sicher beurteilt werden.

Die beiden Wirkstoffe werden nach oraler Gabe *gut resorbiert,* die Bioverfügbarkeit liegt bei 70 bzw. 80 %. Die *Plasmahalbwertszeiten* werden für Zolpidem mit 1,5 – 2,5, für Zopiclon mit 3,5 – 6 Stunden angegeben. Sowohl Zolpidem als auch Zopiclon werden zu einem hohen Prozentsatz *biotransformiert,* die *Ausscheidung* von Zolpidem erfolgt renal und biliär, Zopiclon wird vorwiegend renal ausgeschieden.

Die *Dosierung* beträgt von Zolpidem für Erwachsene über 65 Jahren 5 – 10 mg, für Erwachsene unter 65 Jahren 10 – 20 mg, für Zopiclon für Erwachsene über 70 Jahren 3,75 – 7 mg, für Erwachsene unter 70 Jahren 7,7 – 15 mg kurz vor dem Schlafengehen.

Die *Nebenwirkungen* und *Kontraindikationen* entsprechen weitgehend denen von Benzodiazepinen.

Zolpidem
(Bikalm®, Stilnox®)

Zopiclon
(Ximovan®)

1.3.3 H_1-Antihistaminika

Vor allem die älteren H_1-Antihistaminika (s. S. 388) besitzen durch Blockade *zentraler* H_1-Rezeptoren einen *sedierenden, hypnotischen Effekt.* Aus diesem Grund wurden

□ *Diphenhydramin* (Dormutil® N, nervo OPT® N, S 8, Sediat®, Sedovegan® Novo) und

□ *Doxylamin* (Gittalun®, Hoggar® N, Sedaplus®)

als *freiverkäufliche* (rezeptfreie) Hypnotika in den Handel gebracht, nachdem die anderen Schlafmittel der Rezeptpflicht unterstellt wurden. Auch für diese Substanzen gelten *uneingeschränkt* die oben für die Anwendung von Schlafmitteln erhobenen Kriterien. Eine unkritische Empfehlung für die Selbstmedikation ist entschieden abzulehnen.

1.3.4 Kombinationspräparate

Neben Schlafmitteln mit nur einem Wirkstoff sind noch immer – irrationale – Kombinationspräparate im Handel. Diese enthalten entweder mehrere Hypnotika oder außer dem Hypnotikum zusätzlich Tranquillantien bzw. Neuroleptika, Antihistaminika oder Analgetika. Der Wert dieser Kombinationen, insbesondere solcher mit Wirkstoffen aus verschiedenen Arzneistoffgruppen, ist *negativ* zu beurteilen, nicht zuletzt wegen der schwierigen Behandlung bei Vergiftungen. Es sollten als Hypnotika nur noch Monostoffpräparate verordnet werden.

1.4 Analeptika

Analeptika stimulieren bestimmte Abschnitte des Zentralnervensystems, vor allem das Atem- und Vasomotorenzentrum in der Medulla oblongata. In höheren Dosen sind sie *Krampfgifte.*

Die Analeptika haben ihre *frühere Bedeutung fast völlig verloren.*

Bei Vergiftungen mit Opiaten werden sie nur noch in Ausnahmefällen verwendet (s.u.). Bei zentralem Kreislaufversagen zieht man peripher angreifende Substanzen (vgl. Sympathomimetika S. 278 ff.), bei einer Atemdepression künstliche Beatmung vor.

Doxapram (Dopram®) wirkt vor allem auf das Atemzentrum, die Stimulation des Vasomotorenzentrums ist weniger ausgeprägt. Bei Vergiftungen mit dem stark wirkenden Analgetikum *Buprenorphin* (s. S. 194), bei denen der Opiatantagonist Naloxon zur Aufhebung einer Atemdepression allein nicht ausreichend wirksam ist, wird es als Antidot (0,5 – 1,5 mg langsam i.v.) empfohlen, doch ist seine Wirksamkeit umstritten.

Doxapram (Dopram®)

Nervensystem

B 1

1.5 Analgetika

Unter Analgetika versteht man Substanzen, die in therapeutischen Dosen die *Schmerzempfindung verringern* bzw. *unterdrücken,* ohne bei einer solchen Dosierung eine allgemeinnarkotische Wirkung (s. S. 231) zu besitzen. Aufgrund der Wirkungsstärke, des Wirkungsmechanismus und der Nebenwirkungen werden zwei Gruppen von Analgetika unterschieden:

☐ *Opioid-Analgetika* (opioide Analgetika, Opioide, Opiate, Narkoanalgetika, Hypnoanalgetika, stark wirkende Analgetika) mit vorwiegend *zentraler,* daneben aber auch peripherer Wirkung,

☐ *nicht-opioide Analgetika* („kleine" Analgetika) mit peripherer, daneben aber auch zentraler Wirkung sowie meist gleichzeitig *antipyretischen* und vielfach auch *antiphlogistischen, antirheumatischen Eigenschaften.*

1.5.1 Physiologie und Pathophysiologie des Schmerzes

Schmerz ist eines der häufigsten Symptome einer lokalen Gewebeschädigung oder einer Krankheit. Zwar übt Schmerz, speziell akuter Schmerz, vielfach eine *nützliche Warn- und Schutzfunktion* aus und erleichtert oft auch die Diagnose, er kann aber auch, besonders wenn er chronisch wird, nur quälend und nutzlos sein. Für den betroffenen Patienten ist Schmerz stets belastend, so daß er sich zurecht von ihm zu befreien sucht. Einer konsequenten Beseitigung von Schmerzen kommt daher besondere Bedeutung zu. Bei manchen Erkrankungen, z.B. bei malignen Tumoren in der Endphase, ist eine adäquate Schmerzbehandlung häufig die einzige wertvolle ärztliche Maßnahme.

Schmerzempfindlich sind neben der gesamten äußeren Haut und großen Teilen der Schleimhaut zahlreiche Gewebe bzw. Organe im Körperinnern, doch gibt es auch Organe ohne Schmerzrezeptoren, z.B. das Gehirn.

1.5.1.1 Schmerzursachen, Schmerzformen

Schmerz entsteht, wenn mechanische, thermische, chemische oder elektrische Reize einen Schwellenwert (Schmerzschwelle) *überschreiten* und dadurch (meist) zu einer *Gewebeschädigung* mit *Freisetzung von Schmerzstoffen* (algogenen Substanzen, s.u.) sowie konsekutiv zur Bildung von (afferenten) Schmerzimpulsen führen. Die Auslösung, Weiterleitung und zentrale Verarbeitung der Schmerzimpulse wird daher auch als **Nozizeption** bezeichnet. Schmerz kann allerdings auch durch starke Stimulation schmerzvermittelnder Nervenfasern ohne Zellschädigung bedingt sein.

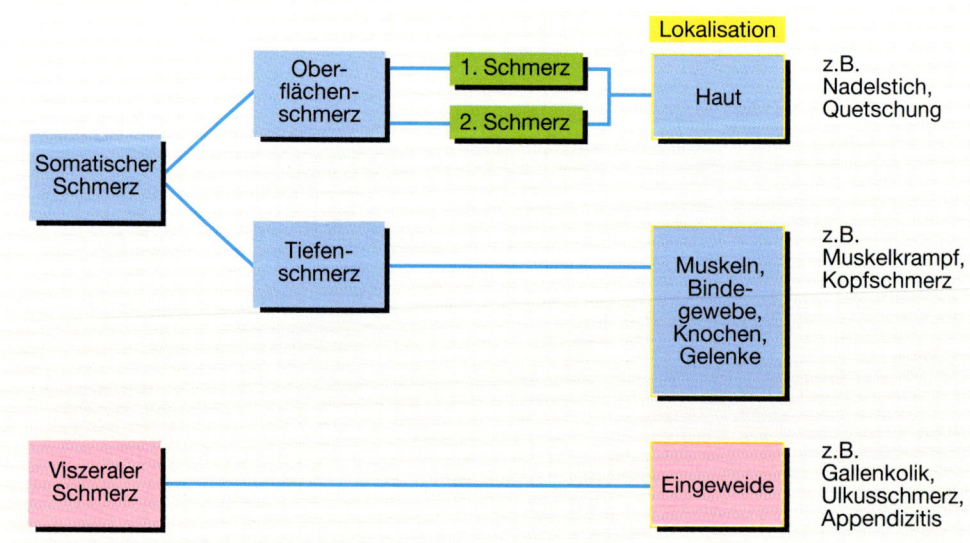

Abb. B 1–27. Einteilung der Schmerzqualitäten aufgrund ihrer Lokalisation (nach Thews, Mutschler, Vaupel)

Nozizeptorschmerz entsteht durch *Erregung von Schmerzrezeptoren* (Nozizeptoren), bei denen es sich um *spezielle* (freie) *Nervenendigungen* handelt, infolge einer der obengenannten Noxen.

Neuralgischer Schmerz (Neuralgie, Nervenschmerz) tritt bei *anhaltender Reizung noziceptiver Nervenfasern oder der Hinterwurzel des Rückenmarks* auf.

Als **Kausalgie** werden *durch Nervenverletzungen,* insbesondere Schußverletzungen, *bedingte* chronische, quälende Schmerzen im Versorgungsgebiet des verletzten Nerven bezeichnet. Dabei kommt es gleichzeitig zu durch Sympathikusschädigung bedingten Durchblutungs- und trophischen Störungen.

Deafferenzierungsschmerz wird durch abnorme Erregbarkeit und Aktivität von Neuronen im Hinterhorn des Rückenmarks wegen fehlender afferenter Impulse nach Amputationen (Stumpf-, Phantomschmerzen), Nervenwurzelausrissen oder Querschnittslähmungen ausgelöst.

Unter **psychischem Schmerz** versteht man Schmerz ohne nachweisbare organische Ursache.

1.5.1.2 Schmerzqualitäten

Schmerz läßt sich nach seinem Entstehungsort in *somatischen* und *viszeralen* Schmerz einteilen (Abb. B 1–27).

Von **somatischem Schmerz,** der nochmals in die zwei Qualitäten

☐ *Oberflächenschmerz* und

☐ *Tiefenschmerz*

unterteilt wird, spricht man dann, wenn die Schmerzempfindung von *Haut, Muskeln, Gelenken, Knochen* oder vom *Bindegewebe* ausgeht. Ist der Reiz in der Haut lokalisiert, so bezeichnet man die dadurch ausgelöste Empfindung als *Oberflächenschmerz.* Der von Muskeln, Gelenken, Knochen und Bindegewebe kommende Schmerz wird dagegen *Tiefenschmerz* genannt.

Der *Oberflächenschmerz,* der etwa nach einem Einstich mit einer Nadel in die Haut entsteht, hat einen hellen Charakter, ist gut lokalisierbar und klingt nach Beendigung des Reizes schnell ab. Die Bedeutung des sog. *ersten Schmerzes* liegt vor allem darin, daß er gewöhnlich eine reflektorische Fluchtreaktion einleitet, wie etwa das Wegziehen des Beines beim Tritt auf einen spitzen Gegenstand, und damit den Organismus vor weiterem Schaden bewahrt. Diesem ersten

Schmerz folgt oft, insbesondere bei hohen Reizintensitäten, nach kurzer Pause ein *zweiter Schmerz* von dumpfem oder brennendem Charakter, der schwer zu lokalisieren ist und langsam abklingt.

Der *Tiefenschmerz* wird ebenfalls als dumpf empfunden, ist schwer lokalisierbar und strahlt meist in die Umgebung aus. Das bekannteste Beispiel des Tiefenschmerzes ist der *Kopfschmerz,* der in seinen vielfältigen Formen wohl die häufigste Schmerzform darstellt.

Zweiter Schmerz oder Tiefenschmerz sind vielfach von affektiven und vegetativen Reaktionen wie Unlust, Übelkeit, Schweißausbruch und Blutdruckabfall begleitet.

Der **viszerale** oder **Eingeweide-Schmerz** ähnelt in seinem dumpfen Charakter und in den begleitenden vegetativen Reaktionen dem Tiefenschmerz. Er tritt u.a. bei Dehnung der Bauchorgane, Spasmen der glatten Muskulatur, Mangeldurchblutung und entzündlichen Erkrankungen auf.

Neben dem Entstehungsort ist auch die *Dauer des Schmerzes* ein wichtiges Kriterium für die Beurteilung des Schmerzes. Der **akute Schmerz** hat eine begrenzte Dauer und klingt nach Beseitigung der auslösenden Schädigung schnell ab. Er ist in der Regel gut lokalisierbar und in seinem Ausmaß von der Reizintensität abhängig. Diese Schmerzform hat eine eindeutige Warnfunktion.

Der **chronische Schmerz** tritt entweder in der Form des *Dauerschmerzes* (z.B. Rückenschmerzen, Tumorschmerzen) oder des *ständig wiederkehrenden Schmerzes* (z.B. Migränekopfschmerzen, Herzschmerzen bei Angina pectoris) auf. Im allgemeinen wird ein Schmerz erst dann als chronisch angesehen, wenn die Beschwerden länger als ein halbes Jahr bestehen. Chronische Schmerzen können im Laufe der Zeit gegenüber der zugrundeliegenden Störung ganz in den Vordergrund treten und damit ein *eigenständiges Krankheitssyndrom* bilden.

1.5.1.3 Schmerzreaktionen

Schmerz ist, wie oben erwähnt, vielfach von *vegetativen Reaktionen* begleitet. In der Regel kommt es zu einer Aktivierung des Sympathikus und zur Ausschüttung von Catecholaminen (s. S. 272). Die Herzfrequenz nimmt zu, der Blutdruck steigt an, die Pupillen erweitern sich. Sehr ausgeprägt sind die vegetativen Reaktionen bei viszeralen Schmerzen, z.B. bei einer Gallenkolik, die von Übelkeit, Erbrechen, Schweißausbruch und Blutdruckabfall begleitet ist.

Daneben löst der Schmerzreiz auch *motorische Reaktionen* aus. Hierzu zählt die bereits genannte Fluchtreaktion: Beim Berühren eines heißen Gegenstandes wird die Hand reflektorisch zurückgezogen, bevor noch der Hitzeschmerz ins Bewußtsein gelangt. Außerdem können Tiefenschmerz und viszeraler Schmerz u.U. Muskelverspannungen verursachen.

Schließlich hat der Schmerz eine *affektive (emotionale)* Komponente, deren Ausprägung individuell und situationsbedingt stark variiert (s. Schmerzbewertung S. 186 f.).

1.5.1.4 Schmerzstoffe

Wie bereits beschrieben, ist der *adäquate Reiz* für eine Schmerzempfindung eine *Gewebeschädigung* oder eine *Störung des Gewebestoffwechsels.* Dabei werden körpereigene Substanzen aus den geschädigten Zellen, sog. *Schmerzstoffe,* freigesetzt, die zu einer Erregung der Schmerzrezeptoren führen.

Zu den wenig potenten „Schmerzstoffen" zählen die *Wasserstoffionen.* Bei einer Erniedrigung des pH-Wertes unter 6 kommt es allmählich zu einer Schmerzempfindung, die bei einem weiteren Anstieg der H^+-Konzentration zunimmt. Eine ähnlich schwache Wirksamkeit haben auch *Kaliumionen,* die nach einer Gewebeschädigung aus dem Intrazellularraum austreten und im Interstitium bei Konzentrationen > 20 mmol/l eine Schmerzempfindung auslösen.

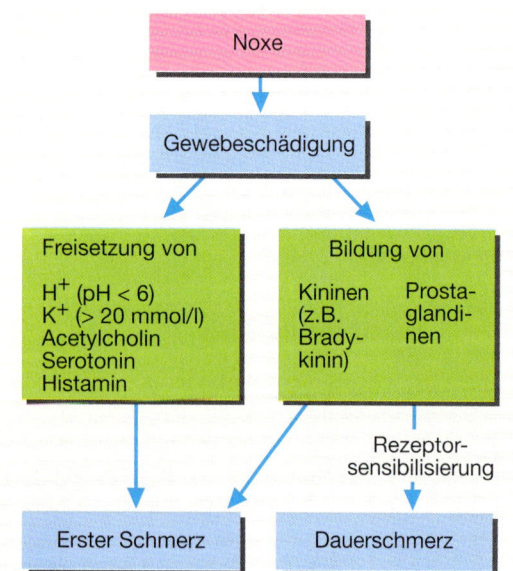

Abb. B 1–28. Mediatoren, die nach Gewebeschädigung einen Schmerzreiz auslösen können (nach Thews, Mutschler , Vaupel)

Auch verschiedene Neurotransmitter können bei einer Gewebeschädigung als Schmerzstoffe wirken. *Histamin* erweist sich in relativ hohen Konzentrationen ($> 10^{-8}$ g/l) als starker Schmerzstoff. *Acetylcholin sensibilisiert in niedrigen Konzentrationen die Schmerzrezeptoren* für andere Schmerzstoffe, so daß es zusammen mit Substanzen, die in der entsprechenden Konzentration allein unwirksam sind, Schmerzen auslösen kann. Bei *hohen Konzentrationen* wirkt Acetylcholin als *eigenständiger Schmerzstoff. Serotonin* ist *in der Peripherie* die effektivste schmerzerzeugende Substanz aus der Transmittergruppe. (*Im Zentralnerverversystem* wirken von den Raphé-Kernen ausgehende serotoninerge Neurone dagegen schmerzhemmend; s.u.)

Als weitere wichtige Substanzgruppe sind in diesem Zusammenhang die *Kinine* (s. S. 399 f.), insbesondere Bradykinin, zu nennen, die zu den stärksten schmerzerzeugenden Verbindungen gehören.

Prostaglandine, die im Rahmen des Schmerzgeschehens vermehrt gebildet werden, *sensibilisieren die Schmerzrezeptoren,* sind außerdem am *Dauerschmerz* maßgeblich *beteiligt* (vgl. Abb. B 1–28) und fördern *die Erregungsübertragung noziceptiver Impulse im Zentralnervensystem.*

1.5.1.5 Schmerzafferenzen, zentrale Leitung und Verarbeitung der Schmerzsignale

Die von den Nozizeptoren der Haut ausgehenden Nervenimpulse werden über markhaltige $A\delta$- (1. Schmerz) und marklose *C-Fasern* (2. Schmerz) zum Rückenmark geleitet (Abb. B 1–29). Auch die Schmerzrezeptoren in der Skelettmuskulatur und den Gelenken werden von $A\delta$- und C-Fasern versorgt. Die Leitung von Schmerzimpulsen, die von den Eingeweiden kommen, erfolgt dagegen vorwiegend über C-Fasern.

Die afferenten Fasern enden im Hinterhorn des Rückenmarks und werden dort über ein Zwischenneuron auf ein weiteres Neuron übertragen, dessen Axon auf die Gegenseite des Rückenmarks kreuzt und als *Tractus spinothalamicus (lateralis)* aufwärts zieht. Dieser kann unterteilt werden in

☐ den phylogenetisch älteren Tractus palaeospinothalamicus, der vor allem C-Fasern enthält, und

☐ den phylogenetisch jüngeren Tractus neospinothalamicus mit vorwiegend $A\delta$-Fasern.

Die letzte Umschaltung erfolgt im lateralen Kerngebiet des *Thalamus,* von wo aus die Impulsfolgen zu den *sensorischen Projektionsfeldern der Großhirn-*

rinde (Gyrus postcentralis, s. S. 129) gelangen. Zusammen mit dem Thalamus ist dieser Teil der Großhirnrinde für die *bewußte Schmerzempfindung,* insbesondere die Lokalisation und die Registrierung der Stärke von Schmerzreizen, zuständig. Das *aufsteigende retikuläre aktivierende System* (ARAS, s. S. 134) beeinflußt zusätzlich die *Bewertung* des Schmerzerlebnisses. An den durch den Schmerz ausgelösten *emotionalen Reaktionen* ist das *limbische System* (s. S. 130) beteiligt, während die *vegetativen Schmerzreaktionen* über den *Hypothalamus* (s. S. 131) gesteuert werden.

Klinisch bedeutsam ist, daß das neospinothalamische System auf der Ebene des Thalamus opticus palaeospinothalamische Afferenzen unterdrückt. Fällt diese Hemmung aus, so können schwerste Schmerzzustände entstehen.

Eine wichtige Überträgersubstanz an schmerzvermittelnden Synapsen ist das Neuropeptid *Substanz P* (s. S. 128). Daneben sind an der Übertragung nozizeptiver Impulse *exzitatorische Aminosäuren,* insbesondere *Glutaminsäure* (s. S. 127), beteiligt.

1.5.1.6 Das endogene schmerzhemmende System

Neben dem aufsteigenden schmerzvermittelnden System existiert ein *körpereigenes absteigendes schmerzhemmendes System* (**antinozizeptives System),** dessen Fasern von verschiedenen Ebenen des Zentralnervensystems ausgehen (Abb. B 1–29). Deren Aufgabe ist es, die Weiterleitung von Schmerzimpulsen zu erschweren und damit die Schmerzempfindung herabzusetzen. *Stimulation von Opioid-Rezeptoren durch endogene Opioid-Peptide* (s.u.) *führt zu ihrer Aktivierung.* Wie aus Abb. B 1–29 ersichtlich, liegen wichtige Ursprungsgebiete des Systems im *zentralen Höhlengrau* und in der *lateralen Formatio reticularis.* Nur ein Teil der Fasern zieht direkt zum Rückenmark, der andere Teil wird in medullären Kernen umgeschaltet. Vom Nucleus raphé magnus und Nucleus raphé dorsalis gehen *serotoninerge,* von der Formatio reticularis medialis *noradrenerge schmerzhemmende Bahnen* aus. Die synaptische Erregungsübertragung von Schmerzimpulsen wird ferner in der Substantia gelatinosa des Rückenmarks durch ein Neuron mit Met-Enkephalin als Neurotransmitter (s.u.) gehemmt.

Mit dem schmerzhemmenden System läßt sich erklären, warum Schmerzen in einer Streß-Situation (z.B. nach einer Verletzung bei einem Verkehrsunfall) zunächst nicht bemerkt, sondern erst nach Abklingen der Anspannung wahrgenommen werden. Das endogene schmerzhemmende System hat somit offensichtlich die Funktion, in Situationen, in denen die Handlungsfähigkeit des Organismus erforderlich ist, die lähmende Schmerzreaktion (vorübergehend) zu unterdrücken.

Unterschiedliche Aktivität des schmerzhemmenden Systems ist offensichtlich auch ein wesentlicher Grund für die verschiedene Schmerzempfindlichkeit von Patienten.

Endorphine. Als *körpereigene Agonisten* an Rezeptoren des schmerzhemmenden Systems, den *Opioid-Rezeptoren* (s.u.), wurden Poly- und Oligopeptide identifiziert, die als *Endorphine (endogene Morphine)* bezeichnet werden. Zu diesen gehören

□ *β-Endorphin* mit 31 Aminosäuren,

□ *Dynorphine* mit 17 bzw. 8 Aminosäuren sowie

□ die Pentapeptide *Methionin-* und *Leucin-Enkephalin* (Met- und Leu-Enkephalin), die aus den 5 endständigen Aminosäuren der Endorphine (Met-Enkephalin) bzw. der Dynorphine (Leu-Enkephalin) bestehen.

Tyr - Gly - Gly - Phe - Met
Met - Enkephalin

Tyr - Gly - Gly - Phe - Leu
Leu - Enkephalin

Sie entstehen im Gehirn, der Hypophyse sowie dem Nebennierenmark aus drei Vorläuferproteinen, dem *Proopiomelanocortin* (POMC, s. S. 320), dem *Proenkephalin* und dem *Prodynorphin.*

Da die Endorphine an denselben Rezeptoren, den Opioid-Rezeptoren, angreifen wie die opioiden Analgetika (s.u.), weisen sie auch die gleichen pharmakodynamischen Eigenschaften wie diese auf, unterscheiden sich aber aufgrund ihrer Peptid-Struktur in der Pharmakokinetik. So sind beispielsweise die Enkephaline nur bei intraventrikulärer Injektion analgetisch wirksam, da sie im Plasma sehr rasch enzymatisch durch Proteasen hydrolysiert werden. β-Endorphin wirkt dagegen auch bei intravenöser Applikation.

Über den *Wirkungsmechanismus* der Endorphine ist bekannt, daß sie die *Freisetzung schmerzimpulsvermittelnder Neurotransmitter (z.B. von Substanz P) hemmen* und dadurch die Zahl der übergeleiteten nozizeptiven Aktionspotentiale herabsetzen.

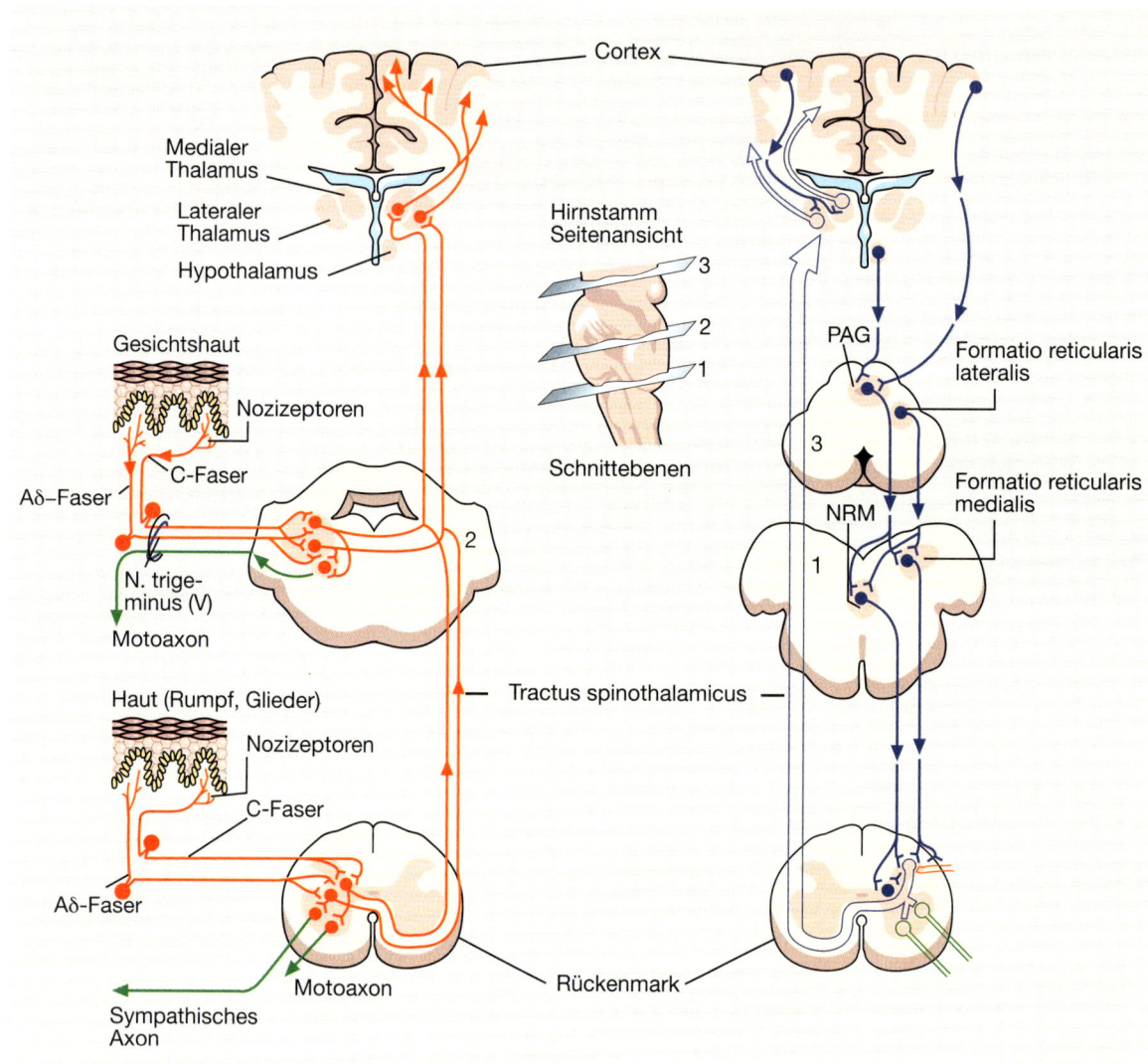

Abb. B 1–29. Verlauf der aufsteigenden nozizeptiven Bahnen *(links)* und der absteigenden antinozizeptiven Bahnen *(rechts)* (nach Schmidt). Die Lage der dargestellten Schnitte durch den Hirnstamm ist in der mittleren Einsatzfigur angegeben. PAG zentrales Höhlengrau, NRM Nucleus raphé magnus

Opioid-Rezeptoren. Opioid-Rezeptoren kommen in unterschiedlicher Dichte sowohl prä- als auch postsynaptisch im Zentralnervensystem und peripher vor. In besonders großer Zahl werden Opioid-Rezeptoren im limbischen System, Thalamus, Hypothalamus und Striatum sowie in der Formatio reticularis und der Substantia gelatinosa des Rückenmarks gefunden.

Wie bei anderen Neurotransmitter-Rezeptoren werden auch bei den Opioid-Rezeptoren verschiedene *Subtypen* unterschieden, die man als µ-, κ- und δ-Rezeptoren bezeichnet. µ-Rezeptoren sind vor allem für die durch Opiate ausgelöste *supraspinale* Analgesie, Atemdepression und Abhängigkeit verantwortlich. Erregung von κ-Rezeptoren ruft insbesondere *spinale* Analgesie, Miosis und Sedation, Stimulation

von δ-Rezeptoren ebenfalls spinale Analgesie sowie Dysphorie und Halluzinationen hervor.

Alle Opioid-Rezeptoren *hemmen* bei Stimulation – *G-Protein-gekoppelt – Adenylatzyklasen* und bewirken dadurch eine Öffnung von Kaliumkanälen und/oder eine Schließung von Calciumkanälen.

1.5.1.7 Schmerzbewertung

Es ist allgemein bekannt, daß gleiche Schmerzreize von verschiedenen Personen sehr unterschiedlich bewertet werden: Während der eine bereits von starken (bis unerträglichen) Schmerzen spricht, gibt der andere nur geringe Schmerzen an. Neben einer wahrscheinlich unterschiedlichen Aktivität des schmerz-hemmenden Systems ist hierfür eine *differente emotionale, affektive Schmerzverarbeitung* verantwortlich. Daher ist es auch möglich, Schmerzzustände mit *Psychopharmaka* günstig zu beeinflussen, die selbst nicht analgetisch wirken, die aber das *Schmerzerlebnis verändern.* („Es tut zwar noch weh, aber ich empfinde den Schmerz nicht mehr als so quälend.") Neben *Neuroleptika* haben sich für diese Indikationen *Antidepressiva* bewährt (sog. *Ko-Analgetika* oder *adjuvante Schmerztherapeutika*).

1.5.1.8 Medikamentöse Schmerzbeeinflussung

Für die medikamentöse Schmerzbeeinflussung bestehen – den oben genannten Schmerzursachen und der Leitung sowie Verarbeitung von Schmerzimpulsen entsprechend – folgende Möglichkeiten (Abb. B 1–30):

☐ Verhinderung der Sensibilisierung der Schmerzrezeptoren durch Hemmung der Prostaglandinsynthese mit nicht-opioiden Analgetika (s. S. 198 ff.),

☐ periphere Analgesie mit Opiod-Analgetika,

☐ Verhinderung der Erregungsbildung in den Schmerzrezeptoren durch Oberflächen- oder Infiltrationsanästhetika (s. S. 227),

☐ Hemmung der Erregungsleitung in den sensiblen Nervenbahnen durch Leitungsanästhetika (s. S. 227),

☐ Schmerzherabsetzung bzw. Schmerzausschaltung durch Angriff im Zentralnervensystem mit Opioid-Analgetika, nicht-opioiden Analgetika oder Narkosemitteln sowie

☐ Beeinflussung des Schmerzerlebnisses durch Opioid-Analgetika sowie Neuroleptika und Antidepressiva.

1.5.1.9 Anwendungskriterien für Analgetika

Voraussetzung für den erfolgreichen Einsatz von Analgetika ist eine *Schmerzanalyse* nach Schmerzdauer, Schmerzsymptomatik und Schmerztyp: Handelt es sich um einen akuten oder chronischen Schmerz, wo ist er lokalisiert und welche Intensität weist er auf, wie ist seine Ätiopathogenese?

Nicht-opioide Analgetika sind besonders bei *Nozizeptorschmerzen* (einschließlich entzündlicher Schmerzen) indiziert.

Opioid-Analgetika eignen sich vorwiegend zur *Behandlung von traumatischen, postoperativen, ischämischen und Tumorschmerzen, Carbamazepin* (s. S. 259), *Neuroleptika* und *trizyklische Antidepressiva* zur Therapie *neuralgischer Schmerzen.*

Schmerzprophylaxe ist *besser als Schmerztherapie* (antizipatorische anstelle reaktiver Schmerztherapie). Das bedeutet, daß bei Operationen bereits *vor* dem Auftreten von Schmerzen ausreichend Schmerzmittel gegeben werden sollen und bei chronischen Schmerzen, insbesondere Tumorschmerzen, Analgetika nicht nach Bedarf, sondern *nach einem festen Behandlungsplan*

Nervensystem

B 1

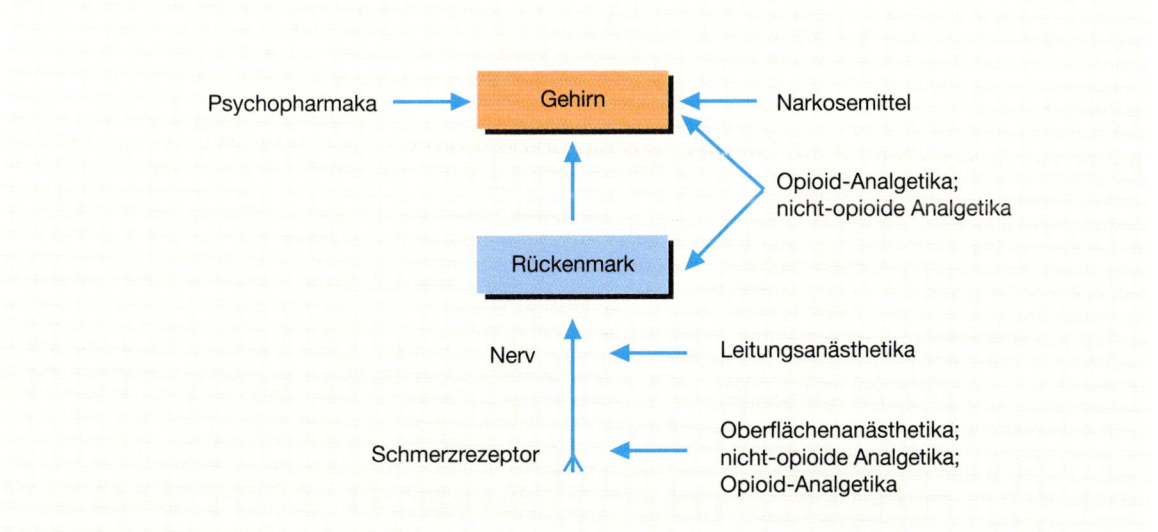

Abb. B 1–30. Schema der verschiedenen medikamentösen Möglichkeiten zur Schmerzbeeinflussung (nach Keidel)

ausreichend hoch dosiert in regelmäßigen Abständen (falls erforderlich auch während der Nacht!) einzusetzen sind. Chronische Schmerzen erfordern auch häufig die Gabe von Analgetika-Kombinationen oder die Applikation von Analgetika mit adjuvanten Schmerztherapeutika.

Nach dem *Stufenschema der Weltgesundheitsorganisation für die Therapie von Tumorschmerzen* wird in *der 1. Stufe* ein nicht-opioides Analgetikum allein oder zusammen mit einem Ko-Analgetikum, in der *2. Stufe* ein *schwaches Opioid* (z.B. Codein) allein oder in Kombination mit einem nicht-opioiden Analgetikum und/oder einem adjuvanten Stoff, in der *3. Stufe* ein *stark wirksames* Opioid in Kombination mit einem nicht-opioiden Analgetikum und einem Ko-Analgetikum gegeben.

Schmerzbehandlung ist somit stets *Individualtherapie*. Wahl des Analgetikums, Applikationsform, Dosierung und Dosierungsintervall sind individuell auf den einzelnen Patienten abzustimmen.

1.5.2 Opioid-Analgetika
(opioidartige Analgetika, Opioide, Opiate, Narkoanalgetika, Hypnoanalgetika, stark wirksame Analgetika)

Aufgrund des gemeinsamen Angriffs an den Opiat-Rezeptoren ist das *Wirkprofil* der stark wirksamen Analgetika sehr ähnlich. Es bestehen vorwiegend – auch innerhalb der einzelnen Wirkungskomponenten – *quantitative Unterschiede*.

Zentrale Wirkungen. Opioid-Analgetika

☐ setzen die Schmerzempfindung durch Stimulation von Opioid-Rezeptoren herab *(analgetische Wirkung):* Das absteigende, schmerzhemmende System wird aktiviert, auf spinaler Ebene werden nozizeptive Impulse unterdrückt, im limbischen System wird das Schmerzerlebnis verändert (die Schmerzen werden nicht mehr als so unangenehm und bedrohend empfunden),

☐ beeinflussen andere Sinnesqualitäten in therapeutischer Dosierung dagegen nicht,

☐ reduzieren die geistige Aktivität *(sedative Wirkung),*

☐ beseitigen Konflikt- und Angstgefühle *(tranquillisierende Wirkung),*

☐ *erhöhen* vielfach die Stimmungslage *(euphorische Wirkung),* können bei einem anderen Teil der Patienten aber auch *dysphorisch* wirken,

☐ hemmen das Atem- und Hustenzentrum *(atemdepressive* und *antitussive Wirkung),*

☐ lösen zunächst vielfach Übelkeit und Erbrechen durch Stimulation des Brechzentrums *(emetische Wirkung),* später dagegen durch Hemmung des Brechzentrums einen antiemetischen Effekt aus,

☐ rufen eine Miosis hervor *(miotische Wirkung),*

☐ erhöhen die Freisetzung von antidiuretischem Hormon *(antidiuretische Wirkung)* und

☐ führen bei wiederholter Anwendung zu *Toleranzentwicklung* und bei korrekter Anwendung selten auch zu Abhängigkeit.

Periphere Wirkungen. Opiate

☐ verzögern ferner durch *Pyloruskonstriktion* die Magenentleerung,

☐ reduzieren die Motilität und erhöhen den Tonus des Gastrointestinaltraktes *(spastische Obstipation),*

☐ *kontrahieren die Sphinkteren* im Bereich der Gallenwege,

☐ *steigern den Tonus der Harnblasenmuskulatur* und zugleich des Blasenschließmuskels,

☐ *verringern den Tonus der Blutgefäße* mit der Gefahr orthostatischer Reaktionen und

☐ rufen bisweilen durch *Histaminfreisetzung* Hautrötung, Urtikaria und Juckreiz sowie bei Asthmatikern einen Bronchospasmus hervor.

Volle und partielle Agonisten bzw. Antagonisten. Die klassischen Opioid-Analgetika (z.B. Morphin) wirken als *volle Agonisten* an Opioid-Rezeptoren. Durch Abwandlung der Molekülstruktur, insbesondere durch *Einführung einer Allylgruppe* oder eines anderen ungesättigten Substituenten anstelle der Methylgruppe am Stickstoff, gelangte man zu Verbindungen, die an den einzelnen Opioid-Rezeptoren z.T. unterschiedlich voll-agonistisch/antagonistisch oder partial-agonistisch/ antagonistisch wirken. (Eine Substanz kann sich beispielsweise an κ-Rezeptoren agonistisch und an μ-Rezeptoren antagonistisch verhalten.) Reine Antagonisten (i.a. = 0) wie *Naloxon* (Narcanti®) *heben die Wirkung von Hypnoanalgetika auf* und können u.a. zur Behandlung von Vergiftungen mit Opiaten verwendet werden (s.u.). Dualistisch wirkende Verbindungen mit teilweise *agonistischer und antagonistischer Wirkungskomponente,* wie z.B. *Pentazocin,* sowie Partialagonisten werden dagegen wie die vollen Agonisten als *Analgetika* eingesetzt. Stoffe dieser Art wurden unter der Vorstellung entwickelt, daß ihr Abhängigkeitspotential niedriger liegt als bei reinen Agonisten. Doch haben sich die Erwartungen, damit zu stark wirkenden Analgetika ohne Suchtgefahr zu gelangen, bisher nicht erfüllt.

Indikationen. Stark wirksame Analgetika sind bei besonders starken Schmerzzuständen, die sonst nicht ausreichend zu beeinflussen sind, indiziert. Hierzu gehören, wie oben beschrieben, *unfallbedingte, intra- und postoperative* sowie *Tumorschmerzen.*

Opioid-Analgetika werden ferner aufgrund ihrer gleichzeitigen psycho-sedierenden (tranquillisierenden) Wirkung bei Herzinfarkt und akutem Lungenödem eingesetzt, wo sie den Circulus vitiosus – Atemnot, Angst, Verschlechterung der Herzökonomie durch Sympathikusstimulation, Verstärkung des Lungenödems – durchbrechen.

Dosierung. Die mittleren Einzeldosen der verschiedenen Hypnoanalgetika sind in Tab. B 1–20 angegeben.

Nebenwirkungen. Die wichtigsten Nebenwirkungen wurden bei der Besprechung des Wirkprofils bereits genannt.

Die *atemdepressive Wirkung* ist bei Patienten mit Schmerzen viel weniger ausgeprägt als bei Personen ohne Schmerz, da *Schmerz das Atemzentrum stimuliert.* Trotzdem ist Vorsicht geboten bei Patienten mit obstruktiven Lungenerkrankungen sowie mit Emphysem. Auch Säuglinge und Kinder reagieren auf die Gabe von Opioid-Analgetika besonders empfindlich.

Der *hypotensive* Effekt der Opiate ist vor allem bei Hypovolämie oder bei der gleichzeitigen Gabe blutdrucksenkender Substanzen zu beachten.

Eine *spastische* Obstipation ist bei längerdauernder Anwendung von Opiaten eine *klinisch besonders bedeutsame Nebenwirkung,* die nicht selten mit Laxantien behandelt werden muß.

Wegen der *harnverhaltenden Wirkung* ist der Füllungszustand der Harnblase zu kontrollieren, da sonst eine Blasenüberfüllung möglich ist, die der Patient u.U. wegen der Analgesie nicht bemerkt.

Psychische und physische Abhängigkeit sowie **Toleranzentwicklung** gehören bei nicht eindeutig indizierter oder falscher Anwendung zu den wichtigsten unerwünschten Wirkungen der Opioid-Analgetika. *Bei kontrollierter, korrekter ärztlicher Anwendung ist jedoch die Gefahr einer Opiatabhängigkeit gering.* Da sie leider noch immer von nicht wenigen Ärzten überschätzt wird, werden zahlreiche Patienten mit starken Schmerzen nicht ausreichend mit Opiaten versorgt. Das eigentliche Problem des Einsatzes von Opioiden liegt nicht in der Entstehung einer Abhängigkeit im Rahmen der Schmerzbekämpfung, sondern in der Verwendung in der *Drogenszene.* Die Betroffenen werden abhängig wegen der *euphorischen* Wirkung der Substanzen und der *äußerst unangenehmen Abstinenzerscheinungen* nach ihrem Absetzen. Die Opiatabhängigen (Morphinisten) gewöhnen sich

rasch an hohe Dosen, die bis zu 1 g Morphin (!) täglich betragen können. Auffallend ist die labile Stimmungslage und das fahlgelbe Aussehen. Im fortgeschrittenen Zustand kommt es zu Schlaflosigkeit, Abmagerung, Impotenz, Tremor, Koordinations- und psychischen Störungen: Der Patient verfällt physisch und psychisch. Entzieht man einem Süchtigen plötzlich das Opiat, treten innerhalb von Stunden Unruhe, Depressionen, Angstzustände, Frieren oder auch Schwitzen sowie gesteigerter Tränenfluß auf. Nach etwa 24–48 Stunden erreicht das *Abstinenzsyndrom,* das *vorwiegend durch die Enthemmung noradrenerger Neurone im Locus coeruleus bedingt ist,* mit Übelkeit, Erbrechen, Durchfällen, Steigerung der Atmung, Erhöhung der Herzfrequenz und des systolischen Blutdrucks, Temperaturanstieg sowie Dehydratation als Zeichen der vegetativen Entgleisung seinen Höhepunkt. Ferner treten Muskelkrämpfe und abdominelle Spasmen auf. Auch durch Gaben von Morphinantagonisten können solche Abstinenzsymptome beim Süchtigen sowie bei längere Zeit mit Opioiden behandelten Patienten hervorgerufen werden. Insgesamt dauert es länger als eine Woche, bis die Erscheinungen vollständig abklingen. Die Schwere der Entzugssymptome läßt sich durch das α_2-Sympathomimetikum *Clonidin* (s. S. 294 f.) verringern.

Eine *Entziehungskur* ist nur in einer psychiatrischen Klinik möglich. Dabei sind zusätzlich zum Drogenentzug psychotherapeutische und Resozialisierungsmaßnahmen unerläßlich.

Bei den sog. *Methadon-Programmen,* die seit einiger Zeit auch in einigen Bundesländern durchgeführt werden, wird versucht, durch die staatliche Zurverfügungstellung von *Levomethadon* bzw. *Methadon* (s.u.), die auch oral wirksam sind und eine lange Wirkdauer besitzen, die Drogenkriminalität zu reduzieren, die Risiken der intravenösen Injektion (d.h. des Fixens) zu vermeiden und die Erfolgsquote beim Entzug durch langfristige Behandlung mit zunehmend niedrigeren Dosen von Levomethadon zu erhöhen. Die bisherigen Erfahrungen reichen noch nicht zu einer endgültigen Beurteilung des Methadon-Programms aus.

Kontraindikationen. Bei Krankheitszuständen, bei denen eine Dämpfung des Atemzentrums vermieden werden muß, sowie bei akuten hepatischen Porphyrien sind Hypnoanalgetika kontraindiziert. Relative Kontraindikationen sind Hypothyreose wegen der Verstärkung der narkotischen Wirkung, Colitis ulcerosa und Pankreatitis. Bei Urämie ist die Empfindlichkeit gegen Hypnoanalgetika erhöht.

Tab. B 1–20. Opioid-Analgetika und Antitussiva

R¹	R²	Internationaler Freiname	Handelspräparat (Eingetragenes Warenzeichen)	Bevorzugt verwendet als	Mittlere Einzeldosis (mg)
I. Morphin-Derivate					
– H	– H	Morphin	Capros, Morphin Merck, MSI Mundipharma, MSR Mundipharma, MST Mundipharma, Sevredol	Analgetikum	10 – 60 parenteral, 60 – 120 oral oder rektal
– CH_3	– H	Codein	codicept, Codicompren, Codipertussin, Dicton, Tricodein, Bestandteil von z.B. Codipront	Antitussivum	30 – 50
– C(=O) – CH_3	– C(=O) – CH_3	Diamorphin (Heroin)			
II. Dihydromorphin-Derivate					
		Dihydrocodein	Paracodin, Remedacen, Tiamon mono	Analgetikum, Antitussivum	10 – 30
		Hydromorphon	Dilaudid	Analgetikum	2
		Hydrocodon	Dicodid	Antitussivum	5 – 10
III. Pethidin-Gruppe					
– H	– OC_2H_5	Pethidin	Dolantin	Analgetikum	25 – 50

Tab. B 1–20. Opioid-Analgetika und Antitussiva (Fortsetzung)

R¹		R²	Internationaler Freiname	Handelspräparat (Eingetragenes Warenzeichen)	Bevorzugt verwendet als	Mittlere Einzeldosis (mg)

IV. Methadon-Gruppe

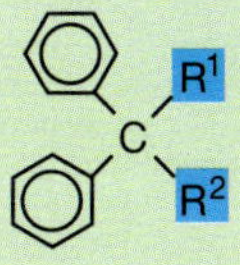

R¹	R²	Internationaler Freiname	Handelspräparat	Bevorzugt verwendet als	Mittlere Einzeldosis (mg)
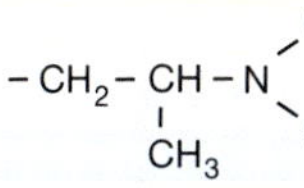	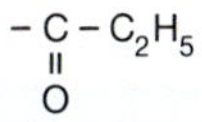	Levomethadon Methadon (D, L-)	L-Polamidon	Analgetikum, zur Substitution	2,5 – 7,5
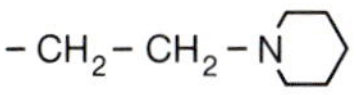	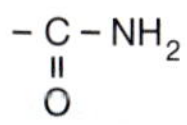	Fenpipramid	Bestandteil von L-Polamidon „C"	Spasmolytikum	0,25 – 0,5
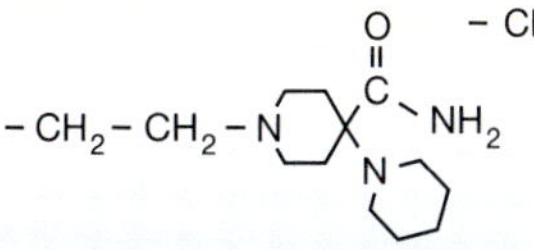		Piritramid	Dipidolor	Analgetikum	15 – 30
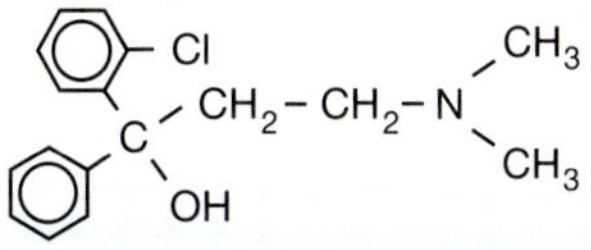		Clofedanol	Pectolitan	Antitussivum	25 – 50

V. Fentanyl-Gruppe (s. S. 241 f.)

VI. Partielle Agonisten

Struktur	Internationaler Freiname	Handelspräparat	Bevorzugt verwendet als	Mittlere Einzeldosis (mg)
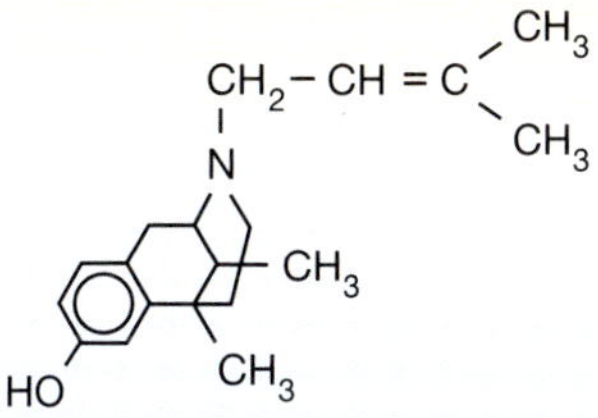	Pentazocin	Fortral	Analgetikum	30 – 60
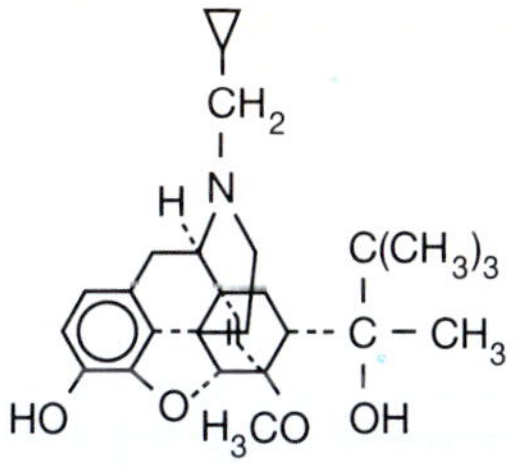	Buprenorphin	Temgesic	Analgetikum	0,3
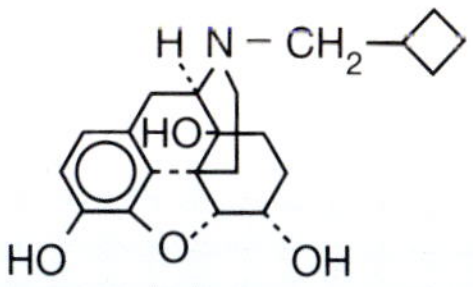	Nalbuphin	Nubain	Analgetikum	10 – 20
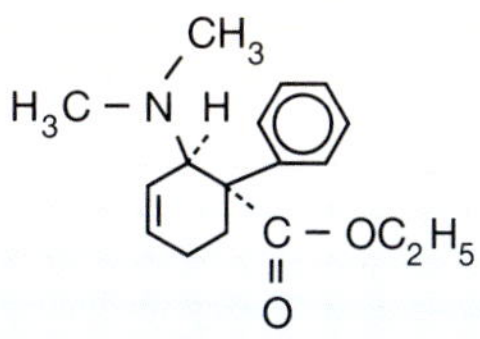	Tilidin	Valoron	Analgetikum	50

Nervensystem

B 1

Interaktionen. Die gleichzeitige Gabe zentraldämpfender Pharmaka sowie von Alkohol verstärkt die Nebenwirkungen der Opiate.

Akute Opiatvergiftung. Die akute Opiatvergiftung ist durch *tiefes Koma* mit *oberflächlicher* bis *fast fehlender Atmung* und *maximaler Verengung der Pupillen* (typische Trias: Bewußtlosigkeit, Atemdepression und Miosis) sowie Zyanose, kalte Haut und Hypothermie gekennzeichnet. Der Tod erfolgt *durch Atemlähmung* (Dosis letalis von Morphin beim nicht opiatabhängigen Erwachsenen 0,1 g bei parenteraler, 0,3 – 1,5 g bei peroraler Applikation; beim Säugling sind evtl. schon 2 – 3 Tropfen Opiumtinktur tödlich!).

Bei der *Therapie* der Morphinvergiftung steht – wie bei der Schlafmittelvergiftung – die Behebung des Sauerstoffmangels im Vordergrund. Neben künstlicher Beatmung hat sich die Gabe des Opiatantagonisten **Naloxon** (Narcanti®) bewährt. Die *Dosierung* beträgt initial 0,4 – 2 mg intravenös, intramuskulär oder subkutan; danach, falls erforderlich, 0,4 – 2 mg

1.5.2.2 Morphin

Von den natürlich vorkommenden Opiumalkaloiden kommt *Morphin* (vgl. Tab. B 1–20) die größte Bedeutung zu. Während es früher nur *parenteral* appliziert wurde, wird es nunmehr in zunehmendem Maße auch *oral* und daneben rektal eingesetzt, da für die oben erwähnte Applikation von Morphin in regelmäßigen Abständen vorwiegend die nicht-parenterale Anwendung in Frage kommt.

Trotzdem hat die parenterale Gabe (z.B. intravenös, epidural, intrathekal) vor allem bei akuten Schmerzzuständen, z.B. bei und nach Operationen, ihre Bedeutung behalten.

Kinetik. Die *Resorption* von Morphin aus dem Gastrointestinaltrakt erfolgt *relativ langsam.* Außerdem weist es einen ausgeprägten First-pass-Effekt auf. Jedoch wird es dabei in erheblichem Umfang in das noch wirksame *Morphin-6-glucuronid* umgewandelt. (Daneben entsteht das unwirksame Morphin-3-glucu-

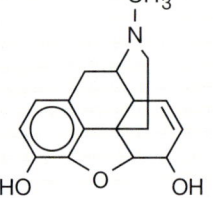

Naloxon (Narcanti®)

Morphinformel nach *Robinson* (1925)

Stereoformel des Morphins

alle zwei bis drei Minuten. Bei Abhängigen sind wegen der Gefahr eines gefährlichen Entzugssyndroms die Dosen zu reduzieren und gleichzeitig die Dosierungsintervalle zu verkürzen.

1.5.2.1 Opium

Opium ist der an der Luft eingetrocknete Milchsaft unreifer Samenkapseln von Papaver somniferum. Es enthält mehr als 20 Alkaloide, deren Gehalt stark schwanken kann. Das Hauptalkaloid ist *Morphin,* als wichtige Nebenalkaloide sind Narcotin, Codein, Papaverin, Thebain und Narcein zu nennen.

Opium wird nur noch selten in Form der Opiumtinktur zur Ruhigstellung des Darmes bei Durchfällen verwendet. Es führt aufgrund des Gehaltes an Nebenalkaloiden, insbesondere an Papaverin, zu einer *atonischen* Obstipation (vgl. dagegen *spastische* Obstipation durch Morphin).

ronid.) Bei wiederholter Anwendung gleicher Dosen beträgt das Verhältnis von oraler zu parenteraler Wirkung 1:3. Die Wirkdauer liegt bei ca. 4 – 5 Stunden. Die Ausscheidung erfolgt überwiegend renal, daneben zu ca. 10% biliär

Dosierung. Die Einzeldosis beträgt bei parenteraler Applikation l0 – 30, bei oraler Applikation 30 – 60 mg.

1.5.2.3 Derivate des Morphins und Dihydromorphins

Ausgehend von den natürlich vorkommenden Alkaloiden wurden partialsynthetisch zahlreiche Abwandlungsprodukte hergestellt, die teils als Analgetika wie Morphin, teils als Antitussiva eingesetzt werden (vgl. B 1.5.3 und Tab. B 1–20).

Die als Analgetika verwendeten Morphin- und Di-hydromorphin-Derivate wirken gleich wie Morphin.

Codein wird als Analgetikum nahezu ausschließlich in Kombination mit nicht-opioiden Analgetika eingesetzt. Der analgetische Effekt beruht auf der Demethylierung zu Morphin.

Dihydrocodein ist etwa dreifach stärker analgetisch wirksam als Codein. Es wird in der Leber neben anderen ebenfalls aktiven Metaboliten teilweise in Dihydromorphin umgewandelt, das ein erhebliches Suchtpotential aufweist.

Diamorphin (Heroin) ruft infolge seiner raschen Penetration in das ZNS besonders leicht Sucht hervor. Da es auf einfache Weise und mit hoher Ausbeute aus Morphin hergestellt werden kann und deutlich stärker wirksam als dieses ist, wird es illegal als Rauschgift viel benutzt. In Deutschland ist wie in den meisten anderen Ländern die Herstellung und Abgabe von Heroin verboten.

1.5.2.4 Pethidin- und Methadon-Gruppe

Auch die synthetisch hergestellten, oral wirksamen Analgetika der Pethidin- und Methadon-Gruppe (vgl. Tab. B 1–20) weisen in mehr oder weniger starkem Maße dieselben Wirkungen und Nebenwirkungen wie Morphin auf. Ein entscheidender Fortschritt wurde somit auch bei diesen Stoffen nicht erreicht.

Pethidin (Dolantin®), eines der am meisten verwendeten Hypnoanalgetika, ist etwa 5mal schwächer analgetisch wirksam als Morphin. Wegen seiner geringen absoluten Wirksamkeit ist das Abhängigkeitspotential von Pethidin in gleicher Weise wie das anderer, nicht besonders stark wirksamer Opiate relativ wenig ausgeprägt. Im Vergleich mit Morphin wirkt Pethidin weniger spasmogen, doch besitzt es *keinen spasmolytischen Effekt.* Auch nach Pethidingaben kann der Tonus der Gallenwege und der Ureteren erhöht sein.

Als Ester wird Pethidin rasch zur unwirksamen Carbonsäure hydrolysiert, seine Wirkungsdauer ist daher kürzer als die des Morphins. Ein weiterer Metabolit ist Nor-Pethidin, das konvulsive Eigenschaften besitzt. Da Nor-Pethidin bei Mehrfachapplikation kumuliert, ist Pethidin *für* eine *Dauertherapie nicht geeignet.*

Levomethadon (L-Polamidon®) ist etwa vierfach stärker und auch länger wirksam als Morphin. In äquianalgetischen Dosen scheinen seine Nebenwirkungen etwas schwächer zu sein. Auch entwickeln sich Abstinenzerscheinungen langsamer und weniger stark.

Piritramid (Dipidolor®) wirkt etwa gleich stark wie Morphin. Außer einer etwas längeren Wirkdauer hat es keine erkennbaren Vorteile.

Zur Methadongruppe im weiteren Sinn kann noch Dextropropoxyphen (Develin® retard) gerechnet werden, das schwächer wirkt als Codein (Einzeldosis 150 mg). Trotz der relativ geringen Wirkstärke ist ein deutliches Abhängigkeitspotential vorhanden, wodurch sich ein negatives Nutzen-Risiko-Verhältnis ergibt.

Dextropropoxyphen (Develin® retard)

1.5.2.5 Fentanyl-Gruppe

Die Stoffe werden unter B 1.7.3 besprochen.

1.5.2.6 Opiat-Agonisten/Antagonisten; partielle Opiat-Agonisten

Pentazocin (Fortral®), ist der Prototyp der Opiat-Agonisten/Antagonisten [κ-Agonist, μ-(Partial)-Antagonist]. Es gehört zu den Analgetika der Benzomorphan-Gruppe, bei denen Ring C des Morphinans nur noch teilweise vorhanden ist. Pentazocin besitzt etwa 1/3 der analgetischen Wirkung des Morphins. Im Gegensatz zu diesem erhöht es den Blutdruck und steigert die Herzfrequenz. Bei oraler Applikation schien es nicht, bei parenteraler Anwendung weniger suchterzeugend als Codein zu sein. Da seit einiger Zeit jedoch vermehrt Suchtfälle berichtet wurden, unterliegt es nun ebenfalls dem Betäubungsmittelrecht.

Wie Morphin ruft Pentazocin Atemdepression hervor. Als weitere Nebenwirkungen wurden sedative Effekte, verstärkte Transpiration, Schwindel, Übelkeit, Kopfschmerzen sowie psychotogene Effekte beobachtet.

Pentazocin ist *kein Ersatzstoff* für Heroin- oder Morphinabhängige.

Nalbuphin (Nubain®) ist ein voller Agonist an κ- und ein partieller Agonist an μ-Rezeptoren. Es wird in einer *Dosierung* von 10 – 20 mg parenteral (i.v., i.m. oder s.c.) appliziert. Die *Plasmahalbwertszeit* beträgt ca. 3 Stunden. Wie Pentazocin kann es bei Drogenabhängigen Heroin oder andere Opiate nicht ersetzen.

Buprenorphin (Temgesic®), ein partieller µ-Agonist, ist ein Endoethylen-Morphinan-Derivat mit starker analgetischer Wirkung (bei parenteraler Applikation entsprechen 0,3 mg etwa 12 mg Morphin). Die *Wirkdauer* beträgt 6 – 8 Stunden, d.h., sie ist etwa doppelt so lang wie die vergleichbarer starker Analgetika. Trotz gewisser antagonistischer Eigenschaften besitzt Buprenorphin das typische Abhängigkeitspotential der Hypnoanalgetika und fällt daher ebenfalls unter das Betäubungsmittelrecht.

Aufgrund seiner lipophilen Eigenschaften wird es *gut resorbiert* und ist wegen eines weitgehend fehlenden First-Pass-Effekts auch oral gut bioverfügbar. Die Eiweißbindung wird mit 96% angegeben. Buprenorphin wird sowohl desalkyliert als auch glucuronidiert und zu etwa 2/3 mit den Fäzes und zu etwa 1/3 mit dem Urin ausgeschieden.

Bei Überdosierung bzw. Vergiftungen sind selbst volle Opiat-Antagonisten wie Naloxon *nicht* in der Lage, die Atemdepression aufzuheben. Daher wird, wie erwähnt (s. S. 181), in diesen Fällen Doxapram zur Stimulation des Atemzentrums empfohlen, doch muß die Notwendigkeit, ein unspezifisches Analeptikum einzusetzen, als Nachteil angesehen werden.

Tilidin, ein Phenylamino-cyclohexenyl-Derivat, weist eine *deutliche Strukturverwandtschaft* mit Pethidin auf. Im Gegensatz zu anderen stark wirksamen Analgetika ist jedoch bei Tilidin der Stickstoff nur über zwei Kohlenstoffe mit dem Phenylrest verknüpft.

Nachdem anfangs – wie von anderen stark wirksamen Analgetika – angenommen wurde, daß es nicht zur Sucht führt, sind auch mit dieser Substanz Suchtfälle bekannt geworden.

Tilidin gehört zu den Hypnoanalgetika mit einer sehr schwachen antagonistischen Wirkungskomponente. Es ist parenteral und enteral gleich effektiv. Die eigentliche Wirksubstanz ist das aus Tilidin durch oxidative Entmethylierung am Stickstoff entstehende *Nortilidin.* Die *Einzeldosis* beträgt 50 – 100 mg, die Wirkungsdauer 3 – 5 Stunden.

Die *Nebenwirkungen* entsprechen denen eines typischen Hypnoanalgetikums.

In dem Handelspräparat Valoron® N ist *Tilidin mit Naloxon fix kombiniert* (50 mg Tilidin + 4 mg Naloxon). Der Kombination liegt folgende Überlegung zugrunde: Bei oraler Gabe in üblicher Dosierung und mit normalen Dosierungsintervallen kommt Naloxon

wegen eines sehr hohen First-pass-Effekts nicht zur Wirkung, der analgetische Effekt von Tilidin bleibt dagegen erhalten. Bei (mißbräuchlicher) parenteraler Gabe oder bei überhöhten oralen Dosen antagonisiert Naloxon jedoch die Tilidinwirkung und verhindert damit den nicht bestimmungsgemäßen Gebrauch.

Seit Einführung der Kombination wurden kaum noch Suchtfälle gemeldet.

Tramadol (Tramadura®, Tramagit®, Tramal®, Tramundin®) ist ein partieller Opiat-Agonist, dessen Wirkstärke etwa 1/10 bis 1/5 der von Morphin entspricht. Jedoch ist die erreichbare (maximale) Wirkstärke deutlich niedriger als bei den klassischen Opiaten, ebenso ist die atemdepressive und suchterzeugende Wirkung erheblich geringer.

Tramadol wird bei oraler Gabe zu etwa 90% resorbiert, die Wirkung hält 4 – 6 Stunden an. Es wird oxidativ entalkyliert und danach glucuronidiert und sulfatiert.

Die *Einzeldosierung* beträgt 50 – 100 mg oral oder parenteral.

Tramadol
(Tramadura®, Tramagit®,
Tramal®, Tramundin®)

1.5.3 Anhang: Antitussiva

Hustenreizstillende Mittel setzen die Häufigkeit und die Intensität von Hustenstößen durch *Unterdrückung des Hustenreflexes* infolge Hemmung des sog. Hustenzentrums im Stammhirn und/oder durch Blokkade sensibler Rezeptoren („Hustenrezeptoren") im Bronchialtrakt herab (Abb. B 1–31). Sie sind nur bei *trockenem Reizhusten* angezeigt, bei dem durch die Ausschaltung des Hustenreflexes keine Gefahr der Sekretstauung besteht.

Antitussiva, die sich von den Hypnoanalgetika ableiten, sind in Tab. B 1–20, einige weitere in Tab. B 1–21 zusammengestellt.

Codein (Methylmorphin) ist noch immer das am meisten verwendete Antitussivum. Durch die Veretherung der phenolischen Hydroxylgruppe des Morphins wird die analgetische Wirkung abgeschwächt, die

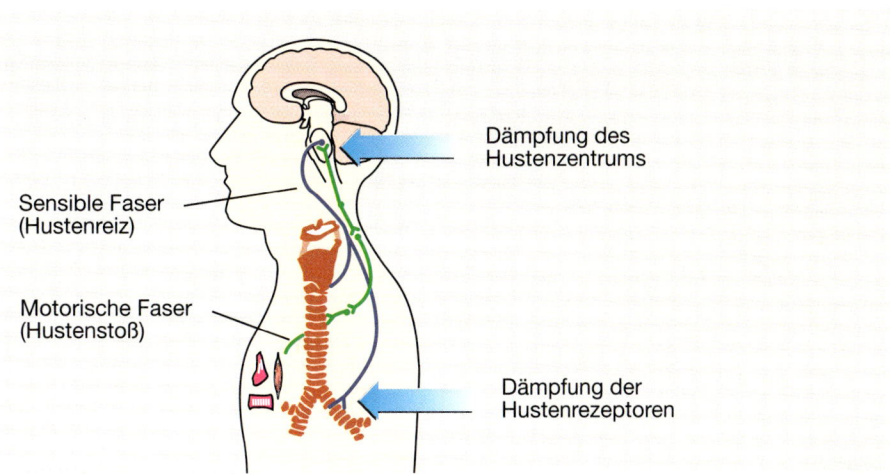

Abb. B 1–31. Möglichkeiten zur Unterdrückung des Hustenreflexes (nach Ammon)

antitussive Wirkung bleibt dagegen erhalten. Parallel mit dem Abfall der analgetischen Wirkung nehmen auch die Nebenwirkungen ab: In den üblichen, den Hustenreiz dämpfenden Dosen wirkt Codein nur noch wenig hemmend auf das Atemzentrum und nicht euphorisierend. Eine Codeinsucht ist daher selten.

Als *Nebenwirkungen* können Übelkeit und schwache Obstipation auftreten.

Dihydrocodein wird wie Codein außer als Analgetikum auch als Antitussivum verwendet.

Hydrocodon sollte nur in schweren Fällen benutzt werden, da es wie Morphin zu Sucht führen kann.

Clobutinol und *Isoaminil* weisen noch eine gewisse strukturelle Verwandtschaft mit Methadon auf. Von Isoaminil wurde mehrfach über mißbräuchliche Anwendung berichtet, bei der es zu psychotomimetischen Erscheinungen kam.

Pentoxyverin, Butamirat, Oxeladin und *Pipazetat* sind basische Ester, die weder hypnotische noch atemdepressive Nebenwirkungen besitzen.

1.5.4 Nicht-opioide Analgetika

Analgetika dieses Typs, die auch als „kleine" oder – fälschlich – als peripher angreifende Analgetika bezeichnet werden, besitzen – außer *Nefopam* und *Flupirtin* (s. S. 208 f.) – trotz unterschiedlicher Struktur ein ähnliches Wirkungsspektrum: Neben der analgetischen Wirkung weisen sie eine *antipyretische* Wirkungskomponente auf, *saure* nicht-opioide Analgetika wirken außerdem *antiphlogistisch*. Dagegen feh-

len ihnen die psychotropen und sedierenden Eigenschaften der Opioid-Analgetika praktisch vollständig. Infolge dieses Wirkungsspektrums ist ihr Anwendungsbereich groß, und sie gehören daher zu den am meisten verwendeten Arzneistoffen.

Die früher übliche Bezeichnung „schwach wirksame Analgetika" wird den Eigenschaften dieser Wirkstoffgruppe nicht gerecht, da insbesondere bei Nozizeptorschmerzen ihr analgetischer Effekt häufig besser ist als bei Gabe eines schwachen bis mittelstarken Opioids.

Zum besseren Verständnis der Wirkung der nicht-opioiden Analgetika werden nachstehend die Pathophysiologie des Fiebers und der Entzündung, danach die wesentlichen Eigenschaften dieser Verbindungen beschrieben.

1.5.4.1 Pathophysiologie des Fiebers und der Entzündung

Thermoregulation und Fieber. Aufgabe der Thermoregulation ist es, die *Kerntemperatur* (Temperatur im Inneren des Rumpfes und im Kopf) trotz Schwankungen der Wärmebildung, -aufnahme und -abgabe auf einem *Sollwert* von durchschnittlich 37° zu halten. Die für die thermische Informationsverarbeitung zuständigen Strukturen sind im *vorderen Hypothalamus* lokalisiert. Die einlaufenden Impulse von Thermorezeptoren der Haut und den inneren Temperaturfühlern werden hier integriert und – sofern eine Abweichung vom Sollwert dies erfordert – in Steuersignale umgesetzt: Bei *Wärmebelastung* (z.B. bei körperlicher Arbeit) wird durch vermehrte Schweißbildung und gesteigerte Hautdurchblutung vermehrt Wärme abgegeben, bei *Kältebelastung* nicht nur die Wärmeabgabe (vor allem durch periphere

Nervensystem

B1

Tab. B 1–21. Antitussiva verschiedener chemischer Konstitution

Strukturformel	Internationaler Freiname	Handelspräparat (Eingetragenes Warenzeichen)	Mittlere Tagesdosis (mg)
Cl—⟨⟩—CH₂—CH(CH₃)—C(CH₃)(OH)—CH₂—N(CH₃)₂	Clobutinol	Silomat, Stas-Hustenstiller, Tussamed	40
⟨⟩—C(CH(CH₃)₂)(C≡N)—CH₂—CH(CH₃)—N(CH₃)₂	Isoaminil	Peracon	40 – 80
Cyclopentyl-⟨⟩—C(=O)—O—CH₂—CH₂—O—CH₂—CH₂—N(C₂H₅)₂	Pentoxyverin	Pertix-Hommel, Sedotussin, Tussa-Tablinen	25 – 50
⟨⟩—C(C₂H₅)(H)—C(=O)—O—CH₂—CH₂—O—CH₂—CH₂—N(C₂H₅)₂	Butamirat	Sinecod	2,5 – 5
⟨⟩—C(C₂H₅)₂—C(=O)—O—CH₂—CH₂—O—CH₂—CH₂—N(C₂H₅)₂	Oxeladin	Toramin N, in Tussinfantum	10 – 20
(Phenothiazinyl)-C(=O)—O—CH₂—CH₂—O—CH₂—CH₂—N(piperidinyl)	Pipazetat	Transpulmin Hustensaft N	20 – 40

Vasokonstriktion) gedrosselt, sondern auch die Wärmeproduktion erhöht.

Unter Fieber versteht man eine Thermoregulation auf einem höheren Temperaturniveau. Fieber ist eine Begleiterscheinung fast aller Infektionen. Bestandteile pathogener Mikroorganismen, z.B. die Endotoxine gramnegativer Bakterien, aber auch Viren können Fieber auslösen. Die dabei beteiligten Substanzen werden unter der Bezeichnung *exogene Pyrogene* zusammengefaßt. Diese stimulieren Makrophagen zur Bildung des endogenen Pyrogens *Interleukin-1,* einer Schlüsselsubstanz bei Immunvorgängen (s. S. 777). Interleukin-1 bewirkt die Bildung von *Prostaglandinen* (s. S. 395 ff.), die über *cAMP* als second messenger den Stoffwechsel von Zellen im Thermoregulationszentrum des Hypothalamus verändern (Abb. B 1–32). Als Ergebnis dieser Einwirkung wird der *Sollwert* für die Regulation der Körpertemperatur *nach oben verstellt.*

Unmittelbar nach Umstellung des Sollwertes auf das höhere Niveau wirkt die normale Körpertemperatur von 37°C wie eine Unterkühlungstemperatur.

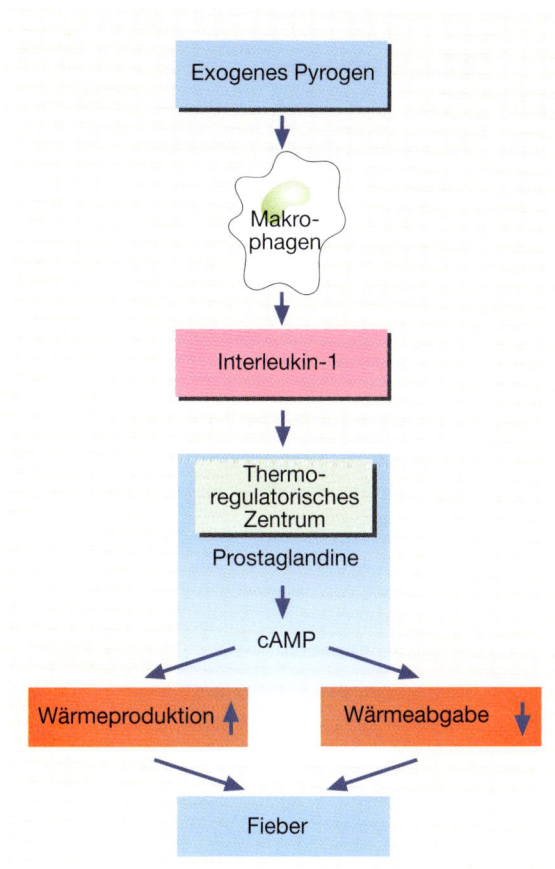

Abb. B 1–32. Reaktionskette, die zur Sollwertverstellung im Thermoregulationszentrum und damit zum Fieber führt

Sie löst eine Vasokonstriktion der Hautgefäße, Kältezittern („Schüttelfrost") und ein subjektives Kältegefühl aus. Beim Fieberabfall (Rückkehr auf den normalen Sollwert) wird die bestehende Kerntemperatur dagegen als zu hoch empfunden. Schweißausbrüche, Vasodilatation der Hautgefäße und ein subjektives Wärmegefühl kennzeichnen die Entfieberungsphase.

Entzündung. Auf schädliche Einflüsse (Noxen) der verschiedensten Art – chemische oder physikalische Noxen, Infektionen mit Mikroorganismen oder Parasiten – *reagiert das Gefäßbindegewebe gleichförmig am Ort der Schädigung mit einer Entzündung.* Die dabei ablaufenden Vorgänge sind durch eine *enge Vernetzung von vaskulären und zellulären Reaktionen sowie Antigen-unspezifischen und Antigen-spezifischen Abwehrreaktionen* (s. S. 763 ff.) charakterisiert. Als sog. *Kardinalsymptome* der (akuten) entzündlichen Reaktionen treten, wie schon vor mehr als 2000 Jahren von Celsus beschrieben und später von Galen um das 5. Kardinalsymptom (Functio laesa) ergänzt,

☐ *Rötung* (Rubor),

☐ *Schwellung* („Tumor"),

☐ *(lokale) Überwärmung* (Calor),

☐ *Schmerz* (Dolor) und

☐ *gestörte Funktion* (Functio laesa)

auf.

Nervensystem

B 1

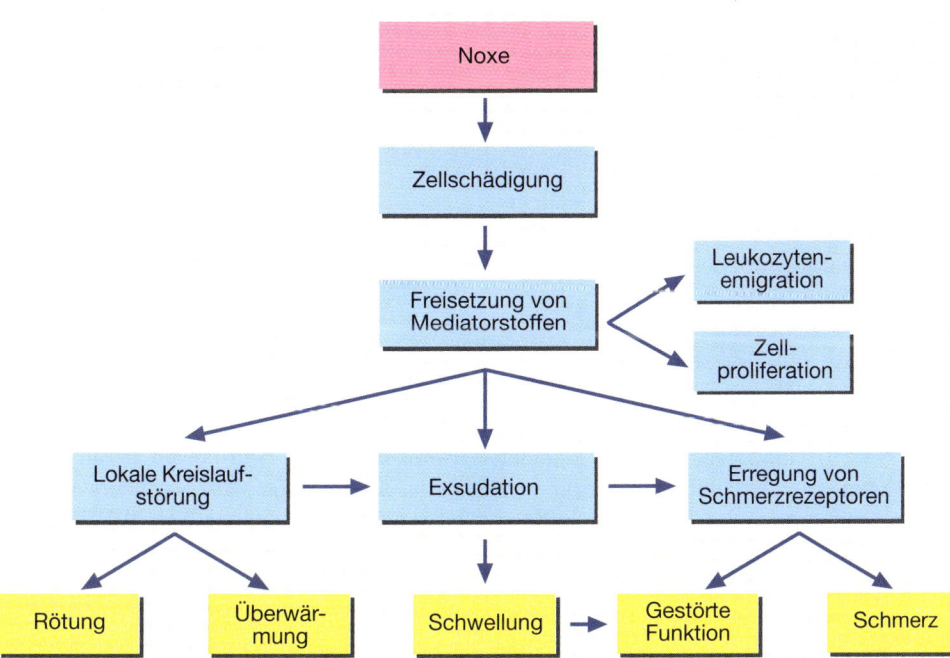

Abb. B 1–33. Pathogenese und Symptome einer Entzündung (nach Thews, Mutschler, Vaupel)

Tab. B 1–22. Entzündungsmediatoren, Vorkommen und Wirkung (modifiziert nach Berg, Daniel und Holzschuh)

Mediator	Vorkommen, Bildung	Biologische Wirkung
Histamin	Speichergranula von basophilen Granulozyten und Mastzellen	Gefäßerweiterung, erhöhte Gefäßpermeabilität, Bronchialkonstriktion
Bradykinin	durch Hydrolyse von Kininogenen	histaminähnlich, Aktivierung von Blutgerinnung und klassischem Komplementweg (s. S. 763)
Prostaglandin E_2	Makrophagen	Gefäßerweiterung, Wirkungsverstärkung von Histamin und Leukotrien B_4, kataboler Effekt
Leukotriene D_4, E_4	eosinophile und basophile Granulozyten, Makrophagen, Mastzellen	langanhaltende Erhöhung der Gefäßpermeabilität, Bronchospasmus
Leukotrien B_4	wie die anderen Leukotriene	chemotaktische Wirkung auf eosinophile und neutrophile Granulozyten sowie Makrophagen
Plättchen-aktivierender-Faktor (PAF)	basophile, eosinophile und neutrophile Granulozyten, Makrophagen, Thrombozyten	gesteigerte Gefäßpermeabilität, Aktivierung von basophilen und neutrophilen Granulozyten, starke Bronchokonstriktion
Komplementfaktoren C3a und C5a	Komplementsystem (s. S. 763)	Degranulation von Mastzellen, chemotaktischer Effekt (C5a), histaminartige Wirkung
Lysosomale Enzyme	eosinophile und neutrophile Granulozyten, Makrophagen, Mastzellen	bakterizide Wirkung, Gewebeläsion
Reaktive Sauerstoffspezies	neutrophile und eosinophile Granulozyten, Makrophagen	zytotoxische Wirkung

Diese Symptome sind die Folgen der durch die Noxe ausgelösten *Durchblutungsstörung* in der terminalen Strombahn, des *Austritts von intravaskulärer Flüssigkeit* ins Interstitium (Exsudation) infolge der erhöhten Kapillarpermeabilität und der *Erregung von Schmerzrezeptoren*. Sie beruhen auf der *Freisetzung von Entzündungsmediatoren* (vgl. Tab. B 1–22).

Schon zu Beginn der Entzündung kann diese durch Beseitigung der Noxe (z.B. Zerstörung bakterieller Toxine) oder durch Beendigung der schädlichen Einwirkung (z.B. Vermeidung der weiteren Einwirkung physikalischer Noxen) abklingen. Vielfach schließt sich jedoch an die initiale Durchblutungsstörung und die Exsudation von Serum oder Plasma eine *Emigration von Blutzellen* (u.a. Granulozyten, Monozyten) in den extrazellulären Raum sowie eine *Proliferation von Histiozyten und Fibroblasten* an. Auch diese Vorgänge dienen primär der Bekämpfung der Schädigung sowie der Wiederherstellung des ursprünglichen Zustandes, sie können sich jedoch auch negativ auswirken (vgl. chronische rheumatische Entzündungen S. 210 ff.). In Abb. B 1–33 sind die geschilderten Vorgänge schematisch zusammengefaßt.

1.5.4.2 Pharmakologische Eigenschaften nicht-opioider Analgetika

Wirkungsmechanismus. Für das Verständnis der Wirkungen und Nebenwirkungen der meisten nicht-opioiden Analgetika erwiesen sich die Befunde von Vane, daß diese Substanzen in die *Prostaglandinsynthese* eingreifen, als besonders bedeutsam. Und zwar *hemmen* sie, wie in Abb. B 1–34 dargestellt, die *Cyclooxygenase,* die Arachidonsäure und andere ungesättigte C_{20}-Säuren in cyclische *Endoperoxide,* die Vorstufen der Prostaglandine sowie von Thromboxan A_2 und Prostacyclin (s. S. 397), überführt. Wie bereits beschrieben, sind Prostaglandine an der Entstehung des Schmerzes und des Fiebers sowie an entzündli-

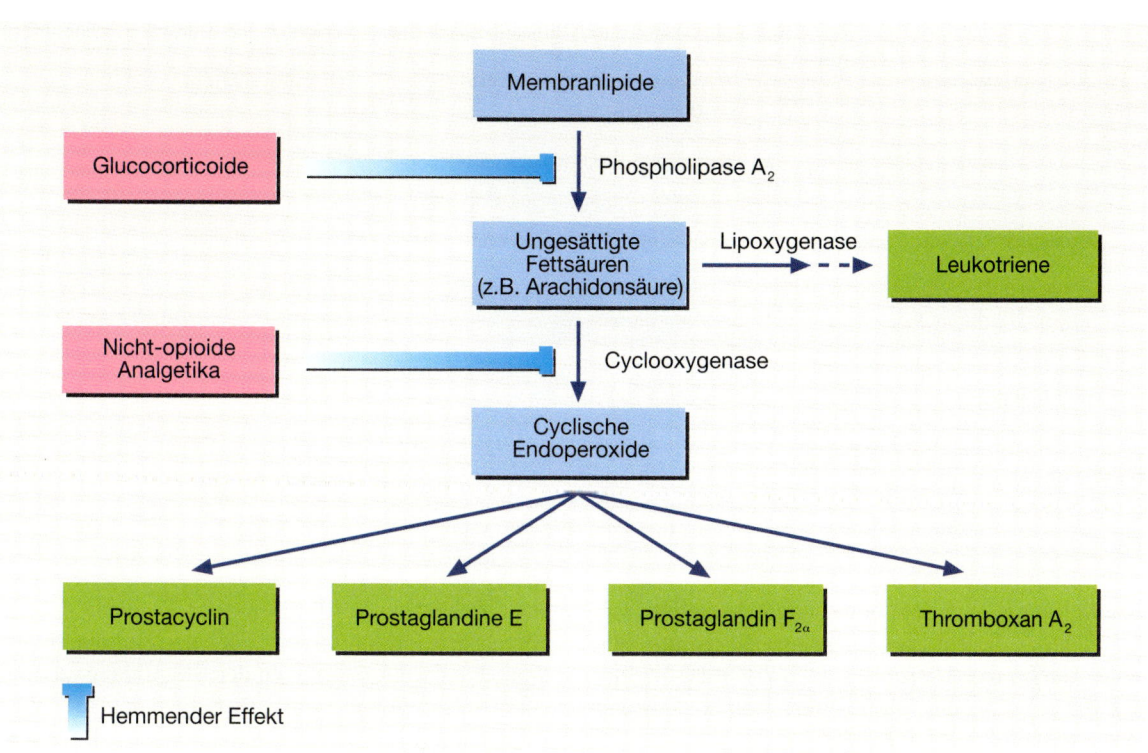

Abb. B 1–34. Hemmung der Prostaglandinsynthese durch Pharmaka in vereinfachter schematischer Darstellung

chen Reaktionen wesentlich beteiligt. Es ist somit leicht einzusehen, daß Verbindungen, die die Bildung von Prostaglandinen blockieren, gleichzeitig schmerzunterdrückend, fiebersenkend und entzündungshemmend wirken. Auch eine Reihe weiterer Effekte läßt sich, wie in Tab. B 1–23 gezeigt, über eine Prostaglandinsynthesehemmung erklären. Diese ist auch der Grund dafür, daß bei allen Prostaglandinsynthesehemmern mit den gleichen Nebenwirkungen gerechnet werden muß.

Die beschriebene Beeinflussung der Prostaglandinsynthese macht auch verständlich, daß galenische Maßnahmen, wie z.B. die Herstellung magensaftresistenter Tabletten, oder die Gabe von Suppositorien anstelle einer oralen Applikationsform die Magenverträglichkeit der meisten Präparate kaum verbessern, da eine Schädigung der Magenschleimhaut vor allem durch die *systemische Hemmung* der Prostaglandinsynthese hervorgerufen wird.

Eine neue Entwicklung zeichnet sich nun allerdings dadurch ab, daß von der Cyclooxygenase zwei *Isoformen,* die *Cyclooxygenase 1* (Cox-1) und die *Cyclooxygenase 2* (Cox-2), nachgewiesen werden konnten. Cox-1 ist das *konstitutive* Enzym, das dafür sorgt, daß Stoffe der Arachidonsäurekaskade für physiologische Vorgänge synthetisiert werden. Die Bildung von Cox-2 wird dagegen erst unter *pathophysiologischen* Bedingungen *induziert,* sie ist daher für die Produktion von Entzündungsmediatoren verantwortlich. Es ist daher zu erwarten, daß Pharmaka, die selektiv die Cox-2

hemmen, ohne die Cox-1 zu beeinflussen, wesentlich weniger Nebenwirkungen hervorrufen als nicht-selektive Verbindungen.

Ein weiterer Forschungsansatz liegt darin, Antiphlogistika zu entwickeln, die nicht nur die Synthese der Cyclooxygenase, sondern auch die der Lipoxygenase hemmen und dadurch gleichzeitig die Bildung von Leukotrienen unterdrücken (vgl. Abb. B 1–34).

Nicht alle Wirkungen der nicht-opioiden Analgetika/ Antiphlogistika können jedoch auf eine Hemmung der Prostaglandinsynthese zurückgeführt werden. Diese ist nur ein, wenn auch sehr bedeutsamer, Teilaspekt. So besteht z.B. keine eindeutige Korrelation zwischen der analgetischen Wirkung und der Unterdrückung der Prostaglandinbildung. Es kann als sicher gelten, daß es auch zu *Wechselwirkungen mit anderen Mediatorstoffen und Enzymsystemen* sowie zu einer *Beeinflussung von Immunreaktionen* und einer *verringerten Bildung von aktiven Sauerstoffspezies* kommt. Darüber hinaus weisen die einzelnen Verbindungen noch gewisse Substanz-typische Wirkungen (s.u.) auf.

Kinetik. Die meisten Analgetika dieses Typs werden *rasch und gut resorbiert.* Für ihre therapeutische Anwendung ist von seiten der Pharmakokinetik vor allem deren sehr unterschiedliche *Eliminationshalbwertszeit* bedeutsam. In Tab. B 1–24 ist $t_{1/2}$ für einige Substanzen angegeben.

Tab. B 1–23. Beeinflussung von Prostaglandineffekten durch Prostaglandinsyntheseblocker (modifiziert nach Schönhöfer)

Prostaglandinwirkung	Wirkung des Prostaglandin-synthesehemmers	Klinischer Effekt
Vermehrte Bindegewebsneubildung, Zellproliferation	Verringerte Bindegewebsneubildung	Antirheumatische Wirkung
Verringerte Magensaftsekretion, Zytoprotektion	Erhöhte Magensaftsekretion	Schleimhautläsion, evtl. Ulkus
Verringerte Darmmotilität	Erhöhte Darmmotilität	Diarrhoe
Erhöhte renale Natriumionen-Ausscheidung	Erniedrigte Natriumionen-Ausscheidung	evtl. Ödeme
Steigerung der Plättchenaggregation durch Thromboxan A_2	Hemmung der Plättchenaggregation	Prophylaxe von Apoplexien, erhöhte Blutungsgefahr
Steigerung des Uterustonus	Erniedrigung des erhöhten Uterustonus	Antidysmenorrhoischer Effekt

Indikationen. Nicht-opioide Analgetika sind bei *verschiedenen Schmerzzuständen* (z.B. Kopf- und Zahnschmerzen), *Migräne* (s. S. 222 ff.), *Fieber* und, sofern es sich um Stoffe mit antiphlogistischer Wirkungskomponente handelt, bei *entzündlichen Prozessen,* insbesondere solchen des *rheumatischen Formenkreises* (s. S. 209 ff.), indiziert. Neuerdings werden Prostaglandinsynthesehemmer außerdem zum (medikamentösen) Verschluß eines nach der Geburt offengebliebenen (persistierenden) *Ductus arteriosus Botalli* (Kurzschlußverbindung zwischen Arteria pulmonalis und Aorta) verwendet, da am Persistieren des Ductus Botalli Prostaglandine wesentlich beteiligt sind.

Nebenwirkungen. Als gemeinsame unerwünschte Wirkungen der nicht-opioiden Analgetika kommen (vgl. auch Tab. B 1–23) gastrointestinale Störungen, gastrointestinale Blutungen, Aktivierung oder evtl.

Tab. B 1–24. Mittlere Plasmaeliminationshalbwertszeiten von Antiphlogistika

Wirkstoff	$t_{1/2}$ (Stunden)
Tolmetin	1
Diclofenac	1,5
Fenoprofen	2
Ibuprofen	2
Indometacin	2,5
Naproxen	12
Piroxicam	38
Phenylbutazon	72

auch Auslösung von Magen- und Duodenal-Ulzera, Nierenfunktionsstörungen mit Natriumionen- und Wasserretention, Störungen der Blutbildung, zentralnervöse Symptome (wie z.B. Schwindel, aber auch Kopfschmerzen!) sowie Hautreaktionen vor. Bei besonders disponierten Patienten, insbesondere Asthmatikern, besteht die Gefahr der Auslösung eines Asthmaanfalls (pseudoallergische Reaktion). Dabei werden durch die Hemmung der Cyclooxygenase und des dadurch erhöhten Substratangebots an die Lipoxygenase weniger bronchodilatierende Prostaglandine und mehr bronchokonstriktorische Leukotriene (s. S. 397 ff.) gebildet. (Daher ist der noch immer übliche Zusatz von nicht-opioiden Analgetika in Asthmamitteln abzulehnen.)

Kontraindikationen. Prostaglandinsynthesehemmer sind bei Magen-Darm-Ulzera und hämorrhagischer Diathese kontraindiziert. Auch in den letzten Wochen der Schwangerschaft dürfen sie wegen der Gefahr eines frühzeitigen Verschlusses des Ductus Botalli nicht, bei schweren Leber- und Nierenschäden nur mit größter Vorsicht angewandt werden.

Interaktionen. Bei der gleichzeitigen Gabe schwach wirksamer Analgetika mit anderen Wirkstoffen treten folgende Interaktionen auf:

□ Glucocorticoide erhöhen die Gefahr gastrointestinaler Beschwerden und Blutungen,

□ die urikosurische Wirkung von Probenecid (s. S. 220 ff.) wird verringert, gleichzeitig die Ausscheidung der Prostaglandinsynthesehemmer vom Säuretyp selbst verzögert,

☐ der diuretische Effekt von Saluretika wird abgeschwächt,

☐ die blutzuckersenkende Wirkung von oralen Antidiabetika dagegen gesteigert,

☐ die Toxizität von Methotrexat erhöht und

☐ die Elimination von Lithiumionen verzögert.

Ein Teil der Substanzen, z.B. Phenylbutazon, steigert ferner die gerinnungshemmende Wirkung von Cumarin-Derivaten (s. S. 428 f.).

1.5.4.3 Anilin-Derivate

Von den Anilin-Derivaten ist nur noch *Paracetamol* (p-Hydroxy-acetanilid) von Bedeutung. Das früher häufig verwendete *Phenacetin,* der entsprechende Ethylether, wird wegen der bei mißbräuchlicher Anwendung aufgetretenen *Nierenschädigungen* (interstieller Nephritis, Papillennekrosen, Niereninsuffizienz) nicht mehr angewandt.

Paracetamol (vgl. Tab. B l–25) zeichnet sich durch gute *antipyretische* und etwas schwächere *analgetische* Wirkung aus. Im Gegensatz zu den sauren nichtopioiden Analgetika (s.u.) ist jedoch die *antiphlogistische Wirkung sehr gering.* Als Erklärung hierfür wird die fehlende Affinität zur peripheren Cyclooxygenase angesehen. Der analgetische Effekt ist vorwiegend zentral bedingt.

Nach oraler Gabe wird Paracetamol *rasch* und *vollständig* aus dem Gastrointestinaltrakt *resorbiert.* Die *Plasmahalbwertszeit* liegt bei 2 – 3 Stunden. Die Elimination erfolgt vorrangig durch Biotransformation. Hauptmetaboliten sind das *Glucuronid* und das *Sulfat.* Nur zu einem sehr geringen Prozentsatz (ca. 3%) wird Paracetamol unverändert über die Nieren ausgeschieden.

Die *Einzeldosierung* beträgt (in Monopräparaten) 500 – l000 mg.

In den *üblichen* Dosen ist Paracetamol im allgemeinen gut verträglich.

Bei *Paracetamol-Vergiftungen* steht die *hepatotoxische Wirkung* im Vordergrund. Dosen über 10 g führen zu schweren, u.U. tödlichen *Leberzellnekrosen.* Die leberzellschädigende Wirkung beruht auf der Bindung reaktiver, durch mikrosomale Oxidation entstehender Paracetamol-Metaboliten an Leberzellproteine, von denen das N-Acetylchinonimin wahrscheinlich am bedeutsamsten ist. Bei üblichen Dosen werden diese Metaboliten durch *Glutathion* unter Bildung ungiftiger Konjugate abgefangen. Erst wenn die Glutathion-Speicher erschöpft sind, treten zytotoxische Reaktionen auf. Enzyminduktoren, die die Cytochrom-P-450-Synthese stimulieren, setzen die toxische Schwellenkonzentration herab. Für die Therapie einer Paracetamol-Intoxikation hat sich die Gabe von *SH-Donatoren,* welche die Bildung von Glutathion fördern, bewährt. Außer *Methionin* werden *Cysteamin* und *N-Acetyl-Cystein* eingesetzt.

Ob Paracetamol bei *Langzeitgabe* wesentlich weniger nierentoxisch ist als Phenacetin, ist noch nicht einwandfrei gesichert.

Benorilat ist der *Phenolester* der *Acetylsalicylsäure* (s. S. 206 f.) mit *Paracetamol.* Im Organismus wird die Substanz größtenteils zu Salicylsäure und Paracetamol biotransformiert. Die Magenvertraglichkeit wird als gut bezeichnet, doch ist die Überlegenheit gegenüber den beiden Monosubstanzen bzw. der Kombination von Acetylsalicylsäure und Paracetamol nicht schlüssig gezeigt.

Die *Dosierung* beträgt 2 – 4 g täglich.

1.5.4.4 Anthranilsäure-Derivate

Am Stickstoff aromatisch substituierte Anthranilsäuren, die als Weiterentwicklung der klassischen analgetisch wirksamen Anilin-Derivate aufgefaßt werden können, wurden als Antiphlogistika und Analgetika in die Therapie eingeführt. Hierzu gehören *Mefenaminsäure* und *Flufenaminsäure* (s. Tab. B 1–25).

Die *Tagesdosen* betragen von Mefenaminsäure 1500 mg, von Flufenaminsäure 600 mg.

Ein Analogpräparat der Flufenaminsäure ist die *Nifluminsäure,* ein 2-Amino-nicotinsäure-Derivat (Tagesdosis 750 mg).

Gegenüber Acetylsalicylsäure (s. S. 206 f.) besitzen diese Substanzen *keine Vorteile,* schwere Nebenwirkungen (Knochenmarksdepression, nephrotoxische Effekte) sind eher häufiger.

l.5.4.5 Pyrazol-Derivate (Phenazone und Pyrazolidin-3,5-dion-Derivate)

Zu dieser Substanzklasse gehören neben dem Prototyp der Phenazone, dem *Phenazon* selbst, dessen Isopropyl-Derivat *Propyphenazon* und *Metamizol* sowie die Pyrazolidin-3,5-dion-Derivate *Phenylbutazon* und *Oxyphenbutazon* (vgl. Tab. B 1–25). Die Phenazone wirken gut analgetisch und antipyretisch, die Pyrazolidin-3,5-dione aufgrund ihres sauren Charakters außerdem antiphlogistisch.

Nervensystem

B 1

Metamizol (Noramidopyrinmethansulfonat, Novaminsulfon) ist aufgrund eines Methansulfonsäurerestes als Salz gut wasserlöslich. Intravenös appliziert ist es auch bei starken Schmerzen und infolge einer *zusätzlich spasmolytischen Wirkung* bei Koliken gut wirksam. Es ist jedoch eindringlich darauf hinzuweisen, daß bei der i.v. Injektion der 50%igen Lösung, insbesondere bei zu rascher Injektion, ein *Schock* auftreten kann. Eine *strenge Indikationsstellung* und *langsame Injektion* (1 ml/min) sind daher erforderlich.

Bei oraler Gabe wird die Substanz im Gastrointestinaltrakt rasch gespalten und das entstandene 4-Methylamino-phenazon *vollständig resorbiert.* Durch Entalkylierung am Aminostickstoff in 4-Stellung wird es zu 4-Aminophenazon biotransformiert. Letzteres wird durch Acetylierung teilweise in 4-Acetylamino-antipyrin überführt. Die *Halbwertszeit* beträgt 4 – 7 Stunden. Die *Ausscheidung* erfolgt *vorwiegend renal.* Die manchmal beobachtete Rotfärbung des Harnes beruht auf der Bildung des Metaboliten *Rubazonsäure.*

Die *Einzeldosis* beträgt bei oraler Applikation 0,5 – 1 g, bei parenteraler Gabe 1 – 2,5 g.

Die schwerwiegendste *Nebenwirkung* von Metamizol sowie der anderen Pyrazol-Derivate sind allergische **Agranulozytosen.** Trotz der langen Zeit, die Metamizol im Handel ist, differieren die Angaben über die Agranulozytosehäufigkeit stark. Auch scheinen geographische Unterschiede zu existieren. Für Westeuropa dürfte die Zahl unter 0,01% liegen. Das Risiko ist um so größer, je höher die Dosierung und je länger die Behandlungsdauer ist. Bei einer längeren Therapie mit Metamizol ist daher unbedingt eine *Blutbildkontrolle* erforderlich.

Weitere unerwünschte Wirkungen sind Haut- und Schleimhautveränderungen. *Akute Vergiftungen* können zu Krämpfen führen.

Phenazon und Propyphenzon werden außer als Monosubstanzen in Kombinationspräparaten eingesetzt. Sie besitzen das gleiche Nebenwirkungsspektrum wie Metamizol.

Phenylbutazon. Das Pyrazolidin-3,5-dion-Derivat *Phenylbutazon* ist als Natriumsalz gut wasserlöslich. Es kann sowohl injiziert als auch oral gegeben werden. Bei oraler Applikation wird es *nahezu vollständig resorbiert.* Die Eiweißbindung ist sehr hoch (>98%). Die *Halbwertszeit* beträgt ca. 70 Stunden. Hauptmetaboliten im Plasma sind das ebenfalls noch gut antiphlogistisch wirksame Oxyphenbutazon (s.u.) und γ-Hydroxy-phenylbutazon, im Urin findet man vor allem die C-Glucuronide von Phenylbutazon und γ-Hydroxy-phenylbutazon. Die *Ausscheidung* erfolgt *vorwiegend renal.*

Wegen der häufigen und z.T. schweren Nebenwirkungen (s.u.) mit u.U. tödlichem Ausgang wurden die *Indikationen* für Phenylbutazon stark eingeschränkt. Es darf nur noch beim akuten Gichtanfall sowie bei akuten Schüben eines Morbus Bechterew gegeben werden.

Die *Dosierung* beträgt beim akuten Gichtanfall 400 – 800 mg täglich während drei Tagen, bei Morbus Bechterew 400 – 600 mg täglich, wobei die Dauer der Behandlung eine Woche nicht überschreiten sollte.

Nebenwirkungen treten *wesentlich häufiger* auf als bei Metamizol: Bei jedem dritten Patienten ist mit Nebenerscheinungen zu rechnen, in etwa 10% der Fälle sind sie so stark, daß das Präparat abgesetzt werden muß.

Als wichtige *Interaktionen* sind die Verdrängung von Antikoagulantien vom Dicoumarol-Typ sowie von oralen Antidiabetika aus der Eiweißbindung (s. S. 17) mit der Gefahr von Blutungen bzw. hypoglykämischen Zuständen zu nennen. Die Wirkung der Antikoagulantien wird nach Gabe von Phenylbutazon auch noch durch eine direkte Gerinnungshemmung verstärkt.

Oxyphenbutazon. Wie oben erwähnt, ist *Oxyphenbutazon* ein wesentlicher Metabolit des Phenylbutazons. Es unterscheidet sich in seinen Wirkungen und Nebenwirkungen nur wenig von Phenylbutazon, allerdings ist es schwächer wirksam. Trotz der phenolischen Hydroxylgruppe ist auch bei Oxyphenbutazon die *Plasmahalbwertszeit* mit etwa 40 Stunden noch verhältnismäßig hoch.

Abb. B 1–35. Biotransformation von Metamizol

Tab. B. 1–25. Nicht-opioide Analgetika/Antiphlogistika

Strukturformel	Internationaler Freiname	Handelspräparat (Eingetragenes Warenzeichen)	Mittlere Tagesdosis (mg)
I. Anilin- und Anthranilsäure-Derivate			
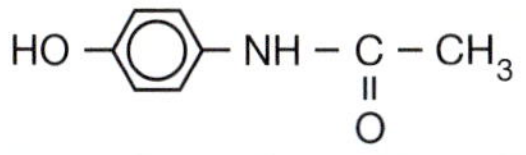 HO–〇–NH–C–CH₃ (O)	Paracetamol	ben-u-ron, Captin, Enelfa, Octadon, Treupel mono	2000 – 3000
[Benorilat-Struktur]	Benorilat	Benortan	2000 – 4000
[Mefenaminsäure-Struktur, COOH, CH₃ CH₃]	Mefenaminsäure	Parkemed, Ponalar	1500
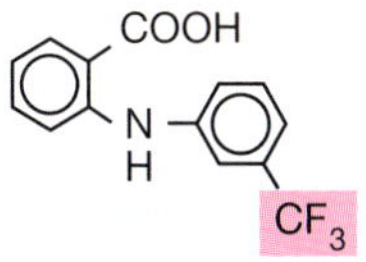 [Flufenaminsäure-Struktur, COOH, CF₃]	Flufenaminsäure	Dignodolin, Rheuma Lindofluid	(zur lokalen Applikation)
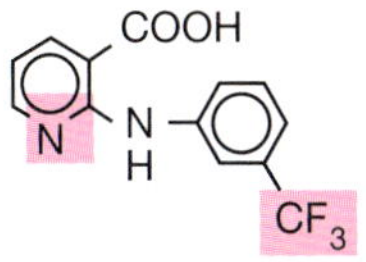 [Nifluminsäure-Struktur, COOH, N, CF₃]	Nifluminsäure	Actol	750
II. 1-Phenyl-2,3-dimethyl-3-pyrazolin-5-on-Derivate			
R			
H –	Phenazon	Dentigoa N, Eu-Med mono	500 – 1000
H₃C–CH– (CH₃)	Propyphenazon	Arantil P, Bestandteil u. a. von Cibalen, Optalidon, Saridon neu	150
H₃C–N– (H₃C)	Aminophenazon	Pyramidon (nicht mehr im Handel)	
NaO₃S–CH₂ (H₃C)N–	Metamizol (Noramidopyrin-methansulfonat-Natrium)	Baralgin M, Neuro-Brachont N, Neuro-Fortamin, Norgesic, Novalgin, Spondylon	500 – 1000

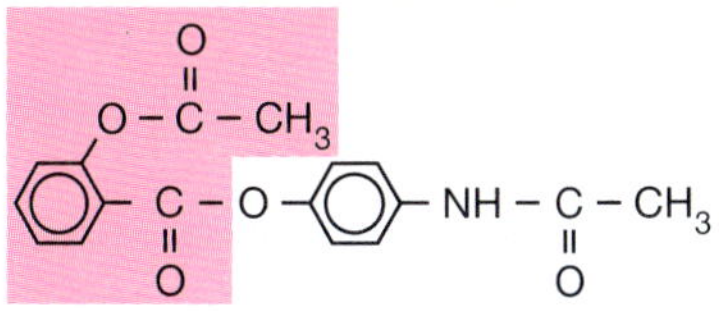

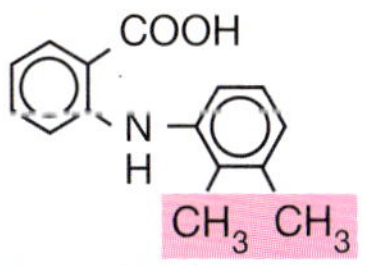

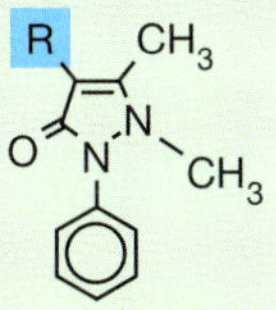

Nervensystem

B 1

Tab. B. 1–25. Nicht-opioide Analgetika/Antiphlogistika (Fortsetzung)

Strukturformel	Internationaler Freiname	Handelspräparat (Eingetragenes Warenzeichen)	Mittlere Tagesdosis (mg)
III. 1,2-Diphenyl-pyrazolidin-3,5-dion-Derivate			
R^1: Phenyl; R^2: $n-C_4H_9-$	Phenylbutazon	Butazolidin, Demoplas	200 – 400
R^1: Phenyl-OH; R^2: $n-C_4H_9-$	Oxyphenbutazon	Phlogont, Tanderil	100 – 200
IV. Salicylat			
COOH, $O-C(=O)-CH_3$	Acetylsalicylsäure	u.a. Alka-Seltzer, Aspirin, Colfarit, Godamed, Godasal, monobeltin	1500 – 3000
COOH, OH, F, F	Diflunisal	Fluniget	1000
V. Essigsäure-Derivate			
Indometacin-Struktur (H_3CO, CH_2-COOH, CH_3, N, $C=O$, Cl)	Indometacin	Amuno, Indomet-ratiopharm, Indo-Phlogont	150 – 200
Acemetacin-Struktur (H_3CO, $CH_2-C(=O)-O-CH_2-COOH$, CH_3, N, $C=O$, Cl)	Acemetacin	Rantudil	90 – 180
Diclofenac-Struktur (CH_2-COOH, NH, Cl, Cl)	Diclofenac	Allvoran, Diclophlogont, Diclo-Puren, Diclo-Tablinen, diclo von ct, Diclo-Wolff, duravolten, Effekton, Myogit, Voltaren	100 – 50
Lonazolac-Struktur (Cl, CH_2-COOH, N, N, Phenyl)	Lonazolac	Argun, irritren	600

Tab. B. 1–25. Nicht opioide Analgetika/Antiphlogistika (Fortsetzung)

Strukturformel	Internationaler Freiname	Handelspräparat (Eingetragenes Warenzeichen)	Mittlere Tagesdosis (mg)
VI. Propionsäure-Derivate			
H$_3$C–CH(CH$_3$)–H$_2$C–C$_6$H$_4$–CH(CH$_3$)–COOH	Ibuprofen	Aktren, Anco, Brufen, Contraneural, Dansida, Dignoflex, Dolgit, Dolo-Dolgit, Dolormin, ibu-Attritin, imbun, Novogent, Tabalon, Urem	600 – 1200
(Biphenyl-F)–CH(CH$_3$)–COOH	Flurbiprofen	Froben	150 – 200
(Benzoyl-C$_6$H$_4$)–CH(CH$_3$)–COOH	Ketoprofen	Alrheumun, Orudis	300 – 600
H$_3$CO–(Naphthyl)–CH(CH$_3$)–COOH	Naproxen	Apranax, Dysmenalgit N, Proxen	500 – 1000
(Benzoyl-Thienyl)–CH(CH$_3$)–COOH	Tiaprofensäure	Surgam	600 – 900
VII. Oxicame			
Piroxicam-Struktur (OH, C=O, C–NH–Pyridyl, S(=O)$_2$, N–CH$_3$)	Piroxicam	Brexidol, durapirox Felden, Jenapirox, Piroxicam Heumann	20
Tenoxicam-Struktur (Thienyl, OH, C=O, C–NH–Pyridyl, S(=O)$_2$, N–CH$_3$)	Tenoxicam	Liman, Tilcotil	20

1.5.4.6 Azapropazon

Trotz gewisser formaler chemischer Ähnlichkeit mit den Phenyl-pyrazolidin-dionen besitzt *Azapropazon* (Tolyprin®) teilweise andere Eigenschaften als diese. So hemmt die Verbindung die Prostaglandinsynthese trotz ausgeprägter antiphlogistischer Wirkung nur wenig. Die entzündungshemmende Wirkung wird vor allem auf eine Stabilisierung der Lysosomenmembran zurückgeführt.

Das Präparat wird in einer *Dosierung* von 600 – 1200 mg pro Tag bei Erkrankungen des rheumatischen Formenkreises sowie posttraumatisch oder postoperativ zur Prophylaxe und Therapie entzündlicher Ödeme (Schwellungen) eingesetzt.

Die *Nebenwirkungen* entsprechen denen der sauren Antiphlogistika/Antirheumatika.

Azapropazon (Tolyprin®)

1.5.4.7 Salicylsäure-Derivate

Salicylsäure selbst und ihr Natriumsalz werden wegen der schlechten Verträglichkeit bei oraler Gabe kaum noch innerlich verwendet. An ihre Stelle sind

□ *Acetylsalicylsäure*

□ *Amide der Salicylsäure* (Salicylamid, Ethenzamid, Salacetamid),

□ *Salsalat,*

□ *Benorilat* und

□ *Diflunisal*

getreten.

1.5.4.7.1 Acetylsalicylsäure (ASS)

Durch die Veresterung der phenolischen Hydroxylgruppe der Salicylsäure mit Essigsäure erreicht man nicht nur eine bessere lokale Verträglichkeit, sondern auch eine stärkere antipyretische, antiphlogistische und insbesondere *thrombozytenaggregationshemmende* Wirkung. *Acetylsalicylsäure* ist aufgrund dieser Eigenschaften eines der am meisten verwendeten nicht-opioiden Analgetika/Antiphlogistika und der wichtigste Thrombozytenaggregationshemmer (s. S. 424).

Als Salz mit der Aminosäure D, L-*Lysin* steht Acetylsalicylsäure auch in gut wasserlöslicher und damit in *oral und intravenös* applizierbarer Form zur Verfügung (Handelspräparat Aspisol®).

Kinetik. Acetylsalicylsäure wird nach oraler Gabe *rasch* und *zu einem hohen Prozentsatz resorbiert.* Der Acetylrest wird teilweise bereits bei der Schleim-

hautpassage abgespalten. In der Leber werden – nach weiterer Esterhydrolyse – *Ester- und Etherglucuronide* sowie das *Glycinat* der Salicylsäure *(Salicylursäure)* gebildet (Abb. B 1–36). Nur ein kleiner Teil wird zu *Gentisinsäure* oxidiert. Die *Plasmahalbwertszeit* von Acetylsalicylsäure beträgt etwa 15 Minuten, die von Salicylsäure bei niedriger Dosierung von ASS 2 – 3 Stunden. Bei hochdosierter ASS-Gabe wird Salicylsäure infolge einer Sättigung der Leberenzyme verzögert eliminiert.

Die *Ausscheidung* der ASS-Metaboliten erfolgt *vorwiegend renal.*

Dosierung. Die Dosierung beträgt bei schmerzhaften und febrilen Zuständen 1,5 – 3 g/Tag, bei rheumatischen Erkrankungen sind Tagesdosen von 4 – 6 g erforderlich, die nur noch schlecht toleriert werden.

Spezielle Nebenwirkungen. Häufige Nebenwirkungen sind Sodbrennen, Magenbeschwerden und klinisch nicht bedeutsame Mikroblutungen der Magenschleimhaut. Bei Gichtpatienten ist infolge einer Konkurrenz um den Säure-Carrier mit einer verstärkten Harnsäureretention zu rechnen.

Schwere Nebenwirkungen (Ohrensausen, vermindertes Hörvermögen, Schwindel, Übelkeit, Erbre-

Abb. B 1–36. Biotransformation von Acetylsalicylsäure

chen, stärkere gastrointestinale Blutungen) treten meist nur bei Einnahme höherer Dosen über einen längeren Zeitraum auf und sind bei einer Dosisreduktion reversibel. Zu beachten ist ferner, daß auch der Prothrombinspiegel durch höhere Dosen von Salicylsäure-Derivaten erniedrigt wird.

Die nach Acetylsalicylsäuregaben beobachteten *echten allergischen Reaktionen* sind vorwiegend auf *Verunreinigungen,* insbesondere mit dem stark allergenen *Acetylsalicylsäureanhydrid,* zurückzuführen und können daher durch Präparate mit reiner Acetylsalicylsäure größtenteils vermieden werden. Auf die *pseudoallergischen Reaktionen* wurde bereits hingewiesen (s.o.).

Vergiftungen. Bei *akuten* Vergiftungen mit Acetylsalicylsäure oder anderen Salicylaten beobachtet man anfänglich Hyperventilation, starkes Schwitzen und Reizbarkeit, später zunehmende Atemlähmung, Bewußtlosigkeit, Hyperthermie und Exsikkose. Durch die Hyperventilation wird zunäc1 vermehrt Kohlendioxid abgeatmet, es kommt zu einer respiratorischen Alkalose, die durch erhöhte renale Ausscheidung von Hydrogencarbonat kompensiert wird. Mit fortschreitender Vergiftung tritt jedoch infolge der zunehmenden Atemlähmung eine respiratorische und aufgrund einer Entkopplung der oxidativen Phosphorylierung mit gesteigerter CO_2-Produktion auch eine metabolische Azidose auf.

Die *Therapie* der Vergiftung hat neben resorptionsverhindernden Maßnahmen (s. S. 797 ff.) zum Ziel, das gestörte Säure-Basen-Gleichgewicht wiederherzustellen und die Ausscheidung der Salicylate zu steigern. Man erreicht dies dadurch, daß man Natriumhydrogencarbonat infundiert, wodurch gleichzeitig die Alkalireserve erhöht und die renale Ausscheidung der Salicylate durch Erhöhung des Urin-pH-Wertes gesteigert wird (s. S. 35). Bei lebensbedrohlichen Vergiftungen wird eine Hämodialyse durchgeführt.

1.5.4.7.2 Sonstige Salicylate

Die Amid-Derivate der Salicylsäure *Salicylamid, Ethenzamid* und *Salucetamid,* die in analgetischen Kombinationspräparaten Verwendung finden, werden unterschiedlich beurteilt. Während einerseits einige Autoren die gute Verträglichkeit dieser Stoffe bei gleichzeitiger ausreichender Wirksamkeit beschreiben, wird andererseits – und zwar insbesondere in den angelsächsischen Ländern – von zahlreichen Klinikern betont, daß diese Stoffe die Acetylsalicylsäure nicht zu ersetzen vermögen, da sie *kaum wirksamer als Placebos* seien. Ein Fortschritt gegenüber Acetylsalicylsäure wurde somit mit diesen Verbindungen nicht erreicht.

Bei **Salsalat** *(Disalgesic®)* handelt es sich um einen Ester aus zwei Molekülen Salicylsäure, d.h. um ein Salicylsäure-Prodrug. Wegen der verhältnismäßig langsamen Resorption, die wegen der schlechten Löslichkeit im sauren Magensaft erst im Dünndarm erfolgt, wird Salsalat nicht zur Behandlung akuter Schmerzzustände, sondern zur Therapie rheumatischer Erkrankungen eingesetzt.

Die *Dosierung* beträgt 3 g täglich.

Diflunisal (Fluniget®) ist ein Difluorphenyl-Derivat der Salicylsäure. Mit Ausnahme der Beeinflussung der Thrombozytenfunktion, die nur sehr schwach ist, weist Diflunisal ähnliche Wirkungen und Nebenwirkungen wie Acetylsalicylsäure auf.

Die Substanz wird *rasch* und *nahezu vollständig resorbiert.* Die *Plasmahalbwertszeit* liegt bei ca. 11 Stunden. Die *Ausscheidung* erfolgt fast ausschließlich renal, und zwar vor allem in Form von Glucuroniden.

Die Einzeldosis beträgt 500 – 1000 mg.

Benorilat wurde bereits (s.o.) beschrieben.

1.5.4.8 Heteroaryl- sowie Aryl-essig- und -propionsäuren

1.5.4.8.1 Indometacin

Prototyp dieser Verbindungen mit vorwiegend antiphlogistischer, antirheumatischer Wirkung ist *Indometacin.* Bei Untersuchungen über antiphlogistisch wirksame 3-substituierte Indole mit einer Carboxylgruppe in der Seitenkette erwies es sich als die am besten geeignete Verbindung. In seiner klinischen Wirksamkeit entspricht es (trotz Überlegenheit in Tierversuchen) weitgehend Phenylbutazon.

Indometacin wird *schnell* und *praktisch vollständig resorbiert.* Die *Plasmaeiweißbindung* ist hoch (ca. 90%), die *Plasmahalbwertszeit* beträgt 3 – 11 Stunden (mittlere Wirkdauer 4 – 6 Stunden). Nur etwa 15% der Substanz werden unverändert mit dem Urin ausgeschieden, der überwiegende Teil wird in Form inaktiver Metaboliten (O-Demethylierung, Glucuronidierung, N-Desacylierung) renal und biliär eliminiert.

Die *Tagesdosis* beträgt 50 – 150 (– 200) mg.

Die *Nebenwirkungsrate* liegt bei über 30%. Besonders gastrointestinale Nebenwirkungen treten nach Indometacin-Gabe häufiger auf als nach Anwendung von Phenylbutazon, dagegen ruft Indometacin wesentlich weniger Blutbildveränderungen (nur etwa 1/10 der des Phenylbutazons) hervor. Ferner wurden

Beeinträchtigungen des Sensoriums, Stirnkopfschmerzen, Sehstörungen und Schwindel beobachtet.

Ein Analogpräparat ist *Acemetacin,* der Glykolsäureester von Indometacin.

1.5.4.8.2 Sonstige Verbindungen

Mit dem Ziel, zu besser verträglichen Wirkstoffen als Indometacin zu gelangen, wurden zahlreiche weitere *aromatisch* bzw. *heteroaromatisch substituierte Essig- und Propionsäuren* mit antirheumatischen Eigenschaften entwickelt, doch haben sich die Erwartungen allenfalls teilweise erfüllt. Bei den meisten Präparaten, von denen in der Einführungsphase eine bessere Verträglichkeit behauptet wurde, stellte sich nach einiger Zeit heraus – insbesondere wenn sie in größerem Umfang verordnet wurden –, daß sie gegenüber älteren Präparaten keine eindeutigen Vorteile besitzen.

Ein besonders häufig verwendetes Antirheumatikum dieser Arzneistoffgruppe ist **Diclofenac.** Die *rasch und gut resorbierbare* Substanz weist eine *hohe Eiweißbindung* auf und wird *schnell metabolisiert* (Hydroxylierung, Konjugationen). Die *Plasmahalbwertszeit* liegt bei 1,5 Stunden. Die *Ausscheidung* erfolgt sowohl renal als auch biliär.

Die *Dosierung* beträgt 75 – 150 mg täglich.

Zu den ebenfalls oft und in zunehmendem Maße eingesetzten Verbindungen mit guter Verträglichkeit – und zwar sowohl als Analgetikum als auch als Antirheumatikum – gehört **Ibuprofen.** Einen besonders schnellen Wirkungseintritt bei oraler Applikation besitzt das D,L-*Lysin-Salz* (Ibuprofen-D,L-Lysinat), das aufgrund seiner hohen Wasserlöslichkeit rascher als die freie Säure im Gastrointestinaltrakt gelöst wird und deshalb auch in kürzerer Zeit wirksame Plasmaspiegel erreicht.

Die *Einzeldosis* beträgt *als Analgetikum* 200 – 400 mg, die *Tagesdosis als Antirheumatikum* 800 – 2400 mg.

Weitere Verbindungen dieser Substanzklasse sind in Tab. B 1–25 zusammengestellt.

Nabumeton (Arthaxan®) ist zwar selbst keine Säure, sondern ein Keton, doch wird es im Organismus zu der eigentlichen Wirksubstanz, der 6-Methoxy-2-naphthylessigsäure, die mit Naproxen (vgl. Tab. B 1–25) strukturell eng verwandt ist, biotransformiert. Als Prodrug besitzt Nabumeton *keine lokale Reizwirkung.* Die durch den wirksamen Metaboliten über die Prostaglandinsynthesehemmung *systemisch* aus-

Nabumeton (Arthaxan®)

gelösten Nebenwirkungen sind aber mit denen der anderen Stoffe vergleichbar.

1.5.4.9 Oxicame

Zu dieser Substanzgruppe gehören *Piroxicam* und *Tenoxicam* (vgl. Tab. B 1–25). Ähnlich wie bei den Stoffen der Phenylbutazon-Reihe handelt es sich zwar nicht um Carbonsäuren, aber aufgrund ihrer Keto-enol-Tautomerie trotzdem um saure Verbindungen. Auch ist wie bei den Phenylbutazonen die *Plasmahalbwertszeit groß* (ca. 40 Stunden bei Piroxicam, ca. 70 Stunden bei Tenoxicam). Aufgrund früherer Erfahrungen mit langwirkenden Antirheumatika ist eine so hohe Halbwertszeit nicht unbedingt vorteilhaft. Pharmakodynamisch besitzen die Oxicame, soweit bisher zu beurteilen, ebenfalls keine deutlich erkennbaren Vorteile gegenüber den antirheumatisch wirksamen Carbonsäuren.

Die mittlere *Tagesdosis* beträgt von Piroxicam und Tenoxicam 20 mg.

l.5.4.10 Nefopam und Flupirtin

Nefopam und Flupirtin unterscheiden sich von den bisher beschriebenen nicht-opioiden Analgetika dadurch, daß sie die Prostaglandinsynthese *nicht* hemmen und in der üblichen Dosierung keine oder allenfalls geringe antipyretische und antiphlogistische Eigenschaften besitzen.

Das Benzoxazin-Derivat *Nefopam* (Ajan®), das formal als cyclisiertes Diphenhydramin (s. S. 386) aufgefaßt werden kann, ist ein mittelstark wirkendes Analgetikum, dessen Wirkungsmechanismus noch weitgehend unklar ist. Diskutiert wird eine Beeinflussung des noradrenergen und serotoninergen absteigenden schmerzhemmenden Systems. Eine Affinität zu Opiatrezeptoren besteht nicht.

Nach oraler Gabe wird Nefopam zu etwa 50% *rasch resorbiert* und vorwiegend *renal ausgeschieden.*

Die orale *Einzeldosis* beträgt 60 mg.

Als *Nebenwirkungen* wurden Übelkeit, Mundtrokkenheit und Schwindelgefühl, seltener Schwitzen, Abgeschlagenheit, Einschlafstörungen und Erbrechen beobachtet. Nach parenteraler Applikation kann es zu einem Blutdruckabfall kommen.

Bei zerebralen Anfallsleiden ist Nefopam *kontraindiziert.*

Wegen einer *atropinartigen* Wirkungskomponente darf es bei Patienten mit Tachykardien, Glaukom oder Blasenentleerungsstörungen nur unter strenger Kontrolle eingesetzt werden.

Nefopam erhöht die Lebertoxizität von Paracetamol. Die gleichzeitige Gabe der beiden Substanzen hat daher zu unterbleiben.

Diphenhydramin   Nefopam (Ajan®)

Flupirtin (Katadolon®) ist ein Triamino-pyridin-Derivat, das außer seinem mittelstarken analgetischen Effekt *zentral muskelrelaxierend* wirkt. Der Wirkungsmechanismus ist wie bei Nefopam nur teilweise bekannt. Eine Stimulation des noradrenergen absteigenden schmerzhemmenden Systems ist vermutlich wesentlich an dem analgetischen Effekt beteiligt.

Nach oraler Gabe wird Flupirtin zu etwa 90% *resorbiert* und überwiegend *renal ausgeschieden.* Wichtige Metaboliten sind das 3-Acetylderivat sowie p-Fluorhippursäure.

Die orale *Einzeldosis* beträgt 100 mg.

Als *Nebenwirkungen* werden gelegentlich zentrale (Müdigkeit, Schwindel) und gastrointestinale Störungen (Übelkeit, Obstipation, aber auch Diarrhoe)

Flupirtin (Katadolon®)

beobachtet. Selten kommt es ferner zu Mundtrockenheit, Schwitzen, Hautreaktionen, Sehstörungen und einem Anstieg der Transaminasen im Serum.

Bei Patienten mit hepatischer Enzephalopathie oder Cholestase sowie mit Myasthenia gravis ist Flupirtin *kontraindiziert.*

Die Wirkung von Ethanol, Sedativa, Muskelrelaxantien und gerinnungshemmenden Verbindungen kann durch die gleichzeitige Gabe von Flupirtin verstärkt werden.

1.5.4.11 Analgetische Kombinationspräparate

Eine große Anzahl analgetisch wirkender Handelspräparate enthält gleichzeitig mehrere Analgetika sowie Kombinationen von Analgetika mit Codein, Coffein, Schlafmitteln, Spasmolytika und/oder anderen Substanzen. Abgesehen von der Kombination eines nicht-opioiden Analgetikums mit einem schwach potenten opioiden Analgetikum, z.B. Codein (Combaren®, Fortalidon® S, Dolviran® N, Lonarid®, Mexe®, Nedolon® P, Optipyrin® Neu, talvosilen®, Treupel® comp.) sind die meisten dieser Kombinationspräparate als nicht sinnvoll zu bezeichnen. Viele davon, insbesondere solche, die psychotrope Wirkstoffe enthalten, werden von einem Teil der Bevölkerung viel zu häufig und ohne zwingenden medizinischen Grund, also *mißbräuchlich,* eingenommen.

1.5.5 Erkrankungen des rheumatischen Formenkreises und ihre Therapie

1.5.5.1 Pathophysiologische Grundlagen

Unter dem Oberbegriff Erkrankungen des rheumatischen Formenkreises werden Erkrankungen zusammengefaßt, die sich vor allem im Bereich der Gelenke und der sie umgebenden Weichteile abspielen, bei denen es sich häufig um Systemerkrankungen des Bindegewebes handelt. Man unterscheidet:

☐ entzündliche

☐ degenerative und

☐ extraartikuläre

Formen (Tab. B 1–26).

Die klinischen Erscheinungsbilder sind außerordentlich vielfältig, und speziell bei den entzündlichen Formen kann eine Abgrenzung im Anfangsstadium schwierig sein. Auch gibt es sog. überlappende Syn-

Tab. B 1–26. Erkrankungen des rheumatischen Formenkreises

I. Entzündliche rheumatische Erkrankungen

(Akutes) Rheumatisches Fieber (Streptokokkenrheumatismus)

Rheumatoide Arthritis (chronische Polyarthritis) mit ihren Sonderformen

Psoriasis-Arthritis (Polyarthritis psoriatica)

Spondylitis ankylosans (Spondylarthritis ankylopoetica, Morbus Bechterew)

Kollagenosen
  Systemischer Lupus erythematodes,
  Primäres Sjögren-Syndrom,
  Progressive Sklerodermie,
  Polymyositis und Dermatomyositis

Vaskulitiden
  Polymyalgia arteriitica
  Panarteriitis nodosa
  Wegenersche Granulomatose

Infektarthritiden

II. Degenerative rheumatische Erkrankungen

Arthrosis deformans
  Mono-, Oligo-, Polyarthrosen,
  Fingergelenk-Polyarthrosen

Degenerative Veränderungen der Wirbelsäule

Chondrosen
  Osteochondrosen
  Spondylosen
  Spondylarthrosen

III. Extraartikuläre Rheumaformen

Muskelrheumatismus
Bursitis
Tendinitis und Tendovaginitis
Panniculitis

drome. Für die therapeutischen Maßnahmen sind die Ätiopathogenese, die klinische Symptomatik, die Immundiagnostik und der Verlauf entscheidend.

1.5.5.1.1 Rheumatisches Fieber

Das infolge der antibiotischen Therapie (s.u.) in Industrieländern seltene, in der Dritten Welt aber immer noch häufige (akute) rheumatische Fieber (akuter Gelenkrheumatismus) ist eine 2 – 3 (und bis zu 5) Wochen nach einer Infektion mit *β-hämolysierenden Streptokokken der Gruppe A* auftretende *Zweiterkrankung,* die zu entzündlichen Veränderungen vor allem an den großen Gelenken, am Herzen, der Haut und im Zentralnervensystem führt. Betroffen sind insbesondere Kinder und jüngere Erwachsene. Der Erkrankung liegt eine *Autoimmunreaktion nach Sensibilisierung gegen bestimmte Streptokokkenantigene* zugrunde. So wurden immunologische Kreuzreaktionen zwischen einem Streptokokkenprotein und einem Gewebsantigen des Herzmuskels nachgewiesen. Da aber nur ein sehr kleiner Teil der Patienten, die einen Streptokokkeninfekt durchmachen, an rheumatischem Fieber erkranken, müssen für die Manifestation weitere Faktoren hinzukommen. Hierzu werden eine genetisch bedingte besondere Reaktionsbereitschaft des Immunsystems, Unterernährung, Übermüdung, klimatische Bedingungen usw. gerechnet.

Als wichtige klinische Symptome, die nebeneinander, aber auch einzeln auftreten können, sind

□ *akute Polyarthritis,*

□ *Karditis,*

□ *Hauterscheinungen* (in Form verschiedener Erytheme) und

□ *Chorea minor*

zu nennen. Am häufigsten ist die *akute Polyarthritis,* die bevorzugt die *großen Gelenke* befällt, vielfach von Gelenk zu Gelenk springt und meist ohne Folgen ausheilt. Weitaus gefährlicher ist die mit Rhythmusstörungen, Dyspnoe, wechselnden Herzgeräuschen u.a. einhergehende *Karditis,* da es hier meist zu bleibenden Schäden, vor allem an den Mitralklappen, kommt. Die *Chorea minor (Sydenham),* der *Veitstanz,* mit ungewollten, zwecklosen Bewegungen (besonders der Arme und des Gesichts), Hypotonie und Affektlabilität, findet man – nicht selten als einziges Symptom – fast nur bei Kindern und Jugendlichen.

Der Verlauf des rheumatischen Fiebers ist wechselnd, 95% der Fälle klingen in 3 – 6 Monaten ab. Die Rezidivgefahr ist um so größer, je jünger die Patienten sind. Mit jedem Rückfall steigt die Gefahr für das Herz.

1.5.5.1.2 Rheumatoide Arthritis

Das im deutschen Sprachraum meist als (primär oder progredient) *chronische Polyarthritis* bezeichnete Krankheitsbild stellt eine besonders bedeutsame *chronisch entzündliche Systemerkrankung des Bindegewebes* dar. Etwa 1% der Bevölkerung ist davon betroffen. Die *eigentliche Krankheitsursache* ist *un-*

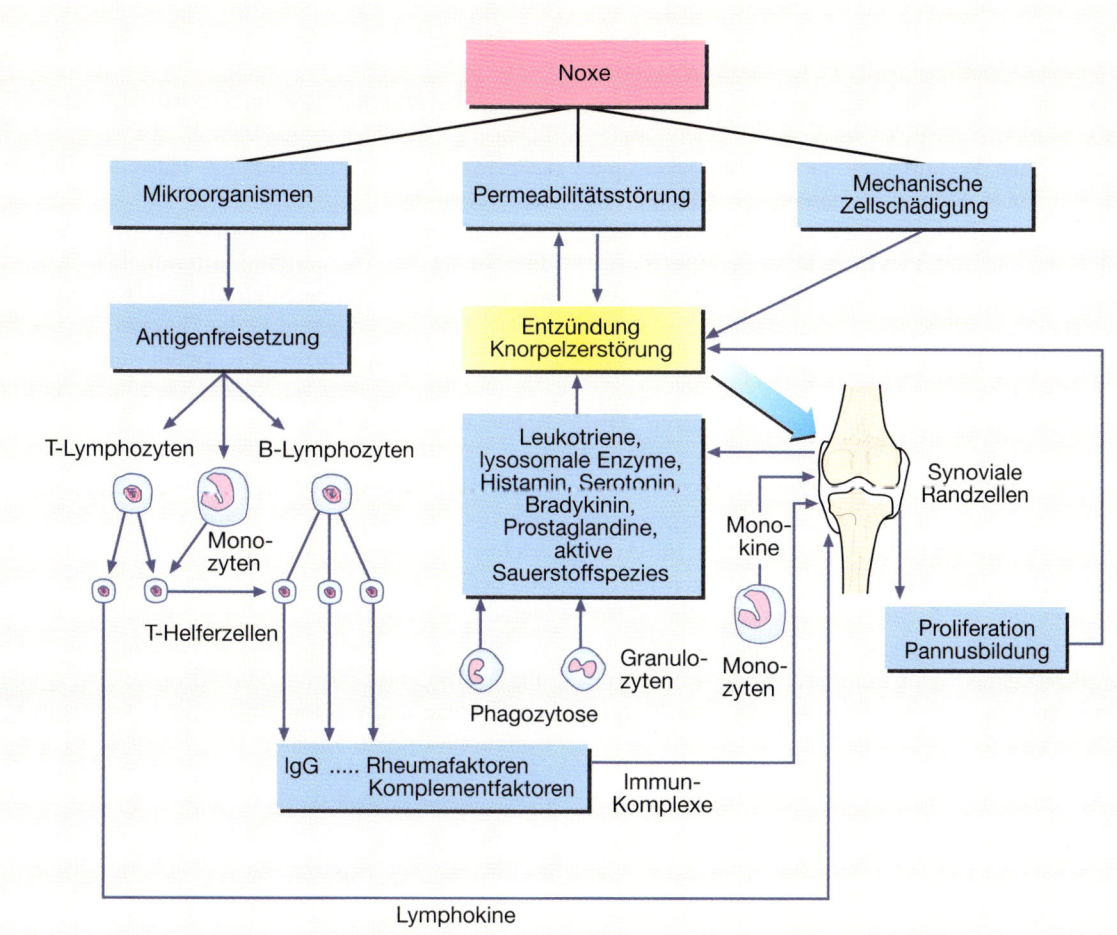

Abb. B 1–37. (Hypothetische) Pathogenese der chronischen Polyarthritis (nach Thews, Mutschler, Vaupel)

bekannt, das Zusammentreffen einer genetischen Disposition und eines infektiösen Agens wird diskutiert. Eine *Autoimmunpathogenese* gilt als gesichert, doch sind die einzelnen Reaktionsabläufe z.T. noch hypothetisch.

Die derzeitigen Vorstellungen zur **Pathogenese der chronischen Polyarthritis** sind vereinfacht in Abb. B 1–37 dargestellt. Eine unbekannte Noxe (evtl. Bakterien, Viren, möglicherweise eine Permeabilitätsstörung oder mechanische Zellschädigung) löst eine *entzündliche Reaktion* in der Gelenkkapsel aus. Bei dieser Startreaktion kommt es zur *Antigenfreisetzung,* die das humorale und zelluläre Abwehrsystem (s. S. 763 ff.) aktiviert. Die proliferierenden B-Lymphozyten bilden nach Umwandlung in Plasmazellen vor allem *Immunglobulin G* (IgG), das seinerseits die Bildung von Anti-Antikörpern, sog. *Rheumafaktoren,* induziert. Diese lassen sich allerdings nur bei einem Teil der Patienten nachweisen. IgG und Rheumafaktoren bilden unter Beteiligung von Komplement-

faktoren *Immunkomplexe,* die von Granulozyten und Zellen der Synovialmembran phagozytiert werden.

Dabei kommt es zur Freisetzung von *Entzündungsmediatoren* (s. Tab. B 1–22), die die entzündliche Reaktion weiter unterhalten. Dieser Circulus vitiosus erklärt den chronischen Verlauf der Gelenkentzündung. Der positive Rückkopplungsprozeß wird durch die Freisetzung von Lymphokinen aus proliferierenden T-Lymphozyten und von Monokinen aus Monozyten noch verstärkt.

Unter dem Einfluß des Entzündungsprozesses beginnt das *Synovialgewebe* zu wuchern und wird ebenso wie die Knorpeloberfläche mit *Fibrin* überzogen. Es bildet sich ein zottenförmiges Granulationsgewebe, das man als *Pannus* bezeichnet. Die *lysosomalen Enzyme zerstören die Knorpelschicht,* so daß in späteren Stadien die knorpelfreien Gelenkelemente miteinander verschmelzen. Weitere Folgen sind herdförmige Knochenzerstörung und Schrumpfung der Gelenkkapsel durch Narbenbildung.

Nervensystem

B 1

Die in *Schüben* verlaufende Erkrankung beginnt in der Regel schleichend mit einem *Prodromalstadium*, das durch Appetitlosigkeit, Gewichtsabnahme, Ermüdbarkeit, allgemeine Schwäche und manchmal Fieber gekennzeichnet ist. Entsprechend dem weiteren **klinischen Verlauf** kann nach Steinbrocker eine Einteilung in 4 Stadien vorgenommen werden: Im *Stadium I* treten meist symmetrische Schwellungen der kleinen und mittleren Gelenke mit schmerzhafter Bewegungshinderung und Morgensteifigkeit auf. Besonders häufig betroffen sind die Fingergrund- und -mittelgelenke. Im *Stadium II* sind in der Regel auch die großen Gelenke befallen, die Patienten klagen neben Bewegungs- auch über Ruheschmerzen. Die Dauer der Morgensteifigkeit nimmt zu (3 – 4 Stunden). Die Funktion der Gelenke ist geringgradig eingeschränkt. Im *Stadium III* findet man ausgeprägte Gelenkschwellungen, Gelenkdeformationen mit Achsenabweichung und Subluxation. Die Morgensteifigkeit kann bis zu 5 Stunden anhalten, die Funktionsbehinderung ist verstärkt. Beim *Stadium IV* kommen als weiteres Symptom fibröse oder knöcherne Ankylosen hinzu, es besteht Invalidität und Pflegebedürftigkeit.

Da es sich bei der rheumatoiden Arthritis um eine *Systemerkrankung des Bindegewebes* handelt, können neben den Gelenken auch andere Organe betroffen sein. So lassen sich z.B. nicht selten pathologische Muskelveränderungen (Atrophie, Knötchenbildung), Augenerkrankungen und periphere Neuropathien nachweisen. Bei der malignen Verlaufsform kann es im Rahmen einer generalisierten Organmanifestation zu einer *Immunvaskulitis* kommen.

Zu den *Sonderformen* der rheumatoiden Arthritis gehören u.a.

□ die *juvenile rheumatoide Arthritis*,

□ das *Felty-Syndrom* mit Milzvergrößerung und Leukopenie sowie

□ das *(sekundäre) Sjögren-Syndrom (s.u.)*.

1.5.5.1.3 Seronegative Spondylarthritiden (HLA-B27-assoziierte Arthritiden)

Die unter diesem Begriff zusammengefaßten Krankheitsbilder sind durch ihre enge Assoziation mit dem humanen Lymphozytenantigen (HLA) B27 und ihrer dadurch bedingten genetischen Disposition gekennzeichnet. Rheumafaktoren fehlen stets, daher werden sie als *seronegativ* bezeichnet. Außer der genetischen Disposition sind die Ätiologie und Pathogenese weitgehend unbekannt. Als Beispiele dieser Erkrankungen, zu denen u.a. auch der *Morbus Reiter* und *reaktive Arthritiden* gerechnet werden, sind nachstehend die Psoriasis-Arthritis und die Spondylitis ankylosans beschrieben.

Psoriasis-Arthritis. Die progredient destruierende Polyarthritis bei der Psoriasis (s. S. 598) tritt teilweise parallel zur Hauterkrankung, teilweise vor oder nach dieser auf.

Grundsätzlich können alle Gelenke betroffen sein, doch findet man bevorzugt Manifestationen an sämtlichen Gelenken eines Strahls (eines Fingers oder einer Zehe). Bei längerem Verlauf besteht wie bei der chronischen Polyarthritis die Gefahr ausgeprägter Gelenkdeformationen. Subkutane Rheumaknoten und Rheumafaktoren fehlen.

Spondylitis ankylosans. Die oft auch als *Spondylarthritis ankylopoetica* oder *Morbus Bechterew* bezeichnete chronisch entzündliche Bindegewebsaffektion befällt vornehmlich die Sakroiliakalgelenke, die kleinen Wirbelgelenke und den Bandapparat der Wirbelsäule. Außer der Wirbelsäulenmanifestation sind in etwa einem Drittel der Fälle auch die peripheren Gelenke und Organe mitbeteiligt. Bevorzugt betroffen sind junge Männer. Die Ätiologie ist unbekannt, erbliche Faktoren sind beteiligt. Pathogenetisch scheint es zwei Wege zu geben, nämlich einmal eine primäre Bindegewebsproliferation mit Knorpel- und Knochendestruktion, an die sich eine Knorpel- und Knochenneubildung anschließt, zum anderen einen unmittelbaren Knorpel- und Knochenumbau. Die schleichend beginnende Erkrankung äußert sich im Frühstadium mit Schmerzen im Bereich der Lendenwirbelsäule, Druck- und Klopfschmerzhaftigkeit der Ileosakralgelenke infolge einer Ileosakralarthritis sowie Einschränkung der Wirbelsäulenbeweglichkeit. Der Prozeß schreitet meist von unten nach oben fort, doch kann er auch in jedem Stadium stationär werden. In schweren Fällen kommt es zur *vollständigen knöchernen Versteifung der Wirbelsäule* und der stammnahen Gelenke.

1.5.5.1.4 Kollagenosen

Unter Kollagenosen, einem klinisch nicht unumstrittenen Begriff, versteht man eine Gruppe von Erkrankungen, bei denen es sich um *systemische Autoimmunopathien* handelt und bei denen man neben Gefäßstörungen (Vaskulopathie) fibrinoide Nekrosen im Gewebe findet. Hierzu gehören

□ der *systemische Lupus erythematodes*,

□ das *primäre Sjögren-Syndrom*,

☐ die *progressive Sklerodermie* und

☐ die *Poly- und Dermatomyositis.*

Beim **systemischen Lupus erythematodes** (SLE) handelt es sich um ein Syndrom mit wechselnder klinischer Symptomatik, neben der Haut und den Gelenken sind auch innere Organe befallen. Die Krankheit tritt am häufigsten bei Frauen im gebärfähigen Alter auf.

Für die Erkennung eines Lupus erythematodes geeignet ist der Nachweis sog. *LE-Zellen,* d.h. von neutrophilen Leukozyten, die einen Antigen-Antikörper-Komplex aus Kernmaterial (Desoxyribonucleoprotein), antinukleären Antikörpern und Komplement phagozytierten. Diese Form der Nukleophagozytose ist für den LE weitgehend typisch und tritt sonst nur selten auf. Im Plasma von LE-Patienten lassen sich ferner zahlreiche andere antinukleäre Antikörper, z.B. gegen native DNA, nachweisen. Pathologisch anatomisch besonders bedeutsam ist eine *Immunkomplexvaskulitis,* die kleine Arterien und Arteriolen, seltener Venen betrifft. Die Vaskulitis und die damit einhergehende Perivaskulitis führt – je nach Lokalisation – zu einer Arthritis, Periarthritis, Peri- und Myokarditis, Glomerulonephritis oder Enzephalitis usw.
   Das Leiden beginnt meist akut mit hohem Fieber, Polyarthritis und *schmetterlingsförmigem Gesichtserythem,* doch sind die Haut- und Gelenkveränderungen nicht obligatorisch. Der weitere Verlauf ist dann im allgemeinen durch *spontane Remissionen* und *Azerbationen* gekennzeichnet, doch gibt es auch rasch tödlich verlaufende Formen.

Das **primäre Sjögren-Syndrom** ist durch das sog. *Sicca-Syndrom* charakterisiert: Trockene Augen, trockener Mund sowie Trockenheit anderer Schleimhäute sind typische Symptome. Treten die Störungen zusammen mit einer anderen rheumatischen Erkrankung, z.B. einer rheumatoiden Arthritis auf, spricht man vom sekundären *Sjögren-Syndrom.*

Der **progressiven Sklerodermie** liegt eine *subkutane, vaskuläre* und *submuköse Fibrosklerose,* d.h. eine starke Vermehrung und dichte Zusammenlagerung der kollagenen Fasern zugrunde. Frauen sind etwa doppelt so häufig betroffen wie Männer. Im Plasma treten vermehrt α_2-Makroglobulin und Immunglobulin A auf, ferner lassen sich antinukleäre Faktoren und vereinzelt Antikörper gegen Erythrozyten nachweisen.
   Zu Beginn der Erkrankung entsprechen die Symptome oft denen eines Morbus Raynaud (s. S. 496). Später steht eine *Verhärtung und Starre der Haut und des Unterhautbindegewebes* im Vordergrund, die sich zunächst an den Händen und im Gesicht entwickelt. Bei weiterer Ausdehnung des Prozesses kommt es zu *Kontrakturen* mit oft bizarren Stellungsanomalien der Finger und der Hände, zu einer mimischen Starre (Maskengesicht) und Mikrostomie. Die Beteiligung innerer Organe ist nicht mit den Hautveränderungen korreliert. Besonders häufig ist der Gastrointestinaltrakt betroffen. Die sklerosierenden Veränderungen führen dabei zu einer Wandstarre vor allem im Bereich des unteren Ösophagus, des Magens und der oberen Dünndarmabschnitte mit Schluckbeschwerden, Passageverlangsamung, Malabsorption u.a. Seltener ist auch das Bindegewebe der Lunge, des Herzens, der Milz und der Nieren beteiligt. Die mittlere Verlaufsdauer beträgt 7 Jahre. Haupttodesursachen sind Herzinsuffizienz, Lungenveränderungen und Nierenversagen.

Bei der seltenen **Polymyositis** entwickelt sich innerhalb kurzer Zeit eine *symmetrische Muskelschwäche,* die vorwiegend die Muskulatur des Schulter- und Beckengürtels erfaßt. Kommen *Hautveränderungen* in Form von weinroten, flächenhaften, ödematösen Erythemen sowie Hyper- und Depigmentierungen hinzu, handelt es sich um eine *Dermatomyositis.* Besonders auffallend ist, daß bei einem relativ hohen Prozentsatz der Patienten maligne Tumoren gefunden werden. (Bei Männern über 50 Jahre wurde in ca. 60 bis 70% der Fälle eine bösartige Geschwulst als Ursache einer Dermatomyositis nachgewiesen.)

1.5.5.1.5 Vaskulitiden

Diese Gruppe von Erkrankungen ist durch *entzündliche Prozesse in den Gefäßwänden* und dadurch bedingte, bei den einzelnen Krankheitsbildern unterschiedliche Symptome gekennzeichnet. Hierzu gehören die

☐ *Polymyalgia arteriitica,*

☐ *Panarteriitis nodosa* und

☐ *Wegenersche Granulomatose.*

Die häufige **Polymyalgia arteriitica** umfaßt die Krankheitsbilder *Arteriitis cranialis* und *Polymyalgia rheumatica.* Bei der Arteriitis cranialis sind vorwiegend die großen und mittleren Arterien in Form einer Riesenzellarteriitis betroffen, bei der Polymyalgia rheumatica ist noch kein eindeutiges pathologisch-anatomisches Merkmal bekannt. In etwa einem Drittel der Fälle findet man *gleichzeitig* eine Arteriitis cranialis und eine Polymyalgia rheumatica. Als Symptome der Arteriitis cranialis treten Kopfschmerzen, Visusstörungen (Erblindungsgefahr!), zerebrale Durchblutungsstörungen und Augenmuskelparesen, bei der Polymyalgie beidseitiger Schulterschmerz und Schmerzen im Oberarm- sowie im Becken-Oberschenkel-Bereich auf. Die Blutkörperchensenkungsgeschwindigkeit ist stark erhöht. Häufig leiden die Patienten auch an einer Depression.

Die **Panarteriitis nodosa** (Periarteriitis nodosa) ist durch eine *generalisierte entzündliche Reaktion der mittleren und kleineren Arterien* mit ischämischen Nekrosen, Aneurysmabildung, Thrombosierung und Infiltrationen, die von der Media auf die Intima und die Adventitia übergreifen, charakterisiert. Männer erkranken etwa dreimal häufiger als Frauen. Bei etwa der Hälfte der Patienten findet man eine *chronische Infektion mit Hepatitis-B-Viren,* die *Arteriitis* ist dabei die *Folge* der *Ablagerung von Immunkomplexen* aus Virusmaterial und körpereigenen Antikörpern in der Gefäßwand. Ein anderer Teil der Fälle wird durch eine *Immunreaktion gegen Medikamente* hervorgerufen.
   Die Krankheit beginnt vielfach schleichend, doch kann sie sich auch akut entwickeln. Die Symptomatik wechselt, je nachdem, welches Organ bevorzugt betroffen ist. Besonders häufig treten neben subfebrilen Temperaturen Gewichtsabnahme sowie Müdigkeit, Gelenk- und Muskelschmerzen, Nervenentzündungen und vor allem Oberbauchschmerzen auf. Im fortgeschrittenen Stadium kann es zu Perikarditis, Myokardinsuffizienz, Herzinfarkt, Niereninsuffizienz, intestinalen Blutungen, Pankreatitis, Milz- und Niereninfarkt kommen. Die Prognose ist, von seltenen

Ausnahmen abgesehen, unbehandelt schlecht. Der Tod tritt meist infolge Herz- und Nierenversagens ein.

Bei der **Wegenerschen Granulomatose** handelt es sich um eine nekrotisierende, granulomatöse Vaskulitis der kleinen Arterien und Venen mit einem typischen Befall der oberen und unteren Luftwege und der Glomerula (Glomerulonephritis). Überwiegend sind Männer betroffen. Klinisch findet man verschiedene Symptome im Hals-Nasen-Ohren-Bereich (Rhinitis, Nasenbluten, Otitis u.a.), die Lungenbeteiligung äußert sich in Thoraxschmerzen, Husten und blutigem Auswurf. In der Generalisierungsphase, in der auch andere Organe betroffen sind, treten u.a. Abgeschlagenheit, Fieber sowie Arthralgien und Arthritiden auf.

1.5.5.1.6 Sonstige zum rheumatischen Formenkreis gehörende Erkrankungen

Infektarthritiden. Diese Arthritisformen entstehen im *Verlauf* von *infektiösen Krankheitsprozessen,* wobei die Erreger häufig im Gelenkpunktat nachgewiesen werden können. Typische Beispiele sind die *gonorrhoische, tuberkulöse und syphilitische Arthritis.*

Arthrosis deformans. Unter dieser Bezeichnung faßt man die *degenerativen Erkrankungen der peripheren Gelenke* zusammen. Es liegen ihnen *Abnutzungserscheinungen* der Gelenkknorpel, wie z.B. Auffaserung oder lochartige Defekte, zugrunde. Der Gehalt des Knorpels an Chondroitin-4-sulfat nimmt ab, der an Keratinsulfat zu. Neben der Knorpeldegeneration findet man gleichzeitig *reaktive hypertrophische Veränderungen* in Form von knöchernen Randwülsten und einer Sklerosierung der Synovialzotten. Der Gelenkkopf kann dabei pilzähnlich deformiert werden. Manifestationsfördernd wirken Überbelastung der Gelenkflächen, akute oder chronische Traumen, entzündliche Gelenkprozesse, Stoffwechselerkrankungen sowie Ruhigstellung. Je nach Lokalisation spricht man von *Coxarthrose* (Hüftgelenkarthrose), *Gonarthrose* (Kniegelenkarthrose) und *Omarthrose* (Schultergelenkarthrose).

Die *Coxarthrose* ist die am häufigsten vorkommende Arthrose der großen Gelenke. Man unterscheidet eine primäre Coxarthrose, wie sie regelmäßig bei adipösen Patienten vorkommt, von einer *sekundären,* deren häufigste Ursache eine angeborene Hüftdysplasie und Hüftsubluxation ist. Die *Gonarthrose tritt meist beidseitig auf und befällt bevorzugt übergewichtige Frauen.*

Neben den bisher genannten großen Gelenken können auch die *kleineren* und *mittleren* degenerativ verändert sein. Bei den *Polyarthrosen der kleinen Fingergelenke* ist besonders die Arthrose der Fingerendgelenke (Heberden-Arthrose) zu nennen, für die ein autosomal dominanter Vererbungsmodus nachgewiesen werden konnte.

Das *klinische Krankheitsbild* der Arthrosen ist anfänglich durch Steifigkeit und Schmerzen nach längerer Belastung sowie bei Bewegungsbeginn, später durch stärkere, oft witterungsabhängige Schmerzen auch in Ruhe und nachts sowie durch Bewegungsbehinderungen gekennzeichnet.

Degenerative Veränderungen der Wirbelsäule. Die degenerativen Veränderungen der Wirbelsäule sind an den *Halbgelenken* (Wirbelkörper-Bandscheibe-Wirbelkörper) oder an den Wirbelbogengelenken lokalisiert. Sie werden durch Abnutzungserscheinungen infolge Überbelastung verursacht, hinzu kommt ein konstitutioneller Faktor.

Bandscheibenveränderungen bezeichnet man als **Chondrosen.** Sie beginnen mit einer Flüssigkeitsverarmung des inneren Gallertkernes *(Nucleus pulposus),* wodurch die Elastizität und der Innendruck herabgesetzt werden. Der Faserknorpelring *(Anulus fibrosus)* lockert sich auf, es kann zu Einrissen und einer Ablösung von Teilen des Faserringes kommen. Dadurch besteht die Gefahr, daß sich der Gallertkern verlagert, vorwölbt oder einklemmt sowie in die Zwischenwirbellöcher oder in den Rückenmarkskanal einbricht (Bandscheibenvorfall).

Degeneriert die knorpelige Abschlußplatte der Wirbelkörper, wodurch diese reaktiv sklerosiert, und wird durch diesen Prozeß sekundär die Bandscheibe zerstört, spricht man von einer **Osteochondrose.** Die den Arthrosen entsprechenden degenerativen Veränderungen an den Wirbelkörpern mit Osteophytenbildung in Form von Randzacken und Randwülsten dicht oberhalb der Wirbelkörperkante werden **Spondylosen,** Umbauvorgänge an den Zwischenwirbelgelenken **Spondylarthrosen** genannt.

Die *klinischen Symptome* sind Druck-, Klopf- und Stauchungsschmerz der geschädigten Wirbelsegmente. Verspannung der Muskulatur löst Schon- und Fehlstellungen aus. Bei heftigen, unkoordinierten Bewegungen, meist in ermüdetem Zustand, kann es zu einer Fixierung von Wirbelgelenken in einer solchen Fehlstellung und, bedingt durch die Nervenkompression, zu plötzlichen, heftigen Schmerzen kommen (Schiefhals, Hexenschuß, s.u.). Der *Druck von prolabierten Gallertkernen auf Spinalnerven ruft Neuralgien, Parästhesien und Reflexausfälle hervor.* Besonders häufig betroffen sind aufgrund der anatomischen Verhältnisse und der besonderen Belastung die untere Halswirbelsäule und die Lendenwirbelsäule *(Zervikal-* und *Lumbalsyndrom).* Das häufigste Lumbalsyndrom ist die *Lumbalgie (Hexenschuß),* oft begleitet von einer *Ischiasneuralgie.*

Nichtartikuläre Rheumaformen. Hierunter versteht man schmerzhafte, chronisch-entzündliche oder degenerative Veränderungen, die am extraartikulären Bindegewebe von Subkutis, Sehnen, Sehnenscheiden, Schleimbeuteln, Knochenhaut oder Muskeln auftreten. Dazu gehören u.a.

☐ schmerzhafte Muskelverhärtung *(Myogelose),*

☐ Schleimbeutelentzündung *(Bursitis),*

☐ Sehnen- und Sehnenscheidenentzündungen *(Tendinitis, Tendovaginitis)* und

☐ Entzündung des Unterhautfettgewebes *(Pannikulitis).*

1.5.5.2 Medikamentöse Therapie rheumatischer Erkrankungen

So mannigfaltig wie die Krankheiten des rheumatischen Formenkreises, so zahlreich und verschieden sind auch die zur Behandlung dieser Erkrankungen verwendeten Arzneistoffe. Folgende Arzneistoffgruppen werden in der Rheumatherapie eingesetzt:

☐ *nichtsteroidale Antirheumatika* (= nicht-opioide Analgetika/Antiphlogistika, NSAIDs = *N*on-*s*teroidal *a*nti-*i*nflammatory *d*rugs),

☐ *Glucocorticoide* (steroidale Antirheumatika),

□ sog. „*Basistherapeutika*" (langsam und lang wirkende Antirheumatika, engl. slow-acting antirheumatic drugs = SAADs; den Krankheitsverlauf beeinflussende Antirheumatika, engl. disease modifying antirheumatic drugs = DMARDs),

□ *Antibiotika* (insbesondere Penicilline),

□ sog. *Knorpeldegeneration-hemmende Stoffe* und

□ *hyperämisierende Substanzen zur lokalen Anwendung.*

1.5.5.2.1 Nichtsteroidale Antirheumatika

Diese Substanzen wurden bereits unter B 1.5.4. besprochen. Sie sind bei *allen entzündlichen rheumatischen Erkrankungen* zur symptomatischen Behandlung (Unterdrückung der entzündlichen Reaktionen, Schmerzlinderung) *indiziert*. Während bei anhaltenden Schmerzen (z.B. bei Morbus Bechterew, wo auch während der Nacht häufig starke Schmerzen auftreten) eher länger wirkende Verbindungen eingesetzt werden, sind bei passageren Schmerzzuständen (z.B. morgendlicher schmerzhafter Gelenksteifigkeit) Substanzen mit kurzer Halbwertszeit zu bevorzugen.

Bei *degenerativen rheumatischen Krankheitsbildern* sollten Stoffe mit vorwiegend antiphlogistischer Wirkung nur bei entzündlichen Begleitreaktionen kurzfristig gegeben werden, sonst sind *Substanzen mit vorwiegend analgetischer Wirkung geeigneter.*

1.5.5.2.2 Glucocorticoide

Diese Gruppe von Nebennierenrindenhormonen wird unter B 2.7.2 besprochen.

Glucocorticoide sind *in hoher Dosierung bei akuten Schüben entzündlicher rheumatischer Erkrankungen* sowie *bei malignen Verlaufsformen* (z.B. bei Gefäßbeteiligung) indiziert. Die hochdosierte Anwendung sollte, wenn irgend möglich, zeitlich begrenzt und die Dosierung möglichst bald unter die sog. Cushing-Schwelle (s. S. 361) gesenkt werden.

Glucocorticoide werden darüber hinaus zunehmend *in niedriger Dosierung* – deutlich unterhalb der Cushing-Schwellendosis – zur *Langzeittherapie* chronisch-entzündlicher rheumatischer Erkrankungen eingesetzt. Bei diesen niedrigen Dosen ist die Gefahr schwerwiegender Nebenwirkungen gering (z.B. keine signifikante Erhöhung des Risikos eines peptischen Ulkus oder einer Osteoporose).

Wie unter A 8.2 erwähnt, sind *fixe Kombinationen von Glucocorticoiden mit nichtsteroidalen Antirheumatika abzulehnen.*

1.5.5.2.3 Sog. Basistherapeutika (den Krankheitsverlauf beeinflussende langsam und langwirkende Antirheumatika)

Bei *chronischen entzündlichen Rheumaformen,* insbesondere bei der *rheumatoiden Arthritis* (chronischen Polyarthritis), *nicht dagegen bei degenerativen rheumatischen Erkrankungen,* wird versucht, mit sog. *Basistherapeutika* den rheumatischen Grundprozeß zu beeinflussen, was jedoch mit den heute zur Verfügung stehenden Wirkstoffen allenfalls für eine begrenzte Zeit möglich ist. Hierfür kommen

□ *Goldpräparate,*

□ die *Antimalariamittel Chloroquin* bzw. *Hydroxychloroquin,*

□ *D-Penicillamin,*

□ *Salazosulfapyridin* sowie

□ *Immunsuppressiva* und *Immunmodulatoren*

in Betracht.

Der Ausdruck *Basistherapeutika* darf jedoch nicht zu einem unkritischen Einsatz dieser Wirksubstanzen verleiten, die *erhebliche Nebenwirkungen* aufweisen. Für ihre Anwendung ist eine gesicherte Diagnose sowie der Nachweis der Progredienz der Erkrankung Voraussetzung. Auch sollten sie nur unter klinischer Überwachung gegeben werden.

Alle Basistherapeutika wirken nicht akut, sondern erst nach einer Latenz von Wochen bis Monaten.

Goldverbindungen. Diese gehören zu den wirksamsten Basistherapeutika. Bei einem nicht geringen Teil der Patienten kann wenigstens für eine gewisse Zeit ein Stillstand des sonst fortschreitenden Prozesses erreicht werden.

Zur Anwendung gelangen hauptsächlich Verbindungen, die an Sulfhydrylgruppen gebundenes *einwertiges Gold* enthalten.

Der genaue *Wirkungsmechanismus* ist unbekannt, diskutiert wird derzeit vor allem eine *Hemmung der Bildung endothelialer Adhäsionsmoleküle,* die für das Anhaften von Leukozyten an die Gefäßwand erforderlich sind. Dieses Andocken an das Gefäßendothel ist wiederum die Voraussetzung für die Leukozyten-Migration aus der Blutbahn in das Interstitium. Unterbleibt das Auswandern von Leukozyten in die Synovialis, nimmt dort die Freisetzung von Entzündungsmediatoren ab. Den beschriebenen Vorstellungen entsprechend wurde eine Abnahme des Interleukin-1-Spiegels (s. S. 777) unter der Therapie mit Gold beobachtet.

Nervensystem

B 1

Die Wirkung tritt meist erst nach 2 – 4 Monaten ein, bei Abklingen der Symptome soll die Behandlung mindestens noch ein halbes bis ein Jahr fortgesetzt werden.

Die Therapie erfolgt bei parenteraler Gabe mit *steigender Dosierung:* In der ersten Woche werden 10 mg, in der zweiten Woche 25 mg und dann 50 mg Gold wöchentlich bis zur Gesamtdosis von 500 – 800 mg gegeben. Die *Erhaltungsdosen* betragen *25 mg monatlich* (tägliche Ausscheidung ca. 1 mg).

Bei *oraler Gabe* beträgt die Dosierung 6 (– 9) mg pro Tag.

Mit *Nebenwirkungen* ist in etwa 20 – 30% der Fälle zu rechnen. Sie betreffen vor allem das Blut (Leuko- und Thrombopenie), die Haut (Exantheme, Dermatitis) und die Schleimhäute (Stomatitis, Gingivitis), die Leber (Lebernekrosen, cholestatische Hepatitis) sowie die Nieren (Hämaturie, Proteinurie). Bei solchen Reaktionen muß die Therapie sofort abgebrochen werden. Bei schweren Komplikationen, die Ausdruck einer Goldintoxikation sind, ist eine Therapie mit Natriumcalciumedetat, Dimercaprol oder D-Penicillamin (s. S. 804) durchzuführen.

Handelspräparate: Aurothioglucose (Aureotan®), *Natriumaurothiomalat* (Tauredon®) zur parenteralen, *Auranofin* (Ridaura®) zur oralen Applikation.

Antimalariamittel. *Antimalariamittel* (s. S. 717 ff.), vor allem *Chloroquin* (Arthrabas®, Chlorochin Berlin-Chemie, Resochin®), kommen bei chronischen Polyarthritiden mit geringer Progredienz in Betracht, ferner in den Fällen, bei denen eine Goldtherapie kontraindiziert ist, und evtl. auch in einem Intervall zwischen einzelnen „Goldkuren". Die Wirksamkeit ist deutlich geringer als bei den Goldverbindungen, nur ca. 40% der Patienten sprechen auf die Behandlung an.

Als *Wirkungsmechanismus* wird eine Stabilisierung der Lysosomenmembran sowie eine Beeinflussung des Bindegewebsstoffwechsels (u.a. Hemmung der Chondroitinsulfat-Synthese) angenommen.

Die *Tagesdosis* beträgt 250 mg des Bisdihydrogenphosphats (entsprechend 150 mg Base).

Als *Nebenwirkungen* kommen Exantheme, gastrointestinale Störungen, Grauwerden der Haare und Sehstörungen in Form von reversiblen Akkommodationsparesen und Hornhauttrübungen sowie meist *irreversiblen,* allerdings selten auftretenden *Retinopathien* infolge der Einlagerung des Wirkstoffs in die Netzhaut vor. Regelmäßige ophthalmologische Kontrolluntersuchungen in Abständen von 4 – 6 Monaten sind daher unerläßlich.

Ein *Analogpräparat* ist *Hydroxychloroquin* (Quensyl®).

D-Penicillamin. *D-Penicillamin* (Metalcaptase®, Trolovol®), eine bei der Spaltung von Penicillinen entstehende und heute synthetisch hergestellte D-Aminosäure, wurde ursprünglich als Chelatbildner bei Schwermetallvergiftungen sowie bei chronischer Kupferspeicherung (Morbus Wilson) verwendet (s. S. 804). Erst später wurde gefunden, daß diese Substanz auch bei der chronischen Polyarthritis wirksam ist.

Wie andere Mercaptane vermag D-Penicillamin Makroglobuline und damit auch Rheumafaktoren durch Sprengung intramolekularer Disulfidbrücken zu spalten. Es besitzt ferner eine mesenchymsuppressive Wirkung, und zwar unterdrückt es die Bildung von Bindegewebe durch Hemmung der Quervernetzung von Vorstufen der Faserproteine sowie der Synthese von Hydroxyprolin.

Die *Dosierung* hat einschleichend zu erfolgen (Vollwirkdosis 600 mg pro Tag).

Infolge der *schweren Nebenwirkungen* – neurologischen Störungen mit z.B. Sehnervenentzündung, Geschmacksverlust oder Muskelspasmen, gastrointestinalen Beschwerden, verringerter mechanischer Widerstandsfähigkeit der Haut wegen der verminderten Kollagensynthese sowie vor allem Nierenschädigungen – darf D-Penicillamin nur bei sehr strenger Indikationsstellung eingesetzt werden.

Bei vorgeschädigten Nieren und Störungen des hämatopoetischen Systems sowie in der Schwangerschaft ist D-Penicillamin kontraindiziert.

Sulfasalazin (Salazosulfapyridin). Das bei Patienten mit Colitis ulcerosa und Morbus Crohn häufig verwendete und bewährte Salazosulfapyridin (s. S. 543) wird neuerdings wieder als Basistherapeutikum bei chronischer Polyarthritis benutzt, nachdem es schon früher einmal bei dieser Indikation eingesetzt wurde.

Die Wirkung beginnt nach 6 – 10 Wochen, d.h. etwas früher als bei den obengenannten Verbindungen. Die Wirksamkeit soll etwa der von D-Penicillamin entsprechen.

Als Mindestdosis werden 3 g täglich empfohlen.

D-Penicillamin
(Metalcaptase®, Trolovol®)

Immunsuppressiva und Immunmodulatoren. *Immunsuppressiva* werden unter B 11.4 behandelt. Von diesen hat das Zytostatikum **Methotrexat** (s. S. 752) in letzter Zeit besondere Bedeutung erlangt und gilt heute unter den Basistherapeutika als ein *Mittel der ersten Wahl*. Seine Vorteile bestehen einerseits in einem im Vergleich zu anderen SAADs *schnelleren Wirkungseintritt* (mit einem deutlichen Effekt ist nach etwa 1 – 2 Monaten zu rechnen, die volle Wirkung ist nach 3 – 5 Monaten erreicht), andererseits in einem *einfachen Dosierungsregime.* Auch wurde ein Wirkungsverlust bisher nicht beobachtet.

Methotrexat reduziert die Proliferation von Lymphozyten sowie die Bildung von Rheumafaktoren. Es vermindert außerdem die Zytokinsynthese und den Austritt von polymorphkernigen Leukozyten aus dem Blut ins Gewebe.

Die *Dosierung* bei der Verwendung als Basistherapeutikum ist mit 7,5 – 15 mg *wöchentlich* wesentlich niedriger, als wenn Methotrexat in der Tumortherapie eingesetzt wird.

Handelspräparat: Lantarel®.

Aus der Gruppe der *Immunmodulatoren* wird *γ-Interferon* (s. S. 779) verwendet. Die Wirksamkeit wird unterschiedlich beurteilt.

1.5.5.2.4 Antibiotika

Beim (akuten) rheumatischen Fieber ist aufgrund der Streptokokkenätiologie eine Behandlung mit *Schmalspektrum-Penicillinen* (s. S. 661 ff.) oder bei Penicillinunverträglichkeit mit *Erythromycin* durchzuführen. Die Anfangsdosen betragen für Erwachsene pro Tag 1 Mega (= 1 Million I.E.) Penicillin. Nach Besserung werden die Dosen reduziert.

Die Penicillinbehandlung ist über Jahre – am besten mit Depotpenicillinen – fortzuführen.

Auch bei Infektarthritiden sind Antibiotika angezeigt.

1.5.5.2.5 Sog. Knorpeldegeneration-hemmende Stoffe („Chondroprotektiva")

Bei Arthrosen kommt es regelmäßig zur Abnutzung bzw. Degeneration des Gelenkknorpels. Es wurde daher versucht, mit Präparaten, die Knochenextrakte, Mucopolysaccharidschwefelsäureester oder D-Glucos-

aminsulfat enthalten, diesen Prozeß aufzuhalten oder sogar eine Knorpelregeneration zu bewirken. Da die Wirksamkeit solcher Zubereitungen bisher aber nicht sicher nachgewiesen werden konnte, dagegen in einigen Fällen anaphylaktische und andere allergische Reaktionen auftraten, wurde für einen Teil dieser Präparate die Zulassung widerrufen.

Das Natriumsalz der *Hyaluronsäure,* die aus Hahnenkämmen gewonnen wird (Handelspräparat Hyalart®), ist dagegen neuerdings zur Behandlung von Gonarthrosen zugelassen.

1.5.5.2.6 Antirheumatika zur lokalen Applikation

Neben der systemischen Anwendung werden nichtsteroidale Antirheumatika *transkutan,* z.B. in Form sog. Rheumasalben, -gele oder -sprays, unter der Vorstellung appliziert, daß damit die bei systemischer Gabe auftretenden Nebenwirkungen reduziert werden können. Als Indikationen werden Tendopathien, Arthritiden, Arthrosen sowie stumpfe Traumen angegeben. Obwohl eine Resorption auch in tiefere Gewebeschichten erfolgt und eine gewisse Anreicherung in entzündeten Gebieten gezeigt werden konnte, wird die Hauptmenge des nichtsteroidalen Antirheumatikums im subkutanen Gewebe gefunden. Die Plasmaspiegel liegen weit unter denen, die bei gleicher Dosierung nach oraler Gabe gemessen werden. Trotz ihrer sehr häufigen Anwendung wird die therapeutische Wirksamkeit dieser Präparate unterschiedlich beurteilt.

Handelspräparate u.a.: Diclofenac enthalten Diclo-Puren® Gel, Diclac®, arthrex® Cellugel und Voltaren® Emulgel; Hydroxyethylsalicylat Phlogont® Rheuma-Gel/Salbe und Zuk® Rheumagel/-salbe; Indometacin Elmetacin® und Indomet-ratiopharm® Gel; Ibuprofen Dolgit® Creme, Ibutop Creme und Trauma-Dolgit® Gel.

Weitere Substanzen, die zur lokalen antirheumatischen Therapie eingesetzt werden, sind *hyperämisierende* Stoffe (ätherische Öle, Nicotin- und Salicylsäureester). Aufgrund ihres gefäßerweiternden Effekts lösen sie in dem entsprechenden Hautareal eine Rötung und eine Wärmeempfindung aus (sog. Rubefacientia). Inwieweit neben dem psychologischen Effekt Präparate mit solchen Wirkstoffen antirheumatisch wirksam sind, ist schwer zu beurteilen, da placebokontrollierte Studien praktisch nicht möglich sind (Hautrötung beim Verum-, fehlende Hautrötung beim Placebo-Präparat).

Nervensystem

B1

1.5.5.2.7 Differentialtherapeutischer Einsatz von Antirheumatika bei entzündlichen rheumatischen Erkrankungen

Beim *akuten rheumatischen Fieber* werden zusätzlich zu einer antibiotischen Behandlung nichtsteroidale Antirheumatika, bei Herzbeteiligung außerdem Glucocorticoide eingesetzt.

Infektarthritiden werden ebenfalls – nach Ermittlung des geeigneten Antiinfektivums – antibakteriell sowie wegen der starken Schmerzen zusätzlich mit Analgetika therapiert.

Bei der *rheumatoiden Arthritis* wird heute – abweichend zu früher – schon *frühzeitig* ein Basistherapeutikum (vielfach Methotrexat) neben einem nichtsteroidalen Antirheumatikum sowie initial vielfach auch einem Glucocorticoid verwendet.

Bei *seronegativen Spondylarthritiden* steht die Gabe von nichtsteroidalen Antirheumatika im Vordergrund der medikamentösen Maßnahmen. Eine Gabe von Glucocorticoiden ist nur selten indiziert. Bei der *Psoriasis-Arthritis* kann bei schweren Verlaufsformen zusätzlich eine Behandlung mit Basistherapeutika erforderlich werden.

Sind beim *systemischen Lupus erythematodes* das Zentralnervensystem, die Nieren und das Herz nicht beteiligt, reicht vielfach die Gabe von nichtsteroidalen Antirheumatika zusammen mit Chloroquin aus. Ist der Therapieerfolg damit nicht genügend, wird zusätzlich ein Glucocorticoid gegeben. Bei Lupusnephritis sowie starker Vaskulitis muß außerdem Cyclophosphamid (s. S. 749 f.) angewandt werden.

Das *Sjögren-Syndrom* erfordert den Einsatz von künstlicher Tränenflüssigkeit und künstlichem Speichel. Bei starken entzündlichen Reaktionen ist zusätzlich die vorübergehende Gabe eines Glucocorticoids zusammen mit einem NSAID indiziert.

Bei der *progressiven Sklerodermie* werden im Anfangsstadium, insbesondere bei Morbus-Raynaud-Symptomatik, gefäßerweiternde Substanzen (s. S. 496) eingesetzt. Bei viszeralen Symptomen kommen Penicillamin sowie Immunsuppressiva, z.T. in Kombination mit einem Glucocorticoid, in Betracht.

Polymyositis und *Dermatomyositis* werden zunächst nur mit einem Glucocorticoid behandelt. Falls erforderlich wird zusätzlich ein Immunsuppressivum appliziert.

Bei der *Polymyalgia arteriitica* sind Glucocorticoide Mittel der Wahl. Sie wirken bei diesem Krankheitsbild rasch und gut.

Auch für die Therapie der *Panarteriitis nodosa* eignen sich Glucocorticoide, für das Erreichen einer Remission ist allerdings vielfach der Einsatz von Cyclophosphamid notwendig.

Bei einer *generalisierten Wegenerschen Granulomatose* wird eine immunsuppressive Behandlung durchgeführt.

1.5.5.2.8 Nichtmedikamentöse Therapie

Neben der medikamentösen Behandlung kommt bei rheumatischen Erkrankungen den *physikalischen Behandlungsmethoden* (Massagen verschiedener Art, Bestrahlungen, Gymnastik u.a.) erhebliche Bedeutung zu.

1.5.6 Therapie der Gicht

Die *Gicht* (Arthritis urica) ist die *Krankheitsmanifestation einer Hyperurikämie,* d.h. einer Erhöhung des Serumharnsäurespiegels über 6,4 mg/dl.

Bei der **primären Gicht** (Gicht im engeren Sinn) handelt es sich um eine *chronisch verlaufende, erbliche Störung des Purinstoffwechsels* mit einer Erhöhung des Harnsäurepools im Organismus sowie Ausfall und Ablagerung von Uraten in mesenchymalen, kollagen- und mucopolysaccharidreichen Geweben und rezidivierender, schließlich chronisch deformierender Arthritis. Dabei kann

□ die *Bildung von Harnsäure* im Intermediärstoffwechsel *erhöht* oder – häufiger –

□ die *renale Harnsäureausscheidung gestört*

sein.

Bei einer erhöhten Bildung von Harnsäure ist die Resynthese von Purinnucleotiden aus Purinbasen herabgesetzt – Hypoxanthin und Guanin werden dann vermehrt zu Harnsäure abgebaut – oder der negative Rückkopplungsmechanismus bei der Purinsynthese aufgehoben, wodurch vermehrt Purinkörper gebildet werden.

Eine renale Harnsäureausscheidungsstörung beruht auf einer verringerten *Harnsäuresekretion* in den Tubuli der Niere.

Neben der erblichen Komponente sind – zwar nicht ursächlich, aber manifestationsfördernd – *exogene Faktoren* bedeutsam. Als solche kommen bewegungsarme, hektische Lebensweise, Alkoholabusus sowie Fehlernährung mit Adipositas in Betracht. *Betroffen sind vor allem Männer im mittleren und höheren Lebensalter.* Hervorzuheben ist, daß die Gicht nicht nur eine Gelenkerkrankung, sondern zugleich eine schwere *Allgemeinkrankheit* darstellt. So findet man bei

Gichtpatienten in einem hohen Prozentsatz gleichzeitig Hypertonie, Störungen im Kohlenhydratstoffwechsel, Hyperlipoproteinämien, frühzeitige Atherosklerose, Fettleber und Schädigungen der Nierentubuli (Gichtniere).

Klinisch unterscheidet man bei der Gicht

□ den *akuten Gichtanfall,*

□ das s*ymptomenfreie Intervall* – auch interkritische Phase genannt – und

□ die *chronische Gichtphase.*

Der *akute Gichtanfall,* d.h. die akute *Gichtarthritis,* tritt plötzlich, und zwar häufig nachts, auf. Betroffen ist vielfach die Großzehe, seltener finden sich die entzündlichen Reaktionen an den Fingergelenken oder am Handgelenk. Die Haut über dem schmerzhaften Gelenk ist gerötet, außerdem beobachtet man eine teigige Schwellung. Als Allgemeinsymptome können Fieber, Tachykardie, Kopfschmerzen und Erbrechen auftreten.

Der akute Gichtanfall kommt dadurch zustande, daß Natriumuratkristalle in Geweben mit geringem Stoffwechsel *ausfallen* und dann durch Leukozyten *phagozytiert* werden (Abb. B 1–38). Es bilden sich

Phagolysosomen, deren Membran unter der Einwirkung der Kristalle rupturiert. Dadurch autolysieren nach dem *Austritt lysosomaler Enzyme* die betroffenen Zellen und im umgebenden Gewebe kommt es zu *Gewebeläsionen* und *entzündlichen Reaktionen.* Die dadurch bedingte Erniedrigung des pH-Wertes führt zu einer erneuten Ausfällung von Natriumurat und verstärkt damit den Prozeß im Sinne eines Circulus vitiosus. Ohne Behandlung klingen die Symptome erst nach mehreren Tagen ab.

Das *symptomfreie Intervall* kann dann Wochen bis Jahre betragen.

In der *chronischen Gichtphase* ist die Intensität der Anfälle geringer, eine völlige Symptomfreiheit besteht jedoch selten. In der Regel findet man Uratablagerungen (sog. Tophi) an der Ohrmuschel, an Händen oder Füßen.

Die **sekundäre Gicht** tritt als *Komplikation* von Krankheiten auf, die mit einer verminderten Ausscheidung von Harnsäure oder einem vermehrten Auf- und Abbau von Nucleoproteiden einhergehen. Hierzu gehören u.a. Niereninsuffizienz, myeloische

Nervensystem

B 1

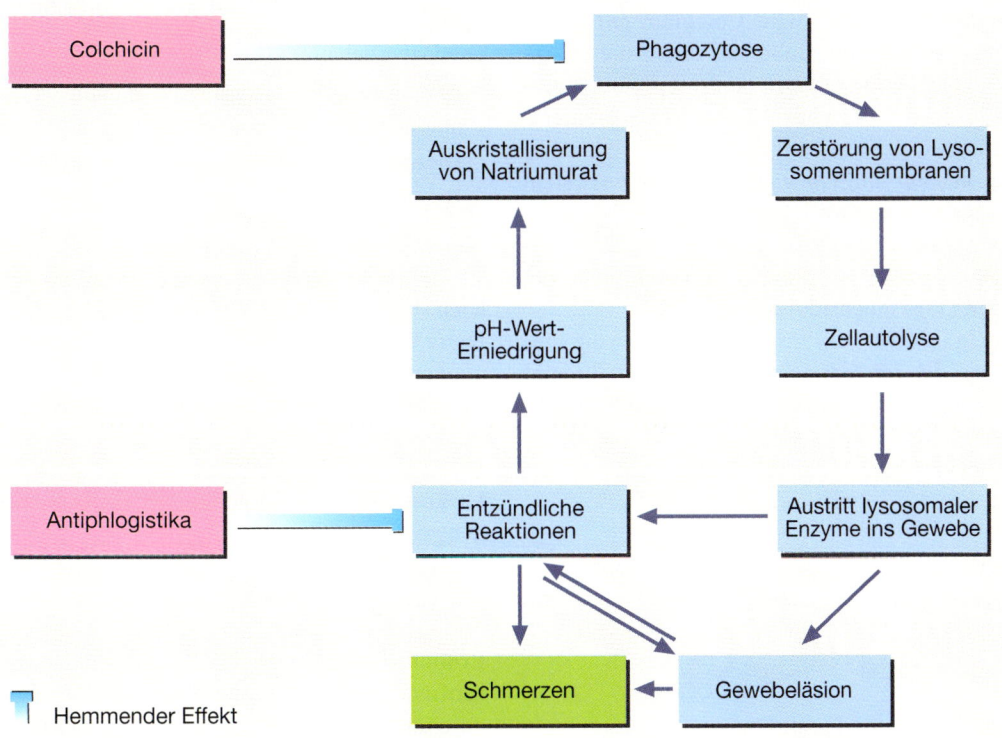

Abb. B 1–38. Circulus vitiosus in der Pathogenese des akuten Gichtanfalls und dessen Unterbrechung durch Colchicin und Antiphlogistika

Leukämien und Polyzythämie. Sie kann ferner Folge einer Strahlen- oder Chemotherapie von Tumoren und der dadurch bedingten Zellzerstörung sein.

1.5.6.1 Therapie des akuten Gichtanfalls

Für die Behandlung des akuten Gichtanfalls werden

□ *Colchicin* und

□ *nichtsteroidale Antiphlogistika,* z.B. Phenylbutazon und Indometacin, sowie

□ z.T. auch *Glucocorticoide*

eingesetzt.

Colchicin. Der *Mitosehemmstoff Colchicin* bessert die Beschwerden eines akuten Gichtanfalls, ohne den Blutharnsäurespiegel zu senken oder eine analgetische Wirkung zu besitzen. Seine Wirkung kommt dadurch zustande, daß er die *Phagozytoseaktivität* der *Leukozyten herabsetzt* und dadurch die zur Auslösung des akuten Gichtanfalls führende Reaktionskette unterbricht (Abb. B 1–38). Wahrscheinlich greift Colchicin dabei – ähnlich wie bei der Mitosehemmung (s. S. 746) – an den Mikrotubuli der Zellen an und hemmt die Kontraktionsfähigkeit des Tubulins, eines mit Aktin (s. S. 243) verwandten Proteins.

Bei oraler Applikation wird Colchicin *gut resorbiert.* Da es aktiv in die Galle und durch die Darmschleimhaut in das Darmlumen sezerniert wird, unterliegt es einem entero-hepatischen bzw. entero-enteralen Kreislauf. Colchicin wird außerdem stark eiweißgebunden und *nur langsam ausgeschieden.* Es besteht daher *Kumulationsgefahr.*

Die *Dosierung* beträgt initial 1 – 1,5 mg, dann ein- bis zweistündlich 0,5 – 1 mg bis zum Abklingen der Schmerzen (Tageshöchstdosis 8 mg).

Colchicin ist eine *stark toxische* Substanz; die tödliche Dosis für den Erwachsenen liegt bei 20 mg! Selbst in therapeutischen Dosen lassen sich Durchfälle als Zeichen einer akuten Gastroenteritis meist nicht vermeiden.

Colchicin

Die *Colchicinvergiftung* gleicht der Arsenvergiftung: Charakteristisch ist ein brennendes, kratzendes Gefühl im Mund mit Schluckbeschwerden; hinzu kommen Koliken, wäßrige Durchfälle, Dyspnoe, Tachykardie und Schock. Der Tod tritt meist erst nach 2 – 3 Tagen infolge Atemlähmung oder Kreislaufversagen ein. Die Therapie ist symptomatisch.

Das Handelspräparat Colchicum-Dispert® enthält pro Dragee 0,5 mg Gesamtalkaloide aus Colchicum autumnale (Herbstzeitlose), berechnet als Colchicin.

Antiphlogistika. Von *Phenylbutazon* (s. S. 201 f.) werden 600 mg i.m. injiziert und außerdem 3mal täglich 200 mg peroral gegeben. Da die Behandlung nur vorübergehend durchgeführt wird, treten schwere Nebenwirkungen nur vereinzelt auf.

Dasselbe gilt für *Indometacin* (s. S. 207 f.), von dem initial 400 mg/Tag, dann 100 mg/Tag über insgesamt 2 – 4 Tage verordnet werden.

In den Fällen, in denen mit den obengenannten Substanzen kein voller Therapieerfolg zu erreichen ist, erweist sich die zusätzliche Gabe von *Glucocorticoiden,* z.B. Prednisolon 20 – 40 mg täglich, als günstig.

1.5.6.2 Therapie des symptomfreien Intervalls und der chronischen Gicht

Die Dauerbehandlung der Gicht besteht darin, durch

□ *Urikosurika* die Harnsäureausscheidung zu erhöhen und/oder

□ *Urikostatika* die Harnsäurebildung zu reduzieren.

Das *Therapieziel* ist eine Senkung des Serumharnsäurespiegels unter 5,5 mg/dl.

Bei mäßig erhöhten Blutharnsäurespiegeln kann auch eine *diätetische Behandlung* ausreichend sein. Diese besteht in einer Reduzierung der Zufuhr purinreicher Nahrungsmittel (z.B. Leber, Niere, Herz), der Einschränkung des Alkoholkonsums und der Kalorienbeschränkung bei Übergewicht.

Urikosurika. Zur Steigerung der Harnsäureausscheidung eignen sich

□ *Probenecid* und

□ *Benzbromaron.*

Probenecid (Probenecid Weimer) und das weitaus häufiger eingesetzte **Benzbromaron** (Benzbromaron-ratiopharm®, Benzbromaron Stada®, Harolan®, Narcaricin®) erhöhen die Ausscheidung von Harnsäure im Urin, indem sie deren tubuläre Rückresorption hemmen, und erniedrigen damit den Blutharnsäure-

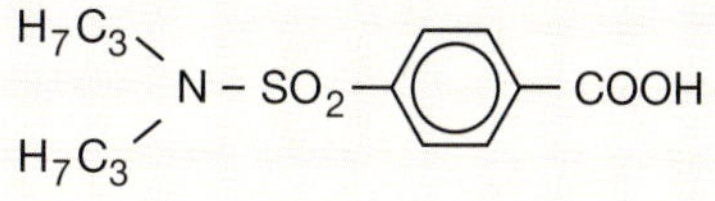

Probenecid (Probenecid Weimer)

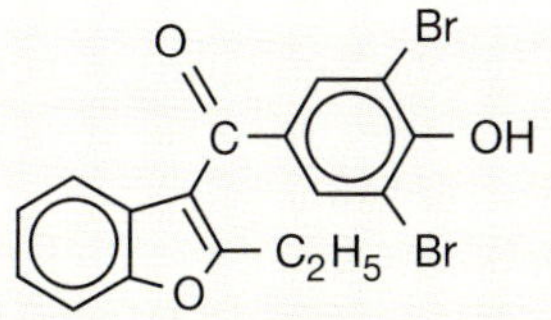

Benzbromaron
(Benzbromaron-ratiopharm®,
Benzbromaron Stada®, Harolan®,
Narcaricin®)

spiegel. Tophi werden nicht mehr neu gebildet, u.U. sogar abgebaut.

Probenecid wird fast vollständig, Benzbromaron zu etwa 50% *resorbiert*. Sowohl die beiden Muttersubstanzen als auch durch oxidative Biotransformation entstandene Metabolite – bei Benzbromaron u.a. der durch Oxidation der Ethylseitenkette gebildete sekundäre Alkohol sowie das daraus entstehende Keton – tragen zur urikosurischen Wirkung bei. Die *Plasmahalbwertszeiten* betragen von Probenecid 4 – 6 Stunden, von den Benzbromaron-Metaboliten 12 – 35 Stunden.

Die *Dosierung* erfolgt *einschleichend.* Von Probenecid werden in der ersten Woche 500 mg, ab der zweiten Woche 1000 mg täglich gegeben; von Benzbromaron verabreicht man zunächst 50 mg, dann 100 mg täglich.

Gleichzeitig gibt man, um das Ausfallen von Natriumurat-Kristallen in den Nieren zu vermeiden, Natriumhydrogencarbonat oder Kaliumcitrat und erhöht die Flüssigkeitszufuhr. Zur Vermeidung akuter Gichtanfälle, die eventuell zu Beginn einer urikosurischen Gichtbehandlung infolge einer gleichzeitigen Hemmung der tubulären Harnsäure-Sekretion und -Rückresorption auftreten, können vorübergehend zusätzlich Colchicin oder Phenylbutazon bzw. Indometacin gegeben werden.

Als *Nebenwirkungen* wurden gastrointestinale Beschwerden sowie (selten) allergische Hautreaktionen beobachtet.

Interaktionen kommen bei gemeinsamer Gabe von Urikosurika und anderen renal ausgeschiedenen sauren Verbindungen aufgrund der Sekretion durch den gleichen Säurecarrier in der Niere vor. So wird beispielsweise die urikosurische Wirkung von Probenecid und Benzbromaron durch Salicylate und Saluretika abgeschwächt. Probenecid *verzögert* u.a. die Ausscheidung von Penicillinen und sauren nichtsteroidalen Antirheumatika, Benzbromaron *beschleunigt* die Exkretion von Oxipurinol (s.u.).

Urikostatika. Das derzeit einzige therapeutisch verwendete Urikostatikum ist **Allopurinol.** In niedrigen Dosen ist es ein kompetitiver, in höheren Dosen zusätzlich ein nichtkompetitiver *Hemmstoff der Xanthinoxidase,* die Hypoxanthin über Xanthin zu Harnsäure oxidiert. Allopurinol (*Plasmahalbwertszeit* ca. 40 Minuten) wird von der Xanthinoxidase zu seinem Hauptmetaboliten *Oxipurinol* (fälschlicherweise oft auch als Alloxanthin bezeichnet) hydroxyliert. *Dieser lang wirksame Metabolit (Halbwertszeit ca. 14 Stunden) ist maßgeblich an der Wirkung beteiligt.* Durch die Hemmung der Xanthinoxidase werden Hypoxanthin und Xanthin vermehrt im Urin ausgeschieden, und der Harnsäurespiegel im Blut und Urin fällt. Als zusätzliche Wirkungskomponente konnte eine Hemmung der Purin-de-novo-Synthese gezeigt werden.

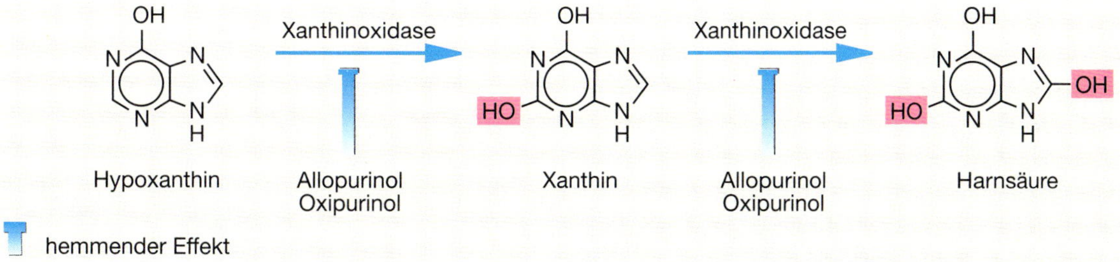

Nervensystem

B 1

Hypoxanthin — Allopurinol Oxipurinol → Xanthin — Allopurinol Oxipurinol → Harnsäure

hemmender Effekt

Die durchschnittliche *Dosierung* beträgt 300 mg täglich.

Die gut verträgliche Substanz gilt bei vielen Klinikern als das *Mittel der Wahl* zur Behandlung einer chronischen Hyperurikämie.

Als *Nebenwirkungen* können gastrointestinale Störungen sowie (selten) allergische Hautreaktionen auftreten. Zu Beginn einer Allopurinol-Behandlung besteht die Gefahr eines akuten Gichtanfalls, da Urat-Depots im Gewebe mobilisiert werden und dadurch der Blutharnsäurespiegel zusätzlich ansteigt.

In der Gravidität sowie während der Stillperiode soll Allopurinol nicht angewandt werden.

Als wichtige *Interaktion* ist die Hemmung der Elimination von Azathioprin und Mercaptopurin (s. S. 753) durch Allopurinol zu nennen. Die beiden Purin-Derivate werden wie Hypoxanthin und Xanthin durch

Allopurinol
(Allo-300-Tablinen, Allopurinol ratiopharm®,
Allopurinol-Stada®, Allpargin, Bleminol®,
Cellidrin®, Epidropal®, Foligan®, Remid®,
Uripurinol®, Urosin®, urtias®, Zyloric®)

die Xanthinoxidase biotransformiert, daher verzögert eine Blockade der Xanthinoxidase deren metabolische Elimination.

Allopurinol erhöht ferner die Wirkung von indirekten Antikoagulantien und verstärkt die durch Zytostatika hervorgerufenen Blutbildschäden.

Handelspräparate: Allo-300-Tablinen®, Allopurinol-ratiopharm®, Allopurinol Stada®, Allpargin, Bleminol®, Cellidrin®, Epidropal®, Foligan®, Remid®, Uripurinol®, Urosin®, urtias®, Zyloric®.

Benzbromaron-Allopurinol-Kombinationen. Aufgrund des unterschiedlichen Wirkungsmechanismus ist auch die kombinierte Anwendung von Benzbromaron mit Allopurinol möglich, doch wird, wie erwähnt, durch das Urikosurikum die Wirkung von Allopurinol wegen der rascheren Ausscheidung von Oxipurinol abgeschwächt. Die Kombination bietet daher keine deutlichen Vorteile.

Handelpräparate: Acifugan®, Allo. comp-ratiopharm®, Harpagin®, Uricovac comp.

1.5.7 Therapie der Migräne

Unter einer Migräne versteht man *chronisch-rezidivierende, anfallsweise* auftretende, häufig (aber nicht obligat) halbseitige (hemikranielle), vor allem bei Frauen vorkommende *Kopfschmerzen* wechselnder Häufigkeit, Stärke und Dauer. Auslösende Faktoren sind u.a. psychischer Streß, Alkoholgenuß, Tyramin-haltige Speisen (z.B. Schokolade, Hartkäse) und hormonelle Schwankungen (vor allem bei Menstruationsbeginn). Die Prävalenz in der Allgemeinbevölkerung beträgt ca. 10% (Verhältnis Frauen zu Männer 5:1).

Bei der weitaus häufigsten *einfachen* Migräne nimmt der Kopfschmerz langsam zu, hält mehrere Stunden (und länger) an und geht meist mit Übelkeit und Erbrechen sowie Lichtscheu und Geräuschempfindlichkeit einher.

Bei der selteneren *klassischen Migräne* kommt es zusätzlich zu einer schmerzfreien *Prodromalphase* mit einer Dauer von 20 – 30 Minuten, bei der neben Schwindel und Parästhesien Augensymptome, z.B. in Form eines Flimmerskotoms (Lichterscheinungen wie Flimmern, Funkensehen bei gleichzeitiger Sehschwäche), auftreten können.

Die *Ursache* der Migräne ist nicht bekannt. In etwa 60 – 70% der Fälle läßt sich eine familiäre Belastung nachweisen.

Auch über die *Pathogenese* ist noch Vieles unklar. In Abb. B 1–39 sind die derzeitigen Vorstellungen zusammengestellt. Nach dieser *neurovaskulären Hypothese* wird angenommen, daß auf der Basis eines genetisch bedingten Reaktionsmusters endogene und exogene Reize vor allem *serotoninerge Reaktionen* auslösen, die über verschiedene Zwischenschritte zu einer

□ *Vasodilatation,*

□ *Trigeminus-Aktivierung* und

□ *neurogenen Entzündung*

führen.

Differentialdiagnostisch von der Migräne abzugrenzen sind andere Kopfschmerzsyndrome wie der *Clusterkopfschmerz* (streng einseitige Kopfschmerzattacken von unerträglich bohrendem und brennendem Charakter mit einer Dauer zwischen 30 Minuten und 3 – 4 Stunden), der *Spannungskopfschmerz* (dumpfer, bilateraler Kopfschmerz mittlerer Intensität, der häufig gut auf Antidepressiva vom Amitriptylin-Typ anspricht) und der *Pharmaka-induzierte Kopfschmerz* (dumpf-drückender, diffuser Dauerkopfschmerz, der unter Belastung zunimmt).

Den pathogenetischen Vorstellungen entsprechend wird bei der *medikamentösen Therapie* der Migräne versucht,

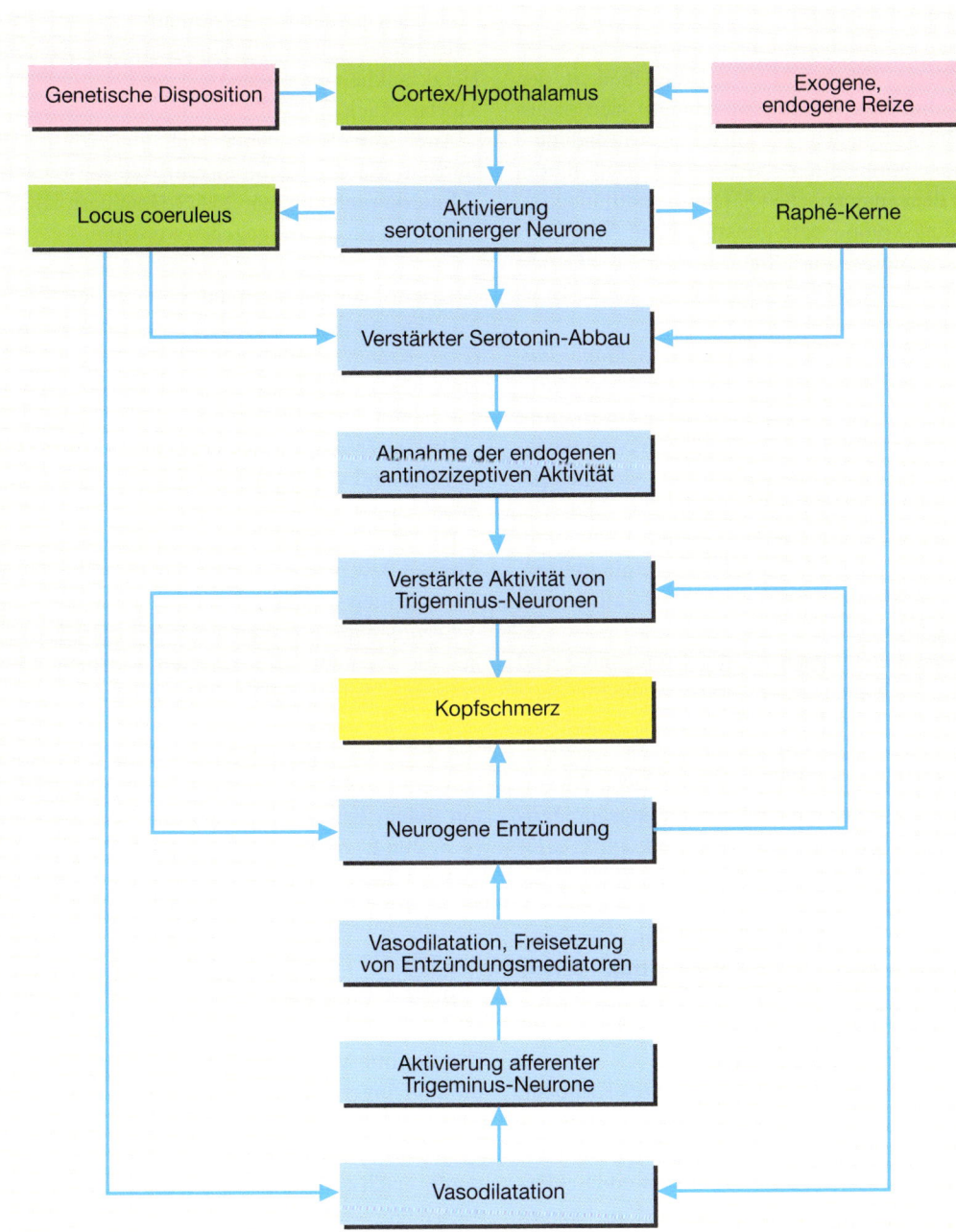

Abb. B 1–39. (Teilweise hypothetische) Pathogenese des Migräneanfalls (modifiziert nach Göbel)

☐ die *Gefäßstörungen,*

☐ den *Schmerz* und

☐ die *Entzündung*

zu beeinflussen.

Man unterscheidet dabei

☐ die *Behandlung im Anfall* und

☐ die *Behandlung im Intervall* (Migräneprophylaxe).

1.5.7.1 Anfallbehandlung der Migräne

Bei leichten und *kurzdauernden Migräneattacken* ist vielfach die *Kombination eines motilitätssteigernden Antiemetikums mit einem nicht-opioiden Analgetikum* (s. S. 195 ff.) ausreichend wirksam und den mit stärkeren Nebenwirkungen behafteten, später genannten Substanzen vorzuziehen.

Als motilitätssteigernde Antiemetika eignen sich *Metoclopramid, Bromoprid und Domperidon* (s. S. 533 f.). Sie unterdrücken nicht nur die Übelkeit, den Brechreiz und das Erbrechen, sondern verbessern auch die Resorption der – bei korrekter Anwendung – *nach ihnen* applizierten Analgetika. Bei diesen kommt zu dem analgetischen Effekt die antiphlogistische Wirkungskomponente günstig hinzu. Allerdings besteht wegen der wiederholten Einnahme die Gefahr einer Dosiserhöhung und evtl. eines Schmerzmittelmißbrauchs.

Bei *mittelschweren* bis *schweren* und *längerdauernden* Attacken hat sich der vorwiegend an Hirngefäßen angreifende *5-HT$_{1D}$-Agonist* **Sumatriptan** (Imigran®, s. S. 392) als rasch und gut wirksam erwiesen. (Der Wirkstoff ist außerdem zur Akuttherapie von Clusterkopfschmerz geeignet.) Die klinische Wirkung setzt bei subkutaner Injektion, die vom Patienten selbst vorgenommen wird (Autoinjektion), nach 10 – 15 Minuten, bei oraler Applikation nach etwa 30 Minuten ein.

Die *Resorption* ist nach s.c.-Injektion annähernd vollständig. Auch nach oraler Gabe wird die Substanz rasch und zu einem hohen Prozentsatz resorbiert, jedoch beträgt die Bioverfügbarkeit wegen eines ausgeprägten First-pass-Effekts nur etwa 14%. *Hauptmetabolit* ist das entsprechende Indolessigsäurederivat bzw. dessen Glucuronid. Die *Eliminationshalbwertszeit* liegt bei 2 Stunden. Die *Ausscheidung* erfolgt *vorwiegend renal.*

Die *Dosierung* beträgt bei subkutaner Injektion 6 mg, bei oraler Gabe 100 mg. Beim Wiederauftreten bereits abgeklungener Symptome können frühestens nach 2 Stunden weitere 6 mg s.c. bzw. nach 4 Stunden nochmals 100 mg oral gegeben werden.

Als *Nebenwirkungen* wurden passageres Kribbeln, Schmerzen, Schwere-, Druck- und Engegefühl in verschiedenen Körperregionen, ferner Flush, Benommenheit oder Schwindel sowie Müdigkeit und Schläfrigkeit beobachtet. Bald nach der Anwendung kann es zu einem kurzzeitigen Blutdruckanstieg kommen. Bei prädisponierten Personen traten Spasmen der Herzkranzgefäße auf.

Sumatriptan (Imigran®)

Dementsprechend ist Sumatriptan bei Patienten mit Koronarspasmen, symptomatischer ischämischer Herzkrankheit oder überstandenem Herzinfarkt sowie Morbus Raynaud *kontraindiziert.*

Auch sollte Sumatriptan nicht gleichzeitig mit Substanzen, die den Serotoninstoffwechsel beeinflussen (Mutterkornalkaloiden, MAO-Hemmern, Serotonin-Reuptake-Blockern) gegeben werden.

Alternativ zu Sumatriptan kommt bei schwereren Migräneanfällen die Gabe von **Ergotamintartrat** (Ergo-Kranit® mono, ergo sanol® spezial N, Ergotamin Medihaler®, s. S. 286) – nach vorheriger Applikation von 20 mg Metoclopramid – in Betracht.

Die *Dosierung* beträgt als Inhalat 1 – 2 mal 0,45 mg (im Abstand von 5 Minuten) oder 1 – 2 mg oral bzw. rektal.

Die *Maximaldosis* von 3 mg Ergotamintartrat pro Attacke bzw. von 6 mg pro Woche sollte keinesfalls überschritten werden.

Ergotaminabusus führt zu Dauerkopfschmerz, Muskelbeschwerden und arteriellen Spasmen, als deren Folge u.U. eine Gangrän auftreten kann.

Bei durch die obengenannten Maßnahmen nicht behandelbaren Migräneanfällen können durch den Arzt mit gutem Erfolg 500 – 1000 mg *Acetylsalicylsäure* (s. S. 206 f.) intravenös gegeben werden. Ersatzweise oder additiv kommt die intramuskuläre Injektion von 1 – 2 mg *Dihydroergotamin* (s. S. 286) in Betracht.

1.5.7.2 Migräneprophylaxe

Ziel der Intervallbehandlung (Migräneprophylaxe) ist die Verringerung der Zahl und Schwere der Migräneanfälle. Die Beurteilung der Wirksamkeit entsprechender therapeutischer Maßnahmen wird dadurch erschwert, daß die Placebowirkung bei 30 – 40% liegt.

Als *nichtmedikamentöse,* prophylaktische Maßnahmen sind das Vermeiden übermäßiger Nahrungs- und Flüssigkeitsaufnahme am Abend, Reduzierung des Alkoholkonsums und geregelter Schlaf zu nennen.

Zur *medikamentösen* Intervalltherapie, die bei mindestens zwei schweren Anfällen pro Monat angezeigt ist, werden

☐ *β-Adrenozeptorenblocker,* vor allem Propranolol und Metoprolol (s. S. 288 ff.),

☐ *Calciumantagonisten,* insbesondere Flunarizin (s. S. 499),

☐ *Serotoninantagonisten* (s. S. 393),

□ *hydrierte Mutterkornalkaloide,* vorwiegend Dihydroergotamin (s. S. 286),

□ *Clonidin* (s. S. 294) und

□ *Antidepressiva,* z.B. Amitriptylin (s. S. 156), eingesetzt.

Bei den *β-Adrenozeptorenblockern* hat sich nur ein Teil bei der Migräneprophylaxe als wirksam erwiesen. Am besten untersucht ist Propranolol, ein weiterer zur Migräneverhütung zugelassener β-Blocker ist Metoprolol. Der genaue Wirkungsmechanismus ist nicht bekannt, der Angriff an peripheren β-Rezeptoren scheint nicht entscheidend zu sein. Die übliche *Tagesdosis* von Propranolol beträgt 120 – 160 mg, die von Metoprolol 100   200 mg.

Der Einsatz von *Calciumantagonisten* als Migräneprophylaktika ist relativ neu und z.T. umstritten. Die meisten kontrollierten Studien liegen von dem sog. Calciumoverload-Blocker Flunarizin vor. Die *Tagesdosis* von Flunarizin beträgt 10 mg.

Zu den schon länger in der Migräneprophylaxe eingesetzten *Serotoninantagonisten* gehören Methysergid und Pizotifen (vgl. S. 393). Aufgrund ihrer Nebenwirkungen gelten sie jedoch als Mittel der dritten Wahl (d.h. Anwendung nur bei nicht ausreichender Wirksamkeit der obengenannten Stoffe).

Dihydroergotamin wird besonders bei jüngeren Patienten sowie solchen mit Hypotonie eingesetzt. Die mittlere Einzeldosis beträgt 2 mg.

Die Wirksamkeit von *Clonidin* bei der Migräneprophylaxe wird kontrovers diskutiert.

In besonderen Fällen können auch *Antidepressiva* zur Migräneprophylaxe angewandt werden. Die meisten positiven Erfahrungen liegen für Amitriptylin (Tagesdosis 75 mg) vor.

Nach einer Therapiedauer von 6 – 9 Monaten (die Gabe von β-Adrenozeptorenblockern ist auch über einen längeren Zeitraum möglich) sollte ausschleichend abgesetzt und der weitere Verlauf über zwei bis drei Monate verfolgt werden. Sofern die Migräneanfälle dann wieder an Häufigkeit und Schwere zunehmen, werden die prophylaktischen Maßnahmen wieder aufgenommen.

Nervensystem

B 1

1.6 Lokalanästhetika

Lokalanästhetika heben *reversibel* und *örtlich begrenzt* die Erregbarkeit der schmerzvermittelnden sensiblen Endorgane und das Leitungsvermögen der sensiblen Nervenfasern auf. Als Folge davon wird die Schmerzempfindung vorübergehend ausgeschaltet.

Die Wirkung der Lokalanästhetika auf die sensorischen Nervenendigungen ist *nicht spezifisch.* Nur sind die verschiedenen erregbaren Strukturen *unterschiedlich empfindlich.* Daß z.B. die *motorischen* Funktionen bei den für Lokalanästhetika üblichen Dosierungen nicht ausfallen, beruht vor allem darauf, daß die motorischen Nervenfasern einen größeren Durchmesser als die sensorischen Nervenfasern besitzen. Da die Wirksamkeit der Lokalanästhetika mit einer Vergrößerung des Faserdurchmessers abnimmt, werden zuerst die sensorischen und erst bei höherer Dosierung die motorischen Nervenfasern blockiert.

Struktur-Wirkungs-Beziehungen. Über Beziehungen zwischen der chemischen Struktur und der pharmakologischen Wirkung von Lokalanästhetika wurde außerordentlich viel gearbeitet. Nach Löfgren, dem

Entdecker der Lokalanästhetika vom Anilid-Typ, können die wichtigsten Lokalanästhetika auf eine in Abb. B 1–40 dargestellte Grundstruktur zurückgeführt werden. Faßt man das Löfgrensche Schema noch allgemeiner:

lipophiler Rest – Zwischenkette – hydrophiler Rest,

dann lassen sich auch N-*freie* Lokalanästhetika, z.B. das Oberflächenanästhetikum *Polidocanol* (Thesit®), $C_{12}H_{25}O\text{-}(CH_2\text{-}CH_2\text{-}O)_{8\text{-}9}\text{-}CH_2\text{-}CH_2\text{-}OH$, einordnen.

Der hydrophile Rest ist fast immer eine sekundäre oder tertiäre Aminogruppe. Die Zwischenkette, die sehr verschieden sein kann, enthält in der Regel Atomgruppierungen mit polarem Charakter (Ester- oder Amidgruppen). Der lipophile Rest ist meist aromatischer Natur.

Obwohl sich dieses Schema für die Entwicklung von klinisch brauchbaren Lokalanästhetika als sehr nütz-

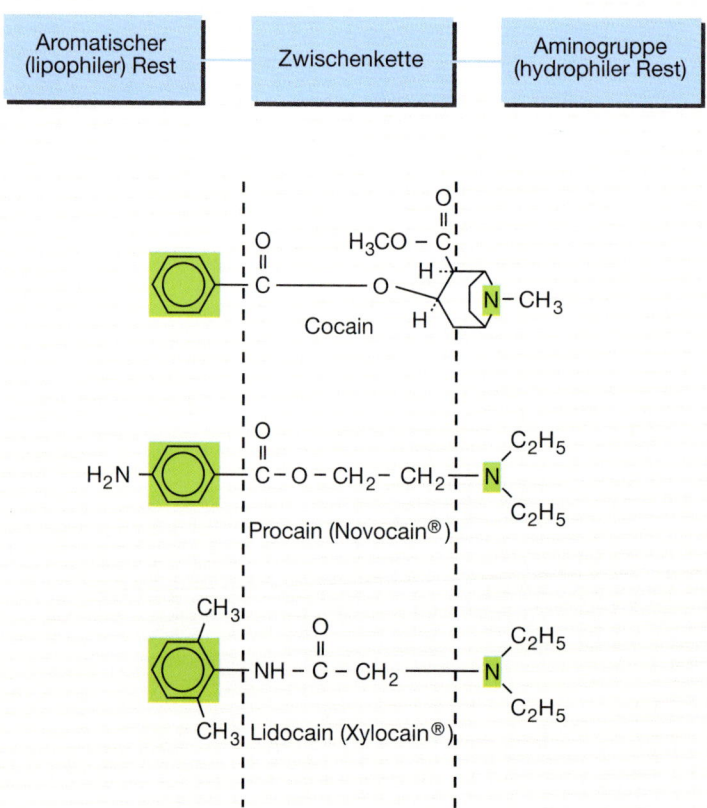

Abb. B 1–40. Grundstruktur der Lokalanästhetika (nach Löfgren)

lich erwiesen hat, darf es doch nicht darüber hinwegtäuschen, daß eine lokalanästhetische Wirkung *nicht* an eine *spezifische* chemische Konstitution gebunden ist. Zahlreiche nicht in das Schema passende Pharmaka, z.B. das Alkaloid Yohimbin, besitzen als *Nebenwirkung* einen lokalanästhetischen Effekt. Andererseits gibt es Substanzen, die sich in das Schema einordnen lassen und trotzdem nicht lokalanästhetisch wirken. Von besonderer Bedeutung sind die *physikochemischen* Eigenschaften der Lokalanästhetika, die für die Bindung an Membranproteine oder -lipide entscheidend sind.

Wirkungsmechanismus. Über den *Wirkungsmechanismus* der Lokalanästhetika ist bekannt, daß sie die *Membranpermeabilität für Kationen,* insbesondere die *Membranpermeabilität für Natriumionen, durch Blockade von Ionenkanälen herabsetzen.* Die verringerte Membranpermeabilität ist gleichbedeutend mit einer verminderten Erregbarkeit bzw. bei höheren Konzentrationen des Lokalanästhetikums mit einer völligen Unerregbarkeit der Nervenfaser, da eine Erregung nur dann zustandekommt oder fortgeleitet wird, wenn durch einen plötzlichen Anstieg der Natriumpermeabilität das Membran-Ruhepotential zusammenbricht.

Die Blockade von Ionenkanälen, insbesondere die des Natriumkanals, durch Lokalanästhetika beruht auf folgenden Mechanismen: Alle Lokalanästhetika lagern sich aufgrund ihrer lipophilen Eigenschaften in der Zellmembran ein und *blockieren durch unspezifische Membranexpansion Ionenkanäle, insbesondere Natriumkanäle.* Bei den *basischen Lokalanästhetika* ist der vorrangige Mechanismus der Ionenkanalblockade jedoch nicht die Membranexpansion, sondern die *Interaktion mit einer Bindungsstelle im Innern der Kanäle.* In niederen Dosen sind ebenfalls vorrangig Natrium-, in höheren Dosen zusätzlich Kaliumkanäle betroffen. Um an ihren Wirkort zu gelangen, müssen die basischen Lokalanästhetika in bzw. durch die lipophilen Nervenstrukturen permeieren. Das ist *nur im lipophilen Zustand möglich.*

Da die wichtigsten derzeit verwendeten Lokalanästhetika eine aliphatische oder alicyclische tertiäre (oder sekundäre) Aminogruppe enthalten und in wäßriger Lösung ein Gleichgewicht zwischen protonierter hydrophiler und nichtprotonierter lipophiler Form vorliegt, das außer vom pH-Wert des Milieus vom pK_a-Wert des Lokalanästhetikums abhängt, ist für das *Penetrationsvermögen* der Lokalanästhetika die *Lage dieses Gleichgewichts* von großer Bedeutung. Die *Wirkung am Ionenkanal* selbst kommt jedoch der *protonierten* Form zu. Die Hemmung des Durchtritts von Natrium- und Kaliumionen beruht auf der Erhöhung der Zahl an positiven Ladungen in den entsprechenden Ionenkanälen durch die Lokalanästhetika.

Abhängigkeit der Wirkung vom Gewebe-pH-Wert. *Entzündetes Gewebe* weist einen *niedrigeren pH-Wert* als normales Gewebe auf, da infolge eines Sauerstoffmangels wegen des durch die Ödembildung größeren Diffusionsweges die anaerobe Glykolyse und damit die Bildung von Milchsäure gesteigert ist (lokale Lactatazidose). Lokalanästhetika sind in einem solchen entzündeten Gebiet weniger wirksam, weil das Gleichgewicht zwischen der protonierten und nichtprotonierten Form nach der Seite des protonierten Anteils verschoben und dadurch das Penetrationsvermögen erniedrigt ist.

Anwendungsarten. Nach der Art der Applikation des Lokalanästhetikums unterscheidet man zwischen

☐ *Oberflächen-,*

☐ *Infiltrations-* und

☐ *Leitungsanästhesie* sowie

☐ *intravenöser Regionalanästhesie* im Bereich der Extremitäten.

Bei der **Oberflächenanästhesie** wird das Lokalanästhetikum auf *Schleimhäute* oder *Wundflächen* gebracht und diffundiert von dort zu den sensiblen Endorganen und den terminalen Nervenverzweigungen. Auf der unverletzten Epidermis sind Lokalanästhetika nahezu unwirksam, da sie die Hornschicht kaum zu durchdringen vermögen.

Bei der **Infiltrationsanästhesie** wird das Lokalanästhetikum in das Gewebe injiziert bzw. das Gewebe mit diesem durchtränkt. Dadurch werden neben den sensiblen Endorganen auch kleinere Nervenstämme blockiert.

Bei der **Leitungsanästhesie** umspritzt man *gezielt* bestimmte Nerven und unterbricht an diesen Stellen die Erregungsleitung. Sonderformen der Leitungsanästhesie sind die *Spinal-, Peridural- und Paravertebralanästhesie.*

Da bei versehentlicher intravasaler Injektion eines Lokalanästhetikums schwere Zwischenfälle auftreten können (s.u.), erscheint die **intravenöse Regionalanästhesie** zunächst wenig einleuchtend. Vor Injektion des Lokalanästhetikums wird hier jedoch durch Anlegen einer Blutdruckmanschette der Blutzu- und -abfluß unterbunden, das anschließend injizierte Lokalanästhetikum diffundiert aus den Venen in das umgebende Gewebe und löst dort innerhalb von

10 – 15 Minuten eine Anästhesie aus. Die Blutleere muß mindestens 20 – 30 Minuten bestehen bleiben, um den Abstrom größerer, noch nicht ins Gewebe penetrierter Lokalanästhetikamengen zu verhindern. Nach Beendigung der Blutleere klingt der lokalanästhetische Effekt innerhalb weniger Minuten ab.

Vasokonstriktorische Zusätze. Im Gegensatz zu Cocain wirken die meisten synthetischen Lokalanästhetika *gefäßerweiternd.* Sie werden daher häufig mit vasokonstriktorischen Substanzen aus folgenden Gründen kombiniert: Die Vasokonstriktion verzögert den Abtransport des Lokalanästhetikums, erhöht damit die Wirkungsdauer und verringert die Systemtoxizität, sie führt ferner zu einem schwach durchbluteten Operationsgebiet, in dem ein chirurgischer Eingriff einfacher und gefahrloser vorgenommen werden kann.

Die genannten Vorteile gelten *nicht* für *stark durchblutete* Körperregionen, z.B. den Kopf-, Hals-, Urogenital- und Analbereich. Hier erfolgt eine rasche und gleichzeitige Resorption des Lokalanästhetikums und des Vasokonstringens mit der Folge einer erhöhten Gesamttoxizität.

Auch bei *Operationen an Akren* (Fingern, Zehen, Nase, Kinn) darf wegen der Gefahr einer ischämischen Schädigung (Gangrän!) *kein Vasokonstringens* zugesetzt werden.

Als vasokonstriktorisch wirkende Substanzen werden α-*Sympathomimetika,* vor allem *Adrenalin* und *Noradrenalin,* sowie – seltener – *Analoge des Hypophysenhinterlappenhormons Adiuretin* (s. S. 325 f.), die kaum noch antidiuretisch aktiv sind, z.B. *Felypressin,* eingesetzt. Als *Nebenwirkungen* der α-sympathomimetischen Zusätze wurden Angstgefühl, Unruhe, Kopfschmerzen, Blutdruckanstieg und Herzrhythmusstörungen beobachtet. Auch bei der Anwendung von Adiuretin-Analogen kann es zu einer unerwünschten Kreislaufbeeinflussung, außerdem zu Überempfindlichkeitsreaktionen kommen. Vorteilhaft ist bei den Adiuretin-Analogen, daß bei ihnen keine Interaktionen mit Stoffen auftreten, die die Wirkung von Catecholaminen verstärken (z.B. tricyclischen Antidepressiva).

Dosierungsrichtlinien. Die von der Arzneimittelkommission der Deutschen Ärzteschaft festgelegten zulässigen *Grenzdosen* (z.B. für Lidocain 300 mg ohne und 500 mg mit Zusatz von α-Sympathomimetika) sind streng zu beachten, ebenso die Dosierungsvorschriften für die vasokonstriktorischen Zusätze. Die maximale Einzeldosis für Noradrenalin bzw. Adrenalin beträgt 0,25 mg.

Gefährliche Komplikationen und deren Therapie. Schwere, u. U. lebensbedrohliche Komplikationen können bei der Anwendung von Lokalanästhetika infolge

☐ eines zu hohen Blutspiegels des Lokalanästhetikums oder des als Vasokonstringens zugesetzten Sympathomimetikums sowie

☐ allergischer Reaktionen

auftreten.

Ein zu hoher Blutspiegel als Folge einer versehentlichen intravasalen Injektion, zu schneller Resorption oder einer zu hohen Konzentration des Lokalanästhetikums führt zu *zentralnervösen* und *kardialen* Störungen.

Die *zentralnervösen Vergiftungssymptome,* die in der Anfangsphase auf einer *Hemmung inhibitorischer Neurone* (wodurch Erregungssymptome entstehen) und später – bei stärkeren Vergiftungen – auf einer *Lähmung großer Teile des Zentralnervensystems* beruhen, sind in leichteren Fällen Unruhe, Tremor, Angstzustände und Delirien, in schweren Fällen klonische Krämpfe und Atemlähmung.

Am *Herzen* wird – wie bei den Nervenfasern – die *Erregungsleitung gehemmt.* Dadurch kann es zu Bradykardie, evtl. zu atrioventrikulärem Block und als Folge davon zu Herzstillstand und anoxischen Krämpfen kommen.

Die wichtigsten *therapeutischen Maßnahmen* sind die *Sauerstoffbeatmung* zur Vermeidung einer Hyp- oder Anoxie und *bei Herzstillstand* die *äußere Herzmassage* unter Beibehaltung der künstlichen Beatmung. Falls die Herzmassage innerhalb von 2 Minuten nicht zum Erfolg führt, werden 0,5 – 1 mg *Adrenalin* intravenös bzw. intratracheal injiziert. Bei *Krämpfen* hat sich die wiederholte Gabe von *Suxamethoniumchlorid* (s. S. 249) sowie, sofern die Krämpfe nicht durch Herzstillstand und damit durch Hypoxie bedingt sind, die intravenöse Injektion von 10 – 20 mg *Diazepam* (s. S. 163) bewährt.

Bei einer *Adrenalinvergiftung* kommt es zu intensiver Blässe, kaltem Schweiß, Tachykardie und starker Blutdrucksteigerung, in seltenen Fällen zu Arrhythmie und Kammerflimmern, während bei einer *Noradrenalinüberdosierung* eher eine Bradykardie auftritt. Die Therapie richtet sich nach den Symptomen: bei Tachykardie vorsichtige intravenöse Injektion eines β-Blockers (s. S. 288 ff.), bei starkem Blutdruckanstieg Gabe peripher gefäßerweiternder Substanzen, bei Kammerflimmern Defibrillation.

Die *allergischen Reaktionen* können harmlos (z.B. urtikarielles Exanthem) oder schwer sein (Bronchospasmus, anaphylaktischer Schock). Zu ihrer Be-

Tab. B 1–27. Lokalanästhetika

Strukturformel	Internationaler Freiname	Handelspräparat (Eingetragenes Warenzeichen)	Bevorzugt verwendet als
I. Lokalanästhetika vom Estertyp			
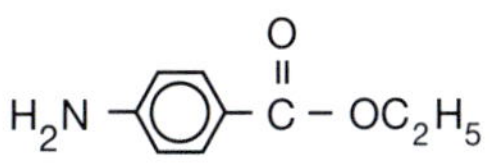	Benzocain (Ethoform)	Anaesthesin	Oberflächen-anästhetikum
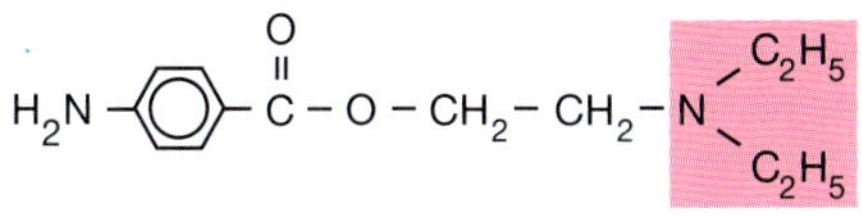	Procain	Novocain	Infiltrations- und Leitungs-anästhetikum
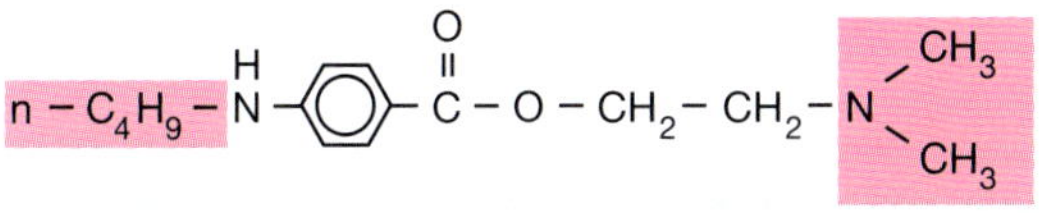	Tetracain	Bestandteil von Acoin, Gingicain M	Oberflächen-anästhetikum
II. Lokalanästhetika vom Amidtyp			
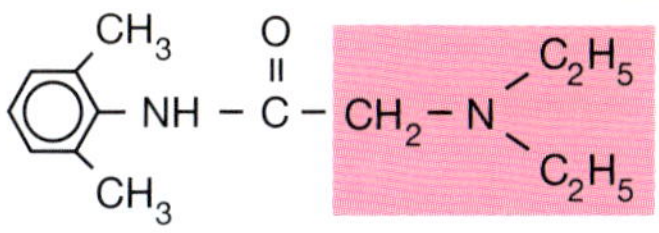	Lidocain	Lidojekt, Xylocain, Xylocitin	Infiltrations- und Leitungs-anästhetikum
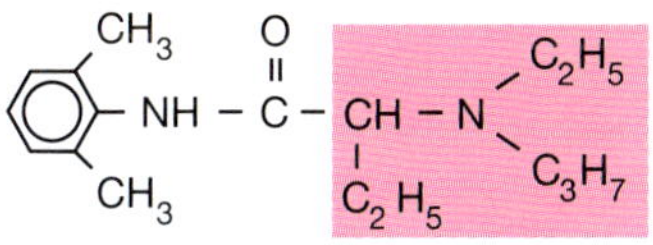	Etidocain	Dur-Anest	Leitungs-anästhetikum
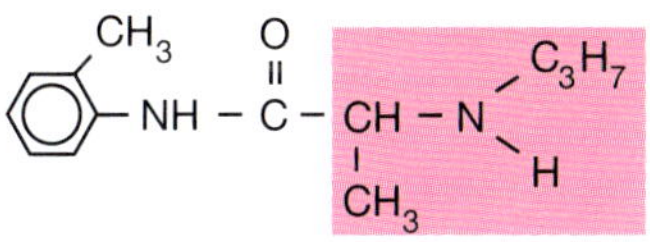	Prilocain	Xylonest	Infiltrations- und Leitungs-anästhetikum
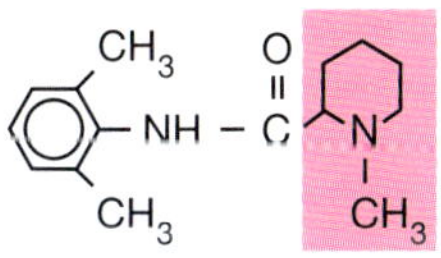	Mepivacain	Meaverin, Mepivastesin, Scandicain	Infiltrations- und Leitungs-anästhetikum
	Bupivacain	Carbostesin	Langzeit-anästhetikum
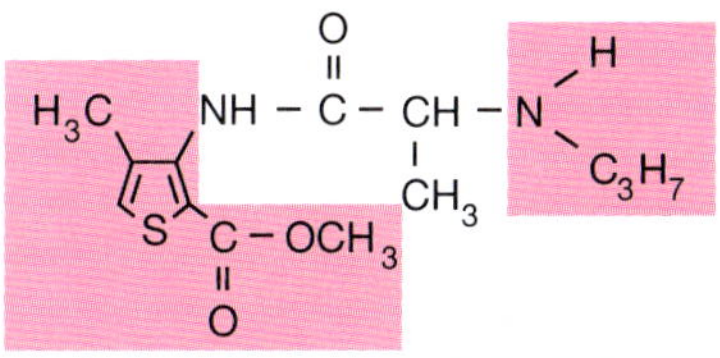	Articain	Ultracain	Infiltrations- und Leitungs-anästhetikum

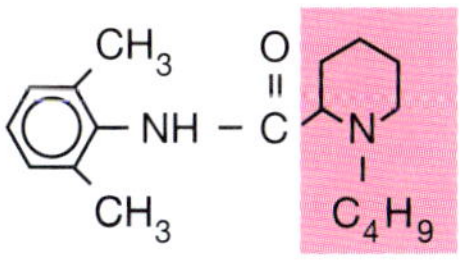

Nervensystem

B 1

handlung gibt man Antihistaminika und Glucocorticoide, beim anaphylaktischen Schock zusätzlich Adrenalin (0,5 – 1 mg) intravenös.

1.6.1 Lokalanästhetika vom Estertyp

Cocain, ein Esteralkaloid aus den Blättern von Erythroxylon coca, ist das älteste Lokalanästhetikum. Wegen seiner hohen Toxizität und suchterzeugenden Wirkung ist es obsolet. Da es aber als Modellsubstanz bei der Entwicklung synthetischer Lokalanästhetika diente, ist es unter dem Gesichtspunkt der Entstehung einer Arzneimittelgruppe noch immer von besonderem Interesse. Es ist außerdem das einzige Lokalanästhetikum, das durch Blockade der Wiederaufnahme von Noradrenalin aus dem synaptischen Spalt in das Axon *vasokonstriktorisch* wirkt.

Cocain wurde 1884 von dem Wiener Augenarzt Koller in die Ophthalmologie eingeführt. Bereits ein Jahr später benutzten Halsted und Hall Cocain als Leitungsanästhetikum. Wegen der sich schnell ausbreitenden Cocainsucht, der auch Halsted und Hall zum Opfer fielen, setzten noch vor der endgültigen Konstitutionsaufklärung (Willstätter 1898) umfangreiche Untersuchungen ein mit dem Ziel, Substanzen mit gleicher lokalanästhetischer, aber nicht suchterzeugender Wirkung und geringerer Toxizität zu synthetisieren. Der eigentliche Durchbruch gelang Einhorn und Uhlfelder 1905 mit der Einführung von *Procain* (Novocain®). Wegen der einfachen Synthese, der guten Löslichkeit und Gewebeverträglichkeit, der im Vergleich zu Cocain wesentlich geringeren Toxizität und der fehlenden Suchtgefahr ist Procain als Infiltrationsanästhetikum die Standardsubstanz in der Reihe der basischen Ester geblieben. 1944 synthetisierte Löfgren mit *Lidocain* das erste Lokalanästhetikum vom Säureamidtyp.

Benzocain (Ethoform; Anaesthesin®, vgl. Tab. B 1– 27) wird aufgrund seiner geringen Wasserlöslichkeit ausschließlich als Oberflächenanästhetikum 5 – 20%ig (z.B. in Halstabletten, Hämorrhoidal-Zäpfchen, Salben oder Pudern) verwendet. Vorteilhaft ist die langanhaltende Wirkung. Bei der Anwendung auf größeren Wundflächen besteht jedoch die Gefahr einer Methämoglobinbildung, außerdem werden relativ häufig allergische Erscheinungen beobachtet.

Procain (Novocain®), das durch Einführung einer Diethylaminogruppe in die Seitenkette des Benzocains als Hydrochlorid leicht wasserlöslich ist, gehört – vornehmlich wegen seiner Gewebefreundlichkeit – noch immer zu den gebräuchlichen Lokalanästhetika. Im Organismus wird es rasch durch Esterasen zu Diethylaminoethanol, das gefäßerweiternd wirkt, und p-Aminobenzoesäure verseift. Handelsüblich sind 0,5%ige Lösungen zur Infiltrations-, 1 – 2%ige Lösungen zur Leitungsanästhesie. Die größte Einzelgabe beträgt 0,6 g s.c.

Tetracain (Bestandteil von Acoin®, Gingicain® M), ist etwa zehnmal stärker wirksam, aber auch zehnmal toxischer als Procain. Es wird bevorzugt als Oberflächenanästhetikum angewandt. Die Wirkung hält mehrere Stunden an. Es ist darauf zu achten, daß die *maximale Einzeldosis nur 20 mg* beträgt. Von verletzter Schleimhaut wird es sehr rasch resorbiert, so daß bei Überdosierung die Gefahr einer Vergiftung besteht.

1.6.2 Lokalanästhetika vom Säureamidtyp

Wegen ihrer verhältnismäßig langen Wirkdauer und ihrer bei Einhaltung der Dosierungsvorschriften guten Verträglichkeit stellen die Lokalanästhetika vom Säureamidtyp die derzeit wichtigste und am meisten verwendete Lokalanästhetikagruppe dar.

Lidocain (Lidojekt®, Xylocain®, Xylocitin®) ist ein schnell und gleichzeitig anhaltend wirkendes Lokalanästhetikum mit etwa vierfacher Wirksamkeit, aber nur zweifacher Toxizität wie Procain. Im Gegensatz zu den Lokalanästhetika vom Estertyp wird Lidocain nicht primär durch Hydrolasen gespalten, sondern zunächst *oxidativ biotransformiert* (u.a. Desalkylierung am Stickstoff). Die als Oberflächen-, Infiltrations- und Leitungsanästhetikum eingesetzte Substanz wird in 0,2 – 2%igen Zubereitungen benutzt. Hervorzuheben ist, daß auf die Anwendung von Sympathomimetika weitgehend verzichtet werden kann. Lidocain hat sich ferner als *Antiarrhythmikum* bewährt (s. S. 462).

Analogpräparate sind *Etidocain* (Dur-Anest®), *Prilocain* (Xylonest®), *Mepivacain* (Meaverin®, Mepivastesin®, Scandicain®), *Bupivacain* (Carbostesin®), das bevorzugt als Langzeitanästhetikum, z.B. bei chronischen Schmerzzuständen, verwendet wird, und *Articain* (Ultracain®).

1.6.3 Fomocain

Fomocain (Bestandteil von Pellit®), der Phenylether eines basisch substituierten Benzylalkohols, ist ein langanhaltend wirkendes Oberflächenanästhetikum, das vor allem zur lokalen Schmerzlinderung bei Verbrennungen und Röntgenulzera eingesetzt wird. Sensibilisierungen wurden bisher nicht beschrieben.

Fomocain (Bestandteil von Pellit®)

1.7 Allgemeinanästhetika (Narkosemittel)

Am 10. Dezember 1844 besuchte der Zahnarzt H. Wells in Hartford (Connecticut, USA) die Vorstellung einer Wanderbühne, bei der als besondere Attraktion Freiwillige *Lachgas* (Distickstoffoxid) einatmen konnten. Während der Vorstellung beobachtete Wells, daß eine der Versuchspersonen sich eine klaffende Unterschenkelwunde zuzog, ohne dabei eine Schmerzreaktion zu zeigen. Am nächsten Vormittag ließ sich Wells, der intuitiv die ungeheure Bedeutung dieses Vorgangs erkannt hatte, unter Lachgas einen Weisheitszahn ziehen; er empfand keine Schmerzen. Fünf Wochen später trat er mit seiner Entdeckung an die Öffentlichkeit, nachdem er sich bei zahlreichen Patienten von der Wirksamkeit des Gases überzeugt hatte: Im General Hospital in Boston wollte er eine schmerzlose Zahnextraktion durchführen. Der Versuch mißlang, Wells wurde ausgepfiffen. 1848 beging er – als gebrochener Mann – Selbstmord. Doch die Entwicklung der Narkose war nicht mehr aufzuhalten. An derselben Stelle, an der Wells gescheitert war, gelang bereits im Oktober 1846 W. Morton, einem früheren Mitarbeiter von Wells, die erste klinische Narkose mit *Äther.* 1847 führte J. Simpson in Edinburgh *Chloroform* als Narkosemittel ein. Wenige Jahre danach wurde in allen Operationssälen der Welt nur noch unter Narkose operiert.

Bei einer Narkose werden durch *Lähmung von Teilen des Zentralnervensystems*

☐ die *Schmerzempfindung,*

☐ das *Bewußtsein,*

☐ die *Abwehrreflexe* und (meist auch)

☐ die *Muskelspannung*

reversibel ausgeschaltet. Substanzen, mit denen eine Narkose durchgeführt werden kann, bezeichnet man als *Allgemeinanästhetika* (Narkosemittel).

Nach der Applikationsart unterscheidet man

☐ *Inhalationsanästhetika* (Inhalationsnarkosemittel), die mit der Atemluft aufgenommen und

☐ *Injektionsanästhetika* (Injektionsnarkosemittel), die intravenös injiziert werden.

Unter der *Steuerbarkeit* einer Narkose versteht man die Möglichkeit, die Narkosetiefe jederzeit zu steigern oder zu verringern, unter der *Narkosebreite* eines Narkosemittels den *Dosierungsspielraum* zwischen dem Erreichen der gewünschten Narkosetiefe und dem Beginn des Asphyxiestadiums (s.u.). Ein Narkosemittel ist somit um so ungefährlicher, je größer seine Narkosebreite ist. Es darf jedoch nicht übersehen werden, daß die Narkosebreite fast aller Narkosemittel gering ist. Bereits das 2 – 4fache der üblichen Dosierung kann einen Herz-Kreislauf-Stillstand hervorrufen.

Eigenschaften eines idealen Narkosemittels. An ein ideales Narkosemittel sind folgende Anforderungen zu stellen:

☐ geringe Toxizität und somit große therapeutische Breite,

☐ leichte Handhabbarkeit für den Anästhesisten,

☐ rasches An- und Abfluten und damit gute Steuerbarkeit der Narkose,

☐ gute analgetische und narkotische Wirksamkeit,

☐ möglichst geringe Beeinflussung der Atmung sowie des Kreislaufs,

☐ Reizlosigkeit an Haut und Schleimhaut,

☐ keine Biotransformation mit Bildung schädlicher Metaboliten,

☐ günstige physikalische und chemische Eigenschaften (lagerungsstabil, nicht brennbar, nicht explosibel).

Keines der derzeit zur Verfügung stehenden Narkosemittel erfüllt sämtliche der genannten Forderungen. Daher werden meist mehrere Narkosemittel gemeinsam eingesetzt (s.u.).

Narkosestadien. Wird eine Narkose, wie früher üblich, nur mit einem (Inhalations-)Narkosemittel durchgeführt, können mit steigender Konzentration des Narkosemittels im Organismus verschiedene *Narkosestadien* (Abb. B 1–41) unterschieden werden, die für die praktische Durchführung der Narkose von Bedeutung waren. Bei der heute allgemein gebräuchlichen Kombinationsnarkose (s.u.) treten sie in dieser typischen Form jedoch praktisch nicht mehr auf.

Im **Analgesiestadium** (Stadium 1) ist *in der ersten Stufe* die Schmerzempfindung herabgesetzt, *in der zweiten* nahezu aufgehoben und gleichzeitig das Bewußtsein eingeengt. *In der dritten Stufe* besteht bei fehlender Schmerzempfindung Amnesie.

Im **Exzitationsstadium** (Stadium II) sind die Reflexe durch Hemmung höherer motorischer Zentren gesteigert, die Atmung ist unregelmäßig, Husten und Erbrechen können auftreten. Häufig erweitern sich die Pupillen, Blutdruck und Herzfrequenz steigen.

Da das Exzitationsstadium besonders unerwünscht ist, sollte es rasch durchlaufen werden.

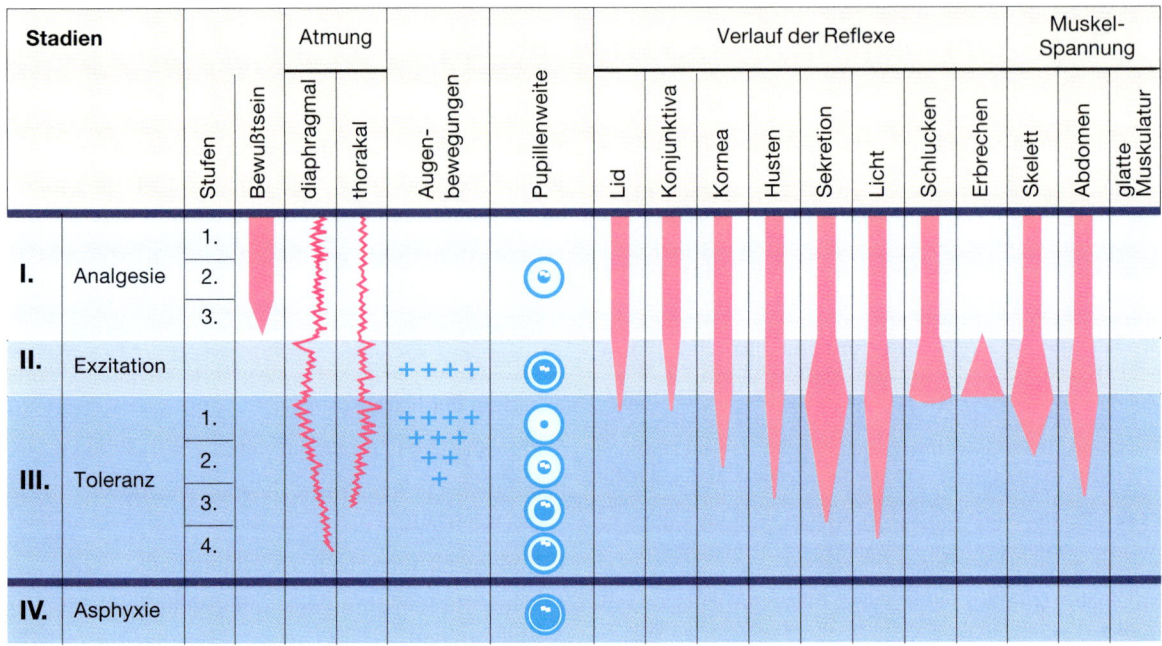

Abb. B 1–41. Schema der Narkosestadien bei der Äthernarkose (nach Frey, Hügin, Mayrhofer u.a.)

Im **Toleranzstadium** (Stadium III) sind neben dem Großhirn das Mittelhirn und das Rückenmark ausgeschaltet. Der Tonus der quergestreiften Muskulatur ist herabgesetzt, die Reflexe sind abgeschwächt bzw. erloschen, die vegetativen Funktionen der Medulla oblongata dagegen voll erhalten: Die Atmung ist regelmäßig, der Kreislauf stabil.

Nach der Pupillenweite, den Augenbewegungen, dem Muskeltonus und der Atmung kann das Toleranzstadium noch in vier Stufen (Plana) unterteilt werden (Abb. B 1–41).

Im **Asphyxiestadium** (Paralysestadium, Stadium IV) werden auch die vegetativen Zentren der Medulla oblongata gelähmt: Der Kreislauf bricht zusammen, die Atmung sistiert. Ohne künstliche Beatmung und geeignete symptomatische Maßnahmen tritt innerhalb weniger Minuten der Tod des Patienten ein.

Beim Erwachen werden die Narkosestadien in umgekehrter Reihenfolge durchlaufen.

Kombinationsnarkose. Bei der Einstoffnarkose treten, wie beschrieben, Analgesie, Amnesie, Reflexlosigkeit und Muskelerschlaffung *nacheinander* mit steigender Konzentration des Narkosemittels im ZNS ein. Eine – nicht erwünschte – Verstärkung der zuerst eingetretenen Wirkungskomponente über das notwendige Maß hinaus ist dabei unvermeidbar. Die Verwendung von Muskelrelaxantien (s. S. 243 ff.) und damit verbunden die Erkenntnis, daß es möglich ist, Teilwirkungen bei der Narkose unabhängig von einer anderen Teilwirkung in dem erforderlichen Maße zu erzielen, führte dazu, die verschiedenen Teilvorgänge der Narkose nicht mehr als unabdingbar miteinander verflochten zu betrachten. Bei der modernen Narkosetechnik wird somit angestrebt, durch die *Kombination mehrerer* und z.T. *spezifisch wirkender Substanzen* jede der gewünschten Einzelwirkungen möglichst unabhängig von den anderen herbeizuführen. An die Stelle der *vertikalen* Betrachtungsweise – Erreichen der verschiedenen Narkosestadien durch steigende Konzentration des Narkosemittels – ist eine *horizontale* Betrachtungsweise getreten (Abb. B 1–42).

Eine Kombinationsnarkose wird ferner auch deswegen angewandt, weil die Dosen bzw. die Konzentrationen der einzelnen Narkosemittel erniedrigt und damit deren Nebenwirkungen verringert werden können.

Prämedikation. Eine Narkose, die nach diesen Grundsätzen durchgeführt wird, ist in der Regel als „flache Narkose" im herkömmlichen Sinn anzusehen. Die Bereitschaft zu neurovegetativen Reaktionen auf den Operationsstreß und den der Narkose selbst ist dabei eher verstärkt als herabgesetzt. Die sich daraus ergebenden Gefahren müssen durch die *Prämedikation,* mit der ein weiterer entscheidender Fort-

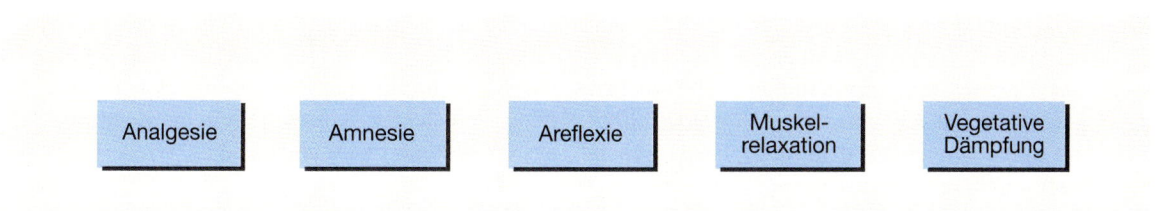

| Analgesie | Amnesie | Areflexie | Muskel-relaxation | Vegetative Dämpfung |

Abb. B 1–42. Teilwirkungen bei einer Narkose

schritt erzielt wurde, behoben werden. Mit der Prämedikation, mit der der Patient auf die Narkose vorbereitet und zugleich Narkosemittel eingespart wird, kann

□ durch *Tranquillantien* und *Neuroleptika* Angst und psychische Erregung,

□ durch *Analgetika* die Schmerzempfindung,

□ durch *Antihistaminika* der Brechreiz und die Schockgefahr und

□ durch *Parasympatholytika* und *Sympatholytika* der Tonus des vegetativen Nervensystems

herabgesetzt werden.

Während früher die Gabe von *Atropin* oder einem anderen Parasympatholytikum, z.B. Scopolamin, zur Vermeidung gefährlicher, u.U. zum Tode führender parasympathischer Reflexe (Herzstillstand) sowie zur Verringerung der Speichel- und Schleimproduktion als zwingend erforderlich angesehen wurde, gelten nunmehr Parasympatholytika aus folgenden Gründen *nicht mehr* als obligatorischer Bestandteil der Prämedikation: Die übliche Dosis von 0,5 mg Atropin i.m. etwa 45 Minuten vor der Narkoseeinleitung reicht nicht aus, um die durch Vagusstimulation bedingte Bradykardie zu verhindern. (Sollte es während der Operation zu einer bedrohlichen Abnahme der Herzfrequenz kommen, ist es immer möglich, durch intravenöse Gabe von Atropin einen sofortigen Anstieg der Herzfrequenz zu erreichen.) Darüber hinaus stimulieren die modernen Inhalationsnarkosemittel (s. u.) die Speichel- und Schleimproduktion wesentlich weniger als Äther.

Sofern trotzdem Parasympatholytika prophylaktisch appliziert werden, sollten sie kurz vor Narkoseeinleitung i.v. injiziert werden. Dadurch wird dem Patienten auch die unangenehme Mundtrockenheit vor dem Narkosebeginn erspart.

Durch die Einführung der Kombinationsnarkose und der Prämedikation konnte das *Narkoserisiko entscheidend gesenkt* werden. Trotz der geringen therapeutischen Breite der meisten Narkosemittel ist derzeit – eine richtige Durchführung vorausgesetzt – bei $10^5 - 10^6$ Narkosen nur mit *einem* narkosebedingten tödlichen Zwischenfall zu rechnen.

Wirkungsmechanismus. Der Wirkungsmechanismus der Allgemeinanästhetika ist im einzelnen nicht bekannt. Es gibt noch keine Narkosetheorie, mit der befriedigend erklärt werden könnte, warum chemisch völlig verschiedene Stoffe – Edelgase, Lachgas, Kohlenwasserstoffe, Ether, Barbiturate, Steroide u.a. – Narkose hervorrufen. Im Vordergrund der Betrachtung stehen heute *Änderungen der physikalisch-chemischen Eigenschaften von (neuronalen) Membranen.*

Bereits um die Jahrhundertwende hatten Meyer und Overton vermutet, daß die narkotische Wirkung von Allgemeinanästhetika auf einer Wechselwirkung mit *Membranlipiden* beruhe. Nach jetzigen Vorstellungen könnte dieser Effekt durch Blockade von Ionenkanälen (sog. Membranstabilisierung) infolge Einlagerung der Anästhetika in die Lipidschicht und einer dadurch bedingten Membranexpansion zustande kommen. Es muß jedoch berücksichtigt werden, daß eine narkotische Wirkung auch durch Wechselwirkung mit *Membranproteinen*, z.B. durch Bindung der Anästhetika an hydrophobe Regionen der Proteine und damit Abnahme der Möglichkeit zur konformativen Veränderung, denkbar ist. Neuere Befunde sprechen für eine derartige Narkotika-Membranprotein-Interaktion .

Eine weitere, interessante Hypothese stammt von Pauling und Miller, die eine Wechselwirkung zwischen Anästhetika und dem in den Membranen gebundenen Wasser annahmen. Wassermoleküle sind in der Lage, mittels Dipolbindungen Assoziate mit „Eis-artiger" Struktur zu bilden. Unter experimentellen Bedingungen (z.B. hohen Drücken) können hydrophobe Moleküle, wie z.B. die gasförmigen Anästhetika, in solche Wasserstrukturen eingeschlossen werden und sog. *Clathrate* (Einschlußverbindungen) bilden. Als Folge einer Clathratbildung wäre eine Stabilisierung der neuronalen Membran möglich. Gegen diese Vorstellungen spricht jedoch, daß unter den Bedingungen einer Narkose die Clathrate nicht stabil sind.

Insgesamt gesehen läßt sich hieraus wohl nur folgern, daß die narkotische Wirkung auf einer sehr komplexen Wechselwirkung von Anästhetika mit Lipiden, Proteinen und Wasser in den Membranen beruht.

Nervensystem

B1

Maligne Hyperthermie. In sehr seltenen Fällen kann es während einer Narkose zu einer massiven *Erhöhung der Körpertemperatur* kommen. Ein solcher Zwischenfall beruht auf einer *gesteigerten Freisetzung* von *Calciumionen* aus dem sarkoplasmatischen Retikulum durch Inhalationsnarkosemittel (wie z.B. Halothan) oder Muskelrelaxantien (z.B. Suxamethonium) bei Patienten mit einer *genetischen Störung der elektro-mechanischen Kopplung.* Die früher fast stets tödlich verlaufende Hyperthermie kann heute durch die parenterale Gabe von *Dantrolen* (Dantamacrin®, s. S. 249 f.) erfolgreich behandelt werden.

1.7.1 Inhalationsnarkosemittel

Die Inhalationsnarkose besitzt den Vorteil der *guten Steuerbarkeit.* Diese ist um so besser, je schneller das Narkosemittel *an-* und *abflutet,* d.h., je kürzer die Zeit ist, die von der Einleitung der Narkose bis zum Erreichen eines bestimmten Narkosestadiums und umgekehrt von diesem Stadium bis zum Erwachen des Patienten benötigt wird. Die *An-* und *Abflutungsgeschwindigkeit* hängen vor allem von den *Gradienten* zwischen der *Konzentration* in der *Atemluft* und im *Blut* sowie von der *Löslichkeit* des Narkosemittels *im Blut* ab: Mit steigendem Konzentrationsgefälle nimmt die An- bzw. Abflutungsgeschwindigkeit zu, mit steigender Löslichkeit des Narkosemittels im Blut dagegen ab (Abb. B 1–43).

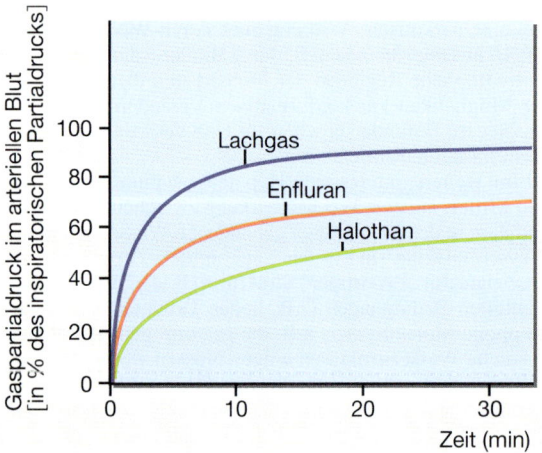

Abb. B 1–43. Annäherung der arteriellen Partialdrücke verschiedener Inhalationsnarkosemittel an deren alveoläre Partialdrücke bei Einatmung einer konstanten Konzentration. Der Anstieg erfolgt am schnellsten bei den schlecht löslichen Verbindungen und am langsamsten bei den gut löslichen Stoffen (modifiziert nach Larsen)

Bei der Betrachtung der Steuerbarkeit der Narkose ist ferner zu berücksichtigen, daß die Narkosetiefe, die durch ein bestimmtes Narkosemittel hervorgerufen wird, von dessen Konzentration im Zentralnervensystem bestimmt wird und daß diese wiederum

☐ von der Konzentration des Narkosemittels in der Einatmungs- und konsekutiv in der Alveolarluft,

☐ der Atemfrequenz und der Atemtiefe,

☐ der Permeabilität der alveolo-kapillären Membranen,

☐ der Lungen- und Gehirndurchblutung,

☐ der Löslichkeit des Narkosemittels im Blut sowie

☐ dessen Verteilungskoeffizienten zwischen Blut und Hirngewebe

abhängt. (Durch Änderung der Ventilation und/oder der inspiratorischen Narkosemittelzufuhr kann der Anästhesist somit die alveoläre Konzentration eines Inhalationsnarkosemittels und damit die Narkosetiefe rasch beeinflussen.)

Gasförmige Narkosemittel (z.B. Lachgas) lösen sich schlecht im Blut. Wegen der für eine ausreichende Narkosetiefe erforderlichen hohen Konzentration in der Atemluft fluten sie daher sehr schnell an und nach Absetzen auch sehr schnell ab. Schon nach wenigen Minuten ist die gewünschte Narkosetiefe erreicht, und ebenso schnell erwacht der Patient wieder nach Beendigung der Narkosemittelzufuhr.

Bei den in Dampfform benutzten **flüssigen Narkosemitteln** (z.B. Äther), die sich meist besser im Blut lösen, wird die Narkose in der Regel mit hohen Konzentrationen eingeleitet, d.h., der Gradient wird zunächst absichtlich hoch gewählt, um die Zeit bis zum Erreichen der gewünschten Narkosetiefe zu verkürzen. Dann senkt man die Konzentration des Narkosemittels in der Atemluft, bis der für die Aufrechterhaltung der Narkose erforderliche Wert erreicht ist. Die *Abklingphase* der dampfförmigen Narkosemittel kann im Gegensatz zur Einleitungsphase *nicht verkürzt* werden, da hier keine Möglichkeit besteht, den Gradienten zu erhöhen. Bei der dann z.T. langen Abklingphase ist das rückläufige Exzitationsstadium (bei Monotherapie) ausgeprägt. Dieser Zustand ist für den Patienten sowohl subjektiv unangenehm (Husten, Erbrechen, Erregung) als auch objektiv ungünstig wegen der erhöhten postoperativen Komplikationsgefahr.

Minimale alveoläre Konzentration von Inhalationsanästhetika (MAC). Wie erwähnt, ist die Narkosetiefe eines Inhalationsnarkosemittels vom Partialdruck des Wirkstoffs im Gehirn abhängig. Dieser kann zwar nicht direkt gemessen werden, unter Gleichgewichtsbedingungen in der Narkose ist seine Bestimmung jedoch *indirekt* möglich, da in diesem Fall die Partialdrücke im Gehirn und in den Alveolen identisch sind. Die Alveolarkonzentration spiegelt somit die Inhalationsnarkosemittel-Konzentration im Gehirn wider, und sie kann dementsprechend auch für den Wirkstärkevergleich verschiedener Inhalationsnarkosemittel herangezogen werden. Man vergleicht dabei die sog. *minimale alveoläre Konzentration* der verschiedenen Substanzen, worunter die alveoläre Konzentration eines Inhalationsnarkosemittels (in % von 1 Atmosphäre) verstanden wird, bei der 50 % aller Patienten auf eine Hautinzision nicht mehr mit Abwehrbewegungen reagieren. In Tab. B 1–28 sind die MAC-Werte der wichtigsten Inhalationsnarkosemittel für Patienten mittleren Lebensalters ohne Begleitmedikation zusammengestellt. Höhere MAC-Werte findet man bei Neugeborenen, deutlich niedrigere bei alten Patienten über 70 Jahre. Durch die gleichzeitige Gabe von Benzodiazepinen oder Opioid-Analgetika können die MAC-Werte um ca. 50 bzw. 65% gesenkt werden. Bei chronischen Alkoholikern ist der Bedarf an Inhalationsnarkosemitteln dagegen erhöht.

Tab. B 1–28. MAC-Werte von Inhalationsanästhetika (nach Eger)

	% atm
Halothan	0,75
Isofluran	1,15
Enfluran	1,68
N₂O	105

1.7.1.1 Distickstoffoxid (N₂O, „Stickoxydul", Lachgas)

Distickstoffoxid, ein farbloses, reaktionsträges Gas von schwach süßlichem Geruch und Geschmack, das in verflüssigter Form in den Handel kommt, ist eines *der am meisten verwendeten und am wenigsten toxischen Narkosemittel.* Es wirkt *stark analgetisch,* dagegen nur verhältnismäßig *schwach narkotisch.* Selbst bei einem Anteil von 75 Vol.-% Lachgas in der Einatmungsluft läßt sich keine tiefe Narkose erreichen. 70 Vol.-% Lachgas in der Einatmungsluft stellen aber die obere Grenze dar, da mindestens 30 Vol.-%

Sauerstoff gleichzeitig zugeführt werden müssen, um einen Sauerstoffmangel zu verhindern. Man kombiniert daher Lachgas mit anderen Narkosemitteln (z.B. mit Halothan) und, da es auch keine muskelrelaxierende Wirkung besitzt, vielfach mit Muskelrelaxantien.

Durch *Überdruckbeatmung* ist auch mit Lachgas/O₂-Gemischen eine Vollnarkose (Stadium III) möglich, doch hat sich dieses Verfahren nicht durchgesetzt.

Die *An-* und *Abflutungsgeschwindigkeit* von Lachgas ist, wie schon erwähnt, außerordentlich hoch, die Lachgasnarkose daher *gut steuerbar.* Sofern eine ausreichende Sauerstoffzufuhr gewährleistet ist, treten selbst bei tagelanger Narkose (die z.B. bei Tetanus-Patienten erforderlich ist) *keine Schädigungen* des Patienten auf. Blutdruck und Atmung werden kaum, Leber-, Nieren- und Darmfunktion nicht beeinflußt. Zur Vermeidung einer *Diffusionshypoxie* bei Beendigung einer Narkose mit Distickstoffoxid – in den ersten Minuten nach Unterbrechung der Lachgaszufuhr strömt N₂O in großer Menge in die Alveolen ein und bewirkt dadurch eine Verdünnung des eingeatmeten Sauerstoffs – ist die Sauerstoffzufuhr während der Narkoseausleitung zu erhöhen.

1.7.1.2 Halothan (F₃C-CHClBr)

Halothan (Fluothane®, Halothan Hoechst®), eine bei 50 °C siedende, farblose Flüssigkeit von angenehmem Geruch, wird wie Distickstoffoxid weltweit häufig als Narkosemittel verwendet. Vorteilhaft ist, daß Halothan

☐ mit Luft oder Sauerstoff keine explosiven Gemische bildet,

☐ *schnell an-* und *abflutet* (die Narkose tritt rasch und für den Patienten angenehm ein, das Wiedererwachen erfolgt ebenfalls rasch und ohne Komplikationen),

☐ *stark wirksam* ist (die für die Aufrechterhaltung des Toleranzstadiums erforderlichen Konzentrationen in der Atemluft betragen nur 0,5 Vol.-%, d.h. ca. ein Viertel der Konzentrationen von Diethylether) und

☐ die Schleimhäute nicht reizt.

Diesen Vorteilen stehen eine Reihe von *Nachteilen* gegenüber:

☐ geringe Narkosebreite,

☐ atemdepressive Wirkung,

☐ Sensibilisierung des Myokards gegen Catecholamine mit der damit verbundenen Gefahr von Rhythmusstörungen (evtl. bis zum Kammerflimmern),

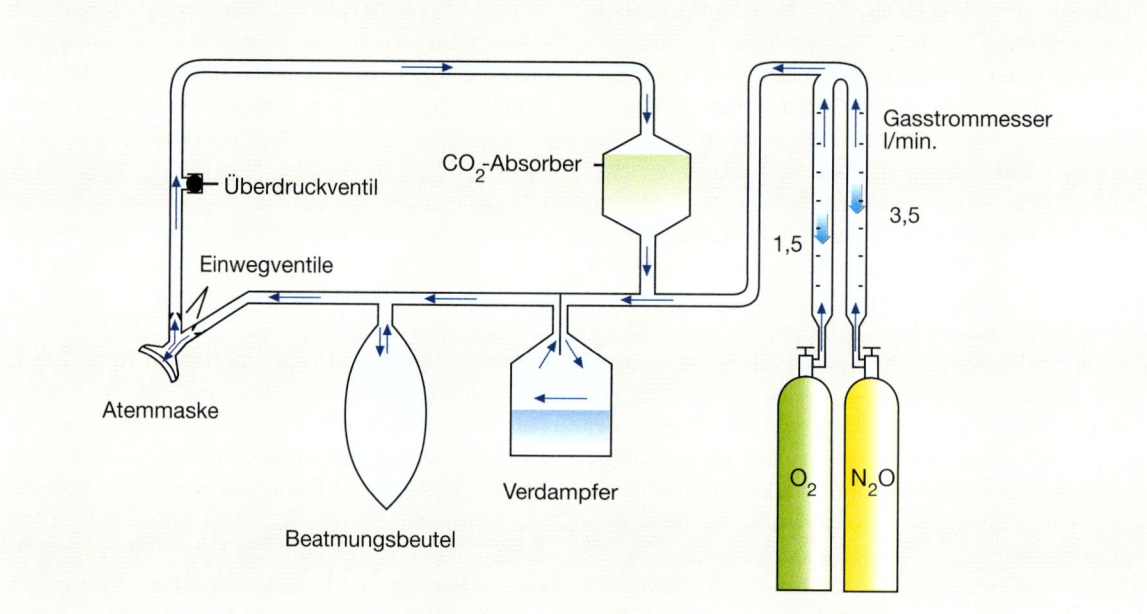

Abb. B 1–44. Schematische Zeichnung der Gaswege für Sauerstoff, Lachgas und dampfförmige Narkosemittel in einem Narkoseapparat

☐ konzentrationsabhängiger Abfall von arteriellem Blutdruck und Herzzeitvolumen infolge Bradykardie und Verringerung der Kontraktionskraft des Herzens,

☐ Leberschädigung bei höheren Halothankonzentrationen oder wiederholten Halothannarkosen infolge toxischer und/oder allergischer Reaktionen (Biotransformationsrate bis zu 20 %, Hauptmetabolit Trifluoressigsäure; ferner Bildung reaktiver Zwischenprodukte, die kovalent an körpereigene Proteine gebunden werden) sowie

☐ weitgehend fehlende analgetische Wirkung.

Halothan wird heute fast ausschließlich zusammen mit Lachgas angewandt. Dadurch kann die Halothankonzentration so niedrig gehalten werden (0,5 – 1 Vol.-% in der Atemluft), daß Narkosezwischenfälle oder bleibende Schädigungen des Patienten nur noch sehr selten auftreten.

Halothan verstärkt und verlängert die Wirkung stabilisierender Muskelrelaxantien (s. S. 246 ff.), eine Dosisanpassung dieser Stoffe ist daher erforderlich.

1.7.1.3 Diethylether (C_2H_5–O–C_2H_5, „Äther")

Trotz zahlreicher Nachteile – Zersetzlichkeit, Explosionsgefahr, langsames Abfluten, postnarkotisches Erbrechen –

wurde *Äther* früher viel als Narkosemittel verwendet, da er eine relativ große Narkosebreite und eine gute muskelrelaxierende Wirkung besitzt und sich Äthernarkosen ohne großen apparativen Aufwand durchführen lassen (Auftropfen von Äther auf eine mit Mull bespannte Maske). Seit einigen Jahren wird Äther – zumindest in den Industrienationen – praktisch nicht mehr als Narkosemittel verwendet.

Diethylether ist ein stark wirksames Narkosemittel: 3 – 4 Vol.-% in der Atemluft genügen, um das Toleranzstadium aufrechtzuerhalten. Kreislauf und Atmung bleiben bis zum Stadium III,2 nahezu unbeeinflußt. Die Hautgefäße werden schon im Stadium I erweitert. Daher ist eine Unterkühlung des Patienten während der Narkose möglich. Die Herzfrequenz nimmt infolge einer Erhöhung des Sympathikustonus zu. Supraventrikuläre Extrasystolen können auftreten, doch wird das Erregungsleitungssystem des Herzens durch Äther im Gegensatz zu halogenierten Kohlenwasserstoffen nicht gegen Catecholamine sensibilisiert.

Schleimhäute werden proportional zur Ätherkonzentration gereizt. Da bei der Einstoffnarkose zunächst hohe Ätherkonzentrationen (7 – 10 Vol.-%) erforderlich sind, um die Einleitungszeit zu verkürzen, kann aufgrund der dadurch ausgelösten starken Schleimhautreizung *reflektorisch* ein kurzfristiger, ungefährlicher Atemstillstand auftreten. Sofern keine Prämedikation mit Atropin erfolgte, nimmt außerdem die Schleimsekretion in den gesamten Atemwegen zu.

Neben der *zentralen muskelrelaxierenden* Wirkung besitzt Äther einen *curareartigen* Effekt. Bereits im Stadium III,1 ist die quergestreifte Muskulatur weitgehend erschlafft. Werden bei einer Äthernarkose gleichzeitig Muskelrelaxantien injiziert, müssen sie daher entsprechend niedriger dosiert werden.

Bei Bronchitis, Pneumonie, Leber- und Nierenerkrankungen, Thyreotoxikosen und Schock sind Einstoffnarkosen mit Äther kontraindiziert.

1.7.1.4 Halogenierte Ether (Enfluran, Isofluran)

Enfluran (Ethrane®) und das isomere *Isofluran* (Forene®) sind nicht brennbare, farblose Flüssigkeiten mit hohem Dampfdruck, die relativ rasch an- und abfluten. Wie Halothan besitzen sie einen atemdepressiven sowie einen Catecholamin-sensibilisierenden und negativ inotropen Effekt. Enfluran und Isofluran senken ferner den peripheren Gefäßwiderstand. Die *Biotransformationsrate* ist *gering:* Bei Enfluran beträgt sie ca. 3 %, bei Isofluran nur etwa 0,2 %. Als Biotransformationsprodukte wurden bei Enfluran Difluormethoxy-difluoressigsäure und Fluorid nachgewiesen. Fluorid ist zwar nierentoxisch, doch sind die Fluoridkonzentrationen, die nach Anwendung von Enfluran in der Niere auftreten, so niedrig, daß die nephrotoxische Schwelle nicht erreicht wird. Mit beiden Substanzen wurden dementsprechend bisher keine Nieren- und kaum Leberschäden beobachtet. Sie gewinnen daher zunehmend an Bedeutung.

Enfluran und Isofluran werden meist zusammen mit Lachgas in einer Konzentration von 1,5 bzw. 1,2 Vol.-% angewandt (Einleitungskonzentration 2 – 3 bzw. 1,5 – 3 Vol.-%).

$F_2CH – O – CF_2 – CHFCl$ $F_2CH – O – CHCl – CF_3$

Enfluran   Isofluran
(Ethrane®)   (Forene®)

1.7.2 Injektionsnarkosemittel

Für die intravenöse Narkose werden

☐ *N-methylierte Barbiturate,*

☐ *Thiobarbiturate,*

☐ *Ketamin,*

☐ *Etomidat,*

☐ *Propofol* und

☐ intravenös applizierbare *Benzodiazepine*

eingesetzt. Allen intravenös applizierbaren Narkosemitteln ist der *sofortige Wirkungseintritt* und die *geringe Steuerbarkeit* gemeinsam. Dem *Vorteil* der psychischen Schonung des Patienten, der momentan das Bewußtsein verliert und dem die Gesichtsmaske

und das Exzitationsstadium erspart bleiben, steht der *Nachteil des erhöhten Narkoserisikos* gegenüber: Auf das einmal injizierte Pharmakon kann der Anästhesist keinen Einfluß mehr nehmen (Ausnahme Benzodiazepine, s. S. 240 f.), der Narkoseverlauf wird nur noch von den sich im Organismus abspielenden Vorgängen (Verteilung, Metabolisierung, Ausscheidung) bestimmt. Die Dosierung intravenöser Narkosemittel darf somit niemals schematisch, sondern nur *nach Wirkung* erfolgen.

Narkosetiefe und *Narkosedauer* hängen außer von der verabfolgten Dosis und der Injektionsgeschwindigkeit – eine rasche Injektion ruft eine raschere und stärkere Wirkung hervor – davon ab, wie schnell die *Substanzen abgebaut werden bzw. wie schnell sie sich* in den verschiedenen Organen *verteilen*. So beruht die kurze Wirkungsdauer von Thiobarbituraten vorwiegend auf einer *Umverteilung* vom Zentralnervensystem in die Muskulatur vor ihrem Abbau (s. u.).

1.7.2.1 N-methylierte Barbiturate und Thiobarbiturate

Von den N-methylierten Barbituraten und Thiobarbituraten werden in der Anästhesie nur noch

☐ *Methohexital* (Brevimytal®) und

☐ *Thiopental* (Thiopental „Nycomed", Trapanal®)

eingesetzt. Sie kommen als Natriumsalze in Form von Trockenampullen (wegen der schlechten Haltbarkeit der wäßrigen Lösung) in den Handel und werden als 1 bzw. 2,5%ige, stark alkalische Lösung (pH-Wert ca. 11) intravenös injiziert.

Versehentliche intraarterielle Injektionen führen zu schweren Durchblutungsstörungen und Gewebsschädigungen, die u.U. sogar den Verlust einer Extremität zur Folge haben können.

Methohexital und **Thiopental** sind die am *häufigsten verwendeten* Injektionsnarkosemittel, da die Wirkung sehr rasch eintritt, am Ende der Narkose es nur selten zu Erregungszuständen oder zum Erbrechen kommt, nach klinisch üblichen Dosen die Patienten rasch wieder erwachen und auch Zwischenfälle selten vorkommen.

Noch während der Injektion schlafen die Patienten gewöhnlich ein, durch Hemmung des aufsteigenden retikulären Systems werden sie bewußtlos. Nachteilig ist, daß Barbiturate und Thiobarbiturate erst in Dosierungen, die bereits zu starker Beeinträchtigung der Atmung und des Herz-Kreislauf-Systems führen (s.u.), deutlich analgetisch wirken. Im subnarkoti-

Methohexital (Brevimytal®)

Thiopental (Thiopental „Nycomed",
Trapanal®)

schen Dosisbereich rufen sie sogar eine *erhöhte Schmerzempfindung* (Hyperalgesie) hervor. Wegen der Gefahr vegetativer Reaktionen auf Schmerzreize dürfen daher chirurgische Eingriffe bei einer Barbiturat- bzw. Thiobarbiturat-Narkose nur bei gleichzeitiger ausreichender Gabe von stark analgetisch wirkenden Substanzen durchgeführt werden.

Die *Atmung* wird dosisabhängig unterdrückt, bei Überdosierung kann es zu einer vollständigen Lähmung des Atemzentrums kommen. Eine Beatmungsmöglichkeit muß somit jederzeit gegeben sein. Am Herzen wirken Barbiturate und Thiobarbiturate *negativ inotrop,* das Herzzeitvolumen wird verringert, dagegen *steigt die Herzfrequenz reflektorisch.* Meist *sinkt* der *arterielle Blutdruck,* und zwar besonders ausgeprägt bei Hypertonikern. Durch Venenerweiterung kommt es zum „venösen Pooling" (s. S. 467).

Die Hemmung der *Abwehrreflexe* ist nicht sehr ausgeprägt, auch die *Muskelerschlaffung* ist gering.

Wirkungsmechanismen. Barbiturate führen durch *Angriff an Chloridkanälen* – allerdings an anderen Bindungsstellen als die Benzodiazepine (s. S. 163 ff.) – zu einem *verstärkten Einstrom von Chloridionen* und damit zu einer *Hyperpolarisation von Nervenzellen.* In höherer Dosierung unterdrücken sie zusätzlich *unselektiv* zentralnervöse Prozesse und wirken dadurch narkotisch.

Kinetik. Nach Injektion in die Blutbahn werden Methohexital und Thiopental zu einem hohen Pro-

zentsatz an Plasmaeiweiße gebunden. Die Substanzen *verteilen sich* zunächst vorwiegend auf die *am stärksten durchbluteten Organe,* d.h. auf die Organe, deren Anteil am Herzzeitvolumen am größten ist (s. Tab. B 1–29).

Danach erfolgt eine *rasche Umverteilung* vorwiegend in die Muskulatur, die nahezu die Hälfte des Körpergewichts ausmacht (Gleichgewichtseinstellung zwischen Plasma und Muskulatur innerhalb von 15 – 30 Minuten nach der Injektion). Diese und *nicht,* wie lange angenommen, die Umverteilung in das Fettgewebe ist im wesentlichen für die Narkosedauer der beiden Wirkstoffe verantwortlich. (Bei Methohexital kommt als weiterer Faktor die Biotransformation hinzu.) Wegen der geringen Durchblutung des Fettgewebes wird nämlich trotz der hohen Fettlöslichkeit von Methohexital und Thiopental das Verteilungsgleichgewicht zwischen Plasma und Fettgewebe erst nach 1,5 – 2,5 Stunden erreicht.

Methohexital wird größtenteils in der Leber zu unwirksamen Metaboliten biotransformiert, aus *Thiopental* entsteht durch Austausch des Schwefels gegen Sauerstoff z.T. das relativ lang wirkende *Pentobarbital.*

Aus den kinetischen Eigenschaften von Methohexital und Thiopental lassen sich folgende Schlüsse für die praktische Anwendung in der Anästhesie ziehen:

☐ Die Dosierung darf beim Adipösen *nicht* erhöht werden, da das zentrale Kompartiment bei diesem nicht größer ist.

Tab. B 1–29. Anteil (in %) verschiedener Gewebe bzw. Organe am Herzzeitvolumen im Vergleich mit ihrem Anteil am Körpergewicht (nach Eger)

	Gehirn, Herz, Nieren, Leber, Lunge	Muskel, Haut	Fett	Knorpel, Sehnen u. a.
Anteil am Körpergewicht	9	50	19	22
Anteil am Herzzeitvolumen	75	18	5,5	1,5

□ *Schockzustände* sind als *relative Kontraindikationen* anzusehen, da im Schock die Umverteilung in die dann schlecht durchblutete Muskulatur nur sehr langsam erfolgt.

□ Nachinjektion von Thiopental kann u.U. zu einer gefährlichen *Kumulation* führen.

□ Bei Anzeichen eines drohenden Leberkomas darf kein Methohexital gegeben werden.

Indikationen. Methohexital und Thiopental werden zur Narkoseeinleitung sowie zusammen mit analgetisch wirkenden Substanzen bei kurzdauernden chirurgischen Eingriffen verwendet.

Dosierung. Die Dosierung von Methohexital und Thiopental erfolgt streng nach Wirkung! (Mittlere Dosierung von Methohexital-Natrium 1 – 2 mg/kg, von Thiopental-Natrium 2 – 5 mg/kg.)

Kontraindikationen. Bei schweren Nieren- und Leberfunktionsstörungen (s.o.), Herzinsuffizienz, komatösen Zuständen, akuten hepatischen Porphyrien, schwerer Hypovolämie und Schock sowie im Status asthmaticus sind Methohexital und Thiopental kontraindiziert.

1.7.2.2 Ketamin

Ketamin (Ketamin 50-Rotexmedica, Ketanest®) unterscheidet sich in einigen Eigenschaften von anderen Injektionsnarkosemitteln. Das Cyclohexanon-Derivat ruft einen Zustand hervor, der als „dissoziative Anästhesie" bezeichnet wird und zumindest teilweise auf einer Blockade von NMDA-Rezeptoren (s. S. 127) beruht. Dabei sollen bevorzugt Assoziationsbahnen unterbrochen sowie die Hirnrinde und der Thalamus opticus ausgeschaltet sein, während das limbische System weniger betroffen ist. Der Patient scheint mehr geistig abwesend zu sein als zu schlafen. Hervorzuheben ist die *starke analgetische* sowie eine *neuroleptische Wirkung.* Innerhalb von 30 – 60 Sekunden nach intravenöser Injektion kommt es zu völliger Analgesie, die auch postnarkotisch noch anhält, und Amnesie. Die Rachenreflexe sind dagegen erhalten, und der Skelettmuskeltonus ist nur wenig verringert. Die Augen bleiben meist weit geöffnet. Blutdruck und Herzfrequenz steigen – vor allem zu Beginn – infolge einer erhöhten Noradrenalinkonzentration im Blut an. Die Atmung wird bei üblicher Dosierung nur wenig beeinflußt. Wegen der verstärkten Salivation ist eine Prämedikation mit Atropin erforderlich.

Ketamin *verteilt sich rasch* im Organismus, die *Plasmaproteinbindung* wird mit unter 50 % angege-

Ketamin (Ketamin 50-Rotexmedica, Ketanest®)

ben. Die *Ausscheidung* erfolgt *vorwiegend renal* in Form von Metaboliten (Hydroxylierungsprodukten von Norketamin und deren Konjugaten).

Ketamin ist *indiziert* zur Narkoseeinleitung, bei kurzdauernden und hier vor allem bei sehr schmerzhaften Eingriffen (z.B. bei Verbrennungen) sowie in der Notfall- und Katastrophenmedizin bei Massenverletzungen.

Die *Dosierung* beträgt 1 – 3 mg/kg i.v. bzw. 4 – 8 mg/kg i.m. Zur Weiterführung der Anästhesie kann die halbe (bis volle) Dosis nachinjiziert werden.

Als *Nebenwirkung* werden in der *Aufwachphase unangenehme Träume* oder *Halluzinationen* beschrieben, die sich durch die gleichzeitige Gabe von Neuroleptika oder Diazepam vermeiden lassen. Interessanterweise treten diese halluzinogenen Effekte bei Kindern und alten Patienten nicht oder allenfalls sehr abgeschwächt auf. Als weitere Nebenwirkungen sind Übelkeit, Erbrechen, Schwindel und Kopfschmerzen zu nennen.

Bei Patienten mit Epilepsie, Angina pectoris, gesteigertem intraokularem Druck oder schwerem Hochdruck ist Ketamin *kontraindiziert,* ferner bei Eingriffen an den oberen Luftwegen ohne gleichzeitige Gabe eines Muskelrelaxans sowie in der Geburtshilfe bei Präeklampsie und Eklampsie.

1.7.2.3 Etomidat

Etomidat (Etomidat-®Lipuro, Hypnomidate®, Radenarcon®) ist ein Imidazol-5-carbonsäure-Derivat. Bei rascher intravenöser Injektion ist die Substanz etwa

Etomidat (Etomidat-®Lipuro, Hypnomidate®, Radenarcon®)

l5mal wirksamer als Thiopental. Auch die therapeutische Breite ist größer. Die narkotische Wirkung, die nur von dem R-(+)-Enantiomer hervorgerufen wird, tritt sehr rasch ein und dauert nur kurz. Ähnlich wie die Barbiturate (und im Gegensatz zu Ketamin) besitzt Etomidat *keine analgetische Wirkung.* Die Kontraktionskraft des Herzens und der Blutdruck werden kaum beeinflußt.

Etomidat *verteilt sich* wie die meisten anderen Injektionsnarkosemittel *rasch* im Organismus, die *Plasmaeiweißbindung* ist mit 75 % deutlich größer als die von Ketamin. Der *Hauptmetabolit* ist die *freie,* nicht mehr narkotisch wirkende *Carbonsäure,* die zu etwa 75 % *renal* und zu etwa 15 % *mit den Fäzes ausgeschieden* wird.

Aufgrund der fehlenden analgetischen Wirkung eignet sich Etomidat *nicht als Mononarkotikum.* Es wird zur *Narkoseeinleitung vor allem bei Risikopatienten* verwendet.

Die *Dosierung* beträgt 0,15 – 0,3 mg/kg.

Nachteilig ist die kurze Wirkungsdauer.

Bei nicht ausreichender Prämedikation können spontane unkontrollierte Muskelbewegungen auftreten. Ferner wurden Venenbeschwerden und Thrombophlebitiden beobachtet. Etomidat führt außerdem bereits in üblicher Dosierung durch Hemmung der 11β-Hydroxylase zu einer Erniedrigung der Cortisol- und Aldosteron-Plasmaspiegel.

1.7.2.4 Propofol

Propofol (Disoprivan®) ist ein schlecht wasserlösliches 2,6-disubstituiertes Phenol. (In dem Handelspräparat ist die Substanz in einer Öl-in-Wasser-Emulsion enthalten.) Nach intravenöser Applikation bewirkt es rasch einen Bewußtseinsverlust, der bei der üblichen *Dosierung* von 2 – 2,5 mg/kg etwa 5 – 8 Minuten anhält. Wie die meisten anderen Injektionsnarkosemittel wirkt Propofol nicht analgetisch.

Systolischer und diastolischer Blutdruck fallen etwa um 10 – 20 bzw. 5 – 15 mm Hg ab, die Verände-

rung der Herzfrequenz ist in der Regel wenig ausgeprägt. *Bei der Mehrzahl der Patienten kommt es zu einer vorübergehenden Apnoe,* die u.U. eine kontrollierte Beatmung erfordert.

Die *Verteilung* von Propofol erfolgt in zwei Phasen mit Halbwertszeiten von wenigen Minuten für die erste Phase und einer halben bis 1 Stunde für die zweite Phase. Die Plasmaproteinbindung ist hoch (ca. 98 %). Propofol wird in der Leber teilweise in 4-Stellung zusätzlich hydroxyliert, großenteils zu Sulfaten und Glucuroniden *konjugiert* und vorwiegend *in Form der Konjugate renal ausgeschieden.*

Propofol wird zur Narkoseeinleitung benutzt, daneben eignet es sich als hypnotische Komponente zusammen mit dem Analgetikum Fentanyl zur sog. *totalen intravenösen Anästhesie* (Dosierung 0,1 – 0,2 mg/kg und Minute als Infusion).

1.7.2.5 Benzodiazepine

Benzodiazepine sind, wie bereits unter B 1.2.5.3 beschrieben, keine Narkosemittel im engeren Sinn, doch werden sie in der Anästhesie außer in der Prämedikation – höherdosiert, intravenös appliziert – zur Narkoseeinleitung sowie zusammen mit stark wirkenden Analgetika bei der *Ataranalgesie* (s.u.) verwendet.

Neben *Diazepam* und *Flunitrazepam* (s. S. 163 bzw. 179) ist insbesondere das kurz wirkende *Midazolam* (Dormicum®) gebräuchlich.

Dessen *Plasmahalbwertszeit* liegt bei 1,5 – 2,5 Stunden, der Hauptmetabolit ist das noch pharmakologisch wirksame Hydroxy-Midazolam, das als Glucuronid über die Nieren ausgeschieden wird.

Die *Dosierung* beträgt zur Narkoseeinleitung 0,15 – 0,2 mg/kg.

Vorteilhaft ist, daß mit dem *Benzodiazepinantagonisten Flumazenil* (Anexate®) die Wirkung von Benzodiazepinen *spezifisch* aufgehoben werden kann: Flumazenil verdrängt Benzodiazepine kompetitiv von deren Bindungsstelle am Chloridkanal, ohne selbst deutliche intrinsische Aktivität zu besitzen. Dadurch

Propofol (Disoprivan®)

Midazolam (Dormicum®)   Flumazenil (Anexate®)

ist es möglich, die Vigilanz von Patienten gezielt zu steuern und eventuelle Atemstörungen durch Benzodiazepine zu beseitigen. Flumazenil kann ferner bei Überdosierungen von Benzodiazepinen angewandt werden.

Die übliche *Dosierung* beträgt 0,3 – 0,6 mg.

Als *Nebenwirkungen* kommen Übelkeit und Erbrechen, nach rascher Injektion Angstgefühle und Herzklopfen vor. Bei Benzodiazepinabhängigen können Entzugssymptome auftreten.

1.7.3 Neuroleptanalgesie und -anästhesie

Unter der *Neuroleptanalgesie* versteht man ein Verfahren, bei dem ein *Neuroleptikum gleichzeitig mit einem stark wirksamen Analgetikum injiziert* und dadurch ein Zustand induziert wird, bei dem die Patienten sediert und angstfrei sowie weitgehend gleichgültig gegenüber den sie umgebenden Vorgängen und den jeweiligen Ereignissen sind. Schlaf tritt nicht immer auf.

In Neuroleptanalgesie können *kleinere* (z.B. Endoskopien), nicht dagegen größere chirurgische Eingriffe wegen der nicht vollständig ausreichenden Analgesie und Reflexdämpfung durchgeführt werden.

Bei der *Neuroleptanästhesie* wird zusätzlich zu einem Neuroleptikum und einem stark wirkenden Analgetikum *Lachgas* und eventuell auch ein *Muskelrelaxans* angewandt. Lachgas verstärkt die Wirkung des Analgetikums und bewirkt außerdem Bewußtlosigkeit.

Die *Vorteile* der Neuroleptanalgesie bzw. Neuroleptanästhesie bestehen darin, daß

☐ die Herzleistung und die Herzfrequenz unverändert bleiben,

☐ das Vegetativum nur leicht gedämpft wird,

☐ das Erwachen ohne Desorientiertheit vor sich geht,

☐ eine postoperative Analgesie gewährleistet ist und

☐ in Morphinantagonisten, z.B. Naloxon (Narcanti®, s. S. 192), bei evtl. Überdosierung des Analgetikums ein wirksames Antidot zur Verfügung steht.

Wegen der Lähmung des Atemzentrums durch das morphinartig wirkende Analgetikum muß künstlich beatmet werden. Außerdem ist es erforderlich, die Patienten in der postoperativen Phase wegen der Gefahr von Atemstörungen mit u.U. tödlichem Ausgang (sog. silent death) sorgfältig zu überwachen.

Als *Neuroleptikum* ist vor allem *Droperidol* (Dehydrobenzperidol®) gebräuchlich, als stark wirksame Analgetika werden *Fentanyl* (Fentanyl®-Janssen) sowie dessen Analoga *Alfentanil* (Rapifen®) und *Sufentanil* (Sufenta®) eingesetzt.

Droperidol (s. S. 149) führt zu Schläfrigkeit und psychischer Indifferenz, ohne daß die Ansprechbarkeit verlorengeht. Das Herz-Kreislauf-System bleibt stabil. Der Ausbildung eines traumatischen Schocks wird vorgebeugt. Die Substanz besitzt außerdem eine starke antiemetische Wirkung. Temperatursenkende und antikonvulsive Eigenschaften fehlen.

Droperidol (Dehydrobenzperidol®)

Fentanyl (Fentanyl®-Janssen)

Alfentanil (Rapifen®)

Sufentanil (Sufenta®)

Fentanyl ist eines der am stärksten wirksamen Analgetika (beim Menschen etwa 100mal stärker wirksam als Morphin, s. S. 192). Wegen seiner relativ kurzen Wirkungsdauer von etwa 30 Minuten hat es sich für die Neuroleptanalgesie als besonders geeignet erwiesen.

Die Fentanyl-Analogen **Alfentanil** und **Sufentanil** wirken noch schneller, aber auch kürzer als Fentanyl. Während die Wirkstärke von Alfentanil nur etwa ein Drittel bis ein Viertel der von Fentanyl beträgt, ist Sufentanil ca. 7 – 10mal potenter als Fentanyl und damit das stärkste derzeit klinisch eingesetzte Hypnoanalgetikum.

Die *Dosierung* erfolgt individuell, abhängig von der Indikation, der klinischen Situation, der Dauer des Eingriffs und der Begleitmedikation. Durchschnittlich werden zur Prämedikation 2,5 – 5 mg Droperidol und 0,05 – 0,1 mg Fentanyl in Form des Kombinationspräparates Thalamonal®, zur Einleitung der Neuroleptanalgesie 10 – 20 mg Droperidol und danach 0,3 – 0,4 mg Fentanyl i.v. appliziert. Die Erhaltungsdosis von Fentanyl beträgt 0,05 – 0,1mg. Von Alfentanil werden 15 – 40 µg/kg, von Sufentanil bei *Kombinationsnarkosen* initial 0,2 – 2 µg/kg, als Erhaltungsdosis 0,15 – 0,7 µg/kg i.v. gegeben. Bei *kardio- oder neurochirurgischen Eingriffen mit Sufentanil als Monoanästhetikum* beträgt die Einleitungsdosis 7 – 20 µg/kg als langsame i.v. Injektion oder Kurzinfusion, die Erhaltungsdosis 0,35 – 1,4 µg/kg i.v.

Eine Neuroleptanalgesie ist *kontraindiziert* bei geburtshilflichen Operationen vor Abnabelung des Kindes (Atemlähmung des Kindes!) sowie bei fehlender Beatmungsmöglichkeit.

Die Neuroleptanalgesie bzw. -anästhesie haben in den vergangenen Jahren zunehmend an Bedeutung gewonnen und stehen heute gleichrangig neben den klassischen Anästhesieverfahren.

Bei der sog. *Ataranalgesie* werden anstelle von Neuroleptika *Benzodiazepine* (s.o.) in höherer Dosierung zusammen mit einem Hypnoanalgetikum eingesetzt.

1.8 Die quergestreifte Muskulatur erschlaffende Wirkstoffe (Muskelrelaxantien)

1.8.1 Anatomische und physiologische Grundlagen

Feinbau der Skelettmuskelfaser. Der Skelettmuskel (Abb. B 1–45) besteht aus Muskelfasern mit einer Länge von 5 – 12 cm und einer Dicke von 10 – 100 μm. Deren kontraktiles Element sind die *Myofibrillen,* die bei paralleler Betrachtung infolge heller und dunkler Banden das Bild einer *Querstreifung* vermitteln (Abb. B 1–46). Der dunkle Fibrillenabschnitt ist im polarisierten Licht anisotrop (doppelbrechend). Er bildet die sog. *A-Bande,* in deren Mitte nochmals eine dünne Mittelmembran *(M-Streifen)* sowie ein weniger dichter Bereich *(H-Zone)* zu erkennen sind. Der helle, isotrope Fibrillenabschnitt stellt die *I-Bande* dar, die durch die *Z-Linie* unterteilt wird.

Der zwischen zwei Z-Linien liegende Bereich einer Muskelfaser, d.h. die kleinste morphologische und funktionelle Einheit, wird als *Sarkomer* bezeichnet.

Die Myofibrillen ihrerseits bestehen aus parallel gelagerten dicken und dünnen *Filamenten.* Ausschließlich dünne Filamente mit einem Durchmesser von etwa 5 nm weist die I-Bande auf. In der A-Bande kommen dagegen dicke und dünne Filamente vor (Abb. B 1–46). Die dicken Filamente enthalten *Myosin-Moleküle* mit einem dünnen Schwanzteil und zwei Kopfteilen, die dünnen Filamente kugelförmige, zu Ketten zusammengelagerte *Aktin-Moleküle* sowie die „Regulatorproteine" *Troponin* und *Tropomyosin,* die in Rinnen zwischen den Aktinketten liegen.

Zusätzlich zu den genannten Strukturen findet man im Sarkoplasma der Muskelfasern ein *Kanälchensystem* (sarkotubuläres System) mit zwei Teilsystemen, dem transversalen *(T-System)* und dem longitudinalen System *(sarkoplasmatischen Retikulum).* Wie aus dem Namen hervorgeht, verläuft das transversale senkrecht, das longitudinale System parallel zur Faserachse. Das T-System kommuniziert mit dem Extrazellularraum, nicht dagegen das longitudinale System.

Erregungsübertragung an der motorischen Endplatte. Die Erregungsübertragung von der somatomotorischen Nervenfaser auf die quergestreifte Muskelzelle (neuro-muskuläre Übertragung) erfolgt an der *motorischen Endplatte* (Abb. B 1–47). Diese besitzt – als funktionelle Einheit – einen präsynaptischen *neuralen* und einen postsynaptischen *muskulären* Anteil.

An ihrem Ende verliert die Nervenfaser ihre Markscheide und teilt sich in mehrere Äste auf, die von der präsynaptischen Membran umgeben werden. Im Axoplasma findet man zahlreiche *Acetylcholin-enthaltende Vesikel.* Die Nervenendigung senkt sich mit feinen Ausstülpungen in die Muskelfaser ein, die an dieser Stelle reich an Mitochondrien und Zellkernen – ein Zeichen für den intensiven Stoffwechsel – ist. Durch zahlreiche Einfaltungen wird die Muskelfasermembran und damit gleichzeitig die Kontaktstelle stark vergrößert.

Erreicht ein Nervenimpuls die motorische Endplatte, wird aus den Vesikeln schlagartig Acetylcholin freigesetzt. Dazu sind Calciumionen erforderlich. Das freigesetzte Acetylcholin diffundiert rasch durch den etwa 500 Å breiten synaptischen Spalt zu der subsynaptischen Membran und tritt dort mit den entsprechenden Rezeptoren, den *Nicotinrezeptoren* (n-Cholinozeptoren), in Wechselwirkung. Dadurch kommt es zu

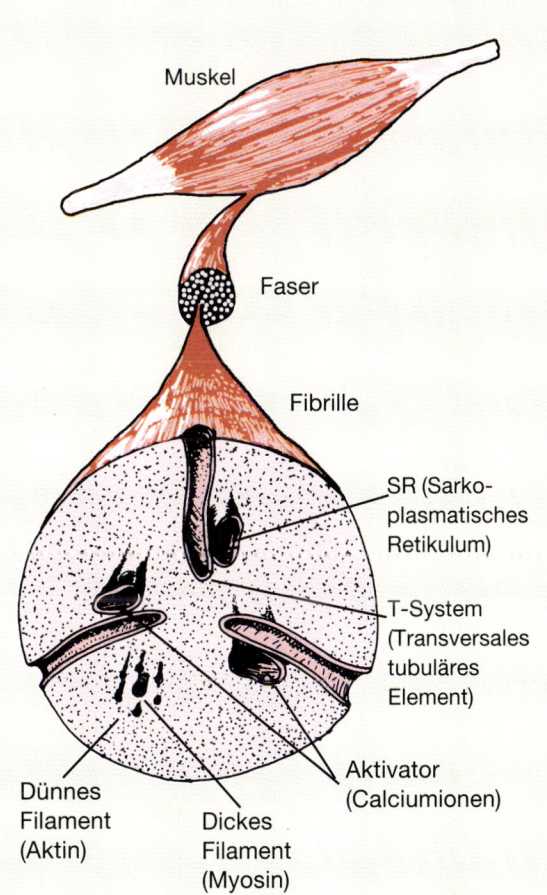

Abb. B 1–45. Aufbau eines Skelettmuskels in halbschematischer Darstellung

Muskel

Faser

Fibrille

SR (Sarkoplasmatisches Retikulum)

T-System (Transversales tubuläres Element)

Aktivator (Calciumionen)

Dünnes Filament (Aktin)

Dickes Filament (Myosin)

Nervensystem

B 1

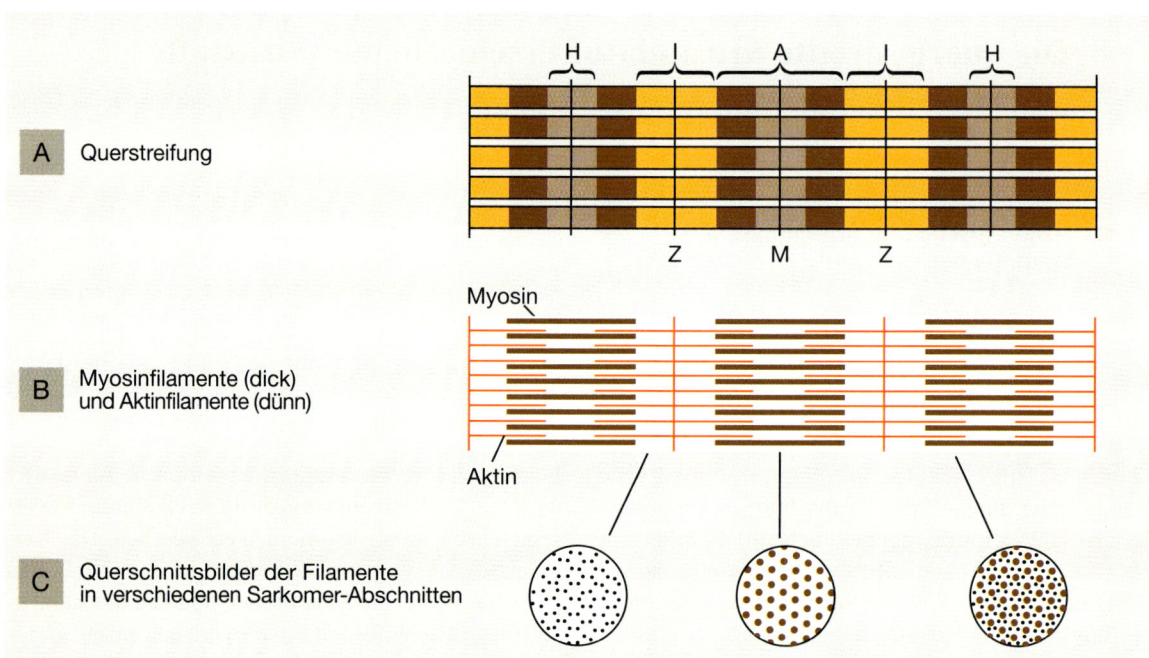

Abb. B 1–46. Zuordnung der Querstreifung zur Ultrastruktur einer Myofibrille in schematischer Darstellung; A: Querstreifung; B: Myosinfilamente (dick) und Aktinfilamente (dünn); C: Querschnittsbilder der Filamente in verschiedenen Sarkomer-Abschnitten (nach Thews, Mutschler, Vaupel)

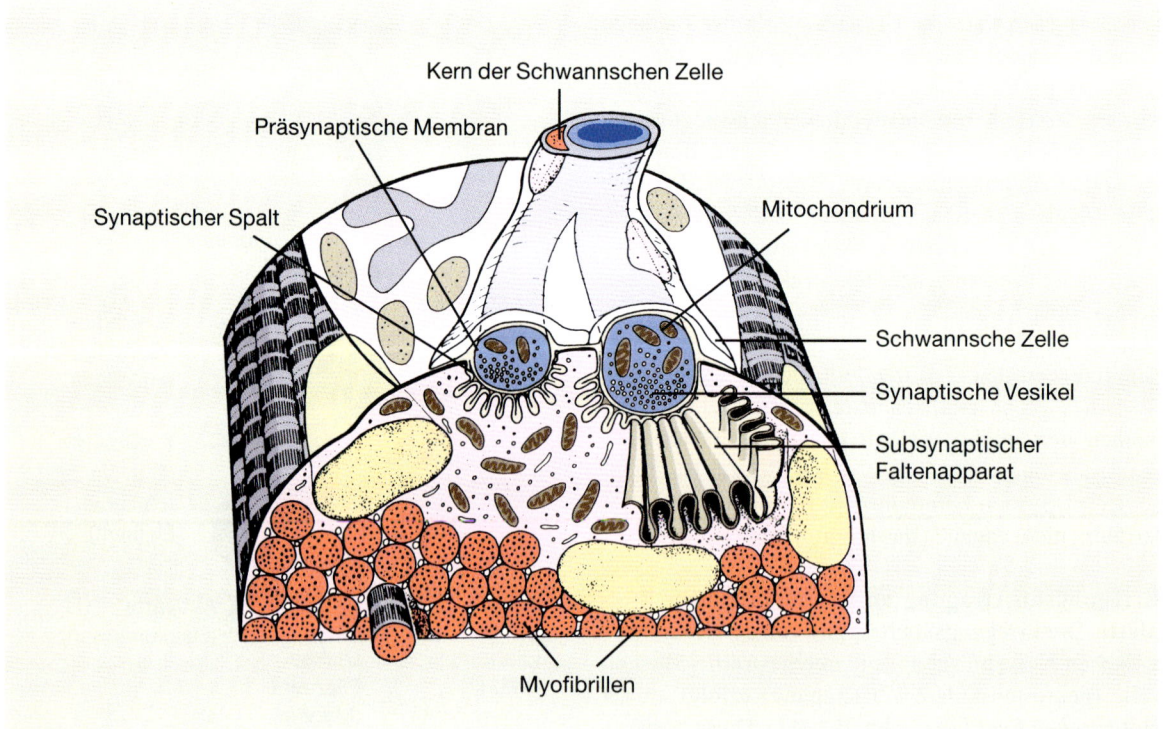

Abb. B 1–47. Feinbau der motorischen Endplatte (nach Rohen) (schematische Darstellung aufgrund elektronenmikroskopischer Beobachtungen)

der schon früher beschriebenen (vgl. S. 120) *Erhöhung der Membranpermeabilität* und damit zu einer *Depolarisation der Endplattenmembran,* zum sog. Endplattenpotential. Im gesunden Muskel sind die Endplattenpotentiale immer *überschwellig,* d.h., jedes präsynaptische Aktionspotential löst am Muskel eine Erregung aus, die sich über die Muskelfasermembran in den Abschnitt außerhalb des Endplattenbereiches ausbreitet.

Innerhalb von etwa 2 msec wird das freigesetzte Acetylcholin durch die Acetylcholinesterase verseift und danach das Ruhepotential wiederhergestellt.

Elektromechanische Kopplung und Muskelkontraktion. Über die motorische Endplatte ankommende Erregungen werden über das T-System auf das longitudinale System übertragen und setzen dort aus Speichern *Calciumionen* frei. Durch die erhöhte Calcium-Konzentration wird die Muskelkontraktion ausgelöst *(elektromechanische Kopplung).* Und zwar werden dabei die *Myosin- und Aktinfilamente teleskopartig gegeneinander verschoben* (Filament-Gleit-Mechanismus, Abb. B 1–48).

Dies geschieht folgendermaßen:

☐ Zunächst werden Calciumionen an Troponin gebunden, das dadurch seine Konformation ändert.

☐ Als Folge davon treten die Tropomyosinfasern tiefer in die Rinne zwischen den Aktinfäden ein.

☐ Auf diese Weise wird eine Bindung der Myosinköpfe an die Aktinfilamente möglich (sog. Querbrückenbildung).

☐ Unter Spaltung von ATP, das sich in den Myosinköpfen befindet, und damit Energiegewinnung wird durch Neigung der Querbrücke um 45° das Aktinfilament gegen das Myosinfilament verschoben (Abb. B 1–49).

☐ Erneute Bindung von ATP hebt die Querbrückenbildung wieder auf, hierauf erfolgt – wieder unter ATP-Spaltung – eine erneute Querbrückenbildung. Die Aktinfilamente werden weiter in die Myosinfilamente hineingezogen.

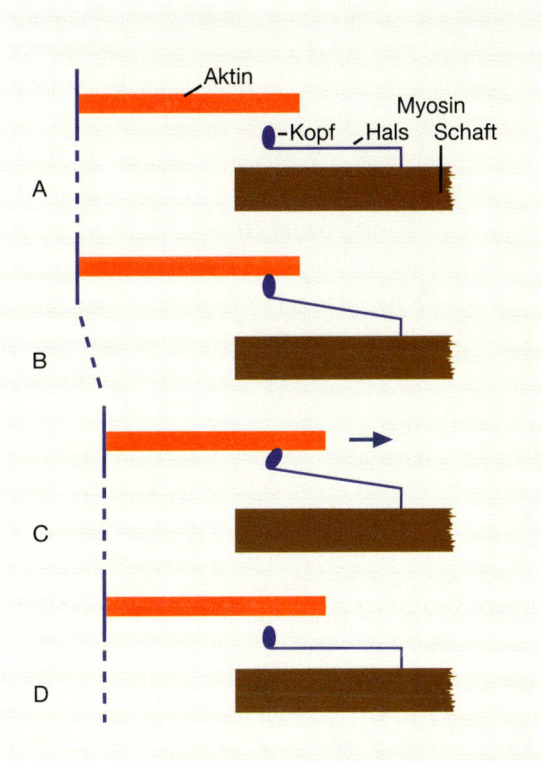

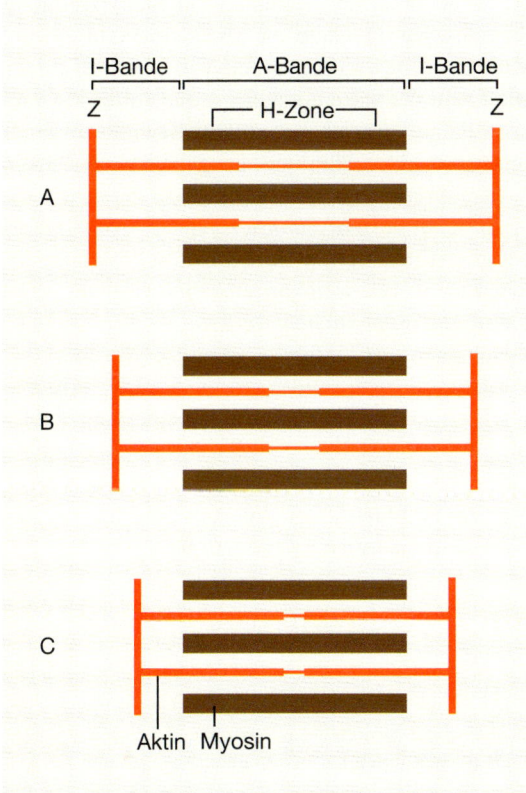

Abb. B 1–48. Teleskopartige Verschiebung der längenkonstanten Aktin- und Myosinfilamente gegeneinander bei passiver Dehnung (A) und aktiver Kontraktion (C). B: Fibrille im erschlafften Zustand (nach Thews, Mutschler, Vaupel)

Abb. B 1–49. Phasen der Querbrückenbildung und Filamentverschiebung in schematischer Darstellung. A = Ausgangsstellung der Filamente nach Bindung und Hydrolyse von ATP; B = Freisetzung von Phosphat und Querbrückenbildung zwischen Myosinkopf und Aktinfilament; C = Freisetzung von ATP und Kippen der Querbrücke um 45° mit Verschiebung des Aktinfilaments zur Sarkomermitte; D = Lösen des Myosinkopfes bei erneuter ATP-Bindung (nach Thews, Mutschler, Vaupel)

Der Kontraktionsvorgang wird beendet, wenn die freigesetzten Calciumionen aus dem Sarkoplasma wieder in das longitudinale System aufgenommen werden.

1.8.2 Peripher angreifende Muskelrelaxantien

Die neuromuskuläre Übertragung kann beeinflußt werden

1. *präsynaptisch* durch

☐ *Hemmung der Wiederaufnahme von Cholin aus dem synaptischen Spalt durch Hemicholinium,*

☐ *Verhinderung der Acetylcholinfreisetzung durch Botulinustoxin, Lokalanästhetika* in höherer Konzentration oder *Magnesiumionen* (kompetitiver Antagonismus zu Calciumionen),

2. *postsynaptisch* durch

☐ *Blockade der Acetylcholinrezeptoren* an der postsynaptischen Membran durch kompetitive *Hemmstoffe des Acetylcholins (stabilisierende Substanzen)*

☐ *Dauerdepolarisation der Endplatten* durch *depolarisierende Muskelrelaxantien* oder

☐ *Hemmung der elektromechanischen Kopplung,* z.B. durch Dantrolen.

Von *praktischer* Bedeutung für die Muskelrelaxation bei der Narkose sind hiervon nur

☐ *stabilisierende,* d.h. die Depolarisation verhindernde Muskelrelaxantien (Curare-Typ), und

☐ *depolarisierende* Muskelrelaxantien (Suxamethonium-Typ).

Peripher angreifende Muskelrelaxantien werden immer dann benötigt, wenn eine Erschlaffung der quergestreiften Muskulatur erwünscht ist. Dies ist vor allem bei größeren operativen Eingriffen (Bauch- und Thoraxchirurgie) der Fall. Durch die Muskelrelaxantien kann die Konzentration des Narkosemittels erniedrigt und – eine Möglichkeit zur künstlichen Beatmung vorausgesetzt – das Narkoserisiko dadurch verringert werden. Auch für die *Intubation* sind Muskelrelaxantien erforderlich.

Außer bei der Narkose sind Muskelrelaxantien bei *Vergiftungen* (z.B. mit Strychnin) oder *Infektionskrankheiten*, die zu Krampfzuständen der Skelettmuskulatur führen (z.B. Tetanus, Tollwut), indiziert. In der Psychiatrie werden sie bei der Elektroschockbehandlung zur Vermeidung von Muskelrissen oder u.U. sogar Knochenfrakturen eingesetzt, zu denen es wegen des plötzlich auftretenden Krampfzustandes kommen kann. Eine weitere Indikation, vor allem für Dantrolen (s.u.), sind spastische Zustände der quergestreiften Muskulatur.

1.8.2.1 Stabilisierende Muskelrelaxantien

Diese Stoffe (Tab. B 1–30) besitzen zwar *Affinität* zu den Acetylcholinrezeptoren der motorischen Endplatte, aber keine *intrinsic activity:* Dadurch, daß sie Acetylcholin kompetitiv verdrängen, verhindern sie eine Depolarisation der Endplattenmembran und damit eine Muskelkontraktion.

Bei ihrer Anwendung muß folgendes bedacht werden: Obwohl die verschiedenen Muskelgruppen unterschiedlich empfindlich gegen diese Stoffe sind – zuerst sind die Muskeln der Augen, der Zunge und der Finger, dann die Nacken-, Stamm- und Extremitätenmuskeln und erst zuletzt die Atemmuskeln betroffen –, muß bei jeder Injektion – oral sind die meist bisquartären Substanzen unwirksam – mit einer *Atemlähmung* gerechnet werden. Eine Muskelrelaxation darf daher nur durchgeführt werden, wenn die Möglichkeit einer sofortigen künstlichen Beatmung gegeben ist. *Vor* der Gabe von Muskelrelaxantien muß unbedingt das Bewußtsein durch *Narkosemittel* ausgeschaltet sein. Es wäre ein äußerst qualvoller Zustand für den Patienten, sich bei vollem Bewußtsein einer beginnenden Atemlähmung ausgeliefert zu sehen, ohne darauf reagieren zu können.

Durch *Cholinesteraseblocker* (vgl. S. 302 f.), z.B. Neostigmin (Neostigmin-Rotexmedica, Prostigmin®), welche die Acetylcholinkonzentration erhöhen, kann ihre Wirkung *antagonisiert* werden.

Verschiedene Antiinfektiva (Aminoglykoside, Amphotericin B, Lincosamide) sowie Chinidin, Ajmalin und Schleifendiuretika *verstärken* die neuromuskuläre Blockade von stabilisierenden Muskelrelaxantien.

Tubocurarinchlorid. Der Prototyp der stabilisierenden Muskelrelaxantien ist *Tubocurarinchlorid.*

Unter dem Begriff *Curare* faßt man verschiedene Pfeilgifte südamerikanischer Indianer zusammen. Nach der Art der Aufbewahrung des Giftes unterscheidet man

☐ *Tubocurare,* das aus Chondrodendron-Arten gewonnen und in Bambusrohren (bamboo tubes) aufbewahrt wird;

☐ *Calebassencurare,* das aus Strychnos-Arten hergestellt und in ausgehöhlten Kürbissen gelagert wird, und

☐ *Topfcurare* (Aufbewahrung in irdenen Töpfen), das therapeutisch keine Bedeutung erlangt hat.

Die Curare-Arten stellen komplizierte Alkaloid-Gemische dar.

Tab. B 1–30. Periphere Muskelrelaxantien

Strukturformel	Internationaler Freiname	Handelspräparat (Eingetragenes Warenzeichen)
I. Stabilisierende Substanzen		
	Tubocurarinchlorid	

| | Alcuroniumchlorid | Alloferin |

| | Pancuroniumbromid | Pancuronium Curamed, Pancuronium „Organon" |

| | Vecuroniumbromid | Norcuron |

Tab. B 1–30. Periphere Muskelrelaxantien (Fortsetzung)

Strukturformel	Internationaler Freiname	Handelspräparat (Eingetragenes Warenzeichen)
I. Stabilisierende Substanzen (Fortsetzung)		
	Atracuriumbesilat	Tracrium Wellcome
II. Depolarisierende Substanzen		
	Suxamethonium-chlorid	Lysthenon, Pantolax

Tubocurarinchlorid (d-Tubocurarin) gehört zu den Bisbenzyl-isochinolinium-Alkaloiden. Für seine Wirkung entscheidend sind eine quartäre Ammoniumgruppe und ein protonierter tertiärer Stickstoff, die einen Abstand von ca. 10 Å aufweisen.

Wegen seiner durch *Histaminfreisetzung* bedingten Nebenwirkungen (u.a. Bronchokonstriktion, Blutdruckabfall) wurde es durch die nachstehend beschriebenen Substanzen verdrängt.

In hohen Dosen blockiert Tubocurarinchlorid auch die autonomen Ganglien. In der für die Muskelerschlaffung erforderlichen Dosierung wird die ganglionäre Übertragung aber nicht beeinflußt.

Alcuroniumchlorid (N,N'-Diallyl-nortoxiferiniumchlorid; Alloferin®) ist das Allylderivat des Calebassencurare-Alkaloids *Toxiferin*. Im Vergleich zu Tubocurarinchlorid ist die Histaminfreisetzung wesentlich weniger ausgeprägt: Selbst bei 50facher Überdosie-

rung wurde keine Steigerung der Bronchialsekretion oder ein Bronchospasmus beobachtet. Die muskelrelaxierende Wirkung ist stärker, aber kürzer als die von Tubocurarinchlorid. Trotzdem muß bei wiederholten Gaben mit einer Kumulation gerechnet werden. Die *Ausscheidung* erfolgt zu über 80 % in unveränderter Form über die Nieren.

Die *Initialdosis* beträgt 0,15 mg/kg i.v., die *Wiederholungsdosis* 0,025 mg/kg i.v.

Bei Muskelschwäche, Kachexie, schweren Leberparenchymschäden sowie Niereninsuffizienz ist Alcuroniumchlorid *kontraindiziert*.

Pancuroniumbromid (Pancuronium Curamed, Pancuronium „Organon") stellt einen zwei quartäre Stickstoffatome tragenden Androstankörper dar. Das etwa 5mal so stark wie Tubocurarinchlorid wirkende stabilisierende Muskelrelaxans weist einen schnellen Wirkungseintritt und eine mittlere Wirkungsdauer auf.

Es hat sich vor allem bei Risiko- und Schockpatienten sowie in der Herzchirurgie bewährt.

Die *Initialdosis* beträgt 0,05 mg/kg i.v., die *Wiederholungsdosis* 0,03 mg/kg i.v.

Eine Histaminausschüttung erfolgt nicht.

Vecuroniumbromid. Bei Vecuroniumbromid (Norcuron®) handelt es sich um ein monoquartäres Pancuronium-Derivat. Bei äquieffektiver Dosis beträgt seine Wirkungsdauer nur etwa ein Drittel bis zur Hälfte von der des Pancuroniumbromids. Es kumuliert daher kaum. Außerdem fehlen der monoquartären Substanz ganglienblockierende Eigenschaften.

Die *Elimination* erfolgt zu etwa 50% biliär, die Substanz ist somit zur Anwendung bei niereninsuffizienten Patienten geeignet.

Die *Initialdosis* wird mit 0,08 – 0,1 mg/kg i.v., die *Wiederholungsdosis* mit 0,02 – 0,05 mg/kg i.v. angegeben.

Atracuriumbesilat. Das Bisbenzyl-isochinolin-Derivat *Atracuriumbesilat* (Tracrium® Wellcome) gehört wie Vecuroniumbromid zu den kurzwirksamen stabilisierenden Muskelrelaxantien. Es weist insofern eine pharmakokinetische Besonderheit auf, als es im Organismus *nichtenzymatisch* durch Hofmann-Abbau (Spaltung aliphatischer quartärer Ammoniumverbindungen in ein tertiäres Amin und ein Olefin) zu unwirksamen Substanzen umgewandelt wird. Außerdem erfolgt – beim Menschen untergeordnet – *enzymatisch* eine Esterhydrolyse. Wie Tubocurarin führt Atracurium zu einer Histaminfreisetzung.

Die *Dosierung* beträgt initial 0,3 – 0,6 mg/kg i.v., *Wiederholungsdosen* von 0,1 – 0,2 mg/kg i.v. können im Abstand von 15 – 20 Minuten gegeben werden.

1.8.2.2 Depolarisierende Muskelrelaxantien

Depolarisierende Muskelrelaxantien depolarisieren wie Acetylcholin die motorische Endplatte, verhindern aber, da sie langsamer abgebaut werden, die sofortige Repolarisation. Die Folge ist eine Muskelerschlaffung.

Cholinesterase-Hemmstoffe wirken nicht als Antidot, sondern verstärken die Wirkung!

Suxamethoniumchlorid. Das derzeit einzige therapeutisch verwendete Muskelrelaxans mit ausschließlich depolarisierenden Eigenschaften ist *Suxamethoniumchlorid* (Lysthenon®, Pantolax), das formal als doppeltes Acetylcholin aufgefaßt werden kann. Es zeichnet sich durch einen raschen Wirkungseintritt

und eine kurze Wirkungsdauer aus (vgl. aber S. 97). Im Organismus wird es – über den nur noch schwach muskelrelaxierend wirkenden Bernsteinsäure-monocholinester – zu den körpereigenen Substanzen Bernsteinsäure und Cholin gespalten. Für eine kurzdauernde Muskelerschlaffung, z.B. bei der Intubation oder beim Elektroschock, ist es das Mittel der Wahl. Die zur Intubation erforderliche *Dosis,* die innerhalb von etwa 1 Minute intravenös injiziert wird, beträgt ca. 1 mg/kg.

Als harmlose *Nebenwirkung* treten häufig einen Tag nach der Injektion muskelkaterartige Schmerzen auf, die auf faszikulären Muskelzuckungen zu Beginn der Relaxation (Depolarisation!) beruhen und sich durch eine Vorbehandlung mit kleinen, noch nicht neuromuskulär blockierenden Dosen von stabilisierenden Muskelrelaxantien vermeiden lassen.

Bei schweren Leberschäden und Kachexie ist die Wirkung von Suxamethoniumchlorid wegen des erniedrigten Esterasespiegels verlängert.

1.8.2.3 Dantrolen

Dantrolen (Dantamacrin®) ist das derzeit einzige im Handel befindliche Muskelrelaxans, das den Muskeltonus durch *partielle Blockade der Freisetzung von Calciumionen* aus dem longitudinalen System herabsetzt.

Bei oraler Applikation wird es langsam und nur zu 20 – 30 % resorbiert. *Hauptmetabolit* ist 5-Hydroxydantrolen. Die *Plasmahalbwertszeit* beträgt 8 – 10 Stunden. Die *Ausscheidung erfolgt vorwiegend renal* in Form der Metaboliten.

Dantrolen ist bei Patienten *indiziert,* bei denen ein *erhöhter Skelettmuskeltonus* (Spastik) nach Hirn- oder Rückenmarksläsionen besteht (z.B. bei Querschnittslähmungen, zerebraler Kinderlähmung, multipler Sklerose). Außerdem wird es bei maligner Hyperthermie (s. S. 234) eingesetzt.

Die *Dosierung* bei spastischen Zuständen soll einschleichend (mit 50 mg täglich) erfolgen und dann wöchentlich bis auf maximal 200 mg täglich gesteigert werden. Mit einer deutlichen Wirkung ist meist erst nach ein bis zwei Wochen zu rechnen.

Dantrolen (Dantamacrin®)

Nervensystem

B1

Als *Nebenwirkungen* können – vor allem zu Behandlungsbeginn – Müdigkeit, Schwindel und Schwächegefühl auftreten. In einigen Fällen wurden *hepatotoxische Nebenwirkungen* (Hepatitis-ähnliche Verläufe) beobachtet. Bei Dosen über 200 mg pro Tag besteht die Gefahr von Halluzinationen und gehäuftem Auftreten von Anfällen bei Kindern mit zerebraler Kinderlähmung. Ferner wurden teratogene Effekte beschrieben.

Wegen einer möglichen *Photosensibilisierung* sollten die Patienten keiner starken Sonnenbestrahlung ausgesetzt werden.

Bei Lebererkrankungen, eingeschränkter Lungenfunktion und schweren Herzmuskelschäden ist Dantrolen *kontraindiziert.*

1.8.2.4 Clostridium-botulinum-Toxin

Clostridium-botulinum-Toxin hemmt, wie oben erwähnt, die Ca^{2+}-abhängige Acetylcholinfreisetzung und führt dadurch zu einer irreversiblen Hemmung der neuromuskulären Übertragung. Erst durch Neubildung von Nervenendigungen wird die normale Impulsübertragung wiederhergestellt. Seine Wirkung beruht auf der Spaltung des an der Neurotransmitterfreisetzung beteiligten Proteins *Synaptobrevin.*

Lokal appliziert kann es zur *Blepharospasmus-Behandlung,* zur Therapie der gleichzeitig bei einem Blepharospasmus auftretenden *dystonen Kontraktionen der periorbitalen Muskulatur* sowie bei anderen spastischen Zuständen der quergestreiften Muskulatur, z.B. *Schiefhals,* eingesetzt werden.

Die *Initialdosis* beträgt 6,25 – 12,5 Einheiten pro Auge, die maximale Gesamtdosis pro Behandlung 100 Einheiten. Die Anwendung darf nur durch besonders geschulte Ärzte erfolgen.

Als *Nebenwirkungen* können u.a. Blepharoptose, Lidschwellung und Doppeltsehen auftreten.

Handelspräparat: Botox.

1.8.3 Zentral angreifende Muskelrelaxantien

Eine pathologische Erhöhung des Skelettmuskeltonus (Spastik, Rigor) ist durch Ausfall von hemmenden Neuronen (z.B. bei Strychninvergiftungen) oder durch ständige Erregungen von α-Motoneuronen bedingt. Letztere können auf einer Schädigung bestimmter Hirnregionen oder Bahnsysteme sowie auf peripheren Störungen, z.B. bei entzündlichen Prozessen im Rahmen rheumatischer Erkrankungen, beruhen.

Die chemisch sehr unterschiedlichen Substanzen dieser Arzneimittelgruppe verringern den Skelettmuskeltonus durch Angriff an *zentralen Synapsen* und zwar vor allem durch *Hemmung polysynaptischer Reflexe.* Auf die neuromuskuläre Übertragung an der motorischen Endplatte haben sie dagegen *keinen* Einfluß.

Tab. B 1–31 (s. S. 251) enthält gebräuchliche Handelspräparate außer den ebenfalls für die genannten Indikationen geeigneten *Benzodiazepinen.* Diese vor allem als Tranquillantien benutzten Arzneistoffe wurden unter B 1.2.5.3 besprochen.

Ein Benzodiazepin-Derivat mit einem Cyclohexenyl-Rest anstelle eines Phenyl-Restes, das ausschließlich als zentrales Muskelrelaxans eingesetzt wird, ist *Tetrazepam* (Musaril®, Muskelat®; mittlere *Tagesdosis* 200 mg).

Der *Wirkungsmechanimus* ist nur bei einem Teil der genannten Substanzen bekannt. *Baclofen* stimuliert $GABA_B$-Rezeptoren ($GABA_B$-Agonist), *Benzodiazepine* verstärken, wie erwähnt, durch allosterischen

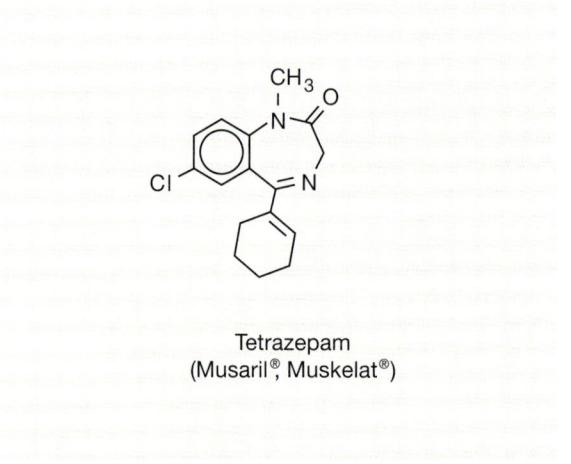

Tetrazepam
(Musaril®, Muskelat®)

Angriff am $GABA_A$-Rezeptor (Chloridkanal) die Wirkung von GABA, *Memantin* ist ein nichtkompetitiver NMDA-Rezeptor-Antagonist (s. S. 127).

Zentrale Muskelrelaxantien sind *indiziert* bei *schmerzhaften Verspannungen der Skelettmuskulatur,* die z.B. durch Bandscheibenschäden oder andere rheumatische Erkrankungen hervorgerufen werden können. Sie sind ferner wirksam bei *spastischen Paresen,* z.B. bei Morbus Little, multipler Sklerose u.a.

Autofahrer sind auf die *sedierende Wirkungskomponente* und das dadurch bedingte verringerte Reaktionsvermögen nach Gabe zentraler Muskelrelaxantien hinzuweisen.

Tab. B 1–31. Zentrale Muskelrelaxantien (außer Benzodiazepinen)

Strukturformel	Internationaler Freiname	Handelspräparat (Eingetragenes Warenzeichen)	Durchschnittliche Einzeldosis (mg)
$H_2N - CH_2 - CH - CH_2 - COOH$ (mit Cl-substituiertem Phenylring)	Baclofen	Baclofen AWD, Baclofen-ratiopharm, Lebic, Lioresal	10 – 25
$HN - C - O - CH_2 - C - CH_2 - O - C - NH_2$ (Carbamat mit Isopropylamin und Propyl/Methyl-Seitenketten)	Carisoprodol	Sanoma	350 (– 700)
(Thiazin-Dioxid mit N–CH$_3$ und Chlorphenyl)	Chlormezanon	Muskel Trancopal	200 – 400
(Adamantan mit zwei CH$_3$ und NH$_2$)	Memantin	Akatinol Memantine	10
(Chlor-benzothiadiazol mit Imidazolidin-Guanidin)	Tizanidin	Sirdalud	2 – 4

Nervensystem B 1

1.9 Antiepileptika (Antikonvulsiva)

Unter dem Oberbegriff *Epilepsien* werden verschiedene anfallsartig auftretende, chronisch *rezidivierende Krankheiten* zusammengefaßt, die auf einer *gesteigerten Erregbarkeit* (Übererregbarkeit) *zentraler Neurone* und damit einer *Erniedrigung der Krampfschwelle* im kortikalen und subkortikalen motorischen System beruhen und mit *abnormen motorischen Reaktionen* (tonischen, tonisch-klonischen Krämpfen, Zuckungen, Stereotypien) und/oder Bewußtseinsstörungen bzw. Bewußtseinsverlust sowie teilweise auch verstärkten vegetativen Reaktionen einhergehen.

Die Übererregbarkeit eines Neurons, die durch eine abnorme Instabilität des Membranpotentials mit Neigung zu Spontanentladungen charakterisiert ist, kann zahlreiche Ursachen haben: Beeinträchtigung der Na^+/K^+-Pumpe infolge Energiemangels (z.B. durch Hypoglykämie, Hypoxie, Enzyminhibitoren), Erniedrigung des Membranpotentials durch Elektrolytstörungen, Depolarisation der Zellmembran durch Erhöhung der Konzentration an exzitatorischen oder Erniedrigung der Konzentration an inhibitorischen Neurotransmittern oder Ausfall von inhibitorischen Synapsen.

Eine *Gruppe von übererregbaren* („epileptischen") *Neuronen* bildet einen *Fokus* („Schrittmacher", funktionelle epileptische Einheit). Das Besondere eines solchen Fokus ist, daß die beteiligten Neurone unter bestimmten Bedingungen (z.B. bei Erhöhung des pH-Wertes) sich *gleichzeitig* (synchron) *entladen.* Eine solche *Synchronisation* ist die *Voraussetzung für einen epileptischen Anfall.* Dieser wird klinisch manifest, wenn die (hypersynchrone) Aktivität sich auf andere Teile des Nervensystems ausbreitet, d.h., wenn die Erregung andere Hirnregionen erfaßt. Die Art des Krampfes und damit das Krankheitsbild (s. u.) hängen dabei naturgemäß auch von der Lokalisation des Fokus ab. Liegt dieser beispielsweise in der Formatio reticularis, so ist infolge einer *beidseitigen Aktivierung* auf- und absteigender Bahnen der *Anfall primär generalisiert* (Abb. B 1–50).

Bei einem Herd in der Hirnrinde sind dagegen – zumindest zunächst – nur Neurone *einer Hemisphäre* betroffen, damit bleiben die Anfälle auf *eine* Körperhälfte begrenzt. Allerdings kann über eine starke Erregung der Formatio reticularis eine *sekundäre Generalisierung* eintreten.

Eine Einteilung der verschiedenen Epilepsieformen kann unter verschiedenen Gesichtspunkten, z.B. nach der Anfallsform oder dem Elektroenzephalogramm-Befund erfolgen.

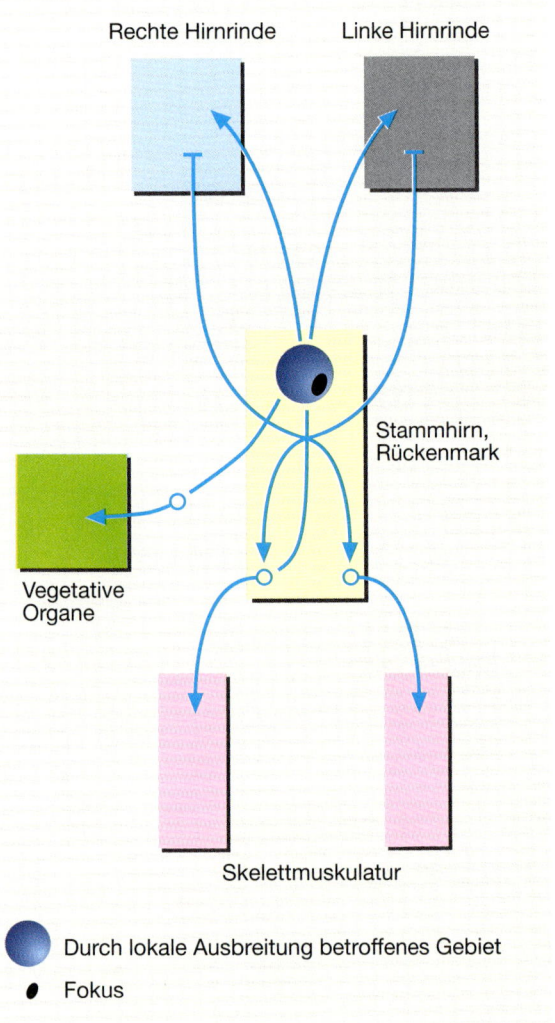

Rechte Hirnrinde   Linke Hirnrinde

Stammhirn, Rückenmark

Vegetative Organe

Skelettmuskulatur

Durch lokale Ausbreitung betroffenes Gebiet

Fokus

Abb. B 1–50. Auslösung eines generalisierten epileptischen Anfalls von einem Fokus im Stammhirn

Tab. B 1–32 enthält eine (vereinfachte) Zusammenstellung nach der internationalen Klassifikation der epileptischen Anfälle.

Primär werden *fokale* und *generalisierte* Anfälle unterschieden. Fokale Anfälle lassen sich wiederum in *einfache* (ohne Bewußtseinsstörungen) und in *komplexe* (mit Bewußtseinsstörungen) unterteilen.

Zu den *einfachen fokalen Anfällen* gehören u.a die *Jackson-Epilepsien* und die *Adversivkrämpfe,* zu den *komplexen fokalen Epilepsien* die *psychomotorischen Anfälle.*

Die **Jackson-Epilepsie** äußert sich in motorischen, sensomotorischen oder sensiblen, sich ausbreitenden Halbseiten-

Tab. B 1–32. Internationale Klassifikation der Epilepsieformen (vereinfacht)

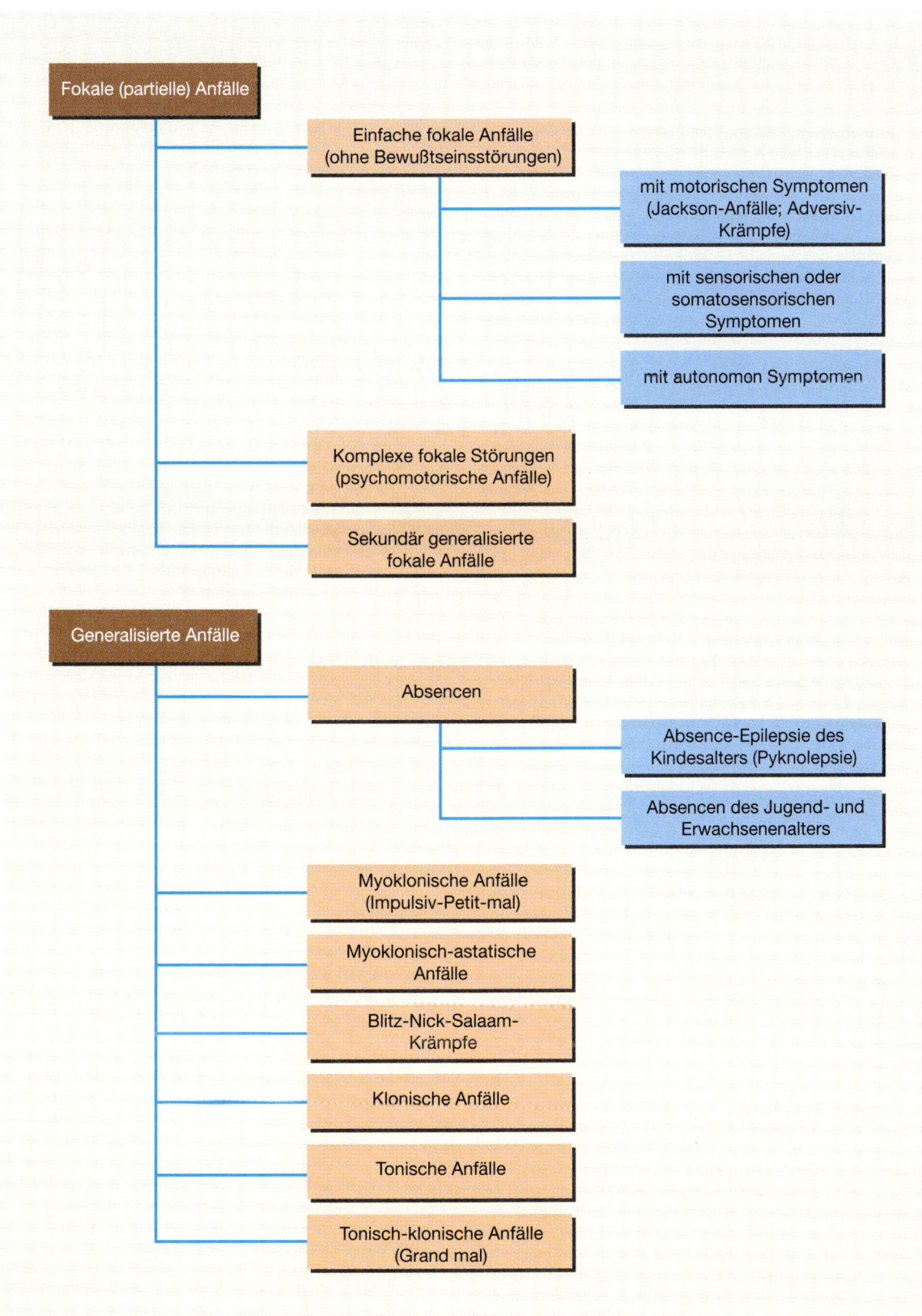

anfällen, die manchmal auf andere Gebiete übergreifen und in einem generalisierten Anfall enden können.

Bei den **Adversivkrämpfen** findet man Dreh-, Hebe- und Kreisbewegungen, die meist vom Entstehungsort weggerichtet sind. Der Anfall kann auf Augen und Kopf oder auch auf Rumpf und Extremitäten beschränkt sein.

Psychomotorische Anfälle (Dämmerattacken) gehören zu den *häufigsten Epilepsieformen* (ca. 25% aller Epilepsien). Bei etwa zwei Drittel der Patienten werden sie durch eine *Aura* eingeleitet. Die *Anfallssymptome* sind außerordentlich *vielfältig.* Häufig beobachtet man *Automatismen,* z.B. Leck-, Schluck-, Kau- und Schmatzbewegungen oder stereotype Bewegungen der Arme bzw. Beine. Auch sprachliche Automatismen kommen vor. An *vegetativen Symptomen* sind vermehrter Speichelfluß, Schweißausbrüche, Pulsbeschleunigung und Blutdruckanstieg zu nennen. Das besondere Kennzeichen ist die *Konstanz in der Folge der Einzelsymptome.*

Die *generalisierten Anfälle* stellen, wie aus Tab. B l–32 hervorgeht, eine sehr heterogene Gruppe von Krankheitsbildern dar.

Absencen sind – in reiner Form – Bewußtseinsstörungen *ohne motorische oder vegetative Symptome.* Sie können in jedem Lebensalter auftreten. Es handelt sich entweder um eigenständige Anfallsformen oder um rudimentäre Formen anderer Anfallstypen.

Bei den **pyknoleptischen Absencen** (Absence-Petit-mal) findet man eine plötzlich beginnende und ebenso unvermittelt endende Bewußtseinsunterbrechung von durchschnittlich 5 – 10 Sekunden, wobei zusätzlich motorische oder vegetative Begleiterscheinungen, z.B. Rückwärtsbewegung des Kopfes und Aufwärtsdrehen der Augäpfel *(Retropulsiv-Petit-mal),* auftreten können. Nicht selten lassen die Kinder Gegenstände, die sie in den Händen halten, fallen und setzen nach Beendigung des Anfalls ihre Handlungen, als ob nichts geschehen wäre, fort. Bei einer Aneinanderreihung zahlreicher Absencen spricht man von *Pyknolepsie.*

Die **myoklonischen Anfälle** (Impulsiv-Petit-mal) betreffen vor allem Arme und Schultergürtel, wobei die Arme ruckartig hochgeworfen und die Finger gespreizt werden. Übergänge zum Grand mal sind die Regel.

Die **myoklonisch-astatischen Anfälle** sind durch einen anfallsartigen Tonusverlust der Haltemuskulatur des Körpers, der zu einer Störung der Haltungskontrolle führt, gekennzeichnet.

Die **Blitz-Nick-Salaam-Krämpfe** (BNS-Krämpfe; Propulsiv-Petit-Mal) äußern sich in abrupten („blitzartigen") Zuckungen mit raschen, seltener langsamen Bewegungen des Rumpfes nach vorn und Überkreuzen der Arme (Salaam-Bewegung).

Beim **großen Anfall** *(Grand mal, Epilepsia maior)* werden mehrere Phasen unterschieden. Er beginnt häufig mit *Prodromalerscheinungen* verschiedener Dauer, zu denen Kopfschmerzen, Unwohlsein, Schwäche, Unruhe, Verstimmungen oder (selten) eine Steigerung der körperlichen Leistungsfähigkeit gehören. Unmittelbar vor dem Beginn des eigentlichen Anfalls tritt *fakultativ* die sog. *Aura* auf (optische und akustische Halluzinationen sowie fokal-motorische oder sensible Erscheinungen wie Zucken, Kribbeln usw.). Auf die Aura, die den Beginn einer epileptischen Entladung anzeigt, folgt die *tonische Krampfphase* mit dem allerdings nicht obligaten *Initialschrei.* Der Patient ist nunmehr bereits

bewußtlos, er stürzt und kann sich dabei u.U. schwer verletzen. Zu diesem Zeitpunkt besteht auch die Gefahr schmerzhafter Zungenbißverletzungen. Sekunden bis Minuten danach geht der Anfall in die *klonische Phase* mit generalisierten Zuckungen über. Durch Mitbeteiligung der Zungenmuskulatur entsteht Schaum vor dem Mund, es kommt zu Urin- und seltener auch zu Stuhlabgang. Danach folgt ein tiefer, kurzer oder längerer *Terminalschlaf* mit tiefer Atmung, Blässe und Miosis, aus dem der Patient nur langsam und stark benommen erwacht; er klagt über Kopfschmerzen und Muskelkater.

Treten 90% der Anfälle in den ersten beiden Stunden nach dem Erwachen auf, spricht man von *Aufwach-Grand-mal.* Ereignen sich 90% der Anfälle während des Schlafes, handelt es sich um ein *Schlaf-Grand-mal.* Kommt es sowohl tagsüber als auch im Schlaf zu Anfällen, liegt ein *diffuses Grand mal* vor.

Ein **Status epilepticus** besteht, wenn die *Anfälle in so schneller Folge sich häufen,* daß eine *Restitution zwischenzeitlich nicht möglich ist.* Beim *Grand-mal-Status* (Status epilepticus im engeren Sinn) folgen die Anfälle im Abstand von weniger als einer Stunde (meist alle 5 bis 15 Minuten). Mit zunehmender Anfallszahl und Statusdauer vertieft sich das Koma. Auch bei optimaler Therapie beträgt die Letalität ca. 10%.

Ein *Petit-mal-Status* tritt vor allem bei Patienten mit myoklonisch-astatischen Anfällen auf, der stunden-, tage- oder sogar wochenlang anhalten kann. Die Kinder scheinen dabei in einem Dämmerzustand zu sein, die Gesichtszüge sind schlaff, die Bewegungen unkoordiniert, sie erwecken den Eindruck einer abnormen Müdigkeit.

Als *Ursachen* der Epilepsie kommen frühkindliche Hirnschäden (insbesondere Geburtstraumen), Hirnverletzungen, Hirntumoren, Enzephalitiden, Intoxikationen u.a. in Frage. Die Epilepsia maior ist zu einem geringen Prozentsatz auch erblich bedingt.

Die *Auslösung eines Anfalls* wird durch Schlafentzug, daneben aber auch durch zu langes Schlafen, bei Kleinkindern durch Fieber (Fieberkrämpfe) gefördert. Bei einer Reihe von Patienten treten die Anfälle auf besondere sensorische Reize hin (z.B. Flackerlicht, Streifenmuster u.a.) auf. Vielfach ist jedoch ein spezieller Auslösemechanismus nicht nachweisbar.

Antiepileptika dienen der *symptomatischen* Behandlung der verschiedenen Epilepsieformen. Von einer als Antiepileptikum verwendeten Substanz ist zu fordern, daß sie die Krampfschwelle erhöht, die normale motorische Erregbarkeit dagegen kaum beeinflußt, in krampfhemmenden Dosen möglichst wenig sedativ bzw. hypnotisch wirkt und selbst bei Daueranwendung nur geringe Nebenwirkungen besitzt. Bis heute gibt es *kein* Präparat, das diese Forderungen *voll* erfüllt. Man muß daher

☐ so niedrig wie möglich dosieren und

☐ den Patienten sorgfältig überwachen (Kontrolle der Blutspiegel, des Blutbildes, des Urins, der Leberfunktion).

Eine Reihe von Antiepileptika besitzt als gemeinsames Strukturelement die Gruppierung

$$-\overset{\underset{\displaystyle R^1}{|}}{\underset{\displaystyle}{C}}-\overset{\overset{\displaystyle R^2}{|}}{\underset{\displaystyle}{C}}\overset{O}{\overset{\|}{}}-\overset{\overset{\displaystyle R^3}{|}}{N}-\overset{O}{\overset{\|}{C}}-\ ,$$

wobei R^1 und R^2 Alkyl- oder Aryl-Reste, R^3 H oder einen Alkylrest bedeuten.

Hierzu gehören,

☐ *Barbiturate,*

☐ *Desoxybarbiturate,*

☐ *Hydantoine,*

☐ *Oxazolidindione* und

☐ *Succinimide.*

Antiepileptika mit davon abweichender chemischer Struktur sind die *Benzodiazepine, Carbamazepin, Lamotrigin, Sultiam, Valproinsäure* und *Vigabatrin.*

Wirkungsmechanismus. Die Wirkungsmechanismen der Antiepileptika sind nur bei einem Teil der Substanzen genau bekannt. *Phenobarbital* erhöht durch Angriff am GABA-Rezeptor-Chloridkanal-Komplex das Membranruhepotential, unterdrückt die Freisetzung erregender Neurotransmitter und erschwert vor allem in höheren Konzentrationen die Erregungsausbreitung der Nervenimpulse.

Tab. B 1-33. Pharmakokinetische Daten von Antiepileptika (modifiziert nach Penin)

Internationaler Freiname	Plasma-halbwertszeit (Std.)	Üblicher Serumspiegel (μg/ml)
Phenobarbital	48 – 96	10 – 40
Primidon	3 – 12	5 – 10
Phenytoin	8 – 60	10 – 20
Ethosuximid	48 – 72	40 – 80 (– 100)
Valproinsäure	7 – 15	60 – 100
Vigabatrin	6 – 8	40 – 50
Carbamazepin	7 – 26	4 – 12
Clonazepam	8 – 38	0,03 – 0,06
Lamotrigin	25 – 30	15 – 20

Tab. B 1–34. Indikationen für Antiepileptika (modifiziert nach Penin)

Arzneistoff	Auf-wach-Grand-mal	Schlaf-Grand-mal	Diffuses Grand mal	Pro-pulsiv-Anfälle	Myoklo-nisch-astati-sche An-fälle	Pykno-leptische Absen-cen	Impul-siv-Petit-mal	Jackson-Epilepsie	Psycho-motori-sche An-fälle
Phenobarbital	+++		++					+	
Primidon	+++	+	++				+++	+	++
Phenytoin		+++	+++					+++	++
Ethosuximid						+++	+		
Carbamazepin		++	++					++	+++
Valproinsäure	+	+	+		+	+++	+	+	+
Diazepam				++	+	++			
Clonazepam			+	++	++	++	+	+	+
Nitrazepam				++	+++				
ACTH, Glucocorticoide				+++	++	+			

+++	Mittel der 1. Wahl
++	Mittel der 2. Wahl
+	Eventueller Behandlungserfolg, zur Kombination mit anderen Antiepileptika geeignet.

Nervensystem

B 1

Phenytoin reduziert die Ionenpermeabilität von Membranen (membranstabilisierender Effekt) und erschwert wie Phenobarbital die Erregungsausbreitung.

Der Wirkungsmechanismus der *Benzodiazepine* wurde bereits besprochen (s. S. 161).

Valproinsäure und *Vigabatrin* hemmen den enzymatischen Abbau von GABA und erhöhen dadurch die Konzentration dieses inhibitorischen Neurotransmitters im Zentralnervensystem.

Lamotrigin unterdrückt durch Angriff an präsynaptisch spannungsabhängigen Natriumkanälen die Freisetzung exzitatorischer Aminosäuren, d.h. vor allem von Glutamin- und untergeordnet von Asparaginsäure.

Von *Carbamazepin* wird angenommen, daß es die posttetanische Potenzierung, d.h. die verstärkte Reizantwort nach wiederholter, rascher Reizung der Afferenzen, unterdrückt.

Bei *Sultiam* ist wahrscheinlich die Blockade der Carboanhydratase wesentlich an der Wirkung beteiligt (s.u.).

Pharmakokinetik. Antiepileptika werden meist gut und rasch resorbiert. Für die Dauertherapie mit diesen Stoffen hat es sich als wertvoll erwiesen, die Serumspiegel zu kontrollieren, um dadurch Über- und Unterdosierungen zu vermeiden, zumal die Plasmahalbwertszeiten interindividuell stark schwanken. In Tab. B 1–33 sind Plasmahalbwertszeiten und übliche Serumspiegel einiger Antiepileptika angegeben.

Differentialtherapeutische Anwendung. Wegen der sehr unterschiedlichen Wirksamkeit der einzelnen Antiepileptika bei den verschiedenen Epilepsieformen ist eine exakte Diagnose die Voraussetzung für die richtige Medikamentenwahl. In Tab. B 1–34 sind Antiepileptika mit ihren wesentlichen Indikationen zusammengestellt.

Beendigung der antiepileptischen Therapie. Bei Anfallsfreiheit kann ein Versuch zur Beendigung der Therapie nach drei Jahren gemacht werden. Dabei wird die Dosierung der Antiepileptika unter EEG-Kontrolle über einen Zeitraum von 6 – 12 (– 24) Monaten stufenweise erniedrigt.

Antiepileptika und Schwangerschaft. Das Risiko einer teratogenen Schädigung ist bei Kindern von (unbehandelten) Epileptikerinnen höher als bei Kindern gesunder Frauen. Da andererseits auch Antiepileptika ein gewisses teratogenes Potential besitzen, ist es nicht verwunderlich, daß die Häufigkeit von Mißbildungen bei Kindern von behandelten und unbehandelten Epileptikerinnen nicht signifikant verschieden, aber deutlich höher ist als bei der Gesamtbevölkerung. Nach dem derzeitigen Kenntnisstand ist eine Schwangerschaft somit keine Indikation zum Abbruch einer Therapie mit Antiepileptika.

Therapie des Status epilepticus. Beim (stets lebensbedrohenden) Status epilepticus sind die Benzodiazepine *Clonazepam* (Rivotril®) und *Diazepam* (u.a. Valium®) sowie *Phenytoin* (Epanutin® parenteral) Mittel der ersten Wahl. Von Clonazepam werden 1 mg, von Diazepam 10 – 20 mg, von Phenytoin 250 – 500 mg *langsam* intravenös injiziert. (Kommt es dabei zu einer starken Atemdepression, muß künstlich beatmet werden.) Ist die Wirkung unzureichend, kann *Phenobarbital* (Luminal®) in einer Dosierung von 200 – 400 mg langsam i.v. gegeben werden. Nach diesen Maßnahmen muß – auch nach Beendigung des Status epilepticus – die Aufnahme in eine Klinik (Intensivstation) erfolgen.

1.9.1 Barbiturate

Erforderlich für eine gute antiepileptische Wirkung eines Barbiturats bei gleichzeitig geringem schlafanstoßendem Effekt ist ein Phenylrest an C-5. Therapeutisch verwendet wird nur noch **Phenobarbital** (Lepinal®, Lepinaletten®, Luminal®, Luminaletten®, Phenaemal®, Phenaemaletten®), das Phenylethyl-Derivat.

Hauptindikation sind Grand-mal-Anfälle, insbesondere Aufwach-Grand-mal und diffuses Grand mal. Außerdem wird Phenobarbital bei therapieresistentem Status epilepticus (s.o.) eingesetzt.

Die *Tagesdosis* beträgt 0,1 – 0,4 (– 0,8) g.

Als *Nebenwirkung* ist vor allem der sedative Effekt zu beachten. Außerdem besteht die Gefahr einer zerebellären Ataxie sowie einer Verstärkung der epileptischen Wesensveränderung.

Phenobarbital (Lepinal®, Lepinaletten®, Luminal®, Luminaletten®, Phenaemal®, Phenaemaletten®)

1.9.2 Desoxybarbiturate

Das einzige therapeutisch verwendete Antiepileptikum aus der Gruppe der Desoxybarbiturate ist **Primidon** (Liskantin®, Mylepsinum®, Resimatil®), ein Hexahydro-pyrimidin-4,6-dion-Derivat. Obwohl Primidon zu 5 – 15% im Organismus zu Phenobarbital oxidiert wird und ein Teil seiner Wirkung dadurch erklärt werden kann, besitzt auch die unveränderte Substanz eine Eigenwirkung. Das geht vor allem daraus hervor, daß Primidon bei verschiedenen Anfallstypen, z.B. bei psychomotorischen Anfällen oder bei Impulsiv-Petit-mal, wirksamer ist als Phenobarbital.

Die *Tagesdosis* beträgt 0,5 – 1,5 g.

Primidon (Liskantin®,
Mylepsinum®, Resimatil®)

Bei *Therapiebeginn* kann es zu heftigen *Nebenwirkungen* in Form von Schwindel, Übelkeit, Erbrechen und rauschartigen Zuständen kommen. Die Behandlung sollte daher mit kleinen Dosen eingeleitet werden. Im übrigen entsprechen die Nebenwirkungen, Kontraindikationen und Interaktionen denen von Phenobarbital.

1.9.3 Hydantoine

Als Hydantoin bezeichnet man das Lactam der Ureidoessigsäure (2,4-Dioxo-imidazolidin). Um zu antiepileptisch wirksamen Substanzen zu kommen, muß wie bei den Barbituraten mindestens ein Substituent an C-5 ein Aryl- bzw. Aralkyl-Rest sein.

Von den Hydantoinen ist nur noch **Phenytoin** (Epanutin®, Phenhydan®, Zentropil®), das 5,5-Diphenylderivat, im Handel. Vorteilhaft ist bei dieser Substanz, daß sie stark antikonvulsiv, im Gegensatz zu den Barbituraten aber nur sehr schwach sedativ, z.T. sogar eher erregend wirkt. Da ihre Wirkung nur langsam einsetzt und die Fähigkeit, Phenytoin zu metabolisieren, interindividuell sowie in Abhängigkeit von der Dosis stark schwankt, kann die Tagesdosis nur allmählich gesteigert werden. In der Regel dauert es mehrere Wochen, bis die vollwirksame therapeutische Dosis erreicht ist.

Phenytoin (Epanutin®,
Phenhydan®, Zentropil®)

Phenytoin ist vor allem bei *Grand mal* vom Schlaf- und diffusen Typ, ferner bei *Jackson-Epilepsie* und *psychomotorischen Anfällen* indiziert.

Die mittlere *Tagesdosis* beträgt 200 – 300 mg.

Als *Nebenwirkung* kann relativ häufig eine *Zahnfleischwucherung* (Gingivahyperplasie) auftreten, die kosmetisch u.U. sehr störend ist. Bei 10% der Patienten findet man ferner eine *Hypertrichose*. Weitere Nebenwirkungen sind allergische Hautreaktionen sowie Osteoporose und Osteomalazie. Bei Überdosierung kann es zu Gangataxie, Schwindel, Nystagmus und verwaschener Sprache sowie zu Erregungszuständen kommen.

Bei Leukopenien sowie AV-Block II. und III. Grades ist Phenytoin *kontraindiziert*.

Chloramphenicol, Cumarin-Derivate, Isoniazid und Sultiam erhöhen durch Enzymhemmung und damit verminderten Abbau den Phenytoinspiegel. Die Toxizität von Methotrexat wird bei gleichzeitiger Gabe von Phenytoin verstärkt.

1.9.4 Succinimide

Succinimid unterscheidet sich in seiner chemischen Konstitution von Hydantoin nur durch den Ersatz der NH-Gruppe in 1-Stellung durch CH_2. Im Gegensatz zu den Hydantoinen sind Succinimide nur bei verschiedenen Epilepsieformen vom *Petit-mal-Charakter* wirksam, während sie eine *Grand-mal-Symptomatik* eher verstärken. Besonders gut sprechen *pyknoleptische Absencen* auf Succinimide an. Einige Handelspräparate dieser Reihe enthält Tab. B 1–35.

Die *Tagesdosis* beträgt für Mesuximid 0,6 – 1,2 g, für Ethosuximid 0,5 – 1,5 g.

Als *Nebenwirkungen* können Schwindel, Magenstörungen und allergische Reaktionen der Haut auftreten. Überdosierung führt zu einem hypnotischen Effekt, mitunter aber auch zu Reizbarkeit, Verstimmungs- und Erregungszuständen.

Nervensystem

B 1

Tab. B 1–35. Antiepileptika der Succinimid-Reihe

R¹	R²	R³	Internationaler Freiname	Handelspräparat (Eingetragenes Warenzeichen)	Mittlere Tagesdosis (g)
(Phenyl)	H₃C –	– CH₃	Mesuximid	Petinutin	0,6 – 1,2
H₅C₂ –	H₃C –	– H	Ethosuximid	Petnidan, Pyknolepsinum, Suxilep, Suxinutin	0,5 – 1,5

1.9.5 Oxazolidindione

Oxazolidindione besitzen die gleichen Indikationen wie Succinimide, doch wurden sie von diesen wegen geringerer Toxizität weitgehend verdrängt. Das einzige Handelspräparat ist *Trimethadion* (Tridione®).

Die mittleren *Tagesdosen* betragen 0,9 – 2,4 g.

Die Einstellung der Patienten auf diese Substanz soll einschleichend durchgeführt werden. Wegen der langen Halbwertszeit ist auf eine Kumulation zu achten. Als harmlose *Nebenwirkungen,* die häufig bei Fortführung der Behandlung verschwinden, kommen Schläfrigkeit, Übelkeit und Lichtscheu (Photophobie) vor. Beim Auftreten von *Dermatitiden* oder *Knochenmarkschädigungen* muß die Behandlung dagegen sofort abgebrochen werden. Eine ständige Blutbildkontrolle ist erforderlich.

Trimethadion (Tridione®)

1.9.6 Benzodiazepine

Von den Benzodiazepinen (s. S. 163 ff.) werden insbesondere *Diazepam, Clonazepam* und *Nitrazepam* als Antiepileptika eingesetzt. Besonders gut sprechen *pyknoleptische Absencen, myoklonisch-astatische Anfälle* und *Propulsivanfälle* auf Benzodiazepine an. Außerdem werden diese Stoffe zur Therapie des *Status epilepticus* (s.o.) verwendet.

Die *Dosierung* erfolgt individuell (mittlere Tagesdosen von Clonazepam bei Säuglingen 0,25 – 1 mg,

Kleinkindern 0,5 – 3 mg, Schulkindern 0,5 – 6 mg und Erwachsenen 1 – 20 mg). Nachteilig ist, daß die Wirkstärke der Benzodiazepine bei Dauertherapie erheblich abnimmt. Clonazepam kann bei Säuglingen und Kleinkindern zu vermehrtem Speichelfluß oder zu einer Hypersekretion im Bronchialsystem führen. Eine Überwachung ist daher erforderlich (Gefahr der Verlegung der Atemwege).

1.9.7 Sultiam

Sultiam (Ospolot®) ist ein Butansultam-Derivat ohne sedativ-hypnotische Begleiterscheinungen. Es wird bei *psychomotorischen Anfällen* und *Jackson-Epilepsie* sowie – in Kombination mit anderen Antiepileptika – bei Grand-mal-Anfällen eingesetzt. Da Sultiam als Sulfanilamid-Derivat die Carboanhydratase hemmt (s. S. 563), beruht seine Wirkung wahrscheinlich zumindest teilweise auf einem Stoffwechseleffekt in Richtung auf eine azidotische Stoffwechsellage.

Die mittlere Tagesdosis beträgt 0,6 – 1,2 g.

Als *Nebenwirkungen* werden Parästhesien, Kopfschmerzen, Schläfrigkeit sowie seltener anfallsartige Atemstörungen (Hyperpnoe) und Magen-Darm-Beschwerden beobachtet. Bei einer Kombination von Sultiam mit Hydantoinen wird der Hydantoinabbau in der Leber gehemmt.

Bei Niereninsuffizienz ist Sultiam *kontraindiziert.*

Sultiam (Ospolot®)

Carbamazepin
(Carbamazepin-ratiopharm®, Finlepsin®,
Fokalepsin®, Sirtal®, Tegretal®, Timonil®)

Opipramol (Insidon®)

1.9.8 Carbamazepin

Das Dibenzazepin-Derivat *Carbamazepin* (Carbamazepin-ratiopharm®, Finlepsin®, Fokalepsin®, Sirtal®, Tegretal®, Timonil®) besitzt das gleiche Ringsystem wie das Antidepressivum Opipramol (Insidon®) und unterscheidet sich von diesem nur durch den Substituenten am Stickstoff. Es gehört heute zu den wichtigsten und am meisten verwendeten Antiepileptika.

Es wird bevorzugt bei *psychomotorischen* und *Grand-mal-Anfällen* eingesetzt. Für gemischte Anfallsleiden kann Carbamazepin als Basistherapeutikum dienen. Der psychotrope Effekt der Substanz zeigt sich in einer Aufhellung der durch die Epilepsie bedingten Wesensänderung.

Die *Plasmahalbwertszeit* beträgt 12 – 24 Stunden.

Aufgrund einer Eigeninduktion des Stoffwechsels wird Carbamazepin nach mehrfacher Applikation deutlich schneller eliminiert. Nur etwa 1 – 2% werden unverändert mit dem Urin ausgeschieden. Noch wirksam ist das Carbamazepin-10,11-epoxid, das weiter zum inaktiven Diol und dessen Konjugaten biotransformiert wird.

Die mittlere *Tagesdosis* beträgt 0,8 – 1,2 g.

Als *Nebenwirkungen* kommen – besonders zu Beginn der Therapie – Müdigkeit, Appetitlosigkeit, Brechreiz, Übelkeit, Kopfschmerzen, Schwindel, Sehstörungen u.a. vor. Allergische und leukopenische Reaktionen, die zum Abbruch der Behandlung zwingen, sind selten.

Bei schweren Leberfunktionsstörungen sowie AV-Block ist Carbamazepin *kontraindiziert.*

Als Enzyminduktor verringert es die Wirkung verschiedener oxidativ biotransformierter Stoffe, z.B. von weiblichen Sexualhormonen.

Außer als Antiepileptikum wird Carbamazepin bei Trigeminusneuralgie und diabetischer Neuropathie mit Erfolg verwendet.

1.9.9 Valproinsäure (Dipropylessigsäure)

Valproinsäure (Convulex®, Convulsofin®, Ergenyl®, Leptilan®, Mylproin®, Orfiril®) ist besonders gut wirksam bei *pyknoleptischen Absencen,* darüber hinaus wird die Substanz bei Grand mal und myoklonischen Anfällen eingesetzt.

Obwohl Valproinsäure *vollständig resorbiert* wird, schwanken die t_{max}-Werte stark (2 – 8 Stunden). Die *Plasmahalbwertszeit* beträgt 8 – 15 Stunden. Etwa 20% werden in Form des Glucuronids ausgeschieden. Die Säure wird außerdem oxidativ biotransformiert.

Die durchschnittliche *Dosierung* bei Erwachsenen und Jugendlichen beträgt 1,2 – 1,8 g pro Tag.

Als *Nebenwirkungen* werden gastrointestinale Beschwerden, Haarausfall, Gerinnungsstörungen und

GABA

Valproinsäure
(Convulex®, Convulsofin®,
Ergenyl®, Leptilan®, Mylproin®,
Orfiril®)

Vigabatrin (Sabril®)

Nervensystem

B 1

vor allem Leberschäden beobachtet. Kontrollen der Thrombozytenzahl und der Blutungszeit sowie der Leberfunktion sind daher durchzuführen.

Bei gleichzeitiger Gabe von Phenobarbital und Valproinsäure nimmt die Konzentration von freiem Phenobarbital im Plasma zu. Besondere Vorsicht ist erforderlich, wenn Valproinsäure mit Arzneimitteln kombiniert wird, die die Plättchenfunktion oder die Blutgerinnung beeinflussen.

Lamotrigin (Lamictal®)

1.9.10 Vigabatrin

Vigabatrin (Sabril®) ist ein γ-Vinylderivat der GABA, das selektiv die für den GABA-Abbau erforderliche GABA-Transaminase hemmt. Pharmakologisch wirksam ist nur das S-(+)-Enantiomer. Bisher ist die Substanz *nur zusätzlich* zu einer bereits bestehenden (nicht voll befriedigenden) Therapie mit anderen Antiepileptika *(Add-on-Therapie)* bei einfachen und komplexen fokalen Anfällen von Erwachsenen sowie bei fokalen Anfällen, BNS-Krämpfen und Lennox-Gastaut-Syndrom im Kindesalter zugelassen. (Das Lennox-Gastaut-Syndrom ist ein epileptisches Syndrom des frühen Kindesalters mit vorwiegend tonischen und astatischen Anfällen).

Vigabatrin wird *unverändert renal ausgeschieden.*

Die *Dosierung* beträgt bei Erwachsenen 2 – 4 g, bei Kindern 100 mg/kg.

Als *Nebenwirkungen* wurden Müdigkeit und Schläfrigkeit, seltener Kopfschmerzen, Schwindel, Agitiertheit, aggressives Verhalten und gastrointestinale Störungen beobachtet. Mit zunehmender Therapiedauer nehmen diese unerwünschten Wirkungen ab.

Besonders vorsichtige Anwendung und strenge Überwachung ist erforderlich bei Patienten mit eingeschränkter Nierenfunktion, anamnestisch bekannter Psychose, Hyperkinesien oder Endokrinopathien.

1.9.11 Lamotrigin

Lamotrigin (Lamictal®), ein Dichlorphenyl-diamino-triazin, wird als Add-on-Therapeutikum – ähnlich wie Vigabatrin – bei Patienten mit fokalen sowie sekundär generalisierten tonisch-klonischen Anfällen eingesetzt.

Die *Bioverfügbarkeit* ist nahezu vollständig, Hauptmetabolit ist ein N-Glucuronid. Die *Ausscheidung* erfolgt vorwiegend renal.

Die *Dosierung* beträgt 200 – 400 mg täglich, bei gleichzeitiger Gabe von Valproinsäure die Hälfte (s. u.).

Als *Nebenwirkungen* können Schwindel, Schläfrigkeit, Kopfschmerzen, gastrointestinale Beschwerden sowie Exantheme und (selten) andere, schwerwiegendere allergische Reaktionen auftreten.

Bei Kindern unter 12 Jahren sowie bei älteren Patienten und bei Leber- und Niereninsuffizienten ist Lamotrigin *kontraindiziert.*

Carbamazepin, Phenobarbital, Phenytoin und Primidon beschleunigen den Abbau von Lamotrigin, Valproinsäure hemmt dagegen seine Biotransformation.

1.9.12 Hormone

Für die Therapie des Propulsiv-Petit-mal haben sich *Glucocorticoide* (s. S. 357 ff.) und *Corticotropin* (s. S. 320) als geeignet erwiesen. Zum Schutz gegen Grand-mal-Anfälle werden gleichzeitig Barbiturate gegeben. Wegen der nicht seltenen Komplikationen muß zumindest die Initialbehandlung stationär durchgeführt werden.

1.10 Antiparkinsonmittel

Das *Parkinson-Syndrom,* an dem in der Bundesrepublik ca. 3‰ der Bevölkerung leiden, ist die *häufigste Erkrankung der Basalganglien.* Mit Ausnahme der medikamentös durch Neuroleptika ausgelösten Form (s. S. 146) liegt ihm vor allem die *Degeneration dopaminerger Neurone in der Substantia nigra* und dadurch bedingt die *Verarmung des Striatums an Dopamin* zugrunde (Abb. B 1–51).

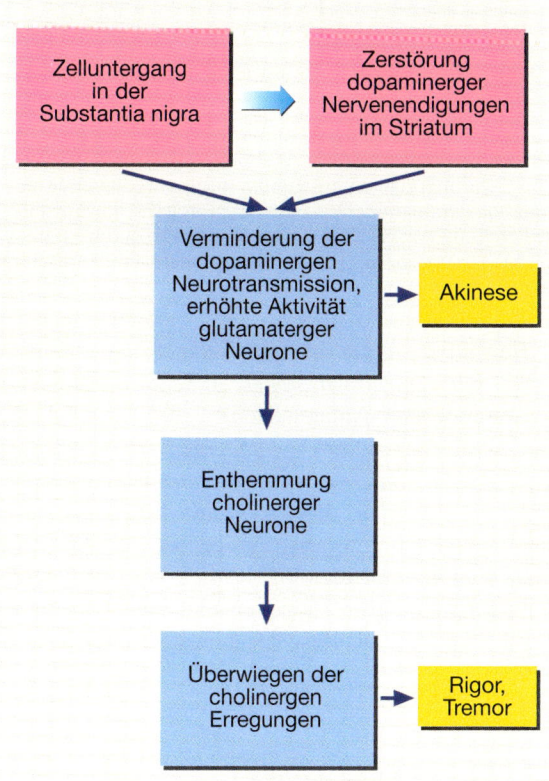

Abb. B 1–51. Pathogenese des Parkinson-Syndroms in schematischer Darstellung

Die Ursachen der Erkrankung sind sehr unterschiedlich. Beim weitaus häufigsten *endogenen* oder *idiopathischen Parkinson-Syndrom* (vgl. Tab. B 1–36) ist die Ätiologie unbekannt. Ein weiterer Teil der Parkinson-Fälle entsteht als Folge von *Atherosklerose* der Hirngefäße, *Enzephalitiden* (Hirnentzündungen), *Traumen, Vergiftungen* oder *Tumoren.* Ein *funktionelles Parkinson-Syndrom* kann – ohne Degeneration von Nervenzellen – als Nebenwirkung bei der Einnahme von Neuroleptika auftreten. Im Gegensatz zu den anderen Formen ist dieses *medikamentös bedingte* Parkinson-Syndrom nach Absetzen des Pharmakons reversibel. Die bei Drogen-Konsumenten gelegentlich auftretenden (irreversiblen) Parkinson-Symptome sind auf Verunrei-

Tab. B 1–36. Häufigkeit der verschiedenen Formen des Parkinson-Syndroms (nach Völler)

Form des Parkinson-Syndroms	Ungefähre Häufigkeit (%)
endogenes	70
atherosklerotisches	15 – 20
postenzephalitisches	5 (abnehmend)
posttraumatisches	0,6 (zunehmend)
toxisches	0,4
tumorbedingtes	0,2 – 0,3
medikamentöses	5,0

gung der Drogen mit einem Tetrahydropyridin-Derivat (1-Methyl-4-phenyl-1,2,3,6-tetrahydropyridin = MPTP) zurückzuführen.

Die zahlreichen Symptome des *Parkinson-Syndroms* lassen sich grob in drei Gruppen unterteilen:

1. *motorische Störungen* mit den *Plus-Symptomen*

☐ Rigor,

☐ Ruhetremor,

☐ Sprachstörungen

   und den *Minus-Symptomen*

☐ Hypo- bzw. Akinese;

2. *vegetative Störungen*

☐ vermehrter Speichel- und Tränenfluß, überhöhte Talgproduktion (Salbengesicht),

☐ gestörte Wärme- und Schweiß-Regulation,

☐ erniedrigter Blutdruck und

☐ Funktionsstörungen von Blase und Darm;

3. *psychische Störungen*

☐ depressive Verstimmungen,

☐ verlangsamte Denkabläufe und

☐ in Spätstadien Bradyphrenie sowie Demenz.

Typisch für den Parkinson-Kranken ist der Gang in kleinen Schritten, die vornübergebeugte Haltung, die fehlende Mitbewegung der Arme und die mimische Starre. Alle Bewegungen werden verzögert gestartet und können nur schwer abgebremst werden. Der Tremor verstärkt sich bei willkürlicher Muskelanspannung (Intentionstremor).

Die genannten *Symptome* sind *Ausdruck des gestörten Gleichgewichts zwischen* den neurohumoralen Überträgersubstanzen *Dopamin, Glutaminsäure* und *Acetylcholin* (Abb. B 1–52). Der *Dopaminmangel* bedingt insbesondere die *Minussymptome,* der *Acetylcholinüberschuß,* der durch die reduzierte dopaminerge Hemmung und die verstärkte glutamaterge Erregung

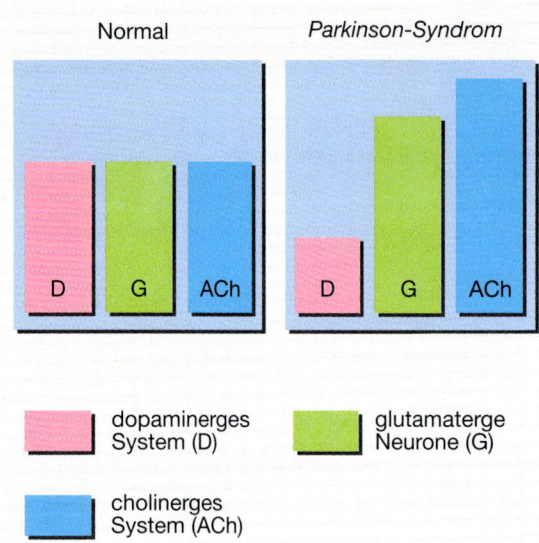

Abb. B 1–52. Aktivität dopaminerger, glutamaterger und cholinerger Neurone im Bereich der Basalganglien beim Gesunden und beim Parkinsonkranken in schematischer Darstellung

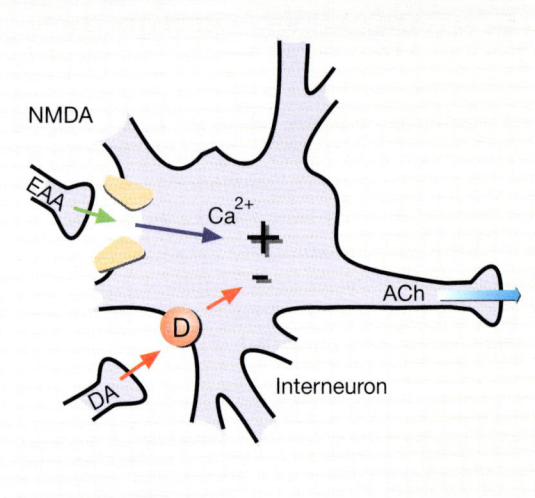

Abb. B 1–53. Gesteigerte Acetylcholinfreisetzung (ACh) eines cholinergen Interneurons infolge reduzierter Stimulation hemmender Dopaminrezeptoren (D) und verstärkter Erregung von NMDA-Rezeptoren (gelb) durch exzitatorische Aminosäuren (EAA), insbesondere Glutaminsäure (nach Parsons)

cholinerger (Inter)-Neurone bedingt ist (Abb. B 1–53), die *Plussymptome.*

Die *motorischen Störungen beim Parkinson-Syndrom* werden verständlich, wenn man die physiologische *Funktion der nigro-striatalen dopaminergen Neurone* berücksichtigt. *Diese Neurone hemmen* vorwiegend dadurch, daß sie die Freisetzung von Acetylcholin aus cholinergen striatalen Interneuronen reduzieren, *das Pallidum.* Beim Parkinsonsyndrom kommt es durch die *verringerte Erregung von Dopamin-Rezeptoren* und die gleichzeitig *verstärkte Stimulation von Glutamat-Rezeptoren (NMDA-Rezeptoren)* zu einer *erhöhten Acetylcholinfreisetzung* und damit zu einer *verminderten Hemmung* (Disinhibition) *des Pallidums.* Dadurch verstärkt sich der hemmende Einfluß des (disinhibierten) Pallidums auf die motorischen Thalamuskerne und die motorischen Kerne im Mittelhirn. Insgesamt gesehen kommt es zu einer *Störung des Bewegungsprogramms.*

Den beschriebenen pathophysiologischen Veränderungen entsprechend ist eine medikamentöse Therapie des Parkinson-Syndroms möglich durch

☐ *Erhöhung der Dopamin-Konzentration* an zentralen Dopamin-Rezeptoren *durch Gabe der Dopamin-Vorstufe Levodopa* oder durch Hemmung des Dopamin-Abbaus mit Monoaminoxidase-Inhibitoren,

☐ *Stimulation zentraler Dopamin-Rezeptoren mit direkten dopaminergen Agonisten,*

☐ *Blockade striataler NMDA-Rezeptoren mit Amantadin* und

☐ *Hemmung cholinerger (muskarinischer) Rezeptoren mit zentral wirksamen Anticholinergika* (m-Cholinozeptor-Antagonisten).

Durch Substanzen, die *dopaminerge Neurone aktivieren* oder *glutamaterge Neurone hemmen,* sind *Minus-* und *Plussymptome,* durch *zentrale Anticholinergika* vorwiegend *Plussymptome* zu beeinflussen. Meist ist eine *Kombinationstherapie* erforderlich, die durch nichtmedikamentöse Therapiemaßnahmen (u.a. Gymnastik, Sprach- und Beschäftigungstherapie) ergänzt wird.

1.10.1 Levodopa (L-Dopa)

Ein entscheidender Fortschritt in der Therapie des Parkinson-Syndroms wurde mit der Einführung von *Levodopa* (L-Dopa) erreicht. Die naheliegende Behandlung mit Dopamin ist deshalb nicht möglich, weil dieses die Blut-Hirn-Schranke nicht überwinden kann. Für Levodopa, die dem Dopamin zugrundeliegende *Aminosäure,* existiert dagegen ein *aktiver Transportmechanismus,* der Levodopa durch die Blut-Hirn-Schranke in die Zellen des Gehirns transportiert. Durch Einwirkung von *Dopa-Decarboxylase* entsteht unter CO_2-Abspaltung die eigentliche Wirksubstanz Dopamin.

Mit Levodopa können *alle* Symptome des Parkinson-Syndroms, insbesondere die Akinese und die psychischen Störungen, gebessert werden, doch stellt sich der Therapieerfolg oft erst nach Wochen ein. Seit der Einführung der Levodopa-Therapie haben sich die Lebensqualität und -erwartung der Parkinsonkranken deutlich verbessert.

Nach oraler Gabe wird Levodopa im Dünndarm *aktiv resorbiert.* Der maximale Plasmaspiegel wird bereits nach 0,5 – 2 Stunden erreicht. Die *Ausscheidung* erfolgt fast ausschließlich in Form der Metaboliten (Dopamin, Homovanillinmandelsäure, Dihydroxyphenylessigsäure).

Als *dosisabhängige Nebenwirkungen* treten

☐ motorische Symptome (Hyperkinesen, Dyskinesen, „On-off-Phänomen" = plötzlicher Wechsel von guter Beweglichkeit und Akinese),

☐ vegetative Störungen (u.a. Magen-Darm-Beschwerden),

☐ kardiovaskuläre Störungen (z.B. Tachyarrhythmien oder orthostatische Beschwerden) und

☐ psychische Veränderungen (Schlaflosigkeit, Unruhe, Agitiertheit, Halluzinationen)

auf.

Als *Kontraindikationen* sind dekompensierte endokrine, renale, hepatische und kardiale Erkrankungen sowie schizophrene Psychosen zu nennen.

Neuroleptika schwächen die L-Dopa-Wirkung ab, Sympathomimetika und Antidepressiva verstärken sie. Antihypertonika können vermehrt orthostatische Störungen auslösen. Gaben von Vitamin B$_6$ führen infolge gesteigerter Decarboxylaseaktivität zu einem teilweisen Wirkungsverlust.

Kombinationen von Levodopa mit Decarboxylase-Blockern. Bei alleiniger Gabe von Levodopa werden über 90% der applizierten Dosis bereits in der Peripherie decarboxyliert, damit stehen für den Übertritt ins Gehirn nur noch 10% zur Verfügung (Abb. B 1–54).

Um die Decarboxylierung von Levodopa außerhalb des Zentralnervensystems zu verhindern und dessen vorwiegend durch die Metabolisierung bedingte Nebenwirkungen zu verringern, wurden peripher wirkende, d.h. die Bluthirnschranke nicht permeierende, *Decarboxylase-Blocker* entwickelt. Solche Decarboxylase-Blocker sind

☐ *Benserazid* und

☐ *Carbidopa.*

Durch die kombinierte Anwendung von Levodopa mit einem Decarboxylase-Blocker, die heute allgemein üblich ist, kann die bei Monotherapie mit Levodopa erforderliche *Dosis* von 2 – 6 g pro Tag *auf ein Fünftel*

Levodopa

Benserazid

Carbidopa

erniedrigt werden. Infolge dieser Dosisreduktion treten gastrointestinale Beschwerden sowie orthostatische Dysregulationen und Herzrhythmusstörungen erheblich seltener auf. *Extrapyramidale Dyskinesien sind jedoch eher häufiger* und zeitlich früher zu beobachten. Eine exakte und langsam erfolgende Einstellung sowie eine sorgfältige Verlaufsbeobachtung sind daher erforderlich.

Handelspräparate: Madopar® enthält neben Levodopa *Benserazid,* in Isicom® und Nacom® ist Levodopa mit *Carbidopa* kombiniert.

1.10.2 Selegilin (L-Deprenil)

Eine weitere Möglichkeit, die Dopamin-Konzentration an den zentralen dopaminergen Rezeptoren zu erhöhen, besteht darin, den Dopamin-Abbau durch Hemmung der Monoaminoxidase zu unterdrücken. Da Dopamin durch die Monoaminoxidase B abgebaut wird (s. S. 158), wurde nach Stoffen gesucht, die möglichst selektiv nur dieses Enzym und nicht gleichzeitig die Monoaminoxidase A hemmen. Eine solche Substanz ist *Selegilin* (Deprenyl®, Movergan®), das außer seiner MAO-B-blockierenden Wirkung die Wiederaufnahme von Dopamin hemmt.

Nervensystem

B 1

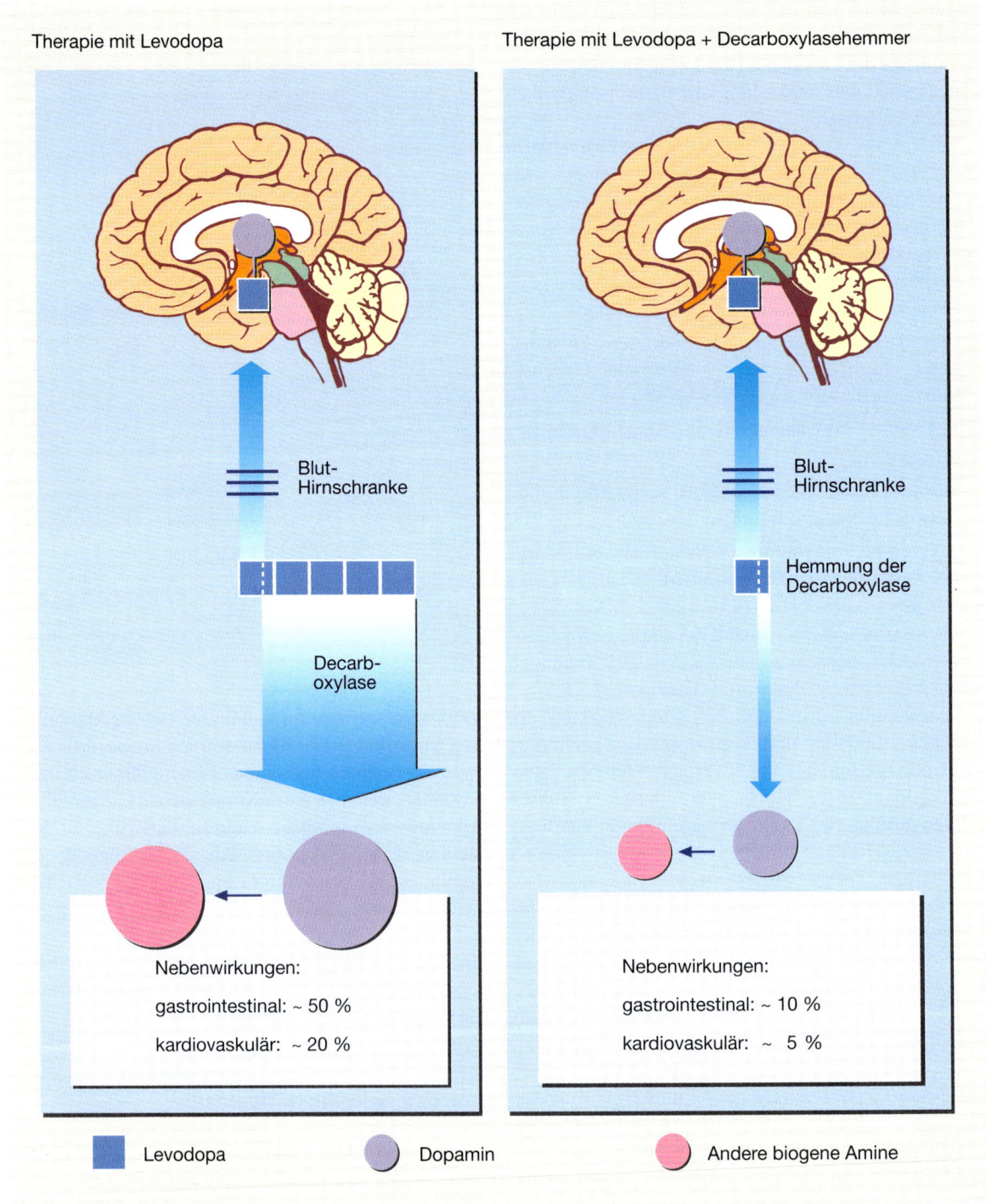

Abb. B 1– 54. Unterschiede in der Umwandlung von L-Dopa in Dopamin ohne und in Gegenwart eines peripher wirkenden Decarboxylasehemmers und Auswirkungen auf die Dosierung und die Nebenwirkungen (nach Birkmayer und Kapp)

Selegilin wird in einer *Dosierung* von 5 – 10 mg täglich zusammen mit Levodopa – plus Decarboxylase-Blocker – gegeben. Besonders deutlich ist die Verbesserung der On-off-Symptomatik.

Als *Nebenwirkungen* werden Übelkeit und Blutdruckabfall sowie eine Verstärkung der durch Levodopa ausgelösten unerwünschten Effekte beobachtet, wenn dessen Dosierung bei der kombinierten Therapie nicht reduziert wird.

Bei Hypertonie, Engwinkelglaukom, benigner Prostatahyperplasie mit Restharnbildung, schwerer Angina pectoris und schweren Herzrhythmusstörungen sowie bei fortgeschrittener Demenz ist Selegilin *kontraindiziert*.

Selegilin
(Deprenyl®, Movergan®)

1.10.3 Dopaminerge Agonisten

Das partialsynthetisch gewonnene Mutterkornalkaloid-Derivat **Bromocriptin** (Pravidel®) ist ein *dopaminerger Agonist*. Der ursprünglich nur als Prolactin-Inhibitor (s. S. 322) eingesetzte Wirkstoff ist insbesondere beim *fortgeschrittenen Parkinson-Syndrom* indiziert, wenn die Beschwerden durch Levodopa nicht mehr deutlich gebessert werden können. Bei etwa zwei Drittel der Patienten ist mit guten Ergebnissen zu rechnen. Gut bewährt hat sich die Substanz auch beim „On-off-Phänomen".

Bromocriptin wird allein oder zusammen mit Levodopa (und Decarboxylase-Blocker) eingesetzt.

Obwohl es bei oraler Applikation *gut resorbiert* wird, beträgt die *Bioverfügbarkeit* wegen eines ausgeprägten First-pass-Effekts nur etwa 20 – 30%. Die *Ausscheidung* erfolgt vorwiegend *biliär*.

Die *Dosierung,* die einschleichend zu erfolgen hat, sollte möglichst 30 mg täglich nicht übersteigen.

Die dosisabhängigen *Nebenwirkungen* gleichen denen von L-Dopa. Hyper- bzw. Dyskinesien treten wesentlich seltener, psychische Störungen, insbesondere Halluzinationen, sowie orthostatische Beschwerden dagegen eher häufiger auf. Bei hoher Dosierung wurde gelegentlich über reversible Durchblutungsstörungen an Fingern und Zehen berichtet. In ganz wenigen Fällen kommt es zu Sehstörungen.

Analogpräparate sind *Lisurid* (Dopergin®) und *Pergolid* (Parkotil®). Während Lisurid vorwiegend D_2-Rezeptoren stimuliert, ist Pergolid ein D_1- und D_2-Agonist.

1.10.4 Amantadin

Amantadin (Amantadin-ratiopharm®, PK-Merz®, Viregyt®), eine ursprünglich zur *Grippeprophylaxe* entwickelte Substanz (s. S. 728), hat sich als wirksames Antiparkinsonmittel erwiesen.

Als *Wirkungsmechanismus* wurde gefunden, daß Amantadin *nicht-kompetitiv NMDA-Rezeptoren* blockiert und dadurch die Störung des Gleichgewichts zwischen dopaminerger Hemmung und glutamaterger Stimulation cholinerger Neurone verringert.

Amantadin wird rasch und vollständig *resorbiert*. Die *Plasmahalbwertszeit* beträgt 10 – 15 Stunden. Die *Ausscheidung* erfolgt zu über 90% *renal*.

Bromocriptin (Pravidel®)

Lisurid (Dopergin®)

Pergolid (Parkotil®)

Amantadin
(Amantadin-ratiopharm®,
PK-Merz®, Viregyt®)

Zur Monotherapie eignet sich Amantadin bei leichten Fällen mit Hypokinese als Hauptsymptom, meist wird es jedoch zusammen mit Levodopa und anderen Antiparkinsonmitteln eingesetzt. Besonders bewährt hat sich die Substanz bei der *akinetischen Krise* in Form einer Dauertropfinfusion, wo sie u.U. lebensrettend wirkt.

Die *Dosierung* beträgt 200 – 600 mg pro Tag.

Die *Nebenwirkungen* sind im Vergleich mit Levodopa geringer und treten oft nur zu Beginn der Behandlung störend auf. Es kann zu innerer Unruhe, Magen-Darm-Beschwerden und relativ selten zu Verwirrtheitszuständen kommen.

Bei Niereninsuffizienz und schweren hypotonen Zuständen ist Amantadin *kontraindiziert*.

1.10.5 Zentral wirksame Anticholinergika (m-Cholinozeptor-Antagonisten)

Anstelle der früher verwendeten und heute für diese Indikationen obsoleten *Belladonna-Alkaloide* werden *synthetische,* die Blut-Hirn-Schranke überwindende *tertiäre* Anticholinergika eingesetzt. Außer gegen den Rigor sowie in geringerem Umfang gegen den Tremor und die Akinese sind Anticholinergika gegen die Hyperhidrosis und die Hypersalivation wirksam. (Letztere ist nicht, wie zu vermuten, auf die erhöhte Parasympathikusaktivität, sondern vorwiegend auf

eine Schluckstörung zurückzuführen.) Nach den bisher vorliegenden Untersuchungen kann nicht eindeutig entschieden werden, ob die verschiedenen Anticholinergika, wie es z.T. die Handelsnamen suggerieren, einzelne Parkinson-Symptome unterschiedlich beeinflussen.

In Tab. B 1–37 sind die verschiedenen Wirkstoffe zusammengestellt.

Die *Dosierung* hat einschleichend zu erfolgen. Die Dosis wird allmählich erhöht, bis ein Behandlungserfolg eintritt oder die Nebenwirkungen eine weitere Dosiserhöhung nicht zulassen. Bei Parkinsonkranken, die bereits unter deutlichen psychoorganischen Störungen oder exogen-psychotischen Symptomen leiden, sollten Anticholinergika nicht angewandt werden, da mit einer Verstärkung dieser Symptomatik gerechnet werden muß.

Nebenwirkungen und *Kontraindikationen* s. S. 304

1.10.6 Anhang: Tiaprid

Tiaprid (Tiapridex®) ist wie Sulpirid (s. S. 150 f.) ein Benzamid-Derivat mit *D_2-Rezeptor-antagonistischen* Eigenschaften, das bei verschiedenen Formen von Dyskinesien, u.a. auch bei durch Levodopa ausgelösten Dyskinesien, eingesetzt wird. (Die Parkinsonsymptomatik kann dabei allerdings teilweise wieder verstärkt werden).

Die Substanz wird nach oraler Gabe rasch und gut *resorbiert,* die *Plasmahalbwertszei*t wird mit 3 – 4 Stunden angegeben.

Die *Dosierung* beträgt bei Dyskinesien als Folge einer Parkinsonbehandlung 25 – 50 (–100) mg, bei choreatischen und athetotischen Hyperkinesen 300 – 1000 mg täglich.

Als *Nebenwirkungen* wurden geringgradige Blutdrucksenkung sowie (selten) Amenorrhoe und Galaktorrhoe beschrieben.

Tiaprid (Tiapridex®)

Tab. B 1–37. Anticholinerg wirkende Antiparkinsonmittel

Strukturformel	Internationaler Freiname	Handelspräparat (Eingetragenes Warenzeichen)	Mittlere Tagesdosis (mg)
I. Tertiäre Alkohole mit einem basisch substituierten Alkylrest			
	Trihexyphenidyl	Artane	6 – 10
	Biperiden	Akineton, Biperiden-ratiopharm	6 – 12
	Procyclidin	Osnervan	10 – 20
II. Basisch substituierte Benzhydrylether			
	Benzatropin	Cogentinol	1 – 2
	Orphenadrin	Norflex	200
III. Basische Ester			
	Bornaprin	Sormodren	6 – 12
IV. Sonstige			
	Metixen	Metixen Berlin-Chemie, Tremarit	30 – 60

Nervensystem

B 1

1.11 Antiemetika

Erbrechen wird durch afferente Impulse aus dem oberen Verdauungstrakt zum Brechzentrum in der Medulla oblongata, durch Erregung von Chemorezeptoren in der Area postrema der Medulla oblongata oder durch Vestibularisreizung ausgelöst. Es ist ein *häufiges* und *unspezifisches* Symptom. Als *Ursachen* des Erbrechens sind Magenerkrankungen, Gallenblasenaffektionen, chronische Pankreatitis, Urämie, hepatisches Koma, Hirndrucksteigerung (z.B. bei Hirntumoren) sowie akute Infektionen zu nennen. Erbrechen ist ferner das Hauptsymptom der sog. *Kinetosen* (Bewegungskrankheiten), die bei Reisen der verschiedensten Art auftreten können und auf schnellen, sich wiederholenden passiven Veränderungen des Gleichgewichts, mangelhafter Fixierung der rasch am Auge vorüberziehenden Gegenstände und psychischer Erregung beruhen. Erbrechen tritt außerdem oft in der *Frühschwangerschaft* in Form des *Vomitus matutinus* (morgendlichen Erbrechens) oder der *Hyperemesis gravidarum* („unstillbaren" Schwangerschaftserbrechens) sowie insbesondere auch *nach Gabe von Zytostatika* und *infolge von Bestrahlungen* bei einer Tumortherapie auf.

Die *Folgen* des Erbrechens hängen davon ab, wie häufig erbrochen wird und wie lange der Zustand anhält. Während einmaliges oder vereinzeltes Erbrechen praktisch ohne Auswirkungen bleibt, können in schweren Fällen bei anhaltendem Erbrechen Wasser- und Elektrolytstoffwechselstörungen mit hypochlorämischer Alkalose, Oligurie, Exsikkose, Temperaturanstieg und evtl. Koma auftreten.

Antiemetika dienen zur Unterdrückung von Brechreiz und Erbrechen. In Tab. B 1–38 sind Handelspräparate zusammengestellt. Die Differentialindikationen der verschiedenen Antiemetika ergeben sich aus ihrem Wirk- bzw. Nebenwirkungsprofil.

Tropanalkaloide. Die früher häufig benutzten Tropanalkaloide *Scopolamin* und *Hyoscyamin* (s. S. 304 ff.) wurden weit-gehend durch synthetische Arzneistoffe, insbesondere ausder Gruppe der Antihistaminika und Neuroleptika, verdrängt.

Neuerdings wird jedoch Scopolamin in Form eines transdermalen therapeutischen Systems (Scopoderm® TTS) wieder erfolgreich bei Kinetosen angewandt.

H_1-Antihistaminika. Von den H_1-Antihistaminika (vgl. S. 385 ff.) werden vor allem die Benzhydrylderivate *Diphenhydramin* (bzw. dessen Salz mit 8-Chlortheophyllin, das *Dimenhydrinat*) sowie *Chlorphenoxamin* – ebenfalls als 8-Chlortheophyllinat – und *Meclozin* als Antimetika eingesetzt.

Benzhydryl-Derivate eignen sich zur Prophylaxe und Behandlung der Kinetosen. Etwa eine halbe Stunde vor Beginn der Reise gibt man ca. 50 mg und wiederholt die Gabe alle 4 Stunden. Obwohl sich der Verdacht, daß einige dieser Substanzen teratogene Wirkungen besitzen, nicht bestätigt hat, sollten sie bei Schwangerschaftserbrechen in den ersten 16 Wochen der Schwangerschaft nur mit Vorsicht verwendet werden.

Phenothiazine. Aus der Gruppe der Phenothiazine (s. S. 147 ff.) sind die Substanzen mit *Piperazin* als basischer Komponente (z.B. *Perphenazin*) besonders stark antiemetisch wirksam. Der antiemetische Effekt beruht vor allem auf der Blockade von Dopamin-Rezeptoren in der Area postrema. Da es sich bei den Phenothiazinen um Stoffe mit zahlreichen Nebenwirkungen handelt, sollten sie während der Gravidität zurückhaltend und nur bei zwingender Indikation, z.B. bei Hyperemesis gravidarum mit Elektrolytstoffwechselstörungen, verabreicht werden.

Benzamid- und Benzimidazolon-Derivate. Die beiden Benzamide *Metoclopramid* und *Bromoprid* sowie das Benzimidazolon-Derivat *Domperidon* (s.Tab. B 1–38) wirken wie die Phenothiazine antiemetisch durch Blockade von Dopamin-Rezeptoren in der Area postrema. Bei Kinetosen sind sie nicht ausreichend wirksam. Die Substanzen werden außer als Antiemetika bei Magenentleerungsstörungen eingesetzt (vgl. S. 533 f.). Dort sind auch ihre Eigenschaften näher beschrieben.

5-HT_3-Antagonisten. Zur Behandlung von *Zytostatika*- oder durch *Bestrahlung induziertem Erbrechen* eignen sich besonders 5-HT_3-Antagonisten (s. S. 393 f.) wie *Granisetron, Ondansetron* und *Tropisetron* (s. Tab. B 1–38) sowie *Kombinationen eines 5-HT_3-Antagonisten mit einem Glucocorticoid*, z.B. Dexamethason (s. S. 360).

Ondansetron und Tropisetron werden nach oraler Gabe *gut und rasch resorbiert* und *stark metabolisiert*. *Granisetron wird nur intravenös appliziert.* Die *Plasmahalbwertszeit* beträgt von Ondansetron 3 – 4 Stunden, von Granisetron und Tropisetron 8 – 9 Stunden. Die *Ausscheidung* erfolgt vorwiegend renal in Form der Metaboliten.

Als *Nebenwirkungen* können Kopfschmerzen, Obstipation, passagere asymptomatische Erhöhungen von Leberenzymen (Transaminasen) sowie sehr selten Überempfindlichkeitsreaktionen vom Soforttyp auftreten.

Patienten mit schwerer Beeinträchtigung der Darmmotiliät sollten keine 5-HT_3-Antagonisten erhalten.

Tab. B 1–38. Antiemetika

Internationaler Freiname	Handelspräparat (Eingetragenes Warenzeichen)	Mittlere Einzeldosis (mg)	Haupt-indikation
I. Antihistaminika			
Chlorphenoxamin	Bestandteil von Rodavan	30 – 60	Kinetosen
Dimenhydrinat	Monotrean, Superpep, Vomacur, Vomex A	50 – 100	Kinetosen
Meclozin	Bonamine, Peremesin, Postafen	25 – 50	Kinetosen
II. Phenothiazine			
Thiethylperazin	Torecan	6,5	Hyperemesis gravidarum, zentralbedingtes Erbrechen
Triflupromazin	Psyquil	10 – 20	Hyperemesis gravidarum, zentralbedingtes Erbrechen
III. Benzamid- und Benzimidazolon-Derivate			
Metoclopramid	Cerucal, duraMCP, Gastronerton, Gastrosil, Gastro-Timelets, Gastrotranquil, Hyrin, MCP-ratiopharm, Metoclamid, Metoclopramid Stada, Paspertin	10 – 20	Nausea, Erbrechen, Verhinderung von Erbrechen bei Notfalloperationen
Bromoprid	Cascapride, Viaben	10	wie bei Metoclopramid
Domperidon	Motilium	10 – 20	wie bei Metoclopramid
IV. 5-HT$_3$-Antagonisten			
Granisetron	Kevatril	3	Zytostatika-induziertes Erbrechen, Erbrechen infolge Bestrahlung
Ondansetron	Zofran	8	wie bei Granisetron
Tropisetron	Navoban	5	wie bei Granisetron
V. Sonstige			
Pyridoxin (Vitamin B$_6$)	B$_6$-Vicotrat, Benadon, Hexobion, Pyragamma, Vitamin B$_6$ Jenapharm Vitamin B$_6$-ratiopharm	80 – 300	Emesis gravidarum

Relevante *Interaktionen* wurden bisher nicht beschrieben.

Pyridoxin (Vitamin B$_6$). Die Gabe hoher Dosen (160 – 600 mg/Tag) von Vitamin B$_6$ kann bei Schwangerschaftserbrechen versucht werden, doch ist die Wirksamkeit fraglich.

1.12 Ganglionär angreifende Substanzen

Unter Ganglien versteht man *außerhalb des Zentralnervensystems liegende Ansammlungen von Nervenzellen.* Häufig wird der Begriff einschränkend für die autonomen Ganglien gebraucht.

Pharmaka, die an den Ganglien angreifen, können diese entweder erregen oder blockieren.

1.12.1 Ganglienerregende Stoffe

Wie bereits auf S. 125 erwähnt, erfolgt die Erregungsübertragung an den Synapsen aller vegetativen Ganglien *cholinerg,* d. h. mittels Acetylcholin. Ganglienerregende Substanzen sind in der Lage, in gleicher Weise wie Acetylcholin ganglionäre nicotinische Acetylcholin-Rezeptoren (n-Cholinozeptoren, s. S. 299) zu stimulieren.

Nicotin. Das Hauptalkaloid des Tabaks, das *Nicotin,* wirkt in *niedrigen Dosen* wie Acetylcholin durch Depolarisation der postsynaptischen Membranen *ganglienerregend,* in *höheren Dosen* durch Dauerdepolarisierung *ganglienblockierend.* Diese Eigenschaften erklären einige seiner Wirkungen: Niedrige Nicotin-Dosen rufen durch ganglionäre Stimulation und Ausschüttung von Catecholaminen aus dem Nebennierenmark Blutdrucksteigerung, verstärkte Magensaftsekretion sowie eine Tonuserhöhung im Magen-Darm-Kanal hervor. Nach hohen Nicotin-Dosen sinkt dagegen nach einer initialen Blutdrucksteigerung der Blutdruck infolge einer Blockade der Ganglien und der Catecholaminfreisetzung aus dem Nebennierenmark langanhaltend ab. Im Magen-Darm-Kanal kommt es zu einer Tonusverminderung bzw. einer Atonie.

Nicotin hat darüber hinaus *zentrale Effekte.* In mittleren *Dosen* beobachtet man einen (feinschlägigen) Tremor sowie eine Stimulation der Atmung. Hohe Dosen, z.B. bei Vergiftungen, können Krämpfe und eine Atemlähmung auslösen.

In Form von Kaugummis (Nicorette®) und Pflastern (Nicotinell® TTS, Nicotin-Pflaster-ratiopharm®, nikofrenon®) wird Nicotin unterstützend zur *Raucherentwöhnung* eingesetzt.

Die Nicotinvergiftung wird unter C 3.8.4 beschrieben.

Tetramethylammoniumchlorid. Einige quartäre Ammoniumverbindungen weisen einen ganglienerregenden Effekt auf. Die einfachste Verbindung ist das *Tetramethylammoniumchlorid,* das nur experimentell und nicht therapeutisch eingesetzt wird. Die Wirkung auf das Zentralnervensystem fehlt, da Tetramethylammoniumchlorid als quartäre Ammoniumverbindung die Blut-Hirn-Schranke nicht überwinden kann.

Tetramethylammoniumchlorid

1.12.2 Ganglienblockierende Stoffe (Ganglienblocker)

Ganglienblocker *hemmen* die *Erregungsübertragung* in den Synapsen der *sympathischen* und *parasympathischen* Ganglien. Die (erwünschte) spezifische Blockade nur einer Art von Ganglien – entweder der sympathischen oder der parasympathischen – ist *nicht* möglich, da wegen der grundsätzlich cholinergen Erregungsübertragung *alle* ganglionären Synapsen bei der Einwirkung von Ganglienblockern betroffen werden.

Dieser Umstand wirkt sich für die Therapie mit Ganglienblockern nachteilig aus. Will man beispielsweise den Blutdruck durch ganglionäre Ausschaltung des Sympathikus herabsetzen, so muß man den Ausfall des Parasympathikus als Nebenwirkung in Kauf nehmen. Aus diesem Grund haben die Ganglienblocker ihre ursprüngliche Bedeutung *vollständig verloren.*

In der experimentellen Pharmakologie wird vor allem das bisquartäre *Hexamethoniumbromid* als ganglienblockierende Substanz verwendet.

Hexamethoniumbromid

Nicotin

Wie schon auf S. 136 ff. beschrieben, werden durch das sympathische System, das nochmals in das *sympatho-nervale* und das *sympatho-adrenale* System unterteilt werden kann – das Nebennierenmark entspricht, wie erwähnt, einem sympathischen Ganglion –, vor allem *ergotrope* Reaktionen ausgelöst, die den Organismus zur Auseinandersetzung mit der Umwelt befähigen.

Aufbau des sympathischen Systems. In Abb. B 1–55 ist der Aufbau des sympathischen Systems schematisch dargestellt.

Von verschiedenen Kernen im Hirnstamm, insbesondere vom Locus coeruleus in der Brücke ausgehende sympathische Fasern ziehen zu den *sympathischen Ganglien* bzw. zum *Nebennierenmark.* Durch den Neurotransmitter Acetylcholin wird in den Ganglien der Nervenimpuls auf das postganglionäre Neuron umgeschaltet, dessen Erregung in den *sympathischen Varikositäten* („Auftreibungen") des Terminalretikulums zur Noradrenalinfreisetzung führt. Nach Diffusion durch den synaptischen Spalt erregt *Noradrenalin* die sympathischen Rezeptoren des Erfolgsorgans und löst damit den eigentlichen Effekt aus. Sofern im *Gesamtorganismus* eine ergotrope Reaktionslage erforderlich ist (z.B. in einer Notfallsituation), werden – wiederum unter Vermittlung von Acetylcholin als Neurotransmitter – aus dem *Nebennierenmark Adrenalin* und untergeordnet auch *Noradrenalin*

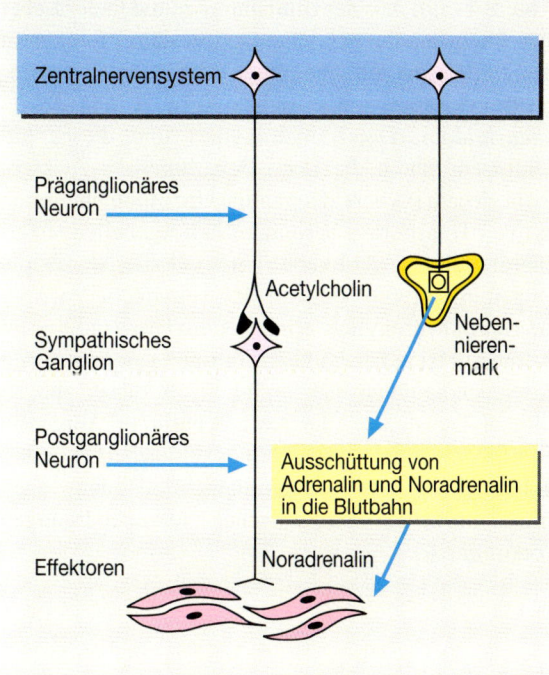

Abb. B 1–55. Sympathisches System in schematischer Darstellung

in die Blutbahn freigesetzt und gelangen auf dem Blutwege zu den Erfolgsorganen.

Abb. B 1–56. Biosynthese von Dopamin, Noradrenalin und Adrenalin

Synthese, Speicherung und Freisetzung von Dopamin, Noradrenalin und Adrenalin. Die Catecholamine *Dopamin, Noradrenalin* und *Adrenalin* werden im Organismus auf folgende Weise *synthetisiert* (s. Abb. B 1–56): Aus der Blutbahn wird die in der Leber aus Phenylalanin gebildete Aminosäure *Tyrosin* in das Axoplasma aufgenommen, dort mittels Tyrosin-Hydroxylase am aromatischen Kern zu *Dihydroxyphenylalanin* (Dopa) hydroxyliert und dieses anschließend durch die Dopa-Decarboxylase zu *Dopamin* decarboxyliert. Dopamin wird nunmehr durch aktiven Transport in besondere Zellorganellen (Speichergranula, Vesikel) überführt und hier durch die Dopamin-β-Hydroxylase in der Seitenkette zu *Noradrenalin* hydroxyliert. Eine weitere Umwandlung zu Adrenalin ist außer im Gehirn in den sympathischen Nervenendigungen nicht möglich, da diesen die N-Methyl-Transferase, die Noradrenalin in Adrenalin überführt, fehlt. Das ist die biochemische Erklärung dafür, warum nur Noradrenalin und nicht auch Adrenalin in den sympathischen Nervenendigungen vorkommt.

In den chromaffinen Zellen des Nebennierenmarks dagegen, in denen die N-Methyl-Transferase vorhanden ist, wird aus Noradrenalin durch Methylierung am Stickstoff *Adrenalin* gebildet.

Der geschwindigkeitsbestimmende Schritt in der Synthesekette ist die Aktivität der Tyrosin-Hydroxylase. Wird vermehrt Noradrenalin freigesetzt, nimmt auch die Aktivität dieses Enzyms zu, sinkt dagegen die Noradrenalin-Freisetzung, wird auch die Enzymaktivität erniedrigt.

Die *neuronale Speicherung von Noradrenalin* erfolgt mittels eines *Amin-Carriers* und einer *Protonenpumpe* (Mg^{2+}-abhängigen ATPase), die unter ATP-Verbrauch eine hohe intravesikuläre Protonenkonzentration aufrechterhält und dadurch im Speichergranulum zu einer Protonierung von Noradrenalin führt (vgl. auch S. 296).

Kommt es zu einer Depolarisation der Axoplasmamembran, wird Nordrenalin – in der Regel mit einem Kotransmitter (ATP, Neuropeptid Y, s. S. 128) – Ca^{2+}-abhängig exozytotisch durch Verschmelzung von Vesikeln mit der Axoplasmamembran und Aus-

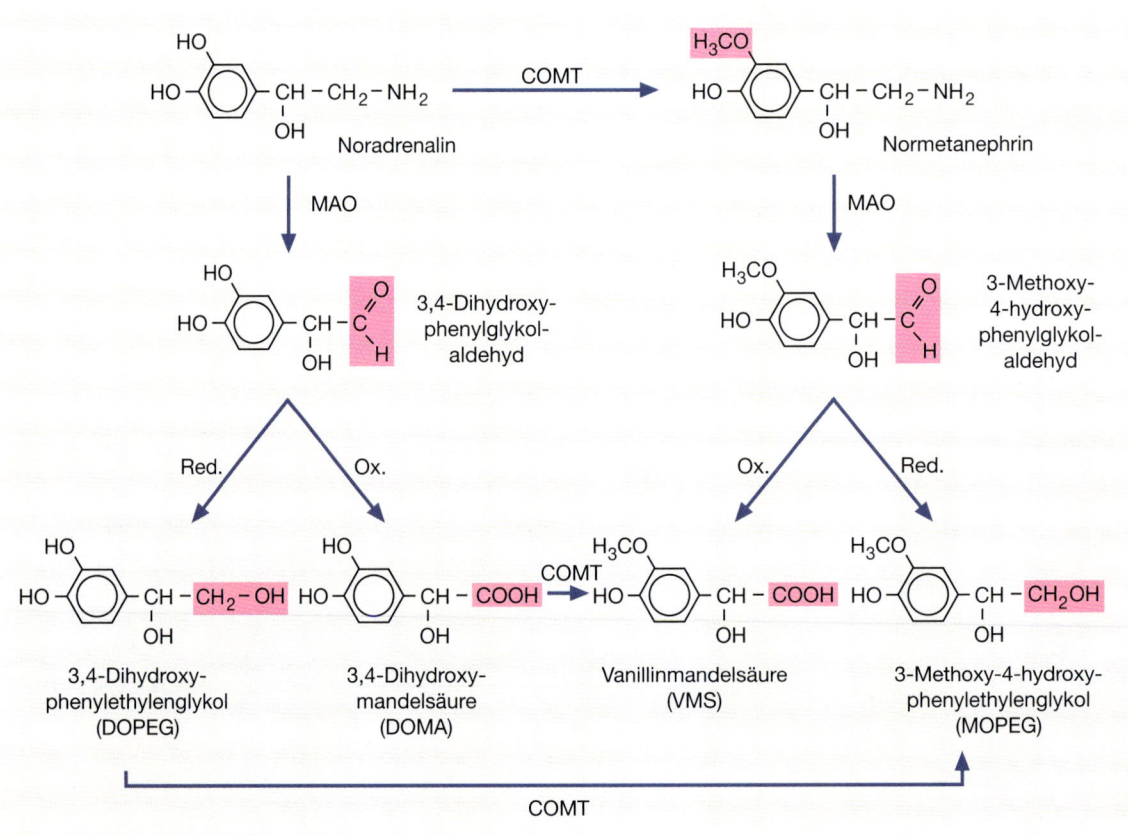

Abb. B 1–57. Abbau von Noradrenalin

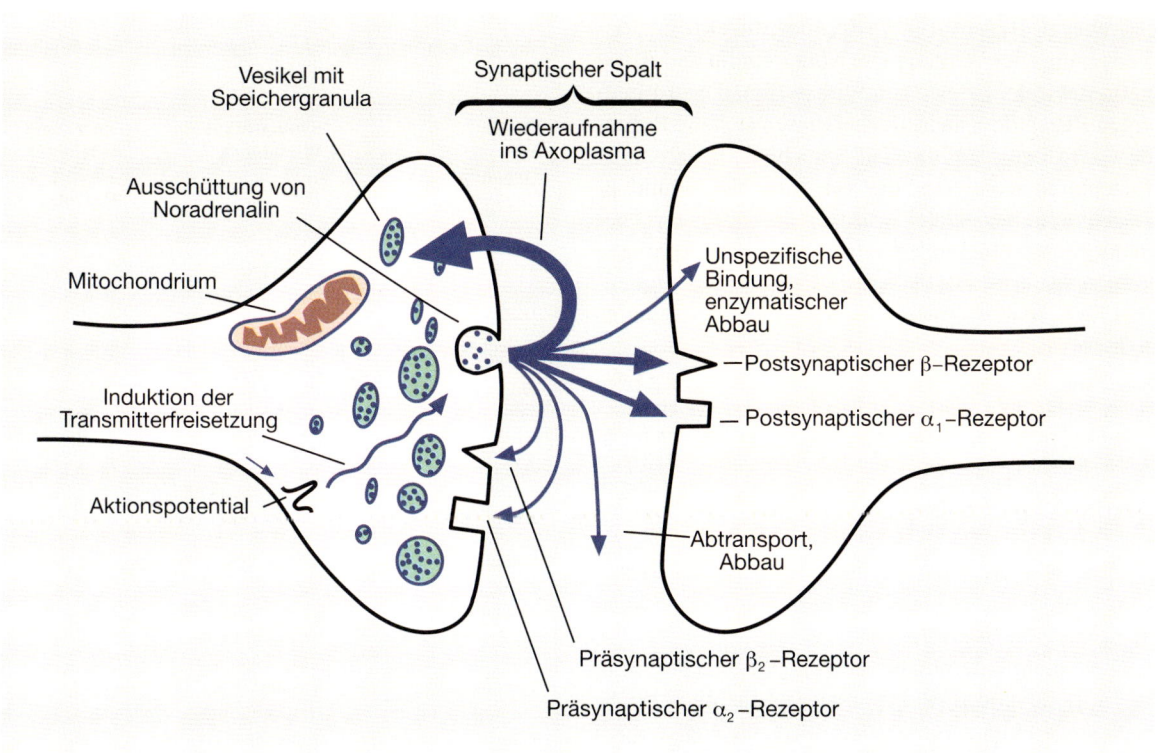

Abb. B 1–58. Erregungsübertragung an einer adrenergen Synapse (nach Scheler)

stoßung des Vesikelinhalts in den synaptischen Spalt *abgegeben* (Abb. B 1–58). Ein Teil davon löst eine Erregung *postsynaptischer* Rezeptoren im Erfolgsorgan – und damit die eigentliche Wirkung – aus, ein anderer Teil erregt *präsynaptische* sympathische Rezeptoren und beeinflußt damit im Sinne eines Feedback-Mechanismus die Neurotransmitterfreisetzung (s. u.). Ein erheblicher Teil wird bereits vor Erreichen der Rezeptoren rückresorbiert.

Wiederaufnahme und Abbau von Noradrenalin. Die sehr rasche Inaktivierung der freigesetzten Überträgersubstanz erfolgt

☐ vorwiegend (zu ca. 90%) durch *Wiederaufnahme in das Axoplasma,*

☐ durch *extraneuronale Aufnahme in Zellen im Synapsenbereich und nachfolgende Methylierung* der meta-ständigen phenolischen OH-Gruppe mittels Catecholamin-O-Methyl-Transferase (COMT) sowie

☐ durch *oxidative Desaminierung* zu dem entsprechenden Aldehyd mittels Monoaminoxidase (MAO) und nachfolgende Reduktion oder Oxidation zum Alkohol oder zur Säure (vgl. Abb. B 1–57).

Nur sehr geringe Mengen des in den synaptischen Spalt abgegebenen Noradrenalins gelangen in die Blutbahn, wodurch die Wirkung lokal begrenzt bleibt.

Der Abbau durch COMT zu dem bereits pharmakologisch unwirksamen Normetanephrin findet *extraneuronal* im Synapsenbereich, ferner in der Leber statt. Normetanephrin kann dann – über den Aldehyd – weiter zu Vanillinmandelsäure oder 3-Methoxy-4-hydroxy-phenylethylenglykol metabolisiert werden.

Die oxidative Desaminierung durch die MAO läuft in den Mitochondrien ab, und zwar vor allem in den Mitochondrien der Nervenendigungen, daneben in denen der Zellen im Synapsenbereich und der Leber. Da die Substanzen dabei aber zuerst die Mitochondrienmembran überwinden müssen, erfolgen diese Reaktionen langsamer als die O-Methylierung.

Die gebildeten *Metaboliten* werden in die *Blutbahn* abgegeben und vorwiegend *renal ausgeschieden.* Die Menge der im Urin ausgeschiedenen Catecholamine und ihrer Metaboliten läßt Aussagen über die Aktivität des sympathischen Systems sowie diagnostische Rückschlüsse auf bestimmte Erkrankungen zu, die mit einer erhöhten oder erniedrigten sympathischen Aktivität einhergehen.

Adrenerge Rezeptoren (Adrenozeptoren). Für das Verständnis der Wirkung von Noradrenalin und Adrenalin sowie der Effekte von Wirkstoffen, die an adrenergen Rezeptoren angreifen, erwiesen sich die Befunde von Ahlquist (1948), daß verschiedene adrenerge Rezeptoren existieren, die von ihm als α- und β-Rezeptoren bezeichnet wurden, als besonders bedeutsam. Nachfolgende pharmakologische Prüfungen von Lands ergaben, daß beide Rezeptortypen nochmals in α_1- und α_2- sowie β_1- und β_2-Rezeptoren unterteilt werden können.

Doch war auch diese Unterteilung der adrenergen Rezeptoren noch nicht endgültig: Molekularbiologische Untersuchungen ergaben, daß von den α_1- und α_2-Rezeptoren nochmals Subtypen existieren, außerdem wurde ein β_3-Rezeptor nachgewiesen. Diese neuentdeckten Rezeptoren sind derzeit jedoch nur von theoretischem Interesse, da sich hieraus noch keine neuen therapeutischen Konsequenzen ergaben.

In Tab. B 1–39 sind die durch eine Sympathikus-Stimulation über α- und β-Rezeptoren ausgelösten Wirkungen zusammengestellt.

Die Untergliederung der adrenergen Rezeptoren in α_1-, α_2,- β_1- und β_2-Rezeptoren war für die Arzneimittelentwicklung von großem Wert. Gelang es doch aufgrund dieser Erkenntnisse, Arzneistoffe zu entwickeln, die selektiver als frühere Verbindungen (s.u.) bestimmte adrenerge Rezeptoren erregen bzw. blockieren und daher weniger unerwünschte Wirkungen hervorrufen. In Tab. B 1–40 ist die relative Rezeptorselektivität einiger Adrenozeptor-Agonisten und -Antagonisten dargestellt. Darüber hinaus wurde gefunden, daß der *Wirkungsmechanismus* von Substanzen, die an adrenergen Rezeptoren angreifen, an den verschiedenen Subtypen unterschiedlich ist:

☐ Die Stimulation von *β-Rezeptoren* bewirkt – vermittelt über ein stimulierendes G-Protein – eine *Aktivierung* der *Adenylatcyclase* und damit die vermehrte Bildung von cAMP, das als *second messenger* die Folgereaktionen induziert (s.u.). Am Herzen kommt es, *β1-Rezeptor-vermittelt,* durch Phosphorylierung spannungsabhängiger Calciumkanäle zu einem verstärkten Einstrom von Calciumionen in die Zelle und damit zu einer *Erhöhung der intrazellulären Ca²⁺-Konzentration.* Außerdem nimmt die Ca²⁺-Aufnahme in das sarkoplasmatische Retikulum zu und der Ca²⁺-Efflux nimmt ab. An der *glatten Muskulatur* wird dagegen über β2-Rezeptoren durch Steigerung des Auswärtstransportes und der Speicherung im sarkoplasmatischen Retikulum die *Konzentration an freien intrazellulären Calciumionen herabgesetzt.*

☐ Die Erregung von *α-Rezeptoren* führt an glatten Muskeln dagegen zur *Erhöhung* der intrazellulären

Tab. B 1–39. Effekte der Sympathikus-Aktivierung an verschiedenen Organen (modifiziert nach Goodman u. Gilman)

Organ oder Organsystem	Sympathikus-Wirkungen	Vorrangig beteiligter adrenerger Rezeptor
Auge		
M. dilator pupillae	Mydriasis	α_1
M. sphincter pupillae	Ø	
Ziliarmuskel	Ø	
Tränendrüse	Ø	
Herz		
Sinusknoten	Herzfrequenz ↑	β_1
Vorhofmuskulatur	Kontraktilität ↑	β_1
AV-Knoten	Überleitungsgeschwindigkeit ↑	β_1
Kammermyokard	Kontraktilität ↑	β_1
Gefäße		
Haut, Schleimhaut	Vasokonstriktion	α_1
Skelettmuskel	Vasokonstriktion	α_1
	Vasodilatation	β_2
Abdominalbereich	Vasokonstriktion	α_1
Herzkranzgefäße	Vasokonstriktion	α_1
	Vasodilatation	β_2
Gehirn	Vasokonstriktion	α_1
Genitale	Ø	
Niere	Vasokonstriktion	α_1
Venen	Vasokonstriktion	α_1
Magen-Darm-Trakt		
Speicheldrüsen	schwache muköse Sekretion	α_1
Verdauungsdrüsen	Amylaseaktivierung ↑	β_1
Gallenwege	Erschlaffung	β_2
Motilität/Tonus	Abnahme	α_2, β_2
Sphinkteren	Kontraktion	α_1
Pankreas		
endokrin	Insulinsekretion ↓	α_2
	Insulinsekretion ↑	β_2
Bronchialsystem		
Muskulatur	Erschlaffung	β_2
Drüsen	?	β_2
Haut		
Schweißdrüsen	Sekretion	cholinerg!
Niere und Harnwege		
Reninsekretion	Steigerung	β_1
Blasenwandmuskulatur	Erschlaffung	β_2
innerer Schließmuskel	Kontraktion	α_1
Genitalorgane		
Uterus	Kontraktion	α_1
	Erschlaffung	β_2
Stoffwechsel		
Leber	Glykogenolyse ↑	β_2
	Gluconeogenese ↑	β_2
Fettzellen	Lipolyse ↑	β_2
Skelettmuskel	Glykogenolyse ↑	β_2
Ø kein Effekt		

Tab. B 1–40. Relative Rezeptorselektivität von Adreno-zeptor-Agonisten und- Antagonisten

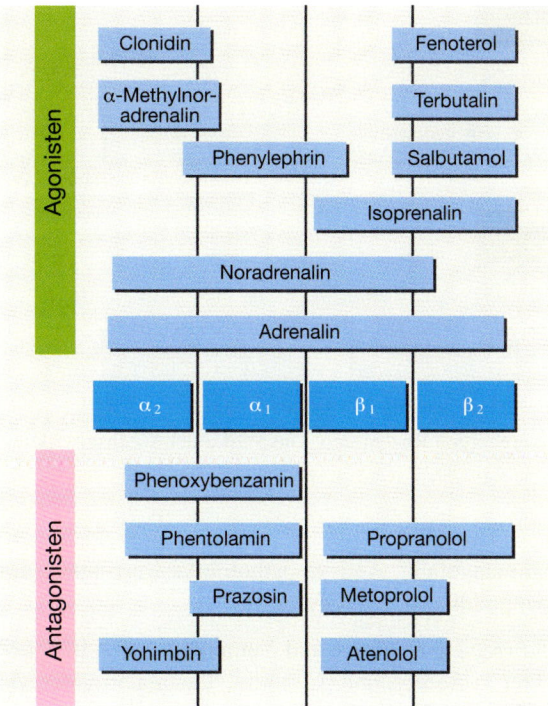

Calciumionen-Konzentration. Und zwar werden durch *Erregung von α_1-Rezeptoren* infolge einer G_S-Protein-vermittelten Aktivierung von Phospholipase C vermehrt Inositoltriphosphat und Diacylglycerol als second messengers gebildet. Dadurch werden Calciumionen aus dem sarkoplasmatischen Retikulum freigesetzt bzw. ihre Speicherung unterdrückt.

Aktivierung von α_2-Rezeptoren bewirkt – ebenfalls G-Protein-vermittelt – eine Öffnung von Calcium-kanälen und damit einen gesteigerten (durch Calciumkanalblocker, s. S. 471 ff., hemmbaren) Influx von Calciumionen aus dem Extrazellularraum in den Intrazellularraum.

Zusätzlich wird die intrazelluläre Calciumionen-konzentration durch eine α_2-Rezeptor-Stimulation auf folgende Weise erhöht: Bei zahlreichen Zellen führt eine Erregung von α_2-Rezeptoren zu einer Aktivierung des Na^+/H^+-Austauschers und damit zu einem verstärkten Auswärtstransport von Protonen und einem gesteigerten Einwärtstransport von Natriumionen. Durch die so erhöhte intrazelluläre Natriumionenkonzentration wird der Na^+/Ca^{2+}-Austauscher aktiviert und dadurch der Ca^{2+}-Einstrom in die Zelle erhöht.

Präsynaptische Adrenozeptoren. Wie in der Einleitung zu Kapitel B 1 erwähnt, existieren an den Synapsen neben postsynaptischen auch *präsynaptische* Rezeptoren, deren Erregung die Neurotransmitterfreisetzung beeinflußt. An sympathischen Nerven wird durch eine *Erregung präsynaptischer α_2-Rezeptoren die Noradrenalinfreisetzung gehemmt.* Dieser Mechanismus dient der Feinregulierung bei der Übertragung sympathischer Impulse und der Verhinderung einer Überstimulation. Andererseits *fördert die Erregung präsynaptischer β_2-Rezeptoren den Noradrenalin-Release.* Wegen der verhältnismäßig geringen Wirkung von Noradrenalin an β-Rezeptoren (s.u.) scheint jedoch dieser Effekt physiologisch nicht von großer Bedeutung zu sein.

Angriffsorte und Einteilung der am Sympathikus angreifenden Wirkstoffe. Dem morphologischen Aufbau und der sympathischen Erregungsübertra-

Tab. B 1–41. Wirkorte von Pharmaka, die den Sympathikus beeinflussen

Sympathikus erregend	Angriffsort	Sympathikus hemmend	
Zentral wirksame (indirekte) Sympathomimetika	Zentralnervensystem	α_2-Agonisten, Reserpin	Antisympathotonika
Acetylcholin, Nicotin (in niedrigen Dosen)	Sympathische Ganglien	Ganglienblocker, Nicotin (in hohen Dosen)	
Indirekte Sympathomimetika	Sympathische Nervenendigung	α_2-Agonisten, Guanethidin, Reserpin	
Adrenozeptor-Agonisten	Adrenerge Rezeptoren	Adrenozeptor-Antagonisten	

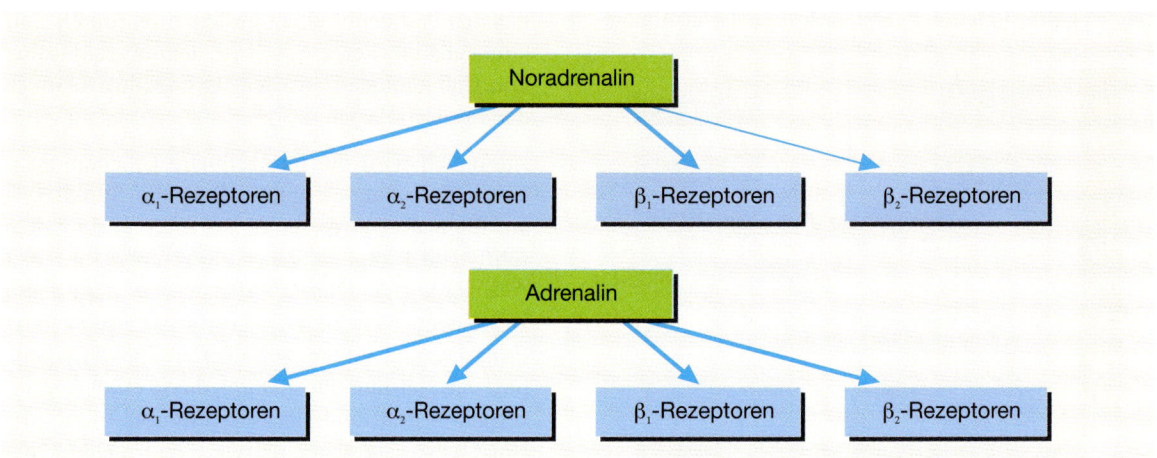

Abb. B 1–59. Reaktionen von Noradrenalin und Adrenalin mit adrenergen Rezeptoren. Die Stärke der Wechselwirkung ist durch die Dicke der Pfeile angedeutet

gung entsprechend ist eine medikamentöse Beeinflussung des sympathischen Nervensystems an verschiedenen Stellen möglich. In Tab. B 1–41 sind die Angriffsorte der am Sympathikus angreifenden Pharmaka sowie die daraus resultierenden Wirkstoffgruppen angegeben.

Adrenozeptor-Agonisten (direkte Sympathomimetika) *erregen* wie Noradrenalin und Adrenalin *adrenerge Rezeptoren* (Adrenozeptoren). Je nachdem, an welchen Rezeptoren die Substanzen angreifen, unterscheidet man zwischen

☐ *α-Adrenozeptor-Agonisten* (α-Agonisten, α-Sympathomimetika) und

☐ *β-Adrenozeptor-Agonisten* (β-Agonisten, β-Sympathomimetika).

Indirekte Sympathomimetika setzen Noradrenalin aus den Speichern *frei* und/oder *hemmen kompetitiv die Wiederaufnahme von Noradrenalin* aus dem synaptischen Spalt ins Axoplasma.

Adrenozeptor-Antagonisten (Adrenozeptorenblocker, Sympatholytika) *blockieren adrenerge Rezeptoren:*

☐ *α-Adrenozeptor-Antagonisten* (α-Adrenozeptorenblocker, α-Rezeptorenblocker, α-Blocker, α-Sympatholytika) die α-Adrenozeptoren,

☐ *β-Adrenozeptor-Antagonisten* (β-Adrenozeptorenblocker, β-Rezeptorenblocker, β-Blocker, β-Sympatholytika) die β-Adrenozeptoren.

Unter dem Begriff *Antisympathotonika* werden unterschiedliche, den Sympathikus hemmende Stoffe bzw. Stoffgruppen mit verschiedenen Angriffsorten zusammengefaßt. Antisympathotonika verringern die Sympathikusaktivität durch

☐ *Erregung zentraler* und – untergeordnet – peripherer *α-Rezeptoren* (Clonidin, Guanfacin, Methyldopa),

☐ *Hemmung der ganglionären Rezeptoren* (Ganglienblocker),

☐ *Blockade des aktiven Transports* aus dem Axoplasma in die Speicher (Reserpin) oder

☐ *Verhinderung der Noradrenalin-Freisetzung* durch Stabilisierung der Axoplasmamembran (Guanethidin).

1.13.1 Noradrenalin und Adrenalin

Die pharmakologischen Wirkungen von Noradrenalin und Adrenalin sind ähnlich, aber nicht identisch. Die Wirkungsunterschiede ergeben sich daraus, daß

☐ Noradrenalin stärker mit α- und β_1-Rezeptoren,

☐ Adrenalin dagegen mit allen adrenergen Rezeptoren annähernd gleich reagiert (Abb. B 1–59).

Die Methylierung des Aminostickstoffs von Noradrenalin erhöht die Affinität zu den β-Rezeptoren. Durch Einführung eines größeren Alkylrestes kann diese noch weiter gesteigert werden, während die Affinität zu den α-Rezeptoren abnimmt.

Noradrenalinwirkungen. *Noradrenalin* (Levarterenol, Norepinephrin; Arterenol®) erhöht durch eine allgemeine Vasokonstriktion – mit Ausnahme der Koronararterien – den *systolischen und diastolischen*

Blutdruck. Während am isolierten Organ die Herzfrequenz und das Herzminutenvolumen durch Noradrenalin ebenfalls zunehmen, tritt in vivo Bradykardie auf. Dieser zunächst überraschende Befund ist dadurch zu erklären, daß die Blutdruckerhöhung *reflektorisch* über Pressorezeptoren zu einer *parasympathischen Gegenregulation* über den Nervus vagus am Herzen führt. Schaltet man durch Gabe eines Parasympatholytikums, z.B. Atropin, diese Gegenregulation aus, werden auch in vivo die Herzfrequenz und das Herzzeitvolumen durch Noradrenalin gesteigert.

Da Noradrenalin nur eine schwache β-sympathomimetische Wirkung auf die β_2-Rezeptoren der glatten Muskulatur besitzt, ist seine erschlaffende Wirkung auf die Darm- und Bronchialmuskulatur nur wenig ausgeprägt. Auch die Erhöhung des Blutzuckerspiegels ist gering.

Adrenalinwirkungen. *Adrenalin* (Epinephrin; Suprarenin®) *kontrahiert in niedrigen,* im physiologischen Bereich liegenden *Dosen die Gefäße* der *Haut,* der *Schleimhaut* und der *Baucheingeweide,* erweitert dagegen die *Gefäße der Skelettmuskulatur* und des *Herzens.*

Die *Nierendurchblutung* nimmt wegen der Verengung der Vasa efferentia zwar ab, doch wird die Menge des Glomerulusfiltrats trotzdem nicht verringert, da die Vasa afferentia nahezu unbeeinflußt bleiben (s. S. 560). Auch die *Gehirndurchblutung* wird nur wenig verändert. Da insgesamt gesehen der periphere Widerstand durch Stimulation von β_2-Rezeptoren abnimmt, *sinkt* der *diastolische Blutdruck. Dagegen steigt der systolische Blutdruck* infolge der Erhöhung des Herzzeitvolumens durch die Erregung von β_1-Rezeptoren (s.u.).

Die physiologische Bedeutung von Adrenalin – in bezug auf den Kreislauf – ist somit die *Regulation der Blutverteilung,* während Noradrenalin für die Aufrechterhaltung des Gefäßtonus und gegebenenfalls dessen Erhöhung verantwortlich ist.

In *hohen,* nicht mehr physiologischen Dosen überwiegt auch bei Adrenalin die α-sympathomimetische Wirkung: Durch Kontraktion *aller* Gefäße steigt der periphere Widerstand und damit sowohl der systolische als auch der diastolische Blutdruck.

Am *Herzen* wirkt Adrenalin *herzkraft-* und *frequenzsteigernd* (positiv inotrop und chronotrop). Das Herzzeitvolumen nimmt zu. Solange der mittlere Blutdruck (Mittelwert zwischen systolischem und diastolischem Druck) nicht ansteigt, wird keine reflektorische parasympathische Gegenregulation ausgelöst. Zu dieser kommt es erst dann, wenn nach *höheren* Adre-

nalingaben der Blutdruck stark zunimmt. Größere Adrenalindosen fördern außerdem die *heterotope* Reizbildung (s. S. 456). Als Folge davon können *Extrasystolen,* u.U. sogar (z.B. bei Hypokaliämie, Hypercalciämie, Sauerstoffmangel oder Halothannarkosen) *Kammerflimmern* auftreten. Bei der Anwendung von Adrenalin ist ferner zu berücksichtigen, daß es den *Sauerstoffverbrauch erhöht* und daher trotz der Erweiterung der Koronararterien einen Angina-pectoris-Anfall hervorrufen kann (s. S. 465).

Auf die *glatte Muskulatur* des *Darmes* und der Bronchien wirkt Adrenalin erschlaffend: Die Peristaltik wird verringert, die Sauerstoffaufnahme verbessert.

Die *pupillenerweiternde* Wirkung ist beim Gesunden – im Gegensatz zu Hyperthyreotikern und Diabetikern – wenig ausgeprägt.

Adrenalin kann die *Blut-Hirn-Schranke nicht passieren.* Die nach Adrenalingaben beobachteten *zentralen Wirkungen* (z.B. Angstzustände) sind somit *rein reflektorisch.*

Die im Gehirn vorkommenden Catecholamine, denen eine Überträgerfunktion zukommt, werden nicht aus der Blutbahn aufgenommen, sondern im Gehirn selbst synthetisiert.

In den *Stoffwechsel* greift Adrenalin dadurch ein, daß es durch Erregung von β-Adrenozeptoren, wie oben beschrieben, die *Adenylatcyclase* aktiviert. Das unter der Einwirkung dieses Enzyms aus ATP gebildete cAMP aktiviert seinerseits die Proteinkinase A, die die Bildung einer aktiven *Leber-* und *Muskelphosphorylase* aus inaktiven Vorstufen auslöst. Durch die Phosphorylasen wird der Abbau von *Glykogen* zu *Glucose-1-phosphat* in der Leber und der Skelettmuskulatur katalysiert (Abb. B 1–60).

In der *Leber* entsteht – über Glucose-6-phosphat – durch Dephosphorylierung *Glucose,* die an das Blut abgegeben wird: Der Blutzuckerspiegel steigt. Im *Skelettmuskel,* dem die Glucose-6-phosphatase fehlt, wird Glucose-l-phosphat nach Isomerisierung zu Glucose-6-phosphat und Fructose-6-phosphat glykolytisch gespalten. Als Endprodukt der Glykolyse erscheint vermehrt Milchsäure im Blut.

Die *lipolytische* Wirkung von Adrenalin beruht ebenfalls auf der Aktivierung der Adenylatcyclase und damit der Bildung von cAMP. Dieses aktiviert eine Lipase des Fettgewebes, wodurch der Gehalt des Blutes an freien Fettsäuren zunimmt.

Adrenalinumkehr. Injiziert man einem Versuchstier Adrenalin, so tritt eine kurzfristige Blutdrucksteigerung ein. Gibt man aber kurz *vor* der Adrenalininjektion einen α-Adrenozeptorenblocker, so wirkt Adrenalin *nicht mehr* blutdrucksteigernd, sondern blutdrucksenkend. Dieser als *Adrenalinumkehr* bezeichnete Effekt ist folgendermaßen zu deuten: Die blutdrucksteigernde Wirkung von Adrenalin ist

Nervensystem

B1

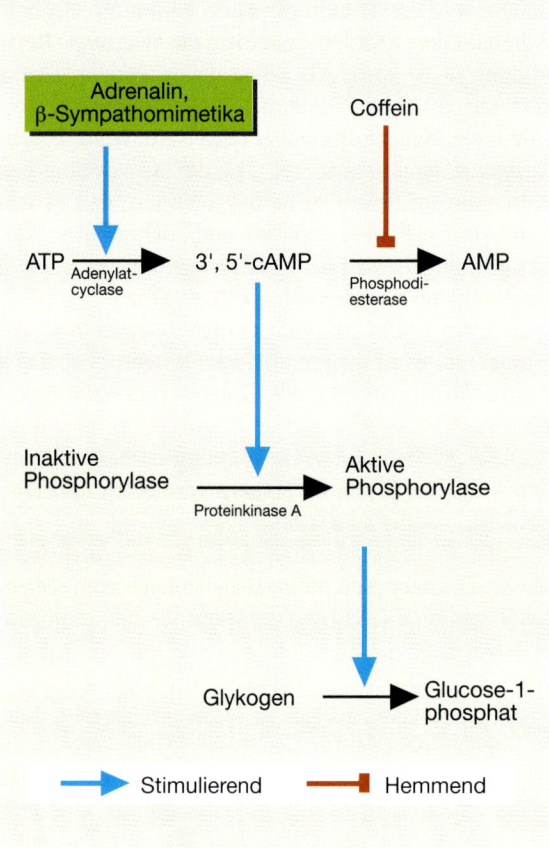

Abb. B 1–60. Beeinflussung des Kohlenhydratstoffwechsels durch Adrenalin- und β–Sympathomimetika

die *Resultante* aus der Gefäßkontraktion durch α-Rezeptorenerregung und der Gefäßerweiterung durch β-Rezeptorenerregung. Blockiert man mit Hilfe eines α-Adrenozeptorenblockers die *a*-Rezeptoren, dann wird die nunmehr *alleinige* Erregung der β-Rezeptoren im Blutdruckabfall sichtbar.

Indikationen. *Noradrenalin* ist aufgrund seiner vasokonstriktorischen Wirkung indiziert

☐ lokal bei diffusen Blutungen,

☐ als Zusatz zu Lokalanästhetika (s. S. 226 ff.) und

☐ bei verschiedenen Schockformen, insbesondere beim neurogenen Schock (s. S. 493).

Bei der letztgenannten Indikation ist eine Dauertropfinfusion (0,01 – 0,02 mg/min) am geeignetsten, da nach einer Injektion die Blutdruckerhöhung nur wenige Minuten anhält. (Nach oraler Applikation ist Noradrenalin wegen eines hohen First-pass-Effekts nahezu unwirksam.)

Adrenalin wird ebenfalls als Zusatz zu Lokalanästhetika, ferner bei anaphylaktischem Schock und Adams-Stokes-Anfällen verwendet.

Bei *Herzstillstand* erfolgt die *Injektion von Adrenalin intravenös* oder *intratracheal* (nicht mehr intrakardial!) *stets nach den primären Maßnahmen der künstlichen Beatmung und der Herzmassage und ohne deren Unterbrechung.*

Nebenwirkungen und Kontraindikationen. Als Nebenwirkungen können Angstzustände, Schwächegefühl und Tremor sowie vor allem kardiale Störungen in Form von Arrhythmien und Angina-pectoris-Anfällen auftreten. Besonders empfindlich sind Patienten mit Hyperthyreose. Bei diesen sind Noradrenalin und Adrenalin ebenso kontraindiziert wie bei Koronar- und Zerebralsklerose, schwerer Hypertonie, Narkosen mit halogenierten Kohlenwasserstoffen oder Ethern sowie nach Digitalisierung (vgl. auch Sensibilisierung gegen Catecholamine S. 235).

1.13.2 Dopamin

Dopamin, das vor allem in der Schocktherapie eingesetzt wird, wird unter B 3.2.8 besprochen.

1.13.3 Adrenozeptor-Agonisten (direkte Sympathomimetika)

Unter Adrenozeptor-Agonisten (direkten Sympathomimetika) versteht man, wie oben bereits beschrieben, Substanzen, die durch direkte Erregung von adrenergen Rezeptoren ähnliche Wirkungen wie die Stimulation sympathischer Nerven bzw. wie Noradrenalin und/oder Adrenalin hervorrufen.

Struktur-Wirkungs-Beziehungen. Ausgehend von Noradrenalin bzw. Adrenalin wurden zahlreiche synthetische Sympathomimetika entwickelt und dabei folgende Beziehungen zwischen der chemischen Struktur und der pharmakologischen Wirkung gefunden:

☐ Der Phenylrest ist für die Wirkungsqualität nicht essentiell, sondern kann z.B. durch verschiedene heterocyclische Ringe ausgetauscht werden;

☐ Verzweigung der Seitenkette im Phenylethylamin-Gerüst, Dehydrierung der sekundären alkoholischen Hydroxylgruppe und Methylierung des aromatischen Kernes schwächen die Wirkung ab;

☐ Verlust von phenolischen Hydroxylgruppen verbessert die orale Wirksamkeit, verringert die peripheren und erhöht die zentralen Wirkungen;

☐ Kettenverlängerung des Substituenten am Aminostickstoff erhöht – wie bereits oben erwähnt – die Affinität zu den β-Rezeptoren, während die Affinität zu den α-Rezeptoren abnimmt. Durch Einführung geeigneter Substituenten, z.B. eines Tertiär-butyl-Restes, erhält man Substanzen mit vorwiegend β_2-sympathomimetischer Wirkung;

☐ die physiologisch vorkommenden R-(–)-Enantiomere sind ca. 20 – 50mal stärker wirksam als die S-(+)-Formen.

1.13.3.1 α-Adrenozeptor-Agonisten
(direkte Sympathomimetika mit vorwiegend α-sympathomimetischer Wirkung)

α-Adrenozeptor-Agonisten (α-Sympathomimetika) erregen sympathische α-Rezeptoren. Sie werden zur systemischen oder lokalen *Vasokonstriktion* eingesetzt.

(Die derzeit im Handel befindlichen Stoffe stimulieren sowohl α_1- als auch α_2-Adrenozeptoren).

Systemisch verwendete α-Adrenozeptor-Agonisten. Bei den Substanzen dieses Typs handelt es sich um *Phenylethanolamin-Derivate,* die zur Behandlung *hypotoner Blutdruckstörungen* (s. S. 493) dienen. Da Noradrenalin und Adrenalin bei oraler Applikation unwirksam und bei parenteraler Gabe nur kurz wirksam sind, wurde nach synthetischen Abwandlungsprodukten gesucht, die diese Nachteile nicht aufweisen. Nur ein Teil der in Tab. B 1–42 zusammengestellten Substanzen erfüllt jedoch diese Forderungen.

Norfenefrin unterscheidet sich von Noradrenalin nur dadurch, daß eine phenolische Hydroxylgruppe am aromatischen Ring fehlt. In gleicher Weise wie Noradrenalin erhöht es den peripheren Gefäßwiderstand und damit den systolischen und diastolischen Blutdruck. Die Herzfrequenz nimmt aufgrund der parasympathischen Gegenregulation eher ab als zu. Grundumsatz und Blutzuckerspiegel werden nur unwesentlich beeinflußt. Bei oraler Applikation beträgt die Bioverfügbarkeit nur etwa 20 – 25%, die Wirkung ist unsicher.

Auch *Oxedrin* ist bei oraler Applikation in den üblichen therapeutischen Dosen (100 – 150 mg) nur zu etwa 25% bioverfügbar.

Midodrin ist ein Prodrug, das erst im Organismus durch Amidspaltung in die eigentliche Wirkform überführt wird.

Neben der Art des Wirkstoffs ist bei den systemisch wirkenden α-Sympathomimetika die *galenische Zubereitung* von großer Bedeutung. Mittels geeigneter Depotpräparate kann beispielsweise erreicht werden, daß die Wirkung weniger brüsk einsetzt und länger anhält (s. S. 14).

Als *Nebenwirkungen* können bei dieser Substanzgruppe Herzklopfen, ventrikuläre Rhythmusstörungen und pektanginöse Beschwerden sowie vor allem bei intravenöser Applikation Miktionsstörungen durch Stimulation des Blasensphinkters auftreten.

Bei Patienten mit Hyperthyreose, Phäochromozy-

tom sowie benigner Prostatahyperplasie mit Restharnbildung sind α-Sympathomimetika *kontraindiziert.*

α-Sympathomimetika zur lokalen Anwendung. *Phenylephrin* und einige in 2-Stellung substituierte *Imidazoline* (Tab. B 1–42, II) werden *lokal zur Schleimhautabschwellung* bei unspezifischer und allergischer Konjunktivitis, Sinusitis und Nasopharyngitis verwendet.

Bei Säuglingen und Kleinkindern dürfen diese Mittel nur in Form besonders stark verdünnter Tropfen, nicht dagegen als Spray gegeben werden, da sonst u.U. Atemstörungen und komatöse Zustände infolge *Resorption* auftreten können. Eine vorsichtige Dosierung ist auch bei empfindlichen Patienten (z.B. Hyperthyreotikern und Hypertonikern) wegen der Gefahr systemischer Nebenwirkungen (s.o.) geboten.

1.13.3.2 α, β-Adrenozeptor-Agonisten
(direkte Sympathomimetika mit α- und β-sympathomimetischer Wirkung)

Eine Reihe N-substituierter synthetischer Noradrenalin-Derivate stimuliert sowohl α- als auch β-Adrenozeptoren. Wirkstoffe aus dieser Gruppe sind *Etilefrin* (Circupon® RR, Effortil®, Eti-Puren®) und *Oxilofrin* (Carnigen®). Auch bei oraler Applikation wirken sie anhaltend blutdrucksteigernd (Bioverfügbarkeit ca. 50%). Die Blutdrucksteigerung ist neben der durch

Etilefrin
(Circupon® RR, Effortil®, Eti-Puren®)

Oxilofrin (Carnigen®)

Tab. B 1–42. α-Sympathomimetika

Strukturformel	Internationaler Freiname	Handelspräparat (Eingetragenes Warenzeichen)
I. Systemisch verwendete α-Sympathomimetika		
	Norfenefrin	Esbuphon, Norfenefrin-ratiopharm, Novadral, Stagural
	Oxedrin	Sympatol
	Midodrin	Gutron
II. α-Sympathomimetika zur lokalen Anwendung		
	Phenylephrin	Visadron, Vistosan
	Naphazolin	Piniol, Privin, Rhinex S, Vistalbalon
	Tramazolin	Biciron, Ellatun, Rhinospray
	Tetryzolin	Rhinopront, Tyzine, Yxin
	Fenoxazolin	Aturgyl
	Xylometazolin	Balkis, Nasentropfen-ratiopharm, Olynth, Otriven, schnupfen endrine
	Oxymetazolin	Nasivin

α-Adrenozeptorstimulation bedingten Vasokonstriktion auf die positiv inotrope und chronotrope Wirkung am Herzen infolge des β-adrenergen Effekts zurückzuführen.

Die *Einzeldosis* beträgt von Etilefrin 5 – 10 mg, von Oxilofrin 16 mg.

Die *Nebenwirkungen* und *Kontraindikationen* entsprechen denen der unter 1.13.3.1 besprochenen Substanzen.

1.13.3.3 β-Adrenozeptor-Agonisten
(direkte Sympathomimetika mit vorwiegend β-sympathomimetischer Wirkung)

Wie auf S. 274 beschrieben, führt eine Erregung der β₁-Rezeptoren des Herzens zu einer Steigerung der

Herzfrequenz, einer Erhöhung der Kontraktionskraft und einer Zunahme der Erregungsleitungsgeschwindigkeit. Eine Stimulation der β₂-Rezeptoren bewirkt eine Erschlaffung der Bronchial- und Uterusmuskulatur sowie eine Gefäßerweiterung. β-Sympathomimetika können daher bei

☐ *Bradykardien und Überleitungsstörungen* (s. S. 456 ff.) sowie als

☐ *Broncholytika* (s. S. 515 f.),

☐ *Tokolytika* (s. S. 378) und

☐ *Vasodilatantien*

eingesetzt werden. Eine weitere Indikation ist die lokale Anwendung bei Pruritus.

β-Adrenozeptor-Agonisten mit annähernd gleicher β₁- und β₂-Wirkung. Die ersten in den Handel gekom-

Tab. B 1–43. β-Sympathomimetika

Strukturformel	Internationaler Freiname	Handelspräparat (Eingetragenes Warenzeichen)
I. Substanzen mit gleich starker Wirkung an β₁- und β₂-Rezeptoren		
	Isoprenalin	Bellasthman Medihaler, Ingelan Gel, Novodrin-Dosieraerosol
	Orciprenalin	Alupent
II. Substanzen mit vorwiegendem Angriff an β₂-Rezeptoren		
	Salbutamol	Apsomol, Loftan, Broncho Spray, Salbulair, Sultanol, Volmac
	Pirbuterol	Zeisin
	Carbuterol	Pirem

Tab. B 1–43. β-Sympathomimetika (Fortsetzung)

Strukturformel	Internationaler Freiname	Handelspräparat (Eingetragenes Warenzeichen)
	Terbutalin	Aerodur, Asthmo-Kranit Mono, Asthmoprotect retard, Bricanyl, Contimit, Terbul
	Fenoterol	Berotec, Partusisten
	Tulobuterol	Atenos, Brelomax
	Clenbuterol	Spiropent
	Reproterol	Bronchospasmin
	Hexoprenalin	Etoscol, Tokolysan
	Ritodrin	Pre-par
	Isoxsuprin	Duvadilan

menen β-Sympathomimetika erregen die β₁- und β₂-Rezeptoren annähernd gleich stark.

Der Prototyp dieser Substanzen ist *Isoprenalin* (Tab. B 1–43). Wegen rascher O-Methylierung ist es nur kurz wirksam. Bei dem Analogpräparat *Orciprenalin* konnte durch die Verschiebung der phenolischen OH-Gruppe aus der 4-Stellung in die 5-Position eine längere Wirkungsdauer erreicht werden.

Durch den Verlust der Catecholstruktur ist die Affinität zu den abbauenden Enzymen herabgesetzt, daher nimmt die Wirkungsdauer zu.

Als *Nebenwirkungen* können Herzrhythmusstörungen, Angina-pectoris-Anfälle, Übelkeit, Schwächegefühl und übermäßige Schweißproduktion auftreten.

Wie bei Adrenalin ist die systemische Gabe von Isoprenalin und Orciprenalin bei Hypertonie, koronarer Herzkrankheit, tachykarden Herzrhythmusstörungen, Hyperthyreose und Narkosen mit halogenhaltigen Narkosemitteln *kontraindiziert*.

β-Adrenozeptor-Agonisten mit bevorzugter β₂-Stimulation. Durch Veränderung der Substituenten am Aminostickstoff des Adrenalins gelang es, β-Sympathomimetika zu entwickeln, die vor allem die β₂-Rezeptoren stimulieren. Die *kardialen Wirkungen* der nicht selektiven β-Sympathomimetika konnten dadurch *wesentlich verringert* werden. Doch ist die *β₂-Selektivität* der β₂-Sympathomimetika nur *relativ, nicht absolut*. Das bedeutet, daß bei höherer Dosierung, wie sie z.B. bei Verwendung der β₂-Sympathomimetika zur Tokolyse erforderlich ist, mit *kardia-len Nebenwirkungen* wie bei den nicht selektiven β-Sympathomimetika gerechnet werden muß.

β₂-Sympathomimetika dienen vor allem zur Therapie des **Asthma bronchiale** (s. S. 511 ff.).

Von den in Tab. B 1–43 aufgeführten Verbindungen werden *Fenoterol, Hexoprenalin* und *Ritodrin* außerdem als Tokolytika bei *drohendem Abort* und *vorzeitiger Wehentätigkeit* (s. S. 378) verwendet.

Isoxsuprin wird bei *peripheren Durchblutungsstörungen* (s. S. 496 ff.) benutzt.

Nebenwirkungen und Kontraindikationen entsprechen – insbesondere bei höherer Dosierung – denen von Adrenalin bzw. Isoprenalin.

1.13.4 Indirekte Sympathomimetika

Die Wirkung der indirekten Sympathomimetika (Tab. B 1–44) kommt, wie bereits beschrieben, dadurch zustande, daß sie *Noradrenalin* aus den Speichergranula der sympathischen Nervenendigungen *freisetzen* und außerdem die *Wiederaufnahme* von Noradrenalin aus dem synaptischen Spalt in das Axoplasma *hemmen*. Durch die gesteigerte Noradrenalinkonzentration an den Rezeptoren wird der Sympathikustonus erhöht. Bei wiederholten Gaben – insbesondere bei hoher Dosierung – nimmt bei den meisten Substanzen die Wirkung rasch ab, da nicht sofort genügend Noradrenalin nachgebildet werden kann und somit immer weniger Übertragersubstanz freigesetzt wird (Tachyphylaxie, s. S. 74).

Tab. B 1–44. Indirekte Sympathomimetika (außer Amphetaminen)

Strukturformel	Internationaler Freiname	Handelspräparat (Eingetragenes Warenzeichen)
$HO-\bigcirc-CH_2-CH_2-NH_2$	Tyramin	
(Strukturformel Ephedrin)	Ephedrin	Bestandteil von u.a. Ephepect, Felsol Neo, Perdiphen, Perspiran N
(Strukturformel Ameziniummetilsulfat)	Ameziniummetilsulfat	Regulton, Supratonin

Nervensystem

B 1

Zu den indirekten Sympathomimetika gehören die *Amphetamine,* die bereits unter B 1.2.6.2 besprochen wurden, ferner *Tyramin, Ephedrin und Ameziniummetilsulfat.*

Tyramin besitzt keine therapeutische Bedeutung.

Ephedrin, der Hauptwirkstoff von Ephedra vulgaris, wird – meist in Kombination mit anderen Substanzen – bei Bronchitis und Asthma bronchiale sowie zur lokalen Vasokonstriktion (z.B. in Nasentropfen) verwendet. Außer der peripheren besitzt Ephedrin auch eine zentralerregende Wirkung, da es die Blut-Hirn-Schranke gut überwinden kann. Wegen des dadurch bedingten Abhängigkeitspotentials sollte Ephedrin vor allem bei systemischer Gabe nur zurückhaltend verordnet werden.

Ameziniummetilsulfat hemmt die neuronale Wiederaufnahme und den intraneuronalen Abbau von Noradrenalin, außerdem setzt es – allerdings wesentlich schwächer als Tyramin – Noradrenalin aus den Speichern frei. Aufgrund dieses Wirkprofils kommt es nach Gabe von Ameziniummetilsulfat zu keiner Tachyphylaxie.

Obwohl es sich bei dem Wirkstoff um eine quartäre Ammoniumverbindung handelt, liegt die *Resorptionsquote bei 80%* und die *Bioverfügbarkeit* bei 50%. Der erste, bereits nicht mehr wirksame Metabolit ist das 4-Amino-1-phenyl-pyridazinon-(6). Die *Plasmahalbwertszeit* wird mit etwa 13 Stunden angegeben.

Die *Einzeldosis* beträgt 10 – 30 mg.

Die *Nebenwirkungen* und *Kontraindikationen* entsprechen denen der unter B 1.13.3.1 angegebenen Substanzen.

Das Lokalanästhetikum *Cocain* setzt nur sehr geringe Mengen Noradrenalin frei, erhöht aber trotzdem die Konzentration der Catecholamine an den Rezeptoren, weil es die Wiederaufnahme von Noradrenalin durch die präsynaptische Membran blockiert. Gibt man gleichzeitig mit Cocain Noradrenalin oder Adrenalin, so wird deren Effekt verstärkt. Die Wirkung der obengenannten *indirekten* Sympathomimetika wird dagegen durch Cocain gehemmt, da diese nicht mehr in die Zellen eindringen und damit kein Noradrenalin freisetzen können.

1.13.5 Adrenozeptor-Antagonisten
(Adrenozeptorenblocker, Sympatholytika)

Unter Adrenozeptor-Antagonisten (frühere Bezeichnung Sympatholytika) versteht man, wie aus dem Namen hervorgeht, Substanzen, die adrenerge Rezeptoren blockieren.

Tab. B 1–45. Mutterkornalkaloide vom Peptid-Typ

		R^1	R^2
Ergotamin-Gruppe	Ergotamin	H$_3$C –	⬡–CH$_2$ –
Ergotoxin-Gruppe	Ergosin	H$_3$C –	H$_3$C⟍CH–CH$_2$–⁄H$_3$C
	Ergocristin	H$_3$C⟍CH–⁄H$_3$C	⬡–CH$_2$ –
	Ergocryptin	H$_3$C⟍CH–⁄H$_3$C	H$_3$C⟍CH–CH$_2$–⁄H$_3$C
	Ergocornin	H$_3$C⟍CH–⁄H$_3$C	H$_3$C⟍CH–⁄H$_3$C

1.13.5.1 α-Adrenozeptor-Antagonisten (α-Adrenozeptorenblocker, α-Rezeptorenblocker, α-Blocker, α-Sympatholytika)

Zu den α-Adrenozeptor-Antagonisten gehören

☐ *Mutterkornalkaloide,*

☐ *synthetische, nichtselekive α-Adrenozeptor-Antagonisten* und

☐ *selektive α₁-Adrenozeptor-Antagonisten.*

1.13.5.1.1 Mutterkornalkaloide

Aus der großen Zahl der im *Mutterkorn* (Secale cornutum) vorkommenden Alkaloide sind pharmakologisch vor allem die *Lysergsäure-Derivate* von Bedeutung, in denen die Carboxylgruppe der Lysergsäure amidartig mit einem Aminoalkohol (Mutterkornalkaloide vom *Ergometrin-Typ*) oder mit einem tricyclischen Peptid-Rest (Mutterkornalkaloide vom *Peptid-Typ*) verknüpft ist.

Die entsprechenden Derivate der Isolysergsäure, Lysergsäure und Isolysergsäure unterscheiden sich nur durch die Stellung der Carboxylgruppe an C–8, sind unwirksam.

Mutterkornalkaloide vom Ergometrin-Typ. Diese Substanzen werden an anderer Stelle besprochen, da sie nicht α-adrenozeptorblockierend wirken (s. S. 377).

Mutterkornalkaloide vom Peptid-Typ. Zu den Mutterkornalkaloiden vom Peptid-Typ (vgl. Tab. B 1–45) zählen die Verbindungen der

☐ *Ergotamin-Gruppe* (Ergotamin, Ergosin) und

☐ *Ergotoxin-Gruppe* (Ergocristin, Ergocornin, Ergocryptin) sowie deren *Dihydro-Derivate.*

Das sehr komplexe *Wirkungsspektrum* dieser Verbindungen ist darauf zurückzuführen, daß diese Stoffe als *partielle Agonisten* bzw. *partielle Antagonisten* an α-adrenergen, Dopamin- und Serotonin-Rezeptoren wirken. In Tab. B 1–46 ist das Wirkprofil einiger wichtiger Stoffe dieses Typs zusammen mit dem anderer Mutterkornalkaloide bzw. deren partialsynthetischen Derivaten angegeben.

Die *genuinen Peptid-Alkaloide* der Ergotamin- und Ergotoxingruppe besitzen neben der α-blockierenden Wirkung eine ausgeprägte *agonistische Wirkungskomponente,* die insbesondere bei niedrigem Sympathikustonus deutlich wird. Außerdem wirken diese Alkaloide *uteruskontrahierend.* Die dopaminergen und Serotonin-antagonistischen Effekte sind wenig ausgeprägt.

Durch *Hydrierung der Doppelbindung im Ring D* der Lysergsäure erhält man Substanzen, bei denen die

Tab. B 1–46. Wirkprofil einiger Mutterkornalkaloide vom Peptid-Typ (modifiziert nach Berde und Stürmer). Die Aktivität der jeweils wirksamsten Verbindungen in einem bestimmten Tierversuch ist gleich 100 gesetzt und danach die Wirksamkeit der anderen Verbindungen relativ dazu angegeben. Die Zahlenwerte sind daher nur jeweils in der gleichen waagrechten Zeile miteinander vergleichbar

Wirkung / Wirkstoff	Ergotamin	Dihydro-ergotamin	Dihydro-ergotoxin	Methyl-ergometrin	Methysergid
α-Adrenozeptor-Blockade (Samenblase des Meerschweinchens)	5	35	100	< 0,04	< 0,04
Blutdrucksteigernde (α-sympathomimetische) Wirkung (Spinalkatze, i.v.)	100	12	3	< 1	3
Serotonin-antagonistische Wirkung (isolierter Rattenuterus)	1	4	1	25	100
Uteruskontrahierende Wirkung (Kaninchenuterus in situ, i.v.)	50	Hemmung von Methyl-ergometrin	Hemmung von Methyl-ergometrin	100	4
Dopaminerge Wirkung (stereotypes Verhalten der Ratte)	< 0,1	< 0,1	< 0,1	31*)	< 0,1
*) LSD = 100, Bromocriptin = 63					

agonistische Wirkungskomponente an den α-Adrenozeptoren abnimmt und der α-blockierende Effekt in den Vordergrund tritt. Die hydrierten Mutterkornalkaloide besitzen ferner nur noch eine sehr schwache uteruskontrahierende Wirkung. *Dihydroergotamin* wirkt *venentonisierend* vor allem durch die Stimulierung von Serotonin-Rezeptoren.

Substituiert man das Wasserstoffatom in 2-Stellung des Ergocryptins mit Brom, erhält man *Bromocriptin* (s. S. 265), das sich durch hohe *dopaminerge Aktivität* auszeichnet.

Kinetik. Die Kinetik der Mutterkornalkaloide ist nur teilweise bekannt. Bei oraler Applikation ist die Bioverfügbarkeit der genuinen Dihydroverbindungen wegen unvollständiger Resorption und eines hohen Firstpass-Effekts niedrig, jedoch werden *wirksame Metabolite* gebildet. Die *Plasmahalbwertszeiten* betragen von Ergotamin und Dihydroergotamin 1,5 – 2, von Dihydroergotoxin 2 – 4 Stunden.

Indikationen. *Ergotamin* wird aufgrund seiner gefäßkontrahierenden Wirkung mit gutem Erfolg beim akuten Migräneanfall (s. S. 224) in Einzeldosen von 0,5 mg verordnet.

Dihydroergotamin (Agit® depot, Angionorm®, DHE-Puren®, DHE-ratiopharm®, DET MS®, Dihydergot®, Ergomimet®, Ergont®) eignet sich infolge seiner venentonisierenden Wirkung zur Therapie orthostatischer Dysregulationen und zur Thromboseprоphylaxe, insbesondere prä- und postoperativ in Kombination mit Heparin. Es wird ferner zur Intervalltherapie der Migräne eingesetzt.

Die *Dihydro-Derivate der Ergotoxingruppe* werden *einzeln* (z.B. *Dihydroergocristin* als Nehydrin®) oder *im Gemisch (Dihydroergotoxin* = Dihydroergocornin, -cristin und -cryptin als Circanol®, Dacoren®, DCCK®, Defluina® N, Ergodesit®, Ergoplus®, Hydergin®, Nehydrin® N, Novofluen®, Orphol®) bei Durchblutungsstörungen (s. S. 496 ff.), zur Blutdrucksenkung bei älteren Hypertonikern sowie zur symptomatischen Behandlung des Zervikalsyndroms eingesetzt.

Die therapeutische Verwendung von *Bromocriptin* ist unter B 1.10.4 und B 2.2.1.6 beschrieben.

Dosierung. Dihydroergotamin wird in einer mittleren Dosierung von 2 mg gegeben. Von Dihydroergotoxin beträgt die mittlere Einzeldosis oral 1 – 2 mg, parenteral 0,3 – 0,6 mg.

Nebenwirkungen. Als *Nebenwirkungen* kommen bei allen Mutterkornalkaloiden Brechreiz und Erbrechen (dopaminerger Effekt) vor. Bei Dihydroergotoxin

werden ferner gastrointestinale Störungen, trockene Nase, unerwünschter Blutdruckabfall sowie (selten) orthostatische Dysregulation, Bradykardie und pektanginöse Beschwerden beobachtet. Bei Dihydroergotamin, insbesondere aber bei Ergotamin, besteht bei längerer Anwendung in hoher Dosierung die Gefahr einer peripheren Durchblutungsstörung.

Kontraindikationen. Nichthydrierte Mutterkornalkaloide sind bei schweren Leber- und Nierenfunktionsstörungen, Hypertonie, Gefäßerkrankungen sowie in der Schwangerschaft und Stillzeit, hydrierte Mutterkornalkaloide ebenfalls in der Schwangerschaft, Dihydroergotamin außerdem bei schwerer Koronarinsuffizienz kontraindiziert.

Interaktionen. Die Wirkung von Antikoagulantien und Thrombozytenaggregationshemmern wird durch Dihydroergotoxin verstärkt. Makrolide und Tetracycline steigern den vasokonstriktorischen Effekt von Dihydroergotamin.

Vergiftung mit Mutterkornalkaloiden. Während im Mittelalter Vergiftungen mit Secalealkaloiden durch mutterkornhaltiges Getreide häufig waren („Ignis sacer“, Antoniusfeuer), kommen sie heute nur noch selten vor (vorzugsweise bei Ernährung mit Getreide aus sog. biologischem Anbau). Die akute Vergiftung ist durch Erbrechen, starke Bauchschmerzen, Durstgefühl, Parästhesien („Ameisenlaufen“) in den Extremitäten und weite Pupillen gekennzeichnet. Der Tod kann durch Atem- oder Herzstillstand eintreten.

Bei der chronischen Vergiftung wird zwischen der *konvulsiven* und der *gangränösen* Form unterschieden. Bei der *konvulsiven* Form kommt es zu Krämpfen, zentralnervösen Störungen und Persönlichkeitsveränderungen. Bei der *gangränösen* Form treten äußerst schmerzhafte arterielle Durchblutungsstörungen der Extremitäten und später Gangrän auf.

Außer resorptionsverhindernden Maßnahmen (vergleiche S. 797 ff.) werden zur *Therapie der Mutterkornvergiftung* gefäßerweiternde Substanzen, bei Krämpfen *Diazepam* (s. S. 163) 10 – 20 mg langsam i.v. gegeben. Bei drohender Atemlähmung muß künstlich beatmet werden.

1.13.5.1.2 Synthetische, nichtselektive α-Adrenozeptor-Antagonisten

Das Imidazolin-Derivat **Tolazolin** (Priscol®) ist ein kompetitiver, nichtselektiver α-Rezeptorenblocker, der früher zur Behandlung peripherer Durchblutungsstörungen verwendet wurde, jetzt aber nur noch bei einem Verschluß der Zentralarterie der Netzhaut des Auges durch Gefäßspasmen in einer Dosierung von 25 – 50 mg i.v. eingesetzt wird.

Phenoxybenzamin (Dibenzyran®) bewirkt als alkylierendes β-Chlorethylamin-Derivat nach einer anfänglich kompetitiven Hemmung infolge Ausbildung einer kovalenten Bindung eine *irreversible Blockade von α-Rezeptoren. Es besitzt daher eine lange Wirkungsdauer.* Die Wirkung wird erst durch die Neubildung von Rezeptorprotein aufgehoben. α-Sympathomimetika sind als Antidot unwirksam.

Phenoxybenzamin wird bei neurogenen Blasenstörungen, bei denen ein erhöhter Tonus des Blasenschließmuskels infolge Überstimulation von α-Rezeptoren vorliegt, verwendet. Außerdem ist Phenoxybenzamin zur Unterdrückung von Blutdruckkrisen bei Phäochromozytom indiziert oder wird prophylaktisch vor der Operation eines solchen Tumors gegeben.

Das Phäochromozytom ist ein hormonaktiver Tumor des Nebennierenmarks und anderer chromaffiner Gewebe, der durch vermehrte Ausschüttung von Catecholaminen zu paroxysmaler Hypertonie, in späteren Stadien auch zu Dauerhypertonie führt.

Die *Dosierung* erfolgt *individuell* (mittlere Tagesdosis 20 – 60 mg).

Als *Nebenwirkungen* der *Substanzgruppe* kommen reflektorische Tachykardien, orthostatische Dysregulationen, Miosis, trockene Nase, Ejakulationsstörungen, Erbrechen und Diarrhoe vor. Tolazolin, das eine schwache histaminomimetische Wirkung besitzt, begünstigt durch Anregung der Magensaftsekretion die Entstehung von Magen- und Duodenal-Ulzera.

Bei Tierversuchen mit Phenoxybenzamin wurden *kanzerogene Effekte* beobachtet. Die Indikation für Phenoxybenzamin ist daher sehr streng zu stellen.

Tolazolin (Priscol®)

Phenoxybenzamin (Dibenzyran®)

1.13.5.1.3 Selektive α₁-Adrenozeptor-Antagonisten

Zu dieser Substanzgruppe (Tab. B 1–47) gehören die

□ Chinazolin-Derivate *Prazosin, Terazosin* und *Doxazosin* sowie

□ Urapidil.

Prazosin unterscheidet sich von den nichtselektiven α-Adrenozeptor-Antagonisten dadurch, daß es nahezu ausschließlich an α_1-Rezeptoren angreift und daher nicht durch Blockade präsynaptischer α_2-Rezeptoren – und damit Hemmung der negativen Rückkopplung – zu einer vermehrten Noradrenalin-Freisetzung führt.

Prazosin wird *rasch resorbiert,* die *Plasmahalbwertszeit* beträgt 2,5 – 4 Stunden, wegen der längeren Wirkdauer (ca. 10 Stunden) ist trotzdem eine zweimalige tägliche Gabe ausreichend. Im Plasma liegt die Substanz zu etwa 95% an Eiweiß gebunden vor. In der Leber wird sie weitgehend biotransformiert. Die *Ausscheidung* erfolgt fast ausschließlich biliär bzw. über die Fäzes.

Prazosin ist infolge seiner gefäßerweiternden Wirkung – als Monotherapeutikum oder in Kombination mit anderen Antihypertonika – bei arteriellem Bluthochdruck *indiziert*. Es wird außerdem beim Morbus Raynaud (s. S. 496) eingesetzt.

Wegen der Gefahr einer orthostatischen Dysregulation (s.u.) hat die *Dosierung* bei Therapiebeginn *einschleichend* zu erfolgen: Erste Dosis am Abend 0,5 mg, dann 0,5 – 1 mg 2(– 3)mal täglich. Die durchschnittliche Erhaltungsdosis beträgt bei der Hypertonie 4 – 6, bei der Herzinsuffizienz 6 – 12 mg pro Tag.

Als *Nebenwirkungen* kommen vor allem zu Therapiebeginn (sog. Erstdosis-Phänomen, „first dose effect") orthostatische Beschwerden vor. Weitere unerwünschte Wirkungen sind – wie bei anderen Antihypertensiva – Natriumionen- und Wasserretention, Schwindel, Übelkeit, Schläfrigkeit und Antriebsarmut, ferner Kopfschmerzen und (selten) Tachykardien.

Analogsubstanzen sind *Terazosin* und *Doxazosin,* die aufgrund der längeren Plasmahalbwertszeiten von 8 – 14 bzw. 9 – 11 Stunden nur einmal täglich gegeben werden müssen. Außer bei einer Hypertonie sind diese Substanzen auch bei *benigner Prostatahyperplasie indiziert.*

Urapidil weist neben der α₁-antagonistischen Wirkung noch eine zentrale blutdrucksenkende Wirkung auf, die – zumindest großenteils – auf die *Stimulation von 5-HT₁ₐ-Rezeptoren* (s. S. 391) zurückgeführt wird.

Nervensystem

B1

Tab. B 1–47. α_1-Adrenozeptor-Antagonisten

Strukturformel	Internationaler Freiname	Handelspräparat (Eingetragenes Warenzeichen)	Mittlere Tagesdosis
	Prazosin	Adversuten, duramipress, Eurex, Minipress, Prazosin-ratiopharm	2 – 4
	Terazosin	Heitrin	2 – 5
	Doxazosin	Cardular, Diblocin	2 – 4
	Urapidil	Alpha-Depressan, Ebrantil	30 – 60

1.13.5.2 β-Adrenozeptor-Antagonisten
(β-Adrenozeptorenblocker, β-Rezeptorenblocker, β-Blocker, β-Sympatholytika)

β-Adrenozeptor-Antagonisten hemmen kompetitiv β-Adrenozeptoren. Durch *Blockade von β₁-Rezeptoren* wird die *positiv inotrope und chronotrope Wirkung der Catecholamine am Herzen* und durch *Blockade von β₂-Rezeptoren deren erschlaffende Wirkung an der glatten Muskulatur aufgehoben*.

Außerdem hemmen *β-Adrenozeptor-Antagonisten* – wiederum durch β-Rezeptorblockade – *Stoffwechseleffekte der Catecholamine* (Glykogenolyse, Lipo-lyse). *Therapeutisch erwünscht* ist vor allem die *β₁-Blockade*.

Infolge des relativen Überwiegens der α-Stimulation nimmt unter β-Rezeptorenblockade – allerdings nur vorübergehend – der periphere Gefäßwiderstand zu.

Ersetzt man im Isoprenalin die beiden phenolischen Hydroxylgruppen durch Chlor, erhält man *Dichlorisoprenalin* (DCI), das als erster β-Adrenozeptorenblocker in der experimentellen Pharmakologie große Bedeutung erlangte, therapeutisch jedoch wegen zu starker Nebenwirkungen nicht verwendet wird. Als Weiterentwicklung des Dichlorisoprenalins kam *Propranolol* in den Handel, dem zahlreiche weitere, nach dem gleichen Prinzip synthetisierte Substanzen (Tab. B 1–48) folgten: Eine basische Seitenkette wird direkt

Isoprenalin   Dichlorisoprenalin (DCI)

Tab. B 1–48. β-Rezeptorenblocker

$$R^1 - O - CH_2 - CH - CH_2 - NH - C - R^2$$

with CH_3 groups on the central carbon and OH on the middle carbon.

R^1	R^2	Internationaler Freiname	Handelspräparat (Eingetragenes Warenzeichen)	Mittlere orale Einzeldosis (mg)
I. Nichtselektive β-Adrenozeptor-Antagonisten				
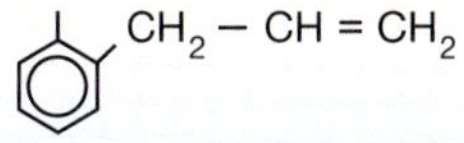 *Struktur:* $CH_2 - CH = CH_2$	− H	Alprenolol	Aptin-Duriles	50 – 100
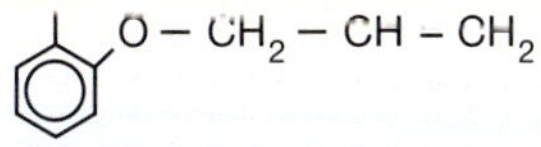 *Struktur:* $O - CH_2 - CH - CH_2$	− H	Oxprenolol	Trasicor	40 – 80 (– 160)
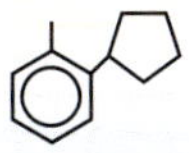 *Struktur:* Cyclopentyl-Phenyl	− CH$_3$	Penbutolol	Betapressin	40 – 80
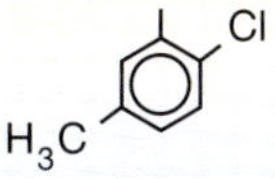 *Struktur:* Cl, H_3C	− CH$_3$	Bupranolol	betadrenol, Ophtorenin	50 – 100 (– 200)
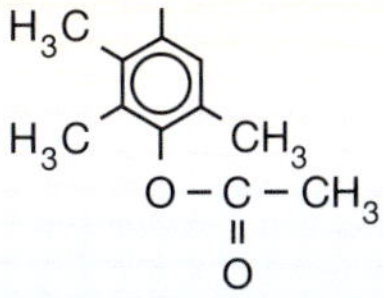 *Struktur:* H_3C, H_3C, CH_3, $O - C - CH_3$	− H	Metipranolol	Betamann	5 – 10
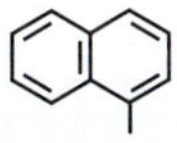 *Struktur:* Naphthyl	− H	Propranolol	Beta-Tablinen, Beta-Timelets, Dociton, Efektolol, Elbrol, Indobloc, Propra-ratiopharm	40 – 80
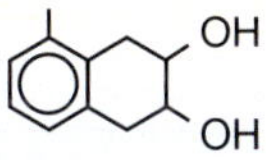 *Struktur:* OH, OH	− CH$_3$	Nadolol	Solgol	60 – 120
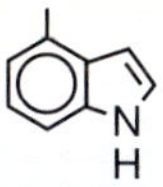 *Struktur:* Indol	− H	Pindolol	durapindol, Pinbetol, Visken	5 – 10 (– 15)
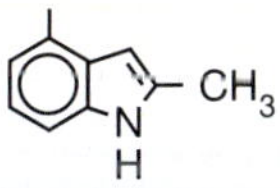 *Struktur:* Indol-CH_3	− H	Mepindolol	Corindolan	2,5 – 5
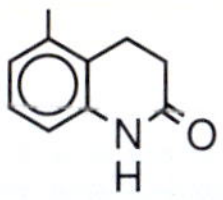 *Struktur:* Chinolinon	− CH$_3$	Carteolol	Endak	5 – 10
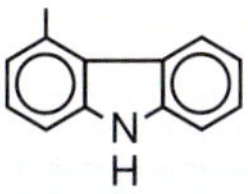 *Struktur:* Carbazol	− H	Carazolol	Conducton	5
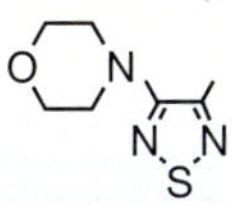 *Struktur:* Morpholin-Thiadiazol	− CH$_3$	Timolol	Chibro-Timoptol	10 – 20

Nervensystem

B 1

Tab. B 1–48. β-Rezeptorenblocker (Fortsetzung)

$$R^1 - O - CH_2 - CH - CH_2 - NH - C - R^2$$

(OH; CH$_3$ and CH$_3$ on central carbon C)

R^1	R^2	Internationaler Freiname	Handelspräparat (Eingetragenes Warenzeichen)	Mittlere orale Einzeldosis (mg)
I. Nichtselektive β-Adrenozeptor-Antagonisten (Fortsetzung)				
HO − CH − CH$_2$ − NH / H$_3$C − C − CH$_3$ / H / NH − SO$_2$ − CH$_3$		Sotalol	CorSotalol, Darob, Gilucor, Rentibloc, Sotahexal, Sotalex, Sotalol-ratiopharm	80 – 160
II. β$_1$-selektive β-Adrenozeptor-Antagonisten				
CH$_2$ − CH$_2$ − O − CH$_3$	− H	Metoprolol	Azumetop, Beloc, Beloc Zok, Ilprolol, Lopresor, Metohexal, Metoprolol-ratiopharm, Prelis	100 – 200
CH$_2$ − CH$_2$ − O − CH$_2$ − ◁	− H	Betaxolol	Kerlone	20 – 40
CH$_2$ − O − CH$_2$ − CH$_2$ − O − C(CH$_3$)(CH$_3$)H	− H	Bisoprolol	Concor	5 – 10
CH$_2$ − C(=O) − NH$_2$	− H	Atenolol	Atehexal, Atendol, Atenolol-ratiopharm, Blocotenol, Cuxanorm, Dignobeta, duratenol, Jenatenol, Juvental, Tenormin, Tonoprotect	50 – 100
C(=O) − CH$_3$; NH − C(=O) − CH$_2$ − CH$_2$ − CH$_3$	− H	Acebutolol	Acebutolol-Heumann, Neptal, Prent	200 – 400
C(=O) − CH$_3$; NH − C(=O) − N(C$_2$H$_5$)(C$_2$H$_5$)	− CH$_3$	Celiprolol	Selectol	200 – 400

Tab. B 1–49. Wirkprofil von β-Blockern

Internationaler Freiname	Partielle agonistische Aktivität	Unspezifische Membranwirkung	β₁-Selektivität
Acebutolol	+	+	(+)
Alprenolol	+	+	–
Atenolol	–	–	+
Bisoprolol	–	–	+
Bupranolol	–	+	–
Celiprolol	+	–	(+)
Metipranolol	–	–	+
Metoprolol	–	–	+
Nadolol	–	–	–
Oxprenolol	+	+	–
Pindolol	+	+	–
Propanolol	–	+	–
Timolol	–	+	–

oder über eine Etherbrücke mit einem aromatischen oder heteroaromatischen Rest verknüpft.

Wirkprofil. In Tab. B 1–49 sind Wirkungsqualitäten von β-Blockern angegeben. Man unterscheidet β-Blocker mit oder ohne

☐ *β₁-Selektivität* (sog. Kardioselektivität),

☐ *partielle agonistische Aktivität* (PAA) = *intrinsische sympathomimetische Aktivität* (ISA, Rest-Intrinsic-Activity),

☐ *unspezifische Membranwirkung* und

☐ *zusätzlichen vasodilatatorischen Effekt*.

β₁-selektive β-Adrenozeptorenblocker (Acebutolol, Atenolol, Celiprolol, Betaxolol, Bisoprolol, Metoprolol, vgl. Tab. B 1–48) haben den Vorteil, daß sie eine höhere Affinität zu β₁- als zu β₂-Rezeptoren besitzen. Jedoch ist eine solche Selektivität *nur relativ* und *nicht absolut,* sie geht daher bei höherer Dosierung meist verloren. (Die klinische Bezeichnung Kardioselektivität ist nicht korrekt, da β₁-Rezeptoren nicht nur im Herzen, sondern auch in anderen Organen vorkommen. Die β₁-Rezeptorendichte im Herzen ist allerdings besonders groß.)

Trotz dieser Einschränkung ist β₁-Selektivität bei den meisten Indikationen für β-Rezeptorenblocker eine wünschenswerte Eigenschaft. Ein Teil der Nebenwirkungen nicht selektiver β-Blocker kann mit solchen Stoffen vermieden werden. Vor allem bei Patienten mit einer gestörten Glucosetoleranz oder Diabetes mellitus sind β₁-selektive Antagonisten nichtselektiven Verbindungen vorzuziehen, da sie den Kohlenhydratstoffwechsel weniger stark beeinflussen. Auch bezüglich der Blutlipide hat sich gezeigt, daß sie das Lipidmuster – ähnlich wie PAA-Blocker (s.u.) – weniger stark verändern. Während nicht selektive β-Blocker den tokolytischen Effekt von β₂-Sympathomimetika aufheben und die utero-plazentare Durchblutung verringern, wird durch β₁-selektive Verbindungen der Tokolyseeffekt nicht nennenswert beeinträchtigt. Andererseits ist darauf hinzuweisen, daß auch bei Gabe β₁-selektiver Stoffe die Möglichkeit einer Verschlechterung von obstruktiven Lungenerkrankungen besteht. Doch ist bei einem Zwischenfall, z.B. bei Auftreten eines Bronchospasmus, eine Therapie mit β₂-Sympathomimetika leichter durchzuführen.

β-Adrenozeptorenblocker mit PAA. Wird bei einem β-Adrenozeptorenblocker angegeben, daß er *partielle agonistische Aktivität* (PAA; früher übliche Bezeichnung intrinsische sympathomimetische Aktivität, ISA) besitzt, so bedeutet das, daß es sich um eine *dualistisch wirkende Substanz* (partieller Agonist, partieller Antagonist) mit vorwiegend antagonistischer Wirkungskomponente handelt. β-Blocker mit PAA sind Acebutolol, Carteolol, Celiprolol, Mepindolol, Pindolol und Oxprenolol.

Der Stellenwert der PAA ist trotz zahlreicher Veröffentlichungen noch nicht vollständig klar, in den meisten Fällen dürfte aber der agonistischen Wirkungskomponente wenig Bedeutung zukommen. β-Blocker mit PAA senken zwar im Gegensatz zu ande-

Tab. B 1–50. Zusammenstellung von β-Blockern nach pharmakodynamischen und pharmakokinetischen Gesichtspunkten

	β₁-selektiv		nicht β₁-selektiv	
	ohne PAA	mit PAA	ohne PAA	mit PAA
Lipophil	Metoprolol	Acebutolol	Propranolol	Oxprenolol
Hydrophil	Atenolol		Nadolol	Carteolol

ren β-Blockern die Ruhefrequenz weniger stark und weisen daher bei Patienten mit Neigung zu bradykarden Rhythmusstörungen gewisse Vorteile auf, doch werden auch damit, wenngleich wesentlich seltener, bedrohliche Bradykardien beobachtet. Bei Patienten mit einer Hyperthyreose kann ein β-stimulierender Eigeneffekt eines β-Blockers stören.

β-Adrenozeptorenblocker mit membranstabilisierender Wirkung. Unter der *unspezifischen Membranwirkung* versteht man eine lokalanästhetische, membranstabilisierende Wirkungskomponente, die von der β-blockierenden Wirkung unabhängig ist. Sie nimmt mit steigender Lipophilie der β-Blocker zu.

Bei den meisten β-Blocker-Indikationen sind die membranstabilisierenden Effekte bei üblicher Dosierung *wenig bedeutsam,* da sie erst bei Gewebekonzentrationen auftreten, die wesentlich höher liegen als die, welche für die Blockade der β-Rezeptoren erforderlich sind.

β-Adrenozeptorenblocker mit vasodilatierender Komponente. Zu den β-Adrenozeptorenblockern mit zusätzlicher *vasodilatierender Komponente* gehören *Carvedilol* (Dilatrend®, Querto®) und *Celiprolol* (Selectol®). Der gefäßerweiternde Effekt von Carvedilol beruht auf der gleichzeitigen α₁-Adrenozeptorblockierenden Wirkung beider Enantiomere der als Razemat im Handel befindlichen Substanz. Celiprolol wirkt vasodilatierend infolge einer partiellen agonistischen Aktivität an β₂-Rezeptoren.

Carvedilol
(Dilatrend®, Querto®)

Razemische und optisch aktive β-Blocker. Die meisten β-Rezeptorenblocker sind als Razemat im Han-

del, obwohl das S-Enantiomer etwa 100-fach stärker β-blockierend wirkt als das R-Enantiomer. Die membranstabilisierende Wirkung ist dagegen bei beiden Enantiomeren gleich. Der Vorteil reiner S-Enantiomere ist klinisch noch nicht schlüssig gezeigt, doch ist die Substanzbelastung geringer.

Kinetik. Außer in ihren pharmakodynamischen Eigenschaften unterscheiden sich die β-Rezeptorenblocker auch in der Pharmakokinetik. In Tab. B 1–50 sind einige β-Blocker nach Wirkprofil und pharmakokinetischen Gesichtspunkten zusammengestellt. Dabei wurde davon ausgegangen, daß für die Pharmakokinetik der jeweiligen Substanz die Lipophilie bzw. Hydrophilie von besonderer Bedeutung ist.

Lipophile β-Blocker werden nahezu vollständig und rasch, hydrophile β-Blocker nur unvollständig resorbiert. Wenn trotzdem die Bioverfügbarkeit der hydrophilen Stoffe meist nicht niedriger liegt als die der lipophilen Verbindungen, so liegt das an dem unterschiedlichen First-pass-Effekt: Lipophile β-Adrenozeptorenblocker weisen meist einen starken, hydrophile nur einen geringen oder keinen First-pass-Effekt auf.

Für die Gewebekonzentrationen von β-Blockern ist die Lipo- bzw. Hydrophilie ebenfalls bedeutsam (vgl. Tab. B 1–51). Während bei dem lipophilen Propranolol die Konzentrationen in der Lunge etwa 60mal höher liegen als im Plasma, findet man bei dem mäßig lipophilen Metoprolol 17fach, bei dem hydrophilen Atenolol dagegen nur noch 4fach höhere Lungen- als Plasmaspiegel. Auch im Gehirn wird Propranolol stark, Metoprolol dagegen wesentlich weniger angereichert. Bei Atenolol liegen die Konzentrationen im Gehirn deutlich unter denen des Plasmas.

Tab. B. 1–51. Gewebe-Plasmaspiegel-Quotienten verschiedener β-Rezeptorenblocker nach einmaliger i.v. Gabe von 6 μmol/kg Ratte (nach Lemmer)

	Propran- olol	Meto- prolol	Atenolol
Lunge	57	17	4,3
Gehirn	27	5,9	0,08

Tab. B 1–52. Plasmahalbwertszeit von β-Blockern

Internationaler Freiname	Plasmahalbwertszeit (Stunden)
Acebutolol	2 – 4
Alprenolol	2 – 3
Atenolol	6 – 9
Bupranolol	1,5
Metipranolol	2,5
Metoprolol	3 – 4
Nadolol	14
Oxprenolol	1 – 2
Pindolol	3 – 4
Propranolol	2 – 3
Timolol	4 – 5

Auch in der Eliminationskinetik bestehen erhebliche Unterschiede bei den einzelnen β-Blockern. In Tab. B 1–52 sind die Plasmahalbwertszeiten für einige Substanzen angegeben. Lipophile β-Blocker besitzen in der Regel eine kurze, hydrophile eine lange Halbwertszeit. Die Wirkdauer ist jedoch stets deutlich größer. Im Mittel liegt sie bei der kardialen Wirkung um den Faktor 2 – 3 höher, die antihypertensive Wirkung hält noch länger an.

Indikationen. Die Indikationen ergeben sich aus der kompetitiven Hemmung β-adrenerger Impulse. β-Blocker sind indiziert, wenn das β-adrenerge System bei der Entstehung oder der Aufrechterhaltung des jeweiligen Krankheitsbildes maßgeblich beteiligt ist. Demnach werden β-Blocker eingesetzt bei

□ der *koronaren Herzkrankheit* (s. S. 465 ff.),

□ *funktionellen Herz-Kreislauf-Störungen,*

□ *Herzrhythmusstörungen* (s. S. 456 ff.) und

□ *Hypertonie* (s. S. 481 ff.).

Weitere Indikationen sind *Hyperthyreose, Phäochromozytom* – dabei müssen gleichzeitig α-Blocker gegeben werden -, *Migräne* (s. S. 222 ff.) und *Glaukom* (s. S. 301). Außerdem werden β-Blocker bei *Angstsyndromen* und (essentiellem) *Tremor* verwendet.

Mit β-Rezeptorenblockern wurde eine wesentliche Verbesserung der Therapiemöglichkeiten beim Glaukom erreicht. Der Mechanismus der Drucksenkung ist noch nicht vollständig aufgeklärt, doch ist nachgewiesen, daß β-Blocker die Kammerwasserproduktion senken.

Da eine Miosis mit β-Rezeptorenblockern nicht erreicht werden kann, ist die Behandlung des Engwinkelglaukoms allein mit β-Rezeptorenblockern nicht als Methode der Wahl

anzusehen. In solchen Fällen sollte eine Kombinationstherapie mit einem Miotikum, z.B. Pilocarpin, erfolgen. Besonders günstig ist dagegen die Applikation von β-Blockern beim Weitwinkelglaukom, bei dem eine medikamentöse Erweiterung des Kammerwinkels nicht notwendig ist. Auch bei anderen Glaukomformen, z.B. Glaukom bei Aphakie oder juvenilem Glaukom, haben sich β-Blocker bewährt. Der große Vorteil einer solchen Behandlung liegt darin, daß die den Patienten z.T. erheblich störenden Nebenwirkungen der Miotika nicht vorhanden sind.

Angstbedingte vegetative Symptome vor Operationen, bei öffentlichem Auftreten, beim Autofahren usw. werden deutlich vermindert, körperliche Angstsyndrome besser als das subjektive Angstgefühl beeinflußt.

Bei Parkinsonkranken können β-Rezeptorenblocker zusammen mit Antiparkinsonmitteln zur Therapie des Tremors verwendet werden. Besonders gute Erfolge werden ferner bei Patienten mit essentiellem Tremor erzielt. Nicht selektive Blocker wie z.B. Propranolol sind bei dieser Indikation β_1-selektiven Substanzen vorzuziehen, da Tremor vorwiegend durch Stimulation von β_2-Rezeptoren hervorgerufen wird.

Da unter einer längerdauernden β-Blocker-Therapie die Zahl der β-Rezeptoren zunimmt, außerdem vermehrt Noradrenalin freigesetzt wird und dadurch beim *plötzlichen Absetzen* des β-Blockers mit *Rebound-Effekten* (Gefahr der Auslösung von Angina-pectoris-Anfällen oder eines Herzinfarkts) gerechnet werden muß, ist bei Beendigung der Therapie eine *langsame Dosisreduktion* erforderlich.

Dosierung. Mittlere orale Einzeldosen der verschiedenen β-Blocker sind in Tab. B 1–48 angegeben.

Nebenwirkungen. Als *unspezifische Nebenwirkungen* wurden gastrointestinale Symptome, z.B. Oberbauchbeschwerden, Übelkeit, Erbrechen und Diarrhoe, ferner zentralnervöse Störungen wie Müdigkeit, Abgeschlagenheit, Benommenheit und Kopfschmerzen sowie – verhältnismäßig selten – allergische Reaktionen in Form von Exanthemen und Pruritus beschrieben.

Als *spezifische Nebenwirkungen* durch die Blockade der β-Rezeptoren sind Zunahme des Atemwegswiderstands, Abnahme der Kontraktionskraft des Herzens, Bradykardien, hypotone Kreislaufstörungen, Verschlechterung peripherer Durchblutungsstörungen, Blutdruckkrisen beim Phäochromozytom, wenn nicht gleichzeitig α-Blocker gegeben werden, Reizschwellenerhöhung bei Schrittmacherpatienten sowie Verstärkung von Hypoglykämien bei jugendlichen Diabetikern mit Neigung zu Ketoazidose zu nennen. Vor allem nach Gabe von nicht selektiven β-Blockern ohne PAA wurden Lipidveränderungen (Erhöhung der VLDL, geringgradige Erniedrigung der HDL, vgl. S. 432) beschrieben. (Nach bisheriger Kenntnis sind diese Lipidveränderungen jedoch klinisch wenig bedeutsam.)

Nervensystem

B 1

Kontraindikationen. Aus den geschilderten spezifischen Nebenwirkungen resultieren als Kontraindikationen der β-Blocker:

☐ *obstruktive Ventilationsstörungen,*

☐ *bradykarde Herzrhythmusstörungen,*

☐ *atrio-ventrikulärer Block II. und III. Grades* und

☐ *Diabetes mellitus* mit Neigung zu Spontanhypoglykämien.

Auch bei Anwendung $β_1$-selektiver Blocker ist bei Patienten mit obstruktiven Ventilationsstörungen äußerste Vorsicht geboten. Allerdings kann ein Bronchospasmus, wie schon erwähnt, wirksamer als bei der Therapie mit nichtselektiven β-Rezeptorenblockern mit *$β_2$-Stimulantien* (s.o.) aufgehoben werden. Kommt es zu einem starken Abfall der Herzfrequenz, kann dieser durch i.v.-Gabe von *Parasympatholytika*, z.B. Atropin 0,5 – 2 mg oder $β_1$-Sympathomimetika, z.B. Orciprenalin (0,5 mg langsam i.v.), beseitigt werden.

Herzinsuffizienz wurde bis vor kurzem als eindeutige Kontraindikation für β-Blocker angesehen. Aufgrund neuerer Untersuchungen trifft dies jedoch nur noch bedingt zu. So wurde in einer Studie mit chronisch Herzinsuffizienten, die zusätzlich zu der Standardtherapie (ACE-Hemmer plus Diuretikum) einen β-Blocker in *niedriger Dosierung* erhalten hatten, eine signifikante Abnahme der Gesamtmortalität im Vergleich zu einer Kontrollgruppe ohne β-Blockergabe, aber mit identischer Standardtherapie, nachgewiesen. Trotz dieser Befunde gilt selbstverständlich nach wie vor, daß mit einem β-Blocker, sofern nicht sehr einschleichend unter strenger Überwachung dosiert wird, eine akute Dekompensation einer Herzinsuffienz ausgelöst werden kann.

Interaktionen. Eine bedeutsame Interaktion von β-Blockern ist die Verzögerung des Wiederanstiegs des Blutzuckerspiegels nach Gabe von Insulin oder von oralen Antidiabetika. Dadurch besteht die Gefahr verlängerter hypoglykämischer Reaktionen. Außerdem kommt es bei den Patienten nicht zu den üblichen durch Sympathikus-Stimulation ausgelösten Warnsymptomen, da β-Blocker die sympathischen Impulse unterdrücken. Besonders stark ausgeprägt ist diese Interaktion bei nichtselektiven β-Blockern.

Die Wirkung zahlreicher Antiarrhythmika wird durch β-Rezeptorenblocker verstärkt, deren bradykarder Effekt durch Narkosemittel gesteigert. Die gleichzeitige Gabe von Propranolol und Cimetidin führt infolge Enzymhemmung zu einer annähernden Verdopplung der Propranolol-Plasmaspiegel.

1.13.6 Antisympathotonika

Außer durch Blockade der sympathischen Rezeptoren kann der Sympathikustonus durch *zentralen, gang-*lionären oder *postganglionär präsynaptischen Angriff* herabgesetzt werden. Dadurch sinkt infolge der Abnahme des peripheren Widerstands und des Herzzeitvolumens der Blutdruck. Antisympathotonika dienen daher vorwiegend als *Antihypertonika* (s. S. 484).

1.13.6.1 Zentral angreifende $α_2$-Adrenozeptor-Agonisten

1.13.6.1.1 Clonidin- und Clonidin-Analoge

Das Imidazolin-Derivat *Clonidin* und die Analogsubstanzen *Guanfacin, Guanabenz* und *Moxonidin* (Tab. B 1–53) senken bereits in niedrigen Dosen anhaltend den Blutdruck. Außer dem Blutdruck werden die Herzfrequenz und das Herzzeitvolumen erniedrigt. Trotzdem treten keine nennenswerten orthostatischen Beschwerden auf.

Als *Wirkungsmechanismus* wurde gefunden, daß Clonidin und Clonidin-Analoge, die aufgrund ihrer Lipophilie rasch ins ZNS eindringen, *postsynaptische $α_2$-Adrenozeptoren* an einer zentralen Umschaltstelle des Barorezeptorreflexes, dem Nucleus tractus solitarii, *erregen.* Dadurch werden sympathische Impulse im Vasomotorenzentrum unterdrückt und der Sympathikustonus erniedrigt. Darüber hinaus wurde eine *Stimulation peripherer präsynaptischer $α_2$-Rezeptoren* mit der Folge einer verminderten Noradrenalinfreisetzung gezeigt. *Noch bedeutsamer* für den blutdrucksenkenden Effekt dieser Stoffe ist jedoch aufgrund neuerer Untersuchungen ein *zusätzlicher agonistischer Angriff an sog. Imidazolin-Rezeptoren.* Diese kommen u.a. in der ventrolateralen Medulla oblongata, einer wichtigen Schaltstelle für sympathische Impulse, vor.

Clonidin und Clonidin-Analoge werden *gut und rasch resorbiert.* Sie unterscheiden sich kinetisch vor allem in der *Plasmahalbwertszeit* (Moxonidin 2 – 3, Guanabenz 6 – 10, Clonidin 8 – 12 und Guanfacin 18 – 20 Stunden). Die *Ausscheidung* erfolgt *vorwiegend renal.*

Die *Hauptindikation* von Clonidin und den Clonidin-Analogen ist die arterielle Hypertonie.

Die mittleren *Einzeldosen* sind in Tab. B 1–53 angegeben.

Außer als Antihypertonikum wird Clonidin in noch niedrigerer Dosierung (0,025 mg) zur *Migräne-Prophylaxe* (s. S. 224 f.) angewandt (Handelspräparat Dixarit®). Clonidin läßt sich auch zur Behandlung eines *opiatbedingten Entzugssyndroms* erfolgreich einsetzen. Auffallend ist vor allem der rasche

Tab. B 1–53. Zentral angreifende α_2-Adrenozeptor-Agonisten vom Clonidin-Typ

Strukturformel	Internationaler Freiname	Handelspräparat (Eingetragenes Warenzeichen)	Mittlere Einzeldosis (mg)
	Clonidin	Catapresan, Clonistada, Haemiton, Tenso-Timelets	0,075 – 0,3
	Moxonidin	Cynt, Physiotens	0,2 – 0,4
	Guanfacin	Estulic-Wander	1 – 2
	Guanabenz	Wytensin	8 – 16

Wirkungseintritt (Besserung der Symptome bereits nach ca. l,5 Stunden).

Als dosisabhängige *Nebenwirkungen* der α_2-Adrenozeptor-Agonisten vom Clonidin-Typ wurden Sedierung und Hemmung der Speichel- und Schleimsekretion (Mundtrockenheit), die bei Moxonidin wegen dessen höherer Affinität zu den Imidazolin- als zu den α_2-Rezeptoren weniger ausgeprägt sind, sowie orthostatische Dysregulation und Natriumionen-Retention beobachtet. Ferner können wie bei anderen Antisympathotonika Libido und Potenz abnehmen. Bei plötzlichem Absetzen besteht, vor allem wenn höher dosiert wurde, die Gefahr erheblicher Blutdrucksteigerungen (Rebound-Phänomen).

Bei Bradykardie, Obstipation, depressiver Verstimmung und Störungen der AV-Überleitung sollten Clonidin und Clonidin-Analoge nur unter strenger Überwachung der Patienten eingesetzt werden.

Die Wirkung von Neuroleptika, Hypnotika und Alkohol wird durch α_2-Adrenozeptor-Agonisten vom Clonidin-Typ verstärkt, Tolazolin schwächt ihren blutdrucksenkenden Effekt ab .

1.13.6.1.2 Methyldopa

In gleicher Weise wie Clonidin wirkt auch *Methyldopa* (Dopegyt®, Presinol®, Sembrina®), das sich von dem bei der Noradrenalinsynthese entstehenden natürlichen Zwischenprodukt *Dopa* nur durch eine zur Carboxylgruppe α-ständige Methylgruppe unterscheidet. Es kann als Aminosäure in das Zentralnervensystem aufgenommen werden und wird dort zu einem erheblichen Teil zu *α-Methylnoradrenalin,* dem eigentlichen Wirkstoff, umgewandelt, das wie z.B. Clonidin oder Guanfacin zentrale α_2-Rezeptoren stimuliert.

Methyldopa
(Dopegyt®, Presinol®, Sembrina®)

α-Methylnoradrenalin

Nervensystem

B 1

Die *Dosierung* beträgt anfänglich 250 – 500 mg und wird dann allmählich gesteigert (mittlere Erhaltungsdosis 750 mg). Wegen der relativ kurzen Wirkungsdauer von Methyldopa muß die Tagesdosis auf mehrere Einzeldosen verteilt werden.

Die *Nebenwirkungen* gleichen denen von Clonidin und Guanfacin. Weitere unerwünschte Wirkungen sind Arzneimittelfieber (selten), hämolytische Anämien und Leberschädigung.

Bei Phäochromozytom, Leberfunktionsstörungen und Depressionen ist Methyldopa *kontraindiziert.*

1.13.6.2 Die Noradrenalin-Speicherung und/oder -Freisetzung beeinflussende Substanzen

Reserpin. Eine typische Substanz, die das Speichervermögen der Speichergranula für Catecholamine aufhebt, ist *Reserpin,* dessen zentrale Wirkungen bereits besprochen wurden (vgl. S. 152). Reserpin blockiert die auf S. 272 beschriebene Mg^{2+}-abhängige ATPase, die aktiv Protonen in die Vesikel pumpt und dadurch zu einer hohen intravesikulären Protonenkonzentration führt. Sinkt die H^+-Konzentration infolge Blockade der Protonenpumpe durch Reserpin, können basische Substanzen (Noradrenalin, Dopamin) nicht mehr intravesikulär protoniert und damit auch nicht mehr als Salz in den Vesikeln gespeichert werden. Diese enthalten dann nach kurzer Zeit keine Überträgersubstanz mehr, weil einerseits der Nachschub der Noradrenalinvorstufe Dopamin in die Granula fehlt und andererseits das noch in den Granula vorhandene Noradrenalin – dem Diffusionsgefälle folgend – in das Zytoplasma gelangt und dort in den Mitochondrien durch die Monoaminoxidase abgebaut wird.

Besonders beim Hypertoniker ruft Reserpin eine anhaltende Blutdrucksenkung hervor. Wegen der bei höherer Dosierung erheblichen Nebenwirkungen wird es heute nur noch niedrig dosiert (0,05 – 0,1 mg) in Kombination mit anderen Antihypertonika (s. S. 491) eingesetzt.

Die dosisabhängigen *Nebenwirkungen – in niedriger Dosierung ist Reserpin gut verträglich –* beruhen im wesentlichen auf dem Ausfall des Sympathikus bzw. auf der damit verbundenen (relativen) Steigerung des Parasympathikustonus. Es können daher wie bei Clonidin oder Guanfacin orthostatische Beschwerden, Schwindelgefühl oder Bradykardie auftreten. Bei längerer Anwendung wurden außerdem, insbesondere wenn höhere Dosen gegeben wurden, depressive Verstimmungen (Suizidgefahr!), Potenzstörungen und Parkinsonismus beobachtet.

Reserpin ist *kontraindiziert* bei Ulcus ventriculi bzw. duodeni und Asthma bronchiale (infolge der Steigerung des Parasympathikustonus).

Guanethidin. Das ebenfalls blutdrucksenkende Guanidin-Derivat *Guanethidin* reduziert zwar auch das Speichervermögen für Noradrenalin, seine Hauptwirkung besteht jedoch darin, daß es die Depolarisation der Axoplasmamembran und dadurch die exozytotische Freisetzung von Noradrenalin verhindert.

Es ist nur bei *schwerer Hypertonie indiziert.*

Wie Reserpin wird es meist mit anderen Substanzen, insbesondere Saluretika, kombiniert. (Esimil® enthält neben Guanethidin Hydrochlorothiazid).

Die *Dosierung* beträgt im allgemeinen initial 10 mg pro Tag und wird in Abständen von 4 – 6 Tagen allmählich bis auf 25 – 50 mg täglich erhöht.

Als dosisabhängige *Nebenwirkungen* können vor allem orthostatische Beschwerden, daneben Bradykardie und erhöhte Darmmotilität, Wasser- und Natriumionen-Retention sowie Potenz- und Ejakulationsstörungen auftreten.

Kontraindikationen sind Phäochromozytom, Herzinfarkt und apoplektischer Insult.

Tri- und tetracyclische Antidepressiva, Neuroleptika und Kontrazeptiva vermindern die blutdrucksenkende Wirkung von Guanethidin. Der blutzuckersenkende Effekt von Antidiabetika wird durch Guanethidin verstärkt.

Guanethidin
(Bestandteil von Esimil®)

1.14 Am Parasympathikus angreifende Substanzen

Durch eine Erregung des Parasympathikus werden, wie auf S. 136 dargestellt, vor allem *trophotrope Reaktionen* hervorgerufen, die der *Restitution* des Organismus dienen. In Tab. B 1–54 sind die Effekte bei Aktivierung des Parasympathikus an verschiedenen Organen zusammengestellt.

Parasympathische Erregungsübertragung. In Abb. B 1–61 ist – analog wie in Abb. B 1–55 für den Sympathikus – die parasympathische Erregungsübertragung nochmals dargestellt (vgl. S. 137). Vom *Zentralnervensystem* ausgehende parasympathische Fasern ziehen zu den *parasympathischen Ganglien*. Dort wird der Nervenimpuls durch *Acetylcholin* als Neurotransmitter auf das *postganglionäre Neuron* umgeschaltet, dessen Erregung in den parasympathischen Nervenendigungen zur *Acetylcholinfreisetzung* führt. Nach Diffusion durch den synaptischen Spalt erregt Acetylcholin die *parasympathischen Rezeptoren* (Muscarinrezeptoren, m-Cholinozeptoren, s.u.) des Erfolgsorgans und löst damit den Effekt aus.

Acetylcholinsynthese, -freisetzung, -speicherung, -abbau. Acetylcholin wird im Organismus aus *Cholin,* das seinerseits aus der Aminosäure Serin entsteht, und *Acetyl-Coenzym A* mittels Cholin-Acetyltransfer-

Tab. B 1–54. Effekte bei Aktivierung des Parasympathikus an verschiedenen Organen (modifiziert nach Goodman u. Gilman)

Organ oder Organsystem	Parasympathikus-Wirkungen
Auge	
M. dilatator pupillae	Ø
M. sphincter pupillae	Miosis
Ziliarmuskel	Nahakkommodation
Tränendrüse	Sekretion↑
Herz	
Sinusknoten	Herzfrequenz ↓
Vorhofmuskulatur	Kontraktilität ↓
AV-Knoten	Überleitungs-geschwindigkeit ↓
Kammermyokard	Ø
Gefäße	
Haut, Schleimhaut	Ø
Skelettmuskel	Ø
Abdominalbereich	Ø
Herzkranzgefäße	Ø
Gehirn	Ø
Genitale	Vasodilatation
Niere	Ø
Venen	Ø
Magen-Darm-Trakt	
Speicheldrüsen	starke seröse Sekretion
Verdauungsdrüsen	Sekretionssteigerung
Gallenwege	Kontraktion
Motilität/Tonus	Zunahme
Sphinkteren	Erschlaffung
Pankreas	
endokrin	Ø
Bronchialsystem	
Muskulatur	Kontraktion
Drüsen	Sekretionssteigerung
Haut	
Schweißdrüsen	Ø
Niere und Harnwege	
Reninsekretion	Ø
Blasenwandmuskulatur	Kontraktion
innerer Schließmuskel	Erschlaffung
Genitalorgane	
Uterus	Ø
Stoffwechsel	
Leber	(Glykogensynthese)
Fettzellen	Ø
Skelettmuskel	Ø
Ø kein Effekt	

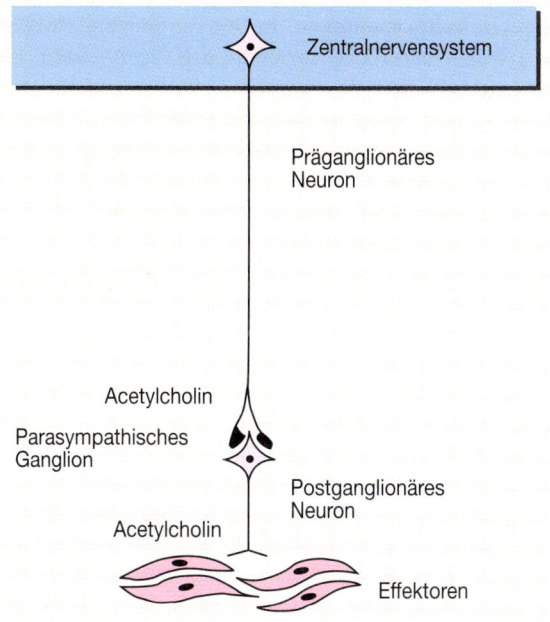

Abb. B 1–61. Parasympathische Erregungsübertragung in schematischer Darstellung

Nervensystem

B 1

ase synthetisiert und danach in der Nervenendigung in Vesikel aufgenommen, aus denen es bei einer Erregung der Nervenfaser schnell freigesetzt werden kann. Wie bereits bei der Neurotransmission im sympathischen Nervensystem dargestellt, vereinigt sich die Vesikelmembran dabei mit der präsynaptischen Membran, und durch Öffnung der Membran wird der Vesikelinhalt in den synaptischen Spalt abgegeben. Für diesen Vorgang sind auch hier Calciumionen erforderlich. Nach der Freisetzung wird Acetylcholin außerordentlich rasch durch die (spezifische) *Acetylcholinesterase,* die in der prä- und postsynaptischen Membran lokalisiert ist, zu – unwirksamem – Cholin und Essigsäure abgebaut. Cholin wird – durch *aktiven* Transport – wieder in das Axon aufgenommen, Essigsäure mit dem Blut abtransportiert.

Acetylcholin

Neben der membrangebundenen, spezifischen Acetylcholinesterase kommt, insbesondere im Blut und in der Leber, eine *unspezifische Cholinesterase* (Pseudocholinesterase, Butyrylcholinesterase) im Organismus vor, durch die neben Acetylcholin auch andere Cholinester, wie z.B. Suxamethoniumchlorid (s. S. 249), hydrolysiert werden. Die Funktion der unspezifischen Cholinesterase besteht vermutlich darin, eine Acetylcholinwirkung *entfernt vom Freisetzungsort* zu verhindern.

Für die Spaltung des Acetylcholins durch die Acetylcholinesterase ist folgender Reaktionsmechanismus gesichert (Abb. B 1–62 A-C): Nach Anlagerung an das anionische Zentrum (A) erfolgt primär eine *Umesterung,* bei der die Acetylgruppe von Acetylcholin auf die Aminosäure *Serin* im esteratischen Zentrum der Acetylcholinesterase übertragen wird (B). Der Serin-Essigsäureester wird dann hydrolytisch gespalten und dadurch das Enzym regeneriert (C). Das anionische Zentrum wird dabei allerdings nicht, wie früher angenommen, von einer sauren Aminosäure, sondern von einem *elektronenreichen Aromaten* (Tryptophan) gebildet, und die Enzym-Substrat-Wechselwirkung erfolgt durch Ladungstransfer von dem aromatischen System zu der positiv geladenen quartären Ammoniumgruppe.

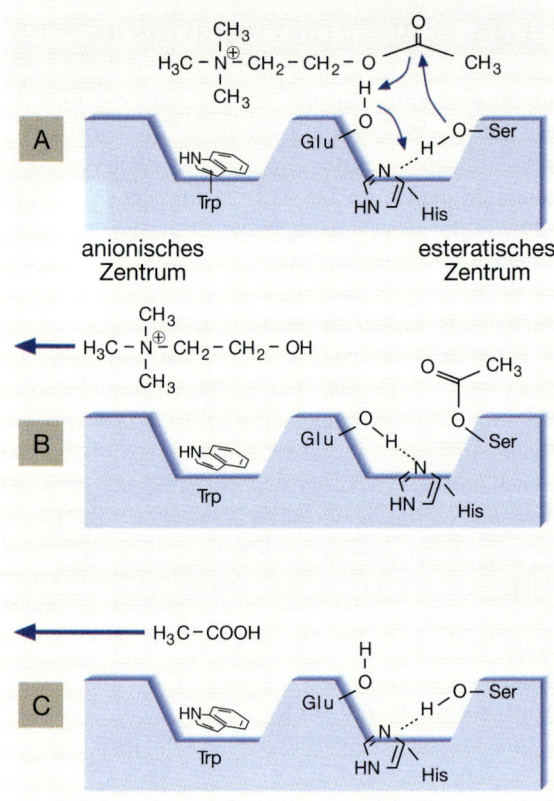

Abb. B 1–62. Schematische Darstellung der Reaktion von Acetylcholinesterase mit Acetylcholin (modifiziert nach Holzgrabe)

His = Histidin, Ser = Serin, Trp = Tryptophan

Acetylcholinrezeptoren. In der Einführung zu Kap. B 1 wurde bereits beschrieben, daß Acetylcholin die Erregungsübertragung außer an den parasympathischen Ganglien und am postganglionären Parasympathikus auch an den sympathischen Ganglien und an den Endplatten der quergestreiften Muskulatur bewirkt. Entscheidend für die Vorstellung, daß Acetylcholin hierbei an *verschiedenen Rezeptoren* angreift, war der Befund, daß einerseits die Erregungsübertragung an diesen Stellen durch verschiedene Anticholinergika spezifisch antagonisiert werden kann – peripher angreifende stabilisierende Muskelrelaxantien blockieren beispielsweise in üblicher Dosierung vorwiegend die Erregungsübertragung an der neuromuskulären Endplatte – und andererseits auch verschiedene Agonisten nur Teilwirkungen des Acetylcholins auslösen. So erregt *Muscarin,* selektiver wirksam als Acetylcholin, die Acetylcholin-Rezeptoren an der neuromuskulären Endplatte nicht, dagegen Rezeptoren im Bereich parasympathischer Synapsen. Man bezeichnet daher Rezeptoren, an denen Muscarin angreift, als **Muscarin-Rezeptoren** *(M-Rezeptoren,* *m-Cholinozeptoren)* und entsprechend die Acetylcholinwirkung an diesen Rezeptoren als *Muscarinwirkung.*

Neuere Befunde belegen, daß von den Muscarin-Rezeptoren mehrere Subtypen existieren. Mit gentechnologischen Verfahren konnten 5 verschiedene Rezeptorproteine nachgewiesen und in ihrer Aminosäurensequenz aufgeklärt werden. Pharmakologisch sind bisher 4 Rezeptorsubtypen (M_1-M_4) pharmakologisch charakterisiert. M_1-Rezeptoren kommen ausschließlich in neuronalen Strukturen (ZNS, Ganglien) vor. Sie sind an Gedächtnis- und Lernvorgängen sowie an der ganglionären Übertragung beteiligt. M_2-Rezeptoren sind besonders am Herzen (Erniedrigung der Herzfrequenz), M_3-Rezeptoren an der glatten Muskulatur (Kontraktion) und den exokrinen Drüsen (Sekretion) funktionell bedeutsam. M_4-Rezeptoren wurden u.a. im Striatum und in der Lunge gefunden, doch ist ihre physiologische Funktion noch nicht eindeutig geklärt.

Die Subdifferenzierung der Muscarin-Rezeptoren ist für die zukünftige Entwicklung von Muscarinrezeptor-Agonisten und -Antagonisten, die selektiver als die bisher zur Verfügung stehenden Verbindungen wirken, von hohem Stellenwert.

Acetylcholin-Rezeptoren an der neuromuskulären Endplatte sowie solche in den Ganglien, deren Stimulation durch Ganglienblocker verhindert werden kann, werden **Nicotin-Rezeptoren** (n-Cholinozeptoren) genannt, da Nicotin (s. S. 270), ebenfalls selektiver wirksam als Acetylcholin, nur an diesen Stellen, nicht dagegen postganglionär parasympathisch angreift.

Prä- und postsynaptische Muscarin-Rezeptoren. Wie bei anderen Synapsen sind bei der parasympathischen Erregungsübertragung neben postsynaptischen auch präsynaptische Rezeptoren beteiligt, deren Erregung zu einer Unterdrückung der Acetylcholinfreisetzung führt. Neben M_1- und M_4-Rezeptoren kommen vor allem M_2-Rezeptoren als präsynaptische m-Cholinozeptoren vor.

Acetylcholinwirkungen. Nach intravenösen Acetylcholingaben treten folgende, sehr kurz dauernde Wirkungen auf:

❑ die *Herzfrequenz nimmt ab,*

❑ der *periphere Gefäßwiderstand sinkt,*

❑ die *Speichel-, Magensaft-, Bronchial- und Schweißsekretion* werden *gesteigert,*

❑ der *Tonus der glatten Muskulatur* des Magen-Darm-Kanals, der ableitenden Harnwege und der Bronchialmuskulatur *nimmt zu,*

❑ die *Pupille* wird *verengt* und

❑ das *Auge auf den Nahpunkt akkommodiert.*

Die Wirkung von Acetylcholin kommt dadurch zustande, daß dieses nach der Bindung an seine Rezeptoren die *Membranpermeabilität für Natrium-, Kalium- und Calciumionen beeinflußt. An glatten Muskeln, Ganglienzellen und an der motorischen Endplatte erhöht Acetylcholin die Natriumionen-Permeabilität wesentlich stärker als die der Kaliumionen,* die Folge ist eine *Depolarisation. An den Schrittmacherzellen des Herzens steigert es dagegen vorwiegend die Kaliumionen Permeabilität* und führt damit zu einer *Hyperpolarisation,* als deren Folge die Herzfrequenz abnimmt. Bei verschiedenen *Drüsenzellen* (z.B. Speicheldrüsen, Nebennierenmark) *fördert Acetylcholin* besonders den *Einstrom von Calciumionen,* die ihrerseits die Sekretion aktivieren.

Am *intakten Gefäßendothel* bewirkt Acetylcholin eine *Freisetzung von NO* (s. S. 469) und damit eine Gefäßerschlaffung.

Durch Stimulation präsynaptischer Heterorezeptoren reduziert Acetylcholin außerdem die Noradrenalinfreisetzung.

Einteilung der am Parasympathikus angreifenden Pharmaka. Eine medikamentöse Beeinflussung des Parasympathikus ist wie beim Sympathikus auf verschiedene Weise möglich:

❑ *Muscarinrezeptor-Agonisten* (m-Cholinozeptor-Agonisten, direkte Parasympathomimetika) *erregen* wie die physiologische Überträgersubstanz Acetylcholin *Muscarin-Rezeptoren* (m-Cholinozeptoren).

❑ *Indirekte Parasympathomimetika* (Cholinesterase-Hemmstoffe) *blockieren* die *Acetylcholinesterase* (Acetylcholin-Hydrolase), die Acetylcholin hydrolytisch zu Cholin und Essigsäure inaktiviert.

❑ *Muscarinrezeptor-Antagonisten* (m-Cholinozeptor-Antagonisten, Parasympatholytika) *hemmen kompetitiv Muscarin-Rezeptoren.*

❑ *Antiparasympathotonika verhindern* die *Freisetzung von Acetylcholin* (z.B. Botulinustoxin, s. S. 832 f.) oder die *Wiederaufnahme von Cholin* aus dem synaptischen Spalt ins Axoplasma (z.B. Hemicholinium). Während Botulinustoxin, wie auf S. 250 f. beschrieben, u.a. bei Blepharospasmus therapeutisch eingesetzt wird, sind Cholin-Wieder-

Nervensystem

B 1

Tab. B 1–55. Muscarinrezeptor-Agonisten

Strukturformel	Internationaler Freiname	Handelspräparat (Eingetragenes Warenzeichen)
	Carbachol	Carbamann, Doryl, Isopto-Carbachol, Jestryl viskos
	Bethanechol	Myocholine-Glenwood
	Pilocarpin	Chibro-Pilocarpin, Isopto-Pilocarpin, Pilocarpol, Pilogel, Pilomann, Spersacarpin, Vistacarpin
	Aceclidin	Glaucotat
	Arecolin	
	Muscarin	
	Furtrethonium	

aufnahmehemmer nur für die experimentelle Pharmakologie von Bedeutung.

1.14.1 Muscarinrezeptor-Agonisten
(m-Cholinozeptor-Agonisten, direkte Parasympathomimetika)

Trotz seiner vielfältigen physiologischen Funktionen besitzt Acetylcholin wegen des raschen Abbaus *keine therapeutische Bedeutung.* Für die Therapie geeignet sind dagegen Parasympathomimetika, die wie Acetylcholin die parasympathischen Rezeptoren erregen, aber langsamer als dieses inaktiviert werden. Man bezeichnet sie als *direkte Parasympathomimetika.* Wie Acetylcholin enthalten sie im annähernd gleichen Ab-

stand ein kationisches Zentrum und eine Estergruppe oder einen dem Estersauerstoff des Acetylcholins entsprechenden Ethersauerstoff (Tab. B 1–55).

Für die qualitative Wirkung ist es dabei unwesentlich, ob es sich – wie bei Acetylcholin – um den Ester einer Carbonsäure mit einem *Aminoalkohol* oder – wie bei Arecolin um den Ester einer *Aminocarbonsäure* mit einem *Alkohol* handelt.

Carbachol, der Carbaminsäureester des Cholins, wirkt im Prinzip gleichartig wie Acetylcholin, doch hält die Wirkung länger an, da Carbachol im Organismus nur langsam abgebaut wird. Es ist *indiziert* bei (postoperativer) Darm- und Blasenatonie sowie bei Glaukom (s.u.).

Die *Dosierung* beträgt bei einer Atonie im Gastrointestinal- und Urogenitaltrakt mehrmals täglich 1 – 4 mg oral oder 0,125 mg subkutan oder intramus kulär. Beim Glaukom werden 0,75 – 3 %ige Lösungen verwendet.

Als *Nebenwirkungen,* die Ausdruck des erhöhten Parasympathikustonus sind und sich schnell durch intravenöse Injektion von 0,5 – 1 mg Atropin beheben lassen, können Schweißausbrüche, starker Speichelfluß, Übelkeit, Erbrechen und Diarrhoe auftreten.

Bei Herzinsuffizienz, Angina pectoris, Asthma bronchiale und Hyperthyreose (Gefahr des Vorhof- und Kammerflimmerns) ist Carbachol *kontraindiziert.*

Das Carbachol-Derivat **Bethanechol** wird ebenfalls bei Blasenatonie sowie bei Sklerodermie-bedingter Dysphagie in einer Dosierung von 20 – 50 mg alle 4 – 6 Stunden eingesetzt.

Pilocarpin. Das Hauptalkaloid der Jaborandiblätter wird fast ausschließlich als *Miotikum* in der Augenheilkunde, z.B. bei *Glaukom,* oder – alternierend mit Mydriatika – zur Lösung von Adhäsionen zwischen Iris und Linse in Form von Augentropfen oder Augensalben (1 – 2%ig) verwendet.

Unter einem *Glaukom* („grünen Star") versteht man eine *pathologische Steigerung des Augeninnendrucks* über 26 mm Hg. Fast immer liegt ihr eine *Abflußbehinderung des Kammerwassers* zugrunde, das im Kammerwinkel über den Schlemmschen Kanal in kleine Venen drainiert wird. Tritt die Drucksteigerung als erstes und zunächst einziges Symptom auf, spricht man von einem *primären Glaukom.*

Beim *sekundären Glaukom* ist die Erhöhung des Augeninnendrucks dagegen die *Folge* einer anderen Augenerkrankung, z.B. einer intraokularen Entzündung.

Das primäre Glaukom wird nach der Weite des Kammerwinkels (Abb. B 1–63) nochmals in das

☐ *Weitwinkel-* und

☐ *Engwinkelglaukom*

unterteilt.

Beim **Weitwinkelglaukom,** der häufigsten Glaukomform des Erwachsenen, kann das Kammerwasser durch das Trabekelmaschenwerk, welches den Kammerwinkel auskleidet, infolge struktureller Veränderungen der Trabekel nur schwer hindurchgelangen. Als weiteres Abflußhindernis kommt eine Drucksteigerung in den Venen, die das Kammerwasser ableiten, in Betracht

Beim **Engwinkelglaukom** beruht die Steigerung des intraokularen Drucks, wie aus dem Namen hervorgeht, auf einem engen Kammerwinkel und einem aus diesem Grund erschwerten Kammerwasserabfluß.

Die Bedeutung des Glaukoms geht daraus hervor, daß es die zweithäufigste Ursache einer Erblindung in den industrialisierten Ländern darstellt.

Pilocarpin löst wie andere Parasympathomimetika bei lokaler Anwendung am Auge eine Dauerkontraktion des Musculus sphincter pupillae und des Ziliarmuskels aus (vgl. Tab. B 1–54). Dadurch wird einerseits die Pupille verengt, andererseits der intraokulare Druck durch Erweiterung der Abflußwege des Kam-

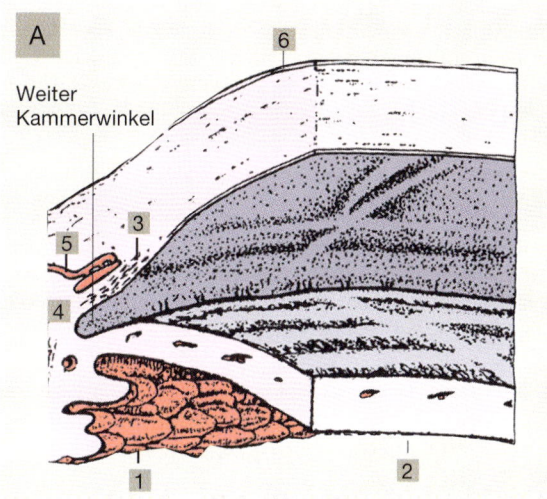

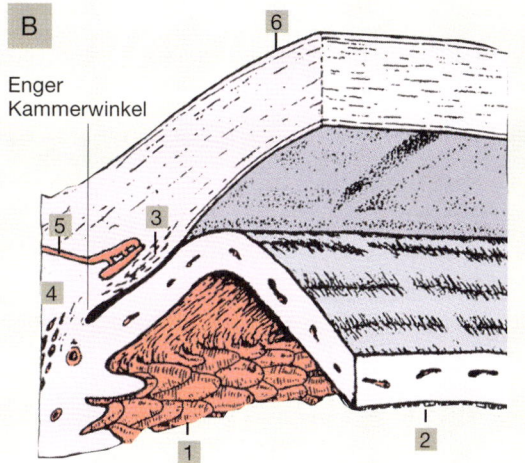

1: Ziliarkörper   4: Schlemmscher Kanal
2: Iris   5: Vene
3: Trabekelmaschenwerk 6: Hornhaut

Abb. 1–63. Weiter (A) und enger (B) Kammerwinkel (nach Leydhecker und Krieglstein). Das Trabekelmaschenwerk ist ein schwammartiges Gebilde, das den Kammerwinkel auskleidet. Durch seine Poren gelangt das Kammerwasser in den Schlemmschen Kanal und von dort aus weiter in venöse Gefäße

merwassers für 6 – 12 Stunden gesenkt. Das ist der Grund für die günstige Wirkung von Parasympathomimetika beim Glaukom, insbesondere bei Engwinkelglaukom.

Nachteilig ist, daß durch die Kontraktion des Ziliarmuskels das Auge auf den Nahpunkt akkommodiert wird, was zu vorübergehenden Sehstörungen im Sinne einer Kurzsichtigkeit (Myopie) führt.

Das synthetisch hergestellte **Aceclidin** (Glaucotat®) wird wie Pilocarpin lokal als Antiglaukommittel eingesetzt.

Nervensystem

B1

Arecolin. Das Hauptalkaloid der Betelnuß wirkt muscarinartig und nur sehr schwach nicotinartig. Es wurde in der Veterinärmedizin als Wurmmittel gebraucht. Die beim Betelkauen auftretenden zentralerregenden Wirkungen sind wahrscheinlich auf das Hydrolyseprodukt des Arecolins, das Arecaidin, zurückzuführen.

Muscarin wurde erstmals aus dem Fliegenpilz isoliert, in dem es nur in geringen Mengen vorhanden ist. Wesentlich höhere Konzentrationen dieses Stoffes enthalten verschiedene Inocybe-Arten (Rißpilze, s. S. 829). Muscarin wird nicht therapeutisch angewandt. Für die experimentelle Pharmakologie hat es sich jedoch, ebenso wie synthetische Muscarin-Analoga, z.B. Furtrethonium, als besonders wertvoll erwiesen.

1.14.2 Indirekte Parasympathomimetika
(Cholinesterase-Blocker)

Zur Aufrechterhaltung des normalen Tonus der glatten und quergestreiften Muskulatur wird vorwiegend durch zentral ausgelöste Erregungen an den Ganglien, den postganglionären Nervenendigungen und den motorischen Endplatten ständig Acetylcholin freigesetzt und kurz danach durch die Acetylcholinesterase verseift. Hemmt man die Acetylcholinesterase und damit die Verseifung des Acetylcholins, nehmen als Folge der erhöhten Acetylcholinkonzentration der Parasympathikustonus und der Tonus der quergestreiften Muskulatur zu.

Bei den indirekten Parasympathomimetika werden zwei Stoffgruppen unterschieden:

☐ *Carbaminsäure-Derivate* (Physostigmin-Gruppe) und

☐ *Phosphorsäureester* (Alkylphosphate).

Der *Wirkungsmechanismus* der beiden Substanzgruppen besteht darin, daß sie durch Reaktion mit dem esteratischen Zentrum der Acetylcholinesterase unter Bildung von Carbaminsäure- bzw. Phosphorsäureestern des Enzyms die Spaltung von Acetylcholin hemmen (Abb. B 1–64).

Während die Verseifung und damit die Regenerierung des Enzyms bei den Carbaminsäure-Derivaten relativ rasch erfolgt – das Dimethylcarbamoyl-Enzym regeneriert z.B. mit einer Halbwertszeit von ca. 25 Minuten – wird das phosphorylierte Enzym nur *sehr langsam* hydrolysiert. Man hat daher – im strengen Sinne zwar nicht ganz korrekt, aber für die Praxis brauchbar – die Carbaminsäure-Derivate als *reversible,* die Phosphorsäureester als *irreversible* Cholinesterase-Blocker bezeichnet.

1.14.2.1 Carbaminsäure-Derivate

Physostigmin (Eserin; Anticholium®). Das Hauptalkaloid der Kalabarbohne wird nur noch als Antidot bei Vergiftungen mit parasympatholytisch wirkenden

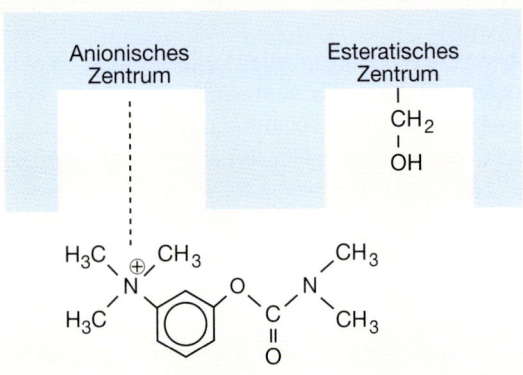

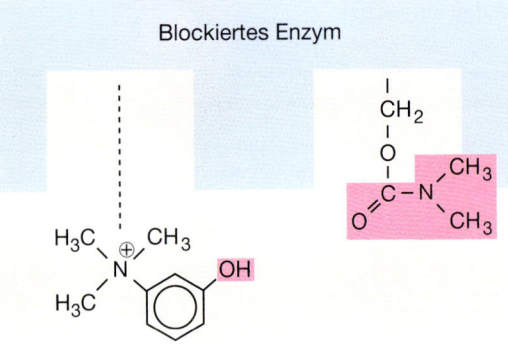

Abb. B 1–64. Blockade der Acetylcholinesterase durch Neostigmin (schematisch)

Verbindungen angewandt (s. S. 307 ff.). Die von ihm als Leitsubstanz ausgehenden systematischen Untersuchungen über *synthetische* Carbaminsäureester mit indirekt parasympathomimetischer Wirkung führten zu den in Tab. B 1–56 zusammengestellten Pharmaka, die vor allem wegen der fehlenden zentralen Wirkung und der geringeren Beeinflussung der Herzfunktion besser verträglich sind.

Neostigminbromid, das als quartäre Ammonium-Verbindung die Blut-Hirn-Schranke nicht überwinden kann, ist bei Darm- und Blasenatonie, Glaukom und Myasthenia gravis pseudoparalytica *indiziert.* Außerdem wird es zur Aufhebung der Wirkung von stabilisierenden Muskelrelaxantien (vgl. S. 246 ff.) verwendet.

Die *Dosierung* ist je nach Indikation stark verschieden. Bei Blasen- und Darmatonie werden durchschnittlich 8 – 30 mg oral oder 0,5 – 1 mg i.m. bzw. s.c. gegeben. Bei Myasthenie sind meist höhere Dosen erforderlich. (Die in diesem Fall unerwünschten parasympathomimetischen Wirkungen können durch Atropin aufgehoben werden.) In der Ophthalmologie werden 2%ige Lösungen verwendet.

Tab. B 1–56. Indirekte Parasympathotonika (Carbaminsäure-Derivate)

Strukturformel	Internationaler Freiname	Handelspräparat (Eingetragenes Warenzeichen)
	Physostigmin (Eserin)	Anticholium
	Neostigminbromid	Neoeserin, Neostigmin-Rotexmedica, Prostigmin
	Pyridostigminbromid	Kalymin, Mestinon
	Distigminbromid	Ubretid

Nebenwirkungen und *Kontraindikationen* entsprechen denen von Carbachol (s. S. 301 f.).

Pyridostigminbromid ist zwar schwächer wirksam als Neostigmin, zeichnet sich jedoch durch einen allmählichen Wirkungseintritt, längere Wirkungsdauer und eine größere therapeutische Breite aus.

Die *Dosierung* erfolgt individuell (mittlere tägliche Dosis bei Myasthenia gravis 0,3 – 1,2 g oral).

Distigminbromid, eine bisquartäre Substanz, weist eine ähnliche Wirkung wie die obengenannten Pharmaka auf.

1.14.2.2 Phosphorsäureester

Diese Substanzgruppe wird unter B 9.1.3.3, S. 648 ff., besprochen.

1.14.3 m-Cholinozeptor-Antagonisten
(Parasympatholytika, neurotrope Spasmolytika)

m-Cholinozeptor-Antagonisten, meist noch als *Parasympatholytika* bezeichnet, blockieren durch kompetitiven Antagonismus die Acetylcholin-vermittelte Erregungsübertragung von der postganglionären parasympathischen Nervenfaser auf das Erfolgsorgan und heben damit die Muscarinwirkung von Acetylcholin auf. Wegen der dadurch bedingten erschlaffenden Wirkung auf die glatte Muskulatur werden sie auch neurotrope Spasmolytika genannt (vgl. muskulotrope Spasmolytika S. 309).

Wirkungen. Durch die – an verschiedenen Organen z.T. unterschiedliche – Herabsetzung des Parasympathikustonus treten folgende Wirkungen auf:

- die *Herzfrequenz* wird (nach höheren Dosen) *beschleunigt,*

- die *Tränen-, Speichel-* und *Schweiß-Sekretion* sowie die *Sekretion der Drüsen des Verdauungstraktes* werden reduziert,

- die *Schleimbildung* in den oberen und unteren Luftwegen *nimmt ab,*

- *die glatte Muskulatur* der Bronchien, des Magen-Darm-Kanals, der Gallenwege, Ureteren und der Harnblase *erschlafft* (insbesondere, wenn sie spastisch kontrahiert ist),

- die *Pupillen* werden durch Lähmung des Musculus sphincter pupillae *erweitert,* als Folge davon treten Photophobie und eine Erhöhung des Augeninnendrucks aufgrund einer Abflußbehinderung des Kammerwassers auf,

- die *Akkommodation* wird durch Lähmung des Musculus ciliaris gestört.

Kinetik. Parasympatholytika mit *tertiärem Stickstoff* werden bei oraler Applikation *gut* und *rasch resorbiert.* Bei den *quartären Ammoniumverbindungen* ist dagegen die *Resorption gering.* Für eine ausreichende Wirkung ist häufig eine parenterale Applikation oder eine im Vergleich zur i.v. Gabe wesentlich höhere orale Dosierung erforderlich. Auch können die *quartären Stoffe* die *Blut-Hirn-Schranke nicht überwinden* und sind daher im Gegensatz zu den Parasympatholytika mit tertiärem Stickstoff *zentral unwirksam.*

Indikationen. Parasympatholytika (Tab. B 1–57) sind indiziert bei

- *Spasmen der glatten Muskulatur* des Magen-Darm-Kanals, der Gallen- und Harnwege und im Bereich der weiblichen Genitalorgane (z.B. bei spastischer Obstipation, Pylorospasmus, Gallen- und Nierensteinkoliken, schwerer Dysmenorrhoe),

- *bradykarden Herzrhythmusstörungen* (s. S. 458),

- zur *Ausschaltung vagaler Reflexe* sowie zur *Reduzierung der Schleimsekretion* in den Luftwegen bei der Narkose (s. S. 233),

- *Parkinson-Syndrom* zur Verringerung der Plus-Symptome (s. S. 266) und

- der *Diagnostik des Augenhintergrundes* sowie bei *Iridozyklitis* und *Uveitis* zur *Pupillenerweiterung.*

Einige quartäre Parasympatholytika werden ferner als *Antiasthmatika* (s. S. 516) eingesetzt. Substanzen, die bevorzugt an M_1-Rezeptoren angreifen, eignen sich als *Ulkustherapeutika* (s. S. 541). Parasympatholytika dienen außerdem zur *Unterdrückung parasympathischer Nebenwirkungen* bei der Gabe von Morphin oder, wie erwähnt, bei der Therapie der Myasthenia gravis mit Cholinesteraseblockern. *Atropin* (s.u.) ist außerdem das wichtigste und oft *lebensrettende Antidot bei Vergiftungen mit Phosphorsäureestern* (s. S. 650 ff.).

Nebenwirkungen. Je nach Art der Indikation sind die *gewünschten* und *unerwünschten* Wirkungen von Parasympatholytika verschieden. Benutzt man beispielsweise diese Substanzen als Spasmolytika, so wird man die Pupillenerweiterung und die verminderte Speichelsekretion als Nebenwirkung bezeichnen. Verwendet man sie dagegen als Mydriatika, so ist die Mydriasis die gewünschte Hauptwirkung und die u. U. nach Resorption aus dem Bindehautsack auftretende Erschlaffung der Darmmuskulatur die Nebenwirkung. Die Parasympatholytika-induzierte Steigerung der Herzfrequenz ist bei bradykarden Patienten der erwünschte Effekt, bei Patienten mit spastischen Oberbauchbeschwerden eine unerwünschte Wirkung.

Kontraindikationen. Bei Glaukom und benigner Prostatahyperplasie sind Parasympatholytika kontraindiziert. Bei Koronarsklerose dürfen sie nur in Dosen, die die Herzfrequenz nicht steigern, gegeben werden.

Interaktionen. Durch Amantadin, Chinidin, Disopyramid und tricyclische Antidepressiva wird die Wirkung von Parasympatholytika verstärkt.

1.14.3.1 Belladonna-Alkaloide und verwandte Substanzen

Die in verschiedenen Solanaceen-Arten [z.B. Atropa belladonna (Tollkirsche), Datura stramonium (Stechapfel) oder Hyoscyamus niger (Bilsenkraut)] vorkommenden Tropan-Alkaloide *L-Hyoscyamin* (bzw. des-

Tab. B 1–57. m-Cholinozeptor-Antagonisten

Strukturformel	Internationaler Freiname	Handelspräparat (Eingetragenes Warenzeichen)	Einzeldosis (mg)
I. Belladonna-Alkaloide und verwandte Substanzen			
	Atropin	Atropin Dispersa, Atropin-POS, Atropinsulfat Braun, Atropinum sulfuricum Compretten, Atropinum sulfuricum AWD	0,2 – 2
	Homatropin	Homatropin-POS Augentropten	0,25 – 0,5
	Scopolamin	Boro-Scopol Augentropfen, Scopoderm TTS	0,1 – 0,5
	Ipratropiumbromid	Arutropid, Atrovent, Itrop	0,2 (als Inhalat), 10 (oral)
	Oxitropiumbromid	Ventilat	0,1

Tab. B 1–57. m-Cholinozeptor-Antagonisten (Fortsetzung)

Strukturformel	Internationaler Freiname	Handelspräparat (Eingetragenes Warenzeichen)	Einzeldosis (mg)
	N-Butyl-scopolaminium-bromid	Buscopan, Butylscopolamin-Rotexmedica, Holopon	10 – 20
	Trospiumchlorid	Spasmex, Spasmo-lyt	2 – 20
	Tropicamid	Mydriaticum Stulln, Mydrum	0,25

II. Parasympatholytika verschiedener chemischer Konstitution

	Valethamat-bromid	Epidosin	10 – 20
	Glycopyrronium-bromid	Glycopyrronium Curamed, Robinul	0,1 – 0,2
	Pirenzepin	durapirenz, Gastricur, Gastrozepin, Pirenzepin-ratiopharm, Pirehexal, Ulcoprotect	

sen Razemat Atropin) und Scopolamin gehören noch immer zu den wichtigen Parasympatholytika.

Das Esteralkaloid **Atropin** entsteht erst bei der Aufarbeitung der Drogen aus dem genuin vorliegenden L-Hyoscyamin durch Razemisierung in der Säurekomponente.

Bei oraler Gabe wird es als tertiäres Amin *gut resorbiert* und schnell im gesamten Organismus verteilt. Es besitzt neben den peripheren auch zentralerregende (s.u.) und zentralhemmende Wirkungen. Letztere wurden bereits beschrieben (vgl. Antiparkinsonmittel B 1.10.1 und Antiemetika B 1.11).

Die mittlere *Einzeldosis* bei systemischer Applikation beträgt 0,5 mg. Bei Augentropfen werden 0,5 – 1%ige Lösung eingesetzt.

Atropinvergiftungen kommen vorwiegend nach dem Genuß von Tollkirschen oder Stechapfelsamen und nur sehr selten nach der versehentlichen Einnahme atropinhaltiger Medikamente (z.B. Augentropfen) vor. Charakteristische *Vergiftungssymptome* sind Rötung des Gesichts, Trockenheit der Schleimhäute, Schluckbeschwerden, erhöhte Pulsfrequenz und stark erweiterte Pupillen. Nach höheren Dosen treten zusätzlich Hyperthermie durch Hemmung der Schweißsekretion, Erregungszustände, Halluzinationen und klonische Krämpfe auf, denen ein Stadium tiefer Bewußtlosigkeit folgt. Der Tod tritt infolge einer zentralen Atemlähmung ein.

Bei rechtzeitiger Behandlung ist die *Prognose* selbst bei schweren Vergiftungen *gut.* Die *Therapie* besteht in resorptionsverhindernden (s. S. 797 ff.) und physikalischen, *nicht* medikamentösen temperatursenkenden Maßnahmen, künstlicher Beatmung bei drohender Atemlähmung und intramuskulärer Gabe von 2 mg Physostigminsalicylat (Anticholium®) als Antidot sowie von Barbituraten oder Diazepam bei Erregungszuständen und Krämpfen.

Homatropin, der Mandelsäureester des Tropanols, wird nur in der Augenheilkunde in Form 0,5 – 1%iger Lösungen als Mydriatikum (Homatropin POS®) angewandt. Seine Wirkungsdauer ist wesentlich kürzer als die von Atropin, auch beeinträchtigt es die Akkommodation weniger. Noch kürzer wirksam ist Tropicamid (Mydriaticum Stulln®, Mydrum®), das zur diagnostischen Pupillenerweiterung und zur Akkommodationsparese bei Refraktionsbestimmungen dient.

Scopolamin (Hyoscin), ein am Tropanol epoxidiertes L-Hyoscyamin, unterscheidet sich pharmakologisch von Atropin dadurch, daß es nur *zentraldämpfend* wirkt. Es wird therapeutisch in Augentropfen sowie,

wie unter B 1–11 beschrieben, in Form eines transdermalen therapeutischen Systems als Antiemetikum bei Kinetosen eingesetzt.

Bei der seltenen *Scopolaminvergiftung* tritt neben den typischen Zeichen einer Parasympathikusblockade (Pupillenerweiterung, Trockenheit der Schleimhäute usw.) tiefe Bewußtlosigkeit auf. Der Tod erfolgt durch zentrale Atemlähmung. Die Therapie gleicht der einer Atropinvergiftung.

Quartäre Atropin- oder Scopolamin-Derivate. Hierzu gehören (vgl. Tab. B 1–57)

☐ *Trospiumchlorid* und

☐ *N-Butylscopolaminiumbromid,*

die als Spasmolytika eingesetzt werden, sowie

☐ *Ipratropiumbromid* und

☐ *Oxitropiumbromid,*

die bei Asthma bronchiale und anderen obstruktiven Lungenerkrankungen zur Anwendung kommen (s. S. 516).

Ipratropiumbromid wird ferner bei bradykarden Herzrhythmusstörungen gegeben (Handelspräparat Itrop®).

1.14.3.2 Parasympatholytika verschiedener chemischer Struktur

Valethamat-bromid und *Glycopyrronium-bromid* (s. Tab. B 1–57, II) werden wie die quartären Scopolamin-Derivate als Spasmolytika verwendet, Glycopyrronium-bromid dient außerdem als Parasympatholytikum bei Narkosen.

Pirenzepin, ein vorwiegend an M_1-Rezeptoren angreifender Antagonist, wird unter Ulkustherapeutika (B 5.4) besprochen.

1.14.4 Muskulotrope und neurotrop-muskulotrope Spasmolytika

Unabhängig von der vegetativen Innervation kann die glatte Muskulatur durch *direkte Einwirkung* auf die glatten Muskelzellen erschlafft werden. Auf diese Weise wirkende Pharmaka werden als *muskulotrope* oder nach dem als Leitsubstanz verwendeten Opiumalkaloid **Papaverin** als *papaverinartige* Spasmolytika bezeichnet.

Eine *Zwischenstellung* zwischen den Parasympatholytika und den muskulotropen Spasmolytika nehmen Pharmaka ein, die sowohl neurotrope (parasympatholytische) als auch muskulotrope spasmolytische Eigenschaften besitzen.

Nervensystem

B 1

Tab. B 1–58. Muskulotrop und neurotrop-muskulotrop wirkende Spasmolytika

Strukturformel	Internationaler Freiname	Handelspräparat (Eingetragenes Warenzeichen)	Einzeldosis (mg)
Papaverin (Strukturformel: Isochinolin mit H_3CO-Substituenten, CH_2-Brücke zu Dimethoxyphenyl, OCH_3)	Papaverin		50 – 200
Mebeverin (Strukturformel mit C_2H_5, $O=C-O-(CH_2)_4-N-CH-CH_2-$Phenyl$-OCH_3$, CH_3, OCH_3, OCH_3)	Mebeverin	Duspatal	150
Tiropramid (Strukturformel mit Phenyl, $C=O$, NH, $n-C_3H_7$, $n-C_3H_7$, $N-C-CH-CH_2-$Phenyl$-O-CH_2-CH_2-N$, C_2H_5, C_2H_5, O)	Tiropramid	Alfospas	50
Drofenin (Strukturformel Phenyl, Cyclohexyl, $CH-C-O-CH_2-CH_2-N$, O, C_2H_5, C_2H_5)	Drofenin	Bestandteil von Spasmo-Cibalgin S	50 – 100
Oxybutynin (Strukturformel Phenyl, Cyclohexyl, $C-O-CH_2-C\equiv C-CH_2-N$, O, OH, C_2H_5, C_2H_5)	Oxybutynin	Dridase	5
Propiverin (Strukturformel mit zwei Phenyl, OC_3H_7, C, $C-O-$Piperidin$-N-CH_3$, O)	Propiverin	Mictonetten, Mictonorm	5 – 15

Muskulotrop wirkende Spasmolytika. *Papaverin,* das zu etwa 1% im Opium vorkommt, erschlafft *alle* glatten Muskeln, d.h., die Gefäßmuskulatur ist in gleicher Weise betroffen wie z.B. die Bronchial- oder Darmmuskulatur. Besonders deutlich tritt die Wirkung bei einer Tonuserhöhung hervor. Am Herzen wirkt Papaverin *chinidinartig.*

Seine Anwendung ist heute weitgehend *obsolet.*

Tiropramid wird bei Spasmen des Gastrointestinal- sowie des Urogenitaltrakts eingesetzt.

Neurotrop-muskulotrope Spasmolytika. Hierzu gehören die in Tab. B 1–58 aufgeführten Wirkstoffe

☐ *Drofenin,*

☐ *Mebeverin,*

☐ *Oxybutynin* und

☐ *Propiverin.*

In ihren pharmakologischen Eigenschaften weisen sie – entsprechend ihrem Wirkprofil – sowohl Ähnlichkeiten mit den Atropin- als auch mit den Papaverinartig wirkenden Verbindungen auf.

Als *Hauptindikationen* werden für Drofenin Spasmen des Gastrointestinal- und Urogenitaltrakts, für Mebeverin irritables Kolon und für Oxybutynin sowie Propiverin Blasenentleerungstörungen (Detrusorhyperaktivität, Nykturie, Pollakisurie) angegeben.

Nervensystem

B 1

2 Hormonelles System

Neben dem vegetativen Nervensystem verfügt der tierische und menschliche Organismus über eine weitere Regulationsmöglichkeit seines inneren Milieus, die *hormonale Steuerung.* Während im Nervensystem Informationen auf dem *Leitungsweg* sowie *chemisch (in den Synapsen)* übertragen werden, kann man das hormonelle System mit einem *„drahtlosen" Kommunikationssystem* vergleichen (s. Abb. B 2–1). Der Inhalt der Nachricht ist in diesem Fall in der Struktur spezieller Substanzen verschlüsselt. Diese rufen – von spezialisierten *(inkretorischen)* Drüsenzellen gebildet und sezerniert – in den Zielzellen spezifische Wirkungen hervor. Derartige *chemische Informationsträger* bezeichnet man als **Hormone.**

Während das Nervensystem vorrangig der schnellen und gezielten Informationsübertragung dient, ist das *hormonelle System hauptsächlich für die längerdauernde und globale Steuerung der Zellfunktionen* zuständig.

Endokrine, neuroendokrine, parakrine und autokrine Sekretion. Anhand des Bildungs- und Wirkorts kann man drei Typen der Hormonsekretion unterscheiden, die

☐ *endokrine,*

☐ *parakrine* und

☐ *autokrine*

Sekretion.

Werden die Hormone von den Drüsenzellen in die *Blutbahn abgegeben und wirken sie entfernt* vom Bildungsort, spricht man von *endokriner Sekretion bzw. hormonaler* (endokriner) *Wirkung im engeren Sinn.* Bei der *neuroendokrinen Sekretion* erfolgt die *Hormonabgabe ins Blut aus einer Nervenendigung.* Beeinflussen Hormone dagegen *benachbarte Zellen,* handelt es sich um eine *parakrine Sekretion* bzw. *Wirkung.* Ein *autokriner Effekt* liegt vor, wenn Zellen durch die Abgabe von Wirkstoffen ihre *eigene Funktion* beeinflussen (Synaptische Übertragung s. S. 122).

synaptisch   endokrin   parakrin   autokrin

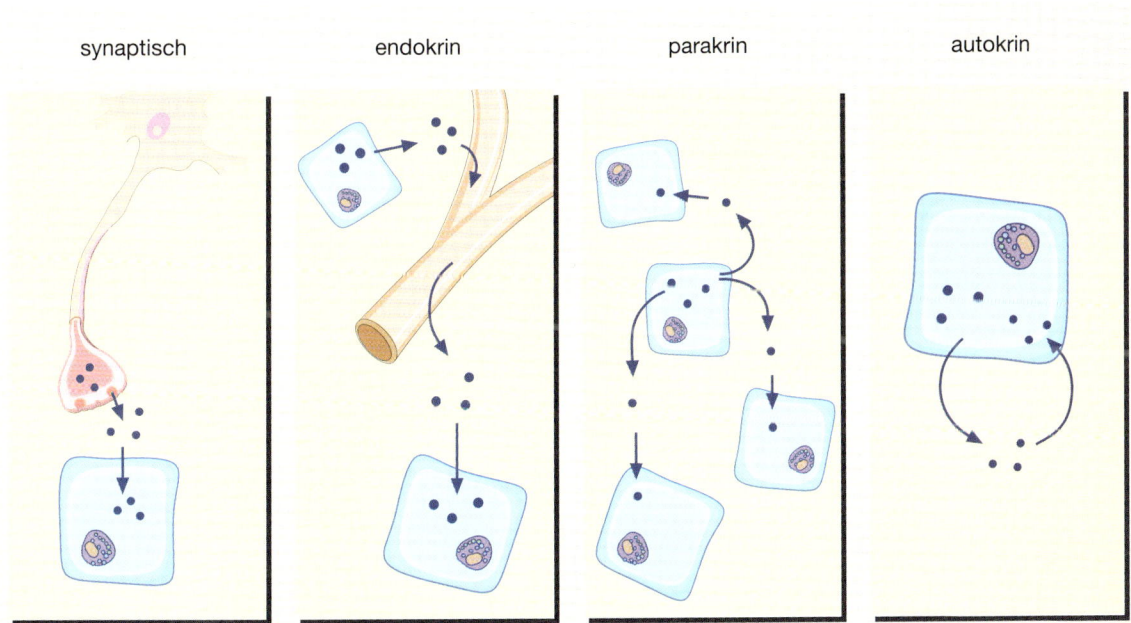

Abb. B 2–1. Signalübermittlung bei räumlich getrennten Zellen und Eigenstimulation von Zellen (modifiziert nach Ziegler)

Manche Hormone weisen sowohl endokrine als auch parakrine Effekte auf. So wurde z.B. bei den Hypophysenvorderlappenhormonen (s. S. 319 ff.) neben einer endokrinen auch eine parakrine Wirkung, d.h. eine Beeinflussung der Hormonsekretion *benachbarter Hypophysenzellen,* nachgewiesen. Eine parakrine und autokrine Wirkung besitzt z.B. das in Chondrozyten gebildete Somatomedin C (s. S. 323). Darüber hinaus können bestimmte Hormone, z.B. einige die gastrointestinale Motilität beeinflussende Peptidhormone, auch als *Neurotransmitter* fungieren. Eine eindeutige Abgrenzung zwischen den verschiedenen Typen biologischer Überträgersubstanzen ist somit nicht möglich.

Bildungsorte der Hormone. Die Aufgabe, die die Hormone zu erfüllen haben, erfordert deren *ständige, dem wechselnden Bedarf angepaßte Bildung und Abgabe sowie die gesteuerte Inaktivierung.* Die *Synthese* der Hormone erfolgt entweder in besonderen (innersekretorischen) Organen oder in speziellen Zellgruppen bzw. Einzelzellen von Organen, die vorrangig andere Funktionen erfüllen. Zu den schon länger bekannten *hormonbildenden Organen* bzw. *Organteilen* (s. Abb. B 2–2) gehören

☐ das *Zwischenhirn,*

☐ die *Hypophyse,*

☐ die *Schilddrüse,*

☐ die *Nebenschilddrüsen,*

☐ der *Thymus,*

☐ die *Langerhansschen Inseln des Pankreas,*

☐ die *Nebennieren,*

☐ die *Leydigschen Zwischenzellen der Hoden* (Testes),

☐ die *Follikel* und *Corpora lutea der Eierstöcke* (Ovarien) und die *Plazenta* bei schwangeren Frauen.

Seit einiger Zeit ist bekannt, daß auch vom *Gastrointestinaltrakt,* von der *Leber* (s. S. 323), den *Nieren* (s. S. 402) und den *Vorhöfen des Herzens* (s. S. 567) Hormone produziert und abgegeben werden.

In einigen Fällen sind *Bildungs- und Abgabeort nicht identisch.* So erfolgt beispielsweise die Synthese einiger Hormone, die von der Hypophyse gespeichert und abgegeben werden, im benachbarten Hypothalamus.

Bei bestimmten Krankheiten kann es zu einer *ektopen Hormonbildung* kommen. Darunter versteht man die (unkontrollierte) Hormonsynthese in nicht-endokrinen Geweben infolge einer malignen Entartung der Zellen. Werden bei der Ausdifferenzierung abgeschaltete Gene wieder reaktiviert, so können z.B. Zellen eines kleinzelligen Bronchialkarzinoms nicht selten *Corticotropin* bilden (s.u.). Die durch die überschießende Hormonsynthese verursachten Beschwerden übertreffen u.U. (zunächst) die durch den Tumor selbst bedingten Symptome.

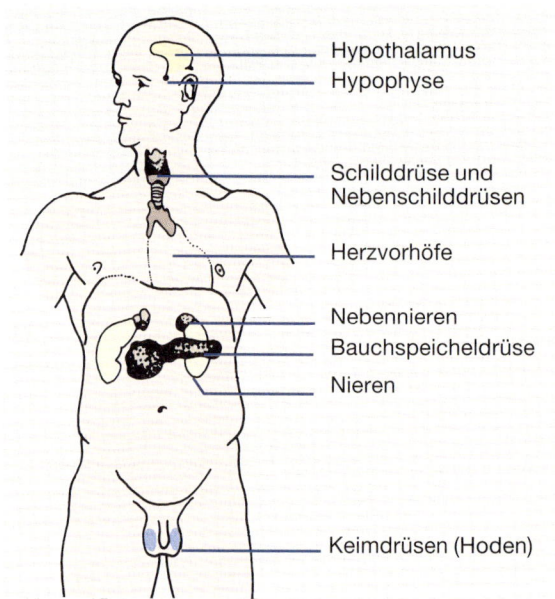

Abb. B 2–2. Lage hormonproduzierender Organe (nach Benninghoff-Goerttler)

Chemische Struktur der Hormone. Nach ihrer chemischen Struktur unterscheidet man

☐ *Peptid- oder Proteohormone* (Hormone des Hypothalamus, der Hypophyse, der Nebenschilddrüsen, des Thymus, der Langerhansschen Inseln des Pankreas, des Gastrointestinaltrakts, der Leber, der Nieren und der Herzvorhöfe),

☐ *Steroidhormone* (Nebennierenrinden- und Sexualhormone) und

☐ *Hormone,* die als *Derivate der Aminosäure Tyrosin* aufgefaßt werden können (Nebennierenmark- und Schilddrüsenhormone).

Hormonsynthese. Die Bildung der *Peptid-* und *Proteohormone* erfolgt in üblicher Weise wie die anderer Eiweißkörper durch Transkription und Translation, jedoch wird dabei zunächst ein (höhermolekulares) *Vorläufermolekül,* das sog. **Präprohormon,** synthetisiert. Das eigentlich wirksame Hormon ist in diesem als *Teilsequenz* enthalten und wird erst später durch Biohydrolyse abgespalten. In einigen Fällen entstehen bei diesem als *posttranslationale Prozessierung* bezeichneten Vorgang mehrere hormonell aktive Teilstücke (vgl. z.B. Proopiomelanocortin S. 320).

Daneben können Glykosylierungsreaktionen nach der Verknüpfung der Aminosäuren von entscheidender Bedeutung für die Aktivität von Hormonen sein. So handelt es sich z.B. bei Erythropoietin um ein Glykoprotein, das erst durch die Einführung von Glucoseresten seine volle Wirkung erlangt.

Die Biosynthese der Steroid-, Nebennierenmark- und Schilddrüsenhormone wird bei den einzelnen Unterkapiteln beschrieben.

Speicherung und Sekretion der Hormone. Analog den Neurotransmittern werden die Peptidhormone in *Granula* gespeichert und auf einen entsprechenden Reiz hin durch *Exozytose* sezerniert. Das Schilddrüsenhormon Thyroxin wird im sog. Kolloid gespeichert (s. S. 328). Demgegenüber erfolgt bei Steroidhormonen keine Speicherung, diese werden vielmehr unmittelbar nach ihrer Bildung in die Blutbahn abgegeben.

Abgaberate der Hormone. Einige Hormone werden entweder *nach Bedarf* in Abhängigkeit von der Stoffwechselsituation des Organismus oder *als Antwort* auf bestimmte innere bzw. äußere Reize abgegeben. Hierzu zählen beispielsweise *Adiuretin, Insulin, Aldosteron* und *Adrenalin.*

Bei einer zweiten Gruppe von Hormonen, zu der die *Glucocorticoide* gehören, erfolgt die *Basissekretion in einem 24-Stunden-Rhythmus*; zusätzlich werden weitere Hormonmengen, den jeweiligen Bedürfnissen entsprechend, freigesetzt. In anderen Fällen, wie z.B. bei den *weiblichen Sexualhormonen,* variiert die Abgaberate in *Rhythmen von längerer Dauer.* Die Sekretion von Gonadotropin-Releasing-Hormon durch den Hypothalamus unterliegt dagegen einem deutlich kürzeren Rhythmus (Abgabe ca. alle 90 min; *pulsatile Sekretion*).

Bei einer weiteren Gruppe wird schließlich die Sekretion und damit die Konzentration im Blut weitgehend *konstant* gehalten. Typische Vertreter dieser Gruppe sind die *Schilddrüsenhormone.*

Hormontransport. Während der Transport hydrophiler Hormone in freier Form möglich ist, liegen schlecht wasserlösliche Hormone im Blut an besondere *Transportproteine* gebunden vor. Die Schilddrüsenhormone z.B. werden mit *Thyroxin-bindendem Globulin* (TBG) und *Thyroxin-bindendem Präalbumin* (TBPA), Androgene mit *Androgene-bindendem Protein* (ABP) transportiert. Die Transportproteine für die einzelnen Hormone sind in den entsprechenden Unterkapiteln angegeben.

Inaktivierung von Hormonen. Die Funktion der Hormone als Informationsträger setzt voraus, daß sie nur eine begrenzte Zeit wirken und ihre Anreicherung im Zielorgan verhindert wird. Dies geschieht durch *Biotransformation* im Erfolgsorgan selbst oder in verschiedenen anderen Organen, insbesondere in der Leber, aber u.a. auch in der Lunge oder den Nieren. In manchen Fällen wird die Hormonwirkung durch die Abgabe *antagonistischer Hormone* aufgehoben.

Hormonale Regulation. Durch Hormone vermittelte Reaktionen laufen vielfach nach einem einheitlichen Schema ab, das einen *dreistufigen, hierarchischen Aufbau* (s. Abb. B 2–3) zeigt: Das *zentrale Steuerorgan* ist der *Hypothalamus.* Durch Freisetzung eines *Releasing-Hormons* (Freisetzungshormons, Liberins) wird in der Hypophyse die Bildung und Ausschüttung eines *zweiten Hormons* ausgelöst. Dieses beeinflußt eine *periphere endokrine Drüse* und wird daher als *glandotropes* (oder kurz als *tropes*) *Hormon* bezeichnet. Das glandotrope Hormon regt die Hormonproduktion und -freisetzung eines *effektorischen Hormons* aus der peripheren Drüse an, das sich mit dem Blutstrom über den Organismus verteilt und in den Zellen, die über entsprechende Hormonrezeptoren verfügen, die eigentliche Reaktion auslöst (s. Tab. B 2–1).

Durch Chemorezeptoren in den entsprechenden Hypothalamuszentren wird die Hormonkonzentration im Blut registriert und entsprechend dieser Konzentration die Ausschüttung des Releasing-Hormons gesteuert: Ein Anstieg der Hormonkonzentration führt zu einer verminderten, ein Abfall der Hormonkonzentration zu einer gesteigerten Abgabe des Releasing-Hormons *(negative Rückkopplung = negatives Feedback).*

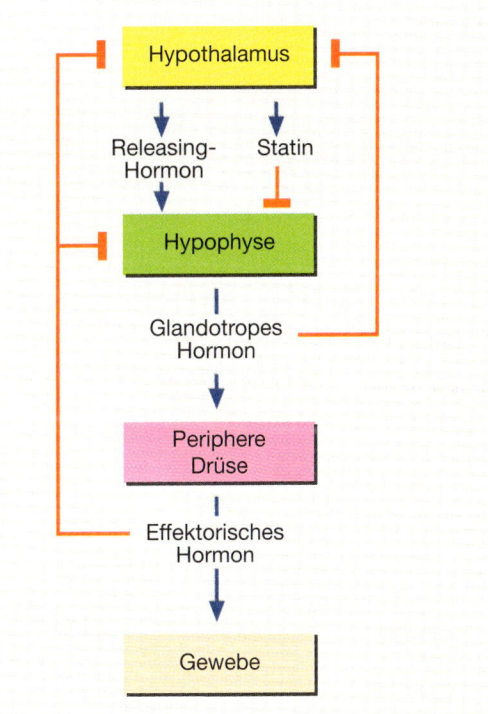

Abb. B 2–3. Hormonaler Regelkreis mit dreistufigem, hierarchischem Aufbau

Tab. B 2–1. Effektorische Hormone

Bezeichnung	Abk.	Synonyma	Chemischer Aufbau	Abgabe durch	Hauptwirkungen
Adiuretin	ADH	Vasopressin	Nonapeptid	Neurohypophyse	Wasserretention
Oxytocin		Ocytocin	Nonapeptid	Neurohypophyse	Uteruskontraktion, Milchauspressung
Soma(to)tropin	STH (GH)	Somatotropes Hormon, Wachstumshormon	Protein	Adenohypophyse	Knochenwachstum, Proteinsynthese, Lipolyse, Hemmung der Glucoseaufnahme
Melanozyten-stimulierendes Hormon	MSH	Melanotropin	Polypeptid	Adenohypophyse	Hautpigmentierung
Prolactin	PRL (LTH)	Lactotropes Hormon	Protein	Adenohypophyse	Milchproduktion
Thyroxin	T_4	Tetraiodthyronin	Tyrosin-Derivate	Schilddrüse	Stoffwechselsteigerung, Wachstumsförderung
Triiodthyronin	T_3	Liothyronin			
Calcitonin		Thyreocalcitonin	Polypeptid	Schilddrüse	Senkung des Ca^{2+}-Spiegels, Erhöhung des Phosphatspiegels
Parathyrin	PTH	Parathormon	Polypeptid	Nebenschilddrüsen	Erhöhung des Ca^{2+}-Spiegels
Somatomedin C	IGF	Insulin-like growth factor	Polypeptid	Leber u.a.	Wachstumsförderung
Insulin			Polypeptid	Inselorgan, B-Zellen (Pankreas)	Glucoseaufnahme und -oxidation, Glykogenaufbau (Senkung des Blut-Glucosespiegels)
Glucagon	HGF	Hyperglykämischer Faktor	Polypeptid	Inselorgan, A-Zellen (Pankreas)	Glykogenolyse, Gluconeogenese (Anhebung des Blut-Glucosespiegels)
Glucocorticoide (Cortisol)			Steroide	Nebennierenrinde (Zona fasciculata)	Gluconeogenese, Proteolyse, Lipolyse, Entzündungshemmung
Mineralocorticoide (Aldosteron)			Steroide	Nebennierenrinde (Zona glomerulosa)	Na^+-Retention, K^+-Ausscheidung, Wasserretention
Androgene (Testosteron)			Steroide	Testes (Zwischenzellen)	Wachstum der männlichen Sexualorgane, Proteinsynthese
Oestrogene (Oestradiol)		Estrogene	Steroide	Ovar (Follikelepithel), Plazenta	Wachstum der weiblichen Sexualorgane, Proliferation der Uterusschleimhaut

Tab. B 2–1. Effektorische Hormone (Fortsetzung)

Bezeichnung	Abk.	Synonyma	Chemischer Aufbau	Abgabe durch	Hauptwirkungen
Gestagene (Progesteron)			Steroide	Ovar (Gelbkörper), Plazenta	Umwandlung der Uterusschleimhaut zur Sekretionsphase, Temperatursteigerung (0,4°C)
Adrenalin	(A)	Epinephrin	Tyrosinderivat	Nebennierenmark	Förderung der Herzaktion, Glykogenolyse, Stimulation des ZNS
Noradrenalin	(NA)	Arterenol, Norepinephrin	Tyrosinderivat	Nebennierenmark	Blutdrucksteigerung
Erythropoietin			Glykopeptid	Niere	Erythrozytenbildung
Atrialer Natriuretischer Faktor	ANF, ANP	Atriopeptin	Polypeptid	Vorhöfe des Herzens	verstärkte Diurese, Natriurese

Es ist jedoch darauf hinzuweisen, daß dieses Schema der endokrinen Regulation nur für einen Teil der Hormone gilt. Weder der dreistufige Aufbau der Hormonkette noch die negative Rückkopplung sind in allen Fällen realisiert. So wird beispielsweise die Insulinausschüttung aus den Langerhansschen Inseln des Pankreas nicht durch das hypothalamisch-hypophysäre System gesteuert, sondern sie erfolgt entsprechend dem Blutzuckerspiegel. Auch bei einigen anderen Hormonen, z.B. bei Parathyrin, wird die Hormonabgabe ohne Einschaltung des hypothalamisch-hypophysären Systems geregelt. Sie wird in diesen Fällen der Konzentration der Substanz, die durch das Hormon konstant gehalten werden soll (im Falle des Parathyrins der Calciumionen-Konzentration), angepaßt.

Wirkungsmechanismus der Hormone. Die physiologischen Wirkungen der Hormone werden durch Primär- und sich daran anschließende Folgereaktionen in den Zellen der Erfolgsorgane ausgelöst. Man kennt heute (vgl. S. 64 ff.) vor allem *drei* Arten derartiger Reaktionen, durch die biochemische Prozesse in den Zellen fördernd oder hemmend beeinflußt werden können: die

☐ *Phosphorylierung einer intrazellulären Phosphorylierungsdomäne* eines einfach-membrangängigen Rezeptors (S. 62) nach Bildung des Hormon-Rezeptor-Komplexes und nachfolgende *weitere intrazelluläre Phosphorylierungsreaktion* sowie die (partielle) *Internalisierung des Hormon-Rezeptor-Komplexes,*

☐ *Bildung eines 2. Botenstoffes (second messenger)* durch Interaktion des Hormons mit einem membranständigen Hormonrezeptor-Kopplungsprotein-Enzym-Komplex sowie

☐ *verstärkte oder – seltener – verringerte Bildung von Enzymen und/oder anderen Proteinen* durch Wechselwirkung des Hormons mit einem *intrazellulären Rezeptor* und nachfolgende Interaktion mit DNA-Abschnitten (Beeinflussung der *Genexpression*).

Ein typisches Beispiel für ein Hormon, das nach Bindung an den Rezeptor mit diesem zusammen internalisiert wird, ist *Insulin* (s. S. 341 ff.). Zu den Hormonen, die ihre Wirkung über die Bildung eines second messenger entfalten, gehören die meisten *Peptid-* und *Proteohormone* sowie die *Catecholamine* (s. S. 272), zu den Induktoren der Proteinsynthese die *Steroid-* und *Schilddrüsenhormone*. Voraussetzung für die Bindung an einen intrazellulären Rezeptor ist die Fähigkeit des Hormons, die Zellmembran zu überwinden. Dies ist nur bei lipophilen Hormonen der Fall, hydrophile können lediglich an membranständige Rezeptoren binden.

2.1 Hypothalamus

Die vegetativen Regulationen im Dienste der Erhaltung, Fortpflanzung und Arbeitsbereitschaft des Organismus werden z.T. über das endokrine System, z.T. über das vegetative Nervensystem vermittelt. Dieses Zusammenwirken der beiden Systeme erfordert eine enge Koordination, für die der *Hypothalamus* zuständig ist. Hier liegen *übergeordnete vegetative Zentren,* die einerseits die Aktivität von Sympathikus und Parasympathikus und andererseits die Hormonabgabe der Hypophyse beeinflussen.

Hypothalamus und Hypophyse zusammen bilden eine übergeordnete Funktionseinheit für hormonale Regulationen.

Anatomische Grundlagen. Der Hypothalamus bildet die unterste Etage und den Boden des Zwischenhirns. Er besteht (s. Abb. B 2–4) aus einem *vorderen und mittleren Teil mit markarmen* und einem *hinteren Teil mit markreichen Nervenfasern.*

Im vorderen Teil, der *Regio hypothalamica anterior,* liegen der *Nucleus supraopticus* und der *Nucleus paraventricularis.* In ihren Neuronen wird ein *Neurosekret*

gebildet, das durch axonalen Transport in den Hypophysenhinterlappen (s.u.) gelangt.

Kerne der *Regio hypothalamica intermedia* (u.a. Nucleus infundibularis) steuern die Hormonsekretion in der Hypophyse. Die von ihnen freigesetzten *Releasing-Hormone* und *Release-Inhibiting-Hormone* (s.u.) gelangen zur Hypophyse.

Die *Regio hypothalamica posterior,* die die Kerne der Corpora mamillaria umfaßt, steht mit *vegetativen Zentren* im Mesenzephalon und der Medulla oblongata in Verbindung.

2.1.1 Hypothalamushormone

Im Hypothalamus werden *Oligopeptid-Hormone* gebildet, die mit dem Blutstrom über ein **Pfortadersystem** zum *Hypophysenvorderlappen* gelangen und dort, wie einleitend beschrieben, korrespondierende Hormone *freisetzen* (**Releasing-Hormone,** *Liberine*) oder deren Ausschüttung *blockieren* (**Release-Inhibiting-Hormone,** *Statine).* In Tab. B 2–2 sind

Tab. B 2–2. Hormone für die Steuerung der Adenohypophysen-Funktion

A Releasing-Hormone (Liberine)			
Bezeichnung	**Abk.**	**Synonyma**	**Setzt frei**
Soma(to)tropin-Releasing-Hormon	GH-RH	Somatoliberin, Growth-Hormone-Releasing-Hormon	Somatropin (STH)
Thyreotropin-Releasing-Hormon	TRH	Thyroliberin	Thyreotropin (TSH), daneben Somatropin und Prolactin
Corticotropin-Releasing-Hormon	CRH	Corticoliberin	Corticotropin (ACTH)
Gonadotropin-Releasing-Hormon	GnRH (LH-RH)	Gonadoliberin, Gonadorelin	FSH + LH (ICSH)

B Release-Inhibiting-Hormone (Statine)			
Bezeichnung	**Abk.**	**Synonyma**	**Hemmt Freisetzung von**
Soma(to)tropin-Release-Inhibiting-Hormon	GIH (GH-IH)	Somatostatin	Somatropin (STH), daneben TSH und Corticotropin
Melanotropin-Release-Inhibiting-Hormon	MIH (MSH-IH)	Melanostatin	Melanotropin (MSH)
Prolactin-Release-Inhibiting-Hormon = Dopamin	PIH (PRL-IH)	Prolactostatin	Prolactin (LTH)

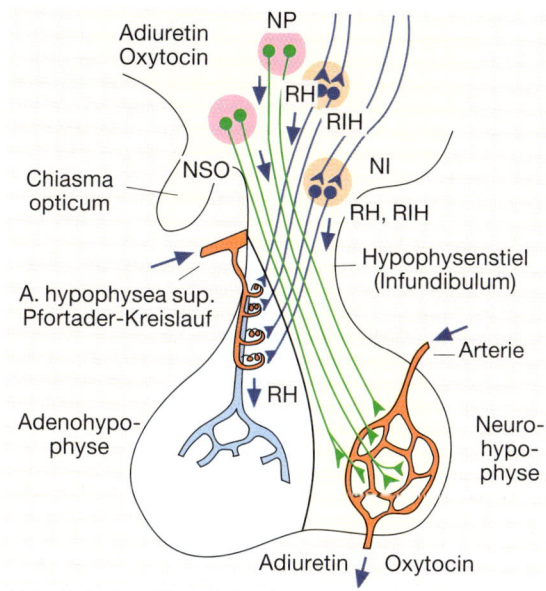

Abb. B 2–4. Hypothalamisch-hypophysäres System in schematischer Darstellung (nach Brück)
NI Nucleus infundibularis, NP Nucleus paraventricularis, NSO Nucleus supraopticus, RH Releasing-Hormone, RIH Release-Inhibiting-Hormone

Releasing- und Release-Inhibiting-Hormone zusammengestellt.

Außer durch negativen oder positiven hormonalen Feedback wird die Ausschüttung der Liberine bzw. Statine *nerval* durch noradrenerge, adrenerge und serotoninerge Neurone insbesondere des Mittelhirns und des limbischen Systems beeinflußt. Auf diese Weise können Außen- und Innenwelteinflüsse in die neuroendokrine Steuerung integriert werden.

Im Hypothalamus werden ferner die Hypophysenhinterlappenhormone *Oxytocin* und *Vasopressin* in Form von *Vorläuferhormonen* – Adiuretin als *Präproadiuretin,* Oxytocin als *Präprooxyphysin* – gebildet und, wie bereits erwähnt, als Neurosekret an den Hypophysenhinterlappen abgegeben. Auch Ovar, Hoden und Nebennierenmark bilden diese Hormone. Ihre Besprechung erfolgt bei den Hormonen der Hypophyse (s.u.).

Bei den beiden Präprohormonen folgen nach dem Signalpeptid (s. S. 320) jeweils das Nonapeptidhormon (Adiuretin bzw. Oxytocin) und ein größeres Peptid, das *Neurophysin.* Der Adiuretin-Präkursor enthält zusätzlich ein Glykoproteid, das dem Oxytocinvorläufer fehlt.

2.1.2 Einsatz von Hypothalamushormonen als Diagnostika

Einige der Hypothalamus-Hormone werden in der *Diagnostik,* z.B.

Thyroliberin
(Protirelin, Thyreotropin-Releasing-Hormon;
Antepan®, Relefact®TRH,
TRH-Berlin Chemie ,TRH Ferring)

☐ *Thyroliberin* (Protirelin; Antepan®, Relefact® TRH, TRH Berlin Chemie, TRH Ferring) in der *Schilddrüsen-,*

☐ *Corticoliberin* (Corticobiss®, CRH Ferring) in der *Nebennierenrinden-,*

☐ *Gonadoliberin* (GnRH Serono®, Relefact® LH-RH, LHRH Ferring) in der *Gonadenfunktionsdiagnostik* und

☐ *Somatoliberin* (GHRH Ferring) bei einem Verdacht auf *Wachstumshormonmangel*

eingesetzt.

Die *Dosen* betragen für Thyroliberin 200 – 400 µg, für Cortico- und Gonadoliberin 100 µg sowie für Somatoliberin 50 µg.

Als *Nebenwirkungen* können in seltenen Fällen lokal oder systemisch allergische Reaktionen auftreten.

Bei schwerwiegenden Unverträglichkeitsreaktionen in vorangegangenen Untersuchungen ist die Gabe von Hypothalamushormonen *kontraindiziert.*

2.1.3 Therapeutische Anwendung von Hypothalamushormonen und ihren Analoga

Gonadoliberin. Gonadoliberin (= Gonadorelin) ist therapeutisch – pulsatil (5 – 20 µg alle 90 Minuten) intravenös infundiert – zur Ovulationsauslösung und damit zur Behandlung von Fertilitätsstörungen *indiziert* (Handelspräparat Lutrelef®). Ferner dient es alternativ zur Therapie mit HCG (s.u.) – nasal angewandt – zur Behandlung eines Kryptorchismus (Handelspräparat Kryptocur®); die über 4 Wochen applizierte Gesamtdosis beträgt 20 mg.

Gonadoliberin-Analoge. Die synthetischen Gonadoliberin-Analogen besitzen eine gleichartige Wirkung, aber eine wesentlich höhere Wirkstärke als das phy-

Pyr – His – Trp – Ser – Tyr – Gly – Leu – Arg – Pro – Gly – NH$_2$

Gonadoliberin

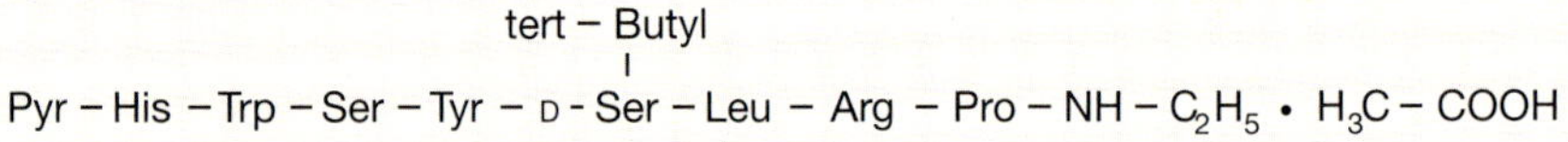

tert – Butyl
|
Pyr – His – Trp – Ser – Tyr – D - Ser – Leu – Arg – Pro – NH – C$_2$H$_5$ • H$_3$C – COOH

Buserelinacetat (Suprefact®, Suprecur®)

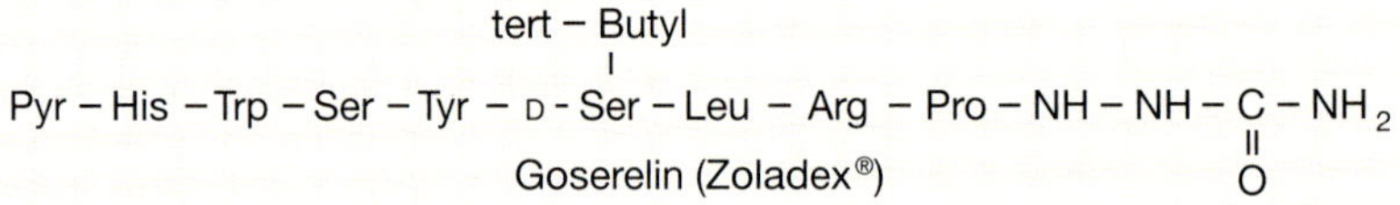

tert – Butyl
|
Pyr – His – Trp – Ser – Tyr – D - Ser – Leu – Arg – Pro – NH – NH – C – NH$_2$
Goserelin (Zoladex®)   ‖
                                           O

Pyr – His – Trp – Ser – Tyr – D - Leu – Leu – Arg – Pro – NH – C$_2$H$_5$ • H$_3$C – COOH

Leuprorelinacetat (Carcinil®, Enantone®)

5-Oxo– Pro– His– Trp– Ser– Tyr– 3-(2-naphthyl)– D- Ala –Leu– Arg – Pro – Gly – NH$_2$

Nafarelin (Synarela®)

Pyr – His – Trp – Ser – Tyr – D - Trp – Leu – Arg – Pro – Gly – NH$_2$

Triptorelin (Decapeptyl®)

siologische Releasing-Hormon. Diese resultiert aus einer verzögerten Inaktivierung durch Amidasen. Nach einer vorübergehenden vermehrten Gonadotropin-Ausschüttung kommt es – wie bei Gabe von GnRH in unphysiologisch hoher Dosierung – innerhalb einiger Wochen zu einer vollständigen Down-Regulation der entsprechenden Rezeptoren in der Hypophyse. Die Bildung von Gonadotropinen und dadurch auch von Sexualhormonen sinkt auf Kastrationsniveau.

Zu den synthetischen Gonadoliberin-Analoga gehören

☐ *Buserelin* (Suprefact®, Suprecur®),

☐ *Goserelin* (Zoladex®),

☐ *Leuprorelin* (Leuprolid; Carcinil®, Enantone®),

☐ *Nafarelin* (Synarela®) und

☐ *Triptorelin* (Decapeptyl®).

Gonadoliberin-Analoge sind zur palliativen Therapie des Prostata- und Mammakarzinoms (s. S. 757 f.) sowie bei Endometriose *indiziert*. Ferner dienen sie aufgrund ihrer Tumor-verkleinernden Wirkung zur Vorbereitung auf eine Myom-Operation. Die beanspruchten Indikationsgebiete der einzelnen Wirkstoffe weichen gemäß den bisher durchgeführten klinischen Prüfungen teilweise voneinander ab.

Als *Nebenwirkungen* treten Hitzewallungen, Libidoverlust, Gewichtszunahme, Ödeme, Myalgie und Seborrhoe auf. Bei einer Langzeitanwendung besteht das Risiko einer Osteoporose.

Somatostatin und Octreotid. *Somatostatin* (Stilamin®) hemmt (insbesondere durch Adenylatcyclase-Inhibition) nicht nur die Freisetzung von Wachstumshormon, sondern auch die Sekretion von Peptidhormonen des Gastrointestinaltrakts, u.a. die von Gastrin, Insulin und Glucagon (s. S. 352). Es hat sich bei der

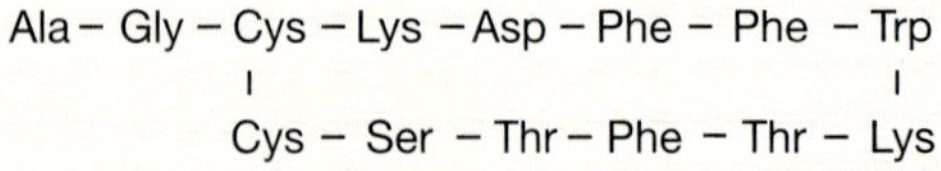

Ala – Gly – Cys – Lys – Asp – Phe – Phe – Trp
             | |
Cys – Ser – Thr – Phe – Thr – Lys

Somatostatin

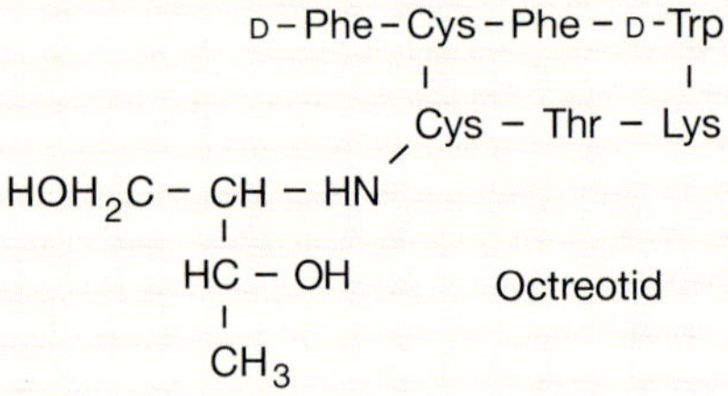

D – Phe – Cys – Phe – D -Trp
                 | |
                 Cys – Thr – Lys
HOH$_2$C – CH – HN
                |
           HC – OH   Octreotid
                |
               CH$_3$

Therapie von *Ulkusblutungen* und *Blutungen infolge einer erosiven Gastritis* als wirksam erwiesen. Es wird außerdem zur Prophylaxe von postoperativen Komplikationen nach chirurgischen Eingriffen am Pankreas eingesetzt. Aufgrund seiner kurzen Halbwertszeit von wenigen Minuten muß es in Form einer Dauertropfinfusion appliziert werden.

Da es wegen der Beeinflussung der endokrinen Pankreasfunktion nach Gabe von Somatostatin zu einem initialen kurzdauernden *Blutzuckerabfall* und nach 2 – 3 Stunden zu einer *Erhöhung des Blutzuckerspiegels* kommen kann, ist eine Kontrolle der Blutzuckerwerte in kurzen Zeitabständen durchzuführen.

Ein synthetisches Somatostatin-Analogon mit höherer Aktivität und wesentlich längerer Halbwertszeit (1,5 Stunden) ist *Octreotid* (Sandostatin®). Die Hemmung des enzymatischen Abbaus beruht auf dem Austausch von L-Aminosäuren durch unphysiologische D-Formen bzw. einen Aminoalkohol. Es dient zur symptomatischen Behandlung bei gastrointestinalen Tumoren (Karzinoiden, VIPomen, Glucagonomen).

Die *Dosierung* beträgt 50 – 200 µg Octreotid s.c. 1 – 3mal täglich.

Neben einer anhaltenden Hypoglykämie können als weitere *Nebenwirkungen* Schmerzen am Injektionsort, Durchfall und Steatorrhoe auftreten.

2.2 Hypophyse

Anatomische Grundlagen. Die *Hypophyse* (Hirnanhangsdrüse) ist ein kleines, nur etwa 0,5 g schweres Organ, das in einer Nische der knöchernen Schädelbasis, der *Sella turcica* (Türkensattel), liegt. Sie ist über den *Hypophysenstiel* mit dem *Hypothalamus* verbunden (s. Abb. B 2–4).

Man kann an ihr drei Teile unterscheiden:

☐ den *Vorderlappen* (= Adenohypophyse) mit verschiedenen histologisch unterscheidbaren Zellen (acidophilen, basophilen, chromophoben Zellen), von denen die acidophilen Zellen Somatropin und Prolactin, die basophilen Zellen Thyrotropin und die Gonadotropine, die chromophoben Zellen Corticotropin bilden;

☐ den *Mittel- oder Zwischenlappen* (Pars intermedia), der beim Menschen nur rudimentär entwickelt ist;

☐ den *Hinterlappen* (= Neurohypophyse), einen Hirnfortsatz, der vorwiegend aus nervalem Stützgewebe (Neuroglia) besteht, das von marklosen Nervenfasern und Gefäßen durchzogen ist.

2.2.1 Hypophysenvorderlappenhormone (HVL-Hormone)

Vom Hypophysenvorderlappen werden *glandotrope* und *effektorische Peptidhormone* gebildet.

Zu den glandotropen Hormonen gehören

☐ *Thyrotropin*,

☐ *Corticotropin* und

☐ die *Gonadotropine Follitropin* und *Lutropin*,

zu den effektorischen Hormonen

☐ *Somatropin*,

☐ *Melanotropin* und

☐ *Prolactin*.

2.2.1.1 Thyrotropin (Thyreotropin, thyreotropes Hormon, TSH = Thyreoidea Stimulating Hormone)

Thyrotropin ist ein *artspezifisches Glykoproteid* mit einem Molekulargewicht von 28000.
Es

☐ stimuliert *Wachstum, Hormonproduktion* und *Hormonausschüttung* der Schilddrüse,

☐ fördert die *Aufnahme von Iodid* aus dem Blut in die Schilddrüse,

☐ erhöht das *Konzentrierungsvermögen* der Schilddrüse *für Iodid*,

☐ beschleunigt die *Oxidation von Iodid zu Iod* und die *Umsetzung von Diiodtyrosin* zu Triiodthyronin und Thyroxin und

☐ steigert die *Aktivität des proteolytischen Enzyms*, das Thyroxin (bzw. Triiodthyronin) aus Thyreoglobulin freisetzt.

Die Ausschüttung von thyreotropem Hormon richtet sich nach der Schilddrüsenhormon-Konzentration im Blut: Bei *hohem* Schilddrüsenhormonspiegel wird die *Thyrotropinausschüttung gedrosselt*, bei *niedrigem gesteigert.* Außerdem unterliegt die TSH-Sekretion einem zirkadianen Rhythmus: Am späten Abend und während der Nacht sind die Plasmaspiegel am größten. Die Plasmahalbwertszeit beträgt etwa eine Stunde.

Eine therapeutische Bedeutung besitzt Thyrotropin nicht.

2.2.1.2 Corticotropin (ACTH = adrenocorticotropes Hormon)

Ein Zusammenhang zwischen Hypophyse und Nebenniere war schon lange aus klinischen und pathologischen Befunden bekannt und konnte bereits vor dem Nachweis einer hormonaktiven Substanz experimentell gezeigt werden: Nach Entfernung der Hypophyse (Hypophysektomie) atrophierte die Nebennierenrinde der Versuchstiere, normalisierte sich aber nach Injektion von Hypophysenextrakten.

Als wirksames Prinzip wurde *Corticotropin,* ein aus 39 Aminosäuren bestehendes Polypeptid, erkannt, das in Form von *Proopiomelanocortin* (POMC; Abb. B 2–5), der gleichzeitigen Vorstufe von β–Endorphin (s. S. 185) und Melanotropin (s.u.), in Proopiomelanocortinzellen (POMC-Zellen) gebildet wird. Corticotropin

☐ stimuliert die Produktion und Sekretion von Glucocorticoiden sowie teilweise auch die von Mineralocorticoiden und Androgenen in der Nebennierenrinde,

☐ senkt den Cholesterol- und Ascorbinsäuregehalt in der Nebennierenrinde und

☐ steigert die Lipolyse durch Aktivierung der Adenylatcyclase.

ACTH (Acetropan®) ist *artunspezifisch* und die Corticotropine der einzelnen Tierarten, deren Aminosäurensequenz aufgeklärt ist, unterscheiden sich nur wenig. Noch voll wirksam sind ACTH- Präparate mit 20 – 24 Aminosäuren, von der N-terminalen Aminosäure aus gerechnet. Sie werden heute synthetisch hergestellt (Tetracosactid; Synacthen®). Schützt man das Amino- und Carboxylende gegen enzymatischen Abbau, erreichen sogar Peptide mit noch weniger Aminosäuren nahezu die volle Wirkung des natürlichen Hormons.

Pro Tag werden etwa 20 mg ACTH von der Hypophyse abgegeben. Die *Plasmahalbwertszeit* beträgt etwa 15 Minuten.

Als Polypeptide können ACTH und Tetracosactid nur parenteral gegeben werden, da im Verdauungstrakt die Peptidbindungen gespalten werden. Die Wirkungsdauer bei i.v. Injektion ist sehr kurz und beträgt

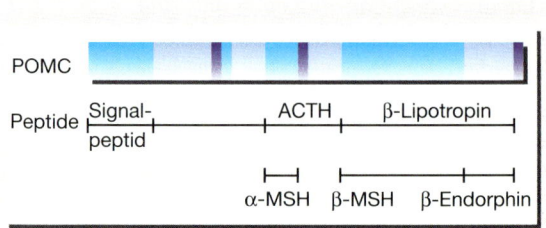

Abb. B 2–5.   Struktur von Proopiomelanocortin (POMC)
ACTH   = Corticotropin
MSH   = Melanozyten-stimulierendes Hormon

auch bei i.m. Injektion nur wenige Stunden. Die Wirkungsdauer kann durch Depotpräparate erhöht werden.

Die *therapeutische Verwendung* von ACTH bzw. Tetracosactid ist seit dem Auffinden hochwirksamer NNR-Hormone *stark zurückgegangen.* Sie werden heute vornehmlich für diagnostische Zwecke (Dosis 250 – 500 µg), z.B. zur Unterscheidung von hypophysärer und nicht hypophysärer Nebennierenrindeninsuffizienz (Anstieg des Cortisolblutspiegels durch Gabe von ACTH bei hypophysärer, dagegen nicht bei nicht hypophysärer Insuffizienz), eingesetzt.

Beim adrenogenitalen Syndrom (s.u.) ist Corticotropin *kontraindiziert.*

2.2.1.3 Melanotropin

Ein weiteres effektorisches Hormon der Adenohypophyse ist das *Melanotropin* (MSH = Melanozyten-stimulierendes Hormon). Es fördert die *Melaninproduktion* sowie die *Ausbreitung der Pigmentgranula* in der Haut und damit deren Pigmentierung, doch scheint es beim Menschen unter physiologischen Bedingungen nur von untergeordneter Bedeutung zu sein. Wie bereits erwähnt, wird es in Form von *Proopiomelanocortin* gebildet und daher stets zusammen mit Corticotropin (und β-Endorphin) freigesetzt. Da für diese Freisetzung Corticotropin-Releasing-Hormon (CRH) verantwortlich ist, tritt bei einer *CRH-Überproduktion,* z.B. beim Morbus Addison (s. S. 355 f.), eine besonders *starke Pigmentierung* der Haut auf.

2.2.1.4 Gonadotropine

Die Gonadotropine, Glycoproteide mit einem Molekulargewicht von 20000 – 50000, *steuern die Sexualfunktion* des weiblichen und männlichen Organismus. Sie können als übergeordnete, geschlechtsunspezifische, jedoch weitgehend artspezifische Sexualhormone bezeichnet werden. Derzeit sind drei humane Gonadotropine bekannt, zwei aus der Hypophyse und eines aus der Plazenta:

☐ *Follitropin* (FSH = follikelstimulierendes Hormon),

☐ *Lutropin* (LH = luteinisierendes Hormon), identisch mit *Interstitialzellen-stimulierendem Hormon* (ICSH) und

☐ *Choriongonadotropin* (HCG = Human Chorionic Gonadotropin).

Die drei Gonadotropine bestehen aus zwei Untereinheiten, die als α- und β-Einheit bezeichnet werden. Die α-Einheiten sind bei den drei Substanzen identisch, die Hormonspezifität ergibt sich aus den β-Einheiten. **Follitropin** *stimuliert* bei der Frau die *Follikelreifung* und die *Oestrogen-Biosynthese*. Beim Mann regt es die *Spermiogenese* an.

Lutropin *löst* bei der Frau den *Eisprung* (Ovulation) und die *Gelbkörperbildung aus* – daher luteinisierendes Hormon. Bei beiden Geschlechtern verstärkt es die *Androgensynthese*. Bei der Frau werden die Androgene (überwiegend) zu Oestrogenen umgewandelt, beim Mann in Form von *Testosteron* aus den Leydigschen Zwischenzellen in die Blutbahn abgegeben (daher auch die Bezeichnung Interstitialzellen-stimulierendes Hormon).

Choriongonadotropin wird während der Schwangerschaft in den Chorionzotten der Plazenta gebildet. Es entspricht in seinen physiologischen Eigenschaften ungefähr Lutropin.

Für *therapeutische Zwecke* benötigte Gonadotropine werden aus *Schwangerenurin* (Choriongonadotropin) oder aus dem *Urin von Frauen in der Menopause* (Urogonadotropin, Menotropin, HMG = humanes Menopausen-Gonadotropin, ein Gemisch aus Follitropin und Lutropin) gewonnen.

Die biologische Standardisierung auf Follitropin-Wirkung erfolgt u.a. an hypophysektomierten Ratten durch Untersuchung der Keimdrüsenveränderungen, auf Lutropin-Wirkung durch Ermittlung des Prostata- oder Samenblasenwachstums bei infantilen hypophysektomierten Ratten.

Choriongonadotropin ist *indiziert* bei

☐ Kryptorchismus (sofern dieser nicht mechanisch bedingt ist) und

☐ Sterilität der Frau (Auslösung der Ovulation);

Menotropin bei

☐ Sterilität des Mannes infolge von Hypogonadismus sowie

☐ Sterilität der Frau (zur Follikelreifung bei einer Oligo- oder Amenorrhoe; vor allem im Rahmen der In-vitro-Fertilisation).

Bei der zuletzt genannten Indikation wird heute z.T. anstelle von Menotropin reines Follitropin eingesetzt. Die *Dosierung* erfolgt individuell.

Beim Einsatz der Gonadotropine zur Ovulationsauslösung ist zu berücksichtigen, daß diese, wenn auch selten, zu einer Hypertrophie der Ovarien mit Zystenbildung führen können. Es besteht dann die Gefahr einer u.U. lebensbedrohlichen Zystenruptur. Außerdem kann es zu Mehrlingsschwangerschaften kommen.

Handelspräparate: Choragon®, Predalon®, Pregnesin® und Primogonyl® enthalten Choriongonadotropin; Humegon®, Menogon und Pergonal® Urogonadotropin; Fertinorm HP Urofollitropin.

Schwangerschaftstests. Diese beruhen auf dem *immunologischen Nachweis von Choriongonadotropin im Schwangerenharn* (z.B. B-Test®, Exclud®, Femtest®, Prediktor-Test®).

2.2.1.5 Prolactin (Lactotropin, LTH = Lactotropes Hormon)

Das aus 198 Aminosäuren aufgebaute Hormon ist chemisch mit Somatropin (s.u.) nahe verwandt. Prolactin *stimuliert* die *Milchproduktion* (Lactopoese) in der Brustdrüse. Die dem Prolactin früher zugeschriebenen Wirkungen auf die weiblichen Keimdrüsen bestehen zumindest beim Menschen nicht. Bei Frauen sind die Plasma-Prolactinspiegel etwa 1,5mal höher als bei Männern. Bei beiden Geschlechtern findet man eine zirkadiane Rhythmik mit maximalen Prolactinspiegeln am Morgen. Mechanische Reizung der Vagina und der Cervix uteri unterbinden über afferente Impulse zum Hypothalamus eine erhöhte Prolactin-Freisetzung. In der Schwangerschaft ist physiologischerweise die Prolactinausschüttung gesteigert. Außerdem führt eine Reizung von Mechanorezeptoren in den Brustwarzen durch den Säugling – wiederum über nervale Afferenzen – zum Hypothalamus zu einer Zunahme der Prolactin-Sekretion.

Die Rückkopplung zum Hypothalamus erfolgt durch Prolactin selbst, und zwar wird bei erhöhtem Prolactinspiegel vermehrt *Dopamin* ausgeschüttet, das die Prolactinsekretion hemmt. Dopamin ist somit mit dem *Prolactin-Release-Inhibiting-Hormon* identisch.

Eine *pathologische Hyperprolactinämie* findet man bei einer Reihe von Krankheitsbildern, z.B. bei Hypo-

Hormonelles System

B2

physenadenomen. Als wichtige Symptome treten *Galaktorrhoe* (Milchabsonderung) und *Zyklusstörungen* (Amenorrhoe) auf.

Dopaminerge Agonisten als Prolactin-Inhibitoren.
Die Mutterkornalkaloid-Derivate

☐ *Bromocriptin* (kirim, Pravidel®; vgl. S. 265),

☐ *Lisurid* (Dopergin®),

☐ *Metergolin* (Liserdol) und

☐ *Quinergolid* (Norprolac®)

hemmen durch Stimulation hypophysärer Dopamin-Rezeptoren die Prolactin-Freisetzung.

Sie sind zur Unterdrückung der Laktation nach der Geburt und zum Abstillen, ferner bei Galaktorrhoe, Prolactin-bedingter Amenorrhoe und Sterilität sowie beim Prolactinom *indiziert.*

Die *Dosierung* erfolgt individuell. Sie beträgt bei Bromocriptin im Mittel 5 mg, bei Metergolin 8 mg, bei Lisurid 0,2 – 0,6 mg und bei Quinergolid 0,05 mg täglich.

Als *Nebenwirkungen* können – vor allem bei höherer Dosierung – durch die Dopamin-Rezeptor-Stimulation Übelkeit und Erbrechen, Magen-Darm-Be-

schwerden (u.a. Obstipation), ferner psychomotorische und extrapyramidal-motorische Störungen, Halluzinationen und Schlafstörungen auftreten. In seltenen Fällen wurden auch Blutdrucksenkung, Bradykardien und periphere Durchblutungsstörungen beobachtet.

Bei Patienten mit psychischen Störungen, schweren Herz-Kreislauf-Erkrankungen oder Magen-Darm-Geschwüren dürfen dopaminerge Agonisten hochdosiert nur unter strenger Kontrolle angewandt werden. Gleichzeitige Einnahme von Alkohol setzt die Verträglichkeit dieser Stoffe herab.

> **2.2.1.6 Somatropin (Somatotropin,
> Wachstumshormon,
> STH = somatotropes Hormon,
> GH = Growth Hormone)**

Das Wachstumshormon ist ein einkettiges Peptidhormon aus 191 Aminosäuren mit einem Molekulargewicht von 21500. Somatoliberin fördert, Somatostatin senkt die Somatotropinabgabe, die auch von Dopamin sowie den Plasmakonzentrationen von Glucose, Aminosäuren und freien Fettsäuren beeinflußt

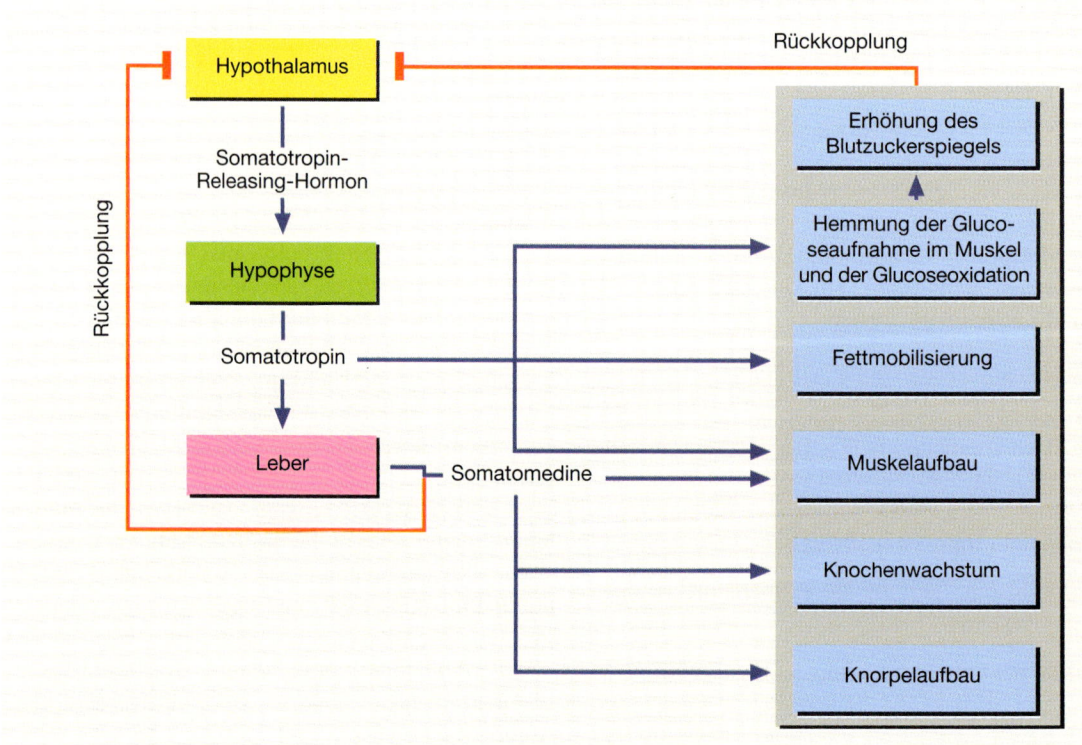

Abb. B 2–6. Stoffwechselwirkungen von Soma(to)tropin und Rückmeldekreis für den Blutzuckerspiegel

wird. Die Sekretion unterliegt einem zirkadianen Rhythmus, die Blutspiegel sind nachts höher als am Tag.

Die *Wirksamkeit* von Somatropin ist *streng artspezifisch,* tierische Wachstumshormone sind beim Menschen wirkungslos. Wie Abb. B 2–6 zeigt, besitzt Somatropin ein sehr breites Aktivitätsspektrum. Allerdings löst es die Wirkungen z.T. nicht selbst, sondern über die Bildung *wachstumsfördernder Faktoren,* der **Somatomedine** (= insulin-like growth factors, IGFs)*,* aus. Diese werden in der *Leber,* aber auch in *Chondrozyten* gebildet. Das wichtigste Somatomedin ist *Somatomedin C,* das durch Verstärkung der Proteinsynthese in allen Körperzellen die Zellteilung stimuliert. Außerdem hat es eine kurzdauernde *insulinartige Wirkung* (daher die Bezeichnung: *insulin-like growth factor 1; IGF 1*). Somatropin verhält sich somit einerseits als effektorisches, andererseits als glandotropes Hormon.

Somatropin als *effektorisches Hormon*

☐ *mobilisiert Fettsäuren aus Fettgewebe* und führt dadurch zu einem Abbau von Fettdepots *(Steigerung der Lipolyse)* und

☐ *erhöht den Blutzuckerspiegel* durch Verringerung der Glucoseaufnahme in die Zellen und durch Abnahme der Glucoseoxidation.

Als *glandotropes Hormon* fördert Somatropin ebenfalls – *indirekt* über die Bildung von *Somatomedinen* – das Knorpel-, Knochen- und Muskelwachstum: Die vermehrte Somatomedin-C-Bildung in Chondrozyten erhöht autokrin bzw. parakrin die Teilungsaktivität dieser Zellen. Bei Kindern und Jugendlichen kommt es so zu einem verstärkten *Längenwachstum des Knochens,* bei Erwachsenen wird das *appositionelle Knochenwachstum* gesteigert. In der Leber gebildetes und in die Blutbahn sezerniertes Somatomedin C fördert den Muskelaufbau.

Die volle Wirkung des Wachstumshormons bzw. der Somatomedine wird nur erreicht, wenn gleichzeitig Schilddrüsen-, Nebennierenrinden- und Sexualhormone in physiologischen Konzentrationen vorhanden sind. Umgekehrt ist der wachstumsfördernde Effekt dieser Hormone bei Fehlen von Somatropin herabgesetzt.

Zur Gewinnung von Somatropin für die Behandlung von hypophysärem Minderwuchs war man zunächst auf die Isolierung aus menschlichen (Leichen-) Hypophysen angewiesen. Dabei bestand die Gefahr der Übertragung der Creutzfeld-Jakobschen Erkrankung, die durch ausgedehnte Ganglienzellverluste im Gehirn, fortschreitende Demenz und motorische

Störungen gekennzeichnet ist und letztendlich tödlich verläuft. Während die Erkrankung ursprünglich für eine Slow-Virus-Infektion gehalten wurde, werden heute – wie bei der bovinen spongiformen Enzephalopathie (= BSE, „Rinderwahnsinn") – *Prionen* als auslösende Faktoren angesehen. Heute stehen *gentechnologisch gewonnene* Präparate zur Verfügung (Genotropin, Humatrope®, Norditropin®, Saizen®), bei denen dieses Problem nicht mehr existiert.

Somatropin ist zur Behandlung des hypophysären Minderwuchses (s.u.) sowie der Wachstumsstörung von Mädchen mit Ullrich-Turner-Syndrom (X-Monosomie) *indiziert.*

Die *Dosierung* beträgt bei hypophysärem Minderwuchs 1,7 – 2 I.E., bei Ullrich-Turner-Syndrom 3 – 4 I.E. pro m^2 Körperoberfläche täglich subkutan. Die beste Wirkung wird bei abendlichen Injektionen erzielt.

Eine Behandlung ist selbstverständlich nur sinnvoll, wenn die Epiphysenfugen noch nicht geschlossen sind.

Aufgrund des beschriebenen Eingriffs in den Glucosestoffwechsel wirkt Somatropin in erhöhter Dosierung diabetogen. Infolge der beschleunigten Zellteilung kann ferner eine Wachstumsbeschleunigung bei Tumoren nicht ausgeschlossen werden. Bei Diabetes mellitus und Tumorerkrankungen ist Somatropin daher *kontraindiziert.*

Gleichzeitige Gabe von Glucocorticoiden schwächt die Wirkung ab.

2.2.1.7 Funktionsstörungen der Adeno-hypophyse

Hypophysenvorderlappeninsuffizienz. Bei diesem auch *Hypopituitarismus* genannten Krankheitsbild handelt es sich um eine *verminderte Ausschüttung von Hypophysenvorderlappenhormonen.* Als Ursachen sind Tumoren, Entzündungen, infiltrative (z.B. bei Sarkoidose) und regressive Veränderungen (z.B. bei Durchblutungsstörungen), Entwicklungsstörungen und Traumen zu nennen. Der Ausfall einzelner oder aller Hormone der Adenohypophyse wird als *partielle* bzw. *totale* Hypophysenvorderlappeninsuffizienz bezeichnet.

Tritt die Insuffizienz *akut,* z.B. im Zusammenhang mit einem Trauma oder einer Operation auf, ist klinisch vor allem die durch den *Corticotropin-Mangel* bedingte Nebennierenrindeninsuffizienz von Bedeutung. Sie kann bei gleichzeitigem Adiuretin-Mangel mit einem Diabetes insipidus einhergehen. Bei *langsamer Entwicklung* des Krankheitsbildes, z.B.

infolge eines Hypophysenadenoms oder einer ischämischen Nekrose der Hypophyse bei einer mit schwerem Blutverlust verlaufenden Geburt (sog. *Sheehan-Syndrom)*, fallen in der Regel zuerst das *Somatropin* und die *Gonadotropine* aus. Bei Kindern sistiert das Wachstum und die intellektuelle Entwicklung. Bei Frauen tritt eine Amenorrhoe auf, beim Mann werden die Hoden kleiner, Libido und Potenz gehen verloren. Die sekundäre Geschlechtsbehaarung verschwindet, die Haut wird dünn, weiß, faltig und trocken. Später kommen durch den Thyrotropin- und Corticotropin-Mangel Symptome einer (sekundären) Hypothyreose (s. S. 330 f.) und Nebennierenrindeninsuffizienz (s. S. 354 f.) hinzu.

Hypophysärer Minderwuchs. Der hypophysäre Minderwuchs beruht auf einem *Mangel an Somatropin.* In ausgeprägter Form entsteht ein *Zwergwuchs,* bei dem die Körperproportionen erhalten bleiben. (Von Zwergen spricht man, wenn nach Beendigung der Wachstumsperiode die Körpergröße unter 140 cm liegt.) Die Ursache ist vielfach nicht zu ermitteln (sog. idiopathischer Wachstumshormon-Mangel); auffallend ist aber, daß man nicht selten Hinweise auf ein

Geburtstrauma findet. Das erklärt auch, warum vielfach kein isolierter Somatropinmangel, sondern eine allgemeine Hypophysenvorderlappeninsuffizienz mit geringer Ausprägung sonstiger Hormonmangel-Symptome besteht. Bei *Pygmäen* wurde gefunden, daß sie zwar Wachstumshormone in ausreichender Menge, nicht aber *Somatomedin C* produzieren können. Die Ursache ihres Minderwuchses beruht somit auf einem Somatomedin-C-Mangel.

Hypophysärer Riesenwuchs (Gigantismus). Dieses übersteigerte, ebenfalls zu einem *proportionierten* Körperbau führende Wachstum tritt auf, wenn vor der Pubertät *zu viel Somatropin* gebildet wird. Zu diesem Zeitpunkt sind die Epiphysenfugen noch nicht geschlossen, die Knochen können also noch in die Länge wachsen. Die Ursache der Wachstumsstörung ist meist ein Adenom der Wachstumshormon-produzierenden eosinophilen Zellen der Adenohypophyse. Neben dem gesteigerten Wachstum beobachtet man häufig eine verminderte Leistungsfähigkeit, Infektanfälligkeit und Hypogonadismus als Ausdruck der Störung anderer Hypophysenfunktionen durch den Tumor.

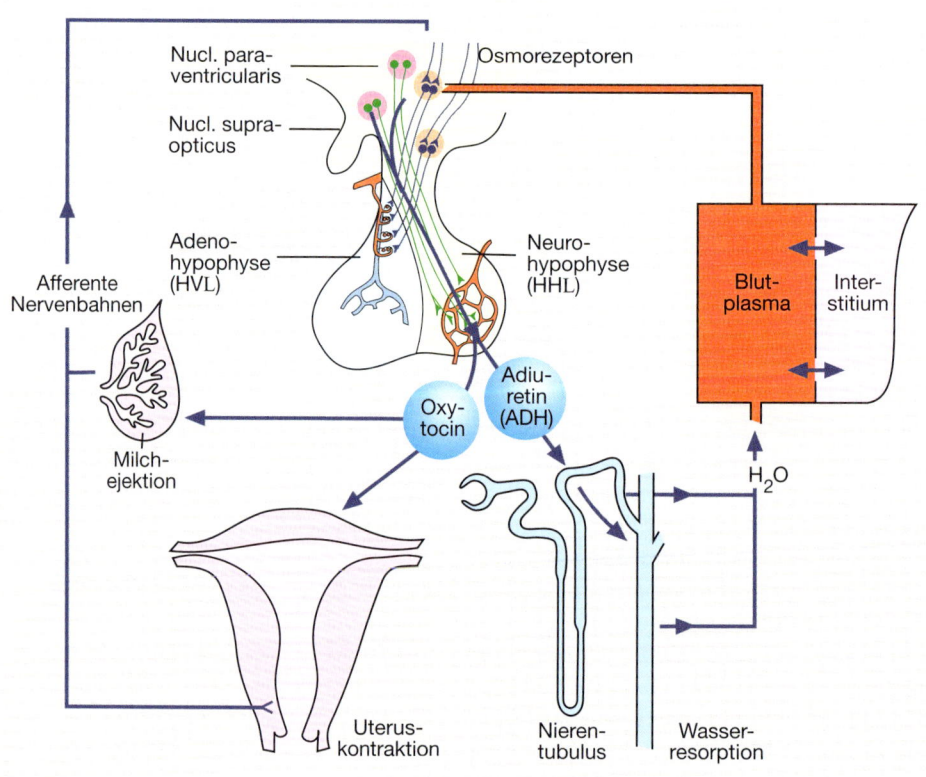

Abb. B 2–7. Regulation der Sekretion von Oxytocin und Adiuretin (nach Thews, Mutschler, Vaupel)

Akromegalie. Der Akromegalie (des Erwachsenen) liegen die gleichen pathologischen Veränderungen des Hypophysenvorderlappens wie dem hypophysären Riesenwuchs zugrunde. Im Unterschied zum Gigantismus kommt es aber infolge des schon erfolgten Epiphysenschlusses zu einem periostalen, appositionellen Knochenwachstum mit Bildung von Exostosen sowie zu einer Vergrößerung der Akren, die dem Patienten ein typisches Aussehen verleiht. Weitere Zeichen dieser Erkrankung sind eine Verdickung der Zunge, der Lippen und der Haut sowie eine Vergrößerung der inneren Organe, z.B. des Herzens (Kardiomegalie) und der Leber (Hepatomegalie). Bei etwa 40% der Fälle findet man eine gestörte Glucosetoleranz oder einen manifesten (hypophysären) Diabetes mellitus (s. S. 343 ff.), bei etwa 50% eine Struma. Die ebenfalls zu beobachtende Abnahme von Libido und Potenz sowie das Auftreten einer Amenorrhoe sind die Folgen der gestörten Gonadotropinsekretion.

Zur *Therapie* der Akromegalie kommt vor allem die operative Tumorentfernung in Betracht. Die medikamentöse Behandlung, auf die jedoch nur etwa die Hälfte der Patienten ausreichend anspricht, besteht in der Gabe dopaminerger Agonisten (s. S. 321), die bei Akromegalen im Gegensatz zu Gesunden die Somatropin-Sekretion senken (sog. paradoxe Somatropin-Sekretionshemmung).

2.2.2 Hypophysenhinterlappenhormone (HHL-Hormone)

Aus dem Hypophysenhinterlappen werden zwei im Hypothalamus gebildete Cyclononapeptide freigesetzt, das *Adiuretin* (Vasopressin) und *Oxytocin,* die sich trotz ihres abweichenden pharmakologischen Verhaltens chemisch nur durch zwei Aminosäuren unterscheiden: Anstelle von Leucin enthält menschliches Adiuretin Arginin, anstelle von Isoleucin steht Phenylalanin.

2.2.2.1 Adiuretin (Vasopressin) und Analoge

Die *physiologische Aufgabe* des Adiuretins besteht darin, die *Harnkonzentrierung* in der Niere zu fördern. Bereits in sehr niedrigen Konzentrationen verbessert Adiuretin die Permeabilität für Wasser in den distalen Tubuli und den Sammelrohren der Niere und erhöht dadurch die Rückresorption von Wasser (s. S. 567 f.). Auf dieser Eigenschaft beruht die Bezeichnung Adiuretin. In höheren Dosen kontrahiert es sämtliche glatte Muskeln (daher die Bezeichnung Vasopressin). Dadurch wird

☐ der Blutdruck erhöht,

☐ die Darmperistaltik gesteigert und

☐ der Tonus in den Gallen- und Harnwegen verstärkt.

Die antidiuretische bzw. vasoconstringierende Wirkung wird durch Angriff an unterschiedlichen G-Protein-gekoppelten Rezeptoren bewirkt. Die Wirkungen an den Gefäßen werden durch V_1-Rezeptoren, die Effekte an der Niere durch V_2-Rezeptoren vermittelt. V_1-Rezeptor-Stimulation bewirkt eine Aktivierung des Phosphoinositol-Systems, V_2-Rezeptor-Erregung aktiviert die Adenylatcyclase.

Adiuretin ist außerdem an der Regulation der Corticotropin-Freisetzung beteiligt. Ferner stimuliert es die Synthese des Blutgerinnungsfaktors VIII (s. S. 419) nach einem noch nicht bekannten Mechanismus.

Die *Kontrolle* über den Erfolg der Hormonwirkung (s. Abb. B 2–7) erfolgt über *physiologische Rezeptoren* in den Pulmonalvenen, im linken Vorhof des Herzens, im Aortenbogen und im Carotissinus, vor allem aber über Rezeptoren, die laufend den osmotischen Druck des Blutes überwachen. Derartige *Osmorezeptoren,* die im Hypothalamus nachgewiesen werden konnten, sprechen bereits auf eine Zunahme des osmotischen Druckes um 1% an und lösen daraufhin eine verstärkte Adiuretin-Ausschüttung aus.

Neben den physiologischen Stimuli – Abnahme des effektiven Blutvolumens, Zunahme des osmotischen Drucks im Plasma – führen auch Schmerzen sowie andere sensorische Reize und Streß zu einer Adiuretin-Sekretion. Außerdem kann eine Adiuretin- Freisetzung durch cholinerge Stoffe, einige Antiepileptika und tricyclische Antidepressiva ausgelöst werden.

Aufgrund der beschriebenen Eigenschaften wurde Adiuretin (Pitressin®) vor allem als *Antidiuretikum* bei *Diabetes insipidus* (s. S. 592 f.) sowie infolge des *vasokonstriktorischen Effekts* bei *Ösophagusvarizenblutungen* angewandt. Durch Gefäßverengung im Splanchnikusgebiet sinkt nämlich der Druck in der Pfortader und damit auch in den Ösophagusvenen. Als weitere Indikationen sind postoperative Darmatonie, paralytischer Ileus und Blasenatonie zu nennen. Nachdem es jedoch durch Molekülveränderungen gelang, Adiuretin-Analoge zu entwickeln, die nahezu ausschließlich antidiuretisch oder vasokonstriktorisch wirken, und bei Blasen- und Darmatonie Parasympathomimetika sich als geeigneter erwiesen, hat die therapeutische Bedeutung von Adiuretin stark abgenommen.

Als *Nebenwirkungen* von Adiuretin kann es zu Wasserretention (bis hin zur Wasserintoxikation), fer-

Oxytocin
(Orasthin®, Syntocinon®)

Adiuretin
(Vasopressin)

Desmopressin
(Minirin)

Terlipressin
(Glycylpressin®)

ner zu Blutdruckanstiegen und gastrointestinalen Beschwerden in Form von Krämpfen und Durchfällen kommen.

Da Adiuretin auch die Koronararterien in gleicher Weise wie andere Gefäße verengt und damit u.U. stenokardische Erscheinungen ausgelöst werden können, ist es bei Koronarkranken *kontraindiziert*. Weitere Kontraindikationen sind Hypertonie und fortgeschrittene Atherosklerose.

Adiuretin-Analoge. Durch Strukturabwandlung von Adiuretin gelang es, zu Derivaten mit höherer Selektivität für den V_1- bzw. V_2-Rezeptor zu gelangen. Bevorzugt am V_2-Rezeptor greift

□ *Desmopressin* (Minirin),

an, eine V_1- Rezeptor-Selektivität weisen

□ *Ornipressin* (Por 8 Sandoz®) und

□ *Terlipressinacetat* (Glycylpressin®)

auf.

Bei Diabetes insipidus ist daher heute vor allem Desmopressin *indiziert*, das auch den Vorteil der längeren Halbwertszeit besitzt. Auch kann es – unterstützend zur psychotherapeutischen Behandlung – bei nächtlichem Bettnässen gegeben werden. Bei Patienten mit leichter bis mittelschwerer Hämophilie A dient Desmopressin ferner zur Behandlung bzw. Prophylaxe von Blutungen im Rahmen operativer Eingriffe.

Die *Dosierung* beträgt bei Diabetes insipidus zweimal täglich 10 – 40 µg intranasal. Bei Hämophilie A werden 0,3 µg/kg i.v. gegeben.

Als *Nebenwirkungen* wurden Kopfschmerzen, gastrointestinale Beschwerden sowie vereinzelt Überempfindlichkeitsreaktionen beobachtet.

Ornipressin oder *Terlipressinacetat* werden vornehmlich zur Behandlung von Ösophagusvarizenblutungen angewandt. Ornipressin dient ferner als vasokonstringierender Zusatz zu Lokalanästhetika (s. S. 228).

Terlipressin stellt ein Prodrug von Lysin-Vasopressin dar, der aktive Wirkstoff wird durch Abspaltung von drei Glycinresten langsam freigesetzt. Die Wirkdauer steigt damit auf 3 – 4 Stunden.

Die *Dosierung* beträgt bei Ösophagusvarizenblutung von Ornipressin 20 I.E. als i.v.-Infusion. Von Terlipressin werden initial 2 mg, dann alle 4 Stunden 1 mg i.v. injiziert.

Nebenwirkungen und *Kontraindikationen* entsprechen denen von Adiuretin.

2.2.2.2 Oxytocin

Oxytocin wird unter B 2.8.1.9.1 beschrieben.

2.3 Schilddrüse

2.3.1 Anatomie der Schilddrüse

Die beim Erwachsenen etwa 30 g schwere *Schilddrüse* (Glandula thyreoidea) umschließt mit *zwei Seitenlappen* und einem schmalen *Mittellappen* hufeisenför-

mig die Trachea (Luftröhre) dicht unterhalb des Schildknorpels (s. Abb. B 2–8A).

In der Regel ist der rechte Seitenlappen etwas stärker ausgebildet als der linke. In etwa 15% der Fälle findet man außerdem, vorn vor dem Schildknorpel lie-

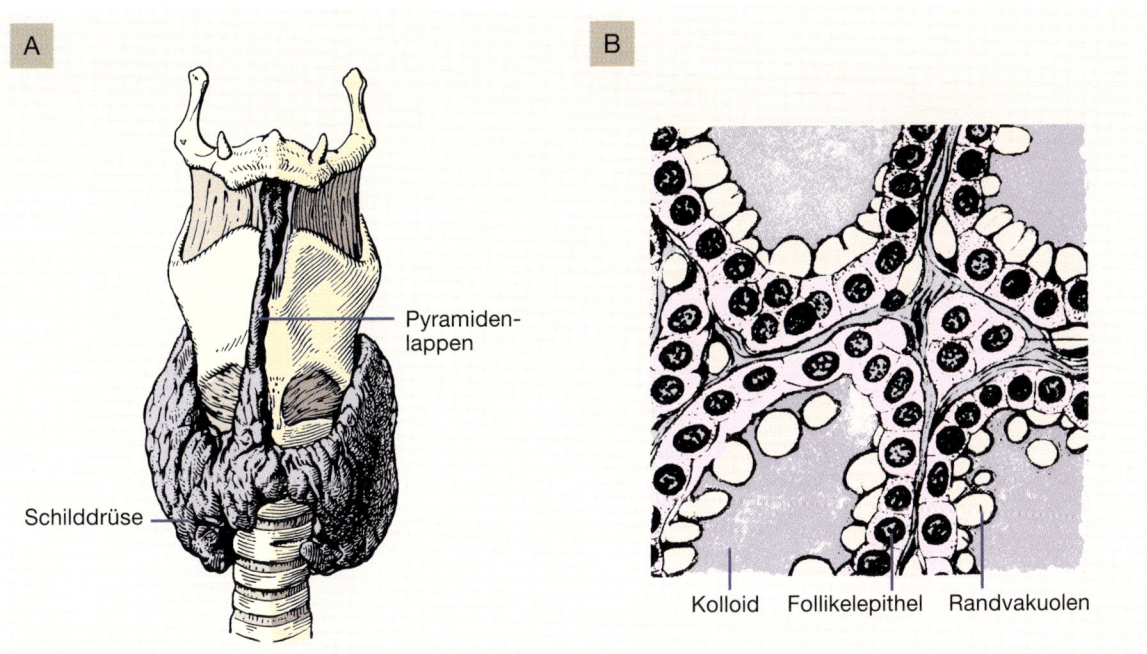

A

B

Pyramiden-
lappen

Schilddrüse

Kolloid   Follikelepithel   Randvakuolen

Abb. B 2–8. A Schilddrüse (mit Pyramidenlappen) in Vorderansicht (nach Benninghoff-Goerttler). B Schilddrüsenfollikel (nach Bargmann)

gend, einen dritten Lappen, den sog. *Pyramiden-lappen.*

Durch gefäßhaltige Bindegewebssepten wird die Schilddrüse in verschieden große *Läppchenbezirke* gegliedert. Das Drüsengewebe besteht aus *Follikeln,* deren Wandung von einem geschlossenen einschichtigen Epithel gebildet wird. Im Innern befindet sich eine homogene Masse, das *Kolloid,* in dem die Vorläufer der Schilddrüsenhormone enthalten sind (s. Abb. B 2–8B).

2.3.2 L-Thyroxin und Triiodthyronin

Die Schilddrüse produziert zwei den Stoffwechsel beeinflussende Hormone, das

☐ *L-Thyroxin* (Levothyroxin = T_4) und

☐ *Triiodthyronin* (Liothyronin = T_3),

ferner das an der Regulation des Ca^{2+}-Blutspiegels beteiligte

☐ *Calcitonin* (s. S. 335 f.).

Chemische Struktur und Biosynthese. Thyroxin und Triiodthyronin leiten sich von der Aminosäure *Tyrosin* ab. Die iodfreie Grundsubstanz der Schilddrüsenhormone wird als *Thyronin* bezeichnet.

Thyroxin (T_4) ist das *Tetraiodthyronin,* die Iodatome befinden sich in 3,3',5,5'-Stellung. **Triiodthyronin** (T_3) enthält 3 Iodatome in 3,3',5-Stellung.

Thyroxin (T$_4$)

Triiodthyronin (T$_3$)

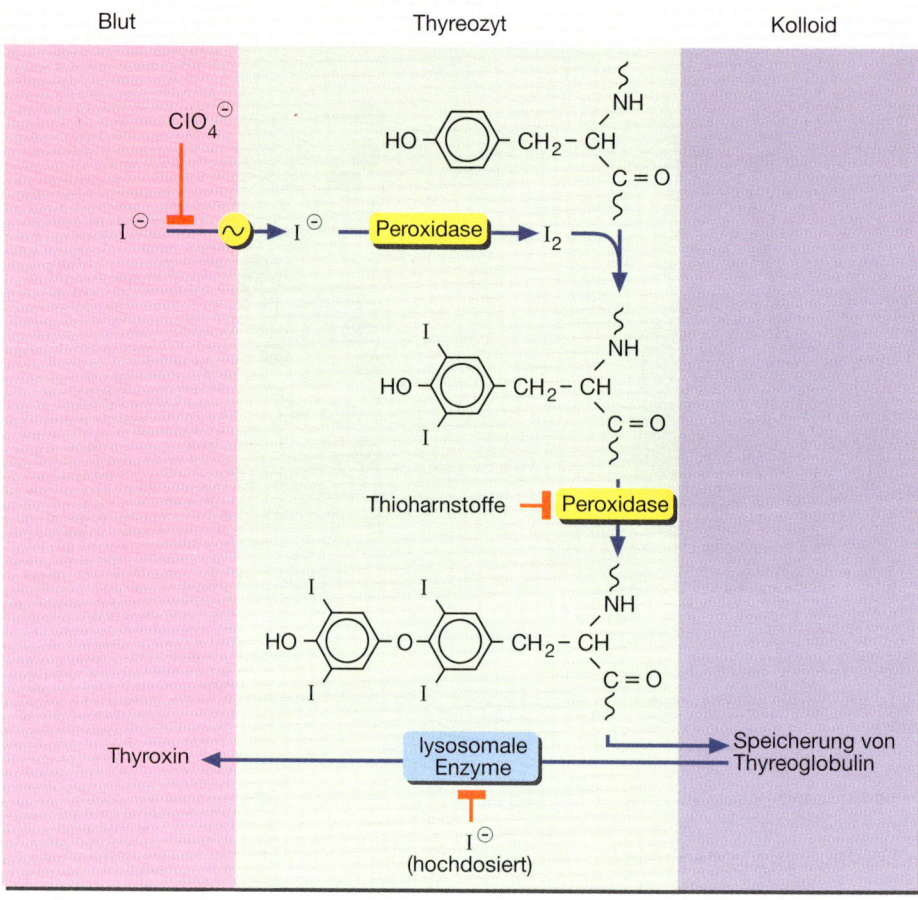

Abb. B 2–9. Biosynthese und Freisetzung von Schilddrüsenhormonen; Angriffspunkte von Thyreostatika

→ fördert   ⊣ hemmt

Die *Biosynthese* erfolgt in den *Follikelzellen (Thyreozyten).* Diese besitzen die Fähigkeit, Iodid anzureichern *(Iodination)* und mit Peroxidase zu elementarem Iod zu oxidieren *(Iodisation).* Das elementare Iod wird dann in die Tyrosinreste eines Proteins eingeführt. Es entstehen *Mono-* und *Diiodtyrosin,* aus denen sich die Protein-gebundenen iodierten Thyronine bilden. Auch an diesen Reaktionen ist die Peroxidase beteiligt. Die im Kolloid in einer Speicherform, dem *Thyreoglobulin,* abgelagerten Hormone stehen bei Bedarf zur sofortigen Ausschüttung zur Verfügung. Dabei wird Thyreoglobulin durch Endozytose wieder in die Epithelzellen aufgenommen und dort durch lysosomale Enzyme abgebaut. Die auf diese Weise freiwerdenden Schilddrüsenhormone werden an das Blut benachbarter Kapillaren abgegeben (s. Abb. B 2–9). Die Hauptmenge des im Blut vorhandenen T_3 entstammt jedoch nicht unmittelbar der Schilddrüse, sondern entsteht in der Peripherie durch *Deiodierung von Thyroxin* (s.u.).

Wirkungen der Schilddrüsenhormone. Die *eigentliche Wirkung* kommt *Triiodthyronin zu.* Seine Funktion besteht vor allem in einer *Beschleunigung der oxidativen Stoffwechselprozesse* in den meisten Zellen. Triiodthyronin führt somit zu einer *Steigerung des Energieumsatzes* im gesamten Organismus. Diese betrifft gleichermaßen Kohlenhydrate, Fette und Eiweiße. Die Wirkung von Insulin (s. S. 341 ff.) wird verstärkt und dadurch die Glucoseaufnahme in die Zelle erhöht. Andererseits beschleunigt Triiodthyronin aber auch den Insulinabbau. Bei einer Hyperthyreose kann es dadurch zu einer postprandialen Hyperglykämie kommen. T_3 verstärkt außerdem den lipolytischen Effekt von Catecholaminen und Glucagon (s. S. 352). In niedriger Dosierung stimuliert es die Proteinsynthese, bei höherer Dosierung wird die Eiweißbildung dagegen gehemmt. Der Sauerstoffverbrauch nimmt zu.

Erst unter dem Einfluß unphysiologisch hoher Konzentrationen tritt eine Entkopplung der oxidativen

Phosphorylierung auf, so daß trotz steigenden Sauerstoffverbrauchs weniger energiereiche Phosphate gebildet werden.

Eine weitere Wirkung der Schilddrüsenhormone ist für den *wachsenden Organismus* von Bedeutung. Physiologische Konzentrationen der Hormone sind Vorbedingung für ein normales Längenwachstum sowie für die normale Entwicklung der Organanlagen und Organe, insbesondere der Knochen und des Gehirns.

Wirkungsmechanismus. Die Wirkung der Schilddrüsenhormone kommt, wie auf S. 62 beschrieben, durch Bindung an einen intrazellulären Rezeptor zustande. Der Hormon-Rezeptor-Komplex löst im Zellkern Transkriptionsprozesse aus.

Regulation der Schilddrüsenhormonkonzentration. Die Schilddrüsenhormonsekretion wird durch das Hypothalamus-Hypophysensystem gesteuert: Der Schilddrüsenhormonkonzentration im Plasma entsprechend wird Thyreotropin-Releasing-Hormon und – durch dieses gesteuert – Thyrotropin sezerniert. Letzteres stimuliert dann die Schilddrüse zur Abgabe von T_4 und – untergeordnet – von T_3 ins Blut, die im Sinne eines negativen Feedback zur Hypophyse und zum Hypothalamus rückkoppeln. Zusätzlich können noch weitere Faktoren, wie z.B. Streß und die Körpertemperatur, in die Regulation der Schilddrüsenhormone modifizierend eingreifen. Kältereize, psychische und physische Belastungen erhöhen den Sollwert des Regelkreises, Wärmereize und Ruhe senken ihn.

Kinetik. Von der Schilddrüse werden täglich ca. 90 µg T_4 und 8 µg T_3 sezerniert. Das im Blut zirkulierende Thyroxin (ca. 6 – 12 µg/100 ml) ist *nahezu vollständig an Eiweiß gebunden.* Nur 0,05% liegen frei vor. Ungefähr 60% sind an *Thyroxin-bindendes Globulin* (TBG), 30% an *Thyroxin-bindendes Präalbumin* (TBPA) und ca. 10% an Albumin gebunden. Der freie Anteil von Triiodthyronin liegt mit 0,5% etwa zehnmal höher als der von Thyroxin.

Oestrogene erhöhen die TBG-Konzentration im Plasma, während Nebennierenrindenhormone und Androgene die TBG-Konzentration erniedrigen. Die dadurch verursachte Veränderung der Konzentration des freien und damit aktiven Hormons wird jedoch über eine Anpassung der Thyrotropinsekretion rasch ausgeglichen.

T_4 wird in der Peripherie, vor allem in Leber und Niere, durch die *Thyroxindehalogenase* größtenteils zu T_3 (Monodeiodierung am endständigen Phenolrest) bzw. dem inaktiven 3,3',5'-Triiodthyronin (rT_3 =

reverse T_3; Monodeiodierung an dem der aliphatischen Seitenkette benachbarten Phenylrest) umgewandelt. Weitere Metabolisierungsreaktionen erfolgen durch erneute Deiodierung, Konjugation mit aktivierter Glucuronsäure oder aktiviertem Sulfat, Decarboxylierung und/oder Desaminierung. Diese Metaboliten sind unwirksam. Mit der Galle ausgeschiedene Konjugate von T_3 und T_4 werden allerdings im Darm weitgehend dekonjugiert und die freiwerdenden Hormone wieder rückresorbiert (enterohepatischer Kreislauf). Die *Plasmahalbwertszeit* von Thyroxin beträgt ca. 7 Tage, die von Triiodthyronin dagegen nur 1 Tag.

Indikationen. Schilddrüsenhormone sind *indiziert*

☐ zur Substitution bei allen Arten einer Schilddrüsenunterfunktion (s.u.),

☐ zur Unterdrückung der Thyrotropin-Wirkung bei Behandlung der euthyreoten Struma sowie nach Kropfoperationen und

☐ zusammen mit Thyreostatika bei Hyperthyreosen zur Vermeidung einer iatrogenen Hypothyreose (s. S. 333).

Mittel der 1. Wahl ist – wegen der langen Wirkdauer – Thyroxin.

Dosierung. Die Dosierung der Schilddrüsenpräparate erfolgt individuell unter entsprechender Kontrolle. Wegen der hohen Kumulationsgefahr wird die Therapie mit niedrigen Dosen begonnen, dann steigert man die Dosis. Die mittlere tägliche *Erhaltungsdosis* bei einer Substitutionsbehandlung mit Schilddrüsenhormonen sowie bei der Suppressionstherapie einer euthyreoten Struma beträgt für Thyroxin 0,1 – 0,2 mg, für Triiodthyronin 0,05 – 0,07 mg. Zur Rezidivprophylaxe der euthyreoten Struma nach Kropfoperationen werden meist nur 0,025 – 0,1 mg T_4 benötigt. Von wenigen Ausnahmen abgesehen muß die Behandlung lebenslänglich durchgeführt werden.

Nebenwirkungen. Sofern korrekt dosiert wird, muß nicht mit Nebenwirkungen gerechnet werden. Überdosierung führt zu den Symptomen einer Hyperthyreose (s.u.).

Kontraindikationen. Relative Kontraindikationen sind Angina pectoris, Myokardinfarkt, Myokarditis und tachykarde Herzrhythmusstörungen.

Interaktionen. Durch Colestyramin wird die Resorption der Schilddrüsenhormone vermindert. Schilddrüsenhormone steigern die Wirksamkeit von Antikoagulantien des Cumarin-Typs und verringern oder verstärken den blutzuckersenkenden Effekt von Antidiabetika.

Handelspräparate: T$_4$ ist enthalten in Eferox®, Euthyrox®, Thevier®, L-Thyroxin Berlin-Chemie, L-Thyroxin Henning®; *T$_3$* in Thybon®, Trijodthyronin BC N; eine *Kombination* von T$_4$ und T$_3$ enthalten Novothyral®, Prothyrid®, Thyreocomb®, Thyreotom®, Thyroxin-T$_3$ „Henning".

2.3.3 Störungen der Schilddrüsenfunktion

Man unterscheidet drei Formen von Schilddrüsenstörungen, die

□ *euthyreote Struma,*

□ *Hypothyreose* und

□ *Hyperthyreose.*

2.3.3.1 Euthyreote Struma

Die *euthyreote Struma* (früher blande Struma) ist die *häufigste Schilddrüsenerkrankung in Deutschland.* Sie ist vorwiegend durch die *verbreitete Unterversorgung mit Iod* bedingt. Solange durch vermehrte Bildung von Schilddrüsengewebe und optimale Nutzung des zugeführten Iods die – insgesamt betrachtet – zu niedrige Iodversorgung kompensiert werden kann, kommt es nicht zu durch Schilddrüsenhormonmangel hervorgerufenen Störungen, sondern nur zur Kropfbildung, zur sog. euthyreoten Struma. Ist der Iodmangel jedoch auf diese Weise nicht mehr auszugleichen, entwickelt sich eine (manifeste) Hypothyreose (s.u.). Bei lange bestehender euthyreoter Struma besteht wegen des ständig erhöhten TSH-Spiegels die Gefahr der Entwicklung eines autonomen Adenoms.

2.3.3.2 Hypothyreose

Unter einer *Hypothyreose* (Schilddrüsenunterfunktion) versteht man ein *ungenügendes Angebot* bzw. eine *ungenügende Bildung* oder – selten – eine *ungenügende Wirkung* von Schilddrüsenhormonen. Gemäß ihrer *Ursachen* bzw. dem *Zeitpunkt des Auftretens* der Erkrankung unterscheidet man folgende Formen, die

□ *Neugeborenenhypothyreosen,*

□ *postnatal erworbenen Hypothyreosen* und

□ (sehr seltene) *periphere Hormonresistenz.*

Eine *Neugeborenenhypothyreose* tritt bei einer Schilddrüsenaplasie oder -hypoplasie, genetisch bedingten Störungen der Hormonsynthese oder TSH-Mangel auf, sie kann aber auch intrauterin durch ausgeprägten, anhaltenden Iodmangel der Mutter bzw. die Einwirkung strumigener Pharmaka erworben sein.

Sofern jedoch die Mutter während der Schwangerschaft ausreichend Schilddrüsenhormone produziert, kann der Bedarf des Feten soweit dadurch gedeckt werden, daß im Neugeborenen, auch wenn es selbst keine ausreichende Menge an Schilddrüsenhormonen synthetisieren kann, keine deutlichen Symptome einer Hypothyreose auftreten. Nach der Geburt kommt es jedoch, sofern keine Substitution mit Schilddrüsenhormonen erfolgt, zu einer immer stärker in Erscheinung tretenden *Verzögerung der körperlichen und geistigen Entwicklung,* zu Adynamie, trockener Haut und Obstipation. Der Körperbau bleibt gedrungen und plump *(dysproportionierter Zwergwuchs),* Hände und Füße wirken tatzenhaft, die Lippen sind wulstig, die Zunge ist übergroß, das Gesicht faltig, der Blutdruck erniedrigt, die Muskulatur hypoton. Werden jedoch möglichst rasch nach der Geburt ausreichende Mengen an Schilddrüsenhormonen gegeben, entwickeln sich die Kinder *normal.*

Dies trifft allerdings nicht zu, wenn auch bei der Mutter in der Schwangerschaft ein Schilddrüsenhormonmangel vorlag. Eine normale geistige Entwicklung post partum ist dann selbst bei vollständiger Schilddrüsenhormonsubstitution nicht mehr möglich. Die Kinder bleiben debil (geistesschwach), weil eine ausreichende intrauterine Versorgung mit Schilddrüsenhormonen für eine reguläre Entwicklung der Gehirnfunktionen unerläßlich ist.

Besonders häufig traten solche Fälle früher in Gebieten (z.B. in Alpentälern) auf, in denen das *Trinkwasser zu wenig Iod* enthielt und die insgesamt mit der Nahrung aufgenommene Iodmenge zu gering war. Seit Einführung der *Iodprophylaxe* mit iodiertem Speisesalz in diesen Gebieten sind kaum noch Neuerkrankungen aufgetreten.

Man bezeichnete bis vor einiger Zeit Kinder mit schweren Schilddrüsenhormonmangel-Symptomen, insbesondere solche mit geistigen Ausfallserscheinungen, als *Kretins* und das entsprechende Krankheitsbild als *Kretinismus.* Da „Kretinismus" aber keine einheitliche Erkrankung darstellt, sondern unterteilt werden kann in (lange) bestehenden Iodmangel und verschiedene Formen genetisch bedingter Iodfehlverwertung, sollte man den Begriff besser nicht mehr verwenden.

Primären postnatal erworbenen Hypothyreosen liegen als Ursache extremer Iodmangel, strumigene Substanzen, Radioiodbehandlung, entzündliche Prozesse (die häufigste Ursache), operative Eingriffe oder

Tumoren der Schilddrüse zugrunde. Darüber hinaus können sich *sekundäre Formen* durch Hypothalamus- bzw. Hypophysenstörungen entwickeln.

Das *Vollbild* der Erwachsenen-Hypothyreose wird wegen der dabei zu beobachtenden eigentümlichen Verdickung und Schwellung der Haut infolge der Einlagerung von Glykosaminoglykanen als **Myx-ödem** bezeichnet. Weitere wichtige Symptome sind die Herabsetzung des Grundumsatzes, erniedrigte Körpertemperatur und verminderte geistige Beweglichkeit mit langsamer, heiserer Sprache. Die Patienten sind häufig kälteempfindlich, leicht ermüdbar, obstipiert und übergewichtig. Haare und Nägel brechen leicht, es besteht Libido- und Potenzverlust.

2.3.3.3 Hyperthyreose

Unter einer *Hyperthyreose* (Schilddrüsenüberfunktion) versteht man die verstärkte *Ausschüttung von Thyroxin bzw. Triiodthyronin.* Dadurch sind der Basisstoffwechsel, die Körpertemperatur, das Herzzeitvolumen und die Herzfrequenz erhöht, die Erregbarkeit ist gesteigert. Die Patienten leiden unter Herzklopfen, Unrast, Gedankenjagen und Schlaflosigkeit. Sie schwitzen leicht und weisen einen feinschlägigen Tremor auf. Häufig kommt es auch zu Durchfall.

Trotz gemeinsamer Symptomatik muß zwischen

☐ *nicht-immunogenen* und

☐ *immunogenen*

Hyperthyreosen unterschieden werden.

Bei den *nicht-immunogenen Formen* liegt eine *unifokale* oder *multifokale funktionelle Autonomie* der Schilddrüse vor **(autonomes Adenom** bzw. **multiple „heiße" Knoten).** Es handelt sich hierbei um ein *lokalisiertes, tumorartiges Wachstum* von Teilen der Schilddrüse, die nicht mehr der hypothalamisch-hypophysären Regelung unterliegen, sondern *autonom* vermehrt Schilddrüsenhormone produzieren und in die Blutbahn abgeben. Augensymptome (s.u.) fehlen. Daneben kommt auch eine *disseminierte Form* der funktionellen Autonomie vor.

Weitere mögliche Ursachen einer nicht-immunogenen Hyperthyreose sind Entzündungen, Neoplasien, verstärkte TSH-Freisetzung oder die Aufnahme hoher Ioddosen bzw. die überhöhte Zufuhr von Schilddrüsenhormonen.

Die *immunogenen Hyperthyreosen* sind durch eine *diffuse Vergrößerung* der Schilddrüse charakterisiert *(sog. diffuse toxische Struma).* Zu ihnen gehören die Hyperthyreosen vom Typ des **Morbus Basedow** und die – seltenere – **Hashimoto-Thyreoiditis,** denen *Autoimmunreaktionen* zugrunde liegen. Beim klassischen Morbus Basedow findet man zusätzlich zu den obengenannten Symptomen meist einen *Exophthalmus,* d.h. ein in der Regel beidseitiges Hervortreten der Augäpfel (s.u.). In ca. 30% der Fälle von immunogenen Hyperthyreosen fehlt jedoch dieses Symptom. Als krankheitsauslösende Stoffe des Morbus Basedow wurden von B-Lymphozyten gebildete *Thyreoideastimulierende Immunglobuline* (TSI) gefunden. Diese *agonistisch wirkenden Antikörper* verdrängen Thyrotropin von dessen Bindungsstellen in der Membran der Follikelzellen (Thyreozyten) und rufen eine *langanhaltende Schilddrüsenstimulation* hervor.

Ursache des Exophthalmus, der durch eine Anhäufung von Glykosaminoglykanen im retrobulbären Gewebe, eine leukozytäre Infiltration und ein retrobulbäres Ödem entsteht, sollen Antigengemeinsamkeiten von thyreoidalen und extrathyreoidalen Strukturen sein. Eine direkte Korrelation der Augensymptome mit dem TSI-Titer im Blut besteht nicht.

2.3.4 Prophylaxe und Therapie von Schilddrüsenfunktionsstörungen

2.3.4.1 Prophylaxe und Therapie der euthyreoten Struma

Die Prophylaxe der euthyreoten Struma ist durch eine ausreichende Zufuhr von Iod zuverlässig möglich. Zur Rückbildung der Struma eignen sich – bei nicht zu langer Krankheitsdauer – Thyroxin oder ebenfalls Iod (evtl. auch in Kombination); zur Verhinderung des erneuten Wachstums muß ein erneuter Iodmangel vermieden werden. Bei sehr großen Strumen, die die Funktion benachbarter Organe stören, ist eine Operation oder, allerdings nur bei absoluter Kontraindikation für eine Operation, eine Radioiodtherapie (s.u.) notwendig.

Dosierung von Iod. Der tägliche Iodbedarf beträgt 150 – 200 µg, in der Schwangerschaft 230 – 260 µg pro Tag. Bei unzureichender Iodaufnahme mit der Nahrung und dem Trinkwasser ist eine Iodprophylaxe mit 5 g iodiertem Kochsalz täglich (25 – 40 mg KIO_3 auf 1 kg NaCl) erforderlich. Eine Alternative hierzu ist die Gabe von Kaliumiodid-Tabletten in einer täglichen Dosierung von 70 bzw. 100 µg.

Zur Behandlung euthyreoter Strumen haben sich Tagesdosen von 300 – 500 µg Iodid bewährt.

Hormonelles System

B 2

Handelspräparate: Jodetten®, Jodid 100, jodminerase® 100, Kaliumiodid Berlin-Chemie, Strumex, Thyrojod.

2.3.4.2 Therapie von Hypothyreosen

Die Behandlung einer Hypothyreose erfolgt, wie auf S. 329 f. beschrieben, durch *lebenslängliche Substitution mit Schilddrüsenhormonen*, insbesondere mit Thyroxin.

2.3.4.3 Behandlung von Hyperthyreosen

Ziel der Behandlung ist die Beseitigung von Symptomen und die Vermeidung von Folgeschäden (z.B. einer koronaren Herzkrankheit). Dies ist möglich durch die

☐ Gabe von Thyreostatika,

☐ Radioiodtherapie und

☐ chirurgische Entfernung von hypersekretorischem Schilddrüsengewebe.

Während Thyreostatika nur die Organfunktion hemmen, bewirken die beiden anderen Verfahren eine dauerhafte Beseitigung des Gewebes und werden daher als *definitive Therapie* der *konservativen* (medikamentösen) *Behandlung* gegenübergestellt. Letztere eignet sich besonders für den Morbus Basedow, der zu spontanen Remissionen neigt und oftmals nach einer thyreostatischen Therapie über ca. 1 Jahr nicht erneut auftritt.

Bei den nicht-immunogenen Formen einer Hyperthyreose ist dagegen mit Pharmaka kein therapieüberdauernder Erfolg zu erzielen. In diesen Fällen sowie bei Rezidiven des Morbus Basedow ist somit eine definitive Behandlung angezeigt. Auch bei diesen Patienten müssen aber zur Verringerung des Operationsrisikos bzw. bis zum Eintritt der Wirkung einer Radioiodtherapie überbrückend Thyreostatika gegeben werden.

2.3.4.3.1 Thyreostatika

Thyreostatika *unterdrücken* die *Hormonbildung* bzw. die *Hormonfreisetzung* in der Schilddrüse und können daher zur Therapie einer Schilddrüsenüberfunktion eingesetzt werden. Nach der Art ihres Wirkungsmechanismus unterscheidet man folgende Gruppen von Thyreostatika:

☐ *Perchlorat-Ionen verhindern* die *Aufnahme* von Iodid in die Schilddrüse (Iodinationshemmstoffe);

☐ *Thiouracile* und *Mercaptoimidazol-Derivate verhindern die Umwandlung von Iodid in Iod* und damit den *Einbau von Iod* in die Vorstufen der Schilddrüsenhormone (Iodisationshemmstoffe);

☐ *Iodid-Ionen* und *Iod-Kaliumiodid hemmen* kurzfristig die *Freisetzung* von Schilddrüsenhormonen;

☐ *Radioiod* (^{131}I) *zerstört* Schilddrüsengewebe durch seine β- (und γ-) Strahlung.

Während mit den ersten drei Maßnahmen lediglich während der Behandlungsdauer bzw. nur wenig darüber hinaus die Schilddrüsenfunktion gehemmt wird, sind die Effekte von Radioiod irreversibel.

2.3.4.3.1.1 Perchlorat-Ionen

Perchlorat-Ionen hemmen kompetitiv die Aufnahme von Iodid-Ionen in die Schilddrüse. *Nachteilig* ist bei einer Therapie mit Perchlorat, daß infolge der gegenseitigen kompetitiven Hemmung und der lang anhaltenden Wirkung von einigen Wochen nach Absetzen des Perchlorats die präoperative Iodbehandlung und auch eine Radioiodtherapie (s.u.) nicht unmittelbar nach einer Perchloratgabe durchgeführt werden können.

Perchlorat ist heute vor allem dann *indiziert*, wenn eine Kontrastmitteldarstellung bei Personen unverzichtbar ist, bei denen durch Iodaufnahme in die Schilddrüse die Gefahr einer thyreotoxischen Krise besteht. In solchen Fällen wird Perchlorat mit Thioharnstoffderivaten (s.u.) kombiniert und damit die Aufnahme bzw. die Iodverwertung in der Schilddrüse verhindert. Ferner wird Perchlorat bei Unverträglichkeit von Thioharnstoffderivaten gegeben, allerdings wird dabei heute die Radioiodtherapie bevorzugt.

Die *Dosis* beträgt im Rahmen einer Kontrastmittelgabe 1 g Perchlorat (zusammen mit 15 – 30 mg Carbimazol) täglich über 8 – 10 Tage, zur Dauertherapie des Morbus Basedow 300 mg täglich.

Als *Nebenwirkungen* der Perchloratmedikation wurden Magen-Darm-Störungen beobachtet. Schwerwiegender ist das allerdings seltene Auftreten von Agranulozytosen, aplastischen Anämien oder eines nephrotischen Syndroms. Diese Erkrankungen treten meist erst einige Monate nach Beginn einer Dauertherapie auf.

Bei großer Basedow-, Knoten- oder retrosternaler Struma sowie in der Gravidität und der Stillzeit ist die Gabe von Perchlorat-Ionen *kontraindiziert*.

Iodhaltige Stoffe beeinträchtigen die Wirkung von Perchlorat-Ionen.

Handelspräparat: Irenat®.

2.3.4.3.1.2 Thiouracile und Mercaptoimidazole

Das charakteristische gemeinsame Strukturmerkmal aller Thyreostatika dieses Typs ist der *Thioharnstoff-*

Thioharnstoff

Propylthiouracil
(Propycil®,Thyreostat® II)

Thiamazol
(Favistan®, Methimazol, Thyrozol®)

Carbimazol
(Neo-Morphazole®, Neo-Thyreostat®)

rest. Aus der Gruppe der Thiouracile wird nur noch *Propylthiouracil* verwendet. Eine qualitativ gleiche, aber quantitativ erheblich stärkere Wirkung besitzen die Mercaptoimidazole *Carbimazol* und dessen aktiver Metabolit *Thiamazol*.

Wirkungen und Wirkmechanismus. Diese Stoffe hemmen, wie bereits oben erwähnt, die Iodisation durch Blockade der Peroxidasen. Dadurch werden die Umwandlung von Iodid zu Iod sowie der Einbau von Iod in Tyrosin-Reste unterdrückt und die Kopplung von Iod-Tyrosinen zu Iod-Thyroninen blockiert. Propylthiouracil verringert ferner die periphere Aktivierung von T_4 zu T_3 durch Deiodierung, allerdings ist die klinische Relevanz dieses Effekts umstritten. Auch gibt es Hinweise für eine *immunsuppressive Wirkung* der Thioharnstoff-Derivate, die vor allem bei Patienten mit Morbus Basedow von Bedeutung ist.

Infolge der genannten Effekte wird

□ der Hormongehalt der Schilddrüse allmählich verringert und

□ der Schilddrüsenhormonspiegel des Blutes herabgesetzt.

Die Wirkung der Thioharnstoff-Derivate setzt *erst nach 1 – 2 Wochen* ein, da die Schilddrüse zunächst noch über genügende Mengen von Thyreoglobulin verfügt.

Ein evtl. vorhandener Exophthalmus geht *nicht* zurück bzw. kann sogar noch verstärkt werden. Wie bei anderen Thyreostatika besteht durch erhöhte Ausschüttung von thyreotropem Hormon die Gefahr

einer strumigenen Wirkung (Kropfbildung). Diese kann durch ein geeignetes Therapieschema vermieden werden. Dabei bestehen im Prinzip folgende Möglichkeiten:

□ Durch Gabe von Thyreostatika in *niedriger* Dosierung wird die *Hormonsynthese nur partiell gehemmt,* d.h. ein hypothyreoter Zustand vermieden.

□ Bei vollständiger Hemmung der Produktion von Schilddrüsenhormonen durch Thyreostatika in *hoher* Dosierung gibt man zusätzlich Thyroxin.

Die Niedrigdosistherapie wird wegen des geringeren Risikos schwerer Nebenwirkungen (s.u.) heute bevorzugt.

Kinetik. Thiouracile und Mercaptoimidazole werden gut *resorbiert.* Das Prodrug Carbimazol wird vollständig zu Thiamazol aktiviert.

Die *Halbwertszeiten* betragen von Propylthiouracil 1,5 – 2, von Carbimazol und Thiamazol 3 – 4 Stunden. Da Thiamazol jedoch in der Schilddrüse angereichert wird, ist seine Wirkdauer mit etwa 24 Stunden wesentlich länger. Wichtige *Biotransformationsreaktionen* sind S-Oxidation und Glucuronidierung. Die *Ausscheidung* aller drei Verbindungen erfolgt sowohl renal als auch biliär.

Indikationen. Thyreostatika vom Thioharnstoff-Typ sind *indiziert* bei Morbus Basedow (Erstmanifestation), ferner bei hyperthyreotem autonomem Schilddrüsenadenom, schweren Hyperthyreose-Formen und – überbrückend bei mechanischen Störungen – vor der Operation sowie vor und nach Radio-Iod-Behandlung.

Dosierung. Die *Anfangsdosen* betragen für Propylthiouracil 300 – 600 mg, für Carbimazol und Thiamazol 30 – 40 mg täglich. Nach Erreichen einer euthyreoten Stoffwechsellage wird auf *Erhaltungsdosen* übergegangen: Propylthiouracil 50 – 100 mg, Carbimazol und Thiamazol 5 – 15 mg pro Tag zur partiellen und 10 – 20 mg zur vollständigen Blockade der Thyroxinbildung.

Nebenwirkungen. Als *Nebenwirkungen* können Übelkeit und Geruchsstörungen, ferner Exantheme und z.T. gefährliche Knochenmarkschäden (Leuko-, Thrombopenie, < 1% Agranulozytose) auftreten. Das Risiko einer Knochenmarksdepression ist bei der niedrigdosierten Gabe von Mercaptoimidazolen am geringsten. Da eine Agranulozytose sich sehr rasch entwickelt, müssen die Patienten auf die entsprechenden Anzeichen (Stomatitis, Pharyngitis, Fieber) und die Notwendigkeit des sofortigen Therapieabbruchs bei entsprechenden Symptomen hingewiesen werden.
Thyreostatika überwinden die Plazentaschranke. Wegen der Hypothyreosegefahr beim Kind müssen in der *Schwangerschaft* (und *Stillperiode*) Thyreostatika daher in der niedrigst möglichen Dosis gegeben werden.

Kontraindikationen. Als *Kontraindikationen* sind retrosternale Strumen wegen der Gefahr einer Luftröhrenkompression sowie starker Exophthalmus zu nennen.

Interaktionen. Iodid beeinträchtigt die Wirkung von Thioharnstoffderivaten.

Handelspräparate: Propylthiouracil ist enthalten in Propycil® und Thyreostat® II; *Thiamazol* in Favistan®, Methimazol sowie Thyrozol®; *Carbimazol* in Neo-Morphazole® und Neo-Thyreostat®.

2.3.4.3.1.3 Iodid-Ionen und Kaliumiodid

Iodid-Ionen und elementares Iod wirken in höherer Dosierung *kurzfristig* als Thyreostatika, indem sie *vorübergehend* die *Aktivität des proteolytischen Enzyms,* das die Schilddrüsenhormone aus Thyreoglobulin freisetzt, *verringern.* Als Folge davon wird die Speicherung von Kolloid erhöht sowie eine hyperthyreote Struma verkleinert, weniger stark durchblutet und besser operabel.

Die Gabe von Iod in hoher Dosierung ist vor der Operation einer Struma *indiziert.*
Durch Gabe von Thyreostatika vom Thioharnstofftyp (kein Perchlorat!) wird zunächst eine Euthyreose erzeugt. Anschließend gibt man über 1 – 2 Wochen 10 mg Iodid/Tag. Nach einer solchen Vorbehandlung (sog. *Plummern*) muß die Operation vorgenommen werden, da andernfalls eine Verschlimmerung des Zustandes zu befürchten ist.
Als *Nebenwirkungen* einer Iodmedikation kommen Reizungen von Haut und Schleimhaut vor: An der Haut können Exantheme auftreten, die Schleimhautreizung äußert sich in einer Konjunktivitis, „Iodschnupfen", Gastroenteritis und Bronchitis. Ferner sind allergische Reaktionen in Form von Fieber, Juckreiz, Ikterus usw. möglich.
Auf einer Reizung der Bronchialschleimhaut beruht auch die expektorierende Wirkung von Iodsalzen (s. S. 519).
Bei Tuberkulose und Verdacht auf Tuberkulose sind Iodsalze *kontraindiziert,* da der tuberkulöse Prozeß aktiviert werden kann.

2.3.4.3.2 Radio-Iod

Radio-Iod (^{131}I), das mit einer Halbwertszeit von 8 Tagen unter Abgabe von β- und γ-Strahlen zerfällt, wird in gleicher Weise wie nicht radioaktives Iod in der Schilddrüse gespeichert. Seine radioaktive Strahlung kann zur *Zerstörung von Schilddrüsengewebe* und damit zur Herabsetzung der Schilddrüsenhormonproduktion genutzt werden. Der *Therapieerfolg* ist erst *nach 2 – 4 Monaten* zu erwarten.
Außer bei malignen Schilddrüsentumoren (s. S. 762) ist Radio-Iod zur Therapie von Hyperthyreosen (funktioneller Autonomie, Rezidiven des Morbus Basedow, Unverträglichkeit von Thioharnstoffderivaten) sowie bei Patienten mit behandlungsbedürftiger euthyreoter Struma, bei denen eine Operation kontraindiziert ist, *indiziert.* Gesetzliche Auflagen zum Strahlenschutz der Bevölkerung (z.B. vollständige Sammlung aller Ausscheidungsprodukte) begrenzen den breiteren Einsatz dieser verhältnismäßig risikoarmen Therapie.
Die *Dosierung* erfolgt individuell, die mittlere Dosis zur Behandlung von hyperthyreoter Autonomie beträgt 200 Gy.
Vorteilhaft ist die *relativ große Wirksamkeit* (ca. 90%), das Fehlen lokaler Nebenwirkungen sowie die geringe Rezidivrate. Als *Nachteile* sind die *lange Latenzzeit* bis zum Eintreten der Wirkung, die vielfach durch eine thyreostatische Intervallbehandlung über-

brückt werden muß, besonders aber die *Gefahr der Entstehung einer Hypothyreose* noch nach vielen Jahren (sog. Späthypothyreose) zu nennen.

Das Risiko der Entstehung von Schilddrüsenkarzinomen oder von Leukämie sowie von Keimdrüsenschädigungen ist gering.

Schwangerschaft ist in jedem Falle eine *Kontraindikation.*

In niedriger Dosierung wird Radio-Iod zur Funktionsdiagnostik der Schilddrüse (Radio-Iod-Test) verwendet.

2.3.4.4 Therapie der thyreotoxischen Krise

Die thyreotoxische Krise ist die stärkste, lebensbedrohliche Form einer Hyperthyreose. Als Folge der schweren Stoffwechselentgleisung kommt es zu hohem Fieber, Durchfällen und Erbrechen sowie zu Bewußtseinsstörungen bis hin zum Koma.

Zur Behandlung der Flüssigkeits- und Salzverluste werden unter strenger Kontrolle Glucose- und Elektrolytlösungen infundiert. Störungen des Serumkaliumspiegels müssen ebenfalls behoben werden. Die Behandlung der Hyperthermie erfolgt mit *physikalischen Methoden* (Eisbeuteln, feuchten Wickeln).

Um die weitere Synthese von Schilddrüsenhormonen zu unterdrücken, werden *Thyreostatika,* z.B. Thiamazol in einer Dosierung von 160 – 240 mg pro Tag als Dauerinfusion, appliziert. Außerdem kann nach Beginn der thyreostatischen Behandlung die Hormonausschüttung aus der Schilddrüse mit *Lithiumsalzen* (erforderlicher Serumspiegel 0,8 – 1 mmol/l) blockiert werden. Durch *Plasmapherese* lassen sich im Blut zirkulierende, plasmaproteingebundene Schilddrüsenhormone entfernen. Wegen der häufig gleichzeitig bestehenden Nebennierenrindeninsuffizienz ist auch der Einsatz von *Glucocorticoiden* in hoher Dosierung günstig, z.B. von 100 – 200 mg Prednisolon pro Tag i.v. Zur Unterdrückung der peripheren Hormonwirkungen werden *β-Rezeptorenblocker* (s. S. 288 ff.), z.B. 3mal täglich 40 mg Propranolol, gegeben.

2.4 Die Calciumhomöostase beeinflussende Hormone von Schilddrüse und Nebenschilddrüsen

2.4.1 Anatomie

Die Anatomie der Schilddrüse wurde bereits unter 2.3.1 besprochen.

Die *Nebenschilddrüsen* (Glandulae parathyreoideae, Epithelkörperchen) sind etwa linsengroße, an der Rückseite der Schilddrüse gelegene Drüsen mit einem Gewicht von zusammen ca. 150 mg. Meist findet man vier – zwei obere und zwei untere – Epithelkörperchen.

Die Nebenschilddrüsen sind von einer zarten Bindegewebskapsel umschlossen und bestehen aus Epithelzellen, die durch zwischengelagertes Fett- und Bindegewebe zu Epithelsträngen geordnet sind. Das Gewebe ist von einem dichten Kapillarnetz durchsetzt. Im Epithel unterscheidet man

□ *kleine dunkle Hauptzellen,*

□ *große wasserhelle Hauptzellen und*

□ *eosinophile Zellen.*

Die Hormonproduktion erfolgt in den Hauptzellen.

2.4.2 Calcitonin (Thyreocalcitonin)

Außer den obengenannten Hormonen Thyroxin und Triiodthyronin produziert die Schilddrüse ein Peptidhormon, das *Calcitonin.* Es besteht aus 32 Aminosäuren; die *gesamte Peptidkette* ist für die biologische Wirkung *erforderlich.* Seine Bildung erfolgt in den sog. parafollikulären Zellen, die außer in der Schilddrüse auch in den Nebenschilddrüsen und im Pankreas vorkommen. Tierische Calcitonine sind beim Menschen ebenfalls wirksam (s.u.).

Calcitonin antagonisiert unter physiologischen Bedingungen teilweise die Wirkungen des *Parathormons* (s.u.). Da es die Freisetzung von Calciumionen und Phosphat aus dem Knochen hemmt und gleichzeitig deren Einbau in den Knochen fördert, *senkt* es schnell die *Calciumionen-Konzentration* des Blutes (s. Abb. B 2–10).

Diese Wirkung ist teilweise auch dadurch bedingt, daß Calcitonin die Osteoklastentätigkeit herabsetzt und die Umwandlung von Osteoklasten in Osteoblasten fördert. An der Niere steigert Calcitonin die

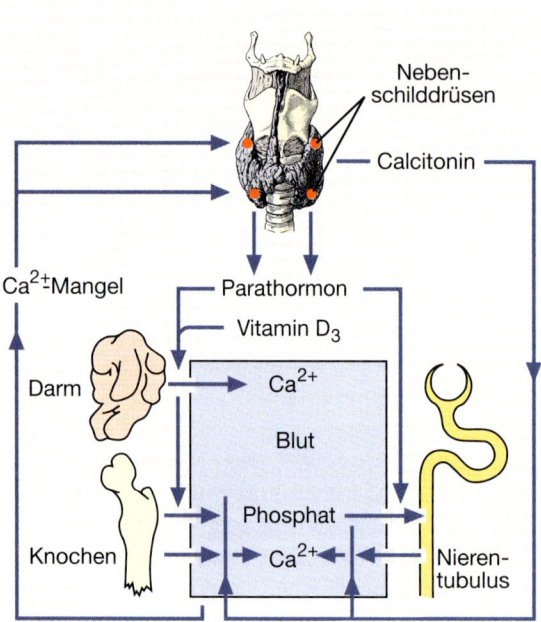

Abb. B 2–10. Regulation des Calcium- und Phosphat-haushalts durch Parathormon, Calcitonin und Vitamin D_3 (nach Thews, Mutschler, Vaupel)

Ausscheidung von Phosphat-, Calcium- sowie von Natrium-, Kalium- und Magnesium-Ionen. Auf die Erniedrigung der renalen Phosphat-Rückresorption wirken somit Parathormon und Calcitonin synergistisch.

Unabhängig von seinen hormonalen Effekten hat Calcitonin eine analgetische Wirkung.

Die *Regulation der Calcitonin-Abgabe* erfolgt durch die Calciumionen-Konzentration im Blut: Zunahme des Blutcalciumspiegels steigert, Abnahme des Blutcalciumspiegels hemmt die Hormonsekretion.

Die Calcitoninsekretion wird ferner nach Nahrungsaufnahme durch *gastrointestinale Hormone,* z.B. Gastrin und Cholecystokinin, stimuliert. Auf diese Weise werden die mit der Nahrung aufgenommenen Calciumionen rasch in die Knochendepots eingebaut, so daß es nicht zu einem Anstieg der Blutcalciumionen-Konzentration kommt. Das wiederum bedeutet, daß der Parathormonspiegel nicht abfällt, was eine rasche Ausscheidung der resorbierten Calciumionen durch die Niere zur Folge hätte (sog. *Calcium-konservierende Wirkung* von Calcitonin).

Therapeutisch verwendet wird neben *humanem Calcitonin* synthetisches *Lachs-Calcitonin*, das länger und stärker wirkt. Nachteilig ist die eventuelle Bildung neutralisierender Antikörper, in deren Folge es unter der Behandlung mit Lachs-Calcitonin häufiger

zur Resistenzentwicklung als mit dem humanen Protein kommt.

Calcitonin ist *indiziert* bei (schweren) Hypercalcämien, Morbus Paget (Osteodystrophia deformans), Sudeck-Syndrom im Stadium II und III, Osteoporose sowie Schmerzen infolge von Osteoporose oder Knochenmetastasen. Calcitonin wird ferner bei der akuten Pankreatitis angewandt (Hemmung der exokrinen Pankreassekretion).

Wegen seiner Polypeptidstruktur muß Calcitonin parenteral (s.c. oder tief intramuskulär) injiziert werden. Die *Dosierung* beträgt – unter regelmäßiger Überwachung des Blutcalciumspiegels – bei den meisten Indikationen 100 – 200 I.E. wöchentlich, bei der akuten Pankreatitis 300 I.E. pro Tag.

100 I.E. entsprechen 25 µg des synthetischen Lachs-Calcitonins.

Als *Nebenwirkungen* können relativ selten vorübergehend Nausea, Flush und gastrointestinale Beschwerden auftreten. Bei Lachs-Calcitonin besteht ferner die Gefahr lokaler oder allgemeiner allergischer Reaktionen. Ein zu starker Abfall der Calciumionen-Konzentration im Blut muß vermieden werden, da sonst ein sekundärer Hyperparathyreoidismus auftreten kann.

Handelspräparate: humanes Calcitonin enthält Cibacalcin®; Lachs-Calcitonin enthalten Calci®, Calcimonta, Calsynar®, Casalm®, Karil®, Ostostabil.

2.4.3 Parathyrin

Das in den Nebenschilddrüsen produzierte, lebenswichtige *Parathyrin* (Parathormon, PTH = Parathyreotropes Hormon) ist ein Polypeptid aus 84 Aminosäuren mit einem Molekulargewicht von 9500, doch sind auch noch einige seiner Bruchstücke wirksam.

Die *Aufgabe des Parathormons* besteht in der *Regulation des Calcium- und Phosphat-Haushalts.* Unter physiologischen Bedingungen sorgt das Parathormon dafür, daß die Plasmakonzentration von Calcium bei 2,5 mmol/l und die von Phosphat bei 1 mmol/l konstant gehalten werden.

Das Hormon hat folgende Angriffspunkte (s. Abb. B 2–10):

An der *Niere hemmt* es am proximalen und distalen Tubulus die *Rückresorption von Phosphat* und *steigert* am distalen Tubulus die *Wiederaufnahme von Calcium- und Magnesiumionen.* Sekundär wird dadurch der Blutcalciumspiegel erhöht. Außerdem fördert Parathyrin die Hydroxylierung von 25-Hydroxy-colecalciferol zu 1,25-Dihydroxy-colecalciferol (Calcitriol), der eigentlichen Wirkform von Vitamin D_3 (s. S. 621), in der Niere. Ein Teil der Parathormon-Wirkungen kommt somit *indirekt* über die vermehrte Calcitriol-Bildung zustande.

Am *Knochen* stimuliert Parathyrin die Osteoklastentätigkeit und die Osteoklasten- sowie Osteoblastenneubildung. Infolge des dadurch gesteigerten Knochenum- und -abbaus werden Calcium- und Phosphationen vermehrt mobilisiert.

Am *Intestinaltrakt* erhöht das Hormon – indirekt über die vermehrte Calcitriol-Bildung – die Resorption von Calcium- und Phosphationen.

Die *Gesamtwirkung* von Parathyrin besteht somit in einer *Konzentrationsanhebung des ionisierten Calciums* im Blutplasma und in einer *Senkung des Phosphatspiegels* um den gleichen Faktor.

Die *Regelgröße für die Ausschüttung von Parathyrin* ist die *Konzentration freier Ca^{2+}-Ionen im Blut:* Hohe Ca^{2+}-Konzentrationen hemmen, niedrige fördern die Parathyrin-Sekretion. Übergeordnete hormonale Steuerungen sind nicht bekannt.

Eine *therapeutische Bedeutung* besitzt Parathyrin *nicht.* An seiner Stelle werden Vitamin D_3 oder Dihydrotachysterol eingesetzt (s.u.).

2.4.4 Störungen der Nebenschilddrüsenfunktion

Hypoparathyreoidismus. Dieses Krankheitsbild beruht auf einem *Parathormonmangel.* Die Ursache des *idiopathischen Hypoparathyreoidismus* ist meist eine autoimmunologische Gewebezerstörung der Nebenschilddrüsen. Die wesentlich häufigere *sekundäre Form* ist die Folge von ausgedehnten Schilddrüsenoperationen, bei denen die Nebenschilddrüsen teilweise oder ganz mitentfernt wurden oder deren Blutversorgung geschädigt wurde. Der Parathormonmangel bedingt eine *Hypocalcämie* und eine *Hyperphosphatämie* infolge der verringerten Calcium-Resorption und -Mobilisation sowie der erniedrigten renalen Phosphatausscheidung. Die Folge der Hypocalcämie wiederum ist eine als **Tetanie** – in diesem Fall parathyreoprive Tetanie – bezeichnete *Übererregbarkeit des gesamten Nervensystems,* die sich in (anfallsweise auftretenden) Krämpfen der quergestreiften Muskulatur und Parästhesien äußert.

In typischer Weise sind die Extremitäten betroffen. Es kommt zu einer *tonischen Kontraktion* der Hand- und Fußmuskulatur (z.B. „Pfötchenstellung" der Hände); man spricht von Karpopedalspasmen. Der Gesichtsausdruck ist gespannt. Bei Kindern bedeutet ein *Laryngospasmus* akute Lebensgefahr. Vor allem bei

Dihydrotachysterol (A.T.10®)

der idiopathischen Form können als weitere Organmanifestationen Katarakt, Haarausfall und psychische Veränderungen (Störungen der Affektivität), bei Kindern ferner Skelettdeformationen und Zahnanomalien hinzukommen.

Zur Behandlung dienen *Colecalciferol* (Vitamin D_3, s. S. 621 ff.) oder *Dihydrotachysterol* (A.T. 10®), die den gleichen Effekt wie Parathyrin hervorrufen, aber billiger herstellbar und oral applizierbar sind. Mit den beiden Substanzen ist eine völlige Substitutionstherapie bei Parathyrin-Mangel möglich. Vorteilhaft ist bei Dihydrotachysterol die kürzere Halbwertszeit und damit bessere Steuerbarkeit.

Die individuelle *Dosierung* läßt sich nur durch laufende Kontrolle des Blutcalciumspiegels ermitteln. Es muß ein Mittelweg zwischen einer Unterdosierung mit erhöhter Krampfbereitschaft und einer Überdosierung, die die Gefahr einer allgemeinen Verkalkung mit sich bringt, gefunden werden. Die durchschnittliche Gabe beträgt von Dihydrotachysterol 0,5 – 1,5 mg täglich.

Hyperparathyreoidismus. Als Hyperparathyreoidismus werden sämtliche Formen einer *Nebenschilddrüsenüberfunktion* bezeichnet. Der *autonomen* (primären) *Form,* die mit einer *Hypercalcämie* und einer *Hypophosphatämie* einhergeht, liegt meist ein *Nebenschilddrüsenadenom* mit erhöhter Parathormonausschüttung zugrunde. Die Symptome dieses Krankheitsbildes ergeben sich vorrangig aus der Hypercalcämie (Hypercalcämie-Syndrom).

Man beobachtet neben *Adynamie, Nykturie* und *Polyurie* häufig *Nierensteinkoliken* infolge der Bildung von Calciumphosphat-Steinen, seltener eine *Nephrokalzinose* oder *Knochenerkrankungen.*

Die *Behandlung* des primären Hyperparathyreoidismus erfolgt durch operative Entfernung des Tumors.

Beim *regulativen* (sekundären) *Hyperparathyreoidismus* versucht der Organismus, durch vermehrte Ausschüttung von Parathormon einen infolge einer anderen Erkrankung erhöhten Phosphat- und erniedrigten Calciumblutspiegel wieder auszugleichen. Zu diesen Erkrankungen gehören die Rachitis (s. S. 622 f.), bei der nicht ausreichend Vitamin D zur Bildung von 1,25-Dihydroxy-Vitamin-D_3 vorhanden ist, und die chronische Niereninsuffizienz mit verringerter Phosphatausscheidung und reduzierter Hydroxylierung von 25-Hydroxy-Vitamin-D_3 zu 1,25-Dihydroxy-Vitamin-D_3.

Wichtigste Maßnahme beim Hyperparathyreoidismus im Rahmen einer Niereninsuffizienz ist die Verhinderung der Phosphatresorption durch Gabe von Aluminiumhydroxid (s. S. 536 f.) und Gabe von Calciumgluconat. Sofern damit keine Normalisierung der Ca^{2+}-Konzentration im Blut erzielt werden kann, sind Vitamin-D-Derivate, insbesondere Calcitriol, *indiziert*.

2.4.5 Biphosphonate

Die durch eine P-C-P-Struktur charakterisierten (geminalen) Biphosphonate (s. Tab. B 2–3)

□ *Etidronat* (Diphos®, Etidronat Jenapharm),

□ *Clodronat* (Bonefos®, Ostac®) und

□ *Pamidronat* (Aredia®)

sind stabile Pyrophosphat-Analoga und greifen wie Pyrophosphat in mehrfacher Weise in den Calciumstoffwechsel ein. Während Pyrophosphat aufgrund seiner raschen Hydrolyse durch Gewebe-Phosphatasen zu Phosphat nicht für die Therapie geeignet ist, sind die biotransformationsstabileren Analoga therapeutisch nutzbar. Biphosphonate

□ verhindern die *Osteoklastentätigkeit* und damit die *Calciumfreisetzung aus dem Knochen* sowie den *Knochenabbau*,

□ hemmen die *Bildung von Calciumhydroxylapatitkristallen in Weichteilen* und

□ *interferieren* teilweise *mit dem Ca^{2+}-Einbau* und damit der normalen Mincralisation der Knochen.

Während alle genannten Substanzen in gleicher Weise die Calciumfreisetzung aus den Knochen und die ektope Ablagerung von Calciumsalzen blockieren, führt lediglich *Etidronat*, der älteste Wirkstoff dieser Substanzklasse, zu einer klinisch bedeutsamen Störung des Knochenaufbaus. Bezogen auf die Knochenabbau-verhindernde Wirkung ist Clodronat um eine Zehnerpotenz stärker wirksam als Etidronat. Noch

Pyrophosphat

Biphosphorsäure

stärker wirken aminosubstituierte Biphosphonate, wie z.B. Pamidronat. Die Wirkung der Biphosphonate setzt nach zwei Tagen ein und hält auch nach dem Behandlungsende wegen ihrer kinetischen Eigenschaften noch lange, u.U. einige Jahre, an.

Die Wirkung von Biphosphonaten kommt vor allem dadurch zustande, daß sie an die Oberfläche von Calciumhydroxylapatit-Kristallen binden und so den weiteren Auf- sowie den Abbau dieser Kristalle verhindern. Daneben hemmen Biphosphonate, wie erwähnt, die Aktivität der Osteoklasten. Als Ursache wird die Aufnahme hoher Biphosphonat-Mengen in diese Zellen im Rahmen der Knochenresorption vermutet. Dies erklärt den relativ langsamen Wirkungseintritt und die langanhaltende Wirkung.

Bei oraler Gabe werden Biphosphonate *nur in sehr geringem Umfang* (meist < 5%) *resorbiert*. Durch ihren Gehalt an Calciumionen beeinträchtigt Nahrungsaufnahme die Resorption. Annähernd die Hälfte des resorbierten (oder i.v. infundierten) Wirkstoffs

Tab. B 2–3. Biphosphonate

R¹	R²	Internationaler Freiname	Handelspräparat (E. W.)
- CH_3	- OH	Etidronat	Diphos, Etidronat Jenapharm
- Cl	- Cl	Clodronat	Bonefos, Ostac
- CH_2-CH_2-NH_2	- OH	Pamidronat	Aredia

wird, wie erwähnt, *über mehrere Monate, evtl. Jahre, im Knochen gespeichert.* Der Rest wird rasch *renal ausgeschieden.* Die *Plasmahalbwertszeit* wird für Etidronat mit 6, für Clodronat mit 2 Stunden angegeben.

Biphosphonate sind zur Behandlung der manifesten postmenopausalen Osteoporose, des Morbus Paget, zur palliativen Therapie der tumorinduzierten Hypercalcämie sowie bei Schmerzen infolge von Knochenmetastasen *indiziert.*

Die *Dosierung* erfolgt individuell, dem initialen Blutcalciumspiegel angepaßt.

Als *Nebenwirkungen* können gastrointestinale Beschwerden auftreten. Diese sind bei oraler Gabe stärker ausgeprägt als bei parenteraler Applikation. Etidronat kann zudem die Knochenbruchgefahr erhöhen.

Bei Niereninsuffizienz sowie in der Schwangerschaft und Stillzeit sind Biphosphonate *kontraindiziert.* Schwere akute Entzündungen des Gastrointestinaltrakts schließen die orale Gabe aus.

Calcium-, Eisen- und Magnesiumsalze erschweren die Resorption der Biphosphonate.

2.5 Thymus

2.5.1 Anatomie des Thymus

Der *Thymus* (Bries) ist ein plattes, längliches Organ, das im Mediastinum über dem Herzbeutel hinter dem Sternum vor den großen Venen liegt. Das Organ ist am größten im Kindesalter, es wiegt beim Neugeborenen etwa 12 g, im 2. – 3. Lebensjahr etwa 35 g. Dieses Gewicht bleibt bis zur Pubertät erhalten, dann erfolgt eine allmähliche Involution zu einem Fettkörper.

Der *kindliche Thymus* zeigt innerhalb der Organkapsel eine deutliche *Läppchenstruktur,* an der man *zentrale Mark-* und *periphere Rindenanteile* unterscheiden kann. Das *Grundgerüst* des Thymusparenchyms stellen verzweigte *Retikulumzellen* dar, die ein schwammartiges Maschenwerk bilden. In den *Interzellularräumen* liegen *kleine Lymphozyten.* Die Retikulumzellen legen sich häufig – wie Zwiebelschalen – dicht aneinander und bilden sog. *Hassallsche Körperchen.*

Der Thymus ist für die Immunabwehr, insbesondere für die *Reifung der T-Lymphozyten* (s. S. 768), *von entscheidender Bedeutung.*

2.5.2 „Thymushormone" (Thymusfaktoren)

Vom Thymus wird eine Reihe von *Peptiden* gebildet, deren Molekulargewicht zwischen 1200 und 14000 beträgt. Ihre Struktur und Funktion sind z.T. noch nicht vollständig geklärt. Sie werden daher manchmal nicht als Hormone, sondern als Faktoren bezeichnet. Besonders gut untersucht ist aus der Gruppe der *Thymosine,* einem Gemisch verschiedener Thymushormone, die sog. Fraktion 5, aus der u.a. Thymosin α_1 in reiner Form synthetisch hergestellt wurde. Weitere Thymushormone sind *Thymopoietin, Thymulin* (facteur thymique serique) und *Thymostimulin* (s.u.).

Thymushormone bewirken eine Reifung lymphoretikulärer Stammzellen (T-Zellen) im Thymus, die sich dann in lymphatischem Gewebe als Immunzellen ansiedeln. In Tierversuchen konnte ferner ein proliferierender Effekt auf Lymphgewebe, eine Förderung der Regeneration strahlengeschädigten Lymphgewebes, eine beschleunigte Abstoßung von Hauttransplantaten sowie eine Verbesserung der allgemeinen Abwehrlage nachgewiesen werden. Auch ließen sich tierexperimentell *Autoimmunerkrankungen,* bei denen wahrscheinlich zu *wenig Suppressor-T-Zellen* und dadurch *zuviel Autoantikörper* durch B-Lymphozyten gebildet werden, *unterdrücken.*

Ein zur therapeutischen Anwendung beim Menschen im Handel befindliches Präparat (Tp-1 Serono®) enthält (in nicht vollständig reiner Form) *Thymostimulin,* ein hitzestabiles Polypeptid mit einem Molekulargewicht von ca. 6000. Es wird bei Immundefekterkrankungen, die vorwiegend durch verminderte Zahl oder eingeschränkte Funktionsfähigkeit von T-Lymphozyten bedingt sind (z.B. Ataxia teleangiectatica), eingesetzt.

Hormonelles System

B2

2.6 Inselorgan des Pankreas

2.6.1 Anatomie des Inselorgans

Das **Pankreas** (Bauchspeicheldrüse, s. S. 530 f.) vereinigt in sich zwei gesonderte funktionelle Systeme:

☐ Es bildet in drüsigen Epithelien den Pankreassaft und sondert ihn über einen Ausführungsgang in den Dünndarm ab *(exkretorische Funktion),*

☐ andere Zellgruppen, die sog. *Langerhansschen Inseln,* produzieren Hormone, die direkt an die Blutbahn abgegeben werden *(inkretorische Funktion).*

Die **Langerhansschen Inseln des Pankreas** sind Zellverbände mit einem Durchmesser von 75 – 500 μm, die verstreut (inselartig) im Pankreas liegen und reichlich mit weitlumigen Gefäßen versorgt sind (s. Abb. B 2–11). Ihre Gesamtheit wird oft als *Inselorgan* bezeichnet, um ihre morphologische und funktionelle Eigenständigkeit hervorzuheben. Die Hauptmasse der Inselzellen (ca. 60%) stellen die schwach anfärbbaren *B-Zellen* (früher β-Zellen) dar, die *Insulin* produzieren. Den zweitgrößten Anteil von ca. 25% bilden die stark granulierten *A-Zellen* (früher α-Zellen), die für die Produktion von *Glucagon* zuständig sind. Die restlichen 15% sind die *D-Zellen,* die *Somatostatin* (s. S. 318 f.) synthesieren, und die *F-Zellen,* die *pankreatische Polypeptide* (PP) bilden .

Insulin und Glucagon sind entscheidend an der Blutzuckerregulation beteiligt.

2.6.2 Physiologie und Pathophysiologie der Blutzuckerregulation

2.6.2.1 Regulation des Blutzuckerspiegels

Die Glucosekonzentration im Blut beträgt normalerweise 0,6 – 1,0 g/l. Ein Absinken des Blutzuckerspiegels, z.B. durch Veränderung der Glucose-Oxidationsrate, die bei Arbeit um ein Vielfaches ansteigen kann, wird durch hormonale Steuerung rasch wieder ausgeglichen. Bei stärkerer Kohlenhydrat-Zufuhr mit der Nahrung tritt dagegen ein vorübergehender Anstieg des Blutzuckerspiegels auf (alimentäre Hyperglykämie, vgl. Abb. B 2–12).

Blutzuckersenkend wirkt vor allem Insulin, das bei einem Anstieg der Glucosekonzentration im Blut ver-

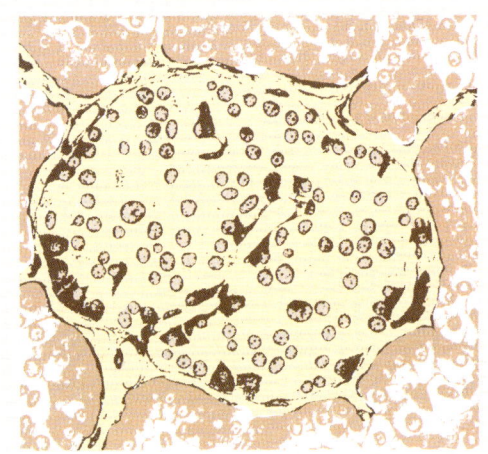

Abb. B 2–11. Langerhanssche Insel mit umgebendem exokrinem Gewebe (nach Bucher)

mehrt ausgeschüttet wird. *Erhöht* wird der *Blutglucosespiegel* unter dem Einfluß von *Glucagon* und *Adrenalin* durch Freisetzung von Glucose aus Depots.

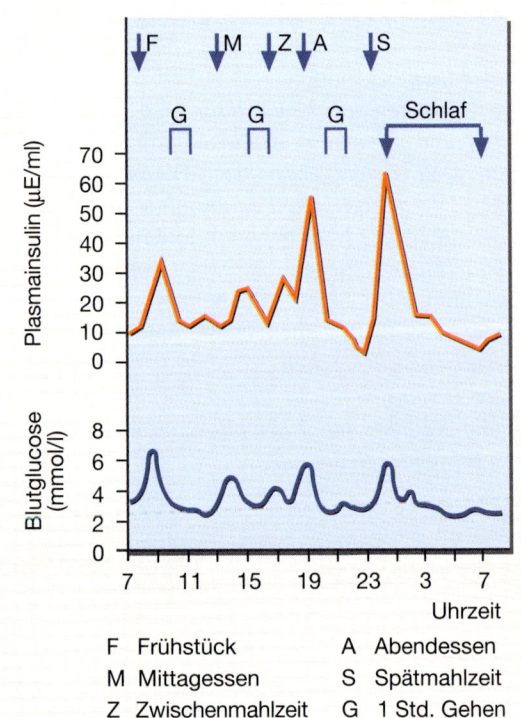

F Frühstück　　　　　A Abendessen
M Mittagessen　　　　S Spätmahlzeit
Z Zwischenmahlzeit　　G 1 Std. Gehen

Abb. B 2–12.　24-Stunden-Profil von Blutglucose- und Plasmainsulinkonzentrationen bei einer normalgewichtigen Versuchsperson (nach Molnar)

Cortisol steigert ebenfalls die Blutzuckerkonzentration durch Glucoseneubildung aus Proteinen und Hemmung der Glucoseoxidation. *Wachstumshormon* schließlich mindert zwar die Neubildung von Glucose zugunsten des Proteinaufbaus, hemmt aber die Glucoseoxidation.

2.6.2.2 Insulin

Die Erforschung des Insulins ist ein erregendes Kapitel der Biochemie und Pharmakotherapie.

1869 entdeckte Langerhans die nach ihm benannten Zellgruppen in der Bauchspeicheldrüse.

1889 konnten von Mering und Minkowski zeigen, daß bei Hunden nach Entfernung der Bauchspeicheldrüse ein dem klinischen Bild des *Diabetes mellitus* entsprechender Krankheitszustand auftritt und die Symptome durch Implantation von Pankreasgewebe unter die Haut wieder aufgehoben werden können. Doch gelang es ihnen nicht, aus den entnommenen Bauchspeicheldrüsen Extrakte zu erhalten, mit denen eine Behandlung der Versuchstiere möglich war.

Erst 1921 lösten Banting und Best dieses Problem. Sie gingen dabei von zwei Arbeitshypothesen aus:

☐ Die wirksame Substanz wird in den Langerhansschen Inseln gebildet.

☐ Auf herkömmliche Weise hergestellte Extrakte aus der Bauchspeicheldrüse sind deswegen unwirksam, weil Insulin – so wurde der Wirkstoff genannt – durch proteolytische Pankreasfermente während der Aufarbeitung zerstört wird.

Sie unterbanden daher bei ihren Versuchstieren den Ausführungsgang des Pankreas, wodurch das *sekretorische* Drüsengewebe degenerierte, während die Langerhansschen Inseln unverändert blieben. Aus dem Restgewebe des Pankreas konnten sie Extrakte mit relativ hohem Wirkstoffgehalt gewinnen. Ein weiterer entscheidender Fortschritt war die Erkenntnis, daß auch *normale* Pankreasdrüsen als Ausgangsmaterial verwendet werden können, wenn die Extraktion in

der Kälte mit *salzsaurem Alkohol* durchgeführt und dadurch die enzymatische Zerstörung des Insulins verhindert wird.

1926 wurde Insulin von Abel in kristallisierter Form erhalten, 1954 die Aminosäurensequenz des heterodet zyklischen Polypeptids von Sanger geklärt und die Totalsynthese von mehreren Arbeitskreisen (Katsoyannis, Zahn) beschrieben. Vor einigen Jahren gelang durch Gentransfer die Insulin-Synthese in Coli-Bakterien.

Insulin besteht aus *zwei Peptidketten,* der *A-Kette* mit 21 und der *B-Kette* mit 30 Aminosäuren. Human-Insulin und die Insuline vom Rind und Schwein unterscheiden sich nur geringfügig in ihrer Aminosäurensequenz (vgl. Abb. B 2–13), ihre biologische Wirkung ist weitgehend identisch.

Alle Insulinpräparate müssen biologisch eingestellt und staatlich kontrolliert werden. Die Einstellung erfolgt nach Internationalen Einheiten (I.E.).

Eine Internationale Einheit ist diejenige Menge Insulin, die den Blutzuckerspiegel eines 24 Stunden hungernden Kaninchens ebenso stark herabsetzt wie 1/24 mg des kristallisierten Standardinsulins.

Synthese, Speicherung, Freisetzung, Abbau. In den *B-Zellen der Langerhansschen Inseln* wird als erstes Translationsprodukt *Prae-Proinsulin* an den Ribosomen des rauhen endoplasmatischen Retikulums synthetisiert. Dieses besteht nur aus *einer* Kette. Nach Abgabe in die Zisternen des endoplasmatischen Retikulums wird eine N-terminale Sequenz von 23 Aminosäuren abgespalten. Das auf diese Weise gebildete *Proinsulin,* in dem die A- und B-Kette des Insulins durch das sog. C-Peptid verbunden sind, wird in den Golgi-Apparat aufgenommen und dort in Vesikeln gespeichert. Gleichzeitig erfolgt hier die Abspaltung des C-Peptids durch eine membrangebundene Protease. Aus den Vesikeln kann Insulin durch Exozytose freigesetzt werden.

Hormonelles System

B2

Abb. B 2–13. Aminosäurensequenz von Human-, Schweine- und Rinderinsulin. Mensch: A8 = Thr; A10 = Ile; B30 = Thr. Schwein: A8 = Thr; A10 = Ile; B30 = Ala. Rind: A8 = Ala; A10 = Val; B30 = Ala

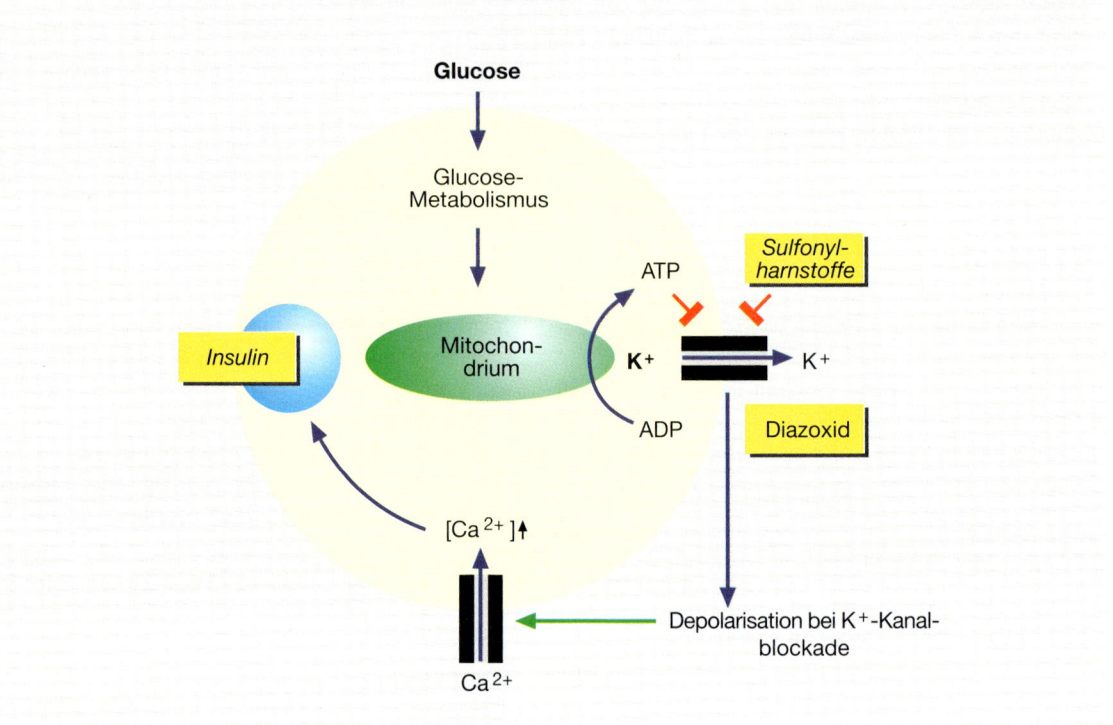

Abb. B 2–14. Stimulation der Exozytose von Insulin durch Schließen von Kaliumkanälen mittels ATP sowie Sulfonylharnstoffen

Der adäquate Reiz hierfür ist ein Anstieg des Blutglucosespiegels, daneben ruft eine Erhöhung der Konzentration an freien Fett- und Aminosäuren eine Insulin-Ausschüttung hervor. Das *Ausmaß der Insulin-Freisetzung* wird dabei *durch das vegetative Nervensystem moduliert:* Parasympathische Impulse sowie eine Erregung sympathischer β-Rezeptoren steigern, eine Erregung sympathischer α-Rezeptoren hemmt die Insulinsekretion.

Als *Mechanismus* der durch Glucose ausgelösten Insulinfreisetzung wurde ermittelt, daß die durch oxidativen Abbau von Glucose gesteigerte Bildung von ATP und das dadurch bedingte Schließen ATP-gesteuerter Kaliumkanäle zur Erniedrigung der Kaliumpermeabilität (Hemmung des K^+-Ausstroms) führt. Infolge der dadurch hervorgerufenen geringgradigen Erniedrigung des Membranpotentials der Inselzellen werden spannungsabhängige Calciumkanäle aktiviert, wodurch der Einstrom von Ca^{2+} steigt. Die erhöhte intrazelluläre Ca^{2+}-Konzentration löst dann die exozytotische Insulinsekretion aus (s. Abb. B 2–14).

Im Plasma liegt Insulin weitgehend ungebunden vor. Die *Plasmahalbwertszeit* beträgt weniger als 10 Minuten, die *Wirkhalbwertszeit* ca. 40 Minuten. Der *Insulin-Abbau* findet vor allem in der *Leber* und in den *Nieren* statt.

Insulinwirkungen. Insulin ist ein *lebenswichtiges Hormon.* Es

☐ *verbessert die Aufnahme von Glucose* in die Zellen der meisten Gewebe,

☐ *steigert* den *oxidativen Glucoseabbau,*

☐ *erhöht die Glykogenbildung* in der Leber sowie im Muskel und *verhindert* den *Glykogenabbau,*

☐ *stimuliert die Bildung von Fetten* aus Glucose und

☐ *hemmt die Umwandlung von Eiweißen zu Glucose.*

Alle diese Vorgänge führen dazu, daß der Glucoseblutspiegel unter dem Einfluß von Insulin gesenkt wird. *Im Fettgewebe fördert Insulin durch Aktivierung plasmatischer Lipoproteinlipasen die Aufnahme freier Fettsäuren,* die dann in Form von Triglyceriden (Depotfett) gespeichert werden. Auch durch den verstärkten Abbau von Glucose zu Acetyl-CoA nimmt die Triglyceridbildung zu. Außerdem wirkt Insulin der Fettmobilisierung und dem Fettabbau entgegen. Auch in der Leber hemmt es die Lipolyse.

Weitere Wirkungen sind die gesteigerte Aufnahme von Kaliumionen in die Zellen und die Senkung der katabolen Wirkung von Glucocorticoiden und Schilddrüsenhormonen.

Wirkungsmechanismus. Wie bereits auf S. 341 dargestellt, kommt es nach Interaktion des Hormons mit seinem membranständigen Rezeptor zu einer *Autophosphorylierung* an der intrazellulären Phosphorylierungsdomäne des Rezeptors, der damit die Eigenschaften einer aktiven Tyrosin-Kinase erlangt. Durch eine sich anschließende Phosphorylierung von Zellsubstraten werden dann die beschriebenen intrazellulären Insulineffekte ausgelöst. Darüber hinaus führt der Insulin-Rezeptor-Komplex in Muskel- und Fettzellen zu einer *Verlagerung* (Translokation) *von Glucose-Transportproteinen* aus einem zytoplasmatischen Pool in die Zellmembran. Dadurch wird die *Geschwindigkeit des Glucosetransports* aus dem Extrazellularraum in das Zellinnere *gesteigert.*

2.6.2.3 Hypoglykämien

Eine Hypoglykämie liegt vor, wenn der Blutzuckerspiegel unter 0,5 g/l absinkt.

Der Ätiologie entsprechend unterscheidet man zwischen *exogenen* und *endogenen Hypoglykämien*. **Exogene Hypoglykämien** können nach unsachgemäßer Medikation von Insulin oder oralen Antidiabetika sowie nach Alkoholabusus (Hemmung der Gluconeogenese) auftreten. Den **endogenen Hypoglykämien** liegen *insulinbildende Inselzelltumoren,* extrapankreatische Tumoren mit Bildung von Somatomedin C, schwere Lebererkrankungen mit Glucosebildungsstörungen, angeborene Stoffwechselerkrankungen mit Defekten glykogenolytischer Enzyme (Glykogenosen), Hypophysen- und Nebennierenrindenunterfunktion oder renale Glucosurie zugrunde.

Rascher Blutzuckerabfall führt infolge einer *sympathischen Gegenregulation* (Adrenalinausschüttung!) zu Unruhe, Angstgefühl, Herzklopfen, Übelkeit, Zittern und Schwitzen. Bei *langsamem Abfall* des Blutzuckers fehlen dagegen diese Warnsymptome in der Regel, im Vordergrund stehen hier *zentralnervöse Symptome* (Verwirrtheit, Sprach- und Sehstörungen). Bei sehr niedrigen Blutzuckerwerten (meist infolge einer Insulinüberdosierung) kommt es zum *hypoglykämischen Koma (hypoglykämischen Schock)* mit Pupillenerweiterung, Inkontinenz, Muskelstörungen, Krämpfen u.a.

2.6.2.4 Diabetes mellitus

Der *Diabetes mellitus* ist die *häufigste* und zugleich *bedeutsamste Stoffwechselstörung.* In der Bundesrepublik Deutschland sind davon 2 – 3% der Bevölkerung betroffen. Dieses Leiden beruht auf einem

☐ *absoluten* oder

☐ *relativen Insulinmangel.*

Ein **absoluter Insulinmangel** liegt vor, wenn die Bauchspeicheldrüse nicht mehr in der Lage ist, Insulin zu sezernieren; ein **relativer Insulinmangel** ist gegeben, wenn die Insulinproduktion den Erfordernissen nicht mehr angepaßt werden kann, die Insulinwirkung durch Insulinantikörper an den Zielzellen abgeschwächt wird, die Zahl der Insulinrezeptoren an den Erfolgsorganen vermindert ist oder ein Insulinrezeptordefekt vorliegt.

Diabetes-Typen. Unter ätiopathogenetischen und klinischen Gesichtspunkten ist es üblich, zwischen

☐ einem **Typ-I-** und

☐ einem **Typ-II-Diabetes**

(früher juvenilem und Erwachsenen-Diabetes) zu unterscheiden. Beim Typ-I-Diabetiker nimmt der *Insulinmangel rasch* zu, bis schließlich überhaupt kein Insulin mehr sezerniert wird. Daher ist eine Insulinsubstitution unumgänglich (sog. *insulinpflichtiger* bzw. – sprachlich nicht korrekt – *insulinabhängiger* Diabetes).

Beim Typ-II-Diabetes, der etwa neunmal häufiger vorkommt als die Typ-I-Form, ist die *Progredienz* wesentlich *langsamer;* auch besteht meist nur ein *relatives Insulindefizit* (sog. *nicht-insulinpflichtiger* bzw. *nicht-insulinabhängiger* Diabetes). Anhand des Körpergewichts bzw. der Konstitution unterscheidet man die Untertypen IIa und IIb. Beim Typ IIa handelt es sich um unter- bis normalgewichtige, beim Typ IIb um übergewichtige Diabetiker. Diese Unterscheidung ist für die zu ergreifenden Behandlungsmaßnahmen von Bedeutung (s.u.).

An der *Entstehung beider Diabetes-Formen* sind *genetische Faktoren* und *äußere Einflüsse* beteiligt. So findet man bei Patienten mit Typ-I-Diabetes gehäuft die HLA-Antigene DR3 und/oder DR4.

Bei der Pathogenese des Typ-I-Diabetes sind – bei entsprechender genetischer Disposition – immunologische Prozesse entscheidend. Infolge einer *Autoimmunreaktion* kommt es zur Zerstörung von Inselzellen und damit zum Fehlen von Insulin. Als exogene Faktoren, die diese Autoimmunreaktion bedingen, werden Infektionen mit Coxsackie- bzw. Mumps-Viren vermutet. In jüngster Zeit wurde gefunden, daß – zumindest bei spontan diabetischen Mäusen – der Erkrankung die Bildung von Antikörpern gegen das Enzym Glutaminsäuredecarboxylase vorausgeht, das große strukturelle Ähnlichkeiten mit Eiweißen des Coxsackie-Virus aufweist.

Hormonelles System

B2

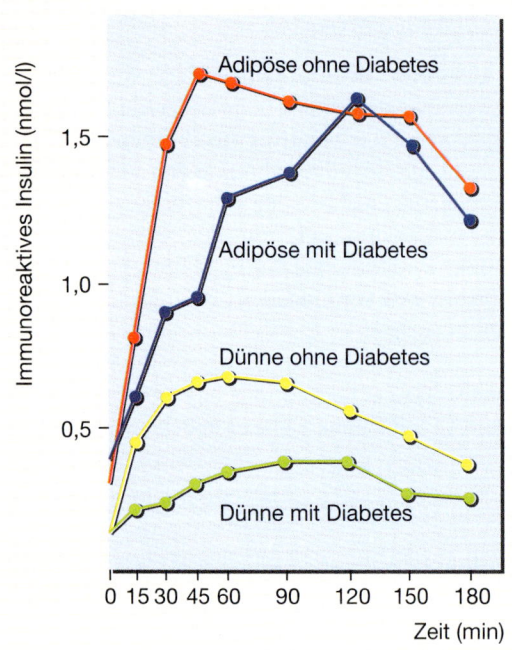

Abb. B 2–15. Plasma-Insulinkonzentrationen im zeitlichen Ablauf nach oraler Gabe von 100 g Glucose (nach Bagdade et al.). Nur bei den untergewichtigen Diabetikern liegt eine verringerte Insulinausschüttung im Vergleich zu Gesunden vor. Bei adipösen Diabetikern ist die Insulinausschüttung im Vergleich zu Gesunden gesteigert

Angesichts der Beteiligung von Autoimmunreaktionen wird z.T. versucht, sofern ein Typ-I-Diabetes rechtzeitig erkannt wird, das Fortschreiten der Erkrankung mit *Immunsuppressiva* (s. S. 780 ff.), z.B. Ciclosporin, zu verhindern, doch sind die Erfolge bisher unbefriedigend.

Beim Typ II ist die Wahrscheinlichkeit einer Vererbung entgegen früherer Auffassungen *höher* als beim Typ I, doch ist der Erbgang im einzelnen nicht geklärt. Der (relative) Insulinmangel beruht – vor allem bei *Normal-* und *Untergewichtigen* (Typ IIa) - auf einer *verringerten Insulinsekretion,* bei *Adipösen,* die 90% der Typ-II-Diabetiker ausmachen (Typ IIb), vorwiegend auf einem *Mangel an Insulinrezeptoren.* Dieser ist darauf zurückzuführen, daß bei Übergewicht die Insulinsekretion zunächst erhöht ist. In der Folge kommt es zu einer Down-Regulation der Insulinrezeptoren, damit zu einer verminderten Insulinempfindlichkeit der peripheren Gewebe und konsekutiv zur erneuten vermehrten Insulinausschüttung (vgl. Abb. B 2–15). Im Anfangsstadium der Erkrankung kann dadurch ein normaler Blutzuckerspiegel erreicht werden, ein Zustand, der als *metabolisches Syndrom* bzw. *Syndrom X* bezeichnet wird. Die erhöhte Insulinsekretion begünstigt jedoch (bereits in diesem Stadium) die Entwicklung einer Hypertonie (s.u.) Ferner kann durch die gesteigerten Anforderungen an das Pankreas dessen Funktion erschöpft und der Diabetes manifest werden. Die Plasma-Insulinspiegel sinken dann auf Normwerte, gleichzeitig steigt der Blutglucosespiegel deutlich an.

Neben diesen sog. *primären* Diabetes-mellitus- Arten gibt es auch *sekundäre* Formen, z.B. nach Pankreatektomie, bei Phäochromozytom (s. S. 287), Cushing-Syndrom (s. S. 356), Hypophysentumoren usw.

Im Tierversuch können die B-Zellen durch Alloxan-Behandlung selektiv zerstört werden, wodurch ein Blutzuckeranstieg (Alloxan-Diabetes) hervorgerufen wird.

Stoffwechselstörungen durch Insulinmangel. Die charakteristischen *Störungen* des Kohlenhydrat-, Fett- und Eiweißstoffwechsels bei Insulinmangel sind in Tab. B 2–4 zusammengestellt. Die *mangelhafte Glucoseverwertung* in den Zellen infolge verringerter Glucoseaufnahme sowie die Steigerung der Gluconeogenese in der Leber führen zu *Hyperglykämie* und bei Überschreiten der Nierenschwelle für Glucose zur *Glucosurie.* Die *gesteigerte Lipolyse* in der Leber so-

Tab. B 2–4. Auswirkungen eines Diabetes mellitus

Störung des	führt zu	mit den Symptomen
Kohlenhydratstoffwechsels infolge mangelhafter Glucoseverwertung, erhöhter Glucoseneubildung und gesteigerten Glykogenabbaus	Hyperglykämie, Glucosurie	Polyurie, Polydipsie, Pruritus genitalis, Exsikkose
Fettstoffwechsels infolge Hemmung der Lipidsynthese, gesteigerter Lipolyse und vermehrter Ketonkörperbildung	Hyperlipidämie, Hyperketonämie, Ketonurie, Ketoazidose	Übelkeit, Brechreiz, Gewichtsabnahme, Acetongeruch der Ausatmungsluft
Eiweißstoffwechsels infolge erhöhten Eiweißabbaus, gesteigerter Glucoseneubildung, verringerter Eiweißneubildung	Hyperglykämie, Glucosurie, Aminoazidurie, Reststickstoffanstieg im Blut	Kraftlosigkeit, Gewichtsabnahme, Muskelschwund

wie im Muskel- und Fettgewebe bewirkt einen *Anstieg der freien Fettsäuren* im Plasma. In schweren Fällen treten *Ketonkörper* im Blut infolge verstärkten Abbaus von Fettsäuren und begrenzter Endoxidation von Acetyl-CoA im Citratzyklus auf. Es wird vermehrt Acetoacetyl-CoA gebildet. Über die Zwischenstufe β-Hydroxy-β-methyl-glutaryl-CoA entsteht *Acetacetat*, das durch Reduktion in *β-Hydroxybutyrat* und durch Decarboxylierung in *Aceton* übergeht. (Acetacetat, β-Hydroxybutyrat und Aceton werden – chemisch nicht korrekt – als „Ketonkörper" bezeichnet.) Durch das erhöhte Fettsäureangebot in der Leber nimmt ferner die Bildung von *triglyceridreichen Lipoproteinen* und damit der Lipoproteingehalt des Blutes zu.

Außerdem ist der *Eiweißabbau,* vor allem in der Muskulatur, *gesteigert.* Durch den Abbau sog. *ketogener Aminosäuren,* d.h. von Aminosäuren, aus denen Ketonkörper entstehen können, wird zudem die Ketonkörperbildung verstärkt.

Bei der schwersten Form der akuten diabetischen Stoffwechselentgleisung, dem **Coma diabeticum,** besteht eine *extreme Glucoseverwertungsstörung.* Durch die Bildung größerer Mengen von Ketonkörpern entwickelt sich eine *Ketoazidose.* Da die Säuren in Form ihrer Natrium- oder Kaliumsalze ausgeschieden werden, tritt ein *Verlust an Na⁺ und K⁺* ein. Die Glucoseausscheidung im Urin löst darüber hinaus eine *osmotische Diurese* mit Wasserverlust aus. Das Coma diabeticum ist somit *durch Azidose, Elektrolytverschiebungen, Dehydratation* und *Minderdurchblutung des Gehirns mit Hypoxie bedingt.*

Es entwickelt sich meist allmählich über ein *Prodromalstadium* mit Appetitlosigkeit, Übelkeit, Erbrechen, Muskelschwäche und Schläfrigkeit sowie Durst, Polydipsie und Polyurie. Im Koma selbst erscheinen Haut, Schleimhäute und Zunge trocken, die Augenbulbi sind weich, die Atmung ist vertieft und verlangsamt, die Ausatmungsluft riecht nach Aceton.

Diabetes-Folgen. Bei unbehandeltem Typ-I-Diabetes ist die Lebenserwartung erheblich verkürzt. Die Behandlung mit Insulin führt zu einer deutlichen Lebensverlängerung, aber dennoch tritt durch die sog. Diabetes-Spätschäden der Tod früher ein als bei nichtdiabetischen Personen. Zudem beeinträchtigen *Neuropathien* und *Gefäßerkrankungen* die Lebensqualität erheblich. Gleiches gilt auch für den Typ-II-Diabetes.

Eine wichtige Ursache dieser Komplikationen ist die erhöhte Blut-Glucosekonzentration. Wie mit Hämoglobin (s.u.) kann Glucose nämlich auch mit anderen körpereigenen Eiweißen Addukte bilden (nicht-enzymatische Glucosylierung), ferner besteht das Risiko einer verstärkten Bildung von Sauerstoffradikalen. Als

Folge davon kommt es zu Strukturveränderungen und Funktionsstörungen der betroffenen Proteine.

Neuropathien treten bei etwa 60 – 90% der Diabetiker auf. Am häufigsten entwickelt sich eine *periphere Polyneuropathie mit vorwiegend sensorischen Symptomen* (u.a. Taubheitsgefühl, Parästhesien, nächtlichen Wadenkrämpfen, Reflexausfällen). Außerdem kommen *motorische Störungen* (z.B. Muskelschwäche, Paresen) sowie *Neuropathien des autonomen Nervensystems* mit Störungen der gastrointestinalen Motorik (verzögerter Magenentleerung, Obstipation), orthostatischer Dysregulation, Impotenz u.a. vor.

Die **diabetische Mikroangiopathie** tritt vor allem an der *Niere* und der *Netzhaut* auf. An den glomerulären Kapillaren der Niere kommt es zu einer Verdickung der Basalmembran, bei zusätzlichen Störungen *(Glomerulosklerose)* kann eine Niereninsuffizienz entstehen. Die Netzhautschädigung *(Retinopathie)* äußert sich in Mikroaneurysmen und kapillären Gefäßverschlüssen. Bei Hypoxie-bedingter Neubildung retinaler Gefäße besteht wegen deren Verletzlichkeit die Gefahr von Blutungen und damit von Erblindung.

Die **diabetische Makroangiopathie** entspricht der *Atherosklerose* des Nichtdiabetikers. Sie tritt allerdings stärker, früher und häufiger als diese auf. Als fördernde Faktoren sind hier, insbesondere bei Typ-II-Diabetikern, das häufig zu beobachtende Übergewicht, ferner die vielfach mit einem Diabetes mellitus vergesellschaftete Hypertonie und Hyperlipoproteinämie zu erwähnen. Als Folge dieser Gefäßerkrankung treten beim Diabetiker gehäuft Herzinfarkte, arterielle Verschlußkrankheiten oder Apoplexien infolge einer Zerebralsklerose auf.

Als weitere Diabetes-Folgen kommen *Hauterkrankungen* (z.B. Ekzeme, Infektionen mit Bakterien und Pilzen) sowie Leber- und Gallenwegserkrankungen vor.

Angiopathie, Neuropathie und die beschriebenen Hauterkrankungen gemeinsam bedingen die Entwicklung des sog. **diabetischen Fußes,** einer weiteren gefürchteten Spätkomplikation. Zunächst relativ unbedeutende Verletzungen und Infektionen, die infolge der fehlenden Sensibilität nicht wahrgenommen werden, führen zur Gangrän und erfordern nicht selten die Amputation des betroffenen Glieds.

2.6.3 Antidiabetika (Antihyperglykämika)

Die Behandlung des Diabetes mellitus erfolgt durch *Diät* und *medikamentöse Maßnahmen. Behandlungsziele* sind die

Hormonelles System

B2

□ *Beseitigung der Symptome* unter *Vermeidung unerwünschter Nebenwirkungen* (insbesondere von Hypoglykämien) und

□ *Prophylaxe der Spätschäden.*

Die Kriterien einer guten Diabetes-Einstellung sind in Tab. B 2–5 zusammengefaßt, vorrangig ist die Vermeidung einer Hyperglykämie. Die Kontrolle erfolgt heute durch die Bestimmung von Glucose bzw. glucosyliertem Hämoglobin (HbA_{1c}) im Blut. Während die Glucosekonzentration nur eine Aussage zur aktuellen Blutzuckereinstellung erlaubt, zeigt der Glucosylierungsgrad von Hämoglobin – entsprechend der Lebensdauer der Erythrozyten – die Einstellung während der letzten 10 Wochen an. Durch eine „scharfe" Einstellung, d.h. durch eine Erniedrigung der Blutglucosekonzentration auf Normalwerte, gelingt es, die Entwicklung der Folgeerscheinungen wesentlich zu verlangsamen, andererseits treten unter einer solchen Therapie vermehrt Hypoglykämien auf. Eine *normoglykämische* Einstellung wird man daher insbesondere bei jungen, eine „*nahezu normoglykämische"* dagegen bei älteren Diabetikern anstreben.

Zur medikamentösen Therapie des Diabetes mellitus dienen

□ (menschliches oder tierisches) *Insulin,*

□ *Sulfonylharnstoffderivate,*

□ das Biguanid *Metformin* sowie

□ *Acarbose.*

Insulin muß als Polypeptid parenteral appliziert werden, die anderen Substanzen werden peroral gegeben und daher unter dem Begriff *orale Antidiabetika* zusammengefaßt.

Tab. B 2–5.　Kriterien der Stoffwechseleinstellung von Diabetikern (nach Gries und Ziegler)

	gut	akzeptabel
Blutglucose (mg/dl)		
nüchtern	80 – 120	≤ 140
postprandial	80 – 160	< 180
Hämoglobin-A_{1c}	< 8,5%	< 9,5
Zucker im Urin	negativ	
Aceton im Urin	negativ	
Hypoglykämien		
symptomatische	selten	
schwere	nie	
Cholesterol (mg/dl)	< 200	< 250
Triglyceride (mg/dl)	< 150	< 200
Körpergewicht/ Oberfläche (kg/m²)	< 25	< 27

2.6.3.1　Insulintherapie

Insulinpräparate. Neben *tierischen Insulinen* steht heute – entweder partialsynthetisch aus Schweineinsulin oder gentechnologisch gewonnenes – *Humaninsulin* zur Verfügung. Dabei ist anzumerken, daß der weltweit hohe Insulinbedarf aus den tierischen Quellen allein, d.h. ohne die gentechnologische Insulingewinnung, kaum noch gedeckt werden könnte.

Während früher meist aus *verschiedenen* Tierspezies (Rindern, Schweinen) gewonnene Insuline verwendet wurden, sind heute nur noch Präparate im Handel, die Insulin *einer* Tierart enthalten (Monospezies-Insuline). Die Insuline sind ferner *chromatographisch gereinigt,* da es sich herausgestellt hat, daß die Antigenität von Insulinzubereitungen in hohem Maße auf Begleiteiweiße und weniger auf Insulin selbst zurückzuführen ist.

Humaninsulin ist vor allem bei Patienten mit Allergie gegen tierische Insuline, hohem Insulinbedarf infolge antikörperbedingter Insulin-Resistenz, ferner bei Patienten, die nur vorübergehend Insulin benötigen (z.B. bei Operationen oder infektbedingter Stoffwechseldekompensation von Patienten, die mit oralen Antidiabetika behandelt werden), *indiziert.* Auch für Ersteinstellungen wird heute vorwiegend Humaninsulin verwendet.

Nach der Stärke der *Initialwirkung,* der Zeit bis zum *Wirkungsmaximum* und der *Wirkungsdauer* unterscheidet man Präparate, die

□ *Altinsulin* (Normalinsulin),

□ *Verzögerungsinsuline* (Depotinsuline) oder

□ *Gemische* beider Insuline

enthalten.

Die Verzögerungsinsuline können nochmals in *Intermediärinsuline* (Wirkungsdauer < 24 Stunden) und *Langzeitinsuline* (Wirkungsdauer 24 – 36 Stunden) unterteilt werden.

Mit Verzögerungsinsulinen kann erreicht werden, daß der Patient mit wenigen Injektionen pro Tag auskommt, andererseits ist mit zunehmender Wirkdauer die Anpassung der Insulingabe an die Nahrungsaufnahme und damit eine exakte Einstellung des Diabetikers erschwert. Außerdem besteht die Gefahr nächtlicher Hypoglykämien. Präparate mit mittlerer Wirkdauer werden daher den Langzeit-Präparaten meist vorgezogen.

Verzögerungsinsuline können erhalten werden durch

☐ Bindung des Insulins an basische Eiweißkörper oder Synthetika,

☐ Herstellung von Insulin-Zink-Suspensionen oder

☐ partialsynthetische Abwandlung des Insulins (derzeit noch kein Handelspräparat verfügbar).

Als basischer Eiweißkörper wird insbesondere Protamin (*neutrales Protamin Hagedorn*) in sog. NPH-Insulinen verwendet. NPH-Insuline zeichnen sich durch ihre *Mischbarkeit mit Altinsulin* aus, wodurch eine *individuelle Zusammensetzung der Injektionslösung* ermöglicht wird. Alternativ kommt die Bindung von Insulin an Aminoquinurid (Surfen®) als resorptionsverzögerndem Zusatz in Betracht. Schließlich kann durch Bildung von Insulin-Zink-Suspensionen mit Acetatpuffer anstelle des sonst üblichen Phosphatpuffers die Resorption verzögert werden. Die Wirkungsdauer dieser Präparate hängt davon ab, ob *amorphe* Insulin-Zink-Suspensionen (mittlere Wirkungsdauer) oder *Kristallsuspensionen* (lange Wirkungsdauer) injiziert werden.

In Tab. B 2–6 sind Insulinpräparate zusammengestellt.

Indikationen. Eine *Insulingabe* ist *unerläßlich bei Patienten mit einem Typ-I-Diabetes.* Insulin ist ferner erforderlich beim Typ-II-Diabetes, wenn Diät und/oder die Gabe von oralen Antidiabetika (s.u.) als Behandlungsmaßnahmen nicht bzw. nicht mehr ausreichen (Sekundärversagen).

Altinsulin ist indiziert bei Coma und Praecoma diabeticum, azidotischer Stoffwechsellage, schweren Infekten, Hyperglykämien in der Schwangerschaft sowie Erst- und Neueinstellungen von Diabetikern.

Beim Coma diabeticum wird Altinsulin zusammen mit ausreichenden Mengen Traubenzuckerlösung und Elektrolyten, insbesondere Kaliumionen, infundiert. Die Traubenzuckerlösung ist erforderlich, um einen durch Insulinüberdosierung bedingten *hypoglykämischen* Schock zu vermeiden und eine schnellere Oxidation der Ketonkörper zu erreichen.

Verzögerungsinsuline (vor allem Intermediärinsuline) werden beim stabilen Typ-I-Diabetes und beim stabilen insulinbedürftigen Typ-II-Diabetes eingesetzt. Beim instabilen Typ-I- und Typ-II-Diabetes sowie bei Patienten, deren Blutzuckerspiegel mit Verzögerungs-Insulinen nicht ausreichend normalisiert werden kann, sind (individuelle) *Kombinationen* von Altinsulin und mittellang wirkenden Verzögerungs-Insulinen bzw. die Anwendung einer Insulinpumpe (s.u.) angezeigt.

Formen der Insulintherapie. Gemäß dem Applikationsmodus unterscheidet man heute drei Formen der Behandlung mit Insulin, die

Tab. B 2–6. Insulinpräparate

Handelspräparat (Eingetragenes Warenzeichen)	enthält
I. Kurzwirksame Insuline (Altinsuline): Wirkungsdauer 5–7 Stunden	
Insulin Hoechst	Rinder-Insulin
Insulin S Hoechst	Schweine-Insulin
Insulin S.N.C.	
Berlin Chemie	Schweine-Insulin
Insulin Velasulin (PP)	Schweine-Insulin
H-Insulin Hoechst*	Human-Insulin
Huminsulin Normal*	Human-Insulin
Insulin Actrapid HM*	Human-Insulin
Insulin Velasulin Human	Human-Insulin
II. Intermediärinsuline: Wirkungsdauer < 24 Stunden, Maximaleffekt 2–5 Stunden	
Berlinsulin L	Rinder-Insulin
Depot-Insulin Hoechst	Rinder-Insulin + Aminoquinurid
B-Insulin S.C. Berlin Chemie	Schweine-Insulin + Aminoquinurid
Depot-Insulin S Hoechst	Schweine-Insulin + Aminoquinurid
Insulin Semilente MC	Schweine-Insulin
Basal-H-Insulin Hoechst*	Human-Insulin + Protaminsulfat
Depot-H-Insulin Hoechst*	Human-Insulin + Protaminsulfat
Huminsulin Basal*	Human-Insulin + Protaminsulfat
Insulin Actraphane HM*	Human-Insulin + Protaminsulfat
Insulin Monotard HM	Human-Insulin
Insulin Protaphan HM*	Human-Insulin
III. Altinsulin-Verzögerungsinsulin-Kombinationen: Wirkdauer < 24 Stunden, Maximaleffekt 1–4 Stunden	
Insulin Rapitard MC	Rinder- und Schweine-Insulin
Komb-Insulin	Rinder-Insulin
Komb-Insulin S	Schweine-Insulin
Huminsulin Profil*	Human-Insulin
Insulin Mixtard Human	Human-Insulin
Komb-H-Insulin Hoechst	Human-Insulin
IV. Langzeitinsuline: Wirkdauer 24–36 Stunden	
Insulin Lente MC	Schweine-Insulin + Rinder-Insulin
Insulin Ultralente MC	Rinder-Insulin
Insulin Ultratard HM	Human-Insulin
V. Zubereitungen für Spritzenpumpen	
H-Tronin	Human-Insulin
*auch als Konzentrat für Injektionssysteme (Pens)	

Hormonelles System

B 2

□ *konventionelle Insulintherapie* (CT) mit 1 – 2 Injektionen täglich (morgens und abends),

□ *intensivierte* (konventionelle) *Insulintherapie* (ICT) mit mehr als 2 Injektionen täglich und

□ *Insulinpumpen-Therapie*, die eine besonders rasche Dosisanpassung erlaubt.

Dosierung. Die Dosierung erfolgt individuell. Beim (voll ausgeprägten) Typ-I-Diabetes liegt die mittlere Dosierung im Wachstumsalter bei 0,8 – 1 I.E./kg und Tag, im Erwachsenenalter bei 30 – 50 I.E. täglich. Der durchschnittliche Bedarf beim Typ-II-Diabetiker beträgt 30 – 45 I.E.

Insulin wird subkutan injiziert, wobei der Injektionsort innerhalb der gewählten Spritzregion (Bauch, Oberschenkel) wechseln soll. Nach einer genau festgelegten Zeit muß eine Mahlzeit eingenommen werden, um die zur Vermeidung einer Hypoglykämie benötigten Kohlenhydrate zur Verfügung zu stellen.

Spezielle *Injektions-Systeme* (sog. Pens) erleichtern die häufigere Injektion, d.h. die intensivierte Insulintherapie, und ermöglichen damit eine bessere Anpassung des Insulin- bzw. Glucoseblutspiegels an die physiologischen Verhältnisse. Eine besonders gute Steuerung der Insulingabe ist ferner durch spezielle Infusionssysteme, die *Insulinpumpen,* möglich.

Nebenwirkungen. Bei jeder Insulinbehandlung besteht die *Gefahr einer Hypoglykämie* durch Überdosierung. Der erfahrene Diabetiker, der frühzeitig die ersten Anzeichen einer zu starken Erniedrigung des Blutzuckerspiegels erkennt, kann die Überdosierung von Insulin durch rasche Einnahme kohlenhydratreicher Nahrungsmittel ausgleichen. Bei schweren Fällen besteht die Therapie in der parenteralen Zufuhr von Glucose.

Weitere Nebenwirkungen von Insulin sind *allergische Reaktionen,* die jedoch seit der Einführung chromatographisch gereinigter Insuline wesentlich seltener auftreten. Von diesen allergischen Reaktionen ist die *Insulinresistenz* abzutrennen, die auf einer *Bildung von Antikörpern* gegen Insulin beruht. In solchen Fällen kann ein Wechsel des Insulin-Präparats vorteilhaft sein, z.T. müssen aber auch sehr hohe Insulindosen zur Überwindung der Resistenz gegeben werden.

Als *lokale Nebenwirkung* kann sich an den Injektionsstellen eine *Lipodystrophie* entwickeln.

Interaktionen. Chlorpromazin, Glucocorticoide, Nicotinsäurederivate, Saluretika, Schilddrüsenhormone und Sympathomimetika *vermindern,* nicht β_1-selektive β-Rezeptorenblocker sowie Zytostatika vom Cyclophosphamid-Typ *verstärken* die Blutzuckersenkung von Insulin. Nichtselektive β-Rezeptorenblocker maskieren auch die Symptome einer Hypoglykämie.

2.6.3.2 Orale Antidiabetika

Da die häufigen Insulininjektionen den Diabetiker erheblich belasten, wurde es als bedeutender Fortschritt angesehen, als oral anwendbare *Sulfonylharnstoff- und Biguanid-Derivate* zur Behandlung des Diabetes mellitus eingeführt wurden. Aufgrund der bisher gewonnenen Erfahrungen und der z.T. gravierenden Nebenwirkungen sollte jedoch der *Einsatz* dieser Substanzen wesentlich *zurückhaltender als früher* erfolgen. Diese Wirkstoffe sind *nur indiziert,*

□ wenn *kein Typ-I-Diabetes* vorliegt (Ausnahme: Verwendung der Kombination von Insulin und Acarbose beim Typ-I-Diabetes),

□ *diätetische Maßnahmen nicht ausreichen* und

□ nicht, wie z.B. bei einer Ketoazidose, anstelle von oralen Antidiabetika Insulin gegeben werden muß.

Leider werden diese Kriterien vielfach nicht eingehalten, sonst wären die hohen Umsatzzahlen der oralen Antidiabetika nicht zu erklären. Es ist in diesem Zusammenhang eindringlich darauf hinzuweisen, daß ca. 80% der Typ-II-Diabetiker mit konsequenter Diät und Gewichtsreduktion ausreichend und mit geringerem Risiko behandelt werden könnten. In diesen Fällen muß die Therapie mit oralen Antidiabetika als *schwerer Fehler* bezeichnet werden.

2.6.3.2.1 Sulfonylharnstoffe und analoge Sulfonamid-Derivate

1942 wurde die blutzuckersenkende Wirkung einiger Sulfonamid-Derivate beobachtet. 1955 erfolgte die Einführung des ersten oralen Antidiabetikums der Sulfonamid-Reihe, des *Carbutamids,* das noch alle Eigenschaften eines bakteriostatisch wirksamen Sulfonamids (s. S. 688) aufwies.

Die unerwünschte bakteriostatische Wirkung von Carbutamid konnte durch Einführung einer Methylgruppe anstelle der Aminogruppe im aromatischen Ring aufgehoben werden, ohne daß der blutzuckersenkende Effekt verlorenging. Bald folgte der *Tolbutamid* genannten Substanz eine Reihe von Analogpräparaten (vgl. Tab. B 2–7), von denen die später in die Therapie eingeführten Verbindungen bereits in Milligramm-Mengen wirksam sind. Bei diesen Sulfonylharnstoffen der sog. 2. Generation wurde an der Sulfonylharnstoffgruppe ein lipophiler Substituent eingeführt, der die verstärkte Aktivität bedingt.

Wirkprofil und Wirkungsmechanismus. Die oralen Antidiabetika vom Sulfonylharnstoff-Typ *wirken qualitativ gleich:* Sie setzen mobilisierbares Insulin aus

Tab. B 2–7. Orale Antidiabetika der Sulfonylharnstoff-Reihe

Strukturformel	Internationaler Freiname	Handelspräparat (Eingetragenes Warenzeichen)	Tagesdosis (mg)
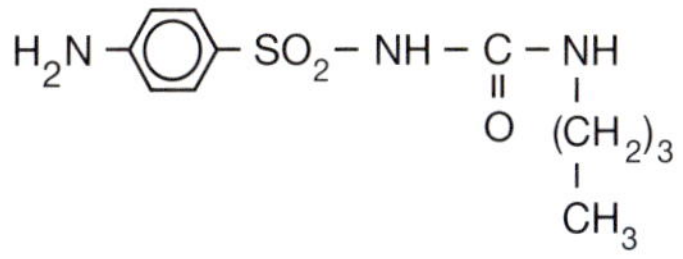	Carbutamid		500 – 1500
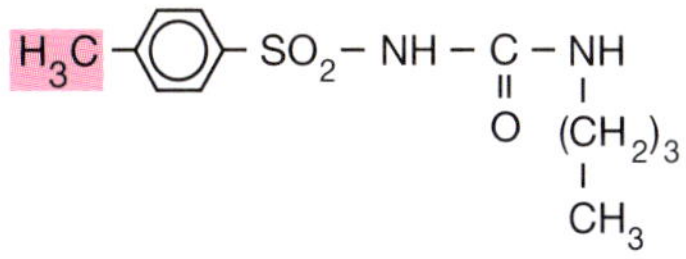	Tolbutamid	Artosin, Orabet, Rastinon „Hoechst"	500 – 1500
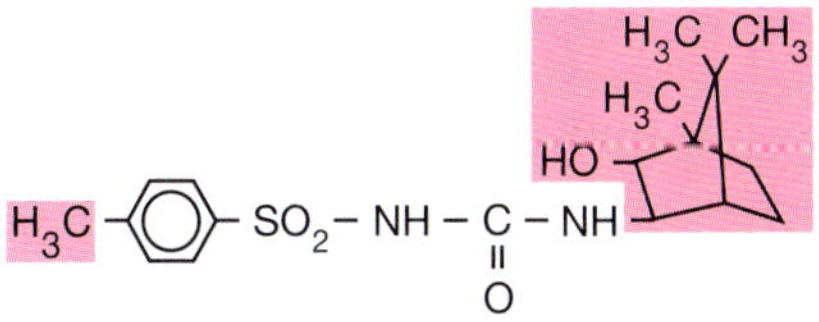	Glibornurid	Gluborid, Glutril	12,5 – 75
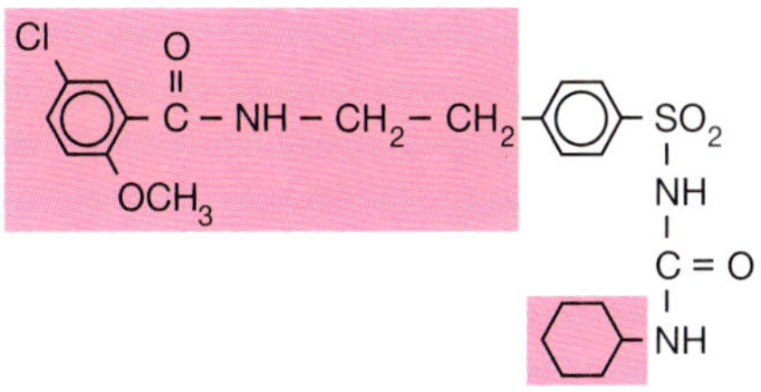	Glibenclamid	Azoglucon, duraglucon, Euglucon N, Glibenhexal, Gliben-Puren, Glimidstada, Gluconorm, Glukoreduct, Glukovital, glycolande N, Maninil, Praeciglucon, Semi-Euglucon N	3,5 – 10,5
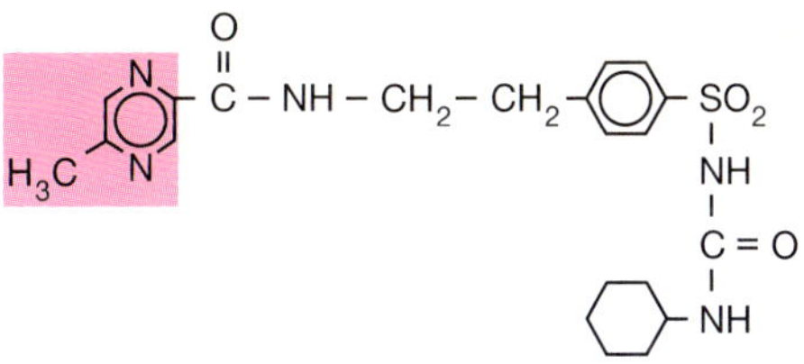	Glipizid	Glibenese	5 – 40
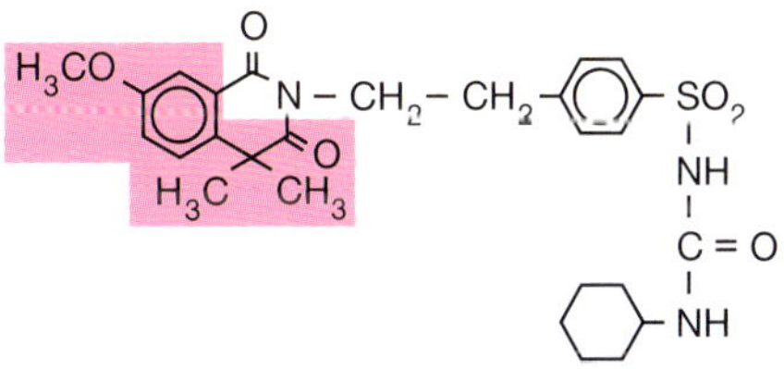	Gliquidon	Glurenorm	15 – 120
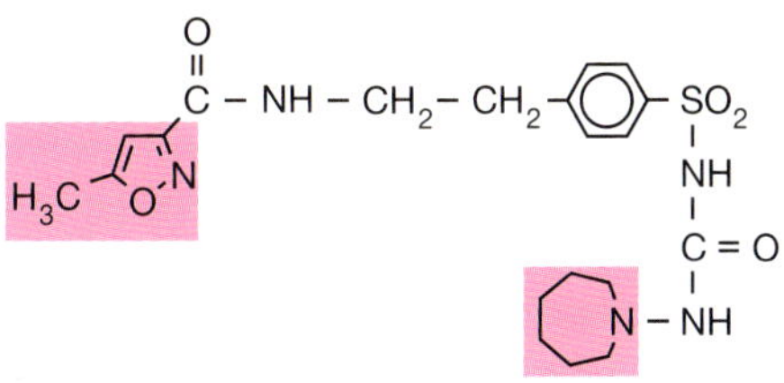	Glisoxepid	Pro-Diaban	2 – 12

Hormonelles System

B 2

den B-Zellen des Pankreas frei und verbessern gleichzeitig die Ansprechbarkeit auf den physiologischen Glucosereiz. Das bedeutet, daß sie *nur wirksam sind, wenn die körpereigene Insulinproduktion wenigstens teilweise noch erhalten ist,* oder anders ausgedrückt, bei fehlender Insulinproduktion sind sie unwirksam. Hat zudem die Bauchspeicheldrüse ihr gespeichertes Insulin freigesetzt, so ist eine erneute Abgabe erst nach einer gewissen Latenz möglich. Zusätzlichen *extrapankreatischen* Effekten kommt *keine* klinische Relevanz zu.

Die Insulinfreisetzung durch Sulfonylharnstoffe kommt durch *Erniedrigung der Kaliumpermeabilität* infolge Kaliumkanalblockade und der dadurch bedingten Öffnung von spannungsabhängigen *Calciumkanälen* mit der Folge einer erhöhten intrazellulären Calciumionenkonzentration und einer dadurch gesteigerten Insulinfreisetzung zustande (s. Abb. B 2–14, S. 342).

Kinetik. Nach oraler Gabe werden Sulfonylharnstoffe meist schnell und gut resorbiert, eine Ausnahme stellt Glibenclamid dar, dessen Bioverfügbarkeit in Abhängigkeit von der galenischen Formulierung zwischen 50 und 90% variiert. Im Plasma liegen die Sulfonylharnstoffe zu einem hohen Prozentsatz an Eiweiß gebunden vor (z.B. Glibenclamid 99%). In der Biotransformation unterscheiden sich die verschiedenen Substanzen dagegen stärker. Die Methylgruppe des *Tolbutamids* wird z.B. rasch zur Carboxylgruppe oxidiert. Die so entstandene Carbonsäure ist nicht mehr antidiabetisch wirksam. *Glibenclamid* wird am Cyclohexylrest hydroxyliert.

Die *Plasmahalbwertszeiten* betragen bei Tolbutamid etwa 5, bei Glibornurid 8 und bei Glibenclamid 9 Stunden. Da die B-Zellen des Pankreas nach maximaler Stimulation, wie erwähnt, erst nach relativ langer Zeit wieder ansprechbar sind, kommt jedoch der Halbwertszeit der Sulfonylharnstoffe nicht die gleiche Bedeutung wie der anderer Arzneistoffe zu.

Dosierung. Die üblichen Tagesdosen der verschiedenen Präparate sind in Tab. B 2–7 angegeben.

Die Einnahme der Tagesdosis am Morgen führt erfahrungsgemäß zu ausgeglichenen Blutzuckerwerten während des ganzen Tages. Eine Erhöhung der Dosis über die jeweils angegebene Maximaldosis löst keinen stärkeren Effekt aus, da die Normdosen ausreichen, um das mobilisierbare Insulin freizusetzen.

Nebenwirkungen. Als Nebenwirkungen können gastrointestinale Beschwerden sowie allergische Reaktionen, selten auch Leukopenie und Thrombozytope-

nie vorkommen. Wie nach Insulininjektionen sind schwere hypoglykämische Zustände, besonders bei den starkwirksamen Präparaten und bei Patienten mit Alkoholabusus und Niereninsuffizienz, möglich. Nachteilig ist ferner der durch das freigesetzte Insulin gesteigerte Appetit, der die Gewichtsreduktion erschwert.

Kontraindikationen. Sulfonylharnstoffe sind kontraindiziert bei Typ-I-Diabetes, bei starker Acetonurie, im diabetischen Präkoma und Koma, bei schweren Funktionsstörungen der Niere sowie bei allen Stoffwechseldekompensationen im Verlauf von Infektionskrankheiten, Operationen und anderen Belastungen, die eine besonders gute Einstellung der Krankheit erfordern. Auch in der Schwangerschaft und Stillperiode ist die Umstellung auf Insulin erforderlich, da in der Schwangerschaft eine exakte Einstellung des Blutzuckerspiegels dringend erwünscht ist und sich eine Stimulation der Insulinfreisetzung beim Kind negativ auswirken würde.

Interaktionen. Cumarin-Derivate, β-Rezeptorenblocker, Chloramphenicol, Zytostatika vom Cyclophosphamid-Typ, Phenylbutazon, Salicylate, Sulfonamide und Tetracycline *verstärken* die blutzuckersenkende Wirkung, Glucocorticoide, Saluretika, Schilddrüsenhormone und Sympathomimetika *vermindern* sie.

2.6.3.2.2 Biguanid-Derivate

Neben den obengenannten Substanzen wurden verschiedene *Biguanid-Derivate* als orale Antidiabetika verwendet. Von diesen steht nur noch *Metformin* (Glucophage® S, Mediabet, Mescorit® retard) zur Verfügung. Wegen seines im Vergleich mit den Sulfonylharnstoffen anderen Wirkmechanismus, insbesondere wegen der fehlenden Insulinfreisetzung (s.u.), hat es in der letzten Zeit wieder verstärkt an Interesse gewonnen. Die anderen Verbindungen dieser Reihe wurden aus dem Handel genommen, nachdem verhältnismäßig häufig, vor allem bei niereninsuffizienten Patienten, *Lactatazidosen* mit z.T. tödlichem Ausgang nach Gabe dieser Präparate aufgetreten

$$H_3C \diagdown \atop H_3C \diagup N-\underset{\underset{NH}{\|}}{C}-NH-\underset{\underset{NH}{\|}}{C}-NH_2$$

Metformin
(Glucophage®, Mediabet, Mescorit® retard)

waren. Bei Metformin ist dieses Risiko bei Beachtung der Kontraindikationen und möglichen Interaktionen offensichtlich geringer.

Wirkungen und Wirkungsmechanismus. Metformin senkt nach oraler Applikation beim Diabetiker, nicht jedoch beim Stoffwechselgesunden, dosisabhängig den Blutzuckerspiegel. Eine Freisetzung von Insulin aus den B-Zellen erfolgt nicht, ein hypoglykämischer Effekt ist daher nicht zu befürchten. Wie die Sulfonylharnstoffe ist Metformin auch *nur in Gegenwart von Insulin wirksam.* Wegen seines zusätzlichen anorexigenen Effekts wird die Einhaltung von Diätvorschriften erleichtert.

Der *Wirkungsmechanismus* von Metformin ist noch nicht endgültig geklärt. Gesichert erscheint jedoch, daß es in Prozesse eingreift, die der Insulin-Rezeptor-Wechselwirkung nachgeschaltet sind, und auf diese Weise die Glucoseverwertung in Muskulatur und Fettgewebe erleichtert. Ferner blockiert es in den im Darmepithel vorliegenden hohen Konzentrationen die Atmungskette und verringert dadurch die ATP-Bildung. Glucose wird daher verstärkt anaerob abgebaut. Andererseits fällt aber durch die gesteigerte Glykolyse auch vermehrt Brenztraubensäure an, die dann, da ihr oxidativer Abbau gestört ist, zu Milchsäure reduziert wird. Diese kann ebenfalls nicht in üblicher Weise durch Glucoseneubildung verwertet werden.

Da die Störung der Atmungskette bei Überdosierung nicht auf das Darmepithel beschränkt ist, sondern auch in anderen Zellen eintritt, wird die Entwicklung einer Lactatazidose verständlich.

Der ATP-Mangel erklärt auch eine andere Nebenwirkung: Weil aktive Transportprozesse wegen des fehlenden chemischen Energieträgers nicht mehr normal ablaufen können, ist die Resorption von Glucose, Aminosäuren und Elektrolyten aus dem Magen-Darm-Kanal erniedrigt und als Folge davon können Durchfälle auftreten.

Kinetik. Metformin wird bei oraler Gabe gut resorbiert und unverändert renal ausgeschieden. Die Halbwertszeit beträgt 3 Stunden.

Indikationen und Dosierung. Metformin ist nur bei Typ-II-Diabetikern indiziert, bei denen diätetische Maßnahmen nicht ausreichen. (Da es keinen Hyperinsulinismus hervorruft, eignet es sich besonders für übergewichtige Diabetiker.) Außer als Monotherapeutikum wird Metformin in Kombination mit Sulfonylharnstoffen eingesetzt.

Die *Dosierung,* die einschleichend erfolgen soll, beträgt täglich 0,5 – 3 g. Retardierung und die Verteilung

auf mehrere Einzeldosen verbessern die Verträglichkeit.

Nebenwirkungen. Bei den *Nebenwirkungen* ist besonders darauf hinzuweisen, daß die Substanz selbst relativ häufig zu gastrointestinalen Störungen führt, diese aber auch bereits Ausdruck einer beginnenden Lactatazidose sein können.

Weitere Nebenwirkungen sind Blutbildveränderungen.

Kontraindikationen. Bei Coma oder Praecoma diabeticum, Neigung zu Acetonurie, schweren Nieren- oder Leberschädigungen, Pankreatitis, besonderen Belastungen (Infekten, operativen Eingriffen) und reduziertem Allgemeinzustand sowie in der Schwangerschaft ist Metformin kontraindiziert.

Interaktionen. Wie bei den Sulfonylharnstoffen wird durch Glucocorticoide, Saluretika, Schilddrüsenhormone und Sympathomimetika die blutzuckersenkende Wirkung von Metformin vermindert. Ferner ist die Alkoholtoleranz nach Metformin-Gabe herabgesetzt.

2.6.3.2.3 Acarbose

Ein weiteres nicht-insulinotropes orales Antidiabetikum ist *Acarbose* (Glucobay®). Das Pseudotetrasaccharid besteht aus einem Cyclohexenamin, das α-glykosidisch mit drei Molekülen Glucose verknüpft ist.

Acarbose hemmt kompetitiv intestinale α-Glucosidasen. Für die dadurch ausgelöste gewünschte Wirkung der Substanz, die Verlangsamung des Abbaus von Stärke und Saccharose nach Nahrungsaufnahme, ist wichtig, daß Acarbose zu den Glucosidasen eine mehr als 10000fach höhere Affinität besitzt als die physiologischen Substrate. Die verzögerte Zuckerresorption im Dünndarm senkt den postprandialen Blutglucosespiegel, der basale Blutzuckerwert wird dagegen nur wenig beeinflußt. Insgesamt werden nied-

Acarbose (Glucobay®)

rigere Blutglucose-Durchschnittswerte erreicht, wodurch die Diabetes-Einstellung leichter erreicht wird.

Acarbose selbst wird nur in sehr geringem Umfang
(<2%) resorbiert. In tieferen Darmabschnitten wird
der Wirkstoff jedoch von Darmbakterien und Verdauungsenzymen hydrolysiert und ein Teil der Abbauprodukte resorbiert. Das durch Abspaltung eines
Moleküls Glucose entstehende Pseudotrisaccharid
besitzt noch $^1/_3$ der Aktivität der Acarbose.

Acarbose ist bei allen Formen des Diabetes mellitus
(bei Typ-I-Diabetes zusätzlich zur Insulingabe) *indiziert*.

Die *Dosierung* beträgt dreimal 100 (–200) mg täglich.

Die *Nebenwirkungen* – Blähungen, eventuell Diarrhoe – sind Folge des bakteriellen Zuckerabbaus im
Kolon. Sie können durch *einschleichende Dosierung*
vermindert werden. Sehr selten kommt es zu einem
Anstieg der Leberenzyme im Blut, der durch Metaboliten der Acarbose verursacht werden soll.

Bei chronischen Darmerkrankungen ist Acarbose
kontraindiziert.

Da Acarbose die Kohlenhydratresorption verzögert,
muß bei einer durch Insulin oder Sulfonylharnstoffe
hervorgerufenen Hypoglykämie *Glucose* gegeben
werden, deren Aufnahme durch die α-Glucosidase-
Hemmung – im Gegensatz zu Saccharose und Stärke –
nicht beeinträchtigt wird.

2.6.4 Antihypoglykämika

Außer nach Gabe von Insulin oder oralen Antidiabetika kommen Hypoglykämien – u.U. bis hin zum
hypoglykämischen Schock – bei Patienten mit *insulin-
produzierenden Tumoren* vor. Zu deren (präoperati-
ver) medikamentöser Therapie werden

☐ *Glucagon* und

☐ *Diazoxid*

eingesetzt.

2.6.4.1 Glucagon

Das in den A-Zellen des Inselorgans gebildete *Glucagon* ist wie Insulin ein *Polypeptid* (Molekulargewicht

3500). Es besteht allerdings nur aus *einer* Kette mit
29 Aminosäuren.

Bezüglich der Beeinflussung des Blutzuckerspiegels stellt Glucagon einen *Gegenspieler zu Insulin* dar.
Wie Adrenalin (s. S. 276 f.) steigert es den Glykogenabbau in der Leber und erhöht auf diese Weise den
Blutzuckerspiegel. Den Abbau von Glykogen im Muskel fördert Glucagon im Gegensatz zu Adrenalin
nicht.

Auf den *Fettstoffwechsel* hat Glucagon eine zweifa-
che Wirkung: Einerseits steigert es die Fettsäureoxi-
dation in der Leber, andererseits fördert es die Speicherung von Fettsäuren in Form von Triglyceriden.

Im *Aminosäurenstoffwechsel* bewirkt Glucagon eine
verstärkte Desaminierung von Aminosäuren und
deren Verwertung zur Gluconeogenese.

Als *Wirkungsmechanismus* von Glucagon wurde
gefunden, daß das Hormon mit einem *membranständigen G-Protein-gekoppelten Rezeptor* reagiert, dadurch die Adenylatcyclase aktiviert und als Folge
davon die Bildung von cAMP induziert. Dieses bewirkt dann durch Phosphorylierung von Enzymproteinen die eigentlichen Stoffwechseleffekte.

Die durchschnittliche *Dosierung* bei hypoglykämischen Zuständen beträgt 0,5 – 1 mg s.c., i.m. oder i.v.

Als Nebenwirkungen wurden gelegentlich Übelkeit
und Erbrechen, ferner Überempfindlichkeitsreaktionen beobachtet.

Handelspräparate: GlucaGen®, Glucagon Lilly,
Glucagon Novo Nordisk.

2.6.4.2 Diazoxid

Außer seinem blutdrucksenkenden Effekt (s. S. 488
f.) erhöht Diazoxid den Glucoseblutspiegel durch
Hemmung der Insulinsekretion und Steigerung der
Glucoseabgabe aus der Leber. Der *Wirkungsmechanismus* besteht – wie bei der Gefäßerweiterung – in der
Öffnung von Kaliumkanälen, wodurch die Depolarisation der Inselzelle und damit die Insulinfreisetzung
unterdrückt werden (s. Abb. B 2–14).

Die *Dosierung* erfolgt individuell (initial täglich
5 mg/kg).

Nebenwirkungen und Interaktionen vgl. S. 489.

Handelspräparat: Proglicem®.

2.7 Nebennieren

2.7.1 Anatomie der Nebennieren

Die *Nebennieren* sind paarige, den oberen Polen der Nieren locker aufsitzende Drüsen mit einem Gewicht von zusammen durchschnittlich 10 g. Ihre Oberfläche ist gefurcht und erscheint goldgelb gefärbt.

Sie bestehen aus zwei ontogenetisch und funktionell verschiedenen Teilen, der *Nebennierenrinde,* die etwa 80 – 90% des Organgewichts ausmacht, und dem *Nebennierenmark.*

Histologisch können in der Nebennierenrinde drei Zonen, die ohne scharfe Grenzen ineinander übergehen, unterschieden werden (Abb. B 2–16): die

☐ *Zona glomerulosa,*

☐ *Zona fasciculata* und

☐ *Zona reticularis.*

Auffallend ist der hohe Gehalt der Nebennierenrinde an *Lipiden, Cholesterol* und *Vitamin C,* der bei der Synthese der Rindenhormone abnimmt.

Die **Zona glomerulosa** besteht aus keulenförmig verdickten Zellsträngen, deren Zellen klein sind und keine oder nur wenig Lipide enthalten. Zwischen ihnen und der darüberliegenden bindegewebigen Kapsel liegt der Rest des ursprünglichen Rindenblastems, von dem aus ein Zuwachs der Rindensubstanz erfolgen kann.

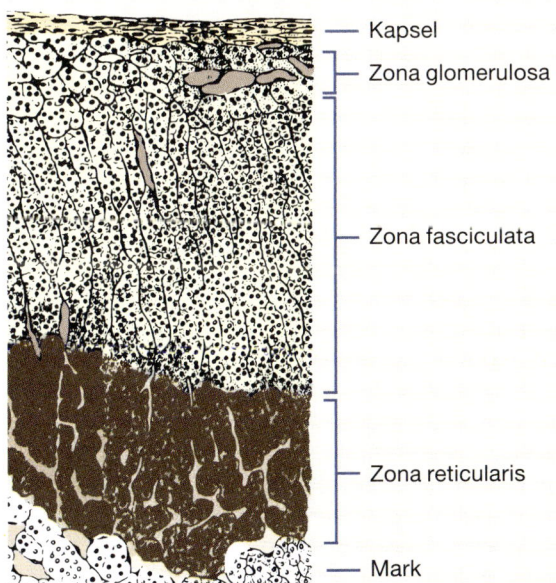

Abb. B 2–16. Histologischer Schnitt durch eine menschliche Nebenniere (aus Bucher)

— Kapsel
— Zona glomerulosa
— Zona fasciculata
— Zona reticularis
— Mark

Die sich anschließende **Zona fasciculata** ist der breiteste Rindenabschnitt. Die Zellen sind hier zu radiären Strängen angeordnet, die markwärts kontinuierlich in die netzförmigen Stränge der Zona reticularis übergehen.

Die Zellen der **Zona reticularis** enthalten bräunliche Pigmentgranula.

Interessant ist, daß nicht alle Zonen während des Lebens gleich ausgebildet sind. Die beständigste Zone ist die Zona fasciculata. Sie tritt in der embryonalen Nebenniere auch zuerst auf, etwas später entsteht die Zona reticularis, und erst gegen Ende der Fetalzeit bilden sich die Zona glomerulosa und die Kapsel aus. Nach der Geburt atrophiert die gesamte Zona reticularis, wobei das Gewicht der Nebenniere von 7 auf 3 Gramm absinkt. Am Ende der Pubertät sind die Zona glomerulosa und die Zona reticularis am stärksten ausgebildet, nach dem 50. Lebensjahr erfolgt dann wieder eine progressive Involution.

2.7.2 Nebennierenrindenhormone

In der Nebennierenrinde werden aus *Cholesterol* durch Seitenkettenabbau – über Progesteron als Zwischenstufe (s. S. 370) –

☐ in der Zona fasciculata insbesondere den Kohlenhydrat-, Fett- und Eiweißstoffwechsel beeinflussende *Glucocorticoide,*

☐ in der Zona glomerulosa vor allem in den Mineralstoffwechsel eingreifende *Mineralocorticoide* und

☐ in der Zona reticularis – in geringen Mengen – *Androgene* (s. S. 379 ff.)

gebildet.

Chemischer Aufbau und Biosynthese. Glucocorticoide und Mineralocorticoide sind C_{21}-*Steroide (Pregnan-Derivate).* Sie enthalten gemeinsam

☐ eine β–ständige Ketolseitenkette am C-17 und

☐ ein α, β-ungesättigtes Keton am Ring A.

Glucocorticoide besitzen zusätzlich eine 17α-Hydroxylgruppe.

Die Biosynthese der NNR-Hormone (s. Abb. B 2–17) beginnt mit der Oxidation von *Cholesterol* über *Pregnenolon* zu *Progesteron.* Aus diesem entstehen die *Glucocorticoide* durch primäre Hydroxylierung an C-17 und nachfolgende Hydroxylierung an C-21 und C-11. Bei den *Mineralocorticoiden* erfolgt die erste Hydroxylierung dagegen an C-21. Die 17-Hydroxylase ist dann nicht mehr in der Lage, die an C-21 hydroxylierten Verbindungen anzugreifen. In Aldosteron, dem wichtigsten Mineralocorticoid, bilden die Hydroxylgruppe an C-11 und die Aldehydgruppe an C-18 ein Halbacetal.

Abb. B 2–17. Biosynthese von Glucocorticoiden und Mineralocorticoiden

Wirkungsmechanismus. Wie die anderen Steroidhormone (s.u.) besitzen Gluco- und Mineralocorticoide *intrazelluläre* Rezeptoren. Nach Bildung des Hormon-Rezeptor-Komplexes bindet dieser im Zellkern an spezifische DNA-Abschnitte und beeinflußt auf diese Weise die Proteinbiosynthese (s. S. 65). Insgesamt stehen etwa 1% aller Gene unter dem regulierenden Einfluß des Glucocorticoids Cortisol.

Während an den hochselektiven Glucocorticoidrezeptor nur Cortisol und andere Glucocorticoide binden, stimulieren den Mineralocorticoidrezeptor beide Typen der natürlichen Steroidhormone gleichermaßen.

Die unter physiologischen Bedingungen weitgehend selektive Beeinflussung des Elektrolytstoffwechsels durch Aldosteron in der Niere beruht auf der Bildung einer 11-Hydroxycorticosteroiddehydrogenase in den Zellen des spätdistalen Tubulus. Dieses Enzym inaktiviert Glucocorticoide, nicht aber Aldosteron, dessen 11-Hydroxylgruppe durch die Halbacetalbildung geschützt ist.

2.7.2.1 Physiologische Bedeutung der Nebennierenrindenhormone

Die Nebennierenrindenhormone befähigen den Organismus, auf innere und äußere Beanspruchung („Streß") zu reagieren. Durch ihre später näher beschriebene Beeinflussung des Kohlenhydrat-, Fett- und Eiweißstoffwechsels sowie des Elektrolyt- und Wasserhaushaltes ermöglichen sie die *Aufrechterhaltung des biologischen Gleichgewichts,* der Homöostase.

Ausfall der Nebennierenrinde führt – unbehandelt – in kurzer Zeit zum Tode.

2.7.2.2 Störungen der Nebennierenrindenfunktion

Nebennierenrindeninsuffizienz. *Bei einer Nebennierenrindeninsuffizienz besteht ein Mangel an Nebennierenrindenhormonen.* Die *primäre Form,* bei der die Nebennieren selbst geschädigt sind, wird als

Morbus Addison bezeichnet. Zu (manifesten) Funktionsausfällen kommt es erst, wenn ca. 90% der Rindensubstanz zerstört sind. Als Ursache sind Autoimmunreaktionen in etwa 50% der Fälle (sog. idiopathische Nebennierenrindeninsuffizienz), Nebennierenrindentuberkulose, Blutungen in die Nebennierenrinde, Karzinommetastasen u.a. zu nennen. Infolge des *Mangels* an lebensnotwendigen *Mineralo-* und *Glucocorticoiden* tritt eine Vielzahl von Symptomen auf, die in Tab. B 2–8 zusammengestellt sind.

Die Störung des Mineralhaushaltes zeigt sich in einer Hyponatriämie, Hypochlorämie, Hyperkaliämie und Hypovolämie, als deren Folge die Patienten müde, apathisch, bewußtseinsgetrübt, hypoton und tachykard sein können.

Die anhaltende Erniedrigung des Glucose-Blutspiegels löst u.a. Angst, zerebrale Störungen und Übelkeit aus. Ferner klagen die Patienten über Schweißausbrüche, Herzklopfen, Gewichtsabnahme und Muskelschwäche. Erst in einem fortgeschrittenen Stadium findet man die *typische bronzeartige, graubraune Verfärbung der Haut,* die auf einer gesteigerten Ausschüttung von Proopiomelanocortin (POMC, s. S. 320) und damit von MSH und ACTH infolge des niedrigen Cortisol-Blutspiegels beruht. Durch Infektions-

krankheiten, insbesondere Magen-Darm-Infektionen, sind die Patienten hochgradig gefährdet, da sich bei einem zusätzlichen Wasser- und Elektrolytverlust (z.B. durch Brechdurchfälle) rasch eine schwere und, sofern keine Substitution in Form von Elektrolytinfusionen erfolgt, lebensbedrohliche Exsikkose entwickelt.

Die *sekundäre Form* der Nebennierenrindeninsuffizienz ist die Folge einer *verringerten ACTH-Ausschüttung* wegen einer Hypothalamus- und/oder Hypophysenvorderlappeninsuffizienz. Da die Mineralocorticoid-Produktion von der ACTH-Sekretion weitgehend unabhängig ist, fehlen bei der sekundären NNR-Insuffizienz die Mineralstoffwechselstörungen. Auch kommt es nicht zu einer gesteigerten, sondern zu einer verringerten Melaninablagerung, weil weniger POMC und damit weniger MSH und ACTH gebildet werden. Das Krankheitsbild ist somit vor allem durch *Glucocorticoidmangel* (Hypocortisolismus) geprägt.

Adrenogenitales Syndrom (AGS). Beim *adrenogenitalen Syndrom* handelt es sich um ein durch *Überproduktion von Androgenen* in der Nebennierenrinde gekennzeichnetes Krankheitsbild, das in zwei Formen – angeboren und erworben – vorkommt.

Das *angeborene,* autosomal rezessiv vererbte adrenogenitale Syndrom beruht auf *Enzymdefekten der Nebennieren-*

Hormonelles System

B2

Tab. B 2–8. Auswirkungen einer (primären) Nebennierenrindeninsuffizienz (modifiziert nach Siegenthaler)

Mangel an	führt infolge	zu
Mineralocorticoiden	Hyponatriämie und Hypochlorämie	Müdigkeit, Schwäche, Übelkeit, Erbrechen
	Hyperkaliämie	Muskelkrämpfen, Lähmungen, Arrhythmien
	Azidose	Hyperventilation, Bewußtseinsstörung, Koma
	hypotoner, extrazellulärer Dehydratation	Tachykardie, Hypotonie, Neigung zu orthostatischen Kollapszuständen
	intrazellulärer Hydratation	Kopfschmerzen, Apathie, Verwirrtheit
Glucocorticoiden	Störung des Kohlenhydratstoffwechsels (Hypoglykämie)	Hunger, zerebraler Dysfunktion, Angst, Schweißausbruch, Übelkeit, Tachykardie, Bewußtseinsstörung, Koma
	Störung des Eiweiß- und Fettstoffwechsels	Gewichtsverlust
	Störung des hämatopoetischen Systems	normozytärer Anämie, Leukopenie, Eosinophilie, Lymphozytose
	verminderter Stimulation der Magenschleimhaut	verringerter oder fehlender Salzsäureproduktion
	vermehrter Ausschüttung von MSH	verstärkter Pigmentierung von Haut und Schleimhäuten
	zentralnervöser Störungen	psychischen Störungen
Androgenen		Schwächezustand, Muskelschwund, Impotenz

Tab. B 2–9. Auswirkungen einer vermehrten Cortisolproduktion beim Cushing-Syndrom (modifiziert nach Siegenthaler)

Störung des	führt zu
Kohlenhydratstoffwechsels	diabetogener Stoffwechsellage, Hyperglykämie und Ketoazidose, Steroiddiabetes, Polyurie, Polydipsie
Mineralstoffwechsels	Hypertonie
Eiweißstoffwechsels	Adynamie, Muskelschwund
Fettstoffwechsels	Vollmondgesicht, Stammfettsucht, Hypercholesterolämie, Atherosklerose
hämatopoetischen Systems	Polyglobulie, Leukozytose, Lympho- und Eosinopenie, Thrombozytose
mesenchymalen Systems	Striae rubrae (rotblaue Streifen in der Bauchhaut), Abschwächung der Immunreaktionen
Zentralnervensystems	psychischen Störungen mit Aggressionen und/oder depressiver Verstimmung

rinde, unter denen eine Störung der 21-Hydroxylase am häufigsten ist. Daneben sind noch Defekte der 11β-Hydroxylase und der 3β-Dehydrogenase von Bedeutung. Infolge dieser Enzymstörung ist die Nebennierenrinde nicht oder nur unzulänglich in der Lage, *Cortisol* sowie *Corticosteron* und *Aldosteron* zu bilden. Wegen des Cortisol-Rückkopplungsmechanismus zum Hypothalamus bzw. zur Hypophyse steigt die Produktion von ACTH und – unter Ausbildung einer Nebennierenrindenhyperplasie – von *Androgenen* an.

Bei *Mädchen* beobachtet man *Virilisierungserscheinungen* (Vermännlichung der äußeren Genitale, virile Behaarung, männlicher Körperbau u.a.). Bei *Knaben* kommt es zu einer vorzeitigen Ausbildung der sekundären Geschlechtsmerkmale *(Pseudopubertas praecox)* ohne adäquate Entwicklung der Keimdrüsen, da der erhöhte Androgenblutspiegel die Gonadotropinausschüttung hemmt. Auch die Spermatogenese fehlt. Bei beiden Geschlechtern tritt nach auffallend schnellem Wachstum in den ersten Lebensjahren durch vorzeitigen Epiphysenschluß ein frühzeitiger Wachstumsstillstand ein.

Eine wirksame Therapie besteht in der Substitution mit Cortisol (s. S. 357).

Das *erworbene adrenogenitale Syndrom* ist durch Tumoren der Nebennierenrinde, die vermehrt Androgene bilden (Adenome, Karzinome), bedingt.

Pharmakologisch kann mit **Metyrapon** (Metopiron®) die 11β-Hydroxylase blockiert und damit die Bildung von Cortisol und Aldosteron unterdrückt werden. Die Verbindung wird zur Funktionsüberprüfung der Hypothalamus-Hypophysen-Nebennierenrinden-Achse benutzt (Metyrapon-Test). Bei intakter Funktion nimmt nach Gabe von Metyrapon die Corticotropin-Sekretion und dadurch die Nebennierenrindenaktivität zu.

Hypercortisolismus (Cushing-Syndrom).

Das *Cushing-Syndrom* ist die Folge einer *überhöhten Bildung von Glucocorticoiden,* insbesondere von *Cortisol.*

Beim adrenal bedingten *primären* Cushing-Syndrom liegen *gutartige* oder *bösartige Nebennierenrindentumoren,* bei den *sekundären Formen* meist *Störungen des hypothalamisch-hypophysären Systems* mit vermehrter Freisetzung von Corticoliberin (Verstellung des Sollwertes) oder seltener ACTH-produzierende Tumoren vor.

Charakteristisch für das Cushing-Syndrom sind das ausdruckslose, runde, dunkelrot verfärbte *„Vollmond"-Gesicht* sowie die *Stammfettsucht.* Weitere wichtige Symptome sind in Tab. B 2–9 zusammengestellt.

Ein *iatrogenes Cushing-Syndrom* durch längerfristige hochdosierte Glucocorticoidgabe wird auch als Hyperkortizismus bezeichnet.

Hyperaldosteronismus. Der *Hyperaldosteronismus* ist, wie schon aus dem Namen hervorgeht, durch eine *vermehrte Bildung von Aldosteron* gekennzeichnet. Wie beim Hypercortisolismus unterscheidet man beim Hyperaldosteronismus eine *primäre* (= adrenale) und eine *sekundäre* (= extraadrenale) Form.

Die Ursache des *primären Hyperaldosteronismus* **(Conn-Syndrom**s) ist in ca. $^3/_4$ der Fälle ein *Aldosteron-produzierendes Nebennierenrindenadenom,* in ca. $^1/_4$ der Fälle eine Nebennierenrindenhyperplasie unklarer Genese *(idiopathischer Hyperaldosteronismus).* Die wichtigsten Symptome sind – bedingt durch den Kaliumverlust – Muskelschwäche, Adynamie, Müdigkeit, Polyurie, Nykturie und Parästhesien sowie – bedingt durch die Hypervolämie – Hypertonie, Kopfschmerzen und tetanische Erscheinungen.

Beim *sekundären Hyperaldosteronismus* handelt es sich nicht um eine endokrine Erkrankung im engeren Sinn. Die vermehrte Aldosteronproduktion beruht vielmehr in diesem Fall auf einer *Aktivierung des Renin-Angiotensin-Aldosteron-Systems* (s. S. 567) infolge eines erniedrigten Plasmavolumens bzw. renalen Plasmaflusses (z.B. bei nephrotischem Syndrom, Leberzirrhose u.a.).

2.7.2.3 Glucocorticoide

Wirkungen der Glucocorticoide. Das physiologisch wichtigste Glucocorticoid ist **Cortisol** (= Hydrocortison). *Physiologische Glucocorticoidwirkungen* sind somit *vor allem Cortisol-Effekte*. In Abhängigkeit von der Konzentration bzw. Sekretionsrate ruft Cortisol unterschiedliche Effekte hervor, wobei die Übergänge allerdings fließend sind. In üblichen physiologischen Konzentrationen

□ *fördert Cortisol* die *Gluconeogenese* aus Eiweiß durch vermehrten Eiweißabbau *(katabole Wirkung),*

□ *erhöht* dadurch den *Blutzuckerspiegel* und die *Glykogenbildung* in der Leber,

□ *verstärkt die lipolytischen Effekte* der Catecholamine,

□ bewirkt eine *Retention von Natriumionen* und die *vermehrte Sekretion von Kaliumionen* sowie von *Calciumionen in der Niere (Vitamin-D-antagonistische Wirkung)* und

□ *vermindert* durch negative Rückkopplung die *ACTH-Sekretion* des Hypophysenvorderlappens.

Bei *vermehrter Sekretion* in Belastungssituationen (s.u.) sowie bei therapeutischer Anwendung in *höherer Dosierung* kommen folgende Effekte hinzu:

□ *Unterdrückung* der *Fibroblasten-Bildung* sowie der *Kollagensynthese (antiproliferative Wirkung),*

□ *Blockade entzündlicher Prozesse* unabhängig von ihrer Genese durch *Blockade der Bildung von Zytokinen,* insbesondere von Il-1 (s. S. 777), und anderen proinflammatorischen Mediatorstoffen *(antiphlogistische Wirkung),*

□ Hemmung der Proliferation von T-Lymphozyten durch verringerte Interleukin-1-Bildung *(immunsuppressive Wirkung),*

□ *Verbesserung der Mikrozirkulation im Schock* durch erhöhtes Ansprechen der Gefäße auf Catecholamine,

□ *Zunahme* der *Thrombozytenzahl* im Blut,

□ *verminderte Gonadotropinsekretion* des Hypophysenvorderlappens und *Abnahme der Gonadenfunktion,*

□ *gesteigerte Erregbarkeit des Gehirns* und *Senkung* der *Krampfschwelle* sowie

□ eine *psychotrope euphorisierende,* u.U. aber auch *depressive Wirkung.*

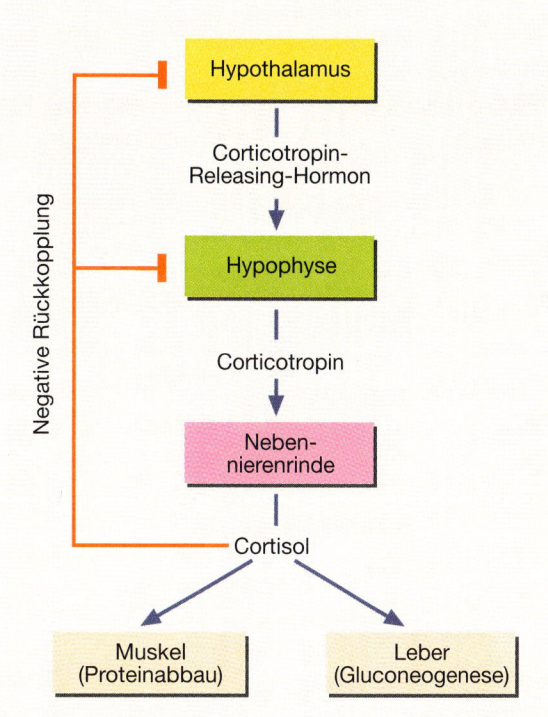

Abb. B 2–18. Stoffwechselwirkungen von Cortisol und Regulation der Cortisol-Ausschüttung

Glucocorticoide sind für die *Bewältigung schwerer Streßsituationen unentbehrlich.*

Regulation der Glucocorticoid-Konzentration. Die Nebennierenrinde eines gesunden Erwachsenen sezerniert unter dem Einfluß von Corticotropin täglich etwa 15 – 60 mg Cortisol und 1 – 2 mg Corticosteron. Im Streß können 240 mg Cortisol pro Tag ausgeschüttet werden. Die Glucocorticoid-Ausschüttung unter-

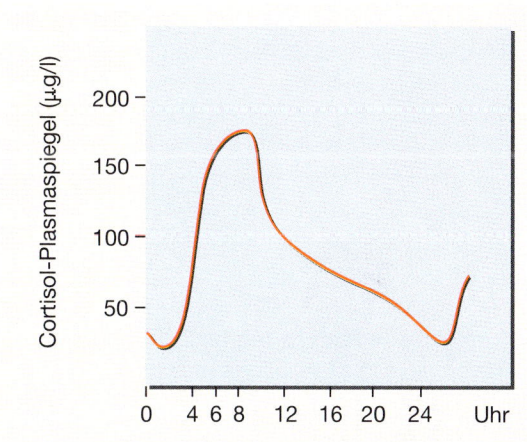

Abb. B 2–19. Abhängigkeit der Cortisol-Plasmaspiegel von der Tageszeit (zirkadianer Rhythmus)

Hormonelles System

B 2

liegt der bereits beschriebenen hypothalamisch-hypophysären Steuerung (vgl. Abb. B 2–18). Bei einer Abnahme der Konzentration an freiem Cortisol wird im Hypothalamus Corticoliberin abgegeben, das in der Hypophyse die Freisetzung von Corticotropin bewirkt. Dieses stimuliert seinerseits in den Nebennieren die Ausschüttung der Glucocorticoide.

Neben dieser Regulation erfolgt die Glucocorticoid-Freisetzung nach einem *zirkadianen Rhythmus* mit einem *maximalen Glucocorticoid-Blutspiegel morgens* zwischen 6 und 9 Uhr und einem *Blutspiegel-Minimum gegen Mitternacht* (s. Abb. B 2–19).

Darüber hinaus lösen Streß-Situationen, wie z.B. Traumen, operative Eingriffe, schwere Infektionskrankheiten oder Verbrennungen, ebenfalls einen erheblichen *Anstieg der Glucocorticoid-Konzentration* aus. Dieser kann als eine *Sollwert-Verstellung* des Glucocorticoid-Regelkreises gedeutet werden. Daneben kommt es im Streß zu einer gesteigerten Sympathikusaktivität und als Folge davon zu einer verstärkten Ausschüttung von Nebennierenmarkhormonen. Bei langdauernden oder wiederholten Belastungssituationen nimmt die Stärke der Streß-Reaktion mehr und mehr ab, es tritt eine physiologische Adaptation ein.

Kinetik. Im Blut sind ca. 90% des Cortisols an *Transcortin (CBG = Corticosteroid-bindendes Globulin),* ein Glykoprotein mit einem Molekulargewicht von 52000, das der α_2-Globulin-Fraktion angehört, gebunden. Bei Plasmacortisolkonzentrationen >20 µg/100 ml wird Cortisol wegen der dann erschöpften Transcortin-Bindungskapazität unspezifisch an Albumin gebunden. Freies Cortisol wird schnell, und zwar bevorzugt in der Leber, u.a. durch Reduktion der α,β-ungesättigten Ketongruppierung zu Dihydrocortisol bzw. Tetrahydrocortisol (2 Stereoisomere, 5α- und 5β-) und anschließende Konjugation mit aktivierter Glucuronsäure inaktiviert. Die Konjugate werden mit dem Urin ausgeschieden.

Die *Plasmahalbwertszeit* von Cortisol beträgt beim Menschen etwa 1,7 Stunden. Die nachstehend aufgeführten fluorierten und/oder methylierten Cortisol-Derivate werden infolge einer verzögerten Biotransformation langsamer eliminiert (Halbwertszeit von Dexamethason ca. 3,5, von Triamcinolon 5 Stunden).

Cortisol-Abwandlungsprodukte. Die *therapeutische Bedeutung der Glucocorticoide* liegt – sieht man von der Substitutionstherapie bei einer Nebennierenrindeninsuffizienz ab – in ihrer *antiphlogistischen (antirheumatischen), antiallergischen* und *immunsuppressiven Wirkung.* Durch partialsynthetische

5β–Tetrahydrocortisol

Abwandlung der natürlichen Hormone wurde daher versucht, bezüglich dieser Eigenschaften zu wirksameren Verbindungen zu kommen. Der *wichtigste Schritt* auf diesem Wege war die *Einführung einer Doppelbindung zwischen C-1 und C-2* durch mikrobiologische Dehydrierung. Das aus Cortisol erhaltene **Prednisolon** und das aus Cortison gewonnene **Prednison** erwiesen sich als etwa viermal stärker antiphlogistisch wirksam als Cortisol, bei gleichzeitig geringerer Beeinflussung des Elektrolytstoffwechsels. Eine weitere Wirkungssteigerung konnte durch zusätzliche Einführung von Methyl- und Hydroxylgruppen bzw. von Halogenatomen an verschiedenen Stellen des Steroidgerüstes erreicht werden. Als besonders effektiv erwies sich die Einführung eines Fluoratoms in 9α-Position.

Die genannten Cortisol-Derivate sind zwar stärker wirksam und beeinflussen auch den Natrium- und Kaliumhaushalt nur noch wenig, doch haben sich die *Erwartungen,* daß sich auch die *anderen Nebenwirkungen* vermindern lassen, *nicht erfüllt:* Parallel mit der antiphlogistischen Wirkung nahm z.B. auch die Beeinflussung des Glucosestoffwechsels zu.

Tab. B 2–10 enthält eine Zusammenstellung gebräuchlicher Handelspräparate zur *systemischen* Anwendung (Glucocorticoide zur lokalen Anwendung an der Haut s. S. 602 ff.).

Indikationen. Bei der Anwendung von Glucocorticoiden muß streng zwischen einer *Substitutionstherapie bei Nebennierenrindeninsuffizienz* und ihrem *Einsatz aufgrund der antiphlogistischen, antiallergischen und immunsuppressiven Eigenschaften* (sog. *pharmakodynamische Therapie*) unterschieden werden.

Bei *Morbus Addison (primärer Nebennierenrindeninsuffizienz)* ist die *gleichzeitige Gabe eines Glucocorticoids und eines Mineralocorticoids* erforderlich. Bevorzugt werden hierbei *Cortisol* bzw. *Cortison* als Glucocorticoid und *Fludrocortison* (s.u.) als

Tab. B 2–10. Glucocorticoide (zur systemischen Anwendung)

Strukturformel	Internationaler Freiname	Handelspräparat (Eingetragenes Warenzeichen)	Relative antiphlogistische Wirksamkeit (Cortisol = 1)	Relative Mineralocorticoidwirkung (Cortisol = 1)
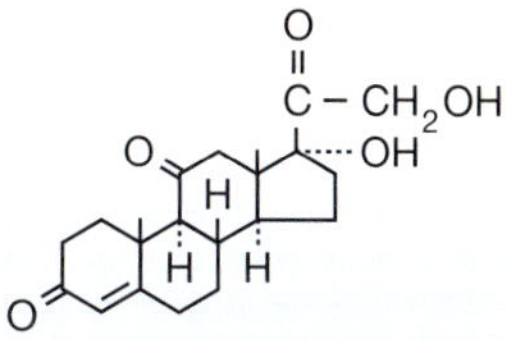	Cortison	Cortison Ciba	0,8	0,8
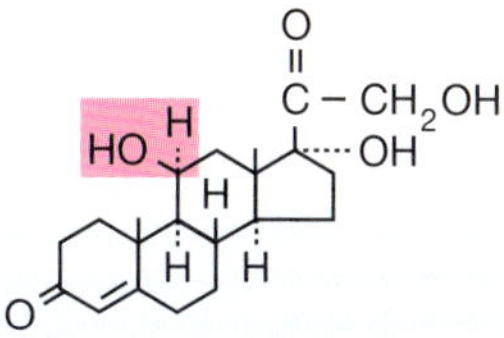	Hydrocortison (Cortisol)	Ficortril, Hydrocortison Hoechst, Hydrocortison Jena-pharm	1	1
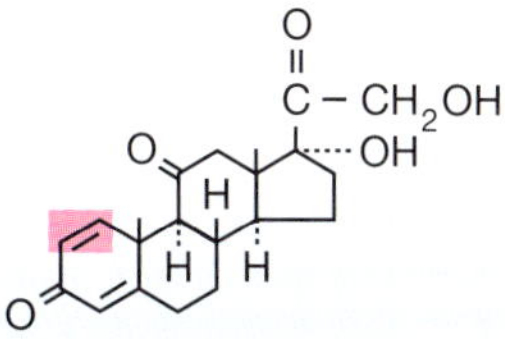	Prednison	Decortin, Predni-Tablinen, Rectodelt	4	0,6
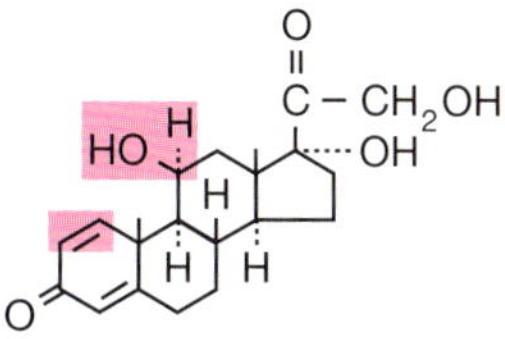	Prednisolon	Decaprednil, Decortin H, Deltacortril, duraprednisolon, hefasolon, Predni-Coelin, Predni-H-Tablinen, Prednisolon Jena-pharm, Prednisolut, Solu-Decortin H	4	0,6
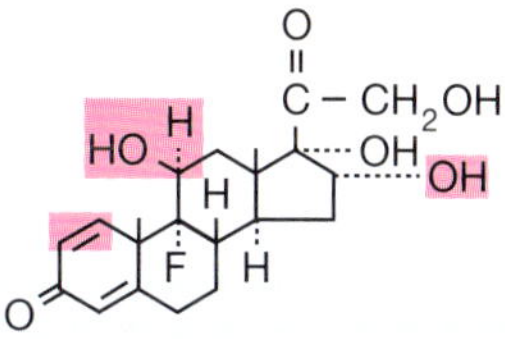	Triamcinolon	Berlicort, Delphicort, Volon	6	0
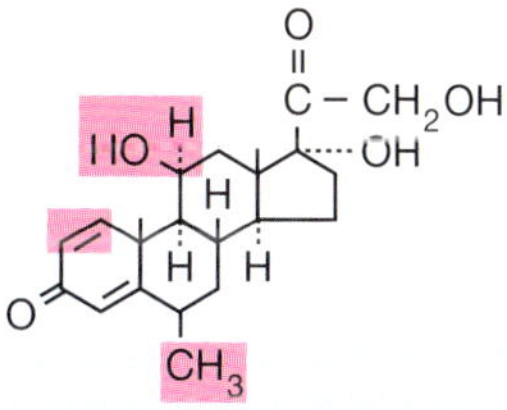	Methyl-prednisolon	Medrate, Urbason	5	0
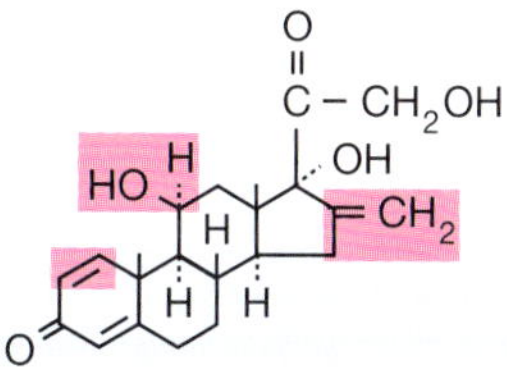	Prednyliden	Decortilen	4	0

Hormonelles System

B 2

Tab. B 5–10. Glucocorticoide (zur systemischen Anwendung) (Fortsetzung)

Strukturformel	Internationaler Freiname	Handelspräparat (Eingetragenes Warenzeichen)	Relative antiphlogistische Wirksamkeit (Cortisol = 1)	Relative Mineralcorticoidwirkung (Cortisol = 1)
	Deflazacort	Calcort	3	< 0,5
	Fluocortolon	Ultralan	5	0
	Dexamethason	afpred-DEXA, Auxiloson, Decadron-Phosphat, Dexamed, Dexamethason Jenapharm, Fortecortin, Dexamonozon, Predni-F-Tablinen	30	0
	Betamethason	Celestamine, Celestan	30	0

Mineralocorticoid gegeben. Bei *sekundärer Nebennierenrindeninsuffizienz* ist wegen der noch erhaltenen Aldosteron-Basissekretion meist die *alleinige Gabe eines Glucocorticoids ausreichend.* Auch beim adrenogenitalen Syndrom ist die lebenslängliche alleinige Applikation von Cortisol notwendig.

Außer zur Substitutionstherapie sind Glucocorticoide wegen ihrer Fähigkeit, im mesenchymalen Gewebe ablaufende Prozesse zu unterdrücken, bei zahlreichen Erkrankungen indiziert. Obwohl sie nur *symptomatisch* und *nicht kausal* wirken, können trotzdem häufig sehr gute Behandlungserfolge erzielt werden. Glucocorticoide werden eingesetzt bei

☐ einer Vielzahl von *Hauterkrankungen* (u.a. Ekzemen, Psoriasis, Erythema nodosum, Strahlenerythemen u.a.),

☐ *rheumatischen Erkrankungen* (insbesondere beim akuten rheumatischen Fieber mit Karditis, rheumatoider Arthritis, Polymyalgia rheumatica und Kollagenosen),

☐ *allergischen Reaktionen* (z.B. Quincke-Ödem, Heuschnupfen, allergischer Konjunktivitis, Insektenstichen, Urtikaria, anaphylaktischem Schock),

☐ *Nierenerkrankungen* (insbesondere spezielle Formen des nephrotischen Syndroms),

☐ *Blutkrankheiten* (z.B. hämolytischen Anämien, thrombopenischer Purpura),

☐ *Lungenerkrankungen* (z.B. chronisch obstruktiven Atemwegserkrankungen, Morbus Boeck, toxischem Lungenödem),

☐ *gastrointestinalen Erkrankungen* (z.B. Morbus Crohn),

☐ *Zytostatika-bedingtem Erbrechen* (in Kombination mit einem 5-HT$_3$-Antagonisten, s. S. 268 f.),

☐ *Lebererkrankungen* (z.B. nicht infektiös-bedingter chronisch-aggressiver Hepatitis),

☐ *malignen Tumoren,* vor allem Systemtumoren (Leukämien, Lymphogranulomatosen, Lymphosarkomen),

- *Erkrankungen des Nervensystems* (z.B. BNS-Krämpfen),

- *Hirnödem* (insbesondere tumorbedingtem Hirnödem),

- schweren *Schockzuständen* und

- *Transplantationen.*

Bei *bakteriellen Infektionskrankheiten* dürfen Glucocorticoide *nur gemeinsam mit Antibiotika oder Chemotherapeutika* gegeben werden. Sie haben dabei die Aufgabe, infektionsbedingte, unerwünschte mesenchymale Reaktionen, wie z.B. Exsudatbildung, zu verhindern.

Anwendungskriterien. Glucocorticoide sollen nur bei strenger Indikationsstellung und unter sorgfältiger Beachtung der Nebenwirkungen angewandt werden. Dabei ist folgendes zu beachten:

- Bei jeder Erkrankung und bei jedem Patienten sollte die für die Erreichung des therapeutischen Effektes *erforderliche Dosis individuell ermittelt* und von Zeit zu Zeit je nach Aktivität der Erkrankung erneut überprüft werden.

- Die *Einzeldosis* eines Glucocorticoids, selbst wenn sie hoch ist, ruft gewöhnlich *keine gefährlichen Nebenwirkungen* hervor.

- Auch eine Behandlung über einige Tage löst in der Regel keine schweren Nebenwirkungen aus, es sei denn, es werden extrem hohe Dosen angewandt.

- Wenn möglich, sollte eine sog. *alternierende Therapie* mit Glucocorticoiden durchgeführt werden. Dabei wird die für 48 Stunden notwendige Dosis jeden zweiten Tag morgens auf einmal eingenommen. (Bei schweren Erkrankungen ist allerdings eine ausreichende Wirkung damit vielfach nicht gewährleistet.) Alternativ kommt die tägliche morgendliche Gabe von Glucocorticoiden in Betracht. Diese Formen der Behandlung greifen weniger in den natürlichen Regelkreis der Cortisolsekretion ein, die Nebennierenrindenfunktion wird somit weniger gehemmt, und die Gefahr einer Nebennierenrindenatrophie ist verringert. Da mit Depotpräparaten eine solche Anpassung nicht möglich ist, sollten diese sowie lang wirkende Glucocorticoide wie (z.B. Dexamethason) zur Langzeittherapie nicht mehr verwendet werden.

- In Fällen, bei denen eine einmal tägliche Dosierung nicht ausreicht, empfiehlt sich eine zweite Gabe am frühen Nachmittag bzw. frühen Abend.

- Bei *Beendigung* einer längerdauernden Therapie mit Glucocorticoiden darf die *Dosis nur langsam reduziert* werden, da die Gefahr von Komplikationen infolge einer Nebennierenrindenatrophie besteht. Diese treten insbesondere in Streßsituationen auf, wenn der Cortisolbedarf erhöht ist. Dem muß durch Gabe von Cortisol in ausreichender Dosierung Rechnung getragen werden.

Dosierung. Die Dosierung erfolgt entsprechend den obengenannten Kriterien nach der individuellen Reaktion und dem Ansprechen des Patienten sowie der Schwere der Erkrankung. Die Anfangsdosen für Prednisolon z.B. können dabei zwischen 30 und 1000 mg schwanken. Die Erhaltungsdosen von Prednisolon betragen 5 bis 15 mg pro Tag peroral. Bei akut bedrohlichen Zuständen werden hohe Glucocorticoid-Dosen i.v. injiziert oder infundiert.

Nebenwirkungen. Die Nebenwirkungen der Glucocorticoide ergeben sich aus deren pharmakodynamischem Wirkprofil. Sie nehmen bei Langzeittherapie mit steigender Dosis zu. So treten die Symptome eines *Cushing-Syndroms* (s.o.) auf, wenn die – interindividuell allerdings stark schwankende – *Cushing-Schwelle* überschritten wird. Bei Tagesdosen von ≤ 7,5 mg Prednisolon sind die Nebenwirkungen meist wenig bedeutsam.

Infolge der Hemmung mesenchymaler Reaktionen ist die *Gefahr von Infektionen* sowie des Wiederaufflammens latenter Infekte *erhöht, Geschwüre im Magen-Darm-Kanal* können bei einer langdauernden, hochdosierten Gabe von Glucocorticoiden, insbesondere bei gleichzeitiger Anwendung von nichtsteroidalen Antirheumatika, erneut auftreten. Die *Wundheilung* ist *verzögert.* Wegen der katabolen bzw. antiproliferativen Wirkungen sind ferner *Atrophien* von Muskulatur, Haut (Striaebildung) und Fettgewebe möglich. *Bei Kindern* tritt eine *Wachstumshemmung* auf. Durch Auflösung der mesenchymalen Knochenmatrix und teilweise auch durch die Vitamin-D-antagonistische Wirkung sowie durch Hemmung der Knochenneubildung infolge Unterdrückung der Expression des Prokollagen-I-Gens besteht eine erhebliche *Osteoporose-Gefahr.* Besonders gefährdet sind Patienten mit eingeschränkter motorischer Aktivität.

Infolge des Eingriffs in den Glucosestoffwechsel kann ein latenter Diabetes mellitus manifest werden *(diabetogene Wirkung).* Der Eingriff in den Lipidstoffwechsel führt bei langdauernder hochdosierter Gabe zu der beschriebenen charakteristischen Umverteilung des Fettgewebes.

Hormonelles System

B 2

Bei den Verbindungen, die noch eine Mineralocorticoid-artige Wirkungskomponente besitzen, tritt u.U. eine *Retention von Natriumionen und Wasser* sowie eine *gesteigerte Exkretion von Kaliumionen* auf.

Durch die *Beeinflussung zentralnervöser Funktionen* besteht die Gefahr von Schlafstörungen, Antriebshemmung oder psychischen Alterationen. Langzeitbehandlung führt besonders bei Kindern z.T. zu einer Erhöhung des Hirndrucks, wobei die Symptome eines Hirntumors vorgetäuscht werden können.

In diesem Zusammenhang steht auch die Beobachtung, daß Glucocorticoide den *intraokularen Druck erhöhen* und dadurch zu *Glaukom* und schließlich zur *Erblindung* führen können. Dabei haben die Anwendung am Auge selbst und die systemische Gabe den gleichen Effekt. Ferner ist das *erhöhte Thromboserisiko* zu erwähnen.

Kontraindikationen. Relative Kontraindikationen, bei denen der zu erwartende Nutzen sorgfältig gegen das Risiko abgewogen werden muß, sind Ulkusanamnese oder bestehende Magen-Darm-Ulzera, schwere Osteoporose, Psychosen, Epilepsien (mit Ausnahme von BNS-Krämpfen), Herzinsuffizienz und Hypertonie, Tuberkulose, verschiedene Viruserkrankungen während der virämischen Phase (z.B. Varizellen, Zoster) sowie Glaukom. *Sie gelten nur für die pharmakodynamische und nicht für die Substitutionstherapie, die stets durchzuführen ist.*

Interaktionen. Glucocorticoide vermindern die Wirkung von Antikoagulantien und oralen Antidiabetika. Bei gleichzeitiger Gabe von Glucocorticoiden und nichtsteroidalen Antirheumatika, insbesondere Salicylsäurederivaten, ist die Gefahr gastrointestinaler Blutungen erhöht. Glucocorticoid-bedingte Kaliumverluste verstärken die Wirkung von Herzglykosiden. Barbiturate, Phenytoin und Rifampicin vermindern infolge Enzyminduktion die Effekte der Glucocorticoide.

2.7.2.4 Mineralocorticoide

Neben **Aldosteron,** dem physiologisch bedeutsamsten Mineralocorticoid, sezerniert die Nebennierenrinde auch dessen Vorstufe, das *Cortexon* (11-Desoxycorticosteron, DOC). Dieses ist *qualitativ gleich,* aber *quantitativ deutlich schwächer* wirksam als Aldosteron (ca. $1/30$).

Die Mineralocorticoide, speziell Aldosteron, sind an der *Regulation des Elektrolyt- und Wasserhaushaltes* beteiligt. Aldosteron bewirkt in den spätdistalen Abschnitten der Nierentubuli und in den Sammelrohren die verstärkte Bildung und Aktivierung der Na^+/K^+-ATPase sowie die Synthese von Cytochromoxidase und eines Natriumkanalproteins. Auf diese Weise *erhöht* Aldosteron die *Rückresorption von Natriumionen* und die *Ausscheidung von Kalium- und*

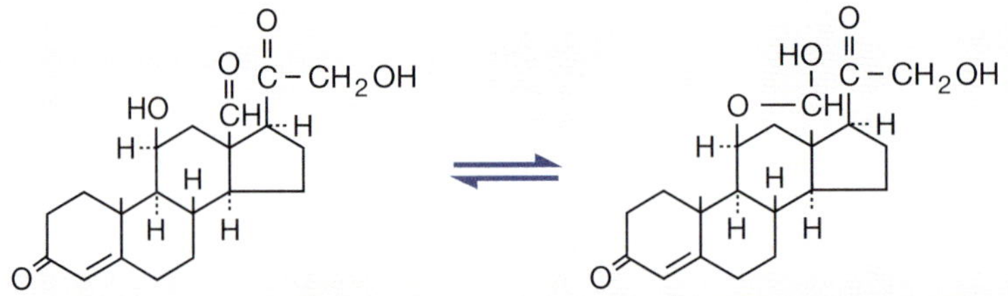

Aldosteron (offene Form)

Aldosteron (Halbacetalform)

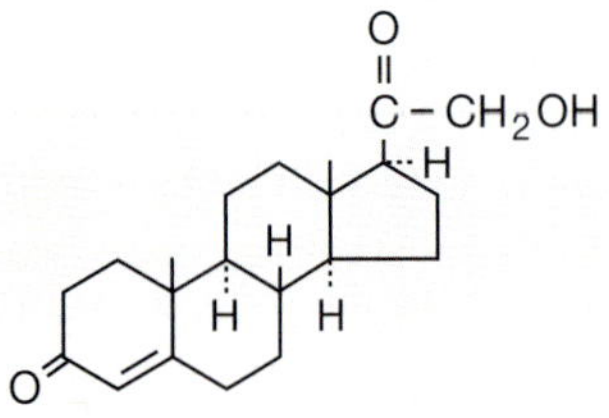

Cortexon

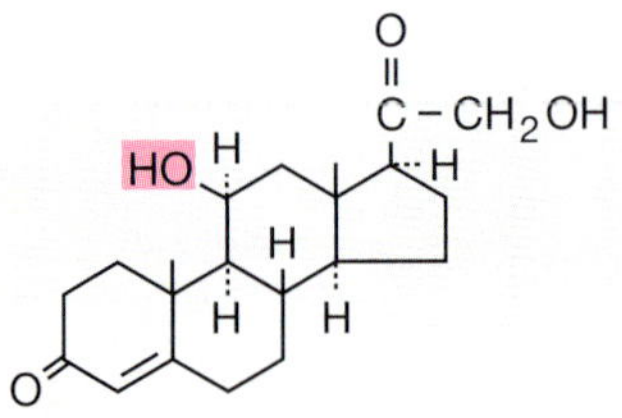

Corticosteron

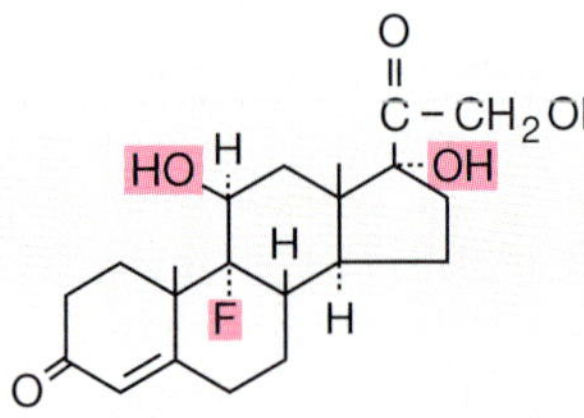

Fludrocortison (Astonin®-H)

Wasserstoffionen (s. S. 567). Gleichzeitig wird Wasser retiniert. Ähnliche Wirkungen besitzt Aldosteron auf den Wasser- und Ionentransport im Darm sowie in den Speichel- und Schweißdrüsen. Aldosteron und Cortexon besitzen dagegen im Unterschied zu den Glucocorticoiden keinen Einfluß auf mesenchymale Reaktionen, doch ist bei Aldosteron noch eine geringe Wirkung auf den Kohlenhydratstoffwechsel vorhanden.

Die *Mineralocorticoid-Ausschüttung* aus der Nebennierenrinde wird unter physiologischen Bedingungen vor allem durch Volumenänderungen in den Gefäßen, Änderung der Nierendurchblutung und der Natriumionenkonzentration im distalen Tubulus der Niere geregelt. Bei Na^+-Mangel im Blut, Abnahme der Nierendurchblutung und erniedrigter Natriumionenkonzentration an der Macula densa wird in den juxtaglomerulären Zellen der Niere *Renin* freigesetzt, das durch partielle Hydrolyse die Bildung von Angiotensin I aus Angiotensinogen bewirkt. Aus Angiotensin I wird dann durch Angiotensin-Konversions-Enzym (ACE) Angiotensin II gebildet. Dieses sowie das durch Abspaltung einer weiteren Aminosäure aus Angiotensin II entstehende Angiotensin III stimulieren die Produktion und die Ausschüttung von Aldosteron (vgl. Renin-Angiotensin-Aldosteron-Mechanismus, S. 567 f.). Bei Blutverlusten kann die Aldosteron-Ausschüttung auch durch Stimulation von Volumenrezeptoren ausgelöst werden. Corticotropin beeinflußt die Aldosteron-Produktion und -Abgabe normalerweise kaum. Unter pathologischen Bedingungen kann aber eine gesteigerte Aldosteron-Produktion durch eine verstärkte Corticotropin-Ausschüttung hervorgerufen werden.

Partialsynthetisch können hochwirksame Mineralocorticoide durch Einführung von Fluor in 9α-Position des Cortisols oder des Prednisolons erhalten werden. Als einziger Wirkstoff ist derzeit das entsprechende Cortisol-Derivat *Fludrocortison* (Astonin®-H) im Handel.

Die *therapeutische Bedeutung* ist – verglichen mit den Glucocorticoiden – *gering*. Bei einer Nebennierenrindeninsuffizienz darf es nur *zusammen mit Glucocorticoiden*, niemals allein gegeben werden. Fludrocortison ist ferner bei sonst schwer therapierbaren hypotonen Kreislaufstörungen (s. S. 493) anwendbar.

Zur Substitutionstherapie werden 0,1 mg, zur Hypotoniebehandlung 0,1 bis 0,3 mg täglich peroral verabreicht.

Als Nebenwirkungen können bei der Hypotoniebehandlung sowie nach Überdosierung bei einer Substitutionstherapie Ödeme infolge der Natriumretention sowie Kaliumverluste auftreten.

Hypertonie, Herzinsuffizienz, Leberzirrhose und Nephrosen sind *Kontraindikationen*.

2.7.3 Nebennierenmarkhormone

Die Nebennierenmarkhormone Noradrenalin und Adrenalin wurden bereits unter B 1.13 besprochen.

2.8 Gonaden

2.8.1 Ovarien

2.8.1.1 Anatomie der Ovarien

Die *Ovarien* (Eierstöcke) sind etwa pflaumengroße, paarig angelegte, etwa 10 g schwere Organe, die am seitlichen Eingang des kleinen Beckens liegen und von cincr Duplikatur des Bauchfells umgeben sind.

Im Bindegewebe der Eierstöcke (Stroma ovarii) liegen die sog. *Follikel,* die aus einer *Eizelle* und dem sie umgebenden *Follikelepithel* bestehen. Nach ihrem Entwicklungszustand unterscheidet man *Primär-, Sekundär-* und *Tertiär-* (Graafsche) *Follikel* (s. Abb. B 2–20). Jedes Ovar enthält bei der Geburt etwa 500000 Primärfollikel, von denen zur Zeit der Pubertät noch etwa 200000 vorhanden sind. Davon gelangen – pro

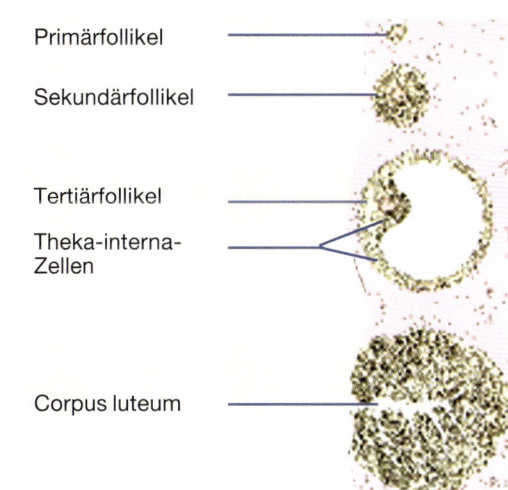

Primärfollikel

Sekundärfollikel

Tertiärfollikel

Theka-interna-Zellen

Corpus luteum

Abb. B 2–20. Stadien des Ovarialzyklus und der Gelbkörperbildung in schematischer Darstellung (nach Frick et al.)

Ovar – nur etwa 250 zur Reife. Beim Heranreifen eines Eies bis zum Stadium des Graafschen Follikels werden jedoch zahlreiche (ca. 1000!) Begleitfollikel zum Wachstum angeregt, diese gehen jedoch *vorzeitig,* d.h. uneröffnet, *zugrunde* (sog. *Follikel-Atresie).*

Die *Ovarien* sind *zugleich* die *Bildungsstätte der weiblichen Sexualhormone.* Unter dem Einfluß der Gonadotropine werden in Follikelepithelzellen (Theka-interna-Zellen) *Oestrogene* und im Gelbkörper (Corpus luteum) *Gestagene* gebildet. Außerdem synthetisieren die Ovarien *männliche Sexualhormone* (Androgene).

2.8.1.2 Der menstruelle Zyklus

Hormonale Steuerung. An dem monatlichen Zyklus der geschlechtsreifen Frau sind der *Hypothalamus,* die *Hypophyse,* die *Ovarien* und der *Uterus* beteiligt. Das aus dem Hypothalamus freigesetzte *Gonadotropin-Releasing-Hormon* (GnRH, Gonadoliberin, Gonadorelin) bewirkt die Ausschüttung der beiden *Gonadotropine,* des *Follikel-stimulierenden Hormons* (FSH, Follitropin) und des *luteinisierenden Hormons* (LH, Lutropin, s. S. 321), aus der Adenohypophyse (s. Abb. B 2–21). Unter dem Einfluß von *FSH* reift, wie erwähnt, eine Kohorte von Follikeln heran, die mit zunehmender Reifung vermehrt *Oestrogene,* ins-

besondere *Oestradiol,* bilden (s. Abb. B 2–22). Die Oestrogene bewirken eine vermehrte Ausbildung von FSH-Rezeptoren auf der Follikeloberfläche, die dann die Follikelreifung fördern. Schließlich wird der Follikel mit den meisten FSH-Rezeptoren zur endgültigen Ausreifung selektiert: Die vermehrte Oestrogensynthese sowie vom dominanten Follikel sezerniertes *Inhibin* supprimieren die FSH-Produktion, wodurch die Stimulation der Begleitfollikel abnimmt. Außerdem reichern sich infolge der geringeren Aromataseaktivität (s. S. 368) Androgene an, die zur Rückbildung der Begleitfollikel führen.

Interessanterweise wird bei den anfänglich niedrigen Oestrogenspiegeln wenig GnRH und damit auch wenig FSH und LH sezerniert. Mit steigenden Oestrogenkonzentrationen nimmt jedoch die GnRH-, die LH- und später auch die FSH-Ausschüttung zu; d.h., in dieser Phase wird nunmehr die negative Rückkopplung gehemmt. Dadurch bedingt, tritt in der Zyklusmitte ein *LH-Gipfel* auf, durch den der *Eisprung (Ovulation),* d.h. das Platzen des reifen Follikels unter Ausstoßung der Eizelle, ausgelöst wird.

Nach der Ovulation wird der geplatzte Follikel zum *Corpus luteum* (Gelbkörper) umgebildet, das die *Progesteronproduktion* und *-abgabe* aufnimmt, während der Oestradiolspiegel fällt. Unter dem Einfluß einer verstärkten negativen Rückkopplung sinken die LH- und FSH-Werte wieder auf basale Werte ab.

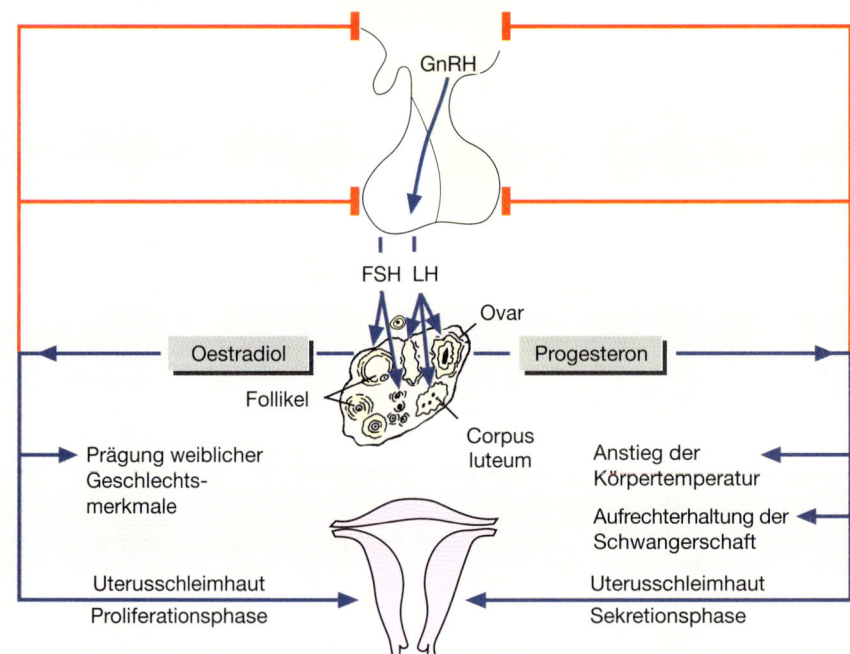

Abb. B 2–21. Wirkungen der weiblichen Sexualhormone und Regulation der Hormonabgabe. FSH Follikel-stimulierendes Hormon, LH Luteinisierendes Hormon, GnRH Gonadotropin-Releasing-Hormon (nach Thews, Mutschler, Vaupel)

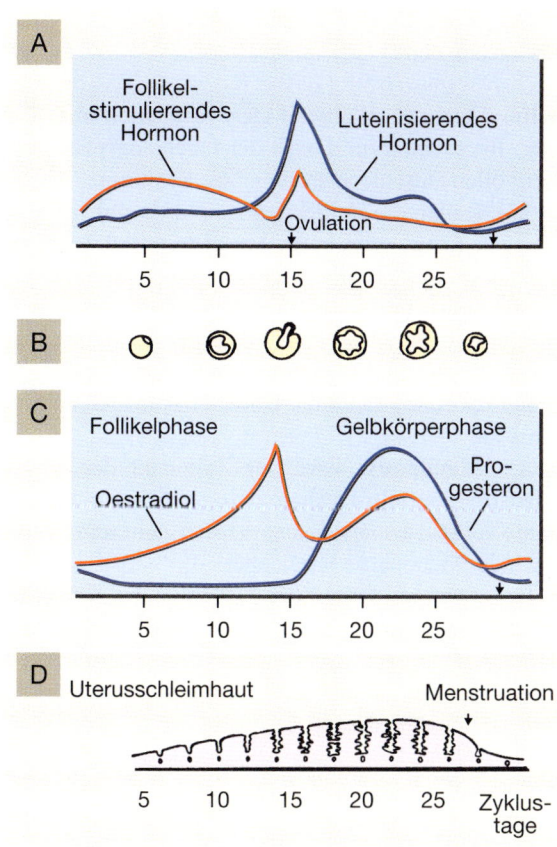

Abb. B 2–22. Zyklische Veränderung der Gonadotropin-konzentrationen (A) und davon abhängige Wirkungen auf den Funktionszustand der Follikel (B), auf die Konzentrationen der Keimdrüsenhormone (C) sowie auf das Wachstum der Uterusschleimhaut (D)

Durch diesen hormonalen Rückkopplungsmechanismus ist gewährleistet, daß in der *zweiten Zyklushälfte* ebenso wie in der *Schwangerschaft* eine weitere Ovulation und damit eine nochmalige Konzeption ausgeschlossen sind.

Von entscheidender Bedeutung für den beschriebenen Ablauf des menstruellen Zyklus und damit für die Fertilität der Frau ist die *pulsatile Freisetzung von Gonadotropin-Releasing-Hormon*. In der *ersten Zyklushälfte* (bis zur Ovulation), d.h. unter Oestrogeneinfluß, beträgt der Abstand zwischen den einzelnen Pulsen *ca. 90 Minuten*, in der *zweiten Zyklushälfte*, nunmehr unter vorwiegendem Gestageneinfluß, *3 – 4 Stunden*. Aufgrund von Tierversuchen, aber auch durch den (therapeutischen) Einsatz von GnRH bei Frauen, z.B. bei Sterilität, konnte gezeigt werden, daß sowohl die kontinuierliche Zufuhr des Freisetzungshormons als auch die Veränderung der Abstände zwischen den Pulsen eine verminderte Ausschüttung von FSH und LH aus der Hypophyse zur Folge haben. Ferner ist festzuhalten, daß der menstruelle Zyklus

nicht ausschließlich hormonell gesteuert wird, sondern an komplexe zentralnervöse Funktionen gekoppelt ist. Dies kommt darin zum Ausdruck, daß er durch psychische Faktoren beeinflußt werden kann.

Zyklische Veränderungen des Uterus. Der im Mittel 28 Tage dauernde Menstruationszyklus mit periodischen Veränderungen im Endometrium wird in drei Phasen eingeteilt: die

☐ *Desquamations-Reparationsphase* (1.– 4. Tag),

☐ *Proliferationsphase* (5.– 14. Tag) und

☐ *Sekretionsphase* (15.– 28. Tag).

Die Rückbildung des Gelbkörpers mit *Abnahme des Progesteronspiegels* am Zyklusende führt meist am 26. und 27. Zyklustag zu einer vermehrten *Prostaglandinbildung*. Diese ruft eine Kontraktion der spiralig verlaufenden Arterien in der Gebärmutterschleimhaut hervor. Hieraus resultiert zunächst eine Minderdurchblutung und später eine ischämische Schädigung. Strömt bei schwächer werdender Gefäßkontraktion wieder reichlich Blut ein, kommt es im Bereich dieser Arterien zu *Blutaustritten* ins Gewebe bzw. in die Uterushöhle. Schließlich führt die Schädigung der Schleimhaut zur Ausstoßung von Schleimhautfetzen, die mit Blut vermischt sind *(Menstruation, Menses)*.

Als 1. Tag des neuen Menstruationszyklus gilt der Tag, an dem die Menstruationsblutung einsetzt. Die Blutgerinnung ist während dieser **Desquamationsphase** örtlich herabgesetzt. An deren Ende regenerieren Epithel und Bindegewebe – ausgehend von der Basalschicht –, die Wunde wird geschlossen **(Reparationsphase)**.

In der nun beginnenden **Proliferationsphase** erfolgt der Wiederaufbau der Uterusschleimhaut. Infolge der Zunahme des Oestrogenspiegels im Blut sprossen neue Gefäße ein, und mit zunehmender Dicke des Endometriums entstehen wieder langgestreckte Drüsen, die später leicht geschlängelt verlaufen. Das Gewebe wird aufgelockert.

Nach dem Follikelsprung setzt die **Sekretionsphase** ein. Dabei wird die Uterusschleimhaut unter dem Einfluß des ansteigenden Progesteronspiegels zu einem sekretionsfähigen, für die Einbettung des Keimes geeigneten Epithel umgebaut. Gegen Ende der Sekretionsphase sind die Drüsen stark geschlängelt und enthalten ein schleimiges Sekret; das Bindegewebe ist aufgelockert. In dieser Phase ist die Schleimhaut stark durchblutet und erreicht eine Höhe von 6 – 8 mm. Die Zellen des bindegewebigen Stromas vergrößern sich und enthalten reichlich Glykogen. Gegen Ende der Sekretionsphase kann das Oberflächenepithel stellenweise einen Flimmerbesatz aufweisen. Unterbleibt eine Befruchtung, löst die Rückbildung des Gelbkörpers die nächste Regelblutung aus.

Die *Schleimhaut der Cervix uteri* nimmt nur wenig an den beschriebenen zyklischen Veränderungen teil. Bedeutsam ist aber, daß sich im Verlaufe des Zyklus die *Konsistenz des Zervixschleimes ändert.* Kurz vor der Ovulation tritt als Zeichen einer *Oestrogenwirkung* eine *Verflüssigung* des Schleimes ein, die zur Zeit der Ovulation ihren Höhepunkt erreicht. Der Schleim wird „spinnbar", d.h., er läßt sich zu langen Fäden ausziehen und ist für Spermien leicht durchgängig. Unter dem *Einfluß von Progesteron* wird der *Schleim* in der 2. Zyklusphase wieder *zähflüssiger* und behindert die Spermienpassage.

Dysmenorrhoe. Eine Dysmenorrhoe liegt vor, wenn Frauen während der monatlichen Regel ernsthaft beeinträchtigt werden und ihren beruflichen oder häuslichen Aufgaben nicht voll nachkommen können. Man unterscheidet eine *primäre* von einer *sekundären* Dysmenorrhoe. Bei der primären Dysmenorrhoe sind die Menstruationsblutungen *von Anfang an schmerzhaft,* bei der sekundären Dysmenorrhoe tritt die Schmerzhaftigkeit *erst in späteren Jahren* auf. *Lokale* dysmenorrhoische Beschwerden äußern sich in ziehenden Schmerzen im Rücken oder Unterleib, die sich bis zu heftigen Koliken steigern können. Daneben klagen die Frauen über allgemeines Unwohlsein, Appetitlosigkeit, Kopfschmerzen, Reizbarkeit, Herzklopfen u.a.

Als *Ursachen* für eine Dysmenorrhoe kommen Endometriose, Entzündungen oder Tumoren der Gebärmutter *(mechanische Dysmenorrhoe),* prämenstruelle Auflockerung des Beckenrings *(statisch bedingte Dysmenorrhoe)* oder psychische Faktoren, z.B. unerfüllter Kinderwunsch, berufliche Enttäuschungen usw. *(psychisch bedingte Dysmenorrhoe)* in Betracht.

Amenorrhoe. Unter einer Amenorrhoe versteht man das *Ausbleiben der Regelblutung.* Eine *primäre Amenorrhoe* liegt vor, wenn nach vollendetem 18. Lebensjahr noch keine Menarche (erste Regelblutung) eingetreten ist. Von einer *sekundären Amenorrhoe* wird gesprochen, wenn Menstruationen zunächst erfolgten, dann aber längere Zeit ausbleiben. Ferner muß zwischen einer *physiologischen* und einer *dysfunktionellen Amenorrhoe* unterschieden werden.

Eine physiologische Amenorrhoe tritt während der Schwangerschaft, im Wochenbett und in der Stillzeit auf.

Häufigste Ursache einer dysfunktionellen Amenorrhoe ist eine Ovarialinsuffizienz. Die Störung kann dabei sowohl im Hypothalamus-Hypophysen-System als auch in den Ovarien selbst liegen.

Klimakterium. Während des Klimakteriums, den sog. *Wechseljahren,* d.h. in der Übergangsphase von der vollen Geschlechtsreife in das Senium (s. Abb. B 2–23), stellen die weiblichen Keimdrüsen ihre Funktion ein. Diese erlischt im Mittel mit 49 ± 3 Jahren. Zunächst werden die Menstruationsblutungen unregelmäßiger und schwächer; Ovulationen und Gelbkörperbildungen bleiben aus. Entsprechend dem massiven Abfall der Oestrogen- und Gestagenspiegel steigt für einige Jahre die Gonadotropinausschüttung stark an.

Als **Menopause** wird der Zeitpunkt der letzten Menstruation, als *Prämenopause* der Zeitraum drei Jahre vor und als *Postmenopause* der Zeitraum 7 Jahre nach der Menopause bezeichnet.

Bei etwa zwei Drittel der Frauen ist das Klimakterium mit Beschwerden, den sog. klimakterischen Ausfallserscheinungen, verbunden. Diese beruhen vor allem auf dem *Abfall der Oestrogensekretion.* Sie äußern sich in Form von

☐ *vegetativen Symptomen* (Hitzewallungen, Schwindel, Tachykardien, Schwitzen u.a.),

☐ *psychischen Symptomen* (Angstgefühlen, depressiver Verstimmung, erhöhter Reizbarkeit, Konzentrationsschwäche u.a.) und

☐ *metabolischen Dysfunktionen* (Osteoporose, Hyperlipoproteinämien, Hautatrophie u.a.).

Außerdem steigt die Gefahr kardiovaskulärer Erkrankungen (koronarer Herzkrankheit).

Durch zyklusgerechte Substitution mit Oestrogenen und Gestagenen ist eine wirksame Therapie dieser Beschwerden möglich. Besondere Bedeutung kommt dabei der *Prophylaxe der Osteoporose und der koronaren Herzkrankheit* zu.

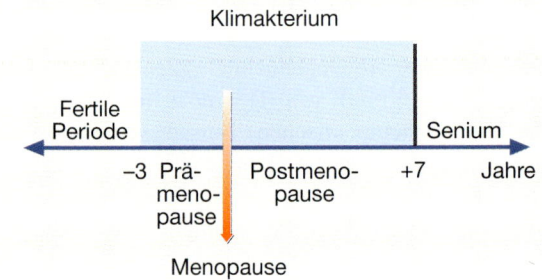

Abb. B 2–23. Zeitraum des Klimakteriums

2.8.1.3 Hormonale Steuerung von Schwangerschaft, Geburt und Laktation

Hat die Befruchtung eines Eies stattgefunden, gräbt es sich mit Hilfe proteolytischer Enzyme in das Endometrium ein und wächst zum Embryo heran. Die Ernährung des Embryos erfolgt über die *Plazenta,* die gleichzeitig eine hormonale Steuerfunktion übernimmt. Für diese Aufgabe sind zwei Hormone zuständig: das *Choriongonadotropin (HCG = H*uman-Choriongonadotropin), das vorwiegend in den ersten Schwangerschaftsmonaten gebildet wird, und das *Chorionmammotropin (CS = C*horion-Somatomammotropin), das u.a. die Brustdrüsen beeinflußt (s.u.).

Unter dem Einfluß der Plazentahormone kommt es zu einer *Vergrößerung des Corpus luteum,* das im ersten Monat einen großen Teil des Ovars einnimmt. *Die Oestrogen- und Progesteronspiegel bleiben hoch.* Daher wird das Endometrium nicht abgestoßen: Die *Menstruation bleibt aus.* Gegen Ende des ersten Schwangerschaftsmonats bildet sich das Corpus luteum zurück. Zu diesem Zeitpunkt hat die *Plazenta* selbst die Oestrogen- und Progesteronbildung aufgenommen, die für die Erhaltung der Schwangerschaft erforderlich sind.

Für die *Auslösung des Geburtsvorganges* werden verschiedene hormonale Faktoren verantwortlich gemacht, u.a. Abfall des Progesteronspiegels und damit Erhöhung des Oestrogen/Gestagen-Quotienten, verstärkte Bildung von gap junctions zwischen den Muskelzellen des Uterus durch Oestrogene, Steigerung der Oxytocinabgabe und gesteigerte Synthese von Oxytocinrezeptoren sowie Anstieg der Plasma-Prostaglandine. Welchem Faktor die entscheidende Bedeutung zukommt, ist z.Zt. noch ungeklärt.

Die *Laktation* (Milchproduktion und -sekretion der Brustdrüse) wird ebenfalls hormonal gesteuert. Während der Schwangerschaft bilden sich unter dem Einfluß der erhöhten Oestrogen- und Gestagenspiegel unter Mitwirkung von Chorionmammotropin die distalen Alveolen und Lobuli der Brustdrüse aus. Die nach der Geburt einsetzende *Milchproduktion* wird durch *Prolactin* stimuliert. Die *Milchfreisetzung* schließlich erfolgt, ausgelöst durch den Saugreiz, unter Vermittlung von *Oxytocin* (s. S. 375 f.).

2.8.1.4 Oestrogene (Estrogene, Follikelhormone)

Die Oestrogene unterscheiden sich von den anderen Steroidhormonen grundsätzlich durch ihren aromatischen Ring A. An der phenolischen Hydroxylgruppe in 3-Stellung ist eine Salzbildung und damit die chemische Abtrennung der Oestrogene von den übrigen Sexualhormonen möglich. Auf diese Weise gelang es 1929 Doisy und Butenandt gleichzeitig und unabhängig voneinander, als erstes Steroidhormon *Oestron* in kristallisierter Form zu isolieren. Schon drei Jahre später wurde durch Butenandt auch dessen Konstitution aufgeklärt.

Das wichtigste in den Follikelepithelien produzierte oestrogene Hormon ist **Oestradiol** (Estradiol). Daneben werden *Oestron* (Estron) und *Oestriol* (Estriol) gebildet.

Oestrogenwirkungen. *Oestrogene, also vor allem Oestradiol, sind in der Hauptsache Wuchsstoffe, die auf die Geschlechtsorgane einwirken. Sie fördern das Wachstum der weiblichen Sexualorgane und prägen die sekundären weiblichen Geschlechtsmerkmale. In der Pubertät bewirken sie den Schluß der Epiphysenfugen im Knochen und damit die Beendigung des Längenwachstums. Unter dem Einfluß der Oestrogene findet auch der Aufbau der Uterusschleimhaut und die Bildung der Endometriumdrüsen in der Proliferationsphase statt. Die Viskosität des Zervikalsekrets wird erniedrigt. Für das Sexualverhalten der Frau scheinen die Oestrogene von untergeordneter Bedeutung zu sein.*

Oestrogene besitzen außerdem eine *schwache anabole Wirkung* und *vergrößern die subkutanen Fettdepots.* Die Konzentration der *HDL* (s. S. 432) werden erhöht, die der LDL verringert, auch die Plasmacholesterolkonzentration sinkt. Durch die Beeinflussung der Fettverteilung rufen Oestrogene die typischen weiblichen Körperformen hervor. In der Leber steigern sie die Synthese von Transportproteinen. Durch vermehrte Bildung von Sexualhormon-bindendem Globulin (SHBG) und von Transcortin kommt es zu

Oestradiol   Oestron   Oestriol

Hormonelles System

B 2

einer erhöhten Bindung (und damit verringerter akuter Wirkung) von Androgenen und Glucocorticoiden.

Ferner werden *Wachstum und Talgproduktion der Talgdrüsen* durch Oestrogene *verringert.* Oestrogene *steigern* außerdem die *Calcium-Resorption* und die *Einlagerung von Calcium in den Knochen.* Der *periphere Gefäßwiderstand* in den kleinen Gefäßen wird durch direkten Gefäßangriff sowie einen Calciumantagonistischen Effekt *verringert.*

Insbesondere in höheren Dosen führen Oestrogene auch zu einer *Retention von Natriumchlorid und Wasser.* Darüber hinaus *verstärken* Oestrogene durch die vermehrte Bildung von Gerinnungsfaktoren die *Blutgerinnung.* Schließlich ist die vermehrte Bildung von 5-HT-Rezeptoren (s. S. 391) zu erwähnen.

Biosynthese. Oestrogene werden aus Androgenen, insbesondere aus Testosteron und Androstendion (s. S. 380) gebildet. Daneben – insbesondere nach der Menopause – werden Oestrogene auch aus Dehydroepiandrosteron in der Nebennierenrinde synthetisiert. Ein wichtiger Schritt der Oestrogenbildung ist die oxidative Entfernung der C-19-Methylgruppe durch einen Multienzymkomplex mit Aromatisierung des Ringes A. Diese Reaktion wird durch das Enzym *Aromatase* katalysiert, das insbesondere im Ovar, in niedrigerer Konzentration aber auch in der Muskulatur und im Fettgewebe vorkommt. Die Aromataseaktivität wird durch FSH erhöht.

Bei Frauen im gebärfähigen Alter beträgt die Oestrogensekretion – abhängig von der Zyklusphase – 25 bis 100 µg pro Tag. Im Klimakterium sinkt die Oestrogen-Sekretionsrate auf 5 – 10 µg täglich.

Kinetik. (Injiziertes) Oestradiol besitzt eine *Plasmahalbwertszeit* von etwa 50 Minuten. Oestradiol und Oestron unterliegen vor allem in der Leber einem vielfältigen Metabolismus durch Hydroxylierungen und Dehydrierungen sowie Konjugationen mit aktivierter Glucuronsäure sowie aktivem Sulfat. (Der First-pass-Effekt von oral appliziertem Oestradiol beträgt über 90%!) Ein Metabolit, der noch therapeutisch genutzt werden kann und vor allem *lokal* bei Veränderungen im Genitalbereich eingesetzt wird, ist *Oestriol* (Estriol; OcKolp®, Ortho-Gynest®, Ovestin®). Bei Frauen im Klimakterium werden außerdem *konjugierte Oestrogene,* die bei der Magen-Darm-Passage im Dickdarm dekonjugiert werden, verwendet (Oestrofeminal®, Presomen®, Transannon®).

Depot- und oral wirksame Oestrogene. Wegen der nur kurzen Wirkungsdauer bei parenteraler Applikation und der geringen Wirksamkeit nach oraler Gabe

Ethinylestradiol (Progynon®C)

Mestranol

wurden Oestradiol-Derivate entwickelt, die länger bzw. besser oral wirksam sind.

Eine längere Wirkungsdauer besitzt *Estradiolvalerat,* das nach intramuskulärer Injektion (Handelspräparat: Progynon®-Depot) langsam resorbiert und abgebaut wird. Auch die orale Anwendung ist möglich (Handelspräparat: Progynova®).

Wird an C-17 eine Ethinylgruppe eingeführt, erhält man *Ethinylestradiol,* das in der Leber nur langsam inaktiviert wird und daher oral gut wirksam ist. Ethinylestradiol und sein 3-Methylether *(Mestranol)* gehören zu den am häufigsten oral applizierten, jedoch nur *vor* der Menopause verwendeten Oestrogenen.

Mestranol stellt ein Prodrug dar, das zu Ethinylestradiol biotransformiert wird.

Oral wirksam sind auch totalsynthetisch gewonnene Oestrogene, z.B. Diethylstilbestrol, die kein Steroidgerüst mehr besitzen und nur noch entfernt mit den natürlichen Hormonen verwandt sind. Sie weisen ähnliche pharmakologische Eigenschaften wie Estradiol auf. Da jedoch in einer Reihe von Fällen *Genitalkarzinome* bei Frauen beobachtet wurden, deren Mütter zur Erhaltung der Schwangerschaft bei drohendem Abort hochdosiert und über längere Zeit Diethylstilbestrol erhalten hatten, wurden diese Präparate aus dem Handel gezogen. Nur *Diethylstilbestrol-diphosphat* (Fosfestrol, s. S. 758) wird noch zur Behandlung des Prostatakarzinoms verwendet.

Indikationen. Oestrogene sind indiziert bei

□ *Hypoplasie des Uterus und dessen Folgeerscheinungen* (z.B. Dysmenorrhoe),

□ *Oestrogenmangel infolge Ovarialinsuffizienz,* vor allem nach Ovarektomie oder Röntgenkastration,

□ *Oestrogenmangel im Klimakterium* (s.o.),

□ *primärer und sekundärer Amenorrhoe* in zyklusgerechter Anwendung und in Kombination mit Gestagenen, ferner

☐ zum *primären* (Laktationshemmung) und *sekundären* (Laktationsunterdrückung) *Abstillen.*

Dosierung. Die Dosierung erfolgt individuell und abhängig von der Indikation.

Zur Oestrogensubstitution, z.B. prä- und postmenopausal oder nach Ovarektomie, kann Oestradiol *oral* (z.B. Estradiolvalerat 1 – 2 mg täglich), außerdem in sehr viel niedrigerer Dosierung (25 – 100 µg pro Tag) – wegen Umgehung des First-pass-Effektes – *transdermal* appliziert werden (Estraderm®).

Nebenwirkungen. *Oestrogene erhöhen – dosisabhängig – das Thromboembolie-Risiko.* Bei Phlebitiden oder erhöhter Thrombosegefahr sind sie daher sofort abzusetzen. Bei langdauernden Oestrogengaben atrophieren ferner die Ovarien infolge einer Hemmung der Gonadotropinausschüttung. Spannungsgefühl in den Brüsten, Gewichtszunahme, Übelkeit, Natriumretention mit Ödembildung sowie Hyperpigmentierung der Haut können als weitere Nebenwirkungen hinzukommen.

Hinzuweisen ist ferner auf die vermehrte Bildung von *Endometriumkarzinomen* bei *alleiniger* Oestrogengabe in der Postmenopause. (Bei *kombinierter* Anwendung von Oestrogenen und Gestagenen ist dagegen die Gefahr eines Endometriumkarzinoms bei postmenopausalen Frauen *erniedrigt.*)

Kontraindikationen. Oestrogene sind kontraindiziert bei hormonabhängigen Uterus- und Mammatumoren, Endometriose, schweren Leberfunktionsstörungen, idiopathischem Schwangerschaftsikterus und schwerem Schwangerschaftspruritus in der Anamnese, Hyperbilirubinämie, thromboembolischen Erkrankungen sowie Sichelzellenanämie.

Interaktionen. Durch Enzyminduktoren, insbesondere Barbiturate, Carbamazepin oder Rifampicin, wird die Oestrogen-Wirkung herabgesetzt. Bei gleichzeitiger Gabe von Oestrogenen und Antidiabetika ist die Kohlenhydrat-Toleranz vermindert.

2.8.1.5 Antioestrogene

Antioestrogene sind Substanzen, die Oestrogenwirkungen ganz oder teilweise aufzuheben vermögen. Meist handelt es sich um *partielle* Antagonisten, d.h. um Stoffe mit einer schwachen agonistischen (oestrogenen) Wirkungskomponente. Hierzu gehört das Stilbenderivat *Clomifen* (Dyneric®, Pergotime®). Es führt beim Menschen zu einer vermehrten Freisetzung von Gonadoliberin und damit zu einer erhöhten Gonadotropinausschüttung. Bei Frauen mit anovulatorischen Zyklen kann so eine Ovulation ausgelöst werden. Ein *Erfolg* ist *nur bei* der *normogonadotropen Ovarialinsuffizienz,* d.h. bei intakter Hypothalamus-Hypophysen-Funktion, zu erwarten.

Clomifen (Dyneric®, Pergotime®)

Als *Wirkungsmechanismus* wurde ermittelt, daß Clomifen den negativen Rückkopplungseffekt der Oestrogene im Hypothalamus durch Blockade der Rezeptoren aufhebt.

Der Wirkstoff wird bei oraler Gabe *gut resorbiert.* Infolge eines enterohepatischen Kreislaufs beträgt die *Plasmahalbwertszeit* 5 Tage.

Clomifen ist bei Frauen mit unerfülltem Kinderwunsch infolge anovulatorischer Zyklen zur Ovulationsauslösung *indiziert.*

Die *Dosierung* von Clomifen beträgt 50 mg täglich am 5.– 9. Zyklustag. Die Behandlungsdauer soll sechs

Progesteron

Cortexon

Hormonelles System

B2

Zyklen nicht überschreiten. Die Anwendung hat unter ständiger ärztlicher Kontrolle zu erfolgen.

Als *Nebenwirkungen* kann es zu Hitzewallungen, Appetitlosigkeit, Kopfschmerzen, Sehstörungen und Spannungsgefühl in den Brüsten kommen. In seltenen Fällen wurden zystische Veränderungen der Keimdrüsen beobachtet. Ferner können vermehrt *Mehrlingsschwangerschaften* auftreten.

Bei Schwangerschaft, schweren Lebererkrankungen sowie ungeklärten Uterusblutungen ist Clomifen *kontraindiziert.*

Weitere Antioestrogene, die zur Behandlung metastasierender Mammakarzinome dienen, werden unter B 10.5.2 besprochen.

2.8.1.6 Gestagene (Corpus-luteum-Hormone, Schwangerschaftshormone)

Progesteron, das physiologische gestagene Hormon, ist als Pregnanderivat mit den Nebennierenrindenhormonen chemisch nahe verwandt. Von Cortexon (Desoxycorton) unterscheidet es sich nur durch die fehlende Hydroxylgruppe an C-21.

Gestagenwirkungen. Gestagenwirkungen im Organismus sind vor allem Progesteroneffekte. Progesteron

☐ löst an der Uterusschleimhaut die Umwandlung der Proliferationsphase in die *Sekretionsphase aus*,

☐ *vermindert die Schleimbildung* in der Cervix uteri und *erhöht* die *Viskosität des Zervixschleims,*

☐ *hemmt die LH-Ausschüttung der Hypophyse und damit die Ovulation,*

☐ *fördert* die *Drüsenbildung* in den Brüsten*,*

☐ *erhöht* die *Ruhetemperatur* der Frau,

☐ ist als sog. Schwangerschaftshormon *für die Erhaltung einer Schwangerschaft unentbehrlich* (z.B.

geringeres Ansprechen der Uterusmuskulatur auf Oxytocin, stärkere Ventilation der Schwangeren und damit erhöhte O_2-Versorgung des Embryos).

In hohen Dosen wirkt Progesteron außerdem *katabol.*

Biosynthese. Progesteron wird aus Cholesterol außer im Corpus luteum des Ovars in der Plazenta, der Nebennierenrinde und den Testes gebildet. Es nimmt eine zentrale Rolle als Zwischenprodukt bei der Synthese der Nebennierenrindenhormone (s. S. 353 ff.), der Androgene und der Oestrogene ein.

In der zweiten Zyklushälfte werden vom Corpus luteum etwa 20 mg Progesteron täglich synthetisiert. Während der Schwangerschaft kann die Progesteron-Produktion, die dann vorwiegend in der Plazenta erfolgt, bis auf 250 mg täglich ansteigen.

Kinetik. Wie Oestradiol ist Progesteron *bei parenteraler Applikation* nur *kurz, bei oraler Gabe wenig wirksam. Im Plasma* wird es *weitgehend an Albumin gebunden.* Die *Plasmahalbwertszeit* beträgt etwa 20 Minuten. Progesteron wird vor allem in der Leber abgebaut. Hauptmetaboliten sind Pregnenolon, Pregnandiol und Allopregnandiol. Diese werden in Form der Glucuronide vorwiegend im Urin ausgeschieden.

Länger bzw. oral wirksame Gestagene. Eine Verlängerung der Wirkungsdauer wurde durch Hydroxylierung in 17-Stellung und anschließende Veresterung, eine Erhöhung der Wirksamkeit durch Einführung einer Doppelbindung zwischen C-6 und C-7 und einer Methylgruppe bzw. eines Chloratoms in 6-Stellung erreicht.

Oral wirksame Gestagene erhält man durch Einführung einer Ethinylgruppe an C-17 des *Testosterons.* Aus der C_{19}-Verbindung Testosteron entsteht dadurch eine C_{21}-Substanz mit vorwiegend gestagenen, daneben aber auch noch androgenen Eigenschaften.

Norethisteron, Norgestrel bzw. *Levonorgestrel, Lynestrenol* und *Ethynodiol-acetat*, die sich vom 19-Nortestosteron ableiten, sind ebenfalls oral wirksame Gestagene mit androgener Wirkungskomponente.

Pregnandiol

Allopregnandiol

Tab. B 2–11. Gestagene

Strukturformel	Internationaler Freiname	Handelspräparat (Eingetragenes Warenzeichen)
	Norethisteron bzw. Norethisteronacetat oder -enantat	Micronovum, Norethisteron Jenapharm, Noristerat, Primolut-Nor, Bestandteil u.a. von Etalontin, Neorlest, Non-Ovlon, Orlest 21, Sinovula mikro
	Norgestrel bzw. Levonorgestrel	Microlut, Mikro-30 Wyeth, Norgestrel Jenapharm, Bestandteil u.a. von Gravistat, Microgynon, Minisiston, Neogynon, Sequilar, Stediril
	Gestoden	Bestandteil u.a. von Femovan, Minulet
	Hydroxyprogesteroncaproat	Progesteron-Depot Jenapharm, Proluton Depot, Bestandteil von Gravibinon
	Medroxyprogesteronacetat	Clinofem, Clinovir, Farlutal, Mpa Hexal
	Megestrolacetat	Megestat

Tab. B 2–11. Gestagene (Fortsetzung)

Strukturformel	Internationaler Freiname	Handelspräparat (Eingetragenes Warenzeichen)
  (Chlormadinonacetat Struktur)	Chlormadinonacetat	Chlormadinon Jenapharm, Gestafortin, Bestandteil von Neo-Eunomin, Ovosiston
 (Lynestrenol Struktur) (Kein Sauerstoff an C-3!)	Lynestrenol	Exlutona, Orgametril, Bestandteil u.a. von Anacyclin, Lyndiol, Lyn-ratiopharm, Ovoresta, Pregnon L, Yermonil
 (Desogestrel Struktur) (Kein Sauerstoff an C-3!)	Desogestrel	Bestandteil von Lovelle, Marvelon

Demgegenüber weisen die 17α-Hydroxyproge-steron-Derivate *Megestrolacetat* und *Chlormadinon-acetat* antiandrogene Eigenschaften auf. Der aktive Metabolit von Gestoden (s.u.) wirkt dagegen als reines Gestagen, d.h., er besitzt keine relevante Affinität zum Androgenrezeptor.

3-Desoxyderivate, z. B. *Lynestrenol* und *Deso-gestrel*, stellen *Prodrugs* dar (die 3-Ketogruppe ist eine Voraussetzung für die gestagene Wirkung).

In Tab. B 2–11 sind Handelspräparate zusammen-gestellt.

Indikationen. Gestagene sind indiziert (z.T. in Kom-bination mit Oestrogenen) bei

☐ *Uterushypoplasie,*

☐ *glandulär-zystischer Hyperplasie der Uterus-schleimhaut,*

☐ *langdauernden Blutungen bei anovulatorischen Zyklen,*

☐ *Polymenorrhoe,*

☐ *Dysmenorrhoe* und *prämenstruellen Beschwerden,*

☐ *Endometriose* sowie

☐ *fortgeschrittenen Uterus-* und *Mammakarzinomen.*

Die Wirksamkeit von Gestagenen bei drohendem oder ha-bituellem Abort ist stark umstritten, selbst wenn Zeichen ei-ner Corpus-luteum-Insuffizienz vorliegen.

Gestagene können ferner zur *Hormonsubstitution in der Postmenopause* (s.o.) sowie zur *Menstruations-verschiebung* (z.B. bei Sportlerinnen) eingesetzt wer-den.

Dosierung. Die Dosierung erfolgt individuell.

Nebenwirkungen. Diese sind bei zyklusgerechter Anwendung und Einhaltung physiologischer Dosen selten. Bei längerer Anwendung können neben der Ovulationshemmung psychische und körperliche Stö-rungen auftreten, z.B. Libidoverlust, Kopfschmerzen, Übelkeit, Erbrechen, Spannungsschmerzen in der Brustdrüse, Gewichtszunahme. Testosteron- bzw. 19-Nortestosteron-Abkömmlinge können zusätzlich Vi-rilisierungserscheinungen hervorrufen.

Kontraindikationen. Gestagene mit androgenen Ei-genschaften sind in der Schwangerschaft kontraindi-ziert, da bei weiblichen Feten die Gefahr einer Mas-kulinisierung besteht. Analog dürfen Gestagene mit antiandrogener Wirkungskomponente wegen der Ge-fahr einer Feminisierung männlicher Feten in der

Norethisteron

Mifepriston (RU-486)

Schwangerschaft nicht eingesetzt werden. Kontraindikationen für alle Gestagene sind schwere Leberschäden, Hyperbilirubinämie sowie thromboembolische Erkrankungen.

Interaktionen. Enzyminduktoren, wie z.B. Barbiturate, Carbamazepin, Phenytoin oder Rifampicin, beschleunigen die Biotransformation von Gestagenen und verringern daher bei der sog. „Minipille" (s.u.) die empfängnisverhütende Wirkung.

2.8.1.7 Antigestagene

Antigestagene hemmen als Progesteronrezeptor-Antagonisten die normale Entwicklung der Uterusschleimhaut. Die einzige derzeit zur Verfügung stehende Substanz dieses Typs ist *Mifepriston* (RU-486), ein an C-11-substituiertes Norethisteron-Derivat. Bei Einnahme in der Schwangerschaft kommt es innerhalb weniger Stunden zu einer Degeneration der Uterusschleimhaut und einer Störung der Plazentafunktion. Die Anwendung in den ersten Schwangerschaftswochen führt in der Mehrzahl der Fälle zum Abort.

Mifepriston dient daher in einigen Ländern als *Abortivum* in der Frühschwangerschaft (bis zum 49. Tag). In Deutschland ist diese Form des Schwangerschaftsabbruchs (noch) nicht zugelassen.

Aufgrund der langen Halbwertszeit reicht eine einmalige Gabe von 600 mg Mifepriston aus. Um jedoch eine sichere Wirkung zu erzielen, wird nach 48 Stunden zusätzlich ein Prostaglandin-Derivat (z.B. Sulproston) gegeben (s. S. 377).

Als *Nebenwirkungen* können schwere Blutungen, Übelkeit, Erbrechen, starke Bauchschmerzen und Müdigkeit auftreten.

2.8.1.8 Hormonale Kontrazeptiva

Möglichkeiten zur Konzeptionsverhütung hat es auch vor Anwendung der hormonalen Kontrazeptiva gegeben. Bei diesen ist neu, daß an die Stelle der lokalen mechanischen oder spermiziden Maßnahmen die Konzeptionsverhütung bei der Frau durch die meist orale, z.T. aber auch intrauterine oder intramuskuläre Applikation weiblicher Sexualhormone getreten ist. Wegen ihrer hohen Zuverlässigkeit wurde die hormonale Konzeptionsverhütung zur *wichtigsten Möglichkeit der Geburtenkontrolle.*

Einphasen-Methode. Bei der Einphasen-Methode wird 21 Tage lang eine Oestrogen-Gestagen-Kombination (ein sog. *„klassisches" Kombinationspräparat*) eingenommen. 3 – 4 Tage nach Absetzen des Präparates tritt eine *Abbruchblutung* (Hormonentzugsblutung) ein, die ungefähr einer Menstruation entspricht.

Zweiphasen-Methode. Bei der Zweiphasen-Methode werden in der ersten Zyklusphase *nur Oestrogene* oder *Oestrogene zusammen mit einem niedrig dosierten Gestagen,* in der zweiten Phase die übliche Oestrogen-Gestagen-Kombination gegeben. Im ersten Fall spricht man von *Sequenz-,* im zweiten Fall von *Zweistufenpräparaten.*

Dreiphasen-Methode. Bei dieser Methode sind die Präparate noch stärker als bei der Zweiphasen-Methode dem weiblichen Zyklus angepaßt. Entsprechend dem Hormonspiegelverlauf während eines Zyklus enthalten die Präparate für die ersten sechs Tage nach Beginn der Regelblutung eine niedrige Oestrogen- und Gestagendosis, für die anschließenden 5 Tage eine erhöhte Oestrogen- und Gestagenmenge und für die restlichen 10 Tage eine wieder auf den ursprünglichen Wert erniedrigte Oestrogen- sowie eine nochmals gesteigerte Gestagendosis (vgl. Tab. B 2–12).

Minipille. Unter der sog. Minipille versteht man niedrig dosierte reine Gestagenpräparate.

Sonstige hormonale Kontrazeptiva. Neben den genannten Präparaten werden *gestagenhaltige Intrauterinspiralen,* die über längere Zeit kleine Gestagenmengen abgeben, als Kontrazeptiva eingesetzt. Bei der sog. *Dreimonatsspritze* wird *Medroxyprogeste-*

Tab. B 2–12. Zusammensetzung oral wirkender hormonaler Kontrazeptiva

Oestrogen	Einzeldosis (µg)	Gestagen	Einzeldosis (mg)	Handelspräparat (E.W.)
1. Einphasenpräparate				
Ethinylestradiol	30	Norethisteronacetat	0,5	Conceplan M
	30		0,6	Neorlest
	35		0,5	Ovysmen 0,5/35
	35		1	Ovysmen 1/35
	50		1	Orlest 21
	50		2,5	Etalontin 21
	50	Norgestrel	0,5	Stediril
	30	Levonorgestrel	0,125	Minisiston
			0,15	Microgynon
	50		0,125	Gravistat, Neo-Stediril
	50		0,25	Neogynon 21, stediril-d
	40	Lynestrenol	2	Yermonil
	50		1	Anacyclin, Ovoresta
	50		2,5	Lyndiol, Lyn-ratiopharm,
	20	Desogestrel	0,15	Lovelle
	30		0,15	Marvelon
	30	Gestoden	0,075	Femovan, Minulet
Mestranol	50	Norethisteron	1	Ortho-Novum 1/50
	80	Chlormadinonacetat	2	Ovosiston
II. Zweiphasenpräparate				
Ethinylestradiol	50	Norethisteronacetat	0/1	Sequostat
	50	Levonorgestrel	0,05/0,125	Perikursal 21, Sequilar 21
	50	Lynestrenol	0,05/2,5	Lyn-ratiopharm Sequenz
	50	Chlormadinonacetat	1/2	Neo-Eunomin
	50	Desogestrel	0/0,125	Oviol
III. Dreiphasenpräparate				
Ethinylestradiol	30/40/30	Levonorgestrel	0,05/0,075/0,125	Triette, Trinordiol, Triquilar, Trisiston
	30/50/40		0,05/0,05/0,125	TriStep
	35/35/35	Norethisteron	0,5/0,75/1	TriNovum
IV. „Mini-Pille"				
		Norethisteron	0,35	Micronovum
		Levonorgestrel	0,03	Microlut, Micro-30 Wyeth
		Lynestrenol	0,5	Exlutona

ron-acetat (Depo-Clinovir®) in einer Dosierung von 150 mg im Abstand von 3 Monaten intramuskulär appliziert. Bei der *postkoitalen Kontrazeption* („Pille danach") werden post cohabitationem fünf Tage lang hohe Oestrogendosen angewandt (5 mg Ethinylestradiol täglich). Dieses Verfahren eignet sich wegen der schweren Nebenwirkungen jedoch nicht als Routinemethode, sondern ist auf besondere Fälle beschränkt.

Wirkungsmechanismus und Zuverlässigkeit. Die *Einphasenpräparate*

☐ unterdrücken die Ovulation durch einen antigonadotropen Effekt, der sich durch Gonadotropinbestimmungen eindeutig nachweisen läßt,

☐ verhindern, selbst wenn noch eine Ovulation stattfinden sollte, die Einnistung des Eies (es unterbleibt die volle sekretorische Umwandlung des Endometriums) und

☐ hemmen das Penetrationsvermögen der Spermien durch Viskositätserhöhung des Zervixschleims.

Sequenzpräparate wirken vorwiegend als Ovulationshemmer. Da die Einwirkung auf den Zervixschleim entfällt, sind sie nicht so zuverlässig wie die (klassischen) Kombinationspräparate. Zweistufen- sowie Dreiphasenpräparate entsprechen dagegen in ihrer Zuverlässigkeit annähernd den Einphasenpräparaten.

Die kontrazeptive Wirkung der *„Minipille"* beruht vorwiegend auf der Viskositätserhöhung des Zervixschleims, die Ovulation ist nicht gehemmt. Die Versagerrate (Pearl Index) liegt daher erheblich höher als bei den Ein- bzw. Zweiphasenpräparaten.

Der *Pearl Index* ist definiert als die Zahl der Schwangerschaften („Versagerrate") bezogen auf 100 empfängnisfähige Frauenjahre.

Handelspräparate. In Tab. B 2–12 sind oral wirkende Kontrazeptiva zusammengestellt.

Nebenwirkungen. Die Nebenwirkungen der Ein-, Zwei- und Dreiphasenpräparate entsprechen weitgehend den Symptomen einer Frühschwangerschaft: Nachlassen der Libido, Müdigkeit, Nervosität, Übelkeit, Erbrechen, Spannungsgefühl in den Brüsten, Pigmentveränderungen der Haut sowie Seborrhoe und Akne.

Zusätzliche unerwünschte Wirkungen sind trockene Scheide mit dadurch bedingten Kohabitationsschwierigkeiten, Vaginalkandidose u.a. Meist treten diese Nebenerscheinungen in stärkerem Maße nur bei der erstmaligen Verwendung auf. Bei nachfolgenden Behandlungszyklen besteht die Tendenz zur Besserung der genannten Symptome. Dies gilt auch für Zyklusanomalien.

Bei der Anwendung der Minipille sind allgemeine Nebenwirkungen seltener. Jedoch liegt häufig eine mangelhafte Zyklusstabilität vor. Es kann zu Zwischenblutungen (Durchbruchblutungen) und Abweichungen von der Menstruationsstärke und -dauer kommen. Auch Amenorrhoe wurde beobachtet.

Die *Thrombosegefahr* wird in Abhängigkeit von der Oestrogendosis sowie nach neueren Untersuchungen zusätzlich von der Art und der Dosierung des Gestagens *erhöht,* doch liegt das Risiko niedriger als bei einer Schwangerschaft bzw. im Wochenbett. (Präparate mit möglichst niedrigem Oestrogengehalt sollten daher bevorzugt verordnet werden.) Bei Frauen, die längere Zeit hormonale Kontrazeptiva einnehmen, tritt außerdem eine Hypertonie häufiger auf. *Rauchen*

sowie *zunehmendes Lebensalter erhöhen das Risiko kardiovaskulärer Komplikationen.*

Als weitere Nebenwirkung hormonaler Kontrazeptiva kann es zu einer Erniedrigung der Glucosetoleranz kommen. Eine kanzerogene, d.h. *krebsauslösende* Wirkung besitzen die genannten Präparate dagegen *nicht.* Doch dürfen sie wie alle oestrogenhaltigen Medikamente bei Patientinnen mit einem oestrogenabhängigen Tumor nicht gegeben werden.

Kontraindikationen. Bestehende und vorausgegangene Thrombosen, entzündliche und degenerative Gefäßleiden, schwere Leberfunktionsstörungen, Schwangerschaftsikterus und -pruritus in der Anamnese sowie Hyperbilirubinämie sind Kontraindikationen. Bei erstmals unter der Behandlung mit hormonalen Kontrazeptiva auftretenden migräneartigen Kopfschmerzen oder akuten Sehstörungen (Verdacht auf thromboembolische Komplikationen), Cholestase und stärkeren Blutdruckanstiegen sowie vor Operationen sind die Präparate sofort abzusetzen.

Als oestrogenhaltige Präparate können die oralen Kontrazeptiva (mit Ausnahme der Minipille) nicht während der Stillperiode angewandt werden, da Oestrogene die Milchproduktion hemmen.

Interaktionen. Die Wirkung der hormonalen Kontrazeptiva wird, wie beschrieben, unsicher bei der gleichzeitigen Gabe von Enzyminduktoren, wie z.B. Barbituraten, Carbamazepin, Phenytoin oder Rifampicin. Ferner können Breitbandantibiotika, z.B. Tetracycline, wegen der Unterbrechung des enterohepatischen Kreislaufs der weiblichen Sexualhormone infolge fehlender Dekonjugierung der Phase-II-Metabolite durch Darmbakterien die Zuverlässigkeit des Konzeptionsschutzes beeinträchtigen. Dies trifft vor allem für die niedrig dosierten Präparate zu.

2.8.1.9 Uteruswirksame Substanzen

2.8.1.9.1 Oxytocin

Das Hypophysenhinterlappenhormon Oxytocin (Ocytocin, s. S. 317) ist die *physiologische uteruskontrahierende Substanz.* Die Uterusmuskulatur wird – unabhängig von der Innervation – *direkt* erregt. Ihre Empfindlichkeit gegen Oxytocin ist sehr unterschiedlich und hängt von zahlreichen Faktoren, vor allem aber vom *Verhältnis des Oestrogen- und Gestagen-Spiegels* ab. Oestrogene steigern die Erregbarkeit und die Spontanaktivität des Uterus, Gestagene machen ihn für Oxytocin unempfindlicher. Daraus erklärt sich auch die geringe Wirksamkeit von Oxytocin zu Beginn einer Schwangerschaft, bei dem der Oestrogen-Gestagen-Quotient niedrig ist. Gegen Ende der Schwangerschaft werden Oestrogene in steigendem Maße von der Plazenta produziert, welche die Gebärmuttermuskulatur gegen Oxytocin sensibilisieren. Außerdem führt die Dehnung der Uteruswand durch das schnelle Wachstum des Feten reflektorisch zu einer vermehrten Oxytocinausschüttung.

In physiologischen Dosen löst Oxytocin *rhythmische* Kontraktionen des Uterus aus. *Dauerkontraktionen* (Tetanus uteri) treten nur bei hoher Dosierung oder direkter Injektion in die Gebärmutter auf.

Oxytocin kontrahiert nicht nur die Uterusmuskulatur, sondern auch die glatten Muskeln der Milchdrüse. Dadurch wird die Milch aus den Endstücken in die größeren Ausführungsgänge ausgepreßt. Die Ausschüttung von Oxytocin aus der Hypophyse erfolgt reflektorisch beim Saugen des Kindes. Die Wirkung ist außerordentlich spezifisch: schon 0,01 I.E. sind ausreichend.
Zur Standardisierung von Oxytocinpräparaten dient ein Acetontrockenpulver aus HHL als Vergleichsstandard. 0,5 mg dieses internationalen Standardpulvers (= 0,002 mg Oxytocin) entsprechen in ihrer Wirksamkeit einer Internationalen Einheit (I.E.).

Oxytocin wird vorwiegend in der Niere und der Leber, während des Stillens außerdem in der Brustdrüse inaktiviert. Die *Halbwertszeit* beträgt nur wenige Minuten. Bei Schwangeren wurde außerdem im Plasma ein Oxytocin-abbauendes Enzym, die *Oxytocinase,* nachgewiesen.

Oxytocin ist *indiziert*

☐ *zur Einleitung der Geburt* bei vorzeitigem Blasensprung, Präeklampsie, Eklampsie sowie bei Übertragung,

☐ *während der Geburt* bei Wehenschwäche,

☐ *nach einem Kaiserschnitt* zur Kontraktion der Gebärmutter,

☐ *in der Nachgeburtsperiode* – meist zusammen mit Methylergometrin (Methergin®) – zur Lösung der Plazenta, zur Verringerung des Blutverlustes und zur Prophylaxe bzw. Beseitigung einer Uterusatonie sowie

☐ bei *mangelhafter Milchejektion* und dadurch bedingten Stillproblemen.

Die *Dosierung* beträgt

☐ zur Einleitung der Geburt und Wehenstimulation 8 – 40 Tropfen/min i. v. einer Glucoselösung mit 1 I.E./100 ml,

☐ in der Nachgeburtsperiode 3 – 6 I.E. i.m. oder i.v.,

☐ bei Milchstauungen 4 I.E. intranasal vor jedem Stillen.

Die bei der Geburtseinleitung und der Behandlung der Wehenschwäche heute bevorzugte intravenöse Dauertropfinfusion bietet den Vorteil, die Wehentätigkeit genau steuern zu können.

Als *Nebenwirkungen* kann eine zu starke und damit sehr schmerzhafte Wehentätigkeit auftreten. Insbesondere bei Überdosierung besteht die Gefahr einer *Dauerkontraktion des Uterus* (Tetanus uteri). Weitere mögliche Nebenwirkungen sind Blutdruckabfall sowie Übelkeit und Erbrechen.

Bei Krampfwehen, schweren Schwangerschaftstoxikosen, mechanischen Geburtshindernissen, drohender Uterusruptur und vorzeitiger Lösung der Plazenta ist Oxytocin *kontraindiziert.*

Wegen verstärkter Uteruskontraktionen ist die gleichzeitige Gabe von Prostaglandinen (s.u.) nicht möglich.

Handelspräparate: Orasthin®, Pitocin® Buccal, Syntocinon®.

2.8.1.9.2 Prostaglandine

Weitere physiologische uteruskontrahierende Substanzen sind die *Prostaglandine* (s. S. 394 ff.), die ausser den Effekten an den Fortpflanzungsorganen noch andere Wirkungen aufweisen.

So verstärken sie z.B. im Tierversuch die Freisetzung von Gonadoliberin und verändern die Tubenmotilität im Sinne einer erleichterten Befruchtung des Eies: Die proximalen Tubenanteile werden kontrahiert, die distalen ruhiggestellt.

Bei *Nichtgraviden* sind Prostaglandine, insbesondere Prostaglandin $F_{2\alpha}$, an der *Menstruationsauslösung* beteiligt. Dysmenorrhoische Beschwerden werden – zumindest teilweise – durch erhöhte Prostaglandinbildung hervorgerufen.

Bei einer *Schwangerschaft nimmt die Prostaglandinsynthese* um den Geburtstermin deutlich zu.

Aufgrund ihrer uteruskontrahierenden Wirkung werden Prostaglandine zur *Abortauslösung,* bei *verhaltenem Abort* (missed abortion) und *Blasenmole,* zur *Geburtseinleitung* und in der *Nachgeburtsperiode* eingesetzt.

Bei der Geburt wird, bedingt durch die zervixerschlaffende Wirkung und damit die raschere Eröffnung des Muttermundes, vor allem die Eröffnungsperiode beschleunigt. Wegen der eingeschränkten Steuerbarkeit und der u.U. gravierenden Nebenwirkungen (s.u.) sollten Prostaglandine in der Geburtshilfe jedoch nur in gynäkologischen Fachkliniken angewandt werden. Als Wirkstoffe stehen *Prostaglandin F$_{2\alpha}$* (Dinoprost; Minprostin® F$_{2\alpha}$), *Prostaglandin E$_2$* (Dinoproston; Cerviprost, Minprostin® E$_2$, Prepidil®) sowie die Prostaglandin-E$_2$- bzw. -E$_1$-Derivate *Sulproston* (Nalador®) und *Gemeprost* (Cergem) zur Verfügung.

Dinoprost ist ferner bei atonischen Nachblutungen sowie zur Prophylaxe einer Uterusatonie bei Mehrlingsschwangerschaften *nach* der Geburt indiziert. Die *Dosierung* ist stets individuell. Zur Abortauslösung sind wesentlich höhere Dosen als zur Geburtseinleitung am Ende der Schwangerschaft erforderlich.

Die *Applikation* erfolgt bei Verwendung als Abortivum vorwiegend intrauterin (extraamnial), wegen der schlechteren Verträglichkeit seltener intravenös. Zur Geburtseinleitung werden die Substanzen wegen der dabei erforderlichen geringeren Dosis vielfach intravenös gegeben. Prostaglandin E$_2$ kann auch intravaginal appliziert werden.

Als *Nebenwirkungen* treten dosisabhängig Übelkeit, Erbrechen, Diarrhöen, Hitzewallungen und Kopf-

schmerzen auf. Ferner wurden Asthmaanfälle, Muskelkrämpfe und epileptische Anfälle beobachtet. Überdosierung kann einen Tetanus uteri auslösen.

Bei Asthma, Glaukom, Krampfleiden sowie akuten Magen-Darm-Störungen dürfen Prostaglandine, wenn überhaupt, nur mit größter Vorsicht angewandt werden.

2.8.1.9.3 Mutterkornalkaloide

Die Mutterkornalkaloide greifen wie Oxytocin direkt an der Uterusmuskulatur an und rufen in kleinen Dosen rhythmische Kontraktionen hervor. Die Gefahr einer Dauerkontraktion ist jedoch bedeutend größer als nach Oxytocingabe.

In der Geburtshilfe, und zwar *ausschließlich* in der *Nachgeburtsperiode,* wird das Ergometrin-Derivat *Methylergometrin* (Methergin®) verwendet, da es im Gegensatz zu den Alkaloiden der Ergotamin- und Ergotoxingruppe praktisch keine vasokonstriktorischen und α-Adrenozeptor-blockierenden Effekte aufweist (s. S. 285 f.)

Indikationen sind

☐ *verzögerte Lösung der Plazenta,*

☐ *Blutungen nach Lösung der Plazenta,*

☐ *Stauung des Wochenflusses* und

☐ *mangelhafte Rückbildung des Uterus im Wochenbett.*

Die *Dosierung* beträgt 0,1 – 0,2 mg peroral oder parenteral.

Methylergometrin ist im allgemeinen gut verträglich. Bei hoher Dosierung kann es zu Übelkeit, Erbrechen und Schmerzen im Unterbauch kommen. Vereinzelt wurde auch über Schwindel, Kopfschmer-

Prostaglandin F$_{2\alpha}$ (Dinoprost; Minprostin® F$_{2\alpha}$)

Prostaglandin E$_2$ (Dinoproston; Cerviprost, Minprostin® E$_2$, Prepidil®)

Sulproston (Nalador®)

Gemeprost (Cergem)

R = – H: Ergometrin
R = – CH$_3$: Methylergometrin (Methergin®)

Hormonelles System

B2

zen, Tachy- oder Bradykardien sowie Exantheme berichtet.

In der Eröffnungs- und Austreibungsperiode vor Durchtritt des Kopfes sowie bei Wehenschwäche ist Methylergometrin *kontraindiziert*.

2.8.1.9.4 Tokolytika

Tokolytika (Wehenhemmer) sind Substanzen, die zur *Uteruserschlaffung* bei drohender Frühgeburt, bei operativen Eingriffen in der Schwangerschaft (z.B. Cerclage, Myomenukleation), vorzeitig einsetzenden oder pathologisch verstärkten Wehen, geburtshilflichen Notfällen (z.B. Sectio) sowie äußerer Wendung des Feten aus Beckenendlage in Schädellage eingesetzt werden. Besonders geeignet sind β_2-Sympathomimetika (s. S. 281 f.). Therapeutisch als Tokolytika genutzt werden hiervon vor allem

☐ *Fenoterol* (Partusisten®),

☐ *Hexoprenalin* (Tokolysan® pro infusione) und

☐ *Ritodrin (Pre-par®)*.

Die *Dosierung* beträgt von Fenoterol 0,5 – 3 µg/min, von Hexoprenalin initial 0,1 µg/min, bei anhaltenden Wehen Steigerung alle 10 – 20 Minuten um 0,1 µg/min, von Ritodrin 100 – 400 µg/min.

Die Patientinnen müssen vor allem zu Behandlungsbeginn streng überwacht werden (Kontrolle von Puls, Blutdruck und Urinausscheidung).

Wegen der erforderlichen hohen Dosierung ist trotz der relativen β_2-Selektivität mit *kardialen Nebenwirkungen* (Tachykardie, ventrikulären Rhythmusstörungen, pektanginösen Beschwerden) zu rechnen. Gleichzeitige Gabe von β_1-selektiven β–Rezeptorenblockern (z.B. Atenolol oder Metoprolol) kann diese unerwünschten Wirkungen unterdrücken oder zumindest abschwächen.

Bei obstruktiver Kardiomyopathie, Herzklappenstenosen, Tachykardien, Thyreotoxikose und pulmonaler Hypertonie sind Tokolytika dieses Typs *kontraindiziert*.

Die blutzuckersenkende Wirkung von Antidiabetika wird vermindert.

2.8.2   Testes

2.8.2.1   Anatomie der Testes

Die Testes (Hoden) sind die *Bildungsstätte der Spermien* und der *männlichen Sexualhormone*. Daneben entstehen dort – in geringen Mengen – auch weibliche Sexualhormone, also Progesteron und Oestrogene. Der geschlechtsreife, paarig angelegte Hoden ist ein ellipsoides Organ mit einem durchschnittlichen Längsdurchmesser von etwa 5 cm. Am hinteren Rand des Hodens, im Bereich des sog. Mediastinum testis, treten mit dem Samenstrang Gefäße, Nerven sowie der Samenleiter ein bzw. aus.

Fenoterol (Partusisten®)

Ritodrin (Pre-par®)

Hexoprenalin (Tokolysan® pro infusione)

Der Hoden wird von einer derben Bindegewebskapsel umschlossen. Von dieser ziehen Bindegewebssepten radiär auf das Mediastinum testis zu. Diese
Scheidewände unterteilen den Hoden in 200 bis 250
pyramidenförmige Läppchen (Lobuli testis). Die *Ho-
denläppchen* enthalten mehrere, vielfach gewundene
Hodenkanälchen (Tubuli contorti seminiferi), die in
ein Gerüstwerk aus feinfaserigem Bindegewebe eingebettet sind. Die Kanälchen besitzen einen Durchmesser von 200 – 300 µm und eine Gesamtlänge von
250 – 300 Metern. Ihre Wand besteht aus zylindri-
schen Zellen *(Stützzellen* oder *Sertoli-Zellen),* zwischen denen *Samenbildungszellen* (s. Abb. B 2–24)
eingelagert sind.

In den Hodenkanälchen beginnt mit der Pubertät die
Samenbildung. Im Gegensatz zur Frau, bei der die
Eizellen bereits in der Fetalzeit angelegt werden, läuft
beim Mann die *Spermiogenese* während der geschlechtsreifen Zeit *kontinuierlich* ab. Zwischen den
Hodenkanälchen an den Blutgefäßen des Zwischen-
gewebes liegen Gruppen epithelartig aneinandergela-
gerter Zellen, die man als *Zwischenzellen* oder *Leydig-
Zellen* bezeichnet. In ihnen werden unter dem Einfluß
von LH (= ICSH) die männlichen Geschlechtshormone (Androgene) sowie in geringer Menge auch
weibliche Geschlechtshormone gebildet.

2.8.2.2 Androgene

Die *natürlichen Androgene* sind C_{19}-*Steroide.* Das
wichtigste, in den Leydigschen Zwischenzellen gebildete männliche Sexualhormon ist das **Testosteron.** In
einigen Erfolgsorganen, z.B. den äußeren Genitalien,
der Prostata und den Talg-bildenden Sebozyten, wird
es in *5α-Dihydrotestosteron* umgewandelt, das eine
deutlich höhere Affinität zum Androgenrezeptor
besitzt als Testosteron.

Die in der Nebennierenrinde gebildeten Androgene
(z.B. Dehydroepiandrosteron) sind unter physiologischen Bedingungen von untergeordneter Bedeutung.

Androgenwirkungen. Testosteron (bzw. sein 5α-Di-
hydroderivat)

☐ *fördert* die *Entwicklung* der *sekundären männlichen Geschlechtsmerkmale (androgene Wirkung),*

☐ *reguliert* zusammen mit FSH die *Spermienproduktion* (in niedrigen Konzentrationen Verstärkung, in hohen Konzentrationen Hemmung der
Spermiogenese),

☐ *stimuliert* in Nebenhoden, Samenblasen und Prostata die *Bildung der für die Vitalität der Spermien*

Hormonelles System

B 2

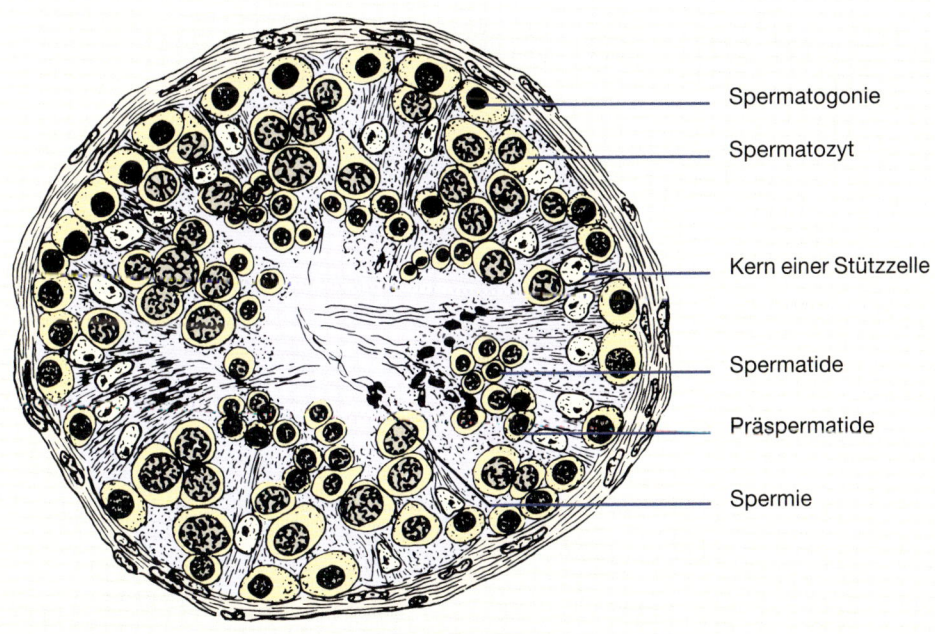

Spermatogonie

Spermatozyt

Kern einer Stützzelle

Spermatide

Präspermatide

Spermie

Abb. B 2–24. Schnitt durch ein Hodenkanälchen, 450fach vergrößert (aus Bucher)

erforderlichen Substanzen (u.a. Fructose, Citronensäure),

□ erhöht die Libido und die Potentia coeundi,

□ ist mitbestimmend für die psychische Verhaltensweise des Mannes,

□ steigert den Eiweißaufbau (anabole Wirkung),

□ verstärkt die Talgproduktion,

□ führt – bei entsprechender genetischer Veranlagung – zu Haarverlust (androgenetischer Alopezie) und

□ fördert den Abschluß des Knochenwachstums in der Pubertät.

Bei Frauen führt eine verstärkte Androgenproduktion der Nebennieren bzw. Ovarien sowie eine längere Behandlung mit Testosteron zu Virilisierungserscheinungen.

Biosynthese. Wie die anderen Steroidhormone werden die Androgene aus Cholesterol über Pregnenolon gebildet. Ein weiteres Zwischenprodukt ist Androstendion (s. Abb. B 2–25). Sowohl Testosteron als auch Androstandion können zu 5α-Dihydrotestosteron metabolisiert werden.

Regulation der Testosteronabgabe. Die Produktion und Freisetzung von Testosteron wird über einen Regelkreis vom Hypothalamus gesteuert. In etwa 2 – 4 stündigen Intervallen wird Gonadotropin-Releasing-Hormon (GnRH, s. S. 316 f.) aus dem Hypothalamus freigesetzt (sog. pulsatile Freisetzung), wobei die Pulse nachts und in den frühen Morgenstunden gehäuft auftreten. GnRH bewirkt im Hypophysenvorderlappen – wie bei der Frau – die Ausschüttung von luteinisierendem Hormon (LH; alte Bezeichnung Zwischenzellen-stimulierendes Hormon, ICSH), ausserdem wird durch GnRH Follikel-stimulierendes

Abb. B 2–25. Testosteron-Stoffwechsel

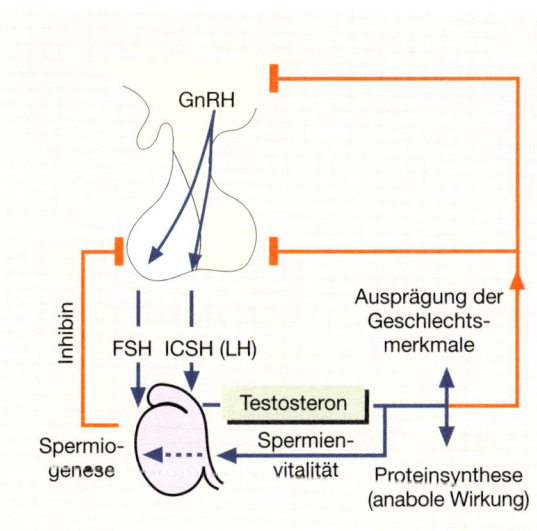

Abb. B 2–26. Wirkungen von Testosteron und Regulation der Hormonabgabe. ICSH Zwischenzellen-stimulierendes Hormon, FSH Follikel-stimulierendes Hormon, GnRH Gonadotropin-Releasing-Hormon

Hormon (FSH) freigesetzt. LH veranlaßt die Leydigschen Zwischenzellen zur vermehrten Produktion von *Testosteron*, das zur Hypophyse und zum Hypothalamus rückkoppelt (s. Abb. B 2–26) und so die Frequenz der GnRH-Pulse reduziert. FSH stimuliert in den Tubuli contorti des Hodens die *Spermatogenese* (s. S. 379), gleichzeitig wird – ähnlich wie bei der Frau (s. S. 364) – in den Sertoli-Zellen *Inhibin* gebildet, das selektiv die FSH-Freisetzung hemmt.

Kinetik. Die Testosteronproduktion beim geschlechtsreifen Mann beträgt etwa 7 mg/Tag, eine Speicherung von Testosteron im Hoden findet nicht statt. Infolge eines hohen First-pass-Effekts ist *Testosteron bei oraler Applikation* weitgehend *unwirksam*. Im Plasma ist es zu etwa 98% an Sexualhormon-bindendes Globulin (SHBG, s.o.) gebunden.

Die *Plasmahalbwertszeit* beträgt etwa 10 Minuten. Der *Abbau* erfolgt hauptsächlich in der Leber. Wichtige Metaboliten sind in Abb. B 2–25 angegeben. Zu einem geringen Teil werden Androgene auch in Oestrogene umgewandelt. Die Ausscheidung erfolgt vorwiegend über die Nieren in Form von Glucuroniden oder Schwefelsäurehalbestern.

Testosteron-Derivate. Um länger bzw. oral wirksame Androgene zu erhalten, wurden analoge Molekülveränderungen wie bei den weiblichen Sexualhormonen durchgeführt (s. Tab. B 2–13).

Tab. B 2–13. Androgene

Strukturformel	Internationaler Freiname	Handelspräparat (Eingetragenes Warenzeichen)	Dosierung
	Testosteronpropionat	Testoviron	240 mg i.m. alle 2 – 4 Wochen
	Testosteronundecanoat	Andriol	40 – 120 mg/Tag p.o. nach einer Initialphase von 2 – 3 Wochen mit 120 – 160 mg/Tag
	Mesterolon	Proviron, Vistimon	25 – 50 mg/Tag p.o. nach einer Initialphase mit 75 mg/Tag

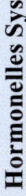

Hormonelles System

B2

Indikationen. *Beim Mann* sind Androgene zur Substitutionstherapie bei Androgenmangel indiziert. Ferner kann bei Infertilität infolge Oligospermie ein Therapieversuch mit hochdosierten Androgenen unternommen werden.

Die Behandlung einer Oligospermie mit Testosteron beruht auf dem sog. „Rebound-Effekt". Wie oben erwähnt, hemmt Testosteron in höheren Konzentrationen die Spermiogenese. Nach Absetzen der Behandlung kann diese verstärkt in Gang kommen. Die Erholung *über* den Ausgangswert erfolgt im Laufe von Monaten.

Angesichts der unter der hochdosierten Gabe von Testosteron gestörten Spermiogenese werden solche Zubereitungen derzeit auch als *Kontrazeptiva* geprüft.

Bei Frauen werden Androgene zur Behandlung von inoperablen Mammakarzinomen verwendet.

Dosierung. Die Dosierung hängt in hohem Maße von der verwendeten Substanz und der jeweiligen Indikation ab. Mittlere Dosierungen sind in Tab. B 2–13 angegeben.

Nebenwirkungen und Kontraindikationen. Nebenwirkungen im engeren Sinn sind selten. Virilisierungserscheinungen bei Frauen oder Atrophie der männlichen und weiblichen Keimdrüsen sind – strenggenommen – keine Nebenwirkungen, sondern Zeichen der Hormonwirkung.

Nach Behandlung mit großen Dosen oral wirksamer Androgene trat gelegentlich cholestatischer Ikterus auf. Ferner besteht bei einer Langzeittherapie mit hohen Androgendosen die Gefahr einer Retention von Natrium-, Kalium-, Calcium-, Chlorid- und Phosphat-Ionen sowie von Wasser.

Bei Patienten mit Prostatakarzinom und während der Schwangerschaft sind Androgene *kontraindiziert.*

Interaktionen. Androgene verstärken die blutgerinnungshemmende Wirkung von Cumarin-Derivaten.

2.8.2.3 Androgenrezeptor-Antagonisten (Antiandrogene)

Androgenrezeptor-Antagonisten heben die Wirkung von Testosteron bzw. 5α-Dihydrotestosteron durch kompetitiven Antagonismus an Androgenrezeptoren auf. Sie unterdrücken Libido und Spermiogenese. Das erste Antiandrogen, das in die Therapie eingeführt wurde, ist *Cyproteronacetat* (Androcur®), ein Progesteron-Derivat, das neben der *antiandrogenen* auch eine *starke gestagene Wirkung* besitzt. Aufgrund der gestagenen Wirkung *hemmt* Cyproteronacetat die LH-Freisetzung und damit auch die *Testosteronproduktion.* Es wird

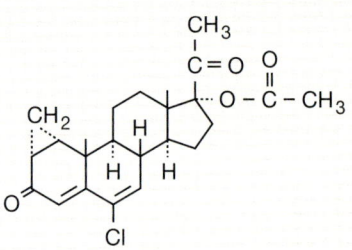

Cyproteronacetat (Androcur®)

☐ bei *männlichen Patienten* mit *abnormaler* oder *krankhaft gesteigerter Sexualität* sowie

☐ beim *Prostatakarzinom*

eingesetzt.

Bei *Frauen* ist es zur Behandlung von

☐ *ausgeprägtem Hirsutismus* und

☐ *schwerer Acne vulgaris*

indiziert. Zur Vermeidung einer Schwangerschaft wird Cyproteronacetat Frauen nur in besonderen Fällen, in fixer Kombination mit einem Oestrogen (Diane®-35), gegeben.

Die Wirkung tritt zwischen der ersten und dritten Behandlungswoche ein und ist nach Absetzen des Präparates voll reversibel (Normalisierung der Spermiogenese nach etwa 4 – 6 Monaten).

Die *Dosierung* beträgt zur Behandlung sexueller Störungen bei Männern 100 mg, bei Akne 2 mg täglich.

Als *Nebenwirkungen* wurden Antriebshemmungen zu Beginn der Behandlung, ferner in einigen Fällen Gynäkomastie beobachtet. Der bei hoher Dosierung nahezu regelmäßig eintretende Libidoverlust ist bei Gabe von Cyproteronacetat zur Verringerung abnormaler oder krankhaft gesteigerter sexueller Aktivität die erwünschte Wirkung, bei allen anderen Indikationen dagegen eine unerwünschte Wirkung.

Wegen der Gestagenwirkung gelten die gleichen *Kontraindikationen* wie für Gestagene.

Flutamid (Fugerel®), ein reines Antiandrogen (ohne gestagene Wirkung), wird bei fortgeschrittenem Prostatakarzinom angewandt (s. S. 760 f.).

2.8.2.4 5α-Reduktasehemmer

Da, wie oben ausgeführt, bei vielen Organen, z.B. der Prostata, 5α-Dihydrotestosteron deutlich stärker wirkt als Testosteron, kann durch die Hemmung des Enzyms

Finasterid (Proscar®)

5α-Reduktase in diesen Organen eine antiandrogene Wirkung erzielt werden. Organe, bei denen die androgene Wirkung durch Testosteron selbst zustande kommt (z.B. Muskulatur, ZNS), werden durch 5α-Reduktasehemmer dagegen nicht in ihrer Funktion beeinträchtigt.

Als erster 5α-Reduktasehemmer wurde *Finasterid* (Proscar®) *zur Behandlung der benignen Prostatahyperplasie* in die Therapie eingeführt. Diese Erkrankung ist durch eine starke Gewebsvermehrung der periurethralen Zone der Prostata gekennzeichnet. Als Folge kommt es durch Einengung des Blasenhalses und der Urethra zu Störungen bei der Blasenentleerung (z.B. häufigem Harndrang, Pollakisurie, Nykturie, Nachtröpfeln, Restharnbildung in der Blase). Nierenfunktionsstörungen durch vesiko-ureteralen Reflux stellen eine sehr seltene, aber schwere Komplikation dar. Die benigne Prostatahyperplasie ist einer der wichtigsten Gründe für einen operativen Eingriff bei älteren Männern.

Unter einer Behandlung mit Finasterid kommt es im Verlauf mehrerer Monate zu einer partiellen Rückbildung des hyperplastischen Drüsengewebes und – bei einem großen Teil der Patienten – zu einer Besserung der Symptome. Zur Behandlung des Prostatakarzinoms eignet sich Finasterid jedoch nicht, da infolge der Enzymhemmung der Testosterongehalt in der Prostata ansteigt. Außerdem erniedrigt Finasterid die Konzentration des für die Prostatakarzinomdiagnostik wichtigen *Prostata-spezifischen Antigens* (PSA) auf etwa die Hälfte.

Finasterid ist bei benigner Prostatahyperplasie *indiziert*, sofern die Erkrankung nicht soweit fortgeschritten ist, daß ein operativer Eingriff erforderlich ist.

Die *Dosierung* beträgt einmal täglich 5 mg. Die Behandlung ist mindestens 6 Monate durchzuführen, ehe der Behandlungserfolg beurteilt werden kann.

Finasterid ist im allgemeinen gut verträglich. Nur in seltenen Fällen treten – wie bei den Androgenre-

zeptor-Antagonisten – Libidoverlust und Potenzstörungen als Zeichen des Androgenmangels auf. Die *Nebenwirkungen* sind bei Absetzen von Finasterid reversibel.

Aufgrund mangelnder Erfahrungen ist Finasterid bei eingeschränkter Leberfunktion *kontraindiziert.* Ferner sollte es nicht bei Patienten angewandt werden, bei denen das Symptom des Harndrangs dominiert.

2.8.2.5 Anabolika

Durch chemische Veränderungen am Testosteron-Molekül wurde versucht, den anabolen Effekt von Androgenen zu steigern und gleichzeitig die androgene Wirkung zu verringern, um auf diese Weise zu Wirksubstanzen mit vorwiegend anabolen, d.h. die Eiweißbildung im Organismus fördernden Eigenschaften zu kommen. Die ursprünglichen Hoffnungen auf eine solche Wirkungsdifferenzierung haben sich jedoch nur sehr bedingt erfüllt. Die in Tab. B 2–14 aufgeführten, als Anabolika verwendeten Verbindungen weisen noch deutliche androgene Effekte auf.

Neben der positiven Eiweißbilanz sind weitere Wirkungen von Anabolika die gesteigerte Bildung von Mucopolysacchariden und eine Retention von Kalium-, Calcium- und Phosphat-Ionen sowie von Creatinin.

Anabolika werden versuchsweise eingesetzt, wenn diätetische Maßnahmen nicht mehr ausreichen, einen Eiweißmangel zu beseitigen, z.B. bei malignen Tumoren, reduziertem Allgemeinzustand (infolge chronischer Infektionskrankheiten, nach Operationen sowie im Alter), destruierenden Knochenprozessen und Muskeldystrophie. Anabolika werden außerdem bei Osteoporose, schlecht heilenden Knochenbrüchen, aplastischen Anämien sowie nach Röntgenbestrahlungen (Röntgenkater) und bei einer Zytostatika-Therapie gegeben. Allerdings ist die Wirksamkeit bei diesen Indikationen *nicht ausreichend belegt.* Angesichts der erheblichen Nebenwirkungen (s.u.), ist eine besonders sorgfältige Nutzen-Risiko-Abwägung vorzunehmen. *In den wenigsten Fällen sind Anabolika somit wirklich indiziert.*

Die (mißbräuchliche) Anwendung bei Hochleistungssportlern zur Vermehrung der Muskelmasse (Doping) ist verboten, aber noch immer verbreitet.

Die *Dosierung* erfolgt individuell, Richtdosen sind in Tab. B 2–14 angegeben.

Da, wie erwähnt, eine eindeutige Abtrennung der androgenen von der anabolen Wirkung nicht gelang, entsprechen die *Nebenwirkungen* der Anabolika denen der Androgene. Besonders ist zu berücksichtigen, daß bei Frauen als erste Symptome einer beginnenden Virilisierung Stimmveränderungen (Stimmbruch!) auftreten können, die irreversibel sind. Anabolika fördern bei Frauen außerdem den Haarwuchs, vor allem an den Beinen und u.U. auch im Gesicht (Bartwuchs). Eine weitere typische Nebenwirkung ist eine Akne. Bei Kindern wird die Knochenreifung beschleunigt, bei Knaben kann es zu vorzeitiger Pubertät kommen.

Anabolika sind als Testosteron-Derivate bei Patienten mit Prostatakarzinom und während der Schwangerschaft (Gefahr der Virilisierung weiblicher Feten) *kontraindiziert.*

Hormonelles System

B 2

Tab. B 2–14. Anabolika

Strukturformel	Internationaler Freiname	Handelspräparat (Eingetragenes Warenzeichen)	Dosierung
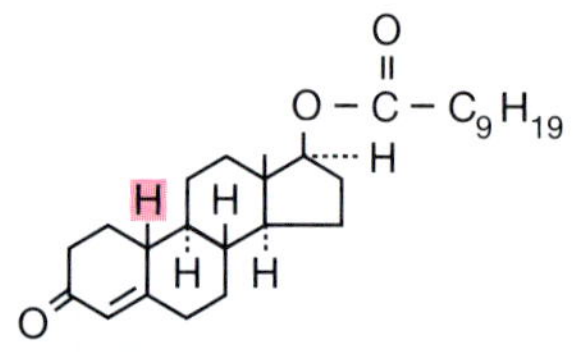	Nandrolondecanoat	Deca-Durabolin	25 – 50 mg i.m. alle 3 – 4 Wochen
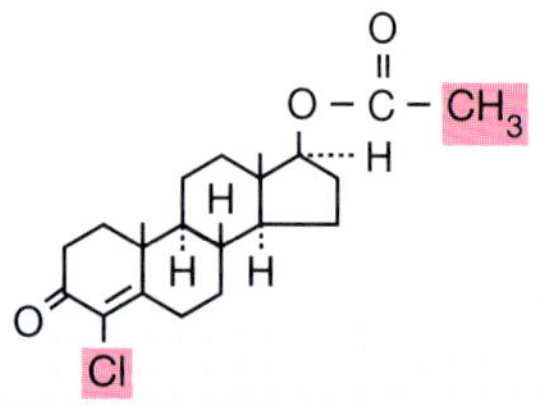	Clostebolacetat	Megagrisevit mono	40 mg i.m. 2mal wöchentlich während 3 Wochen
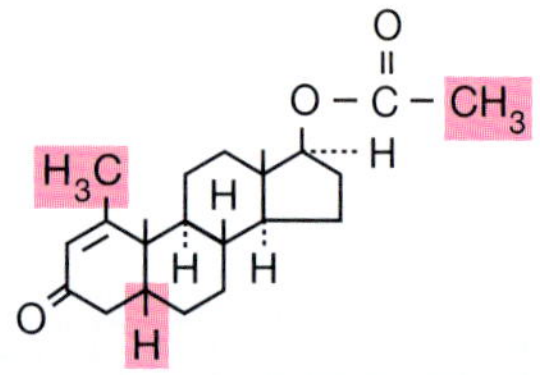	Metenolonacetat	Primobolan S	2 – 3 mg/kg täglich oral

2.9 Gewebshormone (Extraglanduläre Hormone)

Als *Gewebshormone* bezeichnet man Substanzen, die an bestimmten Geweben *spezifische Wirkungen* hervorrufen, jedoch nicht in endokrinen Organen, sondern in *spezialisierten Zellen* gebildet werden. Der Begriff ist jedoch problematisch geworden, weil Wirkstoffe, die man entsprechend dieser Definition zu den Gewebshormonen zählen kann, wie z.B. die Releasing-Hormone, sich als Glieder hormonaler Regelkreise erwiesen haben und außerdem die früher zu den Gewebshormonen gerechneten Stoffe, wie z.B. Acetylcholin, als Neurotransmitter erkannt wurden. Somit gehören heute zu den Gewebshormonen nur noch

□ die *Mediatoren.*

Mediatoren oder *Mediatorstoffe* sind Substanzen, die aus Zellen bzw. Zellverbänden freigesetzt werden und *unmittelbar auf benachbarte Zellen einwirken,* d.h. parakrine Effekte hervorrufen. Zu ihnen werden

□ *Histamin,*

□ *Serotonin,*

□ die *Stoffe der Arachidonsäurekaskade* (Prostaglandine, Thromboxan A_2, Prostacyclin, Leukotriene) und der *Plättchen-aktivierende Faktor* sowie

□ die *Kinine*

gerechnet. Histamin und Serotonin wirken jedoch außer als Mediatoren auch als Neurotransmitter.

2.9.1 Histamin

Vorkommen, Freisetzung und Abbau. *Histamin* ist als *Decarboxylierungsprodukt der Aminosäure Histidin* bei Pflanzen und Tieren weit verbreitet. Auch im menschlichen Organismus kommt es in allen Geweben vor. Die höchsten Histaminkonzentrationen findet man in den Lungen, der Haut und im Magen-Darm-Kanal. Histamin wird in den Mastzellen und basophilen Leukozyten in biologisch inaktiver Form, an Heparin und ein basisches Protein gebunden, gespeichert. Die Freisetzung von Histamin aus dieser Speicherform erfolgt

□ bei *Überempfindlichkeitsreaktionen,*

□ bei *Zerstörung von Zellen* (z.B. bei Verletzungen) sowie

□ durch *chemische Substanzen* (Histaminliberatoren).

In der experimentellen Forschung wird als hochwirksamer Histaminliberator ein Kondensationsprodukt von p-Methoxyphenylethyl-methylamin mit Formaldehyd (Substanz 48/80) verwendet. Auch einige Arzneistoffe sind in der Lage, Histamin freizusetzen. Hierzu gehören das Muskelrelaxans Tubocurarin, Morphin, iodhaltige Röntgenkontrastmittel und Plasmaersatzmittel (z.B. Hydroxyethylstärke).

Der *Abbau* von freiem Histamin erfolgt sehr rasch durch oxidative Desaminierung mittels *Histaminase,* einer Diaminoxidase, ferner durch enzymatische Acetylierung der NH_2-Gruppe, Methylierung der NH-Gruppe im Imidazolring und Oxidation des Methylhistamins mittels *Monoaminoxidase.* Wichtige Metaboliten sind *Imidazolylessigsäure* und *Methylimidazolylessigsäure.*

Histaminrezeptoren und -wirkungen. Histamin greift an *drei verschiedenen Rezeptoren* an, die als H_1-, H_2- und H_3-Rezeptoren bezeichnet werden.

Erregung der *H_1-Rezeptoren* bewirkt eine

□ Vasokonstriktion größerer Gefäße,

□ Kontraktion der Bronchial-, Darm- und Uterusmuskulatur,

□ Kontraktion von Endothelzellen und dadurch eine Erhöhung der Venolenpermeabilität infolge einer Vergrößerung der Lücken zwischen den Endothelzellen, wodurch Plasma ins Gewebe austreten kann,

□ Steigerung des Lymphflusses sowie

□ Stimulation freier Nervenendigungen der Haut, in deren Folge Juckreiz auftritt.

Erregung der *H_2-Rezeptoren* führt zu

□ Dilatation der Pulmonalgefäße,

□ Erhöhung der Herzfrequenz und Zunahme der Kontraktilität des Herzens sowie

□ Steigerung der Drüsensekretion, insbesondere in der Magenschleimhaut (s. S. 523 ff.).

Sowohl die Stimulation von H_1-Rezeptoren als auch die von H_2-Rezeptoren bewirkt eine Vasodilatation von Arteriolen und Koronargefäßen.

Bei den *H_3-Rezeptoren* handelt es sich um die *präsynaptischen* Histaminrezeptoren. Ihre Erregung hemmt die Histaminfreisetzung.

Gelangt Histamin in die Haut, z.B. bei Insektenstichen oder bei Kontakt mit Brennesselhaaren, entsteht infolge der Kapillarerweiterung eine schmerzhafte Rötung oder infolge gesteigerter Kapillarpermeabilität eine juckende Quaddel. Besondere Bedeutung kommt Histamin bei *allergischen Reaktionen vom Soforttyp* (s. S. 80 ff.) zu. Die auslösenden Antigene reagieren mit den an Mastzellen fixierten IgE-Antikörpern und setzen dadurch aus diesen Zellen Histamin frei, wodurch ein *anaphylaktischer Schock,* eine allergische *Urtikaria* (Nesselsucht) oder ein *Ödem* hervorgerufen werden können. Auch beim Endotoxinschock, bei Entzündungen und Verbrennungen findet man eine Degranulierung der Mastzellen und eine erhöhte Histaminkonzentration im Blut. Ein Tumor der Mastzellen *(Mastozytom)* oder eine Vermehrung der Mastzellen in Blut und Gewebe *(Mastozytose)* können durch verstärkte Histaminfreisetzung eine anfallsweise auftretende Hautrötung *(Flush),* eine starke *Urtikaria* und in schweren Fällen *Ödeme* sowie *Bronchospasmus* hervorrufen.

Eine *therapeutische Bedeutung* besitzt Histamin *nicht.* Früher wurde es zu *diagnostischen Zwecken* bei fehlender Salzsäureproduktion der Magenschleimhaut verwendet .

2.9.1.1 Antihistaminika

Unter *Antihistaminika* versteht man *Pharmaka,* die Histamin *kompetitiv von dessen Rezeptoren verdrängen* und dadurch Histaminwirkungen aufzuheben vermögen.

Ihrem Angriff an den Histaminrezeptoren entsprechend unterscheidet man

□ H_1-Antihistaminika und

□ H_2-Antihistaminika.

2.9.1.1.1 H₁-Antihistaminika

Viele dieser Substanzen lassen sich auf folgende Grundstruktur zurückführen:

$$R\text{-}X\text{-}CH_2\text{-}CH_2\text{-}N\!\!<,$$

wobei X

□ ein Stickstoffatom (Ethylendiamin-Typ),

□ ein Sauerstoffatom (Colamin-Typ) oder

□ ein Kohlenstoffatom (Propylamin-Typ) sein kann und

□ R zwei aromatische oder heteroaromatische Ringe enthalten muß.

Hormonelles System

B 2

Tab. B 2–15. H$_1$-Antihistaminika

Strukturformel	Internationaler Freiname	Handelspräparat (Eingetragenes Warenzeichen)	Orale Einzeldosis (mg)
I. Ethylendiamin-Typ			
	Meclozin (Meclizin)	Bonamine, Peremesin, Postafen	25 – 50
	Cetirizin	Zyrtec	10
	Promethazin	Atosil, Eusedon mono, Soporil	25 – 50
II. Colamin-Typ			
	Diphenhydramin	Benadryl, Emesan, nervo OPT N, Sedovegan Novo	25 – 50
	als 8-Chlortheophyllinat: Dimenhydrinat	Monotrean, Superpep, Vomex A	50 – 100
	Chlorphenoxamin	Systral, Bestandteil von Rodavan	20 – 40
	Doxylamin	Gittalun, Hoggar N, Mereprine, Sedaplus	25 (–50)
III. Propylamin-Typ			
	Pheniramin	Avil	25 – 50
	Brompheniramin	Dimegan, Bestandteil von ilvico N	16

Tab. B 2–15. H₁-Antihistaminika (Fortsetzung)

Strukturformel	Internationaler Freiname	Handelspräparat (Eingetragenes Warenzeichen)	Orale Tagesdosis (mg)
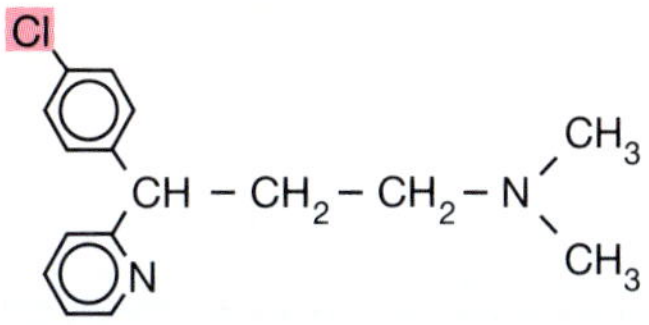	Dexchlorpheniramin	Polaronil	1 – 2

IV. Sonstige

Strukturformel	Internationaler Freiname	Handelspräparat (Eingetragenes Warenzeichen)	Orale Tagesdosis (mg)
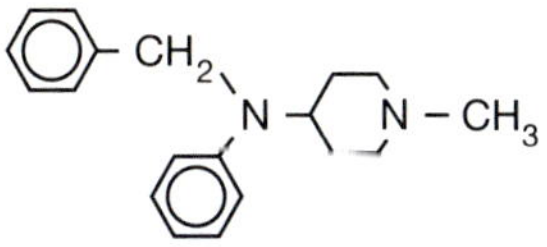	Bamipin	Soventol, Bamipin-ratiopharm	50 – 100
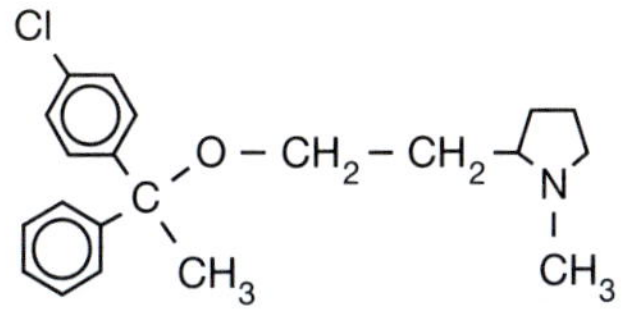	Clemastin	Tavegil	1 – 2
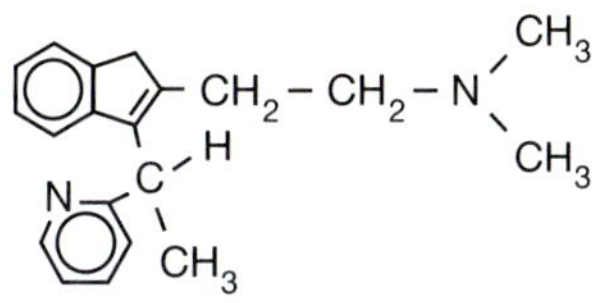	Dimetinden	Fenistil	1 – 2
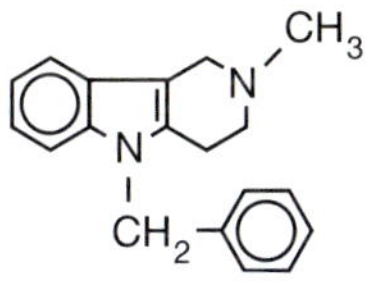	Mebhydrolin	Omeril	50 – 100
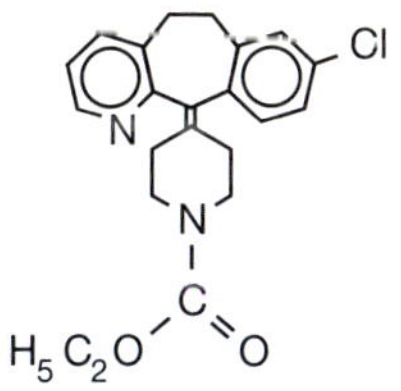	Loratadin	Lisino	10
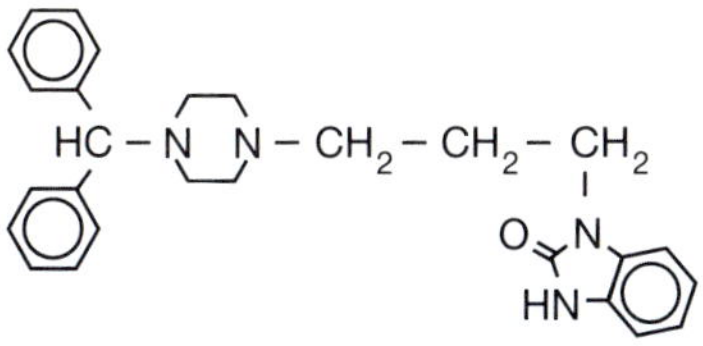	Oxatomid	Tinset	30

Hormonelles System

B 2

Tab. B 2–15. H_1-Antihistaminika (Fortsetzung)

Strukturformel	Internationaler Freiname	Handelspräparat (Eingetragenes Warenzeichen)	Orale Tagesdosis (mg)
IV. Sonstige (Fortsetzung)			
	Terfenadin	Fomos, Hisfedin, Teldane, Terfemundin, Terfen-Diolan	60
	Astemizol	Hismanal	10

Die Einteilung der H_1-Antihistaminika in verschiedene Typen (vgl. Tab. B 2–15) wurde aufgrund chemisch-präparativer Überlegungen vorgenommen. Eine Aussage über die antihistaminischen Eigenschaften einer Substanz aufgrund ihrer Zugehörigkeit zu einem der drei Typen ist nicht möglich.

Wirkungen. *H_1-Antihistaminika heben kompetitiv die Wirkungen von Histamin an den H_1-Rezeptoren auf.* Sofern sie wie die älteren Verbindungen auch *zentrale* H_1-Rezeptoren blockieren, wirken sie *sedierend* (vgl. H_1-Antihistaminika als Schlafmittel S. 180), worauf vor allem Kraftfahrer hinzuweisen sind. [*Mebhydrolin*

weist diese (Neben-)Wirkung in geringerem Maße auf, bei *Astemizol, Cetirizin, Loratadin* und *Terfenadin* fehlt sie weitgehend.]

Die sekretionssteigernde Wirkung des Histamins und andere, durch Angriff an H_2-Rezeptoren ausgelöste Histamin-Effekte werden dagegen durch diese Wirkstoffe *nicht* beeinflußt.

Außer ihrer H_1-antihistaminischen Eigenschaften besitzen einige Antihistaminika, z.B. Promethazin oder Diphenhydramin, zusätzlich eine *lokalanästhetische* und *anticholinerge* Wirkung. Ferner konnte bei einigen Verbindungen, z.B. Ketotifen, ein Mastzellmembran-stabilisierender Effekt nachgewiesen werden (s.u.).

Abb. B 2–27. Oxidative Metabolisierung von Terfenadin durch das Cytochrom-P-450-Isozym CYP 3A4

Kinetik. Bei oraler Gabe werden die H_1-Antihistaminika *rasch und gut resorbiert.* Die meisten Verbindungen unterliegen in der Leber einer *starken Biotransformation* und werden vor allem *in Form von Metaboliten ausgeschieden.*

Bei einem Teil der neueren Substanzen, z.B. Terfenadin (s. Abb. B 2–27), begrenzt die rasche und weitgehende Biotransformation zu *hydrophilen,* aber noch immer *H_1-wirksamen Metaboliten* die Möglichkeit zur Überwindung der Blut-Hirn-Schranke wesentlich. Andere Stoffe, wie z.B. Cetirizin, weisen selbst nur eine geringe Lipophilie und damit eine geringe Penetration ins ZNS auf. Daher unterdrücken diese Substanzen periphere, über H_1-Rezeptoren vermittelte Histamineffekte, ohne sedierend zu wirken.

Indikationen. H_1-Antihistaminika sind indiziert bei allen Erkrankungen, die auf einer Freisetzung von Histamin beruhen, wie z.B. Urtikaria, Heuschnupfen, Quincke-Ödem, Serumkrankheit, Arzneimittelallergien, Insektenstichen u.a. Eine weitere Indikation ist Pruritus.

Einige Substanzen mit stärker sedierender Wirkung, z.B. Diphenhydramin oder Doxylamin, eignen sich auch als *Antiemetika* (s. S. 268) und *Schlafmittel. Orphenadrin* (s. S. 266) wird wegen seiner zentralen anticholinergen Wirkung als *Antiparkinsonmittel* verwendet.

Anwendung und Dosierung. Im allgemeinen genügt die orale oder lokale Anwendung. Man beginnt einschleichend und stellt die Patienten auf die kleinste wirksame Tagesdosis ein. Diese beträgt bei Erwachsenen – je nach Präparat – zwischen 1 und 100 mg. Bei schweren allergischen Reaktionen, insbesondere bei allergisch bedingtem Schock, kommt auch die intramuskuläre oder intravenöse Injektion in Betracht. Handelspräparate sind in Tab. B 2–15 zusammengestellt.

Nebenwirkungen. Sieht man von den nicht sedierend wirkenden Substanzen ab, ist die bedeutsamste Nebenwirkung die Beeinflussung des Zentralnervensystems. Durch den zentral dämpfenden Effekt ist das Reaktionsvermögen eingeschränkt und damit, wie schon erwähnt, die Fahrtüchtigkeit verringert, außerdem ist die Spontanaktivität herabgesetzt. Als weitere Nebenwirkungen können Magen-Darm-Störungen sowie Mundtrockenheit und Koordinationsstörungen auftreten.

Interaktionen. Die Wirkung von Analgetika, Hypnotika, Narkotika, zentral dämpfenden Psychopharmaka und Alkohol kann durch sedierende H_1-Antihistaminika verstärkt werden. Hemmstoffe der Monooxygenase CYP 3A4 (z.B. Erythromycin, s. S. 682) können bei Gabe zusammen mit *Terfenadin* wegen dessen arrhythmogenen Eigenschaften, insbesondere bei höheren Konzentrationen, lebensbedrohliche Arrhythmien hervorrufen.

Vergiftungen. In toxischen Dosen führen zentralgängige H_1-Antihistaminika mit lokalanästhetischer bzw. anticholinerger Wirkungskomponente zu Erregungszuständen, tonisch-klonischen Krämpfen, Mydriasis, Akkommodations- und Miktionsstörungen sowie Tachy- und Stenokardien. Der Tod erfolgt durch Atemlähmung oder Herz-Kreislaufversagen. *Besonders gefährdet sind Kinder.*

Die *Therapie* besteht in resorptionsverhindernden Maßnahmen (s. S. 797 ff.), bei Krämpfen wird ferner *Diazepam* (s. S. 163) gegeben, bei Atemlähmung künstlich beatmet. Als Antidot gegen die anticholinergen Wirkungen kann *Physostigminsalicylat* (s. S. 302) appliziert werden.

Antihistaminika mit zusätzlichem Eingriff in entzündliche Reaktionen. *Ketotifen* (Zaditen®) und *Azelastin* (Allergodil®) besitzen neben der H_1-antihistaminischen Wirkung auch noch einen Mastzellmembran-stabilisierenden Effekt (s. S. 513).

2.9.1.1.2 H_2-Antihistaminika

Diese Substanzgruppe wird unter B 5.5 besprochen.

2.9.1.1.3 Tritoqualin

Tritoqualin (Inhibostamin®) greift *nicht* an Histaminrezeptoren an, sondern hemmt die Histidinde-

Tritoqualin (Inhibostamin®)

Hormonelles System

B 2

carboxylase und vermindert dadurch die Histaminbildung. Histamin-bedingte Reaktionen können auf diese Weise abgeschwächt werden, allerdings nur dann, wenn die Substanzgabe *vor* der Histaminfreisetzung erfolgte.

Die *Indikationen* entsprechen denen der H$_1$-Antihistaminika.

Die *Einzeldosierung* beträgt 100 – 200 mg.

Als *Nebenwirkung* wurde bei Diabetikern vereinzelt eine Senkung des Blutzuckerspiegels beschrieben.

2.9.2 Serotonin

Biosynthese, Abbau und Vorkommen. Serotonin (5-Hydroxytryptamin, 5-HT) kommt in einer großen Anzahl von pflanzlichen und tierischen Geweben vor. Es entsteht im Organismus aus der essentiellen Aminosäure Tryptophan durch Hydroxylierung zu 5-Hydroxytryptophan und anschließende Decarboxylierung (s. Abb. B 2–28). Der letzte Biosyntheseschritt erfolgt unter dem Einfluß des gleichen Enzyms, das auch für die Umsetzung von L-Dopa zu Dopamin (s. S. 272) verantwortlich ist.

Am Beginn des Hauptabbauweges steht – katalysiert durch das Enzym Monoaminoxidase A (s. S. 158) – die Umwandlung von 5-HT zu 5-Hydroxyindolylacetaldehyd.

Dieser Aldehyd wird durch Aldehydoxidase vorwiegend zu 5-Hydroxyindolylessigsäure oxidiert und in dieser Form renal eliminiert. 5-Hydroxytryptophol, das auf einem Nebenweg unter Mitwirkung von Alkoholdehydrogenase gebildet wird, spielt im Metabolismus von 5-HT nur eine untergeordnete Rolle.

Im Organismus von Säugetieren liegt 5-HT sowohl neuronal als auch extraneuronal vor. Das *neuronal gespeicherte Serotonin,* das in weiten Teilen des Gehirns, vor allem im Hypothalamus, im Mittelhirn und in den Raphé-Kernen sowie im gesamten Gastrointestinaltrakt vorkommt, wirkt dort als *Neurotransmitter. Extraneuronal* wird Serotonin in großen Mengen in den *enterochromaffinen Zellen* gespeichert und von diesen – über das Plasma – an *Thrombozyten* abgegeben. Aus diesen liberiertes Serotonin bewirkt eine lokale Vasokonstriktion bei der primären Hämostase (s. S. 418). Unabhängig von seinem Vorkommen in Neuronen oder anderen Zellen wird 5-HT – an ATP sowie an Proteine gebunden – in Granula gespeichert. Aus den Granula wird es bei Erregung der Zelle exozytotisch freigesetzt und aktiviert spezifische Rezeptoren.

Abb. B 2–28. Biosynthese und Biotransformation von Serotonin

Tab. B 2–16. Serotoninwirkungen

Organ/System	Wirkungen	Rezeptortyp	
Arterien der			
Nieren	Konstriktion	5-HT$_2$	
Skelettmuskulatur	Dilatation	5-HT$_1$	
Haut	Konstriktion	5-HT$_2$	
	Dilatation	5-HT$_1$	
Venen	Konstriktion	5-HT$_2$	
Herz	negativ chronotrop	5-HT$_3$	Frühwirkung
	positiv inotrop und chronotrop	5-HT$_3$	Spätwirkung (Freisetzung von Noradrenalin)
Nebennierenmark	Freisetzung von Catecholaminen	5-HT$_2$	nur in hohen Dosen
Blutdruck	Senkung	5-HT$_3$	Sofortwirkung von kurzer Dauer
	Erhöhung	5-HT$_2$	nach 1–2 min (Vasokonstriktion)
	Senkung	5-HT$_1$	Spätwirkung (Vasodilatation und Hemmung der Freisetzung exzitatorischer Neurotransmitter)
Magen	Motilitätshemmung	?	
Dünndarm	Motilitätszunahme	?	niedrige 5-HT-Dosen
	spastische Kontraktion	5-HT$_2$ / 5-HT$_3$	hohe 5-HT-Dosen
Dickdarm	Motilitätshemmung	?	
Bronchien	Konstriktion	5-HT$_2$	nur bei Asthmatikern
Thrombozyten	Aggregation	5-HT$_2$	

Hormonelles System

B2

Serotoninrezeptoren. Für keinen anderen Neurotransmitter konnten bislang so viele unterschiedliche Rezeptoren nachgewiesen werden wie für Serotonin. Nach neueren Untersuchungen können die 5-HT-Rezeptoren in 5-HT$_1$- bis 5-HT$_7$-Rezeptoren unterteilt werden, von denen nochmals Subtypen existieren.

Therapeutisch von besonderem Interesse sind – aus der Gruppe der 5-HT$_1$-Rezeptoren – der 5-HT$_{1A}$-Rezeptor als Angriffspunkt von Antihypertensiva und Psychopharmaka, sowie der 5-HT$_{1D}$-Rezeptor, der bei der Behandlung der Migräne Bedeutung erlangt hat. Gemeinsam ist den 5-HT$_1$-Rezeptoren die *Signaltransduktion über die Adenylatcyclase*.

Demgegenüber führt die Stimulation von 5-HT$_2$-Rezeptoren zu einer Aktivierung der *Phospholipase C*. Wichtig von diesen sind u.a. die 5-HT$_{2A}$-Rezeptoren, die in der Peripherie *postsynaptisch* lokalisiert sind. Ihre Stimulation führt ausschließlich zu exzitatorischen Effekten. Pharmaka mit Angriff am 5-HT$_{2C}$-Rezeptor eignen sich zur Migräneprophylaxe.

Die Erregung neuronaler 5-HT$_3$-Rezeptoren, bei denen es sich um Liganden-gesteuerte Ionenkanäle handelt, bewirkt eine Exzitation des betreffenden Neurons, wodurch Neurotransmitter (z.B. Noradrenalin, Substanz P) ausgeschüttet werden. 5-HT$_3$-Rezeptoren sind auf diese Weise an der Auslösung einer Reihe von reflektorischen Vorgängen beteiligt. 5-HT$_3$-Rezeptoren kommen u.a. in der Area postrema der Medulla oblongata (Brechzentrum) sowie – präsynaptisch – an *afferenten Vagusfasern* und damit in Nachbarschaft der enterochromaffinen Zellen des Darms vor. Durch Stimulation dieser Rezeptoren ruft Serotonin, wenn es im Rahmen einer *Chemotherapie* mit Zytostatika oder infolge einer Bestrahlung in großen Mengen freigesetzt wird, starke Übelkeit und z.T. sehr schweres Erbrechen hervor (s. S. 268).

5-HT$_4$-Rezeptoren kommen im ZNS und Gastrointestinaltrakt vor. Ihre Stimulation erhöht über eine verstärkte Acetylcholinfreisetzung die Darmmotilität (s. S. 533).

Serotoninwirkungen. Aus der Vielzahl der unterschiedlichen Angriffsorte resultiert das außerordentlich komplexe Wirkungsspektrum von 5-HT. Wichtige Serotonineffekte sowie die daran beteiligten Rezeptortypen sind in Tab. B 2–16 zusammengefaßt.

Ein gutes Beispiel für das Zusammenwirken verschiedener 5-HT-Rezeptoren ist die Wirkung von 5-HT auf den Blutdruck. Unmittelbar nach der Injektion von Serotonin kommt es zu einem kurzen Blutdruckabfall, der über 5-HT$_3$- Rezeptoren reflektorisch ausgelöst wird und mit einer Bradykardie einhergeht. Daran schließt sich eine Phase des Blutdruckanstiegs für die Dauer von 1 – 2 min an. Diese wird durch die Aktivierung von 5-HT$_2$-Rezeptoren und eine dadurch bedingte Endothelin-Freisetzung verursacht und leitet über in eine langanhaltende, durch 5-HT$_1$-Rezeptoren – über eine NO-Freisetzung – vermittelte Blutdrucksenkung. Bei der Applikation hoher Serotonindosen tritt diese Blutdrucksenkung jedoch nicht auf, weil der hypotensive Effekt durch Ausschüttung von Catecholaminen aus dem Nebennierenmark kompensiert wird.

Pathophysiologische Aspekte. Eine *pathophysiologische Bedeutung* von Serotonin bei *Migräne* (s. S. 222 ff.) und verschiedenen *gastrointestinalen Erkrankungen* kann heute als gesichert gelten. Daneben wird die Beteiligung von Serotonin bei bestimmten Arrhythmieformen und beim plötzlichen Herztod sowie bei Angst und Depressionen diskutiert.

Bei den *gastrointestinalen Erkrankungen,* die unter Beteiligung von Serotonin ablaufen, müssen die häufig auftretenden Motilitäts- oder Sekretionsstörungen von dem sog. *Karzinoid* abgegrenzt werden. Hierbei handelt es sich um eine sehr selten vorkommende Wucherung der enterochromaffinen Zellen im Dünndarm, was u.a. zu einer *vermehrten Serotoninfreisetzung* und einem charakteristischen Krankheitsbild (Karzinoidsyndrom) führt. Folgende funktionelle Störungen und morphologische Veränderungen stehen dabei im Vordergrund: Diarrhöen mit kolikartigen Leibschmerzen, Bronchospasmus, Oligurie, Ödeme und Endokardfibrose mit Klappenverdickung. Eine anfallsweise auftretende Rötung des Gesichts, des Halses und dann des Oberkörpers (Flush) ist wahrscheinlich nicht auf die Serotoninwirkung, sondern auf die Freisetzung von Kallikrein aus dem Tumorgewebe und die dadurch ausgelöste Bradykininbildung (s. S. 399 f.) zurückzuführen.

2.9.2.1 An Serotoninrezeptoren angreifende Substanzen

2.9.2.1.1 Serotoninagonisten

Buspiron (vgl. B 1.2.5.4) ist ein 5-HT$_{1A}$-Agonist mit anxiolytischen Eigenschaften, der als Tranquilizer Verwendung findet.

Das Antihypertensivum *Urapidil* (vgl. B 1.13.5.1.3) besitzt neben einer α_1-antagonistischen Wirkung ebenfalls einen 5-HT$_{1A}$-agonistischen Effekt.

Sumatriptan (Imigran®, s. S. 224), dem Serotonin strukturell verwandt, ist – wie Ergotamin (s. S. 285) –

ein 5-HT$_{1D}$-Agonist. Zu anderen 5-HT-Rezeptoren sowie adrenergen und dopaminergen Rezeptoren besitzt Sumatriptan dagegen eine sehr viel geringere (bis keine) Affinität. Durch Stimulation von 5-HT$_{1D}$-Rezeptoren bewirkt es eine Kontraktion von Hirngefäßen, die Verengung anderer Gefäße (z.B. von Koronarien) ist wesentlich schwächer ausgeprägt. Hinzu kommt wahrscheinlich ein Angriff an Rezeptoren, die sich an afferenten Trigeminusfasern befinden. Sumatriptan soll dadurch die Freisetzung von Neurotransmittern hemmen, die an der Entstehung der lokalen Entzündungsreaktionen und des Migräne-Schmerzes beteiligt sind.

Die Wirksamkeit von Sumatriptan beim *Migräneanfall* entspricht – mindestens – der von Ergotamin. Nach subkutaner Applikation klingen Schmerzen und Begleitsymptome (Übelkeit, Lichtempfindlichkeit) rascher ab als nach oraler Gabe. Aufgrund der kurzen Halbwertszeit kommt es nach der ersten Gabe von Sumatriptan allerdings relativ häufig zu einem erneuten Auftreten der Symptome, die jedoch durch nochmalige Applikation wieder beseitigt werden können.

Die *Resorption* erfolgt bei subkutaner Injektion rasch und quantitativ, aus dem Gastrointestinaltrakt langsamer und unvollständig. Hinzu kommt ein Firstpass-Effekt, so daß die Bioverfügbarkeit bei oraler Gabe nur etwa 15% beträgt. Die Bindung an Plasmaproteine ist gering, die Blut-Hirn-Schranke überwindet Sumatriptan nicht. Die *Plasmahalbwertszeit* des Wirkstoffs liegt bei 2 Stunden, die Metaboliten werden renal ausgeschieden.

Sumatriptan ist zur Behandlung des akuten Migräneanfalls und des Clusterkopfschmerzes *indiziert.*

Die *Einzeldosis* beträgt 6 mg bei s.c. Injektion (die mittels eines Autoinjektors vom Patienten selbst durchgeführt werden kann) bzw. 100 mg bei oraler Gabe. Innerhalb von 24 Stunden dürfen maximal 12 mg s.c. oder 300 mg oral gegeben werden.

Als *Nebenwirkungen* stehen Benommenheit, Müdigkeit und Schwindel im Vordergrund. Die Fähigkeit zur Bedienung von Maschinen und zur Teilnahme im Straßenverkehr ist somit eingeschränkt. Die s.c. Injektion führt häufig auch zu lokalen Reizerscheinungen. Bisweilen treten ferner deutliche ischämische Beschwerden oder Tachykardien auf.

Sumatriptan ist daher bei Patienten mit Angina pectoris und Hypertonie sowie bei eingeschränkter Leber- und Nierenfunktion *kontraindiziert.* Sumatriptan darf auch nicht gleichzeitig mit Ergotamin angewandt werden.

Cisaprid ist ein *selektiver 5-HT$_4$-Partialagonist,* der als Prokinetikum (s. S. 534) eingesetzt wird.

2.9.2.1.2 Serotoninantagonisten

Therapeutisch eingesetzt werden z. Zt. 5-HT$_2$- sowie 5-HT$_3$-Rezeptor-Antagonisten.

5-HT$_2$-Antagonisten. *Methysergid* (Deseril® retard), ein starker Antagonist an 5-HT$_{2C}$-Rezeptoren, ist zur Migräne-Prophylaxe (s. S. 225) sowie bei Karzinoidsyndrom indiziert. Von Methylergometrin (s. S. 377) unterscheidet es sich nur durch die Methylierung des Indolstickstoffes.

Die *Dosierung* beträgt 0,5 – 2 mg pro Tag.

Als *Nebenwirkungen* kommen Brechreiz, Schwindelgefühl, pektanginöse Beschwerden, Parästhesien und vereinzelt auch Halluzinationen vor. Bei einer Langzeitbehandlung wurden sehr selten Fibrosen, z.B. Retroperitoneal- oder Peribronchialfibrosen, beobachtet.

Wegen seiner u. U. gefäßschädigenden Wirkung ist Methysergid bei Gefäßerkrankungen *kontraindiziert.* Weitere Kontraindikationen sind Lungen- und Kollagenerkrankungen sowie schwere Nierenfunktionsstörungen.

Pizotifen (Mosegor®, Sandomigran®) besitzt *Serotonin-antagonistische* (Angriff an 5-HT$_{2A}$- und 5-HT$_{2C}$-Rezeptoren) und *antihistaminische* Eigenschaften. Es wird wie Methysergid zur Intervallbehandlung der Migräne (s. S. 225) sowie bei Appetitmangel eingesetzt.

Als durchschnittliche *Dosierung* werden 3mal täglich 0,5 mg angegeben.

Die *Nebenwirkungen* entsprechen denen anderer Antihistaminika. Infolge der Appetitsteigerung kann es zu einer – bei der Migräneprophylaxe unerwünschten – Gewichtszunahme kommen.

Eine Analogsubstanz ist *Cyproheptadin* (Peritol®).

5-HT$_3$-Antagonisten. *Granisetron* (Kevatril®), *Ondansetron* (Zofran®) und *Tropisetron* (Navoban®) sind

Granisetron (Kevatril®)

Tropisetron (Navoban®)

Ondansetron (Zofran®)

als selektive 5-HT$_3$-Antagonisten zur Behandlung von *Erbrechen,* ausgelöst durch *Zytostatika* oder eine *Strahlentherapie,* geeignet. Ihre Wirksamkeit beim frühen Erbrechen (innerhalb der ersten 24 Stunden nach Gabe von z.B. Cisplatin, s. S. 751), nicht jedoch bei spätem Erbrechen (nach 2 – 5 Tagen) übertrifft die der anderen Antiemetika.

Auch *Metoclopramid* (s. S. 268) blockiert in hohen Dosen 5-HT$_3$-Rezeptoren im Bereich der Area postrema des Brechzentrums und/oder des Darms.

Hormonelles System

B 2

Methysergid
(Deseril® retard)

Cyproheptadin
(Peritol®)

Pizotifen
(Mosegor®, Sandomigran®)

Allerdings ist seine Wirksamkeit geringer und nimmt zudem im Gegensatz zu den anderen 5-HT$_3$-Antagonisten bei wiederholten Therapiezyklen mit Cisplatin ab.

Bei Übelkeit und Erbrechen infolge von Kinetosen sind 5-HT$_3$-Antagonisten im Gegensatz zu H$_1$-Antihistaminika und Anticholinergika unwirksam.

Granisetron, Ondansetron und Tropisetron werden bei oraler Gabe gut resorbiert, die Bioverfügbarkeit beträgt ca. 60%. Alle drei Wirkstoffe werden in der Leber metabolisiert, wobei bei Tropisetron zwei Kollektive bezüglich der Abbaugeschwindigkeit unterschieden werden können (Langsam- und Schnellmetabolisierer). Bei beiden ist jedoch die *Plasmahalbwertszeit* mit 8 bzw. 30 – 42 Stunden länger als bei Granisetron und Ondansetron (Halbwertszeit 3,5 – 4,5 Stunden).

5-HT$_3$-Antagonisten sind Mittel der Wahl zur Behandlung des frühen Erbrechens nach Gabe stark emetogener Zytostatika bzw. nach einer Strahlentherapie (s. Tab. B 2–17). Ferner sind sie bei Erbrechen nach Gabe mäßig stark emetogener Zytostatika indiziert.

Die Verträglichkeit ist in der Regel gut. Als *Nebenwirkungen* können leichte Kopfschmerzen und Diarrhoe bzw. Obstipation auftreten. Bei pektanginösen Beschwerden, die sehr selten beobachtet werden, sollte die Behandlung mit 5-HT$_3$-Antagonisten nicht fortgesetzt werden.

Glucocorticoide in hoher Dosierung *verstärken* die antiemetische Wirkung der 5-HT$_3$-Antagonisten, der Mechanismus ist bislang nicht bekannt. Auch H$_1$- und D$_2$-Antagonisten sowie Benzodiazepine steigern den antiemetischen Effekt von 5-HT$_3$-Antagonisten, letztere wahrscheinlich durch ihre anxiolytische Wirkung, wodurch antizipatorisches Erbrechen (psychisch ausgelöstes Erbrechen *vor* Gabe des Zytostatikums infol-

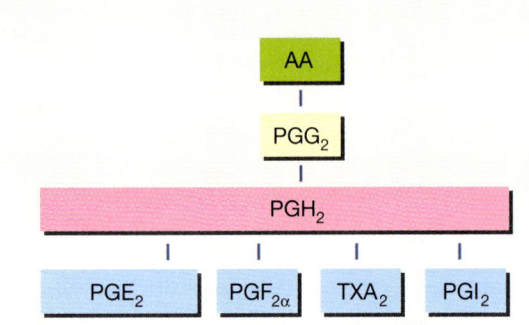

Abb. B 2–29. Cyclooxygenase-Weg in vereinfachter Darstellung

ge der stark belastenden Nebenwirkungen bei *vorausgegangenen* Therapiezyklen) positiv beeinflußt wird.

2.9.3 Eicosanoide (Prostaglandine, Thromboxan A$_2$, Prostacyclin, Leukotriene)

Arachidonsäure (all-cis-5,8,11,14-Eicosatetraensäure) ist (neben Dihomolinolensäure) die Ausgangssubstanz für zahlreiche, besonders bedeutsame Mediatorstoffe. Sie kommt nur in geringer Menge frei vor,

COOH

Arachidonsäure

der größte Teil ist in die Phospholipide der Zellmembranen eingebaut. Auf Reize der verschiedensten Art, insbesondere nach zellschädigenden Noxen, wird sie durch Aktivierung von *Phospholipase A$_2$* freigesetzt und anschließend auf *zwei* Hauptwegen, dem

☐ *Cyclooxygenase-Weg* (s. Abb. B 2–29) und

☐ *Lipoxygenase-Weg* (s. Abb. B 2–30),

Tab. B 2–18. Abkürzungen für Substanzen der Arachidonsäurekaskade

AA	Arachidonsäure
HETE	Hydroxy-eicosatetraensäuren
HPETE	Hydroperoxy-eicosatetraensäuren
LT	Leukotriene
PG	Prostaglandine
PGG$_2$, PGH$_2$	Prostaglandinendoperoxide
PGI$_2$ (PGX)	Prostacyclin
TX	Thromboxane
SRS-A	Slow reacting substance of anaphylaxis

Tab. B 2–17. Prophylaxe und Therapie von Zytostatika-induziertem Erbrechen

1. Hochemetogene Pharmaka (z.B. Cisplatin)
frühes Erbrechen (am 1. Tag): 5-HT$_3$-Antagonist i.v. *und* Dexamethason
spätes Erbrechen (ab 2.– 5.Tag): Metoclopramid (mehrmals täglich 1 mg/kg), *ggf.* zusätzlich Dexamethason
2. Mäßig emetogene Zytostatika (z.B. Cyclophosphamid, Doxorubicin)
Dexamethason *oder* 5-HT$_3$-Antagonist in mehreren Einzeldosen

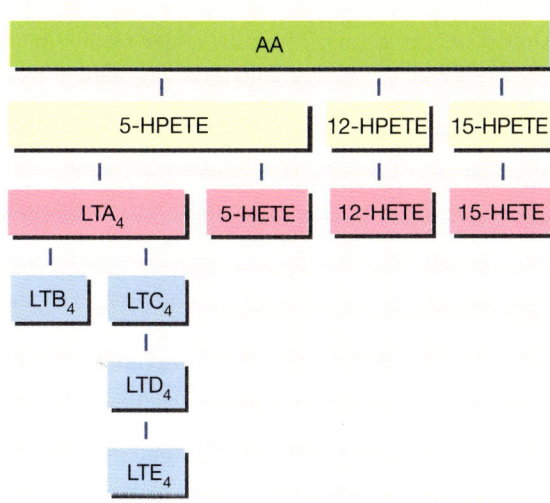

Abb. B 2–30. Lipoxygenase-Weg

über *Hydroperoxy-eicosatetraensäuren* (HPETE) zu den verschiedenen *Mediatorsubstanzen* umgewandelt (s. Tab. B 2–18), bei denen es sich um starkwirksame Entzündungsmediatoren handelt. Da alle diese Stoffe aus 20 Kohlenstoffatomen aufgebaut sind, werden sie unter der Bezeichnung *Eicosanoide* zusammengefaßt.

2.9.3.1 Substanzen des Cyclooxygenase-Wegs

Katalysiert durch die Cyclooxygenase entsteht aus Arachidonsäure (über 11-HPETE) zunächst das *Prostaglandinendoperoxid PGG₂*, das zusätzlich zur ringständigen Peroxygruppe noch eine Hydroperoxygruppe enthält. Mittels Peroxidase wird PGG₂ in die entsprechende alkoholische Verbindung, das PGH₂, überführt. Beide Cycloendoperoxide sind wegen der hohen Ringspannung hochreaktive Substanzen mit sehr kurzer Halbwertszeit.

PGG₂

PGH₂

Aus PGH₂ können dann

☐ *Prostaglandine* (PG) in zahlreichen Geweben,

☐ *Thromboxan A₂* (TXA₂) in Thrombozyten und

☐ *Prostacyclin* (PGI₂) im Gefäßendothel

gebildet werden (vgl. Abb. B 2–29).

Prostanoid-Rezeptoren. Die genannten Substanzen des Cyclooxygenase-Wegs, die Prostanoide, greifen an spezifischen *G-Protein-gekoppelten Rezeptoren* an. Eine Stimulation der PGD- und PGI-Rezeptoren aktiviert die Adenylatcyclase, während nach Erregung von PGE-Rezeptoren – in Abhängigkeit vom jeweiligen Subtyp – die cAMP-Bildung sowohl zu- als auch abnehmen kann. Eine Aktivierung des TXA- und PGF-Rezeptors führt über die Bildung von Inositoltriphosphat (IP₃) und Diacylglycerol zu einem Anstieg der intrazellulären Ca²⁺-Konzentration. Das komplexe Bild der Prostaglandineffekte – die verschiedenen Substanzen wirken teilweise synergistisch, teilweise antagonistisch (s. Tab. B 2–19) – beruht auf dem simultanen Vorkommen mehrerer Prostaglandin-Rezeptoren in demselben Organ und der gleichzeitigen Bildung verschiedener Prostanoide.

2.9.3.1.1 Prostaglandine

Der Name Prostaglandine beruht darauf, daß diese zunächst im Sekret der Prostata gefunden wurden. Sie kommen aber nicht nur dort, sondern in *allen Organen* vor. Das (nicht im Organismus gebildete) Grundskelett ist die *Prostansäure,* eine C₂₀-Säure mit einem Cyclopentanring.

Die verschiedenen Gruppen der Prostaglandine unterscheiden sich durch die Zahl und die Stellung der Sauerstoffatome bzw. durch die Lage der Doppelbindung am Cyclopentanring. Physiologisch bzw. pathophysiologisch bedeutsam sind PGD, PGE und PGF. Die Ausgangssubstanz bei der Bildung und damit die Gruppe, der die jeweiligen Prostaglandine angehören, wird durch einen Index charakterisiert, der die Anzahl der Doppelbindungen im Molekül angibt. Die Arachidonsäurederivate gehören mit zwei Doppelbindungen zur Gruppe 2, da zwei der vier Doppelbindungen der Arachidonsäure bei der Bildung des Cyclopentanrings verlorengehen. Prostaglandine der Gruppen 1 und 3 entstehen aus Dihomolinolensäure bzw. Eicosapentaensäure. Die Bezeichnung α und β kennzeichnet die Stellung der OH-Gruppe an C-9.

Prostansäure

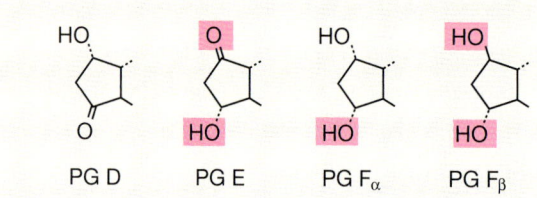

PG D   PG E   PG F$_\alpha$ PG F$_\beta$

Die *Freisetzung* der Prostaglandine wird durch Nervenreizung, verschiedene Mediatorstoffe (z.B. Histamin) oder gastrointestinale Hormone (z.B. Gastrin) ausgelöst. Auch Noradrenalin setzt Prostaglandine frei, die ihrerseits die Noradrenalinliberation aus adrenergen Neuronen hemmen.

Metabolisierung. Die *Prostaglandin-Inaktivierung* erfolgt sehr rasch durch verschiedene Enzyme, insbesondere durch die *15-Hydroxyprostaglandin-dehydrogenase* und die Δ13-Reduktase. Die höchste PG-Dehydrogenaseaktivität liegt in der Lunge, der Milz und den Nieren, die höchste Reduktaseaktivität im Fettgewebe vor. Bereits nach einer einzigen Lungenpassage sind Prostaglandine nicht mehr im Blut nachweisbar.

Wirkungen. Prostaglandine E wirken durch direkten Angriff an der glatten Muskulatur der Gefäße blutdrucksenkend, die renale Durchblutung wird gesteigert. (Die Hemmung der renalen Prostaglandinsynthese durch nichtsteroidale Antiphlogistika erklärt deren Nephrotoxizität bei Langzeitanwendung.) An der Längsmuskulatur des Gastrointestinaltraktes führen sowohl PGE als auch PGF$_{2\alpha}$ zu einer Kontraktion, während die Ringmuskulatur durch PGE erschlafft und durch PGF$_{2\alpha}$ kontrahiert wird. PGD und PGF$_{2\alpha}$ wirken bronchokonstriktorisch.

Bereits erwähnt wurden die uteruskontrahierende Wirkung (s. S. 376 f.) und die Sensibilisierung der Schmerzrezeptoren (s. S. 184). PGE hemmt ferner die Lipolyse, die Magensaftsekretion und die Adiuretin-Wirkung am distalen Tubulus der Niere.

Physiologische und pathophysiologische Bedeutung. Die *physiologische Bedeutung* der Prostaglandine ist im einzelnen noch nicht völlig geklärt. Gesichert ist, daß durch Cyclooxygenase-1 (s. S. 199) gebildete Prostaglandine E an der Magenschleimhaut zytoprotektiv wirken. Wahrscheinlich sind Prostaglandine auch für den Gefäß- und Bronchialmuskel-

Tab. B 2–19. Wirkungen von Prostaglandinen, Thromboxan A$_2$ und Prostacyclin (nach Karlson, Gerok, Gross)

	PGE	PGF$_{2\alpha}$	Thromboxan A$_2$	Prostacyclin
Venentonus		Steigerung		
Herzzeitvolumen		Steigerung		
Arterientonus	Verminderung		Steigerung	Verminderung
Renale Durchblutung	Steigerung			
ADH-Wirkung am distalen Tubulus	Hemmung			
Reninfreisetzung	Steigerung	Verminderung		
Pressorische Effekte von Angiotensin II und Noradrenalin	Abschwächung	Verstärkung		
Blutdruck	Senkung	Steigerung		
Na$^+$-Transport	Steigerung			
Gastrointestinale Längsmuskulatur	Kontraktion	Kontraktion		
Gastrointestinale Sphinktermuskulatur	Erschlaffung	Kontraktion		
Uterusmuskulatur	Kontraktion	Kontraktion		
Magensaftsekretion	Hemmung			
Lipolyse	Hemmung			
Thrombozytenaggregation			Steigerung	Verminderung

tonus, die intestinale Motilität und die Spermienbeweglichkeit bedeutsam.

Pathophysiologisch sind sie – durch Cyclooxygenase-2 synthetisiert (s. S. 199) – am Schmerzgeschehen, an *entzündlichen* Prozessen und bei der Fieberentstehung, ferner an allergisch bedingten Diarrhöen und dysmenorrhoischen Beschwerden beteiligt.

Therapeutische Anwendung. *Prostaglandin E₂* (Dinoproston; Minprostin® E₂) und *Prostaglandin F₂α* (Dinoprost; Minprostin® F₂α) werden zur Schwangerschaftsunterbrechung sowie in der Geburtshilfe verwendet (s. S. 377). *Prostaglandin E₁* (Alprostadil) wird bei Durchblutungsstörungen (Handelspräparat prostavasin®, s. S. 498) eingesetzt. Es dient außerdem zur (vorübergehenden) Offenhaltung des Ductus arteriosus Botalli bei Neugeborenen mit konnatalen Herzfehlern, bei denen diese Kurzschlußverbindung zwischen der Arteria pulmonalis und der Aorta auch nach der Geburt erforderlich ist (Handelspräparat Minprog® 500).

Das Prostaglandin-E₁-Derivat *Misoprostol* (Cytotec®, s. S. 541) wird als Ulkustherapeutikum sowie zur Ulkusprophylaxe bei Gabe von nichtsteroidalen Antirheumatika (s. S. 215) benutzt.

2.9.3.1.2 Thromboxan A₂

Thromboxane sind durch eine sechsgliedrige ringförmige Etherstruktur (anstelle des Cyclopentanrings) charakterisiert. Thromboxan A₂ fördert die Thrombozytenaggregation und damit die Bildung von Plättchenthromben. Außerdem besitzt es eine vasokonstriktorische Wirkung. Es ist damit der Gegenspieler von Prostacyclin (s.u.). Es wird vor allem bei der Adhäsion von Thrombozyten an geschädigtes Gefäßendothel freigesetzt. Das zyklische Acetal mit hoher Ringspannung wird leicht hydrolysiert, das dabei ent-

stehende Diol, Thromboxan B₂, ist nicht mehr biologisch aktiv.

2.9.3.1.3 Prostacyclin (Epoprostenol)

Prostacyclin ist ein zyklischer Enolether mit starker vasodilatierender und thrombozytenaggregationshemmender Wirkung, das, wie erwähnt, im Gefäßendothel entsteht. Es wird rasch – Halbwertszeit ca. 3 Minuten – zu 6-Keto-PGF₁α biotransformiert. Aufgrund seiner günstigen pharmakodynamischen Eigenschaften wurde (und wird auch weiterhin) nach stabileren, synthetischen Prostacyclin-Analogen gesucht. Mit *Iloprost* (Ilomedin®) wurde eine solche Substanz gefunden, die zur Behandlung von Durchblutungsstörungen dient (s. S. 498).

Prostacyclin
(Epoprostenol)

6-Keto-PGF₁α

2.9.3.2 Substanzen des Lipoxygenasewegs

Außer durch die Cyclooxygenasen kann Arachidonsäure durch Lipoxygenasen zu Hydroperoxiden (s. Abb. B 2–30) oxidiert werden: Durch die in Leukozyten und in der Lunge vorkommende 5-Lipoxygenase wird 5-Hydroperoxy-eicosatetraensäure (5-HPETE), durch die in Thrombozyten vorhandene 12-Lipoxygenase 12-HPETE und durch 15-Lipoxygenase (in Granulozyten) 15-HPETE gebildet. Aus diesen entstehen, katalysiert durch Peroxidase, die korrespondierenden Hydroxy-eicosatetraensäuren (HETE). 5-HPETE ist die Ausgangssubstanz der **Leukotriene** (LT).

Der Name Leukotriene rührt daher, daß derartige Stoffe mit drei *konjugierten* Doppelbindungen erstmals aus Leukozyten isoliert wurden. Dabei handelt es sich um Folgeprodukte der Dihomo-linolensäure. Wie bei den Prostaglandinen domi-

Thromboxan A₂

Thromboxan B₂

Hormonelles System

B2

5-HPETE

5-HETE

nieren beim Menschen jedoch die Oxidationsprodukte der Arachidonsäure, die eine zusätzliche Doppelbindung aufweisen, was durch den Index 4 in der Kurzbezeichnung ausgedrückt wird.

Während über die Bedeutung der in 15-Stellung oxidierten Derivate noch wenig bekannt ist, wurden in den vergangenen Jahren wesentliche Erkenntnisse über die Eigenschaften von 5-HPETE, 5-HETE und den Leukotrienen gewonnen, ähnliches gilt auch für 12-HETE. Unter den Leukotrienen besitzen vor allem die *Peptidoleukotriene* C_4, D_4 und E_4 besonderes Interesse, zumal es sich herausgestellt hat, daß die *slow reacting substance of anaphylaxis* (SRS-A) ein *Gemisch* dieser Cystein-haltigen Leukotriene ist. Sie

LTA$_4$

LTC$_4$

LTD$_4$

LTE$_4$

entstehen über die Konjugation des instabilen Epoxids Leukotrien A_4 mit Glutathion und nachfolgende schrittweise Abspaltung von Glutaminsäure bzw. Glycin. LTB$_4$ wird durch hydrolytische Spaltung des LTA$_4$-Epoxids gebildet.

Physiologische und pathophysiologische Bedeutung. 5-HETE, 12-HETE und insbesondere LTB$_4$ wirken *chemotaktisch* auf Leukozyten, Fibroblasten und Keratinozyten. Sie sind daher für die *Wundheilung* wichtig. LTC$_4$ und LTD$_4$ sind an der Auslösung von *Asthma* beteiligt (s. S. 511 ff.). Sie wirken außerordentlich stark *bronchokonstriktorisch* (etwa 1000mal stärker als Histamin!), allerdings tritt die Wirkung langsamer ein als bei anderen Mediatoren. (Darauf beruht die Bezeichnung slow reacting substance of anaphylaxis.) Ferner sind *vasokonstriktorische* Effekte von Leukotrienen beschrieben worden. Pathophysiologisch ist darüber hinaus bedeutsam, daß bei der enzymatischen Reduktion der Hydroperoxide *Sauerstoffradikale* entstehen. Diese führen u.a. zu einer Depolymerisation von Bindegewebssubstanzen (z.B. Kollagen, Hyaluronsäure), Denaturierung von Enzymen, Schädigung von Zellmembranen sowie zu einer Erhöhung der Gefäßpermeabilität. Sie tragen dadurch zu entzündlichen Reaktionen bei. Auch eine Beteiligung an der Entstehung entzündlicher Darmerkrankungen (Colitis ulcerosa, Morbus Crohn, s. S. 543) wird angenommen.

Die genannten Vorgänge bei der Umwandlung der Arachidonsäure machen es verständlich, daß deren medikamentöse Beeinflussung einen hohen therapeutischen Stellenwert besitzt. Wie auf S. 198 beschrieben, beruht die Wirkung der nichtsteroidalen Antirheumatika/Antiphlogistika großenteils auf einem Eingriff in die Arachidonsäurekaskade durch Hemmung der Cyclooxygenasen. Es wird ferner verständlich, daß die Blockade eines Stoffwechselwegs, z.B. die des Cyclooxygenase-Wegs, zu einer verstärkten Bildung von Substanzen des anderen Weges und damit zu unerwünschten Wirkungen führen kann (Auslösung von sog. Analgetika-Asthma durch Cyclooxygenase-Blocker). Es wird daher verstärkt nach Wirkstoffen gesucht, die neben der Cyclooxygenase auch die Lipoxygenasen hemmen (sog. duale Inhibitoren).

2.9.4 Plättchen-aktivierender Faktor

Neben den üblichen Glycerophospholipiden kommen in den Zellmembranen auch Derivate mit einer Etheranstelle einer Estergruppe an C-1 vor. Bei dem Alkyl-

Abb. B 2–31. Bildung von Plättchen-aktivierendem Faktor (PAF)

substituenten handelt es sich um einen Hexa- bzw. Octadecylrest. Die Hydroxylgruppe an C-2 von Glycerin ist bei den Etherderivaten vorwiegend mit Arachidonsäure verestert. Wird der Arachidonsäureester durch *Phospholipase A₂* hydrolysiert (s. Abb. B 2–31), entsteht die Vorform des *Plättchenaktivierenden Faktors (PAF)*, das Lyso-PAF, welches durch Acetylierung der freien OH-Gruppe in die aktive Form umgewandelt wird. Zur Bildung von PAF bedarf es daher der Aktivierung der Phospholipase A₂, z.B. durch Thrombin bzw. Fibrinogen und Calciumionen. Im Plasma bzw. in nichtaktivierten Zellen wird PAF durch Desacetylierung wieder zu Lyso-PAF inaktiviert, und nach erneuter Acylierung mit Arachidonsäure als PAF-Präkursor gespeichert.

PAF ist nicht nur an der Thrombozytenaggregation beteiligt, sondern führt auch zu Bronchokonstriktion, Blutdruckabfall und erhöhter Gefäßpermeabilität sowie zu Thrombo- und Leukopenie. Seine Wirkung kommt nach Bindung an einen membranständigen Rezeptor durch Aktivierung der Phospholipase C zustande.

Der Name Plättchen-aktivierender Faktor geht auf den erstmaligen Nachweis dieser Substanz in Thrombozyten zurück. Inzwischen wurde PAF jedoch auch in einer Vielzahl anderer Zellen gefunden, u.a. wird es von Leukozyten, Mastzellen und Epithelzellen gebildet.

Physiologische und pathophysiologische Bedeutung. Physiologisch bedeutsam ist die Beteiligung von PAF an der Einnistung des befruchteten Eies in die Uterusschleimhaut. Pathophysiologisch wird eine

Beteiligung bei der Entstehung einer Thrombose angenommen. Ferner trägt PAF durch seine chemotaktische Wirkung an eosinophilen Granulozyten zum Bronchialasthma bei (s. S. 511 ff.). Auch eine Beteiligung an entzündlichen und allergischen Hauterkrankungen wird angenommen.

2.9.5 Kinine

Kinine sind biologisch aktive Peptide, die im Blutplasma aus einem α_2-Globulin, dem *Kininogen,* gebildet werden. Die Spaltung von Kininogen erfolgt durch Proteasen, die man als *Kallikreine* bezeichnet. Deren inaktive Vorstufen, die *Kallikreinogene* (Präkallikreine), kommen in verschiedenen Organen, z.B. im Pankreas und in der Darmschleimhaut, sowie im Blutplasma vor. Die Aktivierung wird wahrscheinlich beim Pankreas-Kallikreinogen durch *Trypsin* (s. S. 530), beim Plasma-Kallikreinogen durch den *Hageman-Faktor des Blutgerinnungssystems* (Faktor XII, s. S. 419 f.) bewirkt.

Bei der *enzymatischen Spaltung von Kininogen* entsteht zunächst ein Peptid aus 11 Aminosäuren. Aus diesem wird dann unter der Einwirkung einer Aminopeptidase durch Abspaltung des N-terminalen Me-

(Met)-(Lys)-Arg-Pro-Pro-Gly-Phe-Ser-Pro-Phe-Arg

Kallidin (Lysyl-Bradykinin)

Bradykinin

Hormonelles System

B 2

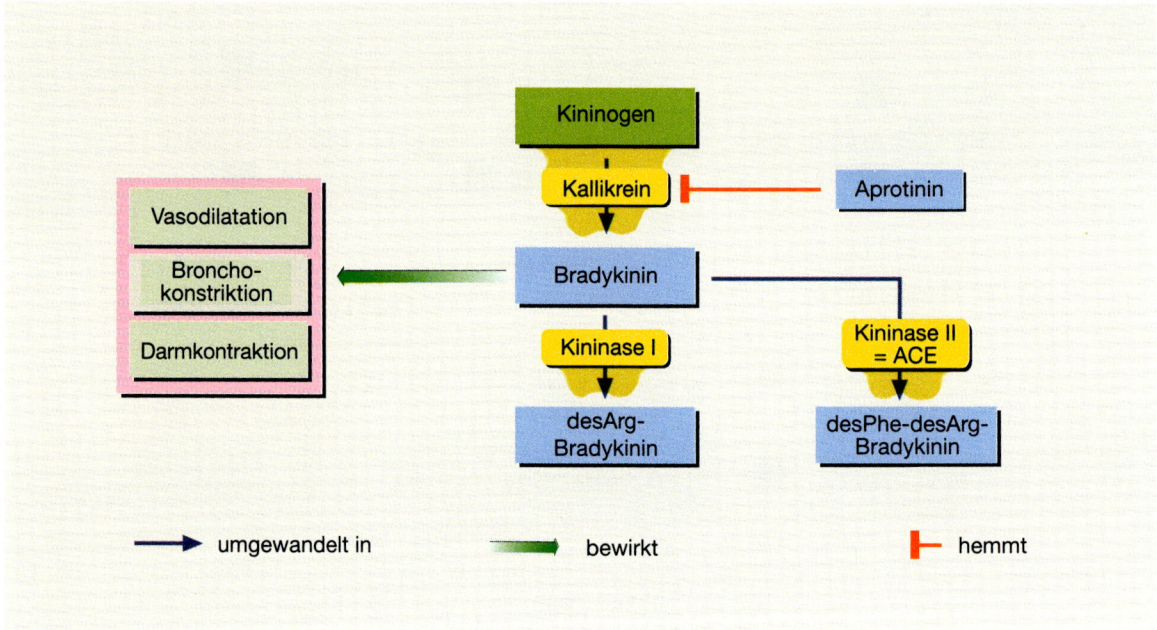

Abb. B 2–32. Bildung und Abbau sowie Wirkungen von Bradykinin

thionins zunächst das Dekapeptid *Kallidin* und schließlich durch Abspaltung von Lysin das Nonapeptid *Bradykinin* gebildet. Der *Abbau* der biologisch wirksamen Kinine (Kallidin und Bradykinin) erfolgt in den Geweben und im Blut innerhalb von Minuten durch spezifische Peptidasen *(Kininasen)*. Biosynthese und Abbau der Kinine zeigt Abb. B 2–32.

Wirkungen. Die Kinine sind außerordentlich wirksame Verbindungen. Sie

☐ erhöhen das Herzzeitvolumen,

☐ bewirken eine periphere Vasodilatation und senken dadurch den Blutdruck,

☐ steigern die Kapillarpermeabilität und können dadurch zu Ödemen führen,

☐ haben eine starke bronchokonstriktorische Wirkung und

☐ können die glatte Muskulatur des Darmes sowohl konstriktorisch als auch relaxierend beeinflussen.

Ihre Wirkung kommt durch Stimulation von Bradykinin-Rezeptoren zustande. Eine Aktivierung der Phospholipase A_2 und damit die vermehrte Bildung von Prostaglandin E_2 bzw. Prostacyclin tragen zur Vasodilatation sowie zur Kontraktion der Darmmuskulatur bei.

Pathophysiologische Bedeutung. Kinine besitzen vermutlich keine physiologische Bedeutung. Man nimmt jedoch an, daß sie an einer Reihe von *pathologischen* Zuständen beteiligt sind, ohne daß in allen Fällen sichere Beweise dafür vorliegen. Auf die Kallikreinfreisetzung und die dadurch bedingte Bildung von Bradykinin in der Pathogenese des *Flush* beim Karzinoidsyndrom wurde bereits hingewiesen (s. S. 392). Weiterhin können Kinine als Mediatoren für die Erregung von Schmerzrezeptoren und damit als *Schmerzauslöser* wirken (s. S. 184). Ferner nimmt man an, daß der *Schock* bei *schwerer Pankreatitis* durch Kallikreinfreisetzung aus dem zerstörten Pankreasgewebe mit verursacht wird. Auch wird eine Beteiligung des Kininsystems bei einigen Migräneformen und beim postoperativen Dumping-Syndrom diskutiert.

Schließlich sollen Kinine beim *lokalen Entzündungsvorgang* an der Auslösung der charakteristischen Symptome (Mehrdurchblutung, Ödembildung und Schmerz) mitwirken.

Aprotinin. Ein *Inhibitor* des Kallikreins und anderer Proteasen (wie z.B. Trypsin, Chymotrypsin und Plasmin) ist ein aus 58 Aminosäuren bestehendes Polypeptid, das *Aprotinin* (Antagosan®, Trasylol®). Da es den Hageman-Faktor inaktiviert, wird Aprotinin bei verschiedenen Formen von Hämorrhagien (z.B. postpartal, Komplikationen im Rahmen einer Thrombolysebehandlung) therapeutisch eingesetzt.

3 Herz-Kreislauf-System

Das Herz-Kreislauf-System ist eine *funktionale Einheit* mit

☐ dem *Blut* als *Transportmittel*,

☐ den *Gefäßen* als *Transportwegen*,

☐ dem *Herzen* als Pumpe und

☐ einer *nervalen, hormonalen* und *endothelialen* (lokalen) Steuerung.

3.1 Blut

Blut stellt aus funktioneller Sicht ein „flüssiges Gewebe" dar. Es besteht aus *Zellen* (Blutkörperchen) und einer eiweiß- und elektrolythaltigen Flüssigkeit, dem *Plasma*.

Aufgaben des Blutes. Die *Hauptaufgabe* des Blutes, dessen Zusammensetzung und Volumen nur geringen Schwankungen unterliegt, besteht im *Stofftransport*. Allen Geweben des Körpers muß der in der Lunge aufgenommene Sauerstoff durch die Erythrozyten zugeführt, Kohlendioxid muß aus den Geweben zur Lunge abtransportiert werden. Gleichzeitig müssen Nährstoffe, Mineralien, Hormone u.a. sowie alle Arzneistoffe und ihre Umwandlungsprodukte an die Zellen herangebracht und deren Stoffwechselprodukte entfernt werden. Daneben ist das Blut von entscheidender Bedeutung für die *Aufrechterhaltung des pH-Wertes* im Organismus. Es ist dazu durch seine verschiedenen *Puffersysteme* (Eiweiß-, Phosphat- und Hydrogencarbonat-Puffer) befähigt. Das Blut sorgt ferner für die *Wärmeregulation* des Organismus durch Abführen der im Stoffwechsel gebildeten Wärmeenergie an die Körperoberfläche. Es ist außerdem in hohem Maße an der *Abwehr* eingedrungener Fremdstoffe oder Krankheitserreger beteiligt.

Blutvolumen. Die *Gesamtblutmenge* beträgt etwa 7 – 8 % des Körpergewichts. Beim Erwachsenen entspricht das einem (Gesamt-)Blutvolumen von 4 – 6 l *(Normovolämie)*. Davon entfallen auf das *arterielle (Hochdruck-)System* etwa *15 %* und auf das *Niederdrucksystem* – mit den Kapillaren, den Venen und dem Lungenkreislauf – ca. 85 %.

Das normale Blutvolumen kann physiologisch erniedrigt *(Hypovolämie* nach längerdauerndem, ausgeprägtem Schwitzen oder Dursten) oder erhöht sein *(Hypervolämie* bei Säuglingen, bei Schwangeren und bei Menschen, die im Hochgebirge leben).

Blutverlust. Ein akuter Blutverlust (infolge äußerer oder innerer Blutung) führt bis zu einem Volumen von 500 (–800) ml beim gesunden Erwachsenen zu keinen wesentlichen Funktionsstörungen im Herz-Kreislauf-System. Bei einem Blutverlust von mehr als 30 % des Normalwertes treten dagegen die Symptome eines *Volumenmangelschocks* (s. S. 493) auf. Ein *plötzlicher Verlust von mehr als 50 %* der Gesamtblutmenge ist ohne therapeutische Maßnahmen *tödlich*.

Nicht oder ungenügend durchblutete Organe verlieren schnell ihre normale Funktionsfähigkeit.

Nach kleineren Blutverlusten stellt sich die normale Blutmenge innerhalb von zwei Tagen dadurch wieder ein, daß Plasma durch interstitielle Gewebsflüssigkeit ersetzt wird. Die Blutzellen regenerieren dagegen wesentlich langsamer. So ist ihr Ersatz nach stärkeren Blutverlusten erst nach etwa einem Monat abgeschlossen.

3.1.1 Erythrozyten

Etwa 44% des Blutes bestehen aus zellulären Elementen. Den mengenmäßig weitaus größten Teil bilden die roten *Blutkörperchen (Erythrozyten)*, kernlose, bikonkave Scheibchen mit einem mittleren Durchmesser von 7,5 µm (Normozyten), einer Randdicke von etwa 2 µm und einer zentralen Dicke von ca. 1 µm. Sie enthalten das zum Sauerstofftransport erforderliche *Hämoglobin* (s. u.) und zwar ca. 3×10^{-11}g pro Erythrozyt. Beim Mann findet man durchschnittlich 5,2 Millionen, bei der Frau 4,6 Millionen Erythrozyten in 1µl Blut.

Bildung, Lebensdauer und Abbau. Nach der Geburt werden die Erythrozyten im *roten Knochenmark* gebildet. Sie entwickeln sich aus einer Stammzelle, aus der zunächst der *Proerythroblast* entsteht. Unter Eisenaufnahme und Hämoglobinbildung wandelt sich dieser in den *Makroblasten* und anschließend durch Kernverdichtung und -schrumpfung in den *Normoblasten* um. Nunmehr wird der pyknotische Kern entfernt, der so entstandene Erythrozyt tritt ins strömende Blut ein. Nicht voll ausgereifte Erythrozyten enthalten noch netzartige Strukturen und werden daher *Retikulozyten* genannt. Jede Steigerung der Erythropoese führt zu einer Erhöhung der Retikulozytenzahl im strömenden Blut. Sauerstoffmangel im Gewebe löst als wirksamer Reiz für eine verstärkte Erythrozytenbildung die Produktion von *Erythropoetin* in der Niere aus; dieses gelangt auf dem Blutweg zum roten Knochenmark und fördert hier den Differenzierungsprozeß der Stammzellen.

Die *Lebensdauer* der in der Blutbahn zirkulierenden Erythrozyten beträgt durchschnittlich 110 – 120 Tage. Dann werden sie (bzw. ihre Fragmente) von *Zellen des Retikulo-endothelialen Systems* in Milz, Leber und Knochenmark *phagozytiert*. Das bedeutet, daß rund 0,8 % aller Erythrozyten innerhalb von 24 Stunden abgebaut und durch neugebildete ersetzt werden. In jeder Minute findet somit eine Neubildung von 160 Millionen roter Blutkörperchen statt.

Hämatokrit. Als Hämatokrit wird der *Volumenanteil der Erythrozyten am Gesamtblutvolumen* bezeichnet. Er beträgt durchschnittlich beim Mann 0,47 und bei der Frau 0,42. Etwa die Hälfte des Blutvolumens wird somit durch die roten Blutkörperchen eingenommen.

Eine *Erhöhung des Hämatokrits* findet man als *Folge eines Sauerstoffmangels* beim Aufenthalt in größeren Höhen sowie bei Neugeborenen. Bei Kleinkindern ist der Hämatokrit dagegen häufig erniedrigt.

Hämolyse. In hypotonen Lösungen sowie nach Zusatz von oberflächenaktiven Substanzen oder lipophilen Lösungsmitteln (Äther, Chloroform usw.) tritt Hämoglobin aus den Erythrozyten aus. Eine solche Zerstörung der Erythrozyten wird als *Hämolyse* bezeichnet. Auch tierische (z.B. Schlangengifte) oder bakterielle Gifte sowie serologische (z.B. bei Transfusionszwischenfällen), mechanische oder thermische Alterationen können Hämolyse bewirken. Das vorher undurchsichtige deckfarbene Blut wird durchsichtig, lackfarben.

Für die klinische Untersuchung ist die Bestimmung der *osmotischen Resistenz* der Erythrozyten von

Bedeutung: Hämolyse darf erst bei einer Natriumchloridkonzentration unter 0,4 % eintreten.

Blutkörperchensenkungsgeschwindigkeit (BSG, BKS). Die Erythrozyten sind im Blutplasma suspendiert und sedimentieren normalerweise nur langsam. Die Bestimmung der Sedimentationsgeschwindigkeit (*„Blutsenkung"*) ist ein wichtiges diagnostisches Hilfsmittel. Bei der Bestimmung nach Westergren wird mit 3,8%iger Natriumcitratlösung ungerinnbar gemachtes Venenblut in senkrechtstehende Spezialpipetten aufgezogen und nach 1 und 2 Stunden die erythrozytenfreie Plasmasäule (in mm) abgelesen.

Normalerweise beträgt die BSG eines gesunden Mannes in der ersten Stunde maximal 5 mm, bei einer gesunden Frau maximal 8 mm. Der 2-Stunden-Wert soll 15 mm bzw. 20 mm nicht überschreiten. Eine Erhöhung der BSG über die genannten Normwerte hinaus ist meist als Zeichen eines krankhaften Prozesses zu werten, doch korreliert das Ausmaß der Erhöhung nicht immer mit der Schwere des Krankheitsbildes. *Ursache einer BSG-Erhöhung* ist eine geänderte Zusammensetzung der Plasmaproteine (z.B. Erhöhung der Fibrinogen-, IgM- und Haptoglobin-Konzentration, Bildung pathologischer Plasmaeiweiße) und eine dadurch ausgelöste, *reversible Zusammenballung von Erythrozyten zu Agglomeraten,* die insbesondere durch Entzündungen und häufig auch durch maligne Tumoren hervorgerufen werden. Dementsprechend bezeichnet man die Plasmafaktoren, die zu einer erhöhten Sedimentationsgeschwindigkeit der Erythrozyten führen, als *Agglomerine.* Daneben sind *erythrozytäre Faktoren* für die Blutkörperchensenkungsgeschwindigkeit von Bedeutung. Bei einem erhöhten Hämatokrit ist die Senkungsgeschwindigkeit kleiner und bei einem erniedrigten Hämatokrit größer.

3.1.1.1 Hämoglobin

Etwa 30% des Zellinhaltes der Erythrozyten bestehen aus dem roten Blutfarbstoff, dem *Hämoglobin.* Dieses dient vor allem dem Sauerstofftransport von der Lunge zu den Geweben sowie dem Kohlendioxidtransport von den Geweben zur Lunge. Es besitzt außerdem eine Pufferfunktion. Der Hämoglobingehalt beträgt beim Mann durchschnittlich 16 g/100 ml Blut.

Aufbau des Hämoglobinmoleküls. Das angenähert kugelförmige Hämoglobin ist ein *Chromoprotein,* das aus vier Polypeptidketten mit je einer Farbstoffkomponente, die als **Häm** bezeichnet wird, besteht. Das Molekulargewicht beträgt etwa 64 500. Im Er-

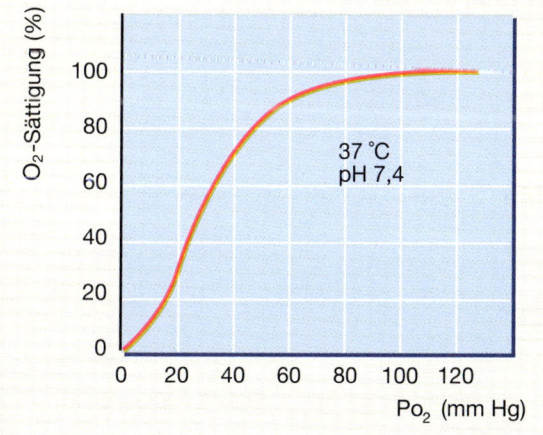

Häm

wachsenenhämoglobin (HbA) liegen zwei α-Polypeptidketten mit je 141 Aminosäuren und zwei β-Polypeptidketten mit je 146 Aminosäuren in symmetrischer Anordnung vor.

Fetales Hämoglobin (HbF) unterscheidet sich von HbA dadurch, daß anstelle der β-Ketten γ-Ketten mit einer teilweise anderen Aminosäurensequenz eingebaut sind.

Die *Hämkomponente* enthält ein *Protoporphyringerüst* mit *zweiwertigem Eisen* als Zentralatom. Das Protoporphyringerüst besteht aus vier Pyrrol-Ringen, die über Methinbrücken miteinander verbunden sind und verschiedene Seitenketten tragen.

Hämoglobin-Sauerstoffbindung. Der weitaus größte Teil des mit dem Blut transportierten Sauerstoffs ist durch koordinative Anlagerung an das zweiwertige Eisen der Hämgruppe gebunden. Aus Hämoglobin entsteht dadurch *Oxyhämoglobin*. Wegen des tetrameren Molekülaufbaus kann 1 mol Hämoglobin maximal 4 mol O_2 binden. Dabei bestimmen die jeweiligen

Konzentrationen des gelösten O_2 sowie die O_2-Affinität zum Hämoglobin, welcher Anteil des Hämoglobins als Oxyhämoglobin vorliegt (sog. O_2-Sättigung).

Da die Konzentration des gelösten O_2 dem jeweiligen O_2-Partialdruck proportional ist, besteht auch eine Abhängigkeit der O_2-Sättigung des Hämoglobins vom O_2-Partialdruck. Stellt man diesen Zusammenhang graphisch dar, erhält man die O_2-Bindungskurve, die einen S-förmigen Verlauf aufweist (Abb. B 3–1). Dieser Verlauf der O_2-Bindungskurve ist für den Organismus sehr vorteilhaft. So kommt es beispielsweise durch den flachen Endteil der O_2-Bindungskurve bei einer Reduktion des arteriellen O_2-Partialdrucks infolge einer Lungenfunktionsstörung nur zu einer geringen Abnahme der O_2-Sättigung. Für die Sauerstoffabgabe im Gewebe erweist sich zudem der steile Verlauf der O_2-Bindungskurve im Mittelteil als besonders günstig: In den Geweben kann dadurch ohne größere Schwankungen des O_2-Partialdruckes die Sauerstoffabgabe dem wechselnden Bedarf angepaßt werden.

Die O_2-Affinität zum Hämoglobin wird von einer Reihe von Faktoren beeinflußt, insbesondere von dem pH-Wert, dem CO_2-Partialdruck, der intraerythrozytären 2,3-Diphosphoglycerat-Konzentration sowie von der Temperatur.

Erniedrigung des pH-Wertes, Erhöhung des CO_2-Partialdruckes, Steigerung der 2,3-Diphosphoglycerat-Konzentration sowie Temperaturerhöhung bewirken eine Affinitätsabnahme des Sauerstoffs zum Hämoglobin (Rechtsverschiebung der O_2-Bindungskurve). Umgekehrt verursachen eine Erhöhung des pH-Wertes oder eine Erniedrigung des CO_2-Partialdruckes sowie Temperaturerniedrigung eine Affinitätszunahme (Linksverschiebung der O_2-Bindungskurve).

Hämoglobin-Kohlendioxid-Bindung. CO_2 liegt bei seinem Transport mit dem Blut vom Gewebe zur Lunge in physikalisch gelöster und chemisch gebundener Form vor. Die reversible chemische Bindung erfolgt überwiegend als Hydrogencarbonat in den Erythrozyten und im Plasma sowie in geringerem Maße durch Anlagerung von CO_2 an freie Aminogruppen des Hämoglobins, wobei als Reaktionsprodukt Carbamino-Hämoglobin entsteht:

$$HB - NH_2 + CO_2 \rightleftharpoons Hb - NHCOO^- + H^+$$

3.1.1.2 Blutgruppen

Menschliche Erythrozyten weisen auf ihrer Zellmembran eine große Zahl spezieller, genetisch deter-

Abb. B 3–1. Abhängigkeit der Sauerstoffsättigung des Hämoglobins vom Sauerstoffpartialdruck

Herz-Kreislauf-System

B3

minierter Strukturen auf, die Antigen-Charakter besitzen. Gegen viele dieser *Antigene* können u. U. *Antikörper* gebildet werden, wobei normalerweise eine Immuntoleranz gegen eigene Antigene besteht. Die verschiedenen antigenen Eigenschaften der Erythrozytenmembran bilden die Grundlage für die Differenzierung der Blutgruppen. Bis heute sind mehr als 30 Blutgruppensysteme genauer bekannt, von denen das *AB0-* und das *Rhesus-System* besondere klinische Bedeutung erlangt haben.

AB0-System. Die Antigene dieses Systems sind spezielle Glykoproteine oder Glykolipide in der Erythrozytenmembran, die man als *Agglutinogene* (syn. Hämagglutinogene) bezeichnet. Die verschiedenen Antigene werden *A-, B-, AB-* und *0-Antigen* genannt (daher die Bezeichnung AB0-System).

Neben den Hauptgruppen können noch Untergruppen, z.B. A_1 und A_2, unterschieden werden.

Die Blutgruppeneigenschaften A und B werden gegenüber 0 autosomal dominant, untereinander jedoch kodominant vererbt.

Im *Plasma* bzw. *Serum* kommen *Antikörper (Agglutinine,* synonym *Isohämagglutinine)* vor, und zwar bei Personen

☐ der Blutgruppe A gegen Agglutinogen B,

☐ der Blutgruppe B gegen Agglutinogen A und

☐ der Blutgruppe 0 gegen die Agglutinogene A und B.

Da das 0-Agglutinogen nur schwach antigen wirkt, sind gegen dieses Antigen im Blut von Personen der Blutgruppen A, B und AB keine Antikörper vorhanden.

Werden Erythrozyten einer bestimmten Blutgruppe des AB0-Systems mit einem Serum zusammengebracht, das Antikörper gegen diese enthält, kommt es zur *Agglutination* (Abb. B 3–2): Die Erythrozyten ballen sich zusammen und hämolysieren u.U. anschließend. Bei der Transfusion *gruppenungleichen* Blutes können daher schwere Transfusionszwischenfälle (hämolytischer Ikterus, anaphylaktischer Schock) auftreten, und zwar besonders dann, wenn das *Empfänger-Plasma Antikörper* gegen die *Spender-Erythrozyten* enthält. Im umgekehrten Fall, d.h., wenn im Spenderblut Antikörper gegen die Empfänger-Erythrozyten vorhanden sind, verläuft die Reaktion wegen der starken Verdünnung der Antikörper in der Blutbahn des Empfängers sehr abgeschwächt. Blutspender der Gruppe 0 wurden daher früher als Universalspender, Empfänger der Blutgruppe AB als Universalempfänger bezeichnet. Diese Begriffe sind jedoch überholt. Grundsätzlich darf heute nur noch gruppengleiches Blut transfundiert werden.

Rh-System. Neben dem AB0-System hat das nach Rhesus-Affen, bei denen es erstmalig festgestellt wurde, benannte Rhesus-(=Rh-)System große klinische Bedeutung. Es handelt sich hierbei um ein kompliziertes System mit zahlreichen Antigenen, von

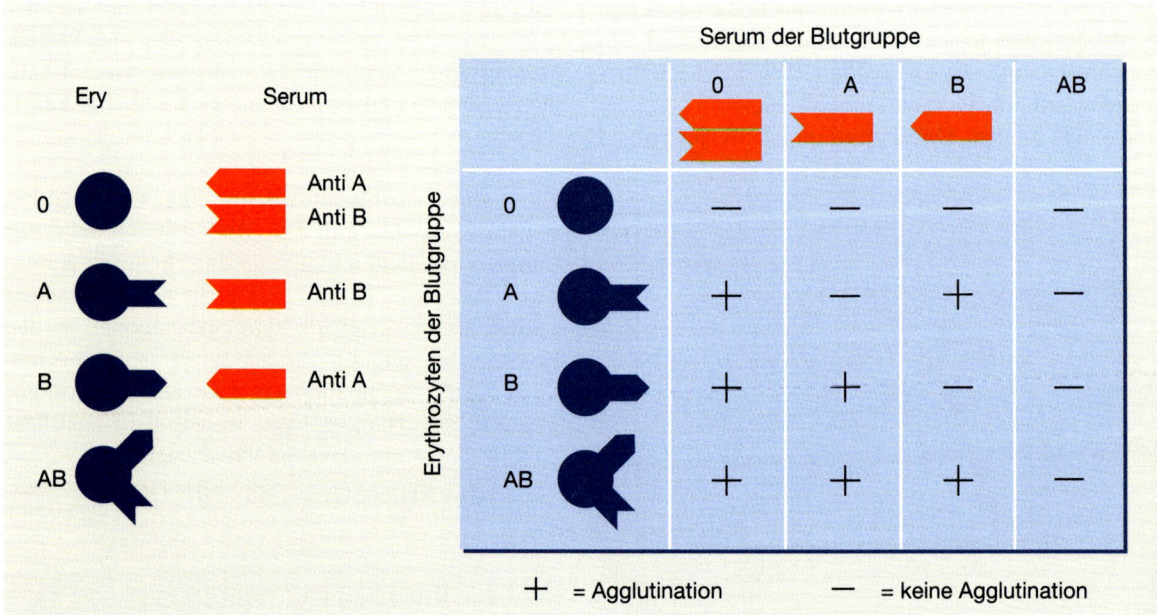

Abb. B 3–2. Schematische Darstellung der Blutgruppeneigenschaften und der durch Mischen gruppenungleichen Blutes auftretenden Agglutinationsreaktionen (nach Kleidel)

denen das dominant vererbliche D-Antigen am bedeutsamsten ist. Personen, die dieses Antigen besitzen – etwa 85% der europäischen Bevölkerung – werden als Rh-positiv, solche, bei denen es nicht vorhanden ist, als rh-negativ bezeichnet. Gelangen Rh-positive Erythrozyten in das Blut eines rh-Negativen, z.B. bei einer Transfusion oder während der Geburt eines Rh-positiven Kindes durch eine rh-negative Frau, so werden Antikörper gegen das D-Antigen gebildet. Bei einer erneuten Schwangerschaft der rh-negativen Frau besteht dann die Gefahr, daß der Antikörpertiter gegen einen Rh-positiven Feten so hoch ist, daß dieser schwer erkrankt, u.U. sogar abstirbt. Die Antikörper, die die Plazentaschranke überwinden können, schädigen nämlich das erythropoetische System des Fetus und hämolysieren dessen Erythrozyten (Erythroblastose, Icterus haemolyticus neonatorum). Wird ein Kind mit Erythroblastose geboren, so ist die Therapie der Wahl ein sofortiger Blutaustausch (Austauschtransfusion).

Zur *Prophylaxe* der Rh-Sensibilisierung und damit zur Prophylaxe der Erythroblastose wird rh-negativen Müttern *Anti-D-Immunglobulin* (HypRho®-D, Partobulin®, Rhesogam®, Rhesonativ® 300) injiziert. Die Standarddosis beträgt 300 mg i.m. möglichst frühzeitig nach der Geburt eines Rh-positiven Kindes.

3.1.1.3 Eisenstoffwechsel

Der *Gesamteisengehalt* des Erwachsenen beträgt etwa *3,5 – 5 g.* Im Hämoglobin sind davon etwa 65 – 70%, im Myoglobin ca. 4%, im Knochenmark 2,5%, in eisenhaltigen Enzymen 0,1% und im sog. Depoteisen (in Ferritin und Hämosiderin, s.u.) ungefähr 25% enthalten. Die *täglichen Eisenverluste* betragen *beim Mann* ca. *1 mg, bei der Frau* im gebärfähigen Alter etwa *2 mg.* Sie kommen vor allem durch Zellabschilferungen – insbesondere im Magen-Darm-Kanal – und/oder Blutverluste während der Menstruation zustande.

Ein zuverlässiges *Maß* für den Eisenbestand des Organismus ist die *Serum-Ferritin-Konzentration* (s.u.). Die Normalwerte betragen 100 – 250 µg/l. Bei Werten unter 12 µg/l kann ein Eisenmangel als gesichert gelten.

Eisenresorption. Von den mit der Nahrung täglich zugeführten 10 – 15 mg Eisen werden, sofern kein Eisenmangel (s.u.) besteht, ungefähr 10 – 15 % im Duodenum und oberen Jejunum resorbiert (Abb. B 3–3). Dadurch werden die genannten physiologischen Eisenverluste normalerweise vollständig ausgeglichen.

In *pflanzlicher* Nahrung enthaltenes Eisen ist wegen des Vorkommens bestimmter Anionen (z.B. Phosphat, Phytat), die mit Eisen schwerlösliche Salze bilden, wesentlich *schlechter resorbierbar* als Eisen, das in tierischen Nahrungsmitteln enthalten ist.

Die Eisenresorption erfolgt vorwiegend in zweiwertiger Form, da bei den im oberen Dünndarm herrschenden pH-Verhältnissen (ca. pH 5 – 7) dreiwertiges Eisen infolge Hydroxidbildung sehr schwer löslich ist. Für die Resorption und Verwertbarkeit des Nahrungseisens ist ein in den Mukosazellen der genannten Darmabschnitte lokalisiertes *Eisen-Transportsystem,* durch das die Eisenaufnahme den Bedürfnissen des Organismus angepaßt werden kann, von entscheidender Bedeutung: Von dem resorbierten Eisen wird jeweils ein bestimmter Teil an die Blutbahn abgegeben und der restliche Teil in den Mukosazellen als *mukosales Ferritin* gespeichert. (Eisen verbindet sich dabei mit einem *Apoferritin* genannten Protein zu Ferritin.) Bei Eisenmangel nimmt der an das Blut abgegebene Eisenanteil zu, d.h., das Transportsystem paßt die Eisenaufnahme der jeweiligen Bedarfssituation an. Vor einem Überangebot schützt das Transportsystem jedoch entgegen früheren Annahmen *nicht.*

Eisentransport, -verwendung und -speicherung. Im Blut wird Eisen, nachdem es vorher *aufoxidiert* wurde, in dreiwertiger Form an das Transportprotein *Transferrin* gebunden und als Transferrin-Eisenkomplex transportiert. Erst durch die Bindung von Eisen an Transferrin ist eine *bevorzugte Aufnahme von Eisen in die eisenverwertenden Zellen* möglich, da diese über entsprechende Transferrin-Rezeptoren verfügen. Die gesamte Bindungskapazität des Transferrins beträgt ca. 14 mg. Da normalerweise im Plasma nur etwa 4 mg Eisen als Transferrin-Eisen vorliegen, ist die Bindungskapazität nur zu etwa einem Drittel ausgeschöpft.

Der Hauptanteil des Eisens wird zur Hämoglobin-Synthese verwendet. Die beim Erythrozytenzerfall täglich anfallende Eisenmenge von 20 – 30 mg wird dabei wieder verwertet.

Eisen ist ferner in Form des sog. *Funktionseisens* als Bestandteil von Myoglobin und eisenhaltigen Enzymen erforderlich.

Die *Speicherung* von Eisen erfolgt vor allem in der Leber, der Milz und im Knochenmark in Form von *Ferritin,* aus dem es bei Bedarf rasch mobilisiert werden kann. Bei Überangebot wird Eisen zusätzlich als *Hämosiderin* gespeichert.

Herz-Kreislauf-System

B3

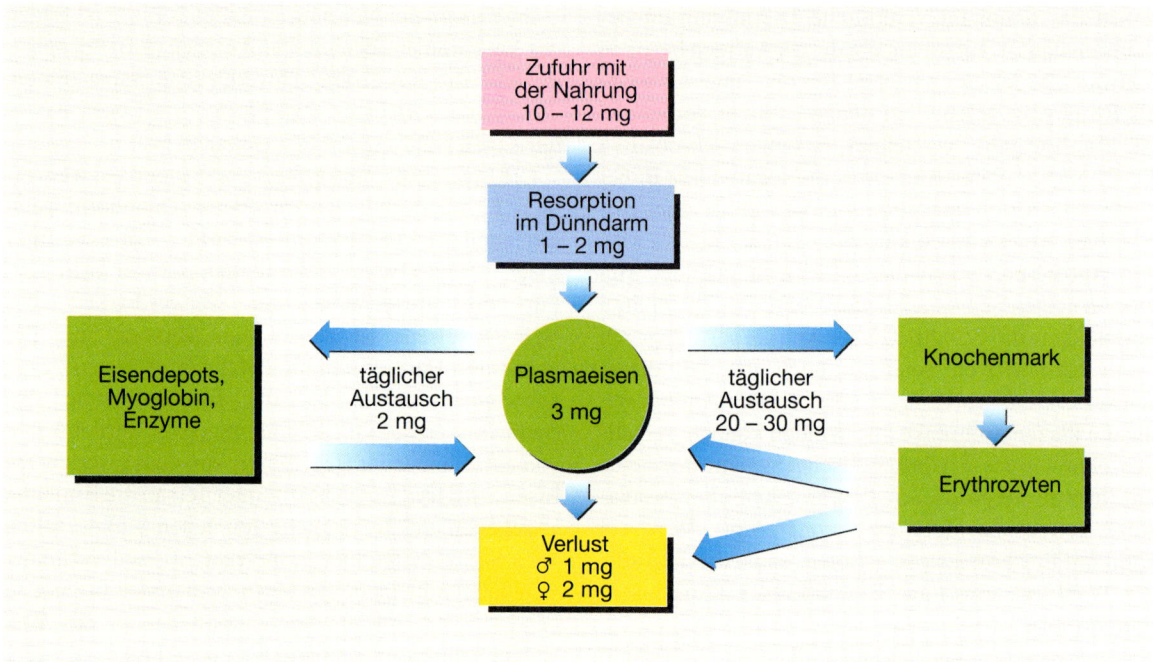

Abb. B 3–3. Eisenstoffwechsel in schematischer Darstellung

Eisenbedarf. Den täglichen Eisenverlusten entsprechend beträgt der Eisenbedarf pro Tag beim Mann 1 mg und bei der menstruierenden Frau 2 mg. Ein *physiologisch erhöhter Eisenbedarf* liegt während der *Wachstumsphase* und der *Schwangerschaft* vor. Kinder benötigen relativ – bezogen auf das Körpergewicht –, Jugendliche absolut mehr Eisen als Erwachsene. Während einer Schwangerschaft werden der Mutter etwa 400 mg Eisen durch den Feten entzogen, etwa 100 mg Eisen enthält die Plazenta. Rechnet man den Blutverlust während der Geburt mit hinzu, so sind bei einer Schwangerschaft etwa 800 mg Eisen zusätzlich erforderlich. Vor allem in der zweiten Schwangerschaftshälfte ist daher (nach entsprechender Laborkontrolle) meist die zusätzliche Gabe von 50 mg Eisen/Tag indiziert.

In Tabelle B 3–1 ist der tägliche Eisenbedarf während verschiedener Lebensphasen angegeben.

3.1.2 Anämien

Der Begriff *Anämie* (Blutarmut) ist insofern irreführend, als meist keine allgemeine Blutarmut, sondern nur ein Hämoglobin- oder Erythrozytenmangel darunter verstanden wird. Eine Anämie liegt vor, wenn der Hämoglobingehalt des Blutes beim Mann unter 130 g/l und bei der Frau unter 120 g/l liegt. Für eine exakte Diagnose der einzelnen Anämieformen müssen außer dem Hämoglobingehalt auch die Erythrozytenzahl, -form und -größe sowie der Hämatokrit bestimmt werden. Erforderlichenfalls ist zur exakten Differentialdiagnose zusätzlich eine Knochenmarkspunktion durchzuführen. Ist die Hämoglobinkonzentration des einzelnen Erythrozyten normal, liegt eine *normochrome Anämie* vor. Ist sie erniedrigt, spricht man vor einer *hypochromen Anämie,* ist sie erhöht, von einer *hyperchromen Anämie.*

Als *Ursachen* einer Anämie kommen

☐ *Störungen der Hämoglobinsynthese* (Eisenmangelanämien, sideroachrestische Anämien),

☐ *Beeinträchtigung der Erythropoese* (aplastische Anämien, Erythropoetinmangel- = renale Anämie, makrozytäre Anämien = Vitamin-B_{12}- und Folsäuremangel-Anämien, Anämien infolge zytostatischer Therapie u.a.),

☐ *beschleunigte Erythrozytenzerstörung* (hämolytische Anämien) sowie

☐ *akute und chronische Blutungen*

in Frage.

Die allgemeinen *Symptome* bei allen Anämieformen lassen sich von dem Hämoglobinmangel ableiten. Besonders auffällig ist die *blasse Farbe von Haut und Schleimhaut.* Bei hoher körperlicher Belastung kommt es aufgrund der erforderlichen Steigerung der

Tab. B 3–1. Täglicher Eisenbedarf (in mg) während verschiedener Lebensphasen (nach Becker)

	Gesamter täglicher Eisenbedarf	Tägliche Eisen-ausscheidung	Zusätzlicher täglicher Eisenbedarf durch		
			Wachstum	Menses	Gravidität
Männer, erwachsene	1,0	1,0			
Frauen, menstruierende	1,8	1,0		0,8	
Frauen nach der Menopause	1,0	1,0			
Kinder	1,2	0,2	1,0		
Jugendliche, männliche	2,0	1,0	1,0		
Jugendliche, weibliche	2,8	1,0	1,0	0,8	
Schwangere	3,7	1,0			2,7

Blutzirkulation zu einer starken Zunahme der Herzfrequenz. Weitere Symptome sind Kurzatmigkeit, Schwindel und Schwarzwerden vor den Augen sowie rasche Ermüdbarkeit.

Einer *medikamentösen Therapie* sind vor allem Eisen- und *Erythropoetinmangelanämien* sowie *makrozytäre* Anämien zugänglich, die nachstehend behandelt werden.

3.1.2.1 Eisenmangelanämien

Obwohl, wie erwähnt, der Eisenbedarf normalerweise sehr klein ist, da der Organismus freiwerdendes Eisen nahezu quantitativ wieder verwertet, sind die *Eisenmangelanämien* die *häufigsten Anämieformen*. Der Hämoglobingehalt ist bei diesen Anämieformen stärker erniedrigt als die Erythrozytenzahl, der Hämoglobingehalt pro Erythrozyt ist somit geringer als normal. Man spricht daher von einer *hypochromen Anämie*. *Ursächlich* liegen diesen Anämien

☐ ein *erhöhter Eisenbedarf* (z.B., wie dargestellt, während des Wachstums oder der Schwangerschaft),

☐ ein *erhöhter Eisenverlust* (z.B. bei verlängerten und verstärkten Regelblutungen oder Blutungen aus dem Gastrointestinaltrakt) oder

☐ eine *verminderte Eisenzufuhr* (z.B. wegen eines ungenügenden Eisengehaltes der Nahrung bei vorwiegender Milchernährung im Kindesalter oder infolge von Eisenresorptionsstörungen bei Magen-Darm-Erkrankungen)

zugrunde.

Aufgrund des Eisenmangels besteht die *Therapie der Eisenmangelanämie in der oralen* oder – nur in Ausnahmefällen – parenteralen *Zufuhr* von Eisensalzen. Bei der oralen Applikation von Eisenpräparaten sollten wegen der in der Regel schlechten Bioverfügbarkeit von dreiwertigem Eisen nur noch solche mit *zweiwertigem* Eisen verwendet werden.

Eisenpräparate. Die im Handel befindlichen *oralen Eisenpräparate mit zweiwertigem Eisen* (s. Tab. B 3–2) enthalten häufig Stabilisatoren, z.B. Ascorbinsäure, welche die Oxidation zu dreiwertigem Eisen verhindern. Zusatz von organischen Säuren, z.B. Bernsteinsäure, erhöht die Resorptionsfähigkeit des zugeführten Eisens nicht. Als oral eingesetzte *komplexe Eisen(III)-Verbindung* ist z.B. Natrium-Eisen(III)-citrat gebräuchlich.

Die *parenterale Eisentherapie* ist wegen der Gefahr einer akuten Eisenvergiftung und einer Gefäßwandschädigung an der Injektionsstelle nur dann gerechtfertigt, wenn entzündliche Darmerkrankungen (z.B. Colitis ulcerosa) durch eine orale Eisentherapie verschlimmert werden können oder orale Eisengaben sehr schlecht vertragen werden. Allgemein wird *dreiwertiges, komplexgebundenes* Eisen (z.B. Natrium-Eisen(III)-gluconat) verwendet.

Handelspräparate: Ferrlecit®, Jectofer®.

Kombinationspräparate von Eisen mit anderen Stoffen, z.B. Vitaminen, verbessern den therapeutischen Wert von Eisen nicht und sind daher *überflüssig*.

Dosierung. Bei der Dosierung muß berücksichtigt werden, daß neben dem akuten Eisenmangel auch der Speichereisenmangel beseitigt werden muß. Dabei kann folgende einfache Formel zur Berechnung der Gesamtdosis angewandt werden:

Hämoglobin-Defizit in g/dl × 250 = mg Gesamtdosis.

Bei oraler Applikation werden täglich ca. 100 – 300 mg Eisen gegeben. Bei parenteraler Gabe liegt die Dosierung zwischen 20 und 100 mg Eisen täglich.

Nebenwirkungen. Als unerwünschte Wirkungen der oralen Eisenmedikation werden vor allem Magen-Darm-Störungen (bei bis zu 50% der Patienten) in Form von Übelkeit, Erbrechen, Durchfällen, aber auch Obstipation und Krämpfen beobachtet. Einnahme zu oder bald nach den Mahlzeiten schwächt die

Tab. B 3–2. Orale Eisenpräparate

Eisensalz	Handelspräparat (Eingetragenes Warenzeichen)
Eisen(II)-aspartat	Spartocine
Eisen(II)-chlorid	Ferro 66
Eisen(II)-fumarat	ferrolande, Ferrum Hausmann, Ferrum Klinge
Eisen(II)-gluconat	Ferroglukonat-ratiopharm, Lösferron
Eisen(II)-glycin-sulfat	ferro sanol
Eisen(II)-sulfat	Ce-Ferro forte, Eisen-Diasporal, Eryfer, Haemofer, Hämoprotect 50, Kendural, Plastufer

Nebenwirkungen ab, hat aber auch stärkere Schwankungen der Resorptionsquote zur Folge.

Bei parenteraler Applikation von Eisenpräparaten kann es neben der schon genannten Gefäßwandschädigung ebenfalls zu Übelkeit und Erbrechen, ferner zu Muskel- und Gelenkbeschwerden sowie allergischen Reaktionen kommen. Besonders bei Überdosierung und damit Überschreiten der Plasma-Transferrin-Bindungskapazität besteht die Gefahr eines starken Blutdruckabfalls (Schocks). Bei chronischer Zufuhr überhöhter Eisenmengen wird Eisen im Retikuloendothel abgelagert (Hämosiderose).

Interaktionen. Durch Antazida, insbesondere wenn diese Magnesium-, Calcium- oder Aluminium-Ionen enthalten, sowie durch Colestyramin wird die Eisenresorption beeinträchtigt. Durch Bildung eines schwerlöslichen Komplexes hemmen Eisenverbindungen die Resorption von Tetracyclinen und Gyrasehemmern.

Eisenvergiftung. In größeren Mengen eingenommen, können Eisenverbindungen vor allem bei Kindern, selten bei Erwachsenen, tödlich wirken (in USA jährlich 2000 Fälle mit einer Letalität von 45%). Die letale Dosis für Kinder von 1 – 3 Jahren beträgt – berechnet als Eisensulfat – ca. 2 g.

Bei der *akuten Vergiftung* kommt es etwa 30 bis 120 Minuten nach der Einnahme infolge einer hämorrhagischen Gastroenteritis zu heftigem Erbrechen, starken Magenschmerzen und Diarrhoe. Danach entwickelt sich aufgrund einer intensiven Gefäßerweiterung ein schwerer Schock. Schon in dieser ersten Phase treten zahlreiche Todesfälle auf. Bei den Patienten, die sich erholen, beobachtet man häufig nach etwa einem Tag einen erneuten starken Blutdruckabfall, ferner Krämpfe und eventuell eine toxische Hepatitis.

Die *Therapie* besteht neben der Einnahme von Milch zur Bildung von Eisenproteinkomplexen vor allem in der oralen und parenteralen Gabe von *Deferoxamin* (Desferal®, s. S. 803), einem Stoffwechsel-produkt von Aktinomyceten, das Eisen komplex bindet. Durch die orale Deferoxamin-Gabe wird eine weitere Eisenresorption verhindert, durch die parenterale Gabe das resorbierte Eisen gebunden und relativ rasch über die Nieren ausgeschieden. Günstig dabei ist, daß Deferoxamin Eisen aus Ferritin und Transferrin, nicht aber aus Hämoglobin oder den Cytochromen aufnimmt. Die *Dosierung* beträgt 5 – 10 g oral und gleichzeitig 1 – 2 g parenteral.

Beim nicht im Schock befindlichen Patienten kann ferner als resorptionsverhindernde Maßnahme eine Magenspülung mit 1%iger Natriumhydrogencarbonatlösung (Bildung von unlöslichem Eisencarbonat) durchgeführt werden.

3.1.2.2 Erythropoetinmangel-Anämie (renale Anämie)

Für die Erythropoese im roten Knochenmark ist, wie auf S. 402 erwähnt, Erythropoetin erforderlich, das vor allem in den peritubulären Zellen des distalen Tubulus der Niere gebildet wird (Molmasse 34 000). Kann das Hormon infolge einer Nierenerkrankung (Niereninsuffizienz) nicht mehr ausreichend synthetisiert und freigesetzt werden, entwickelt sich als Folge eine Anämie. Deren Behandlung ist durch die Gabe von *rekombinantem Erythropoetin* (Epoetin) möglich, das innerhalb von 2 – 6 Wochen zu einem Anstieg der Erythrozytenzahl führt. Angestrebt wird dabei ein Hämatokrit von 30 – 35 Vol.-%. (35 Vol.-% sollten wegen des Risikos von schweren Nebenwirkungen nicht überschritten werden).

Außer bei renaler Anämie wird Epoetin bei Anämien infolge von chemotherapeutischen Maßnahmen bei Virus- oder Tumorerkrankungen eingesetzt. Therapeutisch verwendet werden als verschiedene Erythropoetinformen

☐ *Epoetin alfa* (Erypo®) und

☐ *Epoetin beta* (Recormon®).

Die *Plasmahalbwertszeit* wird mit 4 – 12 Stunden angegeben.

Die *Dosierung* beträgt durchschnittlich 50 – 100 Einheiten/kg i.v. oder s.c. dreimal wöchentlich.

Als *Nebenwirkungen* können grippeähnliche Beschwerden und Blutdrucksteigerungen auftreten, auch kann es zu einem Verschluß des arterio-venösen Shunts bei Dialysepatienten kommen. Vereinzelt wurden ferner Thrombozytose, Hautveränderungen und zentralnervöse Störungen, u.a. epileptiforme Krämpfe, beobachtet.

Bei schwer kontrollierbaren Hypertonien ist Epoetin *kontraindiziert*.

3.1.2.3 Makrozytäre Anämien

Die makrozytären (synonym megaloblastären) Anämien beruhen auf einer *gestörten Entwicklung der Erythrozyten infolge eines Mangels an Vitamin B$_{12}$ oder an Folsäure.* Beide Vitamine sind an der Synthese der Desoxyribonucleinsäuren in unreifen Knochenmarkzellen beteiligt und beeinflussen die Zellteilung. Ihr Mangel führt im Knochenmark zu einer Verzögerung bei der Teilung der Erythrozyten-Stammzellen. Diese reifen im Knochenmark nicht zu normalen Erythrozyten (Normozyten) aus, sondern es werden sog. *Megalozyten* gebildet, bei denen eine Reihe von Teilungsschritten unterbleibt, wodurch die Zahl der ins strömende Blut abgegebenen roten Blutkörperchen vermindert wird. Die Megalozyten enthalten – bezogen auf die Normozyten – zuviel Hämoglobin, so daß man von einer *makrozytären hyperchromen Anämie* spricht.

3.1.2.3.1 Perniziöse Anämie (Vitamin-B$_{12}$-Mangel-Anämie)

Die wichtigste Form der makrozytären Anämie ist die *perniziöse Anämie* (Perniziosa, Morbus Biermer), die durch *langdauernden Vitamin-B$_{12}$-Mangel* entsteht.

Voraussetzung für das Auftreten einer solchen Vitamin-B$_{12}$-Mangel-Anämie ist die Unfähigkeit der Magenschleimhaut zur Produktion von Magensaft (Achylia gastrica) bei Typ-A-Gastritis. Es wird dann auch kein sog. *Intrinsic-Faktor,* ein Mucoprotein, in den Belegzellen der Magenschleimhaut gebildet, der für die Resorption von Vitamin B$_{12}$, dem *Extrinsic-Faktor,* notwendig ist. Der zwischen Vitamin B$_{12}$ und dem Intrinsic-Faktor gebildete Komplex wird durch Endozytose in die Mukosazellen aufgenommen. Dort wird der Intrinsic-Faktor gegen *Transcobalamin II,* ein Transportprotein, ausgetauscht und anschließend der neu entstandene Komplex exozytotisch aus der Zelle ausgeschleust.

Da der tägliche Bedarf an Vitamin B$_{12}$ lediglich 1 µg beträgt und im Leberdepot 1000 bis 2000 µg gespeichert sind, dauert es nach Unterbrechung der Vitamin-B$_{12}$-Resorption 2 – 5 Jahre, bis sich eine megaloblastäre Anämie entwickelt. Die Erkrankung, die unbehandelt zum Tode führt, ist durch Blässe, strohgelbe Verfärbung der Haut, Glossitis und Durchfälle gekennzeichnet. Daneben beobachtet man in etwa 20 – 30% der Fälle *neurologische Ausfallserscheinungen* infolge einer Schädigung von Neuronen des Rückenmarks (s.u.) mit Parästhesien und Muskelparesen.

Vitamin B$_{12}$ (Cyanocobalamin) gehört zur Gruppe der *Corrinoide,* die *Kobalt als Zentralatom* enthalten. Das den Corrinoiden zugrundeliegende Grundgerüst Corrin unterscheidet sich von Porphyrin dadurch, daß die Methin-Gruppe zwischen den Ringen A und D fehlt. Ein weiteres bemerkenswertes Strukturelement des Cyanocobalamins ist ein Nucleotid, das anstelle der sonst üblichen Purin- bzw. Pyrimidinbase 5,6-Dimethylbenzimidazol enthält.

Wie erst nach der Isolierung und Konstitutionsaufklärung bekannt wurde, ist Cyanocobalamin ein bei der Aufarbeitung entstandenes Kunstprodukt. Die eigentlichen Wirkstoffe, *5'-Desoxy-adenosyl-cobalamin* und *Methyl-cobalamin,* entstehen im Organismus aus Vitamin B$_{12}$ durch Ersatz der CN-Gruppe mit 5'-Desoxy-adenosin bzw. Methyl. Die so gebildeten *Vitamin-B$_{12}$-Coenzyme* sind beteiligt an

☐ der Biosynthese von Purin- und Pyrimidin-Basen,

☐ der Reduktion von Ribonucleotidtriphosphaten zu 2-Desoxyribonucleotidtriphosphaten,

☐ der Umwandlung von Methylmalonyl-Coenzym A zu Succinyl-Coenzym A und damit der Fettsäuresynthese,

☐ der Synthese von Methionin aus Homocystein sowie

☐ der Bildung der Myelinscheiden im Nervensystem.

Vitamin B$_{12}$ ist außerdem erforderlich für die normale Rückgewinnung von Tetrahydrofolsäure aus N-Methyltetrahydrofolsäure (sekundärer Folsäuremangel bei perniziöser Anämie). Aufgrund des Mangels an Nukleotiden wird verständlich, daß bei Vitamin-B$_{12}$-Mangel die Erythrozytenneubildung gestört ist und infolge der unzureichenden Lipidsynthese nur mangelhafte Myelinscheiden gebildet werden, wodurch neben der makrozytären Anämie, wie erwähnt, schwere neurologische Ausfallserscheinungen auftreten können *(funikuläre Myelose).* Außerdem kommt es zur Atrophie der Schleimhaut des Magen-Darm-Kanals.

Herz-Kreislauf-System

B3

Die *kausale Therapie* dieser Störungen besteht in der parenteralen Applikation von Vitamin-B$_{12}$-Präparaten. (Orale Gaben, auch wenn sie einen Zusatz von Intrinsic-Faktor enthalten, sind nicht zu empfehlen, da bei einem sehr hohen Prozentsatz der Patienten mit Typ-A-Gastritis Antikörper gegen menschlichen Intrinsic-Faktor vorhanden sind oder bei Verwendung von tierischem Intrinsic-Faktor gebildet werden.)

Die *Dosierung* beträgt zunächst 100 µg täglich i. m. oder i.v. während zwei Wochen, dann bis zur Normalisierung des Hämatokrits 100 µg zweimal wöchentlich. Zur Dauerbehandlung genügen 100 µg einmal pro Monat. Besonders geeignet ist *Hydroxocobalamin*, das eine stärkere Eiweißbindung besitzt als Cyanocobalamin und eine natürliche Depotform darstellt.

Die *Gefahr einer Überdosierung besteht* bei Vitamin-B$_{12}$-Präparaten auch bei Anwendung hoher Dosen *nicht*. Trotzdem wurde die früher übliche Gabe von 1000 µg/Tag in der Initialphase der Behandlung weitgehend verlassen, weil bei hoher Dosierung ein großer Teil der Substanz relativ rasch mit dem Urin wieder ausgeschieden wird.

Handelspräparate: Cyanocobalamin enthalten B$_{12}$ Ankermann®, B$_{12}$-Horfervit®, B$_{12}$-Steigerwald, B$_{12}$-Vicotrat®, Berubi®, Cobalparen, Cytobion®, Millevit, Vicapan® N und Vitamin-B$_{12}$-ratiopharm®.

Hydroxocobalamin ist enthalten in Aquo-Cytobion®, B$_{12}$-Depot-Vicotrat®, Depogamma® und Novidroxin.

Die Wirksamkeit von Vitamin B$_{12}$ bei zahlreichen anderen für das Vitamin genannten Indikationen (z.B. Neuritiden, Migräne, Zoster, Leberparenchymschäden u.a.) ist sehr fraglich bzw. nicht vorhanden.

3.1.2.3.2 Folsäuremangel-Anämie

Neben der perniziösen Anämie ist eine Reihe makrozytärer Anämien bekannt, die nicht auf einem Vitamin-B$_{12}$-, sondern auf einem Folsäure-Mangel beruhen. Alle diese Anämieformen sprechen gut auf eine Folsäurebehandlung an.

Folsäure gehört wie Vitamin B$_{12}$ zu den Vitaminen der B-Gruppe. In der Folsäure ist Glutaminsäure peptidartig mit p-Aminobenzoesäure verknüpft, die ihrerseits am Stickstoff mit 2-Amino-4-hydroxy-6-methyl-pteridin substituiert ist. Folsäure wird im Organismus unter Beteiligung von Ascorbinsäure zu *Tetrahydrofolsäure* reduziert, die als wichtige Überträgersubstanz für *Hydroxymethylgruppen* („aktivierter Formaldehyd") und *Formylgruppen* („aktivierte Ameisensäure"), also von Ein-Kohlenstoff-Fragmenten, dient.

Vitamin B$_{12}$ (Cyanocobalamin)

Folsäure

Der „aktivierte Formaldehyd" entsteht dadurch, daß aus Serin unter Bildung von Glycin Formaldehyd abgespalten und an N-10 der Tetrahydrofolsäure addiert wird.

In der „aktivierten Ameisensäure" ist die Hydroxymethylgruppe durch NADP⊕ (Nicotinamid-Adenin-Dinucleotid-Phosphat) zur Formylgruppe oxidiert.

Durch „aktivierten Formaldehyd" entsteht u.a. aus Desoxyuridin-5'-phosphat Desoxythymidin-5'-phosphat, ein wichtiger Baustein der Desoxyribonucleinsäure.

„Aktivierte Ameisensäure" wird zum Aufbau der Purinnucleotide benötigt. Bei der Synthese des Imidazol- und des Pyrimidinrings wird jeweils ein Ein-Kohlenstoff-Fragment eingebaut.

Obwohl Folsäure von den Darmbakterien im Kolon synthetisiert wird, können Folsäure-Hypovitaminosen durch Mangelernährung experimentell hervorgerufen werden. Dies spricht dafür, daß die von den Darmbakterien gebildete Folsäure aus dem Kolon nur schlecht aufgenommen werden kann. Dagegen wird mit der Nahrung zugeführte Folsäure im Dünndarm, vorwiegend durch aktiven Transport, resorbiert. Voraussetzung hierfür ist allerdings die Spaltung der in der Nahrung vorliegenden Folsäurekonjugate mit (weiteren) Glutaminsäuremolekülen durch eine u.a. im Bürstensaum der Mukosazellen vorkommende Dekonjugase.

Die im Organismus normalerweise gespeicherte Folsäure-Menge von ca. 15 mg deckt den Bedarf für etwa 3 – 4 Monate.

Folsäuremangel ist bei normaler Ernährung *selten* und tritt nur bei Verdauungsstörungen, mangelhafter Resorption bzw. Verwertung, nach Anwendung von Folsäure-Antimetaboliten (s. S. 752) sowie u.U. nach einer Therapie mit Pyrimethamin, Antiepileptika (Barbituraten, Primidon, Phenytoin) sowie nach Gabe von oralen Kontrazeptiva infolge einer Hemmung der Dihydrofolatreduktase oder der Dekonjugation auf. Einen Folsäuremangel findet man ferner bei *Alkoholikern* (infolge einer Ernährungsstörung und einer direkten Antifolatwirkung von Ethanol) sowie in der Schwangerschaft. Eine prophylaktische Gabe von Folsäure in der Schwangerschaft ist daher indiziert.

Eine *Folsäure-Hypovitaminose* äußert sich in einer Störung der Zellteilung, von der hauptsächlich das blutbildende Gewebe betroffen ist. Ferner treten Diarrhoe und Gewichtsverlust auf. Bei einem Folsäuremangel in der Frühschwangerschaft kommt es zu Dysraphien, insbesondere zu Spaltbildungen in der Wirbelsäule (Spina bifida). Im Blutbild ist eine durch Folsäuremangel bedingte makrozytäre Anämie von einer perniziösen Anämie nicht zu unterscheiden.

Zur *Therapie* der obengenannten Anämieformen werden Folsäure-Präparate in einer Dosierung von 10 – 20 mg oral oder 1 – 5 mg parenteral täglich gegeben. Die parenterale Gabe ist nur bei Malabsorptionssyndrom oder nach der Resektion oberer Dünndarmabschnitte indiziert.

Durch eine Folsäure-Medikation wird auch das Blutbild bei einer perniziösen Anämie normalisiert. Trotzdem ist bei dieser die alleinige Anwendung von Folsäure abzulehnen, da die Schädigung des Nervensystems dadurch nicht behoben werden kann.

Überdosierungserscheinungen sind nicht bekannt, doch können hohe Folsäuredosen die antiepileptische Wirkung von Barbituraten, Primidon und Phenytoin stark reduzieren bis aufheben.

Herz-Kreislauf-System

B3

„Aktivierter Formaldehyd"

„Aktivierte Ameisensäure"

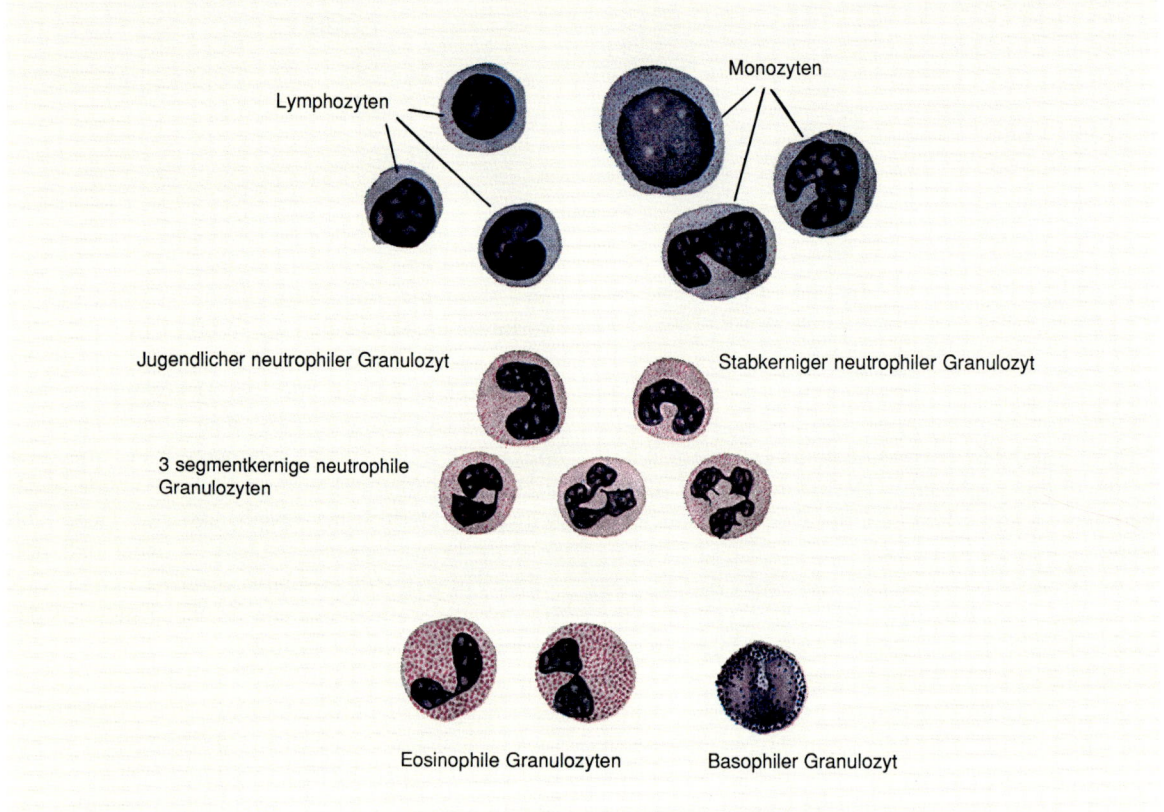

Abb. B 3–4. Leukozyten (aus Watzka)

3.1.3 Leukozyten

Die Leukozyten sind im Gegensatz zu den Erythrozyten *kernhaltige* Zellen. Auch ist ihre Zahl nicht so konstant wie die der Erythrozyten. Der Durchschnittswert liegt bei 6 000/µl Blut, doch sind Werte zwischen 4 000 – 10 000/µl Blut als normal anzusehen. Bei mehr als 10 000 Leukozyten/µl Blut spricht man von einer *Leukozytose*, bei weniger als 4000/µl von einer *Leukopenie*.

Im Differentialblutbild lassen sich folgende weiße Blutkörperchen unterscheiden (Abb. B 3–4):

- *Granulozyten*, die aufgrund ihrer verschiedenen Anfärbbarkeit mit sauren oder basischen Farbstoffen nochmals in neutrophile, eosinophile und basophile Granulozyten differenziert werden können,

- *Monozyten* und

- *Lymphozyten*.

Davon entfallen durchschnittlich 55 – 70% auf die neutrophilen, 2 – 4% auf die eosinophilen und 0 – 1% auf die basophilen Granulozyten, 25 – 40% auf die Lymphozyten und 2 – 6% auf die Monozyten.

Alle Leukozyten sind amöboid beweglich und können nach Adhäsion an das Gefäßendothel die Kapillaren verlassen *(Leukodiapedese)*.

3.1.3.1 Granulozyten

Die Granulozyten werden aus Stammzellen im Knochenmark gebildet und entwickeln sich zunächst durch mehrere Zellteilungen, anschließend durch Zellreifung. Ihre durchschnittliche Lebensdauer beträgt 8 – 14 Tage, die Verweildauer im Blut nur etwa 14 Stunden. Im funktionstüchtigen Knochenmark findet daher eine ständige Neubildung statt. Außerdem ist dort ein ausreichendes Depot vorhanden, das bei Bedarf sofort entleert werden kann.

Neutrophile Granulozyten. Die neutrophilen Granulozyten, die auch *polymorphkernige Leukozyten* oder *Mikrophagen* genannt werden, sind vor allem an der *unspezifischen Abwehr* beteiligt. Sie sind dazu durch ihre Eigenbeweglichkeit, ihren hohen Gehalt an proteolytischen Enzymen sowie ihre Fähigkeit zur Bildung von aktiven Sauerstoffspezies und zur Phagozytose besonders geeignet. Außerdem vermögen sie auch in schlecht mit Sauerstoff versorgten Gebieten zu überleben, da sie Energie durch Glykolyse gewinnen können. Vor allem am Beginn akuter Entzündungen nimmt ihre Zahl rasch zu.

Eiter besteht zum größten Teil aus abgestorbenen neutrophilen Granulozyten bzw. deren Trümmern.

Eosinophile Granulozyten. Die im Vergleich mit den neutrophilen Granulozyten etwas größeren Eosinophilen sind ebenfalls zur Phagozytose befähigt. Sie enthalten große eosinophile Granula, in denen zahlreiche Enzyme und andere Substanzen gespeichert sind. Die Zahl der eosinophilen Granulozyten im Blut unterliegt einer deutlichen Tagesrhythmik, die der Glucocorticoidfreisetzung (s. S. 358) entgegengesetzt ist. So findet man morgens und nachmittags niedrigere Werte als in der Nacht.

Eine *Vermehrung der Eosinophilen* (Eosinophilie) tritt bei allergischen Erkrankungen, z.B. beim allergischen Asthma, sowie insbesondere bei Parasitenbefall, speziell bei *Wurmerkrankungen*, auf.

Basophile Granulozyten, Mastzellen. Die basophilen Granulozyten des Blutes, die auch *Blutmastzellen* genannt werden, sowie die analogen Mastzellen des Gewebes *(Gewebemastzellen)* enthalten das die Blutgerinnung hemmende Heparin, daneben Histamin und Serotonin sowie eine Reihe proteolytischer Enzyme (u.a. Proteasen). Eine Vermehrung der Basophilen tritt manchmal bei Überempfindlichkeitsreaktionen und bei Hyperlipoproteinämien (s. S. 432 ff.) auf, außerdem wird eine Basophilie bei der chronischen myeloischen Leukämie und bei Polycythaemia vera gefunden.

Die Mastzellen stellen die *Effektorzellen der allergischen Sofortreaktion* (s. S. 80 ff.) dar. Sie sind ferner nach ihrer Aktivierung auch an anderen Entzündungsreaktionen beteiligt, da sie außer Histamin und Serotonin Leukotriene (s. S. 397 f.) sowie andere chemotaktische Stoffe und Plättchenaggregationsfaktoren freisetzen.

3.1.3.2 Monozyten

Mit einem Durchmesser von 12 – 20 μm sind die Monozyten die größten Blutzellen. Wie die Granulozyten werden sie im Knochenmark gebildet. Sie sind in hohem Maße amöboid beweglich und können daher in verschiedene Gewebe einwandern. Dort reifen sie zu *Makrophagen* heran. Zusammen mit den Lymphozyten tragen sie zur unspezifischen und vor allem zur

spezifischen Immunabwehr durch Antigenerkennung und Antigenpräsentation (s. S. 765 f.) bei.

Monozyten bzw. Makrophagen sezernieren entweder spontan oder nach Aktivierung zahlreiche Substanzen mit sehr unterschiedlichen biologischen Wirkungen. Hierzu zählen Enzyme (z.B. Kollagenase, Elastase) und Proteine, die an der spezifischen und unspezifischen Abwehr beteiligt sind (Lysozym, Komplement-Komponenten, Interferone, Interleukin-1). Das Monozyten-Makrophagen-System besitzt ferner eine wichtige Funktion bei der Abwehr von Krebszellen.

3.1.3.3 Lymphozyten

Lymphozyten werden außer im Knochenmark im lymphatischen Gewebe (Lymphknoten, Milz, Tonsillen usw.) gebildet. Sie sind entscheidend an der *spezifischen Immunabwehr* des Organismus beteiligt:

☐ *B-Lymphozyten* produzieren nach Umwandlung in Plasmazellen *humorale Antikörper,*

☐ *T-Lymphozyten* sind Träger der zellulären Immunreaktion und damit vor allem für die Abwehr von Fremdgewebe oder von krankhaft veränderten Zellen verantwortlich (s. S. 768 f.).

Lymphozyten werden bei verschiedenen Viruserkrankungen (z.B. Röteln, Virus-Hepatitis, Virus-Pneumonie) sowie bei chronischen Entzündungen vermehrt gebildet.

Weniger als 1% aller Lymphozyten zirkulieren in der Blutbahn, der weitaus größte Teil befindet sich im Gewebe. Nach der Lebensdauer lassen sich zwei Gruppen unterscheiden: *kurzlebige Lymphozyten* mit einer Lebensdauer von maximal 8 Tagen und *langlebige Lymphozyten,* die mehrere hundert Tage, z. T. wahrscheinlich auch einige Jahre alt werden können.

3.1.4 Thrombozyten

Thrombozyten (Blutplättchen) sind diskusförmige, kernlose Scheibchen mit einem Längsdurchmesser von 1,5 – 4 μm und einer Dicke von 0,5 – 2 μm. Wie die Erythrozyten und Granulozyten werden sie im Knochenmark gebildet. Sie entstehen dort durch Abschnürung aus dem Zytoplasma von *Megakaryozyten* (Knochenmarksriesenzellen). Die sehr labilen Thrombozyten sind nur unter besonderen Vorsichtsmaßnahmen auszählbar. Beim Gesunden findet man zwischen 160 000 und 300 000/μl Blut. Die Lebensdauer der Blutplättchen beträgt 1 – 2 Wochen. Der Thrombozytenabbau erfolgt vor allem im Retikulo-endothelialen System.

Herz-Kreislauf-System

B3

In ihrem Innern besitzen die Blutplättchen zahlreiche Granula, in denen neben hydrolytischen Enzymen auch Blutgerinnungsfaktoren enthalten sind. Neben dem *Plättchenfaktor 3 (Thrombozytenfaktor 3),* einem Phospholipidkomplex, der bei der Plättchenaktivierung freigesetzt wird und plasmatische Gerinnungsfaktoren bindet, sowie dem *Plättchenfaktor 4 (Thrombozytenfaktor 4),* der die Heparinwirkung hemmt, sind in den Granula reichlich *ATP, ADP* und *Serotonin* vorhanden.

Thrombozyten sind für die Blutungsstillung und Blutgerinnung (s.u.) *unentbehrlich.* Sie erfüllen dabei folgende Aufgaben:

☐ Durch Zusammenballung bilden sie einen mechanischen Verschluß (Thrombozytenpfropf);

☐ aus den Thrombozyten freigesetzte Mediatorstoffe, insbesondere *Thromboxan A2,* führen zu einer raschen Vasokonstriktion im verletzten Gefäßbezirk;

☐ bei ihrem Zerfall wird durch Thrombozytenfaktor 3 zusammen mit plasmatischen Faktoren die Blutgerinnung ausgelöst;

☐ sie fördern die Zusammenziehung (Retraktion) des Blutkuchens.

Außerdem dichten Thrombozyten auch im nicht verletzten Gewebe Gefäßlücken in den Kapillaren ab.

3.1.5 Blutplasma, Blutserum

Blutplasma ist der flüssige Anteil des Blutes. Man erhält es dadurch, daß man Blut ungerinnbar macht und die Blutzellen abzentrifugiert. Plasma besteht zu etwa 90% aus Wasser, zu 7 – 8% aus Eiweiß und enthält außerdem Salze, Kohlenhydrate, Lipide, Aminosäuren u.a. Über die für Wasser und Elektrolyte gut durchlässigen Kapillarwände steht das Blutplasma mit der interstitiellen Flüssigkeit in einem ständigen Stoffaustausch. (Innerhalb einer Minute werden ca. 70% der Plasmaflüssigkeit gegen interstitielle Flüssigkeit ausgetauscht.)

Als *Blutserum* wird die bei der Gerinnung von Blut aus dem geronnenen Blutkuchen sich abscheidende klare Flüssigkeit bezeichnet. Vom Blutplasma unterscheidet sich das Serum vor allem dadurch, daß der Gerinnungsfaktor *Fibrinogen* fehlt.

Plasmaproteine. Unter den im Blutplasma gelösten Substanzen überwiegen mengenmäßig die Plasmaproteine, die insbesondere in der Leber synthetisiert werden. Die *Gesamtproteinkonzentration* des Plasmas liegt normalerweise zwischen *65* und *80 g/l.* Die molare Konzentration beträgt etwa 1 mmol/l. Mittels Elektrophorese lassen sich die Plasmaeiweiße in eine *Albuminfraktion* sowie in eine α_1-, α_2-, β- und γ-*Globulinfraktion* auftrennen. (Fibrinogen befindet sich zwischen der β- und γ-Globulinfraktion.) Etwa 56% der Plasmaproteine entfallen auf die Albuminfraktion. Der mittlere Anteil der α_1-Globuline an der Gesamt-Proteinfraktion beträgt 4%. α_2-, β- und γ-Globuline machen ca. 10%, 12% bzw. 18% der Plasmaproteine aus.

Die elektrophoretische Untersuchung des Plasmas bzw. des Serums ist von größter klinischer Bedeutung, da zahlreiche Erkrankungen mit einer typischen Veränderung der Eiweißzusammensetzung einhergehen. Mit der sog. *Immunelektrophorese,* einer Kombination von Serumelektrophorese und Immunpräzipitation, kann eine noch weitergehende Analyse durchgeführt werden.

Wie die Blutzellen unterliegen die Plasmaeiweißkörper einem ständigen Auf- und Abbau und werden nach Spaltung in Oligopeptide bzw. Aminosäuren in die Zellen aufgenommen und zum zelleigenen Eiweißaufbau verwendet. Sie stellen eine *Proteinreserve* dar, die bei Bedarf sehr schnell verfügbar ist. Außerdem dienen sie zum *spezifischen und unspezifischen Transport* zahlreicher Substanzen, ferner sind sie an der *Pufferfunktion* des Blutes beteiligt. Darüber hinaus besitzen sie eine wichtige Funktion bei der Regulierung der Wasserverteilung zwischen Plasma und interstitiellem Raum, da sie als Eiweißkörper die Kapillarwand nicht passieren können und daher infolge ihres kolloidosmotischen (onkotischen) Drucks Wasser in der Blutbahn zurückhalten. Der größte Anteil (ca. 80%) kommt hierbei den *Albuminen* zu. Albumine sind außerdem für die *Eiweißbindung von Arzneistoffen* (s. S. 17 f.) von großer Bedeutung.

Die *Globuline* sind für zahlreiche biologische Funktionen erforderlich. Eine Reihe von α- und β-Globulinen besitzt spezifische Transportfunktionen. So transportieren aus der Gruppe der α_1-Globuline *Transcobalamin* das Vitamin B_{12} und *Transcortin* das Cortisol. Ein weiteres α_1-Globulin, das *Prothrombin,* ist an der Blutgerinnung maßgeblich beteiligt (s. S. 419), das α_2-Globulin *Angiotensinogen* stellt die inaktive Vorstufe des stark vasokonstriktorischen Angiotensin II dar (s. S. 567).

Transferrin, ein β-Globulin, ist, wie beschrieben, für den Transport von dreiwertigem Eisen im Plasma verantwortlich.

α_2-*Haptoglobin* besitzt die Fähigkeit, nach Hämolyse freigewordenes Hämoglobin im Plasma zu binden.

Die *γ-Globuline sind Glykoproteine,* die bei der elektrophoretischen Trennung am langsamsten wandern. Aufgrund ihrer Beteiligung an der Immunreaktion (s. S. 765 ff.) werden sie auch *Immunglobuline* (Ig) genannt.

Kolloidosmotisch spielen die Globuline wegen ihres hohen Molekulargewichtes und der verhältnismäßig geringen Teilchenzahl nur eine untergeordnete Rolle.

Neben den genannten Eiweißkörpern kommen im Plasmaeiweiß auch verschiedene *Enzyme,* z.B. Esterasen bzw. Amidasen, und *Blutgruppenfaktoren* vor. Gehen im Organismus Zellen zugrunde, so können deren Enzyme ebenfalls ins Blut übertreten. So sind beispielsweise beim Herzinfarkt und bei Hepatitis die Konzentrationen bestimmter Transaminasen im Serum erhöht. Die Enzymbestimmungen im Serum sind daher zu wichtigen diagnostischen Verfahren geworden.

Plasmaelektrolyte. Die wichtigsten im Plasma vorkommenden Elektrolyte und deren mittlere Konzentrationen sind in Tab. B 3–3 zusammengestellt. Für alle Ionenkonzentrationen gibt es einen Normalbereich, der für Na^+ – das Kation mit der höchsten Konzentration im Blutplasma – 135 – 145 mmol/l und für Cl^- – das quantitativ bedeutendste Anion des Plasmas – zwischen 98 und 106 mmol/l beträgt. (In der Tabelle sind die Werte zusätzlich auch in mval/l angegeben, um zu zeigen, daß im Plasma Elektroneutralität

herrscht.) Zur Gruppe der nicht im einzelnen genannten organischen Säuren des Plasmas gehören u.a. Milchsäure, Citronensäure, Brenztraubensäure und Aminosäuren.

Am *osmotischen Druck* des Plasmas von 7,3 atm, der durch eine gut funktionierende Osmoregulation aufrechterhalten wird, sind zu 96% die anorganischen Elektrolyte beteiligt. Das Verhältnis der Ionen untereinander und der pH-Wert des Plasmas werden ebenfalls durch spezielle Regelprozesse annähernd konstant gehalten.

Weitere Plasmabestandteile. Außer den bisher genannten Bestandteilen befinden sich im Blutplasma noch weitere Stoffe, die innerhalb ihrer physiologischen Konzentrationsbereiche keinen wesentlichen Einfluß auf die physikochemischen Eigenschaften des Plasmas ausüben und daher manchmal auch als transportierte Plasmabestandteile bezeichnet werden. Hierzu gehören:

☐ *Nährstoffe,* z.B. Glucose,

☐ *Vitamine und Spurenelemente,*

☐ *stickstoffhaltige Ausscheidungsprodukte des Protein- und Purinstoffwechsels* (Harnstoff, Harnsäure, Creatinin u.a.) sowie

☐ *Hormone.*

Die Konzentrationen solcher Plasmabestandteile sind in Tab. B 3–4 angegeben.

3.1.6 Plasmaersatzflüssigkeiten

Für eine normale Kreislauffunktion ist eine ausreichende Füllung des Gefäßsystems unerläßlich. Eine Abnahme der zirkulierenden Blutmenge, z.B. durch Blutverluste, verringert den Füllungsdruck des Gefäßsystems und erniedrigt den venösen Rückstrom zum Herzen sowie das Herzzeitvolumen. In schweren Fällen kommt es zum *Schock* (s. S. 493 ff.).

Die *zentrale therapeutische Maßnahme* bei Blut oder Plasmaverlusten (z.B. bei Verletzungen oder Verbrennungen) ist daher die *Auffüllung des Gefäßsystems* mit geeigneten Präparaten. Blutverluste müssen dabei nicht unbedingt durch Bluttransfusionen ausgeglichen werden. Diese sind nur dann indiziert, wenn der Blutverlust ein Drittel des Gesamtblutvolumens übersteigt, der Hämatokrit unter 30% abfällt oder eine Hämoglobinkonzentration von 100 g/l unterschritten wird. Beim Volumenmangel werden daher heute meist blutkörperchenfreie, körpereigene oder körperfremde kolloidale Lösungen verwendet.

Tab. B 3–3. Elektrolytkonzentrationen im Blutplasma

	mval/l	mmol/l	mg/dl
Kationen			
Natrium	142	142	327
Kalium	5	5	20
Calcium	5	2,5	10
Magnesium	2	1	2
insgesamt	154	150,5	
Anionen			
Chlorid	102	102	362
Bicarbonat*	27	27	165
Phosphat	2	1	10
Sulfat	1	0,5	5
Org. Säuren	6	6	21
Eiweiß	16	1	7 200
insgesamt	154	137,5	

*im venösen Blut mit hohem CO_2-Partialdruck

Tab. B 3–4. Konzentrationen wichtiger Bestandteile des menschlichen Plasmas (Normalwerte)

	g/l		
Glucose	0,6	–	1,0
Milchsäure	0,09	–	0,16
Brenztraubensäure	0,005	–	0,017
Harnpflichtige Substanzen			
Harnstoff	0,2	–	0,6
Harnsäure ♂	0,034	–	0,07
♀	0,024	–	0,057
Creatinin	0,004	–	0,012
Creatin	0,002	–	0,005
Gesamt-Lipide	**3,05**	**–**	**8,8**
Gesamt-Cholesterol	1,0	–	2,5
Phospholipide	1,25	–	2,3
Triglyceride	0,5	–	2,0
freie Fettsäuren	0,08	–	0,12
Bilirubin	0,002	–	0,010

Der alleinige Einsatz reiner (kristalloider) Salzlösungen, z.B. von Ringerlösung, zur Behandlung einer Hypovolämie ist wegen der geringen Verweildauer im Gefäßsystem nur kurzfristig möglich. Daher werden Salzlösungen meist zusammen mit kolloidalen Lösungen eingesetzt.

3.1.6.1 Homologe Plasmapräparate

Von den körpereigenen Plasmapräparaten haben sich *Humanalbumin* und *pasteurisierte Plasma-Protein-Lösungen* zum Volumenersatz bewährt.

Humanalbumin-Lösungen werden meist aus gepooltem Plasma durch Alkoholfraktionierung nach Cohn hergestellt. Im Handel sind 5%ige isoonkotische und 20- bzw. 25%ige hyperonkotische Lösungen. Da diese keine Antikörper bzw. Agglutinine enthalten, ist eine sofortige Verwendung ohne Blutgruppenbestimmung möglich. Die Haltbarkeit beträgt mehrere Jahre, die Gefahr einer Hepatitisübertragung besteht nicht (sog. Hepatitissicherheit).

Pasteurisierte Plasma-Protein-Lösungen (PPL) unterscheiden sich von den Albumin-Lösungen nur wenig. Neben Albumin enthalten sie noch geringe Mengen an Globulinen.

Beide Arten von Lösungen sind bei allen Formen des Volumenmangels, bei Hypalbuminämie, Hyperglobulie und zur normovolämischen Hämodilution *indiziert*.

In seltenen Fällen kann es zu febrilen und allergischen Reaktionen kommen.

3.1.6.2 Körperfremde kolloidale Plasmaersatzmittel

Wegen des hohen Preises und der beschränkten zur Verfügung stehenden Menge müssen anstelle körpereigener Plasmapräparate häufig körperfremde kolloidale Lösungen als Plasmaersatzflüssigkeiten eingesetzt werden. An diese sind folgende Forderungen zu stellen:

☐ gute Volumenwirksamkeit,

☐ ausreichende Verweildauer im Gefäßsystem,

☐ gute Verträglichkeit und biologische Indifferenz,

☐ Abbaubarkeit im Organismus und/oder vollständige Ausscheidbarkeit durch die Nieren,

☐ keine Erhöhung der Blutviskosität,

☐ keine Störung der Blutgruppen- und Labordiagnostik sowie

☐ keine Beeinflussung der Blutgerinnung.

Plasmaersatzflüssigkeiten sollen ferner nicht antigen, einfach herstellbar, sterilisierbar, haltbar und auch bei Temperaturschwankungen stabil sein.

Diese Forderungen werden großenteils von

☐ *Dextran-,*

☐ *Hydroxyethylstärke-* und

☐ *Gelatine-*

Präparaten erfüllt.

Besonders bedeutsam bei Plasmaersatzmitteln ist die *Volumenwirksamkeit,* die von dem Wasserbindungsvermögen und der intravenösen Verweildauer der Kolloide abhängt. Übertrifft der erzielte Volumeneffekt durch Flüssigkeitsentzug aus dem Gewebe die infundierte Volumenmenge, werden die Lösungen als **Plasmaexpander** bezeichnet.

In Tabelle B 3–5 sind wichtige Charakteristika kolloidaler Plasmaersatzmittel angegeben.

Alle Plasmaersatzmittel können – in unterschiedlicher Häufigkeit bei den einzelnen Präparaten und in unterschiedlicher Schwere – zu *anaphylaktischen* oder *anaphylaktoiden* Reaktionen (s. S. 80 ff.) führen. Die Patienten müssen daher zu Infusionsbeginn streng überwacht werden.

Bei schwerer Herzinsuffizienz, Hypervolämie und Hyperhydratation sind Plasmaersatzmittel *kontraindiziert*.

Tab. B 3–5. Charakteristika kolloidaler Volumenersatzmittel (nach Gruber und Klose)

	Dextran 60	Dextran 40	Gelatine	Hydroxyethyl-stärke	Albumin/PPL
Mittl. Molekulargewicht	60000	40000	30000 – 50000	450000	69000
Konzentration	6%	10%	3,0 – 5,5%	6%	3,5 – 5%
Volumeneffekt rel. zur Infusionsmenge	1,05fach	1,5fach	0,8fach	1,05fach	1,0fach
Wasserbindung (ml/g)	25,6	29,2	14,3 – 39,0	10 – 14	17,4
Verweildauer	6 h	3 h	3 h	8 h	

3.1.6.2.1 Dextrane

Unter Dextranen versteht man α-glykosidisch verknüpfte Polysaccharide mit Glucose als Monomer. Die Dextrane gleichen somit in ihrem chemischen Aufbau der Stärke und dem Glykogen; doch sind die Dextrane vorwiegend 1,6-glykosidisch verknüpft und daher im Organismus enzymatisch schwerer angreifbar. Sie werden auf mikrobiologischem Wege durch Leuconostoc mesenterioides aus saccharosehaltigen Lösungen gewonnen. Das Rohdextran besitzt ein zu hohes Molekulargewicht, so daß es partiell hydrolytisch gespalten und danach fraktioniert werden muß. Im Handel befinden sich 6- und 10%ige Lösungen hochgereinigter Dextrane mit einem mittleren Molekulargewicht von 70 000[1] *(Dextran 70),* 60 000 *(Dextran 60)* bzw. 40 000 *(Dextran 40;* „niedermolekulares" Dextran).

Dextranpräparate besitzen einen ausgeprägten Volumeneffekt. Die plasmaexpandierende Wirkung ist besonders deutlich bei hyperonkotischen Lösungen. Dextran 40 ist außerdem, insbesondere beim Schock, in der Lage, die *Mikrozirkulation* zu *verbessern:* Erythrozyten- und Thrombozytenaggregationen (sludge-Phänomen) werden aufgelöst, die Viskosität des Blutes wird erniedrigt und seine Suspensionsstabilität erhöht. In geringerem Umfang setzen auch die anderen Dextrane die Thrombozytenaggregation herab.

Die *Ausscheidung* der Dextrane erfolgt bevorzugt durch die Nieren, wobei die Nierenschwelle bei einem Molekulargewicht von ca. 50 000 liegt, d.h., Dextrane mit einem höheren Molekulargewicht können das Nierenfilter nicht passieren. Bei diesen erfolgt vor der renalen Exkretion ein enzymatischer Abbau.

Bei höheren Dextrandosen (ab etwa 1,5 g Dextran/ kg Körpergewicht) besteht die Gefahr von Blutstillungsstörungen infolge der Thrombozytenaggregations- und der zusätzlichen Hemmung der Gerinnungsfaktoren V und VIII. Aus diesem Grund sind die

Dosierungsrichtlinien (z.B. initial maximal 1 500 ml Dextran 40 pro 24 Stunden) strikt einzuhalten.

Anaphylaktische Reaktionen wurden nach Dextranapplikation in einer Häufigkeit von 0,03% beobachtet. Vermutet wird eine Sensibilisierung mit Dextranen aus Nahrungs- und Genußmitteln sowie Kreuzantigenität mit bakteriellen Antigenen. Durch *Vorbehandlung* mit *Dextran 1,* d.h. mit Dextran vom mittleren Molekulargewicht 1000, dem sog. *Hapten-Dextran* (Promit®), werden die Dextran-reaktiven Antikörper vom IgG-Typ blockiert und anaphylaktische Reaktionen damit weitgehend vermieden. Liegt zwischen der ersten und der nachfolgenden Dextraninfusion ein Intervall von 48 Stunden oder mehr, so muß eine erneute Vorinjektion mit Dextran 1 durchgeführt werden.

Handelspräparate: Dextran 70 ist in Infukoll® 6% und Longasteril® 70, *Dextran 60* in Onkovertin® 6%, *Dextran 40* in Infukoll® M 40, Longasteril® 40, Onkovertin® N und Rheofusin® enthalten.

3.1.6.2.2 Hydroxyethylstärke

Wegen des raschen Abbaus durch α-Amylase ist lösliche Stärke nicht als Plasmaersatzmittel einsetzbar. Durch Einführung von Hydroxyethylgruppen in Amylopektin-Hydrolysate kann jedoch ein für den Volumenersatz geeignetes Biopolymer erhalten werden, dessen enzymatischer Abbau verzögert ist. (Amylopektin besteht aus 1,4α-glykosidisch verknüpften Glucose-Ketten, die über 1,6α-glykosidische Bindungen miteinander verbunden sind. Amylopektin besitzt somit eine große chemische Verwandtschaft mit Glykogen.)

Im Handel sind Hydroxyethylstärke-Präparate mit einem mittleren Molekulargewicht von 450 000 („höhermolekulare" Hydroxyethylstärke; Plasmafusin®Hes 450, Plasmasteril®), von 200 000 („mittelmolekulare" Hydroxyethylstärke; Elohäst®, Hämofusin®, HAES-steril®) und von 40 000 („niedermolekulare" Hydroxyethylstärke; Expafusin®, Rheohes® 40).

---

[1] Das Molekulargewicht von Albumin beträgt 69 500.

Hydroxyethylstärkelösungen entsprechen in ihren pharmakologischen Eigenschaften annähernd den Dextranlösungen.

Der Einfluß auf die Blutgerinnung ist jedoch weniger ausgeprägt, und schwere anaphylaktische Reaktionen treten seltener auf.

Die *Ausscheidung* erfolgt vorwiegend renal und daneben mit den Fäzes. Die höhermolekularen Präparate werden zunächst in das Retikulo-endotheliale System aufgenommen und dort enzymatisch abgebaut.

3.1.6.2.3 Gelatine

Bei der Suche nach kolloidalen Substanzen, die sich für die Verwendung in Plasmaersatzflüssigkeiten eignen, wurde auch Gelatine geprüft. Die ersten Präparate hatten aber den Nachteil, daß sie nicht sterilisierbar und nicht antigenfrei waren, bei Zimmertemperatur gelartig erstarrten und daher vor der Infusion erwärmt werden mußten. Diese Nachteile konnten zwischenzeitlich durch spezielle Aufarbeitungsverfahren (Depolymerisation, Wiedervernetzung) beseitigt werden. Folgende Gelatinepräparate mit einem mittleren Molekulargewicht von 30 000 – 35 000 stehen heute zur Verfügung:

☐ *Oxypolygelatine* (Gelifundol®),

☐ *durch Harnstoffbrücken vernetzte Gelatine* (Haemaccel®) und

☐ *modifizierte flüssige Gelatine,* ein Polymerisat aus abgebauter, succinylierter Gelatine (Gelafundin®, Gelafusal®).

Verglichen mit den Dextranpräparaten ist die Wasserbindungskapazität und die intravasale Verweildauer der Gelatinepräparate geringer. Die Hämostase wird nur wenig beeinflußt. Die Hauptmenge der Gelatine-Derivate wird mit dem Urin, ein geringer Teil über den Darm ausgeschieden. Durch Peptidasen erfolgt außerdem in gewissem Umfang eine enzymatische Spaltung.

Die Häufigkeit anaphylaktoider Reaktionen liegt etwas höher, ihr Schweregrad dagegen in der Regel niedriger als bei den Dextranen.

Infolge des Calciumgehalts der Präparate wird die Wirkung von Herzglykosiden verstärkt.

3.1.7 Hämostase (Blutstillung)

Ein normal funktionierendes Blutstillungssystem ist für den Organismus lebensnotwendig, da beim Aus-

bleiben der Hämostase schon kleinere Verletzungen zu schweren Blutungen führen können, andererseits bei erhöhter Gerinnungsneigung die Bildung von Thromben begünstigt und damit die Thrombose- und Emboliegefahr erhöht ist.

Dem Ablauf entsprechend unterteilt man die Hämostase in zwei miteinander gekoppelte Prozesse, die

☐ *primäre Hämostase* und

☐ *sekundäre Hämostase* (Blutgerinnung).

Primäre Hämostase. Sofort nach einer Verletzung heften sich Thrombozyten an kollagene Bindegewebsfasern der Wundränder an und bilden, sofern die verletzten Gefäße nicht zu groß sind, einen pfropfartigen Verschluß (reversible Thrombozytenaggregation, „Thrombozytenpfropf"). Unter dem Einfluß des bei der Aktivierung des Gerinnungssystems (s.u.) gebildeten Thrombins kommt es dann zur irreversiblen Umwandlung der Thrombozyten (viskösen Metamorphose), wobei die Thrombozyten zu einer homogenen Masse verschmelzen und sich völlig entleeren. Dabei freigesetzte Mediatorstoffe (u.a. Serotonin) bewirken eine Vasokonstriktion in dem verletzten Gebiet. Eine Einrollung und Verklebung des Gefäßendothels unterstützt zusätzlich die Blutungsstillung. Bei der Verschmelzung der Thrombozyten werden außerdem die Plättchenfaktoren 3 und 4 freigesetzt [Plättchenfaktor 3 spielt bei der Blutgerinnung eine wichtige Rolle (s. u.), Plättchenfaktor 4 inaktiviert das die Blutgerinnung hemmende Heparin (s. S. 425 ff.)]. Die von der Gefäßverletzung bis zum primären, noch nicht stabilen Verschluß der verletzten Stelle vergehende Zeit wird *Blutungszeit* genannt. Sie beträgt normalerweise 2 – 3 Minuten.

Sekundäre Hämostase. Der Thrombozytenpfropf reicht für einen dauerhaften Verschluß der Wunde nicht aus. Die notwendige Festigkeit des Verschlusses wird erst durch die *Fibringerinnung* und durch die Bildung eines *Gerinnungsthrombus* erreicht. Aufgabe der sekundären Hämostase ist es somit, den primär labil abgedichteten Defekt bis zur endgültigen Reparatur durch Narbenbildung mechanisch stabil zu verschließen. Hierzu sind neben den Thrombozyten zahlreiche plasmatische und Gewebefaktoren, die in ihrer Gesamtheit als *Blutgerinnungsfaktoren* bezeichnet werden, beteiligt.

In Tabelle B 3–6 sind die verschiedenen Gerinnungsfaktoren zusammengestellt.

Die *Aktivierung der Gerinnung* erfolgt auf zwei Wegen,

Tab. B 3–6. Blutgerinnungfaktoren

Faktor	Bezeichnung (Synonyme)	Bildungsort
I	Fibrinogen	Leber
II	Prothrombin	Leber
III	Gewebethromboplastin (Gewebethrombokinase)	Gewebezellen
IV	Calciumionen	
V (VI*)	Proaccelerin (Accelerator-Globulin)	vorwiegend Leber
VII	Proconvertin	Leber
VIII	Antihämophiles Globulin A (Faktor-VIII-Komplex)	Leber, Milz, RES
IX	Antihämophiles Globulin B (Christmas-Faktor)	Leber
X	Stuart-Prower-Faktor	Leber
XI	Plasma-Thromboplastin-Antecedent-Faktor (PTA-Faktor, Rosenthal-Faktor)	?
XII	Hageman-Faktor	?
XIII	Fibrinstabilisierender Faktor (FSF, Laki-Lorand-Faktor)	Leber
TF 3	Thrombozytenfaktor 3 (Plättchenfaktor 3)	Thrombozyten
* VI ist kein selbständiger Faktor, sondern wahrscheinlich mit V identisch (aktivierter Faktor V)		

□ dem *extravaskulären Weg* (Extrinsic-System) und

□ dem *intravaskulären* Weg (Intrinsic-System).

Beide Mechanismen werden unmittelbar nach einer Gefäßverletzung ausgelöst. Die Aktivierung des *Extrinsic-Systems* läuft schnell (innerhalb von Sekunden) ab. Das *Intrinsic-System* wird dagegen wesentlich langsamer (innerhalb von Minuten) aktiviert.

Die *Aktivierung des extravaskulären Systems* (Abb. B 3–5) beginnt mit der *Freisetzung eines Gewebefaktors* (Gewebethromboplastin, Faktor III) durch Zerstörung perivaskulärer Zellen. Dieser Faktor besteht hauptsächlich aus phosphatidreichen Membranstrukturen, die den plasmatischen *Faktor VII* aktivieren. Dieser überführt seinerseits den *Faktor X* in die aktivierte *Form Xa*. Letztere leitet zusammen mit *Faktor V* und *Calciumionen* die Umwandlung von Prothrombin (Faktor II) in *Thrombin* (Faktor IIa) ein. *Prothrombin* wird in der Leber unter Mitwirkung von Vitamin K gebildet und gehört, wie beschrieben, zur Gruppe der α_1-Globuline. Das aus ihm entstehende Thrombin bewirkt die Fibrinbildung (s. u.).

Beim *intravaskulären System* setzt die Reaktion mit der *Aktivierung* des *Hageman-Faktors (Faktor* XII) an einer (durch die Verletzung) veränderten Oberfläche ein. Wieder in Form einer Kaskade erfolgt die Aktivierung weiterer Faktoren, wobei als Kofaktoren zusätzlich *Calciumionen* und *Phospholipoproteine*

(Plättchenfaktor 3) aus den Thrombozyten benötigt werden. Letztlich wird wieder Prothrombin in Thrombin umgewandelt.

Auf der Stufe der Aktivierung des Faktors X durch das extra- und intravaskuläre System beginnt die gemeinsame Endstrecke beider Systeme.

Die *Fibrinbildung* wird dadurch eingeleitet, daß Thrombin, eine Endopeptidase, aus dem in der Leber gebildeten *Fibrinogen* die Fibrinopeptide A und B abspaltet. Fibrinogen ist ein längliches Protein (Molekulargewicht 340 000), das aus zwei identischen Untereinheiten mit je drei Polypeptidketten zusammengesetzt ist.

Die Fibrinmonomere aggregieren anschließend spontan zu langen Strängen. Das frisch gebildete *Fibrin* ist instabil, da die einzelnen Bestandteile nur nichtkovalent miteinander verbunden sind. Erst durch den *Faktor XIII* erfolgt eine (kovalente) *Längs- und Quer-Vernetzung* und damit eine Verfestigung.

Die *letzte Stufe* der Gerinnung besteht in einem *Zusammenziehen der Fibrinfäden* (Retraktion). Der Vorgang wird durch den Zerfall von Thrombozyten eingeleitet, wobei eine freigesetzte ATPase (Thrombosthenin) das Zusammenziehen der Fibrinfäden bewirkt. Durch die Retraktion werden die Wundränder einander angenähert, außerdem wird das Gerinnsel dadurch mechanisch verfestigt.

Herz-Kreislauf-System

B3

(Physiologische) Gerinnungshemmstoffe. Neben den die Gerinnung auslösenden Gerinnungsfaktoren verfügt der Organismus über eine Reihe von *Inhibitoren der Blutgerinnung.* Von diesen besitzen

☐ *Antithrombin III,*

☐ *Heparin* sowie

☐ *Protein C* und *Protein S*

die größte Bedeutung.

Antithrombin III, ein in der Leber gebildetes α_2-Globulin mit einer Molmasse von 64 000, hemmt durch Komplexbildung mit den Faktoren IIa, IXa, Xa, XIa und XIIa deren proteolytische Aktivität und damit die Blutgerinnungskaskade.

Heparin, das auf S. 425 ff. besprochen wird, verstärkt diesen Effekt um ein Vielfaches.

Protein C und **Protein S** werden – Vitamin-K-abhängig – wie die meisten Gerinnungsfaktoren in der Leber synthetisiert. Protein C inaktiviert – nach eigener Aktivierung durch Thrombin und Bindung an eine Phospholipidoberfläche – mit Protein S als Kofaktor proteolytisch die Faktoren Va und VIIIa. Durch diesen negativen Feedback-Mechanismus wird die Gerinnung zum Stillstand gebracht.

Fibrinolyse. Durch die Fibrinolyse – vielfach als „Spiegelbild der Gerinnung" bezeichnet – wird *Fibrin aufgelöst.* Das fibrinolytische System ist ebenso wichtig wie das Gerinnungssystem, da auch physiologischerweise im strömenden Blut eine geringfügige Fibrinbildung stattfindet und sich somit ohne ständige Fibrinolyse intravasale Thromben bilden würden. Das fibrinolytische System hat ferner die Aufgabe, Röhrensysteme (Drüsenausführungsgänge, ableitende Harnwege) von Fibrinniederschlägen freizuhalten und nicht mehr benötigtes Fibrin (z.B. bei fibrinösen Entzündungen) aufzulösen.

Die *Aktivierung der Fibrinolyse* erfolgt wie bei der Gerinnung über ein *extra-* und ein *intravaskuläres* System durch *Plasminogenaktivatoren.* Diese bilden aus der inaktiven Vorstufe Plasminogen (s. Abb. B 3–5) die Endopeptidase *Plasmin,* die Fibrin spaltet und damit auflöst. Plasmin spaltet außerdem Fibrinogen und greift gleichzeitig an den Faktoren V und VIII an. Die Fibrinogenspaltprodukte hemmen ihrerseits die Thrombinbildung sowie die Polymerisation von Fibrinmonomeren und blockieren dadurch die Gerinnung.

Zu den Aktivatoren des *extravaskulären Systems,* den *Gewebsaktivatoren,* gehören

☐ der *Gewebeplasminogenaktivator* (t-PA = tissue plasminogen activator, s. S. 429), der hauptsächlich in Gefäßendothelien gebildet wird, und

☐ die *Urokinase* (s. S. 429), die außer in der Niere, wo sie in den Urin sezerniert wird, auch in anderen Geweben vorkommt.

Aktivatoren des *intravaskulären Systems (Blutaktivatoren,* plasmatische Faktoren) bedürfen, bevor sie Plasminogen in Plasmin umwandeln, der Einwirkung von *Proaktivatoren.* Zu diesen zählen die durch Gewebeschäden aus Leukozyten freigesetzten *Lysokinasen* sowie der *Hageman-Faktor* (Faktor XII), der auch an der Aktivierung des intravaskulären Systems beteiligt ist. Er ist somit sowohl für die Blutgerinnung als auch für die Fibrinolyse von besonderer Bedeutung. Ein *körperfremder* Proaktivator ist die von β-hämolysierenden Streptokokken gebildete *Streptokinase* (s. S. 429 f.).

Die Plasmaspiegel von Plasminogenaktivatoren werden durch zahlreiche körpereigene Substanzen und Arzneistoffe, z.B. Nebennierenrindenhormone, Testosteron und orale Antidiabetika, erhöht.

Im Plasma tritt normalerweise *keine systemische* Aktivierung von Plasminogen auf und, falls Plasmin entsteht, wird es rasch durch α_2-Antiplasmin inaktiviert. Auf diese Weise wird eine erhöhte Blutungsneigung verhindert. Bildet sich jedoch *Fibrin* intravaskulär, so wird ein (geringer) Teil von Plasminogen daran gebunden und dort, d.h. *lokal,* zu Plasmin aktiviert. Dieses an Fibrin gebundene Plasmin wird nur langsam, von abgebautem Fibrin wieder freigesetztes Plasmin dagegen rasch und irreversibel durch α_2-Antiplasmin inaktiviert. Das bedeutet, daß durch Fibrin der fibrinolytische Prozeß sowohl eingeleitet als auch wieder begrenzt wird.

Normalerweise stehen Fibrinbildung und Fibrinolyse im Gleichgewicht, bei dessen Störung es je nachdem, welcher Prozeß überwiegt, zur Thrombenbildung oder Blutungsneigung kommt.

Störungen der Hämostase (hämorrhagische Diathese). Eine Störung der Blutstillung kann durch

☐ *Veränderung der Thrombozytenzahl oder Beeinträchtigung der Thrombozytenfunktion,*

☐ *Mangel an Gerinnungsfaktoren* (Koagulopathien) sowie

☐ *vaskuläre Veränderungen*

bedingt sein.

Am häufigsten beruht eine *thrombozytär bedingte hämorrhagische Diathese* auf einer Verminderung der Plättchenzahl *(Thrombopenie).* Störungen der Plätt-

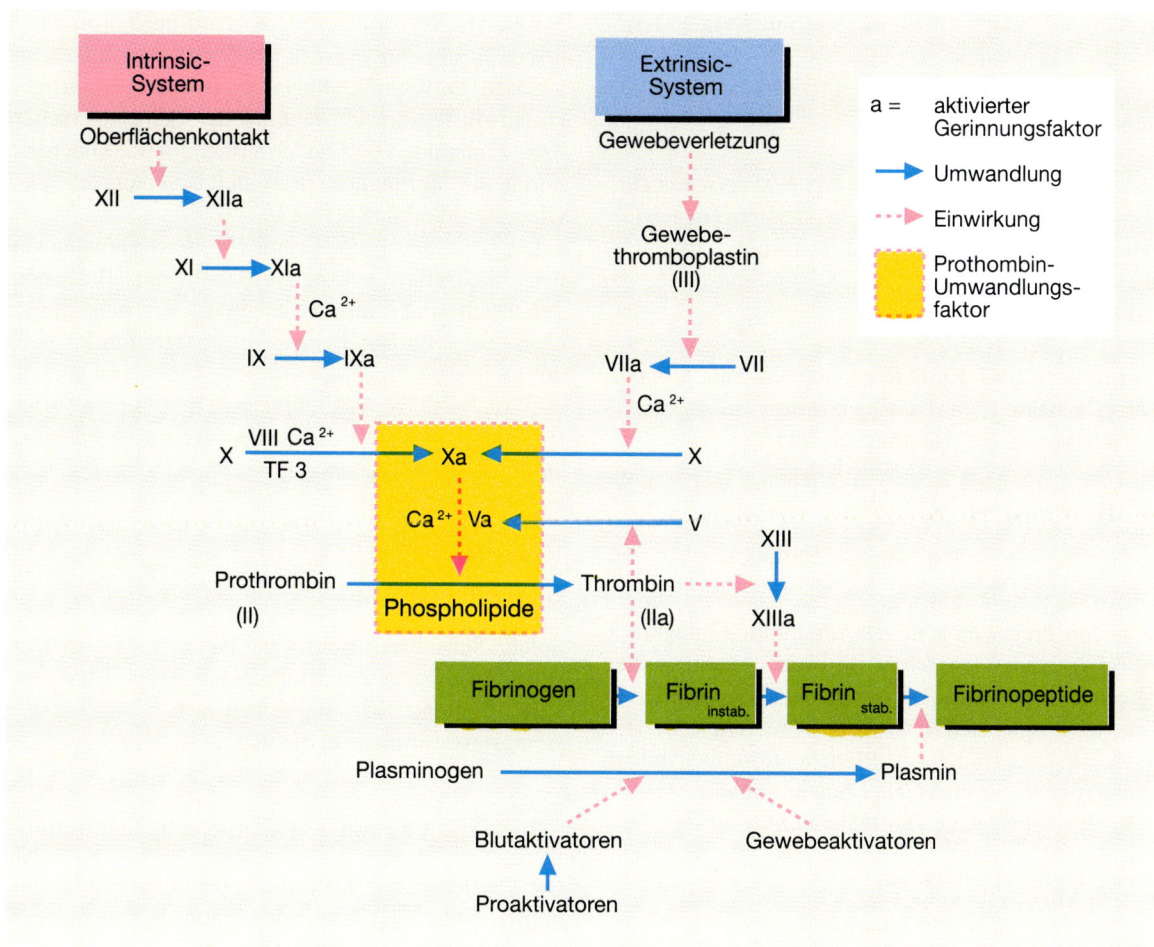

Abb. B 3–5. Ablauf der Blutgerinnung (oben) und der Fibrinolyse (unten). Zur Bezeichnung der Gerinnungsfaktoren s. Tab. B 3–6

chenfunktion *(Thrombasthenie)* sind dagegen verhältnismäßig selten. Thrombopenien kommen – allergisch bedingt – nach Infektionen (z.B. nach Röteln) sowie nach Gabe verschiedener Medikamente (z.B. Sulfonamiden, Phenylbutazon), ferner als sog. symptomatische Thrombopenien bei einer toxischen Schädigung des Knochenmarks vor. Störungen der Thrombozytenfunktion sind meist angeboren. Charakteristisch für sämtliche thrombozytär bedingten Hämostasestörungen ist die petechiale (= flohsticartige) Blutung. Schwere klinische Symptome treten bei einer Verringerung der Thrombozytenzahl unter 30 000/µl auf.

Bei den *Koagulopathien* unterscheidet man *angeborene* und *erworbene Formen.* Bei den angeborenen, genetisch bedingten Störungen ist in der Regel nur *ein* Gerinnungsfaktor in unzureichender Menge oder nicht vorhanden, während bei den erworbenen Formen ein Defizit an mehreren Gerinnungsfaktoren besteht.

Zu den *angeborenen Koagulopathien* gehören insbesondere die **Hämophilien.** Die häufigste und zugleich wichtigste *Hämophilie A* beruht auf einem *Mangel an Antihämophilem Globulin A* (Faktor VIII), die *seltenere Hämophilie B* auf einem *Mangel an Antihämophilem Globulin B* (Christmas-Faktor, Faktor IX). Beide Hämophiliearten werden X-chromosomal rezessiv vererbt. Genotypisch kranke, phänotypisch aber gesunde Frauen (mit nur einem defekten Gen auf einem der beiden X-Chromosomen) übertragen die Krankheit, während sie bei den Männern manifest wird.

Infolge der normalen Plättchenfunktion ist die primäre Hämostase normal. Wegen der Gerinnungsstörung können jedoch selbst geringe Traumen zu schwersten Blutungen, vor allem in Muskeln und Gelenken, führen. Ferner besteht die Gefahr lebensbedrohlicher Blutungen im Magen-Darm-Bereich und im Gehirn.

Den *erworbenen Koagulopathien* liegt meist ein *Vitamin-K-Mangel,* eine *Leberparenchymschädigung und damit eine verminderte Synthese von Gerinnungsfaktoren* oder eine *intravasale Blutgerinnung* in

Herz-Kreislauf-System

B3

größerem Umfang (disseminierte intravasale Gerinnung, s.u.) zugrunde.

Die Blutungs- und Gerinnungszeit sind dabei verlängert.

Die heute seltenen *vaskulären hämorrhagischen Diathesen* beruhen auf angeborenen oder erworbenen Gefäßwandveränderungen. Eine erworbene vaskuläre Störung beobachtet man z.B. bei *Vitamin-C-Mangel* (Skorbut, s. S. 630).

Thrombose und Embolie. Unter einem *Thrombus* versteht man ein *intravital* und *intravasal entstandenes Blutgerinnsel*. Man unterscheidet

☐ *Abscheidungsthromben* (Plättchen- oder weiße Thromben) und

☐ *Gerinnungsthromben* (rote Thromben).

Die Abscheidungsthromben entstehen nach *Thrombozytenaggregation* und *-zerfall* durch Einlagerung von Fibrinfäden zwischen die sich aggregierenden Thrombozyten vor allem in *Arterien*. Im stagnierenden, meist venösen Blut sowie in stenosierten Arterien nach der Entstehung von Plättchenthromben bilden sich dagegen die roten Gerinnungsthromben.

Begünstigt wird die *Thrombenbildung* durch

☐ *Gefäßwandschädigung*,

☐ *verlangsamte Blutströmung* und

☐ *beschleunigte Gerinnung* (Hyperkoagulabilität).

Gefäßwandschädigungen findet man im arteriellen Bereich vor allem durch *atherosklerotische Veränderungen* der Gefäßwand. Für die Entstehung von Thromben besonders bedeutsam ist eine verlangsamte Zirkulation oder eine Wirbelbildung (häufiges Auftreten von Thrombosen bei längerer Bettruhe).

Eine Hyperkoagulabilität tritt auf bei Thrombozytosen, postoperativ, nach Traumen, arteriellen und venösen Verschlußkrankheiten, Infekten, bösartigen Geschwülsten sowie während der Schwangerschaft bzw. Einnahme von Ovulationshemmern. Außerdem nimmt die Gerinnungsbereitschaft bei einem erhöhten Glucocorticoidblutspiegel zu.

Die *klinischen Folgen* einer Thrombose hängen von der Lokalisation und der Ausdehnung ab. Besonders gefährlich sind Thrombosen in Endarterien, die zu einer *ischämischen Nekrose* (vgl. Herzinfarkt, s. S. 466) führen.

Wird ein Thrombus losgerissen und mit dem Blutstrom verschleppt, spricht man von einem *Embolus*. Dieser kann eine *Embolie*, d.h. einen akuten Gefäßverschluß, auslösen.

3.1.7.1 Die Hämostase fördernde Stoffe

Solche Substanzen werden bei hämorrhagischer Diathese sowie bei akuten Blutungen benötigt. Eine sinnvolle Therapie hat sich nach den Ursachen der Hämostasestörungen zu richten.

3.1.7.1.1 Vitamin-K-Gruppe (Phyllochinone)

Die Phyllochinone besitzen als gemeinsames Grundgerüst 2-Methyl-1,4-naphthochinon und unterscheiden sich nur in der Seitenkette (Tab. B 3–7). Das *physiologische* K-Vitamin ist *Menachinon* (Vitamin K_2). Es kann durch Phytomenadion (Vitamin K_1), das in grünen Pflanzenteilen vorkommt, ersetzt werden. Durch Abspaltung des Phytylrestes von Phytomenadion durch Darmbakterien entsteht *Menadion* (Vitamin K_3), das im Organismus teilweise zu Menachinon umgewandelt wird.

Der *tägliche Bedarf* an Vitamin K liegt bei *1 mg*.

Tab. B 3–7. K-Vitamine

Strukturformel	R	Internationaler Freiname	Handelspräparat (Eingetragenes Warenzeichen)
	Phytyl-	Phytomenadion (Phytonadion, Vitamin K_1)	Konakion, Phytomenadion-Rotexmedica
	Difarnesyl- und Farnesyl-geranyl-geranyl-	Menachinon (Vitamin K_2)	
	—H	Menadion (Vitamin K_3)	

Physiologische Bedeutung. Vitamin K ist für die Synthese der Faktoren II, VII, IX und X sowie von Protein C und S in der Leber erforderlich. Und zwar wirkt es dabei als *Coenzym* bei der γ-*Carboxylierung von Glutaminsäure-haltigen Seitenketten.* Die so entstandenen γ-Carboxyglutamyl-Verbindungen sind in der Lage, *Calciumionen komplex zu binden* (vgl. Beteiligung von Calciumionen bei der Blutgerinnung). Die eigentliche *Wirkform* von Vitamin K stellt das entsprechende Hydrochinon-Derivat dar, das bei der γ-Carboxylierung von Glutaminsäure zu Vitamin-K-2,3-epoxid oxidiert und durch eine Epoxidreduktase mit NADH als Coenzym wieder regeneriert wird.

Vitamin-K-Mangel. Ein Vitamin-K-Mangel ist selten, solange das mit der Nahrung zugeführte Vitamin K resorbiert werden kann. Die Resorption ist aber, ebenso wie die der anderen fettlöslichen Vitamine und der Fette selbst, an die Anwesenheit von Galle im Darm gebunden, d.h., sie erfolgt nicht, wenn die Gallesekretion in den Darm unmöglich oder stark behindert ist. Dies ist beispielsweise beim Gallengangverschluß, bei einer schweren Cholangitis und bei Stauungsikterus der Fall. Man beobachtet dann einen zu geringen Prothrombingehalt des Blutes und als dessen Folge Blutungsneigung. Auch die Faktoren VII, IX und X werden in der Leber nur noch in unzureichender Menge gebildet.

Vitamin-K-Mangelzustände mit der Gefahr von Hirnblutungen können auch bei Neugeborenen auftreten (Melaena neonatorum), wenn die Mutter nicht ausreichend mit Vitamin K versorgt wurde.

Indikationen. Vitamin-K-Präparate sind bei allen Vitamin-K-Mangelzuständen indiziert. Sie dienen außerdem als Antidot bei Überdosierungen von Antikoagulantien, wie z.B. Phenprocoumon (s. S. 428 f.).

Dosierung. Erwachsene erhalten als Substitutionstherapie 10 – 20 mg Vitamin K_1 täglich *oral.* Nur bei lebensbedrohlichen Blutungen im Rahmen von Überdosierungen mit Antikoagulantien ist die intravenöse Gabe zusätzlich zur Applikation von Gerinnungsfaktoren indiziert (Gefahr von schockartigen Zwischenfällen). Neugeborenen werden prophylaktisch 1 mg Vitamin K_1 i. m. oder 1 – 2 mg oral gegeben.

Vitamin K kann den Prothrombingehalt des Blutes nur dann erhöhen, wenn die Leber diese Substanz noch zu bilden vermag. Ist sie schwer geschädigt, z.B. bei Leberzirrhose oder Leberatrophie, sind Vitamin-K-Präparate unwirksam.

3.1.7.1.2 Faktor-VIII- und Faktor-IX-Präparate

Die wirksame Therapie bei Blutungen infolge einer Hämophilie ist die Gabe von *Frischplasma* bzw. bei der Hämophilie A von *Antihämophilem Globulin A*, meist in Form von Präparaten, die Faktor VIII in angereicherter Form (sog. Faktor-VIII-Konzentrate) oder neuerdings auch gentechnologisch gewonnenes reines Antihämophiles Globulin A (Recombinate®), enthalten. Bei der Hämophilie B gibt man *Christmas-Faktor* (Faktor-IX-Konzentrat) oder *Prothrombinkonzentrat,* ein Gemisch verschiedener Gerinnungsfaktoren. Eine Substitutionstherapie mit fehlenden Gerinnungsfaktoren sollte jedoch nur dann erfolgen, wenn sie aufgrund des Schweregrades der Gerinnungsstörung tatsächlich erforderlich ist. Als Komplikation einer solchen Therapie kann es, allerdings sehr selten, zur Bildung von Antikörpern gegen Faktor VIII kommen und auf diese Weise das Krankheitsbild der *Hemmkörper-Hämophilie* entstehen, das kaum noch therapierbar ist. Vor der Einführung hitzebehandelter (sog. Hepatitis- und AIDS-sicherer) Präparate traten außerdem Fälle von Hepatitis und AIDS (s. S. 731) auf.

Bei leichteren Blutungen genügen häufig lokale Maßnahmen (Drucktamponade, Verschorfung, Anwendung von Thrombinpräparaten). Ferner kann in weniger schweren Fällen auch *Desmopressin* (s. S. 592) gegeben werden, das die Freisetzung von Faktor VIII aus dem Gefäßendothel fördert.

3.1.7.1.3 Fibrinogen

Plötzliche *Fibrinmangelzustände* treten bei *disseminierter intravasaler Gerinnung* (sog. Verbrauchskoagulopathie), d.h. durch einen akuten Verbrauch zirkulierender Gerinnungsfaktoren bei ausgedehnten Gefäßwandschäden, Strömungsverlangsamung des Blutes (z.B. im Schock), bestimmten Geburtskomplikationen (z.B. vorzeitiger Plazentalösung, Fruchtwasserembolie) sowie u.U. bei Hirn- und Lungenoperationen auf. Auch *angeborene* Hypofibrinogenämie kommt vor. Die daraus resultierenden Blutungen können durch Injektion von Fibrinogen (Haemocomplettan® HS) zum Stehen gebracht werden.

3.1.7.1.4 Nebennierenrindenhormone

Bei Blutungsneigung infolge Thrombozytenmangels (Thrombozytopenie) können *Glucocorticoide* (s. S. 357 ff.) und *ACTH* angewandt werden. Sie führen zu

Herz-Kreislauf-System

B3

einer – allerdings oft nur vorübergehenden – Zunahme der Thrombozyten im Blut, verhindern die Bildung von Autoantikörpern und verringern die Membranpermeabilität der Kapillaren. Bei allergischen Thrombopenien, z.B. bei Arzneimittelallergien, kann zusätzlich eine Behandlung mit Antihistaminika versucht werden.

3.1.7.2 Thrombozytenfunktionshemmer (Thrombozytenaggregationshemmer)

Thrombo-embolische Erkrankungen sind – insbesondere in den westlichen Industrienationen – die *häufigste Todesursache.* Einer wirksamen Prophylaxe und Therapie dieser Erkrankung kommt somit eine außerordentliche Bedeutung zu.

Da *arterielle Thrombosen,* die sich meist auf dem Boden atherosklerotischer Veränderungen oder auf körperfremden Oberflächen (z.B. künstlichen Herzklappen) entwickeln, zumindest initial vorwiegend durch Abscheidungsthromben (Plättchenthromben) bedingt sind, ist die *Thrombozytenfunktionshemmung* zur Verhütung arterieller Thromben und deren Komplikationen – im Prinzip – ein sinnvoller therapeutischer Ansatz. Doch muß zum Verständnis der Problematik beim Einsatz entsprechender Wirkstoffe, insbesondere von Cyclooxygenasehemmern, darauf hingewiesen werden (vgl. auch S. 198 ff.), daß die Cyclooxygenase sowohl an der Bildung von Thromboxan A_2 (thrombozytenaggregationsfördernd) in den Blutplättchen als auch an der Synthese von Prostacyclin (thrombozytenaggregationshemmend) im Gefäßendothel beteiligt ist.

Es besteht daher die Gefahr, daß der positive thrombozytenaggregationshemmende Effekt zumindest teilweise durch die verringerte Prostacyclinsynthese aufgehoben wird. Außerdem steigt durch die Beeinträchtigung der Thrombozytenfunktion die Blutungsneigung.

Als *Thrombozytenaggregationshemmer* sind insbesondere

☐ *Acetylsalicylsäure,*
☐ *Dipyridamol* und
☐ *Ticlopidin*
gebräuchlich.

Acetylsalicylsäure (s. S. 306 f.) ist der derzeit bedeutendste Thrombozytenaggregationshemmer. Der *Wirkungsmechanismus* beruht auf der *Acetylierung von Plättchenmembran- und Plasmaproteinen* sowie vor allem – ebenfalls durch Acetylierung – auf der *irreversiblen Hemmung der Cyclooxygenase* (s. S. 395).

Durch die Blockade der Cyclooxygenase wird, insbesondere bei Anwendung höherer Acetylsalicylsäure-Dosen, – wie erwähnt – neben der Thromboxan-A_2-Synthese die Bildung von Prostacyclin unterdrückt. Da außerdem die Nebenwirkungen (Magen-Darm-Beschwerden, Blutverluste u. a.) von der Höhe der Dosierung abhängig sind, wird versucht, anstelle der zunächst üblichen Dosierung von $1 – 1,5 (–3)$ g pro Tag mit niedrigeren Acetylsalicylsäure-Gaben auszukommen, welche die Prostacyclin-Synthese nicht nennenswert beeinflussen und bei denen auch die Verträglichkeit besser ist. Obwohl noch nicht endgültig geklärt ist, mit welchem Dosierungsregime die besten Erfolge bei gleichzeitig geringer Nebenwirkungsrate erreicht werden können, so zeichnet sich doch ab, daß 100 mg pro Tag, eventuell auch noch niedrigere Dosen (30 mg) zur Thrombozytenaggregationshemmung ausreichen.

Außerdem wurden zur Verbesserung der Magenverträglichkeit von Acetylsalicylsäure für die bei dieser Indikation erforderliche Langzeittherapie spezielle Darreichungsformen entwickelt. Diese enthalten Acetylsalicylsäure entweder in magensaftresistenter Form (Colfarit®, monobeltin®) oder zusammen mit Glycin (Godamed®).

Dipyridamol, das ursprünglich als Koronartherapeutikum entwickelt wurde (s. S. 476), *verstärkt die aggregationshemmende Wirkung von Adenosin und Prostaglandin E_2,* außerdem *hemmt es die Thrombozytenphosphodiesterase.* Dadurch wird cAMP angereichert, Calcium gebunden und die Mediatorfreisetzung aus den Thrombozyten unterdrückt. Es wird meist in Kombination mit Acetylsalicylsäure (Asasantin®) eingesetzt, deren Wirkung es verstärkt.

Die *mittlere* Dosis von Dipyridamol beträgt dreimal 75 mg täglich.

Ticlopidin (Tiklyd®) wird bei Hämodialysepatienten mit Shuntkomplikationen sowie zur Apoplex-Prophylaxe eingesetzt, wenn Acetylsalicylsäure wegen Unverträglichkeit nicht verwendet werden kann.

Die *Dosierung* beträgt 250 – 500 mg pro Tag.

Als *Nebenwirkungen* ist mit Blutbildveränderungen (Thrombo- und Leukopenie, evtl. auch Agranulozytose), Magen-Darm-Störungen, Urtikaria und Leberschädigungen zu rechnen.

Klinisch gesichert ist die *Wirksamkeit von Thrombozytenfunktions- bzw. -aggregationshemmern* bei Patienten mit arteriellen Gefäß- und Herzklappenprothesen. Durch Acetylsalicylsäure konnte auch statistisch signifikant die Zahl transitorischer zerebraler

Ticlopidin (Tiklyd®)

Ischämien verringert werden. Außerdem ließ sich durch Acetylsalicylsäure bei Patienten mit instabiler Angina pectoris (s. S. 465 f.) die Zahl der Herzinfarkte senken, bei Patienten nach Herzinfarkt erwies sich die kombinierte Anwendung von Fibrinolytika (s. S. 429 f.) mit Acetylsalicylsäure der alleinigen Behandlung mit Fibrinolytika als überlegen (stärkere Erniedrigung der Mortalität bei kombinierter Therapie). Trotz dieser positiven Ergebnisse ist die Indikation streng zu stellen, da es sich meist um eine Langzeittherapie mit den bereits genannten Risiken handelt.

3.1.7.3 Blutgerinnungshemmende Stoffe (Antikoagulantien)

Antikoagulantien dienen wie die Thrombozyten-aggregationshemmer der Prophylaxe und Therapie thrombo-embolischer Prozesse. Antikoagulantien werden ferner bei der *Herstellung von Blutkonserven* benötigt.

Nach ihrem Wirkungsmechanismus unterscheidet man

□ Wirkstoffe, die direkt mit den Gerinnungsfaktoren interagieren *(direkte Antikoagulantien),* und

□ Wirkstoffe, welche die Biosynthese von Gerinnungsfaktoren hemmen *(indirekte Antikoagulantien).*

Ferner muß differenziert werden zwischen Antikoagulantien, die nur in vitro oder in vivo eingesetzt werden können, und solchen, die sowohl in vitro als auch in vivo zur Gerinnungshemmung geeignet sind.

Bei einer Gabe von Antikoagulantien ist weiterhin zu berücksichtigen, ob nur eine *Herabsetzung* (partielle Hemmung) oder eine *vollständige Aufhebung* der Gerinnungsfähigkeit (wie z.B. bei extrakorporalem Kreislauf) erforderlich ist.

3.1.7.3.1 Entzug von Calcium-Ionen

Calcium-Ionen sind für die Blutgerinnung unentbehrlich. Durch ihren Entzug kann daher die Blutgerinnung verhindert werden. Sie werden entweder mit *Natriumcitrat* komplex gebunden oder mit *Natriumoxalat* bzw. *Natriumfluorid* ausgefällt.

Eine Calcium-Entionisierung kann nur in vitro angewandt werden, da in vivo ein Absinken des Blutcalciumspiegels zu Tetanie führen würde. Allerdings ist es möglich, Citratblut zu Bluttransfusionen zu verwenden, sofern die Transfusionsgeschwindigkeit nicht zu hoch ist. Die fehlenden Calciumionen werden dann sehr schnell durch Einwirkung von Parathormon (s. S. 336 f.) aus Calciumspeichern ergänzt.

3.1.7.3.2 Heparine

Das körpereigene *direkte* Antikoagulans *Heparin* kommt in den Mastzellen und basophilen Granulozyten vor. Es ist ein *polyanionisches Polysaccharid* mit einem Molekulargewicht von 6 000 – 30 000, das Carboxylgruppen und Sulfatreste enthält, die Heparin zu einer der stärksten im menschlichen Organismus vorkommenden Säuren machen. In dem Polymer folgt abwechselnd auf 1 Molekül Uronsäure (Glucuronsäure, Iduronsäure) ein Molekül Glucosamin, die beide partiell sulfatiert sind. Die Zahl der Schwefelsäurereste pro Molekül und deren Stellung ist unterschiedlich.

Herz-Kreislauf-System

B3

Heparin

Tab. B 3–8. Heparinwirkungen

Heparin	
hemmt	**fördert**
Thrombinbildung	Fibrinolyse
Umwandlung von Fibrinogen in Fibrin	Blutzirkulation
	Histaminabbau
Plättchenaggregation	Auflösung von Chylomikronen
Aldosteronsynthese	

Heparin wird in den Mastzellen, die besonders reichlich in der Leber, der Lunge und der Darmmukosa vorkommen, gebildet und in Granula zusammen mit Histamin gespeichert.

Heparin verhindert die Blutgerinnung durch Angriff an verschiedenen Stellen des Gerinnungssystems. Seine *Wirkung* ist dabei an die *Anwesenheit von Antithrombin III gebunden,* dessen Kofaktor es darstellt und dessen Wirkung es, wie auf S. 420 beschrieben, stark erhöht. In hohen Konzentrationen hemmt Heparin ferner die Plättchenaggregation.

Außer seinen Effekten am Gerinnungssystem besitzt Heparin eine *Klärwirkung* auf lipämisches Plasma, und zwar setzt es eine Lipoproteinlipase aus dem Gefäßendothel frei, die Chylomikronen (s. S. 432) aufzulösen vermag. Heparin beschleunigt ferner den Histaminabbau durch Freisetzung einer Histaminoxidierenden Diaminoxidase und reduziert die Bildung von Aldosteron.

In Tabelle B 3–8 sind die wichtigsten Heparineffekte nochmals zusammengestellt.

Die Heparinwirkung ist an die zahlreichen negativen Ladungen in dem Molekül gebunden, sie nimmt mit der Zahl der Schwefelsäurereste zu und kann andererseits durch Polykationen, z.B. Protaminsulfat (s. u.), das zu etwa zwei Dritteln aus der basischen Aminosäure Arginin besteht, momentan aufgehoben werden.

Ein *wesentlicher Vorteil* von Heparin besteht darin, daß es *sofort* nach Applikation *wirkt.* Allerdings wird es wie die meisten natürlich vorkommenden polymeren Substanzen im Organismus schnell abgebaut, so daß seine Wirkung, sofern es nicht retardiert wird, nur einige Stunden anhält.

Wegen seines hohen Molekulargewichts kann es zur systemischen Anwendung nur *parenteral* (intravenös, subkutan) gegeben werden.

Standard-Heparin. Die Gewinnung von Heparin erfolgt aus Schweinedarmmukosa und Rinderlunge. Das unfraktionierte Produkt wird als *Standard-Heparin* bezeichnet. Da sich die verschiedenen Zubereitungen in der Zusammensetzung, insbesondere im

Sulfatierungsgrad sowie im Mokulargewichtsspektrum (ca. 3 000 – 30 000, mittleres Molekulargewicht 12 000 – 15 000) und damit auch in der Wirksamkeit unterscheiden, erfolgt die Dosierung meist nach Internationalen Einheiten und nicht in mg. Dabei entspricht 1 mg Standard-Heparin etwa 170 I.E.

Handelspräparate: u.a. Calciparin®, Depot-Thrombophob®, Heparin-Injekt, Heparin Novo Nordisk, Liquemin® N, Thrombophob® , Vetren®.

Niedermolekulares Heparin. Durch begrenzten Abbau kann aus dem Nativprodukt sog. *niedermolekulares Heparin* (Heparin NM) mit einem mittleren Molekulargewicht von 4 000 – 6 000 gewonnen werden. Wie bei Standard-Heparin sind die Molekulargewichtsverteilung und die Wirkungen auf verschiedene Hämostase-Parameter bei den einzelnen Präparaten unterschiedlich. Eine einheitliche Standardisierung ist noch nicht erreicht.

Von Standard-Heparin unterscheidet sich niedermolekulares Heparin vor allem dadurch, daß es vorwiegend den Faktor Xa hemmt, Thrombin sowie die Thrombozytenfunktion dagegen wesentlich weniger beeinflußt. Die Blutungsgefahr ist daher geringer.

Auch ist die biologische Verfügbarkeit von niedermolekularem Heparin größer als von Standard-Heparin und die Wirkdauer länger. Daher ist eine einmal tägliche Applikation möglich.

Handelspräparate: Clexane®, Clivarin®, Fragmin®, Fraxiparin®, Mono-Embolex®, innohep®.

Indikationen. *Standard-Heparin* wird zur prä- und postoperativen Thrombose- und Embolie-Prophylaxe, ferner in der Akutphase des Herzinfarkts zur Reduktion thrombo-embolischer Komplikationen sowie bei disseminierter intravasaler Gerinnung verwendet. Auch beim Einsatz der Herz-Lungen-Maschine, bei extrakorporaler Dialyse und bei Austauschtransfusionen infolge Rh- und AB0-Inkompatibilität wird das Blut heparinisiert.

Niedermolekulares Heparin wird vor allem zur Verhütung perioperativer Thromboembolien eingesetzt.

Dosierung. Die Dosierung hängt davon ab, ob eine vollständige Antikoagulation erreicht werden muß oder aber nur eine Hyperkoagulabilität erniedrigt werden soll. Zur *vollständigen Antikoagulation* (z.B. bei extrakorporalem Kreislauf) werden – nach einer Bolusinjektion von 5 000 – 10 000 I.E. – als Dauertropfinfusion 20 000 – 30 000 I.E. Standard-Heparin appliziert. Die Wirkung ist durch Bestimmung der Thrombin- und Rekalzifizierungszeit zu kontrollieren. In *Protaminsulfat* steht ein *sofort wirkendes* Antidot zur Verfügung, das bei Komplikationen, am Ende einer Operation mit extrakorporalem Kreislauf oder nach Abschluß einer Austauschtransfusion gegeben werden kann.

Zur (insbesondere postoperativen) *Thrombose-* und *Lungenembolieprophylaxe* wird heute vor allem die *subkutane Gabe niedriger Heparindosen* bevorzugt *(Low-dose-Heparin).* Hierbei erhalten die Patienten präoperativ 2 – 5 Stunden vor der Operation sowie postoperativ während 5 – 10 Tagen in 6-, 8- und später 12stündlichen Intervallen 3 000 – 5 000 I.E. Standard-Heparin oder einmal täglich eine entsprechende Dosis von niedermolekularem Heparin. Die Zahl der Thrombosen kann dadurch erheblich verringert werden, während andererseits bei dieser Dosierung die Gerinnungstests kaum beeinflußt werden.

Häufig wird bei dieser Indikation gleichzeitig *Dihydroergotamin* (s. S. 286) in einer Dosierung von 0,5 mg eingesetzt. (Eine fixe Kombination von niedermolekularem Heparin mit Dihydroergotamin ist in Embolex® NM enthalten.) Infolge der Verbesserung des venösen Rückstroms durch das Mutterkornalkaloid kann die Thromboserate zusätzlich gesenkt werden. Es ist jedoch darauf hinzuweisen, daß Dihydroergotamin, vor allem bei entsprechend disponierten Patienten (u.a. bei Polytraumatisierten, Querschnittsgelähmten), *Gefäßspasmen* und damit u.U. schwere Durchblutungsstörungen auslösen kann und bei schon bestehenden Durchblutungsstörungen wegen der Gefahr einer Gangrän *nicht* gegeben werden darf.

Nebenwirkungen. Als Nebenwirkungen bei der Gabe vollständig antikoagulierend wirkender Heparindosen können Blutungen, z.B. Haut- und Schleimhautblutungen, auftreten. Daneben wurden allergische Reaktionen, reversible Haarausfälle sowie (selten) Thrombozytopenien und bei Langzeittherapie Osteoporosen beobachtet. Nach dem Absetzen kann es zu einem Rebound kommen. Bei Patienten mit Paraproteinämien besteht die Gefahr von Veränderungen der Blutviskosität durch Bildung schwerlöslicher Heparin-Protein-Komplexe.

Kontraindikationen. Bei vermuteter oder bestehender Blutungsneigung, Magen-Darm-Ulzera, Abortus imminens sowie schweren Leber-, Nieren- und Pankreaserkrankungen ist Heparin kontraindiziert.

Interaktionen. Gleichzeitige Gabe von Thrombozytenaggregationshemmern sowie einiger Penicilline oder Cephalosporine verstärkt die Blutungsgefahr. Antihistaminika, Digitalis-Glykoside und Tetracycline vermindern die Heparinwirkung.

Heparin-Zubereitungen zur lokalen Anwendung. In einer Reihe von Handelspräparaten (z.B. Ariven®, Essaven®, Heparin-ratiopharm®, Hepathrombin®, Thrombareduct®, Thrombophob®, Venalitan®, Venoplant®, Vetren®, Zuk® Hepagel) ist Heparin zur *lokalen Applikation* bei geschlossenen Sport- und Unfallverletzungen, Blutergüssen, varikösem Symptomenkomplex, oberflächlichen Thrombosen oder Thrombophlebitiden enthalten. Die Wirksamkeit der genannten Präparate bei der Prophylaxe oberflächlicher Thrombosen und bei Venenerkrankungen ist stark umstritten. Etwas besser werden sie bezüglich der Behandlung von oberflächlichen Blutergüssen und stumpfen Traumen beurteilt.

Heparinoide. Unter Heparinoiden versteht man durch Partialsynthese gewonnene Präparate mit heparinartiger Wirkung, die durch Veresterung entsprechender Polysaccharide mit Schwefelsäure hergestellt werden. Gegenüber dem Naturstoff bieten sie keine Vorteile. Sie werden fast ausschließlich *topisch* angewandt, die Anwendung entspricht der von Heparin.

Handelspräparate: Hirudoid®, Thrombocid®.

Herz-Kreislauf-System

B3

Vitamin K₃

Dicoumarol

3.1.7.3.3 Vitamin-K-Antagonisten (Derivate des 4-Hydroxycumarins)

1944 konnte Link aus verdorbenem Süßklee 3,3′-Methylen-bis-4-hydroxy-cumarin (Dicoumarol) isolieren, dessen Konstitution ermitteln und nachweisen, daß diese Substanz die Ursache einer seit den zwanziger Jahren im Norden der USA und in Kanada auftretenden Viehkrankheit war. Die befallenen Tiere zeigten eine schwere Blutungsneigung, an der die Mehrzahl von ihnen zugrunde ging.

Ein Vergleich der Strukturformeln von Dicoumarol und Vitamin K_3 zeigt die chemische Verwandtschaft der beiden Stoffe.

Dicoumarol und Dicoumarol-Analoge hemmen als Vitamin-K-Antagonisten die Synthese von funktionstüchtigem Prothrombin sowie die der Faktoren VII, IX und X in der Leber. Sie sind somit *indirekte* Antikoagulantien.

Therapeutisch eingesetzt werden

☐ *Phenprocoumon* (Marcumar®, Phenpro-ratio-pharm®) und

☐ *Warfarin* (Coumadin®)

Wirkungsmechanismus. Vitamin-K-Antagonisten verhindern die Vitamin-K-vermittelte γ-Carboxylierung von Glutaminsäure in Vorstufen von Gerinnungsfaktoren (u.a. die Umwandlung von Descarboxy-Prothrombin in Prothrombin). Und zwar *blockieren* sie die für einen normalen Ablauf der Carboxylierungsprozesse notwendige *Regenerierung von Vitamin-K-Hydrochinon aus Vitamin-K-epoxid* durch Hemmung der Vitamin-K-epoxid-Reduktase.

Dieser Mechanismus macht verständlich, warum die Wirkung dieser Substanzen nicht sofort, sondern erst nach einer Latenz von 1 – 3 Tagen eintritt. Erst wenn die Konzentration der im Blut vorhandenen Gerinnungsfaktoren unter einen kritischen Wert absinkt, wird die verringerte oder fehlende Neubildung in der Leber manifest.

Kinetik. Nach oraler Gabe werden die Vitamin-K-Antagonisten gut resorbiert. Bemerkenswert ist ihre hohe *Plasmaeiweißbindung* (Phenprocoumon über 99 %, Warfarin ca. 90 %). Warfarin mit einer *Elimi-*

nationshalbwertszeit von 40 Stunden wirkt mittellang, Phenprocoumon mit einer $t_{1/2}$ von 150 Stunden ist ein Präparat mit substanzeigener Langzeitwirkung. Dabei ist zu berücksichtigen, daß die Eliminationsgeschwindigkeit interindividuell stark schwankt. Beide Substanzen unterliegen einer *weitgehenden Biotransformation* (Hydroxylierung, Glucuronidierung, Sulfatierung). Die *Ausscheidung* erfolgt vorwiegend renal in Form der Metabolite.

Indikationen. Vitamin-K-Antagonisten sind wie Heparin zur Prophylaxe und Therapie von Thromboembolien indiziert und eignen sich vor allem zur Langzeittherapie.

Dosierung. Die Dosierung erfolgt *individuell* (übliche Erhaltungsdosen von Phenprocoumon 1,5 – 6 mg/Tag, von Warfarin 5 – 15 mg/Tag). Eine Überwachung der Behandlung durch Bestimmung des sog. Quick-Wertes, der in einem Bereich von 15 – 30 % des Normalwertes liegen soll, ist in regelmäßigen Abständen (zunächst täglich, später alle zwei bis drei Wochen) erforderlich.

Nebenwirkungen, Kontraindikationen. Die unerwünschten Wirkungen und Gegenanzeigen sind ähnlich wie bei Heparin. Zusätzlich können bei den Vitamin-K-Antagonisten vor allem bei Frauen nach einer Geburt und im Klimakterium *Hautnekrosen* (Prädilektionsstellen Oberschenkelinnenseite, Bauch, Brustdrüsen) auftreten. Auch dürfen Cumarin-Derivate im Gegensatz zu Heparin nicht in der Schwangerschaft und während des Stillens gegeben werden, da sie die Plazentaschranke passieren und auch in die Milch übergehen können.

Antidot. Durch hohe Dosen von Vitamin K ist die Wirkung der Dicoumarol-Derivate aufzuheben. Doch muß wie beim Wirkungseintritt der Vitamin-K-Antagonisten mit einer Latenz gerechnet werden, da die Synthese einer ausreichenden Menge von Gerinnungsfaktoren eine gewisse Zeit (ca. 6 – 12 Stunden) erfordert. Ist eine sofortige Wiederherstellung der Blutgerinnungsfähigkeit notwendig, müssen, wie beschrieben (s. S. 423), Gerinnungsfaktoren gegeben bzw. bei schweren Blutungen Bluttransfusionen vorgenommen werden.

Interaktionen. Die Gabe von Vitamin-K-Antagonisten zusammen mit anderen Wirkstoffen kann wegen der geringen therapeutischen Breite der Cumarin-Derivate zu schweren Wechselwirkungen führen. So verstärken durch Verdrängung aus der

Vitamin-K-epoxid →//→ Vitamin-K-Hydrochinon
Vitamin-K-Antagonisten

Phenprocoumon (Marcumar®, Phenpro-ratiopharm®)

Warfarin (Coumadin®)

Eiweißbindung und/oder Hemmung der Biotransformation Allopurinol, Chloramphenicol, Clofibrinsäure und deren Derivate, Langzeitsulfonamide, nichtsteroidale Antirheumatika (insbesondere Phenylbutazon, Oxyphenbutazon und Salicylate) sowie Tolbutamid die Antikoagulantienwirkung und erhöhen dadurch die Blutungsgefahr.

Synergistisch wirken durch Hemmung der Gerinnungsfaktorensynthese Chinidin, Salicylate, Tetracycline und Anabolika. Enzyminduktoren (s. S. 29 f.), z.B. Barbiturate, schwächen dagegen die Wirkung der Vitamin-K-Antagonisten ab, bei ihrem Absetzen besteht die Gefahr schwerer Blutungen infolge eines abklingenden Induktionseffektes (s. S. 92). Colestyramin vermindert die Resorption der Dicoumarol-Derivate aus dem Magen-Darm-Kanal.

3.1.7.4 (Indirekte) Fibrinolytika (Thrombolytika)

Ist es zur Thrombenbildung in den Gefäßen gekommen, können die Gerinnsel durch die beschriebenen Antikoagulantien nicht mehr aufgelöst werden. Dagegen gelingt eine Fibrinolyse und damit eine Thrombolyse in einem hohen Prozentsatz mit *Plasminogenaktivatoren* (indirekten Fibrinolytika), insbesondere wenn die Therapie möglichst rasch nach der Thrombenbildung eingeleitet wird.

Als *körpereigene Substanzen* werden

☐ *Urokinase* (s. S. 420) und

☐ *Gewebeplasminogenaktivator* (s. S. 420),

als *körperfremde Stoffe,*

☐ *Streptokinase* sowie

☐ *der Komplex von Streptokinase mit p-anisoyliertem humanem Plasminogen* (APSAC)

verwendet.

Die Behandlung mit Fibrinolytika ist an die Klinik gebunden, da wegen der Blutungsgefahr eine engmaschige Überwachung des Patienten erforderlich ist. Während nämlich, wie auf Seite 420 beschrieben, bei der physiologischen (lokalen) Fibrinolyse freies, im Blut zirkulierendes Plasmin rasch durch Inhibitoren (Antiplasmine) inaktiviert und dadurch eine systemische Proteolyse weitgehend verhindert wird, kann es beim therapeutischen Einsatz von Plasminogenaktivatoren infolge der hierbei erforderlichen hohen Dosen zum Überschreiten der Inhibitorkapazität kommen. Als Folge davon werden dann außer Fibrin auch Fibrinogen und andere für die Blutgerinnung wichtige Faktoren, insbesondere Faktor V und Faktor VIII, durch Plasmin gespalten und dadurch Blutungen begünstigt (s.u.).

Urokinase (Actosolv®, Alphakinase, Corase®, Ukidan®, Urokinase medac, Urokinase HS Kabi) ist ein aus zwei Strängen bestehendes proteolytisches Enzym mit einem Molekulargewicht von 54 000. Es wird aus humanen Nierenzellkulturen oder gentechnologisch gewonnen. Die Plasminogenaktivierung erfolgt durch die Spaltung einer Arginin-Valin-Bindung.

Gewebeplasminogenaktivator (Alteplase; rekombinanter Plasminogen-human-Aktivator = rt-PA; Actilyse®) besteht aus einer Kette von 527 Aminosäuren (Molmasse ca. 70 000). Er wird gentechnologisch hergestellt. Obwohl rt-PA im Gegensatz zu den anderen Plasminogenaktivatoren erst durch Bindung an Fibrin seine volle enzymatische Aktivität gewinnt – fibringebundenes rt-PA hat eine wesentlich höhere Affinität zu Plasminogen als nicht gebundenes – und dadurch eine hohe Thrombusselektivität besteht, ist auch bei Anwendung dieses Stoffes eine systemische Aktivierung des Fibrinolysesystems möglich. (Die therapeutischen Konzentrationen überschreiten die physiologischen nahezu um den Faktor 1 000).

Zur Erreichung der optimalen Wirkung muß vor und während einer Therapie mit rt-PA gleichzeitig Heparin appliziert werden.

Streptokinase (Kabikinase®, Streptase®, Streptokinase Braun) wird von β-hämolysierenden Streptokokken gebildet (Molmasse 47 000). Trotz der Endung -ase, die auf ein Enzym hinweist, besitzt Streptokinase allein *keine* enzymatische Aktivität. Erst der aus Streptokinase mit Plasminogen gebildete Komplex wirkt als Plasminogenaktivator auf freies, nicht an Streptokinase gebundenes Plasminogen.

Bei **Anistreplase** (APSAC = p-anisoyliertem Plasminogen-Streptokinase-Aktivator-Komplex; Eminase®) liegt ein solcher Komplex bereits vor, doch ist das katalytische Zentrum von Plasminogen durch Veresterung der OH-Gruppe eines Serinmoleküls mit p-Anissäure blockiert. Fibrinolytische Aktivität (und Inaktivierung durch Bindung an Antiplasmin) tritt daher erst nach Esterhydrolyse auf. Aus diesem Grund kann APSAC *als Bolus* injiziert werden, außerdem wirkt er mit einer Plasmahalbwertszeit von 1,5 – 2 Stunden deutlich länger fibrinolytisch als der freie Streptokinase-Plasminogen-Komplex (Halbwertszeit 15 – 20 Minuten).

Indikationen. Eine fibrinolytische Therapie ist angezeigt bei frischem Myokardinfarkt, akuten Verschlüssen von Extremitätenarterien, frischen Venenthrombosen des Beckens und der Extremitäten, Lungenembolien sowie Thrombosierung von arteriovenösen Shunts bei Dialysepatienten.

Bei Herzinfarktpatienten (s. S. 476) kann eine *Rekanalisation* verschlossener Koronargefäße in etwa 60 – 80% der Fälle erreicht werden, doch ist eine Lysetherapie nur sinnvoll, wenn sie spätestens 6 Stunden nach dem Infarkt durchgeführt wird. Besonders gute Erfolge wurden bei gleichzeitiger Gabe eines Fibrinolytikums mit *Acetylsalicylsäure* zur Thrombozytenaggregationshemmung erreicht, vor allem wurden weniger häufig erneute Koronarverschlüsse (Re-Verschlüsse) beobachtet.

Dosierung. Die Dosierung erfolgt *individuell* (Standarddosen: für Urokinase 3 500 – 4 500 I.E./kg Körpergewicht initial, anschließend gleiche Dosis stündlich als Dauertropfinfusion; für rt-PA 70 – 100 mg, davon 10 mg initial innerhalb von 1 – 2 Minuten; für Streptokinase bei der sog. Langzeitlyse zur Therapie peripherer Gefäßverschlüsse 250 000 I.E. initial während 30 Minuten, dann stündlich 100 000 I.E.; beim akuten Myokardinfarkt 1,5 Millionen I.E. während einer Stunde; für APSAC 30 Einheiten als einmalige Bolusgabe intravenös).

Die Streptokinase-Dosis ist zu Behandlungsbeginn deswegen so hoch, weil bei nahezu allen Patienten infolge vorausgegangener Streptokokkeninfektionen Antikörper gegen Streptokinase vorliegen, deren Streptokinase-blockierende Wirkung zu Behandlungsbeginn erst aufgehoben werden muß.

Nebenwirkungen. Die wichtigsten unerwünschten Wirkungen sind *Blutungskomplikationen* (Blutungen aus den Punktionsstellen, Hämatome, Hämaturie, gastrointestinale, pulmonale, zerebrale Blutungen). Bei zu starker Hemmung der Blutgerinnung kann die Wirkung der Fibrinolytika durch *Aprotinin* (s.u.) aufgehoben werden.

Bei Gabe von Streptokinase und APSAC ist wegen des Fremdeiweißcharakters außerdem mit *allergischen Reaktionen* (Fieber, Bronchokonstriktion, Exanthemen, Flush, Gelenkschmerzen, Schock) zu rechnen.

Kontraindikationen. Die Gegenanzeigen sind die gleichen wie bei einer Antikoagulantientherapie.

3.1.7.5 Antifibrinolytika

Eine gesteigerte Fibrinolyse findet man bei zahlreichen pathologischen Zuständen, vor allem bei verschiedenen Schockformen, nach Operationen im Urogenitalbereich (Urokinase-Freisetzung), bei Leukosen, Karzinomen, Leberzirrhosen u.a. Auch im Rahmen einer fibrinolytischen Therapie besteht, wie erwähnt, die Möglichkeit einer Hyperfibrinolyse und damit die Gefahr von Blutungen.

Therapeutisch können in solchen Fällen unter strenger Kontrolle des Gerinnungsstatus *Hemmstoffe der Fibrinolyse* (Antifibrinolytika) verabreicht werden.

$$H_2N-CH_2-CH_2-CH_2-CH_2-\underset{\underset{NH_2}{|}}{CH}-COOH$$

Lysin

$$H_2N-CH_2-\underset{}{\bigcirc}-COOH$$

p-Aminomethylbenzoesäure
(Gumbix®, Pamba®)

$$H_2N-CH_2-\underset{}{\bigcirc}\cdots COOH$$

Tranexamsäure
(Anvitoff®, Cyklokapron®, Ugurol®)

Aprotinin. Eine *sofortige Hemmung* der Fibrinolyse ist mit *Aprotinin* (Antagosan®, Trasylol®, s. S. 400) möglich, das nicht nur die Plasmin-Bildung hemmt, sondern auch die Plasmin-Wirkung unterdrückt. Initial werden 300 000 – 500 000 KIE (Kallikrein-Inhibitor-Einheiten), dann stündlich 50 000 KIE als Dauertropfinfusion gegeben. Die *Halbwertszeit* beträgt etwa eine 0,5 – 1 Stunde.

Niedermolekulare Antifibrinolytika. Neben Aprotinin stehen niedermolekulare Antifibrinolytika, die strukturelle Ähnlichkeit mit Lysin besitzen, zur Verfügung. Hierzu gehören

☐ *Tranexamsäure* (Anvitoff®, Cyklokapron®, Ugurol) und

☐ *p-Aminomethylbenzoesäure* (Gumbix®, Pamba®).

Diese Substanzen hemmen irreversibel die *physiologischen Plasminogenaktivatoren* und dadurch die Spaltung von Peptidbindungen, an denen Lysin beteiligt ist. Auf diese Weise *blockieren* sie die *Umwandlung von Plasminogen zu Plasmin.* Da die Plasminwirkung selbst nicht aufgehoben wird, vergehen etwa zwei Stunden, bis der erwünschte Effekt eintritt. Die Wirkung hält etwa 4 – 6 Stunden an.

Die *Dosierung* beträgt von

☐ Tranexamsäure 250 – 500 mg langsam i.v., dann 125 mg/Stunde als Dauertropfinfusion,

☐ p-Aminomethylbenzoesäure 50 – 150 – 300 mg/Tag langsam i.v. oder als Dauertropfinfusion.

Daneben ist, vor allem bei leichteren Fällen, auch die *orale* Gabe möglich.

Als *Nebenwirkungen* treten orthostatische Dysregulationen sowie Übelkeit, Erbrechen und Diarrhoe auf.

Bei schweren Nierenfunktionsstörungen sind die Verbindungen wegen Kumulationsgefahr *kontraindiziert.* Bei Thromboseneigung und während einer Schwangerschaft dürfen sie nur bei strengster Indikationsstellung eingesetzt werden.

3.1.8 Lipidstoffwechselstörungen. Den Lipidblutspiegel senkende Substanzen (Lipidsenker)

Bei der Entstehung der *Atherosklerose,* einer der häufigsten und bedeutsamsten Erkrankungen, ist ein erhöhter Lipidblutspiegel, insbesondere ein *erhöhter Cholesterol-Blutspiegel,* ein bedeutsamer Risikofaktor, der um so stärker ins Gewicht fällt, je mehr weitere Risikofaktoren, vor allem Rauchen und Hypertonie (s. S. 481 ff.), vorhanden sind.

Bei Patienten mit *Hypercholesterolämie* kommen Lipoproteine niedriger Dichte (LDL, s.u.) in bis zu zehnfach höheren Konzentrationen in der Gefäßwand als im Serum vor. Nach Transport durch das Endothel mit sog. transzytoplasmatischen Plasmalemmvesikeln (transendothelialem Transport) werden sie an die extrazelluläre Matrix der Intima gebunden, *oxidiert* und dann von *Makrophagen phagozytiert.* Diese wandeln sich infolge Überladung mit Lipiden in *Schaumzellen* um und sterben danach ab – ein für die Pathogenese der Atherosklerose besonders wichtiger Prozeß.

Bei einer *Hypertriglyceridämie* ist die Gerinnungsfähigkeit des Blutes und damit die Thrombosegefahr erhöht.

Ein sinnvoller Ansatz für die Prophylaxe sowie in gewissem Umfang auch für die Therapie dieser Erkrankung und ihrer Folgen (koronare Herzkrankheit, sonstige zerebrale und periphere Durchblutungsstörungen, Niereninsuffizienz) besteht somit darin, erhöhte Plasmalipidspiegel zu senken und/oder die Oxidation von Lipoproteinen geringer Dichte zu verhindern.

Plasmalipide. Als Plasmalipide kommen

☐ *Neutralfette* (Triglyceride),

☐ *Phospholipide,*

☐ *Cholesterol* (Cholesterin),

☐ *Cholesterolester* und

☐ *freie Fettsäuren*

vor.

Tab. B 3–9. Zusammensetzung von Lipoproteinen (nach Hatch und Lees)

Lipoprotein	Neutralfette (Triglyceride) %	Freies Cholesterol und Cholesterolester %	Phospholipide %	Protein %
Chylomikronen	84	7	7	2
Prä-β-Lipoproteine (VLDL)	50	24	18	8
β-Lipoproteine (LDL)	11	46	22	21
α-Lipoproteine (HDL)	8	20	22	50

Herz-Kreislauf-System

B3

Da Lipide wasserunlöslich sind, werden sie im Blut nicht in freier Form, sondern in Form sog. *Lipoproteine*, d.h. gebunden an *Trägerproteine*, transportiert. Diese Trägerproteine, von denen mehrere Typen unterschieden werden können (z.B. A, B, C und E), werden als *Apo(lipo)proteine* bezeichnet. Die Lipoproteine selbst werden aufgrund ihres Verhaltens bei der Ultrazentrifugation bzw. der Elektrophorese unterteilt in

☐ *Chylomikronen,*

☐ *Very-low-density-Lipoproteine* (VLDL) = Prä-β–Lipoproteine,

☐ *Intermediate-density-Lipoproteine* (IDL),

☐ *Low-density-Lipoproteine (LDL)* = β-Lipoproteine und

☐ *High-density-Lipoproteine* (HDL) = α-Lipoproteine .

Chylomikronen sind mikroskopisch sichtbare Lipidkügelchen mit einem Durchmesser von etwa 0,5 – 1 μm. Ihr Proteinanteil beträgt nur 2%, der Lipidanteil besteht nahezu ausschließlich aus Triglyceriden. Bei der Elektrophorese verbleiben sie am Startpunkt.

Die **Very-low-density-Lipoproteine** mit einem Molekulargewicht von $5 \cdot 10^6$ wandern bei der Elektrophorese *vor* den β-Globulinen (daher die Bezeichnung Prä-β-Lipoproteine). Sie transportieren hauptsächlich im Organismus selbst produzierte Neutralfette.

Bei den **Intermediate-density-Lipoproteinen** handelt es sich um VLDL-Partikel, die ihren Triglyceridanteil großenteils an das Fettgewebe oder die Muskulatur abgegeben haben.

Die **Low-density-Lipoproteine** mit einem Molekulargewicht von $2–3 \cdot 10^6$, deren Hauptbestandteil Cholesterol bzw. Cholesterolester sind, verhalten sich elektrophoretisch wie β-Globuline.

Die **High-density-Lipoproteine** (ältere Bezeichnung α-Lipoproteine) weisen einen besonders hohen Protein- und einen verhältnismäßig niederen Cholesterolanteil auf. Sie sind in der Lage, in Gefäßwänden *abgelagertes Cholesterol aufzunehmen* und es an IDL abzugeben.

In Tab. B 3–9 ist die Zusammensetzung der Lipoproteine, in Abb. B 3–6 sind ihre Entstehung, der Transportweg sowie der Abbau angegeben.

Chylomikronen entstehen bei der Fettresorption in der Darmwand, gelangen dann auf dem Lymphweg ins Blut und geben nach Spaltung der Triglyceride durch die *Lipoproteinlipase*, den sog. Klärfaktor, Fettsäuren an das Fettgewebe (zur Speicherung) und an die Muskulatur (als Brennstoff) ab. Die verbleibenden Überreste (Remnants), die einen hohen Gehalt an Cholesterolestern aufweisen, werden nun über Apoprotein B an einen speziellen Rezeptor (Remnant-Rezeptor), der nur in Leberzellen vorkommt, gebunden und durch diesen in die Leberzelle eingeschleust. Das in die Leberzelle aufgenommene Cholesterol wird einerseits in Gallensäuren umgewandelt, die dann mit der Galle in den Darm abgegeben

werden, andererseits zusammen mit Apoproteinen, Phospholipiden und Triglyceriden in Form von *VLDL* wieder in den Kreislauf eingeschleust. Von den VLDL nimmt – wie bei den Chylomikronen – das Fett- und Muskelgewebe die durch Lipoproteinlipase abgespaltenen Fettsäuren auf, wodurch *IDL* entstehen. Ein Teil der IDL bindet sich an LDL-Rezeptoren der Leber und wird schnell in die Leberzellen aufgenommen, ein anderer Teil geht durch Abspaltung von Triglyceriden in *LDL* über. Diese binden ebenfalls an die LDL-Rezeptoren und gelangen durch Endozytose in Leber- oder andere Körperzellen, die Cholesterol zum Aufbau ihrer Zytoplasmamembran benötigen. Durch intrazellulären enzymatischen Abbau der IDL und LDL wird in der Leber Cholesterol frei, das durch Blockade der Synthese von Hydroxymethyl-glutaryl-Coenzym-A-Reduktase (s.u.) die Neusynthese von Cholesterol hemmt und gleichzeitig durch Aktivierung der Acetyl-CoA-Cholesterol-Acyltransferase die Bildung von Cholesterolestern stimuliert. Dadurch sowie durch die Hemmung der Neusynthese von LDL-Rezeptoren bei einem Anstieg der intrazellulären Cholesterolkonzentration wird der Cholesterolstoffwechsel gesteuert.

HDL, die in der Leber und aus Chylomikronen gebildet werden, können Cholesterol aus Körperzellen aufnehmen. Im Plasma wird dieses mittels *Lecithin-Cholesterol-Acyltransferase* (LCAT) verestert und dann entweder auf IDL übertragen, wodurch der Kreislauf von neuem beginnt, oder die HDL werden als ganze Partikel von einer Leberzelle aufgenommen und dort metabolisiert.

Hyperlipoproteinämien. *Störungen im Lipidstoffwechsel* äußern sich vor allem als *Hyperlipoproteinämien*, d.h. in einer Vermehrung einer oder mehrerer Lipoproteinfraktionen. Nach der Art des hauptsächlich vermehrten Lipoproteins unterscheidet man nach Fredrickson die in Tab. B 3–10 angegebenen Typen. Die Typen IIa, IIb und IV machen ca. 95% aller *Hyperlipoproteinämien* aus. Die Differenzierung ist nicht nur wegen des zum Teil stark verschiedenen klinischen Erscheinungsbildes und der unterschiedlichen pathophysiologischen Relevanz, sondern auch wegen der unterschiedlichen Therapie von Bedeutung.

Nach den Ursachen werden

☐ **primäre** und

☐ **sekundäre Hyperlipoproteinämien**

unterschieden.

Bei den *primären Hyperlipoproteinämien* liegen *genetisch* bedingte Störungen des Lipidstoffwechsels, bei den *sehr viel häufigeren sekundären* Formen falsche (zu fettreiche) Ernährung, Übergewicht, Alkoholabusus sowie Stoffwechselerkrankungen (Hypothyreose, Diabetes mellitus, Gicht) vor.

Bei der primären **Hyperlipoproteinämie Typ I** handelt es sich um einen autosomal rezessiv vererbten Defekt der Lipoproteinlipase (Triglyceridlipase), wodurch der Abbau von Chylomikronen verlangsamt ist und es als Folge davon zur *Hyperchylomikronämie* kommt. Das *Atheroskleroserisiko ist gering.*

Die primären **Hyperlipoproteinämien Typ IIa und IIb** beruhen vorwiegend auf einem autosomal dominant vererbten *Mangel an LDL-Rezeptoren* und einer dadurch bedingten Enthemmung der Cholesterolsynthese. Beide Typen sind mit einem *hohen Atheroskleroserisiko* verknüpft.

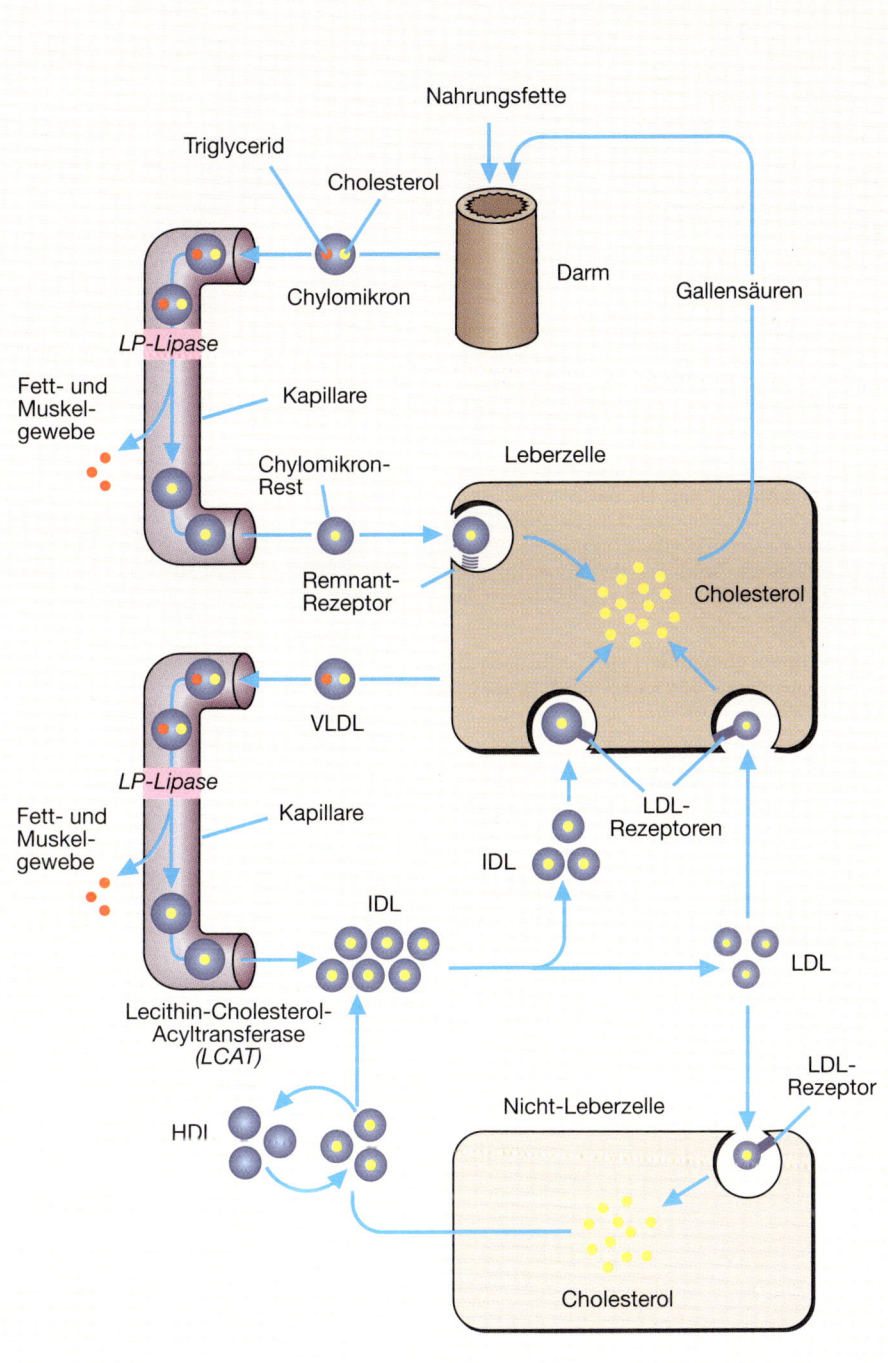

Abb. B 3–6. Lipoproteinstoffwechsel in schematischer Darstellung (nach Brown und Goldstein). Näheres s. Text

Tab. B 3–10. Einteilung der Hyperlipoproteinämien (nach Fredrickson)

Typ	Lipoproteinverhalten	Bezeichnung	Synonyma
I	Chylomikronen vermehrt	Hyperchylomikronämie	exogene, fettinduzierbare Hypertriglyceridämie
IIa	LDL vermehrt	Hyper-β-Lipoproteinämie	familiäre xanthomatöse Hypercholesterolämie
IIb	LDL und VLDL vermehrt	Hyper-β- und Hyper-prä-β-Lipoproteinämie	Hypercholesterolämie mit Hypertriglyceridämie
III	IDL und Chylomikronen vermehrt	„broad-β-disease"	Hypercholesterolämie und Hypertriglyceridämie
IV	VLDL vermehrt	Hyper-prä-β-Lipoproteinämie	endogene (kohlenhydratinduzierbare) Hypertriglyceridämie
V	VLDL und Chylomikronen vermehrt	Hyper-prä-β-Lipoproteinämie mit Hyperchylomikronämie	gemischt endogen-exogene Hypertriglyceridämie

Bei der primären **Hyperlipoproteinämie Typ III** liegt eine Isoform von Apoprotein E vor. Da das normale Apoprotein E für die hohe Affinität der IDL zu den LDL-Rezeptoren und damit für deren rasche Elimination aus der Blutbahn verantwortlich ist, sind bei der Hyperlipoproteinämie Typ III vor allem die IDL erhöht. Auch dabei ist das *Atheroseroserisiko hoch.*

Die primäre **Hyperlipoproteinämie Typ IV,** die auch als endogene Hypertriglyceridämie bezeichnet wird, ist pathogenetisch noch nicht geklärt. Das *Atheroseroserisiko* ist deutlich *erhöht.*

Auch bei der primären **Hyperlipoproteinämie Typ V** ist die Pathogenese noch nicht bekannt. Das *Atheroserose-risiko* ist bei dieser Lipidstoffwechselstörung *noch nicht sicher zu beurteilen.*

Unstrittig ist jedoch, daß die Bedeutung einer Hyperlipoproteinämie als atherosklerotischer Risikofaktor um so mehr zunimmt, je höher der *Cholesterolgehalt* der entsprechenden Lipoproteine ist. Das bedeutet, daß die Gefahr einer frühzeitigen Atherosklerose am höchsten bei einer LDL- und IDL-, geringer bei einer VLDL- und am niedrigsten bei einer Chylomikronen-Zunahme ist. HDL besitzen ein *antiathero-genes Potential.* Ein hoher HDL-Blutspiegel ist daher als günstig anzusehen.

Therapie von Hyperlipoproteinämien. *Grundlage jeder Behandlung einer Hyperlipoproteinämie ist eine entsprechende Diät.* Es muß für eine

☐ *Gewichtsnormalisierung,*

☐ *geeignete Nahrungszusammensetzung* (ca. 55% der Nahrungsenergie als Kohlenhydrate, bis zu 30% als Fette, davon je 10% mit gesättigten, einfach ungesättigten und mehrfach ungesättigten Fettsäuren, sowie 10 – 20% als Proteine),

☐ *tägliche Ballaststoffzufuhr* (Gemüse, Früchte u. a.) von mindestens 35 g sowie Cholesterolaufnahme unter 300 mg/Tag

gesorgt werden.

Ist mit den diätetischen Maßnahmen allein keine ausreichende Normalisierung des Lipidblutspiegels zu erreichen und besteht dadurch ein erhöhtes Athero-skleroserisiko, sind zusätzlich lipidsenkende Medikamente in Erwägung zu ziehen.

Angestrebt wird

☐ bei Patienten *ohne weitere Risikofaktoren* eine LDL-Konzentration < 155 mg/dl, eine Gesamtcholesterolkonzentration < 215 mg/dl und eine Triglyceridkonzentration < 200 mg/dl,

☐ bei Patienten *mit weiteren Risikofaktoren* (HDL-Konzentration < 35 mg/dl, männliches Geschlecht, Zigarettenrauchen, familiäre Belastung, Bluthochdruck, Diabetes mellitus, koronare Herzkrankheit) eine LDL-Konzentration < 135 mg/dl, eine Gesamtcholesterolkonzentration < 200 mg/dl und eine Triglyceridkonzentration < 200 mg/dl.

In Langzeitstudien mit Lipidsenkern (z.B. Anionenaustauscherharzen, Gemfibrozil; s.u.) konnte eine signifikante Abnahme der Herzinfarktrate, neuerdings mit CSE-Hemmern (s.u.) auch eine Senkung der Gesamtmortalität nachgewiesen werden.

3.1.8.1 Stoffe, die den Triglycerid- und Cholesterol-Blutspiegel senken

3.1.8.1.1 Aryloxyalkancarbonsäuren

Clofibrat. Prototyp dieser Substanzgruppe (s. Tab. B 3–11) ist das Aryloxybuttersäure-Derivat *Clofibrat* (Regelan® N 500), auch war es lange Zeit ihr Hauptvertreter. Da jedoch bei Langzeitbeobachtungen die

Gesamtmortalität in der mit Clofibrat therapierten Patientengruppe eher höher lag als bei der Kontrollgruppe, außerdem bei Patienten, die Clofibrat erhalten hatten, vermehrt Gallensteine beobachtet wurden und in Tierversuchen durch die Behandlung vermehrt Lebertumoren auftraten, wird es nur noch relativ wenig eingesetzt.

Clofibrat erniedrigt – ebenso wie die anderen Aryloxyalkancarbonsäuren – einen erhöhten Triglyceridblutspiegel um 30 – 50%. Dagegen senkt es einen erhöhten Cholesterol-Blutspiegel wesentlich weniger (um ca. 10%). HDL-Cholesterol wird erhöht. Die Wirkung kommt der durch Hydrolyse von Clofibrat entstehenden freien Säure, der *Clofibrinsäure*, und nicht der Muttersubstanz zu. Clofibrat stellt somit ein Prodrug dar.

Der *Wirkungsmechanismus* ist noch nicht in allen Einzelheiten geklärt. Clofibrat steigert die Aktivität der *Lipoproteinlipase*, wodurch VLDL – über IDL – vermehrt zu LDL umgewandelt werden. Die Senkung des Cholesterol-Blutspiegels beruht wahrscheinlich – zumindest teilweise – auf einer verminderten Synthese der Hydroxy-methyl-glutaryl-CoA-Reduktase (s.u.).

Nach oraler Gabe wird die Substanz *rasch* und *vollständig* aus dem Magen-Darm-Kanal *resorbiert* und schon vor Erreichen des großen Kreislaufs quantitativ zur freien Säure biohydrolysiert. Im Plasma liegt diese fast quantitativ an Albumin gebunden vor. Die Halbwertszeit beträgt ca. 12 Stunden. Die *Ausscheidung* erfolgt zu über 90% in Form des vor allem in der Niere gebildeten Glucuronids.

Die *Dosierung* beträgt 1,5 – 2 g täglich.

Als *Nebenwirkungen* ist mit gastrointestinalen Störungen sowie (selten) mit Myositissymptomen (Steifheit und Schwäche der Extremitätenmuskulatur, Anstieg der Kreatin-Phosphokinase), Potenzstörungen und Haarausfall zu rechnen.

Bei schweren Nieren- und Leberfunktionsstörungen sowie Gallenblasenerkrankungen, ferner in der Schwangerschaft und Stillzeit ist Clofibrat *kontraindiziert*.

Die antikoagulierende Wirkung von Cumarin-Derivaten wird durch Clofibrat verstärkt.

Clofibrinsäure-Derivate. Zu dieser Gruppe von Lipidsenkern gehören

☐ *Etofibrat* (Lipo-Merz® -retard) und

☐ *Etofyllinclofibrat* (Duolip®).

In *Etofibrat* ist Clofibrinsäure mit Nicotinsäure (s.u.) über Ethylenglykol in Form eines Diesters verbunden.

Es wird im Organismus rasch an den Estergruppen gespalten, unverändertes Etofibrat erscheint nicht im Plasma.

In *Etofyllinclofibrat* liegt Clofibrinsäure mit Etofyllin verestert vor. Auch dieser Wirkstoff wird rasch an der Estergruppe gespalten.

Die beiden Clofibrinsäure-Derivate werden niedriger als Clofibrat dosiert (Tagesdosis von Etofibrat 500 mg in retardierter Form; von Etofyllinclofibrat werden ebenfalls 500 mg täglich gegeben).

Clofibrat-Analoga. Hierzu werden

☐ *Bezafibrat,*

☐ *Fenofibrat* und

☐ *Gemfibrozil*

gerechnet (Tab. B 3–11).

Bezafibrat, Fenofibrat und Gemfibrozil wirken stärker als Clofibrat – vor allem senken sie den LDL-Cholesterol-Blutspiegel und erhöhen den HDL-Blutspiegel effektiver –, doch muß auch bei diesen Substanzen mit ähnlichen Nebenwirkungen wie bei Clofibrat gerechnet werden. Die Erhöhung des lithogenen Index (erhöhte Gefahr der Gallensteinbildung bei dessen Zunahme) scheint niedriger zu sein.

Die mittlere *Tagesdosis* beträgt von Bezafibrat 600 mg unretardiert und 400 mg retardiert, von Fenofibrat 300 mg unretardiert und 250 mg retardiert, von Gemfibrozil 900 mg (unretardiert).

Die *Kontraindikationen und Interaktionen* entsprechen denen von Clofibrat.

In Tab. B 3–11 sind die Strukturformeln und Handelspräparate dieser Stoffe zusammengestellt.

3.1.8.1.2 Nicotinsäure und analoge Verbindungen

Nicotinsäure senkt dosisabhängig die Konzentration der freien Fettsäuren sowie den Triglycerid- und Cholesterolspiegel im Plasma. Der Cholesterol-senkende Effekt tritt in der Regel erst nach einer Abnahme der Triglyceridblutspiegel auf. Nach Absetzen der Substanz muß mit einem Rebound gerechnet werden.

Die lipidsenkende Wirkung beruht auf einer *Hemmung der Fettmobilisation* (Lipolysehemmung) infolge Blockade der Triglyceridlipase sowie einer (großenteils dadurch bedingten) Abnahme der VLDL-Synthese in der Leber und damit einer geringeren LDL-Bildung. Außerdem wurde eine Erhöhung der Lipoproteinlipaseaktivität nachgewiesen.

Herz-Kreislauf-System

B3

Tab. B 3–11. Strukturformeln von Lipidsenkern der Aryloxyalkancarbonsäuren-Reihe

Strukturformel	Internationaler Freiname	Handelspräparat (Eingetragenes Warenzeichen)
	Clofibrat	Regelan N 500
	Etofibrat	Lipo-Merz-retard
	Etofyllinclofibrat	Duolip
	Bezafibrat	Azufibrat, Befibrat, Bezacur, Bezafibrat-ratiopharm, Beza-Lande, Beza-Puren, Cedur, Regadrin, durafenat
	Fenofibrat	Lipanthyl, Normalip pro
	Gemfibrozil	Gevilon, Gevilon uno

Nach oraler Gabe wird Nicotinsäure rasch und praktisch vollständig *resorbiert*. In der Leber wird sie u.a. mit Glycin zu Nicotinursäure konjugiert. Die *Halbwertszeit* beträgt etwa eine Stunde.

Indikationen sind die meisten Hyperlipidämien, insbesondere solche des Typs V.

Zur Erreichung des gewünschten Effekts sind *hohe Dosen* von 3 – 6 g pro Tag *erforderlich*. Die Dosierung hat wegen der Nebenwirkungen (s.u.) *einschleichend*

zu erfolgen. Selbst dann werden aber Dosen über 2 g pro Tag von vielen Patienten *schlecht vertragen*.

Als *Nebenwirkungen*, die großenteils auf der gefäßerweiternden Wirkung beruhen, beobachtet man häufig ein Flush-Syndrom, Blutdruckabfall, Juckreiz sowie gastrointestinale Beschwerden. Bei längerer Anwendung können ferner Leberfunktionsstörungen und eine verminderte Kohlenhydrattoleranz auftreten. Durch Wechselwirkung mit dem Harnsäurecarrier besteht die Gefahr der Verschlechterung einer Hyperurikämie.

Aufgrund der genannten Nebenwirkungen soll Nicotinsäure nur Patienten mit *schweren* Lipidstoffwechselstörungen gegeben werden.

Nicotinylalkohol (Pyridylcarbinol) wird im Organismus rasch zu Nicotinsäure oxidiert. Er wird als Lipidsenker (Ronicol® retard) wie Nicotinsäure in einer Dosierung von 0,9 – 1,2 g verwendet.

Acipimox (Olbemox®) ist eine mit Nicotinsäure chemisch verwandte Substanz, die anstelle des Pyridinrings einen Pyrazinring enthält. Auch weist sie ähnliche Wirkungen und Nebenwirkungen wie Nicotinsäure auf. Nach oraler Gabe wird Acipimox nahezu quantitativ aus dem Gastrointestinaltrakt *resorbiert* und annähernd vollständig in *unveränderter* Form *renal ausgeschieden*.

Die *Dosierung* beträgt 500 – 750 mg täglich.

3.1.8.2 Stoffe, die vorwiegend den Cholesterol-Blutspiegel senken

3.1.8.2.1 Anionenaustauscherharze

Colestyramin (Colestyramin Stada®, Lipocol-Merz®, Quantalan®) ist ein basisches Ionenaustauscherharz, das eine *hohe Affinität* zu *Gallensäuren* besitzt. Nach oraler Gabe von Colestyramin werden diese teilweise an das unlösliche, nicht resorbierbare Austauscherharz gebunden und mit den Fäzes ausgeschieden. Dadurch kann die wegen des enterohepatischen Kreislaufs normalerweise geringe Gallensäurenausscheidung bis fast auf das Zehnfache gesteigert werden. Das Defizit wird durch Neusynthese aus Cholesterol ausgeglichen. Durch die Abnahme der intrazellulären Cholesterolkonzentration in der Leber nimmt

die Zahl der LDL-Rezeptoren zu, aus dem Blut werden mehr LDL in die Leber aufgenommen, und als Folge davon sinkt die Cholesterolkonzentration im Blut, bei der üblichen Dosierung (s.u.) um etwa 20 – 30 % innerhalb von etwa zwei Wochen.

Colestyramin ist insbesondere bei Hyperlipidämien des Typs IIa *indiziert*. Daneben wird es bei der cholagenen Diarrhoe (s. S. 548) angewandt.

Die *Dosierung* beträgt 12 – 16 (–24) g pro Tag, verteilt auf mehrere Einzelgaben. Die hohe Dosierung des Austauscherharzes sowie seine Nebenwirkungen erschweren die Patienten-Compliance.

Als *Nebenwirkungen* sind Obstipation, Steatorrhoe als Folge einer Fettresorptionsstörung und andere gastrointestinale Beschwerden sowie bei längerer Anwendung auch Hypovitaminosen der fettlöslichen Vitamine zu nennen.

Wird Colestyramin zu gleicher Zeit zusammen mit Cumarin-Derivaten, Digitalis-Glykosiden, Schilddrüsenhormonen oder Tetracyclinen eingenommen, so verringert es deren Resorption. Zur Vermeidung dieser Interaktionen ist zwischen der Einnahme von Colestyramin und der Applikation der anderen Substanzen ein zeitlicher Abstand von mindestens einer Stunde erforderlich.

Ein *Analogpräparat* ist *Colestipol* (Cholestabyl®, Colestiol®).

3.1.8.2.2 Hemmstoffe der Hydroxymethyl-glutaryl-CoA-Reduktase
(Hydroxymethylglutaryl-CoA-Reduktase-Hemmer, CSE-Hemmer = Cholesterol-Synthese-Enzym-Hemmer)

Eine besonders effektive Möglichkeit zur Senkung eines erhöhten Cholesterol-Blutspiegels besteht in der Blockade der HMG-CoA-Reduktase, des Schlüsselenzyms der Cholesterolbiosynthese, das HMG-CoA in Mevalonsäure überführt. Sinkt durch die Hemmung

Nicotinsäure

Nicotinylalkohol (Ronicol®)

Acipimox (Olbemox®)

des Enzyms die intrazelluläre Cholesterolkonzentration, werden im Sinne eines Feedback-Mechanismus mehr LDL-Rezeptoren gebildet, damit mehr Cholesterol aus dem Blut aufgenommen werden kann. Als Folge davon nimmt die Konzentration der Low-density-Lipoproteine sowie die des Gesamtcholesterols im Blut ab.

Nachdem es gelang, mit *Lovastatin* (Mevinacor®) einen hochwirksamen, kompetitiven Hemmstoff der HMG-CoA-Reduktase aus dem Bodenpilz *Aspergillus terreus* zu isolieren, kann dieses Therapieprinzip praktisch genutzt werden. Analogpräparate sind *Simvastatin* (Denan®, Zocor®) und *Pravastatin* (Liprevil®, Pravasin®). Bei Lovastatin und Simvastatin handelt es sich um *inaktive Lactone* (Prodrugs), die vor allem in der Leber in die aktive *ringoffene* Form, die *Hydroxysäure,* überführt werden. Pravastatin wird dagegen von vornherein in Form der Hydroxysäure appliziert.

Die (dosisabhängige) Senkung des LDL- sowie die des Gesamtcholesterols liegt zwischen 20 und 40%.

R = -H: Lovastatin (Mevinacor®)
R = -CH₃: Simvastatin (Denan®, Zocor®)

Kinetik. Nach oraler Gabe werden die CSE-Hemmer *nur teilweise resorbiert* und unterliegen einem *ausgeprägten First-pass-Effekt.* Bei Lovastatin und Simvastatin nimmt bei gleichzeitiger Nahrungszufuhr die Resorptionsquote zu, bei Pravastatin dagegen ab. Die *Eiweißbindung* von Lovastatin und Simvastatin beträgt etwa 95 %, die von Pravastatin etwa 55 %. Die *Plasmahalbwertszeit* wird bei Lovastatin mit 2, bei Simvastatin mit 1,5 und bei Pravastatin mit 3 Stunden angegeben. Die *Ausscheidung* erfolgt renal und mit den Fäzes.

Dosierung. Die Tagesdosen betragen von Lovastatin 20 – 40 (bis maximal 80) mg, von Simvastatin und Pravastatin 10 – 40 mg.

Nebenwirkungen. Als unerwünschte Wirkungen wurden gastrointestinale Beschwerden, Kopfschmerzen, Müdigkeit, Schlafstörungen, Juckreiz und Mundtrockenheit, ferner Anstieg der Serum-Transaminasenwerte sowie Myalgien, Myopathien und (selten) Rhabdomyolysen beobachtet. (Die meisten Patienten, bei denen sich eine Myopathie bzw. eine Rhabdomyo-

Pravastatin (Liprevil®, Pravasin®)

lyse entwickelte, hatten eine Begleittherapie mit Immunsuppressiva, Gemfibrozil, Nicotinsäure oder Erythromycin erhalten.) Selten kam es auch zu Linsentrübungen.

Kontraindikationen. Bei Lebererkrankungen, Myopathien sowie Schwangerschaft und Stillperiode sind CSE-Hemmer kontraindiziert.

Interaktionen. Bei gleichzeitiger Gabe von Lovastatin und Antikoagulantien vom Cumarin-Typ kann die antikoagulierende Wirkung verstärkt werden.

3.1.8.2.3 Probucol

Probucol (Lurselle®) ist ein Dithioether-Derivat, das insbesondere den LDL-, aber auch den HDL-Cholesterol-Blutspiegel erniedrigt. Als *Antioxidans* reduziert es die Bildung von oxidiertem LDL und damit die Entstehung von Schaumzellen aus Makrophagen. Der Wirkstoff wird nur *zu einem kleinen Teil resorbiert.*

Probucol (Lurselle®)

Er reichert sich im Fettgewebe an und wird *sehr langsam,* vorwiegend mit den Fäzes, ausgeschieden. Die *Plasmahalbwertszeit* beträgt mehrere Wochen! Probucol ist vor allem bei schweren Hyperlipidämien vom Typ IIa *indiziert.*

Die *Dosierung* beträgt 1000 mg täglich.

Als *Nebenwirkungen* kommen Kopfschmerzen, Übelkeit, Erbrechen, Flatulenz, Bauchschmerzen, Diarrhoe sowie Eosinophilie vor.

3.1.8.2.4 Dextrothyroxin

Dextrothyroxin (Dynothel®), das D-konfigurierte Enantiomer des natürlichen Schilddrüsenhormons L-Thyroxin, besitzt etwa ein Fünftel dessen Cholesterol-senkender Wirkung, seine anderen Schilddrüsenhormoneffekte sind dagegen wesentlich geringer (ca. ein Zehntel bis ein Vierzigstel). Dextrothyroxin beschleunigt den LDL-Abbau und fördert die Oxidation von Cholesterol zu Gallensäuren. Mit der vollen Wirkung ist erst nach mehreren Wochen zu rechnen.

Dextrothyroxin (Dynothel®)

Die *Dosierung* erfolgt *einschleichend* mit 1 – 2 mg pro Tag, nach etwa 14 Tagen wird die Dosis auf 4 mg täglich und nach weiteren 14 Tagen auf 6 – 8 mg täglich erhöht.

Die bei der angegebenen Dosierung häufigen *Nebenwirkungen* beruhen auf der Schilddrüsenhormonwirkung der Substanz. Als Ausdruck einer Hyperthyreose können Schlaflosigkeit, Unruhe, Tremor, Tachykardie, Angina-pectoris-Anfälle, Hyperthermie u.a. auftreten. Wegen dieser ausgeprägten unerwünschten Effekte sollte Dextrothyroxin – wenn überhaupt – nur noch bei besonders ausgewählten Fällen von Hypercholesterolämie angewandt werden.

Bei Herzinfarkt, Herzrhythmusstörungen, schweren Leber- und Nierenfunktionsstörungen sowie bei stärkeren atherosklerotischen Veränderungen ist Dextrothyroxin *kontraindiziert.*

3.1.8.2.5 Sitosterol

Einige mit Cholesterol chemisch nahe verwandte Sterole (Sterine) pflanzlichen Ursprungs, die selbst schlecht resorbiert werden, verringern dessen Auf-

Sitosterol
(Liposit Merz®, Sito-Lande®)

nahme aus dem Magen-Darm-Trakt und die Veresterung in den Epithelzellen. Auf diese Weise bewirken sie eine mäßige Senkung des Cholesterol-Blutspiegels. Therapeutisch verwendet wird *Sitosterol* (β-Sitosterin; Liposit Merz®, Sito-Lande®) in einer Dosierung von mehrmals täglich 1 – 2 g. Mit einer einigermaßen zuverlässigen Wirkung kann jedoch erst ab einer Tagesdosis von 10 g gerechnet werden.

Als *Nebenwirkungen* wurden gastrointestinale Beschwerden (Völlegefühl, Blähungen, Verstopfung u.a.) beobachtet.

Herz-Kreislauf-System

B3

3.2 Herz

Das Herz liegt im vorderen unteren Teil des *Mediastinums* (Mittelfellraums). Es ist etwa so groß wie die geballte Faust des betreffenden Menschen. Sein Gewicht beträgt im Mittel beim erwachsenen Mann 320 g, bei der Frau 280 g. Unter funktionellen Gesichtspunkten kann das menschliche Herz in zwei Teile, das *rechte* und das *linke Herz,* gegliedert werden, die jeweils aus einem kleineren **Vorhof** (Atrium) und einer größeren **Kammer** (Ventrikel) bestehen (s. Abb. B 3–7). Die oben angeordneten Vorhöfe sind durch eine Scheidewand (Septum atriorum) voneinander getrennt. In den rechten Vorhof münden die *großen Hohlvenen,* in den linken Vorhof die *Lungenvenen.* Die Abgrenzung der Kammern von den Vorhöfen ist auch von außen durch eine Furche, den *Sulcus coronarius* (Abb. B 3–8), zu erkennen. Eine durch den Sulcus coronarius gelegte Ebene bildet die *Herzbasis.* In dieser Ebene sind sämtliche *Herzklappen* (s.u.) angeordnet, man bezeichnet sie daher auch als *Ventilebene.* Die beiden Ventrikel werden durch die *Kammerscheidewand* (Septum interventriculare) voneinander getrennt.

Das gesamte Herz ist von einer serösen Hülle, dem **Perikard** (Herzbeutel), umgeben. Er besteht aus zwei durch einen Flüssigkeitsfilm getrennten und gegeneinander verschieblichen Blättern. Das die Herzoberfläche überziehende innere Blatt wird als *Epikard* bezeichnet (s.u.).

Aufbau der Herzwand. Die Herzwand wird aus drei Schichten, dem innenliegenden *Endokard,* dem sich in der Mitte befindenden *Myokard* und dem außengelegenen *Epikard* gebildet.

Das **Endokard** besteht aus einer Endothelschicht und lockerem Bindegewebe. Es bedeckt den gesamten Innenraum des Herzens.

Das **Myokard,** die Muskelschicht der Herzwand, ist ähnlich wie die Skelettmuskulatur aufgebaut und besitzt wie diese eine Querstreifung sowie ein sarkotubuläres Retikulum zwischen den Myofibrillen. Im Unterschied zum Skelettmuskel bildet jedoch das Myokard ein Netzwerk verzweigter Fasern, deren Zellgrenzen durch sog. *Glanzstreifen* markiert werden. Durch eine sehr sinnreiche Anordnung der Muskelarchitektur wird eine weitgehend konzentrische Verkleinerung der Herzhöhlen bei der Kontraktion ermöglicht.

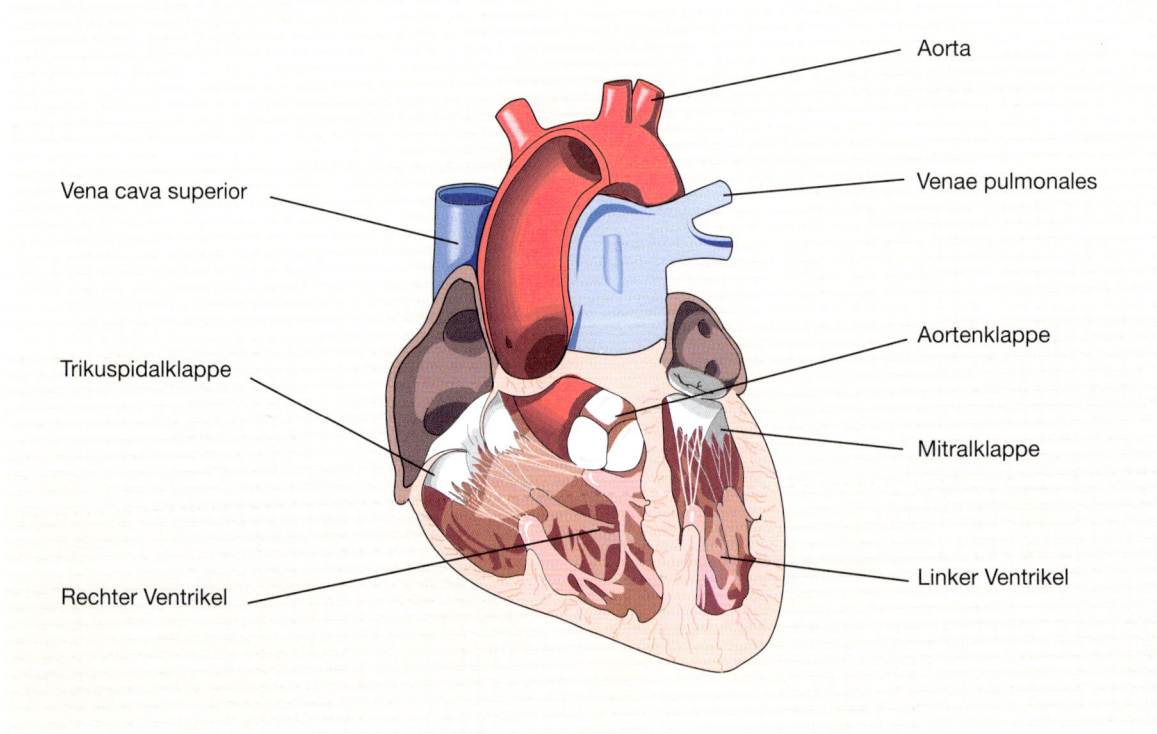

Aorta

Venae pulmonales

Vena cava superior

Aortenklappe

Trikuspidalklappe

Mitralklappe

Linker Ventrikel

Rechter Ventrikel

Abb. B 3–7. Frontalschnitt durch das Herz mit Darstellung der Herzklappen (nach Waldeyer)

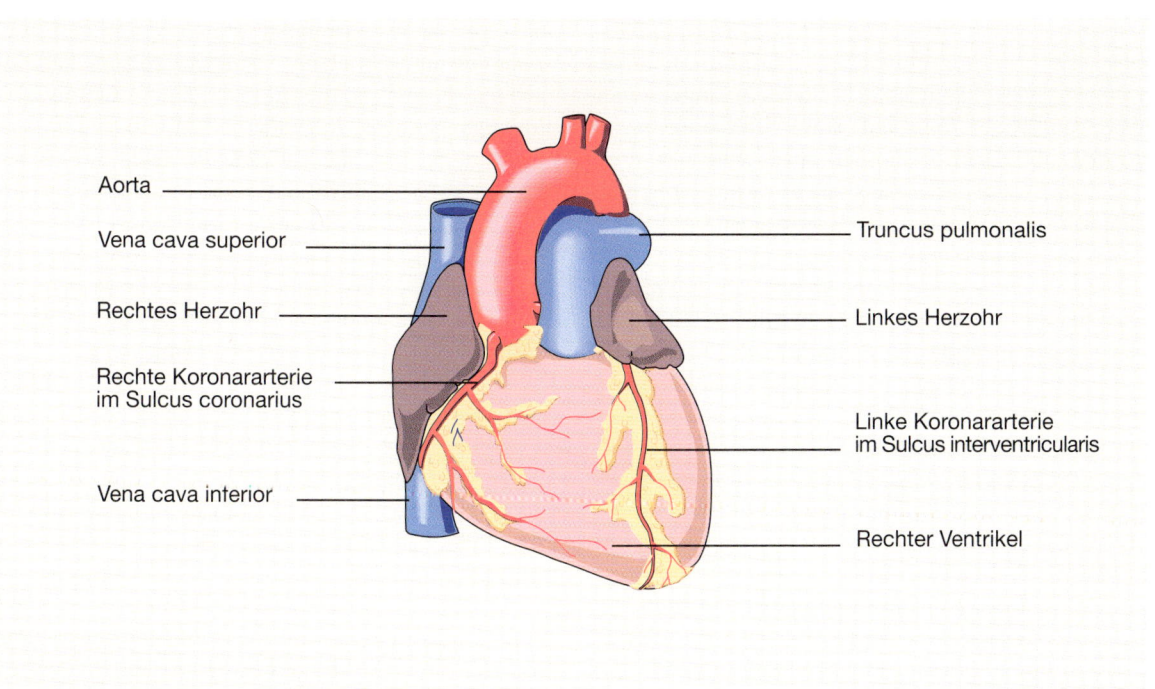

Abb. B 3–8. Vorderansicht des Herzens (modifiziert nach Leonhard)

Das **Epikard,** das die Herzoberfläche überzieht, setzt sich aus einem einschichtigen Epithel und einer darunterliegenden dünnen Bindegewebsmembran zusammen. Im Bereich der Pforten für die großen Gefäße geht das innere in das äußere Blatt des Herzbeutels über.

Herzklappen. Die Herzklappen, die eine *Ventilfunktion* besitzen, *verhindern* bei der rhythmischen Kontraktion der Herzmuskulatur den *Rückstrom des Blutes.*

Die *zwischen den Vorhöfen und Kammern liegenden Klappen* bezeichnet man als *Atrioventrikular-* oder – wegen ihrer Form – als *Segelklappen.* Die *Klappe zwischen rechtem Vorhof und rechter Kammer* heißt *Trikuspidal-,* die *zwischen linkem Vorhof und linker Kammer Mitralklappe.* Um ein Umschlagen der Segelklappen in die Vorhöfe zu verhindern, sind die Klappen durch Sehnenfäden über die sogenannten *Papillarmuskeln* mit dem Myokard verbunden.

An den *Ausströmungsöffnungen der Ventrikel* befinden sich *Taschenklappen,* die jeweils aus drei halbmondförmigen Bindegewebsplatten mit verstärkten Rändern bestehen. Die Klappe am Übergang rechte Kammer/Truncus pulmonalis wird *Pulmonalklappe,* die Klappe am Übergang linke Kammer/Aorta *Aortenklappe* genannt.

Phasen der Herzaktion. Das Herz erfüllt seine Pumpfunktion durch rhythmische Kontraktion und Erschlaffung. Die *Kontraktionsphase* wird als **Systole,** die *Erschlaffungsphase* als **Diastole** bezeichnet.

Zu Beginn der Systole, der sog. *Anspannungsphase,* sind alle Klappensysteme geschlossen. Die Muskelkontraktion bewirkt daher bei gleichbleibendem Ventrikelvolumen einen steilen Druckanstieg. Übersteigt der intraventrikuläre Druck den Druck in den großen Arterien (ca. 80 mm Hg), öffnen sich die Taschenklappen, und die *Austreibungsphase* beginnt. Der Ventrikeldruck steigt dabei zunächst noch weiter an, um gegen Ende der Systole wieder abzufallen.

In der Austreibungsphase wird vom Ventrikel ein Schlagvolumen von etwa 70 ml ausgeworfen, ein etwa gleich großes Restvolumen bleibt in der Kammer zurück.

Mit dem Druckabfall im Ventrikel beginnt der erste Teil der Diastole, die *Entspannungsphase.* Die Taschenklappen schließen sich, und bei Unterschreitung des Vorhofdruckes öffnen sich die Atrioventrikularklappen. Damit beginnt die letzte Phase, die *Füllungsphase,* in der das Blut (weitgehend passiv) in die Kammern einströmt.

Anpassung der Herzaktion. In körperlicher Ruhe beträgt das Schlagvolumen etwa 70 ml Blut und die

Herz-Kreislauf-System

B3

Herzfrequenz ca. 70 Schläge/min. Das *Herzzeitvolumen,* d.h. das pro Zeiteinheit transportierte Blutvolumen, weist somit unter Ruhebedingungen einen Wert von etwa *5 l/min* auf. Unter Belastungsbedingungen, vor allem bei körperlicher Arbeit, kann es, und zwar sowohl durch Zunahme des Schlagvolumens als auch durch Anstieg der Herzfrequenz, erheblich gesteigert werden (bis 25 l/min).

Eine *Zunahme des Schlagvolumens* wird *durch ein erhöhtes venöses Angebot* und einen dadurch erhöhten Venendruck bewirkt. Die infolge der vermehrten Füllung des Ventrikels stärker gedehnten Herzmuskelfasern sind zu einer stärkeren Verkürzung und damit zu einer höheren Auswurfleistung befähigt. Dieser Anpassungsmodus wird als *Frank-Starling-Mechanismus* bezeichnet. Beim gesunden Herzen ist dieser jedoch nur bei kurzfristigem Volumen-Ausgleich und bei der Abstimmung der Schlagvolumina von rechtem und linkem Herzen von Bedeutung. In wesentlich stärkerem Maße erfolgt die Anpassung der Herzarbeit an körperliche Belastungen durch den Einfluß des Sympathikus. Eine *Sympathikusaktivierung* führt zu einer *verstärkten Kontraktionskraft der Herzmuskulatur* (positiv inotroper Effekt). Durch die stärkere Kontraktion des Herzens kann entweder durch stärkere Ausschöpfung des Restvolumens ein höheres Schlagvolumen ausgeworfen oder ein höherer peripherer Widerstand überwunden werden.

Eine *Änderung der Herzfrequenz* ist die zweite Möglichkeit, die Herzarbeit an die Bedürfnisse des Gesamtorganismus anzupassen. Nimmt der Vagustonus ab oder der Sympathikustonus zu, steigt die Herzfrequenz. Allerdings ist der Vagus für die Einstellung der Herzfrequenz bedeutsamer als der Sympathikus.

Mit der Zunahme der Herzfrequenz verändert sich auch das Verhältnis von Systolendauer zu Diastolendauer. Und zwar wird *bei einer Frequenzerhöhung die Diastolendauer wesentlich stärker reduziert als die Systolendauer.* Dadurch steht eine geringere Zeit für die Ventrikelfüllung und die Ventrikeldurchblutung durch die Koronarien zur Verfügung. Eine *stärkere Frequenzsteigerung* ist somit *unökonomisch.*

Bei längeren größeren Belastungen kommt zu den funktionellen Regulationen eine *strukturelle Anpassung* hinzu. Die Muskelfasern werden dicker und länger (Herzmuskelhypertrophie), gleichzeitig werden die Hohlräume erweitert (Dilatation). Das Gewicht des Herzens kann dabei von normalerweise 300 g bis auf 500 g ansteigen.

Vor- und Nachlast des Herzens. Unter *Vorlast* (preload) versteht man die *enddiastolische Füllung,* die für die sich passiv einstellende *enddiastolische Wandspannung* maßgeblich ist. Nach der Laplaceschen Beziehung (K = P · r/2d) wirkt sich eine Änderung des Füllungsvolumens folgendermaßen auf die Wandspannung K aus: Eine Zunahme der enddiastolischen Füllung (Vorlaststeigerung) führt einerseits zur Erhöhung des Füllungsdrucks P und andererseits zur Vergrößerung des Kammerradius r sowie zur Verringerung der Wanddicke d. Entsprechend sinkt bei Abnahme der enddiastolischen Füllung (Vorlastsenkung) die enddiastolische Wandspannung.

Ein Maß für die *Nachlast* (afterload) ist die Wandspannung, die entwickelt werden muß, um den *enddiastolischen* Aorten- bzw. *Pulmonalisdruck* zu überwinden. Eine Verminderung der Nachlast kann demnach durch eine Senkung des enddiastolischen Aortenbzw. Pulmonalisdrucks sowie durch eine Verkleinerung des Ventrikeldurchmessers erreicht werden.

Erregungsbildungs- und Erregungsleitungssystem des Herzens. Das Herz gehört zu den rhythmisch arbeitenden Organen, die unter geeigneten Bedingungen auch außerhalb des Körpers ihre Tätigkeit fortsetzen. Es ist dazu durch sein *Erregungsbildungs-* und *Erregungsleitungssystem* befähigt (Automatie des Herzens). Daneben greifen Sympathikus und Parasympathikus regulierend in die Herztätigkeit ein, ohne sie primär auszulösen.

Normalerweise werden die Erregungen im Sinusknoten (Abb. B 3–9), dem Schrittmacher des Herzens, der an der Einmündungsstelle der oberen Hohlvene in den rechten Vorhof liegt, gebildet und durch die

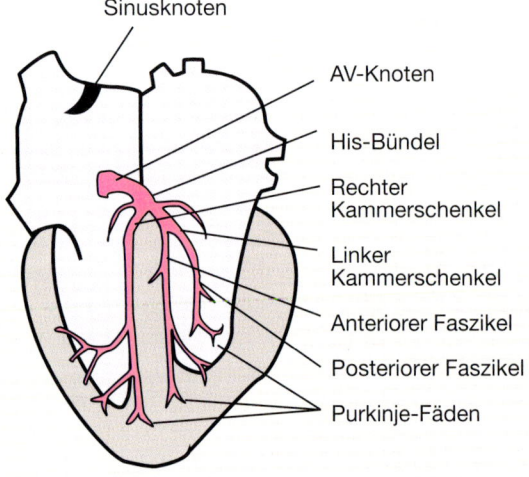

Sinusknoten

AV-Knoten

His-Bündel

Rechter Kammerschenkel

Linker Kammerschenkel

Anteriorer Faszikel

Posteriorer Faszikel

Purkinje-Fäden

Abb. B 3–9. Erregungsbildungs- und Erregungsleitungssystem des Herzens, schematisch dargestellt in einem Frontalschnitt (nach Antoni)

Vorhofmuskulatur auf den *Atrioventrikularknoten* (AV-Knoten, Aschoff-Tawara-Knoten) übergeleitet. Wie der Name sagt, liegt dieser Knoten am Übergang vom Vorhof zur Kammer. Die weitere Erregungsübertragung erfolgt über das Hissche Bündel, die Kammerschenkel (Tawara-Schenkel) und die Verzweigungen des Erregungsleitungssystems (Purkinje-Fasern) in den Ventrikeln.

Durch dieses komplizierte System ist das Herz mehrfach gegen einen Stillstand gesichert. Fällt der Sinusknoten als primärer Schrittmacher mit 60–80 Impulsen/Minute aus, dann erfolgt die Erregungsbildung – allerdings mit geringerer Frequenz von ca. 50 – 60 Impulsen/Minute – im sekundären Zentrum, dem Aschoff-Tawara-Knoten. Ist die Erregungsleitung auch im AV-Knoten unterbrochen, wird die Erregungsbildung von tertiären Zentren mit einer sehr langsamen Frequenz von etwa 15 – 25 Impulsen/Minute (Kammerrhythmus) übernommen.

Ruhepotential. Die Myokardfasern weisen – wie jede erregbare Nerven- und Muskelfaser – ein Ruhepotential zwischen dem Zellinneren (negativ) und dem Extrazellularraum (positiv) auf. Die Größe dieses Membranpotentials beträgt etwa –90 mV. Es stellt vorwiegend ein *Kaliumdiffusionspotential* dar.

Aktionspotentiale und Refraktärzeit. Die für die Herzaktion erforderlichen Aktionspotentiale werden in sog. *Schrittmacherzellen* gebildet, die zur spontanen Depolarisation befähigt sind (Abb. B 3–10). In diesen Zellen folgt auf ein Aktionspotential sofort eine erneute spontane langsame Depolarisation (Generatorpotential) aufgrund einer Abnahme der Kalium-Permeabilität. Ist das Schwellenpotential erreicht, entsteht das nächste fortgeleitete Aktionspotential.

In den *Schrittmacherzellen des Sinusknotens* erfolgt die Depolarisation rascher als in den übrigen Zellen des Erregungsleitungssystems. Daher wird der Rhythmus der Herzaktion normalerweise von diesen Zellen bestimmt *(aktueller Schrittmacher)*. Erst bei dessen Ausfall kann die langsamere spontane Depolarisation anderer Zellgruppen des Systems die Schwelle erreichen und damit den Rhythmus der Herzaktion bestimmen *(potentielle Schrittmacher)*. *Sympathische Impulse beschleunigen, parasympathische Impulse verlangsamen die spontane Depolarisation der Schrittmacherzellen.*

Fasern des Arbeitsmyokards sind im Gegensatz zu den Schrittmacherzellen normalerweise (d.h. unter nicht-pathologischen Bedingungen) nicht zur spontanen Depolarisation befähigt, bei ihnen kann ein

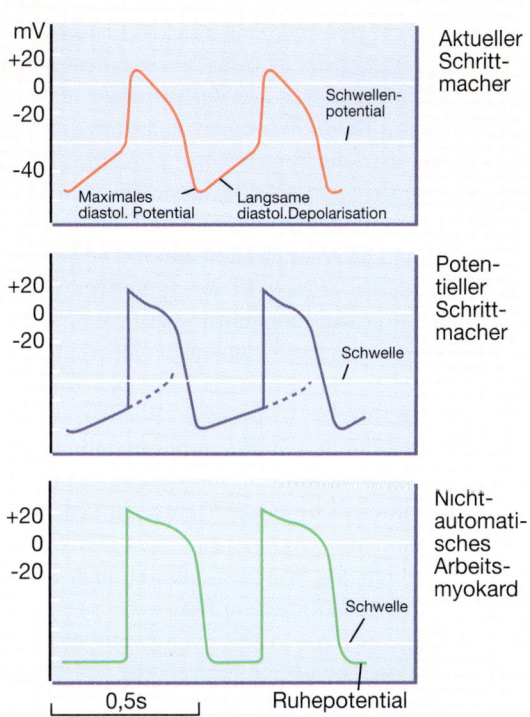

Abb. B 3–10. Erregungsablauf in Schrittmacherzellen und im Arbeitsmyokard (nach Antoni). In den Zellen des Sinusknotens (aktueller Schrittmacher) folgt auf die Repolarisation eine langsame diastolische Depolarisation, die nach Erreichen des Schwellenpotentials ein neues Aktionspotential auslöst. In den übrigen Zellen des Erregungsleitungssystems (potentiellen Schrittmachern) erfolgt die diastolische Depolarisation so langsam, daß sie vor Erreichen der Schwelle durch das zugeleitete Aktionspotential unterbrochen wird. Im Arbeitsmyokard fehlt die diastolische Depolarisation, das Aktionspotential kann nur von benachbarten Fasern her ausgelöst werden.

Aktionspotential nur durch Depolarisation von einer benachbarten Stelle ausgelöst werden. In gleicher Weise wie bei der Skelettmuskulatur (s. S. 245) kommt es in einem solchen Fall, ausgehend von einem Ruhepotential von etwa – 90 mV, durch Erhöhung der Natriumpermeabilität zu einem raschen Potentialanstieg auf etwa +30 mV. An diese schnelle Aufstrichphase schließt sich als besonderes Charakteristikum der Herzmuskulatur ein *längerdauerndes Plateau* an, das hauptsächlich darauf zurückzuführen ist, daß die Membranleitfähigkeit für Calciumionen erhöht und die Leitfähigkeit für Kaliumionen in dieser Zeitspanne erniedrigt ist. Damit ist der Effekt eines langsamen Ca^{2+}-Einstroms und der eines entsprechenden K^+-Ausstroms etwa gleich. Erst wenn die Ca^{2+}-Leitfähigkeit ab- und die K^+-Leitfähigkeit wieder zunimmt, kommt es zur vollständigen Repolarisation. Insgesamt dauert das Aktionspotential der Herzmuskulatur ca. 300 ms, d.h. fast l00mal länger als der entsprechende Erregungsvorgang einer Nervenfaser.

Beinahe während der ganzen Aktionspotentialdauer ist die Herzmuskelfaser *absolut refraktär,* d.h. eine neue Erregung ist in dieser Zeit nicht möglich. Erst gegen Ende wird die Faser *relativ refraktär* (Periode verminderter Erregbarkeit), bevor sie ihre volle Erregbarkeit wiedererlangt. Refraktärzeiten schützen das Herz vor einer Dauerkontraktion durch schnell aufeinanderfolgende Reize bzw. Erregungen: Der Wechsel von Kontraktion und Erschlaffung als Voraussetzung für die Förderleistung des Herzens bleibt erhalten.

Elektromechanische Kopplung. Wie bei anderen Muskeln wird durch den Erregungsprozeß, der sich über das Herz ausbreitet, die Kontraktion der Herzmuskelfasern ausgelöst. Dementsprechend bezeichnet man die Aktivierung des kontraktilen Apparates durch das Aktionspotential auch hier als *elektromechanische Kopplung.* Wie bereits auf S. 245 beschrieben, nehmen dabei Calciumionen eine Schlüsselstellung ein: Nach Freisetzung aus dem sarkoplasmatischen Retikulum diffundieren sie zu den kontraktilen Elementen und aktivieren die Prozesse, die schließlich zur Verkürzung der Fasern führen.

Im Gesamtprozeß erfüllt das Aktionspotential somit eine doppelte Aufgabe: Es

☐ *setzt Calciumionen frei* (Triggereffekt) und

☐ *bewirkt den Calciumionen-Einstrom* für eine Auffüllung der Speicher (Auffülleffekt).

Koronarkreislauf. Die *arterielle Versorgung* des Herzens erfolgt *durch zwei Koronararterien,* die kurz hinter den Taschenklappen aus der Aorta entspringen.

Die *linke* Koronararterie (Arteria coronaria sinistra), die den überwiegenden Teil des muskelstarken linken Ventrikels versorgt, nimmt 4/5 des gesamten Blutstroms für die Herzversorgung auf. Sie verläuft zunächst zwischen linkem Herzohr und dem Truncus pulmonalis und teilt sich dann in einen *Ramus circumflexus* und einen *Ramus interventricularis anterior.* Der Ramus circumflexus zieht in der Herzkranzfurche zur Hinterfläche des Herzens, der Ramus interventricularis anterior in der vorderen Längsfurche abwärts.

Die *rechte* Koronararterie (Arteria coronaria dextra) entspringt unter dem rechten Herzohr und folgt dann der Herzkranzfurche. An der Hinterfläche gibt sie den *Ramus interventricularis posterior* ab, der in der hinteren Längsfurche zur Herzspitze zieht.

Das *venöse* System des Herzens ist ähnlich wie das arterielle System aufgebaut. Das Blut aus den Venen sammelt sich überwiegend im *Sinus coronarius,* der in

den rechten Vorhof mündet. Nur ein sehr geringer Teil des venösen Blutes wird über kleine Venen direkt in die Herzhöhlen geleitet.

Die pro Zeiteinheit durch die Koronarien fließende Blutmenge hängt vor allem vom

☐ *Perfusionsdruck,* d.h. vom Blutdruck in den Koronarien, und vom

☐ *Koronarwiderstand*

ab. Letzterer setzt sich aus zwei Komponenten, einer *vasalen* und einer *myokardialen* (extravasalen) Komponente, zusammen.

Der vasale Widerstand ergibt sich aus dem Tonus der glatten Muskulatur der Koronararterien: Nimmt der Tonus ab, steigt die Durchblutung. Das koronargesunde Herz verfügt über eine erhebliche **Koronarreserve,** d.h. bei Bedarf wird dem gesamten Herzen oder einem hypoxischen Bezirk mehr Blut und damit mehr Sauerstoff zugeführt (Abb. B 3–11). In Ruhe beträgt der Sauerstoffbedarf des Herzens pro 100 g Herzgewebe etwa 10 ml/min, durch Erhöhung der Koronardurchblutung kann das maximale Sauerstoffangebot auf etwa 65 ml/min gesteigert werden. Die Koronarreserve ist somit etwa 5mal größer als der Ruhebedarf.

Die *autoregulatorische Steigerung der Koronardurchblutung* wird insbesondere *durch Adenosin* vermittelt. Sauerstoffmangel des Myokards führt durch unzureichende ATP-Resynthese zu einer Freisetzung von

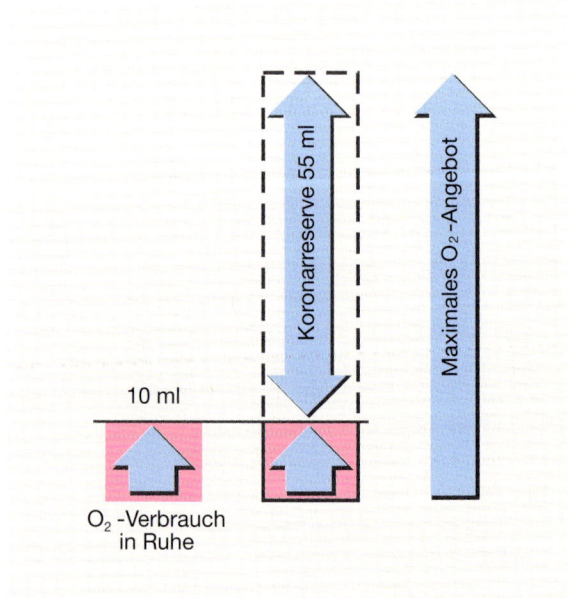

Abb. B 3–11. Sauerstoffverbrauch des Herzens/100 g Herzgewebe · min in Ruhe und Koronarreserve

Adenosin, das eine Dilatation der Koronargefäße bewirkt. Auch eine Sympathikusaktivierung löst eine Koronarerweiterung aus.

Unter der *myokardialen Komponente des Koronarwiderstandes* versteht man den vom Myokard auf die Koronarien ausgeübten Druck. Infolge des rhythmischen Ablaufs der Herzaktion erfolgt auch die Koronardurchblutung nicht kontinuierlich, sondern sie weist rhythmische Schwankungen in Abhängigkeit von den Kontraktionsphasen auf. Vor allem in den subendokardialen Arterien des linken Ventrikels kann während der Systole infolge der Komprimierung der Gefäße durch die Ventrikelkontraktion kein Blut fließen. *Ein Teil des Herzmuskels wird somit vorwiegend in der Diastole mit Blut versorgt.* Für die Myokarddurchblutung sind deshalb die Erschlaffung des Myokards und die Diastolendauer von entscheidender Bedeutung.

3.2.1 Herzinsuffizienz

Unter einer *Herzinsuffizienz* versteht man nach der Definition der Weltgesundheitsorganisation eine *eingeschränkte körperliche Belastbarkeit aufgrund einer nachweisbaren kardialen Funktionsstörung.* Das bedeutet, daß das Herz bei ausreichendem venösem Angebot nicht in der Lage ist, die für die Versorgung des Körpers erforderliche Pumpleistung zu erbringen, das Herzzeitvolumen somit zu gering ist.

Je nachdem, welche Teile des Herzens betroffen sind, spricht man von *Rechts-, Links-* oder *Rechts-Links- (= Global-)Insuffizienz.* Nach der Zeitspanne, in der die Herzinsuffizienz sich entwickelt bzw. besteht, werden *akute* von *chronischen* Insuffizienzen unterschieden.

Dem *Schweregrad des Zustandes* entsprechend kann zwischen einer *Belastungsinsuffizienz* und einer *Ruheinsuffizienz* oder (nach der New York Heart Association) zwischen *Insuffizienzen I. bis IV. Grades* differenziert werden (s.u.).

Wegen der schlechten Prognose der chronischen Herzinsuffizienz im Stadium III und IV ist eine frühzeitige Diagnostik und Therapie notwendig mit dem Ziel, die Lebensqualität und die Prognose des Patienten zu verbessern.

Ursachen der Herzinsuffizienz. Als Ursache einer *akuten Herzinsuffizienz* kommt vor allem ein *größerer Ausfall* von Herzmuskelgewebe durch einen Myokardinfarkt (s. S. 466) oder – seltener – eine diffuse Myokarditis in Betracht. Außerdem kann eine *akute Überbelastung* des Herzens, z.B. bei plötzlichem

Druckanstieg im Lungenkreislauf durch Lungenembolie oder bei Abriß einer Herzklappe, eine akute Herzinsuffizienz auslösen. *Extrakardiale Komplikationen* im Verlauf einer chronischen Herzerkrankung (z.B. hohes Fieber, Thyreotoxikose) sind weitere Ursachen für ein akutes Herzversagen.

Einer *chronischen Herzinsuffizienz* liegen insbesondere koronare *Herzerkrankung, Hypertonie, Kardiomyopathien und Herzrhythmusstörungen* zugrunde. Seltenere Ursachen sind angeborene und erworbene Herzfehler, toxische Schädigungen (z.B. durch Alkohol, Quecksilber, Arsen) sowie Behinderung der Füllung oder Auswurfleistung (z.B. bei Perikarderguß oder konstriktiver Perikarditis).

Ist eine Herzinsuffizienz durch eine Kontraktilitätsabnahme des Myokards bedingt, liegt eine *Myokardinsuffizienz* vor. Herzinsuffizienz ist somit nicht gleichbedeutend mit Myokardinsuffizienz; vielmehr ist letztere nur eine, allerdings besonders häufig vorkommende und besonders wichtige Form der Herzinsuffizienz.

Systolische und diastolische Herzinsuffizienz. Bei einer *systolischen Herzinsuffizienz* liegt eine *Störung der Myokardkontraktion* vor.

Bei einer *diastolischen Funktionsstörung* ist dagegen die *Compliance des linken Ventrikels erniedrigt,* d.h. die Steifigkeit der Muskulatur erhöht. Häufigste Ursache der diastolischen Funktionsstörung ist die Bindegewebszunahme im Myokard nach Muskeluntergang, meist infolge einer Hypertonie.

Symptome der Herzinsuffizienz. Eine **Rechtsherzinsuffizienz** führt zu einer Drucksteigerung im rechten Vorhof und in den großen Venen des Körperkreislaufs, d.h. zu einer *Stauung des Blutes im großen Kreislauf. Ödeme* in den abhängigen Körperpartien sind die Folge. Insbesondere treten *Knöchelödeme* auf; u.U. entwickelt sich eine stauungsbedingte Flüssigkeitsansammlung in der Bauchhöhle *(Aszites).* Typisch sind auch eine *Vergrößerung der Leber (Stauungsleber)* sowie eine Eiweißausscheidung im Urin *(Stauungsproteinurie).*

Beim *Liegen* wird die Ödemflüssigkeit „mobilisiert". Dies führt – unterstützt durch eine bessere Nierendurchblutung – zu einer *vermehrten Urinbildung und zu nächtlichem Harndrang (Nykturie).*

Durch die stark verminderte Auswurfleistung des rechten Herzens bei schwerer Rechtsinsuffizienz sinkt auch das Blutangebot an das linke Herz; eine Abnahme des Herzzeitvolumens ist die unmittelbare Folge. Der arterielle Blutdruck im Körperkreislauf kann deshalb u.U. absinken, woraus dann zusätzlich eine Minderdurchblutung im Bereich des großen Kreislaufs resultiert.

Bei einer **akuten Linksherzinsuffizienz** steigt der Druck im linken Vorhof und in den Lungenvenen an. Durch den *Rückstau des Blutes in der Lungenstrombahn* tritt eine *Drucksteigerung im kleinen Kreislauf* auf, die eine *vermehrte Filtration* aus den Lungenkapillaren ins Interstitium und in die Alveolen zur Folge hat.

Es entwickelt sich ein *Lungenödem,* das schwere Störungen der Ventilation und des Atemgaswechsels verursacht und ein Gefühl der Atemnot *(Asthma cardiale)* auslöst.

Die **chronische Linksherzinsuffizienz** äußert sich in *Dyspnoe* (erschwerter Atmung verbunden mit dem subjektiven Gefühl der Atemnot), die sich bis zur *Orthopnoe* (Atemnot besonders im Liegen, die zum Aufrichten zwingt) steigern kann, ferner in *Zyanose* (Blaufärbung von Haut und Schleimhäuten infolge einer Sauerstoffuntersättigung des Blutes) und stauungsbedingter *Bronchitis.* Die chronische Linksherzinsuffizienz führt – wie *die Rechtsherzinsuffizienz* – zu einer Hypertrophie des Herzmuskels und zu einer Zunahme des Blutvolumens (s. o.). Zusätzlich kann – bei einer mangelhaften O_2-Versorgung der Organe – eine *Polyglobulie* auftreten, die über eine *Viskositätszunahme des Blutes* die Belastung des Herzens weiter steigert.

Das häufigste *Endstadium* von Erkrankungen, die primär zu einer Schädigung oder Überbelastung des linken Herzens führen, ist der Übergang in eine *Links- und Rechtsherzinsuffizienz (Globalinsuffizienz),* da eine langfristige ausgeprägte Druckerhöhung im kleinen Kreislauf bei Lungenstauung sekundär auch das rechte Herz belastet.

Kompensationsmechanismen bei Herzinsuffizienz. Bei einer Herzinsuffizienz werden vom Organismus Kompensationsmechanismen in Gang gesetzt, um trotz der Abnahme der Herzleistung eine ausreichende Organperfusion zu gewährleisten. Hierzu gehört neben einer Erhöhung des Sympathikustonus eine gesteigerte Renin- und Adiuretin-Freisetzung.

Durch die Sympathikusaktivierung nehmen der arterielle und der venöse Blutdruck sowie die Kontraktilität des Herzens zu, die Aktivierung des Renin-Angiotensin-Aldosteron-Systems (s. S. 567) und die Steigerung der Adiuretin-Sekretion bewirken eine Zunahme des Plasmavolumens. Diese zunächst sinnvollen Kompensationsmechanismen wirken sich jedoch im Verlauf der Erkrankung *negativ* aus, da sie das Herz durch Erhöhung von pre- und afterload (s. S. 442) zusätzlich belasten. Hieraus ergeben sich wichtige therapeutische Ansätze.

Schweregrade der Herzinsuffizienz. Nach den Vorschlägen der New York Heart Association (NYHA) wird die Herzinsuffizienz in vier Schweregrade eingeteilt:

Beim Schweregrad I besteht noch *keine* Einschränkung der körperlichen Leistungsfähigkeit. (Dieses Anfangsstadium der Herzinsuffizienz ist nur mit besonderen diagnostischen Maßnahmen zu erfassen.)

Beim Schweregrad II ist die Leistungsfähigkeit der Patienten bei *stärkerer Belastung* eingeschränkt.

Der Schweregrad III ist dadurch charakterisiert, daß bereits bei *normaler körperlicher Belastung* die Leistungsfähigkeit reduziert ist, in Ruhe aber keine Beschwerden bestehen.

Beim Schweregrad IV kommt es auch *in Ruhe* zu Beschwerden, eine körperliche Belastung ist nicht möglich, meist ist Bettruhe erforderlich.

3.2.2 Pharmaka zur Therapie der Herzinsuffizienz

Bei der medikamentösen Therapie der Herzinsuffizienz wird versucht

☐ *die Kontraktionskraft der Herzmuskelfasern zu erhöhen* oder

☐ die *Herzarbeit zu verringern.*

Zur *Steigerung der Herzkraft* werden

☐ *positiv inotrop wirkende Stoffe* (Herzglykoside, Catecholamine, Phosphodiesterasehemmer),

zur *Veringerung der Herzarbeit*

☐ *Vor- und/oder Nachlast senkende Substanzen* (Nitrate, Diuretika, ACE-Hemmer, α_1-Adrenozeptorenblocker, sonstige Vasodilatantien)

eingesetzt.

Gelingt eine Steigerung der Kontraktionskraft der Herzmuskelfasern, so werden die Herzkammern wieder besser entleert, die Gewebeperfusion steigt und der Venendruck sinkt. Die ebenfalls dadurch bedingte bessere Durchblutung der Nieren bewirkt eine gesteigerte Diurese und über die vermehrte Natriumionen-Ausscheidung eine Ausschwemmung von Ödemen.

Die derzeit im Handel befindlichen positiv inotropen Substanzen wirken sämtlich, wenngleich auf unterschiedliche Weise, *kontraktionskraftsteigernd durch Erhöhung der intrazellulären Konzentration an freien Calciumionen* im Myokard:

☐ *Herzglykoside durch Hemmung der Na^+/K^+-ATPase,*

☐ *Catecholamine durch Stimulation von β-Adrenozeptoren (und damit der Adenylatcyclase) und*

□ *Phosphodiesterasehemmer durch Blockade der cAMP-abbauenden Phosphodiesterase.*

Das *Problem* bei der Gabe positiv inotroper Substanzen besteht darin, daß bei einer Herzinsuffizienz das Herz, wie oben beschrieben, durch Zunahme des Sympathikustonus bereits stark (bis maximal) stimuliert ist und daher oft, vor allem wenn, wie z.B. beim Herzinfarkt, Herzmuskulatur zugrunde gegangen ist, von einer zusätzlichen Stimulation des Herzens nicht mehr viel erwartet werden kann. Außerdem erhöhen mit Ausnahme der Herzglykoside alle anderen positiv inotrop wirkenden Substanzen die Herzfrequenz und steigern die Gefahr von Herzrhythmusstörungen.

In zunehmendem Maße wird daher versucht, die *Herzarbeit zu ökonomisieren* bzw. sie *zu verringern.* Dies ist möglich durch *Erniedrigung des peripheren Widerstandes* (sog. Nachlast- = afterload-Reduktion) und/oder Verringerung des venösen Rückstroms (sog. Vorlast- = preload-Reduktion). Reduziert man die Nachlast, so muß das Herz für das gleiche Auswurfvolumen weniger Arbeit leisten. Auch eine Abnahme des venösen Rückstroms senkt durch Verringerung des Herzzeitvolumens die Herzarbeit.

Zur Behandlung einer *akuten Herzinsuffizienz* dienen bevorzugt *Nitrate, Schleifendiuretika* vom Furosemidtyp, die *Catecholamine Dopamin und Dobutamin* sowie *Phosphodiesterasehemmer,* zur Therapie einer *chronischen Herzinsuffizienz* insbesondere *Herzglykoside, Diuretika und ACE-Hemmer.*

3.2.2.1 Herzwirksame Glykoside (Herzglykoside)

Im Gegensatz zu anderen Arzneimittelgruppen konnten die aus Folia Digitalis, Semen Strophanthi, Bulbus Scillae oder anderen Drogen gewonnenen herzwirksamen Glykoside noch nicht durch Synthetika ersetzt werden. Der Grund hierfür liegt einerseits in der komplizierten chemischen Struktur der Herzglykoside, die dadurch synthetisch schwer zugänglich sind. Andererseits führen schon geringfügige chemische Veränderungen am Molekül, z.B. die Hydrierung der Doppelbindung im ungesättigten Lactonring, zu einem starken Wirkungsabfall. Auch Versuche, einfacher gebaute Substanzen mit herzglykosidartiger Wirkung zu synthetisieren, blieben weitgehend erfolglos.

Folgende Strukturelemente werden für eine Substanz mit herzglykosidartiger Wirkung als bedeutsam angesehen:

Die Substanz muß ein Steroidgerüst besitzen, in dem – sofern keine Doppelbindung im Ring A wie bei

den Scillaglykosiden vorliegt – die Ringe A und B cis-, B und C trans- sowie C und D cis-verknüpft sind. In 17β-Position muß ein α,β-ungesättigter γ-Lactonring *(Cardenolid-Reihe)* oder ein α,β–γ,δ-doppelt ungesättigter δ-Lactonring *(Bufadienolid-Reihe)* vorhanden sein. Außerdem befinden sich in 3β- und 14β-Position Hydroxylgruppen. Die Zuckerreste sind über die 3β-Hydroxylgruppe glykosidisch verbunden.

Digitoxigenin

Die glykosidische Verknüpfung an C–3 ist für die Herzwirksamkeit nicht unbedingt erforderlich: Die zuckerfreien Substanzen, die *Genine,* sind ebenfalls wirksam. Trotzdem kommt den in den Herzglykosiden enthaltenen Zuckern (z.B. Digitoxose, Acetyl-Digitoxose, Cymarose, Digitalose, Rhamnose, Glucose) große Bedeutung zu, da sie über die veränderten physiko-chemischen Eigenschaften der Glykoside die Resorption, die Eiweißbindung, die Verteilung im Organismus, die Biotransformation und die Ausscheidung erheblich beeinflussen.

Wirkungen. Herzglykoside

□ *steigern die Kontraktionskraft* der Herzmuskulatur *(positiv inotrope Wirkung),*

□ *verlangsamen die Schlagfrequenz (negativ chronotrope Wirkung),*

□ *erschweren die Erregungsleitung (negativ dromotrope Wirkung)* und

□ *begünstigen* durch Senkung der Reizschwelle *eine heterotope Erregungsbildung (positiv bathmotrope Wirkung),* die zunächst zu Extrasystolen und nach toxischen Dosen u.U. zu Kammerflimmern führen kann.

Durch die Zunahme der Kontraktionskraft des Myokards nimmt beim gesunden wie beim insuffizienten Herzen die maximale Druckanstiegsgeschwindigkeit des linken Ventrikels zu. Beim insuffizienten Herzen wird hierdurch das Herzzeitvolumen erhöht, die überdehnten Muskelfasern verkürzen sich und das pathologisch vergrößerte Herz wird kleiner. Die Kammern werden wieder besser entleert, d.h., die in der Systole in den Kammern verbleibende Restblutmenge nimmt ab. Gleichzeitig wird die diastolische Füllung des Herzens vergrößert und damit der venöse Blutdruck gesenkt. Die Verbesserung der Auswurfleistung des Herzens bewirkt auch eine Abnahme des beim Herzinsuffizienten erhöhten Sympathikustonus und damit eine Erniedrigung der Herzfrequenz.

In therapeutischen Dosen besitzen die Herzglykoside *keine direkte diuretische Wirkung,* sondern die verstärkte Diurese ist, wie schon erwähnt, die Folge der verbesserten Herzleistung: Die Beseitigung des venösen Rückstaus steigert die Diurese, da die durch den Rückstau entstandenen kardialen Ödeme nach Normalisierung des Kreislaufs wieder ausgeschwemmt werden können.

Die durch Herzglykoside bewirkte Reduktion der Herzfrequenz bedeutet eine *Ökonomisierung* der *Herzarbeit.* Sie ist insbesondere dann günstig, wenn eine supraventrikuläre Tachykardie oder -arrhythmie besteht. Die Erschwerung der Erregungsleitung erweist sich oft beim Vorhofflattern/Vorhofflimmern als günstig (evtl. Rückkehr zum Sinusrhythmus), kann jedoch bereits die Erregungsübertragung vom Vorhof auf die Kammern stören. Die heterotope Erregungsbildung, als deren Folge es zu ventrikulären Extrasystolen und u.U. zu Kammertachykardien kommen kann (s.u.), ist in jedem Fall unerwünscht.

Erwünschte und unerwünschte Wirkungen liegen also eng zusammen, den günstigen Eigenschaften der Herzglykoside, die diese Substanzen zu einer wertvollen Arzneistoffgruppe machen, steht die *geringe therapeutische Breite* (s.u.) als schwerer Nachteil gegenüber. Alle Versuche, die therapeutische Breite der Herzglykoside zu verbessern, sind bisher gescheitert.

Wirkprofil. *Alle Herzglykoside wirken pharmakodynamisch gleich und unterscheiden sich nur in ihrer Pharmakokinetik!*

Wirkungsmechanismus. Durch Bindung eines Herzglykosids an die Magnesium-abhängige Na^+/K^+-ATPase wird diese – abhängig von der Glykosid-Konzentration – teilweise blockiert und damit der Natriumionen-Transport von intra- nach extrazellulär sowie der Kaliumionen-Transport von extra- nach intrazellulär gehemmt (Abb. B 3–12). Die Folge ist eine Zunahme der intrazellulären Na^+-Konzentration, während die intrazelluläre K^+-Konzentration abnimmt. Aufgrund des Anstiegs der intrazellulären Natriumionenkonzentration werden nunmehr durch den membranständigen Na^+/Ca^{2+}-Austauscher, der unter physiologischen Bedingungen 3 extrazelluläre Na^+ gegen 1 intrazelluläres Ca^{2+} austauscht, weniger Calciumionen aus der Zelle in den Extrazellularraum transportiert. Dadurch werden in der Diastole mehr Calciumionen im sarkoplasmatischen Retikulum gespeichert und in der folgenden Systole auch mehr Calciumionen aus dem Speicher freigesetzt. Die Konsequenz ist eine gesteigerte elektromechanische Kopplung und damit eine erhöhte Kraftentwicklung (positiv inotroper Effekt).

Die Abnahme der intrazellulären K^+-Konzentration und damit die Verringerung des Membran-Ruhepotentials bewirken die erniedrigte Leitungsgeschwindigkeit. Auch die *toxischen Symptome* lassen sich durch die Beeinflussung des Ionentransports durch die Zellmembran erklären: Infolge der nun noch stärkeren Hemmung der Na^+/K^+-ATPase wird der intrazelluläre Gehalt an Kaliumionen weiter erniedrigt und der an Calciumionen so stark erhöht, daß die Speicherkapazität des endoplasmatischen Retikulums

D-Digitoxose   D-Cymarose   D-Digitalose   L-Rhamnose

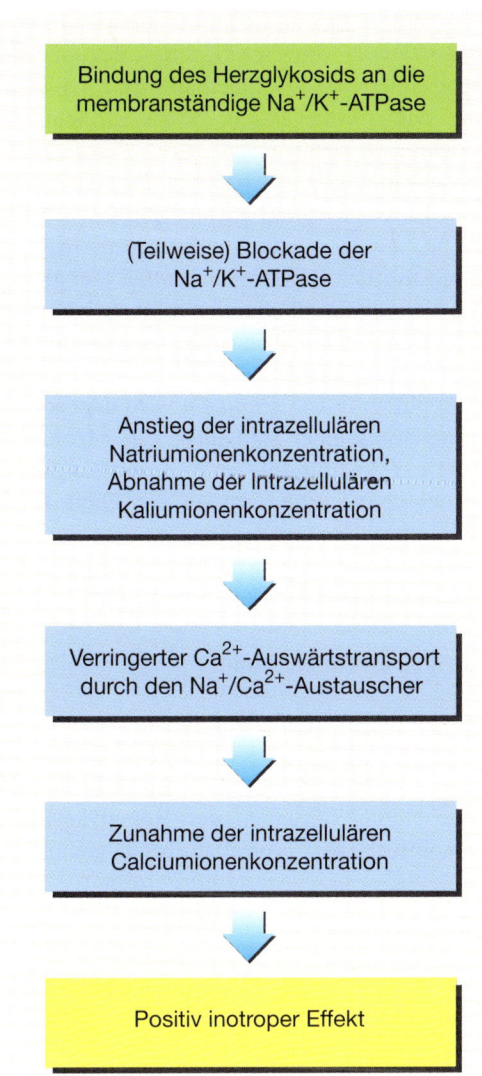

Abb. B 3–12. Wirkungsmechanismus von Herzglykosiden in schematischer Darstellung

Kinetik. Die einzelnen Herzglykoside unterscheiden sich vor allem in

☐ der *Resorptionsquote,*

☐ der *Plasmahalbwertszeit* (und damit der sog. *Abklingquote,* die den Wirkverlust pro Tag angibt),

☐ der *Wirkungsdauer* und der *Kumulationsgefahr* sowie

☐ dem *hauptsächlichen Ausscheidungsweg* (renal, biliär).

In Tab. B 3–12 sind die entsprechenden Angaben für einige Glykoside zusammengestellt.

Von einem therapeutisch verwendeten Herzglykosid ist zu fordern, daß es möglichst vollständig resorbiert wird. Aus diesem Grund sind Herzglykoside mit niedrigen Resorptionsquoten (z.B. Strophanthin) als obsolet anzusehen.

Wie bei anderen Wirkstoffen hängen die kinetischen Parameter der Herzglykoside vor allem von den *Löslichkeitseigenschaften* ab. Die *Resorbierbarkeit* kann *gesteigert* werden, wenn die *Lipophilie erhöht* wird. Möglichkeiten hierfür bestehen

☐ in der *Abspaltung von Zuckermolekülen* (vgl. Proscillaridin) oder

☐ in der *Veresterung* bzw. *Veretherung von Hydroxylgruppen* in den Zuckern (vgl. Acetyldigoxin und Metildigoxin).

Die *Abklingquote* ist von der *Eiweißbindung,* der *Biotransformation* und der *Ausscheidung* abhängig.

Die *Bindung an die Plasmaeiweiße* ist *um so größer, je geringer die Zahl* der mit den Geninen verknüpften *Zuckermoleküle* ist und *je weniger Hydroxylgruppen* am Steroidmolekül vorhanden sind. Das bedeutet, daß beispielsweise Digitoxin stärker als Digoxin an die Plasmaeiweiße gebunden wird. Andererseits tritt die Wirkung um so langsamer ein, und die Kumulationsgefahr ist um so größer, je stärker die Glykoside an Eiweiß gebunden sind.

überschritten wird und Nachpotentiale auftreten, die zu Extrasystolen führen können.

Tab. B 3–12. Kennzahlen von Herzglykosiden

Glykosid	Resorptionsquote (%)	Latenz bis zum Wirkungseintritt (Minuten)		Vollwirkung erreicht nach Stunden		$t_{1/2}$ (Stunden)	Abklingquote (%)	Wirkungsdauer (Tage)
		i.v.	peroral	i.v.	peroral			
k-Strophanthin	0 – 5	2 – 15	–	1	–	12 – 19	40	1 – 2
Digoxin	70 – 90	10 – 30	60 – 90	1 – 2	6 – 8	33 – 36	20	6 – 8
Digitoxin	100	30 – 120	120 – 180	4 – 12	9 – 12	145 – 190	7	20

Herz-Kreislauf-System

B3

Der Biotransformations- und Ausscheidungsmodus ist bei den verschiedenen Glykosiden angegeben.

Indikationen. Herzglykoside sind indiziert bei

☐ *Herzmuskelinsuffizienz,* vor allem bei *chronischer* Herzmuskelinsuffizienz (NYHA-Stadium III und IV), ferner bei

☐ *supraventrikulären Tachykardien* und *Tachyarrhythmien* sowie *Vorhofflattern* und *Vorhofflimmern* (vgl. B 3.2.3).

Bei der *akuten* Herzinsuffizienz sind Herzglykoside *nicht mehr Mittel der ersten Wahl* und werden außer zur Beseitigung von gleichzeitig bestehendem Vorhofflimmern mit schneller Kammerüberleitung kaum noch eingesetzt.

Bei der *chronischen* Myokardinsuffizienz kann mit einem guten Therapieerfolg bei Gabe von Herzglykosiden vor allem dann gerechnet werden, wenn die Insuffizienz die Folge einer Koronarsklerose oder einer chronischen Druck- und/oder Volumenbelastung ist. Die Wirkung ist gering bei Rechtsherzinsuffizienz, Hyperthyreose oder Myokarditis, und sehr gering bei rein mechanisch bedingter Herzinsuffizienz (z.B. bei Mitralstenose).

Wegen der geringen therapeutischen Breite der Herzglykoside ist ihre Verordnung besonders verantwortungsvoll und erfordert genaue Kenntnisse über die Eigenschaften des eingesetzten Glykosids. Aus der derzeitigen Verordnungshäufigkeit muß geschlossen werden, daß Herzglykoside noch immer z.T. ohne klare Indikation angewandt werden. So ist z.B. höheres Alter (sog. Altersherz) allein *keine* Herzglykosidindikation. Auch ist die (früher häufige) prophylaktische Gabe von Herzglykosiden vor Operationen ohne Hinweise auf eine Myokardinsuffizienz *nicht* indiziert.

Dosierung. Die Dosierung erfolgt individuell. In Tab. B 3–13 sind Richtwerte für die Dosierung einiger Herzglykoside (Erhaltungsdosen) angegeben.

Tab. B 3–13. Erhaltungsdosen von Herzglykosiden bei oraler Applikation

Glykosid	Erhaltungsdosis (mg/Tag)
Digoxin	0,25 (–0,3)
β-Acetyldigoxin	0,3
Metildigoxin	0,2
Digitoxin	0,1

Früher war es üblich, durch die initiale Gabe sog. *Sättigungsdosen* (= höheren Dosen zu Beginn der Behandlung) relativ rasch – innerhalb von 2 – 5 Tagen – den sog. *Vollwirkspiegel,* d.h. die zur Erreichung der gewünschten Wirkung erforderliche Plasmakonzentration des Glykosids, zu erreichen. Heute wird dagegen bei der Gabe von *Digoxinpräparaten* mit Ausnahme bestimmter Arrhythmieformen die *langsame* Sättigung mit der Gabe der *normalen* (Erhaltungs-) Dosis bevorzugt. Der Vollwirkspiegel stellt sich dann zwar langsamer ein, jedoch ist die Gefahr von Intoxikationen herabgesetzt.

Bei Applikation von *Digitoxin* wird dagegen noch immer meist mit einer Sättigungsdosis begonnen, da bei Gabe von Erhaltungsdosen zu Behandlungsbeginn wegen der langen Halbwertszeit von Digitoxin erst nach 5 Wochen die volle Wirkung erreicht würde.

Besonders vorsichtig muß dosiert werden, wenn die Empfindlichkeit gegenüber Herzglykosiden erhöht ist.

Dies trifft zu für Patienten mit

☐ Hypokaliämie,

☐ Hypercalcämie,

☐ Ausscheidungsstörungen der Herzglykoside bei Niereninsuffizienz (vor allem bei Digoxin-Präparaten),

☐ Myokarditis,

☐ koronarer Herzkrankheit (s.u.) infolge eines ATP-Mangels durch die ungenügende Sauerstoffversorgung,

☐ höherem Lebensalter (über 70 Jahre) und

☐ Untergewicht.

Die Bestimmung von Plasmaspiegeln ist zwar eine geeignete Möglichkeit zur Überprüfung der Dosierung, doch ersetzt sie nicht die sorgfältige klinische Beobachtung.

Nebenwirkungen. Wie bereits erwähnt, ist die therapeutische Breite der Herzglykoside gering. Selbst wenn der Vollwirkspiegel noch nicht erreicht ist, besteht die Gefahr von Nebenwirkungen in Form von Arrhythmien, Benommenheit, Kopfschmerzen, Sehstörungen (insbesondere Störungen des Farbsehens) sowie – vorwiegend zentral ausgelöstem – Übelsein und Erbrechen. Bei älteren Patienten können auch Verwirrtheitszustände und Halluzinationen auftreten. Die Nebenwirkungshäufigkeit wird mit etwa 20% angegeben.

Kontraindikationen. Bei schweren Bradykardien, ventrikulären Rhythmusstörungen (insbesondere ventrikulären Tachykardien), hypertrophisch obstruktiver Kardiomyopathie und Verdacht auf eine Herzglykosid-bedingte Intoxikation sind Herzglykoside kontraindiziert.

Interaktionen. Saluretika, Laxantien, Nebennierenrindenhormone, Insulin und Amphotericin B erhöhen die Herzglykosidwirkung wegen der durch sie hervorgerufenen Kaliumverluste. Auch parenteral applizierte Calciumsalze steigern den Glykosideffekt. Dagegen wird durch Amilorid aufgrund der verstärkten Kaliumretention und durch Colestyramin infolge verminderter Glykosidresorption die Wirkung herabgesetzt. Chinidin erhöht die Plasmaspiegel von Digoxin und Digoxin-Derivaten (Verdrängung aus Bindungsstellen im Gewebe, Hemmung der renalen Ausscheidung). Auch wurde eine Erhöhung der Digoxin-Plasmakonzentration durch Verapamil und Nifedipin beschrieben.

Enzyminduktoren, wie z.B. Barbiturate, beschleunigen den Abbau von Digitoxin.

Herzglykosidvergiftung. Bei einer Herzglykosidvergiftung – bereits beim Überschreiten der für den vollen therapeutischen Effekt erforderlichen Dosis um das 1,5- bis 3fache ist mit toxischen Erscheinungen zu rechnen – treten die genannten Nebenwirkungen in verstärkter Form auf. In schweren Fällen kommt es zu partiellem bis totalem AV-Block, Bradykardie oder Kammertachykardie, evtl. auch zu Delirien und Krämpfen. Durch Kammerflimmern kann der Tod eintreten.

Die *Therapie* besteht in *leichteren Fällen* im sofortigen Absetzen des Herzglykosids und Überwachung des Patienten.

Bei *schweren Intoxikationen* werden *Maßnahmen zur Resorptionsverhinderung* und *Unterbrechung des enterohepatischen Kreislaufs* (Magenspülung unter Monitorkontrolle, Gabe von Aktivkohle oder Colestyramin) vorgenommen. Eine beschleunigte Elimination durch *Hämoperfusion* (s. S. 804 f.) ist nur bei Digitoxin, nicht aber bei Digoxin möglich.

Bei schweren Digitalisglykosid-Vergiftungen hat sich außerdem die Gabe von *Digitalis-Antitoxin* vom Schaf (Fab-Antikörperfragmenten; Handelspräparat: Digitalis-Antidot BM) bewährt.

Bei *bradykarden Rhythmusstörungen* ist *Atropin* und bei Versagen der medikamentösen Therapie der vorübergehende Einsatz eines *Schrittmachers* indiziert.

Treten tachykarde Rhythmusstörungen auf, werden unter ständiger EKG- und Elektrolytkontrolle *Kalium-*ionen (10 mmol KCl in 1 Stunde) infundiert (kontraindiziert bei Hyperkaliämie und AV-Block!). Als Antiarrhythmika können *Phenytoin* (5 mg/kg) oder *Lidocain* (initial 50 – 100 mg i.v., dann 2 – 4 mg/min als Infusion) gegeben werden.

3.2.2.1.1 Digitalis-Glykoside

Die wichtigsten Herzglykoside der Digitalisgruppe werden aus *Digitalis purpurea* und *Digitalis lanata* isoliert. Die *genuinen* Hauptglykoside von Digitalis purpurea sind die *Purpureaglykoside* A und B, die am C–3 des Aglykons (Genins) jeweils ein aus drei Molekülen Digitoxose und einem Molekül Glucose aufgebautes Tetrasaccharid tragen. Bei den genuinen Lanataglykosiden, den *Lanatosiden* A, B und C, ist die der Glucose benachbarte Digitoxose acetyliert.

Genin — Digitoxose— Digitoxose — Digitoxose—Glucose
|
R

R = - H: genuine Purpureaglykoside

R = Acetyl: genuine Lanataglykoside

Drogenauszüge aus Digitalis-Blättern, z.B. Infuse, Tinkturen, Extrakte, sind seit der Einführung von Reinglykosid-Präparaten überholt. Die scheinbar bessere Verträglichkeit dieser Zubereitungen ist auf eine *Unterdosierung* zurückzuführen. Die Auffassung, daß die in der Pflanze vorliegende Wirk- und Begleitstoff-Kombination dem isolierten Reinglykosid überlegen sei, entbehrt der wissenschaftlichen Grundlage.

Von den Digitalis-Glykosiden (s. Tab. B 3–14) sind *Digoxin, Digoxin-Derivate* und *Digitoxin* die heute am meisten verordneten Herzglykoside, die die anderen herzwirksamen Glykoside weitgehend verdrängt haben. Sie unterscheiden sich stark in ihrer Pharmakokinetik.

Digitoxin und *Metildigoxin* (s. Tab. B 3–14) werden nahezu vollständig, Acetyldigoxine zu etwa 80 – 90% resorbiert. Während bei früheren Digoxin-Zubereitungen die Resorptionsquote nur bei etwa 60 – 70% lag, konnte sie bei neueren galenischen Darreichungsformen auf 70 – 90% gesteigert werden. Bei *Lanatosid* C schwanken die Angaben zur Resorbierbarkeit zwischen 10 und 40%.

Die Abklingquote beträgt von Digitoxin ca. 7%, von Digoxin und seinen Derivaten etwa 20%.

Auch bei der *Biotransformation* der Digitalisglykoside existieren erhebliche Unterschiede. Die wichtigsten Biotransformationsreaktionen von *Digitoxin* sind

Herz-Kreislauf-System

B3

□ Hydroxylierung an C–12 und damit Umwandlung zu Digoxin,

□ Abspaltung von Digitoxosemolekülen,

□ Hydrierung der Doppelbindung im Lactonring zum nur noch schwach wirksamen Dihydro-Digitoxin,

□ Konjugation zu Glucuroniden oder Schwefelsäurehalbestern.

Die hydroxylierten sowie die zuckerärmeren Metaboliten sind noch biologisch aktiv, und die biliär sezernierten Konjugate werden im Darm durch die Tätigkeit der Darmbakterien teilweise wieder gespalten. Das freigesetzte Glykosid kann dann erneut resor-

biert werden (enterohepatischer Kreislauf). Die lange Wirkdauer von Digitoxin wird hierdurch verständlich.

Bei *Digoxin* sind wie bei Digitoxin eine Hydrierung der Doppelbindung im Lactonring, Zuckerabspaltung sowie Konjugation möglich.

β-Acetyldigoxin wird in der Darmwand und/oder der Leber entacetyliert und dann wie Digoxin weiter biotransformiert.

Metildigoxin (β-Methyl-Digoxin), das nur teilweise demethyliert wird, besitzt aus diesem Grund eine etwas andere Kinetik als Digoxin. Aufgrund der hohen Lipophilie gelangt es leicht in das ZNS, wodurch die Gefahr zentraler Nebenwirkungen erhöht ist.

Tab. B 3–14. Zusammensetzung von Digitalis-Glykosiden

Glykosid	Genin	Zucker			Handelspräparat (Eingetragenes Warenzeichen)
		Digi-toxose	Acetyl-digitoxose	Glucose	
Purpureaglykosid A	Digitoxigenin	3	–	1	
Digitoxin	Digitoxigenin	3	–	–	Coramedan, Digicor Neu, Digimerck, Tardigal
Purpureaglykosid B	Gitoxigenin	3	–	1	
Gitoxin	Gitoxigenin	3	–	–	
Lanatosid A	Digitoxigenin	2	1	1	
Acetyl-Digitoxin	Digitoxigenin	2	1	–	
Lanatosid B	Gitoxigenin	2	1	1	
Acetyl-Gitoxin	Gitoxigenin	2	1	–	
Lanatosid C	Digoxigenin	2	1	1	Ceglunat
α-Acetyldigoxin	Digoxigenin	2	1	–	Lanadigin, Sandolanid
β-Acetyldigoxin	Digoxigenin	2	1		β-Acetyldigoxin-ratiopharm, Digostada, Digotab, Kardiamed, Novodigal, Stillacor
Digoxin	Digoxigenin	3	–	–	Digacin, Dilanacin, Lanicor, Lenoxin, Novodigal Injektionslösung
β-Methyl-Digoxin	Digoxigenin	3*)	–	–	Lanitop

Gitoxigenin	= 16β-Hydroxy-digitoxigenin
Digoxigenin	= 12β-Hydroxy-digitoxigenin

*) Die Hydroxylgruppe an C–4 der endständigen Digitoxose ist methyliert.

Tab. B 3–15. Glykoside des k-Strophanthidins

R	Glykosid
Cymarose + β-Glucose + α-Glucose	k-Strophanthosid
Cymarose + β-Glucose	k-Strophanthin-β
Rhamnose + Glucose	Convallosid
Rhamnose	Convallatoxin

Bei der *Ausscheidung* der Digitalisglykoside ist zu beachten, daß Digoxin zu etwa 60%, Digitoxin dagegen nur zu etwa 35% renal ausgeschieden wird. Bei Niereninsuffizienz muß daher die Digoxin-Dosierung der Creatinin-Clearance entsprechend reduziert werden, um toxische Nebenwirkungen zu vermeiden. Bei Digitoxin ist eine Dosisanpassung *nicht* erforderlich. (Dosierung usw. s. Tab. B 3–12 und B 3–13.)

3.2.2.1.2 Strophanthus-Glykoside

Die aus verschiedenen Strophanthus-Arten (z.B. Strophanthus gratus oder Strophanthus Kombé) isolierten Glykoside mit den Aglykonen g- und k-Strophanthidin unterscheiden sich von den Digitalis-Glykosiden – abgesehen von den Zuckern – dadurch, daß C–5 hydroxyliert und die anguläre Methylgruppe an C–10 im g-Strophanthidin zur Hydroxymethyl- und im k-Strophanthidin zur Aldehydgruppe oxidiert ist (Tab. B 3–15). (Die *Convallaria-Glykoside* Convallosid und Convallatoxin enthalten ebenfalls das Genin k-Strophanthidin.)

Strophanthus-Glykoside haben ihre ursprüngliche Bedeutung weitgehend verloren. Wegen der schlechten Resorbierbarkeit bei oraler Applikation, die unter 5% liegt, ist die z.T. noch immer durchgeführte orale Strophanthin-Behandlung *abzulehnen*. Die im Prinzip wirksame intravenöse Strophanthin-Gabe kann in den meisten Fällen durch die gefahrlosere orale Applikation von Digitalis-Glykosiden ersetzt werden. Die *Initialdosis* von g- oder k-Strophanthin beträgt 0,25 – 0,5 mg. Da nach einem Tag bereits etwa 50% ausgeschieden sind, muß Strophanthin spätestens jeden 2. Tag erneut injiziert werden. Im Anschluß an eine Strophanthin-Behandlung können wegen der kurzen Wirkungsdauer ohne Bedenken Digitalis-Glykoside gegeben werden. Dagegen ist es gefährlich, einem Patienten unmittelbar nach einer Digitalis-Behandlung Strophanthin zu injizieren, da es durch die Addition der Wirkung beider Glykoside zu schweren Schädigungen kommen kann.

Handelspräparate: g-Strophanthin ist in Strodival® und g-Strophanthin Jenapharm, k-Strophanthin in Kombetin® enthalten.

3.2.2.1.3 Scilla-Glykoside

Die in der Meerzwiebel enthaltenen Glykoside gehören zur Gruppe der Bufadienolide. *Glucoscillaren A* wird beim Trocknungsprozeß der Droge durch enzymatische Abspaltung von einem Molekül Glucose in *Scillaren A* bzw. durch Abspaltung von zwei Molekülen Glucose in *Proscillaridin* umgewandelt.

Die restlichen Glykoside – etwa ⅓ des Gesamtglykosidgehalts – werden als *Scillaren-B-Komplex* bezeichnet.

Nachdem lange Zeit nur Meerzwiebelpräparate im Handel waren, die Glykosidgemische enthielten, wurden zusätzlich als Reinglykoside *Proscillaridin* (Talusin®) und danach *Meproscillarin* (Clift®) in die Therapie eingeführt.

Die Resorptionsquote von **Proscillaridin** liegt mit ca. 25% relativ niedrig. Hinsichtlich der Eiweißbindung nimmt es eine Mittelstellung zwischen Digitoxin und Strophanthin ein. Es wirkt verhältnismäßig rasch, die Kumulationsgefahr ist gering.

Als Erhaltungsdosis werden 0,5 – 1 mg pro Tag angegeben.

Meproscillarin, der Proscillaridin-4'-methylether, wird aufgrund seiner im Vergleich zu Proscillaridin höheren Lipophilie besser resorbiert; die Bioverfügbarkeit beträgt etwa

R = Rhamnose-Glucose-Glucose:	Glucoscillaren A
R = Rhamnose-Glucose:	Scillaren A
R = Rhamnose:	Proscillaridin
R = -H:	Scillarenin

60 – 70%, die Abklingquote ca. 40%. Auch bei eingeschränkter Nierenfunktion bleibt wie bei Proscillaridin die Eliminationsgeschwindigkeitskonstante bzw. Halbwertszeit unverändert.

Die durchschnittliche *Erhaltungsdosis* ist 0,5 – 0,75 mg täglich.

3.2.2.2 Catecholamine

Die auf einer Erregung von β-Rezeptoren des Sympathikus und einer dadurch bedingten, G-Protein-vermittelten Stimulation der Adenylatcyclase beruhende positiv inotrope Wirkung von Catecholaminen wurde bereits früher behandelt (s. S. 281). Für die Therapie einer Herzinsuffizienz eignen sich Catecholamine jedoch nur in besonderen Fällen (in der Intensivmedizin), da sie nicht nur positiv inotrop, sondern auch positiv chronotrop wirken, die ektope Erregungsbildung fördern und den Sauerstoffverbrauch des Myokards steigern. Außerdem tritt rasch ein Wirkungsverlust infolge Desensibilisierung auf.

Bei akuter Herzinsuffizienz, insbesondere bei kardiogenem Schock, werden unter strenger Überwachung und laufender Kontrolle der Herz-Kreislauf-Parameter

□ *Dopamin* (Dopamin AWD, Dopamin Fresenius, Dopamin Giulini®, Dopamin Nattermann®, Dopamin Premix 320 N) und

□ *Dobutamin* (Dobutamin AWD, Dobutamin Giulini®, Dobutamin Hexal®, Dobutamin-ratiopharm®)

angewandt (s. S. 495).

3.2.2.3 Theophyllin

Eine weitere Gruppe positiv inotrop wirkender Substanzen sind die *Methylxanthine* (s. S. 147 f., 516), von denen insbesondere *Theophyllin* – zusammen mit Herzglykosiden – früher häufig bei akuter Herzinsuffizienz eingesetzt wurde. Es hat jedoch bei dieser Indikation seine Bedeutung weitgehend verloren. Es wird bei Herzinsuffizienz nur noch selten – kombiniert mit anderen Substanzen – zur Senkung der Füllungsdrücke im Herzen sowie zur Diureesteigerung verwendet.

3.2.2.4 Phosphodiesterase-Hemmer

Zur *kurzzeitigen* Therapie von Patienten mit schwerer Herzinsuffizienz, die mit anderen Pharmaka nicht befriedigend behandelbar sind, können unter strenger Überwachung (Monitor-Kontrolle!) die *Phosphodiesterase-III-Hemmstoffe*

□ *Amrinon* (Wincoram®),

□ *Milrinon* (Corotrop®) und

□ *Enoximon* (Perfan®)

eingesetzt werden. Durch die Blockade der Phosphodiesterase kommt es zum Anstieg von cAMP und dadurch zu einer positiv inotropen und positiv chronotropen Wirkung am Herzen sowie zu einer Erweiterung der Gefäße. Schlag- und Herzzeitvolumen nehmen zu, das linksventrikuläre enddiastolische Volumen und der periphere Widerstand dagegen ab. Aufgrund dieses Wirkprofils werden diese Substanzen auch als **Inodilatatoren** bezeichnet. Entgegen den ursprünglichen Erwartungen – positive Inotropie und gleichzeitige Nachlastsenkung wurden als besonders erfolgversprechend angesehen – eignen sie sich wegen ihrer erheblichen Nebenwirkungen (s.u.) und der bei klinischen Studien vermehrt aufgetretenen Todesfälle *nicht* zur Langzeittherapie.

Die *Plasmahalbwertszeit* wird von Amrinon mit 2,5 – 6, die von Milrinon mit 1 – 2 und die von Enoximon mit 4 – 6 Stunden angegeben.

Die *Dosierung* beträgt von Amrinon 0,5 mg/kg *langsam* i.v. (weitere langsame Injektion von 0,5 – 1,5 mg/kg im Abstand von 10 – 15 Minuten) oder 30 μg pro kg und Minute während 2 – 3 Stunden als Dauerinfusion, dann Reduktion der Dosis auf 5 – 10 μg pro kg und Minute. Von Milrinon werden als Initialdosis 50 μg/kg während 10 Minuten gegeben, dann folgt eine Erhaltungsinfusion mit 0,375 – 0,75 μg pro kg und Minute. Von Enoximon werden initial 0,5 – 1 mg/kg – ebenfalls langsam – i.v. verabreicht (weitere Gabe von 0,5 mg/kg im Abstand von 30 Minuten), alternativ kann die Initialdosis auch als Infusion (90 μg pro kg und Minute) appliziert werden.

Als *Nebenwirkungen* können wie bei anderen Wirkstoffen, welche die cAMP-Konzentration erhöhen, infolge ektoper Erregungsbildung Herzrhythmusstörungen auftreten. Besonders häufig ist mit *ven-*

Amrinon (Wincoram®)   Milrinon (Corotrop®)   Enoximon (Perfan®)

trikulären, seltener mit supraventrikulären Arrhythmien zu rechnen. Durch die Vasodilatation besteht die Gefahr einer Hypotonie. Weitere unerwünschte Wirkungen sind Thrombozytopenie, Fieber, gastrointestinale Störungen, Kopfschmerzen, Myalgien und Transaminasenerhöhungen. Bei Amrinon wurden ferner Störungen des Geschmacks und der Geruchsempfindung sowie trockene und schuppende Haut, bei Enoximon Oligurie und Thrombophlebitiden an der Injektionsstelle beobachtet.

Kontraindikationen sind schwere obstruktive Kardiomyopathie, ausgeprägte Hypovolämie, Tachykardien, ventrikuläres Aneurysma sowie Schwangerschaft und Stillzeit.

Bedeutsame *Interaktionen* sind derzeit nicht bekannt.

3.2.2.5 Pharmaka zur Reduktion der Vor- und/oder Nachlast des Herzens

Zu den Vor- und /oder Nachlast-senkenden Substanzgruppen, die zur Behandlung einer akuten und/oder chronischen Herzinsuffizienz eingesetzt werden können, gehören

□ *Nitrate* (s. S. 467 ff.),

□ *Diuretika* (s. S. 582 ff.),

□ *Konversionsenzym-Hemmer* (ACE-Hemmer, s. S. 484 ff.),

□ α_1-*Adrenozeptorenblocker* (s. S. 287 f.) sowie

□ andere *Vasodilatatoren*.

(Die pharmakologischen Eigenschaften dieser Substanzgruppen sind an den angegebenen Stellen eingehender beschrieben.)

Nitrate. Von den organischen Nitraten wird *Glyceroltrinitrat* bei *akuter* Herzinsuffizienz mit Lungenstauung in einer Dosierung von 0,8 – 1,6 (–2,4) mg alle 5 – 10 Minuten sublingual oder bei nicht ausreichender Wirkung 0,5 – 3 (– 6) mg/Stunde mittels Perfusor i.v. unter strenger Überwachung des Patienten eingesetzt. Der günstige Effekt ist vor allem durch den verringerten venösen Rückstrom und die daraus resultierende Vorlastsenkung, daneben auch durch eine (geringer ausgeprägte) Nachlastsenkung bedingt.

Isosorbiddinitrat und *Isosorbidmononitrat* eignen sich zur Behandlung einer *chronischen* Herzinsuffizienz, vor allem wenn gleichzeitig eine Koronarinsuffizienz besteht. Wie bei der Koronartherapie muß durch ein entsprechendes Therapieregime eine Toleranzentwicklung vermieden werden (s. d.).

Diuretika. Bei *akuter Herzinsuffizienz* sind *Schleifendiuretika vom Furosemid-Typ* ähnlich wie Glyceroltrinitrat gut wirksam. Durch eine *vor dem diuretischen Effekt* einsetzende *Venendilatation* wird die Vorlast reduziert. Die Venendilatation beruht nicht wie bei den Nitraten auf einem direkten Angriff an der glatten Gefäßmuskulatur, sondern kommt *indirekt* über Prostaglandine, die in der Niere freigesetzt und in die Blutbahn abgegeben werden, zustande. Bei schwer niereninsuffizienten sowie nephrektomierten Patienten sind daher Schleifendiuretika bei akuter Herzinsuffizienz *nicht sofort* wirksam. Später ist auch die Abnahme des Plasmavolumens durch die starke Diurese an der Vorlast-senkenden Wirkung beteiligt.

Die *Dosierung* von Furosemid beträgt bei dieser Indikation 20 – 40 (–100) mg i.v.

Auch bei *chronischer Herzinsuffizienz* sind *Diuretika*, und zwar *alle Diuretikagruppen*, von großem Wert. Infolge der Besserung der Stauungssymptome, der Erniedrigung der Drücke im Herzen und im kleinen Kreislauf sowie der Abnahme des peripheren Widerstands steigt die Belastungstoleranz.

Diuretika können ferner erfolgreich mit ACE-Hemmern und Herzglykosiden kombiniert werden. Dabei muß allerdings beachtet werden, daß die Gabe von ACE-Hemmern bei mit Diuretika vorbehandelten Patienten wegen des stimulierten Renin-Angiotensin-Aldosteron-Systems nur *einschleichend* und unter entsprechender Überwachung (Gefahr eines starken Blutdruckabfalls) erfolgen darf und, wie beschrieben, eine Diuretika-bedingte Hypokaliämie die Empfindlichkeit des Herzens gegenüber Herzglykosiden erhöht.

Konversionsenzym-Hemmer (ACE-Hemmer). Konversionsenzym-Hemmer (s. S. 484 ff.) haben bei der Behandlung der chronischen Herzinsuffizienz zunehmend an Bedeutung gewonnen und gehören heute zu den wichtigsten Wirkstoffen bei dieser Indikation.

Bei einer leichteren Herzinsuffizienz (Stadium II nach NYHA) wird die Therapie heute vielfach mit der Gabe eines Konversionsenzym-Hemmers begonnen.

ACE-Hemmer

□ senken den peripheren Widerstand,

□ reduzieren den venösen Rückstrom und

□ unterdrücken die von Angiotensin II induzierte Noradrenalin-Freisetzung.

Sie wirken somit der bei einer Herzinsuffizienz häufig beobachteten Sympathikusstimulierung entgegen.

Im Gegensatz zu anderen vasodilatierend wirkenden Stoffen, z.B. α_1-Adrenozeptorenblockern, bleibt ihre Wirkung auch bei Langzeittherapie erhalten.

Herz-Kreislauf-System

B3

Besonders bedeutsam ist, daß mit ACE-Hemmern nicht nur die Belastungstoleranz und damit die Lebensqualität der Patienten verbessert, sondern auch die Mortalität signifikant verringert werden kann.

α₁-Adrenozeptorenblocker sowie andere **Vasodilatatoren,** z.B. *Dihydralazin*, sind wegen der raschen Wirkungsabnahme nur kurzfristig bei Herzinsuffizienz einsetzbar.

3.2.3 Herzrhythmusstörungen; Antiarrhythmika

Veränderungen der Herzschlagfolge beruhen auf einer *Beeinflussung der Erregungsbildung* und/oder der *Erregungsleitung.*

Überschreitet die Herzfrequenz beim Erwachsenen in Ruhe 100 Schläge/min, liegt eine *Tachykardie* vor; eine Herzfrequenz < 60 Schläge/min wird als *Bradykardie* bezeichnet. Unter einer *Arrhythmie* versteht man eine unregelmäßige Herzschlagfolge. Eine *Extrasystole* ist eine außerhalb des normalen Herzrhythmus ausgelöste Erregung, die eine Extrakontraktion zur Folge hat und damit vorübergehend den normalen Grundrhythmus verändert.

Erregungsbildungsstörungen, die vom *Sinusknoten* ausgehen, werden als *nomotop,* solche, die von *sekundären* bzw. *tertiären Zentren* oder auch von der *Arbeitsmuskulatur* ausgehen, als *ektop* (heterotop)

bezeichnet. Die ektopen Störungen können in den Vorhöfen (*supraventrikulär*) oder den Kammern (*ventrikulär*) entstehen (s. Tab. B 3–16).

Bei *Erregungsleitungsstörungen* unterscheidet man, ob die Umgebung des Sinusknotens (*sinuatrial*), die Vorhof-Kammergrenze (*atrioventrikulär*) oder das ventrikuläre Leitungssystem betroffen sind.

Zu den *nomotopen* Erregungsbildungsstörungen gehören die *Sinustachykardie, -bradykardie* und *-arrhythmie*, zu den *heterotopen* Erregungsbildungsstörungen die verschiedenen Formen der *Extrasystolie*, die *supraventrikuläre paroxysmale Tachykardie*, die *Kammertachykardien* sowie das *Flattern* oder *Flimmern* von Vorhöfen oder Kammern.

Sinustachykardien kommen bei körperlicher Belastung und Aufregung vor. Vor allem das untrainierte Herz reagiert auf eine erhöhte Anforderung mit unökonomischer Tachykardie. Durch Fieber wird die Herzfrequenz um etwa 10 Schläge/min je 1°C Temperatursteigerung erhöht. Eine *kompensatorische*, meist sympathisch ausgelöste Tachykardie findet man im Schock (s. S. 493 f.), nach Herzinfarkt (s. S. 466), bei Herzinsuffizienz (s. S. 445 ff.), Herzmuskelentzündung und Anämie. Tachykardie ist ferner ein wichtiges Symptom bei der Schilddrüsenüberfunktion (s. S. 331).

Folge der Sinustachykardie ist zunächst eine Steigerung des Herzzeitvolumens. Überschreitet jedoch die Herzfrequenz einen Grenzwert (210 – Alter des Patienten in Jahren), so tritt eine Verschlechterung der Hämodynamik (verminderte Ventrikelfüllung) und der Koronardurchblutung (verkürzte Diastole) auf.

Sinusbradykardien sind bei ausdauertrainierten Hochleistungssportlern, deren Training eine Erhöhung des Vagustonus zur Folge hat, Ausdruck eines *physiologischen*

Tab. B 3–16. Schematische Einteilung der Herzrhythmusstörungen

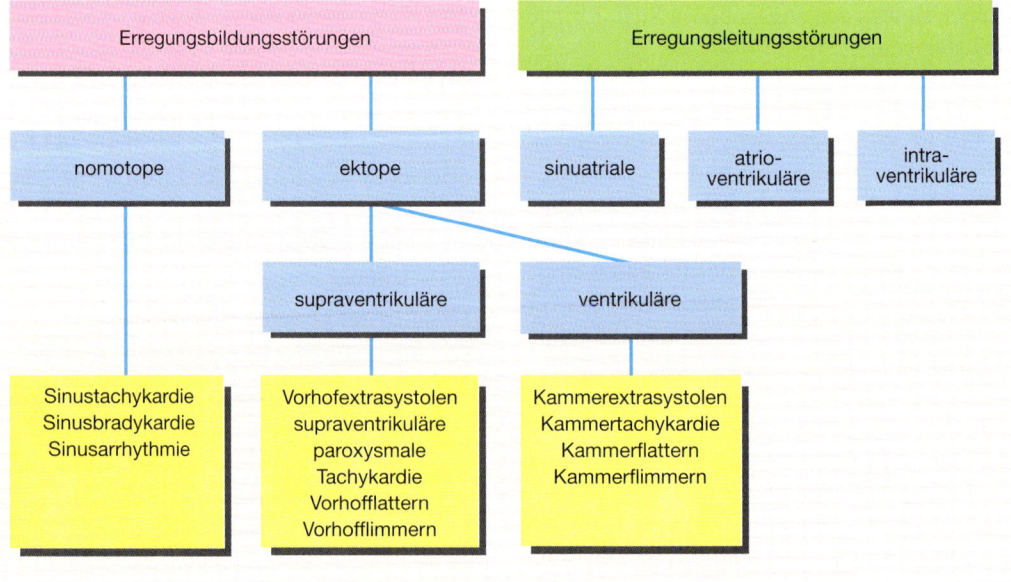

Anpassungsprozesses. Eine *pathologische Senkung der Herzfrequenz* findet man bei Patienten mit einem aus anderen Ursachen erhöhten Vagustonus, z.B. infolge eines Druckanstiegs im Schädelinnenraum bei Hirntumoren oder nach Hirntraumen. (Durch den erhöhten intrakraniellen Druck kommt es zu einem O_2-Mangel des Gehirns, auf die der Sympathikus empfindlicher reagiert als der Parasympathikus.) Eine Erniedrigung der Herzfrequenz tritt ferner bei Schilddrüsenunterfunktion und nach einigen Infektionen (z.B. bei Typhus oder Virusinfektionen) auf. Eine Bradykardie hat eine Verminderung des Herzzeitvolumens zur Folge, wenn das Schlagvolumen nicht entsprechend ansteigt.

Physiologische **Sinusarrhythmien** beobachtet man – häufiger bei Jugendlichen als bei alten Menschen – in Zusammenhang mit der Atmung (z.B. exspiratorische Frequenzabnahme, inspiratorische Frequenzsteigerung). *Pathologische Sinusarrhythmien* entstehen bei koronarer Herzkrankheit, akuter Myokarditis, schwerer Herzinsuffizienz und extrem gesteigerter Schilddrüsenfunktion (Thyreotoxikose). Eine Sonderform der pathologischen Sinusarrhythmien ist das *Sinusknotensyndrom* (Sick-Sinus-Syndrom), bei dem verschiedene Störungen (u.a. anhaltende Sinusbradykardie, Wechsel zwischen Tachykardie und Bradykardie, mangelnder Frequenzanstieg unter Belastung) auftreten.

Supraventrikuläre Extrasystolen sind gelegentlich auch bei Gesunden in körperlicher Ruhe anzutreffen. Die Auswirkungen solcher vereinzelt auftretender Extrasystolen sind harmlos. Gehäuft auftretende Extrasystolen findet man u.a. bei entzündlichen oder ischämischen Myokardschädigungen, Hypokaliämie, Sauerstoffmangel, Digitalisvergiftungen, neurovegetativen Störungen oder Überdehnungen der Vorhofwand.

Supraventrikuläre Extrasystolen gehen meist von der Vorhofmuskulatur oder vom AV-Knoten aus. Hierbei wird die Extraerregung nicht nur zu den Ventrikeln, sondern in der Regel auch *rückläufig zum Sinusknoten* geleitet. Diese Erregung der Schrittmacherzellen unterbricht deren Spontandepolarisation, so daß die nächste Herzaktion erst wieder nach einem normalen Sinusintervall erfolgen kann. *Die supraventrikuläre Extrasystole führt also zu einer Phasenverschiebung des Sinusrhythmus.*

Infolge der verkürzten vorausgehenden Diastole ist die Ventrikelfüllung herabgesetzt. Das Schlagvolumen vermindert sich und der Blutdruck sinkt ab. Salven von Extrasystolen führen zu einem deutlichen Blutdruckabfall.

Supraventrikuläre paroxysmale Tachykardien (anfallsweises Herzjagen) mit einer Herzfrequenz von 150 – 220 Schlägen/min treten bei psychovegetativ labilen Patienten, ferner nach Herzmuskelentzündungen, bei Sauerstoffmangel, Hypokaliämie und einer mit Vorhofstauung einhergehenden Herzinsuffizienz auf. Diastole und Systole sind infolge der hohen Herzfrequenz so kurz, daß die Förderleistung des Herzens abnimmt. Häufig ist daher die Durchblutung lebenswichtiger Organe, insbesondere die des Gehirns und der Nieren, eingeschränkt.

Vorhofflattern und **Vorhofflimmern** sind verhältnismäßig häufige Erregungsbildungsstörungen der Vorhöfe mit besonders hoher Erregungsbildungsfrequenz.

Beim *Vorhofflattern* mit einer Frequenz von 200 – 300/min ist die Vorhoftätigkeit zwar noch koordiniert, doch wird nur

ein Teil der Vorhoferregungen auf die Kammern übergeleitet (z.B. 2 : 1- oder 3 : 1-Überleitung). Die partielle AV-Blockierung (s.u.) ist dabei durch die Refraktärzeit des ventrikulären Erregungsleitungs-Systems bedingt. Vorhofflattern entsteht fast immer aufgrund organischer Herzerkrankungen, vor allem bei Koronarsklerose (s. S. 465) und nach Herzinfarkt. Außerdem tritt Vorhofflattern bei Klappenfehlern durch Überdehnung der Vorhofwand auf. Bei dem im Vergleich zum Vorhofflattern noch häufigeren *Vorhofflimmern* (Frequenz 350 – 600/min) ist durch die von verschiedenen Stellen ausgehenden Erregungen jede wirksame Vorhofkontraktion aufgehoben. Kammerkontraktionen treten wegen wechselnder Überleitungsblockierung in irregulären Abständen auf (absolute Arrhythmie). Vorhofflimmern findet man vor allem bei linksseitigen Klappenfehlern, insbesondere bei der Mitralstenose. (Durch die verengte Mitralklappe erhöht sich der Druck im linken Vorhof, die Vorhofüberdehnung löst die Erregungsbildungsstörung aus.)

Ventrikuläre Extrasystolen kommen sowohl bei psychovegetativ labilen Patienten als auch bei solchen mit organischen Herzerkrankungen (z.B. Koronarsklerose, Myokardschädigung) vor. Während psychovegetativ bedingte ventrikuläre Extrasystolen im allgemeinen unter Belastung verschwinden und daher als harmlos zu bezeichnen sind, nimmt die Zahl ventrikulärer Extrasystolen, die durch eine Schädigung des Herzens hervorgerufen werden, bei Belastung zu. Die *klinischen Folgen* hängen davon ab, ob die Extrasystolen vereinzelt (max. 10/min), gehäuft (über 10/min) oder salvenartig, und ob sie monotop, d.h. von einem Zentrum, oder polytop, d.h. von mehreren Zentren ausgehend, auftreten. Monotope Extrasystolen sprechen für eine lokale, polytope Extrasystolen für eine diffuse Myokardschädigung. Besonders gefährlich sind ventrikuläre Extrasystolen, wenn sie in die sog. vulnerable Phase, d.h. in den ersten Teil der T-Welle des EKGs fallen, da dadurch leicht Kammerflimmern (s.u.) ausgelöst werden kann. Dies beruht darauf, daß die Erregungsrückbildung und damit die Repolarisation in den inneren und äußeren Schichten des Myokards nicht gleichzeitig ablaufen und dadurch vorzeitig auftretende Erregungen ungleich weitergeleitet werden. Die Folge sind sog. *kreisende Erregungen*, durch die Kammerflimmern entstehen kann.

Ventrikuläre Tachykardien, die bei schweren organischen Herzschädigungen, z.B. beim Herzinfarkt, vorkommen, sind stets lebensbedrohlich, da sie vielfach in **Kammerflattern** oder **Kammerflimmern** übergehen. Dabei ist eine geordnete Kontraktion der Ventrikel nicht mehr möglich. Beim Kammerflattern wird zwar noch ein geringes Blutvolumen gefördert, trotzdem tritt Bewußtlosigkeit und Schock ein. Kammerflimmern führt dadurch, daß überhaupt kein Blut mehr ausgeworfen wird (*funktioneller Herzstillstand*), nach kurzer Zeit zum Tode, sofern nicht durch sofortige *externe Herzmassage* die Zeit bis zu weiteren therapeutischen Maßnahmen (*Defibrillation*) überbrückt wird.

Neben den schon genannten Myokardschädigungen kann Kammerflattern bzw. Kammerflimmern durch Sauerstoffmangel, Unterkühlung, Überdosierung von Narkosemitteln u.a. ausgelöst werden. Kammerflimmern ist ferner die häufigste Todesursache bei einem Unfall mit elektrischem Strom.

Bei **Erregungsleitungsstörungen** ist die Fortleitung bzw. Ausbreitung der Depolarisation im Vorhof- und/oder Kammerbereich beeinträchtigt. Die Erregungsleitung kann

Herz-Kreislauf-System

B3

dabei *verzögert*, *partiell* oder *total blockiert* sein. Dementsprechend unterscheidet man drei Schweregrade der Erregungsleitungsstörungen:

I. Grad   = Verzögerung der Erregungsleitung,

II. Grad   = gelegentlicher Ausfall der Erregungsleitung vom Vorhof auf die Kammer, der sog. Überleitung (partieller Block),

III. Grad   = vollständige Unterbrechung der Überleitung (totaler Block).

Die Übergänge vom I. zum III. Grad sind fließend. Als *Ursachen* von Erregungsleitungsstörungen sind Koronarsklerose, Herzinfarkt, Hyperkaliämie (s. S. 573 f.), Herzmuskelentzündung sowie Überdosierung mit Digitalis-Glykosiden oder Chinidin (s.u.) zu nennen.

Antiarrhythmika sind Substanzen, die zur Normalisierung der Herzschlagfolge angewandt werden. Je nach Art der Rhythmusstörung soll der dagegen eingesetzte Wirkstoff

☐ die Herzfrequenz steigern oder erniedrigen,

☐ die ektope Erregungsbildung unterdrücken und/ oder

☐ die Überleitungsgeschwindigkeit erhöhen oder erniedrigen.

Es ist jedoch eindringlich darauf hinzuweisen, daß Antiarrhythmika, insbesondere Klasse-I-Antiarrhythmika (s.u.), bei bis zu 20% der Behandelten auch *proarrhythmogen* wirken, d.h. ihrerseits Arrhythmien auslösen können. Dementsprechend stellte sich in der sog. CAST-Studie (Cardiac Arrhythmias Suppression Trial) heraus, daß bei Herzinfarktpatienten die Zahl

Tab. B 3–17. Ventrikuläre Herzrhythmusstörungen, klassifiziert nach zunehmendem Risiko (nach Lown) VES = ventrikuläre Extrasystolen

Klasse	Art der Rhythmusstörung	Klasse	Art der Rhythmusstörung
0	Keine VES	IVa	Gekoppelte VES (Couplets)
I	Vereinzelte monotope VES	IVb	Salven von VES, Kammertachykardie
II	Gehäufte monotype VES (>30/Std.)	V	In die vulnerable Phase der Kammerrepolarisation einfallende VES (sog. R-auf-T-Phänomen)
IIIa	Polytope VES		
IIIb	Bigeminus		

plötzlicher Todesfälle und die Gesamtmortalität in der mit den Antiarrhythmika Flecainid und Encainid behandelten Gruppe größer war als in der Placebogruppe. *Antiarrhythmika sind daher nur dann indiziert, wenn deutliche subjektive Beschwerden als Folge einer gestörten Hämodynamik bestehen oder die Arrhythmien als besonders gefährlich angesehen werden müssen.* Doch selbst in solchen Fällen ist eine antiarrhythmische Therapie nur bei einem Teil der Patienten bezüglich der Prognose von wirklichem Nutzen. Es ist ferner zu beachten, daß *viele Patienten mit Herzrhythmusstörungen* – insbesondere solche mit Extrasystolen – *herzgesund* sind und *keiner* Behandlung mit antiarrhythmisch wirkenden Pharmaka bedürfen. Vor dem Einsatz eines Antiarrhythmikums ist daher eine genaue Diagnose und unter der Therapie eine sorgfältige Überwachung der Patienten unerläßlich.

In Tab. B 3–17 sind ventrikuläre Rhythmusstörungen nach steigendem Risikograd klassifiziert.

3.2.3.1 Stoffe zur Therapie bradykarder Herzrhythmusstörungen

Zur medikamentösen Behandlung bradykarder Herzrhythmusstörungen (einschließlich AV-Blockierungen) werden.

☐ *β-Adrenozeptor-Agonisten* (vgl. B 1.13.3.3) und

☐ *Parasympatholytika* (vgl. B 1.14.3)

eingesetzt (Therapie des Herzstillstands s. S. 796).

Führt die medikamentöse Therapie mit diesen Substanzen nicht zum Erfolg oder bestehen stärkere Störungen über längere Zeit, muß ein *elektrischer Schrittmacher* implantiert werden.

β-Adrenozeptor-Agonisten. β-Rezeptoren erregende Stoffe, z.B. *Adrenalin, Isoprenalin* und *Orciprenalin,* steigern die Anstiegssteilheit des Aktionspotentials, außerdem verkürzen sie die Aktionspotentialdauer und die Refraktärzeit. Die Wirkungen beruhen vor allem auf einer *Erhöhung des Calciumionen-Einstroms* in der Plateauphase und in einer *Beschleunigung des Kaliumionen-Auswärtsstromes* in der Repolarisationsphase des Aktionspotentials.

Schon bei normaler und insbesondere bei Überdosierung von β-Adrenozeptor-Agonisten besteht die Gefahr von Arrhythmien durch erhöhte Erregbarkeit der Kammermuskulatur (Förderung ektoper Schrittmacheraktivität). Weitere unerwünschte Wirkungen sind Tremor, Angstzustände und verstärktes Schwitzen.

Parasympatholytika. Außer durch Sympathikusstimulation kann auch durch *Vagus-Blockade* die Herzfrequenz gesteigert werden. Therapeutisch verwendet werden *Atropin* (Einzeldosis 0,5 mg) sowie die quartäre Ammoniumverbindung *Ipratropiumbromid* (Itrop®; Dosierung initial 0,5 mg i.v. oder 5 – 15 mg oral, Dauertherapie täglich 20 – 45 mg oral).

Die für Parasympatholytika typischen Nebenwirkungen sind auf S. 304 beschrieben.

3.2.3.2 Stoffe zur Therapie tachykarder Herzrhythmusstörungen und Extrasystolien

Aufgrund der Vielzahl von Stoffen, die zur Behandlung tachykarder Herzrhythmusstörungen angewandt werden, sowie wegen der unterschiedlichen Wirkungsmechanismen wurde eine Einteilung in verschiedene Antiarrhythmikaklassen vorgenommen (Einteilung nach Vaughan Williams). Danach unterscheidet man

☐ *Klasse-I-Antiarrhythmika (Natriumkanalblocker)*,

☐ *Klasse-II-Antiarrhythmika*, die *β-Rezeptorenblokker*,

☐ *Klasse-III-Antiarrhythmika*, Substanzen, die ohne Beeinflussung der Schrittmacheraktivität die *Dauer des Aktionspotentials* verlängern (*Kaliumkanalblocker*), und

☐ *Klasse-IV-Antiarrhythmika*, die *Calciumantagonisten (Calciumkanalblocker)*.

Als weitere Gruppe sind die oben beschriebenen *Herzglykoside* zu nennen.

3.2.3.2.1 Klasse-I-Antiarrhythmika

Den Klasse-I-Antiarrhythmika (Tab. B 3–18), die außer als *Natriumantagonisten* (Natriumkanalblokker) auch als *membranstabilisierende Antiarrhythmika* oder *Antifibrillantien* bezeichnet werden, ist *gemeinsam*, daß sie durch Blockade von Natriumkanälen eine *Abnahme der Aufstrichgeschwindigkeit und damit eine Verringerung der Leitungsgeschwindigkeit* bewirken. Darüber hinaus führen sie zu einem langsameren Anstieg des Generatorpotentials, einer Erhöhung der Depolarisationsschwelle und einer Zunahme der Gesamtrefraktärzeit. Außerdem setzen sie die Kontraktionskraft des Herzens herab (*negativ inotrope Wirkung*).

Unterschiedlich ist dagegen bei den verschiedenen Stoffen

☐ die Beeinflussung der Aktionspotentialdauer sowie der Erholungszeit der Natriumkanäle nach der Depolarisation und

☐ die Abhängigkeit der Wirkung von der Höhe des Membranruhepotentials.

Unter diesen Gesichtspunkten werden die Klasse-I-Antiarrhythmika nochmals in Klasse-IA-, Klasse-IB-

Tab. B 3–18. Wirkprofil von Klasse-I-Antiarrhythmika (modifiziert nach Scholz)

	Chinidin (IA)	Lidocain (IB)	Flecainid (IC)
Ruhepotential	0	0	0
Spontane Depolarisation (Automatie)	↓	↓	↓
Schnelles Aktionspotential	↓	↓	↓
Depolarisationsgeschwindigkeit	↓*	↓+	↓+
Erregungsleitung	↓	↓	↓
Aktionspotentialdauer	↑	↓	↑
Effektive Refraktärzeit	↑	↓	↑
Gesamtrefraktärzeit	↑	↑	↑
Langsames Aktionspotential	0	0	0
Kontraktionskraft	↓	↓	↓

0 keine wesentliche Beeinflussung	* unabhängig vom Membranpotential
↓ Verkürzung bzw. Hemmung	+ besonders bei niedrigen Membranruhepotentialen
↑ Verlängerung	

Herz-Kreislauf-System

B3

Tab. B 3–19. Klasse-I-Antiarrhythmika

Strukturformel	Internationaler Freiname	Handelspräparat (Eingetragenes Warenzeichen)	Tages-dosis (mg)
	Chinidin	Chinidin-Duriles, Chinidin-retard-Isis, Galactoquin, Optochinidin retard	800 – 1600
	Ajmalin	Gilurytmal	300
	Prajmalium	Neo-Gilurytmal	120
	Procainamid	Procainamid Duriles	1500
	Disopyramid	Diso-Duriles, Disonorm, Norpace S, Rythmodul	400 – 600
	Lidocain	Xylocain, Xylocitin	individuell
	Tocainid	Xylotocan	1200

Tab. B 3–19. Klasse-I-Antiarrhythmika (Fortsetzung)

Strukturformel	Internationaler Freiname	Handelspräparat (Eingetragenes Warenzeichen)	Tages-dosis (mg)
	Mexiletin	Mexitil	600
	Phenytoin	Epanutin, Phenhydan, Zentropil	600
	Flecainid	Tambocor	200 – 300
	Propafenon	Normorytmin, Rytmonorm	450 – 600

und Klasse-IC-Antiarrhythmika untergliedert, doch gibt es vor allem bei Stoffen der Klassen IA und IC fließende Übergänge. Dadurch ist bei einigen Verbindungen (z.B. Propafenon, s.u.) eine eindeutige Zuordnung schwierig.

Klasse-IA-Antiarrhythmika. Zu den Klasse-IA-Stoffen, den *Chinidin-artig wirkenden Verbindungen,* gehören außer Chinidin selbst (Tab. B 3–19)

□ *Ajmalin und Prajmalium,*

□ *Procainamid* und

□ *Disopyramid.*

Klasse-IA-Antiarrhythmika sind dadurch charakterisiert, daß sie die *Dauer des Aktionspotentials verlängern,* die *Erholungszeit der Natriumkanäle praktisch nicht verändern* und bei *jedem Membranruhepotential gleich stark wirken.*

Ein bei Chinidin, Procainamid und Disopyramid unterschiedlich stark ausgeprägter *anticholinerger Effekt* antagonisiert teilweise die direkten Wirkungen am Herzen. So kann nach niedrigen Chinidin-Dosen

durch Überwiegen der anticholinergen Komponente die Herzfrequenz zunehmen und die Überleitung verbessert sein (sog. paradoxe Chinidinwirkung).

In höheren Dosen blockiert Chinidin dagegen die AV-Überleitung (s.u.).

Chinidin-artig wirkende Antiarrhythmika sind – mit den obengenannten Einschränkungen – bei Vorhofflattern und Vorhofflimmern, supraventrikulären und ventrikulären Tachykardien sowie Extrasystolien *indiziert.* Um eine Erhöhung der Kammerfrequenz vor allem zu Behandlungsbeginn zu vermeiden, empfiehlt sich bei supraventrikulären Tachykardien vor der Gabe eines Antiarrhythmikums der Klasse IA eine Digitalisierung. Während bei Patienten ohne Myokardschädigung der negativ inotrope Effekt wenig bedeutsam ist, kann bei Herzinsuffizienten die Herzleistung bedrohlich abnehmen. Deshalb ist bei Herzinsuffizienten vor der Gabe negativ inotroper Antiarrhythmika eine ausreichende Behandlung der Herzinsuffizienz erforderlich.

Gemeinsame *Nebenwirkungen* der Chinidin-artig wirkenden Verbindungen sind im Zusammenhang mit der Erniedrigung der Kontraktilität Blutdrucksenkung

Herz-Kreislauf-System

B3

sowie aufgrund der anticholinergen Wirkungskomponente gastrointestinale Störungen, Mundtrockenheit, erschwerte Miktion und Akkommodationsstörungen. Bei *Überdosierungen* können Erregungsleitungsstörungen (evtl. AV-Block) und polytope Extrasystolen, evtl. Asystolie auftreten.

Kontraindikationen sind dekompensierte Herzinsuffizienz, Bradykardie, Erregungsleitungsstörungen und Digitalis-Intoxikation.

Durch tricyclische Antidepressiva und Neuroleptika wird der antiarrhythmische Effekt dieser Antiarrhythmika erhöht.

Chinidin (Chinidin-Duriles®, Chinidin-retard-Isis®, Galactoquin®, Optochinidin® retard) ist ein Stereoisomer des Chinins und besitzt wie dieses auch eine Antimalaria- und uteruskontrahierende Wirkung.

Bei oraler Gabe wird es *gut resorbiert*, die *Halbwertszeit* beträgt etwa 5 Stunden. Die *Ausscheidung* erfolgt vorwiegend renal.

Überdosierungen äußern sich neben den erwähnten Symptomen am Herzen in Seh- und Hörstörungen sowie in Übelkeit, Erbrechen, Schwindel, Kopfschmerzen und Delirien (sog. *Cinchonismus*). Wie Chinin führt Chinidin verhältnismäßig *häufig zu allergischen Reaktionen*.

Chinidin verstärkt infolge einer pharmakokinetischen Interaktion die Wirkung von Digoxin (nicht die von Digitoxin).

Ajmalin (Gilurytmal®), ein Nebenalkaloid von Rauwolfia serpentina, und **Prajmalium** (Neo-Gilurytmal®), ein partialsynthetisches Abwandlungsprodukt des Ajmalins, besitzen am Herzen die gleichen Wirkungen wie Chinidin. Allerdings ist in therapeutischen Dosen die negativ inotrope Wirkung gering. Interessanterweise wird Prajmalium trotz der quartären Ammoniumstruktur nach oraler Applikation gut resorbiert. Die Bioverfügbarkeit von Ajmalin bei oraler Applikation ist dagegen niedrig und außerdem stark schwankend.

Procainamid (Procainamid Duriles®) unterscheidet sich von Procain (s. S. 230) nur dadurch, daß die Estergruppe im Procain durch eine Amidgruppe ersetzt ist. Die lokalanästhetische Wirkung ist abgeschwächt und die Wirkungsdauer verlängert, da das Amid langsamer als der Ester gespalten wird. Die Therapie wird meist mit intramuskulären und nur in bedrohlichen Fällen mit intravenösen Injektionen begonnen und später per os weitergeführt. Wie bei Chinidin muß mit allergischen Reaktionen gerechnet werden.

Disopyramid (Diso-Duriles®, Disonorm®, Norpace® S, Rythmodul®) wirkt stärker anticholinerg als Chinidin. Daher muß schon bei der üblichen therapeutischen Dosierung mit deutlichen Atropin-artigen Nebenwirkungen gerechnet werden. Auch die negativ inotrope Wirkung scheint größer zu sein. Dagegen treten weniger allergische Reaktionen als nach Gabe von Chinidin auf.

Die oral *gut resorbierbare* Substanz besitzt eine Halbwertszeit von 6 Stunden und wird vorwiegend *renal* ausgeschieden.

Klasse-IB-Antiarrhythmika. Zu den Klasse-IB-Antiarrhythmika werden

□ *Lidocain,*

□ *Tocainid,*

□ *Mexiletin* und

□ *Phenytoin*

gerechnet.

Die *vorwiegend an den Kammern* und weniger im Vorhofbereich angreifenden Verbindungen *beeinflussen* im Gegensatz zu den Chinidin-artig wirkenden Stoffen die *Dauer des Aktionspotentials* nur *wenig*. Dieses wird infolge einer Beschleunigung der Repolarisation durch Blockade des Natriumionen-Stroms in der Plateauphase des Aktionspotentials eher verkürzt als verlängert.

Klasse-IB-Antiarrhythmika verringern ferner die Depolarisationsgeschwindigkeit bei niedrigerem (weniger negativem) Membranruhepotential stärker als bei normalem Membranruhepotential und verlängern die Erholungszeit der Natriumkanäle.

Die *Nebenwirkungen* entsprechen teilweise denen der Chinidin-artig wirkenden Stoffe, daneben kann es nach hohen Dosen zu zentraler Erregung und Krämpfen kommen (vgl. Lokalanästhetika-Komplikationen S. 228 f.).

Prototyp ist das Lokalanästhetikum **Lidocain** (Xylocain®, Xylocitin®, s. S. 230). Es wird bei ventrikulären Arrhythmien eingesetzt und bewährt sich besonders, wenn diese durch einen Herzinfarkt oder durch herzchirurgische Maßnahmen bedingt sind. Besonders vorteilhaft ist der schnelle Wirkungseintritt bei intravenöser Gabe und die gute Steuerbarkeit. Oral ist Lidocain wegen eines hohen First-pass-Effekts nicht einsetzbar.

Tocainid (Xylotocan®) und **Mexiletin** (Mexitil®), mit Lidocain chemisch verwandt, besitzen ein ähnliches

Wirkprofil, sind aber im Gegensatz zu diesem auch oral applizierbar.

Das vor allem als Antiepileptikum angewandte **Phenytoin** (Epanutin®, Phenhydan®, Zentropil®) wird wie Lidocain bei ventrikulären Arrhythmien eingesetzt, besonders wenn diese durch eine Herzglykosidintoxikation bedingt sind. Auch Vorhofarrhythmien infolge einer Herzglykosidüberdosierung werden gut beeinflußt. Um die erforderlichen Plasmaspiegel rasch zu erreichen, wird die Substanz zunächst i.v. (125 mg initial, bei guter Verträglichkeit nach 20 – 30 Minuten erneut 125 mg) gegeben und die Erhaltungstherapie oral weitergeführt. Die *Halbwertszeit* beträgt 4 – 6 Stunden. Wegen der hohen Eiweißbindung und der vorwiegend metabolischen Elimination ist auf pharmakokinetische Wechselwirkungen bei einer Begleitmedikation (z.B. Verdrängung aus der Eiweißbindung durch Phenylbutazon, Beschleunigung der Biotransformation durch Phenobarbital, Hemmung der Biotransformation durch Cumarin-Derivate) zu achten.

Klasse-IC-Antiarrhythmika. Diese Gruppe von Antiarrhythmika, zu der

☐ *Flecainid* und

☐ *Propafenon*

gezählt werden, nimmt eine Art Zwischenstellung zwischen den beiden anderen Untergruppen der Klasse-I-Antiarrhythmika ein. So wird durch diese Stoffe die *Aktionspotentialdauer* entweder *kaum beeinflußt* oder verlängert, bezüglich der Abhängigkeit der Wirkung vom Membranruhepotential verhalten sie sich ähnlich wie die Lidocain-artig wirkenden Substanzen.

Die *Indikationen* wurden, wie beschrieben, vor allem bei ventrikulären tachykarden Arrhythmien *stark eingeschränkt.*

Flecainid (Tambocor®) wird bei oraler Gabe *rasch resorbiert* und ist gut bioverfügbar. Die *Plasmahalbwertszeit* liegt bei etwa 20 Stunden. Die *Ausscheidung* erfolgt vorwiegend renal.

Die mittlere *Dosierung* beträgt 200 – 300 mg.

Propafenon (Normorytmin, Rytmonorm®) ist strukturell mit β-Blockern verwandt. Neben Lidocain- und Chinidinartigen Wirkungen besitzt es Calciumkanal- und β-Rezeptoren-blockierende Eigenschaften.

Die enterale *Resorption* ist *gut,* trotzdem ist die Substanz wegen eines First-pass-Effekts nur zu ca. 50% bioverfügbar. Die *Plasmahalbwertszeit* liegt bei 3 – 6 Stunden.

3.2.3.2.2 Klasse-II-Antiarrhythmika

β-Adrenozeptorenblocker, die bereits unter B 1.13.5.3 beschrieben wurden, eignen sich wegen ihrer antiadrenergen Wirkung zur Therapie von Sinustachykardien, supraventrikulären paroxysmalen Tachykardien und ventrikulären Extrasystolen. Wegen ihrer – bei Beachtung der Kontraindikationen – guten Verträglichkeit gelten sie bei den genannten Indikationen als *Basisantiarrhythmika.* Zu beachten ist, daß sie die AV-Überleitung herabsetzen und auch die von Kammerschrittmachern ausgehenden Erregungen unterdrücken.

3.2.3.2.3 Klasse-III-Antiarrhythmika

Die Substanzen dieser Gruppe, zu denen *Sotalol* und *Amiodaron* gehören, sind dadurch gekennzeichnet, daß sie – und zwar vorrangig durch *Blockade von Kaliumkanälen* – annähernd selektiv die *Aktionspotentialdauer verlängern.*

Sotalol (s. S. 290) weist als bisher einziger β-Blocker neben der β-blockierenden Wirkung typische Eigenschaften eines Klasse-III-Antiarrhythmikums auf. Dabei sind *beide Enantiomere* der als Razemat applizierten Substanz bezüglich der Kaliumkanal-blockierenden Wirkungen annähernd *gleich effektiv.* In mehreren Studien hat sich Sotalol als wirksames und gut verträgliches Antiarrhythmikum erwiesen.

Sotalol wird bei oraler Gabe praktisch *vollständig resorbiert* (Bioverfügbarkeit ca. 100%). Die *Plasmahalbwertszeit* wird mit 7 – 18 Stunden angegeben, die Elimination erfolgt *renal.*

Die *Dosierung* beträgt initial 160 mg pro Tag und kann – unter Beachtung der Herzfrequenz, die nicht unter 55 Schläge pro Minute abfallen sollte –, falls erforderlich, auf 320 – 480 mg täglich gesteigert werden.

Amiodaron (Cordarex) ist ein Benzofuranderivat, das sowohl bei supraventrikulären als auch bei ventrikulären Rhythmusstörungen wirksam ist. Hervorzuheben ist vor allem seine Wirksamkeit bei Arrhythmien, die mit anderen Antiarrhythmika nicht behandelt werden können (Sättigungs-Dosierung 8 – 10 Tage lang 600 mg täglich, Erhaltungsdosis 200 mg/Tag mit Pausen am Wochenende).

Neben diesen positiven Eigenschaften weist Amiodaron jedoch auch *erhebliche Nachteile* auf. So ist die *Halbwertszeit* – bezogen auf die Iodelimination – mit 14 – 28 Tagen sehr hoch, Amiodaron wird außerdem im Gewebe stark angereichert. Die Steuerbarkeit ist daher gering.

Auch treten erhebliche *Nebenwirkungen* auf. Besonders häufig sind gelbbraune Ablagerungen auf der Vorderfläche der Hornhaut. Außerdem kann es zu Photosensibilität, Schilddrüsenfunktionsstörungen (sowohl Hypo- als auch Hyperthyreosen) sowie (selten) zu Veränderungen im Interstitium der Lungen mit Atembeschwerden und Leberfunktionsstörungen kommen.

Ähnlich wie Chinidin erhöht Amiodaron bei gleichzeitiger Gabe mit Digoxin dessen Plasmakonzentration. Außerdem kann der gerinnungshemmende Effekt von Dicoumarol-Derivaten durch Amiodaron verstärkt werden.

Amiodaron
(Cordarex)

3.2.3.2.4 Klasse-IV-Antiarrhythmika

Die Antiarrhythmika der Klasse IV umfassen *Calciumantagonisten* (Calciumkanalblocker, s. S. 471 ff.) mit antiarrhythmischen Eigenschaften, d.h.

□ *Verapamil*,

□ dessen Analogon *Gallopamil* sowie

□ *Diltiazem*.

Diese Substanzen hemmen am langsamen, spannungsabhängigen Calciumkanal den Calciumioneneinstrom, vermindern dadurch die Depolarisationsgeschwindigkeit langsamer Aktionspotentiale im Sinus- und AV-Knoten und verlängern die atrioventrikuläre Überleitung. Außerdem erhöhen sie die effektive Refraktärzeit und unterdrücken Nachpotentiale, die zu Herzrhythmusstörungen führen können .

Klasse-IV-Antiarrhythmika sind aufgrund dieser pharmakodynamischen Eigenschaften bei *supraventrikulären tachykarden Rhythmusstörungen indiziert*.

Die *Dosierung* von Verapamil beträgt bei parenteraler Gabe 5 mg langsam i.v., bei oraler Applikation dreimal täglich 40 – 80 mg. Von Gallopamil werden drei- bis viermal täglich 50 mg, von Diltiazem dreimal täglich 60 – 120 mg gegeben.

3.2.3.2.5 Herzglykoside

Herzglykoside können zur Behandlung von supraventrikulären Tachykardien sowie Vorhofflimmern und Vorhofflattern mit schneller AV-Überleitung zur Erniedrigung der Ventrikelfrequenz eingesetzt werden.

Bei *ventrikulären* Arrhythmien sind sie wegen der Gefahr des Kammerflimmerns *kontraindiziert*.

3.2.3.2.6 Adenosin

Adenosin (Adrekar®) eignet sich zur Therapie behandlungsbedürftiger paroxysmaler supraventrikulärer Tachykardien. Es ist vor allem dann indiziert, wenn andere Antiarrhythmika (z.B. Verapamil) nicht in Betracht kommen. Durch Angriff an A_1-Rezeptoren im Herzen und eine dadurch ausgelöste Hemmung der Adenylatcyclase werden Kaliumkanäle im Sinusknoten geöffnet. Als Folge davon nimmt das Membranruhepotential zu und die Herzfrequenz sinkt. Außerdem werden am Atrioventrikularknoten durch Adenosin Calciumkanäle blockiert und dadurch ein negativ dromotroper Effekt ausgelöst. An den Herzkammern wirkt Adenosin nicht.

Wegen der sehr raschen Desaminierung zu Inosin sowie der Aufnahme in Erythrozyten beträgt die *Plasmahalbwertszeit* nur wenige Sekunden. Adenosin muß daher *als Bolus intravenös* injiziert werden. Die *Initialdosis* beträgt 3 mg, sie kann bei nicht ausreichender Wirkung bis auf max. 12 mg gesteigert werden.

Als *Nebenwirkungen* werden häufig Flush, Dyspnoe, Bronchospasmus, Übelkeit und Schwindel, gelegentlich Schwitzen, Palpitationen, Hitzegefühl und Benommenheit beobachtet. Sehr selten kann es zu lebensbedrohlichen ventrikulären Arrhythmien kommen.

Bei AV-Block II. oder III. Grades, Vorhofflattern und Vorhofflimmern sowie obstruktiven Lungenerkrankungen ist Adenosin *kontraindiziert*.

Dipyridamol erhöht die Wirkung von Adenosin, Xanthin-Derivate schwächen sie ab.

Adenosin (Adrekar®)

3.2.4 Koronare Herzkrankheit

In gleicher Weise wie andere Arterien können auch die Koronararterien, und zwar vor allem die größeren Koronararterienäste, von einer Atherosklerose betroffen sein. Die *Koronarsklerose*, die zu einer Einengung der koronaren Strombahn oder durch zusätzliche Thrombenbildung zu teilweisem oder vollständigem Verschluß von Koronararterienästen führt, ist die wichtigste Ursache der *koronaren Herzkrankheit*, deren Spektrum von der *asymptomatischen Form* über die *Angina pectoris* bis zum *Herzinfarkt* oder *Sekundenherztod* (Herzschlag) reicht. Die Bedeutung dieser Erkrankung geht daraus hervor, daß etwa ⅓ aller Todesfälle durch einen Herzinfarkt bedingt sind. Rechtzeitige *Präventivmaßnahmen*, deren Ziel es ist, die Koronarsklerose-fördernden Risikofaktoren zu erkennen und – soweit möglich – auszuschalten, erscheinen daher dringend erforderlich.

Als *Risikofaktoren* sind gesichert:

☐ Rauchen,

☐ Übergewicht,

☐ Hypertonie,

☐ Hyperlipoproteinämie und

☐ Diabetes mellitus.

Auch ungenügende körperliche Bewegung, hektische Lebensweise und anhaltende psychische Frustrationen können eine koronare Herzkrankheit begünstigen.

Bei der *Prophylaxe* sind die obengenannten Faktoren zu berücksichtigen. Raucher sind auf die Gefahren des Rauchens immer wieder aufmerksam zu machen. Bei Hypertonikern ist eine wirksame Behandlung des Bluthochdrucks durchzuführen. Adipöse müssen konsequent angehalten werden, eine fett- und kohlenhydratarme Nahrung zu sich zu nehmen, um damit ihr Gewicht zu verringern. Ein erhöhter Blutlipidspiegel sollte, wenn irgend möglich, ebenfalls mit *diätetischen Maßnahmen* und nur dann, wenn diese nicht ausreichen, mit Lipidsenkern erniedrigt werden. Besonders eindringlich ist zu betonen, daß Menschen, die regelmäßig Sport treiben, wesentlich seltener einen Herzinfarkt erleiden und bei eingetretenem Herzinfarkt eine dreimal größere Überlebenschance haben als Untrainierte.

Angina pectoris. Bei der Angina pectoris liegt ein *Mißverhältnis von Sauerstoffangebot und Sauerstoffverbrauch* (Koronarinsuffizienz) bei reduzierter, in fortgeschrittenen Fällen weitgehend aufgehobener Koronarreserve vor. Als kontinuierlich arbeitendes Organ, das keine Sauerstoffschuld eingehen kann, reagiert der Herzmuskel empfindlich auf eine mangelhafte Sauerstoffversorgung. Den *Angina-pectoris-Anfall* erlebt der Patient mit einem charakteristischen Druckgefühl hinter dem Brustbein, so als werde der Brustkorb von Faßreifen eingeengt oder in einen Schraubstock gespannt (daher die Bezeichnung Angina pectoris = Enge der Brust). Vielfach strahlt der Schmerz bis in die linke Schulter und den Oberarm aus, gelegentlich werden die Beschwerden auch im Nacken und im Schlüsselbeinbereich angegeben oder als Magenverstimmung empfunden.

Außer durch eine Koronarsklerose, der wichtigsten Ursache einer Angina pectoris, kann diese durch vegetative Fehlsteuerung, Arrhythmien oder Herzinsuffizienz sowie durch überhöhten Sauerstoffbedarf infolge gesteigerter Herzleistung (z.B. bei Hochdruck, Herzklappenfehlern) oder zu niedrigem Sauerstoffgehalt des Blutes (z.B. bei Anämien, Methämoglobinämie, Kohlenmonoxidvergiftung) bedingt sein.

Besonders betroffen sind bei einem Angina-pectoris-Anfall die *endokardnahen Schichten* des linken Herzens, da im Anfall der linksventrikuläre enddiastolische Ventrikeldruck ansteigt, dadurch die myokardiale Komponente des Koronarwiderstands (s. S. 444) zunimmt und infolgedessen die endokardnahe Durchblutung sinkt.

Klinisch unterscheidet man nach dem Auftreten bzw. der Provozierbarkeit eines Angina-pectoris-Anfalls folgende Formen: Die

☐ *stabile Angina pectoris* (Belastungsangina),

☐ *instabile Angina pectoris*,

☐ *Ruhe-Angina-pectoris* (Ruheangina) und

☐ *stumme Myokardischämie.*

Für die **stabile Angina pectoris** ist typisch, daß die Symptome belastungsabhängig sind und rasch nach Unterbrechung der Belastung verschwinden. Das bedeutet, daß in Ruhe noch keine Symptome auftreten. Wird aber eine höhere Leistung gefordert oder der Sympathikus infolge seelischer Erregung aktiviert, dann kann die dadurch bedingte Zunahme des Sauerstoffverbrauchs einen Angina-pectoris-Anfall auslösen. Da dieser mit der Herzfrequenz korreliert ist, tritt er – zumindest für eine bestimmte Zeit – bei einer individuell annähernd gleichen Schlagfrequenz auf, was zu der Bezeichnung stabile Angina pectoris geführt hat.

Wesentlich komplexer als die stabile ist die **instabile Angina pectoris.** Bei der instabilen Angina pectoris im engeren Sinn wechseln Häufigkeit und Schwere der Symptome. So können an einem Tag spontan sehr heftige Angina-pectoris-Attacken auftreten, während am darauffolgenden Tag ein Anfall erst durch erhebliche körperliche Belastung ausgelöst werden kann. Als Ursache der unterschiedlich stark ausgeprägten Symptome werden in ihrer Größe wechselnde thrombotische Auflagerungen auf atheromatösen Plaques, Plaqueruptur mit Thrombusbildung sowie Koronarspasmen angenommen. (Der Behandlung mit *Thrombozytenaggregationshemmern*, insbesondere mit Acetylsalicylsäure, kommt daher besondere Bedeutung zu.) Die spastische Gefäßverengung ist so zu erklären, daß bei *exzentrisch* gelegener Stenose der nicht betroffene Gefäßwandanteil noch spastisch reagieren kann.

Eine Sonderform der instabilen Angina ist die *Crescendo-Angina* (Präinfarktangina), bei der die für die Auslösung eines Anfalls erforderliche Belastung infolge einer zunehmenden Kranzarterienverengung deutlich abnimmt.

In allen Fällen einer instabilen Angina pectoris sind die Patienten *stark herzinfarktgefährdet*, eine stationäre Aufnahme somit indiziert.

Bei einer **Ruhe-Angina-pectoris** treten, wie aus dem Namen hervorgeht, die Symptome bereits in Ruhe auf. Sinkt die Koronardurchblutung unter den erforderlichen Ruhewert, so geht eine Belastungsangina oder eine instabile Angina pectoris in eine Ruheangina über. Eine besondere Form der Ruheangina mit nur *periodisch infolge Vasospasmen auftretenden Durchblutungsstörungen* ist die *Prinzmetal-Angina*.

Interessanterweise kommt es bei einer mangelhaften Durchblutung des Herzens nicht immer zu pektanginösen Beschwerden. Fehlen diese trotz einer – z.B. mittels Belastungs-EKG nachweisbaren – koronaren Durchblutungsstörung, liegt eine **stumme Myokardischämie** vor. Klinisch unterscheidet man Patienten, die *immer* asymptomatisch sind, von solchen mit symptomatischen und asymptomatischen Episoden. Ursache für das Ausbleiben der Symptome ist bei der ersten Gruppe eine (allgemein) reduzierte Schmerzempfindung, bei der zweiten eine unterschiedliche Dauer der ischämischen Phasen.

Herzinfarkt (Myokardinfarkt). Wird die Koronardurchblutung akut in einem Teil des Herzens unterbrochen, kommt es in diesem Gebiet zum *Untergang von Herzmuskelgewebe* (Myokardnekrose) und damit zum *Herzinfarkt* (Myokardinfarkt), der in der Regel unter einem vernichtenden Druck- und Schmerzgefühl zu Blutdruckabfall, Fieber, Leukozytose, Blutzuckeranstieg und Auftreten erhöhter Muskelenzymkonzentrationen im Serum sowie typischen Veränderungen im Elektrokardiogramm führt. (Es gibt jedoch auch Infarkte, die *stumm*, d.h. vom Patienten unbemerkt, verlaufen.)

Häufigste Ursache eines Herzinfarkts ist ein *thrombotischer Verschluß eines Koronararterienastes*. Besonders *gefährlich* ist ein Myokardinfarkt, wenn *Komplikationen* hinzukommen. Von diesen sind die wichtigsten:

☐ Herzrhythmusstörungen, insbesondere ventrikuläre Arrhythmien (s.o.),

☐ mechanisches Versagen des Herzmuskels mit der Gefahr des Lungenödems oder des kardiogenen Schocks (s. S. 493),

☐ Ausbildung eines Herzwandaneurysmas,

☐ Entstehung von Herzwandthromben im Bereich des Aneurysmas, die als Emboli in Organe des großen Kreislaufs (z.B. ins Gehirn oder in die Peripherie) weggeschwemmt werden können, und

☐ die fast immer tödliche Herzruptur, d.h. der Einriß im Infarktbereich mit Blutung in den Herzbeutel (Herzbeuteltamponade) oder der Abriß eines Papillarmuskels und dadurch Zerstörung des Mitralklappen-Halteapparats.

Sofern solche Komplikationen nicht auftreten bzw. überlebt werden, vernarbt der Infarktbezirk, d.h. er wird bindegewebig umgebaut. Das Herz kann dann den Alltagsanforderungen wieder genügen, oder es entsteht eine chronische Herzinsuffizienz.

3.2.4.1 Koronartherapeutika (Antianginosa)

Nachdem es in Tierversuchen gelang, mit sog. Koronardilatatoren, bei denen es sich vornehmlich um *Arteriolendilatatoren* handelt, die Koronardurchblutung zu steigern, wurde zunächst angenommen, daß auch beim Menschen mit solchen Substanzen stenokardische Beschwerden behandelt werden könnten. Heute steht jedoch fest, daß Arteriolendilatation *kein* therapeutisch relevantes Prinzip ist, da die poststenotisch gelegenen Arteriolen infolge des Sauerstoffmangels bereits maximal dilatiert sind. Reine Arteriolendilatatoren haben daher ihre Bedeutung bei der Behandlung der Angina pectoris verloren.

Eine wirksame antianginöse Therapie läßt sich auf folgende Weise erreichen (Abb. B 3–13):

☐ *Senkung des myokardialen Sauerstoffverbrauchs* durch Erniedrigung der Kontraktilität, der Herzfrequenz und/oder der myokardialen Wandspannung,

☐ *Erhöhung des Sauerstoffangebots* vor allem in den Innenwandschichten des Herzens durch Verlängerung der Diastolendauer und Senkung der extravasalen Komponente des Koronarwiderstands und

☐ *Beseitigung von Koronarspasmen.*

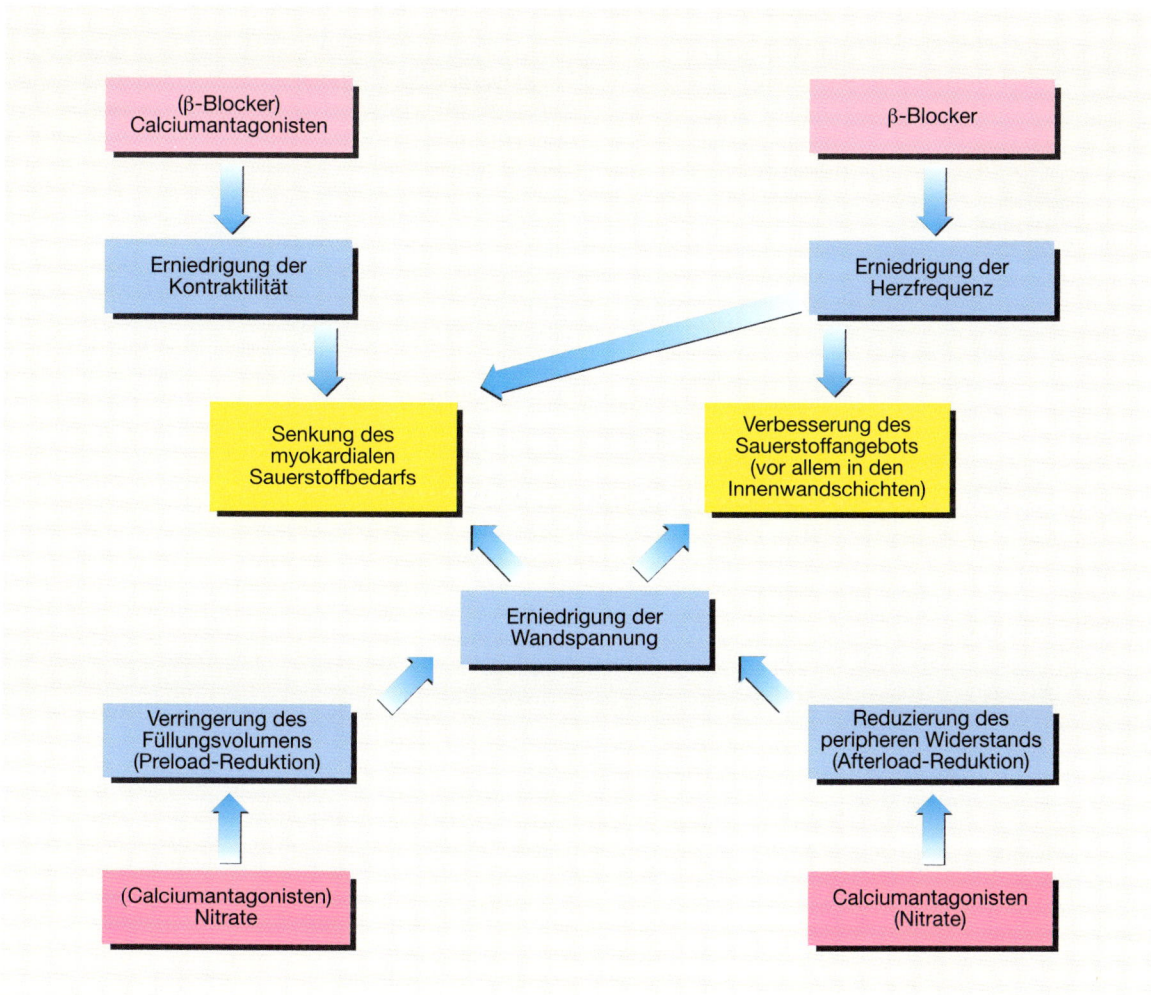

Abb. B 3–13. Erniedrigung des myokardialen Sauerstoffverbrauchs und Verbesserung des Sauerstoffangebots durch Koronartherapeutika

Auf diese Weise wird das Mißverhältnis zwischen Sauerstoffangebot und Sauerstoffbedarf aufgehoben oder zumindest herabgesetzt.
Ziel der Behandlung ist

☐ beim Angina-pectoris-Anfall dessen rasche Kupierung,

☐ die Prophylaxe oder wenigstens die Reduzierung neuer Angina-pectoris-Anfälle und

☐ die Verbesserung der Prognose, insbesondere die Verringerung der Gefahr eines Herzinfarkts.

Als Substanzgruppen stehen hierfür

☐ *Nitrate* („Nitro-Verbindungen"),

☐ *β -Rezeptorenblocker* und

☐ *Calciumantagonisten*

zur Verfügung.

3.2.4.1.1 Nitrate („Nitro-Verbindungen")

Unter dieser Bezeichnung werden im medizinischen Sprachgebrauch – chemisch nicht exakt – Ester der salpetrigen Säure und der Salpetersäure mit antianginöser Wirkung zusammengefaßt. Die verschiedenen Substanzen, die in Tab. B 3–20 aufgeführt sind, *wirken pharmakodynamisch gleich und unterscheiden sich nur in ihrer Pharmakokinetik*, d.h. vor allem im Wirkungseintritt und in der Wirkungsdauer. Durch Angriff an der Venenmuskulatur führen sie zu einer *Venenerweiterung* und damit zu einer vermehrten Blutaufnahme im venösen Teil des Gefäßsystems (*venous pooling*). Als Folge davon wird der venöse Rückstrom zum Herzen vermindert, das Füllungsvolumen herabgesetzt und die diastolische Wandspannung erniedrigt (Preload-Reduktion = Vorlastsenkung). Gleichzeitig wird – allerdings untergeordnet

Herz-Kreislauf-System

B3

Tab. B 3–20. Nitrate

Strukturformel	Internationaler Freiname	Handelspräparat (Eingetragenes Warenzeichen)	Wirkdauer (min)	Einzel-dosis (mg)
	Glyceroltrinitrat (Nitroglycerin)	Aquo-Trinitrosan, Corangin Nitrokapseln, -spray, Coro-Nitro, Gilustenon, Nitro-Mack, Nitrolingual, perlinganit, Trinitrosan, Turicard-Pumpspray	10 – 30	0,4 – 2,4
	Isosorbid-dinitrat	Corovliss, duranitrat, ISDN Stada, ISDN-ratiopharm, isoket, Iso Mack, Iso-Puren, Isostenase, Jenacard retard, Maycor, Nitrosorbon	180 – 360	20 – 60
	Isosorbid-5-mononitrat	Coleb, Conpin, Corangin, duramonitat, elantan, IS 5 mono-ratiopharm, Ismo, Isomonit, Monoclair, Mono Mack, Mono Maycor, Monopur, Monostenase, Mono-Wolff, Olicard, Turimonit	300 – 360	20 – 60
	Pentaery-thrityltetra-nitrat	Dilcoran 80, Pentalong	240 – 360	50 – 80

und nur kurzfristig – durch Dilatation der großen Arterienstämme der Aortendruck erniedrigt, der periphere Widerstand und die systolische Wandspannung nehmen ab (Afterload-Reduktion = Nachlastsenkung). Außerdem dilatieren Nitrate die epikardialen Koronararterien und heben Koronarspasmen auf.

Durch die Vor- und Nachlast-Reduktion und die dadurch bedingte Verringerung der Herzarbeit sinkt der Sauerstoffbedarf des Herzens, außerdem wird durch Abnahme der extravasalen Komponente des Koronarwiderstands eine Verbesserung des Sauerstoffangebots erreicht.

Besonders günstig ist die Wirkung bei Koronarkranken unter Belastung. Als Ausdruck der verbesserten myokardialen Leistung steigt die Belastbarkeit des Patienten.

Aufgrund der beschriebenen Wirkungen gehören die Nitrate zu den *wichtigsten Arzneistoffen* zur Behandlung von Koronarerkrankungen.

Wirkungsmechanismus. Nitrate werden im Organismus durch reduzierende Biotransformation (unter Beteiligung von Cytochrom P-450) in die eigentliche Wirksubstanz **Stickstoffmonoxid** (NO) überführt. (Nitrate sind somit typische Prodrugs!) NO stimuliert die *cytosolische Guanylatcyclase*, welche die Bildung von cyclischem Guanosinmonophosphat (cGMP) aus Guanosintriphosphat (GTP) katalysiert. cGMP seinerseits bewirkt dann eine Abnahme der intrazellulären Calciumionen-Konzentration und dadurch eine Erniedrigung des Gefäßtonus. Außerdem wird die Thrombozytenadhäsion und -aggregation herabgesetzt.

Interessanterweise handelt es sich bei dem vom (intakten) Gefäßendothel gebildeten und durch eine Reihe von Substanzen (u.a. durch Acetylcholin) freigesetzten relaxierenden Faktor (EDRF = Endothelium *Derived Relaxing Factor*) ebenfalls um NO. EDRF wird aus Arginin synthetisiert und durch Häm sowie Superoxid-Anionen rasch inaktiviert (Halbwertszeit wenige Sekunden). Als endogener Aktivator der Guanylatcyclase ist EDRF an der lokalen Regulation des Gefäßtonus beteiligt. Diese Funktion entfällt, wenn das Endothel defekt ist.

Der geschilderte Mechanismus macht verständlich, weshalb es im Bereich eines atherosklerotisch veränderten Koronargefäßes mit z.T. nicht funktionstüchtigem Endothel zu Gefäßspasmen kommen kann und diese durch die Gabe von Nitraten, die den fehlenden EDRF ersetzen, aufzuheben sind.

Nitrattoleranz. Bei hoher Dosierung oder Dauerapplikation, nicht jedoch bei intermittierender Gabe, wird nach einiger Zeit – meist schon innerhalb von 24

Stunden – eine deutliche Abschwächung der Nitratwirkung (*Nitrattoleranz*) beobachtet. Um wieder einen vollen Effekt zu erreichen, ist ein *Nitrat-freies Intervall* von 6 – 8 Stunden erforderlich.

Wie die Nitrattoleranz zustande kommt, ist noch nicht vollständig geklärt, doch liegt ihr sehr wahrscheinlich eine verminderte Fähigkeit zur NO-Bildung zugrunde.

Kinetik. Nitrate werden bei oraler – Glyceroltrinitrat und Isosorbiddinitrat (s.u.) auch bei perlingualer – Applikation *gut und rasch resorbiert*. In der Leber werden die Salpetersäureestergruppen reduktiv gespalten, danach erfolgt Konjugation zu inaktiven Metaboliten (Abb. B 3–14), die vorwiegend *renal ausgeschieden* werden.

Dosierung. Die mittleren Einzeldosen der Nitrate sind in Tab. B 3–20 angegeben.

Nebenwirkungen. Die Nebenwirkungen sind weitgehend die Folge der gefäßerweiternden Wirkung. So können – vor allem zu Behandlungsbeginn – häufig Kopfschmerzen („Nitratkopfschmerz"), ferner Schwindel, Übelkeit, Schwächegefühl und Hautrötung auftreten. Ferner besteht bei höherer Dosierung die Gefahr eines stärkeren Blutdruckabfalls mit reflektorischer Tachykardie.

Kontraindikationen. Bei schweren hypotonen Zuständen, insbesondere im Schock, sowie bei hypertropher obstruktiver Kardiomyopathie sind Nitrate kontraindiziert.

Interaktionen. Die antihypertensive Wirkung von blutdrucksenkenden Substanzen wird durch Nitrate verstärkt. Intravenös appliziertes Glyceroltrinitrat schwächt die Wirkung von Heparin ab.

Glyceroltrinitrat, früher meist als *Nitroglycerin* bezeichnet, wirkt – unretardiert als *Zerbeißkapsel* oder als Spray appliziert und im Mund- bzw. Rachenraum resorbiert – am schnellsten, aber auch am kürzesten. Es ist nach wie vor das wichtigste Mittel zur Therapie des akuten Angina-pectoris-Anfalls. Sublingual gegeben, wirkt es innerhalb von Sekunden bis wenigen Minuten.

Wenig sinnvoll ist dagegen die *orale* Anwendung von Glyceroltrinitrat zur Angina-pectoris-Prophylaxe in Form von Retardpräparaten, da wegen des hohen First-pass-Effekts bei der verzögerten Freisetzung die Wirkung unsicher ist. Dagegen kann Glyceroltrinitrat *perkutan* prophylaktisch eingesetzt werden, da hierbei

Herz-Kreislauf-System

B3

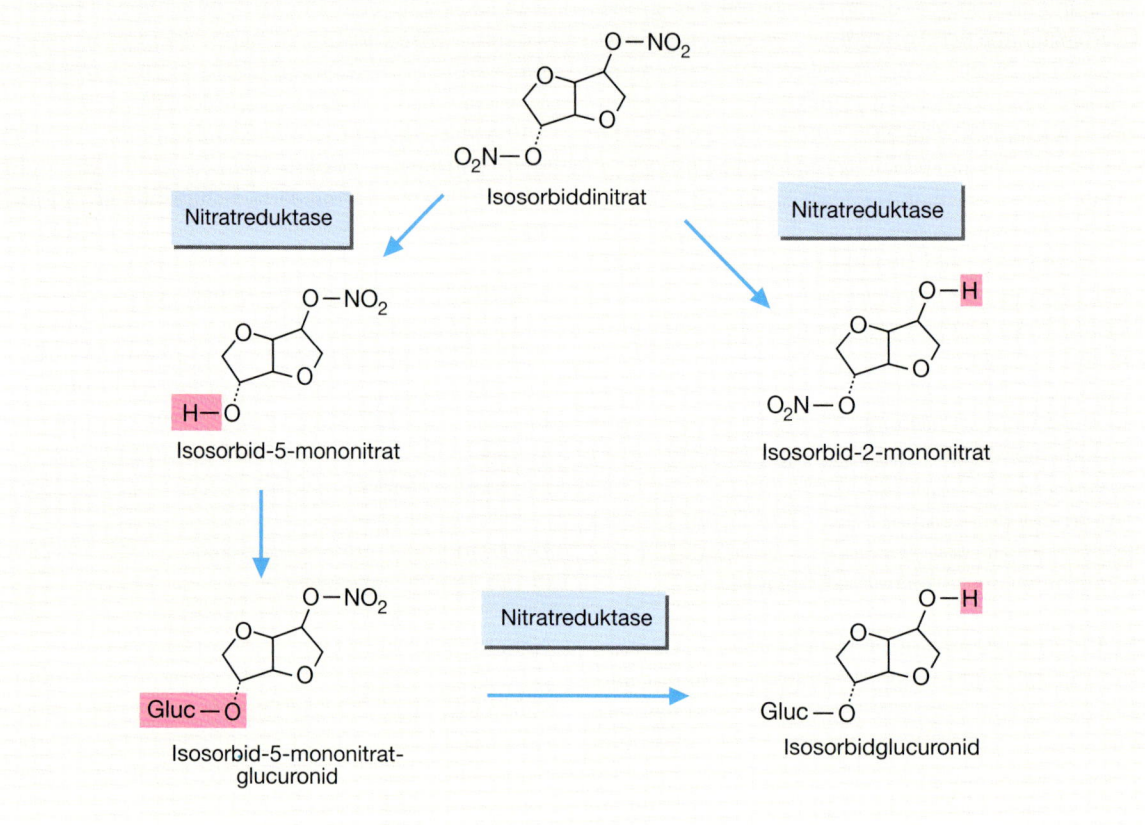

Abb. B 3–14. Biotransformation von Isosorbiddinitrat

der Wirkstoff unter Umgehung der Leber direkt in den großen Blutkreislauf gelangt. Aus den heute besonders häufig angewandten Pflastern, die Glyceroltrinitrat in spezieller galenischer Zubereitung enthalten (Handelspräparate: deponit®, MinitranS®, Nitradisc®, Nitroderm® TTS, Nitro-Pflaster-ratiopharm®), wird dieses über einen längeren Zeitraum kontinuierlich freigesetzt. Wegen der sich entwickelnden Nitrattoleranz beträgt die Wirkdauer jedoch nur 8 – 12 Stunden. Daher empfiehlt es sich, das Pflaster während der Nacht zu entfernen.

Isosorbiddinitrat (ISDN) kann sowohl im akuten Anfall, wo es allerdings etwas langsamer wirkt als Glyceroltrinitrat, als auch als sog. Langzeitnitrat zur Angina-pectoris-Prophylaxe eingesetzt werden. Bei oraler Gabe wird es zwar schon bei der ersten Leberpassage großenteils biotransformiert, doch sind die dabei entstehenden Mononitrate (ISMN), das Isosorbid-2- und das Isosorbid-5-mononitrat (Abb. B 3–14) noch biologisch aktiv und besitzen außerdem eine längere Wirkdauer (Plasmahalbwertszeit von 5-ISMN ca. 4 Stunden).

Isosorbidmononitrat (Isosorbid-5-mononitrat, ISMN) wurde daher als eigener Wirkstoff in den Handel gebracht, doch besitzt es im Vergleich zu (retardiertem) Isosorbiddinitrat keine Vorteile. Wegen seiner geringeren Lipophilie und des dadurch bedingten verzögerten Wirkungseintritts kann es nur zur Angina-Pectoris-Prophylaxe, nicht dagegen zur Anfallskupierung verwendet werden.

Ein weiteres Langzeitnitrat ist *Pentaerythrityltetranitrat* (Dilcoran® 80, Pentalong®).

3.2.4.1.2 Molsidomin

Das Sydnonimin-Derivat *Molsidomin* (Corvaton®, Molsidomin Heumann, Molsihexal®) weist ein weitgehend ähnliches Wirkprofil wie die Nitrate auf, doch ist der Vorlast-senkende Effekt ausgeprägter. Wegen des relativ langsamen Wirkungseintritts (ca. 20 Minuten nach Applikation) eignet es sich nur zur Angina-pectoris-Prophylaxe, nicht dagegen zur Anfallskupierung.

Molsidomin ist ein *Prodrug*, aus dem im Organismus durch enzymatische Abspaltung des Ethoxycarbonylrestes 3-Morpholino-Sydnonimin (SIN-1) gebildet wird. Dieses geht durch *nichtenzymatische* Ringöffnung in die ringoffene Form (SIN-1A) über, aus dem als eigentliche Wirksubstanz NO (s.u.) abgespalten wird (s. Abb. B 3–15). Da im Gegensatz zu der NO-Bildung bei Nitraten dazu keine reduzierenden Substanzen erforderlich sind, tritt bei Molsidomin *keine Toleranzentwicklung* auf.

Nach oraler Gabe wird die Substanz rasch und vollständig *resorbiert*. Die *Halbwertszeit* beträgt 1 – 1,5 Stunden. Die *Ausscheidung* – in Form von Metaboliten – erfolgt fast vollständig renal.

Als *Standarddosierung* werden zweimal täglich 8 mg (in retardierter Form) gegeben.

Da in Tierversuchen bei der Ratte nach Gabe sehr hoher Dosen Nasentumoren auftraten, wurden die Indikationen für Molsidomin eingeschränkt, obwohl die Übertragbarkeit dieser Ergebnisse auf den Menschen weitgehend ausgeschlossen werden konnte. Molsidomin soll nur bei Patienten in höherem Lebensalter oder solchen, bei denen andere Pharmaka unverträglich oder nicht ausreichend wirksam sind, verabreicht werden. Es eignet sich auch – abends appliziert

– zur Überbrückung der nächtlichen Nitratpause, die zur Vermeidung einer Nitrattoleranz (s.o.) erforderlich ist.

Die *Nebenwirkungen* und *Kontraindikationen* entsprechen denen der Nitrate.

3.2.4.1.3 β-Rezeptorenblocker

β-Blocker (s. S. 288 ff.) eignen sich zur *Anfallsprophylaxe* bei Angina pectoris. Infolge der Hemmung der β-Rezeptoren schirmen sie das Herz gegen überhöhte sympathisch-adrenerge Impulse ab, verlangsamen die Herzfrequenz und reduzieren in geringerem Maße auch die Kontraktilität. Dadurch sinkt der Sauerstoffbedarf des Herzens. Besonders ausgeprägt sind diese Wirkungen bei körperlicher und emotionaler Belastung. Nachteilig ist die Zunahme des enddiastolischen Drucks und Volumens und dadurch die Erhöhung der myokardialen Komponente des Koronarwiderstands. Bei Patienten mit latenter Herzinsuffizienz kann diese durch die Gabe eines β-Adrenozeptorenblockers manifest werden.

Bei gesicherter Diagnose einer vasospastischen Angina pectoris sollten β-Blocker nur zusammen mit vasodilatierenden Substanzen (Nitraten, Calciumantagonisten) eingesetzt werden.

Der Stellenwert von β-Adrenozeptorenblockern bei der koronaren Herzkrankheit ergibt sich daraus, daß sich einige davon (z.B. Metoprolol, Propranolol, Timolol) in kontrollierten Studien bei der Sekundärprophylaxe des Herzinfarkts als wirksam erwiesen haben (sog. kardioprotektive Wirkung der β-Blocker).

Dosierung, Nebenwirkungen und Kontraindikationen vgl. B 1.13.5.2.

3.2.4.1.4 Calciumkanalblocker (Calciumantagonisten)

Physiologische Vorbemerkungen. In einer normalen Zelle beträgt die Konzentration an freien Calciumionen im Vergleich zum Extrazellularraum nur etwa ein Zehntausendstel. Sie kann durch Öffnung und Schließung von Calciumkanälen, intrazelluläre Freisetzung oder Bindung von Calciumionen sowie durch Calciumionentransporter, die in der Zellmembran (Plasmalemm) und in intrazellulären Membranen vorkommen, verändert bzw. reguliert werden. Durch äußere Reize werden Calciumkanäle vorübergehend geöffnet, wodurch die intrazelluläre Calciumionen-Konzentration kurzfristig ansteigt und Calciumionen an Calciumionen-bindende Proteine (u.a. Calmodulin, s.u.) gebunden werden. Die aktivierten Proteine lösen dann in der Zelle die eigentlichen Reaktionen aus, die erhöhte Ca^{2+}-Konzentration wird durch Aufnahme von Calciumionen in intrazelluläre Speicher sowie durch die genannten Calciumionentransporter rasch wieder auf den ursprünglichen Wert erniedrigt.

Abb. B 3–15. Abspaltung von NO aus Molsidomin

Herz-Kreislauf-System

B3

Die Bezeichnung Calciumantagonisten wurde von Fleckenstein für Substanzen eingeführt, die den *transmembranären Calciuminflux teilweise hemmen*, und zwar dadurch, daß sie den Einstrom von Calciumionen durch den *sog. langsamen, spannungsabhängigen L-Typ-Calciumkanal* verringern. Sie werden daher heute – korrekter – meist auch als *Calciumkanalblocker* (calcium entry blockers) bezeichnet.

Außer den Calciumkanalblockern werden auch Wirkstoffe, die auf andere Weise in den Calciumstoffwechsel eingreifen, zu den Calciumantagonisten gerechnet. Hierzu gehören z.B. Substanzen, die mit *Calmodulin*, einem ubiquitär vorkommenden, Calciumionen-abhängigen Regulatorprotein interagieren, oder solche, die den *pathologischen* Calciumionen-Einstrom bei Membranschäden infolge einer Ischämie unterdrücken (sog. Calciumüberladungs-Blocker, calcium overload blockers). Im folgenden werden nur Calciumkanalblocker behandelt.

Sowohl aus chemischer als auch aus pharmakologischer Sicht stellen die Calciumkanalblocker *keine* einheitliche Substanzgruppe dar. Bei den sog. reinen Calciumkanalblockern, d.h. bei den Substanzen, die in der üblichen Dosierung keine zusätzlichen Wirkungen auf andere Ionenkanäle besitzen, unterscheidet man aufgrund des Angriffs an drei verschiedenen Bindungsstellen am Calciumkanal Verbindungen vom

☐ *1,4-Dihydropyridin-Typ* (Nifedipin-Typ),

☐ *Verapamil-Typ* und

☐ *Diltiazem-Typ.*

Gemeinsam ist den drei Typen, daß sie infolge der Abnahme der intrazellulären Konzentration an freien Calciumionen – allerdings unterschiedlich stark ausgeprägt –

☐ am Herzen die Aktivität der Calcium-abhängigen Myosin-ATPase verringern, wodurch der Umsatz an energiereichem Phosphat und gleichzeitig der Sauerstoffbedarf abnimmt, und

☐ an der glatten Gefäßmuskulatur zu einer Erniedrigung des Gefäßmuskeltonus und damit zu einer Vasodilatation führen.

Calciumkanalblocker bewirken somit eine *direkte* Verringerung der Herzarbeit durch eine Hemmung der elektromechanischen Kopplung und eine dadurch bedingte Erniedrigung der Kontraktilität (negativ inotrope Wirkung), ferner eine *indirekte* Entlastung des Herzens durch Reduktion der Nachlast und – weniger deutlich – auch der Vorlast. An den Koronarien greifen sie vor allem an den größeren Arterienästen an und sind dort in der Lage, Koronarspasmen aufzuheben.

Tab. B 3–21. Wirkprofil von Calciumantagonisten (nach Klaus) ○: keine Beeinflussung

	Nife-dipin	Vera-pamil	Dil-tiazem
Koronarwiderstand	⬇	↓	↓
Periph. Widerstand	⬇	↓	↓
Blutdruck	↓	↓	↓
Herzfrequenz	↑	↓	↓
AV-Überleitung	○	↓	↓
Kontraktilität	○	↓	↓

Die verschiedenen Stoffgruppen unterscheiden sich bezüglich der Beeinflussung der Erregungsbildung im Sinusknoten und der Erregungsleitung im AV-Knoten. Nur Calciumantagonisten vom *Verapamil-Typ* sowie *Diltiazem* wirken, wie unter B 3.2.3.2.4 beschrieben, am Sinusknoten *negativ chronotrop* und am AV-Knoten *negativ dromotrop*. Bei *den* Substanzen vom *Nifedipin-Typ*, die in therapeutischer Dosierung vorwiegend vasodilatierend wirken, kann es sogar infolge einer dadurch bedingten Sympathikusaktivierung zu einer reflektorischen Herzfrequenzsteigerung kommen. Durch die Sympathikusstimulation wird auch der negativ inotrope Effekt antagonisiert.

In Tab. B 3–21 ist das aus den beschriebenen Eigenschaften resultierende Wirkprofil der verschiedenen Leitsubstanzen dargestellt.

Dem Wirkprofil entsprechend ergeben sich auch die *Indikationen* für die verschiedenen Calciumkanalblocker. Substanzen aller Typen sind

☐ bei koronarer Herzkrankheit zur Anfallsprophylaxe bzw. Intervalltherapie sowie bei spastischen Angina-Formen auch im akuten Anfall und

☐ bei Hypertonie (s. S. 481 ff.)

indiziert. Die Wirkstoffe vom Verapamil- und Diltiazem-Typ werden ferner bei tachykarden supraventrikulären Herzrhythmusstörungen (s.o.) eingesetzt.

1,4-Dihydropyridine. *Leitsubstanz* der Verbindungen vom 1,4-Dihydropyridin-Typ ist **Nifedipin.** Bei oraler Applikation wird es zu über 80% aus dem Darm resorbiert, die Bioverfügbarkeit ist jedoch wegen eines First-pass-Effekts niedriger (ca. 60%). Die *Plasmahalbwertszeit* liegt bei 2 – 5 Stunden, die Plasmaeiweißbindung bei ca. 90%.

Durch Aromatisierung des 1,4-Dihydropyridinrings, Hydrolyse einer Estergruppe und Oxidation einer Methylgruppe zum primären Alkohol wird Nifedipin fast vollständig zu besser wasserlöslichen Metaboliten *biotransformiert* und vorwiegend in dieser Form *renal ausgeschieden*.

Die übliche *Dosierung* beträgt bei nicht retardierten Präparaten dreimal täglich 5 – 10 (–20) mg, bei Retardpräparaten zweimal 20 mg.

Als *Nebenwirkungen*, die vor allem auf der Vasodilatation beruhen, kann es zu unerwünschtem Blutdruckabfall, reflektorischer Herzfrequenzsteigerung, Kopfschmerzen, Schwindel, Übelkeit, gastrointestinalen Störungen, Hautrötung und Knöchelödemen kommen.

Da nach hochdosierter oraler Verabreichung bei Mäusen und Ratten teratogene Effekte beobachtet wurden, ist Nifedipin während der gesamten Schwangerschaft *kontraindiziert*. Schwere Hypotonie ist eine weitere Kontraindikation.

Andere Antihypertonika verstärken die blutdrucksenkende Wirkung von Nifedipin.

Analogsubstanzen sind *Amlodipin, Felodipin, Isradipin, Nicardipin, Nilvadipin, Nimodipin, Nisoldipin und Nitrendipin* (s. Tab. B 3–22). Wie Nifedipin weisen diese Verbindungen einen erheblichen First-pass-Effekt auf, so daß die Bioverfügbarkeit verhältnismäßig gering ist. Große Unterschiede werden bei den Plasmahalbwertszeiten gefunden: Nicardipin besitzt z.B. eine $t_{1/2}$ von 1 – 3 Stunden, Amlodipin weist dagegen eine $t_{1/2}$ von 35 – 50 Stunden auf.

Amlodipin, Nicardipin und Nisoldipin sind für die Indikationen koronare Herzkrankheit und Hypertonie, Isradipin, Nilvadipin und Nitrendipin derzeit nur für die Indikation Hypertonie zugelassen.

Nimodipin wird aufgrund seiner hohen Lipophilie und der dadurch bedingten raschen Penetration ins Zentralnervensystem bei hirnorganisch bedingten Leistungsstörungen im Alter (s. S. 171 f.) verwendet. Außerdem ist es zur Prophylaxe und Therapie ischämiebedingter neurologischer Ausfallserscheinungen infolge zerebraler Vasospasmen nach Subarachnoidalblutungen zugelassen (Dosierung initial für die Dauer von 2 Stunden 1 mg/Stunde, danach bei guter Verträglichkeit 2 mg/Stunde als Infusion i.v. während ca. 10 Tagen; orale Anschlußbehandlung während 7 Tagen mit sechsmal täglich 60 mg).

Substanzen vom Verapamil-Typ. *Verapamil* wird wie Nifedipin bei oraler Applikation nahezu quantitativ resorbiert, doch unterliegt es einem noch stärkeren *stereoselektiven* First-pass-Effekt, wobei das stärker wirkende Enantiomer bevorzugt biotransformiert wird. Die Bioverfügbarkeit beträgt daher nur 10 – 20%, sie kann jedoch bei Lebererkrankungen bis zu ca. 80% ansteigen. Die *Plasmahalbwertszeit* liegt bei 3 – 4 Stunden, die Plasmaeiweißbindung bei 90%.

Verapamil wird *fast vollständig metabolisiert* (u.a. durch oxidative Entalkylierung), einige Metaboliten weisen noch etwa $^1/_{10}$ der Wirkstärke der Muttersubstanz auf. Die *Ausscheidung* der Metaboliten erfolgt vorwiegend renal.

Die durchschnittliche *Tagesdosis* bei koronarer Herzkrankheit beträgt 240 – 480 mg.

Als *Nebenwirkungen* wurden Überleitungsstörungen (AV-Block), Bradykardien, unerwünschter Blutdruckabfall, Verstärkung einer Herzinsuffizienz, Hautrötung, Obstipation (häufig) und allergische Hautreaktionen beobachtet.

Bei AV-Block II. und III. Grades, dekompensierter Herzinsuffizienz, Sinusknotensyndrom, frischem Herzinfarkt (besonders bei Bradykardie) und schwerer Hypotonie ist Verapamil *kontraindiziert*.

Bei gleichzeitiger Gabe von Verapamil mit anderen Antiarrhythmika ist die Gefahr einer Überleitungsstörung oder einer Bradykardie erhöht; β-Adrenozeptorenblocker verstärken die kardiodepressive, Antihypertonika die blutdrucksenkende Wirkung.

Gallopamil (Procorum®) unterscheidet sich chemisch von Verapamil nur durch eine zusätzliche Methoxygruppe und besitzt ähnliche pharmakologische Eigenschaften wie dieses (übliche Tagesdosis 75 – 150 mg).

Diltiazem. Das Benzothiazepin-Derivat *Diltiazem* (vgl. Tab. B 3–22) ist mit keiner der obengenannten Gruppen von Calciumantagonisten chemisch verwandt. In seinem pharmakologischen Wirkprofil ähnelt es jedoch stark den Verbindungen vom Verapamil-Typ.

Nach oraler Gabe wird Diltiazem praktisch *vollständig resorbiert*. Die Bioverfügbarkeit liegt wegen eines deutlichen First-pass-Effekts dagegen nur bei etwa 50%. Die Substanz mit einer *Plasmahalbwertszeit* von 4 – 5 Stunden wird im Organismus desacetyliert und außerdem oxidativ O- und N-demethyliert. Auch wurden Konjugate der phenolischen Metabolite nachgewiesen. Die *Ausscheidung* erfolgt fast ausschließlich in Form von Metaboliten renal und daneben auch biliär.

Die mittlere *Tagesdosierung* beträgt 180 mg.

Die *Nebenwirkungen*, *Kontraindikationen* und *Interaktionen* entsprechen weitgehend denen von Verapamil. Wegen teratogener Wirkungen im Tierversuch muß vor der Gabe von Diltiazem an Frauen im gebärfähigen Alter eine Schwangerschaft ausgeschlossen werden.

Calciumantagonisten mit zusätzlichen Wirkkomponenten. Das in Tab. B 3–22 angegebene *Fendilin*

Herz-Kreislauf-System

B3

Tab. B 3–22. Calciumantagonisten (Calciumkanalblocker)

Strukturformel	Internationaler Freiname	Handelspräparat (Eingetragenes Warenzeichen)
I. Substanzen vom Nifedipin-Typ		
	Nifedipin	Adalat, Aprical, Cordicant, Corinfar, Corotrend, Dignokonstant, duranifin, Nifedipat, Nifedipin-ratiopharm, Nifehexal, Nifelat, Nife-Puren, nife von ct, Nifical, Pidilat
	Nisoldipin	Baymycard
	Nicardipin	Antagonil
	Nitrendipin	Bayotensin
	Nimodipin	Nimotop
	Felodipin	Modip, Munobal

Tab. B 3–22. Calciumantagonisten (Calciumkanalblocker) (Fortsetzung)

Strukturformel	Internationaler Freiname	Handelspräparat (Eingetragenes Warenzeichen)
I. Substanzen vom Nifedipin-Typ		
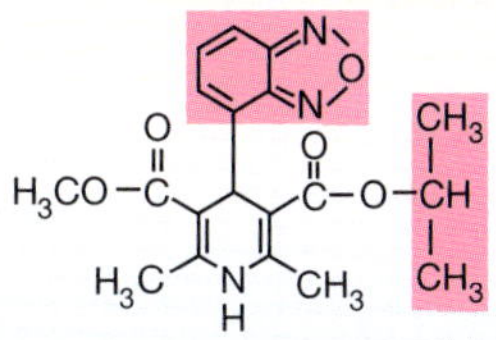	Isradipin	Lomir, Vascal
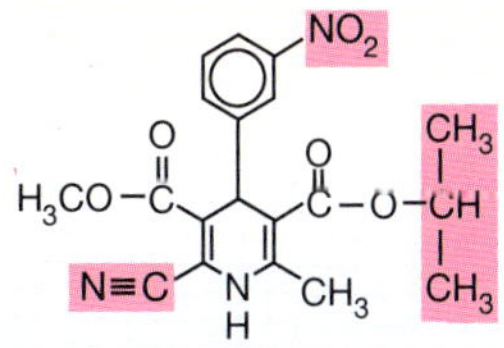	Nilvadipin	Escor, Nivadil
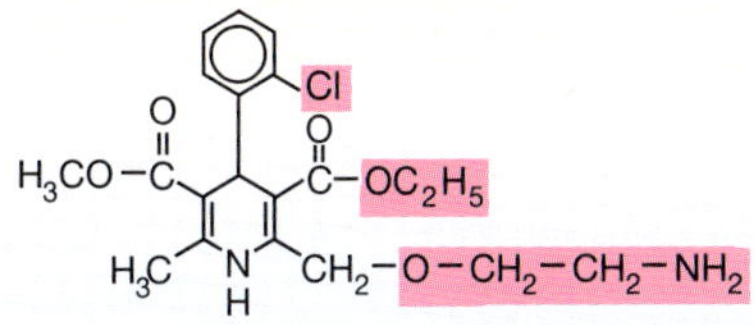	Amlodipin	Norvasc
II. Substanzen vom Verapamil-Typ		
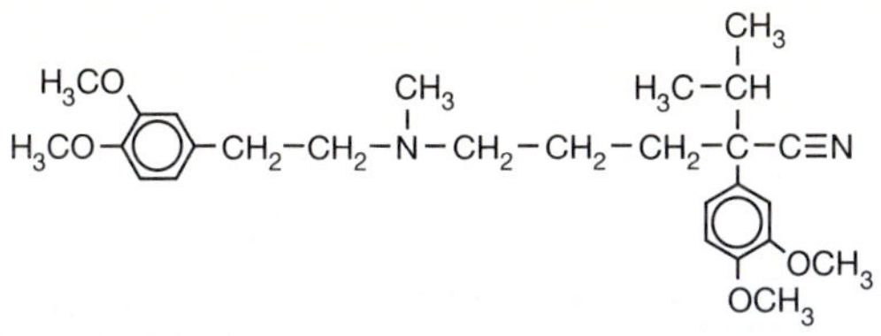	Verapamil	Azupamil, Cardiagutt, cardibeltin, durasoptin, Isoptin, Verahexal, Veramex, Verapamil-ratiopharm, Veroptinstada
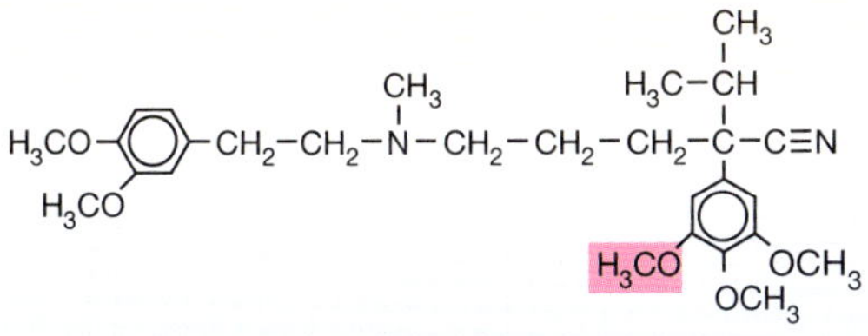	Gallopamil	Procorum
III. Substanzen vom Diltiazem-Typ		
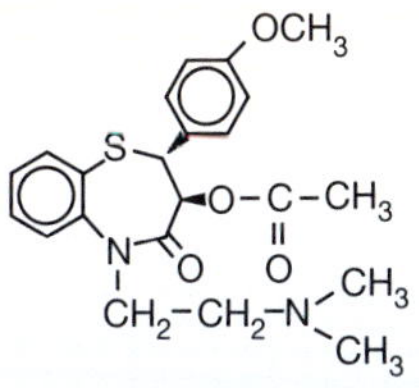	Diltiazem	Corazet Diltiazem, Diltahexal, Diltiuc retard, Dilzem
IV. Sonstige		
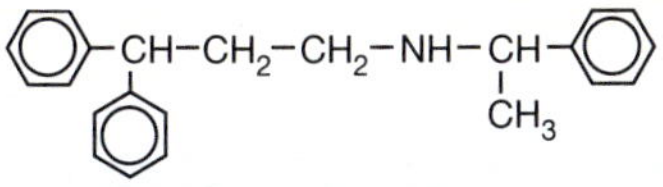	Fendilin	Sensit

Herz-Kreislauf-System

B3

(Sensit®) weist neben Calciumkanal-blockierenden und Calmodulin-antagonistischen Eigenschaften noch zusätzliche Wirkungen (u.a. einen lokalanästhetischen Effekt) auf.

3.2.4.1.5 Sonstige Koronartherapeutika

Dipyridamol (Curantyl®, Persantin®, s. Tab. B 2–23) *blockiert* den *Adenosin-Transporter*, der Adenosin aus dem Plasma u.a. in Erythrozyten oder Thrombozyten transportiert, und erhöht dadurch die Adenosin-Konzentration an den Gefäßrezeptoren. Als Folge davon werden vor allem die intramuralen Arteriolen des Koronargefäßsystems erweitert, wodurch der koronare Blutfluß steigt. Wie aber bereits ausgeführt, sind in hypoxischen Gebieten diese Gefäße autoregulatorisch bereits maximal erweitert. Wird Dipyridamol im Angina-pectoris-Anfall gegeben, so sinkt durch Luxusperfusion der nicht hypoxischen Gebiete der Perfusionsdruck in den schlecht mit Sauerstoff versorgten Arealen, die dadurch noch schlechter durchblutet werden (sog. *koronares Steal-Phänomen*). Auch bei prophylaktischer Gabe waren die mit Dipyridamol bei der koronaren Herzkrankheit erzielten Ergebnisse nicht überzeugend.

Carbocromen (Intensain®) ist ein *nicht* über Adenosin wirkender Koronardilatator. Nach biochemischen Untersuchungen soll eine antianginöse Wirkung dadurch zustande kommen, daß es im Herzen den Fettsäureabbau hemmt sowie den Glucoseumsatz steigert und so den Sauerstoffverbrauch herabsetzt. Der therapeutische Wert dieser Substanz ist stark umstritten.

3.2.4.2 Therapie des Herzinfarkts

Bereits bei Verdacht auf Herzinfarkt ist der Patient sofort in eine Intensivstation einzuweisen!

Als *erste Sofortmaßnahmen* bei Herzinfarkt sind *durch den Notarzt*

□ zur Thrombozytenaggregationshemmung 500 mg *Acetylsalicicylsäure* (s. S. 424) i.v. (alternativ peroral),

□ zur Schmerzbekämpfung starkwirkende *Analgetika* (z.B. 100 mg Pethidin oder 10 mg Morphinsulfat langsam i.v. oder s.c.; vgl. S. 192),

□ zur psychischen Ruhigstellung *Tranquillantien* (z.B. Diazepam 5 – 10 mg langsam i.v. oder s.c.; vgl. S. 163 ff.),

□ zur hämodynamischen Entlastung des Herzens *Glyceroltrinitrat* (0,8 – 2,4 mg sublingual; *nicht* bei ausgeprägter Hypotonie!)

und

□ bei bedrohlichen Tachyarrhythmien *Lidocain* 100 mg langsam i.v., dann 3 mg/min als Infusion (s. S. 230)

zu geben.

In der Klinik wird die *Sedierung* und *Schmerzbekämpfung* fortgeführt und *Sauerstoff* per Nasensonde (2 – 4 l/min) insuffliert. Außerdem muß versucht werden, (unter Monitorkontrolle) einen *stabilen Herzrhythmus* aufrechtzuerhalten bzw. medikamentös oder mittels eines temporären Schrittmachers bei Bradyarrhythmien und durch elektrische Defibrillation bei Kammertachykardie und Kammerflimmern wieder herzustellen.

Von zentraler Bedeutung ist eine *möglichst rasche thrombolytische Therapie mit Fibrinolytika* (s. S. 429 f.) zur Wiederherstellung der Perfusion im Infarktgebiet und damit zur Reduzierung der Infarkt-

Tab. B 3–23. Sonstige Koronartherapeutika

Strukturformel	Internationaler Freiname	Handelspräparat (Eingetragenes Warenzeichen)	Mittlere Einzeldosis (mg)
	Dipyridamol	Curantyl, Persantin	50 – 75
	Carbocromen	Intensain	150 – 300

größe. Sofern die Thrombolyse in den ersten Stunden nach Infarkt durchgeführt wird, kann damit die Infarktmortalität stark gesenkt werden (bei Lyse innerhalb der ersten Stunde um ca. 50%, bis zur dritten Stunde um ungefähr 25% und bis zur sechsten Stunde um etwa 15%).

Eine *Antikoagulantienbehandlung* (zunächst mit Heparin, später mit Cumarin-Derivaten, s. S. 428 f.) sowie die Gabe von *Thrombozytenaggregationshemmern* (Acetylsalicylsäure, s.o.) dient der Vermeidung weiterer Thrombenbildung sowie thromboembolischer Komplikationen.

Zusätzlich können – wiederum zur Begrenzung der Infarktgröße – unter strenger Kontrolle des zentralen Venendrucks, des arteriellen Blutdrucks und der Herzfrequenz Substanzen gegeben werden, die die Vor- und/oder Nachlast des Herzens senken oder die Herzfrequenz verringern und damit den Sauerstoffbedarf reduzieren (Nitrate, ACE-Hemmer, β-Adrenozeptorenblocker). Vor- und/oder Nachlast-senkende Stoffe, insbesondere ACE-Hemmer, werden auch bei einer sich infolge des Infarkts entwickelnden Herzinsuffizienz angewandt.

Besonders schwierig ist die Therapie eines *kardiogenen* Schocks (s. S. 495 f.). Trotz intensiver Bemühungen beträgt hier die Mortalität noch immer 80 – 90%!

Trotzdem läßt sich, insgesamt gesehen, durch die geschilderten Maßnahmen die Gesamtmortalität von Herzinfarktpatienten um beinahe die Hälfte verringern.

3.3 Gefäßsystem und Kreislauf

Blutgefäßarten. Blutgefäße, in denen das Blut vom (linken) Herzen zur Peripherie strömt, werden als *Arterien*, Gefäße, in denen es von der Peripherie ins (rechte) Herz fließt, als *Venen* bezeichnet. Nach ihrem Bau und ihrer Funktion unterscheidet man

- *Arterien* vom *elastischen* Typ (Aorta, Arteria pulmonalis), die ein kontinuierliches Fließen des Blutes gewährleisten (Windkesselgefäße, s.u.),

- *Arterien* vom *muskulären* Typ und *Arteriolen*, die den Strömungswiderstand und damit den Blutdruck sowie die Blutzufuhr zu dem Organ, das sie mit Blut versorgen, regulieren (Widerstandsgefäße),

- *Kapillaren*, in denen der Stoffaustausch zwischen Blut und Gewebe erfolgt (Austauschgefäße),

- *Venolen* und *kleine Venen*, die den Blutgehalt von Geweben bestimmen (Kapazitätsgefäße) und

- *große Venen* (z.B. Venae cavae), in denen das zum Herzen fließende Blut gesammelt wird (Sammelgefäße).

Von Bedeutung sind außerdem *Sphinktergefäße*, die das kapillare Strombettvolumen regulieren, und *arterio-venöse Kurzschlüsse* (Shunt-Gefäße), die die arterielle und die venöse Seite des Kreislaufs unter Umgehung der Kapillaren miteinander verbinden und, sofern der Shunt geöffnet ist, ein Kapillargebiet von der Zirkulation (vorübergehend) ausschließen.

Wandaufbau der Blutgefäße. Die Gefäßwand ist aus drei Schichten aufgebaut, der

- *Intima*,

- *Media* und

- *Adventitia*.

Die **Intima** besteht aus einer Lage von Endothelzellen, die von kollagenen und elastischen Fasern umgeben sind.

Die **Media,** die außer von Bindegewebe durch glatte Muskelzellen gebildet wird, ist bei den einzelnen Gefäßarten sehr unterschiedlich.

Die großen herznahen *Arterien* vom elastischen Typ weisen dichte elastische Netze in der Media auf und besitzen daher eine starke Dehnbarkeit. In den vom Herzen weiter entfernten Arterien nehmen in der Media die elastischen Fasern ab und die glatten Muskelfasern zu (Arterien vom muskulären Typ).

Charakteristisch für die *Venen* ist eine dünne und aufgelockerte Media, in der durch Zunahme des elastischen und kollagenen Bindegewebes die Muskelzellen bündelweise auseinandergedrängt sind.

Herz-Kreislauf-System

B3

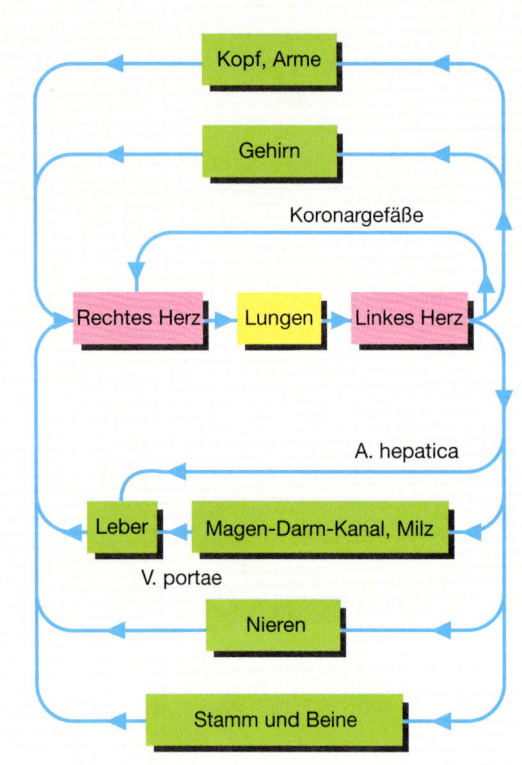

Abb. B 3–16. Schematische Darstellung des Blutkreislaufs (nach Ganong)

Die **Adventitia** verbindet durch elastische und kollagene Fasern, in die auch glatte Muskelzellen eingebettet sind, das Gefäß mit der Umgebung.

Die **Kapillarwand** besteht nur aus einer dünnen Schicht von Endothelzellen, die von einer dehnungsfähigen Basalmembran umgeben ist.

Venenklappen. Bei den Venen sind die *taschenförmigen Venenklappen* von großer Bedeutung. Diese sind in der Regel paarig angeordnet und kommen vor allem unterhalb der Einmündung anderer Venen vor. Sie haben die *Aufgabe*, das *Zurückfließen des Blutes* entgegen der Strömungsrichtung zu verhindern und bei äußerem Druck auf die Vene den Bluttransport in Herzrichtung zu fördern (Muskelpumpe).

Großer und kleiner (= Lungen-)Kreislauf. Aus der Peripherie gelangt das venöse Blut durch die *Vena cava superior* und *inferior* (obere und untere Hohlvene) in das rechte Herz und wird von diesem durch die *Arteria pulmonalis* (Lungenarterie) in die Lunge gepumpt. In den *Lungenkapillaren* wird Kohlendioxid in die Ausatmungsluft abgegeben und Sauerstoff von

der Einatmungsluft aufgenommen. Das arterialisierte Blut gelangt nun durch die *Venae pulmonales* (Pulmonalvenen) in das linke Herz, womit der kleine oder *Lungenkreislauf* (Herz-Lunge-Herz) beendet ist (s. Abb. B 3–16).

Aus dem linken Herzen strömt das Blut durch die *Aorta* (Hauptschlagader), die sich bald nach ihrem Abgang aus dem Herzen in die großen Körperarterien aufzweigt. Diese geben immer mehr Äste ab, werden schließlich zu engen *Arteriolen* und teilen sich dann in zahlreiche *Kapillaren* (Haargefäße) auf.

In den Kapillaren werden Nahrungsstoffe an das Gewebe abgegeben und Stoffwechselprodukte abtransportiert. Sauerstoff wird gegen Kohlendioxid ausgetauscht. Dadurch wird das Blut *venös*. Es fließt nun zunächst durch *Venolen* und sammelt sich dann in größeren *Venen*. Das von Kopf und Hals zurückströmende Blut gelangt in die *Vena cava superior*. Das Blut aus großen Teilen des Magen-Darm-Traktes, der Milz und der Bauchspeicheldrüse sammelt sich in der *Vena portae* (Pfortader), durchströmt dann die Leber und fließt durch die *Lebervenen* in die *Vena cava inferior (Pfortaderkreislauf)*.

Die untere Hohlvene nimmt auch das Blut aus den Beinen und dem Becken auf. Mit dem Eintritt des Blutes in das rechte Herz ist der große oder *Körperkreislauf* abgeschlossen, und der Lungenkreislauf beginnt von neuem.

Hoch- und Niederdrucksystem. Nach anatomischen und funktionellen Gesichtspunkten unterscheidet man beim kardiovaskulären System das *Hochdruck-* und *Niederdrucksystem*. Zum Hochdrucksystem werden die *Arterien* und *Arteriolen* des großen Kreislaufs, zum Niederdrucksystem die *Kapillaren*, die *Venolen* und die *Venen* des großen Kreislaufs sowie der gesamte *Lungenkreislauf* gerechnet. Der Begriff *terminale Strombahn* (Endstrombahn, Mikrozirkulation) umfaßt alle Blutgefäße mit einem Durchmesser unter 30 – 50 µm, d.h. insbesondere Arteriolen, Kapillaren und Venolen.

Windkesselfunktion. Obwohl das Blut vom Herzen rhythmisch in die Gefäße gepumpt wird, kommt es während der Diastole nicht zum Stillstand, sondern fließt kontinuierlich. Das beruht darauf, daß die Arterien nicht starr, sondern elastisch sind. Besonders die herznahen Arterien werden bei jedem Herzschlag durch den Druck des einströmenden Blutes gedehnt und speichern dabei einen Teil des ausgeworfenen Schlagvolumens. In der nachfolgenden Diastole verengen sie sich wieder und treiben so das gespeicherte Blut vorwärts, da ein Zurückfließen zum Herzen wegen der Herzklappen nicht möglich ist (s. Abb. B 3 – 17). Etwa 50% des Schlagvolumens kann auf diese Weise in den herznahen Arterien gespeichert und in der Diastole wieder abgegeben werden (sog. Windkesselfunktion).

Werden mit zunehmendem Alter infolge von Atherosklerose die Arterienwände weniger elastisch, können sie diese wichtige Funktion nur noch unzureichend erfüllen. Die Folge ist eine Mehrbelastung des Herzens.

Arterieller Blutdruck. Der diskontinuierliche Blutauswurf in die Aorta führt sowohl zu der oben angegebenen Volumenänderung als auch zu einer Druckschwankung, die sich als *Druckpulswelle* über das arterielle Gefäßsystem fortpflanzt. Diese an allen Orten des arteriellen Systems auftretenden Druckänderungen ermöglichen die Bestimmung der arteriel-

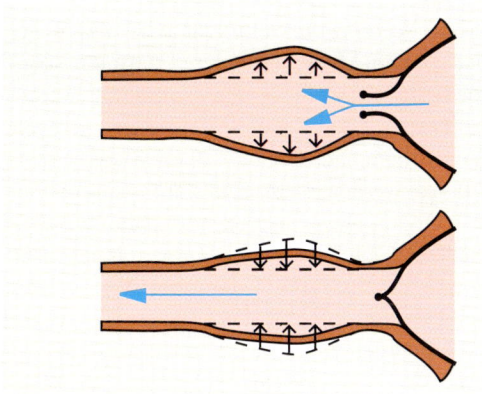

Abb. B 3–17. Elastische Funktion der Aorta (aus Rein-Schneider)
Oben: Während der Systole strömt das Blut in die Aorta und dehnt die elastische Wandung.
Unten: Ist die Aortenklappe geschlossen, wird das Blut durch die Aortenwand, die die Ausgangsstellung wieder einnimmt, vorwärtsgetrieben.

len Blutdruckwerte, die besonders wichtige Kreislaufparameter darstellen. *Das Maximum der Druckpulskurve während der Systole wird als* **systolischer Blutdruck,** *das Minimum während der Diastole als* **diastolischer Blutdruck,** *die Differenz zwischen diastolischem und systolischem Druck als* **Blutdruckamplitude** *bezeichnet.* Der systolische Druck – gemessen am Oberarm – beträgt beim gesunden Erwachsenen normalerweise 120 bis 140 mm Hg, der diastolische Druck 70 bis 90 mm Hg.

Eine weitere charakteristische Kreislaufgröße ist der *arterielle Mitteldruck,* der als der zeitliche Mittelwert der Drücke an dem jeweiligen Meßort im Arteriensystem definiert ist. Bei zentralen Arterien liegt er etwa in der Mitte zwischen systolischem und diastolischem Druck, bei den peripheren Arterien ist er in Richtung auf den diastolischen Druck verschoben.

Blutdruckregulation. Der *arterielle Mitteldruck* ist die *Resultante* aus dem *Herzzeitvolumen* und dem *peripheren Widerstand,* d.h. dem arteriellen Strömungswiderstand. *Eine Beeinflussung des Blutdruckes kann somit durch eine Veränderung des Herzzeitvolumens und/oder des peripheren Widerstandes erreicht werden.*

In Abb. B 3–18 ist die Blutdruckregulation in Form eines Regelkreises beschrieben. Die Regelgröße ist der mittlere arterielle Blutdruck. Der Istwert dieser Regelgröße wird von *Pressorezeptoren* im Aortenbogen und an der Teilungsstelle der Halsschlagader (Karotissinus) registriert und in Form von Nervenimpulsen an die Kreislaufzentren im Zentralnervensystem übermittelt. In diesen findet ein Vergleich mit dem vorgegebenen Sollwert statt. Abweichungen werden über eine Veränderung des Herzzeitvolumens und/oder des peripheren Widerstandes korrigiert.

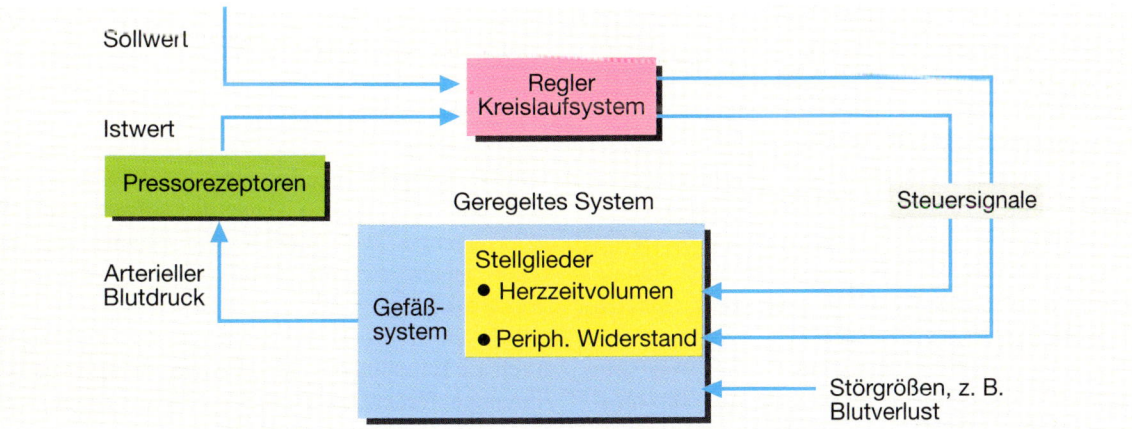

Abb. B 3–18. Vereinfachter Regelkreis für die Konstanthaltung des arteriellen Blutdrucks (nach Thews, Mutschler, Vaupel)

Die *Zentren* für die globale Kontrolle des Kreislaufs sind in der Medulla oblongata und in der benachbarten Hirnstammregion lokalisiert. Dabei muß ein beidseitig (bilateral) gelegenes *exzitatorisches Zentrum (Vasomotorenzentrum)* von einem medialen, tiefergelegenen inhibitorischen Zentrum unterschieden werden. *Erregung des Vasomotorenzentrums* bewirkt eine *Erhöhung des Sympathikustonus* und damit eine *Erhöhung des Herzzeitvolumens* sowie des *peripheren Widerstandes*. Die Folge ist eine Blutdrucksteigerung. Eine *Stimulation des inhibitorischen Zentrums* führt dagegen zu einem *Blutdruckabfall*.

Zusätzlich zu den Hirnstammzentren wird der Kreislauf auch noch von anderen Hirnregionen, insbesondere vom *Hypothalamus*, beeinflußt. Durch die hypothalamische Steuerung erfolgt eine Anpassung des kardiovaskulären Systems an die allgemeine vegetative Reaktionslage (Blutdrucksteigerung bei ergotroper, Blutdrucksenkung bei trophotroper Reaktionslage). An der Blutdruckregulation ist außerdem das *Renin-Angiotensin-Aldosteron-System* (s. S. 567) beteiligt. Bei Einschränkung der Nierendurchblutung oder einer Abnahme der Natriumionen-Konzentration im Blut wird in verstärktem Maße *Renin* freigesetzt und damit vermehrt *Angiotensin II* gebildet. Dieses bewirkt eine Vasokonstriktion der Widerstandsgefäße mit Anstieg des peripheren Widerstands und setzt, wie auch Angiotensin III, außerdem *Aldosteron* aus der Nebennierenrinde frei, wodurch über eine verstärkte Rückresorption von Natriumionen das Plasmavolumen erhöht wird. Eine Zunahme der Natriumionen-Konzentration erhöht außerdem die Reagibilität der Gefäße auf Catecholamine, insbesondere Noradrenalin, d.h., der pressorische Effekt wird durch eine Erhöhung der Natriumionen-Konzentration verstärkt.

Lokale Durchblutungsregulation. Die Regulation der regionalen Organdurchblutung erfolgt vorwiegend durch Substanzen, die am Zellstoffwechsel beteiligt sind. Anstieg des lokalen CO_2-Partialdruckes, stärkeres Absinken des O_2-Partialdruckes, pH-Wert-Abfall sowie eine Erhöhung der Adenosindiphosphat-, Adenosinmonophosphat-, Adenosin- und Kaliumionen-Konzentration bewirken eine lokale Vasodilatation. Allerdings sind diese Reize in den verschiedenen Organen unterschiedlich stark wirksam. So erfolgt beispielsweise die Zunahme der Hirndurchblutung hauptsächlich unter dem Einfluß einer lokalen Erhöhung des CO_2-Partialdrucks (Hyperkapnie).

An der lokalen Organdurchblutung sind ferner vom *Gefäßendothel gebildete Stoffe* beteiligt. *Vasodilatierend* wirken EDRF (Endothelium-derived relaxing factor, s. S. 469) und *Prostacyclin* (s. S. 397), einen

besonders ausgeprägten *gefäßverengenden Effekt* besitzt *Endothelin*. (Das im Gefäßendothel gebildete Polypeptid ist der stärkste Vasokonstriktor des Organismus!).

Einige Organe sind darüber hinaus zur *myogenen Autoregulation*, d.h. bei Druckerhöhung zur Vasokonstriktion und bei Druckabnahme zur Vasodilatation, befähigt. Besonders deutlich ausgeprägt ist diese Reaktion bei den Vasa afferentia der Niere (s. S. 560).

Kapillaren. Die wesentliche Aufgabe des Kreislaufs, der *Stoffaustausch* zwischen Blut und Gewebe, erfolgt, wie erwähnt, *in den Kapillaren*. Ihre Zahl wird beim Menschen auf 40 Milliarden und ihre Gesamtoberfläche auf 600 m² geschätzt. Die Verweildauer der Erythrozyten in den einzelnen Kapillaren beträgt durchschnittlich nur 1 – 2 Sekunden, doch reicht diese Zeit wegen der kurzen Entfernungen für den Stoffaustausch aus.

Die *lokale Kapillardurchblutung* wird durch den Tonus der glatten Muskulatur der Arteriolen sowie durch spezielle Verschlußmechanismen am Anfang der Kapillaren (präkapilläre Sphinkteren) geregelt. Benötigt ein arbeitendes Organ, z.B. ein Muskel, mehr Sauerstoff, so werden mehr Kapillaren durchblutet, d.h., das Organ wird besser mit Blut versorgt (Aktionsgebiet). Zum Ausgleich werden andere Körperabschnitte weniger stark durchblutet (Kompensationsgebiet). Dies gilt vor allem für die Gefäße der Eingeweide und der Haut, die ein gewisses Reservoir darstellen.

Die Kapillarwände sind für Flüssigkeit und niedermolekulare Stoffe gut durchgängig, daher findet im Bereich der Kapillaren ständig eine Filtration von Flüssigkeit und kleinen Molekülen in den Extravasalraum und zugleich eine Reabsorption in das Kapillarlumen statt. Da der venöse Reabsorptionsdruck etwas kleiner ist als der arterielle Filtrationsdruck, kann das filtrierte Flüssigkeitsvolumen nicht vollständig reabsorbiert werden. Der Abtransport des restlichen Volumenanteils von etwa 10% erfolgt über das Lymphgefäßsystem (s.u.).

Venöses System. Ungefähr 60% des gesamten Blutvolumens wird von den Venen des Körperkreislaufs aufgenommen. Wegen der hohen Dehnbarkeit der Venen ändert sich ihr Füllungszustand mit jeder Druckänderung.

Der *venöse Rückstrom* zum Herzen wird außer durch die Herztätigkeit und die Muskelpumpe von der Atmung gefördert. Unterdruck im Thorax dehnt die in diesem Raume liegenden Venen und übt zugleich eine Sogwirkung auf das Blut in den angrenzenden Gefäßen aus. Durch die Zwerchfellsenkung und die damit verbundene Druckerhöhung im Bauchraum wird ferner das Blut in den Thoraxraum befördert. Beim liegenden Menschen fällt der Blutdruck, der am Ende der Kapillaren etwa 18 mm Hg beträgt, in den Venolen sowie den kleinen und großen Venen kontinuierlich ab. Man bezeichnet den Druck am Ende der großen Hohlvenen, der für die Füllung des rechten Vorhofs maßgebend ist, als *zentralen Venendruck*; er liegt in der Regel bei 2 – 4 mm Hg.

Der *Strömungswiderstand im Venensystem* ist, verglichen mit dem im Bereich der Arteriolen, *gering*. Daher bleiben Änderungen des Herzzeitvolumens nahezu ohne Einfluß auf die Höhe der venösen Drücke.

Lymphgefäßsystem. Wie oben dargestellt, wird der in den Kapillaren filtrierte und nicht wieder rücksorbierte Flüssigkeitsanteil in das Lymphgefäßsystem aufgenommen. Diese Flüssigkeit gelangt dabei zunächst passiv in die Lymphkapillaren, die im Interstitium blind enden. Aus den netzförmig angeordneten Kapillaren fließt die Lymphe in die größeren Lymphgefäße, die untereinander vielfach verbunden sind und in ihrem Aufbau den Venen ähneln. Der Transport der Lymphe erfolgt durch rhythmische Kontraktionen der glatten Lymphgefäßmuskulatur, im Skelettmuskel können die Lymphgefäße außerdem bei der Muskelkontraktion zusätzlich ausgepreßt werden.

Die Lymphe aus der unteren Körperhälfte sammelt sich im *Ductus thoracicus* (Milchbrustgang), der in die obere Hohlvene mündet. Auch die Lymphe aus dem Kopf-, Hals- und Armbereich gelangt in die obere Hohlvene.

In die Lymphgefäßsysteme sind als biologische Filterstationen mehrfach hintereinander *Lymphknoten* eingeschaltet, die die Aufgabe haben, die Lymphe zu reinigen, Fremdkörper und Krankheitserreger durch Phagozytose unschädlich zu machen sowie neue Lymphozyten zu bilden.

3.3.1 Therapie der Hypertonie

Als Hypertonie bezeichnet man jede die Norm überschreitende, anhaltende Steigerung des arteriellen Blutdrucks. Nach der Definition der Weltgesundheitsorganisation beträgt – unabhängig vom Lebensalter – in körperlicher Ruhe die obere Normgrenze systolisch 160 mm Hg, diastolisch 95 mm Hg. Der beobachtungsbedürftige Grenzbereich liegt systolisch zwischen 140 und 160 mm Hg, diastolisch zwischen 90 und 95 mm Hg.

Von einem *labilen Hochdruck* wird dann gesprochen, wenn neben erhöhten zeitweilig auch normale Blutdruckwerte gemessen werden.

Da, wie bereits beschrieben, der Blutdruck die Resultante aus Herzzeitvolumen und peripherem Widerstand ist, kann eine Hypertonie durch ein erhöhtes Herzzeitvolumen, einen erhöhten peripheren Widerstand oder durch eine Erhöhung beider Parameter bedingt sein. Während man bei Jüngeren meist einen *Herzzeitvolumenhochdruck* findet, liegt bei Älteren in der Regel ein *Widerstandshochdruck* vor. Bei alten Patienten findet man auch nicht selten eine *isolierte Erhöhung des systolischen Blutdrucks.*

Hypertoniefolgen. Ein längerdauernder erhöhter Gefäßwiderstand führt durch Freisetzung von Wachstumsfaktoren, u.a. von PDGF (platelet derived growth factor), zu einer *Intima*- und *Mediaverdickung* und damit zu einer zusätzlichen Widerstandserhöhung (Circulus vitiosus). Hypertonie ist ferner eine der wichtigsten *Ursachen der Atherosklerose*, als deren Folge es

☐ am *Gehirn* zum *apoplektischen Insult*,

☐ am *Herzen* zur *koronaren Herzkrankheit, Linksherzhypertrophie* sowie *Herzinsuffizienz* und

☐ an den *Nieren* zur *Niereninsuffizienz*

kommen kann.

Hypertonieformen. Nach klinischen und organpathogenetischen Gesichtspunkten werden folgende Hypertonieformen unterschieden:

A. *Primäre Hypertonie*
(synonym: *essentielle*, genuine, idiopathische Hypertonie) mit noch weitgehend unbekannter Ursache (s. u.)

B. *Sekundäre Hypertonie*
als Folge *pathologischer Organveränderungen*
1. *renal*
   1.1. renovaskulär
   (infolge Stenosierung der Arteria renalis)
   1.2. renoparenchymal (z.B. bei chronischer Glomerulonephritis, pyelonephritischer Schrumpfniere, Zystenniere, Amyloidose, Panarteriitis nodosa, Schwangerschaftsnephropathie)

2. *endokrin*
   (bei Cushing-Syndrom, Conn-Syndrom, Hyperthyreose, Akromegalie, Phäochromozytom)

3. *kardiovaskulär*
   (z.B. bei Aortenisthmusstenose, Aortensklerose, totalem Herzblock, hyperkinetischem Herzsyndrom)

4. *neurogen*
   (infolge organischer Erkrankungen des Nervensystems, z.B. Tumoren, Enzephalitis, Meningitis, Kohlenmonoxid- und Thalliumvergiftungen).

Herz-Kreislauf-System

B3

Davon entfallen auf die
- ☐ primäre (essentielle) Hypertonie ca. 90%,
- ☐ renale Hypertonie 6 – 8%,
- ☐ endokrine Hypertonie ≤1%,
- ☐ kardiovaskuläre Hypertonie ≤1%,
- ☐ neurogene Hypertonie < 1%.

Die *Ursachen* und die *Entstehung* der zahlenmäßig bedeutsamsten Hypertonieform, der *essentiellen* oder genuinen *Hypertonie*, sind noch *weitgehend unbekannt*. Eine Vielzahl von auslösenden Faktoren wird diskutiert, z.B. familiäre Belastung, Bewegungsarmut, häufige Streß-Situationen, Überernährung u. a.

Der familiären Belastung liegt möglicherweise ein genetischer Defekt zugrunde, der eine verminderte Ausscheidung von Natriumionen durch die Niere zur Folge hat. Um dem entgegenzuwirken, wird aus dem Hypothalamus das sog. *natriuretische Hormon* freigesetzt, das durch Hemmung der renalen Na^+/K^+-ATPase die Natriumionenausscheidung und die extrazelluläre Natriumionenbilanz normalisiert.

Das natriuretische Hormon wirkt jedoch nicht nur an den Nierentubuli, sondern auch an der glatten Gefäßmuskulatur, wo es ebenfalls die Na^+/K^+-ATPase hemmt, die den Na^+-Auswärtstransport unterhält. Die Folge ist – wie bei der Gabe von Herzglykosiden – eine Erhöhung der Na^+-Konzentration in den Muskelzellen, die ihrerseits zu einem Anstieg der intrazellulären Ca^{2+}-Konzentration und damit zu einem erhöhten Gefäßtonus führt. Der periphere Strömungswiderstand und damit der arterielle Blutdruck sind dann ständig erhöht.

Weiterhin mehren sich Hinweise darauf, daß Veränderungen zentralnervöser Funktionen, insbesondere ein *erhöhter Sympathikustonus*, für die Entwicklung und Aufrechterhaltung der essentiellen Hypertonie bedeutsam sind. Außerdem wird eine *verminderte Bildung körpereigener vasodilatierender Substanzen* (u.a. NO, Prostaglandin E_2, Bradykinin) mit der Hochdruckpathogenese in Verbindung gebracht. Bei *Übergewichtigen* entwickelt sich signifikant häufiger eine Hypertonie als bei Normalgewichtigen, besonders wenn eine *Insulinresistenz* und – dadurch bedingt – eine *Hyperinsulinämie* vorliegt (*metabolisches Syndrom, s. S.* 344). Alle diese Befunde weisen darauf hin, daß es sich bei der essentiellen Hypertonie um ein sehr komplexes, multifaktorielles Geschehen handelt.

Schweregrad der Hypertonie. Eine allgemein akzeptierte Einteilung der Hypertonie nach dem Schweregrad gibt es nicht. Die folgende, von der Weltgesundheitsorganisation vorgeschlagene Einteilung in drei Stadien kann als Richtlinie gelten:

- ☐ Im *Stadium I* liegt ein Hochdruck ohne organische Veränderungen am Herz-Kreislauf-System vor. (Der Befund wird noch fast immer zufällig bei einer ärztlichen Untersuchung aus anderem Anlaß erhoben.)

- ☐ Im *Stadium II* ist mindestens eines der folgenden Zeichen einer Organbeteiligung nachweisbar: Linksherzhypertrophie, Augenhintergrundveränderungen (Verengung der Netzhautarterien), Proteinurie und/oder geringgradige Erhöhung des Plasmacreatininspiegels.

- ☐ Im *Stadium III* treten zusätzlich zu den genannten Symptomen Herzinsuffizienz, zerebrale Durchblutungsstörungen, Nierenschäden und verstärkte Augenhintergrundsveränderungen (Netzhautblutungen, u. U. Papillenödem) auf.

Da die *Prognose* für einen Hypertoniepatienten in hohem Maße davon abhängt, in welchem Stadium der Hochdruck erkannt wird, kommt der *Vorsorgeuntersuchung* auf diesem Gebiet eine besondere Bedeutung zu.

Therapeutische Maßnahmen bei Hypertonie. Während die endokrine, kardiovaskuläre und neurogene Hypertonie – wenigstens teilweise – durch die Behandlung des *Primärleidens* und damit *kausal* beeinflußt werden kann, ist bei der häufigsten Hypertonieform, der essentiellen Hypertonie, und den einer kausalen Therapie nicht zugänglichen anderen Formen (z.B. einer nichtoperablen, doppelseitigen renovaskulären Hypertonie) nur eine *symptomatische medikamentöse* Therapie möglich. Diese ist dringend geboten, da etwa 25% aller Todesfälle direkt oder indirekt auf eine Hypertonie zurückzuführen sind. Es ist erwiesen, daß die Lebenserwartung des Hypertonikers – auch bei malignen Verlaufsformen – durch medikamentöse Behandlung wesentlich erhöht werden kann, sofern diese konsequent durchgeführt wird.

Vor bzw. *zusätzlich* zu der Anwendung von Arzneimitteln sind bei der Therapie eines Hochdrucks folgende allgemeine und diätetische Maßnahmen vorzunehmen:

- ☐ Einstellen des Rauchens,

- ☐ verstärkte körperliche Betätigung,

- ☐ Einschränkung der Kochsalzzufuhr und

- ☐ Gewichtsreduktion bei Übergewichtigen.

Die *medikamentöse Therapie* eines Bluthochdrucks ist – der komplexen Blutdruckregulation entsprechend – mit zahlreichen, sehr unterschiedlich wirkenden Substanzen möglich. Ihre Angriffsorte sind schematisch in Abb. B 3–19 angegeben.

Mittel der ersten Wahl sind α_1- und *β-Adrenozeptorenblocker, Diuretika, Calciumantagonisten* sowie *ACE-Hemmer*.

Anzustreben ist eine Normalisierung des Blutdrucks, d.h. eine Senkung des diastolischen Blutdrucks auf unter 90 mm Hg sowie des systolischen Blutdrucks auf 145 mm Hg oder darunter. Da eine rasche Blutdruckabnahme subjektiv oft schlecht toleriert wird und besonders bei älteren Patienten gefähr-

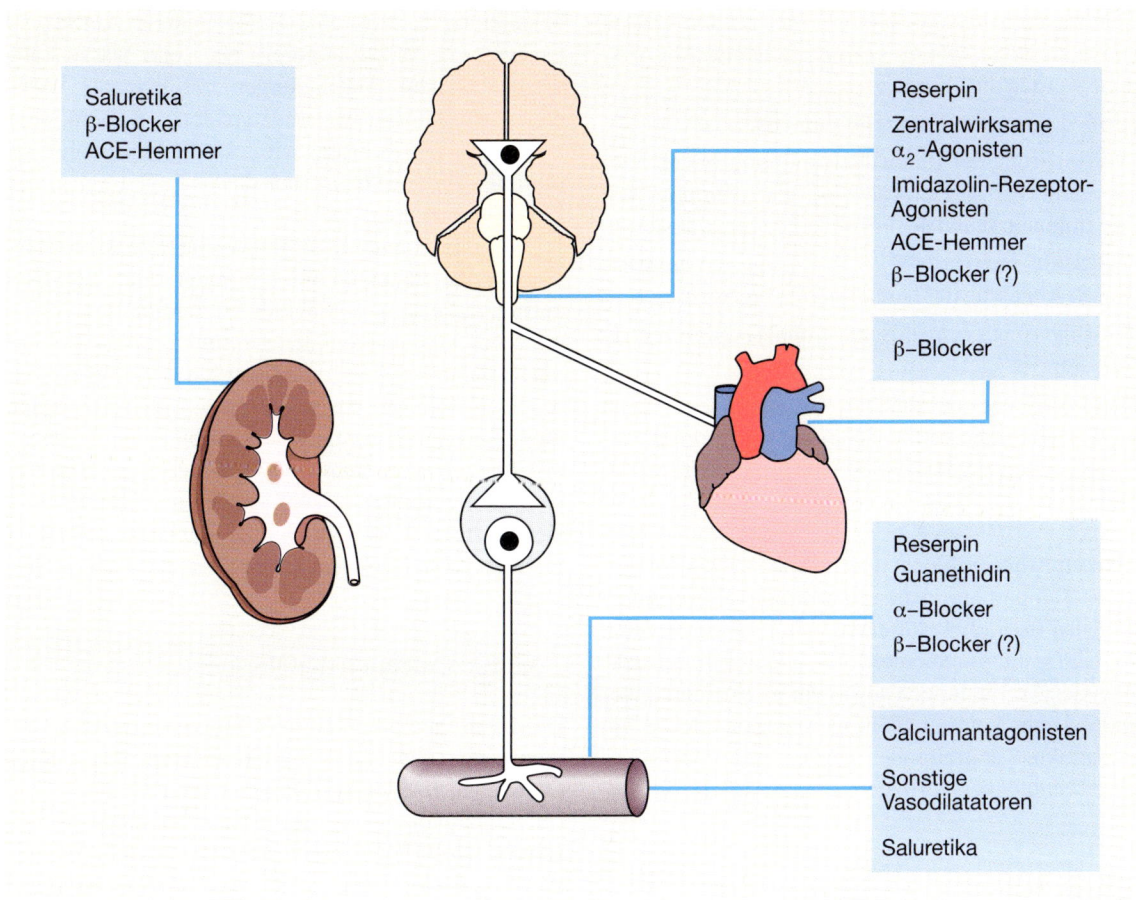

Saluretika
β-Blocker
ACE-Hemmer

Reserpin
Zentralwirksame
α_2-Agonisten
Imidazolin-Rezeptor-
Agonisten
ACE-Hemmer
β–Blocker (?)

β–Blocker

Reserpin
Guanethidin
α–Blocker
β–Blocker (?)

Calciumantagonisten
Sonstige
Vasodilatatoren
Saluretika

Abb. B 3–19. Angriffsorte von Antihypertonika (modifiziert nach Klaus)

liche Komplikationen (z.B. zerebrale Ischämien) hervorrufen kann, hat (außer bei Blutdruckkrisen) die *Blutdrucksenkung langsam* zu erfolgen. Die *Auswahl* des Antihypertonikums sollte der *Gesamtsituation des Patienten* (u.a. dem Lebensalter, eventuellen Begleiterkrankungen) *angepaßt* und die Dosis zur Vermeidung von Nebenwirkungen möglichst *niedrig gehalten* werden. Zur *Therapieüberwachung* gehören regelmäßige Blutdruckmessungen und das Erfassen von Nebenwirkungen.

3.3.1.1 Am Sympathikus angreifende Stoffe

Von den am Sympathikus angreifenden Substanzen, die bereits unter B 1.13 besprochen wurden, werden als Antihypertonika

☐ *α-Adrenozeptorenblocker*,

☐ *β-Adrenozeptorenblocker* und

☐ *Antisympathotonika*

eingesetzt.

Von den **α-Adrenozeptorenblockern** sind neben *hydrierten Mutterkornalkaloiden* vor allem α_1-selektive Substanzen für die Hochdrucktherapie von Bedeutung. Der blutdrucksenkende Effekt beruht auf der Vasodilatation infolge der Blockade von α-Rezeptoren.

β-Adrenozeptorenblocker werden wegen ihrer guten Verträglichkeit, sofern die Kontraindikationen beachtet werden, sehr häufig zur Blutdrucksenkung eingesetzt. Besonders wirksam sind sie bei Patienten mit gesteigerter Sympathikusaktivität, d. h. in der Regel bis zu einem Alter von 55 – 60 Jahren. Mit zunehmendem Alter – aus einem Herzzeitvolumenhochdruck wird dann, wie erwähnt, immer mehr ein Widerstandshochdruck – nimmt die Wirksamkeit von β-Blockern ab, doch können sie in vielen Fällen auch bei alten Patienten, wobei jedoch die Kontraindikationen besonders streng beachtet werden müssen, und meist kombiniert mit anderen Antihypertonika, erfolgreich eingesetzt werden.

Der *Mechanismus* des blutdrucksenkenden Effekts ist *noch nicht vollständig geklärt*, folgende Angriffspunkte werden diskutiert:

☐ Erniedrigung des Herzzeitvolumens,

☐ Verringerung der Renin-Ausschüttung in den Nieren und damit Herabsetzung der Bildung von Angiotensin II und der Freisetzung von Aldosteron,

☐ Blockade *präsynaptischer* β-Rezeptoren und dadurch Abnahme der Noradrenalin-Freisetzung,

☐ Verringerung sympathischer Impulse durch zentralen Angriff.

Die mit β-Blockern erreichbare Blutdrucksenkung ist bei allen Verbindungen, unabhängig von ihren physiko-chemischen Eigenschaften und ihrem Wirkprofil, gleich.

Antisympathotonika, zu denen neben zentralwirksamen α_2-Sympathomimetika bzw. Imidazolinrezeptor-Agonisten (s. S. 294) *Reserpin* gehört, werden allein oder häufig in Kombination mit anderen blutdrucksenkenden Verbindungen sowie vor allem dann angewandt, wenn Kontraindikationen gegen andere am Sympathikus angreifende Stoffe, z.B. gegen β-Rezeptorenblocker, vorliegen.

3.3.1.2 Diuretika

Eine weitere, für die Hochdrucktherapie besonders bedeutsame Substanzgruppe sind die Diuretika (s. S. 582 ff.). Die Blutdrucksenkung nach Applikation dieser Stoffe verläuft in zwei Phasen. Die *initiale Blutdrucksenkung* ist die *Folge der gesteigerten Natriumionenausscheidung*. Durch die Erniedrigung der Natriumionenkonzentration sinken das Plasma- und Herzzeitvolumen, der periphere Widerstand nimmt dagegen (reflektorisch) etwas zu. Die Aufrechterhaltung der Blutdrucksenkung in der *zweiten Phase*, bei der das Plasmavolumen wieder weitgehend normalisiert ist und auch die Na^+-Ausscheidung annähernd dem Wert vor Therapiebeginn entspricht, beruht vermutlich vor allem auf einem *verminderten Ansprechen der glatten Gefäßmuskulatur* auf vasokonstriktorische Reize infolge des verringerten Natriumionengehalts der Gefäßwand. Diskutiert wird ferner eine Down-Regulation von α-Rezeptoren sowie eine gesteigerte Prostacyclin-Synthese durch Diuretika. Eine *direkte* vasodilatierende Wirkung besitzen diese *bei üblicher Dosierung* jedoch *nicht*.

Diuretika sind als Monotherapeutika vor allem bei *älteren* Hypertonikern *indiziert*, daneben stellen sie wichtige Kombinationspartner in der Hochdruck-

behandlung dar, da eine Reihe anderer Antihypertensiva (z.B. Vasodilatatoren) Na^+- und Wasser-retinierend wirken. Verbindungen mit längerer Wirkdauer, wie beispielsweise Thiazide (s. S. 586), sind kurzwirksamen Stoffen, wie z.B. einigen Schleifendiuretika (s. S. 586 ff.), bei dieser Indikation in der Regel vorzuziehen.

Um Kalium- und Magnesiumverluste zu vermeiden, können bei Patienten mit normaler oder allenfalls geringgradig eingeschränkter Nierenfunktion Saluretika mit kaliumsparenden Diuretika, z.B. Amilorid oder Triamteren, kombiniert werden (s. S. 591 f.). Bei der heute üblichen, im Vergleich zu früher wesentlich niedrigeren Dosierung von Saluretika beim Hochdruckpatienten und der deswegen deutlich verringerten Nebenwirkungen – auch von Kalium- und Magnesiumverlusten – ist jedoch eine solche Kombination nicht generell erforderlich.

3.3.1.3 Calciumkanalblocker

Da die intrazelluläre Konzentration an (freien) Calciumionen den Kontraktilitätszustand der glatten Gefäßmuskelzellen bestimmt, ist es einleuchtend, daß Calciumkanalblocker, die, wie im vorangegangenen Kapitel beschrieben, den Einstrom von Calciumionen durch die sog. langsamen, spannungsabhängigen Calciumkanäle in die Muskelzellen hemmen, vasodilatierend und damit über die Abnahme des peripheren Widerstands blutdrucksenkend wirken. Der blutdrucksenkende Effekt ist um so größer, je höher der Ausgangsblutdruck ist. (Bei Normotonikern fällt der Blutdruck bei therapeutischer Dosierung kaum ab.)

Calciumkanalblocker sind wie Diuretika besonders gut bei älteren Patienten wirksam. Sie sind vornehmlich auch dann *indiziert*, wenn infolge von Begleiterkrankungen, z.B. obstruktiven Atemwegserkrankungen, β-Rezeptorenblocker nicht gegeben werden können.

3.3.1.4 Konversionsenzym-Hemmer (ACE-Hemmer = Angiotensin-Konversionsenzym-Hemmer)

Bei dieser Stoffklasse mit *Captopril* (dem einzigen ACE-Hemmer mit einer SH-Gruppe), *Benazepril, Cilazapril, Enalapril, Fosinopril, Lisinopril, Perindopril, Quinapril, Ramipril* und *Trandolapril* als Vertretern (Tab. B 3–24) handelt es sich um Antihypertensiva, deren Wirkung vorwiegend auf einer *Hemmung des Angiotensin-Konversions-Enzyms* beruht, das Angiotensin I in Angiotensin II überführt (s. S. 567).

Tab. B 3–24. ACE-Hemmer

Strukturformel	Internationaler Freiname	Handelspräparat (Eingetragenes Warenzeichen)	Mittlere Einzeldosis (mg)
	Captopril	Acenorm, cortensobon, Lopirin, tensobon	12,5 – 75
	Enalapril	Pres, Xanef	5 – 20
	Lisinopril	Acerbon, Coric	5 – 20
	Perindopril	Coversum Cor	2 – 8
	Trandolapril	Gopten, Udrik	1 – 4
	Ramipril	Delix, Vesdil	2,5 – 10
	Quinapril	Accupro	10 – 40
	Cilazapril	Dynorm	1,25 – 5

Tab. B 3–25. ACE-Hemmer (Fortsetzung)

Strukturformel	Internationaler Freiname	Handelspräparat (Eingetragenes Warenzeichen)	Mittlere Einzeldosis (mg)
	Benazepril	Cibacen	10 – 40
	Fosinopril	Dynacil, Fosinorm	10 – 40

Dadurch wird die Bildung von Angiotensin II, einer der stärksten blutdrucksteigernden Substanzen, unterdrückt und als Folge davon der periphere Widerstand gesenkt. (Angiotensin II wirkt nicht nur direkt vasokonstringierend, sondern auch indirekt durch Freisetzung von Catecholaminen aus dem Nebennierenmark, Erleichterung der Noradrenalinfreisetzung aus sympathischen Nervenendigungen und Erhöhung des Sympathikustonus durch zentralen Angriff an der Area postrema.) Außerdem kommt es durch die Abnahme der Angiotensin-II-Bildung zu einer verringerten Freisetzung von Aldosteron und damit zu einer schwachen diuretischen Wirkung. Konversionsenzym-Hemmer verzögern ferner den Abbau der vasodilatierend wirkenden Kinine, da das Angiotensin-Konversions-Enzym mit der Kininase II, dem für die Biotransformation von Kininen verantwortlichen Enzym, identisch ist.

(Der Einsatz von ACE-Hemmern bei der Herzinsuffizienz wurde bereits unter B 3.2.2.5 beschrieben.)

Kinetik. Mit Ausnahme von *Captopril* und *Lisinopril*, die selbst wirken, handelt es sich bei den anderen ACE-Hemmern um *Prodrugs*, aus denen durch Esterhydrolyse die eigentlichen Wirksubstanzen (Benazeprilat, Cilazaprilat, Enalaprilat, Fosinoprilat, Perindoprilat, Quinaprilat, Ramiprilat, Trandolaprilat) entstehen. Während die Resorptionsquote von Lisinopril nur bei etwa 25% liegt, werden die sonstigen Verbindungen bei oraler Gabe schnell und zu einem deutlich höheren Prozentsatz resorbiert. Aufgrund rascher Dissoziation vom Enzym und geringer Plasmahalbwertzeit wirkt Captopril kurz (einige Stunden). Die übrigen ACE-Hemmer besitzen dagegen eine so große Wirkhalbwertzeit, daß eine einmal tägliche Gabe ausreicht.

Die *Ausscheidung* des resorbierten Anteils erfolgt bei den meisten Verbindungen vorwiegend renal, Fosinopril wird etwa im gleichen Maße renal und biliär ausgeschieden.

Dosierung. Übliche Tagesdosen von ACE-Hemmern bei Hypertonie sind in Tab. B 3–24 angegeben. Bei Patienten mit aktiviertem Renin-Angiotensin-Aldosteron-System (u. a. Diuretika-Vorbehandlung, stärkeren Wasser- und Salzverlusten, schwerer Herzinsuffizienz) kann es bei Gabe von ACE-Hemmern zu einer massiven Blutdrucksenkung kommen. In diesen Fällen muß *einschleichend mit besonders niedrigen Dosen* therapiert werden.

Nebenwirkungen. Als unerwünschte Wirkungen wurden vor allem *Reizhusten* (bei etwa 5 – 10% der Behandelten), ferner Geschmacksstörungen, Kopfschmerzen, Übelkeit, Schwindelgefühl, hypotone Dysregulationen, Diarrhoe, Muskelkrämpfe, Photosensibilisierung und allergische Hautreaktionen beschrieben. Schwerwiegender ist die (allerdings seltene) Gefahr eines akuten Nierenversagens, eines angioneurotischen Ödems sowie von Leukopenien. Von diesen letztgenannten Nebenwirkungen waren insbesondere Patienten mit eingeschränkter Nierenfunktion betroffen. Patienten mit Nierenfunktionsstörungen müssen daher gründlich überwacht werden.

Kontraindikationen. Bei Patienten mit beidseitiger Nierenarterienstenose oder mit Nierenarterienstenose und Einzelniere, nach Nierentransplantation und primärem Hyperaldosteronismus sowie in der Schwangerschaft und Stillzeit sind ACE-Hemmer kontraindiziert. *Relative* Kontraindikationen sind schwere Autoimmun- und Kollagenkrankheiten Vorsicht ist auch bei Patienten mit obstruktiven Lungenerkrankungen geboten.

Interaktionen. Wegen der Gefahr von Hyperkaliämien sollen ACE-Hemmer nicht mit kaliumsparenden Diuretika kombiniert werden. Hemmstoffe der Prostaglandinsynthese (wie z.B. Indometacin) schwächen die blutdrucksenkende Wirkung von ACE-Hemmern ab, Narkosemittel verstärken sie.

3.3.1.5 Sonstige Vasodilatatoren mit direktem Angriff an der glatten Muskulatur

Zu dieser Substanzgruppe gehören

□ *Dihydralazin* und *Hydralazin*,

□ *Nitroprussidnatrium* sowie

die *Kaliumkanalöffner*

□ *Minoxidil* und

□ *Diazoxid.*

Vor allem durch Angriff an kleineren Arterien und Arteriolen wird der periphere Widerstand und dadurch der Blutdruck gesenkt. Bei einem Teil der Stoffe kommt es außerdem zu einer Erweiterung der venösen Kapazitätsgefäße.

Während der *Wirkungsmechanismus* von Dihydralazin und Hydralazin noch unbekannt ist, beruht die Wirkung von Nitroprussidnatrium auf der raschen Freisetzung von NO (s. S. 469), Minoxidil und Diazoxid steigern die Öffnungswahrscheinlichkeit ATP-abhängiger Kaliumkanäle. Sie bewirken dadurch eine Zunahme des Membranruhepotentials (Hyperpolarisation) und als Folge davon einen verringerten Einstrom von Calciumionen durch spannungsabhängige Calciumkanäle. Die auf diese Weise verringerte intrazelluläre Calciumionen-Konzentration führt vor allem in Arteriolen zur Abnahme des Tonus der glatten Muskulatur und damit zur Blutdrucksenkung.

Dihydralazin, Hydralazin und Minoxidil werden für die orale Dauerbehandlung des Bluthochdrucks eingesetzt, Nitroprussidnatrium und Diazoxid eignen sich dagegen nur zur Therapie hypertensiver Notfälle (s.u.).

Aus der Reihe der Hydrazinophthalazine hat vor allem **Dihydralazin** (Nepresol®) – neben *Hydralazin,* das nur eine Hydrazingruppe aufweist – Bedeutung erlangt. Trotz der Blutdrucksenkung nimmt die Nierendurchblutung zu, doch bleibt die glomeruläre Filtrationsrate wegen des reduzierten Filtrationsdrucks konstant.

Nach oraler Applikation wird Dihydralazin *rasch resorbiert*, doch unterliegt es durch Acetylierung einem First-pass-Effekt, der bei Schnell- und Langsam-Acetylierern (s. S. 96) unterschiedlich stark ausgeprägt ist. Trotz der kurzen *Plasmahalbwertszeit* von ca. 1 – 2 Stunden beträgt die Wirkdauer 6 – 8 Stunden.

Wegen seiner Nebenwirkungen (s.u.) wird es meist mit anderen Antihypertonika kombiniert. Dadurch kann die *Einzeldosis* von sonst 25 mg auf 10 mg erniedrigt werden.

Als *Nebenwirkungen* können infolge Blutdrucksenkung reflektorisch durch Aktivierung des Sympathikus sowie des Renin-Angiotensin-Aldosteron-Systems eine Steigerung der Herzfrequenz und eine Erhöhung des Schlagvolumens sowie eine Natrium- und Wasserretention mit der Bildung lokaler Ödeme, ferner Kopfschmerzen, Schwindel- und Schwächegefühl, Übelkeit, Magen-Darm-Beschwerden und Diarrhoe auftreten. Außerdem wurden allergische Reaktionen beobachtet.

Bei längerdauernder Anwendung hoher Dosen kann sich eine rheumatoide Arthritis entwickeln. Falls die Behandlung dann nicht abgebrochen wird, besteht die Gefahr, daß es zu einem dem Lupus erythematodes acutus ähnlichen Syndrom kommt, das nach Absetzen des Präparates mit Nebennierenrindenhormonen behandelt werden kann. Eventuell auftretende Parästhesien oder Neuritiden, die auf einer Antivitamin-B$_6$-Wirkung von Dihydralazin beruhen, sprechen gut auf Gaben von Vitamin B$_6$ an.

Nitroprussidnatrium (Dinatrium-pentacyano-nitrosylferrat(II); nipruss®) ist eine anorganische, lichtempfindliche Komplexverbindung, die, wie erwähnt, durch NO-Freisetzung zu einer Erweiterung der präkapillären Arteriolen und postkapillären Venolen

Dihydralazin (Nepresol®)   Hydralazin

Herz-Kreislauf-System

B3

führt. Die blutdrucksenkende Wirkung der Substanz, die nur in Form einer Infusionslösung (am besten unter Verwendung einer Infusionspumpe) und unter ständiger strenger Überwachung des Patienten eingesetzt werden darf, setzt unmittelbar nach Infusionsbeginn ein. Die Wirkungsstärke ist streng dosisabhängig, der Blutdruck kann auf jeden gewünschten Wert erniedrigt werden. Aufgrund der sehr kurzen Wirkungsdauer – sofort nach Verlangsamung oder Beendigung der Infusion steigt der Blutdruck wieder an – ist der Effekt gut steuerbar. Das vegetative Nervensystem wird nicht beeinflußt.

Nitroprussidnatrium ist zur *Behandlung von Blutdruckkrisen* (s.u.) sowie bei bestimmten chirurgischen Eingriffen (z.B. bei Operationen im Kopf- und Halsbereich, in der Gefäßchirurgie) zur steuerbaren Hypotension *indiziert*.

Die mittlere *Dosierung* beträgt 3 µg pro kg Körpergewicht und Minute, die maximale Dosis 800 µg/min.

Bei zu rascher Infusion kann es infolge eines exzessiven Blutdruckabfalls zu Bewußtseinsverlust und Pulslosigkeit kommen. Symptome einer subakuten Überdosierung sind Übelkeit, Erbrechen, abdominelle Krämpfe und Reflexausfälle.

In diesem Zusammenhang muß darauf hingewiesen werden, daß die akute Überdosierung von Nitroprussidnatrium auch zu einer *Cyanid-Vergiftung* führen kann. Neben NO wird nämlich im Körper aus Nitroprussidnatrium Cyanid freigesetzt und dieses durch Rhodanid-Synthetase zu dem hundertfach weniger toxischen Rhodanid (Thiocyanat) umgewandelt. Bei zu hohem Cyanid-Anfall wird die Enzymkapazität überschritten mit der Folge, daß sich Cyanid anreichert.

Bei einer längerdauernden Behandlung mit Nitroprussidnatrium (mehr als 2 Tage) besteht außerdem die Gefahr einer Rhodanid-Kumulation, wodurch Sprachstörungen, Muskelschwäche und psychotische Reaktionen auftreten können. Zur Vermeidung dieser unerwünschten Wirkungen sollte in solchen Fällen der Rhodanid-Plasmaspiegel kontrolliert werden.

Minoxidil (Lonolox®), ein Piperidino-pyrimidin-diamin-Derivat, wirkt noch stärker und länger anhaltend

Minoxidil (Lonolox®)

blutdrucksenkend als Dihydralazin und Hydralazin. Infolge der aber auch noch bedeutsameren Nebenwirkungen ist es nur bei solchen Hochdruckpatienten *indiziert*, bei denen andere Antihypertonika – auch kombiniert angewandt – nicht ausreichend wirksam sind. Es muß in diesen Fällen wegen der bei alleiniger Gabe auftretenden erheblichen Gegenregulationen (Sympathikusaktivierung, Salz- und Wasserretention) zusammen mit einem Diuretikum und einem β-Adrenozeptorenblocker oder einem zentral wirksamen α_2-Sympathomimetikum eingesetzt werden.

Bei oraler Gabe wird Minoxidil *fast vollständig resorbiert*. Die *Plasmahalbwertszeit* beträgt ca. 4 Stunden, der blutdrucksenkende Effekt hält über 24 Stunden an. Nahezu 90% der Substanz werden in der Leber zu der *eigentlichen Wirksubstanz*, dem *Minoxidil-sulfat*, biotransformiert. Die *Ausscheidung* erfolgt vorwiegend renal.

Die üblichen *Tagesdosen* für Erwachsene liegen zwischen 5 und 40 mg. Man beginnt mit einer Anfangsdosis von 5 mg/Tag und erhöht dann die Dosis langsam bis zur ausreichenden Blutdrucksenkung (maximale Tagesdosis 100 mg).

Eine besondere *Nebenwirkung* ist die bei den meisten mit Minoxidil behandelten Patienten auftretende *Hypertrichose*. Sie beginnt häufig im Gesicht und bildet sich nach Absetzen des Wirkstoffs nach einigen Monaten wieder zurück. Ferner wurden, vor allem bei Patienten mit eingeschränkter Nierenfunktion, in etwa 3% der Fälle *Perikardergüsse* beobachtet.

Diazoxid (Hypertonalum®) ist chemisch mit den diuretisch wirksamen Benzothiadiazinen (s. S. 586)

Diazoxid (Hypertonalum®)

Chlorothiazid

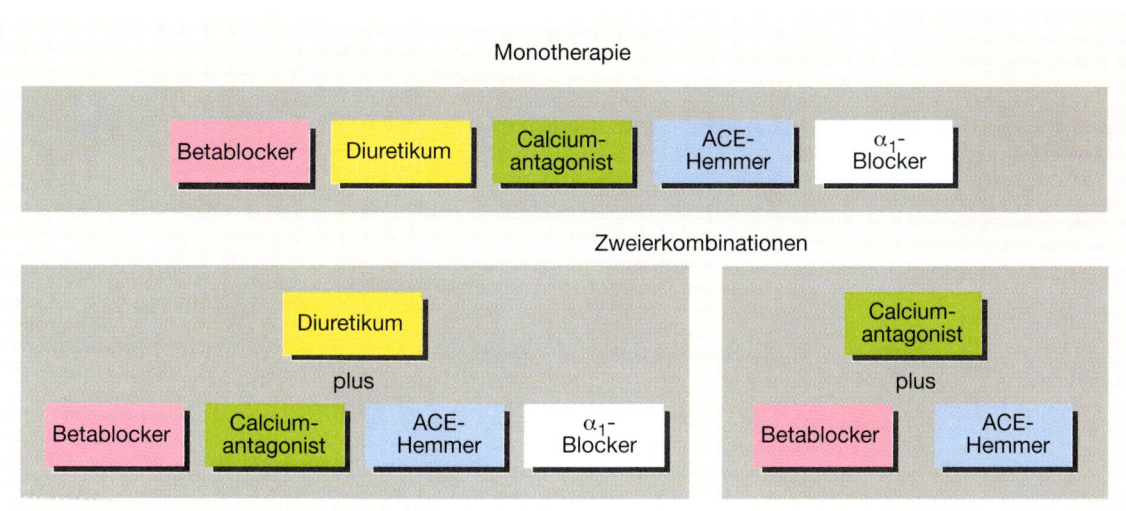

Abb. B 3–20. Stufenschema zur Hochdruckbehandlung der Deutschen Liga zur Bekämpfung des hohen Blutdrucks

nahe verwandt, wirkt jedoch im Gegensatz zu diesen, insbesondere bei wiederholter Anwendung, *Natrium-* und *Wasser-retinierend*.

Außer der blutdrucksenkenden Wirkung erhöht Diazoxid das Herzzeitvolumen und erniedrigt die glomeruläre Filtrationsrate. Auch *steigert* es, wie beschrieben (s. S. 352), den *Glucoseblutspiegel durch Hemmung der Insulinsekretion und vermehrte Freisetzung von Catecholaminen*. Wie Nitroprussidnatrium ist Diazoxid bei hypertonen *Blutdruckkrisen* sowie therapieresistenten Hochdruckformen *indiziert*.

Die *Dosierung* beträgt durchschnittlich 300 mg i.v.

Diazoxid muß rasch injiziert werden, um genügend hohe initiale Substanzkonzentrationen am Wirkort zu erreichen. Bei langsamer Injektion ist die Wirkung infolge hoher Eiweißbindung abgeschwächt. Die Blutdrucksenkung hält etwa 4 – 6 Stunden an.

Als *Nebenwirkungen* können Blutzuckeranstieg, Übelkeit, Erbrechen, Kopfschmerzen, Benommenheit und lokale Venenreizung auftreten. Bei Überdosierung besteht die Gefahr einer Hypotonie. Nach längerdauernder Anwendung wurden Ödeme sowie Kaliumverluste beobachtet.

Die Wirkung von Cumarin-Derivaten wird durch Diazoxid verstärkt.

3.3.1.6 Stufenplan der Hypertoniebehandlung

Es ist heute allgemein anerkannt, daß eine antihypertensive Therapie *individuell* und – falls erforderlich – nach einem *Stufenplan* mit dem Ziel der Normalisierung des Blutdrucks (≤ 140/90) durchgeführt werden soll. Das von der Deutschen Liga zur Bekämpfung

des hohen Blutdrucks herausgegebene Behandlungsschema ist in Abb. B 3–20 angegeben.

Bei leichter bis mittelschwerer Hypertonie wird zunächst eine *Monotherapie* mit α_1-Blockern, *β-Blockern*, *ACE-Hemmern*, *Diuretika* oder *Calciumantagonisten* (Antihypertonika der 1. Wahl) durchgeführt. Während α_1- und β-Blocker sowie ACE-Hemmer vorwiegend bei Patienten unter 55 Jahren eingesetzt werden, gibt man Diuretika und Calciumantagonisten vor allem Patienten über 55 Jahren.

Gelingt bei der Anwendung üblicher Dosen eines Monotherapeutikums – auch bei Wechsel des Präparates (sog. konsekutiver Monotherapie) – keine befriedigende Einstellung des Blutdrucks, so wird eine *Zweierkombination* eingesetzt, die in der Regel als einen Bestandteil ein *Diuretikum* oder einen *Calciumantagonisten* enthält. Bei der Kombination von Calciumantagonisten und β-Blockern sollten Calciumantagonisten vom Dihydropyridin-Typ (s. S. 472 f.) bevorzugt werden. Als Alternative zu den im Schema angegebenen Kombinationen kommt die gleichzeitige Gabe eines Diuretikums mit Reserpin oder einem α_2-Sympathomimetikum in Betracht.

Bei wiederum nicht ausreichender Wirkung ist eine *Dreierkombination*, bestehend aus

□ Diuretikum + β-Blocker + Vasodilatator,

□ Diuretikum + ACE-Hemmer + Calciumantagonist oder

□ Diuretikum + α_2-Sympathomimetikum + Vasodilatator

indiziert. Mit solchen Dreierkombinationen läßt sich in ca. 90 – 95% der Fälle eine ausreichende Blutdrucksenkung erreichen. Die Patienten, deren Hypertonie

Herz-Kreislauf-System

B3

Tab. B 3–25. Antihypertensiv wirkende Kombinationspräparate

Handelspräparat	Inhaltsstoffe					
(Eingetragenes Warenzeichen)	β-Blocker	Diuretikum	Calcium-antagonist	ACE-Hemmer	Reserpin	Sonstige
Accuzide	–	Hydrochloro-thiazid	–	Quinapril	–	–
Acercomp	–	Hydrochloro-thiazid	–	Lisinopril	–	–
Adelphan-Esidrix	–	Hydrochloro-thiazid	–	–	+	Dihydralazin
Arelix ACE	–	Piretanid	–	Ramipril	–	–
Belnif	Metoprolol	–	Nifedipin	–	–	–
Beloc comp	Metoprolol	Hydrochloro-thiazid	–	–	–	–
Bendigon N	–	Mefrusid	–	–	+	–
Betasemid	Penbutolol	Furosemid	–	–	–	–
Briserin N	–	Clopamid	–	–	+	–
Capozide	–	Hydrochloro-thiazid	–	Captopril	–	–
Cibadrex	–	Hydrochloro-thiazid	–	Benazepril	–	–
Combipresan	–	Chlortalidon	–	–	–	Clonidin
Coric plus	–	Hydrochloro-thiazid	–	Lisinopril	–	–
Darebon	–	Chlortalidon	–	–	+	–
Delix plus	–	Hydrochloro-thiazid	–	Ramipril	–	–
Durotan	–	Xipamid	–	–	+	–
Modenol	–	Butizid	–	–	+	–
Nif-Ten	Atenolol	–	Nifedipin	–	–	–
pertenso N	Propranolol	Bendro-flumethiazid	–	–	–	Hydralazin
Polypress	–	Polythiazid	–	–	–	Prazosin
Prelis comp	Metoprolol	Chlortalidon	–	–	–	–
Pres plus	–	Hydrochloro-thiazid	–	Enalapril	–	–
Renacor	–	Hydrochloro-thiazid	–	Enalapril	–	–
Resaltex	–	Hydrochloro-thiazid, Triamteren	–	–	+	–
Sali-Adalat	–	Mefrusid	Nifedipin	–	–	–
Sali-Prent	Acebutolol	Mefrusid	–	–	–	–

Tab. B 3–25. Antihypertensiv wirkende Kombinationspräparate (Fortsetzung)

| Handelspräparat | | | Inhaltsstoffe | | | | |
(Eingetragenes Warenzeichen)	β-Blocker	Diuretikum	Calcium-antagonist	ACE-Hemmer	Reserpin	Sonstige
Sali-Presinol	–	Mefrusid	–	–	–	Methyldopa
Teneretic	Atenolol	Chlortalidon	–	–	–	–
tensobon comp	–	Hydrochloro-thiazid	–	Captopril	–	–
Torrat	Metipranolol	Butizid	–	–	–	–
Trasitensin	Oxprenolol	Chlortalidon	–	–	–	–
Tredalat	Acebutolol	–	Nifedipin	–	–	–
Treloc	Metoprolol	Hydrochloro-thiazid	–	–	–	Hydralazin
Trepress	Oxprenolol	Chlortalidon	–	–	–	Hydralazin
TRI-Normin	Atenolol	Chlortalidon	–	–	–	Hydralazin
Tri-Torrat	Metipranolol	Butizid	–	–	+	Dihydralazin
Veratide	–	Hydrochloro-thiazid, Triamteren	Verapamil	–	–	–
Vesdil	–	Hydrochlorothiazid	–	Ramipril	–	–

hiermit nicht ausreichend behandelt werden kann, sollten in Spezialkliniken überwiesen werden. Dort werden zusätzliche Substanzen, z.B. Minoxidil, eingesetzt.

Da die Mehrzahl der Hochdruckpatienten subjektiv beschwerdefrei ist und sich nach Einleiten der medikamentösen Therapie infolge von Nebenwirkungen ihr Befinden häufig verschlechtert, ist eine intensive Aufklärung und vor allem in der ersten Behandlungsphase eine Überprüfung der Compliance erforderlich. Aus Compliance-Gründen ist es auch sinnvoll, die Zahl der täglich einzunehmenden Antihypertensiva durch die Gabe von Kombinationspräparaten möglichst niedrig zu halten.

In Tab. B 3–25 sind antihypertensiv wirkende Kombinationspräparate zusammengestellt.

3.3.1.7 Therapie hypertensiver Notfälle

Ein hypertensiver Notfall liegt vor, wenn infolge eines Bluthochdrucks eine *lebensbedrohliche Situation* entstanden ist, die eine *rasche Blutdrucksenkung erfordert*. Dies trifft zu bei einer *Hochdruckkrise*, d.h. bei einem plötzlichen starken Anstieg des systolischen und diastolischen Blutdrucks bei normalem oder erhöhtem Ausgangswert sowie bei *Komplikationen einer chronischen Hypertonie*, z.B. einer Hirnblutung oder einer akuten Linksherzinsuffizienz mit Lungenödem.

Die *Behandlung durch den Notarzt* sollte nach folgendem, von der Deutschen Liga zur Bekämpfung des hohen Blutdrucks empfohlenen Schema *durchgeführt werden*:

☐ *orale* Gabe von 10 mg *Nifedipin* (Kapsel zerbeißen und schlucken), eventuell wiederholt,

☐ bei ausbleibender oder ungenügender Wirkung nach ca. 15 Minuten 0,075 mg *Clonidin* langsam i.v.

Wegen der hohen Gefährdung der Patienten ist bei nicht ausreichender Wirkung eine *sofortige Klinikeinweisung* erforderlich. In der Klinik werden die geschilderten Maßnahmen in gleicher Weise fortgeführt. Man injiziert nochmals 0,3 mg Clonidin i.v. oder/und

☐ *Dihydralazin* 6,25 – 12,5 mg i.v.;

bei nicht ausreichender Wirkung

☐ *Diazoxid* 150 – 300 mg rasch i.v.;

ferner, falls keine Kontraindikation vorliegt (z.B. Dehydratation)

☐ *Furosemid* 20 – 40 mg i.v.

Herz-Kreislauf-System

B3

Bei immer noch unbefriedigendem Therapieerfolg und nicht sicherem Ausschluß eines Phäochromozytoms (s. S. 287) empfiehlt sich ein Versuch mit *Phentolamin* (2,5 – 5 mg i.v.). Die (nicht absolut) spezifische Wirkung bei dieser Tumorerkrankung tritt innerhalb von Minuten ein, bei anderen hypertensiven Notfällen ist Phentolamin z.T. wenig wirksam.

In den verbleibenden therapieresistenten Fällen ist die Gabe von *Nitroprussidnatrium* unter Intensivüberwachung indiziert.

3.3.1.8 Hochdrucktherapie in der Schwangerschaft

Eine Blutdruckerhöhung bei einer Schwangeren bedeutet für den Feten ein erhöhtes Risiko. Liegen die Blutdruckwerte über 170 mm Hg systolisch und 110 mm Hg diastolisch, ist die perinatale Kindersterblichkeit stark erhöht. Eine antihypertensive Therapie bei Schwangerschaftshochdruck ist daher indiziert. Wegen der Gefahr einer verminderten utero-plazentaren Perfusion hat sie jedoch *schonend* zu erfolgen, d.h. der Blutdruck soll *langsam* gesenkt werden.

Besonders geeignete Antihypertonika in der Schwangerschaft sind *β_1-Adrenozeptor-Antagonisten*, bewährt haben sich außerdem *Methyldopa* und *Dihydralazin*.

Kontraindiziert sind *Diuretika* wegen Verringerung des zirkulierenden Blutvolumens und dadurch Verschlechterung der utero-plazentaren Durchblutung, *ACE-Hemmer*, da sie ebenfalls die utero-plazentare Perfusion und die Fruchtwasserausbildung verringern, und *Calciumantagonisten* wegen teratogener Eigenschaften im Tierversuch.

3.3.2 Therapie der Hypotonie

Eine Hypotonie liegt vor, wenn der *systolische Blutdruck unter Ruhebedingungen unter 100 (– 110) mm Hg* liegt. Wie bei der Hypertonie werden auch bei der Hypotonie mehrere Formen unterschieden.

Bei der *primären* (essentiellen, konstitutiven) *Hypotonie* ist eine Sollwertverstellung in den Kreislaufregulationszentren anzunehmen.

Sekundäre Hypotonien treten als Folge verschiedener anderer Erkrankungen auf. Besonders bekannt sind die hypotonen Regulationsstörungen bei und nach Infektionskrankheiten. Weitere sekundäre Hypotonien können

☐ *kardiovaskulär* (z.B. durch Herzinsuffizienz, Myokarditis, Herzinfarkt, Herzrhythmusstörungen, Hypovolämie, Lungenembolie),

☐ *endokrin* (z.B. durch Nebennierenrindeninsuffizienz, Hypothyreose, Hypophyseninsuffizienz),

☐ *neurogen* (z.B. durch diabetische Neuropathie, Alkoholbedingte Neuropathie, apoplektischen Insult, Morbus Parkinson)

bedingt sein. Die Therapie der Primärerkrankung steht hier im Vordergrund.

Nach der klinischen Symptomatik unterscheidet man die

☐ asymptomatische chronische Hypotonie,

☐ chronische Hypotonie mit hypotonem Symptomenkomplex und

☐ regulative Hypotonie (orthostatische Dysregulation).

Die *asymptomatische chronische Hypotonie* stellt eine Variante der normalen Kreislaufregulation ohne Beschwerden dar, die naturgemäß *keiner* Behandlung bedarf.

Bei der *zweiten Form der chronischen Hypotonie* findet man zahlreiche subjektive Symptome wie z.B. Schwindel, Kältegefühl, Wetterfühligkeit u.a.

Unter der *regulativen Hypotonie* versteht man orthostatische Dysregulationen, d.h. Störungen, die beim Lagewechsel vom Liegen zum Stehen auftreten. Eine Sonderform ist die *vasovagale (Fehl-) Reaktion*, bei der es infolge einer Vagusstimulation – häufig als Folge einer Streßsituation mit Angst – zu Bradykardie und Blutdruckabfall bis zur Synkope (Ohnmacht) kommen kann.

Je nach Art der orthostatischen Störung unterscheidet man eine

☐ *sympathikotone* (hyperdiastolische) *Form* mit einem mangelhaften Ansprechen der venösen Kapazitätsgefäße auf die Ausschüttung von Catecholaminen beim Lagewechsel mit der Folge einer starken Herzfrequenzerhöhung sowie einer Verkleinerung der Blutdruckamplitude durch Erhöhung des diastolischen und Abnahme des systolischen Blutdrucks und

☐ asympathikotone (hypodiastolische) Form mit nur geringer Veränderung der Herzfrequenz und einer Abnahme sowohl des diastolischen als auch des systolischen Blutdrucks aufgrund einer mangelhaften Aktivierbarkeit des Sympathikus unter Orthostasebedingungen.

Behandlungsbedürftig ist eine Hypotonie nur, wenn sie bei den Patienten in stärkerem Maße belastende Symptome hervorruft, sowie bei Risikogruppen. Zu diesen zählen *alte Patienten* (Gefahr von zerebralen Insulten, Synkopen), *Diabetiker* und *Alkoholiker* (Gefahr stark ausgeprägter orthostatischer Dysregulationen) sowie *Schwangere* (Gefahr vermehrter Aborte, Frühgeburten und Mißbildungen, Wachstumshemmung des Feten, erhöhte perinatale kindliche Mortalität). In diesen Fällen ist vor oder zusätzlich zu einer medikamentösen Therapie den Patienten zu empfehlen, rasches Aufstehen, besonders morgens nach längerem Liegen, zu vermeiden. Als günstig erweisen sich auch körperliches Training und physikalische Maßnahmen wie Wechselduschen oder Trockenbürstungen, ferner – nicht bei Schwangeren! – kochsalzreiche Kost (Vermehrung des Plasmavolumens) und Coffein-haltige Getränke.

Ansatzpunkte einer *medikamentösen Therapie* hypotoner Störungen sind die

☐ *Erhöhung des Venentonus* und damit Verbesserung des venösen Rückstroms,

☐ *Steigerung der Kontraktilität des Herzens* und damit Gewährleistung eines ausreichenden Herzzeitvolumens auch bei relativ niedrigem Füllungsdruck,

☐ *Erhöhung des peripheren Widerstands* und damit des Ausgangsblutdrucks, wodurch die Geschwindigkeit des Blutabstroms aus dem arteriellen Schenkel in die venösen Kapazitätsgefäße bei Lagewechsel reduziert und damit die für Gegenregulationsvorgänge verfügbare Zeit erhöht wird, und

☐ *Reduktion der Ausscheidung von Natriumionen* und damit Erhöhung des zirkulierenden Plasmavolumens.

Zur Steigerung des Venentonus ist vor allem *Dihydroergotamin* (s. S. 286) geeignet. Es schwächt außerdem bei der sympathikotonen Form der orthostatischen Dysregulation, die mit einer vermehrten Ausschüttung von Catecholaminen einhergeht, deren Folgen ab.

Zur Erhöhung des peripheren Widerstands und zur Steigerung der Kontraktilität werden (nur bei Formen mit vermindertem Sympathikustonus!) *Sympathomimetika* (s. S. 279 ff.) eingesetzt.

Der therapeutische Stellenwert *reiner α-Sympathomimetika* ohne β-Rezeptoren-stimulierende Wirkung ist fraglich, da diese Wirkstoffe zwar den peripheren Widerstand und in höherer Dosierung auch den Venentonus steigern, das Herzzeitvolumen infolge der Erhöhung der Nachlast aber nicht entsprechend zunimmt. Hinzu kommt eine schlechte Bioverfügbarkeit bei peroraler Gabe infolge eines ausgeprägten First-pass-Effekts.

Besser geeignet sind Substanzen, durch die α- und β-Rezeptoren gleichzeitig stimuliert werden. Hierzu gehören sowohl *indirekte*, z.B. *Amezinium*, als auch *direkte Sympathomimetika*, z.B. *Etilefrin* (s. S. 279).

Eine Verringerung der Kochsalzausscheidung ist durch die Gabe von *Mineralocorticoiden* (s. S. 362 f.) möglich. Wegen der erheblichen Nebenwirkungen kommt eine solche Behandlung jedoch nur dann in Betracht, wenn eine kombinierte Behandlung mit Etilefrin und Dihydroergotamin nicht zum Erfolg führt.

Differentialtherapeutisch ergibt sich somit: Dihydroergotamin ist Mittel der ersten Wahl bei den Formen der Hypotonie mit erhöhtem Sympathikustonus, d.h. bei der sympathikotonen orthostatischen

Dysregulation, der orthostatischen Hypotonie bei erhöhtem Ruheblutdruck (häufig bei alten Patienten) und der chronischen Hypotonie mit Ruhetachykardie.

Sympathomimetika sind vornehmlich bei der asympathikotonen orthostatischen Dysregulation und bradykarden Formen der chronischen Hypotonie indiziert.

3.3.3 Therapie des Schocks

Der Kreislaufschock ist durch eine *akute Minderperfusion lebenswichtiger Organe* meist infolge eines Blutdruckabfalls charakterisiert. Wegen des *verminderten Sauerstoffangebotes* kommt es zu einer *Gewebsazidose* und dadurch zu einer *Funktionsstörung der betroffenen Organe*.

Als Ursachen eines Schocks kommen in Betracht:

☐ unzureichende Gefäßfüllung und damit Verminderung des Rückstroms durch *Volumenmangel* infolge von Blutungen, Plasma- oder Flüssigkeitsverlusten, z.B. bei Unfällen, Operationen, Verbrennungen, Peritonitis oder Erbrechen *(Volumenmangelschock)*,

☐ Beeinträchtigung der Herztätigkeit entweder durch Insuffizienz oder unzureichende Füllung des linken Ventrikels infolge von Herzinfarkt, Myokarditis, Herzrhythmusstörungen, Herzbeuteltamponade oder Lungenembolie *(kardiogener Schock)* und

☐ abnorme Weitstellung der Gefäße in der Körperperipherie durch *Endotoxine* bei einer *Sepsis (septischer Schock)*, infolge allergischer Reaktionen *(anaphylaktischer Schock)* oder *neurogen* aufgrund außergewöhnlich starker Schmerzen, Kopf- oder Rückenmarksverletzungen oder stumpfer Traumen *(neurogener Schock)*.

Allen Schockformen ist das Mißverhältnis von Gefäßkapazität und zirkulierendem Blutvolumen gemeinsam.

Ein typischer Schockablauf ist im folgenden am Beispiel des Volumenmangelschocks dargestellt (Abb. B 3–21).

Auf den Blutdruckabfall durch den Volumenverlust reagiert das Kreislaufzentrum in der Medulla oblongata mit einer allgemeinen Aktivierung des Sympathikus. Dadurch kommt es einerseits zu einer nerval bedingten peripheren *Vasokonstriktion* und einer *Erhöhung der Herzfrequenz*, außerdem zu einer *Ausschüttung von Catecholaminen* aus dem Nebennierenmark, die den gleichen Effekt hervorrufen.

Durch diese sympathisch bedingte Gegenregulation wird das *Blut umverteilt:* Die Peripherie wird weitgehend von der Blutversorgung zugunsten der lebenswichtigen Organe Gehirn, Herz und Lungen ausgeschlossen (sog. *Zentralisation*). Dabei werden sowohl der zu- als auch der abführende Schenkel im Arteriolen- bzw. Venolenbereich kontrahiert. Diese sinnvolle Gegenregulation wird jedoch, sofern keine Behandlung einsetzt und der Schock länger anhält, durchbrochen. Infolge des Sauerstoffmangels im Gehirn nimmt nun die Aktivität des Sympathikus ab, so daß der *Parasympathikustonus überwiegt*. In den schlecht durchbluteten Bezirken werden ferner, ebenfalls als Folge der mangelhaften Sauerstoffversorgung, *gefäßdilatierende Substanzen* freigesetzt, die vor allem im Arteriolengebiet wirksam werden. Das bedeutet, daß der Blutzustrom, nicht aber der Blutabstrom

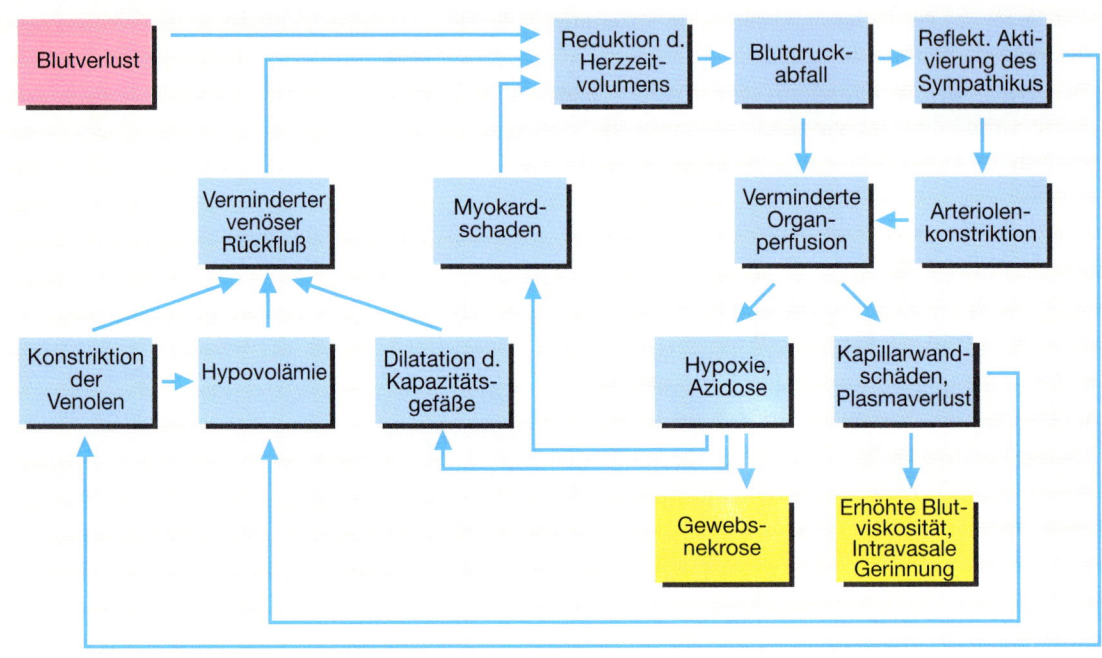

Abb. B 3–21. Pathogenese des Volumenmangelschocks in schematischer Darstellung (nach Thews, Mutschler, Vaupel)

wieder möglich ist. Daher *tritt Flüssigkeit ins Gewebe aus.* Wegen der geringen Strömungsgeschwindigkeit des Blutes *aggregieren* ferner die *Erythrozyten*, wodurch die Viskosität des Blutes steil ansteigt. Schließlich *sistiert die Blutströmung* in den Kapillaren völlig: Sie *thrombosieren.* Der ursprünglich noch *reversible Schock* geht in den *irreversiblen Schock* über.

Neben diesen Vorgängen im Gefäßsystem laufen im *Gewebe* folgende Prozesse ab: Wegen des Sauerstoffmangels sind die sauerstoffverbrauchenden *Stoffwechselvorgänge* nur noch *unzureichend möglich.* Insbesondere ist die für die Funktions- und Strukturerhaltung der Zellen unerläßliche Neubildung von energiereichen Phosphaten nicht mehr gegeben. Da die bei der Glykolyse anfallenden Produkte nicht mehr weiterverarbeitet werden können, steigen der Pyruvat- und Lactat-Spiegel an, der pH-Wert sinkt *(Lactatazidose).*

Besonders gefährdet im Schock sind die *Nieren,* da sie zu den am stärksten durchbluteten Organen gehören und daher besonders empfindlich auf Durchblutungsstörungen reagieren.

Die geschilderten Prozesse machen die erforderliche *Schocktherapie* (Abb. B 3–22) verständlich, deren Ziel

☐ die möglichst rasche *Wiederherstellung der gestörten Gewebeperfusion* und

☐ die *Beseitigung der schockauslösenden Ursache*

ist. Gelingt die Behebung der Schockursache nicht, bleiben die therapeutischen Bemühungen letztlich ohne Erfolg.

Volumensubstitution. Die wichtigste Maßnahme bei den meisten Schockformen ist die *Volumensubstitution.* Die zirkulierende Flüssigkeitsmenge muß dadurch möglichst schnell zum Normalwert erhöht werden, und zwar durch (s. B 3.1.5)

☐ *Elektrolytlösungen,*

☐ *Plasmaersatzflüssigkeiten,*

☐ *Plasmapräparate* oder

☐ *Blut* (nur in Ausnahmefällen, wenn Sauerstoffträger unbedingt erforderlich sind).

Gefäßerweiternde Substanzen. Neben der Volumenauffüllung kommt kreislauf- und herzwirksamen Substanzen große Bedeutung zu. In der *Zentralisations-* sowie in der *Spätphase* des Schocks sind nach ausreichender Volumenauffüllung u.U. *gefäßerweiternde Stoffe* günstig.

Von den *α-Adrenozeptor-Antagonisten* (s. S. 285 ff.) wird vor allem *Dihydroergotoxin* eingesetzt.

β-Sympathomimetika (s. S. 381 ff.), z.B. *Orciprenalin,* erweitern die Gefäße der Muskulatur und wirken am Herzen positiv inotrop. Nachteilig ist, daß sie gleichzeitig die Herzfrequenz steigern und die Gefahr von Extrasystolen erhöhen.

Dopamin. Ein Wirkstoff, der den Erfordernissen beim Schock weitgehend entspricht, ist *Dopamin* (Dopamin Giulini®, Dopamin-Nattermann®). Es

☐ verengt einerseits die (vorübergehend nicht lebensnotwendigen) Gefäße im Bereich der Haut und Muskulatur,

☐ erweitert aber andererseits die Nieren- und Mesenterialgefäße, erhöht dadurch die besonders wichtige Nierendurchblutung und

☐ steigert die Kontraktionskraft des Herzens.

Erst in höheren Dosen wird auch die Herzfrequenz deutlich erhöht.

Die übliche *Dosierung* für Dopamin beträgt $2 - 5 \mu g \cdot kg^{-1} \cdot min^{-1}$.

Bei längerer Anwendung nimmt die Wirkung wegen Desensibilisierung ab.

Dobutamin. Dobutamin (Dobutrex®), als Razemat im Handel, wirkt stärker positiv inotrop als Dopamin, dagegen beeinflußt es deutlich weniger die peripheren Gefäße, da die α-adrenerge Wirkung des linksdrehenden Enantiomers durch den β_2-agonistischen Effekt des rechtsdrehenden Enantiomers weitgehend antagonisiert wird. Außerdem wird der linksventrikuläre Füllungsdruck durch Dobutamin gesenkt. Bei kardiogenem Schock (s.u.) ist es Mittel der ersten Wahl.

Die übliche Dosierung liegt bei $5 - 10 \mu g \cdot kg^{-1} \cdot min^{-1}$.

Bei kontinuierlicher Gabe kommt es nach etwa 2 Tagen wie bei Dopamin durch Desensibilisierung zu einer Wirkungsabschwächung.

α-Sympathomimetika. Bei Schockformen mit Erniedrigung des peripheren Widerstands in der Anfangsphase (septischem Schock, anaphylaktischem Schock) werden *α-Sympathomimetika*, vor allem *Adrenalin* und *Noradrenalin*, eingesetzt.

Glucocorticoide (s. B 2.7.2.1) wurden früher häufig beim Schock eingesetzt. Sie haben bei dieser Indikation ihre Bedeutung weitgehend verloren.

Antikoagulantien (s. B 3.1.7.3), vor allem Heparin, und *Fibrinolytika* (s. B 3.1.7.4), z.B. Streptokinase,

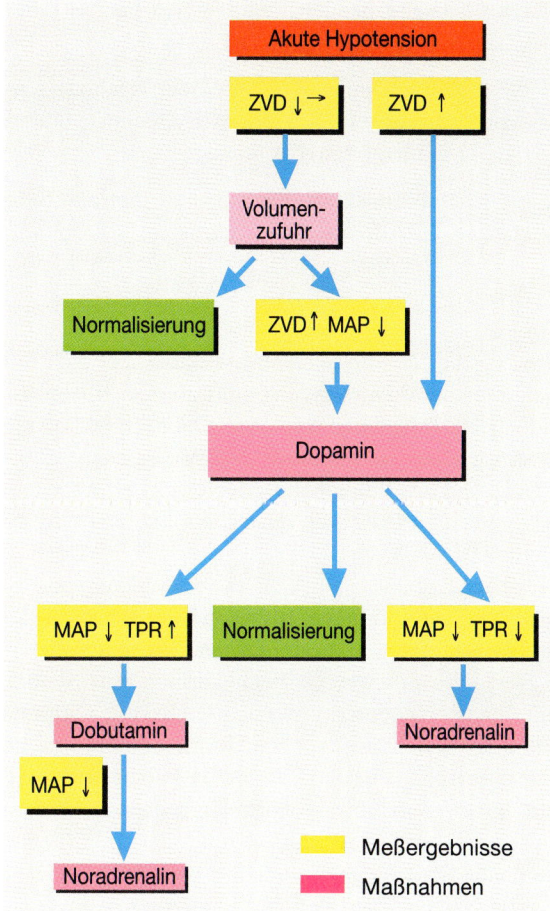

Abb. B 3–22. Therapeutische Maßnahmen beim Schock (nach Schönborn)
ZVD = zentraler Venendruck, MAP = arterieller Mitteldruck (mean arterial pressure), TPR = peripherer Gefäßwiderstand (total peripheral resistance)

werden zur Prophylaxe und/oder Therapie der beim protrahierten Schock auftretenden *Gerinnungsstörungen* angewandt.

In Abb. B 3–22 sind die wesentlichen therapeutischen Maßnahmen beim Schock in Abhängigkeit von wichtigen klinischen Parametern zusammengestellt.

Therapie des kardiogenen Schocks. Da es sich beim kardiogenen Schock um eine besonders schwere akute

Dopamin

Dobutamin (Dobutrex®)

Herzinsuffizienz handelt, kann – wie bereits unter B 3.2.2 beschrieben –

☐ die Herzarbeit durch Vor- und/oder Nachlast-senkende Substanzen (Nitrate, ACE-Hemmer, Diuretika, Vasodilatatoren) ökonomisiert und

☐ die Kontraktionskraft durch positiv inotrope Substanzen (β-Adrenozeptor-Agonisten, Phosphodiesterase-Hemmer, evtl. Herzglykoside) erhöht werden.

Eine rasche Vor- und Nachlastsenkung läßt sich mit Schleifendiuretika-, Glyceroltrinitrat- oder Nitroprussidnatrium-Infusionen erreichen. Dabei ist jedoch die Überwachung des (intraarteriell gemessenen) Blutdrucks und des Pulmonalarteriendrucks erforderlich. Als günstig erweist sich auch die Gabe eines ACE-Hemmers.

Je nach Lage des Falls kann die Anwendung positiv inotroper Verbindungen, insbesondere von *Dopamin* und *Dobutamin* (s. o.), erforderlich werden.

Herzglykoside werden beim kardiogenen Schock nur dann eingesetzt, wenn gleichzeitig Vorhofflimmern besteht oder vor dem Infarkt eine chronische Herzinsuffizienz bestand. In diesen Fällen muß nicht mit einer Zunahme ventrikulärer Herzrhythmusstörungen oder einer Ausweitung der Infarktzone durch die Glykosidgabe gerechnet werden.

Alle Maßnahmen bleiben letztendlich jedoch erfolglos, wenn, wie beim kardiogenen Schock häufig, durch den Myokardinfarkt ein großer Teil der Herzmuskulatur zerstört wurde.

3.3.4 Therapie arterieller Durchblutungsstörungen

3.3.4.1 Periphere Durchblutungsstörungen

Aufgrund der Pathogenese werden

☐ funktionelle und

☐ organische

periphere arterielle Durchblutungsstörungen unterschieden.

3.3.4.1.1 Funktionelle Durchblutungsstörungen

Bei diesen Formen von Durchblutungsstörungen *(Angioneuropathien)* handelt es sich um *Fehlsteuerungen der Gefäßregulation* aufgrund einer inadäqua-

ten Reizbeantwortung der kleinen Gefäße, deren Ursachen nur teilweise bekannt sind.

Die **Raynaudsche Krankheit** ist durch eine erhöhte Verengungsbereitschaft bestimmter Bezirke des Gefäßsystems (insbesondere im Finger- und Zehenbereich) charakterisiert. Als Folge der dadurch bedingten *Vasospasmen* kommt es zu einer längeranhaltenden, intermittierenden Mangeldurchblutung mit Taubheitsgefühl und starken Schmerzen. Bevorzugt betroffen sind junge Frauen. Die Anfälle werden meist durch Kälte oder seelische Erregung ausgelöst. Auch Mutterkornalkaloide (z.B. Ergotamin) können einen Anfall hervorrufen.

Die Therapie besteht neben der Vermeidung auslösender Noxen und autogenem Training in der Gabe von *vasodilatierend wirkenden* Pharmaka. Als gut geeignet haben sich *Calciumkanalblocker* (s. S. 471 ff.), z.B. Nifedipin in einer Dosierung von dreimal täglich 10 – 30 mg, erwiesen. Außerdem können α_1 -*Adrenozeptor-Antagonisten* (s. S. 285 ff.), z.B. Prazosin (Dosierung einschleichend mit zweimal täglich 0,5 mg, Steigerung bis auf zweimal täglich 6 mg), gegeben werden.

Bei der **Akrozyanose** sind die Arteriolen enggestellt und die Venolen erweitert. Kälteexposition verstärkt die Beschwerden. Eine spezifische medikamentöse Therapie existiert nicht. Empfohlen wird eine physikalische Behandlung in Form von Wechselbädern.

3.3.4.1.2 Organische periphere Durchblutungsstörungen

Zu den organischen peripheren Durchblutungsstörungen *(Angioorganopathien)* gehören

☐ die *arterielle Verschlußkrankheit,*

☐ *Angiitiden* und

☐ *embolische Gefäßverschlüsse.*

Unter diesen ist die **arterielle Verschlußkrankheit** (AVK) die wichtigste. Als häufigste Ursache liegt ihr eine *Atherosklerose* zugrunde. Dem Schweregrad entsprechend unterscheidet man vier Stadien bei der arteriellen Verschlußkrankheit. Im *Stadium I* ist die Durchblutung noch so weit ausreichend, daß nur nach extremer Belastung Beschwerden angegeben werden. Im *Stadium II* ist durch die fortgeschrittene Atherosklerose die Durchblutung und damit die Sauerstoffversorgung vor allem in den unteren Extremitäten so stark reduziert, daß beim Gehen wegen der Anreicherung saurer Stoffwechselprodukte Schmerzen auftreten, die zum Stehenbleiben zwingen. Nach kurzer Ruhe verschwinden die Schmerzen wieder. Man bezeichnet diesen Zustand als *Claudicatio intermittens* (intermittierendes Hinken). Je schlechter die Durchblutung wird, desto kürzer ist die schmerzfreie Gehstrecke. Beim *Stadium III* treten Schmerzen in den Extremitäten bereits in Ruhe auf. Im

Stadium IV findet man zusätzlich Hautschädigungen mit Nekrosen, nicht selten besteht die Notwendigkeit zur Amputation.

Neben der Atherosklerose ist eine wichtige Ursache für eine periphere arterielle Durchblutungsstörung die **Endangiitis obliterans** *(Winiwarter-Bürgersche Erkrankung). Die entscheidende Noxe* ist *inhalatives Zigarettenrauchen.* Der Krankheitsprozeß beginnt im subintimalen Gewebe und befällt dann die Intima. Durch eine Wandverdickung wird das Gefäßlumen hochgradig eingeengt und schließlich ganz verlegt. Als weitere Folge kommt es zu einer *Thrombosierung der mittleren und kleineren Gefäße.* Besonders stark betroffen sind die unteren Extremitäten. Infolge der Mangeldurchblutung treten, wie oben beschrieben, starke Schmerzen und schließlich Nekrosen *(Raucherbein)* auf.

Ein **embolischer Gefäßverschluß** einer Arterie löst durch den *Blutmangel* in den nachgeschalteten Versorgungsgebieten ein *akutes und bedrohliches Krankheitsbild* aus. Die Schwere des Zustandes bzw. die Größe der Nekrose wird außer durch den Sitz des Embolus durch die Kollateralgefäßversorgung bestimmt: Je weniger Kollateralen vorhanden sind, desto schwerer ist die Durchblutungsstörung. Von besonderer klinischer Bedeutung ist die **Lungenembolie.** Der plötzliche Verschluß eines großen oder kleinen Astes der Pulmonalarterie führt *reflektorisch über den Vagus zu Atemstörungen* und *Beeinträchtigung der Herztätigkeit.* Der *Verschluß* eines *Hauptastes* ist in der Regel *tödlich.* Besteht bei nichttödlichen Lungenembolien gleichzeitig eine Linksherzinsuffizienz, entwickelt sich ein *hämorrhagischer Lungeninfarkt.*

Die Grundlage der konservativen Behandlung der arteriellen Verschlußkrankheit ist neben der Ausschaltung von Risikofaktoren (s. S. 465) *die gezielte aktive Bewegungstherapie in Form eines progressiven Intervalltrainings* bis zur Schmerzgrenze. Vor allem im Stadium II können damit gute Erfolge erzielt werden: Durch die reaktive Hyperämie wird die Ausbildung von Kollateralen gefördert, die beeinträchtigte Gehfähigkeit verbessert, die Progredienz der Erkrankung verzögert. Im Stadium III und IV ist aktives Gehtraining dagegen *kontraindiziert.*

Als *instrumentelles lumeneröffnendes Verfahren kann die perkutane Katheterangioplastie* vor allem bei kurzen isolierten Stenosen bzw. Verschlüssen eingesetzt werden. Dabei wird über einen Führungsdraht ein Ballonkatheter in den betroffenen Gefäßabschnitt eingeführt und dieser durch Aufblasen des Ballons erweitert bzw. wieder eröffnet oder mittels eines Laserstrahls das obturierende Material entfernt (Laserangioplastie).

Bei der *medikamentösen Therapie* peripherer arterieller Durchblutungsstörungen unterscheidet man

☐ *gefäßerweiternde Maßnahmen mit vasodilatierenden Substanzen,*

☐ *Verbesserung der Fließeigenschaften des Blutes,*

☐ *Verhinderung der Calciumüberladung der Zellen,*

☐ *Prophylaxe von Gefäßverschlüssen* und

☐ *Fibrinolyse bei thrombotischen oder embolischen Gefäßverschlüssen.*

Einsatz von Vasodilatatoren. Die Gabe gefäßerweiternder Substanzen bei peripheren Durchblutungsstörungen geht von der Vorstellung aus, daß durch die Erweiterung von Kollateralgefäßen eine Mehrdurchblutung des betroffenen Gebietes erreicht werden könnte. Dies trifft jedoch, wie zahlreiche Untersuchungen ergaben, in gleicher Weise wie bei der Angina pectoris *nicht* zu. Vielmehr besteht bei der üblichen systemischen – oralen oder intravenösen – Applikation der meisten Vasodilatatoren die *Gefahr einer noch weiter verschlechterten Durchblutung* in den gefährdeten Arealen, und zwar entweder durch einen wegen der allgemeinen Gefäßerweiterung bedingten Blutdruckabfall oder – bei gleichbleibendem Blutdruck – durch Vasodilatation gesunder Bezirke, wodurch den kranken Teilen Blut entzogen wird (Steal-Effekt). Besonders bei schweren Durchblutungsstörungen ist mit einem solchen Steal-Effekt zu rechnen.

Im Stadium III und IV der arteriellen Verschlußkrankheit hat sich die *intraarterielle* (oder neuerdings auch intravenöse) Injektion bzw. Infusion von *Prostaglandin E_1 (Alprostadil;* prostavasin®, s. S. 397) bewährt. Neben der gefäßerweiternden und aggregationshemmenden Wirkung von PGE_1 ist an dessen günstigem therapeutischem Effekt wahrscheinlich auch eine Hemmung der Proliferation glatter Gefäßmuskelzellen beteiligt.

Die *Dosierung* beträgt intraarteriell mittels Perfusor $10-20$ µg in 50 ml physiologischer Kochsalzlösung während $60-120$ Minuten ein- bis zweimal täglich; intravenös als Infusion 40 µg in $50-250$ ml physiologischer Kochsalzlösung zweimal täglich.

Das *Prostacyclin-Derivat Iloprost* (Ilomedin®, s. S. 397) wird bei fortgeschrittener Thrombangiitis obliterans in Fällen, bei denen eine Revaskularisierung nicht möglich ist, intravenös als Infusion in einer Dosierung von $0,5-2$ ng·kg^{-1}·min^{-1} während 6 Stunden angewandt.

Verbesserung der Fließeigenschaften des Blutes. Ähnlich wie bei den Koronardilatatoren ergaben sich auch bei den zur Therapie peripherer Durchblutungsstörungen eingesetzten gefäßerweiternden Stoffen, von denen einige in Tab. B 3–26 zusammengestellt sind, in letzter Zeit neue Aspekte. So wurde über die vasodilatierende Wirkung hinaus bei einigen dieser Verbindungen eine Erniedrigung der Blutviskosität, eine Verbesserung der Erythrozytenfluidität, eine Desaggregation von Thrombozyten-Aggregaten und ein thrombozytenaggregationshemmender Effekt festgestellt. Zu den Substanzen, bei denen auch in kontrollierten klinischen Studien bei Patienten im Stadium II

Herz-Kreislauf-System

B3

Tab. B 3–26. Substanzen zur Behandlung peripherer Durchblutungsstörungen

Strukturformel	Internationaler Freiname	Handelspräparat (Eingetragenes Warenzeichen)	Orale Einzeldosis (mg)
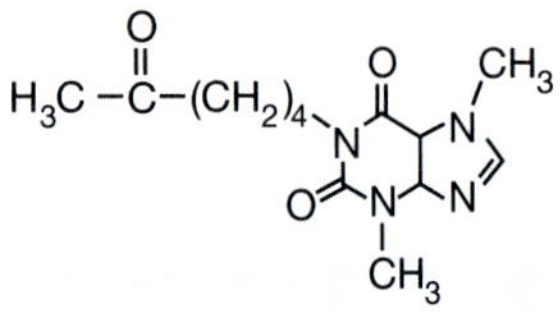	Pentoxifyllin	Azupentat, Claudicat, durapental, Pento-Puren, Pentoxifyllin-ratiopharm, Ralofekt, Rentylin, Trental	400
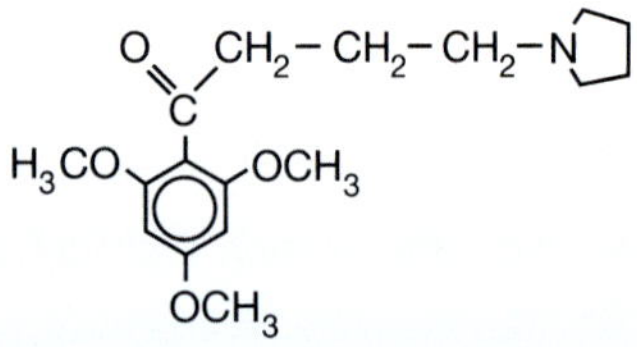	Buflomedil	Bufedil, Defluina peri	150 – 300
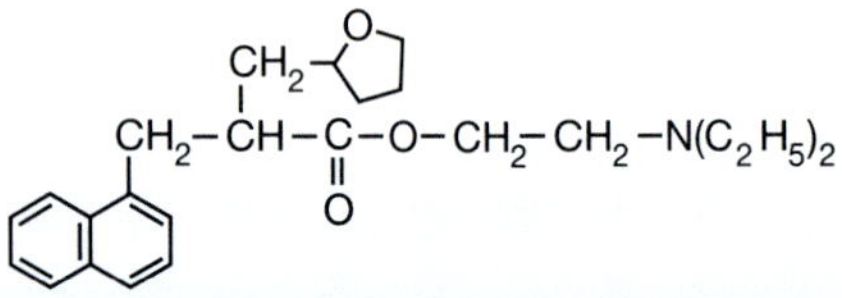	Naftidrofuryl	Artocoron retard, Dusodril, Naftilong	100
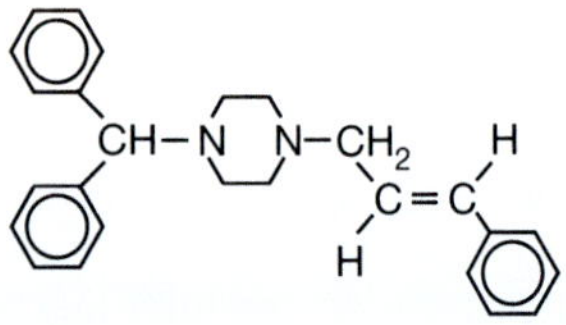	Cinnarizin	Cinnacet, Cinnarizin forte-ratiopharm, Stutgeron forte	75
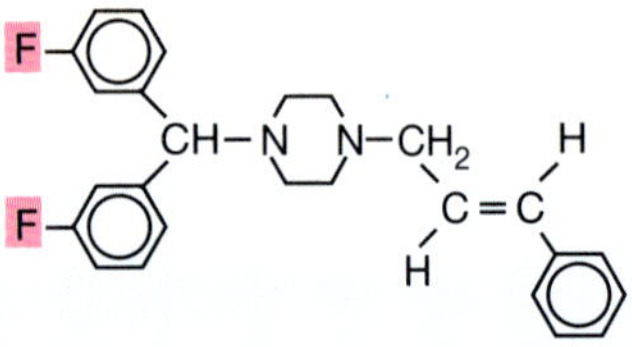	Flunarizin	Sibelium	10

positive Ergebnisse gefunden wurden, die zumindest teilweise auf den verbesserten Fließeigenschaften des Blutes beruhen, gehören (Tab. B 3–26)

☐ *Pentoxifyllin,*

☐ *Buflomedil* und

☐ *Naftidrofuryl.*

Der klinische Stellenwert dieser Ergebnisse, z.B. die Verbesserung der (schmerzfreien) Gehstrecke, ist jedoch umstritten.
Eine Verbesserung der Mikrozirkulation wird auch durch

☐ *Hämodilution* und

☐ *Defibrinierung*

versucht.

Bei der *hypervolämischen Hämodilution* werden durch die intravenöse Infusion von Lösungen kolloidaler Substanzen (niedermolekularen Dextran- oder Hydroxyethylstärkelösungen, s. S. 417 f.) der Hämatokrit und damit die Blutviskosität gesenkt. Außerdem wird die Bildung von Erythrozytenaggregaten vermindert. Hinzu kommt ein antiödematöser Effekt durch die Erhöhung des onkotischen Drucks. Nachteilig sind die

Volumenbelastung, insbesondere bei Patienten mit Herzinsuffizienz, die verhältnismäßig kurze Wirkdauer sowie die Gefahr anaphylaktoider Reaktionen.

Die *isovolämische Hämodilution* ist dadurch gekennzeichnet, daß der Hämatokrit durch einen Aderlaß und gleichzeitige Volumensubstitution mit kolloidalen Lösungen erniedrigt wird. Die Volumenbelastung wird dabei vermieden, außerdem ist die Dauer des Hämodilutionseffekts wesentlich länger.

Eine weitere Möglichkeit zur Verbesserung der Fließeigenschaften des Blutes besteht in einer *Senkung der Plasmaviskosität* durch Herabsetzen der Fibrinogenkonzentration mit *Ancrod* (Arwin®), einer gereinigten Fraktion des Giftes der malayischen Grubenotter *Agkistrodon rhodostoma*, oder mit *Batroxobin* (Defibrase®) aus dem Gift der südamerikanischen Lanzenotter *Bothrops atrox*. Beide Proteasen spalten Fibrinopeptid A aus Fibrinogen ab. *Hauptindikation* sind arterielle Durchblutungsstörungen im Stadium III und IV. Die Anwendung darf nur stationär unter täglicher Überwachung des Fibrinogenblutspiegels erfolgen.

Die Wirkung beider Proteasen nimmt aufgrund von Antikörperbildung nach einigen Wochen ab.

Als *Nebenwirkungen* können nach Gabe von Ancrod Blutungen, allergische Hautreaktionen und eventuell auch Thrombosen auftreten. Batroxobin kann zu Rötungen und Schwellungen an der Einstichstelle sowie (relativ selten) zu flächenhaften Blutergüssen (Ekchymosen) führen.

Kontraindiziert sind Ancrod und Batroxobin bei hämorrhagischer Diathese, drohender Hirnblutung und schweren Lebererkrankungen sowie vor chirurgischen Eingriffen und während der Schwangerschaft oder Stillzeit.

Bei akuter Blutungsgefahr oder Blutungszwischenfällen nach Applikation von Ancrod steht als *Antidot* eine Immunglobulinzubereitung aus dem Serum hyperimmunisierter Ziegen zur Verfügung.

Calciumoverload-Blockade. Ein weiterer Ansatz bei der Behandlung von Durchblutungsstörungen besteht darin, die bei Sauerstoffmangel auftretende Calciumionenüberladung der Zellen, wovon besonders die Mitochondrien betroffen sind, zu verhindern. Zu den sog. *Calciumüberladungsblockern* gehören *Cinnarizin* (Cinnacet®, Cinnaricin-ratiopharm®, Stutgeron®) sowie dessen *difluoriertes Analogon Flunarizin* (Sibelium®). Für diese Substanzen wurde ferner eine Verbesserung der Erythrozytenfluidität beschrieben. Trotzdem ist auch bei ihnen der klinische Stellenwert umstritten.

Fibrinolyse von thrombotischen oder embolischen Gefäßverschlüssen. Bei akuten bis subakuten thrombotischen Gefäßverschlüssen, die nicht länger als 1 – 2 Monate bestehen, kommt eine Therapie mit *Fibrinolytika* (vgl. B 3.1.7.4) in Betracht. Neben der Auflösung des Thrombus führt eine solche Behandlung auch zur Herabsetzung der Blutviskosität durch Senkung des Fibrinogenspiegels (s. o.). Der Erfolg hängt wesentlich von der Dauer und der Lokalisation des Verschlusses ab. Während z.B. innerhalb der ersten 6 Wochen 70% der Verschlüsse der Arteria femoralis durch Fibrinolytika wieder eröffnet werden konnten, waren es nach 3 Monaten nur noch 0,5%.

3.3.4.2 Zerebrale Durchblutungsstörungen

Wie die peripheren beruhen auch die zentralen (akuten und chronischen) Durchblutungsstörungen zu ca. 90% auf atherosklerotischen Veränderungen der betreffenden Gefäße.

Bei den *akuten ischämischen Durchblutungsstörungen* unterscheidet man

☐ *transitorische ischämische Attacken* (TIA) infolge passagerer Thrombozytenaggregationen in atherosklerotisch veränderten Gefäßabschnitten, bei denen sich die neurologischen Symptome innerhalb von 24 Stunden komplett zurückbilden,

☐ *prolongierte reversible ischämische neurologische Defizite* (PRIND) mit ebenfalls kompletter Rückbildung der neurologischen Symptome, allerdings erst innerhalb einer Woche,

☐ den *Hirninfarkt* (akuten zerebralen Insult; Apoplex) mit nur teilweiser Rückbildung der neurologischen Symptome und

☐ den *progredienten Hirninfarkt* mit zunehmender Symptomatik oder fehlender Rückbildungstendenz.

Bei der *chronischen zerebrovaskulären Insuffizienz* kommt es wegen der generalisierten atherosklerotischen Veränderungen der Hirnarterien zu zahlreichen, initial symptomlosen, kleinen, lakunären, d.h. tief im Marklager liegenden, Hirninfarkten, die allmählich zu einer *Multiinfarktdemenz* führen.

Der Mehrzahl der Fälle mit chronischen Hirnleistungsstörungen, z.B. dem Morbus Alzheimer, liegt jedoch keine pathologisch erniedrigte Hirndurchblutung, sondern eine andere Pathogenese (s. S. 171 f.) zugrunde. Therapeutisch werden *bei transitorischen ischämischen Attacken und prolongierten ischämischen neurologischen Defiziten Thrombozytenaggregations-Hemmer*, insbesondere Acetylsalicylsäure in einer Dosierung von 0,1 – 0,3 g täglich (s. S. 424), ein-

Herz-Kreislauf-System

B3

gesetzt. Wichtig sind ferner Maßnahmen zur Aufrecht-erhaltung eines ausreichenden Perfusionsdrucks (z.B. Behandlung einer Herzinsuffizienz oder von hämody-namisch sich auswirkenden Herzrhythmusstörungen) .

Auch beim *Hirninfarkt* bilden diese allgemeininter-nistischen Maßnahmen die Basis der Behandlung. *Unwirksam* ist die noch immer häufig durchgeführte *Hämodilution* mit Dextran- oder Hydroxyethylstärke-Lösungen. Zur Behandlung eines Hirnödems bei einem Apoplex werden *Osmodiuretika* (s. S. 585 f.), z.B. 500 ml einer 20%igen Mannitollösung pro Tag, in den ersten 48 Stunden nach dem Insult eingesetzt. (Eine längerdauernde Behandlung mit Osmodiuretika ist problematisch, da dann die Gefahr besteht, daß diese wegen der nicht mehr intakten Blut-Hirn-Schranke ins Gewebe diffundieren .)

Die *Therapie der chronischen Hirndurchblutungs-störungen und der hirnorganischen Psychosyndrome* ist nur *sehr begrenzt* möglich und insgesamt gesehen *unbefriedigend*.

Wie bei den peripheren Durchblutungsstörungen gibt es zwar immer wieder positive Berichte über z.T. auch kontrollierte Studien, z.B. mit Naftidrofuryl (s. o.), Dihydroergotoxin (s. S. 286) und dem besonders häufig verwendeten Ginkgo-biloba-Extrakt (Gin-gium®, Ginkobil® N ratiopharm®, Kaveri®, Rökan®, Tebonin®), doch wird deren Relevanz nach wie vor kontrovers beurteilt. Gleiches gilt auch für Nootropika (s. S. 172).

3.3.5 Venentherapeutika

Venenerkrankungen sind wegen ihrer Häufigkeit und ihrer Folgen sowohl klinisch als auch sozialmedizi-nisch besonders relevant. Etwa ein Siebtel der Be-völkerung ist davon betroffen. Neben der akuten Ent-zündung oberflächlicher Venen (Thrombophlebitis), der tiefen Venenthrombose (Phlebothrombose) und der Varikose (Krampfadern) kommt der *chronisch venösen Insuffizienz* (CVI) als *Folgeerkrankung* von Verän-derungen des oberflächlichen und tiefen Venen-systems große Bedeutung zu. Dieses Krankheitsbild ist durch einen *Symptomenkomplex* mit Schweregefühl und Schmerzen in den Beinen nach längerem Stehen oder Sitzen sowie Ödemneigung besonders im Knöchelbereich charakterisiert. Es beruht auf einer *venösen Abflußstörung* mit Erhöhung des Venendrucks infolge

□ Obstruktion oder Klappeninsuffizienz der tiefen Venen nach Phlebothrombose,

□ insuffizienter Perforansvenen und/oder

□ oberflächlicher Varikose.

Nach Widmer werden drei Stadien unterschieden: Im *Stadium I* treten Stauungssymptome am Fuß sowie eine Erweiterung intra- und subkutaner Venen auf (Corona phlebectatica paraplantaris). Im *Stadium II* kommt es zusätzlich zu trophischen Hautverände-rungen mit Pigmentverschiebungen (Hyper- und De-pigmentation) sowie zur Induration der Haut (Der-matosklerose). Im *Stadium III* liegt ein (florides oder abgeheiltes) Ulcus cruris (Unterschenkelgeschwür) vor.

Dem pathophysiologischen Geschehen entsprechend ist neben chirurgischen Eingriffen (Varizenentfernung, Ligatur insuffizienter Perforansvenen) die wichtigste therapeutische Maßnahme bei CVI eine korrekt durchgeführte Kom-pressionsbehandlung mit Stütz- bzw. Kompressionsstrümp-fen oder Kompressionsverbänden.

Als günstig erweist sich auch die Anregung der venösen Zirkulation durch Gehübungen, Bewegungsbäder, Rad-fahren und Beingymnastik (Bedeutung der Muskelpumpe für den venösen Rückstrom s. S. 480) sowie nächtliches Hoch-lagern der Beine.

Zur *medikamentösen Therapie* venöser Rückfluß-störungen werden

□ *venentonisierende Substanzen*,

□ *Diuretika* und

□ sog. *Ödemprotekiva*

angewandt.

Venentonisierende Substanzen. Venentonisierend wirken *hydrierte Mutterkornalkaloide*, insbesondere *Dihydroergotamin* (s. S. 286). Durch die Erhöhung des Venentonus soll der venöse Rückstrom verbessert und damit die Thrombose-fördernde Strömungsverlang-samung verringert werden. Eine selektive Venentoni-sierung ohne Beeinflussung arterieller Gefäße ist jedoch nicht oder allenfalls nur begrenzt möglich. Vor allem bei höherer Dosierung oder parenteraler Gabe von Dihydroergotamin besteht die Gefahr peripherer Durchblutungsstörungen (Ergotismus). Insgesamt gesehen ist der *therapeutische Nutzen* venentonisieren-der Substanzen *nicht sicher nachgewiesen*.

Diuretika. Zur *initialen* Ausschwemmung venös be-dingter Ödeme (z.B. vor Anpassen eines Kompres-sionsstrumpfes oder gleichzeitig mit dem Anlegen eines Kompressionsverbandes) können *Thiazid-Diure-tika*, die eine mäßige und gleichzeitig protrahierte Diuresesteigerung hervorrufen, in niedriger Dosie-rung angewandt werden. Eine *Dauertherapie* ist *nicht indiziert*. Auch sollten rasch und stark wirkende Schleifendiuretika wegen der Gefahr einer Hämokon-zentration und dadurch Erhöhung der Blutviskosität vermieden werden.

Ödemprotektiva. Hierzu gehören Präparate, die

☐ *Extrakte aus Samen* von *Aesculus hippocastanum*, der Roßkastanie, oder daraus isolierte Triterpenglykoside (*Aescin*),

☐ *Flavonderivate*, u.a. *Rutin* bzw. partialsynthetisch aus diesem gewonnene *Hydroxyethyl-Derivate* unterschiedlicher Zusammensetzung, z.B. Trihydroxy-ethyl-rutin (Troxerutin) bzw. O-(β-Hydroxyethyl)-rutoside, oder

☐ *Calciumdobesilat*

enthalten.

Diese Stoffe sollen die Kapillarpermeabilität und damit die Kapillarfiltration herabsetzen, das lokale Ödem dadurch verhindern oder zumindest verringern und gleichzeitig den venösen Rückstrom verbessern.

Obwohl eine antiexsudative, ödemprotektive Wirkung auch in kontrollierten Studien nachgewiesen wurde, sind die Auffassungen über die *Wirksamkeit* noch immer geteilt. Während der Berufsverband praktizierender Phlebologen in einer Stellungnahme 1993 Ödemprotektiva bei venösen Stauungssymptomen – vor allem zur Stabilisierung einer erreichten Entstauung – sowie zur Überbrückung bis zur Durchführung chirurgischer Maßnahmen oder bei deren Ablehnung durch den Patienten für indiziert und wirksam hält, findet man selbst in neuesten Auflagen einiger führender Lehrbücher der Inneren Medizin die Aussage, daß bei CVI eine medikamentöse Behandlung nicht erforderlich und auch nicht effektiv sei. Eine definitive Bewertung von Ödemprotektiva steht somit noch aus.

Handelspräparate: Roßkastaninenextrakt enthalten u.a. Aescusan® 20, Essaven® N, Rexiluven® S, Vasotonin®, Venoplant®, Venopyronum® N forte, Venostasin®; *Aescin* opino® retard N, Proveno® N u.a.; *Troxerutin* Troxerutin-ratiopharm®, Veno SL® 300 u.a.; *O-(β-Hydroxyethyl)-rutoside* Venoruton®; *Calciumdobesilat* Dexium®, Dobica®.

Venenmittel zur lokalen Anwendung. Topisch angewandte Venenmittel enthalten vor allem *Heparin* (s. S. 425 ff.) oder Kombinationen von Heparin mit zahlreichen anderen Monosubstanzen oder pflanzlichen Auszügen (z.B. Benzylnicotinat, Tinctura Arnicae montanae). Eine über den Massageeffekt hinausgehende Wirksamkeit ist nicht belegt.

Herz-Kreislauf-System

B3

4 Respirationstrakt

4.1 Anatomische und physiologische Grundlagen

Der Respirationstrakt dient der *Aufnahme des* lebenswichtigen *Sauerstoffs* und der *Abgabe von Kohlendioxid.*

Lunge und zuführende Atemwege. Die Lunge besteht aus zwei getrennten *Lungenflügeln,* die beiderseits die seitlichen Hälften des Brustraums ausfüllen. Jeder Lungenflügel ist von einer Hülle, der *Pleura visceralis,* überzogen, die, nur durch einen engen Flüssigkeitsspalt getrennt, an die *Pleura parietalis* grenzt, welche die innere Thoraxwand, das Zwerchfell und das Mediastinum überzieht. Die beiden Pleurablätter - zusammen oft als *Brustfell* bezeichnet - sind gegeneinander verschiebbar. Am *Hilus* der Lunge (Eintrittsstelle des Hauptbronchus und der Gefäße in den Lungenflügel) geht die Pleura visceralis in die Pleura parietalis über. Die Lungenflügel sind durch tiefe Einschnitte in *Lungenlappen* unterteilt. Der *rechte* Lungenflügel besteht aus *drei*, der *linke* aus *zwei* Lungenlappen (s. Abb. B 4–1).

Die *Einatmungsluft* gelangt physiologischerweise *durch die Nase,* wo sie erwärmt, befeuchtet und gereinigt wird, *bei forcierter Atmung außerdem durch die Mundhöhle* in den *Pharynx* (Schlund), der bis zum

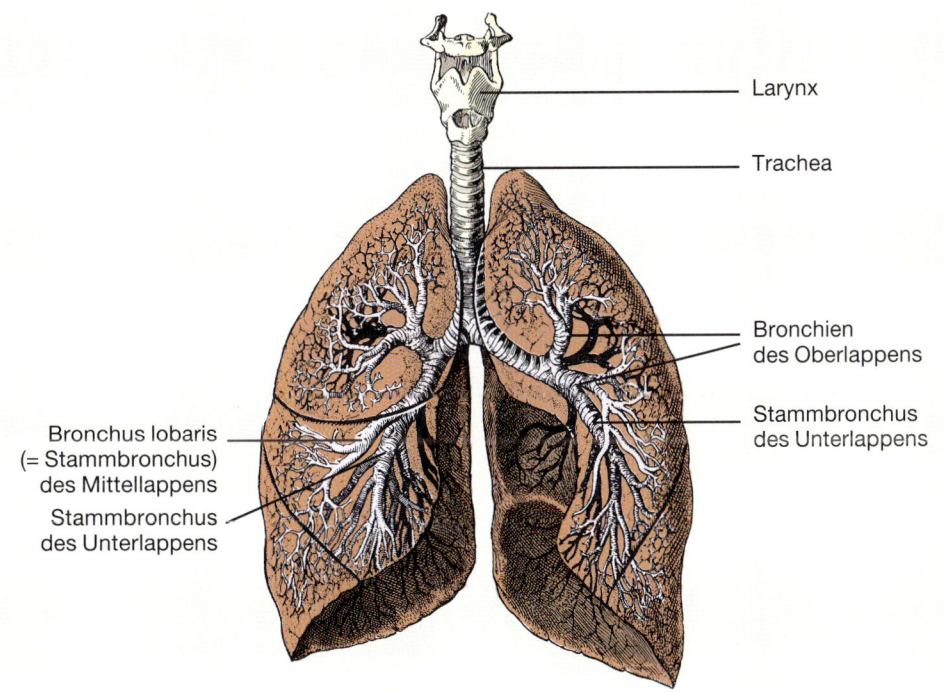

Larynx

Trachea

Bronchien
des Oberlappens

Stammbronchus
des Unterlappens

Bronchus lobaris
(= Stammbronchus)
des Mittellappens

Stammbronchus
des Unterlappens

Abb. B 4–1. Ventralansicht der Lunge mit Luftröhre und den (unter Wegnahme des bedeckenden Lungengewebes) freigelegten Bronchialverzweigungen (aus Schütz-Rothschuh)

Larynx (Kehlkopf) einen gemeinsamen Weg für Luft und Speise bildet. Am Kehlkopf trennen sich Luft- und Speisewege, die Luft strömt nunmehr durch die *Trachea* (Luftröhre) und die *Stammbronchien* in den sich mehr und mehr verästelnden *Bronchialbaum* der Lunge. Die Trachea stellt ein weitlumiges, bindegewebiges Rohr dar, in das hufeisenförmig gekrümmte Knorpelspangen und glatte Muskelfasern eingelagert sind. In der Höhe des fünften Brustwirbels gabelt sich die Trachea in die beiden Stammbronchien, die schräg abwärts gerichtet beiderseits am Lungenhilus in einen Lungenflügel eintreten. Jeder Stamm- oder Hauptbronchus gibt mehrere Äste ab, die sich dann unter Lumenabnahme immer weiter aufteilen.

Die größeren Bronchien sind durch Knorpelspangen, die kleineren durch Knorpelplättchen versteift. Durch zwischen und unter den knorpeligen Versteifungen liegende glatte Muskelfasern kann der Durchmesser der Bronchien verändert werden.

Die Innenwand der Trachea und der Bronchien ist mit einem sog. *Respirationsepithel* ausgekleidet, das *Flimmerhaare* trägt, die durch oral gerichtete Bewegungen eingeatmete Partikel und Bronchialsekret nach außen befördern können. Unter dem Epithel findet man *gemischte Drüsen,* die sowohl ein *seröses* als auch ein *muköses Sekret* absondern.

Bronchien und Alveolen. Die kleineren Bronchien verzweigen sich mehrfach in die *Bronchioli,* die anschließend nach erneuter Aufspaltung in die *Ductus alveolares* (Alveolargänge) münden. Diese stehen jeweils mit einer Reihe benachbarter *Alveolen* (Lungenbläschen) in Verbindung. Von den Bronchioli an fehlen die knorpeligen Versteifungen, auch kommen hier keine Flimmerhaare mehr vor, das Epithel wird niedriger, um schließlich in das flache Alveolarepithel überzugehen.

Die halbkugeligen *Alveolen* (etwa 300 Millionen) mit einem Durchmesser von 0,2 mm sind von einem dichten Kapillarnetz umgeben, das von venösem Blut aus der Arteria pulmonalis durchflossen wird. Infolge des engen Kontaktes zwischen dem Kapillarblut und der Alveolarluft bestehen hier sehr günstige Bedingungen für den Austausch der Atemgase.

In Abb. B 4–2 sind die Endverzweigungen der kleinen Atemwege mit Alveolen und Gefäßversorgung dargestellt.

Ventilation. Unter der Ventilation versteht man den *Lufttransport in den Atemwegen.* Die für den Gasaustausch notwendige Belüftung der Alveolen (alveoläre Ventilation) wird durch einen rhythmischen Wechsel von *Inspiration* (Einatmung) und *Exspiration*

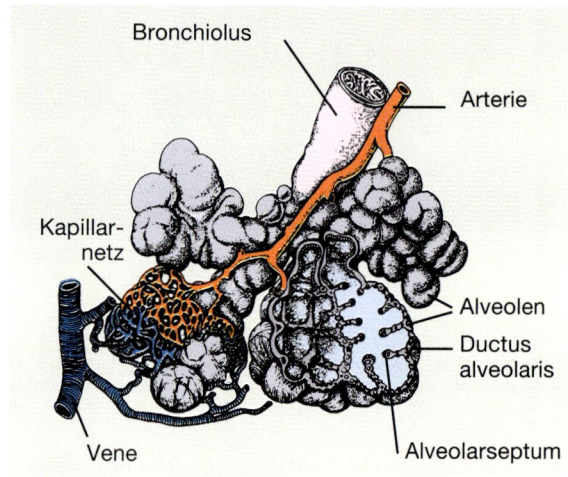

Abb. B 4–2. Endverzweigungen der kleinen Atemwege mit (teilweise eröffneten) Alveolen und Gefäßversorgungen (modifiziert nach Benninghoff)

(Ausatmung) bewirkt. Bei der Inspiration gelangt sauerstoffreiche Frischluft in den Alveolarraum, während bei der Exspiration sauerstoffarme, mit Kohlendioxid angereicherte Luft an die Umgebung abgegeben wird. Die Luftbewegungen bei Einatmung und Ausatmung kommen durch rhythmischen Wechsel von Brustraumerweiterung und -verengung zustande.

Die *Einatmung* ist ein *aktiver Vorgang,* bei dem durch Kontraktion der Inspirationsmuskulatur das intrathorakale Volumen vergrößert wird. Mit der Ausdehnung der Lunge sinkt der intrapulmonale Druck gegenüber dem Atmosphärendruck ab, und aufgrund dieses Druckgefälles strömt Luft in die Alveolen ein.

Die *Ausatmung* ist dagegen (bei ruhiger Atmung) weitgehend *passiv.* Infolge ihrer Elastizität kehrt die über die Pleuraflüssigkeit mit dem Brustkorb verbundene Lunge in die Ausgangsstellung zurück.

Das *Volumen* des einzelnen Atemzuges ist bei Ruheatmung, verglichen mit dem in der gesamten Lunge enthaltenen Gasvolumen, verhältnismäßig klein. Über das normale Atemzugvolumen hinaus können aber bei Bedarf sowohl bei der Inspiration als auch bei der Exspiration erhebliche *Zusatzvolumina* aufgenommen bzw. abgegeben werden. Doch ist es auch bei tiefster Ausatmung nicht möglich, alle Luft aus der Lunge zu entfernen. Ein bestimmtes *Residualvolumen* (Restvolumen) bleibt immer in den Alveolen und den zuleitenden Luftwegen zurück (s. Abb. B 4–3).

Zu den weiteren wichtigen Parametern der Lungenfunktion, die insbesondere bei der Diagnose und Verlaufskontrolle des Bronchialasthmas bedeutsam sind, gehören der Maximalwert des Ausatmungsstroms *(Peak flow)* und die *Sekundenkapazität,* d.h. das Luftvolumen, das nach maximaler Inspiration innerhalb 1 Sekunde ausgeatmet werden kann (forciertes exspiratorisches Volumen, FEV_1).

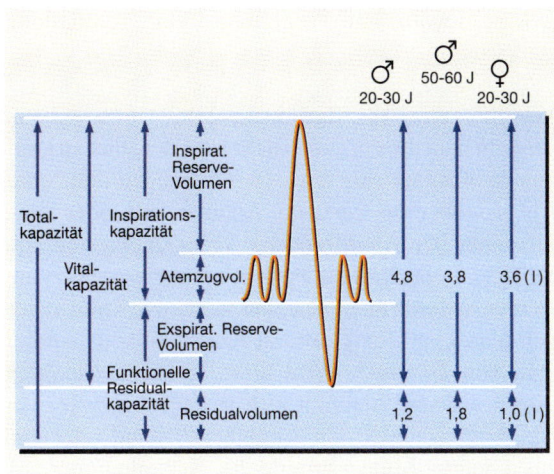

Abb. B 4–3. Lungenvolumina und -kapazitäten. Die angegebenen Werte für die Vitalkapazität und das Residualvolumen (rechts) sollen die Abhängigkeit der Größen von Alter und Geschlecht verdeutlichen (aus Thews, Mutschler, Vaupel)

Austausch der Atemgase. In den Lungenalveolen beträgt der O_2-Partialdruck 100 mm Hg, dagegen weist das venöse Blut in den Lungenkapillaren nur einen O_2-Partialdruck von 40 mm Hg auf. Es besteht somit eine Partialdruckdifferenz für Sauerstoff von 60 mm Hg. Umgekehrt ist der CO_2-Partialdruck mit 46 mm Hg am Anfang der Lungenkapillaren um 6 mm Hg höher als in den Alveolen. Aufgrund dieser Partialdruckdifferenzen findet der Gasaustausch an den alveolo-kapillären Membranen statt (s. Abb. B 4–4). Daß CO_2 trotz der geringen Partialdruckdifferenz ausreichend rasch diffundiert, beruht darauf, daß der Diffusionskoeffizient von CO_2 im Lungengewebe etwa 23mal höher ist als der von O_2.

Ein effektiver Austausch durch Diffusion erfordert eine *große Austauschfläche* und einen *kleinen Dif-*

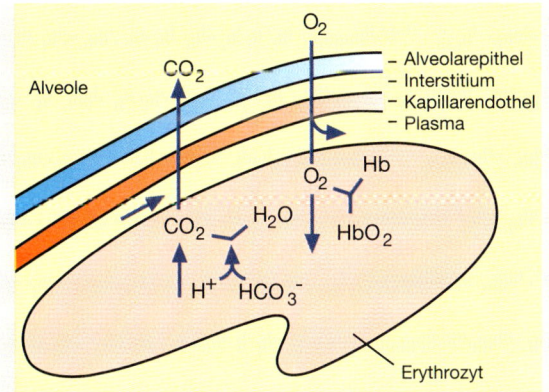

Abb. B 4–4. O_2- und CO_2-Transportwege beim Gasaustausch in der Lunge (nach Thews, Mutschler, Vaupel)

fusionsweg. Beide Voraussetzungen sind in der Lunge in vollem Umfang erfüllt: Die Alveolaroberfläche ist mit etwa 80 m² außerordentlich groß, und der Diffusionsweg beträgt nur etwa 1μm. Unter pathologischen Bedingungen kann es jedoch durch Einschränkung der Austauschfläche oder Verlängerung des Diffusionsweges zu einem unzureichenden Gasaustausch in der Lunge kommen. Eine *Einschränkung der Austauschfläche* liegt z.B. *beim Lungenemphysem* infolge eines Schwunds der Alveolarsepten und bei Atelektasen (Nichtbelüftung von Lungenabschnitten) vor. Eine *Verlängerung des Diffusionsweges* findet man vor allem *beim Lungenödem* durch Vermehrung der interstitiellen Flüssigkeit sowie *bei Lungenfibrosen* (s.u.) infolge einer Einlagerung von Bindegewebe.

Lungenperfusion. Die *Lungendurchblutung* beträgt in Ruhe 5 – 6 l/min. Sie wird durch eine mittlere Druckdifferenz zwischen Pulmonalarterie und linkem Vorhof von nur 8 mm Hg aufrechterhalten. Das *Lungengefäßsystem* hat somit im Vergleich mit dem Körperkreislauf einen *sehr geringen Strömungswiderstand*, der mit zunehmender Durchblutung durch Dilatation der Lungengefäße und Eröffnung von Reservekapillaren noch weiter reduziert wird.

Atmungsregulation. Aufgabe der Atmungsregulation ist es, in Ruhe und bei Belastung die Ventilationsgröße der jeweiligen Stoffwechsellage optimal anzupassen und dabei den O_2- und CO_2-Partialdruck sowie den pH-Wert des arteriellen Blutes auf dem Sollwert zu halten. Atemtiefe und Atmungsfrequenz müssen dabei so aufeinander abgestimmt werden, daß die Atmungsarbeit unter möglichst ökonomischen Bedingungen erfolgt. Zur Bewältigung dieser Aufgabe verfügt der Organismus über ein komplexes Regelsystem.

Die rhythmische Folge von Inspiration und Exspiration kommt durch das Zusammenwirken bestimmter Zellgruppen im Rautenhirn, den sog. *Atmungszentren,* zustande: Die abwechselnde Entladung von Neuronen, die die Inspiration bzw. Exspiration auslösen, bewirkt den zentralen Atmungsrhythmus. Dieser kann, den jeweiligen Bedürfnissen entsprechend, auf verschiedene Weise moduliert werden. So steigern eine Erhöhung des CO_2-Partialdruckes, eine Abnahme des O_2-Partialdruckes und eine Abnahme des arteriellen pH-Wertes die Atmung. Die Blutgas- und pH-Wirkungen werden dabei z.T. über *periphere Chemorezeptoren* vermittelt. Derartige Chemorezeptoren liegen auf beiden Halsseiten an der Teilungsstelle der Halsschlagader im sog. *Glomus caroticum.* Bei diesem handelt es sich um ein *Paraganglion,* d.h.

Respirationstrakt

B 4

um ein aus dem Parasympathikus hervorgegangenes Knötchen. Weitere derartige Paraganglien finden sich in unmittelbarer Nähe des *Aortenbogens.* Während die Atmungssteigerung bei einer Abnahme des O_2-Partialdruckes ausschließlich über die Chemorezeptoren zustande kommt, wird diese bei einem Anstieg des CO_2-Partialdrucks und einer Erhöhung der Wasserstoffionenkonzentration nur zu einem geringen Teil auf diese Weise ausgelöst. Der hauptsächliche Einfluß von CO_2 und Wasserstoffionen auf die Atmung beruht darauf, daß diese auf chemosensible Strukturen im Hirnstamm einwirken.

Neben den genannten spezifischen Reizen kann auch eine Reihe *unspezifischer Reize* die Atmung beeinflussen. Hierzu gehören u.a. Schmerz- und Temperaturreize. Ferner bewirken verschiedene Hormone (z.B. Adrenalin und Progesteron) eine Ventilationssteigerung.

Verschiedene Ventilationsformen. Unter *Eupnoe* versteht man die normale, nicht zum Bewußtsein kommende Atmung mit etwa 16 Atemzügen/min, unter *Hyperpnoe* eine *vertiefte* Atmung mit oder ohne Zunahme der Atemfrequenz, unter *Tachypnoe* eine *beschleunigte* Atmung. Ist die Atmung *erschwert* und werden dadurch unangenehme subjektive Empfindungen hervorgerufen (Luftnot, Kurzatmigkeit), spricht man von *Dyspnoe.* Wird diese so stark, daß beim Liegen schwere Atemnot auftritt, liegt *Orthopnoe* vor. Als *Asphyxie* wird ein Atmungsstillstand oder eine ausgeprägte Minderatmung bei Lähmung der Atmungszentren bezeichnet.

4.2 Pathophysiologie der Ventilationsstörungen

Krankhafte Veränderungen im Bereich des Respirationstraktes führen in vielen Fällen zu Ventilationsstörungen. Nach ihren Ursachen kann man sie in zwei Gruppen, in die

☐ *restriktiven* und

☐ *obstruktiven* Ventilationsstörungen

unterteilen.

4.2.1 Restriktive Ventilationsstörungen

Ventilationsstörungen dieser Art liegen bei einer *Verminderung von funktionstüchtigem Lungenparenchym* (z.B. nach Lungenresektion, bei Atelektasen) oder bei einer *Einschränkung der Ausdehnungsfähigkeit der Lunge* vor. Eine solche Einschränkung kann beispielsweise durch ausgedehnte Verwachsungen der Pleurablätter – etwa nach einer fibrinösen Pleuritis – oder häufiger durch Lungenfibrosen bedingt sein.

Unter einer **Lungenfibrose** versteht man eine Erkrankung, bei der – herdförmig oder diffus – zusätzliches *Bindegewebe in das Lungengewebe eingelagert* wird. Meist kommt es dabei auch zu einer Zerstörung von elastischen Fasern. Die Ausdehnungsfähigkeit und Elastizität der Lunge geht teilweise verloren. Zu den Fibrosen zählt die *Silikose (Steinstaublunge),* die durch Einwirkung von freier Kieselsäure aus eingeatmetem Quarzstaub entsteht. Gefährdet sind vor allem Arbeiter im Bergbau und in der steinverarbeitenden Industrie, die über längere Zeit der Staubbelastung ausgesetzt sind. Bei einer weiteren Erkrankung, der *Sarkoidose* (Morbus Boeck), einer entzündlichen Erkrankung mesenchymaler Gewebe, kommt es im fortgeschrittenen Stadium ebenfalls zu einer Lungenfibrose. Schließlich sind die *diffusen interstitiellen Lungenfibrosen* zu nennen, für deren Entstehung mannigfache Ursachen in Frage kommen. Hierzu zählt beispielsweise die *Strahlenfibrose,* die als Folge einer intensiven Röntgenbestrahlung auftreten kann. Eine sich besonders rasch entwickelnde Form der diffusen Lungenfibrose bezeichnet man als *Hamman-Rich-Syndrom.*

4.2.2 Obstruktive Ventilationsstörungen

Zu den obstruktiven Ventilationsstörungen werden die Atemwegserkrankungen gerechnet, bei denen die *Einengung der Atemwege* und damit die *Erhöhung des Strömungswiderstandes* im Vordergrund stehen.

Hierzu gehören vor allem

☐ das Asthma bronchiale und

☐ die chronische Bronchitis.

Asthma bronchiale. Das *Bronchialasthma* ist eine *entzündliche Erkrankung der Atemwege* mit *Hyperreaktivität des Bronchialsystems* und variabler *Atemwegsobstruktion.* Typische Symptome sind *anfallsweise auftretende Atemnot* (insbesondere nachts und am frühen Morgen), *pfeifende* und *giemende Geräusche* sowie Husten und Abhusten von *glasig-zähem Schleim.* Die Einengung der Atemwege wird dabei durch *Mediatorstoffe* (s. S. 384), insbesondere *Entzündungsmediatoren,* hervorgerufen, die

☐ einen *Spasmus der Bronchialmuskulatur,*

☐ eine *ödematöse Schwellung der Bronchialwand* sowie

☐ eine *gesteigerte Sekretion (Hyperkrinie) von Schleim zäher Konsistenz (Dyskrinie)*

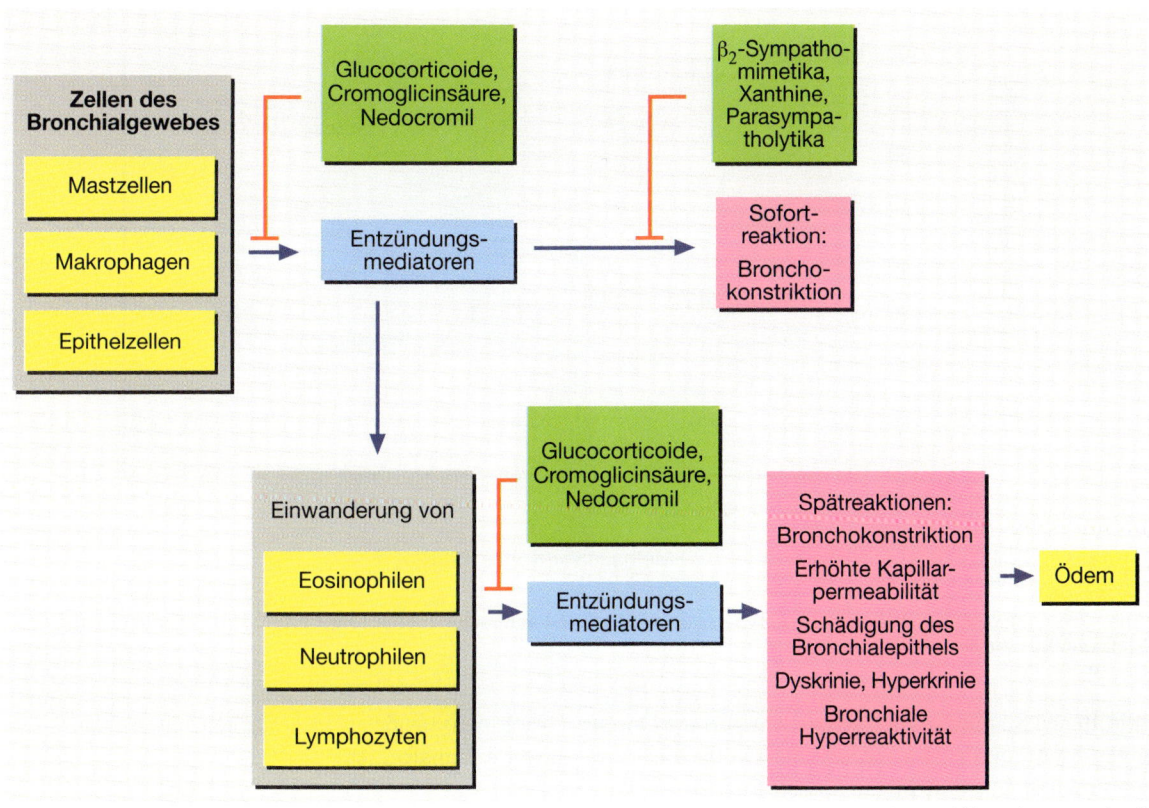

Abb. B 4–5. Ursprung und Wirkung von Entzündungsmediatoren in den Atemwegen und Angriffspunkte von Antiasthmatika

hervorrufen. Während im Anfangsstadium der Krankheit die Patienten im Intervall beschwerdefrei sind, wird später auch zwischen den Anfällen verstärkt Schleim sezerniert und nur unvollständig abtransportiert. Dann besteht eine zusätzliche Gefährdung durch sekundäre bakterielle Infektionen.

Ursache des Bronchialasthmas ist eine durch eine Reihe von Faktoren hervorgerufene entzündliche Reaktion des Bronchialgewebes mit verstärkter Freisetzung von *Entzündungsmediatoren*. Diese liegen in der Zelle entweder bereits in Speichergranula vor (z.B. Histamin) oder werden auf einen Reiz aus Arachidonsäure-haltigen Membranlipiden *(Leukotriene, Prostaglandine, Plättchen-aktivierender Faktor = PAF*, s. S. 398 f.) bzw. im Rahmen der Proteinsynthese *(Interleukine, GM-CSF,* S. 777 ff.) gebildet. Hauptquellen der Mediatoren sind in der sog. Frühphase der asthmatischen Reaktion *(Sofortreaktion)* die im Lungengewebe stets vorhandenen *Mastzellen*, bei der *Spätreaktion* und der chronischen Entzündung dagegen vor allem die durch GM-CSF, PAF und andere Mediatoren chemotaktisch angelockten *eosinophilen Granulozyten* (s. Abb. B 4–5, Abb. B 4–6). Ein wesentlicher Teil der Zytokine wird zudem von T-Lymphozyten gebildet.

Die entzündlichen Reaktionen führen auch zu der oben erwähnten *verstärkten Reaktivität* (Hyperreaktivität) des Bronchialsystems. Hierfür wird **PAF** als wesentliches Agens angesehen. Die Überempfindlichkeit nimmt mit der Schwere der Erkrankung zu, in fortge-

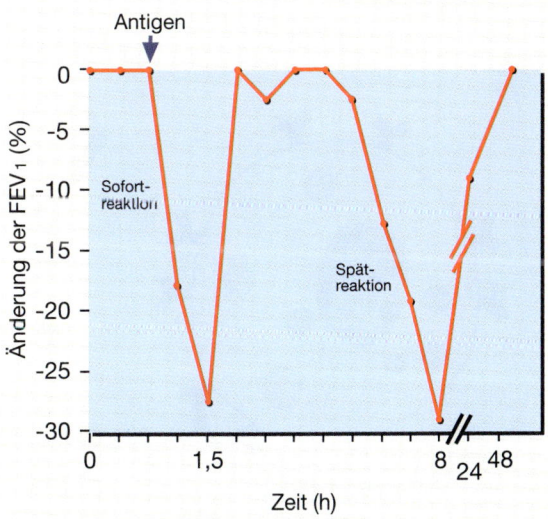

Abb. B 4–6. Einfluß inhalierter Antigene auf das forcierte exspiratorische Volumen (FEV$_1$) (nach Paré und Montaner)

Respirationstrakt

B 4

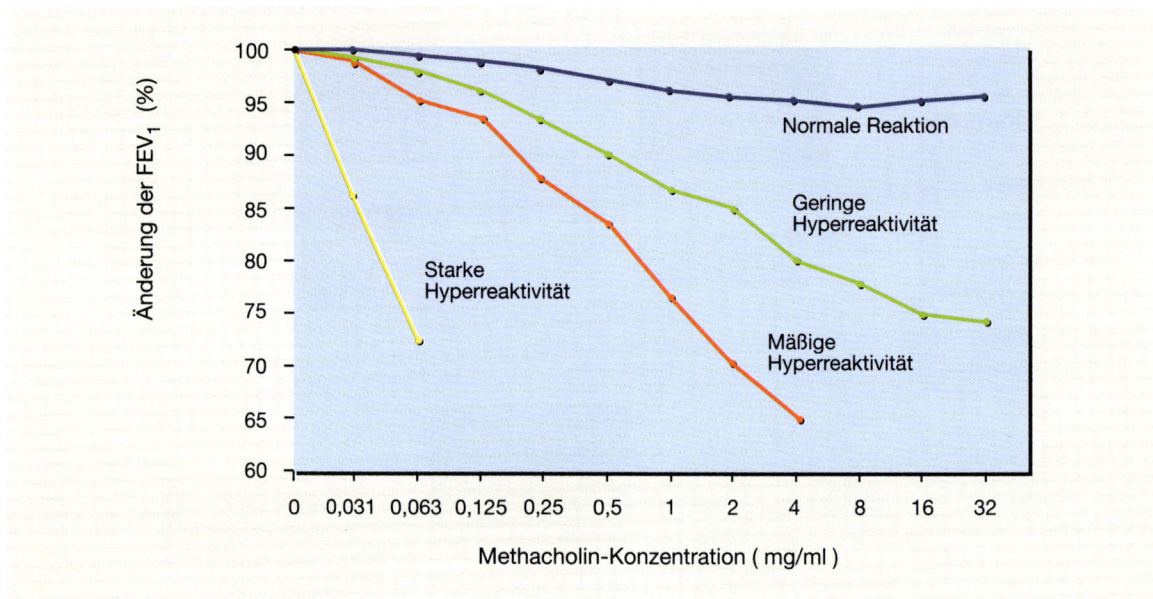

Abb. B 4–7. Nachweis der bronchialen Hyperreaktivität anhand unterschiedlicher Empfindlichkeit gegenüber inhaliertem Methacholin (nach Paré und Montaner)

schrittenen Stadien können schon sehr geringe Dosen eines bronchokonstriktorischen Wirkstoffs die Lungenfunktion beeinträchtigen (s. Abb. B 4–7). PAF trägt zudem neben aktiven Sauerstoffspezies zur Zerstörung der *Epithelzellen* bei, wodurch das Eindringen körperfremder (immunogener und nichtimmunogener) Stoffe erleichtert wird. Ebenso führt PAF zur Bildung von zähem Schleim *(Dyskrinie)*. Bedingt durch die Hyperreaktivität des Bronchialsystems rufen die verschiedenen Mediatoren, insbesondere die *Arachidonsäurederivate*, eine *Bronchokonstriktion* und damit einen Asthmaanfall hervor.

Nach den auslösenden Ursachen unterscheidet man zwei Asthmaformen:

☐ *das exogen-allergische (extrinsische) Asthma* und

☐ das *intrinsische* (kryptogene) *Asthma* mit verschiedenen Unterformen, z.B. dem *Infektasthma,* dem *physikalisch-irritativ, chemisch-toxisch* oder *medikamentös bedingten Asthma.*

Die beiden Formen sind allerdings selten rein ausgeprägt, häufiger treten sie als *Mischformen* auf.

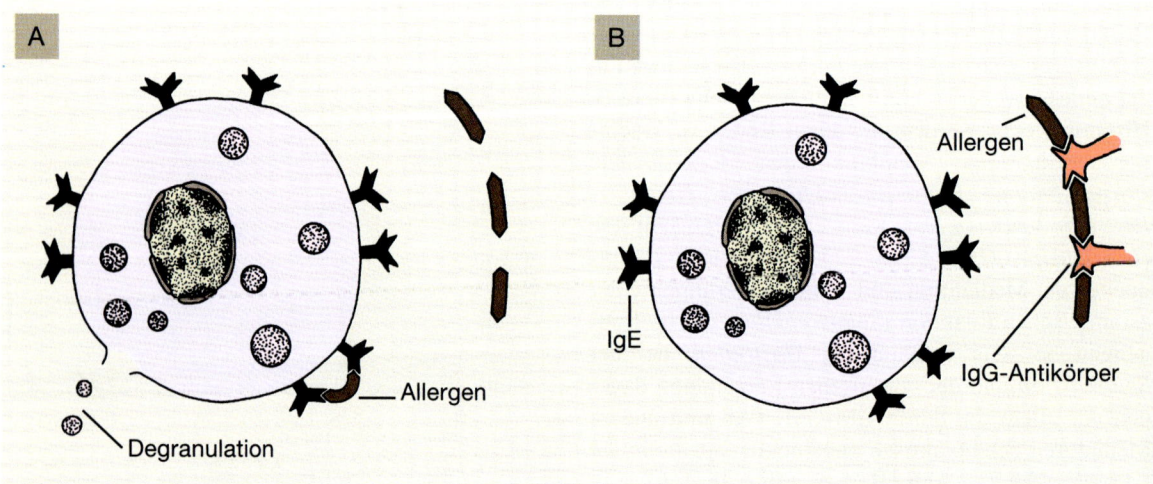

Abb. B 4–8. Mastzellendegranulation infolge Überbrückung von 2 (sessilen) IgE-Antikörpern durch das Allergen (A) und Allergenblockade (B) durch IgG-Antikörper im Rahmen einer sog. Desensibilisierung

Das **exogen-allergische Bronchialasthma,** das bei etwa 30 – 50% der Asthmatiker vorliegt, beruht vor allem auf einer *IgE-vermittelten Überempfindlichkeitsreaktion* (s. S. 80). Diese in den letzten Jahrzehnten zunehmend häufigere Erkrankung tritt – oftmals neben der allergischen Rhinitis und dem atopischen Ekzem (s. S. 598) – bei entsprechend prädisponierten Personen, den *Atopikern*, auf.

Allergene der verschiedensten Art (Pollen, Hausstaubmilben, Tierhaare usw.) induzieren bei diesen Patienten zunächst die Bildung von *IgE-Antikörpern* (Sensibilisierung), die sich auf der Oberfläche von *Mastzellen*, aber auch basophilen und eosinophilen Granulozyten u.a., festsetzen (s. Abb. B 4–8, A). Werden beim erneuten Allergenkontakt zwei benachbarte IgE-Antikörper durch das Allergen überbrückt, so tritt eine *Degranulation* dieser *Zellen* und damit eine Freisetzung von Mediatoren ein. Diese Reaktion vollzieht sich zu Beginn an *Mastzellen,* die an der *Oberfläche der Bronchialschleimhaut* vorkommen. Die freigesetzten Mediatoren schädigen nun, wie oben beschrieben, das Bronchialepithel und veranlassen dadurch die zahlreichen *Mastzellen* und *Entzündungszellen* in *tieferen Gewebsschichten* (s. Abb. B 4–9)

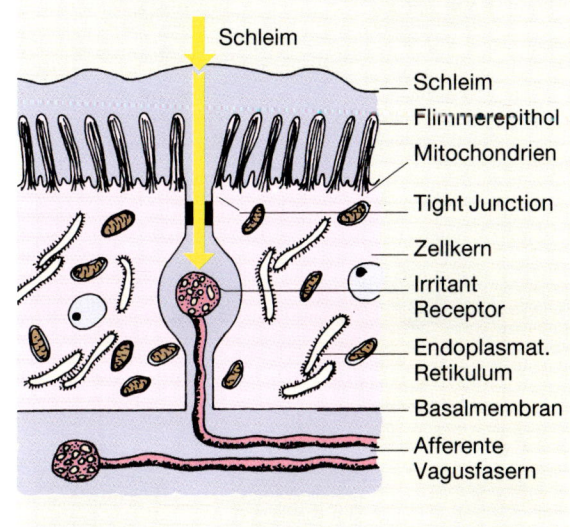

Abb. B 4–10. Lokalisation der Irritant Receptors in der Bronchialwand (nach Nolte). Exogene Reiz können auf die Rezeptoren nur einwirken, wenn die Zellverbindungen (Tight Junctions) im Bronchialepithel undicht werden

Abb. B 4–9. Pathogenese des exogen-allergischen Bronchialasthmas (nach Thews, Mutschler, Vaupel)

ebenfalls zur Freisetzung von Mediatoren. Im Laufe der Zeit können dann neben den eigentlichen Allergenen auch *unspezifische Reize* die Asthmasymptome auslösen.

Beim **intrinsischen Bronchialasthma** sind keine spezifischen, den akuten Anfall auslösenden Allergene bekannt. Bei diesen Patienten führen vielmehr von vornherein *unspezifische Reize,* wie z.B. Infekte, die Inhalation von Tabakrauch, Kaltluft, Nebel oder Luftverunreinigungen, zu einer überschießenden Reaktion des Bronchialsystems. Die Reize aktivieren Rezeptoren in der Bronchialwand, die als *Irritant Receptors* bezeichnet werden (s. Abb. B 4–10). *Reflektorisch* kommt es dann zu einer *Erregung efferenter Vagusfasern,* deren Überträgerstoff *Acetylcholin* die glatte Bronchialmuskulatur zur Kontraktion veranlaßt *(Reflexbronchokonstriktion).* Acetylcholin bewirkt außerdem eine Mastzelldegranulation und damit die

Respirationstrakt

B 4

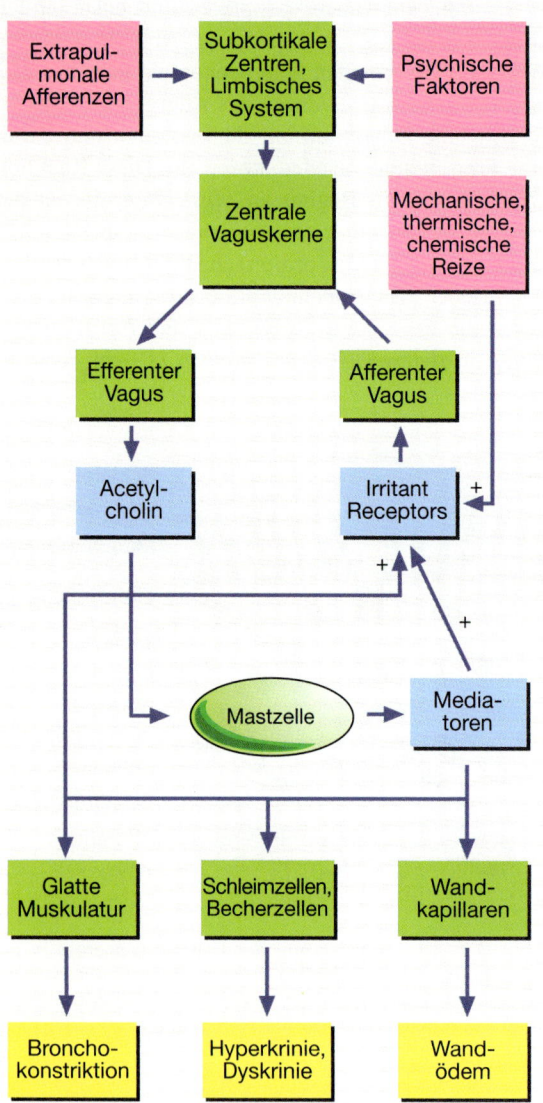

Abb. B 4–11. Pathogenese des nicht-allergischen Bronchialasthmas (nach Thews, Mutschler, Vaupel)

weitere Auslösung der oben geschilderten Pathomechanismen. Wie Abb. B 4–11 zeigt, wird der gesamte Prozeß durch einen *positiven Rückkopplungsmechanismus* verstärkt. Acetylcholin und das durch dieses freigesetzte Histamin stimulieren nämlich ihrerseits die Irritant Receptors, woraus eine verstärkte Vaguserregung resultiert. Als wesentlicher Faktor wird dabei die schon beschriebene *Undichtigkeit des Bronchialepithels* diskutiert. Die Irritant Receptors, die zwischen und unter den Epithelzellen liegen, sind nämlich normalerweise vor der Einwirkung äußerer Reize durch die Tight Junctions geschützt. Wenn diese nun aber bei entsprechend disponierten Personen durchlässig werden, können

physikalische und chemische Reize die Rezeptoren ungehindert erreichen.

Eine Bronchialobstruktion kann ferner *medikamentös* bedingt sein. Vor allem *β-Adrenozeptorenblocker* (s. S. 288 ff.) oder *Analgetika* bzw. *Antiphlogistika,* die die Prostaglandinbiosynthese hemmen (s. S. 198 ff.), sind als auslösende Faktoren zu nennen.

Wie schon erwähnt, bestehen zwischen den verschiedenen Asthmaformen enge Zusammenhänge und z.T. fließende Übergänge. Gerade in späteren Stadien ist häufig neben einer allergischen Genese auch eine Übererregbarkeit bzw. Konditionierung zu beobachten.

Außer anhand der Pathogenese kann das Bronchialasthma auch nach der *Schwere der Symptome* eingeteilt werden. Man unterscheidet:

☐ Die *leichte* Erkrankung, bei der maximal zweimal wöchentlich kurz anhaltende Anfälle auftreten und bei der der Peak flow bei mindestens 80% des Normalwerts liegt.

☐ Das *mittelschwere* Asthma, das durch häufigere, insbesondere nächtliche, Anfälle und einen Peak flow von 60 – 80% gekennzeichnet ist.

☐ Das *schwere* Bronchialasthma, bei dem der Patient fast niemals völlig beschwerdefrei ist und der Peak flow unter 60% des Sollwerts liegt. Die körperliche Belastbarkeit ist stark eingeschränkt, auch treten akute, z.T. lebensbedrohliche Verschlimmerungen auf.

Chronische Bronchitis. Dieses Krankheitsbild ist durch

☐ *exzessive Schleimproduktion* in den Atemwegen und

☐ chronischen produktiven, d.h. mit Auswurf einhergehenden *Husten,* der mindestens für die Dauer von zwei Jahren während drei Monaten pro Jahr täglich auftritt,

charakterisiert. (Die Diagnose darf nur als Ausschlußdiagnose, d.h. nach Ausschluß anderer Erkrankungen der Atemwege, wie z.B. Lungentuberkulose oder Lungentumoren, gestellt werden.) Die erhöhte Schleimproduktion ist auf eine Zunahme der Zahl und der Größe der Schleimdrüsen in der Bronchialwand zurückzuführen. Außerdem stellen die Zilien, die normalerweise den Schleim mundwärts befördern, ihre Funktion großenteils ein. Schließlich kommt es zu einem weitgehenden *Verlust der Flimmerhaare.* Das Sekret kann dann nur noch durch Husten aus den Bronchien entfernt werden. Nicht selten tritt zusätzlich eine Infiltration der Bronchialwand mit Leukozyten und Lymphozyten auf, die auf eine sekundäre bakterielle Infektion zurückzuführen ist. Als auslösende *Ursache* für die chronische Bronchitis ist an erster Stelle das *Zigarettenrauchen* zu nennen. Wiederholte *virale Infekte* können ebenfalls eine Nekrose des bronchialen Flimmerepithels und damit einen Sekretstau hervorrufen. Auch mit dem Grad der *Luftverschmutzung* am Wohnort nimmt die Morbidität zu.

Die geschilderten pathologischen Prozesse führen zu einer *Verengung der Bronchiallumina.* Ablagerungen von viskösem Schleim und Schwellungen der Bronchialschleimhaut reduzieren den für die Passage des Atemstroms zur Verfügung stehenden freien Raum. Im fortgeschrittenen Stadium nimmt auch die Zugwirkung der elastischen Fasern ab, welche die peripheren Bronchien offenhalten. Bei der Einatmung, in besonderem Maße aber bei der Ausatmung hat damit die Atemmuskulatur stark erhöhte Strömungswiderstände zu überwinden.

Lungenemphysem. Da bei den obstruktiven Funktionsstörungen somit die Ausatmung ständig gegen einen erhöhten Widerstand erfolgen muß, tritt vielfach im fortgeschrittenen Stadium eine *Überblähung der Lunge* mit einer vergrößerten Residualkapazität auf. Ein pathologischer Zustand, bei dem neben einer Überblähung auch noch *strukturelle Veränderungen* der Lunge vorliegen (Verlust der elastischen Fasern, Schwund der Alveolarsepten, Reduktion des Kapillarbettes), wird als *Lungenemphysem* bezeichnet.

4.3 Therapie des Asthma bronchiale (Antiasthmatika)

Das Ziel der Asthmabehandlung ist die Verbesserung der Lebensqualität durch

- *Kontrolle der Symptome,*
- *Vermeidung akuter Verschlechterungen,*
- Erreichen einer möglichst *normalen Lungenfunktion* und damit
- Aufrechterhaltung einer *normalen körperlichen Aktivität*
- unter (weitgehender) *Vermeidung* von unerwünschten *Nebenwirkungen.*

Eine rationale Asthmatherapie kann einmal auf der Ebene der Allergen-Antikörper-Reaktion ansetzen und ist dann als kausal zu bezeichnen. Sie kann aber auch darin bestehen, die Folgen der Allergen-Antikörper-Reaktion bzw. der Mediatorfreisetzung oder der Reflexbronchokonstriktion zu beseitigen oder zumindest zu verringern. In diesem Fall handelt es sich um eine symptomatische Behandlung. Angesichts der großen Zahl unterschiedlicher Mediatoren, die an der Pathogenese des Asthmas beteiligt sind, ist es verständlich, daß Pharmaka, die nur den Effekt einer Substanz aufheben, solchen unterlegen sind, die in mehrere der beteiligten Prozesse eingreifen.

4.3.1 Kausale Therapie

Eine kausale Therapie ist möglich durch

- *Karenzmaßnahmen* und
- *De-* bzw. *Hyposensibilisierung.*

Unter **Karenzmaßnahmen** versteht man die Ausschaltung von Triggerfaktoren. Eine *Allergenkarenz,* z.B. durch Aufenthalt im Hochgebirge oder an der See, ist zwar nur befristet möglich, trotzdem darf der Stellenwert der Allergenkarenz nicht zu niedrig angesetzt werden, da bei vielen Patienten in dieser Zeit eine erhebliche Besserung und nicht selten eine Abnahme der Hyperreaktivität des Bronchialsystems auftritt. Auch die anderen, einen akuten Anfall auslösenden Faktoren, wie z.B. Kaltluft und Rauch, müssen soweit wie möglich ausgeschaltet werden.

Die **De-** bzw. **Hyposensibilisierung** als zweite Form der kausalen Therapie, die nur beim allergischen Asthma sinnvoll ist, verfolgt das Ziel, den Patienten gegen das Allergen unempfindlich zu machen. Dabei werden zunächst die für die Auslösung des Asthmas verantwortlichen Allergene ermittelt und diese danach in Form eines *speziellen Impfstoffs* in steigenden Mengen subkutan injiziert.

Der *Wirkungsmechanismus* ist nicht vollständig geklärt. Insbesondere wird angenommen, daß die Impfungen mit den Allergenen durch *vermehrte Bildung von T-Suppressorzellen* die allergischen Reaktionen abschwächen. Daneben wird diskutiert, daß durch die ständige Antigenzufuhr neben IgE-Antikörpern – und zwar in steigendem Maße – auch *IgG-Antikörper* gebildet werden, die nicht mit den Mastzellen reagieren, sondern im *Blut zirkulieren,* dort die Allergene abfangen und damit deren Reaktion mit den sich auf den Mastzellen befindlichen IgE-Antikörpern verhindern (s. Abb. B 4–8, B).

Voraussetzungen für eine erfolgreiche De- bzw. Hyposensibilisierung sind einerseits die Verwendung eines Impfstoffs mit den richtigen Antigenen und andererseits eine frühzeitige, konsequente Behandlung über mehrere Jahre. Sind diese erfüllt, ist eine *Besserung* bei etwa 90% der Patienten erreichbar. Bei länger bestehender Erkrankung sowie im höheren Lebensalter und bei Polyallergien nimmt die Wahrscheinlichkeit eines Therapieerfolgs ab, daher sollte eine Hyposensibilisierung so früh wie möglich erfolgen.

Sie ist *indiziert* bei *Pollen-* und *Hausstaubmilbenallergien,* wenn Karenzmaßnahmen und die medikamentöse Therapie nicht zu einer ausreichenden Symptomkontrolle führen.

Respirationstrakt

B 4

Da der anaphylaktischen Reaktion bei einer *Sensibilisierung durch Bestandteile von Insektengift* (s. S. 830) ein ähnlicher Pathomechanismus wie beim Asthma bronchiale zugrunde liegt, ist eine Hyposensibilisierung auch bei diesen Krankheiten indiziert. Bei einer solchen Veranlagung besteht nämlich nach einem Bienen- bzw. Wespenstich akute Lebensgefahr.

Wegen der Gefahr schwerer, u.U. lebensbedrohlicher anaphylaktischer Reaktionen bei den Allergeninjektionen dürfen Hyposensibilisierungen nur unter Einhaltung entsprechender Vorsichtsmaßnahmen (Bereitstellung von Notfallmedikamenten zur Behandlung eines anaphylaktischen Schocks) durchgeführt werden. Das Risiko solcher Reaktionen steigt mit der Allergenkonzentration des Impfstoffs.

Handelspräparate: ADL, Alk-depot, Allergovit® und Conjuvac enthalten Extrakte aus Gräser- oder Baumpollen, Hausstaubmilbenkulturen bzw. Bienen- und Wespengift; letztere sind auch Bestandteile von Re-less® bzw. Venomil®.

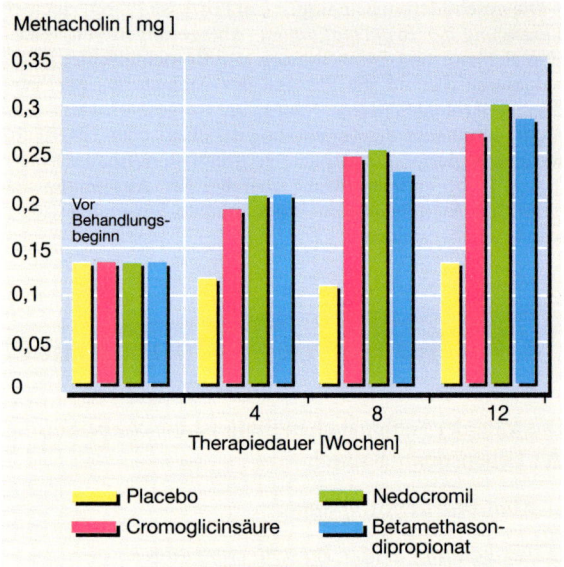

Abb. B 4–12. Anstieg der zur Bronchialobstruktion erforderlichen Methacholindosis bei Inhalation von Mastzellstabilisatoren (Cromoglicinsäure, Nedocromil) bzw. eines Glucocorticoids

4.3.2 Symptomatische Therapie

Eine symptomatische Therapie des Bronchialasthmas kann durch

☐ *Unterdrückung der Entzündung* und *Senkung der bronchialen Hyperreaktivität* sowie

☐ *Bronchospasmolyse*

erfolgen.

In Tab. B 4–1 ist die Beeinflussung der Sofort- und Spätreaktion sowie der bronchialen Hyperreaktivität und des Bronchospasmus beim Asthma bronchiale durch verschiedene Antiasthmatika angegeben.

4.3.2.1 Antientzündlich wirkende Pharmaka

Eine Verminderung der entzündlichen Reaktion der Bronchialschleimhaut ist beim Bronchialasthma durch den Einsatz von

☐ *Hemmstoffen der Mediatorfreisetzung* und

☐ *Glucocorticoiden*

möglich. Durch die *verringerte Freisetzung von Mediatoren* nehmen bei *längerer Anwendung* die Infiltration des Gewebes mit Entzündungszellen, die

Tab. B 4–1. Beeinflussung von Sofortreaktion, Spätreaktion, bronchialer Hyperreaktivität und Bronchospasmus durch Antiasthmatika

Wirkstoff	Sofortreaktion	Spätreaktion	Bronchiale Hyperreaktivität	Bronchospasmus
Cromoglicinsäure	+	+	+	–
Ketotifen	(+)	–	–	+
β₂-Sympathomimetika	+	–	–	+
Theophyllin	?	?	?	+
Parasympatholytika	–	–	(+)	+
Glucocorticoide	+	+	+	+*
+ wirksam, ? fraglich wirksam	(+) partiell wirksam – unwirksam	+* wirksam nur in höherer Dosis		

Obstruktion der Atemwege und die verstärkte Antwort auf bronchokonstriktorische Reize ab (s. Abb. B 4–12). Gemeinsam ist diesen Gruppen von Pharmaka (mit Ausnahme der hochdosierten systemischen Gabe von Glucocorticoiden) der langsame Wirkungseintritt. Sie eignen sich daher nur zur *Anfallsprophylaxe.*

4.3.2.1.1 Hemmstoffe der Mediatorfreisetzung

Als Hemmstoffe der Mediatorfreisetzung werden

☐ *Cromoglicinsäure* (DNCG Mundipharma®, Intal®) und

☐ *Nedocromil* (Halamid®, Tilade®)

eingesetzt. Ein Teil der Wirksamkeit der *β₂-Sympathomimetika* und der *Xanthin-Derivate* (s.u.) beruht ebenfalls auf einer Hemmung der Mastzelldegranulation.

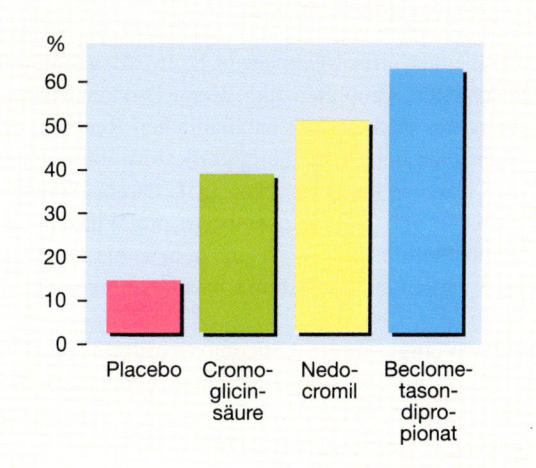

Abb. B 4–13. Abnahme des β_2-Sympathomimetika-Verbrauchs nach Gabe von Cromoglicinsäure, Nedocromil oder Beclometason-dipropionat über 12 Wochen (nach Orefice et al.)

Cromoglicinsäure und Nedocromil. Prophylaktisch angewandt verhindern diese Pharmaka gleichermaßen die Sofort- und Spätreaktion (s. Abb. B 4–6). Durch ihre Gabe kann eine Reihe leichterer Asthmaformen ohne zusätzliche Medikation beherrscht werden, bei schweren Formen ist es häufig möglich, die Dosis der anderen Antiasthmatika zu verringern (s. Abb. B 4–13). Die Erfolgsaussichten sind besonders hoch, wenn noch keine langjährige Manifestation besteht.

Der *Wirkungsmechanismus* ist zwar im einzelnen noch nicht geklärt, doch wurde eine *Blockade von Chloridkanälen* bei aktivierten Mastzellen und damit eine verminderte Mediatorfreisetzung nachgewiesen.

Wegen der großen Polarität und der dadurch geringen Lipophilie werden *Cromoglicinsäure* und *Nedocromil* nur *schlecht resorbiert* und wirken daher nur *lokal.* Sie müssen als mikronisiertes Pulver (mittels eines speziellen Zerstäubers), als Lösung oder Dosieraerosol inhaliert werden. Verschluckter Wirkstoff

wird nahezu vollständig ohne vorherige Resorption mit den Fäzes ausgeschieden.

Die *Dosierung* von Natriumcromoglicat beträgt bei der Anwendung als Pulver oder als Lösung 4mal täglich 20 mg, bei der Anwendung als Dosieraerosol nur 4mal täglich 2 mg. Von *Nedocromil* werden 2–4mal täglich 4 mg inhaliert.

Als *Nebenwirkungen* werden vereinzelt lokale Reizungen im Respirationstrakt – bis hin zum Bronchospasmus – beim Einatmen des Pulvers beobachtet. Als unangenehm wird der schlechte Geschmack von Nedocromil empfunden.

Bei der gleichzeitigen Gabe anderer Arzneistoffe muß nicht mit Wechselwirkungen gerechnet werden.

Außer zur Asthmaprophylaxe wird Cromoglicinsäure bei allergisch bedingten *Konjunktivitiden und Rhinitiden* sowie allergischen Manifestationen im Gastrointestinaltrakt, z.B. Nahrungsmittelallergien (Handelspräparat Colimune®), eingesetzt.

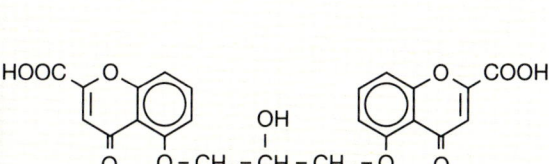

Cromoglicinsäure
(DNCG Mundipharma®, Intal®)

Nedocromil
(Halamid®, Tilade®)

Respirationstrakt

B 4

4.3.2.1.2 Glucocorticoide

Cortisol und Cortisol-Derivate (s. S. 357 ff.) gehören zu den stärksten Antiphlogistika. Beim Bronchialasthma vermindern sie außer der entzündlichen Reaktion des Gewebes die Schleimbildung, verbessern die mukoziliäre Clearance und verstärken (z.T. durch vermehrte Expression von β-Adrenozeptoren) die Wirkung von β-Sympathomimetika. Erst in hohen bis höchsten Dosen wirken sie auch direkt bronchospasmolytisch.

Inhalativ angewandte Glucocorticoide. In inhalativer Form topisch appliziert sind Glucocorticoide *Mittel der Wahl für die Langzeittherapie* des Asthma bronchiale. Hierfür stehen z. B.

☐ *Beclometason-dipropionat* (Becloturmant®, Sanasthmax®, Sanasthmyl®),

☐ *Budesonid* (Pulmicort®) und

☐ *Flunisolid* (Inhacort®)

zur Verfügung. Die übliche *Dosierung* beträgt für Beclometasondipropionat 0,5 – 1 mg, für Budesonid 0,4 – 0,8 mg und für Flunisolid 1 – 2 mg pro Tag.

Der Vorteil der lokalen Anwendung liegt darin, daß systemische Nebenwirkungen bei den angewandten Dosen weitgehend fehlen. Allerdings hängt der Behandlungserfolg von der *richtigen Inhalationstechnik* (möglichst geringes Verschlucken des Wirkstoffs) und der *regelmäßigen Anwendung* ab. Wie die Hemmstoffe der Mediatorfreisetzung wirken die *Glucocorticoid-haltigen Dosieraerosole,* da ihnen der bronchospasmolytische Effekt fehlt, *nicht im Anfall,* sie *eignen sich* daher *nur zur Prophylaxe.* Mit einem Erfolg kann erst nach einigen Tagen gerechnet werden.

Als wichtigste *Nebenwirkung* ist eine orale Kandidose zu nennen. Diese Infektion kann jedoch durch Ausspülen von Mund und Rachen nach der Inhalation sowie die Verwendung großvolumiger Inhalationskammern *("Spacer")* weitgehend vermieden bzw. mit einem Antimykotikum, ohne daß eine Unterbrechung der Therapie erforderlich ist, beseitigt werden.

Systemisch eingesetzte Glucocorticoide. Eine langdauernde systemische Gabe von Glucocorticoiden darf wegen der erheblichen Nebenwirkungen nur erfolgen, wenn der Patient mit anderen Maßnahmen nicht erfolgreich behandelt werden kann. Auch sollte die inhalative Applikation von Glucocorticoiden beibehalten werden, um bei der systemischen Gabe mit möglichst geringen Dosen auszukommen.

Üblicherweise wird eine systemische Glucocorticoid-Therapie beim Asthma bronchiale mit *Prednisolon* oral durchgeführt. Die *(Erhaltungs-)Dosis* liegt bei 5 – 10 mg pro Tag.

Hohe Dosen von Glucocorticoiden, intravenös gegeben, sind bei *schweren Asthmaanfällen* sowie insbesondere beim *Status asthmaticus* (s.u.) unentbehrlich und wirken dabei *oft lebensrettend.*

Zu *Nebenwirkungen* und *Kontraindikationen* s. S. 361 f.

4.3.2.1.3 Sonstige entzündungshemmende Pharmaka

H_1-**Antihistaminika** (s. S. 385 ff.) mit ausschließlicher Blockade von H_1-Rezeptoren haben beim Asthma nur einen *ungenügenden Effekt,* obwohl Histamin zu den bei der Mastzelldegranulation freigesetzten Mediatorstoffen gehört. Dies gilt im wesentlichen auch für Ketotifen, das auch eine Mastzell-stabilisierende Wirkungskomponente aufweist. Jedoch zeigen klinische Studien, daß Vertreter dieser Substanzgruppe, die neben der Blockade von H_1-Rezeptoren auf *eosinophile Granulozyten* wirken (z.B. Cetirizin oder Loratadin), für die Asthmatherapie eventuell geeignet sein können.

Beclometason-dipropionat
(Becloturmant®, Sanasthmax®,
Sanasthmyl®)

Budesonid (Pulmicort®)

Flunisolid (Inhacort®)

Immunsuppressiva. *Methotrexat* und *Ciclosporin* (s. S. 780 ff.), deren Einsatz beim Asthma bronchiale aufgrund der Beteiligung von T-Lymphozyten an der entzündlichen Reaktion sinnvoll erscheint, befinden sich derzeit erst im experimentellen Stadium.

4.3.2.2 Bronchospasmolytika

Als Bronchospasmolytika werden

☐ *β₂-Sympathomimetika,*

☐ *Theophyllin* sowie

☐ *Muscarinrezeptor-Antagonisten* (Parasympatholytika)

eingesetzt.

β₂-Sympathomimetika. β-Sympathomimetika (s. S. 281 ff.) führen durch Erregung der β₂-Rezeptoren zu einer Erschlaffung der Bronchialmuskulatur und heben damit einen Bronchospasmus auf. Sie steigern ferner durch Anregung der Flimmerbewegungen der Zilien die mukoziliäre Clearance und wirken, wie oben erwähnt, durch Hemmung der Mediatorfreisetzung – in begrenztem Umfang – auch Asthma-prophylaktisch.

Adrenalin sowie die älteren Adrenalin-Abkömmlinge, wie z.B. *Isoprenalin,* besitzen jedoch eine Reihe von Nachteilen. Sie sind wegen rascher Biotransformation nur *sehr kurz wirksam,* werden bei oraler Applikation nur wenig resorbiert und erregen sowohl β₁- als auch β₂-Rezeptoren, d.h., sie greifen in gleicher Weise an den Bronchien und am Herzen an (Anstieg der Herzfrequenz, des Herzzeitvolumens und des Blutdrucks). Bei den neueren *β₂-Sympathomimetika* konnten diese Nachteile weitgehend beseitigt werden.

Kurzwirksame β₂-Sympathomimetika sind Mittel der ersten Wahl zur *bedarfsorientierten Behandlung einer akuten Bronchialobstruktion.* Die systemische Dauertherapie mit β₂-Sympathomimetika ist dagegen nur bei mittelschwerem oder schwerem Bronchialasthma *indiziert.* Hierbei werden Substanzen mit längerer Wirkdauer bevorzugt.

Eine solche längere Wirkdauer wird z.B. durch die Gabe eines Prodrugs erreicht, das erst im Blut bzw. Gewebe in die eigentliche Wirkform umgewandelt wird. So sind bei *Bambuterol* (Bambec®) die für die Rezeptorbindung essentiellen phenolischen OH-Gruppen durch Veresterung mit Carb-

Abb. B 4–14. Metabolismus von Bambuterol

Respirationstrakt

B 4

aminsäure maskiert, erst durch Esterhydrolyse entsteht das aktive β_2-Sympathomimetikum Terbutalin (s. Abb. B 4–14).

Die *Dosierung* soll so niedrig wie möglich gewählt werden. Eine Dosisreduktion kann durch eine Kombination mit anderen Antiasthmatika erreicht werden.

Theophyllin. Das Xanthin-Derivat *Theophyllin* (s. S. 454) sowie seine wasserlöslichen Salze mit organischen Basen, z.B. mit Ethylendiamin, sind wie die β_2-Sympathomimetika starke Bronchospasmolytika. Auch unterdrücken sie wie diese, wie bereits dargestellt, die Freisetzung von Mediatorsubstanzen. Zu beachten sind die bei höheren Plasmaspiegeln zu erwartenden erheblichen Nebenwirkungen (s.u.), die großen interindividuellen Unterschiede in der Plasmahalbwertszeit (Tab. B 4–2) sowie die zirkadiane Rhythmik der Theophyllin-Kinetik bei oraler Applikation. Die therapeutisch günstigen Plasmaspiegel liegen bei 5 – 15 µg/ml.

Intravenös appliziert bzw. bei *oraler Gabe einer Lösung* bewährt sich Theophyllin bei der *Therapie schwerer akuter Asthmaanfälle* bzw. des *Status asthmaticus* (s.u.).

Zur *Asthmaprophylaxe* werden Theophyllin-Präparate meist in *retardierter Form* eingesetzt. Dadurch kann nicht nur die Wirkdauer verlängert, sondern auch das Auftreten unerwünschter Plasmaspiegelspitzen weitgehend vermieden werden.

Die *Dosierung* ist individuell anzupassen, die mittlere Erhaltungsdosis beträgt 200 – 400 mg. Besondere Vorsicht ist bei Patienten mit Epilepsie, Hyperthyreose, Herzrhythmusstörungen, hypertropher obstruktiver Kardiomyopathie und Lebererkrankungen geboten.

Als (dosisabhängige) Nebenwirkungen, insbesondere bei Plasmaspiegeln > 20 µg/ml, können zentralnervöse Störungen (Unruhe, Schlaflosigkeit, Übelkeit, Kopfschmerzen), ferner Tachykardien und Tachyarrhythmien sowie gastrointestinale Beschwerden auftreten. Nach zu rascher i.v. Injektion wurden Todesfälle beschrieben.

Tab. B 4 – 2. Plasmahalbwertszeiten von Theophyllin

Patienten	Halbwertszeit (Stunden)
Erwachsene	
Nichtraucher	7 – 9
Raucher	4 – 5
Kinder (>1 Jahr)	3 – 5
Frühgeborene	> 24
Herz- oder Leberinsuffiziente	> 24

Makrolid-Antibiotika, Cimetidin, Ciprofloxacin und Enoxacin erhöhen, Enzyminduktoren (wie z.B. Barbiturate oder Carbamazepin, aber auch Bestandteile des Tabakrauchs) erniedrigen die Theophyllinplasmaspiegel. β-Sympathomimetika wirken synergistisch.

Handelspräparate: Afonilum®, Euphyllin®, Solosin® Tropfen setzen den Wirkstoff rasch, Afonilum® retard, Bronchoretard®, Euphyllin® retard, Euphylong®, PulmiDur®, Solosin® retard und Uniphyllin® verzögert frei.

Muscarinrezeptor-Antagonisten (Parasympatholytika). *Muscarinrezeptor-Antagonisten* wirken zwar bronchospasmolytisch, doch verstärken tertiäre Substanzen – in resorbierbarer Form oral gegeben – infolge Hemmung der Bronchialsekretion und einer Lähmung des Flimmerepithels die Dyskrinie und erschweren die Expektoration. Wesentlich besser geeignet sind *quartäre Verbindungen,* die als *Dosieraerosol* eingesetzt werden, z.B. *Ipratropiumbromid* (Atrovent®) oder *Oxitropiumbromid* (Ventilat®; s. S. 307). Die Substanzen wirken in dieser Applikationsform vorwiegend *lokal*. Mit dem Wirkungseintritt kann 3 – 5 Minuten nach Inhalation gerechnet werden, die Wirkung hält durchschnittlich 4 – 6 Stunden an. Insgesamt gesehen ist die Wirksamkeit meist etwas schwächer als bei den β_2-Sympathomimetika.

Parasympatholytika sind insbesondere bei Patienten mit Reflexbronchokonstriktion oder einer *chronischen Bronchitis* indiziert.

Die *Dosis* (pro Aerosolstoß) beträgt bei Ipratropiumbromid 0,02, bei Oxitropiumbromid 0,1 mg.

In seltenen Fällen wurde Mundtrockenheit als Ausdruck einer Speichelsekretionshemmung beobachtet.

4.3.3 Kombinationspäparate

Sinnvoll ist die Kombination von einem *quartären Parasympatholytikum* mit einem *β_2-Sympathomimetikum*. Dabei besteht die Möglichkeit, die Dosis des Sympathomimetikums zu reduzieren. Weiterhin wird die fixe Kombination eines *β_2-Sympathomimetikums* mit Cromoglicinsäure von einigen Autoren positiv beurteilt.

Handelspräparate: Berodual® ist eine Kombination von Ipratropiumbromid und Fenoterol. Allergospasmin, Aarane bzw. Ditec® enthalten Reproterol bzw. Fenoterol und Cromoglicinsäure.

Tab. B 4–3. Stufenplan der Asthmatherapie

	Symptome			
	leicht	**mittelschwer**	**schwer**	**sehr schwer**
Erwachsene	**bei Bedarf** Inhalation von einem β_2-Sympathomimetikum	**regelmäßig** Inhalation von einem Glucocorticoid (niedrige Dosierung) *oder* Cromoglicinsäure; **bei Bedarf** Inhalation von einem β_2-Sympathomimetikum	**regelmäßig** Inhalation von einem Glucocorticoid, zusätzlich Theophyllin retardiert *oder* langwirksames β_2-Sympathomimetikum (oral oder mittels Inhalation) **bei Bedarf** Inhalation von einem β_2-Sympathomimetikum und/oder einem Parasympatholytikum	**regelmäßig** Inhalation von einem Glucocorticoid, *zusätzlich* orale Gabe eines Glucocorticoids, *zusätzlich* Theophyllin retard, evtl. zusätzlich langwirksames β_2-Sympathomimetikum (oral oder mittels Inhalation) **bei Bedarf** Inhalation von einem β_2-Sympathomimetikum und/oder einem Parasympatholytikum
Kinder	**bei Bedarf** Inhalation von einem β_2-Sympathomimetikum	**regelmäßig** Cromoglicinsäure (ggf. zusätzlich ein topisches Glucocorticoid) und Ketotifen; **bei Bedarf** Inhalation von einem β_2-Sympathomimetikum; bei unzureichender Wirksamkeit *zusätzlich* Inhalation eines Parasympatholytikums oder Gabe von retardiertem Theophyllin		wie bei mittelschwerem Asthma; zusätzlich intermittierende oder längerfristige orale Gabe eines Glucocorticoids

4.3.4 Stufenplan der Asthmatherapie

Die Schwere des Asthmas (s.o.) und die Vorbehandlung bestimmen die Auswahl der entsprechenden Arzneimittel. Verschlechterungen im Krankheitsverlauf erfordern eine Dosiserhöhung bzw. die zusätzliche Gabe eines weiteren Wirkstoffs. Bei über mehrere Monate stabilem Befund kann eine Dosisreduktion versucht werden. Das medikamentöse Stufenschema ist in Tab. B 4–3 zusammengefaßt.

4.3.5 Therapie schwerer Asthmaanfälle und des Status asthmaticus

Ein Status asthmaticus ist stets lebensbedrohlich! Er erfordert daher neben physikalischen Maßnahmen (z.B. mechanischer Sekretentfernung) eine adäquate, intensive medikamentöse Therapie mit mehreren Pharmaka:

☐ 200 mg *Theophyllin* in Form einer Lösung *oral* oder langsam *i.v.,*

☐ *Glucocorticoide oral* oder *i.v.,* z.B. 50 – 100 mg Prednisolon, und

☐ β_2–*Sympathomimetika* s.c. oder i.v.,

☐ zusätzlich *Sauerstoff* (2 – 4 l/min) per Nasensonde (nur beim Status asthmaticus).

Sedativa bzw. Tranquillantien dürfen wegen der Gefahr einer Atemdepression bei unruhig-ängstlichen Patienten nur gegeben werden, wenn keine erhöhte Kohlendioxid-Konzentration im Blut (Hyperkapnie) vorliegt.

Respirationstrakt

B 4

4.4 Antitussiva

Die Antitussiva wurden bereits unter B 1.5.3, S. 194 f., besprochen.

4.5 Expektorantien

Unter dem Begriff Expektorantien (Tab. B 4–4) faßt man Substanzen zusammen, die die *Entfernung von Bronchialsekret aus den Bronchien und der Trachea erleichtern bzw. beschleunigen.* Innerhalb der Expektorantien wurde (und wird teilweise noch immer) zwischen

☐ *Sekretolytika,*

☐ *Mukolytika* und

☐ *Sekretomotorika*

unterschieden. Da eine scharfe Trennung jedoch nicht möglich ist und *fließende Übergänge* bestehen, wird im folgenden auf diese Unterteilung verzichtet.

Die Anwendung der Expektorantien beruht weitgehend auf Empirie. Trotz der außerordentlich häufigen Anwendung *ist der therapeutische Wert bei vielen dieser Stoffe zweifelhaft.*

Wenn überhaupt, wirken sie nur bei reichlicher Flüssigkeitszufuhr, die in vielen Fällen allein zur gewünschten Expektoration ausreicht.

Tab. B 4–4. Expektorantien

Strukturformel	Internationaler Freiname	Handelspräparat (Eingetragenes Warenzeichen)	Einzeldosis (mg)
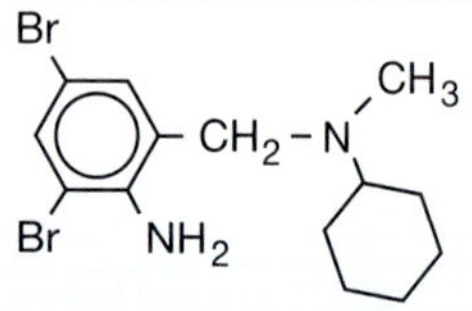	Bromhexin	Bisolvon	8
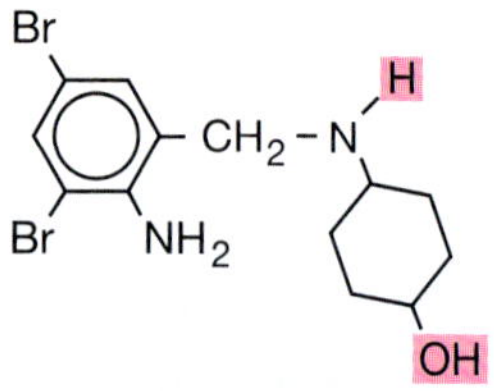	Ambroxol	Ambril, Ambrohexal, Ambroxol-ratiopharm, Lindoxyl, Mucobroxol, Mucophlogont, Mucosolvan, Muco-Tablinen	30
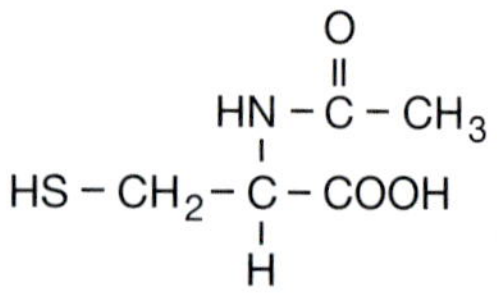	Acetylcystein	ACC, Acetylcystein-ratiopharm, Bromuc, Fluimucil, Mucret, Pulmicret, Siran	200
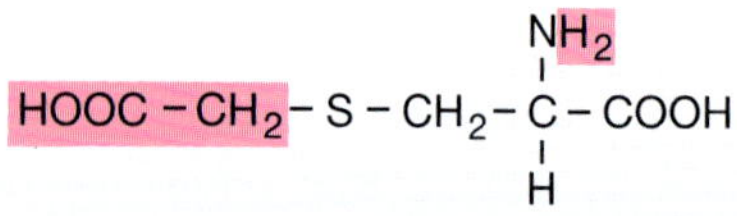	Carbocistein	Mucopront, Pectox, Pulmoclase, Transbronchin	750

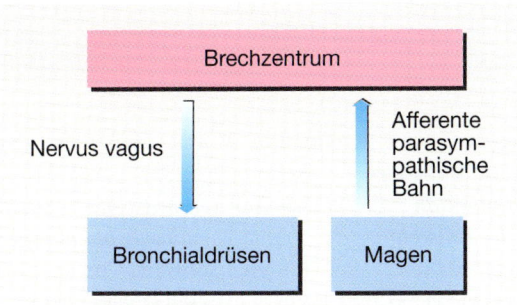

Abb. B 4–15. Reflektorische Stimulation der Bronchialsekretion über den Magen

Folgende Substanzen, Substanzgemische bzw. -gruppen werden als Expektorantien verwendet:

☐ *saponinhaltige* und *brechenerregende Drogen,*

☐ *ätherische Öle,*

☐ *Ammoniumchlorid* und *Kaliumiodid,*

☐ *Bromhexin* und dessen Metabolit A*mbroxol* sowie

☐ *Acetylcystein* und

☐ *Carbocistein.*

Vermutlich *rein reflektorisch* durch Stimulation afferenter parasympathischer Fasern (Abb. B 4–15) wirken *saponinhaltige Drogen* (z.B. Primulae radix, Polygalae radix) und *brechenerregende Drogen* bzw. *Substanzen* (z.B. Ipecacuanhae radix, Emetin). Eine *reflektorische und direkte Wirkung* auf schleimproduzierende Zellen weisen *Ammoniumchlorid* und *Kaliumiodid* auf. *Ätherische Öle* (z.B. Anisi, Eucalypti, Menthae, Thymi, Terebinthinae aetheroleum) *steigern die Bronchialsekretion direkt.* Gibt man sie oral, werden sie nach Resorption teilweise über die Lungen ausgeschieden.

Die Wirksamkeit von *Kaliumiodid* ist zwar unbestritten, doch ist seine Anwendung, insbesondere über längere Zeit (Gefahr der Iodvergiftung), limitiert. Die Anwendung von ätherischen Ölen bei Säuglingen und Kleinkindern ist wegen der unzuverlässigen Wirksamkeit und einer eventuellen Verschlechterung des Zustandes durch einen Laryngospasmus oder eine zentrale Erregung problematisch.

Handelspräparate, die ätherische Öle enthalten: Babix-Inhalat® N, Gelomyrtol®, Pulmotin®, Soledum®, Transpulmin®.

Bromhexin regt seröse Drüsenzellen zur Schleimbildung an. Unter Sekretvermehrung tritt eine Abnahme der Sputumviskosität ein. Gleichzeitig bewirkt es durch vermehrte Lysosomenbildung und Aktivierung hydrolytisch wirkender Enzyme den *Abbau saurer Mucopolysaccharide* des Bronchialschleims.

Ambroxol ist der biologisch aktive *Hauptmetabolit von Bromhexin,* der nach Aufklärung seiner pharmakologischen Eigenschaften als eigenständiger Wirkstoff in den Handel gebracht wurde. Als zusätzliche Wirkkomponente kommt bei Ambroxol eine Erniedrigung der Oberflächenspannung durch Stimulation der Bildung von oberflächenaktivem Surfactant (s.u.) hinzu, wodurch die Adhäsion des Schleims am Bronchialepithel verhindert wird.

Ambroxol wird bei oraler Gabe *vollständig resorbiert,* ca. 30% des Wirkstoffs werden jedoch bereits vor Erreichen des großen Kreislaufs *metabolisiert.* Insgesamt erscheinen *90%* der Substanz – in Form von Metaboliten (Dibromanthranilsäure, Glucuroniden) – *im Harn.* Die *Plasmahalbwertszeit* beträgt etwa 10 Stunden.

Acetylcystein bzw. sein aktiver Metabolit Cystein erniedrigen die Viskosität des Bronchialschleims durch *Spaltung von Disulfidbrücken* im Proteinanteil der Schleimmoleküle.

Infolge eines hohen First-pass-Effekts erreichen nur 10% des Wirkstoffs unverändert den Kreislauf. Neben Cystein entstehen in der Leber Diacetylcystin und Cystin sowie gemischte Disulfide. Die *Plasmahalbwertszeit* von Acetylcystein liegt bei 1 Stunde.

Außer als Expektorans ist Acetylcystein zur Behandlung der Paracetamol-Vergiftung (s. S. 201) *indiziert.*

Carbocistein, das im Gegensatz zu Acetylcystein keine reaktive Thiolgruppe besitzt, kann *nicht direkt* mit den Schleimmolekülen reagieren. Es wird angenommen, daß diese Substanz *intrazellulär in die Schleimsynthese eingreift* und dabei die *Bildung von niederviskösem Schleim fördert.* Gleichzeitig wird die Synthese von hochviskösem Schleim unterdrückt. Insgesamt gesehen nimmt die Sekretproduktion ab.

Eine *sekretomotorische Wirkung,* d.h. verstärkte Sekretbewegung und besseres Abhusten, läßt sich durch *Anregung der Zilientätigkeit* erreichen. Hierzu eignen sich β_2-*Sympathomimetika,* deren günstige Wirkung bei obstruktiven Atemwegserkrankungen neben der Broncholyse vermutlich teilweise auch auf einer Steigerung der Zilienmotilität beruht. Neben den β_2-Sympathomimetika sollen auch die bereits genannten *ätherischen Öle,* die außerdem antiseptisch und schwach spasmolytisch wirken, den Sekrettransport steigern. Die klinische Relevanz dieses Effekts ist allerdings fraglich.

Respirationstrakt

B 4

4.6 Surfactant

Die Oberflächenspannung der Alveolen ist etwa 10mal geringer, als dies für eine wäßrige Grenzschicht theoretisch zu erwarten wäre. Der die Oberfläche der Alveolen bedeckende Flüssigkeitsfilm muß somit Substanzen enthalten, die die Oberflächenspannung herabsetzen. Diese Stoffe werden als *Surfactant* bezeichnet.

Surfactant besteht zu 90% aus einem Gemisch von Phospholipiden (vorwiegend Phosphatidylcholin und Phosphatidylglycerol), daneben aus neutralen Lipiden und Proteinen.

Surfactant schützt die Lungenbläschen vor dem Kollabieren am Ende der Ausatmung, ermöglicht eine homogene Belüftung, erleichtert den Austausch von Sauerstoff und Kohlendioxid und verbessert den Schleimtransport.

Mangel an pulmonalem Surfactant ist die Ursache für die Entstehung des Atemnotsyndroms bei unreifen Neugeborenen, das durch schwere postpartale Atemstörungen und hohe Mortalität gekennzeichnet ist. Besonders gefährdet sind Kinder mit sehr niedrigem Geburtsgewicht (unter 1500 g) und Geburt vor der 30. Schwangerschaftswoche.

Durch die intratracheale Instillation von aus Rinderlungen gewonnenem Surfactant (Alveofact®, Survanta®) oder synthetisch gewonnenem Dipalmitoylphosphatidylcholin (Colfoscerilpalmitat; Exosurf® Neonatal) kann die Mortalität von Frühgeborenen deutlich gesenkt, die mittlere Beatmungsdauer stark verringert und eine niedrigere Inzidenz bronchopulmonaler Dysplasien, die bei längerer künstlicher Beatmung auftreten können, erreicht werden.

Die *Dosierung* beträgt 50 mg (bzw. 67,5 mg beim synthetischen Surfactant) Phospholipid/kg als intratracheale Instillation innerhalb der 1. Stunde nach der Geburt. Falls erforderlich kann die Gabe von Surfactant wiederholt werden.

Als *Nebenwirkungen* können eine vorübergehende Verlegung der Atemwege und pulmonale Blutungen auftreten.

Kontraindikationen sind nicht bekannt.

Dipalmitoylphosphatidylcholin
(Colfoscerilpalmitat; Exosurf® Neonatal;
Hauptbestandteil von Alveofact®, Survanta®)

5 Magen-Darm-Kanal

5.1 Anatomische und physiologische Grundlagen

Der Magen-Darm-Kanal dient der *Aufnahme von Nahrungsstoffen, essentiellen Substanzen, Salzen* und *Wasser* sowie der *Ausscheidung des nicht resorbierbaren Anteils der Nahrung und eines Teils der Stoffwechselendprodukte.* Die Nahrung muß dabei durch die *Verdauung,* d.h. durch die enzymatische Spaltung der Eiweiße, Kohlenhydrate und Fette, in eine resorbierbare Form gebracht werden.

In Abb. B 5–1 sind die Organe des Magen-Darm-Kanals schematisch dargestellt.

5.1.1 Mundhöhle und Pharynx

In der Mundhöhle als dem Anfangsteil des Verdauungskanals wird die (feste) Nahrung während des Kauens im Mund zerkleinert und mit Speichel vermischt. Am *Kauvorgang* sind die Zähne, die Kaumuskulatur, die Zunge, die Wangen, der Mundboden und der Gaumen beteiligt. Der *Mundspeichel* wird von drei großen, paarig angelegten Drüsen, der *Glandula parotis* (Ohrspeicheldrüse), der *Glandula submandibularis* (Unterkieferdrüse) und der *Glandula sublingualis* (Unterzungendrüse) gebildet und über deren Ausführungsgänge in die Mundhöhle abgegeben. Die tägliche Speichelproduktion beträgt etwa 1,5 l; die Speichelzusammensetzung hängt von der Beschaffenheit der aufgenommenen Nahrung (Sekretion dünnflüssigen Spülspeichels bei trockenen Speisen, Sekretion eines viskösen Verdauungsspeichels bei flüssigkeitshaltigen Speisen) ab. Beim *Schluckakt,* der willentlich eingeleitet wird und dann reflektorisch abläuft, gelangt der eingespeichelte Bissen durch den *Pharynx* (Schlund, Rachen) in den *Ösophagus.* Da sich im Pharynx Luft- und Speisewege kreuzen, muß

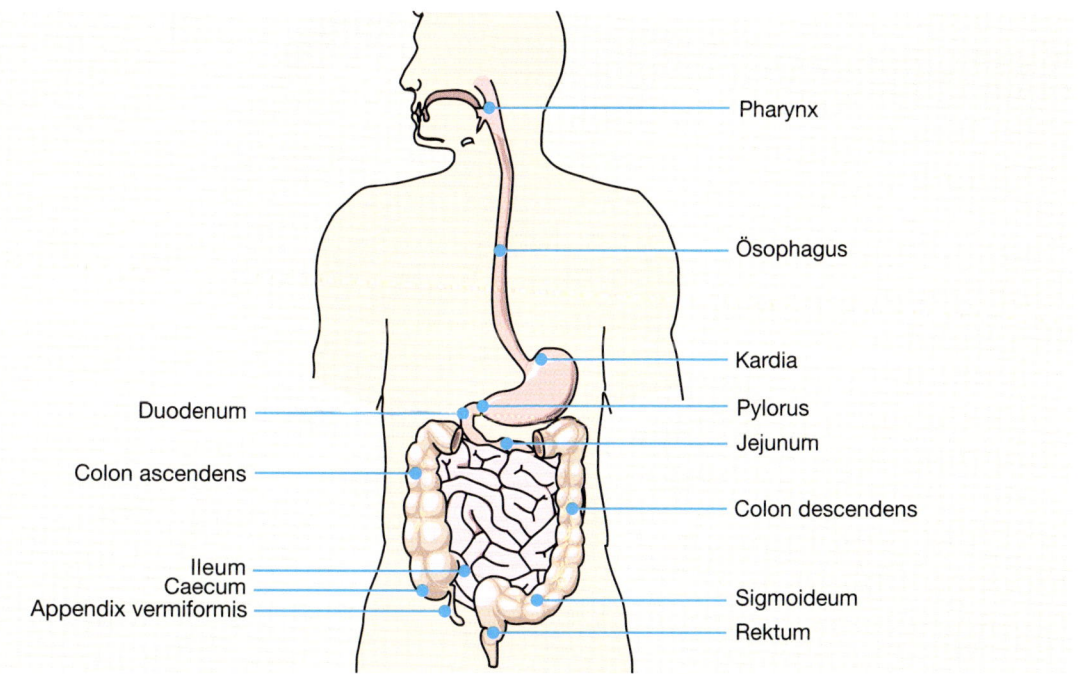

Abb. B 5–1. Schematische Darstellung des Magen-Darm-Kanals (aus Benninghoff-Goerttler)

zur Vermeidung des Eindringens von Nahrung in die vor dem Ösophagus gelegene Luftröhre beim Schlukken der Kehlkopfeingang verschlossen werden.

Die im Pharynx gelegenen *Tonsillen* (Rachen- und Gaumenmandeln) gehören zum lymphatischen System und dienen der Immunabwehr.

5.1.2 Ösophagus

Der *Ösophagus* (Speiseröhre) ist ein 22 – 25 cm langer, zwischen Luftröhre und Wirbelsäule gelegener muskulärer Schlauch, dessen Wand im oberen Drittel quergestreifte, in den beiden unteren Dritteln glatte Muskulatur enthält. Der Ösophagus dient ausschließlich der Weiterbeförderung des Speisebreis.

Im oberen und unteren Abschnitt der Speiseröhre finden sich Verschlußeinrichtungen, die als *oberer* und *unterer Ösophagussphinkter* bezeichnet werden. Während des Schluckaktes erschlafft der obere Ösophagussphinkter, wodurch der Eintritt des Bissens in die Speiseröhre ermöglicht wird. Der weitere Transport erfolgt dann durch eine magenwärts fortschreitende Kontraktion der Ringmuskulatur (Peristaltik). Sobald die peristaltische Welle den unteren Ösopha-

gusabschnitt erreicht hat, öffnet sich der dortige Sphinkter, und der Bolus wird in den Magen befördert. Der gesamte koordinierte Transportprozeß steht unter der Kontrolle des Zentralnervensystems. Die steuernden Nervenimpulse gelangen über den Vagus zur Ösophagusmuskulatur.

5.1.3 Magen

5.1.3.1 Anatomie des Magens

Am menschlichen Magen unterscheidet man (s. Abb. B 5–2) die *Kardia* (Mündungsgebiet des Ösophagus), den *Fundus* (Magenkuppel), das *Korpus* (Magenkörper), das *Antrum* (Erweiterung vor dem Magenausgang) und den Pylorus (Magenpförtner). Die seitlichen Ränder bei der Vorderansicht werden als *große* und *kleine* Kurvatur bezeichnet.

Die *Magenschleimhaut* besitzt ein einreihiges Zylinderepithel mit grübchenförmigen Einsenkungen (Foveolae gastricae), in welche die spezifischen *Magendrüsen* einmünden. Die Drüsen im Bereich der Kardia und des Pylorus produzieren – wie die

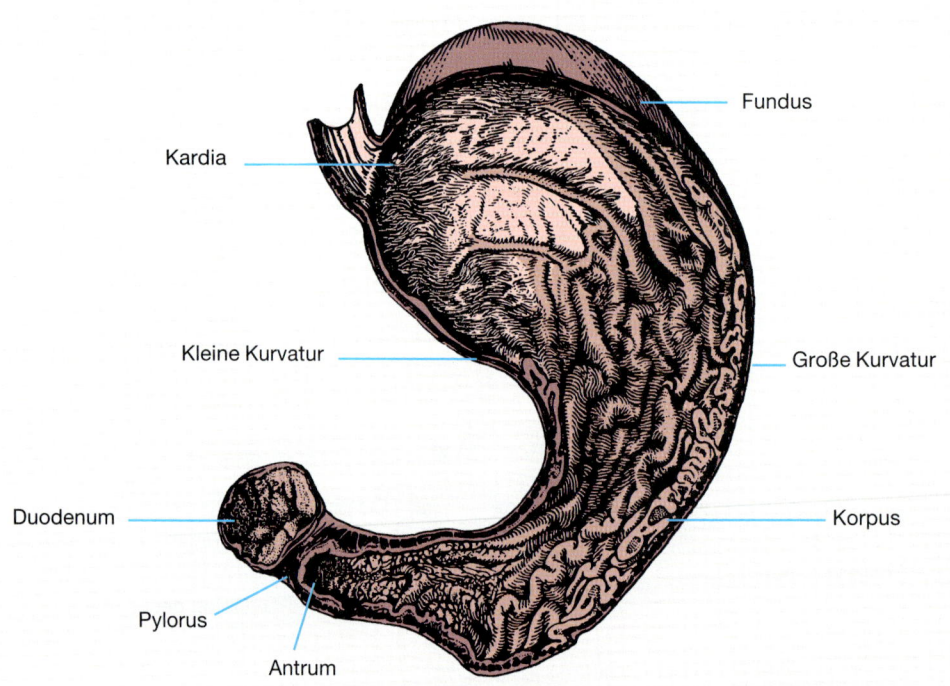

Abb. B 5–2. Menschlicher Magen, aufgeschnitten (nach Schütz-Rothschuh)

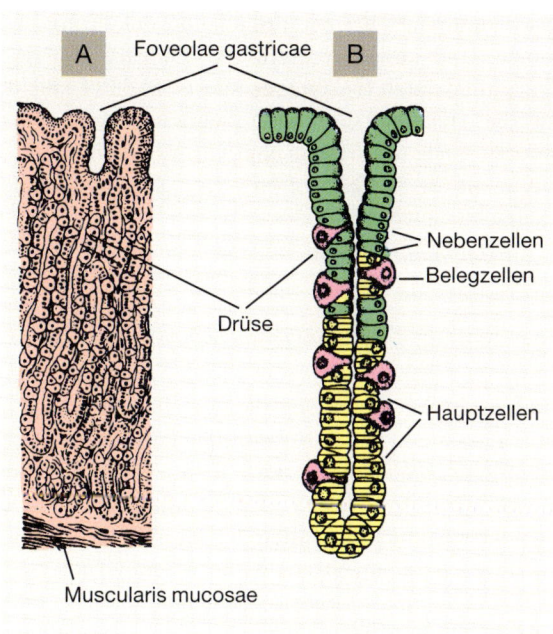

Abb. B 5–3. Schleimhaut (A) und Drüse (B) des Magenfundus (modifiziert nach Leonhardt)

Epithelzellen – nur Schleim, die Korpus- und Fundusdrüsen dagegen Schleim, Salzsäure und proteolytische Enzyme. Dementsprechend findet man in den Korpus- bzw. Fundusdrüsen drei Zellarten (s. Abb. B 5–3), die

☐ Schleim-produzierenden *Nebenzellen,*

☐ Salzsäure- und den Intrinsic-Faktor (s. S. 409) liefernden *Belegzellen* und

☐ proteolytische Enzyme abgebenden *Hauptzellen.*

Daneben werden in den G-Zellen der Antrumschleimhaut *Gastrine* (Big-, Little- und Minigastrin mit unterschiedlicher Aminosäurenzahl) – meist nur als Gastrin bezeichnet – gebildet, deren Hauptwirkung die Steigerung der HCl-Sekretion durch die Belegzellen ist (s. u.).

5.1.3.2 Magenmotilität und -entleerung

Im leeren Zustand stellt der Magen einen kontrahierten Muskelschlauch dar, dessen Innenwände dicht aneinanderliegen. Nahrungsaufnahme führt – durch NANC-Transmitter (s. S. 139) gesteuert – zur Erschlaffung der glatten Muskulatur, d.h., die Magenwände dehnen sich ohne intraluminale Drucksteigerung aus. Die Durchmischung und weitere Zerkleinerung der aufgenommenen Nahrung, die

dabei in den Chymus (Speisebrei) umgewandelt wird, erfolgt – bei geschlossenem Magenausgang – durch kräftige Kontraktionen der Magenmuskulatur.

Bei der *Magenentleerung* öffnet sich kurzfristig der Pylorus, während gleichzeitig ein Teil des Chymus durch peristaltische Kontraktionen im Antrumbereich in den Zwölffingerdarm abgegeben wird. Die *Steuerung* dieser Vorgänge erfolgt einerseits *nerval*, andererseits *hormonal*. Parasympathische, über den *Nervus vagus* geleitete Nervenimpulse steigern die Motilität, auch wird die Magenentleerung reflektorisch durch den Vagus ausgelöst. Dieser Entleerungsreflex wird bei starker Füllung, hoher Fettkonzentration und saurer Reaktion im Anfangsteil des Dünndarms durch gastrointestinale Hormone, insbesondere durch *Sekretin* und *Cholecystokinin*, die in der Dünndarmschleimhaut gebildet werden und auf dem Blutweg zum Magen gelangen, gehemmt. Die Magenentleerung unterliegt somit einem *humoralen Rückkopplungsprozeß*. Zusätzlich zu den genannten Prozessen sind weitere Mechanismen an der Steuerung der Magenmotorik beteiligt. So wird eine Beeinflussung durch *Dopamin* und *Serotonin* diskutiert.

5.1.3.3 Magensaftsekretion

Die Magendrüsen bilden pro Tag etwa 2 – 3 l Magensaft, eine nahezu *blutisotone Salzsäure-Lösung* mit einem pH-Wert von 0,8 – 1,5, die außerdem *Verdauungsenzyme, Schleim* und den für die Resorption von Vitamin B_{12} notwendigen *Intrinsic-Faktor* (s. S. 409) enthält. Die Salzsäure führt zur Denaturierung der Nahrungseiweiße und macht sie dadurch einem enzymatischen Abbau leichter zugänglich. Sie stellt ferner einen günstigen pH-Wert für die Magenenzyme ein und überführt inaktives *Pepsinogen* in die verschiedenen *Pepsine*. Außerdem werden durch die *Salzsäure* mit der Nahrung aufgenommene Bakterien abgetötet.

Salzsäuresekretion. Die *Magensalzsäure* wird, wie bereits erwähnt, durch die *Belegzellen* gebildet, deren intrazelluläre Sekretkanälchen mit dem Drüsenlumen in Verbindung stehen. Der wesentliche Teil des Sekretionsprozesses besteht in einem *aktiven Transport* von *Protonen* durch die Membran der Sekretkanälchen in deren Lumen (s. Abb. B 5–4). Dieser Transport erfolgt gegen einen großen H^+-Konzentrationsgradienten, da der pH-Wert in der Zelle 7,0 – 7,2, im Sekretkanälchen dagegen l,0 beträgt. Die Energie für den aktiven Transport von Protonen aus der Belegzelle in den Magensaft wird durch ATPSpaltung bereitgestellt. Das diesen Vorgang katalysierende Enzym ist die *Protonen-Kalium(ionen)*-ATPase (H^+/K^+-ATPase) in der Membran der sekretorischen Mikrovilli. Das Enzym besteht aus zwei Untereinheiten (α und β) und wird durch cAMP und Ca^{2+}-Ionen aktiviert. Es bewirkt den Austausch von Protonen gegen Kaliumionen im gleichen Verhältnis. Die Protonen entstammen vor allem der Dissoziationsreaktion der Kohlensäure, wobei äquivalente Mengen HCO_3^- entstehen. HCO_3^- tritt – dem Konzentrationsgradienten folgend – im Austausch gegen Cl^- ins Blut über.

Zusätzlich zu den Protonen werden Chlorid- und Kaliumionen in den Magen sezerniert, wobei K^+ mittels der H^+/K^+-ATPase wieder aktiv in die Zelle aufgenommen wird.

Die *Mediatoren,* die die HCl-Sekretion auslösen, sind

☐ *Acetylcholin,*

☐ *Histamin* und

☐ *Gastrin.*

Diese Wirkstoffe reagieren mit ihren jeweils spezifischen Rezeptoren in der Zellmembran: Acetylcholin mit *Muscarinrezeptoren,* Histamin mit *H_2-Rezeptoren* und Gastrin mit *Gastrinrezeptoren* (s. Abb. B 5–5). Dabei wird eine starke und obligate Interaktion zwischen Histamin und Gastrin und eine schwächere zwischen Histamin und Acetylcholin angenommen. Diese Interaktion resultiert aus der Stimulation der Histaminfreisetzung durch Acetylcholin und Gastrin (s.u.) sowie einem Synergismus des second messenger

cAMP und Ca^{2+} bei der Stimulation der Protonenpumpe. Dies erklärt, warum eine Blockade von H_2-Rezeptoren durch H_2-Antagonisten (s. S. 538 f.) nicht nur die Histamin-stimulierte Sekretion herabsetzt, sondern auch die Effekte von Gastrin und Acetylcholin auf die Säuresekretion vermindert. Außerdem greifen hier auch

☐ *Prostaglandin E_2* und

☐ *Somatostatin*

ein, welche die *Säureproduktion hemmen.*

Magenschleim. In den Oberflächenzellen der Magenschleimhaut und in den Nebenzellen der Drüsen wird der *Magenschleim* produziert. Seine Zähigkeit und Haftfähigkeit ist auf den Gehalt an hochmolekularen Glykoproteinen zurückzuführen. Der hydrogencarbonathaltige Schleim überzieht die Magenwände und trägt zum Schutz vor Selbstverdauung durch HCl und Pepsin bei ("Mukosabarriere"). Der *wesentliche Schutzfaktor* ist jedoch die *Intaktheit der Membranen* aller Oberflächenzellen, die durch eine *gute Schleimhautdurchblutung* gewährleistet wird, bzw. eine rasche Beseitigung oberflächlicher Defekte durch Zellneubildung. An diesen Schutzmechanismen ist *Prostaglandin E_2* beteiligt.

Pepsinbildung. In den Hauptzellen der Magendrüsen wird *Pepsinogen,* ein Gemisch von mindestens 7 inaktiven Vorstufen proteolytischer Enzyme, gebildet.

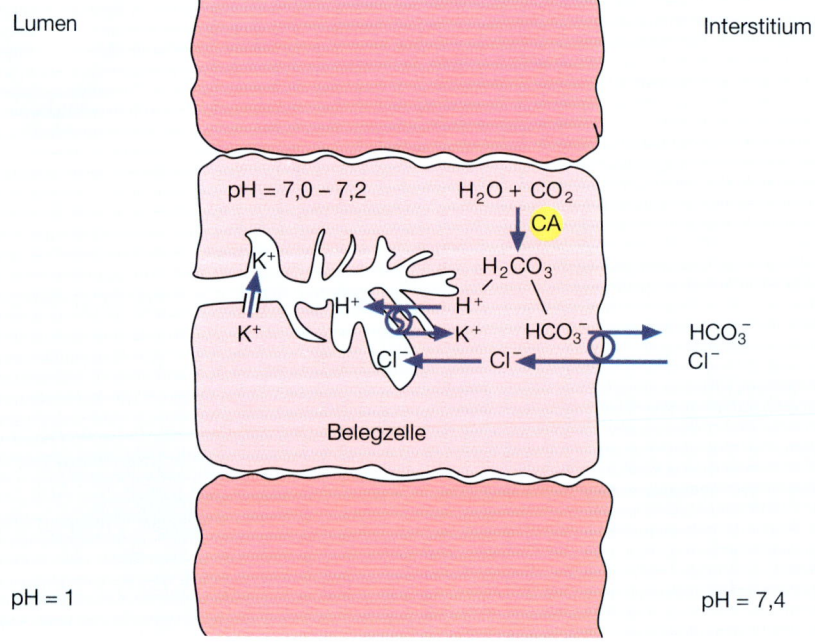

Abb. B 5–4. Schema der H^+- und Cl^--Sekretion der Belegzelle (CA = Carboanhydratase) (modifiziert nach Thews, Mutschler, Vaupel)

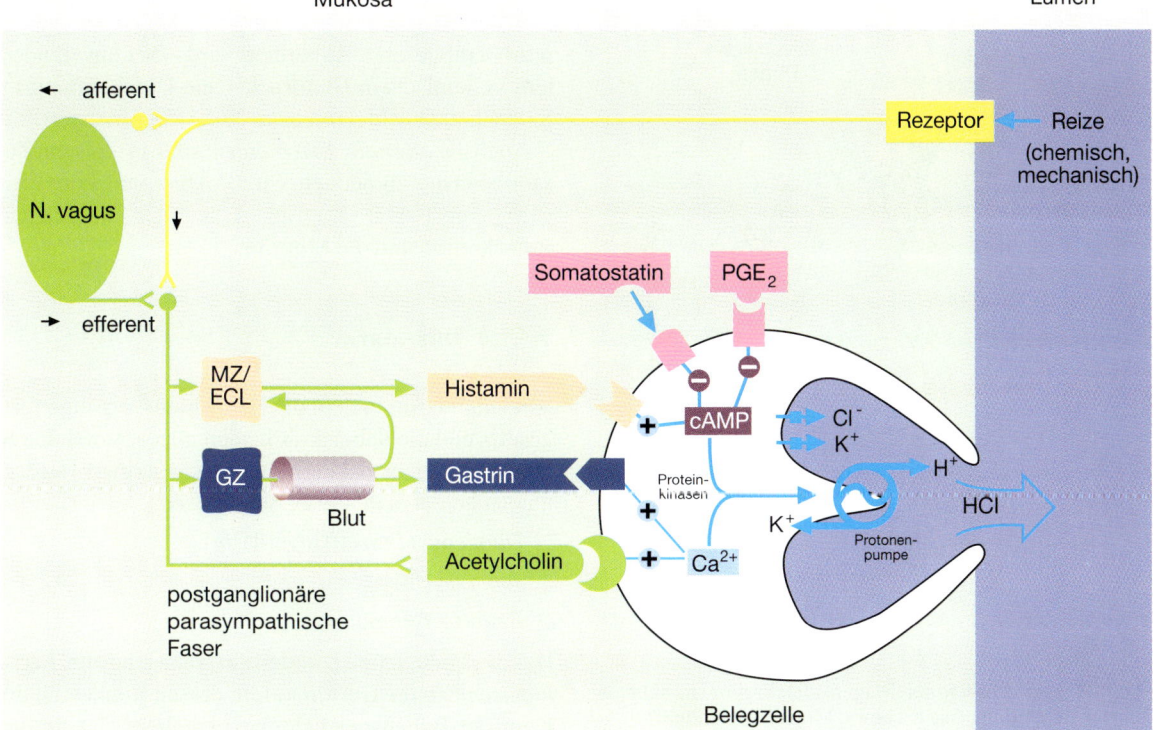

Abb. B 5–5. Stimulation der Belegzelle über 3, Hemmung der Belegzelle über 2 Rezeptortypen. Stimulation der Protonenpumpe (hellblau) durch Ca^{2+} und cAMP, induziert durch Acetylcholin, Gastrin und Histamin, Hemmung (rot) durch Somatostatin und Prostaglandin E_2 (PGE_2).
MZ = Mastzelle, ECL = „enterochromaffin-like cell", GZ = G-Zelle.
Efferente cholinerge Neurone: grün, afferente Neurone: gelb

Nach seiner exozytotischen Freisetzung wird es durch Abspaltung inhibitorischer Molekülteile zu *Pepsin,* den aktiven Proteasen, aktiviert. Diese Reaktionen werden durch die Magensalzsäure eingeleitet und autokatalytisch fortgesetzt.

Regulation der Magensaftsekretion. Wie bei der Steuerung der Magenmotilität und -entleerung sind an der Regulation der Magensaftsekretion nervale und hormonale Vorgänge beteiligt. Nach dem zeitlichen Ablauf unterteilt man die Magensaftsekretion in eine

☐ *kephalische,*

☐ *gastrische* und

☐ *intestinale Phase* (Abb. B 5–6).

Die **kephalische Sekretionsphase** ist rein nerval gesteuert. Geruchs- und Geschmacksempfindungen lösen afferente Nervenimpulse aus, die im Zentralnervensystem eine *Erregung von Vagusfasern* hervorrufen. Die Vaguserregung bewirkt eine *Freisetzung von Acetylcholin* in der Magenwand. Dieses stimuliert einerseits die Beleg- und Hauptzellen direkt (über M_3-

Rezeptoren), andererseits führt die Vaguserregung zur Freisetzung von *Gastrin* aus den G-Zellen des Antrums. Gastrin erreicht dann auf dem Blutweg die Belegzellen und löst die HCl-Sekretion aus. An der Salzsäuresekretion ist darüber hinaus *Histamin* beteiligt, das bei einer Vaguserregung aus Mastzellen bzw. anderen Histamin-bildenden Zellen (Enterochromaffin-like Cells; ECL) freigesetzt wird (Abb. B 5–7). Auch Gastrin soll z.T. indirekt über eine gesteigerte Histaminbildung und -freisetzung wirken.

Die **gastrische Phase** der Magensaftsekretion wird durch die in den Magen gelangte Nahrung ausgelöst. Dehnungs- sowie chemische Reize, z.B. Eiweißabbauprodukte, Calciumionen, Coffein oder Alkohol, lösen lokale cholinerge Reflexe und die Freisetzung von Gastrin aus. Fällt der pH-Wert unter 3 ab, wird die Gastrinfreisetzung gehemmt.

Bei der **intestinalen Phase** kommt es zunächst zu einer Steigerung, später zu einer Abnahme der Magensaftsekretion. Tritt frisch aufgenommene, nicht saure Nahrung in das Duodenum über, wird aus G-Zellen

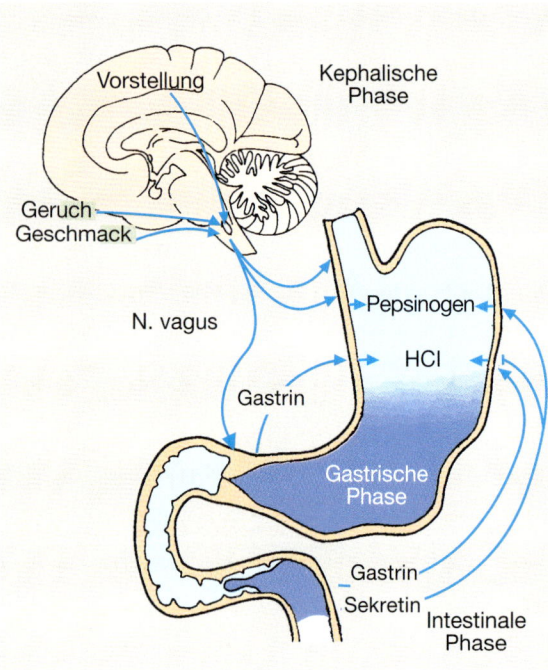

Abb. B 5–6. Phasen der Magensaftsekretion in schematischer Darstellung (nach Thews, Mutschler, Vaupel)

des Duodenums *Gastrin* abgegeben. Gelangt später saurer Chymus in den Zwölffingerdarm, wird *Sekretin* freigesetzt. Dieses unterdrückt die Salzsäure-Sekretion, fördert jedoch die Pepsinogenausschüttung. Eine weitere Hemmung der Magensaftsekretion erfolgt durch *Cholecystokinin,* insbesondere dann, wenn fetthaltiger Chymus in die oberen Dünndarmabschnitte gelangt.

Infolge des Transports mit dem Blut gehören diese Stoffe zu den **Hormonen.** Da sie aber außerdem teilweise auch auf benachbarte Zellen einwirken bzw. z.T. der Signalvermittlung zwischen Nervenzellen dienen, ist eine eindeutige Abgrenzung zu Gewebshormonen und Neurotransmittern nicht möglich.

Neben den genannten Substanzen sind noch weitere gastrointestinale Hormone an der Regulation von Sekretion und Motilität beteiligt.

Entero-Glucagon sowie das *Glucose-abhängige insulinotrope Peptid* (GIP) unterdrücken die HCl-Sekretion des Magens und fördern außerdem die Insulinsekretion in der Bauchspeicheldrüse.

Somatostatin, das nicht nur im Hypothalamus, sondern auch in zahlreichen anderen Organen, u.a. in den D-Zellen der Magen- und Dünndarmschleimhaut sowie der Bauchspeicheldrüse, gebildet wird, hemmt die Sekretion von Salzsäure, Gastrin und Pepsin im Magen sowie die Freisetzung von Sekretin im Dünndarm. Auch die endokrine und exokrine Pankreas-

funktion (Sekretion von Insulin und Glucagon sowie von Hydrogencarbonat und Verdauungsenzymen) wird herabgesetzt. Außerdem wird – bei unverändertem systemischem Blutdruck – die Durchblutung im Splanchnikusgebiet um etwa 20 – 30% verringert.

Auch *emotionale Erregungen* sind in diesem Zusammenhang zu nennen. Streß, Ärger und Zorn steigern, Angst oder Traurigkeit hemmen die Magensaftsekretion und die Motilität.

5.1.4 Dünndarm

Am Dünndarm, in dem die Verdauungsvorgänge fortgesetzt und die dabei anfallenden, niedermolekularen Nahrungsbruchstücke größtenteils resorbiert werden, unterscheidet man drei Abschnitte, das

☐ *Duodenum* (Zwölffingerdarm),

☐ *Jejunum* (Leerdarm) und

☐ *Ileum* (Krummdarm).

Das ca. 25 cm lange **Duodenum** weist eine annähernd *hufeisenförmige Gestalt* auf, in dessen Konkavität der Kopf der Bauchspeicheldrüse eingebettet ist. In den absteigenden Teil münden der *Ductus pancreaticus* (Ausführungsgang der Bauchspeicheldrüse) und der *Ductus choledochus* (Gallengang) mit einem gemeinsamen Endstück ein.

An das Duodenum schließt sich das etwa 1,2 m lange **Jejunum** und an dieses das etwa 1,8 m lange **Ileum** an. Die Jejunum- und Ileumschlingen sind am *Mesenterium* (Gekröse) aufgehängt.

Das Besondere der Dünndarmschleimhaut ist die *starke Oberflächenvergrößerung durch Schleimhautfalten, Zotten und Mikrovilli.* Die Falten sind im Duodenum und Jejunum am häufigsten und höchsten (bis 8 mm), sie stellen Vorwölbungen der Submukosa dar. Auf ihnen befinden sich die etwa l mm hohen fingerförmigen Zotten, deren Epithel vorwiegend aus sog. *Enterozyten* (Saumzellen) besteht, die lumenständig Mikrovilli, dicht beieinanderstehende protoplasmatische Fortsätze, tragen. Die lumenbegrenzende Oberfläche wird auf diese Weise 600fach vergrößert, sie beträgt für den Dünndarm insgesamt 200 m².

Außer der Schleimhaut besteht die Dünndarmwand aus einer *Ring-* und *Längsmuskelschicht* sowie der *Serosa,* dem viszeralen Blatt des Peritoneums. In der Dünndarmwand liegen ferner *vegetative Nervengeflechte,* der die Schleimhaut innervierende *Plexus submucosus* und der die Muskulatur versorgende *Plexus myentericus.*

Bei der *Dünndarmmotorik* unterscheidet man *Mischbewegungen* und *propulsive peristaltische Wel-*

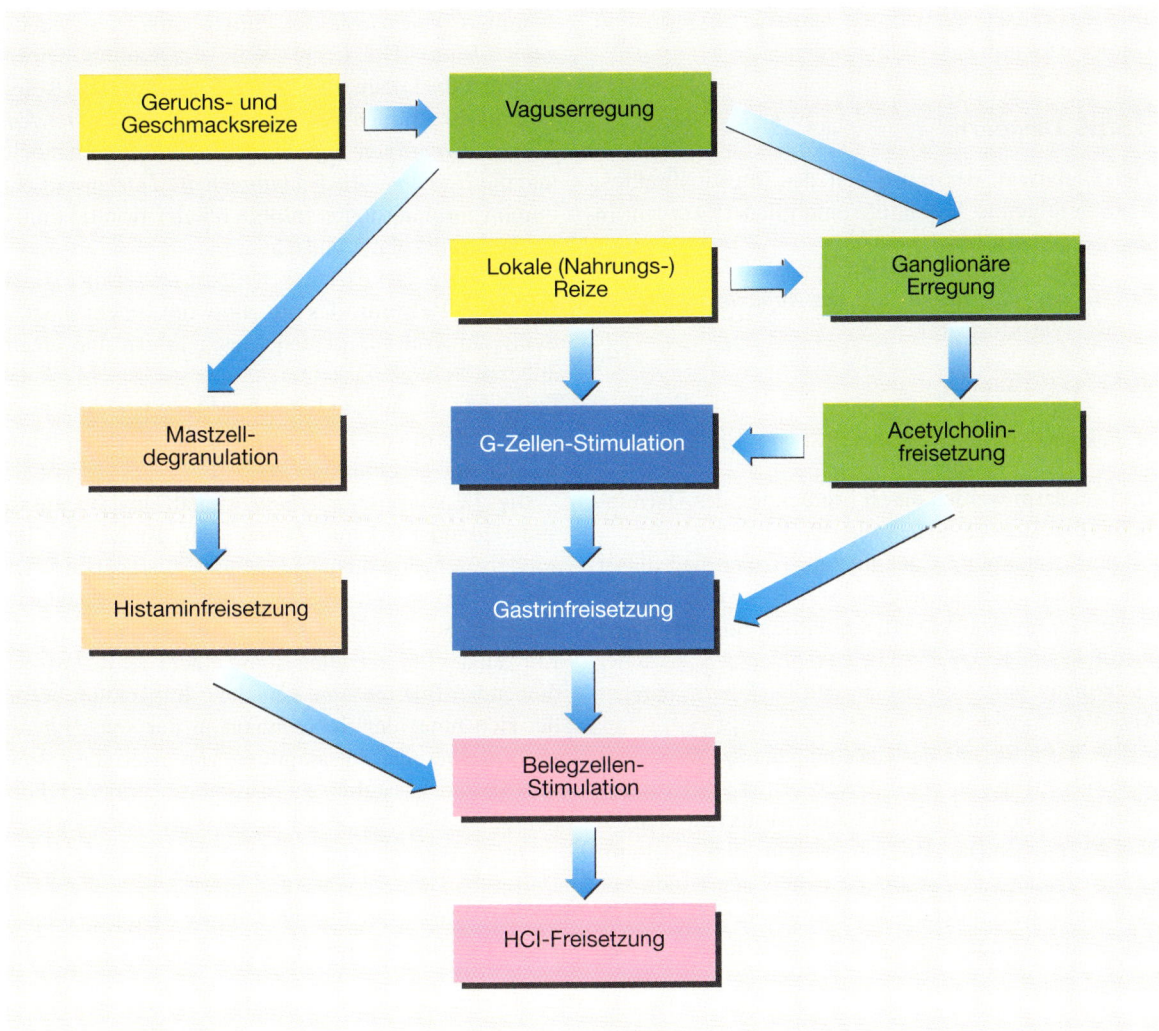

Abb. B 5–7. Beeinflussung der Belegzellensekretion in schematischer Darstellung

len. Während die Mischbewegungen eine intensive Durchmischung des Chymus mit dem Pankreassaft, der Galle und den Sekreten der Darmdrüsen bewirken, wird durch die propulsive Peristaltik der Speisebrei weitertransportiert. Die Bewegungen werden durch eine Dehnung der Darmwand ausgelöst und unterliegen der nervalen Kontrolle durch den Plexus myentericus. Die *Zottenbewegungen* werden durch den Plexus submucosus stimuliert. Außerdem wird die Zottenbewegung durch die Einwirkung eines Peptids verstärkt, das bei Kontakt des sauren Chymus mit der Duodenalschleimhaut gebildet wird.

Neben dem (relativ geringen) Einfluß von Parasympathikus und Sympathikus unterliegen die motorischen und sekretorischen Funktionen des Magen-Darm-Trakts der Kontrolle des *enterischen Nervensystems* (s. S. 138), das weitgehend unabhängig die gastrointestinale Aktivität steuert. Die Aktivierung erfolgt durch Dehnungsrezeptoren, die über in der Darmwand lokalisierte Synapsen lokale Reflexe auslösen.

Darmsaft. Pro Tag werden etwa 2,5 l Darmsaft gebildet. Dessen Absonderung erfolgt unter der Einwirkung mechanischer und chemischer Reize. Die sog. *Lieberkühnschen Dünndarmdrüsen* sezernieren eine blutisotone Flüssigkeit, die fast keine Enzyme enthält. Durch Abschilferung von Mukosazellen können jedoch sekundär Enzyme, die im Bürstensaum dieser Zellen lokalisiert sind, ins Darmlumen gelangen. Die *Brunnerschen Duodenaldrüsen* produzieren ein hochvisköses, schleimhaltiges Sekret, das aufgrund seiner hohen Hydrogencarbonatkonzentration einen pH-Wert von 8 – 9 aufweist. Die Sekretionsleistung der

Magen-Darm-Kanal

B5

Duodenaldrüsen kann durch Gastrin, Sekretin und Cholecystokinin beeinflußt werden.

5.1.5 Dickdarm

Der Dickdarm, der letzte Teil des Intestinaltraktes, kann in folgende Abschnitte untergliedert werden: In das

☐ *Caecum* (Blinddarm) mit der *Appendix vermiformis* (Wurmfortsatz),

☐ *Kolon* (Grimmdarm) und

☐ *Rektum* (Mast- oder Enddarm).

Im Dickdarm werden durch Eindickung des Darminhaltes die *Fäzes* (Kot) gebildet.

Die Bezeichnung **Caecum** rührt daher, daß dieser Darmabschnitt blind endet (s. Abb. B 5–8). An seinem oberen Ende mündet das Ileum seitlich ein. Durch eine hier gelegene Klappe, die *Valva ileocaecalis,* wird der Darminhalt portionsweise an den Dickdarm abgegeben.

Der Wurmfortsatz des Caecums, die *Appendix vermiformis,* geht von der zur Körpermitte gerichteten Seite des Caecums ab. Seine Länge variiert zwischen 2 und 20 cm, sein Durchmesser zwischen 0,5 und 1 cm.

Das sich an das Caecum anschließende **Kolon** besteht aus einem aufsteigenden, einem querverlaufenden, einem absteigenden und einem S-förmigen Ab-

schnitt *(Colon ascendens, transversum, descendens, sigmoideum).* Die lichte Weite des Kolons beträgt 6 – 8 cm, die Länge etwa 1,3 m. Typisch für das Kolon sind die drei *Tänien,* bei denen es sich um die *streifenförmig angeordnete äußere Längsmuskulatur* handelt, und die *Haustren, Ausbuchtungen der Darmwand,* die durch Einschnürungen infolge lokaler Kontraktionen der Ringmuskulatur entstehen.

Der letzte Dickdarmabschnitt ist das etwa 15 – 20 cm lange **Rektum,** das am *Anus* mit einem inneren Schließmuskel aus glatten Muskelfasern und einem äußeren Schließmuskel aus quergestreifter Muskulatur endet. Die äußere Längsmuskulatur ist hier nicht mehr in Form von Tänien angeordnet, sondern bildet wieder eine geschlossene Schicht.

Die *Dickdarmschleimhaut* enthält im Gegensatz zum Dünndarm keine Zotten, man findet aber besonders tiefe und dicht nebeneinander stehende *Krypten.* Das Krypten- und Oberflächenepithel besteht vorwiegend aus schleimproduzierenden *Becherzellen.* Ein Teil der Epithelzellen ist mit einem der Resorption dienenden Bürstensaum versehen. Im Rektum befindet sich unter der Schleimhaut in der sog. *Hämorrhoidalzone* eine Ansammlung von arteriellen Blutgefäßen, die zusätzlich zur Muskulatur zum Verschluß beitragen.

Durch Bewegungen der Dickdarmwand wird der Darminhalt durchknetet und außerdem weitertransportiert. Parasympathische Impulse fördern, sympathische Impulse hemmen diese Bewegungen. Wäh-

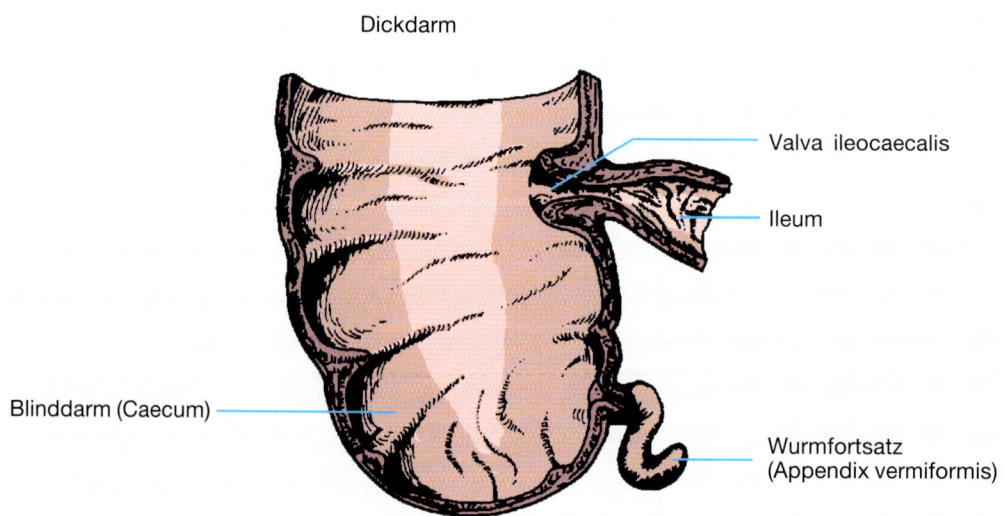

Dickdarm

Valva ileocaecalis

Ileum

Blinddarm (Caecum)

Wurmfortsatz
(Appendix vermiformis)

Abb. B 5–8. Schnitt durch die Einmündung des Dünndarms in den Dickdarm mit Blinddarm und Wurmfortsatz

rend des Aufenthalts im Dickdarm wird der Darminhalt durch die Resorption von Wasser und Elektrolyten eingedickt.

Neben langsamen peristaltischen Wellen der Ringmuskulatur über kürzere Darmabschnitte treten 1 – 3mal am Tag große, vom Caecum ausgehende und bis zum Sigmoid ziehende peristaltische Wellen auf, die die Fäzes in den Mastdarm transportieren und so die Defäkation einleiten.

5.1.6 Leber und Gallenwege

Die Leber, das *zentrale Stoffwechselorgan* des Organismus und durch die Bildung und Ausscheidung der Galle zugleich seine *größte exokrine Drüse,* liegt unter der rechten Zwerchfellkuppel. Sie ist in zwei Lappen, einen größeren rechten und einen kleineren linken, unterteilt. Ihr Gewicht beträgt etwa 1500 g.

An der konkaven Unterfläche treten an der sog. *Leberpforte* zwei zuführende Blutgefäße in die Leber ein: die *Arteria hepatica* (Leberarterie) und die *Vena portae* (Pfortader). Auch verlassen hier die *Ductus hepatici* (Lebergallengänge) das Organ.

Durch die *Leberarterie* gelangt *arterielles* Blut in die Leber. Die *Pfortader* führt *venöses* Blut der unpaaren Baucheingeweide und mit diesem die Resorptionsprodukte des Magens und des Darms der Leber zu. Nach Passage der Leberkapillaren, den *Sinusoiden,* wird das Blut über die *Vena hepatica* (Lebervene) in die *Vena cava inferior* (untere Hohlvene) abgegeben.

Die beiden *Lebergallengänge* vereinigen sich kurz nach dem Verlassen der Leber zum *Ductus hepaticus communis* (Abb. B 5–9). Dessen Ende wird durch die Abzweigung des zur Gallenblase, dem Speicherorgan der Galle, ziehenden *Ductus cysticus* markiert. Der sich an den Ductus hepaticus communis anschließende Teil der Gallengänge wird *Ductus choledochus* genannt. Er mündet, meist zusammen mit dem Ausführungsgang der Bauchspeicheldrüse (s.u.), in den absteigenden Schenkel des Zwölffingerdarms.

Aufbau des Leberläppchens. Die Bauelemente der Leber sind die *Leberläppchen,* von denen die menschliche Leber etwa 50000 – 100000 aufweist. Sie besitzen einen Durchmesser von 1 – 2 mm und sind durch schwache Bindegewebszüge voneinander getrennt. Auf histologischen Querschnitten weisen sie eine annähernd sechseckige Form auf. Jedes Leberläppchen besteht aus zahlreichen radiär verlaufenden, in Balken und Platten angeordneten Zellsträngen, die verzweigt und untereinander verbunden sind.

Eine *Leberzellplatte* weist meist zwei Zellagen auf. Zwischen dem Balkenwerk der Leberzellplatten befinden sich die *Lebersinusoide* (Leberkapillaren), die vielfach miteinander anastomosieren und ein radiäres Kapillarnetz bilden. In ihrer Wand findet man neben gefensterten Endothelzellen die dem Retikuloendothelialen System angehörenden, zur Phagozytose befähigten *von-Kupfferschen-Sternzellen.* Zwischen den Lebersinusoiden und den Leberzellen befindet sich ein spaltförmiger Raum, der *Disséssche Raum,* in den Mikrovilli der Leberzellen hineinragen. Auf diese Weise werden optimale Voraussetzungen für die Resorption von Stoffen, die über die zahlreichen Lücken der Kapillarwand in den Disséschen Raum gelangt sind, geschaffen.

Zwischen den Leberzellen verlaufen neben den Lebersinusoiden, aber stets von diesen getrennt, die *Gallenkapillaren,* deren Wand durch die Zellmembran der Leberzellen gebildet wird. Die Gallenkapillaren beginnen im Läppchenzentrum und verlaufen zentrifugal zur Läppchenperipherie, wo sie an den sog. periportalen Feldern, dem Berührungspunkt mehrerer Läppchen, in die interlobulären Gallengänge einmünden.

Die Leberzellen sind durch ihre zahlreichen Mitochondrien und ihr besonders stark ausgeprägtes endoplasmatisches Retikulum gekennzeichnet.

Gallensekretion. Die tägliche Gallenproduktion beträgt 600 – 800 ml. Die Zusammensetzung der Galle und ihre Bildungsrate wechseln in Abhängigkeit von der Art und Menge der Nahrungszufuhr. Der pH-Wert liegt zwischen 7,4 und 8,5.

Die annähernd blutisotone Gallenflüssigkeit enthält neben anorganischen Ionen vor allem *Gallensäuren* (z.B. Desoxycholsäure, Cholsäure; vorwiegend in konjugierter Form mit Taurin oder Glycin), Gallenfarbstoffe, Cholesterol, Phospholipide und einige

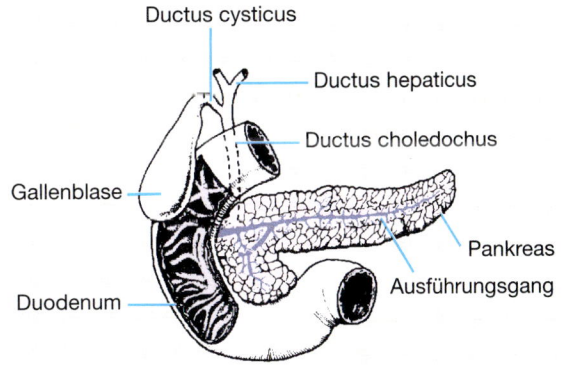

Abb. B 5–9. Extrahepatische Gallenwege, Duodenum und Pankreas in ihrer natürlichen Lage im Oberbauch

Magen-Darm-Kanal

B5

Enzyme (z.B. alkalische Phosphatase). Wie auf S. 36 beschrieben, werden auch Arzneistoffe oder deren Metaboliten teilweise biliär ausgeschieden.

In den *Gallengängen* und insbesondere in der *Gallenblase,* die ein Fassungsvermögen von etwa 10 – 15 ml besitzt, wird die Galle in ihrer Zusammensetzung verändert. Während Gallensäuren, Gallenfarbstoffe und Cholesterol durch Wasserentzug 5 – 10fach konzentriert werden, nimmt infolge der Rückresorption von Natrium-, Chlorid- und Hydrogencarbonat-Ionen in die Blutgefäße die Elektrolytkonzentration ab.

Die *Gallensekretion* wird von gastrointestinalen Hormonen und dem autonomen Nervensystem beeinflußt. Während der Verdauung nimmt die kontinuierlich durch die Leberzellen erfolgende Gallensekretion bei gleichzeitiger Erhöhung der Hydrogencarbonat-Konzentration bis zum Doppelten zu. Die *Sekretionssteigerung* wird einerseits durch *Sekretin,* andererseits durch eine *gesteigerte Leberdurchblutung* und *Vagusaktivierung* ausgelöst.

Während bei Nahrungsaufnahme die Galle direkt ins Duodenum fließt, gelangt sie bei Verdauungsruhe in die Gallenblase, wird dort eingedickt und gespeichert und erst nach Freisetzung von Cholecystokinin durch Kontraktion der Gallenblase in den Zwölffingerdarm entleert.

5.1.7 Pankreas

Das *Pankreas* (Bauchspeicheldrüse) ist ein *exkretorisches Organ,* in das *inselartig innersekretorische Zellverbände,* die sog. *Langerhansschen Inseln* (s. S. 340), eingestreut sind. Der *exokrine Teil des Pankreas* ist zur *Sekretion von Verdauungsenzymen* befähigt. Das etwa 100 g schwere Organ liegt im Oberbauch hinter dem Magen. Es werden an ihm drei Teile unterschieden: Der in der Konkavität des Duodenums liegende *Pankreaskopf,* der *Pankreaskörper* und der *Pankreasschwanz.*

Der *Ductus pancreaticus,* der Ausführungsgang der Bauchspeicheldrüse, durchzieht das Organ in seiner ganzen Länge und mündet, wie bereits erwähnt, zusammen mit dem Ductus choledochus in das Duodenum.

Im histologischen Schnitt erkennt man eine *Läppchenstruktur.* Die Läppchen werden aus Drüsenendstücken, den sog. *Azini,* gebildet. In die einzelnen Azinusgruppen eingestülpte Schaltstücke bilden die Verbindung zwischen Drüsenendstücken und Ausführungsgängen.

Pankreassaftsekretion. Der blutisotone Bauchspeichel wird in einer mittleren Tagesmenge von 1 – 1,5 l gebildet und über den Ausführungsgang des Pankreas in das Duodenum abgegeben. Aufgrund seines hohen Hydrogencarbonatgehalts weist er einen pH-Wert von 8,0 – 8,4 auf. Zusammen mit den ebenfalls alkalischen Sekreten Galle und Darmsaft neutralisiert er den sauren Magensaft, so daß der Chymus im Duodenum neutral oder schwach alkalisch reagiert. Dadurch wird ein günstiges Milieu für die Enzyme des Pankreassaftes geschaffen, deren pH-Optimum bei 7 – 8 liegt.

Der Bauchspeichel enthält *kohlenhydrat-, eiweiß-* und *fettspaltende Enzyme,* die *allein* – d.h. bei Fehlen anderer Verdauungsenzyme – eine nahezu *vollständige Verdauung* der Nahrung ermöglichen.

Das kohlenhydratspaltende Enzym *α-Amylase* liegt im Pankreassekret bereits in aktiver Form vor.

Die eiweißspaltenden Enzyme *Trypsin, Chymotrypsin* und *Carboxypeptidasen* werden dagegen in Form inaktiver Vorstufen sezerniert und erst im Duodenum durch Enteropeptidase sowie autokatalytisch durch Trypsin aktiviert.

Die fettspaltenden Enzyme sind *Lipase, Phospholipase A* und *Esterasen.* Die *Pankreaslipase,* das wichtigste Enzym der Fettverdauung, wird zwar in aktiver Form abgegeben, doch ist für die volle Wirkung die Anwesenheit von Gallensäuren erforderlich. Bei der *Phospholipase A* erfolgt die Aktivierung im Duodenum.

Die genannten Enzyme bzw. die inaktiven Proenzyme werden in den Azinuszellen gebildet und in deren Zymogengranula gespeichert. Wird die Sekretion stimuliert, entleeren die Bläschen ihren Inhalt in die Lumina der Drüsenendstücke und gleichzeitig setzt eine intensive Neusynthese ein.

Die *Regulation der Pankreassekretion* erfolgt *nerval* und *humoral.* Als *kephalische Sekretionsphase* wird der Anteil der Bauchspeichelsekretion bezeichnet, der unter dem Einfluß nervaler Impulse steht. Vor und während der Nahrungsaufnahme lösen Geruchs- und Geschmacksreize reflektorisch eine Sekretion aus. Ebenso wirkt der Anblick oder die Vorstellung von Speisen sekretionsfördernd.

Die anschließende *gastrische Phase* wird ausgelöst, wenn die Nahrung in den Magen gelangt. Vor allem durch einen mechanischen Dehnungsreiz erfolgt eine Sekretionssteigerung über lokale Reflexe und die Freisetzung der gastrointestinalen Hormone Sekretin, Cholecystokinin und Gastrin. Sekretin bewirkt die Ausscheidung größerer Mengen eines stark alkalischen, aber enzymarmen Pankreassekrets. Cholecystokinin und Gastrin steigern die Enzymabgabe der Drüsenazini.

Die dritte, die *intestinale Phase* wird durch den Übertritt sauren Mageninhalts bzw. von Fett- und

Eiweißabbauprodukten in das Duodenum ausgelöst. Die intestinale Reizung fördert die Pankreassaftsekretion über die Freisetzung von Sekretin und Cholecystokinin. Auch Gallensalze sollen die exokrine Pankreasfunktion stimulieren.

5.1.8 Verdauung

Für die Spaltung der Nahrung in resorptionsfähige Bruchstücke werden Enzyme benötigt, die im Speichel, Magen-, Darm- und Pankreassaft enthalten sind.

Kohlenhydratverdauung. Der größte Teil (ca. 60%) der täglich aufgenommenen Kohlenhydrate besteht aus *Stärke.* Etwa 30% entfallen auf *Saccharose* und ungefähr 10% auf *Lactose.* Neben diesen beiden Disacchariden werden auch geringe Mengen an Monosacchariden in Form von *Glucose* und *Fructose* verzehrt. Einen weiteren Kohlenhydratbestandteil der Nahrung bildet das tierische *Glykogen.*

Stärke ist zu etwa 20% aus linearer *Amylose* und zu etwa 80% aus verzweigtem *Amylopektin* zusammengesetzt. Glykogen hat einen ähnlichen Aufbau wie Amylopektin. Der Amylose-Anteil wird durch *1,4-α–Amylase* des Mundspeichels und des Pankreassaftes gespalten. Die Endprodukte dieser Spaltung sind Maltose und Maltotriose. Amylopektin und Glykogen werden durch Enzyme, die im Bürstensaum der Enterozyten lokalisiert sind, abgebaut. Hier befinden sich auch *Disaccharidasen,* welche Maltose, Saccharose und Lactose in Monosaccharide aufspalten.

Eiweißverdauung. Die Hydrolyse der Eiweißmoleküle erfolgt zunächst durch *Endopeptidasen,* die vorzugsweise die Peptidbindungen innerhalb der Moleküle spalten. Proteine werden dabei in Polypeptide, diese in Oligopeptide zerlegt. *Exopeptidasen* haben dann die Aufgabe, Aminosäuren am C- oder N-terminalen Ende abzuspalten und auf diese Weise die Poly- bzw. Oligopeptide schrittweise abzubauen. Zu den Endopeptidasen gehören das Pepsin des Magensaftes sowie das Trypsin und Chymotrypsin des Pankreassaftes. Exopeptidasen kommen im Pankreassaft und im Bürstensaum der Enterozyten vor.

Die Eiweißverdauung beginnt bereits im Magen, ist hier jedoch von untergeordneter Bedeutung, weil nur bis zu 10 – 15% des Nahrungseiweißes durch Pepsin hydrolysiert werden. Der Hauptort des Eiweißabbaus ist der Dünndarm. Die Produktion der hier wirksamen Pankreaspeptidasen setzt 10 – 20 Minuten nach dem Essen ein und bleibt bestehen, solange sich Protein im Darm befindet.

Fettverdauung. Die im Magen grob verteilten Fette mit einem Tröpfchendurchmesser von l00 nm werden im alkalischen Milieu des Dünndarms in Gegenwart von Proteinen, Lecithin und Gallensäuren in eine *Emulsion* mit einer Tröpfchengröße von ca. 5 nm überführt. Im Duodenum lagert sich *Pankreaslipase* mit Hilfe einer *Kolipase* an die Phasengrenzfläche der emulgierten Tröpfchen an. Bei der dann einsetzenden Hydrolyse werden die Fettsäuren an C-1 und C-3 des Glycerinanteils abgespalten, wodurch 2-Monoglyceride übrigbleiben. Vom Pankreas wird soviel Lipase sezerniert, daß ca. 80% des Fettes bereits gespalten sind, wenn dieses die Mitte des Duodenums erreicht hat.

Außer Lipase sind noch andere Pankreasenzyme bei der Lipidspaltung wirksam. *Phospholipase A* spaltet von *Lecithin* eine Fettsäure ab, wodurch *Lysolecithin* entsteht. Die in der Nahrung vorhandenen Cholesterolester werden durch eine entsprechende Esterase zu Cholesterol und Fettsäuren hydrolysiert.

5.1.9 Resorption

Die bei der Verdauung entstehenden Produkte müssen durch die Darmwand in das Blut oder die Lymphe und von dort in die Zellen der einzelnen Gewebe aufgenommen werden. *Hauptorgan für die Resorption ist der Dünndarm.* Die Resorption erfolgt einerseits – dem Konzentrationsgefälle folgend – durch Diffusion, andererseits durch aktiven Transport.

Wegen ihrer hohen Wasserlöslichkeit ist die Aufnahme der Monosaccharide durch die Lipidschicht der Zellmembranen erschwert. *Glucose* wird daher unter Beteiligung von Natriumionen *aktiv transportiert.* Auch Galactose wird wahrscheinlich durch dieses Transportsystem aufgenommen. Für *Fructose* konnte eine *erleichterte, Carrier-vermittelte Diffusion* gezeigt werden.

Für die Resorption der natürlichen *L-Aminosäuren* wurden *vier spezifische Transportsysteme* für neutrale, basische und saure Aminosäuren sowie für Iminosäuren nachgewiesen. In geringem Umfang erfolgt auch eine Resorption von Polypeptiden.

Fette werden nach Einwirkung der Lipase in Form von *freien Fettsäuren, Glycerin* und *Monoglyceriden* in die Enterozyten aufgenommen. Diese überführen die in den natürlichen Nahrungsfetten vorkommenden Fettsäuren mit 16 und 18 Kohlenstoffatomen wieder in Triglyceride und geben sie mit einer Proteinhülle versehen als sog. *Chylomikronen* (s. S. 432) in die *Lymphe* ab. *Kurz- und mittelkettige Triglyceride* können in Abwesenheit von Gallensäuren und Pankreaslipase

Magen-Darm-Kanal

B5

auch ungespalten von der Mukosazelle aufgenommen werden und gelangen von dort hauptsächlich über die Pfortader in die Leber. Aus diesem Grund werden mittelkettige Triglyceride bei Darm-, Leber- und Pankreaserkrankungen, die mit Steatorrhoe einhergehen, anstelle anderer Fette gegeben.

5.2 Substitutionstherapie mit Verdauungsenzymen und Azida; Stimulation der Säureproduktion

Verdauungsenzyme. Die *Gabe von Verdauungsenzymen*, insbesondere die von Pankreasenzymen, ist bei *exokriner Pankreasinsuffizienz* (z.B. als Folge einer chronischen Pankreatitis oder einer Pankreatektomie) *indiziert*. Die dabei erforderlichen Mengen sind hoch: Bei totalem Ausfall der Pankreasfunktion werden 40 000 – 80 000 F.I.P.-Einheiten *Lipase,* 30 000 – 60 000 F.I.P.-Einheiten *Amylase* und 2 500 – 5 000 F.I.P.-Einheiten *Proteasen,* entsprechend 1 – 2 g *Pankreatin* (standardisiertem Pankreasextrakt), pro Mahlzeit benötigt. Verdauungsenzyme werden außerdem vielfach bei Verdauungsstörungen ohne Pankreasinsuffizienz (besonders nach reichlichen Mahlzeiten) eingenommen. Die damit erzielten Erfolge beruhen allerdings mehr oder weniger auf einem Placeboeffekt.

Handelspräparate mit mindestens 20 000 F.I.P.-Einheiten Lipase sind: Digest Merz forte, Enzymed® N, Hevertozym forte, Nutrizym® N, Pankreon®, Panpur® N, Panzynorm® forte-N.

Azida. Bei chronisch-atrophierenden Magenschleimhautentzündungen ist die Zahl der Fundusdrüsen und damit die Salzsäure- und Pepsinogen-Sekretion herabgesetzt. Als Folge davon kann es zu gastrointestinalen Störungen mit Völlegefühl und Appetitlosigkeit kommen. Bei einem Teil der Patienten lassen sich diese Beschwerden durch die Gabe von *Salzsäure* (Acidum hydrochloricum dilutum 30 – 60 Tropfen auf ein Glas Wasser) oder *Citronensäure* (Einzeldosis 0,25 – 1 g) bessern. Da die angewandten Mengen aber bei weitem nicht zu einer echten Substitution der normalen körpereigenen Salzsäureproduktion ausreichen, ist wie bei zahlreichen therapeutischen Maßnahmen im Bereich des Magen-Darm-Kanals ein *Placeboeffekt* anzunehmen.

Eine gewisse Stimulation der Magensaftproduktion bzw. der Salzsäurebildung kann durch *Coffein* oder alkoholische Zubereitungen von *Bitterstoffen* (Vinum Condurango, Tinctura Gentianae, Magenbitter) erreicht werden.

Eine Substitution mit *Magenenzymen* bei Achlorhydrie ist *nicht* erforderlich, da Pepsin bei der Eiweißverdauung nur eine untergeordnete Bedeutung besitzt.

Pentagastrin. Pentagastrin (Gastrodiagnost®), der aus 5 Aminosäuren bestehende aktive Teil von Gastrin (s. S. 524 f.), dient als *Diagnostikum* zum Nachweis der chronischen *Gastritis Typ A* (s. S. 535) bei vermuteter verringerter oder fehlender Salzsäureproduktion der Magenschleimhaut. Sofern die Magendrüsen noch zur Salzsäurebildung in der Lage sind, können sie durch subkutane Injektion von *Gastrin* oder Gastrinderivaten, aber auch von *Histamin* und Histamin-Analoga (z.B. das entsprechende Pyrazol-Derivat Betazol*)* zur Salzsäureausschüttung angeregt werden. Pentagastrin ist für diese Untersuchung am besten geeignet, da es eine ähnliche sekretionssteigernde Wirkung, aber eine wesentlich bessere Verträglichkeit als Histamin aufweist. Bleibt auch nach einer solchen Injektion die Salzsäureausschüttung aus, spricht man von *histaminrefraktärer Anazidität.* Diese ist ein entscheidendes Kriterium für die perniziöse Anämie (s. S. 409).

5.3 Die Magen- und Darmmotilität beeinflussende Substanzen

5.3.1 Die Magen- und Darmmotilität fördernde Stoffe (Prokinetika)

Zur *Beschleunigung der Magenentleerung* und gleichzeitig der *Dünndarmpassage* bei funktionellen Magen-Darm-Beschwerden und Magenentleerungsstörungen (z.B. bei diabetischer autonomer Neuropathie, nach Vagotomie sowie im Migräneanfall) werden

☐ *Metoclopramid,*

☐ *Bromoprid,*

☐ *Domperidon* und

☐ *Cisaprid*

eingesetzt (Tab. B 5–1). Parasympathomimetika sind wegen der nicht unerheblichen Nebenwirkungen weniger gebräuchlich.

Während der klinisch relevante prokinetische Effekt der drei erstgenannten Wirkstoffe auf den *oberen* Gastrointestinaltrakt beschränkt ist, wirkt Cisaprid auch am *Kolon*.

Nach dem derzeitigen Kenntnisstand beruht die Wirkung von Metoclopramid und Bromoprid neben einem *Dopaminantagonismus* (am D_2-Rezeptor) – die zwei Stoffe werden daher auch als Antiemetika eingesetzt (s. S. 268 f.) – auf einer *zusätzlichen Beeinflussung von Serotoninrezeptoren.* Domperidon blockiert nur periphere Dopaminrezeptoren, Cisaprid ist ein partieller Agonist an Serotoninrezeptoren (5-HT_4-Rezeptoren). Letztendlich kommt es bei allen Substanzen über die beschriebenen Angriffspunkte zu einer *verstärkten Freisetzung von Acetylcholin* und damit zur gesteigerten Magen- und Darmmotilität.

Metoclopramid und Bromoprid werden bei oraler Gabe *rasch resorbiert*. Im Gegensatz zu Domperidon überwinden sie die Blut-Hirn-Schranke. Die *Plasmahalbwertszeit* liegt bei etwa 4 Stunden. Die *Ausscheidung* erfolgt *vorwiegend renal*, z.T. unverändert oder in Form von Konjugaten.

Als *Nebenwirkungen* können wegen der Blockade zentraler Dopaminrezeptoren neben Schwindel und

Tab. B 5–1. Prokinetika

Strukturformel	Internationaler Freiname	Handelspräparat (Eingetragenes Warenzeichen)	Tagesdosis (mg)
	Metoclopramid	Gastronerton, Gastrosil, MCP 10 von ct, MCP-ratiopharm, Paspertin	30
	Bromoprid	Cascapride, Viaben	30
	Cisaprid	Alimix, Propulsin	30
	Domperidon	Motilium	30

depressiver Verstimmung wie bei der Gabe von Neuroleptika extrapyramidal-motorische Störungen (s. S. 146) und (infolge Wegfalls der dopaminergen Hemmung der Prolaktinsekretion) Hyperprolaktinämie mit den entsprechenden Folgen (Galaktorrhoe, Menstruationsstörungen) auftreten.

Als *Kontraindikationen* sind neben Phäochromozytom Prolaktin-abhängige Karzinome zu nennen. Wegen der extrapyramidal-motorischen Störungen, die bei Kindern besonders ausgeprägt sind, dürfen Metoclopramid und Bromoprid Säuglingen und Kleinkindern nicht gegeben werden.

Die gleichzeitige Gabe von Neuroleptika verstärkt die motorischen Störungen.

Domperidon wird ebenfalls bei oraler Gabe rasch resorbiert. Infolge eines deutlichen First-pass-Effekts liegt die *Bioverfügbarkeit* nur bei etwa 20%. Als *Plasmahalbwertszeit* wurden etwa 7 Stunden ermittelt. Die *Ausscheidung* erfolgt renal und biliär.

Die *Dosierung* beträgt 30 mg täglich.

Die *Nebenwirkungen* entsprechen mit Ausnahme der zentralen Störungen, die allenfalls geringgradig ausgeprägt sind, denen von Metoclopramid bzw. Bromoprid.

Auch bei **Cisaprid** reduziert ein First-pass-Effekt die *Bioverfügbarkeit* auf 50%. Die *Plasmahalbwertszeit* wird mit 7 – 10 Stunden angegeben.

Die *Dosierung* beträgt 30 mg täglich.

Als *Nebenwirkungen* sind geringfügige gastrointestinale Störungen bekannt geworden.

Motilin-Agonisten. Bereits in subantibiotischen Dosen ruft *Erythromycin* (s. S. 682) durch Stimulation von Motilin-Rezeptoren kräftige Kontraktionen von Antrum und Duodenum hervor. Erythromycin-Analoge ohne antimikrobielle Wirkung befinden sich in der Entwicklung als Prokinetika.

5.3.2 Die Magen- und Darmmotilität hemmende Stoffe

Zur Herabsetzung einer gesteigerten Magen- und Darmmotilität werden Substanzen eingesetzt, die entweder Opiatrezeptoren stimulieren (vgl. z.B. Loperamid S. 549) oder die Acetylcholinwirkung aufheben. Zu den letzteren gehören die neurotropen und muskulotropen Spasmolytika, die unter B 1.14.3 und B 1.14.4 besprochen wurden.

5.4 Behandlung der Ulkuskrankheit

Peptische Erkrankungen, d.h. Erkrankungen, an deren Entstehung Säure beteiligt ist, betreffen den oberen Gastrointestinaltrakt, also Speiseröhre, Magen und Duodenum. Gemäß der Lokalisation und auch der Pathogenese unterscheidet man die *Refluxkrankheit*, das *Ulcus ventriculi* sowie das *Ulcus duodeni*. Bei einem *peptischen Geschwür* handelt es sich um einen scharf begrenzten, runden oder ovalen Gewebedefekt, der die Schleimhaut und außerdem darunterliegende Gewebeschichten betrifft. (Bei einer *Erosion* ist die Schädigung auf die Schleimhaut beschränkt.)

Symptome bzw. morphologische Veränderungen der Ösophagusschleimhaut werden als *Refluxkrankheit,* bei makroskopischen Erosionen oder Ulzerationen als *Refluxösophagitis* bezeichnet.

Beim Gesunden können sich infolge *defensiver Mechanismen* der Magenschleimhaut (Mukosabarriere mit intaktem Oberflächenepithel, ausreichender Schleimproduktion und unbehinderter lokaler Durchblutung) die *aggressiven Mechanismen* (direkt durch gesteigerte HCl- und Pepsinogensekretion, indirekt durch vermehrte cholinerge Reize und

verstärkte Freisetzung von Gastrin, Helicobacter-pylori-Besiedelung) nicht negativ auswirken.

Eine wichtige Rolle bei der **Ulkuskrankheit** spielt – neben einer *erblichen Veranlagung* – wahrscheinlich ein *erhöhter Vagustonus,* der im Streß und unter emotionalen Belastungen noch weiter verstärkt wird. Außerdem kommt der *Besiedlung der Magenschleimhaut mit Helicobacter (Campylobacter) pylori* eine *zentrale Bedeutung* bei der Ulkuspathogenese zu. Dieser Keim wurde bei ca. 90% der Patienten mit Zwölffingerdarmgeschwüren und bei ca. 70% der Patienten mit Magengeschwüren gefunden, zudem treten Rezidive des Duodenalulkus nahezu ausschließlich bei Helicobacter-pylori-Befall auf. Andererseits entwickelt aber nur ein kleiner Teil der Helicobacter-pylori-Träger ein peptisches Ulkus.

Beim **Ulcus ventriculi** ist neben der Besiedlung mit Helicobacter pylori eine *Störung der defensiven Mechanismen* anzunehmen, da man häufig zusätzlich eine chronisch atrophische Gastritis (s.u.), eine Veränderung des Magenschleims sowie eine reduzierte Säuresekretion findet. Für pathogenetisch wichtig wird auch ein Reflux von gallensäurehaltigem Duodenalinhalt in den Magen gehalten. Als natürliche Detergentien lösen Gallensäuren Phospholipide aus der Zellmembran und erleichtern so den Angriff von Protonen.

Beim **Ulcus duodeni** überwiegen dagegen die *aggressiven Faktoren.* Fast immer ist die *totale Salzsäure-Sekretion erhöht* (Hyperchlorhydrie), daneben z.T. die HCO_3^--Sekretion des Pankreas ungenügend.

Auch bei der **Refluxösophagitis** liegt ein Mißverhältnis von aggressiven und defensiven Faktoren vor. Hinzu kommt eine häufige Erschlaffung des unteren Ösophagussphinkters, insbesondere im Liegen, die den Reflux von Mageninhalt in die Speiseröhre begünstigt.

Das Verhältnis von Ulcus duodeni zu Ulcus ventriculi liegt zwischen 4:1 und 8:1. Insgesamt sind etwa 15% der Gesamtbevölkerung betroffen, die Refluxkrankheit ist etwa ebenso verbreitet. Während bei Frauen die Gefahr, an einem peptischen Ulkus zu erkranken, mit steigendem Alter zunimmt, vermindert sich bei Männern die Ulkushäufigkeit zwischen dem 50. und 60. Lebensjahr.

Die bei Vorhandensein eines Ulkus periodisch auftretenden *Beschwerden*, vor allem krampfartige oder kneifende Schmerzen im Epigastrium, können verschieden lang dauern und sind häufig von der Nahrungsaufnahme abhängig. Wichtige *Komplikationen* sind

☐ Blutungen (15% in 10 Jahren),

☐ Ulkusperforation (Durchbruch in den Bauchraum) mit heftigen Schmerzen, Schockzustand und abdomineller Abwehrspannung (5 – 10%) und

☐ eine Pylorusstenose.

Inwieweit peptische Ulzera maligne entarten können, ist noch nicht sicher geklärt.

Entzündliche Erkrankungen der Magenschleimhaut ohne Ulzerationen (**Gastritiden**) können einen akuten oder chronischen Verlauf nehmen. Die Schwere der Symptome (Schmerzen im Oberbauch) korreliert nicht mit der Schleimhautveränderung.

Die *akute Gastritis* ist meist durch die Einwirkung von Noxen bedingt, insbesondere nichtsteroidale Antiphlogistika können eine akute Gastritis hervorrufen.

Die *chronischen Gastritiden* teilt man heute gemäß ihrer Ätiologie in verschiedene Gruppen ein. Es handelt sich bei der chronischen

☐ **Gastritis Typ A** um eine **A**utoimmunkrankheit, bei der Antikörper gegen die Belegzellen bzw. den Intrinsic-Faktor (s. S. 523 und S. 409) gebildet werden,

☐ **Gastritis Typ B** um eine **b**akteriell bedingte Erkrankungen, die bei Befall der Antrumschleimhaut mit Helicobacter pylori (s.u.) auftritt und die Entstehung der Ulkuskrankheit begünstigt, und

☐ **Gastritis Typ C** um eine durch **c**hemische Noxen (nichtsteroidale Antiphlogistika, Alkohol, Rauchen) induzierte Entzündung.

Eine vermehrte Säuresekretion liegt nicht vor, vielmehr kommt es – insbesondere bei der chronischen Gastritis Typ A und B – zur Atrophie der Belegzellen.

Vor bzw. zu Beginn einer medikamentösen Therapie peptischer Erkrankungen sind die Patienten darüber aufzuklären, daß sich Rauchen, übermäßiger Genuß von Kaffee und konzentriertem Alkohol, unregelmäßige Nahrungszufuhr sowie die Einnahme von nichtopioiden Analgetika und Antirheumatika (mit Ausnahme von Paracetamol) ungünstig auf das Ulkusleiden auswirken. Eine spezielle Diät muß dagegen *nicht* eingehalten werden, da es eine *wirksame Ulkusdiät nicht gibt.*

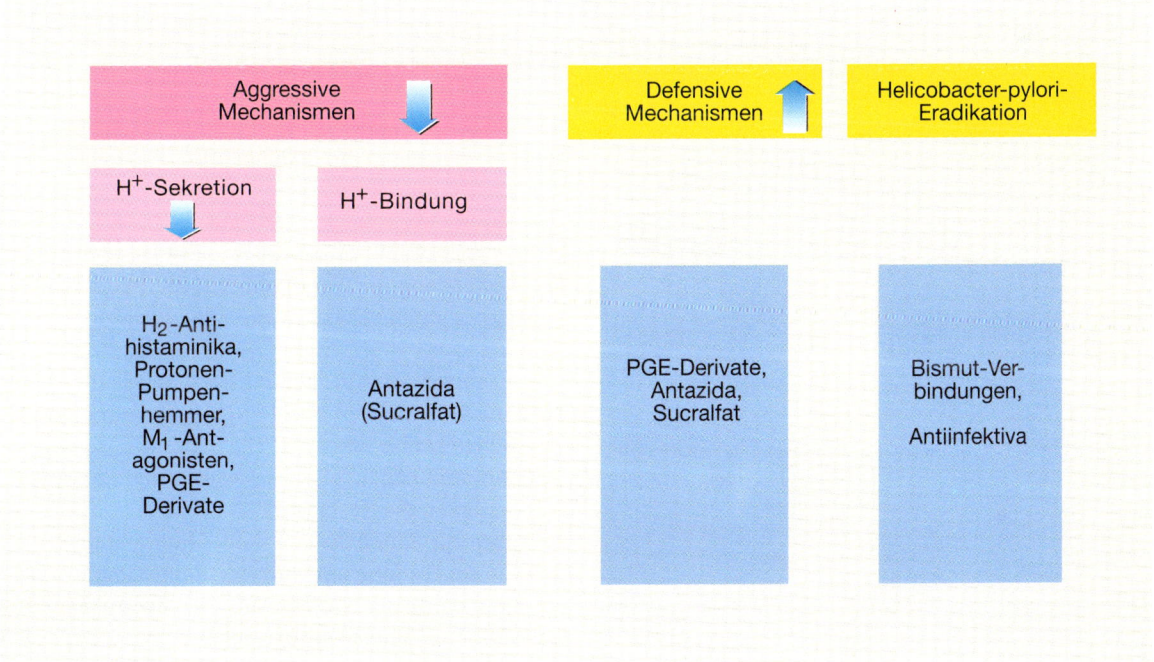

Abb. B 5–10. Wirkungsweise von Ulkustherapeutika

Magen-Darm-Kanal

B5

Therapeutische Ziele. Die therapeutischen Ziele bei der Behandlung peptischer Geschwüre sind die

☐ *Beseitigung der Schmerzen,*

☐ *Beschleunigung der Ulkusheilung,*

☐ *Verhütung von Komplikationen* und

☐ *Verhinderung von Rezidiven.*

Die *Ulkusheilung* sollte endoskopisch (oder röntgenologisch) gesichert werden, da Symptomfreiheit nicht notwendigerweise Abheilung des Geschwürs bedeutet. Bei der Beurteilung der therapeutischen Erfolge ist zu berücksichtigen, daß zahlreiche Ulcera ventriculi oder duodeni *auch ohne Therapie spontan ausheilen.* Während bis in die jüngste Zeit der *Verlauf der Ulkuskrankheit* durch medikamentöse Maßnahmen *nicht beeinflußt* werden konnte, kann heute die *Ulkuskrankheit durch Eradikation von Helicobacter pylori geheilt* werden.

Eine Übersicht über die Ulkustherapeutika und ihre Angriffspunkte gibt Abb. B 5–10.

Tab. B 5–2. Antazida

Handelspräparat (Eingetragenes Warenzeichen)	enthält
Gaviscon	Alginsäure, Aluminiumhydroxid
Gelusil	Aluminium-Magnesium-silikathydrat
Maalox, Maaloxan, Palliacol, Progastrit	Aluminiumhydroxid, Magnesiumhydroxid
Phosphalugel	kolloidales Aluminiumphosphat
Rennie	Calciumcarbonat, Magnesiumcarbonat
Riopan	Aluminium-Magnesium-hydroxid-sulfathydrat (=Magaldrat)
Solugastril	Aluminiumhydroxidgel, Calciumcarbonat
Talcid	Aluminium-Magnesiumhydroxid-carbonathydrat (Hydrotalcit)
Trigastril	Aluminium-Magnesiumhydroxid, Calciumcarbonat

5.4.1 Antazida

Antazida sind Substanzen, die (Magen-)Salzsäure zu *neutralisieren* oder zu *binden* vermögen. Sie sind bei *Hyperazidität* und deren Folgen, z.B. Sodbrennen, erosiver Gastritis und peptischen Ulzera, indiziert.

Als *Einzeldosis* für eine effektive Anhebung des pH-Werts wird eine Antazidummenge empfohlen, die 50 mmol Salzsäure zu neutralisieren vermag. Bei zahlreichen im Handel befindlichen Antazida-Präparaten reicht die empfohlene Dosierung hierfür nicht aus. Jedoch sind Antazida auch in kleineren Mengen, die nicht zu einer länger anhaltenden, deutlichen Anhebung des Magen-pH-Werts ausreichen, bei Ulkuspatienten wirksam. Daher wird diskutiert, daß Antazida zusätzlich zu ihrer puffernden Wirkung *Gallensäuren binden,* die *Prostaglandinsynthese* oder *-freisetzung stimulieren* und einen *lokalen Schutzeffekt* besitzen.

Gut wirksame und verträglich Antazida sind

☐ *Magnesium-* und

☐ *Aluminium-Verbindungen*

(bzw. Kombinationen davon), z.B. Magnesiumoxid, Magnesiumtrisilikat, Aluminiumhydroxid, Magnesium-Aluminiumsilikathydrat u.a. In Tab. B 5–2 sind einige Handelspräparate zusammengestellt. Die Applikation sollte 1 – 3 Stunden nach den Mahlzeiten sowie vor dem Schlafengehen erfolgen.

Magnesiumoxid bzw. **-hydroxid** sind in Wasser schlecht löslich und reagieren langsam mit Magensalzsäure unter Bildung von Magnesiumchlorid. Aus diesem entstehen im Dünndarm Phosphate und Carbonate, die zu etwa 10% resorbiert und renal ausgeschieden werden.

Bei Nierenfunktionsstörungen besteht nach längerer Anwendung die Gefahr einer Hypermagnesiämie.

Magnesiumionen wirken ferner laxierend (s. S. 545).

Aluminiumhydroxid neutralisiert Salzsäure (unter Bildung von Aluminiumchlorid), außerdem bindet es sie auch teilweise adsorptiv. Die Resorptionsquote der Aluminiumionen beträgt ca. 1%, säurehaltige Getränke verstärken die Resorption.

Außer zur Säurebindung wird Aluminiumhydroxid infolge der Bildung unlöslicher Aluminiumphosphate im Dünndarm bei Niereninsuffizienten zur Senkung des erhöhten Phosphatblutspiegels eingesetzt. Nach Langzeittherapie kann es bei Dialysepatienten durch zerebrale Einlagerung von Aluminium-Ionen zu einer

Enzephalopathie kommen (s. S. 811). Daher werden zur Hemmung der intestinalen Phosphatresorption auch Calciumsalze (s.u.) eingesetzt.

Bei Patienten mit *normaler* Nierenfunktion besteht bei längerer Anwendung von Aluminiumhydroxid die Gefahr einer Verarmung an Phosphaten und infolge des dadurch entstehenden Hyperparathyreoidismus die Möglichkeit einer Osteomalazie.

Aufgrund einer Verlängerung der intestinalen Passagezeit wirkt Aluminiumhydroxid schwach obstipierend.

Die Wirkung von **Magnesium-Aluminium-Silikaten** entspricht ungefähr der einer Kombination von Magnesium- und Aluminiumhydroxid. Bei langdauernder Applikation muß mit der Bildung silikathaltiger Nierensteine gerechnet werden.

Von dem früher viel gebrauchten **Natriumhydrogencarbonat** ist *abzuraten,* da bei der Neutralisation von Salzsäure mit Hydrogencarbonat rasch große Mengen von Kohlendioxid frei werden, das u.U. erhebliche Blähungen hervorrufen kann. Außerdem werden bei oraler Applikation von Natriumhydrogencarbonat die Natriumionen praktisch vollständig resorbiert, wodurch die Alkalibelastung des Organismus zunimmt. (Zur Bedeutung der Natriumionen bei der essentiellen Hypertonie s. S. 482.)

Calciumcarbonat, dessen Bedeutung als Antazidum ebenfalls zurückgegangen ist, reagiert wie Natriumhydrogencarbonat mit der Magensalzsäure unter Kohlendioxid-Entwicklung, allerdings ist die dabei entstehende CO$_2$-Menge deutlich geringer und daher weniger störend. Im Dünndarm entstehen Carbonate und Phosphate, die Resorptionsquote beträgt ca. 10%.
Die wichtigste *Nebenwirkung* nach längerer Anwendung ist eine Hyperkalzämie sowie die Ablagerung von Kalksalzen in verschiedenen Geweben, vor allem in der Niere (*Nephrokalzinose*). Ob Calciumionen eine reaktiv verstärkte Magensäuresekretion (acid rebound) auslösen, ist umstritten. Calciumcarbonat wirkt außerdem *schwach obstipierend.*

Durch Adsorption oder Komplexbildung wird die Resorption von Eisensalzen, Tetracyclinen und den neueren Gyrasehemmern durch Antazida mit mehrwertigen Kationen herabgesetzt.

5.4.2 Sucralfat

Sucralfat (Ulcogant®), basisches Aluminium-Saccharose-Sulfat, bildet auf der Ulcusoberfläche Komplexverbindungen mit basischen Proteinen und verhindert dadurch den Angriff aggressiver Faktoren wie Salzsäure, Pepsin und Galle. Ferner verstärken Sucralfat bzw. freigesetzte Aluminiumionen die Prostaglandin-Synthese. Sowohl Ulcera ventriculi als auch duodeni heilen nach Gabe von Sucralfat schneller ab.
Die *Dosierung* beträgt 4mal täglich 1 g.

R = SO$_3$(Al$_2$(OH)$_5$)

Sucralfat (Ulcogant®)

Als *Nebenwirkung* kann es zu einer Obstipation kommen. Bei Patienten mit stark eingeschränkter Nierenfunktion ist Sucralfat wegen der Gefahr systemischer Nebenwirkungen durch resorbiertes Al^{3+} (s.o.) *kontraindiziert.*

Bei gleichzeitiger Gabe mit Tetracyclinen kann deren Resorption beeinträchtigt werden.

5.4.3 H$_2$-Antihistaminika
(H$_2$-Blocker, H$_2$-Rezeptorantagonisten)

H$_2$-Antihistaminika blockieren kompetitiv die H$_2$-Rezeptoren des Histamins (s. S. 385) *an den Belegzellen der Magenschleimhaut.* Sie hemmen die basale und die Histamin-stimulierte Säuresekretion. Darüber hinaus unterdrücken sie nichtkompetitiv die Vagus- und Gastrin-induzierte Säurefreisetzung (s. S. 525).

Die derzeit zur Verfügung stehenden H$_2$-Antagonisten sind (Tab. B 5–4)

☐ *Cimetidin,*

☐ *Ranitidin,*

☐ *Famotidin,*

☐ *Nizatidin* und

☐ *Roxatidinacetat.*

H$_2$-Antihistaminika bessern bei Ulkuspatienten rasch die Schmerzsymptomatik und beschleunigen die Ulkusheilung. Die klinische Wirksamkeit ist bei allen Substanzen gleich, diese unterscheiden sich nur in der Wirkstärke und daher in der erforderlichen Dosierung (s.u.). Bei Einnahme der üblichen Einzeldosis am Abend liegt ein Magen-pH-Wert >5 für 4 – 6 (bei Famotidin-Gabe 12) Stunden vor. Diese Zeit ist für die Ulkusheilung ausreichend.

Die Therapiemöglichkeiten peptischer Ulzera wurden durch diese Substanzgruppe wesentlich verbessert. Dies kommt nicht zuletzt in der deutlichen Abnahme der Zahl ulkusbedingter Magenoperationen zum Ausdruck.

Magen-Darm-Kanal

B5

Tab. B 5–3. Pharmakokinetik von H_2-Blockern (modifiziert nach Lin)

Internationaler Freiname	Bioverfügbarkeit (%)	Renale Ausscheidung (%)	$t_{1/2}$ (h)
Cimetidin	57 – 66	56	1,5 – 2
Ranitidin	50 – 60	30	2 – 3
Nizatidin	70	65	1,5 – 2
Roxatidinacetat		49	4 – 6
Famotidin	50	32	2,5 – 4

Außer zur *Ulkustherapie* sind H_2-Blocker auch zur *Ulkus-Rezidivprophylaxe* geeignet. Allerdings steigt ohne Helicobacter-pylori-Eradikation (s.u.) die Rezidivrate, wenn sie abgesetzt werden, wieder auf den Wert vor der Therapie an.

Kinetik. Im Gegensatz zu den anderen H_2-Antihistaminika ist *Roxatidinacetat* ein *Prodrug*, aus dem das aktive Roxatidin hydrolytisch freigesetzt wird. Nach oraler Gabe werden H_2-Antihistaminika rasch aus dem Magen-Darm-Kanal *resorbiert*. Die *Plasmahalbwertszeiten* betragen 2 – 6 Stunden, die Unterschiede sind bei der einmal täglichen Gabe nicht relevant. Alle Substanzen werden (in unterschiedlichem Ausmaß) metabolisiert und *vorwiegend renal ausgeschieden*. Wichtige pharmakokinetische Parameter sind in Tabelle B 5–3 zusammengefaßt.

Tab. B 5–4. H_2-Antihistaminika

Strukturformel	Internationaler Freiname	Handelspräparat (Eingetragenes Warenzeichen)	Tagesdosis (mg)
	Cimetidin	Azucimet, Cimehexal, Cime-Puren, Cimet, H2 Blocker-ratiopharm, Tagagel, Tagamet	800
	Ranitidin	Sostril, Zantic	300
	Nizatidin	Gastrax, Nizax	300
	Famotidin	Ganor, Pepdul	40
	Roxatidinacetat	Roxit	150

Dosierung. Das übliche *Dosierungsregime* besteht beim peptischen Ulkus in der *abendlichen Gabe* des H$_2$-Blockers. (Am Tag ist offensichtlich die Magenazidität beim Gesunden und beim Ulkuspatienten nicht sehr verschieden, außerdem erfolgt eine zumindest teilweise Neutralisation der Magensalzsäure durch die zugeführten Nahrungsmittel.) Die Dosis beträgt bei floridem Ulkus von Cimetidin 800 mg, von Ranitidin und Nizatidin 300 mg, von Roxatidinacetat l50 mg und von Famotidin 40 mg. Nach endoskopisch gesicherter Abheilung kann für die *Rezidivprophylaxe die Dosis halbiert* werden.

Beim Zollinger-Ellison-Syndrom sowie zur Prophylaxe des Streßulkus, das eine häufige Begleiterscheinung bei schweren Traumen, Verbrennungen sowie operativen Eingriffen darstellt, sind höhere Dosen und eine langanhaltende Erhöhung des Magen-pH-Werts erforderlich.

Nebenwirkungen. Als (relativ seltene) Nebenwirkungen wurden Kopfschmerzen, Schwindel, Durchfälle oder auch Verstopfung, Gelenk- und Muskelschmerzen sowie vorübergehende Anstiege der Serumtransaminasen beobachtet.

Die Infusion hoher Dosen im Rahmen der Prophylaxe bzw. Therapie des Streßulkus begünstigt durch die langanhaltende Erhöhung des Magen-pH-Werts die bakterielle Besiedelung des Magens und damit das Auftreten von Atemwegsinfekten.

Infolge der (dosisabhängigen) antiandrogenen Wirkung kann es nach Gabe von *Cimetidin* zu Potenzstörungen und Gynäkomastie kommen. Bei älteren Patienten sowie bei Leber- oder Nierenfunktionsstörungen wurden auch Verwirrtheitszustände und Halluzinationen beobachtet.

Kontraindikationen. Absolute Kontraindikationen sind nicht bekannt. Strenge Indikationsstellung besteht während der Schwangerschaft und der Stillzeit.

Interaktionen. *Cimetidin* hemmt Cytochrom-P-450-abhängige Reaktionen, klinisch relevant sind insbesondere die Wirkungsverstärkung und -verlängerung oxidativ biotransformierter Benzodiazepine und indirekter Antikoagulantien (mit Ausnahme von Phenprocoumon), von Lidocain, Phenytoin und Theophyllin sowie die verstärkten Nebenwirkungen tricyclischer Antidepressiva.

Die Hemmung mikrosomaler Enzyme durch die anderen H$_2$-Blocker ist sehr viel geringer und daher nicht relevant.

5.4.4 H$^+$/K$^+$-ATPase-Blocker
(Protonenpumpenhemmer)

Die stärkste Unterdrückung der Salzsäuresekretion kann durch Blockade der H$^+$/K$^+$-ATPase (Protonenpumpe) erreicht werden. Eine besonders schnelle Abheilung von peptischen Ulzera ist daher mit H$^+$/K$^+$-ATPase-Blockern, den Benzimidazol-Derivaten *Omeprazol* (Antra®, Gastroloc®), *Lansoprazol* (Agopton®, Lanzor®) und *Pantoprazol* (Pantozol®, Rifun®) möglich. Trotz der potentiellen Gefahren (z.B. anhaltender Hypergastrinämie, bakterieller Besiedlung des Magens) bei einer permanenten weitgehenden Unterdrückung der Salzsäureproduktion sind die Protonenpumpenhemmer auch für die Langzeittherapie geeignet.

Die Benzimidazol-Derivate sind Prodrugs, die über eine als Zwischenstufe entstehende Spiroverbindung in die entsprechende *Sulfensäure* umgewandelt werden. Diese geht unter Wasserabspaltung in den eigentlichen wirksamen Metaboliten, das *zyklische Sulfenamid*, über (Abb. B 5–11). Letzteres reagiert mit der α-Einheit der H$^+$/K$^+$-ATPase unter Ausbildung einer Disulfidbrücke und blockiert dadurch das Enzym irreversibel. Eine Enzymregeneration ist nur durch Neubildung möglich, so daß die Wirkung trotz

Omeprazol (Antra®, Gastroloc®)

Lansoprazol (Agopton®, Lanzor®)

Pantoprazol (Pantozol®, Rifun®)

Magen-Darm-Kanal

B5

Abb. B 5–11. Bioaktivierung von Omeprazol und irreversible Bindung an die H^+/K^+- ATPase

der kurzen Halbwertszeit der Benzimidazol-Derivate über 1 – 3 Tage anhält.

Da die Bildung des Spiroderivats durch Protonierung nur im sauren Milieu erfolgt, reichern sich die Protonenpumpenhemmer pH-abhängig am Wirkort an: Je niedriger der pH-Wert, desto stärker die Anreicherung. Nur im sauren Milieu (pH-Wert < 4) erfolgt anschließend auch die Umwandlung zur Sulfensäure bzw. zum Sulfenamid.

Eine antibakterielle Wirkung besitzen diese Pharmaka nicht, sie erleichtern aber durch die anhaltende Anhebung des Magen-pH-Werts die Eradikation von Helicobacter pylori (s.u.).

Wegen ihrer Instabilität – insbesondere in saurem Milieu – werden die Protonenpumpenhemmer in magensaftresistenten Kapseln verabreicht. Die *Bioverfügbarkeit* von Omeprazol wird bei dieser Applikationsform initial mit ca. 35% angegeben und steigt nach mehrfacher Gabe sowie bei höheren Dosen auf etwa 60% (möglicherweise infolge der Erhöhung des Magen-pH-Werts), während die Bioverfügbarkeit von Lansoprazol und Pantoprazol bei wiederholter Einnahme nicht zunimmt. Nicht in die Belegzelle aufgenommener Wirkstoff wird in der Leber vollständig u.a. zu den entsprechenden Hydroxyl-Derivaten und Sulfonen biotransformiert, die vorzugsweise renal ausgeschieden werden. Die *Halbwertszeit* beträgt für Omeprazol 30 – 60 min, für Lansoprazol 1,5 Stunden, für Pantoprazol 1,9 Stunden.

Die Protonenpumpenhemmer sind zur Therapie von Patienten mit Ulcera ventriculi und duodeni, Zollinger-Ellison-Syndrom und schweren Formen von Refluxösophagitis *indiziert.* Ferner beschleunigen sie die Abheilung von Ulzerationen bei der Verödung von Ösophagusvarizen (s. S. 551).

Die *Dosierung* beträgt bei Magen- und Zwölffingerdarmgeschwüren sowie Refluxösophagitis von Omeprazol 20(-40) mg, von Lansoprazol 30(-60) mg einmal täglich, bei Zollinger-Ellison-Syndrom sind höhere Dosen erforderlich.

Als *Nebenwirkungen* wurden gastrointestinale Störungen, ferner Schwindel, Müdigkeit und Kopfschmerzen sowie Hautveränderungen beobachtet. Ihre Häufigkeit entspricht etwa der von H_2-Antihistaminika.

Kontraindikationen (für Lansoprazol) sind schwere Leberfunktionsstörungen.

Infolge der Bindung des Imidazolrings an Cytochrom P-450 kann Omeprazol die Elimination von Warfarin, Diazepam und Phenytoin sowie von anderen, oxidativ biotransformierten Arzneistoffen verzögern. Bei dem analogen Lansoprazol erscheinen entsprechende Interaktionen ebenfalls möglich.

5.4.5 Parasympatholytika

Parasympatholytika (s. S. 303 ff.) unterdrücken durch *kompetitive Blockade der Muscarin-Rezeptoren* die Salzsäure- und Pepsinogen-Sekretion. Dieser Effekt kann jedoch mit den klassischen Parasympatholytika wie z.B. Atropin erst in Dosen erreicht werden, die bereits zu stärkeren Nebenwirkungen (Mundtrockenheit, Akkommodationsstörungen, Tachykardie u.a.) führen.

Pirenzepin besitzt eine höhere Affinität zu ganglionären (M_1-Rezeptoren) als zu postganglionären Muscarin-Rezeptoren (M_2- und M_3-Rezeptoren, s. S. 299) und verringert dadurch die Magensaftsekretion selektiver. Die Therapieerfolge beim unkomplizierten Zwölffingerdarmgeschwür entsprechen etwa denen einer Behandlung mit H_2-Antihistaminika.

Nach oraler Gabe wird Pirenzepin zu etwa 30% *resorbiert,* die *Ausscheidung* erfolgt vorwiegend in unveränderter Form im Urin und in den Fäzes *(Plasmahalbwertszeit* ca. 10 Stunden).

Die *Dosierung* beträgt 2mal 50 mg täglich.

Die *Nebenwirkungen* sind prinzipiell gleich wie bei anderen Parasympatholytika, aber weniger stark ausgeprägt. Insgesamt ist jedoch die Verträglichkeit schlechter als bei den H_2-Antihistaminika.

Handelspräparate: Gastricur, Gastrozepin®, Pirenzepin-ratiopharm®, Ulcoprotect® u.a.

Pirenzepin
(Gastricur®, Gastrozepin®, Pirenzepin-ratiopharm®, Ulcoprotect®)

5.4.6 Prostaglandin-E-Derivate

Den im Prinzip günstigen Eigenschaften von Prostaglandin E bzw. seinen Derivaten – Förderung protektiver Faktoren, Unterdrückung aggressiver Faktoren (s. S. 534) – entspre-

chen die klinischen Erfolge bei Ulkuspatienten nicht. Eine beschleunigte Ulkusheilung wird nur bei Gabe von antisekretorisch wirksamen Dosen beobachtet, bei denen in einem hohen Prozentsatz gleichzeitig Nebenwirkungen, insbesondere Diarrhoe, auftreten.

Misoprostol (Cytotec®) ist das einzige derzeit als Ulkustherapeutikum im Handel befindliche Prostaglandin-E-Derivat. Es wird außer zur Ulkustherapie insbesondere bei Risikopatienten zur *Ulkusprophylaxe* als Begleittherapie bei der Gabe von nichtsteroidalen Antiphlogistika eingesetzt.

Es handelt sich um ein Prodrug (Ester), das rasch zur eigentlich wirksamen *Misoprostolsäure* biotransformiert wird. Nach oraler Gabe wird Misoprostol schnell *resorbiert,* die *Plasmahalbwertszeit* wird mit 20 – 40 Minuten angegeben. Die *Ausscheidung* – in Form von Metaboliten – erfolgt hauptsächlich renal.

Die *Dosierung* beträgt zur Ulkustherapie 800 µg, zur Prophylaxe 400 – 600 µg täglich.

Neben den schon erwähnten Durchfällen kommen als *Nebenwirkungen* krampfartige Spasmen im Gastrointestinaltrakt, Übelkeit, Kopfschmerzen und Benommenheit, selten Menstruationsstörungen vor.

Wegen der Gefahr der Uteruskontraktion und damit eines Aborts ist Misoprostol bei Schwangeren *kontraindiziert.* Es darf außerdem bei entzündlichen Darmerkrankungen nicht gegeben werden.

Hochdosierte Gabe von Antazida kann die Bioverfügbarkeit von Misoprostol einschränken.

Misoprostol (Cytotec®)

5.4.7. Bismut-Verbindungen

Bismut-Verbindungen wurden früher häufig in sog. Magenmitteln verwendet, wegen der Gefahr einer Bismut-Intoxikation dann aber weitgehend verlassen. Seit einiger Zeit haben einige Vertreter (s. Tab. B 5–5) aus folgenden Gründen wieder etwas an Bedeutung gewonnen: Peptische Ulzera heilen bei Behandlung mit Bismut-Verbindungen ebenso schnell ab wie bei Gabe von H_2-Antagonisten. Wie Sucralfat bewirken nämlich Bismutsalze einen Schleimhautschutz, auch binden sie Gallensäuren. Darüber hinaus wirken Bismut-Verbindungen bakterizid gegen *Helicobacter pylori.* Bei der Monotherapie kommt es jedoch in der Regel nur zu einer vorübergehenden Suppression dieses Bakteriums, eine dauerhafte Eradikation gelingt nur bei 10 – 20% der Patienten. Dennoch fiel bereits bei einer solchen Behandlung die Abnahme der Rezidivhäufigkeit auf.

Der endgültige Stellenwert der Bismut-Verbindungen als Ulkustherapeutika ist noch nicht geklärt, insbesondere fehlen genauere Daten zur Pharmakokinetik und zum Gefahrenpotential. Eine Bismutausscheidung findet noch mehrere

Magen-Darm-Kanal

B5

Tab. B 5–5. Bismuthaltige Ulkustherapeutika

Wirkstoff	Handelspräparat (Eingetragenes Warenzeichen)	Dosierung (mg/Tag)
Ammoniumbismut(III)kalium-citrat-dihydroxid	Telen	2 x 600
Bismutnitrat-oxid	Angass S, Ulkowis	3 x 350
Dibismut-tris(tetraoxodialuminat)	Ulcumel-Bismut, Ultin	3 x 200 – 400

Monate nach Therapieende statt. Zudem wurden bei früheren Untersuchungen nach chronischer Applikation Enzephalopathien und Osteodystrophien beobachtet. Eine Behandlungsdauer von 4 – 8 Wochen mit anschließendem mindestens 12–wöchigem Bismut-freiem Intervall gilt bei Einhaltung der Dosierungsempfehlungen allerdings als weitgehend sicher.

Die *Dosierung* ist in Tab. B 5–5 zusammengefaßt.

Als *Nebenwirkungen* kommen Übelkeit und Erbrechen vor. Durch die Umwandlung in Bismutsulfid während der Magen-Darm-Passage tritt eine Schwarzfärbung des Stuhls auf.

Bei Niereninsuffizienz und in der Schwangerschaft sowie Stillzeit sind Bismut-Verbindungen *kontraindiziert.*

Bei gleichzeitiger Gabe mit Tetracyclinen kann deren Resorption vermindert sein.

5.4.8 Rezidivvermeidung, Eradikationsbehandlung

Ein erheblicher Teil der Patienten erleidet nach der Abheilung eines Duodenalulkus rasch wieder ein Rezidiv, teilweise treten mehrere Rezidive innerhalb von 12 Monaten auf. Bis vor kurzem war eine Senkung der Rezidivhäufigkeit nur durch die *prophylaktische Gabe von H$_2$-Antihistaminika* (s. o.) im Anschluß an die Behandlung des floriden Ulkus möglich. Die prophylaktische Wirkung überdauert die Gabe des H$_2$-Blockers allerdings nicht.

Durch *Eradikation,* d.h. vollständige Elimination, von Helicobacter pylori gelingt es jedoch, ein Rezidiv weitgehend zu vermeiden (Senkung der Rezidivrate auf <20%), in zahlreichen Fällen sogar die Ulkuskrankheit zu heilen. Bei diesen Patienten normalisiert sich dann auch die erhöhte Gastrin- und Pepsinogensekretion.

Eine Eradikation liegt vor, wenn das Bakterium 4 Wochen (oder später) nach Therapieende in Schleimhautbiopsien nicht mehr nachgewiesen werden kann. Im Gegensatz dazu kann bei einer Suppression Helicobacter pylori zwar während der Behandlung und unmittelbar nach deren Ende ebenfalls nicht gefunden werden, innerhalb von wenigen Wochen danach besiedelt der Keim aber wieder die Antrumschleimhaut.

Obgleich Helicobacter pylori in vitro gegenüber einer Vielzahl von Antibiotika empfindlich ist, erweist sich seine Eradikation in der Magenschleimhaut als schwierig. Bislang kennt man folgende Therapieschemata (Tab. B 5–6), mit denen eine dauerhafte Elimination gelingt:

☐ Die gleichzeitige Gabe von einem oder besser zwei *Antibiotika,* meist *Amoxicillin* (oder *Clarithromycin* bei Penicillin-Überempfindlichkeit) allein oder plus *Metronidazol,* und einem *Säuresekretionshemmer,* d. h. einem Protonenpumpenblocker oder einem H$_2$-Antagonisten,

☐ die sog. *Tripeltherapie.*

Das erste Therapieschema ist sowohl gut wirksam als auch verträglich. Die anhaltende Erhöhung des Magen-pH-Werts mit einem Säurehemmer erleichtert offenbar die Elimination des Bakteriums durch die Antibiotika.

Unter der *Tripeltherapie* versteht man die Behandlung mit einer Bismut-Verbindung, Amoxicillin und Metronidazol. (Anstelle von Amoxicillin kann auch Tetracyclin gegeben werden.) Wegen des häufigen Auftretens schwerer Nebenwirkungen (ca. 30% der Patienten leiden an Übelkeit, Diarrhoe oder hämorrhagischer Kolitis, die oftmals den Abbruch der Behandlung erzwingen) sollte die Tripeltherapie nur bei Versagen der erstgenannten Behandlung angewandt werden.

Tab. B 5–6. Eradikation von Helicobacter pylori

Pharmaka	Dosierung/Tag (mg) über 14 Tage		
Mittel der 1.Wahl			
Amoxicillin oder	3	x	750
Clarithromycin plus	4	x	250
Omeprazol	2 – 3 x		40
Sog. Versagerschema (Tripeltherapie)			
Bismut-subsalicylat und	4	x	300
Amoxicillin oder Tetracyclin plus	4	x	500
Metronidazol	3	x	400

5.5 Therapie der Colitis ulcerosa und des Morbus Crohn

Bei der *Colitis ulcerosa* handelt es sich um eine *chronisch-rezidivierende Entzündung* des Dickdarms mit unbekannter Ätiologie, die mit Hyperämie, Schwellung und Ulzerationen der Mukosa und Submukosa einhergeht. Das Leiden verläuft *schubweise* oder *kontinuierlich progredient* und ist durch unvorhersehbare Verschlimmerungen und Remissionen charakterisiert. Die Häufigkeit beträgt ca. 0,01%.

Der *Morbus Crohn* (Enteritis regionalis) ist ebenfalls eine chronische Entzündung unklarer Genese, die aber den gesamten Darm betreffen kann. Hauptlokalisationen sind der untere Dünndarm und/oder der Dickdarm. Typisch ist der segmentale Befall. Alle Wandschichten sind betroffen. Sie weisen u.a. Infiltrationen von Lymphozyten und Plasmazellen sowie Epitheloidzellgranulome auf. Häufig kommt es zur Fistel- und Abszeßbildung.

Für die Behandlung der **Colitis ulcerosa** eignen sich im akuten Schub sowie zur Rezidivprophylaxe *Sulfasalazin* (Salazosulfapyridin) und *Olsalazin* sowie das aus diesen als *eigentliche Wirksubstanz* entstehende *Mesalazin* (5-Aminosalicylsäure).

Als *Wirkungsmechanismus* von Mesalazin wird eine Beeinflussung der Prostaglandinbiosynthese und insbesondere eine Hemmung der Leukotrien-Bildung (s. S. 397 f.) angenommen.

Sulfasalazin und Olsalazin sind schwer resorbierbar und erreichen daher bei oraler Applikation den Dickdarm. (Mesalazin wird dagegen bereits in Dünndarm resorbiert.) Im Dickdarm werden Sulfasalazin und Olsalazin durch Coli-Bakterien – in der für Azoverbindungen üblichen Weise – durch Reduktion der Azogruppe gespalten, und zwar Sulfasalazin zu Mesalazin und Sulfapyridin, Olsalazin zu zwei Molekülen Mesalazin (Abb. B 5–12). Im Dickdarm erfolgt dann auch die (teilweise) Resorption der Spaltprodukte. Mesalazin wird in Form spezieller galenischer Zubereitungen (z.B. als magensaftresistente Tablette oder als Suppositorium) eingesetzt, um die lokale Wirkung im Ileum bzw. Kolon zu erreichen.

Die *Dosierung* im akuten Schub beträgt von Sulfasalazin 4 – 6 g, von Olsalazin 2 – 3 g und von Mesalazin 1,5 g täglich. Zur Rezidivprophylaxe wird die Hälfte der Sulfasalazin-Dosis gegeben.

Als *Nebenwirkungen* kommen neben Diarrhoe und Methämoglobinämie Überempfindlichkeitsreaktionen gegen Salicylate, bei Sulfasalazin ferner gegen die Sulfonamidkomponente Sulfapyridin vor.

Die *Kontraindikationen* und *Interaktionen* entsprechen denen von Salicylaten bzw. bei Sulfasalazin auch denen von Sulfonamiden.

Handelspräparate: Sulfasalazin enthalten Azulfidine®, Colo-Pleon®; *Olsalazin* Dipentum®; *Mesalazin* Asacolitin®, Claversal®, Salofalk®.

Neben den genannten Substanzen werden beim *akuten Schub* der Colitis ulcerosa, vor allem bei schweren Verläufen, zusätzlich *Glucocorticoide,* z.B. Prednison in einer initialen Dosierung von 40 – 60 mg täglich, gegeben. Sind nur distale Kolonsegmente betroffen, können die systemischen Nebenwirkungen durch eine Lokaltherapie verringert werden. Dies gelingt z.B. durch Schaum-Zubereitungen, deren Hilfsstoffe die Resorption erschweren (Colifoam®). Ferner sind lokal applizierte Glucocorticoide mit hohem First-pass-Effekt (z.B. Budesonid) gut wirksam.

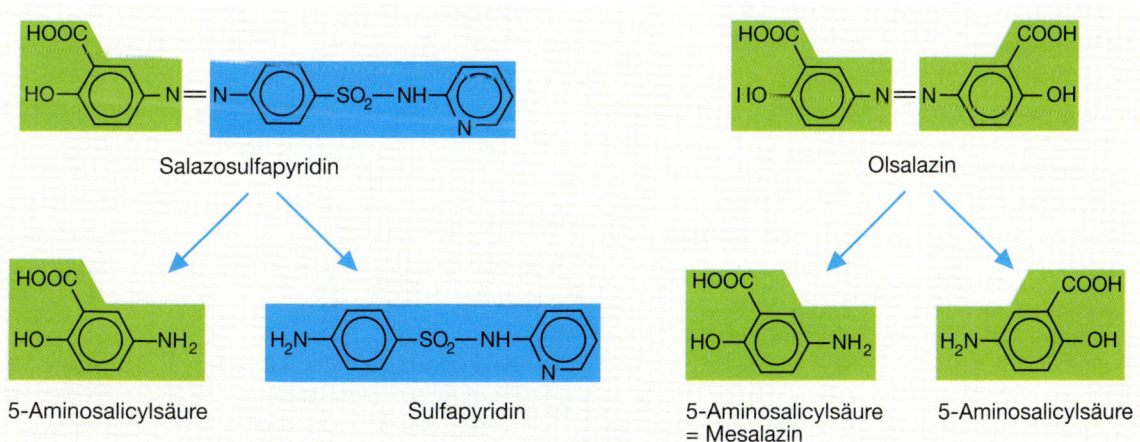

Abb. B 5–12. Biotransformation von Sulfasalazin zu 5-Aminosalicylsäure und Sulfapyridin sowie von Olsalazin zu 2 Molekülen 5-Aminosalicylsäure durch die Darmflora

Magen-Darm-Kanal

B5

Auch beim **Morbus Crohn** werden im *akuten Schub* insbesondere Glucocorticoide (Prednison 40 mg/Tag), bei Unverträglichkeit Sulfasalazin angewandt. Eine weitere Alternative besteht in der Gabe von *Metronidazol* (s. S. 693 f.), wobei der Mechanismus der entzündungshemmenden Wirkung nicht bekannt ist.

Bei *chronisch-aktivem* Verlauf der Erkrankung sind *Immunsuppressiva* (Azathioprin, 6-Mercaptopurin, s. S. 781) indiziert. Ihre Wirkung tritt langsamer ein als die der Glucocorticoide. Die Tagesdosis von Azathioprin beträgt 75 – 100 mg.

5.6 Therapie der Obstipation

Unter einer **Obstipation** versteht man die *verzögerte Entleerung von trockenem und hartem Stuhl.* Sie ist entweder auf eine *verlangsamte Darmpassage* (bei normalem Defäkationsmechanismus) oder einen *gestörten Entleerungsreflex* zurückzuführen.

Als *Ursachen für die verzögerte Darmpassage* kommen *diätetische Faktoren* (ungenügende Füllung des Darms durch ballaststoffarme Nahrung), *Darmwandveränderungen* (z.B. durch Tumoren, chronische Entzündungen), *endokrine Störungen* (z.B. bei Hypothyreose) sowie *funktionelle und organische Störungen des Nervensystems* (z.B. Streß, Wirbelsäulenverletzungen) in Betracht. Auch *Arzneistoffe,* z.B. Sedativa, Psychopharmaka oder starkwirkende Analgetika, können obstipierend wirken.

Einen *gestörten Defäkationsmechanismus* findet man bei Erkrankungen des Analkanals (z.B. bei Hämorrhoiden, Analfissuren), bei Verlust des rektalen Dehnungsreflexes oder bei Schwäche der Bauchpresse.

Laxantien (Abführmittel) *beschleunigen die Stuhlentleerung.* Leider werden sie – unterstützt durch entsprechende Werbung – viel zu häufig und unüberlegt von Laien benutzt. Selbst nach Aufklärung durch den Arzt muß damit gerechnet werden, daß sich nur wenige Patienten zur Beseitigung der meist schon chronischen Obstipation einer Änderung der Lebens- und Essensgewohnheiten unterziehen. (Ballaststoffarme Kost kann beispielsweise durch ballaststoffreiche ersetzt werden.) Die Mehrzahl der Patienten wird erneut zum Laxans greifen. Daher sollten unter ständigem Hinweis auf die bei längerer Einnahme auftretenden Nebenwirkungen nur *die* Präparate verordnet werden, bei denen mit den geringsten Nebenwirkungen zu rechnen ist.

Grundsätzlich abzuraten ist von der Verwendung von Laxantien zur „Blutreinigung" oder zur Gewichtsreduktion. Laxantien wirken weder „entgiftend" noch gewichtsreduzierend.

Wirkprinzipien der Laxantien. Die meisten Laxantien wirken dadurch, daß sie das *intraluminale Volumen vermehren* und damit durch Erhöhung des Innendrucks im Darm peristaltische Wellen auslösen, und zwar durch

☐ *Quellung unter Wasseraufnahme* (Quellstoffe),

☐ *osmotische Wasserretention* (Osmolaxantien),

☐ *Hemmung der Na^+- und damit auch der Wasserresorption aus dem Darmlumen* und/oder *Steigerung der Wassersekretion* in das Darmlumen (antiresorptiv und hydragog wirkende Abführmittel).

Hinzu kommen die

☐ sog. *Gleitmittel,* die durch einen „Schmiereffekt" die Defäkation erleichtern sollen, sowie

☐ Pharmaka zur *Auslösung des Defäkationsreflexes.*

Bei einer Reihe von Laxantien, z.B. bei den Anthrachinon- und Diphenol-Derivaten (s.u.), ist ferner als weitere Wirkkomponente eine Steigerung der Peristaltik durch *Angriff an der glatten Muskulatur* zu erwähnen. Die früher übliche Einteilung in dünn- und dickdarmwirksame Abführmittel ist heute weitgehend verlassen.

Indikationen. Die einmalige oder kurzdauernde Anwendung von Laxantien ist zur Darmentleerung vor Röntgenuntersuchungen oder operativen Eingriffen indiziert. Laxantien werden ferner bei schmerzhafter Stuhlentleerung (z.B. infolge von Analfissuren) gegeben. Bei chronischer Obstipation sollte stets eine Änderung der Lebens- und Essensgewohnheiten angestrebt und erst bei Mißerfolg die – wenn irgend möglich kurzfristige – Gabe eines Laxans erwogen werden.

Nebenwirkungen. Die kurzfristige Einnahme von Abführmitteln verursacht nur sehr selten schwerwiegende Störungen (z.B. bei unzureichender Wasserzufuhr Dehydratation nach Anwendung salinischer Abführmittel oder Darmverschluß nach Einnahme von

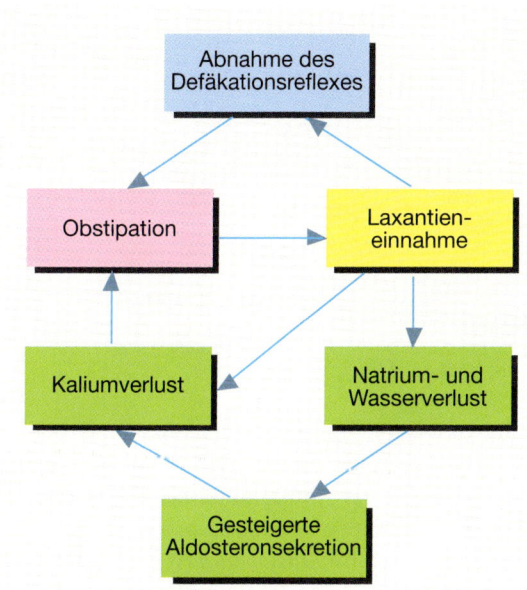

Abb. B 5–13. Circulus vitiosus bei chronischem Gebrauch von Abführmitteln (modifiziert nach Sewing)

Quellmitteln). Die chronische Gabe von Laxantien führt dagegen mit Ausnahme der Quellstoffe in einem hohen Prozentsatz zu Elektrolytstoffwechselstörungen, insbesondere zum *Kaliumverlust,* der seinerseits wiederum die Obstipation verstärkt (Circulus vitiosus, vgl. Abb. B 5–l3).

5.6.1 Quellstoffe

Als milde Laxantien eignen sich natürlich vorkommende oder partialsynthetisch abgewandelte quellfähige, nicht verdaubare Polysaccharide. Hierzu gehören u.a. Inhaltsstoffe von *Leinsamen* (Lini semen), *Indischem Flohsamen* (Plantaginis ovatae semen, z.B. in Agiocur®, Metamucil®) und *Weizenkleie,* ferner *Bassorin,* das wasserunlösliche Polysaccharidgemisch des Tragants (zusammen mit anderen Stoffen z.B. enthalten in Normacol®).

Die übliche *Dosierung* beträgt mehrere Gramm (1 Teelöffel) 1 – 3mal täglich.

Bei der Einnahme dieser Präparate ist darauf zu achten, daß genügend Wasser getrunken wird, um eine Verkleisterung des Darminhaltes und die damit verbundene Ileusgefahr zu vermeiden. Um die Menge der für die laxierende Wirkung erforderlichen Quellstoffe verringern zu können, werden diese häufig mit anderen Laxantien kombiniert.

Neuerdings wird von der Reduktion des Cholesterolgehalts im Plasma bei Einnahme von wasserlöslichen Quellstoffen (z.B. in Haferkleie, Indischem Flohsamen) berichtet. Die

Wirksamkeit ist jedoch geringer als bei anderen Lipidsenkern (s. S. 434 ff.). Darüber hinaus ist noch nicht geklärt, ob es sich dabei um einen spezifischen Effekt oder lediglich um den Ausdruck der Ernährungsumstellung handelt.

5.6.2 Osmotisch wirkende Laxantien

Da Wasser leicht resorbiert wird, eignet es sich nicht als Abführmittel. Setzt man ihm aber *schwer resorbierbare Stoffe zu,* wird entsprechend dem osmotischen Druck dieser Substanzen bei der Einnahme von *normotonen* Lösungen die Resorption von Wasser aus dem Darm verringert, bei der Einnahme von *hypertonen* Lösungen Wasser in das Darmlumen abgegeben und dadurch die Entleerung reichlicher Kotmengen erreicht. Der Wirkungseintritt hängt von der Menge und der Konzentration der Salzlösung ab: Bei hypertonen Lösungen dauert es verhältnismäßig lange, bis so viel Wasser in das Darmlumen abgegeben ist, daß die Entleerung des Darms beginnt; im allgemeinen rechnet man mit 10 – 12 Stunden. Bei normo- oder hypotonen Lösungen setzt die Wirkung dagegen schon nach wenigen Stunden ein.

Wegen der Gefahr einer Dehydratation ist die Anwendung hypertoner Lösungen zu vermeiden.

Salinische Abführmittel. Hierzu gehören *Magnesium-* und *Natriumsulfat* (Bitter- und Glaubersalz), *Natriumphosphat* und *Natriumcitrat.* Am gebräuchlichsten sind Bitter- und Glaubersalz, von denen 10 – 20 g in etwa gewebsisotonischer Lösung ($MgSO_4$ 3,3%ig, $Na_2SO_4 \cdot 10 \, H_2O$ 4,2%ig) eingenommen werden.

Bei längerer Anwendung Natriumionen-haltiger Abführmittel kann es zu einer Flüssigkeitsretention und zu Hypertonie kommen. Nach Gabe Magnesiumionen-haltiger Laxantien muß bei Niereninsuffizienten infolge unzureichender Ausscheidung von Magnesiumionen mit Muskelschwäche, Reflexausfällen und Blutdruckabfall gerechnet werden.

Zuckeralkohole und Zucker. Weitere Osmolaxantien sind die schwer resorbierbaren Zuckeralkohole *Mannit, Sorbit* (vgl. auch S. 798) und *Lactitol* sowie die Zucker *Lactose* und *Lactulose.*

Lactulose und Lactitol wirken ferner dadurch laxierend, daß sie im Kolon von Darmbakterien zu Säuren (Essig-, Propion-, Butter- bzw. Milchsäure) vergärt werden, die die Peristaltik anregen.

Handelspräparate: Lactulose enthalten Bifiteral®, Lactofalk®, Lactuflor®, Laevilac®; *Lactitol* ist der Wirkstoff in Importal®.

Magen-Darm-Kanal

B5

Lactose   Lactulose (Bifiteral®, Lactofalk®, Lactuflor®, Laevilac®)   Lactitol (Importal®)

5.6.3 Antiresorptiv und hydragog wirkende Abführmittel

Laxantien dieses Typs *hemmen die Natriumionen- und Wasserresorption durch Blockade der Na⁺/K⁺-abhängigen ATPase* (antiresorptive Wirkung). Zugleich *fördern* sie in unterschiedlichem Ausmaß den *Einstrom von Elektrolyten und Wasser* in das Darmlumen (hydragoge Wirkung), und zwar vor allem dadurch, daß sie die Durchlässigkeit im Bereich der Kittleisten (tight junctions) erhöhen.

Ricinusöl. Dieses fette Öl besteht vorwiegend aus dem Triglycerid der Ricinolsäure (12-Hydroxyölsäure). Aus dem unwirksamen Triglycerid wird im Dünndarm durch Lipasen der eigentliche Wirkstoff, die *Ricinolsäure,* freigesetzt.

Der laxierende Effekt von Ricinusöl ist zuverlässig und weitgehend frei von Nebenerscheinungen. Ricinusöl kann daher auch in der Gravidität gegeben werden. Da es aber nicht gerne eingenommen wird, eignet es sich mehr für die Therapie der *akuten* als der *chronischen* Obstipation.

Die übliche Dosis beträgt 10 – 30 g. Nach etwa 2 Stunden erfolgt die Entleerung weicher Stühle.

Handelspräparate: Laxopol®, Rizinuskapseln Pohl® 2,0.

Anthraglykoside. In Aloe, Faulbaumrinde (Frangulae cortex), Kreuzdornbeeren (Rhamni catharticae fructus), Sennesblättern (Sennae folium), Rhabarber (Rhei radix) und anderen Drogen kommen chemisch nahe verwandte Hydroxyanthrachinonglykoside (neben Hydroxyanthron- und Hydroxydianthronglykosiden) vor, die als Abführmittel benutzt werden. Die zuckerfreien Anthrachinonderivate werden als *Emodine* bezeichnet. Im *Aloeemodin* ist die Methylgruppe des Chrysophanols an C-3 zur Hydroxymethyl-, im *Rhein* zur Carboxylgruppe oxidiert. *Frangulaemodin* ist 6-Hydroxychrysophanol. Unter *Sennosiden* versteht man die genuinen, in Sennesblättern vorkommenden Hydroxydianthronglykoside. Zur Anwendung gelangen fast ausschließlich Extrakte.

Wirksam werden die genannten Substanzen erst nach Spaltung der Glykosidbindungen im Darm und nachdem sie von Colibakterien zu Anthronen bzw. Anthranolen reduziert wurden. Bei oraler Gabe tritt die Wirkung daher erst nach etwa 8 – 10 Stunden ein.

Die Hauptmenge der Anthrachinonderivate wird mit dem Stuhl ausgeschieden. Nur ein kleiner Teil erscheint im Harn, der dadurch dunkel gefärbt ist.

Die *Dosierung* hängt vom Wirkstoffgehalt der Extrakte ab. Von den Sennosiden werden 25 – 50 mg gegeben.

R = – CH₃: Chrysophanol
R = – CH₂OH: Aloeemodin
R = – COOH: Rhein

Ricinolsäure

Die *akuten Nebenwirkungen* sind *gering.* Ob Anthraglykoside kanzerogene bzw. tumorpromovierende Eigenschaften besitzen, ist derzeit umstritten. Sicherheitshalber sollte aber auf die Einnahme von Anthraglykosiden wegen ihrer gentoxischen Eigenschaften in der Gravidität verzichtet werden.

Sennosid A = (+) - Form

Phenolphthalein
(Bestandteil von Agarol®, Obstinol®)

Bisacodyl (Agaroletten® N,
Dulcolax®, Florisan®, Laxanin® N,
Laxbene®, Stadalax®, Tirgon® N)

Natriumpicosulfat
(Dulcolax® NP, Laxoberal®)

Handelspräparate: Colonorm, Depuran®, Fuco-vesin®, Kräuterlax-S, Liquidepur®, Neda®, Pursen-nid®, Solubilax® N.

Agiolax®, Laxiplant® und Normacol® enthalten Anthraglykoside in Kombination mit Quellstoffen.

Ein Präparat mit der hohen Dosierung von 150 mg Sennosiden, das zur Darmentleerung vor diagnostischen oder operativen Eingriffen gegeben wird, ist X-Prep®.

Synthetische Laxantien der Diphenol-Reihe. Gebräuchliche Wirkstoffe dieser Substanzgruppe sind

☐ *Bisacodyl* und

☐ *Natriumpicosulfat.*

Der älteste Wirkstoff dieser Reihe und Leitstruktur für die Nachfolgesubstanzen ist *Phenolphthalein,* das wegen erheblicher Nebenwirkungen (teilweise schweren Überempfindlichkeitsreaktionen, hämorrhagischen Enteritiden u.a.) nicht mehr eingesetzt werden sollte.

Bisacodyl, fälschlicherweise oft als Kontaktlaxans bezeichnet, wird nach oraler Applikation teilweise resorbiert, nach Entacetylierung (u.a. in der Darmschleimhaut) in der Leber glucuronidiert und mit der Galle wieder in den Darm ausgeschieden. Im Dickdarm entsteht durch Deglucuronidierung die eigentliche Wirkform, das freie Diphenol. Die Wirkung tritt aufgrund dieser kinetischen Vorgänge erst 6 – 10 Stunden nach oraler Gabe ein. Wird die Substanz dagegen rektal appliziert, wirkt sie innerhalb von 30 – 60 Minuten.

Natriumpicosulfat ist ein Analogon des Bisacodyls: Das gleiche Dihydroxydiphenylpyridyl-Derivat ist anstelle von Essigsäure mit Schwefelsäure verestert. Wie Bisacodyl wird das kaum resorbierbare Natriumpicosulfat durch Darmbakterien in das freie Diphenol überführt.

Der Wirkungseintritt ist 4 – 6 (–8) Stunden nach Einnahme zu erwarten.

Die *Dosierung* beträgt bei beiden Substanzen gleichermaßen 5 – 10 mg.

Handelspräparate: Bisacodyl enthalten Agaroletten® N, Dulcolax®, Florisan® N, Laxanin® N, Laxbene®, Stadalax®, Tirgon® N; *Natriumpicosulfat* ist der Wirkstoff von Dulcolax® NP und Laxoberal®.

5.6.4 Gleitmittel

Manchen Abführmitteln (z.B. Tirgon®) wird *Docusat-Natrium* (Natrium-dioctylsulfosuccinat) zugesetzt, das als oberflächenaktiver Stoff die Fäzes erweichen und besser gleitend machen soll. (Ob es aller-

Magen-Darm-Kanal

B5

dings in der in den Kombinationen enthaltenen niedrigen Dosis von 50 mg einen additiven laxierenden Effekt besitzt, ist umstritten.) Die Verträglichkeit wird als gut beschrieben.

$$C-O-CH_2 - CH-(CH_2)_3-CH_3$$

Docusat-Natrium
(Natriumdioctylsulfosuccinat)

Paraffinum subliquidum dient dem gleichen Zweck. Als Mineralöl ist es unverdaulich und wird nur wenig resorbiert. Es sollte, wenn überhaupt, allenfalls kurzfristig angewandt werden. Bei längerem Gebrauch besteht die Gefahr einer

☐ Hypovitaminose der fettlöslichen Vitamine, da diese aus dem Mineralöl nicht aufgenommen werden,

☐ Verdauungsstörung und

☐ Fremdkörperreaktion im Bauchraum durch resorbierte Öltröpfchen.

5.6.5 Substanzen mit Wirkung auf den Defäkationsreflex

Mehrwertige Alkohole, insbesondere *Glycerol* (Glycerin) und *Sorbit,* sowie *Osmolaxantien* können in Form von Suppositorien oder Mikroklysmen zur Auslösung des Defäkationsreflexes benutzt werden. Vor allem bei Säuglingen und Kleinkindern ist dieses Vorgehen zu empfehlen.

Handelspräparate: Babylax®, Glycilax®, Microklist®.

5.7 Therapie der Diarrhoe

Als Diarrhoe wird die *gehäufte Entleerung* (mehr als dreimal täglich) *wäßriger* oder *breiiger Stühle* bezeichnet. Bei Erkrankungen des Dünndarms oder der oberen Dickdarmabschnitte werden große Stuhlmengen mit hohem Wassergehalt ausgeschieden, Erkrankungen der distalen Kolonabschnitte führen zu sehr häufigen Entleerungen kleiner Stuhlmengen.

Unter pathogenetischen Gesichtspunkten lassen sich folgende auslösende Mechanismen unterscheiden:

☐ *unzureichende Resorption osmotisch wirksamer Stoffe* aus dem Darmlumen (osmotische Diarrhoe),

☐ *verstärkte Sekretion von Elektrolyten und Wasser* in das Darmlumen (sekretorische Diarrhoe),

☐ *gesteigerte Permeabilität der Darmschleimhaut* oder

☐ *gestörte Darmmotilität.*

Häufig sind mehrere Mechanismen gleichzeitig beteiligt.

Eine **osmotische Diarrhoe** kann auf einem Maldigestions- oder einem Malabsorptions-Syndrom sowie auf der Einnahme schwer resorbierbarer Substanzen (vgl. Osmolaxantien, z.B. enthalten in „zuckerfreien" Bonbons, Diabetikermarmelade u.a.) beruhen. *Bei Nahrungskarenz sistieren osmotisch bedingte Durchfälle.*

Eine **sekretorische Diarrhoe** ist sehr häufig durch *Bakterientoxine* bedingt, die durch Interaktion mit G-Proteinen (s. S. 63 f.) die Adenylatcyclase in den Mukosazellen aktivieren, wodurch vermehrt cAMP gebildet wird. Neben *Choleratoxin* lösen auch Toxine von Salmonellen und Shigellen sowie von Staphylokokken und pathogenen Coli-Stämmen sekretorische Diarrhöen aus. (Ein großer Teil der

Sommer- und Reisediarrhöen wird durch ein Toxin von Escherichia coli hervorgerufen.) Während es bei dem Befall mit Staphylokokken und E.coli meist nur zu toxinbedingten Symptomen kommt, dringen invasive Erreger, z.B. Shigellen und Yersinien, in die Darmwand ein und rufen so lokale und systemische Entzündungen hervor.

Als weitere Ursachen für sekretorische Diarrhöen kommen endogene Substanzen, z.B. Vasoaktives Intestinales Polypeptid (VIP) oder aber nicht resorbierte Gallensäuren, in Betracht. Eine solche **chologene Diarrhoe** findet man nach Resektionen des Ileum, dem hauptsächlichen Ort der Gallensäuren-Rückresorption. Ins Kolon gelangte Gallensäuren bewirken dort einen verstärkten Einstrom von Wasser und Elektrolyten in das Darmlumen und lösen dadurch einen Durchfall aus. Übersteigt der Gallensäurenverlust die Synthesekapazität der Leber, kommt es infolge mangelhafter Fettresorption zu Fettstühlen (Steatorrhoe).

Eine sekretorische Diarrhoe bleibt im Gegensatz zu osmotisch bedingten Durchfällen auch beim fastenden Patienten bestehen!

Eine *gesteigerte Permeabilität der Darmschleimhaut* verursacht schwere Durchfälle im Rahmen entzündlicher Erkrankungen des Dünn- und Dickdarms, z.B. einer Colitis ulcerosa (s.o.), oder bei einem Kolonkarzinom.

Eine *gesteigerte intestinale Motilität* als Diarrhoe-Ursache findet man beispielsweise bei einer Hyperthyreose.

Die Therapie einer Diarrhoe hat sich nach deren Ursache zu richten. Im Vordergrund der Behandlungsmaßnahmen stehen

□ der *Flüssigkeits- und Elektrolytersatz* sowie

□ die Gabe von *Opioiden*.

Unterstützend können *Adsorbentien* und *Adstringentien* bzw. *lyophilisierte Hefepilze* gegeben werden. Ist die Diarrhoe durch invasive Erreger bedingt, sind *Antiinfektiva* indiziert.

Flüssigkeits- und Elektrolytersatz. Die *akuten Reise-* und *Sommerdiarrhöen* sind *selbstlimitierend* und bedürfen keiner *spezifischen* medikamentösen Therapie. Die *wichtigste therapeutische Maßnahme* besteht in ausreichendem Flüssigkeits- und Elektrolytersatz. Dieser ist möglich, da die Resorptionsmechanismen nicht gestört sind. In den meisten Fällen genügt die orale Gabe einer *Glucose-Elektrolyt-Trinklösung*. Der günstige Effekt der kombinierten Verabreichung von Natriumionen und Glucose beruht darauf, daß diese *gemeinsam aktiv* aus dem Darmlumen in die Enterozyten *transportiert* werden und daher die simultane Applikation eine Resorptionssteigerung und damit gleichzeitig – osmotisch bedingt – eine verstärkte Aufnahme von Wasser bewirkt. Bei schweren Wasser- und Elektrolytverlusten ist die *parenterale* Substitution indiziert.

Während die „WHO-Lösung" mit 20 g Glucose, 3,5 g NaCl, 3 g Natriumcitrat und 1,5 g KCl, in 1 l Wasser (Handelspräparat u.a. Elotrans®) die Cholera-bedingten Elektrolytverluste in idealer Weise ausgleicht, eignen sich für andere bakterielle und virale Enteritiden Lösungen mit einem um 1/3 reduzierten Na^+-Gehalt besser. Die Substitutionsmenge beträgt bei sehr schweren Durchfällen 5 – 10% des Körpergewichts innerhalb von 6 Stunden.

Opioide. Die an *Opiatrezeptoren angreifenden, die Peristaltik hemmenden Substanzen Diphenoxylat* und *Loperamid* mit fehlender oder zumindest nur geringer zentraler Wirkung (keine Überwindung der Blut-Hirn-Schranke) werden u.a. bei Diarrhöen infolge von Motilitätsstörungen und Reisediarrhöen erfolgreich eingesetzt. Nicht angewandt werden dürfen sie bei den durch enteroinvasive Bakterien bedingten Durchfällen, da durch die Ruhigstellung des Darms die Gefahr einer vermehrten Toxinproduktion und einer verzögerten Toxinausscheidung besteht.

Die *Dosierung* erfolgt individuell. Erwachsene erhalten als Anfangsdosis 10 mg Diphenoxylat bzw. 4 mg Loperamid.

Handelspräparate: Diphenoxylat ist Bestandteil von Reasec®; *Loperamid* ist enthalten in Azuperamid®, duralopid, Imodium®, Lopalind®, Lopedium, Loperamid-ratiopharm®, Lopramid Stada®.

Adsorbentien, Adstringentien, Hefelyophilisate. Unterstützend oder bei leichteren Fällen alternativ zu den oben genannten Maßnahmen können *Adsorbentien,* insbesondere *Aktivkohle* (Carbo medicinalis, s. S. 798 f.), *Adstringentien* (Gerbstoff-haltige Präparate, z.B. Tannalbin®) sowie Lyophilisate von *Saccharomyces boulardii* (Perenterol®) angewandt werden. Ferner werden *Quellstoffe* (z.B. Pectin) in dieser Indikation eingesetzt. Als Mechanismus der (schwachen) antidiarrhoischen Wirkung von Adsorbentien, Adstringentien und S. boulardii wurde eine Hemmung der Toxinbindung an die Darmmukosa gefunden. Adstringentien bewirken auch eine Abdichtung und Schrumpfung der obersten Zellschichten und hemmen die Sekretion aus dem entzündeten Gewebe.

Diese Mittel können auch Kleinkindern gegeben werden, die nicht mit Opioiden behandelt werden sollen.

Antiinfektiva. *Antibiotika* oder *Darmdesinfizientien* (z.B. Hydroxychinolin-Derivate) sollen bei der einfachen Sommer- und Reisediarrhoe *nicht verabreicht* werden, da die Wirksamkeit nicht erwiesen ist, dagegen mit Nebenwirkungen gerechnet werden muß.

Nach langdauernder und hochdosierter Gabe von Hydroxychinolin-haltigen Präparaten (z.B. Mexaform®, nicht mehr im Handel) wurde vor allem in Japan ein als *SMON-Erkrankung* (Subakute Myelo-Optico-Neuropathie) bezeichnetes Krankheitsbild beobachtet. Dabei traten Polyneuropathien, Pyramidenbahnausfälle, Blasen- und Mastdarm- sowie Sehstörungen auf.

Diphenoxylat (Bestandteil von Reasec®)   Loperamid (Azuperamid®, duralopid, Imodium®, Lopalind®, Lopedium, Loperamid-ratiopharm®, Loperamid Stada®)

Magen-Darm-Kanal

B5

Auch *Salmonellosen* (z. B. Typhus) werden nicht mehr routinemäßig mit Antibiotika behandelt, weil es dadurch zur verlängerten Keimausscheidung kommen kann.

Bei schwer verlaufenden *Shigellosen* und *Yersiniosen* mit starker Diarrhoe und Darmblutungen sind dagegen – neben der Elektrolyt- und Flüssigkeitszufuhr – Antiinfektiva notwendig, z.B. Cotrimoxazol bei Shigellosen oder Erythromycin bei einer Campylobacter-jejuni-Infektion. Alternativ können Gyrasehemmer (s. S. 684 ff.) gegeben werden.

Chronische Verlaufsformen. *Länger als zwei Wochen andauernde (chronische) Durchfälle erfordern eine sorgfältige diagnostische Abklärung und eine dem jeweiligen Krankheitsbild entsprechende Therapie* (Durchfall ist ein Symptom und keine Erkrankung!).

Bei *chologener Diarrhoe* können *Ionenaustauscherharze* (z.B. Colestyramin, s. S. 437), bei *Steatorrhoe mittelkettige Triglyceride* (s. S. 531) gegeben werden. Die Therapie einer Diarrhoe bei Colitis ulcerosa oder Morbus Crohn ist unter B 5.5 beschrieben.

5.8 Hepatika

Die große Zahl der auf dem Markt befindlichen „Leberpräparate" darf nicht darüber hinwegtäuschen, daß die medikamentöse Therapie von Lebererkrankungen bisher nur in bescheidenem Umfang möglich ist. Eingehende Untersuchungen haben gezeigt, daß weder hohe Vitamindosen noch sog. lipotrope Stoffe, wie z.B. *Cholin* oder *Methionin,* Lebererkrankungen günstig beeinflussen, es sei denn, diese Stoffe werden nicht in ausreichender Menge mit der Nahrung zugeführt, was aber nur selten zutrifft. Auch die Wirksamkeit der zahlreichen pflanzlichen Kombinationspräparate ist *nicht* belegt, die von *Silymarin* (z.B. Legalon®) noch immer umstritten.

Akute Hepatitis. Die Hepatitis A heilt auch ohne Behandlung aus. Bei der Hepatitis B kommt es in 5 – 10%, bei der Non-A-Non-B-Hepatitis (häufigste Form Hepatitis C) in ca. 30 – 50% der Fälle zu einem chronischen Verlauf (s.u.). Bei allen Formen ist Bettruhe indiziert, spezielle Diätvorschriften, wie z.B. eiweißreiche Kost, sind nicht erforderlich. Die früher übliche Infusionsbehandlung mit *Laevulose-Lösungen* ist *verlassen,* der Wert anderer Leberpräparate nicht erwiesen. Die kurzfristige, hochdosierte Gabe von *Glucocorticoiden* (Initialdosis von z.B. Prednisolon l00 mg während drei Tagen, dann Reduktion um 25 mg alle drei Tage) wird nur noch bei schweren, protrahiert verlaufenden *cholestatischen* Hepatitiden mit Bilirubinerhöhungen über 30 mg/l00 ml Serum empfohlen. Zur Behandlung des in diesen Fällen gleichzeitig bestehenden quälenden Juckreizes können *Ionenaustauscherharze,* z.B. Colestyramin (s. S. 437), in einer Dosierung von 3mal 4 g täglich gegeben werden.

Chronische Hepatitis. Während die *chronisch-persistierende Hepatitis* keine medikamentöse Therapie erfordert, werden bei der *chronisch-aktiven Hepatitis* (CAH), vor allem bei der HBsAg-negativen, Autoantikörper-positiven CAH sowie bei schweren Verlaufsformen *Glucocorticoide* und meist gleichzeitig auch *Immunsuppressiva,* insbesondere *Azathioprin* (Imurek®, s. S. 781), gegeben.

Bei chronischen *virusbedingten* B- und C-Hepatitiden mit aktiver Virusreplikation ist α-Interferon (s. S. 778 f.) in einem Teil der Fälle (ca. 50% bei B-Hepatitiden, ca. 30% bei C-Hepatitiden) wirksam. Es hemmt die Virusvermehrung und Antigenproduktion, hinzu kommt eine verringerte Entzündung der Leber. Die *Dosierung* beträgt bei der Hepatitis B 5 – 10, bei der Hepatitis C 3 – 5 Millionen Einheiten dreimal wöchentlich über mehrere Monate. Während bei der Hepatitis B häufig anhaltende Erfolge erzielt werden, kommt es bei der Hepatitis C nicht selten zu einem Rezidiv nach Absetzen von α-Interferon.

Fettleber. Die meist alkoholbedingte Fettleber bedarf keiner medikamentösen Behandlung. Erforderlich ist jedoch eine strenge Alkoholabstinenz und gegebenenfalls eine Gewichtsreduktion.

Leberinsuffizienz, Leberzirrhose. Bei *Leberinsuffizienz* oder (fortgeschrittener) *Leberzirrhose* ist die *Senkung der Ammoniakkonzentration* im Blut eine geeignete therapeutische Maßnahme. Bei der Verdauung im Intestinaltrakt entstehendes NH_3 wird normalerweise von der Leber entgiftet. Ist diese dazu nicht mehr in der Lage oder gelangt NH_3 infolge eines Pfortaderhochdrucks bei der Leberzirrhose unter Umgehung der Leber direkt in den großen Kreislauf, wird das Gehirn geschädigt (sog. portokavale Enzephalopathie). Eine Senkung des Ammoniakblutspiegels ist auf folgende Weise möglich:

□ *Unterdrückung der Ammoniakbildung* im Kolon durch die langfristige Gabe von nicht resorbierbaren Antibiotika (z.B. Neomycin oder Paromomycin, s. S. 678),

□ *Verhinderung der Ammoniakresorption* durch Erniedrigung des pH-Wertes im Kolon mittels *Lactulose* bzw. *Lactitol* (s. S. 545) oder

□ *verbesserte Verstoffwechslung von Ammoniak* durch Korrektur der pathologischen Aminosäurenmuster im Organismus mittels parenteraler Zufuhr von Gemischen essentieller Aminosäuren oder von *Ornithin-Aspartat* (Hepa-Merz ®).

Bei *primär biliären Zirrhosen* bessert *Ursodeoxycholsäure* (s.u.) zumindest für einige Zeit die Cholestase und die damit verbundenen Beschwerden.

Ein Aszites bei Leberzirrhose kann mit *Diuretika* behandelt werden (s. S. 582 ff.).

Ösophagusvarizenblutungen. Bei der Ösophagusvarizenblutung infolge eines Pfortaderhochdrucks bei Leberzirrhose eignet sich zur endoskopischen Sklerosierung die intra- oder paravasale Injektion einer 1%igen Polidocanol-Lösung (Aethoxysklerol®). Komplikationen der Behandlung sind Aspiration, Blutung oder eine Perforation der Speiseröhre.

Adjuvante Maßnahmen bestehen in der Senkung des Pfortaderdrucks durch Abnahme der Durchblutung des Splanchnikusgebiets. Geeignete Wirkstoffe sind, wie beschrieben (vgl. S. 326), *Ornipressin* oder *Terlipressinacetat* sowie *Somatostatin* (s. S. 318 f.) und nichtselektive *β-Rezeptorenblocker* (s. S 288 ff.).

$$H_3C - (CH_2)_{11} - (O\text{-}CH_2CH_2)_x - OH$$

Polidocanol (Aethoxysklerol®)

5.9 Choleretika, Cholekinetika; Stoffe zur Auflösung von Gallensteinen

Choleretika erhöhen die *Gallenproduktion* in der Leber, *Cholekinetika* fördern die *Entleerung* der Gallenblase. Diese Begriffe sind an die Stelle des ungenaueren Ausdrucks Cholagoga getreten. Die *therapeutische Bedeutung* dieser Substanzgruppe ist trotz häufiger Verordnung *sehr gering*.

Choleretika. Choleretisch wirken *Gallensäuren,* die nach der Resorption aus dem Dünndarm als gallenpflichtige Substanzen die Sekretion von Gallenflüssigkeit hervorrufen. Neben *Ochsengalle* (Fel tauri) wird *Dehydrocholsäure* verwendet. Ein *synthetisches* Choleretikum ist *Febuprol* (Valbil®).

Choleretika sind nur *indiziert,* wenn ein vermehrter Gallenfluß in den ableitenden Gallenwegen notwendig ist. Dies trifft z.B. beim Vorliegen von Gallensteingrieß zu.

Kontraindikationen für alle Choleretika sind akute Hepatitis, Gallenblasenempyem und mechanischer Verschluß der Gallenwege, z.B. durch Gallensteine oder Tumoren.

Eine Substanz mit *spasmolytischen* und *choleretischen* Eigenschaften ist *Hymecromon* (Biliton® H, Cholspasmin® Forte, Chol-Spasmoletten®, Gallo Merz® Spasmo Hymecromon).

Cholekinetika werden bei Störungen des Gallenabflusses (Dyskinesien) aus der Gallenblase und den Gallengängen sowie bei der röntgenologischen Prüfung der Entleerungsfähigkeit der Gallenblase gegeben. Lösungen von *Magnesiumsulfat* (10 – 30%ig) oder *Sorbit* (80%ig) führen reflektorisch zu einer Entleerung der Gallenblase. Bei Motilitätsstörungen der Gallenwege unterstützen Spasmolytika den Effekt.

Gallensteine (Cholelithiasis). Das *Gallensteinleiden* ist die *häufigste Erkrankung der Gallenwege und der Gallenblase.* Die Prävalenz bei Erwachsenen liegt bei etwa 10%. Frauen sind etwa doppelt so häufig betroffen wie Männer. *Bildungsstätte* ist *meist die Gallenblase,* doch können im gesamten Gallenwegssystem Steine entstehen. Nahezu 80%

O-CH₂- CH-CH₂- O - (CH₂)₃- CH₃ (mit OH)

Febuprol (Valbil®)

Hymecromon (Biliton® H, Cholspasmin® Forte, Chol-Spasmoletten®, Gallo Merz® Spasmo Hymecromon)

Magen-Darm-Kanal

B5

Chenodeoxycholsäure
(Chenodiol; Chenofalk®, Hekbilin®)

Ursodeoxycholsäure
(Ursodiol; Cholit-Ursan®, Ursofalk®)

der Steine bestehen vorwiegend aus *Cholesterol,* 20% aus *Calciumbilirubinat (Pigmentsteine)* und anderen *Calciumsalzen.* Prädisponierende Faktoren für eine Gallensteinbildung sind Hypercholesterolämie und Entleerungsstörungen der Gallenblase. Nur bei etwa 25% aller Steinträger treten Gallenkoliken auf.

Der Versuch einer medikamentösen Gallensteinauflösung ist nur erfolgversprechend, wenn es sich um reine Cholesterol-Steine handelt (röntgenologisch dadurch nachweisbar, daß sie nicht schattengebend sind). Außerdem muß die Gallenblase funktionstüchtig sein, und es darf keine Lebererkrankung vorliegen.

Medikamentöse Auflösung von Gallensteinen. Zur Auflösung von Gallensteinen eignen sich *Chenodeoxycholsäure (Chenodiol)* oder *Ursodeoxycholsäure (Ursodiol).* Die Wirkung beruht auf einer *Hemmung der*

□ *biliären Cholesterolsekretion* (Ursodiol, Chenodiol),

□ *Cholesterol-Synthese* durch Blockade der HMG-CoA-Reduktase (s. S. 437 f.) (Chenodiol) und

□ *intestinalen Cholesterolresorption* (Ursodiol).

Bei etwa 60% der behandelten Patienten kann innerhalb von 6 – 24 Monaten mit einer Steinauflösung ge-

rechnet werden. Die Gefahr von Rezidivsteinen nach Absetzen der Therapie liegt bei etwa 25%.

Die *Dosierung* beträgt von Chenodiol 15 mg/kg, von Ursodiol 10 mg/kg täglich.

Als *Nebenwirkungen* von Chenodiol wurden gastrointestinale Störungen, insbesondere Diarrhöen, ferner ein vorübergehender Anstieg der Serumtransaminasen beschrieben. Ursodiol ist besser verträglich.

Beide Substanzen sind bei entzündlichen Erkrankungen der Gallenwege, Choledochus- oder Zystikusverschluß, schweren Leber- und Nierenstörungen, häufigen Koliken sowie während einer Schwangerschaft *kontraindiziert.*

Colestyramin und Aluminium-haltige Antazida vermindern ihre Resorption.

Handelspräparate: Ursodiol enthalten Cholit-Ursan® und Ursofalk®; Chenodiol Chenofalk® und Hekbilin®.

Ein minimal-invasives Verfahren stellt die *direkte Etherlyse* von Gallensteinen dar. Dabei wird die Gallenblase über eine perkutane Sonde mit Methyl-tert.-butylether gespült. Cholesterolsteine lösen sich so innerhalb von 1 – 3 Tagen auf.

Als *Nebenwirkungen* können bei einem Übertritt des Ethers in den Darm schwere Schleimhautreizungen bzw. eine Sedation bei Resorption auftreten.

5.10 Kontrastmittel

Unter *Kontrastmitteln* versteht man *diagnostische Hilfsmittel bei bildgebenden Verfahren,* insbesondere bei der Röntgendiagnostik und neuerdings auch bei der Kernspintomographie und Sonographie (Ultraschalluntersuchung).

5.10.1 Röntgenkontrastmittel

Röntgenkontrastmittel dienen zur röntgenologischen Darstellung von *Hohlorganen* und *Hohlräumen* des Körpers, z.B.

☐ des Magen-Darm-Kanals,

☐ der Gallenblase und der Gallenwege (Cholezystographie und Cholangiographie),

☐ des Nierenbeckens und der ableitenden Harnwege (Pyelographie, Urographie),

☐ der Gefäße (Angiographie),

☐ der Liquorräume (Myelo- und Ventrikulographie),

☐ der Bronchien (Bronchographie) oder

☐ des Uterus und der Eileiter (Hysterosalpingographie).

Unter *negativen Kontrastmitteln* versteht man *gasförmige* Kontrastmittel, die Röntgenstrahlen *schwächer* absorbieren als Körperstrukturen. Sie werden z.B. zur Darstellung der Hirnventrikel (Pneumenzephalographie) eingesetzt. *Positive Kontrastmittel* (= Röntgenkontrastmittel im engeren Sinn) sind Verbindungen, die Elemente mit *hoher Ordnungszahl* enthalten, da nur diese Röntgenstrahlen *stärker* als körpereigene Gewebe absorbieren. Neben *Bariumsulfat* werden ausschließlich *iodhaltige* Präparate verwendet.

Bei der sog. *passiven Kontrastdarstellung* wird das Röntgenkontrastmittel in das röntgenologisch darzustellende Gebiet eingebracht (z.B. in eine Arterie injiziert), bei der *aktiven Kontrastdarstellung* reichert es sich aufgrund seiner pharmakokinetischen Eigenschaften in dem zu untersuchenden Organ (z.B. in der Gallenblase oder in der Niere) an.

5.10.1.1 Bariumsulfat

Obwohl Bariumionen giftig sind, kann Bariumsulfat infolge seiner extremen Schwerlöslichkeit in Wasser bzw. verdünnten Säuren und Alkalien als Suspension zur röntgenologischen Darstellung des Magen-Darm-

Kanals benutzt werden. Die Kontrastintensität ist sehr gut.

Handelspräparate: Micropaque, Microtrast, Unibaryt®.

Bei Verdacht auf eine Perforation muß anstelle von Bariumsulfat ersatzweise ein iodhaltiges, wasserlösliches Kontrastmittel (z.B. Amidotrizoe- oder Ioxitalaminsäure, s.u.) verwendet werden, da in die Bauchhöhle gelangtes Bariumsulfat schwere Fremdkörperreaktionen hervorrufen kann.

5.10.1.2 Iodhaltige Röntgenkontrastmittel

Bei der Synthese iodhaltiger Röntgenkontrastmittel werden (2 –) 3 Iodatome pro aromatischem oder heterozyklischem Rest in das Molekül eingeführt, die zur Erhöhung der Wasserlöslichkeit eine zur Salzbildung befähigte Carboxylgruppe *(ionische Röntgenkontrastmittel)* oder verzweigte Seitenketten mit mehreren Hydroxylgruppen *(nichtionische Röntgenkontrastmittel)* besitzen. Insbesondere werden *Triiodbenzoesäure-* und *Triiodphenylpropionsäure-Derivate* angewandt. Daneben sind *Pyridon-Derivate* oder *iodierte Öle* (z.B. Lipiodol® Ultra-Fluid) gebräuchlich, wenn die Kontrastmittel direkt in Hohlräume (z.B. bei der Bronchographie) eingefüllt oder in Lymphbahnen injiziert werden.

In Tab. B 5–7 sind Handelspräparate zusammengestellt.

Anforderungen an iodhaltige Röntgenkontrastmittel. Für eine gute Kontrastdarstellung ist ein möglichst hoher Iodgehalt erforderlich (50 – 60 Gewichtsprozent). Da von den Kontrastmitteln hohe Dosen (bis zu 30 g) benötigt werden, müssen diese eine sehr geringe systemische Toxizität besitzen und lokal gut verträglich sein. Sie dürfen ferner keine pharmakodynamischen Eigenwirkungen aufweisen.

Bei den zur intravasalen Applikation bestimmten Substanzen (z.B. bei Uro- oder Angiographien) ist eine gute Wasserlöslichkeit notwendig, da sonst große Flüssigkeitsvolumina appliziert werden müssen. Die Lösungen sollen ferner nicht zu Übersättigungen neigen, eine möglichst niedrige Viskosität besitzen und annähernd neutral reagieren.

Röntgenkontrastmittel zur Darstellung der ableitenden Harnwege oder der Gallenwege müssen ein niedriges Verteilungsvolumen aufweisen sowie renal bzw. biliär sezerniert werden und sich auf diese Weise an den gewünschten Orten anreichern.

Magen-Darm-Kanal

B5

Tab. B 5–7. Iodhaltige Kontrastmittel

Strukturformel	Internationaler Freiname	Handelspräparat (Eingetragenes Warenzeichen)	Anwendungs-gebiet
I. Derivate der Triiodbenzoesäure			
Ia. „monomere" Verbindungen			

R^1	R^2	R^3			
$-NH-\underset{O}{\overset{\|}{C}}-CH_3$	$-NH-\underset{O}{\overset{\|}{C}}-CH_3$	$-OH$	Amidotrizoesäure	Angiografin[+], Urografin[*], Urovison[*]	Angiographie, Hysterosalpingo-graphie, Urographie
$-NH-\underset{O}{\overset{\|}{C}}-CH_3$	$-\underset{O}{\overset{\|}{C}}-NH-CH_3$	$-OH$	Iotalaminsäure	Conray[*]	Angiographie, Hysterosalpingo-graphie, Urographie
$-NH-\underset{O}{\overset{\|}{C}}-CH_3$	$-\underset{O}{\overset{\|}{C}}-NH-\underset{OH}{\overset{CH_2}{\underset{\|}{CH_2}}}$	$-OH$	Ioxitalaminsäure	Telebrix[*]	Angiographie, Urographie
$-NH-\underset{\underset{CH_3}{O}}{\overset{\|}{C}}-CH-OH$	$-\underset{O}{\overset{\|}{C}}-NH-CH\overset{CH_2-OH}{\underset{CH_2-OH}{<}}$	$-HN-CH\overset{CH_2-OH}{\underset{CH_2-OH}{<}}$	Iopamidol	Iopamiro, Solutrast	Angiographie, Myelographie, Urographie
$-\underset{CH_2-CH_2-OH}{\overset{O}{\overset{\|}{\underset{\|}{N}}}}-C-CH_2-OH$	$-\underset{O}{\overset{\|}{C}}-NH-CH_2-\underset{OH}{\overset{\|}{CH}}-CH_2OH$	$-NH-CH_2-\underset{OH}{\overset{\|}{CH}}-CH_2OH$	Ioversol	Optiray	Angiographie, Urographie; Computer-Tomographie
$-\underset{\underset{CH-OH}{\underset{\|}{CH_2}}}{\overset{O}{\overset{\|}{\underset{\|}{N}}}}-C-CH_3$ CH_2-OH	$-\underset{O}{\overset{\|}{C}}-NH-CH_2$ $CH-OH$ CH_2-OH	$-NH-CH_2$ $CH-OH$ CH_2-OH	Iohexol	Omnipaque[*]	Angiographie, Hysteroalpingo-graphie, Urographie

+ Methylglucamin-Salze
* Gemisch der Natrium- und Methylglucamin-Salze
Methylglucamin: $H_3C-NH-CH_2-(CHOH)_4-CH_2OH$

Tab. B 5–7. Iodhaltige Kontrastmittel (Fortsetzung)

Strukturformel			Internationaler Freiname	Handelspräparat (Eingetragenes Warenzeichen)	Anwendungsgebiet
R¹	R²	R³			

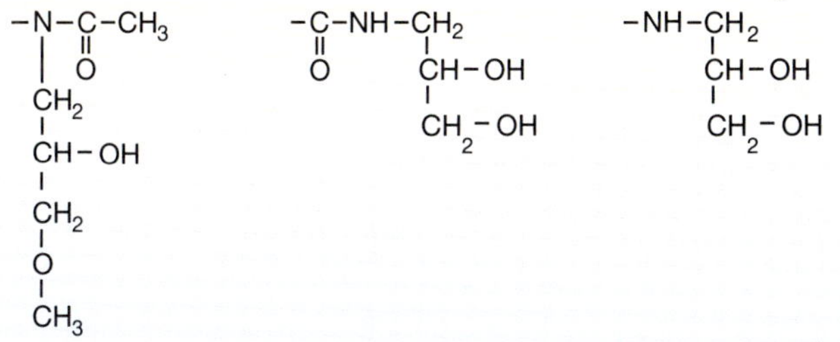

			Iopentol	Imagopaque	Angiographie, Phlebographie, Urographie; Computertomographie

–N–C–CH₃
  | | O
  CH₂
  CH–OH
  CH₂
  O
  CH₃
	–C–NH–CH₂
	 O CH–OH
	      CH₂–OH
		–NH–CH₂
		   CH–OH
		   CH₂–OH			

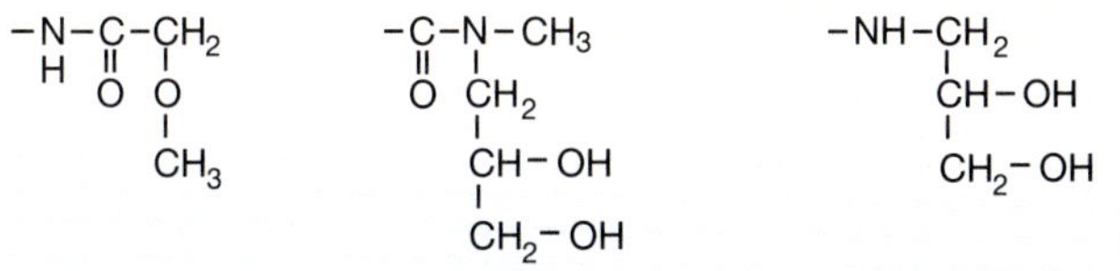

			Iopromid	Ultravist	Angiographie, Urographie

–N–C–CH₂
 H O O
      CH₃
	–C–N–CH₃
	 O CH₂
	    CH–OH
	    CH₂–OH
		–NH–CH₂
		   CH–OH
		   CH₂–OH			

Ib. „dimere" Verbindungen

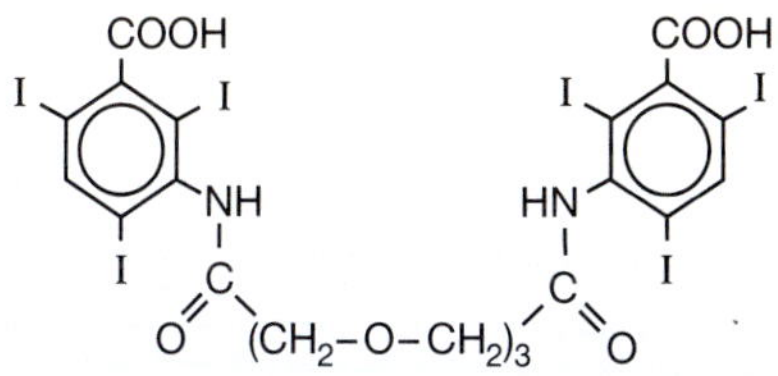	Iotroxinsäure	Biliscopin⁺	Cholecystocholangiographie

Struktur: zwei Benzolringe mit je COOH und drei I-Substituenten, verbunden über –NH–C(=O)–(CH₂–O–CH₂)₃–C(=O)–NH–

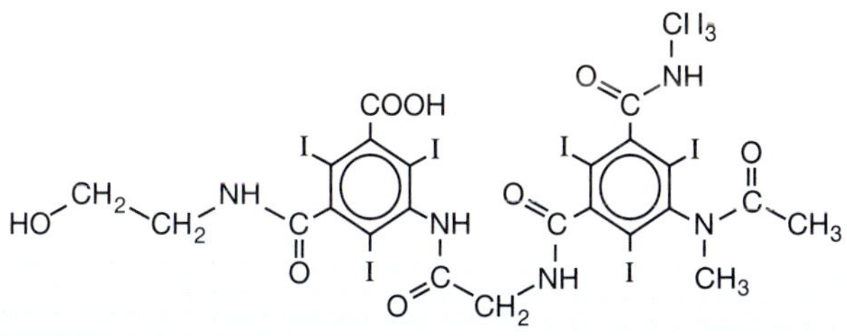	Ioxaglinsäure	Hexabrix*	Angiographie

+ Methylglucamin-Salze
* Gemisch der Natrium- und Methylglucamin-Salze
Methylglucamin: $H_3C - NH - CH_2 - (CHOH)_4 - CH_2OH$

Magen-Darm-Kanal

B5

Tab. B 5–7. Iodhaltige Kontrastmittel (Fortsetzung)

Strukturformel	Internationaler Freiname	Handelspräparat (Eingetragenes Warenzeichen)	Anwendungs- gebiet
II. Derivate der Triiodphenylpropionsäure			
	Natriumiodopat	Biloptin	Cholecysto- cholangiographie
III. Pyridon-Derivate			
$-CH_2-CH-CH_2OH$ OH	Jopydol	Hytrast (Mischpräparat)	Bronchographie
$-H$	Jopydon		

Die Osmolarität der älteren (sog. monomeren) ionischen Präparate ist etwa 5 – 8mal höher als die des Blutes. Vor allem bei höheren Dosierungen besteht daher die Gefahr von Störungen des Wasser- und Elektrolythaushaltes. Bei einigen neueren Verbindungen mit zwei aromatischen Kernen (sog. – chemisch unkorrekt – dimeren Röntgenkontrastmitteln) sowie nichtionischen Substanzen ist die Osmolarität deutlich niedriger und die Verträglichkeit dadurch erhöht.

Deiodierung. Trotz der aromatischen Bindung des Iods erfolgt im Organismus eine teilweise Deiodierung (bis etwa 1%). Das dadurch in den Organismus gelangte Iod stört die Funktionsdiagnostik der Schilddrüse über Wochen bis Monate. Die Deiodierung ist auch der Grund dafür, daß iodhaltige Röntgenkontrastmittel bei Hyperthyreose kontraindiziert sind (s.u.).

Pseudoallergische Nebenwirkungen. Während bei oraler oder lokaler Anwendung nur in seltenen Fällen schwere Nebenwirkungen auftreten, ist bei parenteraler Zufuhr mit *Überempfindlichkeitsreaktionen* (Übelkeit, Brechreiz, Urtikaria, Glottisödem, Blutdruckabfall, Bronchialobstruktion) bis hin zum schweren Schock zu rechnen. Es handelt sich dabei, wie auf S. 83 beschrieben, nach heutiger Auffassung um *pseudoallergische* und nicht um Antigen-Antikörper-Reaktionen. Die früher übliche Gabe einer Testdosis vor der Injektion größerer Kontrastmittelmengen wurde verlassen, da auch dabei schwere Zwischenfälle vorkamen. Dagegen ist vor jeder intravasalen Anwendung dieser Stoffe dafür zu sorgen, daß eine wirksame Therapie eventuell auftretender Überempfindlichkeitsreaktionen sofort möglich ist.

Kontraindikationen. Iodhaltige Röntgenkontrastmittel sind bei Neigung zu Überempfindlichkeitsreaktionen, Hyperthyreose, Nieren- und Leberinsuffizienz sowie schweren Herz-Kreislauf-Störungen kontraindiziert.

5.10.2 Kontrastmittel für die Kernspintomographie

Das erste und bisher einzige Kontrastmittel für die Kernspintomographie ist das Meglumin-Salz der *Gadopentetsäure* (Magnevist®), eines Chelats von dem zu den seltenen Erden gehörenden *Gadoliniumion* mit *Pentetsäure* (Diethylentriaminpentaessigsäure). Die *kontrastgebende Wirkung* beruht auf den *paramagnetischen Eigenschaften* von Gadolinium, das wegen seiner hohen Toxizität nur in Form stabiler Komplexe eingesetzt werden kann.

Nach intravenöser Applikation verteilt sich die Substanz rasch im Extrazellularraum und überwindet bei intakter Blut-Hirn-Schranke diese nicht. Eine

Metabolisierung findet nicht statt. *Die Plasmahalb-wertszeit* beträgt etwa 90 Minuten, die *Ausscheidung* erfolgt ausschließlich renal.

Gadopentetsäure wird vor allem in der Tumordia-gnostik, insbesondere bei Verdacht auf kraniale und spinale Tumoren, eingesetzt (Kontrasterhöhung zwi-schen normalem und Tumorgewebe bzw. Metastasen).

Als (harmlose) *Nebenwirkungen* wurden kurzfristige lokale Wärme- und Schmerzgefühle sowie süßliche Geschmackssensationen beobachtet. In seltenen Fäl-len können zerebrale Krämpfe auftreten, infolge der noch nicht ausgereiften Blut-Hirn-Schranke sind Kleinkinder besonders gefährdet. Bei diesen soll Gadopentetsäure daher nicht angewandt werden.

Gadopentetsäure (Magnevist®)

5.10.3 Kontrastmittel für die Sonographie

Für die Sonographie des Herzens steht nunmehr eben-falls ein positives Kontrastmittel zur Verfügung. Es handelt sich dabei um eine Suspension aus *Galactose-Mikropartikeln*, die durch eine übersättigte (20%ige) wäßrige Galactoselösung stabilisiert werden (Echo-vist®). Der Kontrasteffekt beruht auf sonographisch erkennbaren Substanzinhomogenitäten in Form von Mikroluftbläschen und -partikeln. Da diese nach intra-venöser Injektion zuerst das rechte Herz passieren und sich während der Lungenpassage auflösen, wird bei der Ultraschalluntersuchung des Herzens normaler-weise (d.h. bei keinen intrakardialen Shunts) nur die rechte Herzhälfte dargestellt.

Die *Dosierung* beträgt 4 – 10 ml der frisch herge-stellten Lösung.

Die Verträglichkeit ist gut. Die häufigsten Neben-wirkungen sind Kälte-/Wärmegefühl sowie Schmer-zen bzw. Brennen an der Injektionsstelle.

Magen-Darm-Kanal

B5

6 Niere und ableitende Harnwege; Wasser- und Elektrolythaushalt

6.1 Anatomische und physiologische Grundlagen der Niere und der ableitenden Harnwege

Die Nieren erfüllen für den Gesamtorganismus wichtige Funktionen:

☐ die *Ausscheidung harnpflichtiger Substanzen,* z. B. von Harnstoff und Creatinin, sowie *überzähliger physiologischer Stoffe,*

☐ *die Regulation des Wasser- und Elektrolythaushaltes* sowie *des Säure-Basen-Gleichgewichts,*

☐ Beteiligung an der (hormonalen) *Kontrolle des extrazellulären Flüssigkeitsvolumens* und des *arteriellen Blutdrucks,*

☐ *Synthese von Erythropoietin* und damit Beeinflussung der Erythrozytenbildung,

☐ *Hydroxylierung von 25-Hydroxy-colecalciferol* zu 1,25-Dihydroxy-colecalciferol (s. S. 620 f.) und damit Beteiligung am Calcium- und Phosphatstoffwechsel.

Die Niere ist ferner ein wichtiges *Biotransformations- und Ausscheidungsorgan für Xenobiotika.*

6.1.1 Makroskopische Anatomie der Niere

Die Nieren sind paarige, an der ventralen Fläche der dorsalen Bauchwand unterhalb des Zwerchfells und beiderseits der Wirbelsäule gelegene Organe von etwa bohnenförmiger Gestalt. Der konvexe Rand weist nach lateral, die konkave Mündung nach medial. In der Konkavität befindet sich der *Hilus* (Nierenpforte), an dem die *Gefäße* und *Nerven* sowie der *Ureter* ein- bzw. austreten.

Der Längsdurchmesser einer Niere beträgt 10 – 12 cm, der Querdurchmesser 5 – 6 cm, das Gewicht etwa 120 – 200 g.

An ihrer Oberfläche ist die Niere von einer derben *bindegewebigen Kapsel* überzogen. Im Längsschnitt (Abb. B 6–1) erkennt man bereits makroskopisch

☐ die *Nierenrinde* (Cortex renalis),

☐ das *Nierenmark* (Medulla renalis) sowie

☐ das *Nierenbecken* (Pelvis renalis) mit dem *Harnleiter* (Ureter).

Die äußere Rindenschicht erscheint hell und feingekörnt, die innere Markschicht ist dunkler und weist eine feine Längsstreifung auf. Durch *Säulen der Rindensubstanz* wird das Mark in 8 – 16 *Pyramiden* unterteilt, deren Spitzen zum Zentrum hin konvergieren. Diese Spitzen, die als *Nierenpapillen* bezeichnet werden, sind von den schlauchförmigen *Nierenkelchen*

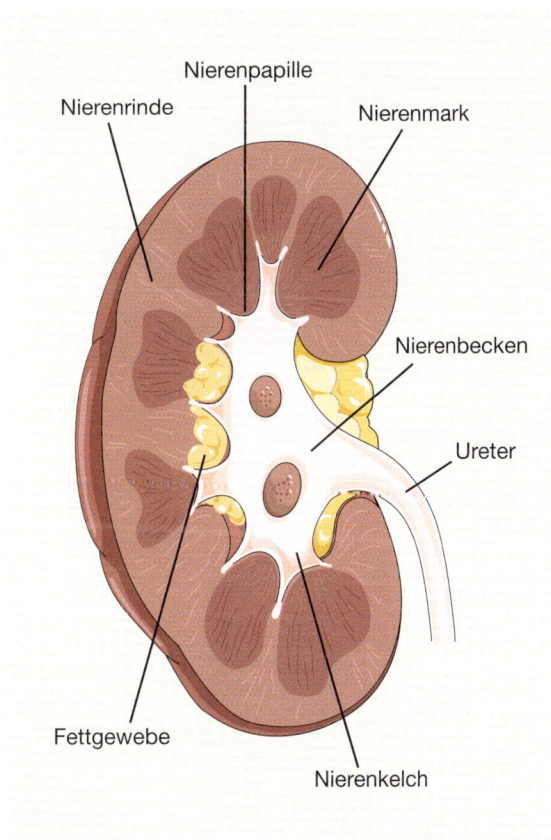

Abb. B 6–1. Längsschnitt durch die Niere

überzogen. Sie fangen den fertigen Harn (Endharn) auf und leiten ihn in den Sammelraum des *Nierenbeckens.*

Die *Blutversorgung* der Niere erfolgt durch die der Aorta entstammende *Arteria renalis,* die sich nach ihrem Eintritt in den Hilus in die *Arteriae interlobares* verzweigt. Diese steigen in den Säulen zwischen den Markpyramiden zur Oberfläche hin auf und geben an der Pyramidenbasis arkadenförmige Äste *(Arteriae arcuatae)* ab, aus denen dann die *Arteriae interlobulares* hervorgehen. Von diesen zweigen in regelmäßigen Abständen die die einzelnen Nierenkörperchen (s.u.) versorgenden *Vasa afferentia* ab, die dort ein (erstes) Kapillarnetz bilden, um sich dann in den *Vasa efferentia* wieder zu vereinigen. Daran schließt sich ein *zweites*, das *peritubuläre Kapillarsystem,* an, das der Versorgung der Tubuli und der Sammelrohre (s.u.) dient.

Durch ein dem arteriellen System analog aufgebautes Venensystem wird das *venöse Blut* in die *Vena renalis* geleitet.

6.1.2 Mikroskopische Anatomie der Niere

Das einzelne Bauelement der Niere ist das **Nephron** (Abb. B 6–2). Von diesen morphologischen und funktionellen Einheiten enthält jede menschliche Niere etwa 1 bis 1,2 Millionen. Jedes Nephron besteht aus

☐ einem *Nierenkörperchen* und

☐ dem *Tubulusapparat.*

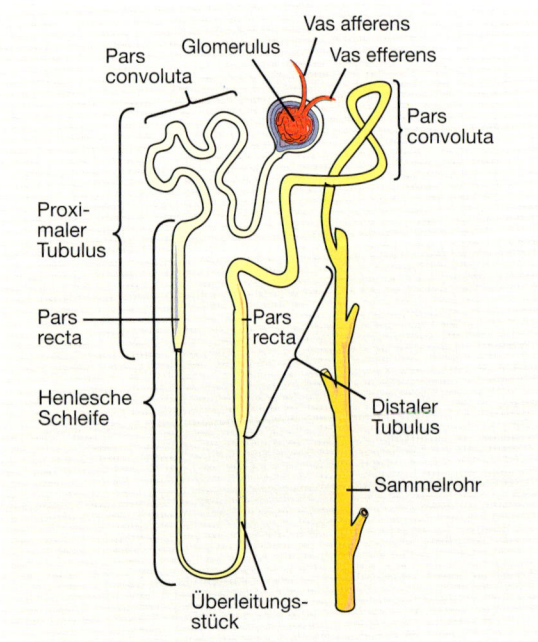

Abb. B 6–2. Nephron in schematischer Darstellung

Das **Nierenkörperchen** (Abb. B 6–3) setzt sich aus einem Kapillarknäuel, dem **Glomerulus,** und der dieses umgebenden **Bowmanschen Kapsel** zusammen. Während das innere Blatt der Bowmanschen Kapsel die Glomeruluskapillaren bedeckt, begrenzt das äußere Blatt den Kapselraum nach außen und geht in den proximalen Tubulus über. Wie erwähnt, gelangt durch ein zuführendes Gefäß, das *Vas afferens,* arterielles Blut in den Glomerulus und verläßt ihn durch ein abführendes Gefäß, das *Vas efferens.* Die beiden nahe zusammenliegenden Gefäße bilden den *Gefäßpol* des Nierenkörperchens, ihm gegenüber liegt, am Beginn des Tubulusapparats, der *Harnpol.*

Alle Nierenkörperchen liegen in Rindengebieten, entweder als *kortikale Glomeruli* in der Außenrinde oder als *juxtamedulläre Glomeruli* nahe der Grenze zur Marksubstanz.

Bei dem **Tubulusapparat** handelt es sich um ein im Verhältnis zu seinem Durchmesser außerordentlich langes Röhrensystem, an dem man folgende Abschnitte unterscheidet:

☐ den *proximalen Tubulus* mit einer stark verknäuelten Pars convoluta (syn. Pars contorta) und einer gestreckt verlaufenden Pars recta,

☐ das *Überleitungsstück* (= dünner Teil der Henleschen Schleife),

☐ den *distalen Tubulus,* wiederum mit einer Pars recta und einer Pars convoluta, sowie

☐ das *Sammelrohr.*

Die geraden Teile des proximalen und distalen Tubulus sowie das Überleitungsstück faßt man unter der Bezeichnung **Henlesche Schleife** zusammen.

Die gewundenen tubulären Abschnitte liegen in der Nierenrinde, die schleifenförmigen Anteile vorwiegend im Mark.

Das distale Konvolut berührt die afferente Arteriole (Vas afferens) des zu ihm gehörenden Nierenkörperchens. An der Berührungsstelle findet man einen besonders kernreichen Epithelbezirk, die *Macula densa* (s. Abb. B 6–3). Diese und die benachbarten Zellen des Vas afferens bilden den *juxtaglomerulären Apparat* (s. S. 566 f.).

Nach dem Kontakt mit dem Nierenkörperchen geht die Pars convoluta des distalen Tubulus in das **Sammelrohr** über, das den Harn zur Papillenspitze leitet. Jedes Sammelrohr hat mehrere Zuflüsse aus benachbarten Nephronen. Die Sammelrohre vereinigen sich spitzwinklig zu größeren Röhrchen, die schließlich in der Pyramidenspitze in die *Nierenkelche* münden. Die durchschnittliche Länge der Sammelrohre beträgt 22 mm.

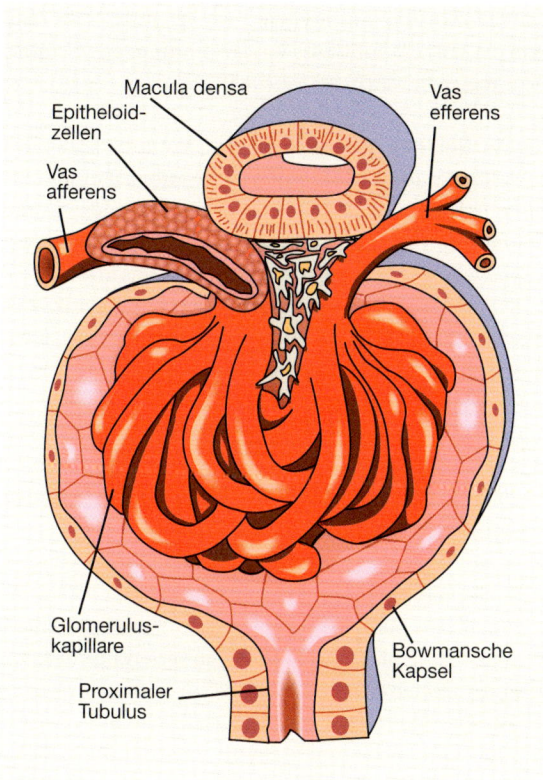

Abb. B 6–3. Nierenkörperchen mit Macula densa (nach Krstić). Das Vas afferens ist eröffnet

Die Blutversorgung der Tubuli und Sammelrohre erfolgt im wesentlichen von den Nierenkörperchen her in der Weise, daß sich die Vasa efferentia zu einem zweiten Kapillarnetz aufspalten. Dessen Kapillaren umspinnen in der Nierenrinde und der äußeren Markzone den Tubulusapparat. Die innere Markzone wird dagegen von langgestreckten *Vasa recta* versorgt, die aus den Arteriae arcuatae und den Vasa efferentia der untersten Glomeruli stammen.

6.1.3 Nierendurchblutung

Die Gesamtdurchblutung beider Nieren beträgt beim Erwachsenen etwa 1,2 l/min oder 1700 l/Tag, was etwa 20 – 25 % des Herzzeitvolumens in körperlicher Ruhe entspricht. Davon entfallen auf die Nierenrinde ca. 90%, auf das Nierenmark dagegen nur 10 %. Insgesamt gehört die Niere damit zu den am stärksten durchbluteten Organen.

Die *Messung* der Nierendurchblutung kann beim Menschen indirekt durch Bestimmung der sog. *Paraaminohippursäure (= PAH)-Clearance* erfolgen. PAH ist eine Substanz, die bei einer einzigen

Nierenpassage praktisch vollständig eliminiert wird. Daher ist ihr *Clearance-Wert identisch mit dem renalen Plasmafluß* (RPF):

$$CL_{PAH} = RPF.$$

6.1.4 Glomeruläre Filtration

Aus dem durchfließenden Blutplasma wird im Glomerulus ein nahezu *eiweißfreies Ultrafiltrat,* der *Primärharn,* abgepreßt. Die Trennschicht zwischen Kapillarlumen und Innenraum der Bowmanschen Kapsel besteht aus dem *Kapillarendothel,* einer *Basalmembran* und dem *Epithel (inneren Blatt)* der Bowmanschen Kapsel. An den Stellen, an denen das Epithel den Kapillarschlingen aufliegt, ist es zu sog. *Podozyten* umgeformt. Durch die vielfach miteinander verzahnten Fußfortsätze dieser Zellen werden *Filtrationsschlitze* mit einer Weite von 20 – 50 nm gebildet. Diese sind mit Glykoproteinen ausgefüllt und zur Basalmembran hin mit einer dünnen Membran, der sog. *slit membrane,* verschlossen. Diese stellt vermutlich die wichtigste Filtrationsbarriere dar.

Ab einem effektiven Molekülradius von 1,5 nm wird der Durchtritt von Makromolekülen durch die Glykoproteinschicht zunehmend eingeschränkt, bis schließlich bei einem Radius von 4,5 nm die Permeabilität ganz aufgehoben ist („glomeruläres Sieb"). Der Durchtritt *anionisch geladener Makromolekül*e aus den Kapillaren in den Kapselraum wird außerdem durch die negative Ladung der Proteine in den verschiedenen Schichten („elektrisches Filter") behindert.

Uneingeschränkt filtrierbar sind Stoffe mit einem Molekulargewicht bis zu etwa 5000, niedermolekulare Bestandteile liegen daher im Primärharn in der gleichen Konzentration wie im Blutplasma vor. Für Substanzen mit einem Molekulargewicht zwischen 5000 und 50000 besteht beschränkte Filtrierbarkeit. Da die Albumine, die kleinsten Plasmaeiweißkörper, bereits ein Molekulargewicht von etwa 70000 besitzen, können Proteine das Nierenfilter praktisch nicht passieren.

Außer von der Weite der Filtrationsschlitze hängt die glomeruläre Filtration vor allem von dem in den Glomeruli herrschenden *effektiven Filtrationsdruck* (P_{eff}) sowie von der Zahl der funktionstüchtigen Glomeruli ab. Der effektive Filtrationsdruck setzt sich aus dem *Blutdruck in den Kapillaren* (P_{Kap}) minus dem *kolloidosmotischen Druck* des Blutplasmas (P_{Kod}) und dem *hydrostatischen Druck in der Bowmanschen Kapsel* (P_{Bow}) zusammen. Da am Anfang der Glomeruluskapillaren der Blutdruck 55 mm Hg, der kolloidosmotische Druck 25 mm Hg und der hydrostatische Druck in der Bowmanschen Kapsel 12 mm Hg beträgt, ergibt sich:

$$P_{eff} = P_{Kap} - P_{Kod} - P_{Bow} = 55 - 25 - 12 = 18 \text{ mm Hg}.$$

Bis zum Ende der Glomeruluskapillaren fällt der kapilläre Blutdruck nur wenig, dagegen steigt der kolloidosmotische Druck erheblich, da durch das Abpressen des Ultrafiltrats die Konzentration der Plasmaproteine erhöht wird. Aus diesem Grund ist bereits vor dem Ende der Kapillaren der effektive Filtrationsdruck auf Null abgesunken.

Glomeruläre Filtrationsrate. Das pro Zeiteinheit in sämtlichen Glomeruli abgepreßte Filtratvolumen wird als *glomeruläre Filtrationsrate* (GFR) bezeichnet. Sie beträgt im frühen Erwachsenenalter beim Mann 125 ml/min und bei der Frau 110 ml/min. Pro Tag werden somit etwa 180 l Primärharn produziert, was bedeutet, daß das gesamte Plasmavolumen von 3 l etwa 60mal am Tag dem Klärungsprozeß der Nieren unterworfen wird.

Mit zunehmendem Alter nimmt die glomeruläre Filtrationsrate auch beim Nierengesunden kontinuierlich ab. Bei Menschen im Alter von 70 Jahren liegt sie, wie bereits unter A 2.7.1 erwähnt, im Mittel nur bei etwa der Hälfte der oben angegebenen Werte.

Die *Bestimmung der GFR* kann mit Substanzen durchgeführt werden, die im Glomerulus ungehindert filtriert und im Tubulusapparat weder rückresorbiert noch sezerniert werden. In diesem Fall ist ihre Clearance identisch mit der GFR. Eine Substanz mit diesen Eigenschaften ist das Fructosepolysaccharid *Inulin.* Daher gilt:

$$CL_{Inulin} = GFR.$$

Obwohl die GFR und damit die Nierenfunktion am genauesten durch die Bestimmung der Inulin-Clearance nach Infusion einer definierten Menge von Inulin ermittelt werden können, wird in der Klinik wegen der einfacheren Durchführung für diese Untersuchung meist die *Creatinin-Clearance* vorgezogen. Creatinin ist ein natürliches Produkt aus dem Muskelstoffwechsel, dessen renales Ausscheidungsverhalten annähernd dem von Inulin entspricht. (Nur bei stark eingeschränkter Nierenfunktion macht sich eine geringe tubuläre Creatinin-Sekretion etwas störend bemerkbar.) Die Creatinin-Plasmakonzentration schwankt beim einzelnen Individuum nur wenig, so daß aus ihr und der in 24 Stunden ausgeschiedenen Creatinin-

Menge die Creatinin-Clearance ermittelt werden kann. Es entfällt somit die bei Bestimmung der Inulin-Clearance erforderliche Inulin-Infusion.

Regulation der Filtrationsrate. Voraussetzung für eine gleichmäßige glomeruläre Filtration ist eine weitgehende Konstanz der Durchblutung bzw. des glomerulären Kapillardrucks. Dies wird durch die *Autoregulation* gewährleistet, an der sowohl das Vas afferens als auch das Vas efferens beteiligt sind. Die *myogene Komponente* der Autoregulation besteht darin, daß bei einer Steigerung des arteriellen Drucks in den Nierenarteriolen der Tonus der glatten Gefäßmuskulatur zunimmt und damit die Durchblutung gedrosselt wird (Bayliss-Effekt). Als Substanzen, die die Nierendurchblutung und damit die glomeruläre Filtration beeinflussen, sind neben *Angiotensin II* (s. S. 567) *Adenosin, atriales natriuretisches Peptid* (ANP, s. S. 567), *Dopamin* und *Prostacyclin* zu nennen. Während Adenosin am Vas afferens vasokonstriktorisch wirkt, erweitert ANP das Vas afferens und verengt das Vas efferens. Dopamin und Prostacyclin führen sowohl an der zuführenden als auch an der abführenden Arteriole zu einer Dilatation und steigern dadurch die Nierendurchblutung.

Durch die genannten Mechanismen wird gewährleistet, daß bei Variation des arteriellen Mitteldrucks zwischen 90 und 190 mm Hg der Druck in den glomerulären Kapillaren konstant bleibt.

6.1.5 Tubuläre Transportprozesse

6.1.5.1 Tubuläre Rückresorption

Der aus der Bowmanschen Kapsel in den Tubulusapparat gelangte Primärharn wird während der Passage durch die verschiedenen Tubulusabschnitte in seiner Zusammensetzung grundlegend verändert. Der *größte Teil der gelösten Bestandteile und 99% des Wassers* werden rückresorbiert und dem Blutkreislauf wieder zugeführt. Hierbei sind *aktive,* mit Energieaufwand verbundene Prozesse und *passive Vorgänge* (Diffusion, Carrier-vermittelter Transport) zu unterscheiden.

Proximaler Tubulus. Außer Elektrolyten (s.u.) werden im proximalen Tubulus *Glucose, Aminosäuren* und die minimal im Filtrat enthaltenen *Proteine* aktiv rückresorbiert. In der Regel erfolgt bei diesen Substanzen eine nahezu vollständige Rückgewinnung.

Nur für den Fall, daß ihre Konzentration im glomerulären Filtrat einen bestimmten *Schwellenwert* überschreitet, werden sie im Endharn ausgeschieden. Diesem Schwellenverhalten kommt insbesondere bei der *Glucose-Rückresorption* eine große Bedeutung zu. Die normale Glucose-Konzentration im Plasma und damit auch im glomerulären Filtrat beträgt 0,6 – 1,0 g/l. Der aktive Transportmechanismus im proximalen Tubulus ist bei dieser Konzentration ohne weiteres zur Rückresorption der filtrierten Glucose-Moleküle in der Lage. Dies gilt auch noch, wenn etwa nach einer sehr kohlenhydratreichen Mahlzeit die Glucose-Konzentration auf 1,4 g/l ansteigt. Bei 1,6 bis 1,8 g/l wird jedoch die Schwelle erreicht, bei der alle Träger des aktiven Glucosetransportes besetzt sind *(maximale Transportkapazität)*. Bei einer weiteren Konzentrationssteigerung kommt es dann zur Glucose-Ausscheidung im Endharn *(Glucosurie)*.

Von dem glomerulär filtrierten *Natriumchlorid* und *Wasser* werden ca. 60% im *proximalen* Tubulus resorbiert. Auch *Kaliumionen* werden zu einem hohen Prozentsatz in diesem Tubulusabschnitt aus dem Primärharn in die Blutbahn zurücktransportiert. Die Resorptionsmechanismen sind in Abb. B 6–4 (links) dargestellt. Nur ein Teil der Natrium- und Chlorid-

ionen, aber das gesamte filtrierte Hydrogencarbonat werden *transzellulär* aufgenommen. Das erforderliche Konzentrationsgefälle für die Natriumionen wird durch die in der sog. peritubulären Membran gelegene Na⁺/K⁺-Pumpe aufrechterhalten. Im Ausgleich für die Natriumionen gelangen Protonen aus der Zelle in das Lumen und reagieren dort mit Hydrogencarbonat zu CO_2 und Wasser. CO_2 diffundiert in die Zelle und bildet dort unter dem Einfluß der Carboanhydra(ta)se wieder Bicarbonationen und Protonen. Bicarbonationen können dann durch die peritubuläre Membran die Tubuluszelle verlassen.

Durch die beschriebenen Transportprozesse wird die Tubulusflüssigkeit geringgradig *hypoton*. Dies führt zu einer *parazellulären* Wasserresorption, wobei – im Sinne eines *solvent drag* – Natriumchlorid mittransportiert wird. Ein weiterer Teil der Natrium- und Chloridionen wird – ebenfalls parazellulär – durch *Diffusion* wieder in das Blut aufgenommen. Der *Vorteil* für den Organismus bei dieser Art von Resorption besteht darin, daß nur etwa $^1/_3$ der Natriumionen *aktiv*, d.h. unter Energieaufwand, transportiert werden muß, dagegen $^2/_3$ passiv, d.h. ohne ATP-Verbrauch, wieder in den Blutkreislauf zurückgelangen.

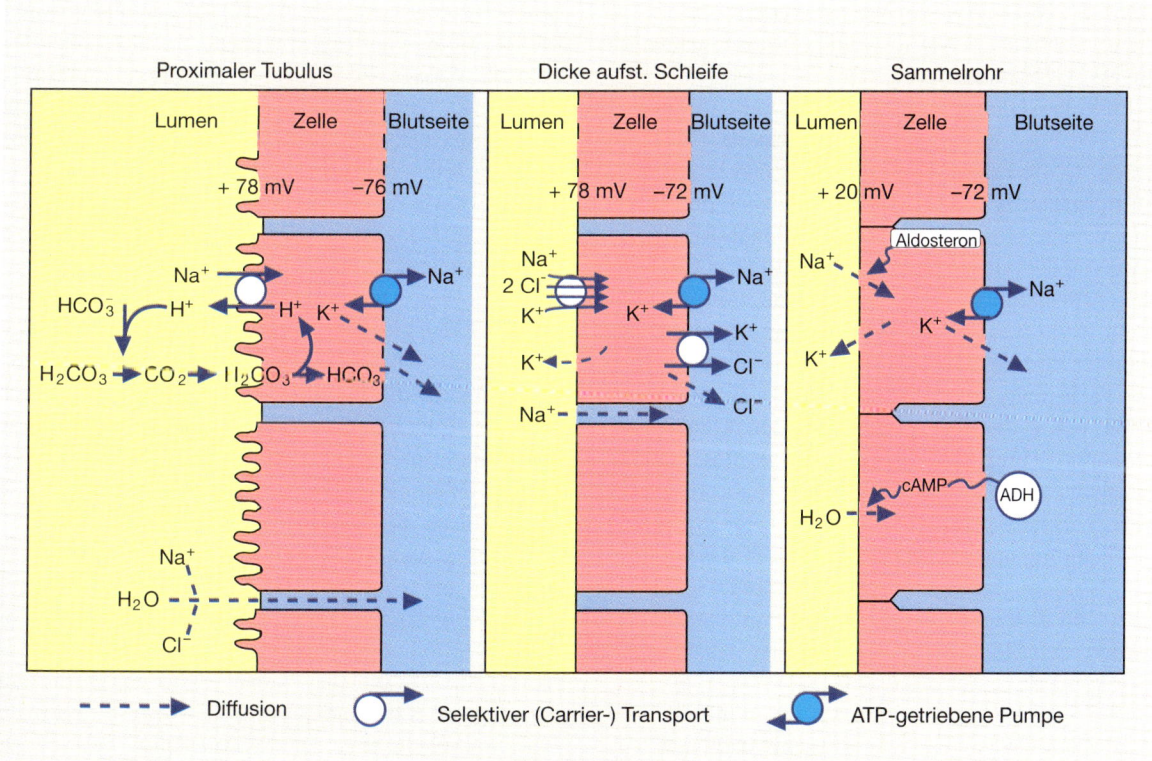

Abb. B 6–4. Mechanismen der NaCl- und Wasserresorption im Nephron (nach Greger)

Henlesche Schleife. Im Bereich der Henleschen Schleife, und zwar vorwiegend im dicken aufsteigenden Schleifenschenkel, werden ca. 30% des filtrierten Natriumchlorids, aber nur ca. 10% Wasser resorbiert. Der grundlegende Unterschied zum proximalen Tubulus besteht darin, daß zwar (wie im gesamten Tubulusapparat) auch in diesem Tubulusabschnitt der aktive Ionentransport durch die Na^+/K^+-Pumpe in der peritubulären Membran erfolgt, daß aber an der luminalen Membran mit Hilfe eines *Kotransportsystems* 1 Natriumion, 1 Kaliumion und 2 Chloridionen gemeinsam aus dem Lumen in die Tubuluszelle eingeschleust werden. Die Kaliumionen rezirkulieren über die luminale Membran durch Kaliumkanäle (vgl. Abb. B 6–4 Mitte).

Während im proximalen Tubulus die Chloridresorption praktisch vollständig parazellulär erfolgt, werden im für kleine Anionen weitgehend undurchlässigen aufsteigenden Teil der Henleschen Schleife die gesamten Chloridionen *transzellulär* transportiert. Der dicke aufsteigende Schleifenschenkel ist auch der bevorzugte Ort der *Magnesiumresorption*. Etwa $^2/_3$ der filtrierten Magnesiumionen werden hier (passiv) aus dem Tubuluslumen in die Blutbahn aufgenommen.

Distaler Tubulus und Sammelrohr. Im frühdistalen Tubulus werden etwa 8% des filtrierten Natriumchlorids und 10–20% des Wassers rückresorbiert. Für die Resorption von Natrium- und Chloridionen wurde ein Na^+/Cl^--Kotransportsystem nachgewiesen.

Im spätdistalen Tubulus und im Sammelrohr gelangen Natriumionen durch *Natriumkanäle* (Natriumporen) in die Tubuluszellen (Abb. B 6–4 rechts). Die Öffnungshäufigkeit bzw. Öffnungsdauer dieser Natriumkanäle und damit die Natriumionen-Resorption wird von der Aldosteronkonzentration (s. u.) bzw. der der Aldosteron-induzierten Proteine bestimmt: Je mehr Aldosteron aus der Nebennierenrinde ausgeschüttet wird, desto mehr offene Natriumkanäle stehen zur Verfügung.

Bei den *Kaliumionen* ist im distalen Konvolut die Transportrichtung von der Situation des Kaliumhaushalts abhängig. Bei K^+-armer Ernährung erfolgt eine Rückresorption, bei reichlicher K^+-Zufuhr mit der Nahrung dagegen eine Sekretion in das Tubuluslumen hinein. Die Kaliumsekretion ist um so größer, je höher im distalen Tubulus die Natriumionenkonzentration, der Aldosteronspiegel und der pH-Wert sind (Kaliumverluste bei Alkalose!).

Das Ausmaß der *Wasserresorption* in diesen Tubulusabschnitten hängt von der Flüssigkeitsbilanz ab. Ist es für den Gesamtorganismus erforderlich, Wasser zu retinieren und somit wenig Endharn zu bilden, ist die distale Rückresorptionsrate groß. In diesem Fall werden 99 – 99,5% des Filtratvolumens wieder in die Blutbahn aufgenommen. Muß jedoch nach starker Flüssigkeitszufuhr viel Wasser ausgeschieden werden, so wird die distale Rückresorption eingeschränkt. Wegen dieser Variationsmöglichkeit bezeichnet man die Rückresorption von Wasser im distalen Konvolut und im Sammelrohr als *fakultativen Wassertransport.*

Harnkonzentrierung im Gegenstrom. Bei der bisherigen Betrachtung der tubulären Transportprozesse in den verschiedenen Abschnitten des Tubulusapparates wurde deren räumliche Beziehung zunächst außer acht gelassen. Die spezielle Form der langgestreckten Henleschen Schleife deutet jedoch darauf hin, daß der räumlichen Anordnung funktionelle Bedeutung zukommt. Ausgehend von diesen Überlegungen erkannte Kuhn, daß die Harnkonzentrierung in der Warmblüterniere nach dem sog. *Haarnadelgegenstromprinzip* erfolgt. In Abb. B 6–5 wird dieses Prinzip erläutert.

Insbesondere im aufsteigenden Schleifenschenkel erfolgt ein aktiver Transport von Natriumionen aus dem Tubuluslumen in das Interstitium. Da dieser Teil der Henleschen Schleife für Wasser praktisch undurchlässig ist, kann Wasser nicht gleichzeitig rückresorbiert werden. Dadurch nimmt die Natriumionenkonzentration in jedem Teilabschnitt des aufsteigenden Schenkels etwas ab und im korrespondierenden Interstitiumabschnitt entsprechend zu. Als Folge davon tritt Wasser – dem osmotischen Gradienten folgend – aus dem absteigenden Schleifenschenkel ins Interstitium aus, außerdem diffundieren Natriumionen aus dem Interstitium in den absteigenden Schleifenschenkel. Als Ergebnis dieser Vorgänge steigt die osmotische Konzentration in Richtung Schleifenspitze ständig an und erreicht mit 1,2 osmol/l dort ihren höchsten Wert. Der auf diese Weise aufgebaute osmotische Längsgradient besteht nicht nur in der Henleschen Schleife, sondern auch im gesamten Interstitium: In allen Flüssigkeitsräumen, die auf der gleichen Höhe liegen, stellt sich dieselbe Osmolarität ein. Dementsprechend kommt es bei der Harnpassage durch die Sammelrohre, sofern unter dem Einfluß von Adiuretin (s. S. 325 f.) deren Membranen wasserdurchlässig sind, zu einer laufenden Zunahme der Osmolarität, bis schließlich im Endharn – bei Antidiurese – der obengenannte Wert von 1,2 osmol/l erreicht ist.

Im Falle einer Wasserdiurese arbeitet das Gegenstromsystem in gleicher Weise. Da jedoch in diesem Fall wegen des fehlenden Einflusses von Adiuretin die Wasserpermeabilität der Sammelrohre gering ist, kann hier kein Konzentrationsausgleich mit dem umgebenden Interstitium stattfinden. Der Endharn verläßt dann das System mit einer geringeren osmotischen Konzentration als im Interstitium.

6.1.5.2 Tubuläre Sekretion

Die *Sekretion* in den Tubuli und den Sammelrohren, die vom Zellstoffwechsel abhängt und ein aktiver Prozeß ist, umfaßt organische Säuren und Basen. Besonders bekannte Beispiele für Substanzen, die von den Tubuluszellen sezerniert werden, sind *p-Aminohippursäure* und *Penicillin*. Die Säuresekretion ist von der Basensekretion unabhängig, was dadurch gezeigt werden kann, daß eine kompetitive Hemmung nur zwischen verschiedenen Säuren bzw. Basen, nicht aber zwischen Säuren und Basen besteht. In tieferen Tubulusabschnitten wird ein Teil der sezernierten Stoffe wieder rückresorbiert. Da sowohl die Sekretion als auch die Rückresorption medikamentös beeinflußt werden können, sind diese Mechanismen von großer Bedeutung.

6.1.5.3 Regulation der Harnmenge und Harnzusammensetzung

Die tägliche Harnmenge kann zwischen 500 und 3000 ml schwanken. Im Mittel beträgt sie 1500 ml. Das spezifische Gewicht des Harns liegt physiologischerweise zwischen 1,015 und 1,025, der pH-Wert zwischen 4,8 und 7,5. Tab. B 6–1 enthält Angaben über die Menge der täglich mit dem Harn ausgeschiedenen Festsubstanzen.

Um eine weitgehende *Konstanz im inneren Milieu des Organismus* zu gewährleisten, muß die Nierenfunktion bei wechselndem Anfall von auszuscheidenden Stoffen ständig variiert werden. Diese Anpassung erfolgt weitgehend durch *Regelkreise,* die einer zentralen Kontrolle unterliegen. Die Niere ist damit ein wichtiges Stellglied in den Systemen, die der *Regulation des Wasser- und Elektrolythaushaltes sowie des Säure-Basen-Status* dienen.

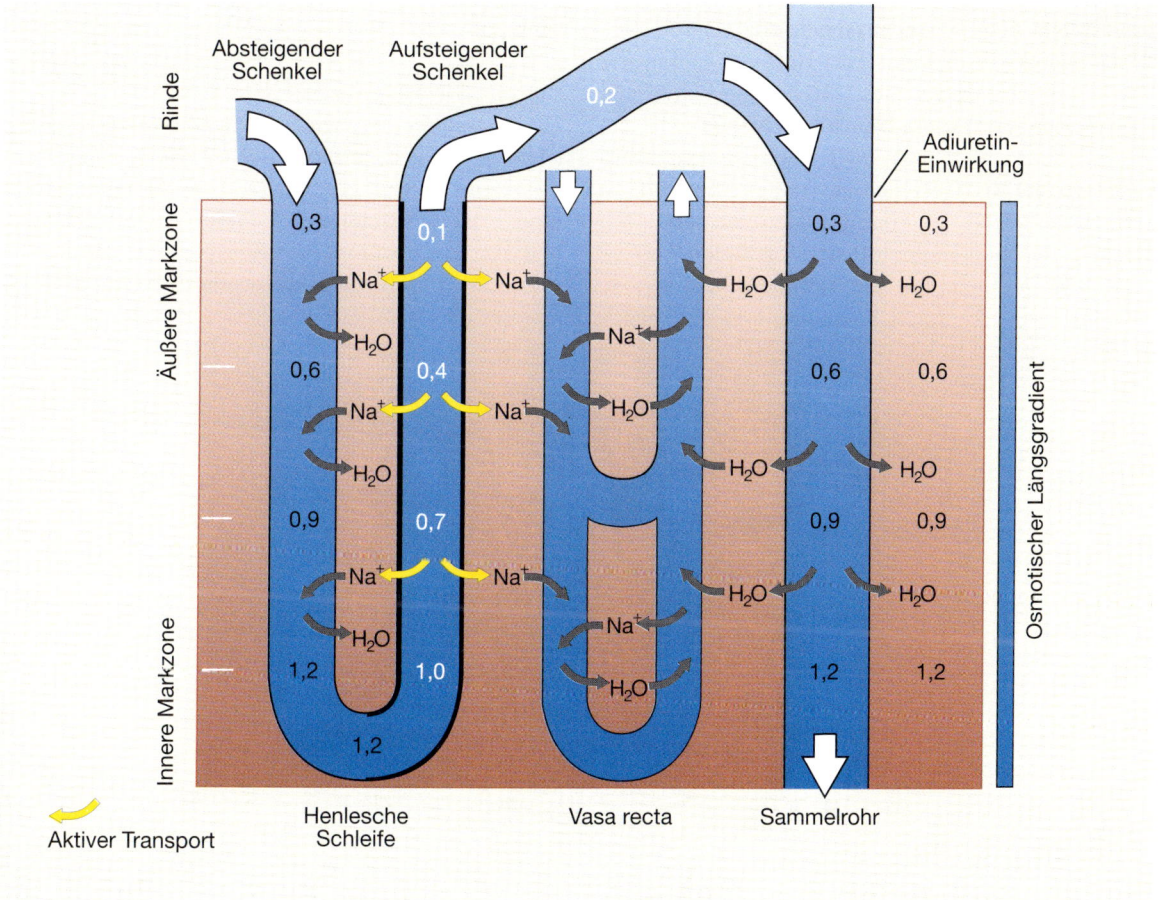

Abb. B 6–5. Modell der Gegenstromkonzentrierung im Nierenmark bei Antidiurese. Die Höhe der osmotischen Konzentration ist innerhalb des Tubulus und im Interstitium durch die Farbzunahme angedeutet (Zahlenangaben in osmol/l) (nach Thews, Mutschler, Vaupel)

Tab. B 6–1. Normalausscheidung von Festsubstanzen im Harn innerhalb von 24 Stunden

Substanz	Ausgeschiedene Menge (g)
Ammoniakstickstoff	0,4 – 1,0
Calciumionen	0,05 – 0,4
Kaliumionen	1,0 – 5,0
Magnesiumionen	0,05 – 0,15
Natriumionen	3,0 – 6,0
Chlorid	6,0 – 9,0
Phosphat (berechnet als P)	0,7 – 1,5
Sulfat	1,8 – 3,5
Creatinin	0,5 – 1,8
Harnstoff	20 – 30
Harnsäure	0,25 – 0,75
Hippursäure	0,1 – 1,0
Oxalsäure	bis 0,03

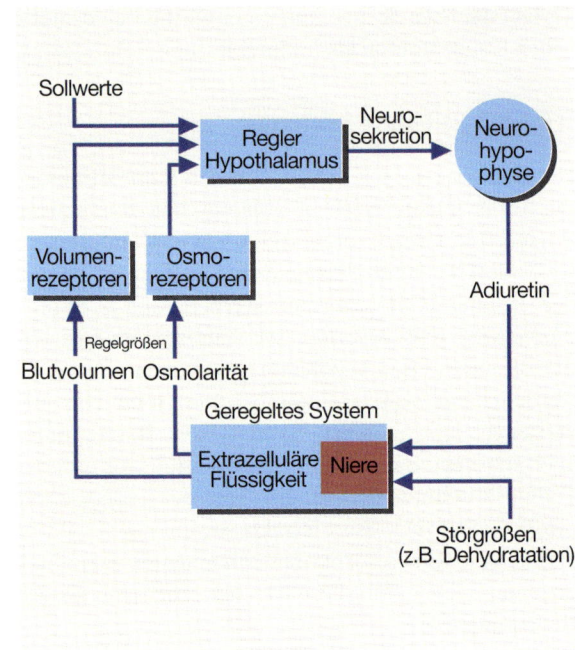

Abb. B 6–6. Vereinfachter Regelkreis für die Konstanthaltung des Blutvolumens unter Mitwirkung von Adiuretin (nach Thews, Mutschler, Vaupel)

Regulation der Wasserausscheidung. Durch eine Erhöhung oder Erniedrigung der Harnmenge trägt die Niere zur Konstanz des Wasserhaushaltes im Organismus bei. Während bei Wassermangel, z. B. bei verringerter Trinkmenge oder nach starken Blutverlusten, die Harnausscheidung reduziert ist, nimmt beim Überwiegen der Flüssigkeitszufuhr, z.B. nach Trinken oder parenteraler Infusion sog. freien Wassers (vgl. Infusionstherapie), die Harnausscheidung zu.

Die *Nierenfunktion* wird dabei *hormonal gesteuert* (Abb. B 6–6): Eine *Zunahme der osmotischen Konzentration* im Blut oder im Extrazellularraum – registriert durch Osmorezeptoren im Hypothalamus – bewirkt eine *Adiuretin-Freisetzung* und damit eine verstärkte Wasserrückresorption *(Antidiurese).*

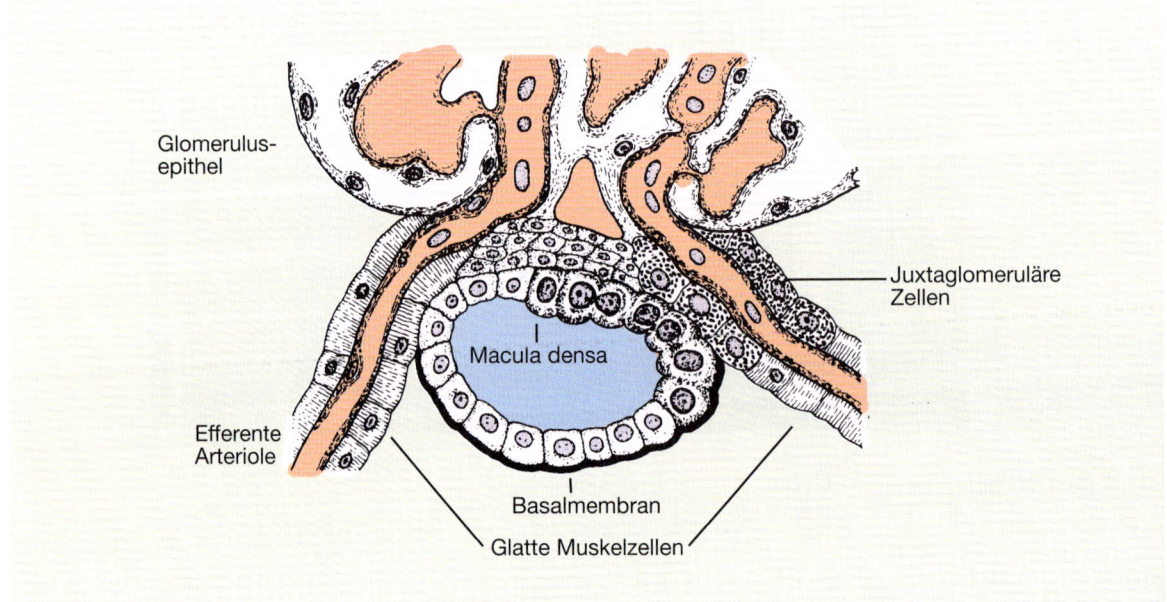

Abb. B 6–7. Juxtaglomerulärer Apparat (nach Guyton)

Gleichzeitig löst eine Zunahme der Osmolarität des Blutes Durstgefühl aus.

Umgekehrt wird bei einem *Wasserüberschuß* infolge der verminderten osmotischen Konzentration die *Adiuretin-Freisetzung gehemmt.* Bei niedriger ADH-Konzentration ist die Wasserpermeabilität reduziert, und infolge der verminderten Wasserresorption werden große Mengen eines hypotonen Harnes ausgeschieden (*Wasserdiurese*).

Das Zentrum für den Wasserhaushalt im Hypothalamus spricht jedoch nicht nur auf Änderungen der Osmolarität an, sondern wird auch von *Volumenrezeptoren in den Vorhöfen* des Herzens beeinflußt. So führt eine *Abnahme des zentralen Blutvolumens zur Freisetzung von Adiuretin* und damit zu einer verminderten Harnausscheidung. Umgekehrt wird bei Zunahme des Blutvolumens die ADH-Freisetzung gehemmt und dadurch die Harnausscheidung gefördert. Diesen Einfluß des Blutvolumens auf die Diurese bezeichnet man als *Gauer-Henry-Reflex.*

Regulation der Na⁺-Ausscheidung. Ebenso wie die Wasser- wird auch die Natriumionen-Ausscheidung durch hormonale Regelkreise gesteuert.

Das für den Natriumhaushalt wichtigste Hormon ist das Mineralocorticoid *Aldosteron* (s. S. 362 f.). Die *Aldosteronfreisetzung* wird durch einen von der Niere ausgehenden *mehrstufigen Prozeß gesteuert.* Entscheidend ist dabei der sog. *juxtaglomeruläre Apparat* der Niere (Abb. B 6–7), der aus einem kurzen Segment des distalen Tubulus und dem präglomerulären Abschnitt des Vas afferens besteht.

An der Kontaktstelle findet man im Tubulusbereich hohe, schmale Zellen (sog. *Macula densa*) und im Arteriolenbereich stark granulierte Epitheloidzellen (sog. juxtaglomeruläre Zellen). Letztere bilden das Gewebshormon **Renin,** das aus *Angiotensinogen,* einem α_2-Globulin, das Dekapeptid *Angiotensin I* abspaltet. Unter erneuter Abspaltung von zwei Aminosäuren geht Angiotensin I in *Angiotensin II* über (Abb. B 6–8). Die Entfernung einer weiteren Aminosäure führt dann zu dem Heptapeptid *Angiotensin III.* Angiotensin II und Angiotensin III bewirken die Freisetzung von *Aldosteron* aus der Nebennierenrinde.

Angiotensin II ist eine der wirksamsten *vasokonstriktorischen* Substanzen, so daß unter seinem Einfluß der periphere Gefäßwiderstand und damit der Blutdruck ansteigen. (Angiotensin III ist weniger vasoaktiv.) An der Niere selbst setzt Angiotensin II die Durchblutung herab. Die Folge ist eine Verringerung der glomerulären Filtrationsrate.

Ein *wirksamer Reiz für die Reninabgabe* und damit für die Auslösung des Renin-Angiotensin-Aldoste-

ron-Mechanismus sind *Na⁺-Mangel im Plasma, Hypovolämie und ein stärkerer Abfall des arteriellen Blutdrucks.*

Eine körpereigene Substanz, die im Gegensatz zu Aldosteron nicht natriumretinierend, sondern natriuretisch und zugleich, wie bereits erwähnt, am Vas afferens vasodilatierend und am Vas efferens vasokonstriktorisch wirkt, ist das **atriale natriuretische Peptid** (ANP). Das Polypeptid besteht beim Menschen aus 28 Aminosäuren und wird vor allem im rechten Vorhof des Herzens gebildet.

In Abbildung B 6–8 sind die Regeleinrichtungen für die Kontrolle von Osmolarität, Blutvolumen und Volumen der extrazellulären Flüssigkeit nochmals synoptisch zusammengefaßt.

Regulation des Säure-Basen-Gleichgewichts. Bei den Stoffwechselprozessen des Organismus fallen laufend Protonen im Überschuß an, die einerseits respiratorisch – durch Reaktion von Protonen mit Hydrogencarbonat und vermehrte Abatmung von

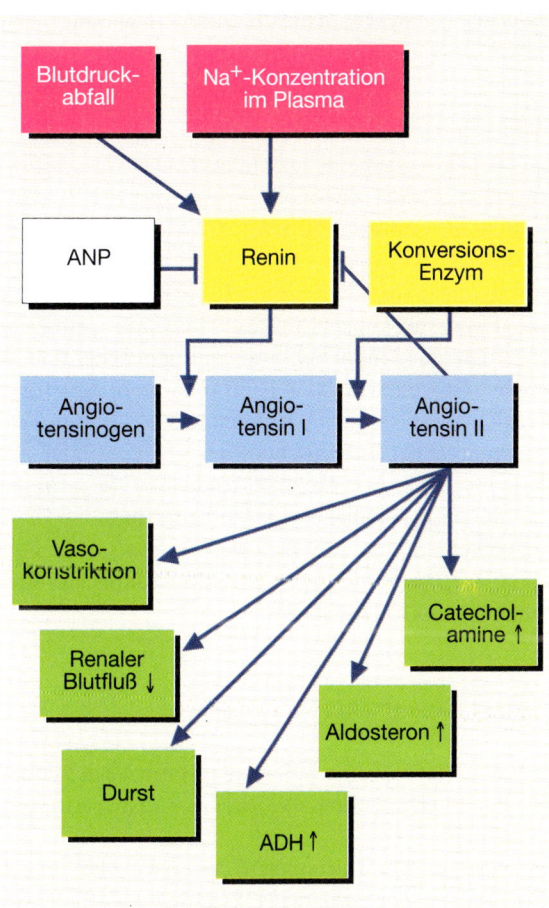

Abb. B 6–8. Renin-Angiotensin-Aldosteron-System in schematischer Darstellung (modifiziert nach Greger)

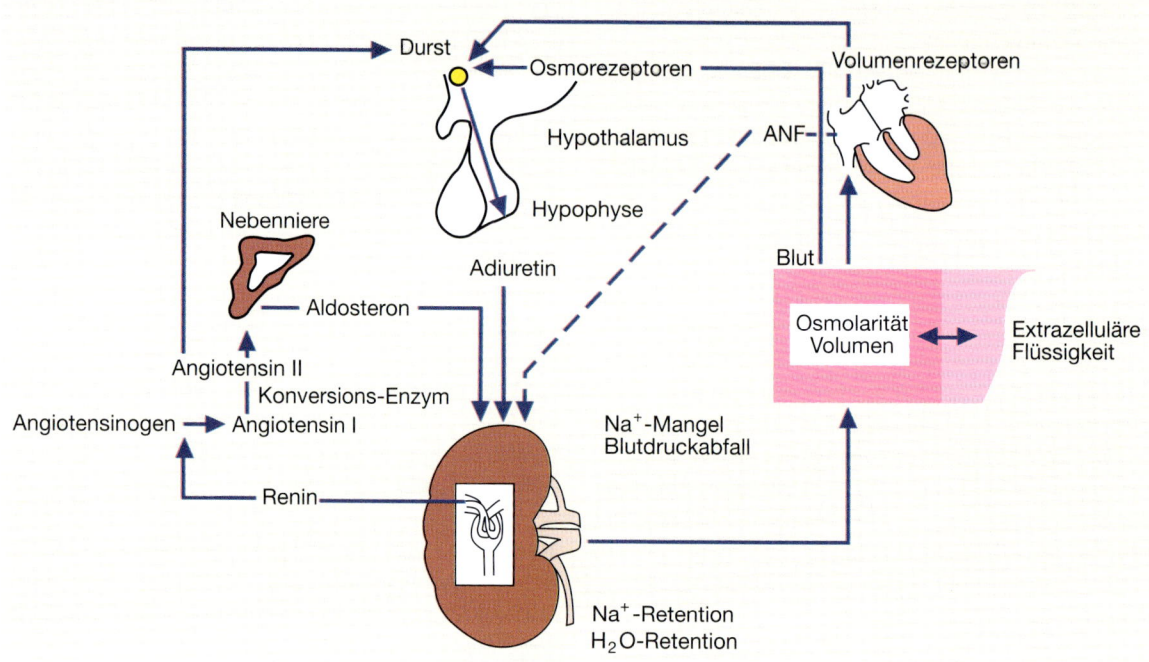

Abb. B 6–9. Synopsis der Regeleinrichtungen für die Kontrolle von Osmolarität und Volumen des Blutes und der extra-zellulären Flüssigkeit. ANF = Atrialer natriuretischer Faktor (bei Na⁺- Mangel keine Freisetzung) (nach Thews, Mutschler, Vaupel)

Kohlendioxid –, andererseits renal eliminiert werden. Die renale Ausscheidungsrate an freien Wasserstoff-ionen ist gering, der niedrigste Harn-pH-Wert, der erreicht werden kann, liegt für den Menschen bei 4,5. Die Wasserstoffionen-Ausscheidung durch die Nieren erfolgt daher vorwiegend nach Reaktion der Protonen mit Puffersubstanzen, insbesondere mit primärem Phosphat, mit Anionen schwacher organischer Säuren sowie mit von den Nieren produziertem NH_3. Mit zunehmender Harnazidität steigt die NH_3-Bildung aus Glutamin in den Tubuluszellen an, NH_3 verbindet sich dann im Lumen mit Wasserstoffionen zu NH_4^+, für das die Membranen nahezu undurchlässig sind.

Spezielle Zellen im Sammelrohr sind außerdem unter ATP-Verbrauch zur aktiven Sekretion von Pro-tonen in den Urin befähigt.

6.1.6 Ableitende Harnwege

Aus den Nierenbecken gelangt der Harn durch je einen *Harnleiter* (Ureter) in die *Harnblase* (Vesica urinaria).

Harnleiter. Die Harnleiter (Ureteren) sind dünne, etwa 30 cm lange Schläuche, die hinter dem Bauchfell (retroperitoneal) in das kleine Becken ziehen und von hinten in die Harnblase münden. Jede der beiden

Harnleitermündungen wird durch eine klappenartige Schleimhautfalte verschlossen. Diese „Schleimhaut-ventile" und der schräge Durchtritt der Harnleiter durch die muskuläre Blasenwand verhindern den Re-flux des Harns während der Blasenkontraktion.

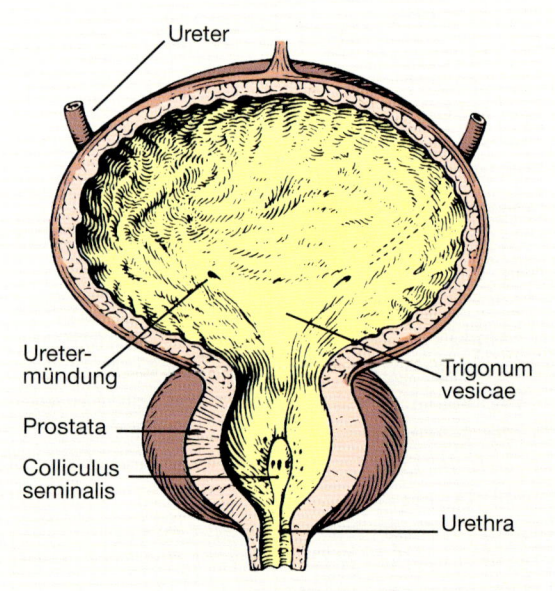

Abb. B 6–10. Frontalschnitt durch die Harnblase des Man-nes (nach Leonhardt)

Harnblase. Die Harnblase, ein als Reservoir für den Harn dienendes Hohlorgan (Abb. B 6–10) liegt vorne im kleinen Becken unmittelbar hinter dem Schambein. Das Fassungsvermögen beträgt etwa 1 Liter.

Im unteren Teil der Blase liegt die Austrittsstelle der **Urethra** (Harnröhre). Diese ist beim Mann etwa 20 cm lang und wird in ihrem Anfangsteil von der Prostata (Vorsteherdrüse) umschlossen. Die weniger als 5 cm lange *weibliche* Urethra zieht hinter der Symphyse zum vorderen Teil des Scheidenvorhofs.

Miktion. Die *Blasenentleerung* stellt einen willkürlich ausgelösten und dann reflektorisch ablaufenden Vorgang dar, an dem die Kontraktion des Detrusormuskels (der glatten Muskulatur der Blasenwand), die Erweiterung der Harnröhre im Bereich des inneren Sphinkters – der nach neuerer Auffassung einen Teil des Detrusors darstellt –, die Erschlaffung des äußeren Sphinkters sowie eine Kontraktion der Bauch- und Beckenmuskulatur (bei fixiertem Zwerchfell) beteiligt sind. Steigt das Füllungsvolumen über 150 ml an, so wird die Empfindung des Harndrangs durch Zunahme afferenter Nervenimpulse vermittelt. Über parasympathische efferente Fasern des N. pelvicus kann dann eine Kontraktion des Detrusormuskels und über willkürmotorische Fasern des N. pudendus eine Erschlaffung des Sphinkter externus ausgelöst werden.

Unterdrückbar ist der Miktionsreflex durch hemmende Impulse aus dem Mittelhirn und insbesondere aus der Großhirnrinde.

Niere und ableitende Harnwege

B6

6.2 Wasser-, Elektrolyt- und Säure-Basen-Haushalt

6.2.1 Wasserhaushalt

Wasser nimmt unter den Bestandteilen des Körpers den größten Anteil ein. Beim Neugeborenen beträgt dieser etwa 75%, beim Erwachsenen 50–66% des Körpergewichts. Bei Frauen ist der Wassergehalt deutlich geringer als bei Männern, weil bei Frauen das Fettgewebe, das nur 10–30% Wasser enthält, wesentlich stärker ausgebildet ist. Bezieht man den Wassergehalt des Organismus auf die fettfreie Körpermasse, so ergibt sich für beide Geschlechter ein relativ konstanter Wasseranteil von 73%.

Der **minimale Wasserbedarf** des Erwachsenen beträgt *1,5 l/Tag,* weil der Verlust von 0,9 l/Tag bei Verdunstung unvermeidlich ist, und die Niere für die Ausscheidung harnpflichtiger Substanzen ein Harnvolumen von mindestens 0,5 l/Tag bilden muß. Für den Säugling ist der minimale Wasserbedarf mit 0,3 l/Tag anzusetzen.

Wasserbilanz. Unter den klimatischen Bedingungen und Ernährungsgewohnheiten in Mitteleuropa beträgt der *tägliche Wasserumsatz ca. 2,4 l.* Die *Wasserzufuhr* erfolgt zur Hälfte durch Trinken, zur anderen Hälfte durch das mit der festen Nahrung aufgenommene Wasser sowie durch Bildung von Oxidationswasser. Die *Wasserabgabe* findet überwiegend durch die Harnausscheidung, zum geringeren Teil durch unmerkliche Wasserverdunstung (transepidermalen Wasserverlust) über die Haut und die Lungen statt. Ein kleiner Teil wird mit den Fäzes ausgeschieden.

Störungen des Wasserhaushalts. Da unter den Bestandteilen des Körpers das Wasser den größten Anteil einnimmt, können Störungen des Wasserhaushalts erhebliche Beeinträchtigungen verschiedener Körperfunktionen bewirken, u. U. sogar den Tod herbeiführen. Eine negative Wasserbilanz löst eine *Dehydratation* (Wasserdefizit), eine positive Wasserbilanz eine *Hyperhydratation* (Wasserüberschuß) des Organis-

Tab. B 6–2. Störungen des Wasserhaushalts

Störung	Charakterisierung der Störung	Ursachen	Folgen bzw. Symptome
Dehydratation			
isotone	Verarmung an Wasser und an osmotisch wirksamen Substanzen, insbesondere NaCl	Durchfall, Erbrechen, Blutverluste, Brandverletzungen	Verminderung des Plasmavolumens, Tachykardie, Blutdruckabfall, evtl. Schock
hypertone	Verminderte Wasseraufnahme oder gesteigerter Wasserverlust	Mangelhafte Wasserzufuhr, chronische Nierenerkrankungen, Diabetes insipidus und mellitus	Unruhe, Delirium, Koma, Schock; Tod bei einem Verlust von mehr als 40% des Körperwassers
hypotone	Extrazellulärer Natriummangel, Flüssigkeitsverlagerung in den Interzellularraum	Ungenügende Natriumzufuhr oder alleinige Zufuhr von Wasser nach Erbrechen, Durchfällen oder starkem Schwitzen; Nebennierenrindeninsuffizienz	Verminderung des Plasmavolumens, Blutdruckabfall, Apathie, evtl. Koma
Hyperhydratation			
isotone	Extrazellulärer Flüssigkeitsüberschuß	Generalisierte Ödeme, Infusion zu großer Mengen isotoner Lösungen	Abhängig von der Grundkrankheit, z.B. Herzinsuffizienz
hypertone	Extrazellulärer Natriumüberschuß	Nebennierenrindenüberfunktion, exogene Zufuhr von Mineralocorticoiden	Ödeme, evtl. akute Herzinsuffizienz
hypotone	Übermäßige Wasserzufuhr, zu starke Wasserretention	Zufuhr zu großer Mengen von elektrolytfreien Infusionslösungen, verstärkte Adiuretinausscheidung	Übelkeit, Erbrechen, Apathie, Herzinsuffizienz, Lungenödem

mus aus. Den osmotischen Verhältnissen entsprechend unterscheidet man *isotone, hypertone* und *hypotone* Hydratationsstörungen.

In Tab. B 6–2 sind die verschiedenen Störungen des Wasserhaushalts sowie deren Ursachen und Folgen zusammengestellt.

6.2.2 Elektrolythaushalt

6.2.2.1 Elektrolytverteilung

Die großen Flüssigkeitsräume des Organismus (s. S. 15 f.), der *Extrazellularraum* mit seinen beiden Anteilen, dem Plasmaraum und interstitiellem Raum, sowie der *Intrazellularraum* weisen eine charakteristische Verteilung der Kationen und Anionen auf.

Im *Blutplasma* dominieren, wie bereits auf S. 415 erwähnt, in der Gruppe der Kationen die Natriumionen mit einer Konzentration von 142 mmol/l. Die Konzentrationen von K^+, Ca^{2+} und Mg^{2+} sind demgegenüber gering (s. Tab. B 6–3). In der Gruppe der Anionen steht die Cl^--Konzentration an erster Stelle. Außerdem liefern Hydrogencarbonat und Proteine einen wesentlichen Beitrag zur Gesamtkonzentration, während Phosphat, Sulfat und organische Säuren nur in geringer Konzentration vorkommen.

Eine ganz ähnliche Zusammensetzung wie das Blutplasma hat die *interstitielle Flüssigkeit* mit dem einzigen Unterschied, daß infolge der stark eingeschränkten Durchlässigkeit der Kapillarwände für Eiweiße hier nur eine niedrige Proteinkonzentration vorliegt.

Grundsätzlich verschieden davon sind dagegen die Ionenkonzentrationen in der *intrazellulären Flüssigkeit*. Auf der Kationenseite ist der größte Teil der Natriumionen durch Kaliumionen ersetzt, auf der Anionenseite nimmt Phosphat die Stelle von Chlorid ein. Ein beträchtlicher Teil der intrazellulären Anionen entfällt außerdem auf Proteine.

6.2.2.2 Kontrolle der Isoionie

Für die Funktionsfähigkeit der Organe und Gewebe ist es von entscheidender Bedeutung, daß innerhalb und außerhalb der Zellen die Konzentrationen der einzelnen Ionen in einem ausgewogenen Verhältnis zueinander konstant gehalten werden (Isoionie).

Natriumionen und Chlorid. Im Durchschnitt werden vom Erwachsenen täglich 3 – 4 g (130 – 180 mmol) Natriumionen und 4 – 5 g (110 – 140 mmol) Chlorid

aufgenommen und ausgeschieden. Trotz variierender Zufuhr bleiben die extrazellulären Na^+- und Cl^--Konzentrationen weitgehend unverändert, was für den Organismus von besonderer Bedeutung ist, weil diese Konzentrationen das *Volumen der extrazellulären Flüssigkeit* bestimmen. Die Regulation der Na^+-Konzentration erfolgt dabei über den *Renin-Angiotensin-Aldosteron-Mechanismus,* der die Na^+-Ausscheidung durch die Niere beeinflußt (s. S. 567 f.). Eng damit verbunden ist die Regulation der Cl^--Konzentration, wobei jedoch auch der jeweilige Säure-Basen-Status sich dadurch modifizierend auswirkt, daß bei der renalen Ausscheidung Cl^- durch HCO_3^- ersetzt werden kann.

Kaliumionen. Die tägliche Aufnahme von Kaliumionen, die vor allem für den Intrazellularraum von Bedeutung sind, beträgt beim Erwachsenen 2 – 4 g (50 – 100 mmol). K^+-Ionen bestimmen wesentlich die Elektroneutralität und die Osmolarität im Inneren der Zellen, beeinflussen Enzymaktivitäten und schaffen die Voraussetzung für die Erregungsleitung der Nerven- und Muskelzellen (s. S. 119 ff.). Die Kontrolle der extrazellulären K^+-Konzentration erfolgt über die *renale Ausscheidung unter Mitwirkung von Aldosteron,* wobei die Ausscheidungsrate dem Angebot zweckmäßig angepaßt wird (s. S. 362 ff.). Für die Aufrechterhaltung der K^+-Konzentration im Zellinneren, die etwa 30mal größer ist als die im extrazellulären Raum, sorgen die aktiven Transportprozesse (Ionenpumpen) in den Zellmembranen.

Calciumionen und Phosphat. Für den Erwachsenen beträgt der tägliche Bedarf an Ca^{2+} 0,8 g (20 mmol) und der an anorganischem Phosphat ca. 0,9 g (30 mmol). In der Schwangerschaft ist der Calciumbedarf um etwa 50% gesteigert. Durch den Calciumgehalt der üblichen Nahrung – besonders calciumreich sind Milch und Milchprodukte sowie eine Reihe von Gemüsen – werden in der Regel ausreichende Calciummengen aufgenommen. Gemeinsam sind Calciumionen und Phosphat am Aufbau des Knochens und der Zähne beteiligt. Ca^{2+} hat ferner die Aufgabe, die Membranpermeabilität zu vermindern und damit die Erregbarkeit von Nerven und Muskelzellen zu dämpfen. Es dient darüber hinaus der elektromechanischen Kopplung in der Muskelzelle (s. S. 245) und gemeinsam mit cAMP der Übertragung von Hormonwirkungen auf Enzyme von Effektorzellen (s. S. 315). An der Regelung der extrazellulären Ca^{2+}- und Phosphatkonzentration sind das *Parathormon* (s. S. 336 f.) und *1,25-Dihydroxy-colecalciferol* (Wirkform von Vitamin D_3, s. S. 621) beteiligt. Die Calciumverteilung zwischen dem intra- und dem extrazellulären Raum wird durch eine Calcium-ATPase und einen Natrium-Calcium-Austauscher gesteuert.

Magnesiumionen. Die Magnesiumbilanz des Erwachsenen ist bei einer täglichen Zufuhr von etwa 0,25 g (10 mmol) ausgeglichen. Sie kann durch eine entsprechende Ernährung erreicht werden. Besonders magnesiumreich sind Hülsenfrüchte, Getreide, Nüsse, Mandeln, Bananen und Bier.

Mg^{2+}-Ionen beeinflussen in den Zellen eine Vielzahl enzymatisch gesteuerter Reaktionen. Außerdem dämpfen sie die Erregbarkeit des neuromuskulären Apparats und hemmen in hoher Konzentration die Freisetzung von Acetylcholin an der motorischen Endplatte (s. S. 243 ff.). Die Mg^{2+}-Ausscheidung durch die Niere wird dem jeweiligen Bedarf angepaßt. Über den Regulationsmechanismus bestehen jedoch noch keine gesicherten Vorstellungen. Experimentelle Ergebnisse machen wahrscheinlich, daß dabei Parathormon, Calcitonin, Schilddrüsenhormone und Aldosteron beteiligt sind.

6.2.2.3 Störungen des Elektrolythaushalts

Elektrolytstörungen können sowohl die Folge von Nierenerkrankungen als auch extrarenal, z.B. durch hormonale Dysregulationen (u.a. durch Nebennierenrindeninsuffizienz), bedingt sein. Sie werden normalerweise durch Ermittlung der Ionenkonzentrationen im Plasma bzw. Serum nachgewiesen. Dabei ist jedoch zu berücksichtigen, daß insbesondere bei Ionen, die intrazellulär in höherer Konzentration als extrazellulär vorliegen (z.B. Kaliumionen), die Serumkonzentrationen noch normal sein können, wenn die Gewebespiegel bereits verändert sind. Bei eingehenderen Untersuchungen sind daher Bestimmungen der im Körper vorhandenen Gesamtmenge (z.B. Bestimmung des Gesamtkörperkaliums mittels Isotopentechnik) erforderlich.

Hyponatriämie. Eine Hyponatriämie liegt vor, wenn die *Natriumionenkonzentration des Serums kleiner als 135 mmol/l* ist. Den Ursachen entsprechend unterscheidet man eine

☐ *Verlusthyponatriämie* und

☐ *Verteilungshyponatriämie.*

Bei einer Verlusthyponatriämie ist die *Natriumbilanz* infolge hoher Natriumverluste oder nicht ausreichender Natriumzufuhr *negativ.* Es kommt zu einer *isotonen* oder *hypotonen Dehydratation* (s. S. 570).

Von einer Verteilungs- oder Verdünnungshyponatriämie spricht man dann, wenn bei *normalem* oder sogar *erhöhtem Natriumbestand des Organismus die Natriumionenkonzentration im Extrazellularraum erniedrigt ist.* Dies ist bei verminderter Wasserausscheidung (z.B. wegen Oligo- bzw. Anurie oder erhöhter Adiuretinausschüttung) sowie bei Störungen des intra-extrazellulären Natriumtransports (z.B. infolge schwerer Stoffwechselstörungen oder Kaliummangels) der Fall. Eine Verteilungshyponatriämie findet man ferner bei generalisierten Ödemen, insbesondere bei Ödemen aufgrund von Herzinsuffizienz, nephrotischem Syndrom oder Leberzirrhose (vgl. isotone Hyperhydratation).

Hypernatriämie. Bei einer Hypernatriämie ist die *Natriumionenkonzentration des Serums größer* als 150 mmol/l. Das im Verhältnis zu hyponatriämischen Zuständen seltenere Krankheitsbild wird durch erhöhte Natriumzufuhr oder Natriumretention sowie negative Wasserbilanz verursacht. Erhöhte Natriumzufuhr und Natriumretention führen zu hypertoner Hyperhydratation (s. S. 570). Eine negative Wasseraufnahme oder Wasserverluste ohne wesentliche Natriumverluste lösen eine hypertone Dehydratation aus (s. S. 570).

Hypokaliämie. Bei einer Hypokaliämie beträgt die *Kaliumionenkonzentration des Serums weniger als 3,5 mmol/l.* Als Ursachen kommen neben unzureichender Kaliumzufuhr renale oder gastrointestinale Kaliumverluste sowie Störungen des extra-intrazellulären Kaliumtransports in Betracht.

Eine *unzureichende Kaliumzufuhr* findet man z.T. bei chronischen Alkoholikern sowie bei Patienten mit Anorexia nervosa.

Renale Kaliumverluste treten bei Erhöhung des Aldosteron- oder Cortisol-Blutspiegels (primärem und sekundärem Hyperaldosteronismus, s. S. 356; Cushing-Syndrom, s. S. 356), bei Therapie mit Thiazid- und Schleifendiuretika (s. S. 586 ff.) sowie bei einigen chronischen Nierenerkrankungen auf. *Kaliumverluste aus dem Gastrointestinaltrakt* beruhen auf Diarrhöen sowie chronischem Laxantienabusus (s. S. 545).

Kalium-Verteilungsstörungen sind u.a. die Folge von akuten Alkalosen sowie von Insulin-Überdosierungen (Eintritt von K^+ in die Zellen im Austausch gegen H^+).

Als *Symptome* einer Hypokaliämie werden Muskelschwäche, gastrointestinale Beschwerden (Magenatonie, Obstipation), Apathie, Nierenfunktionsstörungen (z.B. verringertes Konzentrierungsvermögen) sowie Störungen der Herzfunktion mit EKG-Veränderungen beobachtet.

Tab. B 6–3. Elektrolytstoffwechselstörungen

Elektrolytstörung	Charakterisierung der Störung	Ursachen	Folgen bzw. Symptome
Hyponatriämie	Natriumkonzentration im Serum < 135 mmol/l	Hohe Natriumverluste (Verlusthyponatriämie); Natriumverteilungsstörungen (Verteilungshyponatriämie) bei Herzinsuffizienz, Leberzirrhose u.a.	Isotone oder hypotone Dehydratation bei Verlusthyponatriämie, isotone Hyperhydratation bei Verteilungshyponatriämie u. a.
Hypernatriämie	Natriumkonzentration im Serum > 150 mmol/l	Erhöhte Natriumzufuhr; Natriumretention; Wasserverluste	Hypertone Hyperhydratation bei erhöhter Na^+-Zufuhr oder Na^+-Retention; hypertone Dehydratation bei Wasserverlusten
Hypokaliämie	Kaliumkonzentration im Serum < 3,5 mmol/l	Unzureichende Kaliumzufuhr (z. B. bei chronischem Alkoholismus); Kaliumverluste bei Hyperaldosteronismus, Cushing-Syndrom, Therapie mit Saluretika, chronischem Laxantienabusus; Kaliumverteilungsstörungen bei akuten Alkalosen	Muskelschwäche, gastrointestinale Beschwerden, Apathie, Nierenfunktionsstörungen, EKG-Veränderungen
Hyperkaliämie	Kaliumkonzentration im Serum > 5,5 mmol/l	Verminderte Kaliumexkretion bei chronischer Niereninsuffizienz, akutem Nierenversagen, Mineralocorticoidmangel, Therapie mit kaliumsparenden Diuretika	Ähnlich wie bei Hypokaliämie
Hypocalcämie	Calciumkonzentration im Serum < 2 mmol/l	Unzureichende Calciumzufuhr; Nebenschilddrüsenunterfunktion; verminderte Resorption bei Malabsorptionssyndrom	Gesteigerte Erregbarkeit des Nervensystems, Tetanie, Parästhesien
Hypercalcämie	Calciumkonzentration im Serum > 2,7 mmol/l	Nebenschilddrüsenüberfunktion, Vitamin-D-Intoxikation; maligne Tumoren	Gewichtsabnahme, Appetitlosigkeit, Obstipation, Herzrhythmusstörungen; Hypercalcurie; in schweren Fällen Koma
Hypomagnesiämie	Magnesiumkonzentration im Serum < 0,7 mmol/l	Chronische Darmerkrankungen, Hyperthyreose, Hyperaldosteronismus	Ähnlich wie bei Hypocalcämie, daneben Tachykardie, Herzrhythmusstörungen
Hypermagnesiämie	Magnesiumkonzentration im Serum > 1,25 mmol/l	Niereninsuffizienz, Hypothyreose, Morbus Addison; iatrogen durch hohe Magnesiumgabe	Hemmung zentralnervöser Funktionen, Obstipation, Curare-ähnliche Wirkung

Niere und ableitende Harnwege

B6

Hyperkaliämie. Bei einer Hyperkaliämie liegt die *Kaliumkonzentration des Serums über 5,5 mmol/l.* Hyperkaliämien durch vermehrte exogene Zufuhr entstehen in der Regel durch fehlerhafte therapeutische Maßnahmen, z.B. durch zu schnelle Infusion Kaliumionenhaltiger Lösungen. Zu einer verminderten Kaliumexkretion kommt es bei chronischer Niereninsuffizienz, akutem Nierenversagen, Mineralocorticoidmangel (s. S. 354 f.) und Therapie mit sog. kaliumsparenden Diuretika (z.B. Spironolacton, s. S. 590 f.). Ein verstärkter Übertritt von K^+ aus dem Intrazellularraum in den Extrazellularraum wird u. a. durch Azidosen oder Vergiftungen mit Herzglykosiden hervorgerufen.

Die durch eine Hyperkaliämie ausgelösten Symptome entsprechen annähernd denen einer Hypokaliämie.

Hypocalcämie. Man spricht von einer Hypocalcämie, wenn der *Serum-Calciumspiegel unter 2 mmol/l* sinkt. Als Ursachen kommen

☐ unzureichende Zufuhr mit der Nahrung, insbesondere in der Schwangerschaft und der Stillzeit,

☐ Vitamin-D-Mangel (s. S. 622),

☐ Nebenschilddrüsenunterfunktion (primärer und sekundärer Hypoparathyreoidismus, s. S. 337),

☐ verminderte Resorption bei Malabsorptionssyndrom (s. S. 548) sowie bei Niereninsuffizienz (infolge der Verringerung der glomerulären Filtration steigt die Phosphatkonzentration des Plasmas; auch im Darmlumen nimmt die Phosphatkonzentration zu, wodurch die Calciumresorption sinkt; außerdem wird unzureichend 1,25-Dihydroxy-Vitamin-D$_3$ gebildet und dadurch die Phosphatausscheidung und Ca^{2+}-Resorption verringert, s. S. 622), und

☐ Bildung von Kalkseifen bei akuter Pankreatitis

in Betracht.

Das wichtigste Symptom einer Hypocalcämie ist die gesteigerte Erregbarkeit des gesamten Nervensystems, die sich klinisch als Tetanie, d.h. in tonischen Muskelkrämpfen, Parästhesien und Spasmen der glatten Muskulatur, äußert.

Hypercalcämie. Eine Hypercalcämie *(Serum-Calciumspiegel über 2,7 mmol/l),* kann u.a. auf einer Überfunktion der Nebenschilddrüsen (primärem, sekundärem Hyperparathyreoidismus, s. S. 337 f.), einer Immobilisation, einer Vitamin-D-Intoxikation, einer Sarkoidose und (selten) auf einem Morbus Addison (s. S. 355) oder einer Hyperthyreose beruhen. Eine weitere häufige Ursache sind bösartige Tumoren, insbesondere Bronchial-, Mamma- und weibliche Genitalkarzinome, bei denen entweder osteoklastische Metastasen zu einer vermehrten Calciumfreisetzung aus dem Knochen führen oder parathormonartige Substanzen gebildet werden.

Symptome einer Hypercalcämie sind Gewichtsabnahme, Appetitlosigkeit, Obstipation, Meteorismus, Polyurie und Herzrhythmusstörungen. Außerdem kann eine Hypercalcämie Psychosen auslösen und in schweren Fällen komatöse Zustände verursachen. Ferner besteht durch die vermehrte renale Calciumausscheidung die Gefahr einer Nierensteinbildung.

Hypomagnesiämie. Eine Hypomagnesiämie *(Serum-Magnesiumspiegel unter 0,7 mmol/l)* tritt häufig auf bei Alkoholismus, ferner bei chronischen Darmerkrankungen (z.B. Kolitis), Hyperthyreose, Hyperparathyreoidismus und Hyperaldosteronismus. Auch Azidosen führen durch eine verstärkte renale Ausscheidung von Magnesiumionen zu einer Hypomagnesiämie.

Die klinische Symptomatik ähnelt der einer Hypocalcämie *(tetaniforme Zeichen),* daneben werden Tachykardie und andere Herzrhythmusstörungen angegeben. Da ein Magnesiummangel aber stets mit anderen Stoffwechselstörungen einhergeht, ist die exakte Zuordnung der Symptome nur schwer möglich.

Hypermagnesiämie. Bei einer Hypermagnesiämie liegt der *Serum-Magnesiumspiegel* über *1,25 mmol/l.* Als Ursache sind neben iatrogenen Maßnahmen (Zufuhr großer Mengen magnesiumhaltiger Infusionslösungen, Gabe hoher Magnesiumsulfat-Dosen zum Abführen) Niereninsuffizienz, Hypothyreose sowie Morbus Addison (s. S. 355) zu nennen.

Klinisch beobachtet man eine *Herabsetzung der Erregbarkeit der quergestreiften Muskulatur* (Curareähnliche Wirkung), Obstipation und eine Hemmung zentralnervöser Funktionen. Bei Serumkonzentrationen über 5 mmol/l kommt es zu Atemlähmung und diastolischem Herzstillstand.

In Tab. B 6–3 sind wichtige Störungen des Elektrolythaushalts nochmals zusammengefaßt.

6.2.2.4 Therapeutische Anwendung von Calcium- und Magnesiumsalzen

6.2.2.4.1 Calciumpräparate

Calciumpräparate werden (außer als Antazida, s. S. 537) bei ernährungs- oder malabsorptionsbedingtem Calciummangel sowie bei Osteoporose und Hypoparathyreoidismus (s. S. 337) verwendet. Ihr Einsatz bei allergischen Erkrankungen wird kontrovers beurteilt.

Zur *parenteralen* Applikation (z.B. bei akuten, mit Tetanie einhergehenden Hypocalcämien) werden Calciumsalze mit *organischen* Carbonsäuren, insbesondere *Calciumgluconat,* in einer Dosierung von 2,25 – 4,5 mmol Ca^{2+} angewandt. Die intravenöse Injektion hat wegen der Gefahr eines starken Blutdruckabfalls bei zu rascher Anflutung von Ca^{2+} *langsam* zu erfolgen (minimale Injektionszeit für die i.v. Injektion von 2,25 mmol 3 Minuten), der Herzrhythmus ist laufend zu überwachen.

Für die *orale* Gabe eignet sich wegen des hohen Calciumgehalts von ca. 40 % vor allem *Calciumcarbonat,* daneben kommt *Calciumlactat* mit 13% Calcium in Betracht. Die Dosierung liegt bei 1000 mg Ca^{2+}/Tag.

Handelspräparate: Calciumcarbonat enthalten Calcimagon® 500, Calciumcarbonat Fresenius, Calcium Dago®-Steiner, Calcium Sandoz® Brausetabletten (neben Calciumlactogluconat), Frubiase Brause Calcium sowie Löscalcon®; *Calciumgluconat* ist in Calcedon® und Calcium-Sandoz® Injektionslösung (in letzterer zusammen mit Calciumlactobionat) enthalten.

6.2.2.4.2 Magnesiumpräparate

Die Verwendung von Magnesiumsalzen als *Antazida* und *Laxantien* wurde bereits unter B 5, S. 536 bzw. S. 545 besprochen.

Außer zur Beseitigung von Magnesiummangelzuständen wird Mg^{2+} (meist in Form von Magnesiumsulfat) *parenteral* als intravenöse Infusion bei bestimmten Formen von Herzrhythmusstörungen, vor allem bei Torsades de pointes und Herzglykosidbedingten Rhythmusstörungen, sowie bei Präeklampsie und Eklampsie eingesetzt. Parenteral appliziert kann Mg^{2+} ferner in der Akutbehandlung des Myokardinfarkts verwendet werden. Allerdings ist nur dann mit einer Senkung der Letalität zu rechnen, wenn es möglichst rasch und nicht erst nach einer Lysetherapie infundiert wird (verwendete *Dosierung* 30–90 mmol während 24–48 Stunden).

Die Indikationen für *oral* verabreichte Magnesiumpräparate sind – von Magnesiummangelzuständen und deren Folgen, z.B. Magnesiummangel-bedingten Wadenkrämpfen, abgesehen – noch immer umstritten. Zwar gibt es Hinweise dafür, daß oral applizierte Magnesiumionen sich zur Behandlung verschiedener Arrhythmieformen eignen sowie antihypertensive Eigenschaften besitzen, doch steht der definitive Wirksamkeitsnachweis aus. Unklar ist auch noch die Bedeutung des verwendeten Anions für die Kinetik bzw. Bioverfügbarkeit des jeweiligen Präparats.

Unbedingt ist auf *ausreichende Dosierung* zu achten, d.h. es sollten mindestens 10 mmol Mg^{2+} täglich verabreicht werden.

Handelspräparate: Magnesiumascorbat enthält Magnorbin® , *Magnesiumaspartat* Magnesiocard®, Mag-

nesiumcarbonat (+ Magnesiumoxid) Lösnesium®, *Magnesiumcitrat* Magnesium-Diasporal®, *Magnesiumhydrogenaspartat* Cormagnesin®, Magnetrans® und Magtrom®, *Magnesiumhydrogenglutamat* Magnesium Verla®, *Magnesiumorotat* Magnerot® CLASSIC, *Magnesiumsulfat* Magnesium-Diasporal® forte und Mg 5-Sulfat.

6.2.3 Säure-Basen-Haushalt

Der pH-Wert des arteriellen Blutes liegt zwischen 7,37 und 7,43 mit einem *Mittelwert von 7,40.* Das menschliche Blut weist somit eine schwach alkalische Reaktion auf. Trotz der ständig schwankenden Abgabe saurer Stoffwechselprodukte an das Blut wird dessen pH-Wert sehr konstant gehalten. Diese Konstanz ist eine wichtige Voraussetzung für die Aufrechterhaltung eines geregelten Stoffwechselablaufs in den Körperzellen, weil alle am Stoffwechsel beteiligten Enzyme in ihrer Aktivität pH-abhängig sind.

An der Aufrechterhaltung eines gleichbleibenden Blut-pH-Werts sind mehrere Faktoren beteiligt. Es sind dies die *Puffersysteme des Blutes,* der *Gasaustausch in der Lunge* und die *Ausscheidungsprozesse der Niere.*

Puffersysteme des Blutes. Unter den Puffersystemen des Blutes ist an erster Stelle das *Hydrogencarbonat-System* mit CO_2 als Säureanhydrid und HCO_3^- als korrespondierender Base zu nennen. Das System ist deshalb besonders effektiv, weil beide Reaktionspartner im Blut in relativ hoher Konzentration vorliegen.

Auch *Proteine* leisten zur Pufferkapazität des Blutes einen erheblichen Beitrag *(Proteinat-Puffersystem).* Eine besondere Bedeutung kommt dabei dem *Hämoglobin* infolge seiner hohen Konzentration und seines großen Histidin-Anteils – Histidin kann am Imidazol-Ring protoniert werden – zu.

Ein weiteres Puffersystem bilden die *anorganischen Phosphate (Phosphat-Puffersystem),* wobei das primäre Phosphat ($H_2PO_4^-$) als Säure und das sekundäre Phosphat (HPO_4^{2-}) als korrespondierende Base wirksam werden. Wegen der verhältnismäßig geringen Phosphatkonzentration im Blut ist der Puffereffekt dieses Systems allerdings gering.

pH-Regulation durch Atmung und Nierenfunktion. Das als Endprodukt des oxidativen Stoffwechsels anfallende Kohlendioxid (10 mmol/min oder 14 mol/Tag in körperlicher Ruhe) wird durch die Atmung laufend aus dem Blut eliminiert. Die Atmung sorgt also dafür, daß durch die Abgabe des flüchtigen Anhydrids der Kohlensäure eine Säurebelastung des

Organismus vermieden wird. Kommt es im Blut zu einer Anhäufung von Säuren, wird sofort die Atmung verstärkt (Hyperventilation), wodurch CO_2 vermehrt abgeatmet wird und der pH-Wert zur Norm zurückkehrt. Umgekehrt wird bei einer Erhöhung der Basenkonzentration die Atmung reduziert (Hypoventilation), der CO_2-Partialdruck und damit auch die H^+-Ionenkonzentration nehmen zu, so daß der ursprüngliche pH-Anstieg zumindest teilweise rückgängig gemacht wird.

Neben der Kohlensäure werden bei den Stoffwechselprozessen auch nichtflüchtige *Säuren* gebildet, unter denen die Schwefelsäure mengenmäßig am bedeutsamsten ist. Dadurch anfallende H^+-Ionen können renal ausgeschieden werden.

Störungen des Säure-Basen-Haushalts. Kommt es unter pathologischen Bedingungen zu einem besonders starken Anfall von Säuren oder Basen, sind die genannten Systeme nicht mehr in der Lage, den pH-Wert des Blutes auf dem Normalwert von pH 7,40 konstant zu halten. Entsprechend der dann auftretenden pH-Verschiebung unterscheidet man

☐ *Azidosen* (pH < 7,37) und

☐ *Alkalosen* (pH > 7,43).

Beruht die pH-Veränderung auf einer Lungenfunktionsstörung, spricht man von einer *respiratorischen,* liegt ihr eine Stoffwechselstörung (z.B. bei Diabetes mellitus) zugrunde, von einer *metabolischen* Azidose bzw. Alkalose. Da auch Nierenfunktionsstörungen zu pH-Veränderungen führen können – beispielsweise hat eine Anurie eine Azidose zur Folge –, faßt man die renal und metabolisch bedingten Störungen unter der Bezeichnung *nichtrespiratorische* Azidose bzw. Alkalose zusammen.

Stärkere pH-Verschiebungen lösen schwere, u.U. lebensbedrohliche Symptome aus. So kommt es bei einer Erniedrigung des pH-Wertes unter 7,20 zu einer Verminderung des Herzzeitvolumens, Herzrhythmusstörungen, Hypotonie (bis zum Schock), Bewußtseinsstörungen und schließlich zum Koma.

6.2.4 Infusionstherapie bei Störungen des Wasser-, Elektrolyt- oder Säure-Basen-Haushalts

Ziel einer Infusionstherapie bei Störungen des Wasser- und Elektrolythaushalts oder des Säure-Basen-Gleichgewichts ist die *Wiederherstellung der Homöostase.* Dabei ist zu unterscheiden zwischen dem

☐ *Erhaltungs-* und

☐ *Korrekturbedarf.*

Der **Erhaltungsbedarf** umfaßt die normalen Wasser- und Elektrolytverluste (Urinausscheidung, Fäzes, Perspiratio sensibilis und insensibilis). Er beträgt für einen erwachsenen Patienten pro Tag ungefähr 2,5 l Wasser, 75 – 100 mmol Natrium und 50 mmol Kalium ($\hat{=}$ 4 – 5 g NaCl und 3 g KCl).

Der **Korrekturbedarf** ergibt sich aus der aktuellen Wasser- und Elektrolytsituation und aus pathologischen Verlusten, z.B. durch Erbrechen, Durchfälle, Fistelflüssigkeit usw.

Um eine zu geringe oder eine zu große Zufuhr (Unter- oder Überinfusion) zu vermeiden, ist eine *exakte Bilanzierung* durch Bestimmung der zugeführten und ausgeschiedenen Mengen sowie Überprüfung der Serumwerte erforderlich. Aufgrund der Bilanzierungsberechnungen wird dann ein Infusionsplan aufgestellt.

Arten von Infusionslösungen. Bei den Infusionslösungen werden verschiedene Arten unterschieden:

Tab. B 6–4. Zusammensetzung von Infusionslösungen (in mmol/l)

Art der Infusionslösung	Na^+	K^+	Mg^{2+}	Ca^{2+}	Cl^-	$Lactat^-$	HCO_3^-
Elektrolytkonzentrat	3000	3000		500	3000	2000	2000
Vollelektrolytlösung	140	4	1	2,5	106	45	
Ersatzlösung für Magensaft $^+$	60	15			120		
Ersatzlösung für Darmsekret	140	15	1	2,5	117	45	
Basislösung $^{++}$	54	24	2,5		51	25	
Basislösung nach Operationen^{+++}	100	20	2,5	2,5	100		
+	zusätzlich Lysin 37 mmol/l, Glycin 8 mmol/l						
++	zusätzlich Phosphat 7 mmol/l						
+++	zusätzlich 50 g Kohlenhydrate/l, Acetat 20 mmol/l, Malat 10 mmol/l						

Tab. B 6–5. Therapeutische Maßnahmen bei Wasser- und Elektrolytstoffwechselstörungen

Art der Störung	Behandlungsmaßnahme
Dehydratation	
isotone	Infusion von Vollelektrolytlösungen
hypertone	Infusion von Glucose-Lösungen bzw. von Halbelektrolytlösungen mit Kohlenhydratzusatz; nach Verstoffwechslung des Kohlenhydratanteils steht das zugeführte Wasser als sog. „osmotisch freies Wasser" zur Verfügung
hypotone	Langsame Zufuhr von hypertoner NaCl-Lösung unter ständiger Überwachung des Patienten oder orale Kochsalzzufuhr
Hyperhydratation	
isotone	Behandlung mit Diuretika
hypertone	Bei nicht gestörter Nierenfunktion Gabe von Diuretika; bei Niereninsuffizienz Hämodialyse zur Entfernung von Natriumionen; Infusion von Halbelektrolytlösungen, um osmotisch freies Wasser zuzuführen
hypotone	Langsame Zufuhr hypertoner NaCl-Lösung wie bei hypotoner Dehydratation
Hypokaliämie	Zufuhr von Kaliumchlorid oral oder parenteral (maximal 20-30 mmol/Stunde unter EKG- und Plasmakalium-Kontrolle)
Hyperkaliämie	Injektion von komplexen Calcium-Salzen; Glucose-Insulin-Infusion zur intrazellulären Bindung von Kaliumionen; evtl. Hämodialyse Elimination von Kaliumionen durch oral applizierte Kationenaustauscher (z.B. Resonium® A)
Hypocalcämie	Orale Gabe von Calcium-Salzen; bei schwereren Fällen (tetanischen Erscheinungen) intravenöse Zufuhr von Calciumgluconat
Hypercalcämie	Infusion von 0,9%iger Kochsalzlösung und eines Schleifendiuretikums vom Furosemid-Typ; bei lebensbedrohlicher Hypercalcämie Infusion von Natriumedetat oder Hämodialyse
Hypomagnesiämie	In leichten Fällen tägliche orale Gabe von 10 mmol Mg^{2+}; bei schwerer Hypomagnesiämie mit Krampfanfällen langsame intravenöse Gabe von Magnesiumsulfat
Hypermagnesiämie	sofern eine Atemdepression auftritt oder Herzrhythmusstörungen bestehen, intravenöse Gaben von Ca^{2+}, eventuell Hämodialyse

Grundlösungen sind elektrolytfreie Kohlenhydratlösungen mit unterschiedlichem Kohlenhydratgehalt.

Elektrolytkonzentrate enthalten die erforderlichen Ionen in konzentrierter Lösung. Sie werden Grundlösungen zugesetzt.

Vollelektrolytlösungen enthalten Elektrolyte in plasmaähnlicher oder plasmagleicher Konzentration.

Halbelektrolytlösungen weisen dagegen nur den halben Elektrolytgehalt des Plasmas auf. Durch Zusatz von Kohlenhydraten können sie plasmaisoton gemacht werden. Sie dienen vor allem zum Ersatz von Wasserverlusten.

Als **Ersatzlösungen** bezeichnet man Infusionslösungen, die zum Ersatz von (saurem) Magensaft oder (alkalischem) Dünndarmsekret eingesetzt werden

Korrekturlösungen mit alkalisierenden oder azidifizierenden Eigenschaften sind zur Korrektur von pH-Verschiebungen im Organismus bestimmt.

Ersatz- und Korrekturlösungen werden unter der Bezeichnung **korrigierende Lösungen** zusammengefaßt.

Basislösungen sind so zusammengesetzt, daß sie den Erhaltungsbedarf (Normbedarf) in 2,5 l Infusionsflüssigkeit enthalten.

In Tab. B 6–4 ist die Zusammensetzung einiger Infusionslösungen angegeben.

Therapie von Störungen des Wasser- und Elektrolythaushalts. Die Behandlung von Störungen des Wasser- und Elektrolythaushalts hat sich nach der jeweiligen Art der Störung (s. S. 570 ff.) zu richten. Die entsprechenden therapeutischen Maßnahmen sind in Tab. B 6–5 zusammengestellt.

Therapie von Störungen des Säure-Basen-Haushalts. Bei einer *Azidose* bestehen die therapeutischen Maßnahmen in der parenteralen *Zufuhr alkalisierender Lösungen.* Besonders geeignet sind *Natrium-hydrogencarbonat-Lösungen.* Daneben werden Lösungen, die metabolisierbare Anionen, wie z.B. *Lactat* oder *Acetat* enthalten, verwendet. Da aber Lactat bei gestörtem oxidativen Zellstoffwechsel nicht verwertet werden kann, ist es bei Herzinsuffizienz, Schock, Leberfunktionsstörungen und Diabetes mellitus (Lactatazidose!) kontraindiziert .

Alkalosen lassen sich in der Regel durch *Kaliumchlorid-Gaben* korrigieren, da sie meist auf einem Kaliummangel beruhen. Die Applikation azidifizierender Lösungen, die verstoffwechselbare Kationen, z.B. *Arginin*, enthalten oder von stark verdünnter HCl-Lösung, ist nur in Ausnahmefällen erforderlich.

6.3 Pathogenetische Mechanismen der Ödembildung

Unter einem *Ödem* versteht man eine *pathologische Flüssigkeitsansammlung im Interstitium oder in den Zellen der Gewebe.*

Als *Hydrops* bezeichnet man *Flüssigkeitsansammlungen in Körperhöhlen. Aszites* ist die Bezeichnung für einen *Hydrops der Bauchhöhle* (Bauchwassersucht).

Tab. B 6–6. Ursachen für das Auftreten von Ödemen

Anstieg des kapillären Blutdrucks durch

- ❑ schwere arterielle Hypertonie
- ❑ Dilatation der Widerstandsgefäße
- ❑ Konstriktion der Venolen
- ❑ venösen Rückstau des Blutes bei Herzerkrankungen (Rechtsherzversagen, Pulmonalklappenstenose, Trikuspidalklappenstenose)
- ❑ Behinderung des venösen Blutflusses (Phlebothrombose s. S. 500, Varikosis, s. S. 500)
- ❑ langes Stehen oder Sitzen
- ❑ Hypervolämie

Absinken des kolloidosmotischen Drucks bei Hypoproteinämie durch

- ❑ Mangelernährung
- ❑ gastrointestinale Eiweißverluste (chronisches Erbrechen, Durchfälle, Malabsorption)
- ❑ verminderte Eiweißsynthese in der Leber (schwere chronische Lebererkrankungen, isolierte Störungen der Proteinsynthese)
- ❑ renale Eiweißverluste (nephrotisches Syndrom, Glomerulonephritis)
- ❑ Eiweißverluste über die Haut (Verbrennungen, exsudative Hautentzündungen)

Erhöhte Kapillarpermeabilität infolge von

- ❑ Ischämie, Hypoxie
- ❑ Entzündung
- ❑ Überempfindlichkeitsreaktionen
- ❑ Bakterientoxinen
- ❑ chemischen oder mechanischen Noxen

Störungen des Lymphabflusses bei

- ❑ angeborener Fehlanlage der Lymphbahnen
- ❑ bakterieller Lymphangitis
- ❑ Verlegung durch Würmer (Filariosis) oder Tumorzellen
- ❑ Narbenbildung (nach Bestrahlung)
- ❑ operativer Entfernung der Lymphbahnen

idiopathisch (Ursache nicht bekannt)

Folgende Pathomechanismen können einem Ödem zugrunde liegen (vgl. Tab. B 6–6):

- ❑ Erhöhung des kapillären Blutdrucks,
- ❑ Erniedrigung des kolloidosmotischen (onkotischen) Drucks,
- ❑ Störungen des Elektrolytstoffwechsels,
- ❑ Steigerung der Kapillarpermeabilität,
- ❑ Störungen des Lymphabflusses oder
- ❑ vermehrte Bildung oder verringerter Abbau von Aldosteron.

Unter physiologischen Bedingungen kommt es am *Beginn der Kapillare* zu einem *Auswärtsstrom* von Flüssigkeit aus dem Gefäß in das Interstitium, da der kapilläre Blutdruck hier höher ist als der kolloidosmotische (onkotische) Druck und somit Flüssigkeit ins Interstitium abgepreßt wird. Im mittleren Teil der Kapillare sind die beiden Drücke annähernd gleich groß, daher tritt keine Volumenverschiebung zwischen Intra- und Extravasalraum auf. Am Kapillarende erfolgt dagegen ein Einstrom von Flüssigkeit aus dem Interstitium ins Gefäß, da nunmehr der onkotische Druck den kapillären Blutdruck übersteigt. Insgesamt ist der Flüssigkeitsabstrom etwas größer als der Flüssigkeitseinstrom. Der nicht wieder in die Kapillare gelangende Flüssigkeitsanteil wird über das Lymphsystem abtransportiert und gelangt über den Ductus thoracicus in den Kreislauf zurück.

Es ist somit leicht einzusehen, daß die Flüssigkeitsmenge im Interstitium zunimmt, wenn der Auswärtsstrom durch eine Zunahme des kapillären Blutdrucks steigt, der onkotische Druck und damit der Sog vom Interstitium zum Intravasalraum im Bereich des Kapillarendes abnimmt oder die Lymphdrainage beeinträchtigt ist.

Eine *Kapillardruckerhöhung* findet man außer bei langem Stehen oder Sitzen, einer Dilatation der Widerstandsgefäße und/oder einer Konstriktion der Venolen (z.B. im Schock) *lokal* bei Behinderungen des venösen Abflusses (z.B. infolge einer Varikose oder einer Phlebothrombose) und *generalisiert* bei Herzerkrankungen mit venösem Rückstau des Blutes sowie bei Leberzirrhose.

Bei der Leberzirrhose ist ein Teil des Leberparenchyms durch Bindegewebe ersetzt, die Leberpassage des Pfortaderblutes somit erschwert und der Blutdruck in der Pfortader erhöht (portaler Hochdruck). Der Rückstau des Pfortaderblutes führt zur Flüssigkeitsansammlung in der Bauchhöhle (Aszites).

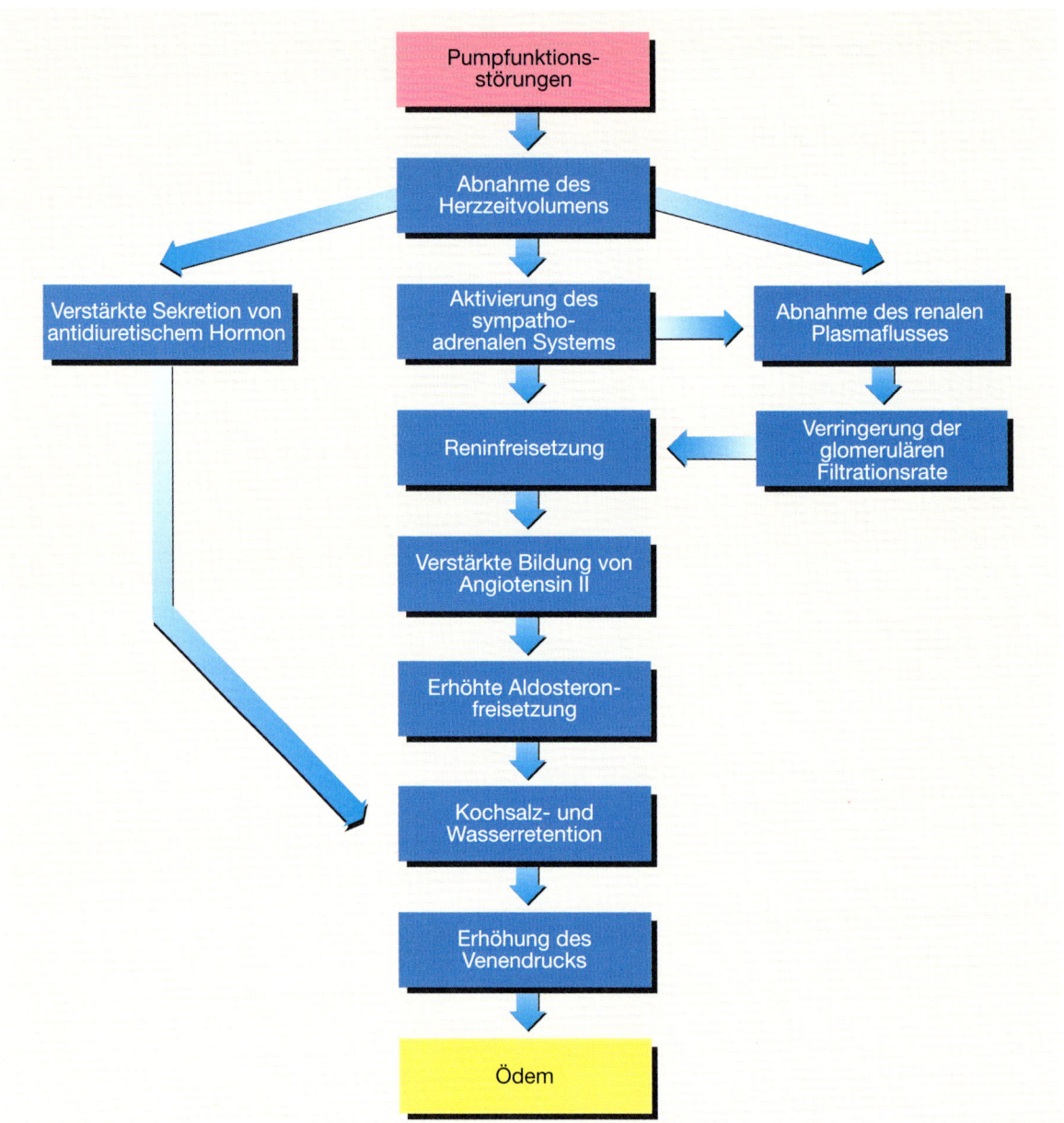

Abb. B 6–11. Ödempathogenese bei Herzinsuffizienz in schematischer Darstellung

Ödeme infolge einer Abnahme des kolloidosmotischen Drucks entstehen bei mangelnder Eiweißaufnahme (Hungerödeme), verminderter Eiweißsynthese (z.B. bei schweren Lebererkrankungen) oder starken Eiweißverlusten (z.B. bei nephrotischem Syndrom, Verbrennungen, exsudativen Hautentzündungen).

Ödeme als Folge einer Störung des Elektrolytstoffwechsels mit vermehrter Natriumretention findet man z.B. bei Glomerulonephritis (die gleichzeitig mit einer Kapillarschädigung einhergeht), bei Herzinsuffizienz (Abb. B 6–11) oder nach Überdosierung von Nebennierenrindenhormonen.

Bei *Ödemen aufgrund von Kapillarwandschäden* (z.B. bei Ischämie oder Hypoxie, entzündlichen und allergischen Reaktionen, Vergiftungen mit Bakterientoxinen) gelangen Plasmaeiweiße ins Interstitium, wodurch der intrakapilläre kolloidosmotische Sog sinkt und Flüssigkeit ins Gewebe austritt.

Störungen des Lymphabflusses findet man u. a. bei Lymphangitis, Verlegung der Lymphgefäße durch Filarien oder Tumorzellen, Narbenbildung infolge Bestrahlung oder operativer Lymphbahnen- bzw. Lymphknotenentfernung (z.B. im Rahmen einer Mammakarzinomoperation).

Ödeme werden häufig erst manifest, wenn wegen der Abnahme des zirkulierenden Plasmavolumens durch Flüssigkeitsaustritt ins Gewebe *vermehrt Aldosteron ausgeschüttet* und dadurch die Natrium- und Wasserrückresorption im distalen Tubulus zunimmt.

Außer nach den genannten Pathomechanismen können Ödeme auch entsprechend den ätiologisch beteiligten Organen eingeteilt werden, z.B. in *kardiale, renale* oder *hepatogene Ödeme.* In Abb. B 6–11 ist beispielhaft die Ödempathogenese bei Herzinsuffizienz schematisch dargestellt.

Allen Ödemen ist gemeinsam, daß sie durch eine vermehrte Natriumausscheidung ausgeschwemmt werden können. Das therapeutische Vorgehen ist aber in erster Linie auf eine Beseitigung der Ursachen der Ödembildung zu richten: So muß versucht werden, beim kardialen Ödem die Myokardinsuffizienz zu behandeln, beim hepatogenen Ödem ein Fortschreiten der zirrhotischen Prozesse zu verhindern und bei der Nephrose eine Abdichtung der Glomerulusmembran zu erreichen.

Niere und ableitende Harnwege

B6

6.4 Diuretika

Als Diuretika werden *Substanzen* bezeichnet, die eine vermehrte *Harnausscheidung* bewirken. Ist mit der gesteigerten Wasser- auch eine *erhöhte Salzausscheidung* verbunden, spricht man von *Saluretika* oder *Natriuretika* (Diuretika im engeren Sinn).

Unter *Aquaretika* versteht man dagegen Verbindungen, die *nur* die *Wasserausscheidung* erhöhen. Nach oraler Applikation ausreichend wirksame Aquaretika stehen derzeit nicht zur Verfügung.

Trotz ihres Angriffs an der Niere sind Diuretika keine „Nierenpharmaka", d.h., sie können Nierenerkrankungen nicht bessern oder heilen, auch können sie bei Niereninsuffizienten den Beginn einer Dialyse nicht hinauszögern. Zahlreiche Diuretika (Thiazide, kaliumsparende Diuretika, nicht dagegen Schleifendiuretika, s.u.) führen im Gegenteil – zumindest initial – durch eine *Abnahme der glomerulären Filtrationsrate* zu einer *verringerten Ausscheidung harnpflichtiger Substanzen* und können daher u.U. eine Niereninsuffizienz verschlechtern. Therapeutisch genutzt werden kann somit nur die Fähigkeit der Diuretika, Elektrolyt- und Wasserbewegungen im Organismus zu beeinflussen. Die Beeinflussung von Transportprozessen ist dabei nur scheinbar nierenspezifisch: Da die Diuretikakonzentration im Tubulus während der Nephronpassage sehr stark ansteigt, steht der renale (diuretische) Effekt im Vergleich zu Wirkungen an anderen Organen im Vordergrund. Wie bei kaum einer anderen Substanzgruppe hängt somit die Pharmakodynamik der Diuretika von ihrer Pharmakokinetik ab.

Die Neuentwicklung hochwirksamer Saluretika hat dazu geführt, daß die meisten der älteren Präparate nahezu obsolet sind. Dies gilt vor allem für solche, die Drogen mit ätherischem Öl, Quecksilberverbindungen oder Xanthin-Derivate enthalten. Auch Osmodiuretika und Carboanhydratasehemmer (s.u.) werden, von wenigen speziellen Indikationen abgesehen, kaum noch eingesetzt.

Die heute gebräuchlichen Diuretikagruppen sind die

☐ *Benzothiadiazine* (Thiazide) und den Thiaziden analoge Sulfonamid-Derivate,

☐ *Schleifendiuretika* und

☐ *kaliumretinierende („kaliumsparende") Diuretika.*

Wirkungen. Wie eingangs erwähnt, erhöhen Saluretika die Ausscheidung bestimmter Ionen, insbesondere die von Natrium- und Chloridionen, und steigern damit gleichzeitig die Exkretion von Wasser. Am geeignetsten wäre ein Wirkstoff, der dem Organismus Elektrolyte in dem Konzentrationsverhältnis entziehen würde, wie dieses in der interstitiellen Flüssigkeit vorliegt. Ein solches Diuretikum gibt es – zumindest als Monosubstanz – jedoch nicht: *Thiazide* und *Schleifendiuretika* führen zu einem *Verlust an Kalium- und Magnesiumionen*, *kaliumsparende Diuretika* zu einer *Retention von Kalium-* und untergeordnet auch von *Magnesiumionen*. Daher wird mit entsprechenden (fixen) *Kombinationspräparaten* (vgl. Tab. B 6–10) versucht, durch die gleichzeitige Gabe eines Thiazids oder eines Schleifendiuretikums mit einem kaliumretinierenden Wirkstoff trotz verstärkter Kochsalzausscheidung eine neutrale Kalium- und Magnesiumbilanz zu erreichen. Dies ist jedoch nur in einem Teil der Fälle möglich. Eine sorgfältige Überwachung der Blutelektrolytwerte, insbesondere des Kaliumblutspiegels, ist daher auch bei Anwendung solcher Kombinationspräparate zwingend erforderlich.

Neben den *direkten* renalen Effekten weisen Diuretika, je nach Art der Diuretika-Gruppe unterschiedlich, auch *indirekte* renal-vermittelte Wirkungen auf, die *extrarenal* in Erscheinung treten. So beruht, wie auf S. 455 beschrieben, der nach intravenöser Applikation sehr rasch – noch vor Einsetzen der Diurese – auftretende günstige Effekt von Schleifendiuretika des Furosemid-Typs bei der akuten Herzinsuffizienz auf einer durch die Freisetzung von Prostaglandinen hervorgerufenen Venendilatation. Die antihypertensive Wirkung von Diuretika ist, wie ebenfalls bereits erwähnt (s. S. 484), zumindest teilweise auf die verminderte Gefäßreagibilität aufgrund des verminderten Natriumgehalts der Gefäßmuskulatur zurückzuführen. Das kaliumretinierende Diuretikum Triamteren besitzt dagegen eine echte extrarenale antiarrhythmische Wirkungskomponente, die sich nicht mit der Kaliumretention begründen läßt, da das zur gleichen Diuretikagruppe gehörende Amilorid diese Eigenschaft nicht besitzt.

Angriffsorte. Die Angriffsorte der verschiedenen Diuretikagruppen sind in Abb. B 6–12 angegeben. *Carboanhydratasehemmer* greifen vorwiegend am proximalen Tubulus, *Schleifendiuretika* am dicken Teil der aufsteigenden Henleschen Schleife, *Thiazide* am frühdistalen Tubulus, *kaliumsparende Diuretika* am spätdistalen Tubulus und am Sammelrohr an. Die Angriffsorte bestimmen das Wirkprofil und wichtige Nebenwirkungen der Diuretika (s.u.).

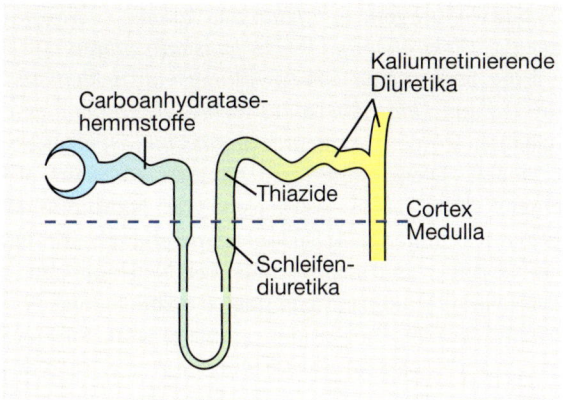

Abb. B 6–12. Angriffsorte von Diuretika innerhalb des Nephrons

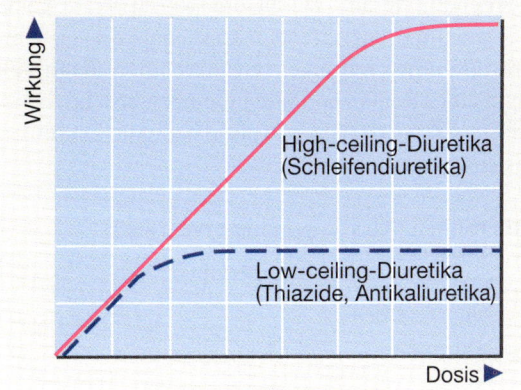

Abb. B 6–13. Dosis-Wirkungs-Relation der Diuretika

Wirkstärke, High- und Low-ceiling-Diuretika. Diuretika, die über einen weiten Dosisbereich eine annähernd lineare Dosis-Wirkungs-Beziehung aufweisen (Abb. B 6–13), mit denen somit bei Dosissteigerung eine immer stärkere Diurese erreicht werden kann, werden als *High-ceiling-Diuretika* bezeichnet. Hierzu gehören die Schleifendiuretika.

Diuretika, bei denen die Dosis-Wirkungs-Kurve dagegen rasch abflacht, ab einem gewissen Punkt durch Dosissteigerung also keine deutliche Wirkungszunahme mehr zu erreichen ist, werden *Low-ceiling-Diuretika* genannt. Dazu zählen die Thiazide und die kaliumsparenden Diuretika.

Es ist jedoch darauf hinzuweisen, daß die Wirkstärke und der mit einem Diuretikum erreichbare Maximaleffekt nicht allein von dem Wirkstoff, sondern ebenso und u.U. noch stärker von der Nierenfunktion und dem Krankheitszustand des Patienten abhängen. Bei Erkrankungen mit verringertem effektivem zirkulierendem Blutvolumen, z.B. bei Herzinsuffizienz mit Ödemen oder Leberzirrhose mit Aszites, nimmt die proximale Natrium- und Wasserresorption – vorwiegend durch Stimulation des Renin-Angiotensin-Aldosteron-Systems – von normalerweise 60 % auf 70–80 % zu. Dadurch wird das Natrium- und Wasserangebot an die weiter distal gelegenen Tubulusabschnitte reduziert und gleichzeitig die Effektivität aller dort angreifender Diuretika gemindert, in schweren Fällen sogar aufgehoben *(sog. Diuretikaresistenz)*. Bei Nierenkranken ist die Mehrausscheidung von Kochsalz und Wasser nach Gabe einer bestimmten Dosis eines Diuretikums der Abnahme der Nierenfunktion entsprechend verringert.

Wirkungsmechanismen. Die Wirkungsmechanismen der Diuretika sind in Tab. B 6–7 zusammengestellt sowie bei den einzelnen Diuretika-Gruppen nochmals genauer dargestellt.

Sequentielle Nephronblockade mit Diuretika. Da ein Diuretikum nur an einem Teil des Tubulussystems angreift und somit in weiter distal gelegenen Abschnitten eventuell eine verstärkte (kompensatorische) Rückresorption auftritt, ist die *sequentielle Nephronblockade* durch zwei (oder mehr) Diuretika mit unterschiedlichem Angriffsort ein pathophysiologisch einleuchtendes Konzept. Seine klinische Relevanz wird beispielsweise bei der Behandlung von Niereninsuffizienten mit der Kombination eines Schleifendiuretikums vom Furosemid-Typ und einem Thiazid deutlich: Niedrige Dosen der Kombination sind wirksamer als die (noch immer vorwiegend durchgeführte) hochdosierte Monotherapie mit einem

Tab. B 6–7. Wirkungsmechanismen von Diuretika

Substanzgruppe	Mechanismus
Carboanhydrase-hemmer	Blockade der Carboanhydratase
Schleifendiuretika vom Furosemid-Typ	Hemmung des $Na^+/K^+/2\,Cl^-$-Carriers
Sonstige Schleifendiuretika	nicht genau bekannt
Thiazide	Hemmung des Na^+/Cl^--Carriers
Aldosteronantagonisten	kompetitive Hemmung der Aldosteron-Rezeptor-Wechselwirkung
Kaliumsparende Diuretika vom Cycloamidin-Typ	Blockade von Natriumkanälen an der luminalen Membran, Hemmung des Natriumionen-Protonen-Antiporters (?)

Schleifendiuretikum. Durch die (kurzfristige) Gabe eines proximal angreifenden Carboanhydratasehemmers zusammen mit einem Schleifendiuretikum läßt sich in einer Reihe von Fällen die oben beschriebene, durch proximale Hyperresorption bedingte Diuretikaresistenz durchbrechen.

Indikationen. Als Hauptindikationen sind

☐ *akute Ödeme* (z.B. Lungenödem),

☐ *chronische Ödeme,*

☐ *Hypertonie* und

☐ (akute und chronische) *Herzinsuffizienz,*

als Nebenindikationen

☐ *forcierte Diurese* bei Vergiftungen (s. S. 805),

☐ *Diabetes insipidus* (s. S. 592 f.) und

☐ (für Carboanhydratasehemmer) *Glaukom*

zu nennen.

Der Einsatz von Diuretika bei Ödemen ist einleuchtend, da ein Wirkstoff ja gerade dann als Diuretikum bzw. Saluretikum bezeichnet wird, wenn er die für die Ödemausschwemmung erforderliche (Mehr-) Ausscheidung von Kochsalz und Wasser hervorruft. Diuretika vermögen jedoch, wie bereits erwähnt, bei der Ödembehandlung eine spezifisch gegen die Grundkrankheit gerichtete Therapie nur zu ergänzen, nicht aber zu ersetzen.

Bei renal bedingten Ödemen können mit Diuretika zwar die Ödeme ausgeschwemmt werden, an der Ödemursache, dem durch das leckgewordene Nierenfilter bedingten Eiweißverlust, wird nichts geändert. Beim hepatogen bedingten Aszites kann das Diuretikum weder die ungenügende Albuminsynthese noch den Pfortaderhochdruck beseitigen. Auch hier wird nur das Symptom Aszites behandelt.

Außerdem darf bzw. sollte nicht jedes Ödem mit Diuretika behandelt werden. So sind Ödeme bei einer Spätgestose *keine* Indikation für Diuretika, da bei Diuretikagabe die Gefahr einer Erhöhung der Blutviskosität mit konsekutiver Verschlechterung der Sauerstoffversorgung der Frucht besteht.

Bei chronisch-indurierten Ödemen oder ausgeprägten Abflußstörungen im Rahmen einer Veneninsuffizienz sollten Diuretika allenfalls vorübergehend angewandt werden. Sie können eine Kompressionsbehandlung nicht ersetzen, sondern bestenfalls unterstützen.

Der Einsatz der Diuretika bei Bluthochdruck sowie bei der Herzinsuffizienz wurde bereits beschrieben (vgl. S. 484 und S. 455).

Nebenwirkungen. *Alle Diuretika können zu Störungen des Elektrolyt- und Wasserhaushalts führen.*

Eine bedeutsame Nebenwirkung von *Schleifendiuretika* und *Thiaziden* ist der *Verlust an Kaliumionen,* daneben werden vermehrt *Magnesiumionen* ausgeschieden. Diese Störeffekte beruhen einerseits auf einem gesteigerten Austausch von Natriumionen gegen Kaliumionen im spätdistalen Tubulus – infolge der verringerten Rückresorption von Natriumionen in den oberen Tubulusabschnitten ist spätdistal das Natriumionen-Angebot erhöht –, andererseits auf einer durch den Kochsalzverlust bedingten Aktivierung des Renin-Angiotensin-Aldosteron-Systems.

Bei rascher Ödemausschwemmung mit starkwirkenden Diuretika kommt es infolge von Verlusten an intravasaler Flüssigkeit, die nicht schnell genug aus dem Extravasalraum ersetzt werden kann, zu einer *Exsikkose* mit einer *Erhöhung des Hämatokrits (Hämokonzentration)* und damit zu einer *Zunahme der Blutviskosität,* wodurch die *Thromboseneigung* gesteigert wird.

Schleifendiuretika und Thiazide verschlechtern ferner die *Glucosetoleranz.* Dadurch kann ein latenter Diabetes manifest oder bei bestehendem Diabetes ein auf orale Antidiabetika eingestellter Patient insulinpflichtig werden. Beim insulinpflichtigen Diabetiker kann der Insulinbedarf ansteigen.

Weitere Nebenwirkungen der beiden Diuretikagruppen betreffen den *Lipidstoffwechsel:* Die Plasmakonzentration der Triglyceride kann ebenso wie die der Low- und Very-low-density-Lipoproteine im Plasma zunehmen. Schließlich besteht bei entsprechend disponierten Patienten durch Erhöhung des Blutharnsäurespiegels die Gefahr eines *Gichtanfalls.*

Bei den *kaliumsparenden Diuretika* ist die wichtigste Nebenwirkung die *Kaliumretention* mit der Gefahr einer Hyperkaliämie.

Die genannten Nebenwirkungen sind in hohem Maße *dosisabhängig.* Wird, den heutigen Erkenntnissen folgend (z.B. bei einer Hypertoniebehandlung), niedriger als früher dosiert, sind sie meist wenig bedeutsam.

Bei richtiger Indikation und Dosierung gehören Diuretika zu den besonders gut verträglichen Wirkstoffen.

Kontraindikationen. Als Kontraindikationen sind bei Schleifendiuretika und Thiaziden Niereninsuffizienz mit Anurie, außerdem wegen ihrer Kaliumionen-eliminierenden Wirkung Praecoma und Coma hepaticum sowie schwere Hypokaliämien, bei kaliumretinierenden Diuretika Hyperkaliämien und schwere Nierenfunktionsstörungen zu beachten.

Interaktionen. Bei der Kombination von Schleifendiuretika mit Aminoglykosid-Antibiotika und Platin-Derivaten wurde – vor allem bei nicht ausreichender Flüssigkeitszufuhr – eine erhöhte Nephrotoxizität gefunden. Auch das ototoxische Risiko ist bei der gleichzeitigen Gabe eines hochdosierten, rasch verabfolgten Schleifendiuretikums mit einem Aminoglykosid-Antibiotikum gesteigert. Analgetika bzw. Antirheumatika, die über eine Hemmung der Prostaglandinbiosynthese wirken, erniedrigen den Effekt der meisten Diuretika. Infolge der vermehrten Kaliumausscheidung verstärken Schleifendiuretika und Thiazide die Wirkung von Herzglykosiden und Muskelrelaxantien vom Curare-Typ. Glucocorticoide oder Laxantien erhöhen die Gefahr einer Hypokaliämie bei gleichzeitiger Applikation mit einem Schleifen- oder Thiaziddiuretikum.

6.4.1 Xanthin-Derivate

Bei den Xanthin-Derivaten *Coffein, Theophyllin* und *Theobromin* (s. S. 147) handelt es sich um schwach bis allenfalls mittelstark wirksame Diuretika. Diese Stoffe bewirken durch Blockade von Adenosin-Rezeptoren eine *Mehrdurchblutung der Niere* (vgl. S. 561) mit einer speziellen Durchblutungssteigerung des Nierenmarks. Da der Widerstand der Vasa afferentia stärker sinkt als der der Vasa efferentia, nimmt gleichzeitig die glomeruläre Filtrationsrate zu.

Die Xanthin-Derivate sind nahezu die einzigen Diuretika, die die GFR erhöhen und deren Wirkung zumindest teilweise auf der gesteigerten Primärharnbildung beruht. Daneben verhindert die stärkere Durchblutung des Nierenmarks die Aufrechterhaltung des dort normalerweise hohen Konzentrationsgradienten und führt dadurch zu einer vermehrten Diurese. Da die Wirkung bei fortlaufender Anwendung der Verbindungen nachläßt und die Wirksamkeit in vielen Fällen nicht ausreicht, werden die Xanthin-Derivate nur noch selten therapeutisch als Diuretika eingesetzt.

6.4.2 Osmodiuretika

Als Osmodiuretika, zu denen *Mannit* und *Sorbit* gehören, bezeichnet man Substanzen, die – nach intravenöser Injektion – zwar glomerulär filtriert, aber nicht tubulär rückresorbiert werden. Ihrem osmotischen Druck entsprechend halten sie Wasser im Tubuluslumen zurück und führen dadurch zu einer gesteigerten Diurese. Elektrolyte werden durch sie nur wenig vermehrt ausgeschieden.

Osmodiuretika können zur Aufrechterhaltung des Harnflusses bei drohendem Nierenversagen, zur forcierten Diurese (s. S. 805) und in Form hypertoner Lösungen zur Behandlung des Hirnödems eingesetzt werden. An ihre Stelle sind heute vielfach Schleifendiuretika getreten.

Die *Dosierung* beträgt 500 – 1000 ml einer 10%igen oder 250–500 ml einer 20%igen Mannitlösung. Bei Oligurie/Anurie ist durch eine Probeinfusion zu testen, ob die Diurese

Mannit   Sorbit

in Gang kommt. Ist das nicht der Fall, darf die Infusion nicht fortgesetzt werden (Gefahr einer Volumenverschiebung vom Extra- in den Intrazellularraum).

6.4.3 Carboanhydratasehemmer

Carboanhydratasehemmer werden kaum noch als Diuretika, dagegen als Mittel zur *Glaukombehandlung* (s. S. 301) eingesetzt.

1940 stellten Mann und Keilin fest, daß Sulfanilamid und andere Sulfonamide das Enzym *Carboanhydratase* hemmen. Als wesentliches Strukturelement der Carboanhydratase-Hemmstoffe wurde die nicht substituierte, an ein aromatisches oder heteroaromatisches Ringsystem gebundene Sulfonamidgruppe ($-SO_2NH_2$) erkannt.

Die Hemmung der Carboanhydratase (s. S. 563) verringert die tubuläre Rückresorption von Natriumionen, da weniger Wasserstoffionen an das Lumen abgegeben werden. Als Folge davon steigt die renale Ausscheidung von Natrium-, Kalium- und Hydrogencarbonationen und damit von Wasser an. Die Basenverluste führen zu einer Azidose im Blut. Dadurch nimmt die Wirkung der Carboanhydratasehemmer rasch ab.

Therapeutisch ausgenützt wird die Carboanhydratasehemmung bei *Acetazolamid* (Diamox®, Glaupax®), dem ersten Sulfonamid-Diuretikum.

Acetazolamid (Diamox®, Glaupax®)

Acetazolamid wird aus dem Dünndarm gut resorbiert und nahezu vollständig in unveränderter Form durch die Nieren ausgeschieden. Der Wirkungseintritt erfolgt nach etwa 6 Stunden, die Wirkung selbst hält etwa 4 – 6 Stunden an. Zur Ausschwemmung von Ödemen werden durchschnittlich 250 mg/Tag gegeben. Durch gleichzeitige Verabreichung von Kaliumhydrogencarbonat kann eine normale Alkalireserve wiederhergestellt werden.

6.4.4 Thiazide (Dihydro-benzothiadiazine und analoge Verbindungen)

Die natriuretische Wirkung der Carboanhydratase-Hemmstoffe vom Acetazolamid-Typ, die vor allem bei der Dauertherapie relativ schwach ist, konnte noch nicht voll befriedigen. Man versuchte daher – wie bei der Acetazolamid-Entwicklung von Sulfanilamid (s. S. 688) ausgehend – durch Einführung einer zweiten Sulfonamidgruppe zu besser wirksamen Verbindungen zu kommen. Der entscheidende Erfolg stellte sich jedoch erst dann ein, als in o-Stellung zur Sulfonamidgruppe zusätzlich ein elektronegativer Substituent (–Cl oder –CF_3) eingeführt wurde.

Thiazide (Dihydro-benzothiadiazin-dioxide) mit *Hydrochlorothiazid* als Prototyp sind *bicyclische Sulfonamidderivate,* bei denen eine der beiden in den Molekülen vorhandenen Sulfonamidgruppen in das Ringsystem einbezogen ist. Thiazide weisen zwar noch eine schwache Hemmung der Carboanhydratase auf, besitzen darüber hinaus aber eine neue, andersgeartete und stärkere saluretische Wirkung als reine Carboanhydratase-Hemmstoffe.

Diese Stoffgruppe ist ein gutes Beispiel dafür, wie nach Bekanntwerden einer neuen Wirksubstanz zahlreiche, nur geringfügig abgewandelte Stoffe in den Handel gebracht wurden (s. Tab. B 6–8). Diese Derivate wirken *qualitativ gleich,* auch weisen sie sämtlich eine große therapeutische Breite auf.

Neben den Dihydro-benzothiadiazin-Derivaten wurde eine Reihe weiterer Sulfonamid-Derivate in die Therapie eingeführt (s. Tab. B 6–8), die diesen in ihren Wirkungen und Nebenwirkungen ebenfalls weitgehend ähnlich sind. Die *Unterschiede* bei den verschiedenen Substanzen betreffen somit vornehmlich die *Eliminationskinetik.* So ist z.B. *Chlortalidon* eine Substanz mit wesentlich längerer Halbwertszeit als Hydrochlorothiazid. *(Xipamid* nimmt nach neueren Untersuchungen eine Zwischenstellung zwischen Thiazid- und Schleifendiuretika ein. Es reduziert z.B. im Gegensatz zu Hydrochlorothiazid die GFR nicht.)

Wirkungen. *Thiazide steigern die Ausscheidung von Natrium- und Chloridionen, auch werden Kalium- und Magnesiumionen vermehrt ausgeschieden. Dagegen nimmt die Exkretion von Calcium- und Phosphationen ab!* Hierin unterscheiden sich die Thiazide qualitativ von den Schleifendiuretika. Die glomeruläre Filtrationsrate wird, vor allem zu Behandlungsbeginn, reduziert.

Im Gegensatz zu den Carboanhydratasehemmern sind die Thiazide auch bei azidotischer Stoffwechsellage und bei Dauertherapie wirksam, doch wird bei einer Dauerbehandlung die saluretische Wirkung durch Gegenregulationen des Organismus (erhöhte Reninfreisetzung, vermehrte Bildung von Angiotensin II und gesteigerte Ausschüttung von Aldosteron) deutlich abgeschwächt.

Wirkungsmechanismus. Als *Wirkungsmechanismus* wurde gefunden, daß Thiazide im frühdistalen Tubulus die Aufnahme von Kochsalz aus dem Tubuluslumen in die Tubulusepithelzellen durch Hemmung des Na^+/Cl^--Kotransports verringern.

Kinetik. Thiazide werden schnell und meist zu einem hohen Prozentsatz aus dem Darm resorbiert und durch glomeruläre Filtration sowie insbesondere durch aktive Sekretion im proximalen Tubulus ausgeschieden. Ihre Biotransformation ist sehr unterschiedlich. Während z.B. Hydrochlorothiazid praktisch nicht verstoffwechselt wird, erscheint von Bemetizid nur wenig in unveränderter Form im Endharn.

Dosierung. Die üblichen Tagesdosen sind in Tabelle B 6–8 angegeben. Da bei höherer Dosierung nur die unerwünschten, nicht aber die erwünschten Wirkungen zunehmen (Low-ceiling-Diuretika), ist bei unzureichender Effektivität eine *Dosissteigerung nicht sinnvoll.*

6.4.5 Schleifendiuretika

Diese Diuretika-Gruppe kann in die Substanzen vom *Furosemid-Typ* und *sonstige* Schleifendiuretika unterteilt werden (s. Tab. B 6–9). Zum Furosemid-Typ gehören

☐ *Azosemid,*

☐ *Furosemid,*

☐ *Piretanid* und

☐ *Torasemid,*

zu den sonstigen Schleifendiuretika

☐ *Etacrynsäure* und

☐ *Etozolin.*

Alle Schleifendiuretika sind aufgrund ihres Angriffs am dicken aufsteigenden Schenkel der Henleschen Schleife *starkwirksame* (High-ceiling-)Diuretika.

6.4.5.1 Schleifendiuretika vom Furosemid-Typ

Furosemid weist wie die Thiazide eine Sulfanilamidstruktur und einen elektronenziehenden Substituenten in o-Stellung zur Sulfonamidgruppe auf. Anstelle der zweiten Sulfonamidgruppe besitzt es eine Carboxylgruppe.

Tab. B 6–8. Dihydro-benzothiadiazin-Derivate (Thiazide) und Thiazid-analoge Sulfonamiddiuretika

a) Thiazide

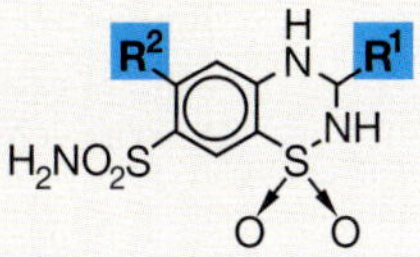

R^1	R^2	Internationaler Freiname	Handelspräparat (Eingetragenes Warenzeichen)	Mittlere Tagesdosis (mg)
$-H$	$-Cl$	Hydrochlorothiazid	Disalunil, diu-melusin, Esidrix	25
$-CHCl_2$	$-Cl$	Trichlormethiazid	Bestandteil von Esmalorid	2
$-CH_2-CH-CH_3$ $\quad CH_3$	$-Cl$	Butizid	Saltucin	5
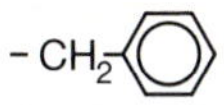 $-CH_2-$⬡	$-CF_3$	Bendroflumethiazid	Sinesalin	5
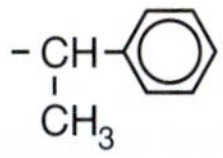 $-CH-$⬡ $\ CH_3$	$-Cl$	Bemetizid	Bestandteil von u.a. diucomb	25

b) Thiazid-Analoga

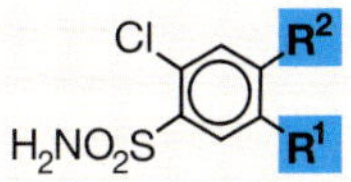

R^1	R^2	Internationaler Freiname	Handelspräparat	Mittlere Tagesdosis (mg)
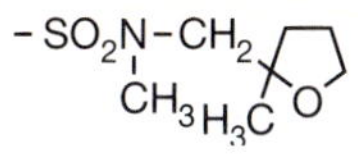 $-SO_2N-CH_2-$ (Tetrahydrofuran)	$-H$	Mefrusid	Baycaron	25
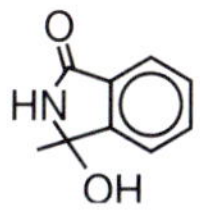 (Isoindolinon mit OH)	$-H$	Chlortalidon	Hydro-long-Tablinen, Hygroton	25
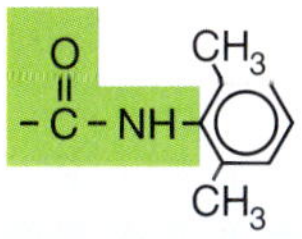 $-C-NH-$ (Dimethylphenyl)	$-OH$	Xipamid	Aquaphor	20
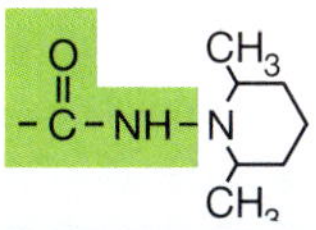 $-C-NH-N$ (Dimethylpiperidin)	$-H$	Clopamid	Brinaldix	20
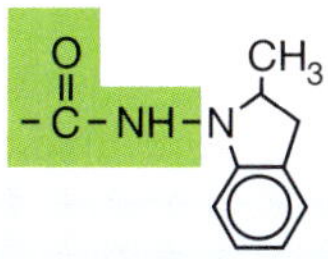 $-C-NH-N$ (Methylindolin)	$-H$	Indapamid	Natrilix	2,5

Tab. B 6–9. Schleifendiuretika

Strukturformel	Internationaler Freiname	Handelspräparat (Eingetragenes Warenzeichen)	Einzel-dosis (mg)
I. Furosemid-Typ			
	Furosemid	Furo-Puren, Furorese, Furosemid-ratiopharm, Furosemid Stada, furo von ct, Fusid, Lasix, Ödemase	20 – 40 (–80)
	Azosemid	Luret	80
	Piretanid	Arelix	3 – 6 (–12)
	Torasemid	Torem, Unat	2 – 5 (–10)
II. Sonstige			
	Etacrynsäure	Hydromedin	50
	Etozolin	Elkapin	200 – 400

Analogsubstanzen sind *Piretanid, Azosemid* und *Torasemid*. Während es sich bei Piretanid um ein m-Aminobenzoesäure-Derivat und nicht wie bei Furosemid um ein o-Aminobenzoesäure-Derivat handelt, enthält Azosemid anstelle einer Carboxylgruppe einen ebenfalls sauren, bioisosteren Tetrazolyl-Rest. Torasemid weicht als Sulfonylharnstoff-Derivat in seiner chemischen Struktur etwas stärker von Furosemid ab, doch ist sein Wirkprofil mit dem von Furosemid weitgehend identisch.

Wirkungen. *Charakteristisch* für diese Substanzen ist einerseits die im Vergleich mit Thiaziden deutlich *kürzere Wirkdauer* sowie andererseits die außerordentlich *intensive Wirkung.* Bei parenteraler Applikation ist der unmittelbar nach der Injektion erfolgende Anstieg der Natrium-, Chlorid- und Wasserausscheidung größer als bei allen bisher genannten Diuretika. Durch Dosiserhöhung läßt sich, wie oben erwähnt, der Effekt über einen weiten Dosisbereich steigern, theoretisch könnten bei entsprechender Dosierung mehr als 30 % der filtrierten Natriumionen zur Ausscheidung gebracht werden.

Da die Wirkung aber nur kurz anhält, beobachtet man, sofern das Schleifendiuretikum nicht rechtzeitig erneut appliziert wird, relativ rasch ein *Absinken der Ausscheidungsrate unter den Kontrollwert* (Rebound-phänomen). Wie durch Thiazide werden durch diese Schleifendiuretika neben Natrium- und Chloridionen Kalium- und Magnesiumionen vermehrt ausgeschieden. Auch die Calciumionen-Ausscheidung wird – im Unterschied zu den Thiazid-Diuretika – erhöht. Diese Eigenschaft kann bei Hypercalcämien ausgenutzt werden.

Die glomeruläre Filtrationsrate wird nicht erniedrigt.

Wirkungsmechanismus. Schleifendiuretika vom Furosemid-Typ entfalten ihre Wirkung dadurch, daß sie von der Lumenseite (rasch und reversibel) den $Na^+/K^+/2Cl^-$-Carrier blockieren und auf diese Weise die Resorption von Natrium-, Kalium- und Chloridionen im dicken aufsteigenden Schleifenschenkel hemmen. Durch Angriff an den Macula-densa-Zellen, und zwar ebenfalls am $Na^+/K^+/2Cl^-$-Carrier, heben sie außerdem den tubulo-glomerulären Feedback (Beeinflussung der GFR durch die Na^+-Konzentration im distalen Tubulus) auf. Das ist der Grund dafür, daß durch diese Gruppe von Diuretika im Gegensatz zu den Thiaziden die GFR nicht erniedrigt wird.

Kinetik. Um vom Lumen her angreifen zu können, müssen die Schleifendiuretika vom Furosemid-Typ aus der Blutbahn in die Tubulusflüssigkeit gelangen. Der Transport erfolgt außer durch glomeruläre Filtration vorwiegend durch *aktive* proximal-tubuläre *Sekretion*. Dies erklärt, warum bei Niereninsuffizienz, bei der die Sekretionsprozesse beeinträchtigt sind, höhere Dosen erforderlich werden und der Wirkungseintritt verzögert ist.

Bei oraler Gabe wird *Furosemid,* die gebräuchlichste Substanz, rasch, aber nur *unvollständig resorbiert.* Die *Bioverfügbarkeit* liegt bei etwa 60%. Die *Eiweißbindung* ist mit 98% *hoch.* Die Halbwertszeit beträgt ca. 1 Stunde. Der einzige bedeutsame Metabolit ist das Esterglucuronid.

Piretanid und *Torasemid* werden zu einem wesentlichen Prozentsatz (etwa 80-90 %) resorbiert, dagegen ist die Resorptionsquote von *Azosemid* deutlich geringer als die von Furosemid. Torasemid wird am Phenylrest zu teilweise noch aktiven Metaboliten oxidativ biotransfomiert. Seine Plasmahalbwertszeit ist mit ca. 2,5 Stunden größer als die von Furosemid.

Indikationen. Schleifendiuretika vom Furosemid-Typ sind besonders wertvoll, wenn eine rasche und intensive Wirkung, wie z.B. beim Lungenödem, erforderlich ist. Sie dienen ferner zur Prophylaxe eines akuten Nierenversagens und werden auch bei Niereninsuffizienten häufig eingesetzt. Dabei erhöhen sie zwar

nicht, wie beschrieben, die Ausscheidung harnpflichtiger Substanzen, doch ermöglichen sie (auch bei Dialysepatienten) eine weniger restriktive Wasser- und Salzzufuhr und verbessern dadurch die Lebensqualität der Patienten. Sie eignen sich außerdem zur forcierten Diurese (s. S. 805) und werden auch bei den anderen auf S. 584 genannten Indikationen angewandt.

Dosierung. Die oralen *Einzeldosen* betragen bei den meisten Indikationen (z.B. Hypertonie, chronischer Herzinsuffizienz) für Furosemid 20 – 40 (– 80) mg, für Piretanid 3 – 6 (–12) mg, für Azosemid 80 mg und für Torasemid 2,5 – 5 (– 10) mg.

Bei Niereninsuffizienz werden (bei Monotherapie) wesentlich höhere Dosen gegeben (z.B. bis zu 2 g Furosemid/Tag als Infusion).

6.4.5.2 Sonstige Schleifendiuretika

Etacrynsäure hat wegen ihrer z.T. irreversiblen Effekte (z.B. Zellschwellung) und Nebenwirkungen (z.B. Hörschäden) stark an Bedeutung verloren. Als *Einzeldosis* werden 50 mg gegeben. Bis vor kurzem wurde angenommen, daß die diuretische Wirkung der Etacrynsäure auf einer kovalenten Bindung der Substanz an Sulfhydrylgruppen von Tubulusproteinen beruht. Neuere Untersuchungen weisen jedoch darauf hin, daß der Etacrynsäure lediglich eine Prodrug-Funktion zukommt und die eigentliche Wirkung durch einen Phase-II-Metaboliten, das Cystein-Konjugat, hervorgerufen wird. Etwa 15% der applizierten Dosis werden in Form dieses Metaboliten mit dem Urin ausgeschieden, während nur weniger als 1% als freie Etacrynsäure im Urin wiedergefunden wird. Im Gegensatz zu Etacrynsäure konnte für dieses Cystein-Konjugat auch im in-vitro-Versuch eine hohe Affinität zum $Na^+/K^+/2Cl^-$-Carrier gezeigt werden, was bedeutet, daß sich der Wirkungsmechanismus des Metaboliten nicht von dem der Schleifendiuretika vom Furosemid-Typ unterscheidet.

Etozolin ist ebenfalls ein Prodrug, das rasch durch Esterspaltung in die eigentliche Wirksubstanz, das *Ozolinon,* überführt wird. Die Wirkung setzt langsamer ein, hält aber länger an als bei Furosemid. Die Einzeldosis beträgt 200 – 400 mg. Der *Wirkungsmechanismus* von Etozolin ist noch nicht genau geklärt.

6.4.6 Kaliumsparende Diuretika

Die bisher besprochenen Diuretika haben gemeinsam, daß sie, wenn auch in unterschiedlicher Stärke und in unterschiedlichen Relationen, die Natrium-, Chlorid- und Kaliumionenausscheidung erhöhen. Daneben gibt es Substanzen, die trotz einer (allerdings nicht sehr ausgeprägten) Erhöhung der Natriumchlorid-Exkretion die Ausscheidung von Kaliumionen verringern. Diese Stoffe werden als *kaliumsparende* oder *kaliumretinierende Diuretika* bezeichnet. Man unterscheidet

☐ *Aldosteronantagonisten* und

☐ *cyclische Amidin-Derivate.*

Der saluretische Effekt (ca. 2 – 4% des filtrierten NaCl) dieser am spätdistalen Tubulus und am Sammelrohr angreifenden Stoffe ist deswegen wenig ausgeprägt, weil in diesen Nephronabschnitten die Rückresorption von Natrium- und Chloridionen bereits weitgehend abgeschlossen ist und somit hier nur noch eine Feinregulierung der Elektrolytausscheidung erfolgt. Kaliumsparende Diuretika werden daher mit Ausnahme der Aldosteronantagonisten (s.u.) selten allein, sondern vorwiegend in *Kombination* mit Thiaziden oder Schleifendiuretika (vgl. Tab. B 6–10) eingesetzt.

6.4.6.1 Aldosteronantagonisten

In der Gruppe der 17-Spirolacton-Steroide wurden wirksame Aldosteronantagonisten gefunden, von denen *Spironolacton* (Aldactone®, Aldopur®, Aquare-

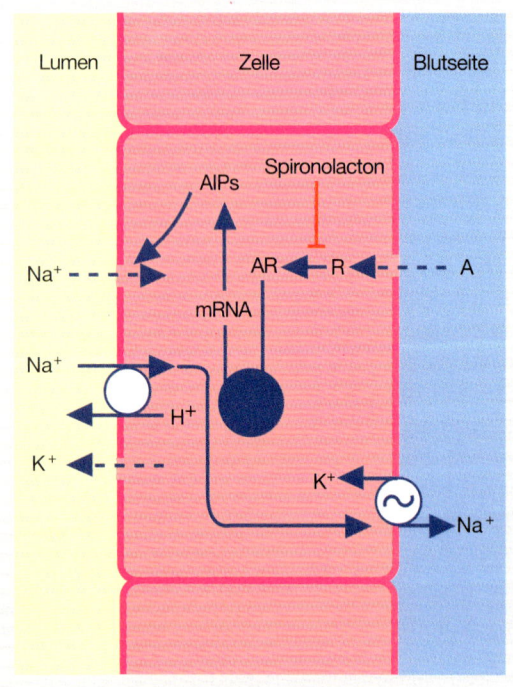

Abb. B 6–14. Wirkungsmechanismus von Spironolacton (nach Greger). A: Aldosteron; R: Aldosteron-Rezeptor; AIPs: Aldosteron-induzierte Proteine

Tab. B 6–10. Diuretika-Kombinationspräparate

Inhaltsstoffe	Handelspräparat (Eingetr. Warenzeichen)
Amilorid, Furosemid	Diaphal
Amilorid, Hydrochlorothiazid	Amiloretik, Aquaretic, Dignoretik, Diursan, durarese, Moduretik, Rhefluin
Amilorid, Trichlormethiazid	Esmalorid
Triamteren, Bemetizid	dehydro-sanol tri, dehydro tri mite, diucomb
Triamteren, Furosemid	Furesis comp., Hydrotrix
Triamteren, Hydrochlorothiazid	Diuretikum Verla, Diutensat, duradiuret, Dytide H, Jenateren comp., Nephral, Triampur compositum, Triamteren comp.-ratiopharm, triazid von ct, Tri.-Thiazid Stada, turfa
Triamteren, Xipamid	Neotri

duct®, duraspiron®, Osyrol®, Jenaspiron®, Spiro-Tablinen®) sowie dessen Metabolit *Canrenon* (bzw. Kaliumcanrenoat, s.u.) Eingang in die Therapie gefunden haben.

Ihre Wirkung setzt relativ langsam ein (teilweise erst am zweiten Tag) und hält lange an.

Wirkungsmechanismus. Spironolacton (bzw. Canrenon) blockieren im spätdistalen Tubulus und im Sammelrohr kompetitiv die Bindung von Aldosteron (A) an dessen zytoplasmatischen Rezeptor (R) (Abb. B 6–14). Dadurch kann Aldosteron nicht zusammen mit seinem Rezeptor in den Zellkern eindringen, und es unterbleibt die Synthese der sog. *Aldosteron-induzierten Proteine* (AIPs), d.h. von Natriumkanälen, Cytochromoxidase und Na^+/K^+-ATPase (s. S. 362). Die Folge ist eine verringerte Natriumresorption und

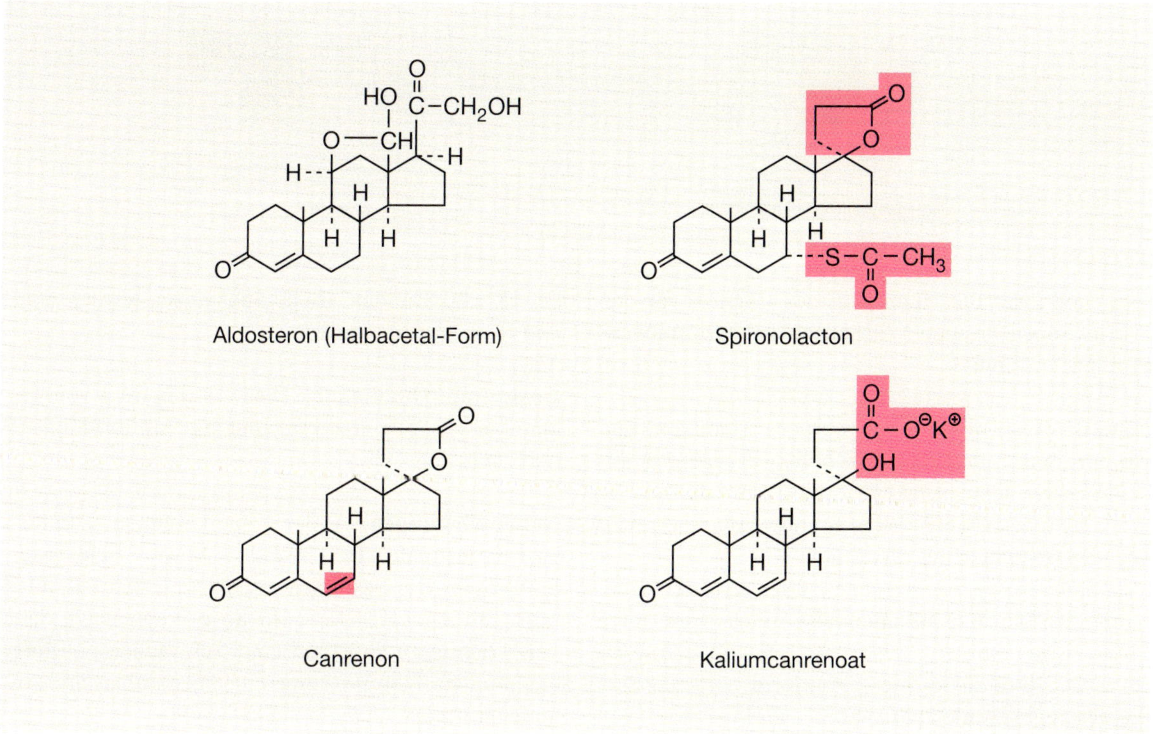

Aldosteron (Halbacetal-Form)

Spironolacton

Canrenon

Kaliumcanrenoat

gleichzeitig eine erniedrigte Kaliumausscheidung. Durch diesen Wirkungsmechanismus wird auch verständlich, warum Spironolacton und Canrenon erst nach einer Latenz von einigen Stunden sowie nur in Gegenwart von Aldosteron wirken und warum bei adrenalektomierten Tieren der Effekt ausbleibt.

Kinetik. Spironolacton wird *rasch und gut resorbiert.* Als Steroid unterliegt es einer *ausgeprägten Biotransformation.* Hauptmetabolit ist das *7α-Thiomethylspironolacton,* ein weiterer noch wirksamer Metabolit das schon erwähnte Canrenon, das aus Spironolacton durch Hydrolyse der Thioacetatgruppe und Abspaltung von Schwefelwasserstoff entsteht. Der Lactonring von Canrenon kann ohne Wirkungsverlust geöffnet und mit der entstandenen Hydroxysäure das lösliche Kaliumsalz, das *Kaliumcanrenoat,* gebildet werden. Dieses ist im Gegensatz zu dem schwer löslichen Spironolacton zur intravenösen Applikation geeignet (Aldactone®, Osyrol® pro injectione).

Interessanterweise entstehen aus Canrenon, nicht jedoch aus Spironolacton *kanzerogene Epoxide.* Die Verwendung von Canrenon bzw. Kaliumcanrenoat wurde daher erheblich eingeschränkt.

Die *Ausscheidung* der Aldosteronantagonisten bzw. von deren Metaboliten erfolgt vorwiegend *renal.*

Indikationen. Spironolacton und Kaliumcanrenoat sind vor allem bei Ödemen, die mit einem *Hyper-*

aldosteronismus (z.B. bei Patienten mit Leberzirrhose und Aszites) einhergehen, indiziert.

Dosierung. Die Dosierung beträgt initial 200 – 400 mg täglich, bei Dauertherapie 100 – 200 mg täglich. Bei längerer Anwendung ist der Elektrolythaushalt der Patienten zu überwachen.

Nebenwirkungen. Außer der schon beschriebenen Hyperkaliämie können Magen-Darm-Störungen, Exantheme, bei Männern (aufgrund einer antiandrogenen Wirkung) Gynäkomastie und Potenzstörungen, bei Frauen Amenorrhoe, Hirsutismus und Spannungsgefühl in den Brüsten sowie bei Männern und Frauen Stimmveränderungen vorkommen.

6.4.6.2 Cycloamidin-Derivate

Zu den Diuretika mit Cycloamidin-Struktur gehören *Triamteren* (Jatropur®) und *Amilorid.* Im Gegensatz zu Spironolacton beruht ihre Wirkung nicht auf einem Aldosteronantagonismus, sie wirken daher auch am adrenalektomierten Tier.

Wirkungsmechanismus. Für Triamteren und Amilorid wurde eine Blockade der Natriumkanäle im spätdistalen Tubulus und im Sammelrohr nachgewiesen. Daneben ist ein zusätzlicher Angriffspunkt anzuneh-

Triamteren (Jatropur®)

Amilorid

men, und zwar die Hemmung des Carriers für den Natriumionen-Protonen-Austausch (Natriumionen-Protonen-Antiport).

Kinetik. Nach oraler Gabe werden Triamteren und Amilorid rasch und zu einem hohen Prozentsatz aus dem Gastrointestinaltrakt resorbiert. Die diuretische Wirkung tritt nach etwa einer Stunde ein und erreicht nach 3 – 4 Stunden ihr Maximum.

Triamteren wird sehr schnell über *Hydroxytriamteren* zu dem interessanterweise noch wirksamen Phase-II-Metaboliten *Hydroxytriamteren-schwefelsäureester* biotransformiert. Amilorid wird dagegen nur geringgradig metabolisiert. Die *Halbwertszeit* von Triamteren liegt bei 4 – 6 Stunden, die von Amilorid

bei 18 – 20 Stunden. Beide Substanzen werden *renal und biliär ausgeschieden.*

Dosierung. Die tägliche Dosierung beträgt von Triamteren 25 – 50 (–100) mg und von Amilorid 2,5 – 5 (–10) mg.

Nebenwirkungen. Außer Hyperkaliämien kommen gastrointestinale Beschwerden sowie Schwindelgefühl vor. Bei besonders prädisponierten Patienten (z.B. mit schwerer Leberzirrhose) kann nach Gabe von Triamteren aufgrund einer schwachen Folsäureantagonistischen Wirkung eine megaloblastäre Anämie auftreten.

6.5 Antidiuretika

Eine *mangelnde Produktion* oder *Ausschüttung von Adiuretin* führt zum Krankheitsbild des **Diabetes insipidus centralis** (= neurohormonalis). Als Ursache kommen Hirn- oder Hypophysentumoren, Hypophysektomie oder entzündliche Erkrankungen (z.B. Hirnhautentzündung), seltener angeborene, erbliche Störungen der Adiuretinbildung in Frage. Bei etwa 50% der Patienten ist die Ursache unbekannt *(idiopathischer Diabetes insipidus).*

Infolge der *verringerten Rückresorption* von Wasser in den Tubuli der Niere werden große Mengen (in der Regel 4 – 12 l/Tag, in Extremfällen bis zu 40 l/Tag) eines *stark verdünnten Urins* (Dichte <1,008 g/ml) ausgeschieden. Der Wasserverlust und der dadurch bedingte Anstieg der Plasmaosmolarität rufen ein starkes Durstgefühl hervor: Das verlorene Wasser muß durch vermehrtes Trinken (Polydipsie) ersetzt werden, da der Patient andernfalls rasch in eine hypertone Dehydratation (s. S. 570) geraten würde.

Vom zentralen Diabetes insipidus ist der **renale Diabetes insipidus** zu unterscheiden. Bei dieser Form ist nicht die Adiuretin-Bildung bzw. -Ausschüttung, sondern die Ansprechbarkeit der Nierentubuli auf Adiuretin entweder wegen eines rezessiv X-chromosomal vererbten Defekts oder wegen einer tubulären Schädigung gestört.

Beim *Diabetes insipidus centralis* kann, wie auf S. 325 beschrieben, mit *Adiuretin* oder besser mit *Desmo-*

pressin (Minirin; Dosierung 5 – 20 μg zweimal täglich intranasal) eine wirksame *Substitutionstherapie* durchgeführt werden. Die Anwendung in Form von Nasentropfen hat den Vorteil, daß keine Injektion erforderlich ist. Die Resorption erfolgt dabei durch die Nasenschleimhaut, wodurch die Magen-Darm-Passage, bei der die Peptide vor Erreichen des Kreislaufs hydrolysiert würden, umgangen wird.

Beim *Diabetes insipidus renalis* werden *Diuretika* vom *Thiazid-Typ* gegeben. Wie diese (paradoxe) Wirkung zustande kommt, ist nicht eindeutig geklärt. Einerseits wird eine erhöhte proximale Flüssigkeitsresorption infolge der Erniedrigung des extrazellulären Volumens, andererseits eine Erhöhung der Wasserpermeabilität im distalen Tubulus sowie in den Sammelrohren diskutiert. Außerdem ist das Durstgefühl durch Erniedrigung der Natriumkonzentration im Plasma aufgrund der verstärkten Natriumausscheidung herabgesetzt.

7 Haut

Die Haut ist ein lebenswichtiges Organ, das die äußere Oberfläche des Organismus und damit die Schranke zwischen Umwelt und innerem Milieu bildet. Die Haut

☐ *schützt die Gewebe* gegen chemische oder physikalische, insbesondere mechanische, Schädigungen sowie gegen das Eindringen von Mikroorganismen,

☐ *verhindert eine zu starke Austrocknung, läßt andererseits aber eine gewisse physiologische Wasserverdunstung zu (transepidermaler Wasserverlust),*

☐ *wirkt* durch Verengung oder Erweiterung der Hautgefäße sowie durch Verdunstung des Schweißes *als Wärmeregulator,*

☐ *unterstützt* in geringem Umfang durch die Schweißsekretion die *Nierentätigkeit* und

☐ *vermittelt als Sinnesorgan* durch ihre zahlreichen Rezeptoren *Druck-, Temperatur- und Schmerzreize.*

7.1 Aufbau der Haut

Die Haut besteht aus

☐ einem ektodermalen Anteil, der *Epidermis* (Oberhaut) mit deren Anhangsgebilden (Drüsen, Haare, Nägel), und

☐ einem bindegewebigen Anteil, dem *Korium* (Dermis, Lederhaut).

Epidermis und Korium zusammen werden als *Kutis* bezeichnet (s. Abb. B 7–1). Unter der Kutis befindet sich die *Subkutis* (Unterhautgewebe, Tela subcutanea), in die das Korium ohne scharfe Grenze übergeht und die die Kutis mit ihrer Unterlage verbindet.

7.1.1 Epidermis

Die *Epidermis* besteht aus einem *mehrschichtigen, verhornenden Plattenepithel* mit einer Dicke von 40 μm bis 1,6 mm. Am schwächsten ist sie an den Lidern, am stärksten an den mechanisch besonders beanspruchten Stellen (Handflächen, Fußsohlen) ausgebildet. Die Verankerung mit dem Korium, durch das die Epidermis auch ernährt wird, erfolgt durch kegelförmige *Papillen* sowie durch Drüsen und Haarbälge. An behaarten Stellen weist die Epidermisoberfläche eine durch *Furchen* bedingte *Felderung* auf (Felderhaut), in denen die Haare stehen. An den unbehaarten

Flächen der Hand und des Fußes findet man anstelle der rhombischen Felder ca. 0,5 mm breite *Leisten* (Leistenhaut), deren Muster (Bogen, Schleifen, Wirbel) genetisch festgelegt ist und daher zur Identifizierung von Personen herangezogen werden kann (Fingerabdrücke).

Die Epidermis besteht zum größten Teil aus *Keratinozyten,* in welche die Melanin-produzierenden *Melanozyten,* die Antigen-präsentierenden *Langerhanszellen* und *Merkelzellen* (Tastrezeptoren?) eingelagert sind.

Epidermisschichten. Die im Stratum basale (s.u.) gebildeten Keratinozyten wandern mit zunehmender Differenzierung unter Abflachung und *Verhornung* an die Oberfläche. Aufgrund dieses Vorgangs können von außen nach innen verschiedene Epidermisschichten unterschieden werden (s. Abb. B 7–2): Das

☐ *Stratum corneum* (Hornschicht),

☐ *Stratum lucidum* (Keratohyalinschicht, nur in der Leistenhaut vorhanden),

☐ *Stratum granulosum* (Körnerschicht) und

☐ *Stratum germinativum* (Keimschicht), das nochmals in ein *Stratum spinosum* (Stachelzellschicht) und ein *Stratum basale* (Basalschicht) unterteilbar ist.

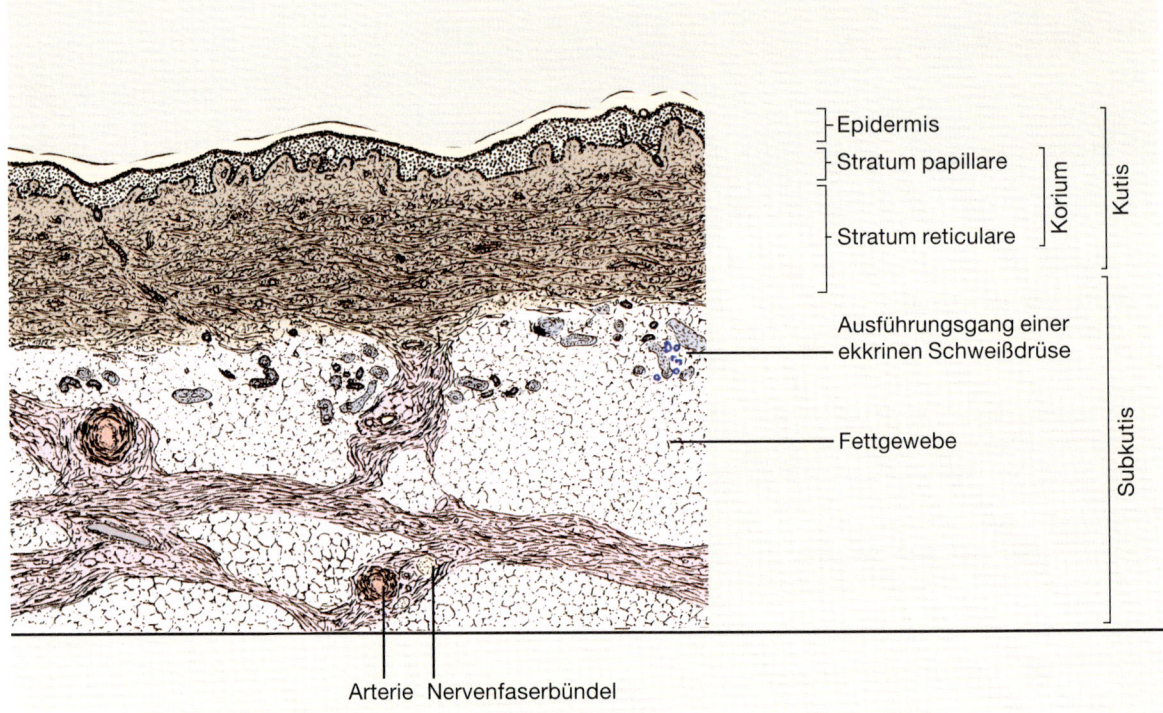

Abb. B 7–1. Senkrechter Schnitt durch die Oberfläche der Hohlhand (nach Bucher)

Das **Stratum corneum** besteht aus *abgeplatteten, vollständig verhornten, kernlosen Zellen,* die an der Oberfläche ständig in Form kleiner Schüppchen abschilfern. Das Stratum corneum stellt das Barriere- und Speichersystem der Haut dar. Es verhindert einerseits die übermäßige Wasserverdunstung und die Aufnahme von Fremdstoffen, andererseits bindet es aber zahlreiche Stoffe, die dann nur langsam wieder freigesetzt werden.

Auf die Hornschicht folgt in der Leistenhaut das aus stark lichtbrechenden Zellen aufgebaute **Stratum lucidum.** Das **Stratum granulosum** umfaßt nur 2 – 5

Lagen *flacher Zellen* mit kleinen Zellkernen. Im Stratum granulosum werden die *Keratinosomen* in den Interzellularraum abgegeben. Sie enthalten *Ceramide,* einen wichtigen Bestandteil epidermaler Lipide, die für die Barrierefunktion des Stratum corneum verantwortlich sind.

In den 4 – 8 Schichten des **Stratum spinosum** sind die (geschrumpften) polygonalen Zellen durch Desmosomen miteinander verknüpft, eine weitere Verfestigung des Zellverbandes wird durch Tonofibrillen erreicht. Die (hauptsächliche) *Regeneration* der Epidermis erfolgt im **Stratum basale,** einer Schicht zylindrischer Zellen mit ovoiden Kernen, die durch Zytoplasmafortsätze (Hemidesmosomen, „Wurzelfüßchen") das Epithel mit dem Korium verbinden.

7.1.2 Korium (Dermis) und Subkutis

Korium (Dermis). Die Lederhaut, aus der bei Tieren durch Gerbung Leder hergestellt werden kann, wird durch das *Stratum papillare* und das *Stratum reticulare* gebildet.

Das **Stratum papillare** ist *reich an feinen Fibrillen* sowie *an Zellen* (Histiozyten, Mastzellen) und *Kapillaren.* In den Papillen findet man ferner Nervenfasern mit ihren rezeptorischen Endapparaten.

$$H_3C - (CH_2)_{12} - CH = CH - CH - OH$$
$$\boxed{R} - \underset{\underset{O}{\|}}{C} - NH - \underset{\underset{CH_2OH}{|}}{CH}$$

$$\boxed{R} = - CH_2 - (CH_2)_n - CH_3$$
$$- \underset{\underset{OH}{|}}{CH_2} - (CH_2)_n - CH_3$$
$$- CH_2 - (CH_2)_n - CH_2OH$$

Ceramide

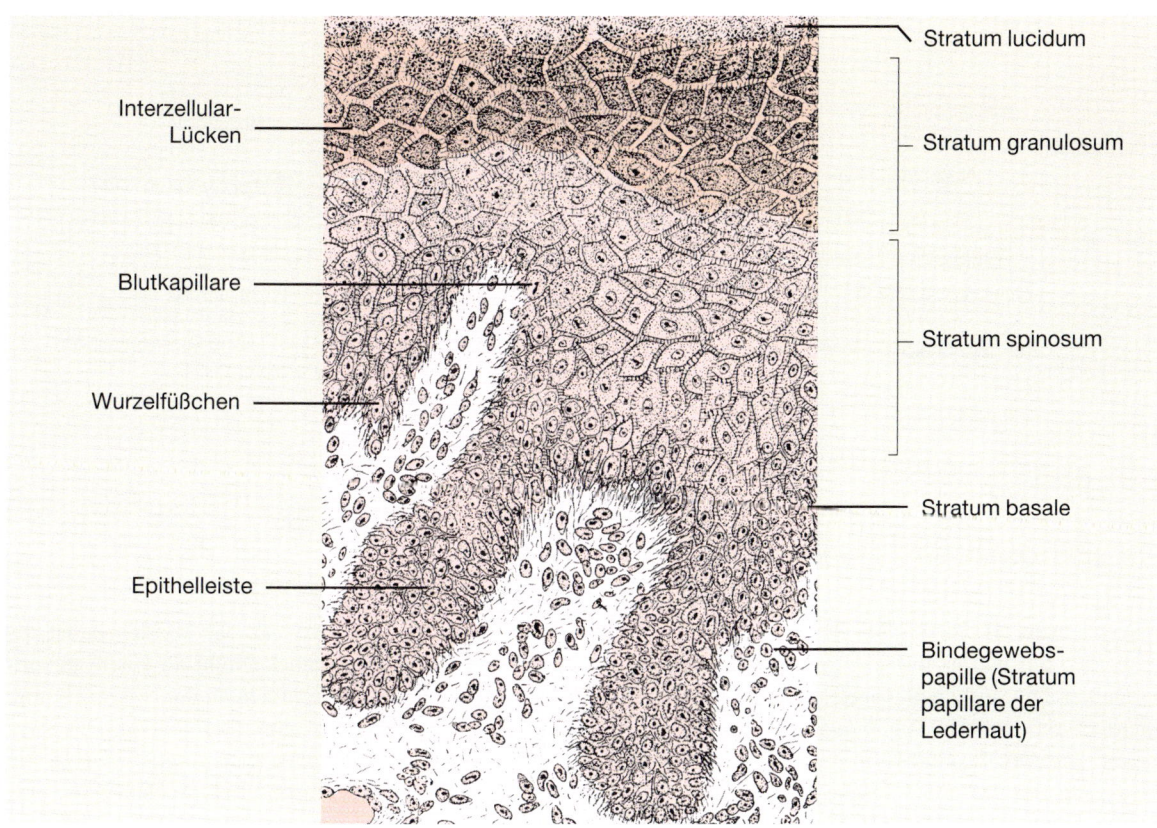

Abb. B 7–2. Ausschnitt aus der Epidermis einer menschlichen Fingerbeere (nach Bucher)

Das *zellarme* **Stratum reticulare** besteht aus *kräftigen,* miteinander verflochtenen *Kollagenfaserbündeln.* Zwischen diesen liegen – ebenfalls netzartig verknüpfte – *elastische Fasern* (bestehend aus Elastin und Mikrofibrillen), welche die Elastizität der Haut gewährleisten, sowie *Fibroblasten.*

Subkutis. Die Lederhaut geht ohne scharfe Grenze in die *Subkutis,* ein lockeres, lamellär gebautes Bindegewebe, über, in das mehr oder weniger reichlich Fettgewebe (Panniculus adiposus) in Form von Läppchen eingelagert ist. Das subkutane Fettgewebe dient vor allem dem Kälteschutz und stellt außerdem einen Energiespeicher dar. Spezielle Gebilde der Subkutis sind die *Schleimbeutel,* die insbesondere dort vorkommen, wo die Haut häufig gegen eine harte Unterlage gedrückt wird (Ellbogen, Kniescheibe usw.).

Blutversorgung. In den subkutanen Bindegewebssepten verlaufen Arterien und Venen (sowie Lymphgefäße), die im unteren Korium einen tiefen Plexus bilden. Von diesem steigen Gefäße (Arteriolen, Venolen) zu einem in der obersten Schicht des Stratum reticulare gelegenen zweiten Gefäßnetz, dem oberflächlichen

Plexus, auf, der den Papillarkörper mit Kapillaren versorgt. Von dort wird die gefäßfreie Epidermis durch *Diffusion* ernährt.

Nervale Versorgung. Das *Hautnervensystem* ist sehr komplex, die Funktion mancher nervaler Strukturen bislang noch unbekannt. Tast- und Lagesinn sowie die Registrierung von Druck, Vibration, Temperatur, Schmerz und Juckreiz sind in der Haut lokalisiert.

7.1.3 Anhangsorgane der Haut

Zu den Anhangsorganen der Haut gehören die
□ *Nägel,*
□ *Haare,*
□ *Talgdrüsen,*
□ *apokrinen Drüsen (Duftdrüsen)* und
□ *Schweißdrüsen.*

Nägel. Die wichtigsten Teile des *Nagelorgans* sind die leicht gebogenen *Nagelplatten,* die den Rücken der Finger- und Zehenendglieder bedecken und als Schutzorgane sowie als Widerlager der Tastballen die-

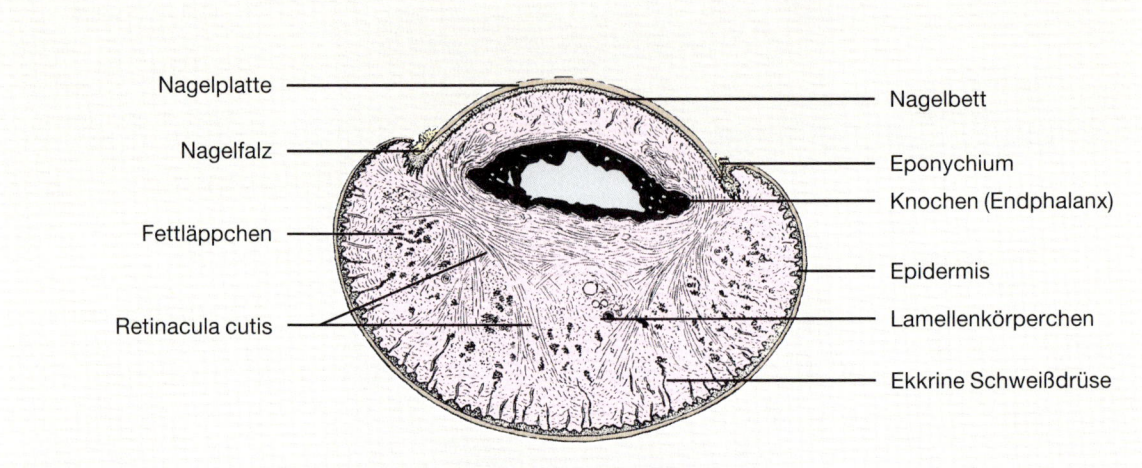

Nagelplatte

Nagelfalz

Fettläppchen

Retinacula cutis

Nagelbett

Eponychium

Knochen (Endphalanx)

Epidermis

Lamellenkörperchen

Ekkrine Schweißdrüse

Abb. B 7–3. Querschnitt durch ein Fingerendglied (nach Bucher)

nen (s. Abb. B 7–3). Die *Nagelplatte* liegt dem *Nagelbett* auf und ist hufeisenförmig vom *Nagelwall* umgeben. Die seitlichen Nagelränder sind in den *Nagelfalz,* von dem das *Nagelhäutchen* ausgeht, eingebettet. Die *Nagelwurzel* ist in die *Nageltasche* eingelassen. In der Tiefe der Tasche und im Bereich der weißlichen Zone am hinteren Nagelrand (Lunula) befindet sich die *Nagelmatrix,* das die Nagelplatte bildende Epithel. Ist die Matrix zerstört, wächst der Nagel nicht mehr nach. Durch Bindegewebsbündel sind die Nägel unverschieblich mit dem Periost des Knochens verbunden.

Haare. Die Haare sind biegsame und zugfeste *Hornfäden* mit einer Dicke von 5 – 200 µm. Der aus der Haut herausragende Teil des Haares wird als *Haarschaft,* der in der Haut befindliche Teil als *Haarwurzel* bezeichnet. Diese steckt in einer Einsenkung des Oberflächenepithels, der *Haartasche (Haarfollikel,* s. Abb. B 7–4*),* und ist an ihrem unteren Ende, wo sie der für die Ernährung verantwortlichen *Haarpapille* aufsitzt, zur *Haarzwiebel* verdickt. Diese enthält undifferenzierte Matrixzellen und Melanozyten, und von ihr aus wächst das Haar täglich etwa 0,4 mm. Man unterscheidet die bis in die Subkutis reichenden Terminalhaarfollikel, die ein dickes Haar bilden, und die im Korium endenden Vellushaarfollikel, aus welchen kleine, dünne Haare (Flaum) hervorgehen. Eine *Glatzenbildung* beruht meist auf einer vollständigen *Atrophie der Papille,* das *Ergrauen* der Haare auf mangelnder Pigmentbildung oder auf Lufteinschlüssen.

Talgdrüsen. Die meisten Talgdrüsen entstammen dem Epithel der Haaranlagen und münden in den

Haarfollikel (s. Abb. B 7–4). Sie werden daher als *Haarbalgdrüsen* bezeichnet. Nicht an Haare gebundene, *freie Talgdrüsen* kommen an der Nasenöffnung, am Lippenrot sowie im Genitalbereich vor. Die Talgdrüsen bestehen aus *großen, polygonalen Zellen,* die zunächst zahlreiche Fetttröpfchen *(Sebumlipide)* enthalten und dann völlig zu Talg *(Sebum)* zerfallen. Dieser wird in die Haartasche entleert, gelangt von dort an die Oberfläche der Haut und überzieht diese und die Haare mit einer schützenden Fettschicht. Die

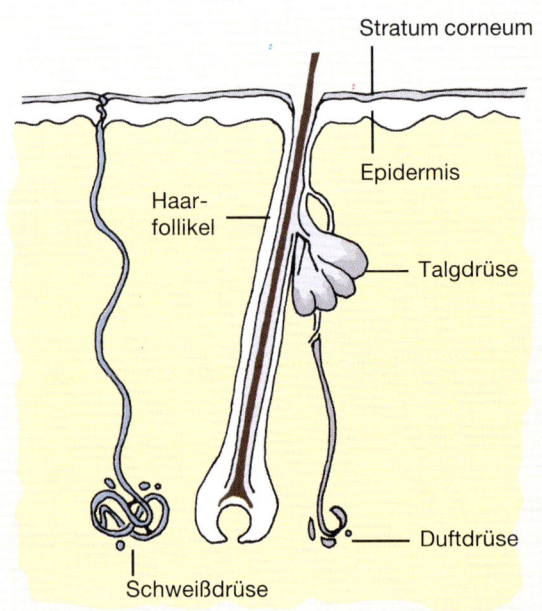

Stratum corneum

Epidermis

Haar-
follikel

Talgdrüse

Duftdrüse

Schweißdrüse

Abb. B 7–4. Hautanhangsgebilde in schematischer Darstellung

Funktion der Talgdrüsen, die durch *androgene Hormone gesteigert* wird, ist dermatologisch von großer Bedeutung: Patienten mit einer Talgüberproduktion *(Seborrhoiker)* leiden z.T. an ganz anderen Hauterkrankungen und müssen auch anders behandelt werden als Patienten mit einer zu geringen Talgabsonderung *(Sebostatiker)*.

Apokrine Drüsen, Duftdrüsen. Die ebenfalls in den Haarfollikel mündenden Duftdrüsen kommen beim Menschen nur in der Achselhöhle, im äußeren Gehörgang, im Brustwarzenhof, an den Augenlidern und im Genitalbereich vor. Sie produzieren ein fetthaltiges, alkalisches Sekret und sind bei Frauen wesentlich stärker entwickelt als bei Männern. Die Drüsensekretion beginnt in der Pubertät und nimmt am Ende der Keimdrüsentätigkeit stark ab.

Schweißdrüsen. Die über die ganze Körperoberfläche verteilten Schweißdrüsen – man schätzt ihre Gesamtzahl auf etwa 2 Millionen – setzen sich aus einem sezernierenden, aufgeknäuelten Endstück (Knäueldrüsen) und einem Ausführungsgang zusammen, der das Korium und die Epidermis senkrecht zur Oberfläche korkenzieherartig durchsetzt. Schweißdrüsen sind von den Haarfollikeln unabhängig (Abb. B 7–4). Das saure Sekret dieser Drüsen, der *Schweiß,* enthält neben verschiedenen Ionen bzw. Salzen u.a. Aminosäuren, Harnstoff, Milchsäure, Brenztraubensäure, Cholin und Histamin.

7.2 Krankheitssymptome an der Haut

Für die Diagnose einer Hauterkrankung und für die sich daraus ergebenden therapeutischen Maßnahmen ist das Erkennen der klinisch wahrnehmbaren Hautveränderungen, der *Effloreszenzen,* unerläßlich. Man unterscheidet dabei *Primär-* und *Sekundäreffloreszenzen.*

Primäreffloreszenzen. Hierzu werden gerechnet

☐ der Fleck *(macula),*

☐ die Quaddel *(urtica),*

☐ das Knötchen *(papula),*

☐ der Knoten *(tuber, nodus),*

☐ das Bläschen *(vesicula),*

☐ die Blase *(bulla)* und

☐ die Pustel *(pustula).*

Flecke sind umschriebene Farbveränderungen der Haut, die z.B. durch Gefäßerweiterung (Erythem), Blutaustritte ins Gewebe (Petechien, Blutergüsse), Pigmentveränderungen in der Basalschicht (Sommersprossen) oder Depigmentierung (Vitiligo) entstehen können.

Als **Quaddeln** werden durch umschriebene Ödeme hervorgerufene, über das Hautniveau vorspringende Erhebungen von hellroter bis weißlicher Farbe bezeichnet. Beim Krankheitsbild der *Urtikaria* (Nesselsucht) treten zahlreiche, stark juckende Quaddeln auf.

Knötchen (Papeln) entstehen durch lokalisierte Verdickung der Epidermis und/oder Zellvermehrung im Korium. Sie sind als stecknadelkopf- bis linsengroße Erhebungen zu tasten. Eine häufige Form der Papel ist das Ekzemknötchen, eine Primäreffloreszenz des Ekzems.

Der **Knoten** ist der Papel ähnlich, unterscheidet sich aber von dieser dadurch, daß er wesentlich größer ist.

Unter **Bläschen** werden stecknadelkopf- bis erbsengroße, mit Flüssigkeit gefüllte ein- oder mehrkammrige Hohlräume verstanden, die intraepithelial oder subepithelial gelegen sein können.

Blasen entsprechen den letztgenannten Effloreszenzen, sind jedoch größer und in der Regel einkammrig.

Als **Pusteln** bezeichnet man *eitergefüllte* Bläschen, die meist auf entzündlich veränderter freier Haut oder auf einem Haarfollikel sitzen.

Sekundäreffloreszenzen. Dazu gehören

☐ die Schuppe *(squama),*

☐ die Kruste *(crusta),*

☐ die Erosion *(erosio),*

☐ das Geschwür *(ulcus),*

☐ die Schrunde *(Rhagade),*

☐ die Atrophie und

☐ die Narbe *(cicatrix).*

Schuppen bestehen aus abschilfernden Massen des Stratum corneum. Sie kommen bei zahlreichen Hautkrankheiten, bei denen die Hornbildung vermehrt oder pathologisch verändert ist, z.B. bei der Psoriasis (s.u.), vor.

Krusten bilden sich durch Eintrocknen von Exsudat, Eiter, Blut oder Medikamenten. Meist bedecken sie darunter liegende Hautveränderungen, z.B. Erosionen oder Ulzera.

Erosionen sind oberflächliche, *innerhalb* der Epidermis liegende Hautdefekte. Die Heilung erfolgt ohne Narbenbildung.

Beim **Geschwür** dagegen liegt ein tiefergreifender Substanzverlust der Haut vor, wobei neben der Epidermis auch das Korium mit dem Papillarkörper und den Anhangsgebilden zerstört ist. Die Heilung geht daher stets unter Narbenbildung vor sich.

Schrunden sind Hauteinrisse in Form strichartiger Vertiefungen. Sie treten an besonders beanspruchten, spröd gewordenen Hautstellen, z.B. an der Hohlhand, im Mundwinkel oder in den Zehenzwischenräumen auf.

Bei der **Atrophie** kommt es zu einer Verschmälerung aller Hautschichten, die Zahl der Talg- und Schweißdrüsen ist vermindert, die Haare fehlen, die Haut ist runzelig und läßt sich leicht von der Unterlage abheben.

Eine **Narbe** entsteht durch unvollständige Reparation eines Gewebedefektes durch Bindegewebe, das mit zunehmender Alterung schrumpft. Narbengewebe ist somit funktionell dem ursprünglichen Gewebe *nicht* gleichwertig.

7.3 Hautkrankheiten

Eine Darstellung auch nur der wichtigsten Hautkrankheiten *(Dermatosen)* würde den Rahmen dieses Buches sprengen. Es können daher nur exemplarisch einige typische Hauterkrankungen kurz erläutert werden.

7.3.1 Psoriasis vulgaris

Die *Psoriasis vulgaris* (Schuppenflechte), eine erythematosquamöse Dermatose, ist durch eine erheblich beschleunigte Vermehrung und gestörte Reifung der Keratinozyten gekennzeichnet. Hinzu kommt eine entzündliche Infiltration der Haut. Es handelt sich um eine *multifaktorielle* Erbkrankheit, die zusätzlich von Umweltfaktoren wesentlich beeinflußt wird. Als Primäreffloreszenzen treten in der Regel schubweise lebhaft rote, mit weißlichen Schuppen bedeckte Flecke auf, die sich vergrößern und zusammenfließen, während gleichzeitig neue Herde hervortreten. Beim Versuch, die Schuppen vollständig zu entfernen, kommt es zu einer punktförmigen Blutung („blutigem Tau", Auspitzschem Zeichen). Die narbenlose Rückbildung der Herde kann unter De- oder Hyperpigmentierung vor sich gehen. Besonders häufig sind die Ellbogen, die Streckseiten der Knie, der behaarte Kopf sowie die Nägel befallen. In etwa 5 – 10% der Fälle ist die Psoriasis mit einer Arthritis deformans der kleinen Fingergelenke und anderer Gelenke kombiniert (Psoriasis arthropathica).

7.3.2 Ekzeme

Die Gruppe der *Ekzeme* wird – je nach dermatologischer Schule etwas unterschiedlich – in bestimmte Unterformen gegliedert. Besonders gebräuchlich ist die Unterteilung in das

☐ toxische oder allergische *Kontaktekzem* (Kontaktdermatitis),

☐ *atopische* (endogene) *Ekzem* und

☐ *seborrhoische Ekzem.*

Histologisch ist ein Ekzem durch entzündliche Reaktionen im Stratum papillare und in der Epidermis charakterisiert, wobei die Epidermis in den Entzündungsprozeß durch ein intra- und interzelluläres Ödem (Spongiose) und Einwanderung von Entzündungszellen (vorwiegend Lymphozyten) einbezogen ist.

Kontaktekzem. Bei dem Kontaktekzem muß zwischen toxischen und allergischen Formen unterschieden werden. Die ersteren beruhen entweder auf starken akuten oder längerfristigen geringergradigen Schädigungen durch im einzelnen unterschwellige Reize, z.B. durch verdünnte Alkalien, Gips, Zement, organische Lösungsmittel u.a. (kumulativ toxisches

Ekzem). Den allergischen Kontaktekzemen liegt eine Allergie vom Spättyp (s. S. 82) zugrunde, der bisweilen eine Schädigung der Hornschicht vorausgeht. Dadurch können Allergene die in tieferen Hautschichten befindlichen Immunzellen erreichen und somit eine Sensibilisierung hervorrufen.

Neben- bzw. nacheinander treten beim Kontaktekzem Erytheme, Papeln und Bläschen auf, denen Krusten- und Schuppenbildung folgen können. Bei längerer Dauer des Ekzems kommt es zur *Lichenifikation,* worunter man eine Vergröberung der Hautfelderung versteht.

Atopisches Ekzem. Das *atopische Ekzem* ist im Gegensatz zum *konditionellen* Kontaktekzem eine *konstitutionelle,* d.h. genotypisch fixierte, Hauterkrankung, die meist mit dem endogenen Gesichtsekzem der Säuglinge, dem *Milchschorf,* beginnt, in der zweiten Phase beim Heranwachsenden in das *Eczema flexurarum* (Ellbeugen- und Kniekehlenekzem) mit lichenifizierten Herden in den Beugen der großen Gelenke und in der dritten Phase im Erwachsenenalter in ein *pruriginöses Stadium* (Prurigoform) übergeht. Synchron oder alternierend hierzu kann der Patient an *Asthma bronchiale* oder an einer *Rhinitis allergica* leiden. Vom 5. Lebensjahr an tritt meistens eine entscheidende Besserung ein. Außer den Hauterscheinungen beobachtet man als Zeichen der atopischen Veranlagung u.a. einen pelzmützenartigen Haaransatz sowie verringerte Schweißproduktion. Im Sommer ist gewöhnlich eine Besserung, im Winter eine Verschlechterung der Hauterscheinungen zu beobachten.

Seborrhoisches Ekzem. Bei dieser Ekzemform findet man meist scharf begrenzte, runde oder ovale, schuppende Erytheme, daneben können Papeln vorkommen. Bevorzugte Lokalisationen sind der behaarte Kopf *(Seborrhoea capitis),* die Nasolabialfalten, die Hautpartie über dem Brustbein und die Schweißrinne des Rückens. Als Ursache der Erkrankung wird eine inadäquate Reaktion auf die auch auf gesunder Haut verbreitete Hefe *Malassezia furfur* im Rahmen eines partiellen Immundefekts vermutet.

7.3.3 Pyodermien

Als *Pyodermien* werden durch *Staphylokokken* und/oder *Streptokokken,* insbesondere durch Staphylococcus aureus und Streptococcus pyogenes, hervorgerufene Hautkrankheiten bezeichnet. Voraussetzung einer Infektionskrankheit durch diese Erreger, die die Nasen-Rachenschleimhaut mancher Menschen ständig besiedeln, ist eine geschwächte Abwehrlage (z.B. durch Mangelernährung, Antikörpermangelsyndrom oder Glucocorticoidgaben) oder eine geringgradige Verletzung. Nach der Lokalisation bzw. Ausdehnung unterscheidet man

☐ follikuläre und

☐ flächenhafte

Pyodermien.

Follikuläre Pyodermien. Diese kommen – vorwiegend durch Staphylokokken verursacht – im Bereich der Haarfollikel und Schweißdrüsen vor.

Der **Furunkel** ist eine tiefgreifende, abszedierende Follikulitis und Perifollikulitis. Er beginnt entweder mit einer follikulären Pustel, oder es entsteht sofort in den tieferen Hautschichten ein schmerzhafter Knoten. Charakteristisch ist der nekrotische Pfropf in der Mitte des Furunkels. Treten Furunkel chronisch-rezidivierend auf, spricht man von einer *Furunkulose*, ist eine ganze Gruppe nebeneinander liegender Follikel befallen, von einem *Karbunkel* („Siebfurunkel").

Beim sog. **Schweißdrüsenabszeß** (Hidradenitis suppurativa axillaris) handelt es sich um Gruppen von haselnußgroßen, kutanen Knoten in den Achselhöhlen, die abszedieren und schließlich eitrigen Inhalt entleeren.

Flächenhafte Pyodermien. Zu den flächenhaften Pyodermien gehören u.a. die

☐ *Impetigo contagiosa streptogenes* und

☐ *Impetigo contagiosa staphylogenes.*

Die kleinblasige **streptogene Impetigo** beginnt mit stecknadelkopfgroßen, von einem schmalen roten Herd umgebenen Bläschen, deren Decken rasch zerstört werden, der Grund bedeckt sich dann mit honiggelben, dicken Krusten. Die Herde sind stets scharf begrenzt und heilen narbenlos ab. Hauptsächlich betroffen ist das Gesicht. Die Infektiosität ist hoch.

Bei der **staphylogenen Impetigo** sind die Blasen wesentlich größer und die Blasendecken fester. Nach deren Entfernung treten gerötete Erosionen zutage, die wie mit Firnis überzogen erscheinen.

7.3.4 Dermatomykosen

Von den *Dermatomykosen*, den Pilzerkrankungen der Haut, seien die

☐ *Tinea,*

☐ *Kandidose (Soor)* und

☐ *Pityriasis versicolor*
genannt.

Tinea. Unter diesem Begriff werden alle wichtigen *Dermatophyteninfektionen* der Haut, Nägel und Haare zusammengefaßt. Die häufigsten Erreger sind *Trichophyton rubrum, Trichophyton mentagrophytes* und *Epidermophyton floccosum.* Typisch für eine Tinea sind einzelne oder mehrere erythematöse Herde mit schuppendem und meist scharfbegrenztem Rand. Innerhalb dieser Herde können Pusteln auftreten, die manchmal auf eine sekundäre bakterielle Infektion hindeuten.

Besonders oft kommt die *Tinea pedis,* die *Fußpilzerkrankung,* vor. Den verschiedenen Formen (interdigitale, hyperkeratotische und dyshidrotische Form) ist gelegentlicher Juckreiz und das verstärkte Auftreten in den Sommermonaten gemeinsam. Begünstigend wirken wasserdampfundurchlässige Schuhe sowie Strümpfe aus Kunstfasern. Wichtige Ansteckungsorte sind die Badeanstalten.

Kandidose. Die zur Gruppe der Hefepilze gehörenden *Candida-Arten* rufen sehr unterschiedliche, mit Erythemen, Pusteln oder auch Erosionen einhergehende Krankheitsbilder hervor. Neben der Haut kann auch die Schleimhaut befallen sein.

Die intertriginöse Form, die bevorzugt im Genitalbereich sowie perianal, periumbilikal, submammär und axillär auftritt, ist durch ein weinrotes, feingezacktes Erythem mit spritzerartigen Satelliten charakterisiert. Besonders häufig ist die *orale Kandidose* (Mundsoor, „Schwämmchen") im Säuglings- und Greisenalter. Zunge, Zahnfleisch und Gaumen sind dabei mit weißlichen, kleinfleckigen Belägen auf gerötetem Grund bedeckt. Die starke Zunahme der Kandidosen ist vor allem auf die Anwendung von

☐ *Antibiotika*, die das biologische Gleichgewicht zwischen Bakterien und Pilzen stören,

☐ *oralen Kontrazeptiva*, die möglicherweise die Vaginalkandidose begünstigen, und

☐ *Immunsuppressiva* (Glucocorticoiden u.a.), welche die immunologischen Abwehrmechanismen beeinträchtigen,

zurückzuführen. Besonders häufig erkranken auch HIV-Infizierte und Diabetiker an einer Kandidose.

Pityriasis versicolor. Diese durch *Malassezia furfur* hervorgerufene Pilzerkrankung, von der etwa 5% der Bevölkerung Mitteleuropas betroffen sind, befällt vorwiegend die oberen Stammregionen. Es treten linsen- bis münzgroße, gelbliche bis bräunliche Flecken mit kleieförmiger Schuppung auf. Disponiert zu dieser Erkrankung sind vor allem adipöse Patienten mit *starker Schweißproduktion.*

7.3.5 Virusinfektionen

Zu den Viruserkrankungen der Haut gehören

☐ die Varizella-Zoster-Infektionen *Windpocken* und *Zoster (Gürtelrose),*

☐ durch *Herpes-simplex-Viren* hervorgerufener *Herpes simplex* und

☐ durch *humane Papillomviren* bedingte *Warzen.*

Windpocken und Zoster. Die Primärinfektion durch das *Varizella-Zoster-Virus* sind die *Windpocken,* eine hochkontagiöse Kinderkrankheit, die durch die gleichzeitige Anwesenheit von Papulopusteln unterschiedlicher Stadien gekennzeichnet ist.

Die *Gürtelrose* stellt eine Zweitinfektion dar, die meist nach Reaktivierung des in peripheren Nervenbahnen latent weiter vorhandenen Virus auftritt. Nach einer Inkubationszeit von 2 – 3 Wochen treten in den Innervationsgebieten eines oder mehrerer Spinalnerven plötzlich halbseitig und segmentär angeordnet Gruppen von Bläschen auf gerötetem und ödematösem Grund auf, die von Neuralgien in den betroffenen Bezirken begleitet sind. Nach einiger Zeit trocknen die Bläschen ein und heilen vielfach unter Narbenbildung ab. Bevorzugter Sitz des Zoster ist der Rumpf, worauf auch die Bezeichnung Gürtelrose zurückzuführen ist.

Haut

B7

Herpes simplex. Bei Infektionen mit *Herpes-simplex-Viren* findet man *Gruppen* von stecknadelkopfgroßen Bläschen auf gerötetem Grund, die später pustulös werden und konfluieren können. Typisch ist in der Eruptionsphase das mit Juckreiz und Kribbeln verbundene Spannungsgefühl. Wegen der geringen Antigenität und der damit verbundenen mangelhaften Antikörperbildung sind Rezidive häufig. Bevorzugt betroffen sind Gebiete, wo die Haut in Schleimhaut übergeht (Herpes labialis und nasalis, ausgelöst durch Herpes-simplex-Virus Typ 1 bzw. der durch den Typ 2 hervorgerufene Herpes genitalis).

Warzen oder Virusakanthome. Bei den Virusakanthomen (infektiösen Warzen) handelt es sich um infektiöse Epithelhyperplasien, die durch Papova-Viren hervorgerufen werden. Auch dem Laien gut bekannt sind die *gewöhnlichen Warzen* (Verrucae vulgares), runde stecknadelkopf- bis erbsgroße Gebilde mit einer höckerigen, oft auch gefelderten Oberfläche, die einzeln oder in Gruppen an Händen und Füßen oder auch am Kopf auftreten.

Verrucae planae juveniles finden sich außer an den Akren vor allem im Gesichtsbereich (Stirn, Schläfen, Bartregion) als flache, meist unauffällige Papeln.

Condylomata acuminata (Feigwarzen) treten vorwiegend bei Erwachsenen im Anogenitalbereich auf. Die zunächst stecknadelkopfgroßen Papeln konfluieren rasch zu größeren Beeten und können blumenkohlartige Wucherungen bilden.

7.3.6 Akne

Mit dem Begriff Akne werden Erkrankungen der *Talgdrüsenfollikel* bezeichnet. Sistiert infolge einer follikulären Verhornungsstörung (follikulären Keratose) bei gleichzeitiger starker Talgproduktion (Seborrhoe) der Talgabfluß, entsteht als Primäreffloreszenz der Akne der *Komedo* (Mitesser). Später treten – als entzündliche Effloreszenzen – Papeln, Pusteln und Knoten hinzu.

Die *Disposition* zur Akne ist *erblich,* zusätzliche Faktoren spielen jedoch bei der Manifestation eine erhebliche Rolle. So wird die Proliferation des Talgdrüsenfollikelepithels durch Androgene gesteigert, durch Östrogene gehemmt. Und obwohl die Akne keine primäre Pyodermie ist, sind Bakterien, insbesondere *Propionibacterium acnes*, an der Entstehung einer Akne beteiligt, da bakterielle Stoffwechselprodukte die entzündliche Umwandlung der Komedonen fördern. Eine Akne kann ferner durch chemische oder physikalische Noxen ausgelöst werden.

Dementsprechend unterscheidet man die

☐ *endogene* und

☐ *exogene*

Akne.

Die *endogene Akne* wird nochmals unterteilt in die *Acne vulgaris* und verschiedene Sonderformen (z.B. Acne conglobata und Aknetetrade). Die mit der Pubertät beginnende

Acne vulgaris bessert sich in der Regel spontan im 3. Lebensjahrzehnt.

Bei der *exogenen Akne* sind vor allem die *Chlorakne*, die durch chlorierte aromatische Kohlenwasserstoffe hervorgerufen wird (vgl. Dioxin S. 815), und die *medikamentös bedingte Akne zu* nennen. Letztere kann z.B. nach Gabe von Iod- oder Bromverbindungen (Iod- bzw. Bromakne), Isoniazid, Diphenylhydantoin oder Glucocorticoiden (Steroidakne) auftreten.

7.3.7 Verbrennungen

Als *Verbrennung* wird ein durch *Einwirkung höherer Temperaturen ausgelöster Gewebsschaden* bezeichnet. Umfang und Ausmaß des Hitzeschadens hängen von der Temperaturhöhe und der Einwirkungsdauer ab.

Verbrennungsgrade. Die *Verbrennungsfolgen* werden in 4 Grade eingeteilt: Bei der Verbrennung *1. Grades* tritt im Einwirkungsbereich eine Rötung und leichte Schwellung der Haut auf, die mit einem Spannungsgefühl und Schmerzen verbunden ist.

Bei der Verbrennung *2. Grades* steht die *Blasenbildung* im Vordergrund. Unter der Hitzeeinwirkung werden Zellen geschädigt bzw. zerstört und dabei Entzündungsstoffe freigesetzt. Diese Substanzen erhöhen die Gefäßdurchlässigkeit und fördern damit den Austritt von Plasma in das Gewebe. Übersteigt der Druck des ausgetretenen Plasmas ein bestimmtes Maß, so entsteht eine Blase. Da bei der Verbrennung 1. und 2. Grades das Stratum germinativum intakt bleibt, ist die Regenerationsfähigkeit der Haut erhalten und eine narbenlose Abheilung gewährleistet.

Die Verbrennung *3. Grades* führt dagegen zu einer *bleibenden Schädigung des Epithels* sowie sämtlicher *Hautanhangsgebilde.* Die durch die hohen Hitzegrade ausgelöste Eiweißdenaturierung und Nekrose reichen bis in das Korium, die Subkutis oder noch tiefer.

Als Verbrennung *4. Grades* schließlich wird die *Verkohlung* bezeichnet. Hierbei sind die Gewebe nicht nur koaguliert, sondern durch stärkste Hitzeeinwirkung schwarz verkohlt.

Ausdehnung von Verbrennungen. Neben der Beurteilung, welcher Verbrennungsgrad vorliegt, ist für die Prognose einer Verbrennung vor allem entscheidend, wie *ausgedehnt* diese ist. Hierbei hat sich die sog. Neunerregel nach Wallace bewährt: Die Berechnung erfolgt nach Prozenten verbrannter Körperoberfläche, und zwar entsprechen ein Arm ungefähr 9%, ein Unter- bzw. ein Oberschenkel ebenfalls 9%, Brust und Bauch 18%, Rücken 18% und Kopf wieder 9%. Eine Handfläche macht etwa 1% der Gesamtkörperoberfläche aus. Bei ausgedehnteren Verbrennungen bleiben die Verbrennungsfolgen nicht auf die betroffenen Gebiete beschränkt, sondern es entwickelt sich infolge der starken Schmerzen, der vermehrten Ausschüttung biogener Amine, der hohen Plasmaverluste und der gestörten Mikrozirkulation die durch den *Verbrennungsschock* geprägte *Verbrennungskrankheit.*

7.4 Dermatotherapeutika

7.4.1 Hilfsstoffe (Grundlagen)

Neben den eigentlichen Arzneistoffen kommt bei der Therapie von Hauterkrankungen den *Hilfsstoffen,* der *Arzneiform* und der *Applikationsart* eine besondere Bedeutung zu. So muß beispielsweise eine Salbe dem Hauttyp – trockene oder fette Haut – angepaßt, die Arzneiform (Puder, Schüttelmixtur, Paste usw.) der jeweiligen Situation (nässend, juckend, akut, chronisch) entsprechend eingesetzt und die unterschiedliche Arzneistoffresorption bei den verschiedenen Verbandstechniken (z.B. Umschlägen oder Okklusivverbänden) berücksichtigt werden.

Auch die *Abgabe* und damit die Penetration des Wirkstoffs in die Haut wird wesentlich von der Galenik des Präparats bestimmt. Die Freisetzung ist am besten, wenn der Wirkstoff eine höhere Löslichkeit in bzw. Affinität zu Hautbestandteilen besitzt als in der Grundlage. Daher können verschiedene dermatologische Zubereitungen desselben Wirkstoffs nicht von vornherein als bioäquivalent (s. S. 38) angesehen werden.

Feuchte Umschläge wirken wegen der raschen Abdunstung kühlend, entzündungshemmend und juckreizstillend, ferner eignen sie sich zur Erweichung von Auflagerungen und tragen zu einer schnelleren Epithelisierung bei.

Auch **Puder** besitzen eine schwach kühlende, juckreizstillende und trocknende Wirkung und verhindern die Reibung an intertriginösen Stellen. Da bei stark nässenden Hauterkrankungen Puder zu unangenehmer Krustenbildung führen können, sollen sie nicht auf akut entzündete Hautregionen aufgetragen werden.

Schüttelmixturen wirken ebenfalls kühlend, außerdem adstringierend und entzündungshemmend. Bei längerer Anwendung besteht die Gefahr der Austrocknung.

Öle – entweder als reine Öle (Olivenöl, Erdnußöl u.a.) oder als ölige Suspensionen von Zinkoxid und Talcum bzw. Titandioxid angewandt – dienen zur Ablösung von Krusten und zur Behandlung großflächiger Hautaffektionen.

Bei der Anwendung von **Salben, Cremes** (= wasserhaltigen Salben) und **Pasten** (= Salben mit hohem Anteil an pulverförmigen Bestandteilen) kommt es wesentlich darauf an, welche *Grundlage* (Vaseline, Paraffinöl, tierische Öle oder Fette, anorganische oder organische Gelbildner) verwendet wird und ob eine Öl/Wasser- oder eine Wasser/Öl-Emulsion vorliegt. Wasser/Öl-Emulsionen sind in erster Linie fettend und abdeckend, lassen aber trotzdem noch eine gewisse Flüssigkeitsabgabe zu. Sie eignen sich gut bei Sebostatikern, während seborrhoische Patienten besser Öl/Wasser-Emulsionen vertragen. Cremes dieser Art sind leicht abwaschbar, dringen rasch in die Haut ein und wirken kühlend.

Fettsalben bestehen in der Regel aus Kohlenwasserstoffgrundlagen und Triglyceriden. Sie verhindern die Feuchtigkeitsabgabe der Haut und bewirken so eine Quellung der Hornschicht. Dadurch kann die Penetration inkorporierter Wirkstoffe verbessert werden.

Zu den streichförmigen Arzneiformen gehören ferner die **Gele**, bei denen man zwischen den (Öle bzw. ölartige Stoffe enthaltenden) *Lipogelen,* den *Mikroemulsionsgelen* und den *Hydrogelen* unterscheiden muß. Letztere dienen auch zur Herstellung von Präparaten, deren Wirkstoff in *Liposomen* eingebettet vorliegt.

Selbst einfache Trägersysteme ohne Wirkstoff können eine Dermatose wesentlich in ihrem Verlauf beeinflussen. So unterstützen *synthetische Wundverbände* (mehrschichtige Systeme aus wasserdampfundurchlässigen bzw. stark quellfähigen Kunststoffen; Cutinova®) z.B. die Heilung von Brandwunden und von Ulcera cruris, indem sie – ähnlich wie Okklusivverbände – örtlich Feuchtigkeit und Temperatur regulieren. Wundsekret, Gewebetrümmer und Verunreinigungen werden von dem Material aufgenommen und beim Verbandwechsel entfernt.

7.4.2 Wirkstoffe zur Behandlung von Hautinfektionen

7.4.2.1 Desinfektionsmittel

Diese Substanzen, die u.a. zur Therapie bakterieller Infektionen der Haut geeignet sind, werden unter B 9.1 besprochen.

Haut

B 7

7.4.2.2 Antimykotika

Die zur Therapie von Pilzinfektionen verwendeten Wirkstoffe werden unter B 9.2.2 dargestellt. Spezielle galenische Zubereitungsformen für den Einsatz bei Mykosen der Haut stellen z.B. ein Liposomenpräparat mit Econazol (Pevaryl® Lipogel) sowie eine Kombination von Bifonazol mit Harnstoff (40%) zur Behandlung von Nagelpilzerkrankungen (Mycospor® Nagelset) dar. Durch den Harnstoff wird die Nagelplatte innerhalb von 1 – 2 Wochen abgelöst und so die Wirkstoff-Penetration zu dem infizierten Nagelbett erleichtert.

Die Therapie der *Pityriasis versicolor* weicht von der anderer Pilzerkrankungen ab. Bewährt hat sich die Anwendung von *Selen(IV)-sulfid* in Form von Suspensionen (Selsun®, Selukos) oder Pasten (Ellsurex®). Alternativ können auch bei dieser Erkrankung Antimykotika vom Imidazol-Typ (s. S. 706 ff.), z.T. in Form von Shampoos, eingesetzt werden.

7.4.2.3 Antiparasitika

Die *Skabies* (Krätze) wird durch weibliche Milben, die blind endende Gänge in die Hornschicht bohren, hervorgerufen. Befallen sind vor allem Interdigitalräume, Achselfalten, Brustwarzen und Penis. Aufgrund des starken Juckreizes kommt es zu Kratzeffekten und bakteriellen Sekundärinfektionen an den aufgekratzten Hautstellen.

Kopf- und *Filzläuse* sind den Menschen befallende blutsaugende Ektoparasiten *(Pedikulosis)*. Die Übertragung erfolgt durch Kontakt von Mensch zu Mensch.

Zur *Krätzetherapie* werden vor allem

☐ *Benzylbenzoat* (Antiscabiosum Mago),
☐ *Crotamiton* (Euraxil®),
☐ *Mesulfen* (Citemul® S),
☐ *γ-Hexachlorcyclohexan* (Jacutin®, s. S. 647) sowie
☐ *Pyrethrine* und *Pyrethroide* (Goldgeist® forte, Jacutin® N, s. S. 647 f.)

verwendet.

Die Präparate werden (bei Erwachsenen) an drei aufeinanderfolgenden Abenden am ganzen Körper – den Kopf ausgenommen – eingerieben und jeweils morgens durch Baden wieder entfernt. In der Schwangerschaft und Stillzeit sind sie *kontraindiziert*. Säuglinge und Kleinkinder dürfen nicht mit Mesulfen behandelt werden.

γ-Hexachlorcyclohexan und Pyrethrine/ Pyrethroide wirken auch gegen Läuse. Die Präparate werden auf die befallenen Hautareale und Haare aufgetragen und nach 3 Tagen wieder abgewaschen.

Außer zur Krätzetherapie dient Benzylbenzoat zur Vernichtung der Hausstaubmilbe in Sitzmöbeln, Teppichen usw. (Acarosan®). Durch diese Maßnahme kann eine „Hausstauballergie" gebessert werden.

7.4.3 Antiphlogistika

7.4.3.1 Glucocorticoide

Die pharmakologischen Eigenschaften der Glucocorticoide, die bei zahlreichen Hauterkrankungen (s.u.) indiziert sind, wurden bereits unter B 2.7.2.3 beschrieben. An dieser Stelle sollen daher nur noch besondere Aspekte, die die topische Anwendung von Glucocorticoiden betreffen, behandelt werden.

Glucocorticoide stellen eine der wichtigsten Substanzgruppen zur topischen (und systemischen) Behandlung von Hauterkrankungen dar. Bei dieser Applikationsart stehen der

☐ *antiphlogistische* und
☐ *antiproliferative* (antimitotische)

Effekt der Glucocorticoide im Vordergrund. Positiv hinzu kommen die

☐ *immunsuppressiven*,
☐ *antipruriginösen* (juckreizstillenden) und
☐ *vasokonstriktorischen* (nur bei topischer Applikation)

Wirkungen.

Benzylbenzoat
(Antiscabiosum Mago)

Crotamiton (Euraxil®)

Mesulfen (Citemul®S)

Struktur-Wirkungs-Beziehungen. Die freie OH-Gruppe an C–11 ist für die Wirkung essentiell. Eine Steigerung der relativ schwachen Wirkung von Hydrocortison ist außer durch die auch bei den systemisch angewandten Glucocorticoiden üblichen Maßnahmen (s. S. 358), welche die Affinität zum Cortisol-Rezeptor erhöhen, durch Veresterung der OH-Gruppen an C–17 und C–21 möglich. Die höhere Lipophilie führt zu einer besseren Penetration der Glucocorticoide in die Haut.

Einteilung. Nach ihrer Wirkstärke werden topische Glucocorticoide in verschiedene Klassen eingeteilt. Tab. B 7–1 gibt die *Einteilung nach Miller und Munro* (Klassen I-IV) wieder.

Soft-steroids. Glucocorticoide mit einem besonders günstigen Verhältnis von Wirkung und Nebenwirkungen (s.u.) werden als „*soft steroids*" bezeichnet. Zu diesen gehören Fluocortinbutyl, Hydrocortisonaceponat und -buteprat, Prednicarbat, 6-Methylprednisolonaceponat und Mometasonfuroat (s. Abb. B 7–5). Die vergleichsweise geringen Nebenwirkungen sollen auf der schnellen Biotransformation der Stoffe (bereits in der Haut oder aber sehr rasch in Blut oder Leber) zu inaktiven oder nur wenig aktiven Metaboliten beruhen.

Kinetik. Die Resorption von Glucocorticoiden bei topischer Anwendung wird – wie beschrieben – wesentlich von dem *Hautareal* (s. Abb. B 7–6) und der Form

Tab. B 7–1. Glucocorticoide zur topischen Applikation (Einteilung nach Miller und Munro)

Internationaler Freiname	Wirkstoff-konzentration	Handelspräparat (Eingetragenes Warenzeichen)
I. Sehr starke Wirkung		
Clobetasol-17-propionat	0,05%	Dermoxin
Diflucortolon-21-valerat	0,3%	Temetex forte Roche
II. Starke Wirkung		
Amcinonid	0,1%	Amciderm
Betamethason-17,21-dipropionat	0,05%	Diprosone
Betamethason-17-valerat	0,1%	Betnesol, Celestan
Desoximetason	0,25%	Topisolon
Diflucortolon-21-valerat	0,1%	Nerisona
Fluocinolonacetonid	0,025%	Jellin
Fluocinonid	0,05%	Topsym
Fluocortolon	0,5%	Ultralan
Flupredniden-21-acetat	0,1%	Decoderm
Halcinonid	0,1%	Halog
Hydrocortisonaceponat	0,1%	Retef
Hydrocortisonbuteprat	0,1%	Pandel
Hydrocortison-17-butyrat	0,1%	Alfason
6-Methylprednisolonaceponat	0,1%	Advantan
Mometason	0,1	Ecural
Prednicarbat	0,25%	Dermatop
Triamcinolonacetonid	0,1%	Delphicort, Volon A
III. Mittelstarke Wirkung		
Clobetasonbutyrat	0,05%	Emovate
Clocortolon-21-pivalat	0,1%	Kaban
Fluocortinbutyl	0,75%	Vaspit
Flumetason-21-pivalat	0,02%	Locacorten
IV. Schwache Wirkung		
Hydrocortison	0,1-1%	Ficortril
-aceponat = -21-acetat-17-propionat		
-buteprat = -17-butyrat-21-propionat		

Abb B 7–5. Topische Glucocorticoide mit verbesserter Wirkungs-Nebenwirkungs-Relation („Soft-steroids")

der *galenischen Zubereitung* bestimmt. So wird bei der Anwendung von Salben in der Regel mehr Wirkstoff resorbiert als bei dem Auftragen in Form von Cremes und Gelen. Im allgemeinen werden 1 – 10% der Dosis aufgenommen. Die resorbierte Substanz wird vorwiegend renal ausgeschieden, Esterbindungen werden – teilweise bereits in der Haut – hydrolytisch gespalten.

Indikationen und Dosierung. Eine topische Behandlung mit Glucocorticoiden ist bei zahlreichen Hauterkrankungen, insbesondere nichtinfizierten Ekzemen, Psoriasis, Autoimmunerkrankungen (Lupus erythematodes, Pemphigus), entzündlichen Lichtdermato-

sen und Prurigoerkrankungen indiziert (vgl. Tab. B 7–2). Zur Vermeidung von Nebenwirkungen (s.u.) soll stets ein Wirkstoff mit der geringst möglichen Wirkstärke gewählt werden. Zudem sollte möglichst rasch von einer kontinuierlichen Behandlung (ein- oder mehrmals tägliche Anwendung) zu einer *Intervalltherapie* (alternierendes Auftragen des Glucocorticoid-haltigen Präparats und einer entsprechenden corticoidfreien sog. Basissalbe bzw. -creme, z.B. im täglichen Wechsel) übergegangen werden.

Nebenwirkungen. Als *lokale* Nebenwirkungen kommen – abhängig von der Behandlungsdauer, der Wirkstärke des verwendeten Glucocorticoids und der

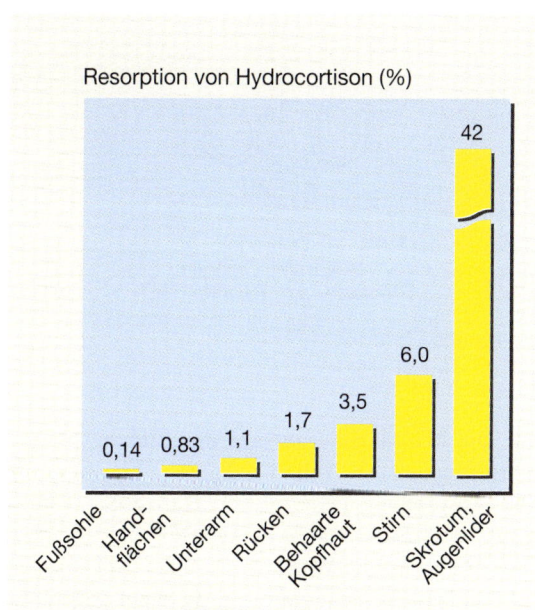

Abb. B 7–6. Hydrocortison-Resorption von verschiedenen Hautarealen (nach Feldmann und Maibach)

Art der Anwendung – relativ häufig Hautatrophien (seltener bei „soft steroids"), Striae, Teleangiektasien, Pigmentverschiebungen und Steroidakne vor. Gelegentlich treten Purpura, Follikulitis (nach Okklusivverbänden) sowie Kontaktallergien auf.

Daneben besteht, insbesondere beim Einsatz hochpotenter Glucocorticoide, bei großflächiger Anwendung, Okklusivverbänden und geschädigter Hornschicht, die Gefahr *systemischer* Nebenwirkungen.

Tab. B 7–2. Wirksamkeit von Glucocorticoiden bei der topischen Behandlung von Dermatosen

Schnelle Abheilung	Häufig langsame Abheilung
Allergisches Kontaktekzem	Atopisches Ekzem (Erwachsene)
Atopisches Ekzem des Kindes	Psoriasis an Handtellern, Fußsohlen, Ellenbogen und Knie
Seborrhoisches Ekzem	Alopecia areata
Lichen simplex	Hypertrophe Narben
Psoriasis vulgaris (insbesondere Gesicht und intertriginöse Bereiche) Sonnenbrand	Diskoider Lupus erythematodes
Pruritus im Genitoanalbereich	

7.4.3.2 Sonstige entzündungshemmende Stoffe

Neben den Glucocorticoiden werden – in geringerem Umfang – auch andere Stoffe zur topischen Behandlung nichtinfektiöser entzündlicher Reaktionen der Haut eingesetzt. Dazu gehören

☐ *Teerpräparate* und *sulfonierte Schieferöle* (s. S. 607),

☐ das nichtsteroidale Antiphlogistikum *Bufexamac* (duradermal®, Parfenac®) und

☐ Phytopharmaka wie Kamillen-, Hamamelis- und Gerbstoff-Zubereitungen (Kamillosan®, Hametum®, Tannosynt®, Tannolact®),

die bei weniger ausgeprägten Entzündungen eine mäßige antiphlogistische Wirkung besitzen.

Haut

B 7

$$H_3C - (CH_2)_3 - O - \langle\bigcirc\rangle - CH_2 - \underset{\underset{O}{\parallel}}{C} - N\overset{H}{\underset{OH}{\diagdown}}$$

Bufexamac
(duradermal®, Parfenac®)

7.4.4 Juckreizstillende Pharmaka (Antipruriginosa)

Juckreiz ist ein bei vielen Hauterkrankungen auftretendes Symptom, das oft für den Patienten quälender ist als Schmerz. Sofern eine Behandlung mit kühlenden Grundlagen (Cremes, Lotiones) nicht ausreichend wirksam ist, werden Wirkstoffe eingesetzt, die die Empfindlichkeit der sensiblen Hautnerven verringern bzw. aufheben.

Oberflächenanästhetika wirken sowohl schmerzlindernd als auch juckreizstillend, doch sollten nur Substanzen mit geringer Allergisierungstendenz, z.B. Polidocanol (s. S. 226; Bestandteil von Anaesthesulf®), verwendet werden.

Oberflächenanästhetisch wirken auch 20%ige Harnstoff-Zubereitungen. Bereits in geringerer Konzentration erhöht Harnstoff zudem die Wasserbindungskapazität der Hornschicht und beugt so dem Juckreiz vor (Basodexan®).

Antipruriginös wirkt ferner lokal appliziertes *Isoprenalin* (Ingelan®; s. S. 283).

Alternativ kommt die *systemische Gabe* von H_1-Antihistaminika (s. S. 385 ff.) in Betracht.

7.4.5 Antipsoriatika

Zur Behandlung der Psoriasis dienen

☐ *Dithranol,*

☐ *Psoralene* (PUVA-Therapie),

☐ *Teerpräparate* und *sulfonierte Schieferöle,*

☐ *Acitretin* (s. S. 609),

☐ *Calcipotriol* und

☐ *Immunsuppressiva* (Methotrexat und Ciclosporin).

Die endgültige Heilung dieser Erkrankung ist bisher nicht möglich, vielmehr kommt es nach mehr oder weniger langen symptomfreien Phasen zum erneuten Auftreten von Hauterscheinungen. *Glucocorticoide* (s. S. 357 ff.) gelten heute trotz guter Wirksamkeit nicht mehr als Mittel der Wahl bei dieser Erkrankung, da sie das Auftreten von *Rezidiven beschleunigen.*

7.4.5.1 Dithranol

Dithranol (Anthralin, Cignolin) dient zur Behandlung der Psoriasis sowie der Alopecia areata. Die Substanz übt einen starken Reizeffekt auf die Haut aus, in Psoriasis-Herden senkt sie die erhöhte Mitoserate und vermindert die entzündliche Infiltration (s. S. 598). Als Ursache wird eine Enzymhemmung angenom-

Dithranol
(Anthralin, Cignolin;
Psoradexan®, Psoralon®MT)

men. Die Wirkung beruht auf die Bildung aktiver Sauerstoffspezies (s. Abb. B 7–7).

Bei Anwendung in Form von Harnstoff- (Psoradexan®) oder Salicylsäure-haltigen Präparaten (Psoralon® MT) wird die Wirkung verstärkt. Als Ursache wird eine bessere Penetration in die Haut angenommen, Salicylsäure soll außerdem Dithranol vor oxidativem Abbau schützen.

Die Therapie wird mit sehr niedrigen Dithranol-Konzentrationen (0,05%) begonnen, infolge einer Toleranzentwicklung muß im Behandlungsverlauf der Dithranol-Gehalt bis auf 1 (-3)% gesteigert werden.

Dithranol wird von Psoriasis-Herden besser resorbiert als von gesunder Haut. Mittels der sog. *Kurzzeittherapie,* bei welcher die Dithranol-Zubereitung nach 10–30 Minuten wieder entfernt wird, kann daher

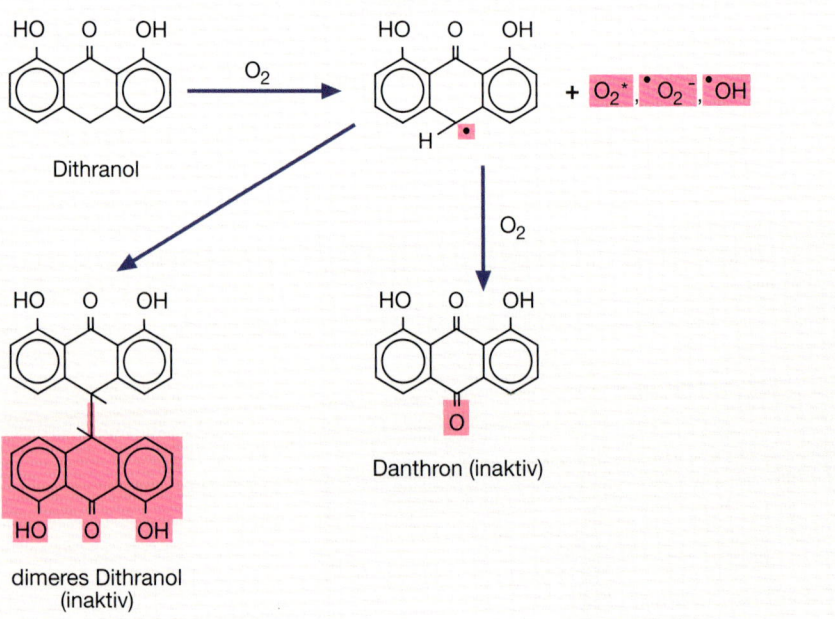

Abb B 7–7. Bildung des Dithranolradikals und von aktiven Sauerstoffspezies aus Dithranol unter Einwirkung von O_2; Inaktivierung durch Dimerisierung und Oxidation zu Danthron

die Reizwirkung sowie die unerwünschte Verfärbung von Haut und Wäsche durch Oxidationsprodukte von Dithranol verringert werden, ohne daß die Wirksamkeit abnimmt.

Im Gesichtsbereich, in Hautfalten und unter Okklusion ist wegen verstärkter Reizwirkung die Anwendung von Dithranol *kontraindiziert.*

7.4.5.2 Psoralene

Psoralene sind *photoaktive Furocumarin-Derivate,* die in zahlreichen Pflanzen (z.B. Umbelliferen) vorkommen. *Unter Lichteinfluß reagieren sie mit Pyrimidinbasen der DNA* unter Bildung von Monoaddukten und Strangvernetzungen und wirken dadurch *antimitotisch.* Sie vermindern z.B. die Proliferation von Epidermiszellen und Lymphozyten. Bei der sog. *PUVA-Therapie* wird zusätzlich zur Anwendung eines Psoralens mit langwelligem UV-Licht (UV-A) bestrahlt.

Eine PUVA-Therapie ist bei verschiedenen Hauterkrankungen, insbesondere bei der Psoriasis und der Mycosis fungoides, einem Hautlymphom, *indiziert.*

Die am häufigsten angewandte Substanz ist **Methoxsalen** (Ammoidin, 9-Methoxypsoralen; Meladinine®). Infolge geringer Wasserlöslichkeit und damit problematischer Freisetzung sowie wegen eines ausgeprägten First-pass-Effekts in der Leber schwankt die Bioverfügbarkeit erheblich inter- und intraindividuell.

Methoxsalen kann bei ausgedehnten Hauterscheinungen innerlich (0,6 mg/kg 2 Stunden vor der Bestrahlung) oder bei lokalisierten Prozessen äußerlich in 0,15%iger Lösung angewandt werden. Als Alternative zur systemischen Gabe kommt die Anwendung in Form eines kurzen Bades (0,4 mg/l) unmittelbar vor der Bestrahlung in Betracht. Dabei besteht eine geringere Gefahr systemischer Nebenwirkungen (s.u.), zudem ist eine Leberpassage vor dem Erreichen des Wirkorts ausgeschlossen.

Als *Nebenwirkung* tritt bei systemischer Gabe von Methoxsalen relativ häufig Übelkeit auf. Wegen der

Gefahr von Augenschäden (Katarakten) sollen die Patienten 6 – 8 Stunden nach der Behandlung eine auch das langwellige UV-Licht abschirmende Sonnenbrille tragen.

Infolge der ausgeprägten Photosensibilisierung führt bereits eine vergleichsweise geringe Überdosierung von UV-Licht zu schweren Verbrennungen.

Da eine *mutagene* und eventuell auch eine *karzinogene* Wirkung vor allem bei Langzeitbehandlung nicht auszuschließen sind, muß die Indikation sehr streng gestellt werden. Außerdem ist eine sorgfältige Beobachtung der Patienten erforderlich.

7.4.5.3 Teerpräparate und sulfonierte Schieferöle

Teere sind Gemische verschiedener, vorwiegend aromatischer Kohlenwasserstoffe wechselnder Zusammensetzung (je nach Herkunft und Schweltemperatur). Teere hemmen – wahrscheinlich durch Bindung an die DNA – die Zellvermehrung (antiproliferativer Effekt). Dieser Effekt soll durch die bei UV-Bestrahlung entstehenden Stoffe (s. u.) verstärkt werden. Teere wirken ferner entzündungshemmend, antiekzematös, juckreizstillend (lokalanästhetischer Effekt der Phenolbestandteile) und schwach antiinfektiös.

Sie sind außer bei Psoriasis (auch in Kombination mit UV-Bestrahlung) bei chronischen infiltrierten und lichenifizierten Ekzemen sowie bei Pruritus *indiziert.* Bei Furunkeln sollen sie die Demarkierung beschleunigen.

Nässende Dermatosen stellen dagegen eine *Kontraindikation* dar.

Steinkohlenteer (Lithanthracis pix) wird meist unverdünnt zu Teerverbänden oder als Bestandteil von Salben und Pasten angewandt. Wenn eine weniger intensive Teerwirkung ausreichend ist, kann *Lithanthracis picis liquor* (20% Steinkohlenteer in Quillaja-Tinktur) eingesetzt werden.

Die früher viel gebrauchten Teere aus *pflanzlichen* Bestandteilen (Betulae pix = Birkenteer, Pix liquida = Holzteer) werden kaum noch benutzt.

Als *bedeutsame Nebenwirkungen* der Teerpräparate sind Photosensibilisierung, Follikulitiden und Teerakne zu nennen.

In Tierversuchen wirken Teerpräparate infolge der durch Biotransformation gebildeten Epoxide *kanzerogen.* Ein gehäuftes Auftreten von Tumoren findet sich dementsprechend bei Personen, die beruflich langfristig gegen Teer exponiert waren. *Die Indikation*

Methoxsalen
(Ammoidin; Meladinine®)

OCH$_3$

ist daher streng zu stellen. Insbesondere soll eine Dauertherapie mit Teeren vermieden werden.

Handelspräparate: Berniter®, Teer-Linola®-Fett N.

Sulfonierte Schieferöle, z.B. Ammoniumbitumino-sulfonat (Ichthyol®, Ichtholan®), besitzen ähnliche Indikationen wie die Teere. Jedoch ist das Risiko gentoxischer Wirkungen geringer als bei Teeren, da Ammoniumbituminosulfonat polycyclische aromatische Kohlenwasserstoffe in wesentlich geringerer Konzentration enthält.

Unter den *Nebenwirkungen* stehen lokale Reizerscheinungen im Vordergrund.

7.4.5.4 Calcipotriol

Calcipotriol (Psorcutan®) unterscheidet sich von Calcitriol, der aktiven Form von Vitamin D_3 (s. S. 621) , nur durch eine geänderte Seitenkette. Während es hinsichtlich der Beeinflussung von Zellproliferation und -differenzierung Calcitriol entspricht, ist der Einfluß auf den Calciumstoffwechsel bei topischer Applikation, da es nach Resorption rasch biotransformiert wird, erheblich geringer.

Calcipotriol ist zur Lokaltherapie der Psoriasis *indiziert*. Salben enthalten den Wirkstoff in einer Konzentration von 50 µg/g.

Als *Nebenwirkung* kommen lokale Reizerscheinungen vor, die die Anwendung im Gesicht ausschließen. Bis zu einer Gesamtdosis von 100 g Salbe/ Woche tritt keine Hypercalcämie auf.

7.4.5.5 Immunsuppressiva

Bei schwersten, therapieresistenten Formen der Psoriasis (z.B. Psoriasis arthropathica) haben sich *Methotrexat* (s. S. 781) und *Ciclosporin* (s. S. 781 f.)

Calcitriol   Calcipotriol (Psorcutan®)

bewährt. Die Wirkung beruht auf einer Hemmung aktivierter T-Zellen, deren Zytokine bei der Psoriasis zur Hyperproliferation der Keratinozyten beitragen.

Infolge der niedrigeren Dosis ist bei Methotrexat (10 – 15 mg einmal wöchentlich) die Hepatotoxizität und bei Ciclosporin (Tagesdosis maximal 5 mg/kg) die Gefahr einer Nierenschädigung geringer als bei Anwendung in der Tumortherapie bzw. Transplantationsmedizin. Dennoch können auch unter der niedrigdosierten Methotrexatgabe Leberschäden auftreten, insbesondere bei Patienten mit Diabetes mellitus, Fettstoffwechselstörungen und Alkoholmißbrauch.

7.4.6 Retinoide

Unter *Retinoiden* versteht man *Derivate von Vitamin A* (Retinol, s. S. 617 ff.), die vor allem bei Hyper- und Dyskeratosen (z.B. Psoriasis, Ichthyosis vulgaris, Akne) indiziert sind. Therapeutisch eingesetzt werden

☐ *Vitamin-A-Säure (Tretinoin;* Epi-Aberel®, Eudyna®),

☐ *Isotretinoin (13-cis-Retinsäure;* Roaccutan®, Isotrex®)* und

☐ *Acitretin* (Neotigason®).

Die Wirksamkeit ist an die freie Säure gebunden.

Wirkungen. Wie Vitamin A (s. S. 617 ff.) normalisieren die Retinoide *Wachstum und Differenzierung* von *Haut- und Schleimhautzellen.* Eine erhöhte Teilungsrate, die z.B. bei Epidermiszellen in Psoriasis-Herden vorkommt, wird gesenkt; bei Aknepatienten wird dagegen die Mitoserate der Epidermiszellen erhöht. Durch Eingriff in die *Keratinbildung* wird zudem die Hornschicht aufgelockert, oberflächliche Zellen können leichter abgeschilfert werden. Das bei der Akne gesteigerte Anhaften von Hornzellen im Follikelkanal nimmt ab.

Ferner wirken die Retinoide *immunmodulierend* (s. S. 776) und *entzündungshemmend.* Isotretinoin vermindert zudcm die *Talgproduktion* durch Verlängerung der Reifungsphase der Sebozyten.

Kinetik. Wichtige *pharmakokinetische Parameter* der Retinoide sind in Tab. B 7–3 zusammengefaßt. Keines der derzeit angewandten Retinoide wird im Körper gespeichert. Allerdings ist bei Acitretin die teilweise Metabolisierung zu *Etretinat*, dem Acitretin-ethylester, zu beachten, das infolge seiner hohen Lipophilie eine besondere Affinität zum Fettgewebe aufweist.

Tab. B 7–3. Pharmakokinetik der Retinoide

	Tretinoin (topisch)	Isotretinoin (peroral)	Acitretin (peroral)
Resorption	gering	ja	ja
Speicherung	nein	nein	nein
$t_{1/2}$		10 – 20 Stunden	50 Stunden
Metaboliten	Isotretinoin u.a.	4-oxo-Isotretinoin, Tretinoin u.a.	u.a. Etretinat *)

*Etretinat wird im Fettgewebe gespeichert, $t_{1/2}$ ca. 100 Tage!

Ursprünglich wurde Etretinat selbst zur Behandlung der Psoriasis verwendet. Vor kurzem wurde jedoch dieser Ester durch die freie Säure ersetzt, da diese eine deutlich kürzere Halbwertszeit besitzt (50 Stunden versus 100 Tage). Da aber Acitretin teilweise zu Etretinat metabolisiert wird, hat sich die Hoffnung auf eine wesentlich verbesserte Therapiesicherheit nicht bestätigt.

Lokaltherapeutika. Vitamin-A-Säure (Tretinoin) und Isotretinoin werden in 0,02 – 0,1%igen Zubereitungen zur topischen Therapie der Acne vulgaris eingesetzt.

In den ersten Wochen der Therapie bilden sich häufig vermehrt Papeln und Pusteln wegen der entzünd-

Vitamin-A-Säure
(Epi-Aberel®, Eudyna®)

Isotretinoin (Isotrex®, Roaccutan®)

Acitretin (Neotigason®)

Etretinat

lichen Umwandlung der Komedonen (sog. Aufblühen der Akne), außerdem kann es zu Hautreizungen kommen. Trotzdem ist die Behandlung – u.U. unter Verringerung der Dosierung – konsequent weiterzuführen, da die Erscheinungen nach einiger Zeit abklingen und die Haut dann regeneriert erscheint.

Andere Externa sollten nicht gleichzeitig mit Vitamin-A-Säure benutzt und zusätzliche Hautirritationen, z.B. durch intensive Lichteinwirkung, vermieden werden.

Retinoide zur oralen Therapie. Während von Vitamin-A-Säure nur eine lokale Anwendung möglich ist, werden Isotretinoin und Acitretin *oral* appliziert.

Isotretinoin ist bei besonders schweren Akne-Formen (z.B. Acne conglobata), *Acitretin* bei schwerer Psoriasis und anderen schweren Verhornungsstörungen (z.B. Ichthyosis vulgaris) *indiziert.*

Die *Dosierung* ist der klinischen Wirkung sowie der Verträglichkeit anzupassen (mittlere Erhaltungsdosen von Isotretinoin 0,5 mg/kg täglich, von Acitretin 30 – 75 mg täglich).

Nebenwirkungen und Kontraindikationen bei systemischer Anwendung. Wegen der *erheblichen Nebenwirkungen* darf der Einsatz von Isotretinoin und Acitretin nur nach sorgfältiger Indikationsstellung erfolgen. Neben der nahezu obligaten Lippenentzündung (Cheilitis), Pruritus, Desquamation an Handflächen und Fußsohlen, Reizung und Austrocknung von Haut- und Schleimhäuten wurde bei bis zu 30% der Patienten ein dosisabhängiger, reversibler Haarausfall beobachtet. Gelegentlich kann es zu einer Erhöhung der Transaminasen und der Lipide im Serum kommen. Wie Vitamin A können auch die systemisch applizierten Retinoide *teratogen* wirken.

Daher ist ihre Anwendung bei Frauen im gebärfähigen Alter (relativ) *kontraindiziert.* Kann auf die Gabe nicht verzichtet werden, ist während der Einnahme und darüber hinaus bis zur weitgehenden Elimination des jeweiligen Wirkstoffs auf *strikte Kontrazeption* zu achten. So muß bei Isotretinoin der Eintritt einer Schwangerschaft bis zum Ende eines vollständigen Menstruationszyklus nach Absetzen der Therapie ausgeschlossen werden.

Interaktionen. Bei oraler Gabe von Retinoiden zusammen mit Tetracyclinen steigt die Gefahr eines erhöhten Hirndrucks.

7.4.7 Aknetherapeutika

Zur Behandlung der Akne dienen

☐ *Benzoylperoxid,*

☐ *Antiinfektiva,*

☐ *Azelainsäure,*

☐ die Retinoide *Vitamin-A-Säure* und *Isotretinoin* (s. Seite 609) und

☐ *Antiandrogene* (s. S. 382).

Darüber hinaus kann eine abrasive Behandlung durchgeführt werden. Entsprechende Handelspräparate enthalten z.B. Aluminiumoxid-Partikel (Brasivil®) oder Siliconharz (Jaikin® N).

Benzoylperoxid. Benzoylperoxid ist in den üblichen Handelspräparaten (aknefug®-oxid, Akneroxid®, Cordes® BPO, Klinoxid®, Oxy Fissan®, PanOxyl®, Sanoxit®) in 3 bzw. 10%iger Konzentration enthalten. Es wirkt durch Freisetzung von atomarem Sauerstoff desinfizierend, wobei besonders anaerobe Keime, zu denen auch Propionibacterium acnes gehört, betroffen werden. Ferner bewirkt Benzoylperoxid eine entzündliche Reaktion in der Kutis mit nachfolgender Schuppung. Wie Vitamin-A-Säure, allerdings schwächer, wirkt es somit komedolytisch.

Resorbiertes Benzoylperoxid wird zu Benzoesäure biotransformiert und nach Konjugation als Hippursäure ausgeschieden.

Als *Nebenwirkung* wurden Juckreiz und Brennen der Haut beobachtet. Eine tumorpromovierende Wir-

Benzoylperoxid
(aknefug®-oxid, Akneroxid®, Cordes®BPO,
Klinoxid®, Oxy Fissan®, PanOxyl®, Sanoxit®)

kung kann noch nicht mit absoluter Sicherheit ausgeschlossen werden.

Mit den Augen oder Schleimhäuten darf Benzoylperoxid nicht in Berührung gebracht werden.

Antiinfektiva. Zur topischen Behandlung dienen vor allem *Erythromycin* (s. S. 682 ff.; Aknefug®-EL, Aknemycin®, Inderm®; in Kombination mit Vitamin-A-Säure bzw. Zinkionen Bestandteil von Clinesfar® bzw. zineryt®) und *Clindamycin* (s. S. 695; Sobelin® Akne-Lösung). Daneben werden *Tetracycline* (s. S. 680 ff.) systemisch angewandt. Auch bei diesen Pharmaka ist die Abnahme der Keimzahl im Talgdrüsenfollikel für die Wirksamkeit bei der Akne verantwortlich.

Azelainsäure. Bei *Azelainsäure* (Skinoren®), einer Dicarbonsäure, die ebenfalls die Keimzahl im Talgdrüsenfollikel reduziert, trägt außerdem eine Hemmung der follikulären Hyperkeratose zur Wirksamkeit bei Akne bei.

Resorbierter Wirkstoff wird teilweise renal ausgeschieden, daneben durch β-Oxidation zu Acetyl- und Malonyl-Coenzym A abgebaut.

Als *Nebenwirkungen* treten vorübergehend lokale Reizerscheinungen auf.

$$\begin{array}{l} COOH \\ | \\ (CH_2)_7 \\ | \\ COOH \end{array} \quad \text{Azelainsäure} \\ \text{(Skinoren}^\circledR\text{)}$$

7.4.8 Keratolytische und ätzende Pharmaka

Die am häufigsten verwendete Substanz zur Ablösung von Schuppen und zur Erweichung von Hornmaterial ist **Salicylsäure**. Gebräuchlich sind Salicylvaseline, Salicylspiritus und Salicylkollodium (2 – 10%ig).

Keratolytisch wirken auch *Resorcin* bzw. *Harnstoff* in höherer Konzentration (5 – 20 bzw. 20 – 40%ig) und (präzipitierter) *Schwefel*.

Zur *Ätzung* wuchernder Wundgranulationen oder von Rhagaden werden *Argentum nitricum* (Höllenstein) und verschiedene *Säuren* (Trichloressigsäure, Milchsäure, Chromsäure) verwendet.

7.4.9 Enzympräparate

Verschiedene *Proteasen* (Trypsin, Kollagenase, Fibrinolysin, Desoxyribonuklease, Streptodornase u.a.) dienen zur Behandlung von Ulzerationen. Bei diesen kommt es zur Ablagerung nekrotischen Materials zusammen mit Eiter und Blut, welche die Wundinfektion fördern und so die Heilung verzögern. Die Proteasen sollen die Wundheilung durch Abbau des nekrotischen Materials beschleunigen.

Handelspräparate: Fibrolan®, Varidase®.

7.4.10 Pharmaka zur Behandlung von Pigmentstörungen

7.4.10.1 Wirkstoffe zur Förderung der Pigmentierung

Eine Förderung der Hautpigmentierung kann bei der idiopathischen Vitiligo, die durch das fleckförmige Auftreten depigmentierter Hautareale gekennzeichnet ist, versucht werden. Zur Behandlung dient das bereits unter 7.4.5.2 besprochene *Methoxsalen* (s. S. 607). Daneben ist eine künstliche Bräunung mit dem Kosmetikum *Dihydroxyaceton* (Tamloo®) möglich.

HOH$_2$C – C – CH$_2$OH
‖
O

Dihydroxyaceton (Tamloo®)

Insbesondere empfiehlt sich aber bei diesen Patienten ein umfassender Lichtschutz (s.u.), da dann die Depigmentierung weniger sichtbar wird.

7.4.10.2 Depigmentierende Substanzen

Zur Therapie von erworbenen (z.B. ACTH-bedingter Hyperpigmentierung beim M. Addison, Berlock-Dermatitis durch Parfümanwendung an sonnenexpo-

OH
(Ring)
OH

Hydrochinon
(Bestandteil von Pigmanorm®)

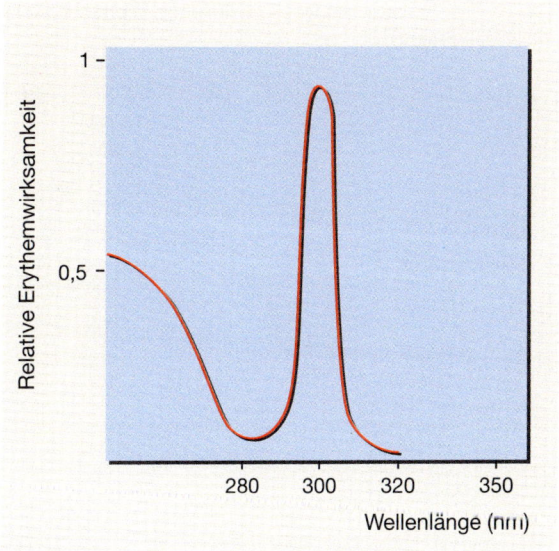

Abb. B 7–8. Erythemwirksamkeit in Abhängigkeit von der Wellenlänge

nierter Haut) oder angeborenen Hyperpigmentierungen (Nävomatosen, Sommersprossen) dient *Hydrochinon* (Bestandteil von Pigmanorm®), das die Melaninsynthese in den Melanosomen reversibel hemmt. Da vorhandenes Melanin nicht angegriffen wird, tritt eine Depigmentierung erst nach dessen Abbau, d.h. etwa 2 – 4 Monate nach Behandlungsbeginn, ein.

7.4.11 Lichtschutzsubstanzen

Als Lichtschutz bezeichnet man den Schutz der Haut (und evtl. des übrigen Organismus) vor einer Schädigung durch Lichtstrahlen. Beim Hautgesunden werden *akute Hautschäden* (Dermatitis solaris, „Sonnenbrand") durch Absorption von *UV-Licht,* insbesondere von UV-B mit einem Wellenlängenbereich von 280 – 320 nm, hervorgerufen. Dieses führt zu photochemischen Sekundärreaktionen, wobei freie Radikale mit DNA-Bestandteilen reagieren können. In Abb. B 7–8 ist die relative Erythemwirksamkeit in Abhängigkeit von der Wellenlänge angegeben.

Bei bestimmten *Lichtdermatosen* wirken sich neben UV-B auch längerwelliges UV-A und sichtbares Licht schädigend aus (s. Tab. B 7–4). Photosensibilisierend können körpereigene (z.B. Porphyrine) und körperfremde Substanzen (z.B. Ethacridin, Teere, Johanniskrautöl) wirken.

Als *chronische Lichtschäden* (Lichtsummationsschäden) sind Altershaut (Cutis senilis), aktinische

Tab. B 7–4. Lichtdermatosen auslösende Wellenbereiche (nach Bandmann)

Dermatose	UV-B	UV-A	sicht-bares Licht	IR
Lichturtikaria	+	+	+	+
chronische polymorphe Lichtdermatose	+	+		
Phototoxische Dermatitis	(+)	+		
Photoallergische Dermatitis		+	(+)	
Porphyrien		+	+	
Xeroderma pigmentosum		+		

Keratosen sowie Basaliome, spinozelluläre Karzinome und das maligne Melanom zu nennen. Zur Vorbeugung gegen diese Schäden ist angesichts des in den letzten Jahren zu verzeichnenden Rückgangs der Ozonschicht, die die Erde vor zu starker UV-Strahlung schützt, eine Verringerung der Sonnenlichtexposition zu empfehlen.

Natürlicher Lichtschutz wird durch verstärkte Hornschicht- (Hyperkeratose) und vor allem durch Melanin-Bildung in der Haut erreicht.

Künstlicher Lichtschutz ist außer durch Kleidung durch Auftragen von

☐ *lichtabsorbierenden* oder

☐ *lichtreflektierenden*

Substanzen (Lichtschutzsubstanzen) möglich.

Tab. B 7–5. Lichtschutzsubstanzen (nach Gloor)

Strukturformel	Chemische Bezeichnung (Handelspräparat)	Absorptionsbereich
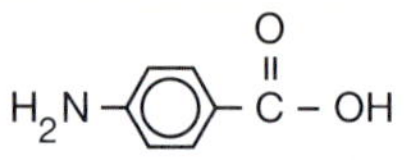	p-Aminobenzoesäure und ihre Ester (Bestandteil von Spectraban® 15)	UV-B
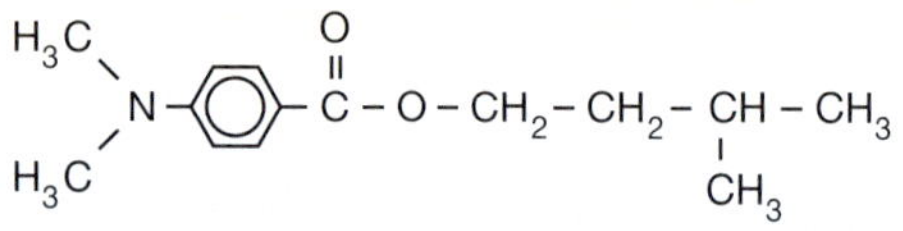	p-Dimethylamino-benzoesäure-isoamylester (Padimat, Spectraban® 4)	UV-B
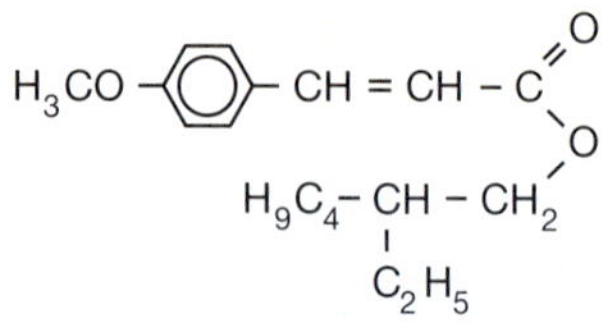	p-Methoxyzimtsäure-2-ethylhexylester, (Bestandteil von Solabar®, Daylong® 16)	UV-B (+ UV-A)
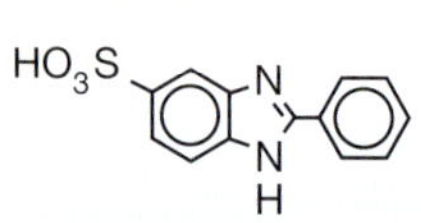	2-Phenylbenzimidazol-5-sulfonsäure (Bestandteil von Contralum® Ultra)	UV-B (+ UV-A)
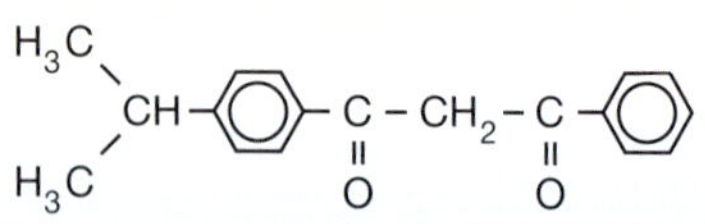	1-(4-Isopropylphenyl)-3-phenyl-1,3-propandion (Bestandteil von Contralum® Ultra)	UV-A
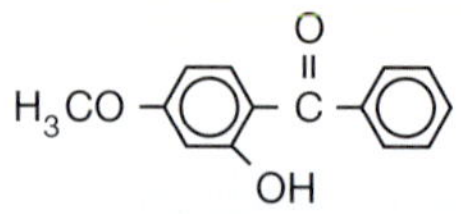	2-Hydroxy-4-methoxybenzophenon (Oxybenzon; Bestandteil von Solabar®, Spectraban® 10, Spectraban® Ultra, Daylong® 16)	UV-A und UV-B
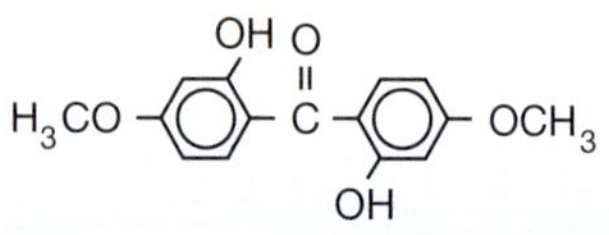	2,2'-Dihydroxy-4,4'-dimethoxy-benzophenon (Benzophenon-6; Bestandteil von Contralum®)	UV-A und UV-B

Bei den *lichtabsorbierenden Stoffe*, die auch *Licht-filter* genannt werden, unterscheidet man je nach Lage des Absorptionsmaximums bzw. der Absorptions-bande verschiedene Typen:

UV-B-Filter werden in den üblichen Sonnenschutz-mitteln verwendet. Ihre Aufgabe ist es, die erythem-auslösenden Strahlen soweit zu absorbieren, daß nur noch ein unterschwelliges Erythem, das zur Entwick-lung der gewünschten Bräune erforderlich ist, ent-steht. Die Lichtschutzwirkung wird durch den sog. **Lichtschutzfaktor** angegeben. Dieser besagt, um wieviel mal länger die Haut mit Lichtschutzmittel als ohne Lichtschutzmittel einer Sonnenbestrahlung aus-gesetzt werden kann. Ab einem Lichtschutzfaktor von >10 spricht man von „*Sunblockern*".

Nachteilig ist bei reinen UV-B-Filtern, daß wegen des geringeren Risikos eines Sonnenbrands vielfach die Exposition gegenüber dem Sonnenlicht verlängert wird. Hierdurch nimmt die Gefahr einer Schädigung durch das normalerweise weniger schädliche UV-A zu.

Breitbandfilter, die sowohl UV-A als auch UV-B ab-sorbieren, sind zur Vermeidung chronischer Licht-schäden sowie bei Photodermatosen indiziert.

Als UV-B-Filter werden u.a. *p-Aminobenzoesäure-, Zimtsäure-* und *Benzimidazol-Derivate,* als Breit-bandfilter *Benzophenon-Derivate* verwendet. Sub-stanzen mit Dibenzoylmethanstruktur absorbieren lediglich UV-A.

In Tab. B 7–5 sind einige Lichtschutzsubstanzen mit ihren Absorptionsmaxima zusammengestellt.

Lichtreflektierend wirkt insbesondere *Titandioxid* (Microsun® 20).

Haut

B 7

8 Mikronährstoffe: Vitamine und Spurenelemente

Neben Eiweißen, Kohlenhydraten und Fetten, den sog. *Makronährstoffen*, die dem Aufbau der Körperstrukturen sowie der Energiegewinnung dienen, enthält die Nahrung weitere Bestandteile, die nur in geringen Mengen vorkommen, aber für lebenswichtige Stoffwechselfunktionen unentbehrlich sind. Hierzu gehören die *Vitamine* und *Spurenelemente*, die unter dem Begriff *Mikronährstoffe* zusammengefaßt werden.

8.1 Vitamine

Vitamine sind

☐ *lebensnotwendige,*

☐ in *niedriger* Dosis (mg- oder µg-Bereich) *physiologisch wirksame,*

☐ *organische Verbindungen,*

☐ die im menschlichen Organismus entweder *nicht* oder unter bestimmten äußeren Bedingungen (z.B. Mangel an UV-Licht) *nur unzureichend gebildet* werden können.

Vitamine müssen daher dem Organismus als solche oder in Form von Vorstufen, den *Provitaminen,* zugeführt werden. Dies erfolgt einmal mit der *Nahrung,* zum anderen werden einige Vitamine auch von *Darmbakterien* synthetisiert und in resorbierbarer Form in den Darm abgegeben.

Eine vollwertige Nahrung, die – von Hungergebieten abgesehen – heute zur Verfügung steht, enthält *ausreichende* Vitaminmengen. Allerdings schwankt der Vitamingehalt in den Nahrungsmitteln je nach Produktionsbedingungen, Lagerung und Zubereitung stark. So werden beim Kochen einige Vitamine (z.B. Folsäure und Vitamin C) weitgehend zerstört. Beim gesunden Erwachsenen tritt, da die benötigten Vitaminmengen sehr klein sind, ein Vitamindefizit prinzipiell selten auf, es wird aber durch Fehlernährung bzw. falsche Nahrungszubereitung begünstigt. Am häufigsten besteht ein Mangel an Thiamin, Pyridoxin, Folsäure und Retinol.

Eine unzureichende Aufnahme von Vitaminen führt zu einer **Unterversorgung** (Abb. B 8–1), die entsprechend ihrer Ausprägung in sechs Stadien unterteilt wird. Die Übergänge zwischen den einzelnen Stadien sind fließend.

Die Speicherfähigkeit des Körpers für das jeweilige Vitamin bestimmt, wie schnell eine unzureichende Vitaminversorgung manifest wird: Ein geringfügiges Unterschreiten der erforderlichen Vitaminzufuhr (Stadien 1 und 2) äußert sich in der Abnahme der Vitaminkonzentration im Körper. Im Stadium 3 kommt es zu einer Funktionsstörung von Enzymen, deren Aktivität von dem entsprechenden Vitamin abhängig ist *(suboptimale Vitaminversorgung).* Stadium 4 ist durch *uncharakteristische Mangelsymptome* gekennzeichnet, die sich in einer eingeschränkten körperlichen und geistigen Leistungsfähigkeit äußern. Eine noch stärkere Unterversorgung *(Hypovitaminose;* Stadium 5) löst dagegen meist *charakteristische Krankheitssymptome* aus, die durch Zufuhr des betreffenden Vitamins wieder beseitigt werden können. Im Endstadium eines schweren Vitaminmangels *(Avitaminose;* Stadium 6) können *irreversible* Schäden entstehen (z.B. Erblindung bei anhaltendem Vitamin-A-Mangel).

Aufgrund ihrer verschiedenen Löslichkeit werden die Vitamine in zwei Gruppen, die

☐ *fettlöslichen* und

☐ *wasserlöslichen*

Vitamine unterteilt. Diese zunächst willkürlich erscheinende Unterteilung ist aus folgenden Gründen gerechtfertigt: Sie gibt einen Hinweis, in welchen Nahrungsmitteln voraussichtlich die Vitamine vorkommen. Fettlösliche Vitamine können ferner nur dann resorbiert werden, wenn die Fettresorption intakt ist, d.h., wenn genügend Galle sezerniert wird. Außerdem kann eine Überdosierung fettlöslicher Vitamine, vor allem von Vitamin A und D, schwere Gesundheitsschäden hervorrufen, während Überdosierungen was-

Tab. B 8–1. Vitamine – Bezeichnungen, Mangelkrankheiten und empfohlene tägliche Zufuhr gemäß den Angaben der Deutschen Gesellschaft für Ernährung; in Klammern ist die optimale Zufuhr angegeben

Buchstabe	Name	Mangelkrankheit	Mittlerer Tagesbedarf (mg)		Mit Sicherheit unschädliche Tagesdosis (mg)
			Erwachsene	Kinder	
I. Fettlösliche Vitamine					
A	Axerophthol, Retinol	Xerophthalmie, Hyperkeratose	1(-3)	1	7,5[1]
D	Calciferol, antirachitisches Vitamin	Rachitis	0,005	0,0125	0,025-0,05
E	Tocopherol	unbekannt	12	6 – 10	
K	antihämorrhagisches Vitamin	Blutgerinnungsstörungen	0,06	0,01 – 0,06	
II. Wasserlösliche Vitamine					
B_1	Aneurin, Thiamin, antineuritisches Vitamin	Beri-Beri, Polyneuritis	1,2	0,3 – 1,2	110
B_2	Lactoflavin, Riboflavin	Keratitis, Dermatitis u.a.	1,5	0,4 – 1,4	650
B_6	Adermin, Pyridoxin	epileptiforme Krämpfe, Dermatitis	1,6	0,3 – 1,6	200[2]
	Nicotinsäureamid, Nicotinamid, Niacinamid	Pellagra	15	6 – 15	700 – 1400
B_c	Folsäure	megaloblastische Anämie; in der Schwangerschaft: erhöhte Mißbildungsrate	0,3	0,03 – 0,3	8 – 16
	Pantothensäure	„burning-foot"-Syndrom	10	6	1000
	Biotin, Vitamin H	Dermatitis	nicht bekannt		140
B_{12}	Cobalamin, Antiperniziosa-Faktor, „extrinsic factor"	perniziöse Anämie	0,003	0,0005 - 0,003	1
C	Ascorbinsäure, antiskorbutisches Vitamin	Skorbut	75 (100 – 150)	35 – 45	5000

1) gilt nicht für Schwangere   2) in bes. Fällen bis 1 g unter laufender Kontrolle

serlöslicher Vitamine keine nachteiligen Folgen haben.

In Tab. B 8–1 sind die wichtigsten Vitamine zusammengestellt. Die optimale Vitaminzufuhr liegt wahrscheinlich etwas über den als Tagesbedarf angegebenen Werten, welche die Untergrenze zur Vermeidung der typischen Mangelerscheinungen darstellen. Auch kann der individuelle Bedarf höher sein.

Standardisierung. Die Standardisierung vitaminhaltiger Präparate war zunächst nur durch Tierversuche möglich. Geeignete Versuchstiere wurden mit einer Kost ernährt, die alle Vitamine bis auf das eine, auf das geprüft werden sollte,

in ausreichender Menge enthielt. Es konnte dann bestimmt werden,

☐ welche Menge des fraglichen Vitamins zu dieser Nahrung hinzugefügt werden muß, um Mangelsymptome zu verhindern (Erhaltungsdosis) und

☐ welche Dosis nach Ausbruch der Mangelsymptome benötigt wird, um diese wieder zum Verschwinden zu bringen (kurative Dosis).

Nachdem die chemische Konstitution der Vitamine aufgeklärt ist, können diese gewichtsmäßig dosiert werden. Die Internationalen Einheiten sind heute nach Gewichtsmengen der reinen Vitamine festgelegt.

Tab. B 8–2. Empfohlene Mehrzufuhr von Vitaminen bei Schwangeren (ab 4. Monat) und während der Stillperiode (nach Angaben der Deutschen Gesellschaft für Ernährung)

Vitamin	Steigerung in %	
	Schwangere	Stillende
Vitamin A	38	125
Vitamin D	100	100
Vitamin E	17	42
Thiamin	25	42
Riboflavin	20	53
Niacin	13	33
Pyridoxin	63	38
Folsäure	100	53
Cobalamin	33	33
Ascorbinsäure	33	67

Indikationen und Dosierung. *Vitamingaben* sind erforderlich, wenn infolge

☐ *ungenügender Vitaminzufuhr* (bei einseitiger oder nicht ausreichender Ernährung),

☐ *erhöhten Vitaminbedarfs* (z.B. im Säuglingsalter, während der Schwangerschaft und Stillzeit; s. Tab. B 8–2),

☐ *verminderter Vitaminresorption* (z.B. bei fehlendem Intrinsic-Faktor, s. S. 409; Behandlung mit Breitbandantibiotika, welche die Darmflora zerstören) oder

☐ Störungen der Aktivierung von Vitamin D (z.B. bei Niereninsuffizienz)

eine negative Vitaminbilanz besteht. Zur Prophylaxe gibt man bis zum Dreifachen, bei manifestem Mangel bis zum Zehnfachen des Tagesbedarfs (Tab. B 8–1).

Daneben werden einzelne Vitamine, insbesondere Vitamin C und E, ferner Provitamin A, auch in wesentlich höherer Dosierung (in sog. *Megadosen*) angewandt. Dieses Vorgehen beruht auf der Vorstellung, daß durch den hochdosierten Einsatz von antioxidativ wirkenden Stoffen den Folgen einer verstärkten Radikalbildung vorgebeugt werden kann (s. S. 633). Voraussetzung für den hochdosierten Einsatz von Vitaminen als Radikalfänger ist allerdings eine große therapeutische Breite. Diese ist bei den genannten Stoffen, nicht aber bei Vitamin A gegeben.

8.1.1 Fettlösliche Vitamine

8.1.1.1 Vitamin A (Axerophthol, Retinol) und Analoge

Vitamin A ist ein licht- und sauerstoffempfindlicher Diterpenalkohol, der in der Darmwand durch oxidative Spaltung von *Carotinen* unter Beteiligung von molekularem Sauerstoff über den Aldehyd oder durch Hydrolyse von Retinylestern gebildet und hauptsächlich in der Leber in Form von Fettsäureestern gespeichert wird. Bei Bedarf wird es aus den Speichern durch Biohydrolyse freigesetzt und ins Plasma abgegeben, wo es an ein α_1-Globulin (Retinol-bindendes Protein des Serums, RBP) und Präalbumin (s. Abb. B 8–2) oder an Albumin gebunden transportiert wird. Ausscheidungsprodukte sind u.a. das Retinolglucuronid sowie die freie oder konjugierte Säure (Vitamin-A-Säure, Retinsäure).

Mikronährstoffe: Vitamine und Spurenelemente

B 8

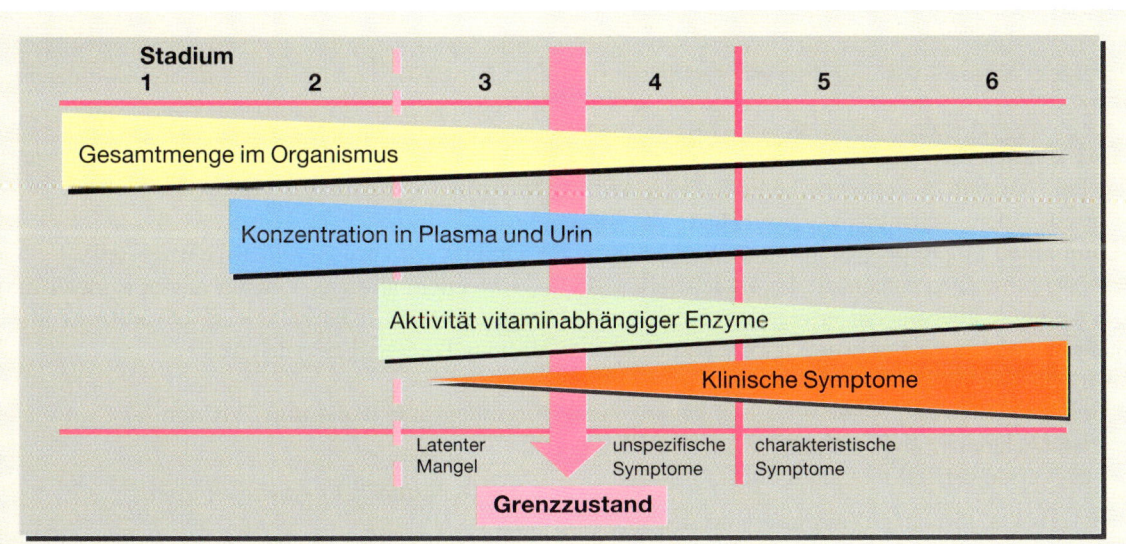

Abb. B 8–1. Stadien eines Vitaminmangels (modifiziert nach Brubacher)

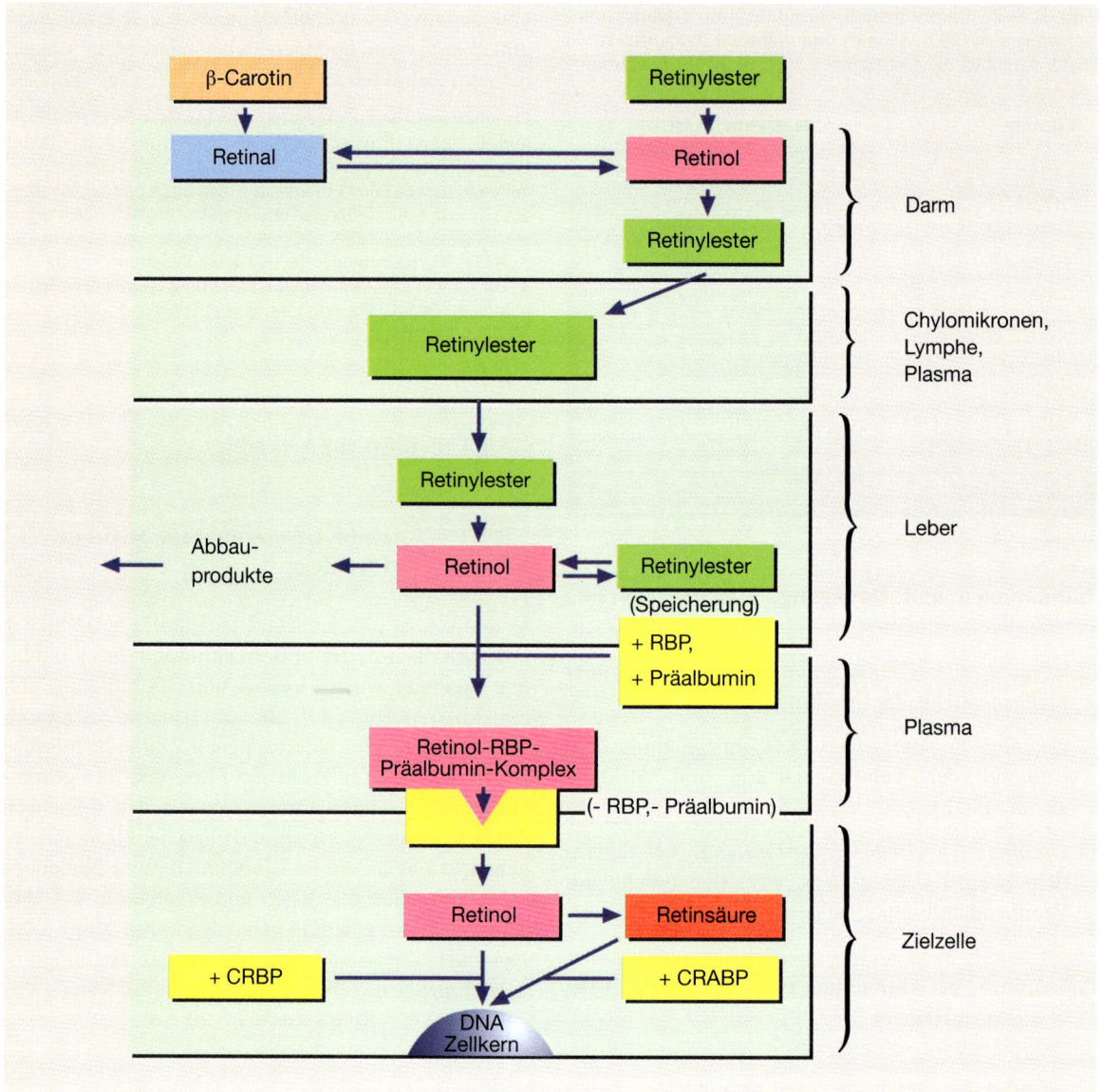

Abb. B 8–2. Vitamin-A-Stoffwechsel und Mechanismus der Vitamin-A-Wirkung auf Zellproliferation und -differenzierung

Das *wichtigste Provitamin* ist *β-Carotin,* aus dem zwei Moleküle Vitamin A entstehen können. Doch wird β-Carotin nicht quantitativ ausgenutzt (6 µg β-Carotin sind 1 µg Retinol äquivalent). Wird β-Carotin in Mengen aufgenommen, die den aktuellen Bedarf an Vitamin A übersteigen, erfolgt keine Spaltung, vielmehr wird das Provitamin im Gewebe gespeichert. Daher kann eine Hypervitaminose A durch β-Carotin *nicht* ausgelöst werden. Außer β-Carotin kommen in der Natur zahlreiche andere Carotine vor, von denen aber nur ein kleiner Teil Vitamin A bildet.

Carotine sind in allen grünen und in den meisten gelben Pflanzenteilen enthalten. Besonders reichlich kommen sie in Grünkohl, im Spinat und in Karotten vor.

Vitamin A selbst wird von Pflanzen nicht synthetisiert. Nennenswerte Mengen findet man im Fischtran, in der Leber, in Butter, Milch und Eiern.

Vitamin A wird heute synthetisch hergestellt.

Neben dem all-trans-Vitamin A gibt es noch zahlreiche cis-trans-Isomere, die im Organismus in die all-trans-Form umgewandelt werden.

Physiologische Bedeutung. Vitamin A ist notwendig für

☐ das *Wachstum des gesamten Körpers,*

☐ *das Wachstum* und *die Differenzierung von Epithelzellen,*

□ *die Reproduktion* (Spermiogenese),

□ die *embryonale Entwicklung* und

□ die *Sehfunktion.*

Die Epithelzellen der *Schleimhaut* werden von Vitamin A vor der Verhornung geschützt (Epithelschutzfunktion). Durch Abdichtung der Epithelien und Stimulation der Schleimproduktion verhindert Vitamin A das Eindringen von Krankheitserregern (antiinfektiöse Funktion). An der *Haut* fördert Vitamin A dagegen die Verhornung.

Hinsichtlich der Wirkung auf Epithelzellen kann Retinol durch seine Metaboliten Retinal und Retinsäure sowie zahlreiche synthetische Retinoide (s. S. 608 ff.) ersetzt werden.

Wirkungsmechanismus. Als Wirkungsmechanismus wurde gefunden, daß der Retinol-RBP-Komplex an ein Membranprotein der Zielzelle gebunden wird, das dann die Aufnahme von Retinol bewirkt. Im Zytoplasma bindet Retinol an seinen intrazellulären Rezeptor (zelluläres Retinol-bindendes Protein, CRBP). Ein solcher existiert auch für Retinsäure (zelluläres Retinsäure-bindendes Protein, CRABP). Die Komplexe wandern in den Zellkern, wo sie – wie auf S. 64 f. beschrieben – mit der *Genexpression* und damit der Proteinsynthese interferieren (s. Abb. B 8–2). Die Bildung von mehr als 40 verschiedenen Proteinen wird durch Vitamin A gesteuert. Dazu gehören z.B. der Rezeptor des epidermalen Wachstumsfaktors, Keratine, Hüllproteine der Hornzellen sowie die Ornithindecarboxylase, die über die Polyaminbildung das Zellwachstum reguliert. In Abhängigkeit von dem jeweiligen Protein und dem Ausgangszustand der Zelle kann Vitamin A die Proteinsynthese steigern oder hemmen.

Auch die *Embryonalentwicklung* wird durch Retinol und seine Metaboliten bzw. Derivate beeinflußt. Im

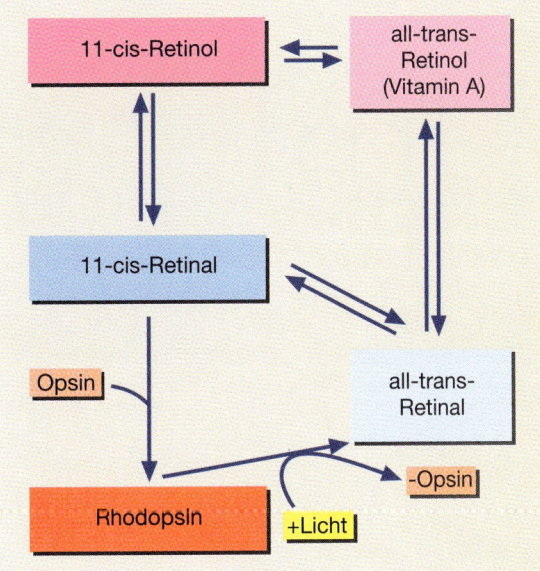

Abb. B 8–3. Funktion von Vitamin A beim Sehvorgang

Gegensatz dazu fördert nur Retinol die *Reproduktion,* während Retinal die Wirkform bei der Beeinflussung der *Sehfunktion* darstellt.

Beim Sehvorgang wird Vitamin A zunächst zum 11-cis-Retinol isomerisiert und anschließend zum entsprechenden Aldehyd, dem *11-cis-Retinal,* dehydriert. Dieser verbindet sich mit Opsin, dem Eiweißanteil des Sehpurpurs, zum Sehpurpur *Rhodopsin.*

Bei Belichtung lagert sich 11-cis-Retinal in die stabilere all-trans-Konfiguration um, gleichzeitig kommt es zu einer Änderung der Raumstruktur des Opsins (Abb. B 8–3). Dadurch wird die Ionenpermeabilität der Membran, insbesondere die Natriumpermeabilität, und damit gleichzeitig das Membranpotential geändert. Die Folge ist die Erregung von Nervenzellen und die anschließende Weiterleitung des Nervenimpulses zur Sehrinde.

Die Regenerierung des Sehpurpurs erfolgt im Dunkeln durch Isomerisierung von all-trans-Retinal in 11-cis-Retinal. Daneben wird Retinal zu Retinol reduziert, das mit dem Retinol der Blutbahn ausgetauscht werden kann (s. Abb. B 8–3).

Mikronährstoffe: Vitamine und Spurenelemente

B 8

β-Carotin (all-trans)

Vitamin A (all-trans)

CH₂OH

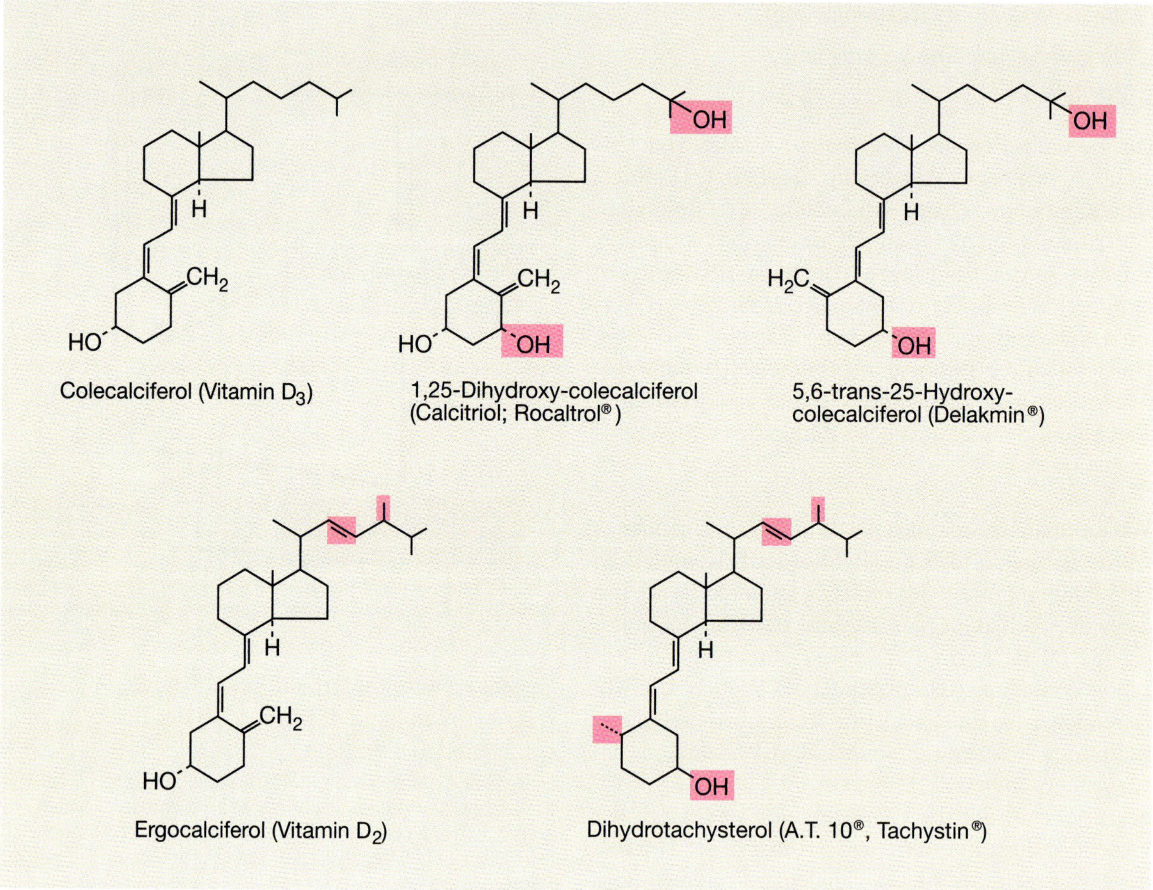

Colecalciferol (Vitamin D₃)

1,25-Dihydroxy-colecalciferol (Calcitriol; Rocaltrol®)

5,6-trans-25-Hydroxy-colecalciferol (Delakmin®)

Ergocalciferol (Vitamin D₂)

Dihydrotachysterol (A.T. 10®, Tachystin®)

Vitamin-A-Mangel. Ein Vitamin-A-Mangel macht sich zuerst durch die beeinträchtigte Hell-Dunkel-Adaptation und Nachtblindheit bemerkbar. Wird dieser Mangel nicht beseitigt, treten – als Ausdruck erhöhter Zellvermehrung und unzureichender -differenzierung – weitere Symptome auf:

☐ zur Erblindung führende Austrocknung und Verhornung der Bindehaut des Auges *(Xerophthalmie)* sowie Einschmelzung der Hornhaut *(Keratomalazie)*,

☐ Austrocknung und Verhornung der Schleimhäute, die mit einer Abnahme des Riechvermögens, Achylie, Durchfällen u.a. einhergehen, sowie

☐ Trockenheit, Schuppen- und Faltenbildung der Haut *(Hyperkeratose)*.

Darüber hinaus kommt es zur vermehrten Entstehung von Tumoren.

Außer bei unzureichender Zufuhr von Vitamin A oder Carotinen mit der Nahrung kann ein Vitamin-A-Mangel bei Störungen der Fettresorption (z.B. bei Pankreaserkrankungen, Gallengangsverschluß, Zöliakie u.a.) auftreten.

Tagesbedarf, Dosierung. Der Tagesbedarf des Erwachsenen an Vitamin A beträgt etwa 3000 I.E. = 0,9 mg (1 I.E. = 0,3 µg), Kinder bis zu 10 Jahren benötigen täglich 1500 bis 3500 I.E.

Für eine Substitutionstherapie bei Nachtblindheit sind 25000 – 50000 I.E. täglich über 2 – 3 Wochen ausreichend. Kinder in Entwicklungsländern erhalten 2 – 3mal jährlich 200000 I.E.

Handelspräparate: A-Mulsin®, A-Vicotrat®, Vitadral®, Vitamin A 30 000 Jenapharm.

Überdosierungssymptome. Bei Überdosierungen mit Vitamin A unterscheidet man akute und chronische Formen. Eine *akute Überdosierung* wurde bei Personen beobachtet (z.B. Polarforschern), die sich einseitig mit Eisbär- und Robbenleber ernährten. Als Symptome wurden Übelkeit, Erbrechen, Kopfschmerzen und Hirndruckzeichen beobachtet.

Nach *chronischen Überdosierungen,* vor allem bei Säuglingen und Kleinkindern (täglich 75000 – 500000 I.E.), traten als Vergiftungserscheinungen Periostschwellungen, Hauterkrankungen, Blutbildungsstörungen, Anorexie u.a. auf.

Die *toxischen Dosen* liegen so hoch, daß bei den üblichen Vitamin-A-Gaben niemals eine Überdosierung zu befürchten ist.

Mißbildungen können außer durch einen Vitamin-A-Mangel auch durch eine überhöhte Vitamin-A-Zufuhr (> 3 mg/Tag) bedingt sein. Zur Vermeidung einer Schädigung des Kindes soll daher die in der Schwangerschaft zusätzlich aufgenommene Retinol-Dosis 0,3 mg/Tag nicht überschreiten. Die Behandlung von Frauen im gebärfähigen Alter mit Dosen > 8 mg erfordert einen sicheren Konzeptionsschutz.

Vitamin-A-Säure. Diese Substanz wurde bereits unter B 7.4.6 besprochen.

β-Carotin. Wie die Vitamine C und E inaktiviert auch Provitamin A Singulett-Sauerstoff und freie Radikale (s. S. 633). Aufgrund dieser Eigenschaft wirkt es der Photosensibilisierung durch Hämatoporphyrin entgegen und verbessert die Lichttoleranz. Daher wird es bei Protoporphyrie angewandt.

Die *Dosierung* beträgt 50 – 200 mg/Tag.

Als *Nebenwirkung* kommt es durch Ablagerung von β-Carotin zu einer rötlichen Färbung der Haut.

Handelspräparat: Carotaben®.

8.1.1.2 Vitamin D (Calciferol) und Derivate

Colecalciferol (Vitamin D_3), das physiologische Vitamin D, entsteht in den Keratinozyten der Haut durch Spaltung von 7-Dehydrocholesterol mit UV-Licht. Bei hohem Vitamin-D-Bedarf während der ersten beiden Lebensjahre reicht jedoch die Eigenproduktion in unseren Breiten infolge der hohen UV-Absorption durch die starke Luftverschmutzung und unzureichendem Aufenthalt im Freien nicht aus. Es muß daher eine konsequente Behandlung *aller* Säuglinge mit Vitamin D_3 durchgeführt werden, um die Vitamin-D-Mangelkrankheit, die *Rachitis,* zu verhindern.

Natürliche Vitamin-D_3-Vorkommen sind Fischleberöle und tierische Fettgewebe. Eigelb, Milch und Butter enthalten nur wenig Vitamin D_3. Dieses wird heute aus Cholesterol partialsynthetisch hergestellt.

Neben Vitamin D_3 sind noch eine Reihe anderer D-Vitamine bekannt, die alle durch Bestrahlung von $\Delta^{5,7}$-doppelt ungesättigten Sterinen mit UV-Licht erhalten werden. Von ihnen besaß *Ergocalciferol* (Vitamin D_2) einige Zeit größere Bedeutung, da es zunächst als das eigentliche Vitamin D angesehen wurde und zudem aus Ergosterol leicht zugänglich ist.

Die *eigentliche Wirkform* von Vitamin D_3 ist *1,25-Dihydroxy-colecalciferol (Calcitriol)*. Die Hydroxyl-

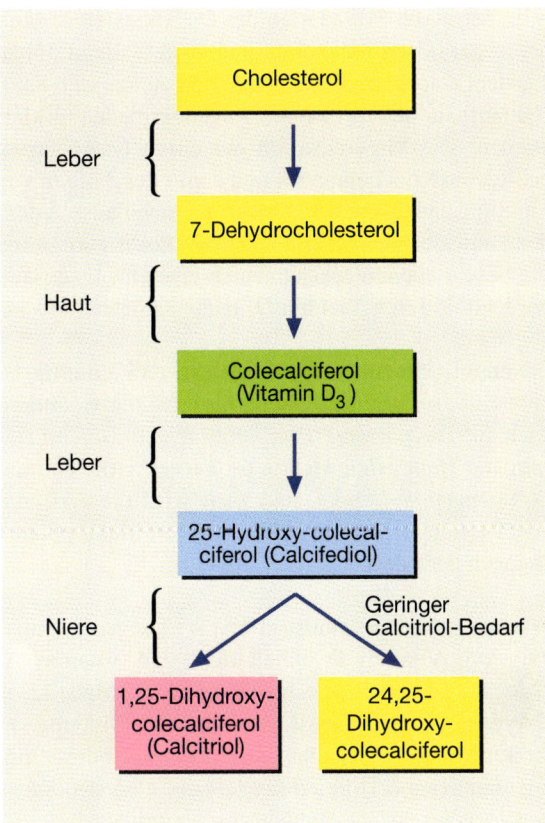

Abb. B 8–4. Vitamin-D-Stoffwechsel

gruppe an *C-25* wird in der *Leber,* die an *C-1* in der *Niere* und in *Keratinozyten* eingeführt. Wie auf S. 336 f. beschrieben, steigert Parathormon die Bildung von Calcitriol, das etwa 20 – 25mal stärker wirksam ist als Vitamin D_3, durch Stimulation der Hydroxylase in der Niere. Bei geringem Bedarf an Calcitriol wird an dessen Stelle das unwirksame 24,25-Dihydroxy-colecalciferol gebildet (s. Abb. B 8–4).

Aufgrund der Bildung der eigentlichen Wirksubstanz in einem speziellen Organ, der Abgabe ins Blut und der Wirkung entfernt vom Bildungsort sollte Calcitriol als *Hormon* und nicht mehr als Vitamin-Derivat bezeichnet werden.

Physiologische Bedeutung. Vitamin D_3 bzw. seine Hydroxylierungsprodukte sind zusammen mit Parathormon für die Aufrechterhaltung der physiologischen Calciumionenkonzentration im Blut erforderlich (s. Abb. B 2–10, S. 336). Durch *Steigerung*

☐ der *Calciumresorption* aus dem Darm,

☐ der *Rückresorption von Calciumionen* in den Nierentubuli und

☐ der *Osteoklastentätigkeit* im Knochen

erhöhen sie den Blutcalciumspiegel. Daß Vitamin D_3

trotz der durch Stimulation der Osteoklastentätigkeit hervorgerufenen Mobilisierung von Calciumionen aus dem Knochen letztendlich einen verstärkten Knochenaufbau bewirkt, kann folgendermaßen erklärt werden: Die Mineralisation der durch Osteoblasten gebildeten Knochenmatrix und damit der Aufbau von funktionstüchtigem Knochen ist an einen ausreichenden Blutcalciumspiegel gebunden. Dieser wird durch die beschriebenen Mechanismen erreicht. Insgesamt wird somit durch Vitamin D$_3$ mehr Knochen auf- als abgebaut.

Neuere Untersuchungen ergaben, daß Vitamin D$_3$ nicht nur die Calciumkonzentration reguliert, sondern auch für die *normale Proliferation und Differenzierung der Hautzellen* wichtig ist. Ferner wirkt Vitamin D$_3$ *immunmodulierend,* und zwar wird die Aktivität von T-Lymphozyten gehemmt, die von Makrophagen dagegen gefördert.

Wirkungsmechanismus. Der Wirkungsmechanismus von Vitamin D ähnelt dem von Vitamin A. Colecalciferol und in noch weit stärkerem Maße 1,25-Dihydroxy-colecalciferol greifen nach Bindung an ihren nukleären Rezeptor in die Proteinsynthese ein. Sie induzieren u.a. die *Bildung eines Calcium-bindenden Proteins* in der Dünndarmschleimhaut und verstärken so die Ca^{2+}-Resorption. Ein ähnlicher Mechanismus wird auch für die renale Wirkung angenommen. Eine Vielzahl anderer Zellen besitzt ebenfalls den Vitamin-D-Rezeptor. Sein Vorkommen in Keratinozyten, Fibroblasten sowie Monozyten, Makrophagen und aktivierten B- und T-Lymphozyten erklärt den Einfluß auf die Haut und das Immunsystem.

Vitamin-D-Mangel. Vitamin-D-Mangel verursacht bei Säuglingen und Kleinkindern **Rachitis** (englische Krankheit). Die dabei auftretende Kalkarmut und abnorme Weichheit des Knochensystems führt zu Deformierungen des Skeletts.

Die Wirbelsäule verbiegt sich unter dem Druck des Kopfes und des Schultergürtels (rachitische Kyphoskoliose), die untere Thoraxapertur wird aufgebogen (Glockenbrust), die Unterschenkelknochen verkrümmen sich (X- oder O-Beine), die Knochen-Knorpel-Grenzen sind knotig aufgetrieben (rachitischer „Rosenkranz" an den Rippen). Die Dentition und der Fontanellenschluß sind verzögert, die Schädelknochen eindrückbar (Kraniotabes). Sinkt der Blutcalciumspiegel weiter ab, treten tetanische Krämpfe (Spasmophilie = rachitogene Tetanie) auf.

Dosierung. Zur *Rachitisprophylaxe* werden Säuglingen und Kleinkindern 1 – 1,5 Jahre lang täglich 500 – 1000 I.E. = 0,0125-0,025 mg Vitamin D$_3$ gegeben (1 I.E. = 0,025 µg).

Diese Art der Behandlung ist an die Stelle der früher üblichen *Stoßprophylaxe* mit einer dreimaligen Gabe von je 10 mg im Abstand von 3 Monaten getreten. Die Stoßprophylaxe muß jedoch nach wie vor dann durchgeführt werden, wenn eine tägliche Gabe wegen Unzuverlässigkeit der Eltern nicht gewährleistet ist.

Bei der *Rachitistherapie* werden 10000 I.E. täglich oder als Stoß einmal 15 mg verabreicht. Gleichzeitig müssen Calcium- und Phosphationen angeboten werden, da deren Resorption gestört war und keine ausreichenden Vorräte für den nun schnell einsetzenden Verknöcherungsprozeß vorhanden sind.

Handelspräparate: D-Tracetten®, D$_3$-Vicotrat®, Vigantol®, Vigantoletten®, Vigorsan®.
Zur gleichzeitigen Kariesprophylaxe wird Vitamin D$_3$ häufig mit Fluorid kombiniert, entsprechende Handelspräparate sind D-Fluoretten®, Fluor-Vigantoletten®, Zymafluor D®.

Überdosierungssymptome. Überdosierungen von Vitamin D$_3$ können schwere (bis schwerste) Intoxikationen hervorrufen, die sich alle auf einen zu hohen Blutcalciumspiegel zurückführen lassen („Calcinose-Wirkung"). Sie entsprechen damit dem Krankheitsbild einer Parathormonvergiftung. Das mobilisierte Calcium wird teils in der Niere und in den Gefäßen abgelagert, teils vermehrt im Urin ausgeschieden. Als klinische Symptome treten Erbrechen, Durchfälle, Kopf- und Gelenkschmerzen auf. Nierenversagen kann zum Tode führen. Die genannten Vergiftungserscheinungen sind bei rechtzeitigem Absetzen der Vitamin-D$_3$-Zufuhr reversibel. Auch gehen die Gefäßverkalkungen zurück.

Hydroxylierte Vitamin-D-Derivate. Bei chronischer Niereninsuffizienz und der genetisch determinierten sog. Vitamin-D-resistenten Rachitis wird Colecalciferol nicht oder nur ungenügend in seine eigentliche Wirkform Calcitriol (s.o.) umgewandelt. Als Folge davon ist die Calciumaufnahme durch den Darm vermindert, im Knochen kann es zu einer Demineralisierung *(renalen Osteopathie)* kommen. Diese ist mit hydroxylierten Vitamin-D-Derivaten, insbesondere mit *Calcitriol* (Rocaltrol®) behandelbar. Die erforderliche Dosis muß in Abhängigkeit vom Blutcalciumspiegel individuell ermittelt werden (mittlere Anfangsdosis 0,25 µg pro Tag).

Weitere zur Therapie einer renalen Osteopathie und Vitamin-D-resistenten Rachitis geeignete Substanzen sind das

☐ *25-Hydroxy-colecalciferol* (Calcifediol; Dedrogyl®),

□ *1-Hydroxy-colecalciferol* (Alfacalcidol; Eins-Alpha®) und

□ *5,6-trans-25-Hydroxy-colecalciferol* (Delakmin®).

Sonstige Vitamin-D-Derivate. Therapeutisch eingesetzt werden ferner *Dihydrotachysterol* (DHT; A.T.10®, Tachystin®), ein Ergosterolderivat, das zur Behandlung des Hypoparathyreoidismus (s. S. 337) genutzt wird, sowie *Calcipotriol*, welches zur Lokaltherapie der Psoriasis dient (s. S. 608).

$R^1 = R^2 = R^3 = CH_3$: α–Tocopherol

$R^1 = R^3 = CH_3$; $R^2 = H$: β–Tocopherol

$R^1 = R^2 = CH_3$; $R^3 = H$: γ–Tocopherol

8.1.1.3 Vitamin E (Tocopherol)

Als *E-Vitamine* oder *Tocopherole* bezeichnet man verschiedene *Chromanderivate,* die in 2-Stellung eine Seitenkette mit 16 Kohlenstoffatomen tragen und sich untereinander nur durch die Anzahl und die Stellung der Methylgruppen am Benzolring unterscheiden. Sie können als Kondensationsprodukte methylierter Hydrochinone mit Phytol aufgefaßt werden. Die stärkste Wirkung besitzt α-Tocopherol.

Tocopherole werden nach heutigem Kenntnisstand nur von Pflanzen synthetisiert. Zu den ergiebigsten Vitamin-E-Quellen gehören Getreidekeime, Nüsse und Pflanzenöle. Auch Blattgemüse sind durch einen hohen Vitamin-E-Gehalt ausgezeichnet.

Physiologische Bedeutung. Vitamin E ist an Oxidations-Reduktions-Vorgängen des Intermediärstoffwechsels beteiligt (s. Abb. B 8–5, s. S. 633). Es vermeidet als Radikalfänger die Peroxidbildung höher ungesättigter Fettsäuren in den Membranlipiden, in die es aufgrund seiner langen Seitenkette integriert wird. Ferner lagert sich Tocopherol in Low-density-Lipoproteine (LDL) ein, deren Bestandteile es ebenfalls vor oxidativer Zerstörung schützt. Hinzu kommt – wie bei Vitamin C – eine Hemmung der Nitrosaminbildung.

Vitamin-E-Mangel. Wie bei anderen fettlöslichen Vitaminen kann ein Vitamin-E-Mangel durch unzureichende Gallesekretion in den Dünndarm auftreten. Spezifische Ausfallerscheinungen beim Menschen sind *nicht* bekannt. Es gibt aber Hinweise für ein vermehrtes Auftreten von Atherosklerose bzw. koronarer Herzkrankheit und Tumoren bei Vitamin-E-armer Ernährung (s. S. 633).

Tagesbedarf. Der genaue tägliche Bedarf an Vitamin E ist nicht bekannt. Er kann derzeit nur geschätzt werden. Vermutlich liegt er über dem üblicherweise angegebenen Wert von 12 mg. Er ist erhöht bei vermehrter Zufuhr ungesättigter Fettsäuren sowie bei stärkerer körperlicher oder geistiger Belastung.

Therapeutische Bedeutung. Über die Möglichkeiten des therapeutischen Einsatzes von Vitamin E gehen die Auffassungen nach wie vor sehr auseinander. Bei den meisten Indikationen, die für Vitamin E – vor allem in der Laienwerbung – angegeben werden (z.B. Lebererkrankungen, Durchblutungsstörungen, Myopathien u.a.) ist die Wirksamkeit *nicht* belegt. Auch die Wirksamkeit bei der Chemoprävention von Tu-

Abb. B 8–5. Oxidation von α-Tocopherol

moren ist derzeit noch nicht gesichert. Gewisse Erfolge wurden bei der Behandlung der rheumatischen Arthritis sowie bei der Prophylaxe der koronaren Herzkrankheit beobachtet.

Handelspräparate: Biopto-E®, Embial®, Ephynal®, Eplonat®, Evion®, Evit®, OptoVit®.

8.1.1.4 Vitamin K

Vitamin K wurde bereits unter B 3.1.6.1.1 besprochen.

8.1.1.5 Anhang: Essentielle Fettsäuren

Die Dehydrierung von Stearinsäure zu Ölsäure (Doppelbindung in Position 9 vom Methylende her, ω-9-Fettsäure) ist im Säugetierorganismus möglich. Dagegen fehlen die Enzyme für eine weitere Dehydrierung von Ölsäure. Die Umwandlung von Ölsäure in die höher ungesättigten Fettsäuren Linol- und α-Linolensäure (erste Doppelbindung in Position 6 bzw. 3 vom Methylende her, ω-6- bzw. ω-3-Fettsäuren) ist daher ausgeschlossen. Große Mengen an *ω-3-Fettsäuren* sind in *Fischöl* enthalten.

Eigenartigerweise können die mehrfach ungesättigten Fettsäuren – zum Teil unter Kettenverlängerung – im Säugetierorganismus in noch höher ungesättigte Säuren umgewandelt werden, wobei die Doppelbindungen stets in Richtung auf das Carboxylende eingeführt werden. Aus Linolsäure entsteht auf diese Weise z.B. die physiologisch wichtige C_{20}-Säure *Arachidonsäure* (s. S. 394), aus α-Linolensäure wird Eikosapentaensäure gebildet (s. Abb. B 8–6).

Die essentiellen Fettsäuren sind *Bestandteile der Phospholipide*, die für den Aufbau der Zellmembranen unentbehrlich sind.

Bei der Ratte führt der Mangel an höher ungesättigten Fettsäuren zu Haarausfall, Störungen im Wasserhaushalt, Sterilität und schließlich zum Tod. Beim Menschen wurden solche Mangelerscheinungen noch nicht beobachtet, da mit dem Nahrungsfett immer eine gewisse Menge dieser Substanzen aufgenommen wird.

Bei Patienten mit atopischem Ekzem ist infolge eines Defekts der Δ^6-Desaturase der γ-Linolensäuregehalt im Serum vermindert. Daher wird heute das an dieser ungesättigten Fettsäure reiche Öl von Samen der *Nachtkerze* (Oenothera biennis; Epogam®) zur Basistherapie dieser Erkrankung eingesetzt. Längerfristige Anwendung führt zur Abnahme des Juckreizes. Die mittlere *Dosis* beträgt zweimal täglich 200 mg γ-Linolensäure.

ω-3-Fettsäuren. Bei einer ω-3-Fettsäure-reichen Ernährung werden neben dem üblichen Prostacyclin (PGI_2) und Thromboxan (TXA_2), die aus Arachidonsäure entstehen (s. S. 397), PGI_3 und TXA_3 aus Eikosapentaensäure gebildet. Während die Thrombozytenaggregation durch die beiden Prostacycline in gleicher Weise gehemmt wird, wird sie durch TXA_3 im Gegensatz zu TXA_2 kaum gefördert. Daher senken ω-3-Fettsäuren bis zu einem gewissen Grad das atherogene Risiko und können zur Prophylaxe kardiovaskulärer Erkrankungen angewandt werden. Allerdings ist ihr Stellenwert umstritten. Darüber hinaus wird eine Eignung zur Behandlung rheumatischer Erkrankungen diskutiert, da das aus Eikosapentaensäure gebildete Prostaglandin PGE_3 schwächer inflammatorisch wirken soll als das aus Arachidonsäure entstehende PGE_2.

Handelspräparat: Eicosapen®.

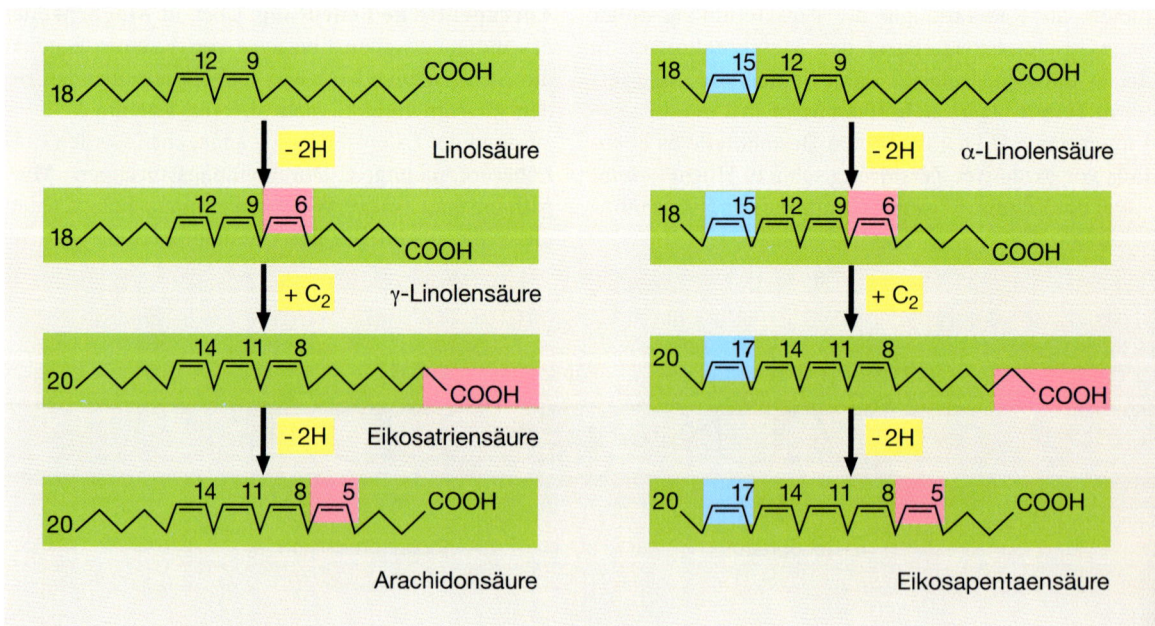

Abb. B 8–6. Bildung von Arachidonsäure und Eikosapentaensäure

8.1.2 Wasserlösliche Vitamine

8.1.2.1 Vitamin B₁ (Aneurin, Thiamin)

Vitamin B₁ enthält zwei heterocyclische Ringe, einen Pyrimidin- und einen Thiazolring, die über eine Methylengruppe miteinander verknüpft sind. Es ist empfindlich gegen Oxidations- und Reduktionsmittel. In alkalischen, wäßrigen Lösungen wird der Thiazolring leicht durch nucleophilen Angriff gespalten.

Thiamin kommt im Perikarp und den Keimanlagen von Gramineen, ferner in Hefe, Gemüse und Kartoffeln vor. Auch alle tierischen Organe enthalten Vitamin B₁. Die höchsten Konzentrationen weisen Leber, Niere, Herz und Gehirn auf.

Physiologische Bedeutung. Vitamin B₁ wird im Organismus phosphoryliert und geht dabei in seine wirksame Form, das *Thiaminpyrophosphat* (TPP), über. TPP ist das *Coenzym der Decarboxylasen* und *Aldehydtransferasen*. Als solches hat es für den Kohlenhydratstoffwechsel größte Bedeutung.

Bei der *oxidativen Decarboxylierung* von α-Ketosäuren wird die Ketosäure mit TPP verknüpft, CO_2 abgespalten und dann der Aldehydrest auf *Liponamid* übertragen, das dabei als Oxidationsmittel wirkt. Im nächsten Schritt wird der Acylrest in einer Umesterungsreaktion auf Coenzym A weitergegeben (Abb. B 8–7). Die auf diese Weise aktivierte Fettsäure kann nun leicht in den weiteren Stoffwechsel, z.B. in den Citratzyklus, eingeschleust werden.

Vitamin B₁ ist ferner an der *Transketolase-Reaktion* beteiligt, bei der es Glykolaldehyd auf einen C_5-Zucker, z.B. Ribose oder Erythrose, überträgt.

Vitamin B₁ (Thiamin)

Thiaminpyrophosphat (TPP)

Vitamin-B₁-Mangel. Reiner *Vitamin-B₁-Mangel* äußert sich beim Menschen in

□ verminderter geistiger und körperlicher Leistungsfähigkeit,

□ Appetitlosigkeit, Gewichtsverlust und fehlender Magensaftsekretion als Ausdruck einer Störung der Magen- und Darmfunktion,

□ Muskelschwund, besonders an den unteren Extremitäten, sowie

□ EKG-Veränderungen.

Die **Beri-Beri,** ein Krankheitsbild, das seit dem Altertum bei der hauptsächlich von Reis lebenden Bevölkerung ostasiatischer Länder bekannt war und das in erschreckendem Umfang zunahm, als die Reiskörner von ihren Hüllen (Silberhäutchen) maschinell befreit

Mikronährstoffe: Vitamine und Spurenelemente

B 8

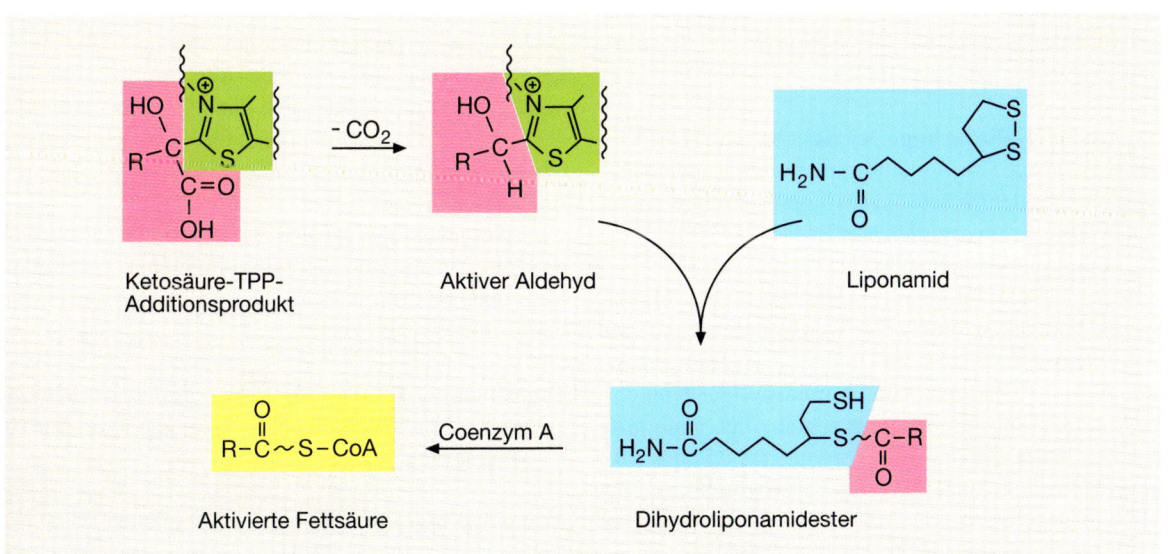

Ketosäure-TPP-Additionsprodukt

Aktiver Aldehyd

Liponamid

Aktivierte Fettsäure

Coenzym A

Dihydroliponamidester

Abb. B 8–7. Oxidative Decarboxylierung von α-Ketosäuren

Fursultiamin (Judolor®)

Benfotiamin (Benfogamma)

darf die parenterale Gabe von Thiamin nur bei klarer Indikationsstellung unter entsprechender Beobachtung des Patienten erfolgen.

Handelspräparate: B_1-Vicotrat®, Betabion®; fettlösliche Vitamin B_1-Derivate: Fursultiamin (Judolor®), Benfotiamin (Benfogamma®).

8.1.2.2 Vitamin B_2 (Lactoflavin, Riboflavin)

Riboflavin ist 7,8-Dimethyl-10-(1'-D-ribityl)-isoalloxazin.

Es kommt in allen tierischen und pflanzlichen Zellen vor; den größten Riboflavin-Gehalt besitzen Hefe, Getreidekeime, Hülsenfrüchte sowie Leber, Nieren, Milch und Käse. Ein Teil des Vitamin-B_2-Bedarfs beim Menschen wird von den Darmbakterien gedeckt.

Physiologische Bedeutung. Vitamin B_2 wird nach der Resorption aus dem Dünndarm in der Darmschleimhaut zu Riboflavin-5-phosphorsäure (FMN = Flavinmononucleotid) phosphoryliert. *Flavinmononucleotid* und *Flavin-Adenin-Dinucleotid* (FAD), das aus FMN und Adenosinmonophosphat entsteht, sind *Coenzyme der Flavinenzyme.* Diese sind für die Wasserstoffübertragung in der Atmungskette, die Dehydrierung von Fettsäuren, die oxidative Desaminierung von Aminosäuren und für weitere Oxidations-Reduktions-Vorgänge unentbehrlich (z.B. Aldehydoxidasen, Xanthinoxidase, Aminosäurenoxidasen).

Vitamin-B_2-Mangel. B_2-Mangelerscheinungen treten beim Menschen selten auf, da die mit der Nahrung zugeführten und von den Darmbakterien synthetisierten Mengen normalerweise ausreichen. Hauptsächlich kommen sie nach chronischer Diarrhoe und langdauernder Antibiotika- oder Sulfonamidbehandlung bzw. zusammen mit einer allgemeinen Unterernährung vor und äußern sich dann in einer Gesichtsdermatitis (Mundwinkelrhagaden, Gesichtsekzem, Cheilitis), Glossitis, Konjunktivitis und Vaskularisierung der Hornhaut.

In Tierversuchen wurden bei B_2-Mangel Embryopathien (z.B. Extremitätenmißbildungen, wie sie beim Menschen nach Einnahme von Thalidomid auftraten) beobachtet.

Tagesbedarf, Dosierung. Der Tagesbedarf beträgt etwa 1,5 – 2 mg. Bei Mangelerscheinungen werden 10 – 20 mg täglich gegeben.

Handelspräparate: Vitamin B_2 Jenapharm, Vitamin B_2-Injektopas, Werdo® Riboflavin; in Kombination mit anderen B-Vitaminen z.B. BVK Roche®, Polybion®.

wurden, ist eine *komplexe Avitaminose,* an der neben einem Vitamin-B_1-Mangel auch noch der Mangel an anderen B-Vitaminen beteiligt ist. (Durch das „Polieren" des Reises werden Vitamine und Spurenelemente entfernt.) Die voll ausgeprägte Erkrankung ist durch eine Polyneuritis mit Parästhesien und Paresen, psychische Veränderungen und eventuell Ödeme charakterisiert.

Bei *Alkoholikern* beobachtet man einen Vitamin-B_1-Mangel aufgrund einseitiger Ernährung oder unzureichender Resorption, dabei tritt eine Kardiomyopathie mit Erweiterung des rechten Ventrikels auf.

Besteht *kein* Vitamin-B_1-Mangel, dann sprechen Neuritiden oder andere Erkrankungen selbst auf hohe Thiamin-Dosen *nicht* an. Dies gilt auch für fettlösliche Vitamin-B_1-Derivate wie *Fursultiamin* und *Benfotiamin.*

Tagesbedarf, Dosierung. Der tägliche Bedarf an Vitamin B_1 hängt von der Zusammensetzung der Nahrung ab: Kohlenhydrate und Alkohol erhöhen, Fette senken ihn. Bei ausgeglichener Ernährung gelten 1–2 mg täglich als ausreichend.

Außer bei Beri-Beri, die in der westlichen Hemisphäre sehr selten auftritt, ist Thiamin nur bei erhöhtem Vitamin-B_1-Bedarf, z.B. während der *Schwangerschaft,* bei *Alkoholikern* und bei einseitiger Kohlenhydraternährung indiziert. Im allgemeinen genügt in solchen Fällen die orale Zufuhr von 10 (-25) mg Vitamin B_1 täglich, jedoch können kurzfristig bis zu 300 mg/Tag gegeben werden. Bei Resorptionsstörungen ist die parenterale Gabe notwendig. Dabei besteht jedoch die Gefahr anaphylaktoider Reaktionen. Daher

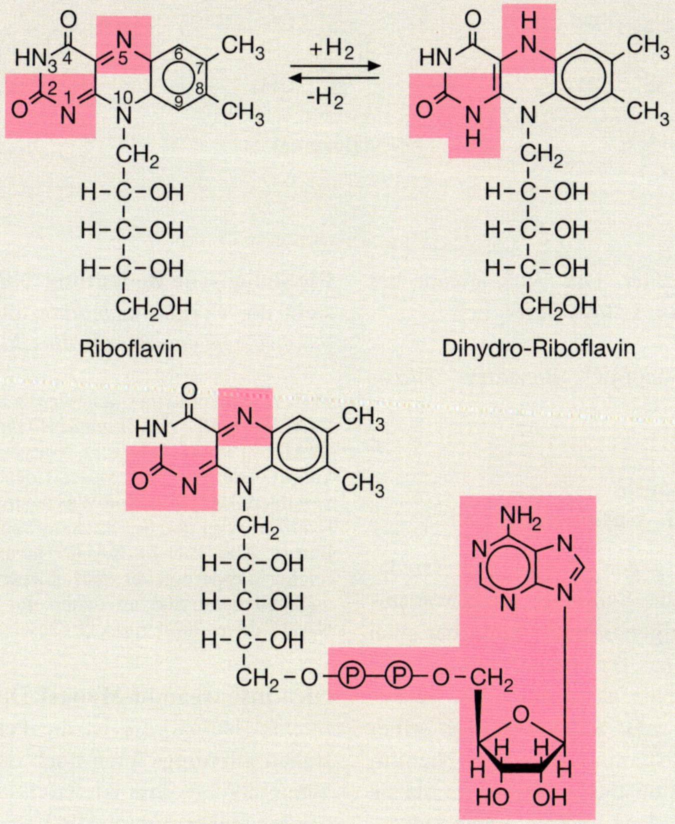

Riboflavin

Dihydro-Riboflavin

Flavin-Adenin-Dinucleotid (FAD)

8.1.2.3 Vitamin B$_6$ (Adermin, Pyridoxin)

Unter dem Begriff Vitamin B$_6$ werden die drei Stoffe *Pyridoxol, Pyridoxal* und *Pyridoxamin* zusammengefaßt, die vom Organismus in gleicher Weise verwertet werden können. Therapeutisch wird meist Pyridoxol benutzt, das gegen Wärme, Alkalien und Säuren beständig ist.

Vitamin B$_6$ kommt in allen lebenden Zellen, besonders reichlich in Hefe, Körnerfrüchten, grünem Gemüse, Leber, Niere, Gehirn, Eigelb und Milch vor.

Physiologische Bedeutung. Die eigentlich wirksame Verbindung ist Pyridoxal-5-phosphat, das als *Coenzym von Transaminasen* und *Aminosäurendecarboxylasen* für den Aminosäurenstoffwechsel unentbehrlich ist.

Vitamin-B$_6$-Mangel. Ein Vitamin-B$_6$-Mangel beim Menschen ist äußerst selten. Bei gesunden Versuchs-

personen wurden nach Vitamin-B$_6$-freier Ernährung oder Gabe des Antivitamins *Desoxypyridin* Neuritiden, epileptiforme Krämpfe, hypochrome Anämien und Hauterkrankungen (seborrhoische Dermatitis) beobachtet. Bei Langzeitbehandlung mit D-Penicillamin, Isoniazid oder Protionamid können Neuritiden infolge eines B$_6$-Mangels entstehen, der dadurch bedingt ist, daß NH$_2$-Gruppen dieser Stoffe mit der Aldehydgruppe von Pyridoxal reagieren und dieses damit seiner Funktion entziehen. Auch eine langfristige Einnahme oraler Kontrazeptiva erhöht den Vitamin-B$_6$-Bedarf.

Tagesbedarf, Dosierung. Der Tagesbedarf liegt bei 1 – 2 mg. Er ist gesteigert bei eiweißreicher Ernährung, in der Gravidität und bei Hyperthyreose. In hohen Dosen (100 – 300 mg täglich) wird Vitamin B$_6$ bei Hyperemesis gravidarum, Kinetosen („Reisekrankheit"), Strahlenschäden (gesteigertem Eiweißabbau) sowie Neuritis nach D-Penicillamin-, Isoniazid- oder

Pyridoxol   Pyridoxamin   Pyridoxal

Protionamidgaben verordnet. Die Wirksamkeit bei Übelkeit und Erbrechen (s. S. 269) ist fraglich.

Handelspräparate: B$_6$-Vicotrat®, Benadon®, Hexobion®.

8.1.2.4 Nicotinsäureamid (Nicotinamid, Niacinamid)

Nicotinsäureamid, eine gegen Wärme und Oxidationsmittel unempfindliche Substanz, wird zwar immer mit der Nahrung aufgenommen, kann aber auch im Säugetierorganismus aus Tryptophan gebildet werden. Mangelzustände treten daher nur unter besonderen Voraussetzungen, z.B. bei Tryptophan-armer Ernährung (Mais!), auf. Nicotinsäure ist wie Nicotinamid selbst zur Substitutionstherapie geeignet, da sie nach der Resorption amidiert und als Nucleotid gespeichert wird.

Nicotinsäureamid

Nicotinsäure und Nicotinsäureamid sind weit verbreitet. Besonders reichlich kommen sie in Hefe, Nüssen, Leber, Herz, Niere, Gehirn, Eidotter und Milch vor.

Physiologische Bedeutung. Nicotinamid ist ein Baustein der *Pyridinnucleotide,* die *wasserstoffübertragende Coenzyme* der *Oxidoreduktasen* sind.

In den Pyridinnucleotiden *Nicotinamid-Adenin-Dinucleotid* (NAD$^{\oplus}$) und *Nicotinamid-Adenin-Dinucleotid-Phosphat* (NADP$^{\oplus}$) ist Nicotinamid N-glycosidisch mit Ribose verknüpft. Die Funktion dieser Coenzyme besteht in der reversiblen Aufnahme von Wasserstoff, wobei der Pyridinring reduziert wird und der Stickstoff seine positive Ladung verliert (s. Abb. B 8–8). NADP$^{\oplus}$ ist an Redoxvorgängen zahlreicher körpereigener und körperfremder Stoffe, NAD$^{\oplus}$ dagegen bevorzugt an denen der Atmungskette beteiligt. NAD$^{\oplus}$ dient damit zur ATP-Gewinnung.

Nicotinsäureamid-Mangel. Die typische *Nicotinsäureamid-Avitaminose* ist die **Pellagra,** an deren Entstehen allerdings auch noch der Mangel an anderen Vitaminen beteiligt ist. Zu ihrer völligen Ausheilung werden daher Vitamin-B-Komplex-Präparate (BVK „Roche®", Polybion®) gegeben. Pellagra trat früher häufig in Ländern auf, in denen Mais als Hauptnahrungsmittel verwendet wurde. Sie ist durch eine Dermatitis an belichteten Hautstellen, Verdauungsstörungen und degenerative Veränderungen des Zentralnervensystems (infolge unzureichender Serotoninbildung) gekennzeichnet („3-D-Krankheit": Dermatitis, Diarrhoe, Demenz).

Außer durch einseitige Ernährung können Symptome eines Nicotinsäureamid-Mangels auch durch Isoniazid hervorgerufen werden. Dieses wird dabei anstelle von Nicotinsäureamid als falscher Baustein in das Coenzym eingebaut.

NAD$^{\oplus}$ NADH

Abb. B 8–8. Funktion von Nicotinamid-Adenin-Dinucleotid (NAD$^{\oplus}$)

Tagesbedarf. Der Tagesbedarf von Nicotinamid kann nur geschätzt werden, da über die Eigenproduktion des Organismus aus Tryptophan keine genauen Angaben möglich sind und die notwendige Tagesmenge außerdem von der Tryptophanzufuhr abhängt. 15 mg Nicotinamid täglich gelten als ausreichend. Zur Behandlung einer Pellagra werden 300 – 500 mg täglich gegeben.

Handelspräparate: Nicobion®, Nicotinsäureamid Jenapharm.

8.1.2.5 Folsäure

Folsäure wurde bereits unter B 3.1.1.3.2 besprochen.

8.1.2.6 Pantothensäure und Dexpanthenol

Pantothensäure, ein Amid aus D-α,γ-Dihydroxy-β, β-dimethylbuttersäure und β-Alanin, ist ein *Bestandteil des Coenzyms A.*

Als solches ist sie weit verbreitet und findet sich besonders reichlich in Hefe, Melasse, Leber, Fleisch, Milch und Eidotter.

Physiologische Bedeutung. Coenzym A dient zur Aktivierung der Essigsäure und anderer Fettsäuren und besitzt damit eine *fundamentale Bedeutung für den gesamten Stoffwechsel.* Die Fettsäure wird als Thioester an Coenzym A gebunden und ist durch die hohe Bindungsenergie der Thioestergruppe besonders reaktionsfähig. Pantothensäure fördert ferner die Neubildung von Granulationsgewebe und damit die Wundheilung.

Pantothensäure-Mangel. Bei Menschen sind Mangelerscheinungen nicht bekannt.

Tagesbedarf. Der Tagesbedarf wird auf 6 mg geschätzt.

Dexpanthenol (Bepanthen®), der der Pantothensäure entsprechende Alkohol, wird äußerlich zur Förderung der Wundheilung benutzt.

8.1.2.7 Biotin (Vitamin H)

Vitamin H, ein bicyclisches Harnstoffderivat mit einem Tetrahydrothiophanring, ist eine hitze-, säure- und alkalibeständige Substanz. Dagegen wird sie durch Oxidationsmittel und UV-Licht zerstört.

Vitamin H kommt in allen Zellen, besonders reichlich in Hefe, Leber, Nieren und Eigelb vor.

Biotin

Carboxybiotin-Enzym

Physiologische Bedeutung. Biotin ist die prosthetische Gruppe von Enzymen, die Carboxylgruppen übertragen.

In einer endergonischen, ATP-abhängigen Reaktion wird Kohlendioxid von Biotin aufgenommen („aktives Carboxyl") und danach an das Substrat, z.B. Acetyl-CoA, abgegeben.

Pantothensäure

Adenin–Ribose–(P)–(P)–Pantothensäure–Cysteamin
(P)
Coenzym A

Biotin-Mangel. Mangelerscheinungen treten beim Menschen normalerweise nicht auf, doch kann durch die Einnahme großer Mengen von rohem Eiklar eine Mangeldermatitis ausgelöst werden. Eiklar enthält ein spezifisches Protein, das *Avidin,* durch das Biotin gebunden und inaktiviert wird.

Tagesbedarf. Der Tagesbedarf von Biotin beim Menschen ließ sich bisher nicht exakt ermitteln, weil auch Darmbakterien Biotin produzieren. Er wird mit 0,1 – 0,2 mg angegeben.

Indikation. Biotin wird bei erhöhter Brüchigkeit der Nägel angewandt (BIO-H-TIN®, Gabunat; *Dosierung*: 2,5 mg/Tag).

8.1.2.8 Vitamin B$_{12}$

Vitamin B$_{12}$ wurde bereits unter B 3.1.1.3.2 besprochen.

8.1.2.9 Vitamin C (Ascorbinsäure, antiskorbutisches Vitamin)

Ascorbinsäure ist das γ-Lacton der in der Enolform vorliegenden 2-Keto-L-gulonsäure. Die Endiolgruppierung bedingt ihr starkes Reduktionsvermögen, die Hydroxylgruppe an C-3 den Säurecharakter (vinyloge Carbonsäure). Während Vitamin C in kristallisierter Form gegen Luftsauerstoff beständig ist, wird es in Lösung von Oxidationsmitteln rasch bis zur *Oxalsäure* abgebaut. Alkalien und Schwermetalle, vor allem Kupferionen, beschleunigen den Vorgang.

Ascorbinsäure kommt in allen lebenden Zellen vor. Besonders reich an Vitamin C sind frische Früchte (Johannisbeeren, Erdbeeren, Sanddornbeeren, Zitrusfrüchte) und Gemüse (Paprika, Brokkoli, Spinat, Tomaten). Für die Ernährung der deutschen Bevölkerung kommt als wichtigster Vitamin-C-Lieferant die Kartoffel in Betracht. Von tierischen Organen besitzen die Nebennierenrinde, der Hypophysenvorderlappen, die Leber und das Corpus luteum den höchsten Vitamin-C-Gehalt.

Ascorbinsäure wird nicht nur von Pflanzen, sondern auch von den meisten tierischen Organismen selbst synthetisiert. Nur der Mensch, der Affe und das Meerschweinchen können sie nicht bilden, da ihnen die L-Gulonolacton-Oxidase, ein Flavoprotein, fehlt, das Gulonolacton zur Ascorbinsäure aerob oxidiert.

Abb. B 8–9. Oxidation von Ascorbinsäure

Physiologische Bedeutung. Ascorbinsäure, die reversibel in Dehydroascorbinsäure übergehen kann (s. Abb. B 8–9), gehört zu den biochemischen Redoxsystemen. Sie ist beteiligt an

☐ der *Hydroxylierung* von *Nebennierenrindenhormonen, biogenen Aminen* und *Aminosäuren* (Bildung von Noradrenalin aus Dopamin bzw. 5-Hydroxytryptophan, Hydroxyprolin und Hydroxylysin aus den entsprechenden Aminosäuren),

☐ dem *Abbau cyclischer Aminosäuren,*

☐ der *Umwandlung von Folsäure* in Tetrahydrofolsäure,

☐ der *Abdichtung der Kapillaren* (Antihyaluronidaseeffekt) und

☐ der *Aktivierung des Thrombins* (Gerinnungsbeschleunigung).

Ferner *steigert* es *Immunitätsvorgänge,* wahrscheinlich durch Hemmung der oxidativen Selbstzerstörung der Phagozyten, und *fördert* die *Eisenresorption.*

Vitamin-C-Mangel. Die klassische Vitamin-C-Mangelkrankheit des Erwachsenen, der **Skorbut,** der früher immer dann auftrat, wenn ein Mangel an frischen Nahrungsmitteln (z.B. bei langen Schiffsreisen) bestand, ist selten geworden. Sie ist durch abnorme Müdigkeit, Muskelschwäche, Blutungen, Lockerwerden und Ausfallen der Zähne sowie starke Anfälligkeit gegen Infektionskrankheiten charakterisiert. Die entsprechende (ebenfalls heute seltene) Erkrankung des Kleinkindes wird als **Möller-Barlowsche-Erkrankung** bezeichnet. C-Hypovitaminosen können bei Fehlernährung und mangelnder Resorption infolge einer anaziden Gastritis oder Leberzirrhose auftreten.

Tagesbedarf. Der normale Tagesbedarf an Vitamin C beträgt (mindestens) 75 mg. Wie bei anderen Vitaminen ist auch der Vitamin-C-Verbrauch bei schweren körperlichen Anstrengungen (z.B. Hochleistungssport), malignen Tumoren, Röntgenbestrahlungen, akuten und chronischen Infektionskrankheiten, Stoffwechselerkrankungen (z.B. Diabetes mellitus) sowie während der Schwangerschaft und Stillperiode *erhöht.* Er übersteigt 300 mg täglich *nicht.* Die Einnahme von 1 g Vitamin C einmal oder mehrmals täglich ist deshalb überflüssig. Das überschüssige Vitamin C wird schnell im Urin ausgeschieden.

Zudem können – bei prädisponierten Personen – als *Nebenwirkung* Nierensteine (infolge der verstärkten renalen Ausscheidung des Metaboliten Oxalsäure) auftreten, sofern die Tagesdosis 2 – 3 g übersteigt.

Therapeutische Bedeutung. Abgesehen von der Behandlung von Hypo- und Avitaminosen ist die therapeutische Bedeutung von Vitamin C gering. Bei den wenigsten Indikationen, die für Vitamin C genannt werden, ist seine Wirksamkeit gesichert.

Handelspräparate: u. a. Ascorvit®, Cebion®, Hermes Cevitt®, xitix®.

Thioctsäure
(α-Liponsäure; Berlithion®, duralipon, Fenint®, Neurium®, Neurothioct®, Thioctacid®, Thiogamma®, Tromlipon®)

8.1.2.10 Multivitaminpräparate

Multivitaminpräparate, deren Zusammensetzung sich an den Richtlinien der Deutschen Gesellschaft für Ernährung orientiert, sind u.a. Multibionta® und Pregnavit® F; die Handelspräparate 9-Vitaminekomplex-ratiopharm® und xam® enthalten Vitamin A in höherer Dosierung (> 7500 I.E.), cobidec® n, Eunova® und Supradyn® zusätzlich Spurenelemente.

8.1.2.11 Anhang: Thioctsäure (α-Liponsäure)

Thioctsäure, die über α-Liponamid (s. 8.1.2.1) an der oxidativen Decarboxylierung (s.o.) beteiligt ist, wurde früher zu den Vitaminen gerechnet. Heute zählt diese Substanz nicht mehr dazu, da Mangelerscheinungen nicht bekannt sind. Andererseits deuten neuere Unter-

suchungen auf eine günstige Wirkung bei Patienten mit Diabetes mellitus hin. Durch Zufuhr von Thioctsäure in hoher Dosierung gelingt es, eine diabetische Neuropathie (s. S. 345) günstig zu beeinflussen, Empfindungsstörungen nehmen unter einer solchen Behandlung ab.

Eine *Indikation* für Thioctsäure ist nur dann gegeben, wenn die Symptome trotz korrekter Blutzuckereinstellung bestehen.

Die Behandlung wird mit einer *Dosis* von 600 – 1000 mg i.v. täglich begonnen und nach 3 Wochen mit der oralen Gabe von 300 – 400 mg fortgesetzt.

Als *Nebenwirkungen* können allergische Reaktionen, bei der i.v. Gabe auch Kopfschmerzen und Atembeschwerden auftreten.

Handelspräparate: Berlithion®, duralipon, Fenint®, Neurium®, Neurothioct®, Thioctacid®, Thiogamma®, Tromlipon®.

Mikronährstoffe: Vitamine und Spurenelemente

B8

8.2 Spurenelemente

Neben den Vitaminen müssen auch bestimmte anorganische Stoffe dem Körper in ausreichender Menge zugeführt werden, um Wachstum, Entwicklung und Fortpflanzung zu gewährleisten. Übersteigt ihr Anteil am Körpergewicht 0,01% nicht, werden sie als Spurenelemente bezeichnet. Zu diesen gehören neben Eisen (s. S. 405 f.) und Iod (s. S. 638) *Fluorid, Selen, Kupfer, Zink* und *Mangan*.

Wie bei den Vitaminen kann auch bei den Spurenelementen trotz ausreichenden Nahrungsangebots in Einzelfällen eine unzureichende Versorgung gegeben sein. Dies gilt wiederum insbesondere für Personen mit Mangel- bzw. Fehlernährung.

Fluorid. In geringen Konzentrationen kommen Salze der Flußsäure ubiquitär vor. Nach der Resorption im Gastrointestinaltrakt werden Fluoridionen im Austausch gegen Hydroxylionen des Hydroxyapatits in Zahnschmelz und Knochen eingelagert. Fluorapatit erhöht die *Kariesresistenz*. Die Zahnoberflächen werden deutlich weniger von Säuren angegriffen, die durch bakteriellen Abbau von Kohlenhydraten im Mundraum entstehen.

Durch Zufuhr von Fluorid kann demnach der Entstehung der wichtigsten Zahnerkrankung, der Karies, vorgebeugt werden. Der größte Erfolg wird durch die orale Behandlung vor und während der Zahndurchbrüche erzielt, anschließend kann der hohe Fluoridgehalt der Zähne durch topische Applikation von Fluorid-haltigen Lösungen oder Gelen erhalten werden. In höherer Dosierung stimulieren Fluoridionen auch das Knochenwachstum.

Indikationen von Natriumfluorid sind daher Kariesprophylaxe und Behandlung der Osteoporose.

Die *Dosierungen* betragen für die Kariesprophylaxe, in Abhängigkeit vom Lebensalter des Kindes und dem Fluoridgehalt des Trinkwassers, 0,25 – 1 mg Fluorid täglich. Zur Behandlung der Osteoporose werden Tagesdosen von 50 – 100 mg Natriumfluorid gegeben.

Als *Nebenwirkungen* können bei einer Überdosierung im Rahmen der Kariesprophylaxe weiße Flecken auf der Zahnoberfläche, bei der hochdosierten Fluorid-Gabe gastrointestinale Beschwerden, nach längerer Anwendung auch Gelenk- und Gliederschmerzen auftreten.

Handelspräparate: Zur oralen Kariesprophylaxe dienen Fluoretten® und Zymafluor®, zur Lokaltherapie Duraphat® und Blend-a-med® Fluorid-Gel. Zur Osteoporosebehandlung werden Koreberon®, Ospur® F und Ossin® angewandt.

Selen. Selen ist Bestandteil der Glutathionperoxidase. Als tägliche Aufnahme wird eine Dosis von 75 µg/Tag empfohlen.

In einigen Regionen Chinas mit ausgeprägtem Selenmangel findet man charakteristische Formen der Herzmuskelinsuffizienz (Keshan-Krankheit) und eine in jungen Jahren auftretende Arthritis der Kniegelenke (Kaschin-Beck-Syndrom), die durch Selen-Gabe gebessert werden. Erniedrigte Selenspiegel werden darüber hinaus bei Tumorpatienten gefunden.

Sonstige Spurenelemente. Eine unzureichende Versorgung mit **Kupfer** äußert sich vor allem in Blutbildungsstörungen, während ein Mangel an **Mangan** zu Sterilität und Mißbildungen, eine unzureichende Versorgung mit **Zink** zu verzögertem Längenwachstum, Haarausfall und Wundheilungsstörungen sowie zu Entzündungen der Haut und Schleimhäute führt.

8.3 Anhang: Antioxidative Wirkungen von Vitaminen und Spurenelementen

Bei einer Vielzahl von Lebensprozessen entstehen *reaktive Sauerstoffspezies* (Singulett-Sauerstoff, Superoxidradikalanionen, Hydroxylradikale, Peroxide), die durch Angriff an Nucleinsäuren Mutationen oder durch Reaktion mit Lipiden und Proteinen Zellschäden induzieren können. Reaktive Sauerstoffspezies gelten heute außerdem als wesentlicher Faktor bei der Entstehung von malignen Tumoren und degenerativen Erkrankungen (Atherosklerose, Katarakt) sowie beim Alterungsvorgang (s. Abb. B 8–10).

Eine Schädigung des Körpers durch reaktive Sauerstoffspezies wird normalerweise durch *Antioxidantien* verhindert. Zu den niedermolekularen Antioxidantien gehören als lipophile Substanzen die *Tocopherole* und *Carotine*, die Membranen vor oxidativer Zerstörung schützen, während die hydrophile *Ascorbinsäure* vor allem in der wäßrigen Phase wirksam ist. Neben den niedermolekularen Antioxidantien tragen auch hochmolekulare Stoffe zur Inaktivierung reaktiven Sauerstoffs bei. Dazu zählen *Enzyme*, wie z.B. die *Glutathionperoxidasen* und *Superoxiddismutasen*. Letztere enthalten als Metallionen Kupfer bzw. Zink, in Glutathionperoxidasen kommt dagegen Selen vor.

Während β-Carotin vorzugsweise Singulett-Sauerstoff durch Quenching inaktiviert, d.h. die Energie auf-

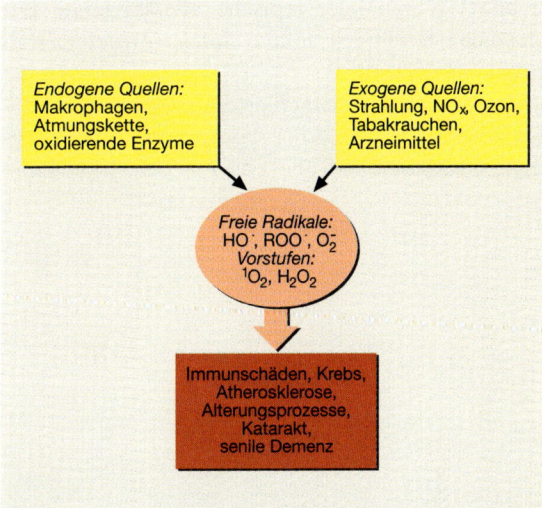

Abb. B 8–10. Entstehung und Bedeutung freier Radikale

nimmt und als Wärme abgibt, wirken Vitamin C und E vorzugsweise als Radikalfänger (s. Abb. B 8–11, A). Tocopherol wird dabei rascher als Fettsäuren oxidiert, Ascorbinsäure regeneriert Tocopherol, indem sie die Elektronen in den Intermediärstoffwechsel überführt (s. Abb. B 8–11, B).

Mikronährstoffe: Vitamine und Spurenelemente

B 8

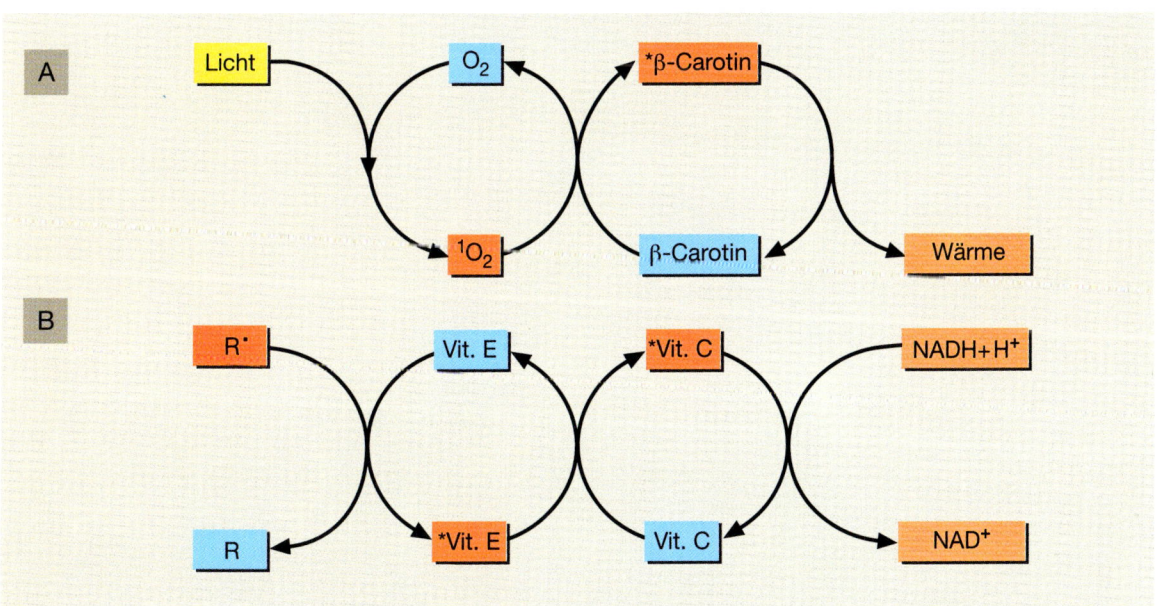

Abb. B 8–11. Inaktivierung von Singulett-Sauerstoff ($^1O_2$) durch β-Carotin (A) und von freien Radikalen durch die Vitamine E und C (B)

8.4 Anhang: Sogenannte Geriatrika

Unter Geriatrika versteht man Pharmaka, die das Altern verzögern, zu einer Regeneration („Revitalisierung") führen oder typische altersbedingte Beschwerden beseitigen sollen. *Solche Mittel gibt es nicht.*

In einwandfrei durchgeführten, kontrollierten Studien konnte mit „Geriatrika" bezüglich der untersuchten Zielsymptome kein über eine Placebowirkung hinausgehender Effekt nachgewiesen werden. Dies gilt für Präparate mit *Procain* (s. S. 230) genauso wie für solche, die *Glutaminsäure, Orotsäure, Vitamine, Mineralsalze* oder *Kombinationen* der genannten Stoffe enthalten. Die Werbeaussagen stehen in eindeutigem Widerspruch zu den mit diesen Mitteln zu erreichenden Erfolgen.

9 Prophylaxe und Therapie von Infektionskrankheiten

Will man die Bedeutung der antiinfektiösen Therapie ermessen, muß man sich vergegenwärtigen, daß in früheren Jahrhunderten mehr Menschen durch Pest, Cholera, Malaria oder Pocken als durch Kriegseinwirkung umkamen. Noch zu Beginn unseres Jahrhunderts besaß eine schwere bakterielle Infektion kaum eine größere Heilungschance als derzeit ein maligner Tumor.

Wenn wir heute über wirksame Methoden zur Prophylaxe und Therapie von Infektionskrankheiten verfügen, so verdanken wir diese den bahnbrechenden Arbeiten von

☐ *Ignaz Semmelweis,* der – ohne die genauen Zusammenhänge zu kennen - 1847 durch Einführung der Hände- und Instrumentendesinfektion mit Chlorkalk die Müttersterblichkeit auf seiner Entbindungsstation um 90% senken konnte,

☐ *Louis Pasteur,* der 1863 seine Untersuchungen über Gärungs- und Fäulnisvorgänge veröffentlichte,

☐ *Joseph Lister,* der wenig später, auf den Arbeiten *Pasteurs* aufbauend, mit seinem Carbolspray die Voraussetzungen für aseptisches chirurgisches Arbeiten schuf,

☐ *Robert Koch,* der 1876 im Milzbrandbazillus zum erstenmal einen lebenden Mikroorganismus als spezifische Ursache einer Infektionskrankheit nachwies und die wichtigsten methodischen Grundlagen der bakteriellen Forschung, die Züchtung und Färbung von Bakterien, erarbeitete,

☐ *Emil von Behring,* der 1893 das Diphtherieserum und später ganz allgemein die Serum-Prophylaxe und -Therapie einführte,

☐ *Paul Ehrlich,* der den Begriff der selektiven Toxizität, die Grundidee der Chemotherapie, prägte, im ersten Jahrzehnt unseres Jahrhunderts den ersten größeren Erfolg einer *planmäßig* betriebenen Chemotherapie bei Trypanosomenerkrankungen und der Syphilis erzielen konnte und mit Salvarsan® eines der für die damalige Zeit bedeutsamsten Medikamente entwickelte,

☐ *Alexander Fleming,* der 1928 die Beobachtung machte, daß Bakterienkolonien durch ein Stoffwechselprodukt des Pilzes Penicillium notatum in ihrem Wachstum gehemmt werden, und dadurch zum Entdecker des Penicillins wurde,

☐ *Gerhard Domagk,* der in den Jahren 1932 – 1934 die bakteriostatische Wirksamkeit der Sulfonamide erkannte,

☐ *Ernst Chain* und Mitarbeiter, denen 1940 die Isolierung von Penicillin gelang.

9.1 Desinfektionsmittel

Bei einer *Sterilisation* wird ein Gegenstand von *sämtlichen lebenden Mikroorganismen befreit.* Ziel der *Desinfektion* ist es, *pathogene Mikroorganismen,* die Mensch und Tier infizieren können, *abzutöten.* Desinfizieren heißt somit, einen Gegenstand in einen Zustand zu versetzen, in dem er nicht mehr infizieren kann. Unter *Konservierung* versteht man den Erhalt des keimfreien bzw. -armen Zustands.

Der ältere Begriff *Asepsis* bedeutet Keimfreiheit aller mit einer Wunde in Berührung kommender Gegenstände. Unter *Antisepsis* versteht man die Verhinderung bzw. Bekämpfung von Wundinfektionen mit chemischen Substanzen.

Ein gutes Desinfektionsmittel soll

☐ in *kurzer Zeit zuverlässig desinfizierend wirken,*

☐ möglichst viele Arten von Mikroorganismen erfassen, d.h. ein möglichst *breites Wirkungsspektrum* aufweisen,

☐ auf Haut, Schleimhaut und Wunden *gut verträglich* sein,

☐ *nicht* oder allenfalls *selten sensibilisieren,*

☐ nach eventueller Resorption *kaum toxisch wirken,*

☐ eine *lange Haltbarkeit* besitzen, andererseits aber

☐ in der Umwelt *biologisch abbaubar* sein, d.h. keine umwelttoxikologischen Probleme auslösen, und

☐ *keine Geruchsbelästigung* hervorrufen.

Außerdem soll es durch *Sputum, Blut, Eiter, Fäzes* oder *Fremdstoffe nicht inaktiviert* werden.

Nach ihrer Anwendung unterscheidet man *Grob-* und *Feindesinfektionsmittel.* Grobdesinfektionsmittel dienen zur Desinfektion von Räumen, Toiletten, Abwässern, Krankheitsprodukten (z.B. Eiter) u.a., Feindesinfektionsmittel zur Desinfektion von Wäsche und Instrumenten sowie der Hände. Ferner werden sie zur Haut- und Schleimhautdesinfektion, z.B. bei Operationen, eingesetzt.

Ein weiteres Anwendungsgebiet von Desinfektionsmitteln ist die Wasserdesinfektion (Trinkwasser, Schwimmbäder).

Bei der **chirurgischen Händedesinfektion** kommt der Zusammensetzung des Desinfektionsmittels besondere Bedeutung zu. Zum Schutz des Patienten soll nicht nur die *transiente Hautflora* (vorübergehend auf der Haut vorkommende Mikroorganismen), sondern auch die *residente Flora* (ständig auf der Hornschicht lebende und sich dort vermehrende Keime) des Chirurgen reduziert werden. Eine gute Langzeitwirkung *(Remanenzwirkung)* erfordert dabei die Penetration des Desinfektionsmittels in die tieferen Hornschichten. Diese wird durch die Anwendung des Mittels (mindestens 15 ml) im *Einreibeverfahren* besser gewährleistet als im *Waschverfahren.* Bei letzterem besteht zudem das Risiko einer zu starken Verdünnung des Wirkstoffs durch den Wasserzusatz. Ferner kann durch aggressive Waschverfahren die

Schutzfunktion der Hornschicht zerstört werden und sich dadurch eine toxische Dermatitis entwickeln. Auch können auf der geschädigten Haut transiente Keime und Schmutz besser haften bleiben.

Eine Übersicht über die Wirkspektren und Anwendungen der verschiedenen Desinfektionsmittel gibt Tab. B 9–1.

Bei ihrer praktischen Anwendung müssen – je nach Einsatzgebiet unterschiedlich – *Hilfsstoffe* zugesetzt werden, die zu Wirksamkeit und Akzeptanz der jeweiligen Zubereitung beitragen. *Flächendesinfektionsmittel* erfordern z.B. den *Zusatz von Netzmitteln, Präparate zur Instrumentendesinfektion* das Hinzufügen von *Korrosionsschutzmitteln* (z.B. Natriumnitrit). *Händedesinfektionsmittel* enthalten ferner *Hautpflege-* sowie *Duftstoffe.* Formaldehyd und Glutaraldehyd werden wegen ihres stechenden Geruchs Geruchsabsorber zugefügt.

Wirkungsmechanismen. Eine desinfizierende Wirkung beruht auf einer

☐ *Schädigung der Zytoplasmamembran* durch Veränderung der Lipiddoppelschicht infolge erniedrigter Oberflächenspannung oder durch Denaturierung membranständiger Proteine,

☐ *Enzymhemmung* durch Enzymdenaturierung oder Blockade von SH-Gruppen oder

☐ chemischen *Reaktion mit Nucleinsäuren.*

Tab. B 9–1. Desinfektionsmittel (modifiziert nach Martindale)

Substanzgruppe	Wirkung gegen				Zur Desinfektion von
	Bakterien	Sporen	Pilze	Viren	
Oxidationsmittel	bakterizid	sporozid	fungizid	viruzid	Haut und Schleimhaut, Oberflächen, Instrumente
Halogene (Chlor, Iod)	bakterizid	langsam sporozid	fungizid	viruzid	Chlor: Oberflächen, Wasser Iod: Haut und Schleimhaut
Alkohole	bakterizid	–	fungizid	viruzid	Haut und Schleimhaut, Oberflächen, Instrumente
Aldehyde	bakterizid	langsam sporozid	fungizid	viruzid	Oberflächen, Instrumente
Phenole	bakterizid/ bakteriostatisch	–	fungizid	viruzid (variabel)	Haut und Schleimhaut, Oberflächen, Instrumente
Ethylenoxid	bakterizid	–	fungizid	viruzid	Oberflächen, Instrumente, thermolabile Arzneimittel, Lebensmittel
Quartäre Ammoniumverbindungen, N-haltige Heterozyklen	bakterizid (variabel)	–	fungistatisch	viruzid	Haut und Schleimhaut
Chlorhexidin	bakteriostatisch	–	fungistatisch	virustatisch	Haut und Schleimhaut

$$R-NH_2 + HC\overset{O}{\underset{H}{=}} \rightleftharpoons R-NH-CH_2-OH$$

$$R-NH-CH_2-OH + R'-NH_2 \rightarrow R-NH-CH_2-NH-R'$$

Reaktion von Formaldehyd mit Aminogruppen

Die meisten Substanzen besitzen mehrere Angriffspunkte.

Organische und anorganische *Oxidantien* oxidieren Mercaptogruppen zu Disulfiden, bei besonders hohem Oxidationspotential, wie es z.B. den Persäuren zukommt, werden auch die Nucleinsäuren angegriffen.

Säuren und *Basen* führen pH-abhangig zur Hydrolyse von Säureamiden und Phosphorsäureestern. Nucleinsäuren werden in ihre Bausteine (Nucleotid, Zukker und Phosphorsäure) gespalten. Bakterien, Pilze und Viren werden so zerstört. Bereits im schwach sauren Milieu bewirken Säuren eine Eiweißdenaturierung.

Auch *Halogene* führen zur Denaturierung von Proteinen, z.B. durch Zerstörung der Struktur von Membran- und Enzymproteinen infolge deren Halogenierung.

Schwermetalle blockieren vor allem SH-Gruppen und inaktivieren damit Enzyme.

Aldehyde reagieren in einem zweistufigen Prozeß mit Amino- oder Säureamidgruppen mikrobieller Proteine und wirken damit ebenfalls Eiweiß-denaturierend. Nach Bildung von N-Methylolverbindungen als instabile Zwischenstufe werden Proteinstränge über das Kohlenstoffatom der Carbonylgruppe irreversibel verknüpft. Die dadurch bedingten Störungen der Membranpermeabilität führen zum Zelltod. Da Aldehyde jedoch in gleicher Weise auch mit anderen Proteinen reagieren, erleiden sie durch Serum, Eiter u.a. einen Wirkungsverlust.

Epoxide reagieren ebenfalls leicht mit Aminen und Säureamiden, ferner mit Mercaptanen.

Alkohole und *Phenole* schädigen Membranproteine, letztere sowie *Detergentien* infolge ihrer Oberflächenaktivität auch die Ordnung der Membranlipide.

9.1.1 Anorganische Desinfektionsmittel

9.1.1.1 Oxidationsmittel

Molekularer Sauerstoff kann wegen seiner geringen Reaktionsfähigkeit nicht als Desinfektionsmittel be-

nutzt werden; dagegen sind Substanzen, aus denen *aktive Sauerstoffspezies* entstehen, als Desinfizientien gebräuchlich.

Ozon ist zwar ein hochwirksames Desinfiziens, wird aber seiner Toxizität und seines hohen Preises wegen kaum noch benutzt, bisweilen wird es in Schwimmbädern zur Wasserdesinfektion angewandt.

Wasserstoffperoxid (H_2O_2) wird durch die in allen Geweben vorhandene Katalase rasch in Wasser und Sauerstoff gespalten und wirkt daher desinfizierend, desodorierend und bleichend. Allerdings ist die Eindringtiefe gering und die Wirkdauer kurz.

Wasserstoffperoxid wird in 3%iger Lösung zur Reinigung von Wunden und zum Ablösen von Verbänden sowie in noch stärkerer Verdünnung (ein Eßlöffel H_2O_2 solutum 3%ig auf ein Glas Wasser) als Gurgel- und Mundwasser verwendet.

Kaliumpermanganat wirkt noch in der starken Verdünnung von 1:10.000 desinfizierend. In Berührung mit dem Gewebe wird es unter Sauerstoffabgabe zu Braunstein reduziert, der eine mild adstringierende Wirkung besitzt, die bei entzündlichen Reaktionen von Vorteil sein kann. Kaliumpermanganatlösungen können zu Spülungen von Wunden und Schleimhäuten benutzt werden.

Die angegebenen Konzentrationen sind streng einzuhalten, da höher konzentrierte $KMnO_4$-Lösungen starke *Verätzungen* der Schleimhäute hervorrufen.

Anorganische und organische Persäuren (z.B. Monoperoxoschwefelsäure, Monoperoxobernsteinsäure) gehören ebenfalls zu den aktiven Sauerstoffabspaltenden Substanzen, die als Desinfektionsmittel angewandt werden. Das Wirkungsspektrum umfaßt Bakterien und Viren. Für eine sichere Wirkung auf Pilze ist die Kombination von Monoperoxoschwefelsäure mit anderen fungistatischen Stoffen notwendig (Perform®). Eiweiß reduziert die Wirksamkeit der Persäuren. Eine mit diesen verwandte Verbindung ist *Benzoylperoxid,* das in der Aknetherapie eingesetzt wird (s. S. 610).

9.1.1.2 Halogene

Chlor wird neben Hypochloriten in größtem Umfang zur Trinkwasserentkeimung eingesetzt. Es ist noch in einer Konzentration von 2×10^{-6} M voll wirksam. Das bei der Reaktion mit Wasser entstehende Hypochlorit trägt wesentlich zur mikrobiziden Wirkung bei.

Hypochlorite, z.B. Natrium- oder Calciumhypochlorit (Chlorkalk), haben Bedeutung als billige und gut wirksame Grobdesinfektionsmittel für Kloaken, Stuhl, Sputum usw. sowie für die Wasserdesinfektion (Handelspräparat z.B. Milton®).

Für die klinische Desinfektion stehen mit den **Chloraminen,** die langsamer unterchlorige Säure bzw. Chlor freisetzen, Substanzen zur Verfügung, die das infizierte Gewebe und die unversehrte Haut viel weniger angreifen als Hypochlorite und trotzdem eine ausreichende Wirkung entfalten. *Tosylchloramid* (Clorina®) dient außer zur Trinkwasser- und Grobdesinfektion in 0,05 – 0,25%iger Lösung zu Mund-, Blasen- und Vaginalspülungen, in 0,25 – 0,5%iger Lösung zur Händedesinfektion.

Tosylchloramid - Natrium

Iod und Iod-Komplexe. *Iod* ist noch immer eines der wichtigsten Desinfektionsmittel, da es *schnell* und *zuverlässig wirkt.* Es besitzt bakterizide, sporozide, fungizide und viruzide Eigenschaften und tötet Protozoen ab. Außerdem ist es in seiner Handhabung bequemer als die anderen Halogene und greift die Haut nicht so stark an.

Iod wird meist in alkoholischer Lösung zur Desinfektion kleinerer Wunden und vor chirurgischen Eingriffen zur Desinfektion des Operationsfeldes eingesetzt. Der Zusatz von Kaliumiodid in der Iodtinktur erhöht deren Haltbarkeit und Tiefenwirkung. Bei der Anwendung auf Schleimhäuten sind Lösungen von Iod in Wasser oder Wasser-Glycerin-Gemischen der alkoholischen Lösung vorzuziehen, da sie die Schleimhaut weniger stark reizen. Eine echte Iodallergie mit schweren Schocksymptomen oder in Form eines Kontaktekzems ist selten, etwas häufiger tritt eine Akne-ähnliche Reaktion der Haut („Iod-Akne", „Iododerm") auf.

Neben Iod werden *Komplexe von Iod mit amphiphilen Polymeren* (sog. *Iodophore),* insbesondere Iod-Komplexe mit *Polyvinylpyrrolidon* (Polyvinylpyrrolidon-Iod, Povidon-Iod; Betaisodona®, Braunol®, Braunovidon®), häufig als Desinfektionsmittel zur Haut-, Schleimhaut- und Instrumentendesinfektion verwendet. Der Komplex selbst enthält 10% Iod, die Iodkonzentration in den häufig verwendeten Zubereitungsformen mit 10% Povidon-Iod beträgt somit 1%. Die Konzentration an *freiem* Iod ist dagegen sehr viel niedriger (unter 1 ppm). Daher ist auch die Sofort- und Remanenzwirkung geringer als bei den alkoholischen Iod-Lösungen.

Die Verträglichkeit ist im allgemeinen gut, doch kann es zu lokalen Reizungen oder (selten) zu allergischen Reaktionen kommen. Neuerdings wird auch eine Störung der Wundheilung diskutiert. Insbesondere bei Anwendung an Schleimhäuten oder auf größeren Wundflächen besteht infolge Resorption die *Gefahr systemischer Nebenwirkungen* (z.B. Nierenschäden bei Patienten mit schweren Verbrennungen). Bei Neugeborenen und Säuglingen können infolge der erleichterten Resorption durch die noch relativ dünne Epidermis Störungen der Schilddrüsenfunktion auftreten.

Alle Iod-haltigen Desinfektionsmittel dürfen bei Patienten mit Hyperthyreose und Struma nodosa nicht angewandt werden.

9.1.1.3 Schwermetallverbindungen

Silberverbindungen. *Silbernitrat* (Argentum nitricum) besitzt neben bakteriziden adstringierende und ätzende Eigenschaften.

Silbernitratlösung (1%ig; Mova Nitrat Pipette®) wird zur Verhütung der Blennorrhoe von Neugeborenen (Credésche Prophylaxe) verwendet. Neben einer Infektion mit Neisseria gonorrhoeae wird auch eine solche mit Chlamydia trachomatis verhindert. Konzentrierte Silbernitratlösungen oder Argentum-nitricum-Stifte dienen als Ätzmittel. Eindringtiefe und Wirkungsdauer werden durch Chloridionen des Gewebes begrenzt, die mit Silbernitrat unlösliches Silberchlorid bilden.

Das Silbersalz des Sulfonamids *Sulfadiazin* (Sulfadiazin-Silber; Flammazine®) wird vor allem zur *Infektionsprophylaxe* bei Verbrennungen eingesetzt.

Quecksilberverbindungen. Früher häufig verwendete organische Quecksilberverbindungen belasten die Umwelt, anorganische und organische Quecksilberverbindungen sind außerdem hoch toxisch. Sie sind daher als Desinfektionsmittel *abzulehnen.*

9.1.2 Organische Desinfektionsmittel

9.1.2.1 Aldehyde

Formaldehyd ist ein stechend riechendes Gas, das in wäßriger Lösung weitgehend als Hydrat vorliegt. Formaldehyd wirkt bakterizid und stark viruzid, bei Einwirkung über mehrere Stunden auch sporozid. Darüber hinaus ist Formaldehyd schweißsekretionshemmend und – wegen der Hemmung der Zersetzung des Schweißes durch Mikroorganismen – desodorierend. Er dient hauptsächlich zur Raumdesinfektion, daneben als Grob- und Feindesinfektionsmittel.

Zur *Raumdesinfektion* wird 35%ige Formaldehydlösung mit der 1,5fachen Menge Wasser verdampft (ca. 150 ml Formaldehydlösung auf 10 m³). Durch Ammoniak wird die Wirkung von Formalindämpfen infolge Bildung von Hexamethylentetramin aufgehoben.

Akute Vergiftungen mit Formaldehyd können durch Einatmen der Dämpfe bei der Raumdesinfektion oder durch orale Einnahme der wäßrigen Lösung auftreten (tödliche Dosis 10 – 30 g der 35%igen Lösung). Formalindämpfe verursachen Reizungen der Augen sowie der oberen Luftwege. Beim Trinken der unverdünnten, offizinellen Lösung kommt es zu schweren Nekrosen im Mund, Ösophagus, Magen und den oberen Darmabschnitten. Durch Oxidation zu Ameisensäure kann eine Azidose auftreten. In schweren Fällen tritt rasch Bewußtlosigkeit ein.

Die *Therapie* besteht bei oraler Aufnahme in der Gabe von Milch bzw. Aktivkohle, eine Azidose wird durch Infusion von Natriumhydrogencarbonat-Lösung behandelt. Beim Einatmen der Dämpfe werden die gleichen Maßnahmen wie bei einer Chlorvergiftung durchgeführt (s. S. 820).

Bei *chronischer Formaldehydexposition* beobachtet man häufig Konjunktivitiden und Rhinopharyngiti-den. Außerdem kann ein allergisches Kontaktekzem auftreten.

In Tierversuchen wurde mit hohen Konzentrationen eine krebserzeugende Wirkung beobachtet. Ob Formaldehyd jedoch beim Menschen ein kanzerogenes Potential besitzt, ist noch umstritten.

Hexamethylentetramin (Methenamin) bildet sich bei der Reaktion von Formaldehyd mit Ammoniak. In saurer Lösung spaltet es leicht wieder Formaldehyd ab. Aufgrund dieser Eigenschaften wurde es als Harndesinfizienz (saure Reaktion des Harns) eingeführt. Zwar wird es für diese Reaktion teilweise noch verwendet, doch stehen hierfür wirksamere Substanzen zur Verfügung (s. S. 684). Hexamethylentetramin wird außerdem in wäßriger Lösung zur Behandlung von Hyperhidrosen angewandt.

Taurolidin (Taurolin®), das durch Kondensation von Taurin mit Formaldehyd entsteht, wirkt nach Bildung eines Iminium-Ions gegen zahlreiche aerobe und anaerobe Bakterien sowie gegen Pilze. Taurolidin ist zur *Lokaltherapie von bakteriellen Infektionen des Bauchfells indiziert.* Spüllösungen enthalten den Wirkstoff in 0,5 – 2%iger Konzentration. Da die Spülungen sehr schmerzhaft sind, dürfen sie nur bei narkotisierten Patienten durchgeführt werden.

Glutaraldehyd wirkt bakterizid, viruzid und sporozid. Die Wirkung tritt schneller ein als bei Formaldehyd. Der Wirkstoff wird zur Instrumentendesinfektion 1 – 2%ig mit 0,3%iger Natriumhydrogencarbonatlösung in 70%igem Isopropanol eingesetzt.

9.1.2.2 Alkohole

Alkohole besitzen eine bakterizide Wirkung, die von Methanol zu Propanol zunimmt. Primäre Alkohole sind wirksamer als sekundäre und tertiäre. Die *bakterizide* Wirkung ist an einen *gewissen Wassergehalt* gebunden, *absolute* Alkohole hemmen lediglich das Wachstum von Mikroorganismen. Der Wirkungseintritt ist sehr rasch, selbst Mykobakterien sterben inner-

Glutaraldehyd

Hexamethylentetramin (Methenamin)

Taurolidin (Taurolin®)

Prophylaxe und Therapie von Infektionskrankheiten

B 9

halb einer Minute ab. *Sporen werden dagegen durch Alkohol nicht abgetötet,* für eine sichere Desinfektion, z.B. von Instrumenten, ist daher die alleinige Anwendung von Alkoholen nicht ausreichend.

Verwendet werden *Ethanol* (Ethylalkohol)*, n-Propanol* und *Isopropanol. Das Hauptanwendungsgebiet* ist die *Händedesinfektion* (Ethanol 70%ig, n-Propanol 50 – 60%ig, Isopropanol 60 – 70%ig). Die noch immer übliche Aufbewahrung von ärztlichen Instrumenten in Alkoholen sollte wegen der Nichtabtötung von Sporen und der daraus sich ergebenden Gefahren unterbleiben.

9.1.2.3 Phenole

Phenol selbst ist als Desinfektionsmittel obsolet, da es zu schwach wirksam und zu toxisch ist.

In niedrigen Konzentrationen (0,2 – 1%) wirkt Phenol bakterizid, ohne zu Gewebsschädigungen zu führen. Höhere Konzentrationen ($\geq$3%) rufen dagegen Nekrosen hervor, die wegen der lokalanästhetischen Wirkung von Phenol weitgehend schmerzfrei entstehen können. Wegen des guten Penetrationsvermögens durch die Haut sind resorptive Vergiftungen mit Nierenschäden (Albuminurie, Hämaturie) sowie –

nach Resorption größerer Phenolmengen – zentralnervöse Störungen (Krämpfe, Bewußtlosigkeit, evtl. Atemlähmung) möglich.

Eine Wirkungssteigerung und bessere Verträglichkeit kann durch

☐ Einführung aliphatischer und aromatischer Substituenten (Kresole, Xylenole, Thymol, PHB-Ester, Arylphenole u. a.) oder

☐ Halogenierung (Chlorkresole, Hexachlorophen u.a.)

erreicht werden (s. Tab. B 9–2).

Alle Phenolderivate sind nur in *undissoziierter* Form und nicht als Phenolationen wirksam. Vorteilhaft ist die geringe Inaktivierung der Phenole durch organisches Material.

Thymol ist etwa 30mal stärker wirksam als Phenol und nur 1/4 so toxisch. Es zeichnet sich außerdem durch eine starke fungizide Wirkung aus. Wegen seines angenehmen Geruchs und Geschmacks wird Thymol in Mundwässern und Zahnpasten benutzt.

Tab. B 9–2. Phenole

Stukturformel	Bezeichnung	Strukturformel	Bezeichnung
	Phenol		3,4,5,6-Tetrabrom-o-kresol
	m-Kresol		Triclosan
	Thymol		o-Phenyl-phenol (Manusept®)
	Eugenol		2-Benzyl-4-chlorphenol
	p-Hydroxy-benzoesäure-methylester (Methylparaben, Nipagin®-M)		Hexachlorophen

Tab. B 9–3. Phenole enthaltende Desinfektionsmittel

Handelspräparat (Eingetragenes Warenzeichen)	Zusammensetzung
Desderman	Ethanol; 3,4,5,6-Tetrabrom-o-kresol
Kodan Tinktur Forte	Isopropanol, n-Propanol, o-Phenyl-phenol
Primasept M	o-Phenyl-phenol, Isopropanol, n-Propanol
Freka-DERM Freka-SEPT	Ethanol, 2-Benzyl-4-chlorphenol, o-Phenyl-phenol, Benzalkoniumchlorid
Antisept	Isopropanol, Triclosan

Eugenol, der Hauptbestandteil des Nelkenöls, wird vor allem in der Zahnheilkunde eingesetzt. Neben der bakteriziden besitzt es eine lokalanästhetische Wirkung.

PHB-Ester (p-Hydroxybenzoesäureester) werden pharmazeutischen Zubereitungen (Augentropfen, Salben, Emulsionen usw.) zur Erhöhung der Haltbarkeit zugesetzt. Außerdem sind sie wegen ihrer geringen Toxizität zur *Konservierung* von Lebensmitteln zugelassen. Es besteht allerdings ein – wenn auch geringes – Risiko einer *Paragruppen-Allergie* (Kreuzallergie zu Lokalanästhetika vom Estertyp, S. 230, und Sulfonamiden, S. 688 ff.), die sich in Kontaktekzemen äußert.

Halogenierte und **aromatisch substituierte Phenole** gehören zu den wirksamsten und zugleich wenig reizenden Desinfektionsmitteln der Phenolreihe und sind daher in einer Reihe gebräuchlicher Handelspräparate (s. Tab. B 9–3) enthalten. Ihr Anwendungsbereich erstreckt sich sowohl auf die Haut-, Schleimhaut-, Wund-, Instrumenten- oder Wäschedesinfektion als auch auf die Bekämpfung nosokomialer Infektionen (s. S. 655).

Hexachlorophen, das auch von empfindlicher Haut gut vertragen wird und deshalb häufig zur Händedesinfektion und primären Wundversorgung verwendet wurde, hat seine frühere Bedeutung wegen der Gefahr resorptiver Vergiftungen mit *Schädigung des Zentralnervensystems* weitgehend verloren. Besonders gefährdet sind Früh- und Neugeborene infolge des starken Penetrationsvermögens von Hexachlorophen durch die noch dünne Haut.

Toilettenseifen, Rasiercremes oder desodorierenden Sprays zugesetzt, verhindert Hexachlorophen die Zersetzung des Schweißes und damit unangenehmen Körpergeruch.

9.1.2.4 Ethylenoxid

Ethylenoxid ist ein gasförmiges Desinfektionsmittel mit *breitem Wirkungsspektrum*. Bakterien, Pilze und Viren werden durch Ethylenoxid abgetötet, ebenso wirkt es gegen Sporen. Es dient zur *Sterilisation hitzelabiler Arzneimittel* und *chirurgischer Instrumente*, ferner zur Entkeimung von Lebensmitteln und Bekleidung. Die Wirksamkeit ist abhängig vom Partialdruck des Gases, von der Einwirkdauer, der Temperatur und der Luftfeuchtigkeit. Erst bei einer mittleren relativen Luftfeuchtigkeit können Mikroorganismen abgetötet werden, da sie dann von einer Wasserhülle umgeben sind.

Nachteilig ist die Bildung explosiver Gemische mit Luft, die durch die Verwendung von 10% Ethylenoxid in Kohlendioxid und Entlüftung der Begasungsapparatur vermieden wird.

Gasförmiges Ethylenoxid wird über die Lungen, in Wasser gelöstes Ethylenoxid über die Haut resorbiert. Im Körper erfolgt die Metabolisierung durch Hydrolyse sowie nachfolgende Konjugation mit Glutathion.

Ethylenoxid reizt die Augen sowie die Schleimhaut im Bronchialtrakt. Außer Dyspnoe und in schweren Fällen einem Lungenödem können als *Nebenwirkungen* gastro-

$$H_2C \overset{\displaystyle\diagdown}{} \underset{O}{} \overset{\displaystyle\diagup}{} CH_2$$

Ethylenoxid

intestinale und zentralnervöse Beschwerden sowie Leber- und Nierenschäden auftreten. Da Ethylenoxid von verschiedenen Materialien adsorptiv gebunden wird, ist eine sichere Entfernung (z.B. gründliche Belüftung) vor deren Verwendung erforderlich.

9.1.2.5 N-haltige Heterocyclen

Einige *Chinolin-, Acridin-* und *Hexahydropyrimidin-*Derivate sind als wirksame und *wenig toxische* Desinfektionsmittel gebräuchlich.

Chinolinol (Chinosol®)   Clioquinol (Linolasept®)

8-Hydroxychinoline (Chinolinol, Chinosol®; Clioquinol, Linolasept®) werden als Hautdesinfektionsmittel eingesetzt. Die Sensibilisierungsrate ist hoch. Die früher übliche Anwendung halogenierter 8-Hy-

Ethacridin (Gelastypt®, Rivanol®, Urocridin®)

droxychinoline, z.B. von Clioquinol, bei Durchfall-
erkrankungen ist obsolet (zu der Nebenwirkung
SMON s. S. 549).

Aus der *Acridinreihe* hat **Ethacridin** (Rivanol®) als
Desinfektionsmittel Bedeutung erlangt. Dieser Stoff
bewährt sich besonders bei der Behandlung infizierter
Wunden und Pyodermien (Abszesse, Furunkel,
Impetigo contagiosa). In der Zahnheilkunde dienen
Ethacridin-Implantate (Gelastypt®) zur Wundversor-
gung. Teilweise wird Ethacridin auch zu Blasen- und
Vaginalspülungen (Urocridin®) verwendet.

Allerdings führt Ethacridin wie Hydroxychinoline
relativ häufig zu Kontaktallergien.

Salben enthalten 0,2% der Wirksubstanz, für feuchte Verbände oder Spülungen sind 0,05 – 0,1%ige Lösungen üblich.

Die Anwendung von Ethacridin als Antidiarrhoi-
kum (Handelspräparate Metifex®, Diarstop L) ist ebenso problematisch wie die der Hydroxychinoline (s. o.).

Das *Hexahydropyrimidinderivat* **Hexetidin** (Dore-
perol®N, Hexoral®), das ein breites antimikrobielles
Spektrum besitzt, wird in 0,1%iger Lösung als Mund-
und Rachendesinfizienz eingesetzt.

Hexetidin (Doreperol®N, Hexoral®)

9.1.2.6 Quartäre Ammoniumverbindungen (Invertseifen)

Als weitere Gruppe von Desinfektionsmitteln mit geringer lokaler und Systemtoxizität wurden *oberflächenaktive quartäre Ammoniumverbindungen* in
den Handel gebracht. Man bezeichnet sie auch als

Invertseifen, da sie im Gegensatz zu den *anionenaktiven* Seifen *kationenaktive* Kolloidelektrolyte darstellen.

Für die quartären Ammoniumverbindungen gilt allgemein, daß sie

☐ *nur dann bakterizid* wirken, wenn mindestens *einer
der Substituenten am Stickstoff* eine *Kettenlänge
von 8 – 10 Kohlenstoffatomen* aufweist,

☐ *Mykobakterien* und *Sporen nicht abtöten,*

☐ gegen *Viren* nur *wenig wirksam* sind und

☐ durch *Eiweiß, Eiter* oder *Serum inaktiviert* werden.

Die bakterizide Wirkung nimmt im alkalischen Bereich zu und fehlt im sauren Bereich (<pH 3) ganz.

Mit *anionenaktiven Tensiden* (z.B. Seifen) sind die
quartären Ammoniumverbindungen *unverträglich.*

Invertseifen penetrieren gut in die obere Hornschicht und wirken dort gegen die residente Hautflora.
Quartäre Ammoniumverbindungen werden daher, als
0,05 – 0,2%ige Lösungen, in großem Umfang zur
Händedesinfektion eingesetzt. Da sie jedoch keine
Sporen abtöten, sind sie hierfür nur bedingt brauchbar.
Invertseifen dienen ferner als Mund- und Rachen-
desinfizientien sowie zu Wund- und Vaginalspülungen. Außerdem werden sie zur Konservierung von
äußerlich anzuwendenden Arzneimitteln eingesetzt.
Nur *sterilisierte* Instrumente können in Invertseifenlösungen aufbewahrt werden. Verschmutzte Instrumente werden mit Invertseifenlösungen vorgereinigt
und anschließend sterilisiert.

Bekannte Stoffe sind beispielsweise *Benzalkoniumchlorid* (Laudamonium®, Sagrotan® Med, Zephirol®)
und *Mecetroniumetilsulfat* (Bestandteil von Bacillol®,
Sterillium®).

Benzalkoniumchlorid (Laudamonium®,
Sagrotan® Med, Zephirol®)

Mecetroniumetilsulfat
(Bestandteil von Bacillol®, Sterillium®)

$$H_{25}C_{12}- NH - CH_2- CH_2- NH - CH_2- CH_2- NH - CH_2- COOH$$

Dodicin (Tego 103 S®)

9.1.2.7 Ampholytseifen

Oberflächenaktive N-substituierte Aminosäuren, z.B. Dodicin (Tego 103 S®), besitzen bei guter Hautverträglichkeit, geringer Toxizität und gutem Reinigungseffekt bakterizide und fungizide Eigenschaften. Im Gegensatz zu den quartären Ammoniumverbindungen töten sie auch Tuberkelbakterien ab und werden durch Eiweiß, Blut, Eiter usw. nicht inaktiviert. Mit Seifen und anderen anionischen sowie nichtionogenen Detergentien sind sie dagegen unverträglich. Ihre Anwendungsgebiete entsprechen denen der quartären Ammoniumverbindungen.

9.1.2.8 Chlorhexidin

Chlorhexidin (z.B. Chlorhexamed®, Corsodyl®, Frubilurgyl®, Hansamed® Spray, Lemocin®) ist ein Biguanidin-Derivat mit starken bakteriziden Eigenschaften und guter Haftfähigkeit an der Haut. In 0,2%iger Konzentration hat sich die rasch wirksame, wenig toxische Substanz außer zur Instrumenten- und Händedesinfektion zur Verhütung von Infektionen bei urologischen Eingriffen (Katheterisierung, Zystoskopie usw.) bewährt. Sie wird ferner bei Infektionen im Mund- und Rachenraum eingesetzt.

Durch Reduktion der Mundflora eignet sich Chlorhexidin (0,1%) auch zur Prophylaxe der Plaquebildung und damit von Karies sowie von Zahnfleischentzündungen in Situationen, in denen eine normale Mundhygiene nicht möglich ist (z.B. nach oralchirurgischen Eingriffen oder bei schmerzhaften Läsionen der Mundschleimhaut). Als Nebenwirkungen können Braunfärbungen von Zähnen und Zahnfüllungen auftreten.

Chlorhexidin (Chlorhexamed®, Corsodyl®, Frubilurgyl®, Hansamed®Spray, Lemocin®)

9.1.2.9 Anhang: Desinfektion bei AIDS

Die Gefahr der Übertragung einer HIV-Infektion ist – abgesehen von den üblichen Infektionswegen wie Sexualkontakt, gemeinsamer Benutzung von Spritzen durch Drogensüchtige, Bluttransfusionen bzw. Gabe von Plasmabestandteilen – sehr gering. Die desinfizierenden Maßnahmen zur Vorbeugung gegen eine HIV-Infektion entsprechen denen zur Inaktivierung des Hepatitis-B-Virus.

Instrumente und Geräte werden *zuerst desinfiziert, anschließend gereinigt und sterilisiert;* dabei trägt man Gummihandschuhe. Die zur Desinfektion geeigneten Maßnahmen sind in Tab. B 9–4 zusammengefaßt.

Prophylaxe und Therapie von Infektionskrankheiten

B9

Tab. B 9–4. Desinfektion bei HIV-Infektionen (Empfehlung des Schweizer Bundesamtes für Gesundheitswesen 1987)

Stoffklasse	Anwendungsbereich	Einwirkzeit
Aldehyde (mind. 0,5%)	Flächen / Gegenstände Instrumente	30 – 60 min 15 – 60 min
Alkohole (mind. 50%)	Flächen / Gegenstände / Instrumente Hände / Haut	mind. 3 min 30 s – einige min
Halogene Chlorhaltige, Iodophore	Flächen / Gegenstände / Instrumente Hände / Haut	15 – 60 min mind. 3 min
Phenole (mind. 0,5%)	Flächen / Gegenstände / Instrumente Hände / Haut	30 – 60 min mind. 3 min
Sauerstoffabspaltende Stoffe	Gegenstände, Haut	Nach Gebrauchsanweisung (i.a. 10 min)

9.1.3 Insektizide

Zu den Desinfektionsmitteln im *weiteren Sinn* rechnet man die Insektizide, da gleichzeitig mit der Vernichtung der Insekten die von diesen übertragenen Infektionskrankheiten verhindert werden (z.B. Prophylaxe der Malaria oder der Schlafkrankheit durch Bekämpfung der Anopheles-Mücke bzw. der Tsetse-Fliege).

Insektizide werden in riesigen Mengen in der Landwirtschaft zur Ernährungssicherung der ständig wachsenden Erdbevölkerung sowie im Haushalt verwendet. Da diese Substanzen auch für den Menschen mehr oder weniger stark giftig sind, kommt ihnen eine große toxikologische Bedeutung zu. Verwendet werden insbesondere

☐ *chlorierte Kohlenwasserstoffe,*

☐ *Pyrethrine* und *Pyrethroide,*

☐ *Phosphorsäureester* und

☐ *Carbaminsäureester.*

9.1.3.1 Chlorierte Kohlenwasserstoffe

Chlorierte Kohlenwasserstoffe durchdringen die Chitinhülle von Insekten. Über die Lymphe und Lipide der Nervenbahnen gelangen sie zum Zentralnervensystem. Dort führen sie in niedrigen Konzentrationen zu Erregungen, in hohen zu Lähmung und Tod.

Wichtige Vertreter der chlorierten Kohlenwasserstoffe sind *Chlorphenotan, Methoxychlor* und *γ-Hexachlorcyclohexan* (s. Tab. B 9–5). Es handelt sich um sehr lipophile, chemisch stabile Substanzen. (Die Halbwertszeit in der Umwelt übersteigt z.T. 10 Jahre.) Dies bedingt einerseits die langdauernde, zuverlässige Wirkung, andererseits werden die chlorierten Kohlenwasserstoffe daher aber auch von Mensch und Tier außerordentlich langsam eliminiert. Es tritt daher eine *Anreicherung im Organismus* auf. Hinzu kommt eine *Kumulation in der Nahrungskette.*

Wegen der schlechten Wasserlöslichkeit sind die Konzentrationen dieser Stoffe in Gewässern zwar niedrig, doch erfolgt eine rasche Aufnahme in Mikroorganismen, die im Wasser leben. Diese dienen als Nahrung für Plankton, von dem sich wiederum kleine Fischarten, Garnelen und Muscheln ernähren. Diese Tiere sind die Beute für größere Fische, von denen verschiedene Vogelarten leben. Auf der Ebene der *Nahrungskette* findet auf diese Weise eine annähernd zehnfache *Anreicherung der Schadstoffe* statt mit der Konsequenz, daß bei den am Ende der Nahrungskette stehenden Spezies schwere Schäden auftreten können. Einigen Vogelarten droht die Gefahr der Ausrottung infolge einer Insektizidkumulation. Aber auch für den Menschen kann diese Art der Umweltverschmutzung gefährliche Folgen haben.

Wirkungsmechanismus. Angriffspunkte sind die *Natriumkanäle* von Nervenmembranen. Durch Anlagerung der Insektizide an ihre Bindungsstellen am Kanalprotein wird dessen Inaktivierung verzögert, der einzelne Kanal kann für mehrere Sekunden geöffnet bleiben. Die Repolarisationsverzögerung führt zu einem ausgeprägten Nachpotential (s. Abb. B 9–1). Die dadurch bedingte partielle Depolarisation erleichtert die Wiedererregbarkeit der Neuronen mit der Folge repetitiver Entladungen und einer vermehrten Neurotransmitterfreisetzung an neuronalen Synapsen wie z.B. der motorischen Endplatte. Daneben kann aber auch ein Erregungsblock auftreten.

Die Wirkung der chlorierten Kohlenwasserstoffe an Neuronen von Insekten und Menschen unterscheidet sich nicht prinzipiell. Allerdings sind Insekten wesentlich sensibler. Als Ursache dafür wird die unterschiedliche Körpertemperatur der beiden Spezies angesehen. Die Aktivität dieser Insektizide nimmt nämlich bei abnehmender Temperatur zu.

Während die chlorierten Kohlenwasserstoffe zunächst zuverlässig als Insektizide wirksam waren, hat sich inzwischen teilweise eine *Resistenz* entwickelt. Als Mechanismus hierfür wurde eine Abnahme der Anzahl von Natriumkanälen bei resistenten Spezies gefunden.

Toxizität. Die *Vergiftungssymptome,* die durch die einzelnen Substanzen hervorgerufen werden, sind weitgehend gleich.

Bei der *akuten Vergiftung* treten vor allem *zentralnervöse Störungen* (Übererregbarkeit, Tremor, Zuckungen der Gesichtsmuskulatur) auf, die sich bis zu schweren tonisch-klonischen Krämpfen steigern und schließlich zu Koma und Tod führen können. Als Spätfolgen können sensible und motorische Ausfallserscheinungen auftreten.

Da ein spezifisches Antidot fehlt, sind nur resorptionsverhindernde und symptomatische Maßnahmen möglich.

Chlorphenotan. Der wichtigste Vertreter dieser Gruppe war *Chlorphenotan* (Dichlor-diphenyltrichlorethan, DDT®). Wegen der zunehmenden Trinkwasserverseuchung und der steigenden Konzentration in Nahrungsmitteln wurde seine Anwendung in einigen Ländern – auch in der Bundesrepublik Deutschland – stark eingeschränkt oder verboten. Dies hatte zur Folge, daß die Malaria in Ländern, in denen sie durch den Einsatz von Chlorphenotan stark zurückgegangen war, wieder zunahm. Zur Bekämpfung der

Tab. B 9–5. Insektizide mit Angriff am Natriumkanal

Strukturformel	Internationaler Freiname	Handelspräparat (Eingetragenes Warenzeichen)
I. Chlorierte Kohlenwasserstoffe		
	Chlorphenotan	DDT
	Methoxychlor	z. B. Bestandteil von Pflanzen-Paral
	γ-Hexachlorcyclohexan, Lindan	Ameisenex, Jacutin
II. Pyrethrine	$R = CH_2 - CH = CH - CH = CH_2$	
	Pyrethrin I	Goldgeist forte, Nexa Lotte Fliegenspray, Paral Insektenspray
	Pyrethrin II	
III. Pyrethroide		
	Allethrin I	Jacutin N Spray
	Teramethrin	Paral Insektenspray, Blattanex Fliegenspray
	Permethrin	Okasi Spray, Ambush Emulsionskonzentrat
	Decamethrin	Decis flüssig
	Fenvalerat	Sumicidin 10

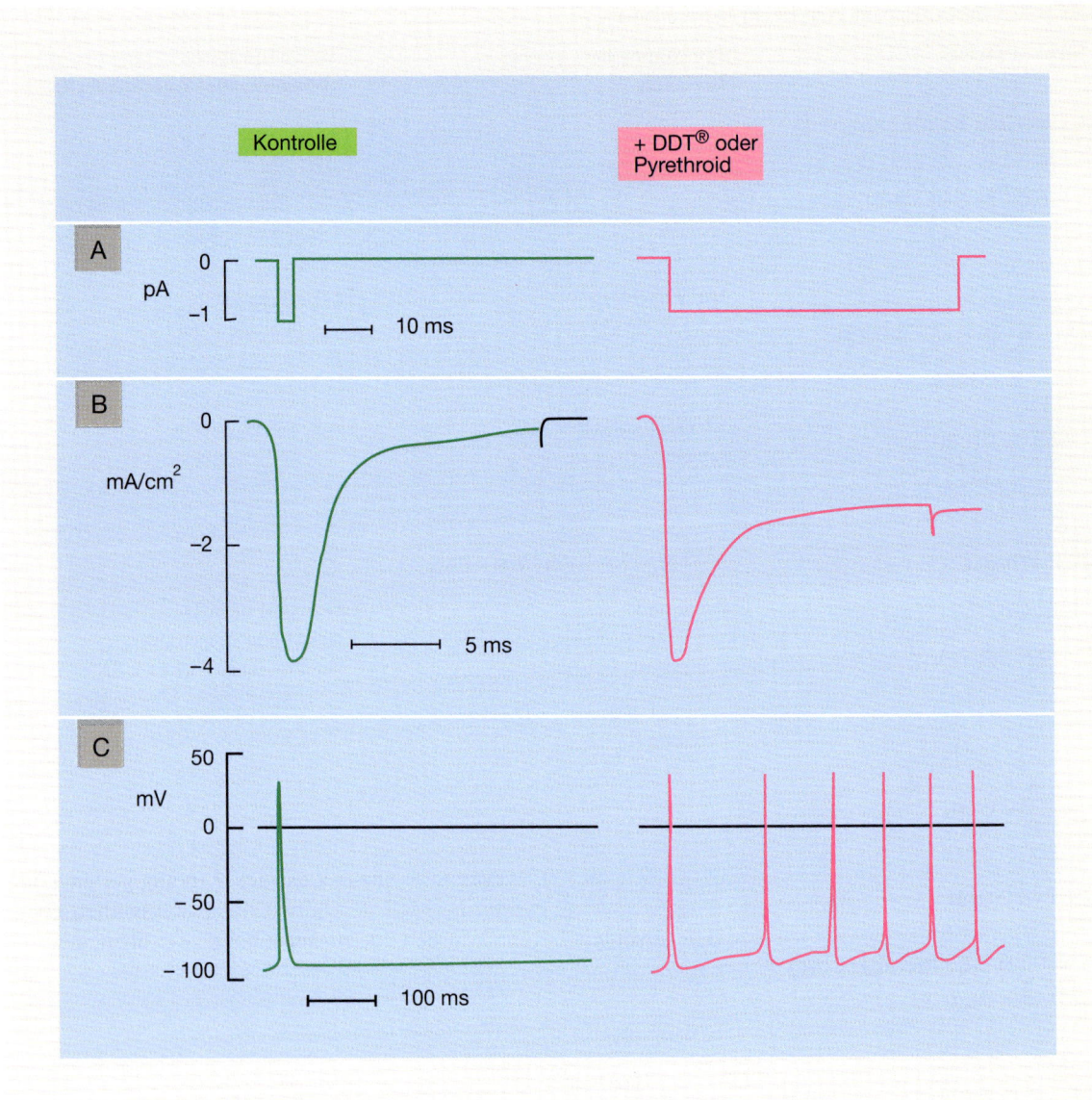

Abb. B 9–1. Beeinflussung der Nervenfunktion durch DDT® und Pyrethroide. Die Verlängerung der Öffnungsdauer der Natriumkanäle führt zu einem anhaltenden Einstrom von Na⁺ durch einzelne Natriumkanäle (A) und damit in die gesamte Zelle (B) mit der Folge repetitiver Entladungen (C)

Malaria kann daher auch heute auf Chlorphenotan nicht verzichtet werden.

Auf die Resistenzentwicklung wurde bereits hingewiesen. Außer durch Änderung der Zahl der Natriumkanäle kann Resistenz gegenüber DDT® auch noch auf einem zweiten Mechanismus beruhen. So gibt es Insekten, die mit Hilfe des Enzyms DDT® -Dehydrochlorinase Chlorwasserstoff aus Chlorphenotan abspalten und so das für Insekten nicht mehr toxische 1,1-Di-(p-chlor-phenyl)-2,2-dichlorethen (DDE) bilden. Allerdings findet man diese Stämme nur in einem kleinen Teil der Malariagebiete.

Für *Säugetiere* und *Menschen* ist Chlorphenotan *akut wenig giftig* (Dosis letalis 10 – 30 g). Aus wäßrigen Suspensionen wird es kaum, aus öligen Lösungen dagegen besser resorbiert, infolge seiner guten Lipidlöslichkeit im Fettgewebe angereichert und sehr langsam u.a. als Dichlordiphenylessigsäure (Halbwertszeit ca. 1 Jahr!) ausgeschieden.

Durch Verbesserung der Biotransformierbarkeit wurde versucht, die negativen Auswirkungen, die sich aus der Anwendung von Insektiziden des Chlorphenotan-Typs ergeben, zu vermeiden. Es wurden mit Chlorphenotan verwandte Insektizide entwickelt, die metabolisierbare Gruppen enthal-

Tab. B 9–6. Änderung der Abbaufähigkeit von Chlorphenotan durch Molekülveränderung (nach Metacalf und McKelvey)

R		Wasser-löslichkeit (g/l)	Akkumulations-faktor	Biologische Abbaufähigkeit (%)	LD_{50} (ppm) für Stechmücken
Cl	Chlorphenotan	0,0012	84 500	0,015	0,07
OCH_3	Methoxychlor	0,62	1 545	0,94	0,07
CH_3		2,21	140	7,14	0,08

ten. Ein Beispiel für solche Substanzen ist Methoxychlor, das durch oxidative Entalkylierung in ein Phenol umgewandelt wird. Dieses kann konjugiert und damit die Ausscheidung beschleunigt werden (s. Tab. B 9–6).

γ-Hexachlorcyclohexan (Lindan; Jacutin®) ist bei etwa gleicher insektizider Wirksamkeit für den Menschen toxischer als Chlorphenotan (Dosis letalis in wäßriger Suspension ca. 150 mg/kg, in öliger Lösung 15 – 20 mg/kg). Die in Wasser unlösliche, ziemlich flüchtige Substanz wirkt als Kontakt-, Fraß- und Atemgift. In Emulsionsform hat sie sich als Antiskabiesmittel (s. S. 602) bewährt.

Aldrin und *Dieldrin,* Substanzen zur Bekämpfung von Kartoffelkäfern und Rapsschädlingen, besitzen eine noch höhere Toxizität als γ-Hexachlorcyclohexan.

9.1.3.2 Pyrethrine und Pyrethroide

Als **Pyrethrine** werden pulverisierte Blüten verschiedener Pyrethrum-Arten (Pyrethri flos, natürliches Pyrethrum, „Insektenpulver") sowie gereinigte Extrakte („Insektenblüten") bezeichnet. (Die Reinigung dient dabei der Entfernung von Wachsen sowie des

Pyrethrosin, Hauptallergen in Pyrethrum-Arten

Hauptallergens Pyrethrosin.) Die wichtigsten Bestandteile von Pyrethri flos sind Ester des (+)-Pyrethrolons mit (+)-trans-Chrysanthemumsäure und Pyrethrinsäure (*Pyrethrin I* und *II*; Tab. B 9–5). Ester des (+)-Cinerolons und (+)-Jasmolons tragen zur Wirkung bei. Die Aktivität ist stereospezifisch.

Wegen ihrer unzuverlässigen Wirkung gerieten die Pyrethrine nach der Entwicklung der synthetischen Kontaktinsektizide zunächst in Vergessenheit, gewannen aber wieder an Bedeutung, als man erkannte, daß die unterschiedliche Wirksamkeit verschiedener Präparate auf der oxidativen Zersetzung der Wirkstoffe unter Lichteinwirkung beruht und daher durch Zusatz von Antioxidantien wirksamere Präparate erhalten werden können. Ein solches *Antioxidans* ist *Piperonylbutoxid*.

R = – CH_2– CH = CH – CH = CH_2: Pyrethrolon
R = – CH_2– CH = CH – CH_2– CH_3: Jasmolon
R = – CH_2– CH = CH – CH_3: Cinerolon

Piperonylbutoxid

R = – CH_3: Chrysanthemumsäure
R = – $COOCH_3$: Pyrethrinsäure

Ein *zweiter Weg* zu zuverlässiger wirksamen Insektiziden besteht in der Synthese photostabiler Derivate, sog. **Pyrethroide** (s. Tab. B 9–5). Diese werden meist als Isomerengemische, z.T. aber auch als reine Enantiomere angewandt. Ihre höhere Stabilität verbessert die Wirksamkeit gegen Insekten, erhöht aber auch die Humantoxizität.

Wirkungsmechanismus. Wie die halogenierten Kohlenwasserstoffe bewirken auch die Pyrethrine und Pyrethroide eine verlängerte Öffung spannungsabhängiger Natriumkanäle der Nervenmembran (s. S. 227). Pyrethroide mit einer α-Cyanosubstitution bewirken besonders lang anhaltende Folgen wiederholter Nervenimpulse. Zu der vergleichsweise geringen Toxizität dieser Substanzen beim Menschen trägt neben der negativen Korrelation der Wirkstärke mit der Temperatur auch die rasche Metabolisierung in der Leber (s.u.) bei.

Pharmakokinetik. Pyrethrine und viele Pyrethroide werden *nur in sehr geringem Umfang* von intakter Haut und Schleimhaut *resorbiert.* Die Elimination erfolgt durch Biotransformation zu zahlreichen polaren Metaboliten mittels Hydrolyse der Esterbindungen, Oxidation und Konjugation mit Glucuronsäure, aktiviertem Sulfat und Aminosäuren. Die Plasmahalbwertszeiten betragen ca. 12 – 24 Stunden.

Anwendungen. Pyrethroide werden nicht nur als Insektizide in Landwirtschaft und Haushalt angewandt, sondern auch medizinisch genutzt. So dienen sie zur Beseitigung von Ektoparasiten bei Menschen (Kopf-, Kleider-, Filzläuse) und Haustieren (z.B. Läuse, Flöhe, Lausfliegen, Zecken). Ferner werden sie als Repellentien eingesetzt.

Intoxikationen. Vergiftungen mit Pyrethrinen/ Pyrethroiden treten vorzugsweise bei unsachgemäßem Umgang sowie bei Anwendung in geschlossenen, schlecht gelüfteten Räumen auf. Unter den Symptomen stehen Parästhesien sowie Irritationen der Schleimhäute (Augen, Bronchialschleimhaut, Magen-Darm-Trakt) im Vordergrund. Die orale Aufnahme größerer Dosen führt zu Schmerzen im Oberbauch, Übelkeit und Erbrechen sowie zentralnervösen Beschwerden (wie Muskelzuckungen, Bewußtseinsstörungen und Krämpfen). Nur in Einzelfällen führt eine Vergiftung zum Tod.

9.1.3.3 Phosphorsäureester (Alkylphosphate)

Eine weitere Gruppe hochwirksamer Kontaktinsektizide sind die Phosphorsäureester bzw. Thiophosphorsäureester, deren Schwefel im Organismus durch Sauerstoff ersetzt wird. Dabei handelt es sich um eine typische *Giftungsreaktion.* Erst durch den Ersatz des Schwefels durch Sauerstoff wird die Substanz giftig. Trotz ihrer für den Menschen hohen Toxizität haben diese Substanzen weltweite Verbreitung gefunden.

In Tab. B 9–7 sind einige wichtige Präparate dieser Substanzgruppe zusammengestellt.

Wirkungsmechanismus. Die Giftigkeit beruht auf der *Hemmung der Acetylcholinesterase* durch *Phosphorylierung der Aminosäure Serin im esteratischen Zentrum* des Enzyms (s. Abb. B 9–2).

Die Nukleophilie der OH-Gruppe des Serins wird durch die Nachbarschaft eines Imidazolrings (Histidin) verstärkt (s. Abb. B 9–2). Die gleichzeitige Blockade der Pseudocholinesterase ist zwar für das Krankheitsbild selbst ohne Bedeutung, jedoch diagnostisch wertvoll, da damit indirekt eine Hemmung der echten Cholinesterase nachweisbar ist. So liegt bei einer schweren Vergiftung die Aktivität der Cholinesterase im Serum unter 10% des Normalwertes.

Vergiftungssymptome. Infolge der *Anreicherung von Acetylcholin* treten typische Vergiftungserscheinungen auf:

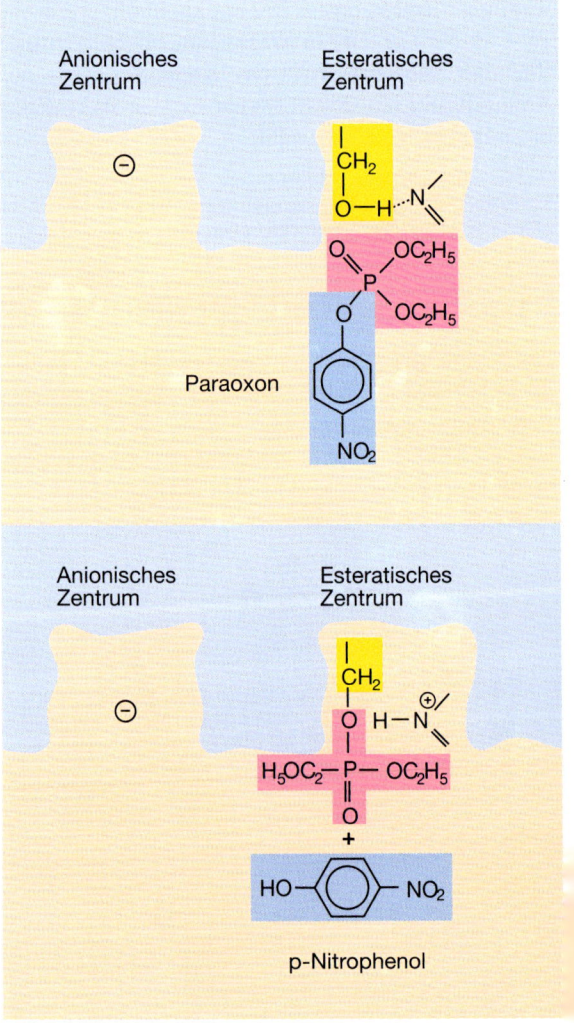

Abb. B 9–2. Schematische Darstellung der Reaktion vor Acetylcholinesterase mit Phosphorsäureestern

Tab. B 9–7. Insektizide vom Typ der Cholinesterase-Inhibitoren

R^1	R^2	Internationaler Freiname	Handelspräparat (Eingetragenes Warenzeichen)	Dosis letalis in mg/kg Ratte oral
1. Phosphorsäureester				
H_5C_2-	$-NO_2$ (Phenyl)	Paraoxon	E 600, Mintacol	3
H_3C-	$Cl_2C=CH-$	Dichlorvos	Marfu, Vapona	60
II. Thiophosphorsäureester				
H_5C_2-	$-NO_2$ (Phenyl)	Nitrostigmin (Parathion)	E 605, Folidol	4 – 15
H_3C-	Phenyl$-S-CH_3$ (CH_3)	Fenthion	Baytex, Lebaycid	ca. 200
H_3C-	$-C_2H_4-S-C_2H_5$	Methyldemeton (Demeton-S-Methyl)	Metasystox	ca. 60
III. Carbaminsäureester **R**				
(Bendiocarb-Ring)		Bendiocarb	Multamat	40
$H_3C-S-CH-C=N-$ (Butoxicarboxim)		Butoxicarboxim	Pflanzen Paral, Plant Pin	458
$H_3C-S-C=N-$ (H_3C)		Methomyl	Lamate	17
(Proxopur-Ring)		Proxopur	Unden	100 – 150

□ Als Zeichen der *Muscarin-Wirkung* Übelkeit, Erbrechen, Diarrhoe, Schweißausbruch, Miosis, vermehrte Speichelproduktion und Bronchialsekretion, Bronchokonstriktion, Bradykardie, evtl. Kammerflimmern;

□ als Zeichen der *Nicotin-Wirkung* Muskelschwäche und fibrilläre Zuckungen;

□ als *zentralnervöse Störungen* Angstgefühl, Kopfschmerzen, Krämpfe, Atemlähmung sowie

□ *Leber-* und *Nierenschäden.*

Der Tod tritt infolge Atemlähmung oder durch ein Lungenödem ein. Bei Erwachsenen kann die Aufnahme von 100 – 200 mg Parathion zum Tod führen, bei Kindern liegt die tödliche Dosis wesentlich niedriger.

Therapie der Vergiftung. Neben *resorptionsverhindernden Maßnahmen* (vgl. S. 797 ff.) und einer *symptomatischen Behandlung* der zentral bedingten Krämpfe und des drohenden Lungenödems ist bei Vergiftungen mit Phosphorsäureestern eine *spezifische* und *kausale Therapie* möglich: Es werden sofort 5 – 50 mg *Atropin i.v.* bis zur Normalisierung der vegetativen Funktionen injiziert. Die Atropininjektion ist bis zur Giftelimination zu wiederholen, da die Atropinwirkung nur relativ kurz anhält, die Serinphosphorsäureester aber nur langsam gespalten werden. Zudem können die Alkylphosphate – möglicherweise durch Speicherung im Fettgewebe – sehr lange im Organismus verweilen.

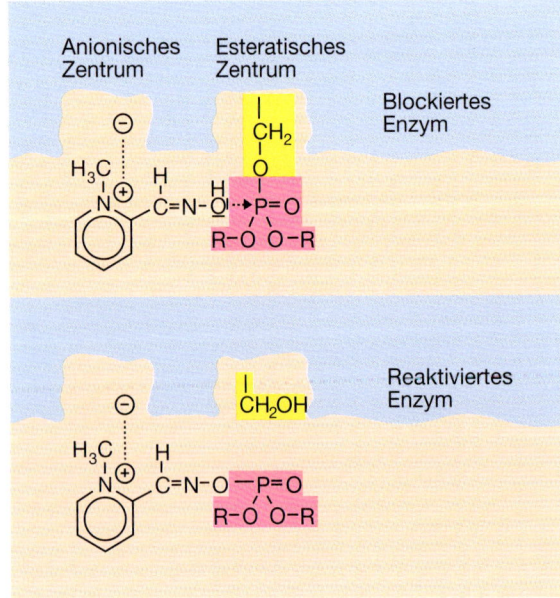

Abb. B 9–3. Reaktivierung von phosphorylierter Acetylcholinesterase in schematischer Darstellung

Ferner können *Acetylcholinesterase-Reaktivatoren,* z.B. *Obidoxim* (Toxogonin®) oder *Pralidoxim* (PAM) langsam i.v. injiziert werden. Die Anwendung dieser Substanzen hat jedoch außerordentlich vorsichtig zu erfolgen, da überhöhte Dosen ihrerseits eine Hemmwirkung auf das Enzym ausüben und außerdem das Auftreten von Kammerflattern und Kammerflimmern begünstigen können. Grundsätzlich dürfen Cholinesterase-Reaktivatoren im Gegensatz zu den nötigenfalls gefahrlos zu wiederholenden Atropininjektionen nicht „nach Wirkung" verabfolgt werden, sondern die Normdosierungen (Obidoxim 250 mg, 1 – 2malige Wiederholung im Abstand von 2 Stunden; Pralidoxim 500 mg in 25 ml physiologischer Kochsalzlösung, Wiederholung bis zur Gesamtmenge von 2 – 3 g in 24 Stunden) sind streng einzuhalten.

Die Reaktivierbarkeit des vergifteten Enzyms hängt nicht nur vom jeweiligen Organophosphat, sondern auch von der Zeit ab, die bis zur Gabe des Reaktivators verstrichen ist. Der Zeitfaktor ist durch die sog. *Alterung* des vergifteten Enzyms bedingt. Der Alterungsprozeß beruht auf der Spaltung einer der Estergruppen, wodurch eine stabilere Monoalkoxy-phosphoryl-acetylcholinesterase gebildet wird. Die Chance eines antagonistischen Effekts durch Anwendung von Acetylcholinesterase-Reaktivatoren ist somit um so geringer, je länger die Latenz zwischen Giftaufnahme und Behandlung ist.

Mechanismus der Reaktivierung der Acetylcholinesterase. Die Reaktivierung der Acetylcholinesterase kann nach Nachmansohn und Wilson, die Pralidoxim in die Therapie eingeführt haben, folgendermaßen interpretiert werden (s. Abb. B 9–3):

Durch Bindung des quartären Stickstoffatoms des Reaktivators an das anionische Zentrum der Cholinesterase – bestehend aus der elektronenreichen aromatischen Aminosäure Tryptophan – gelangt die reaktivierende Gruppe in eine günstige Position zum blockierten esteratischen Zentrum. Nun erfolgt ein nukleophiler Angriff des Oxim-Anions am positivierten Phosphoratom, das mit Serin über eine schwer verseifbare Esterbindung verknüpft ist. Unter Bildung eines Oximphosphats wird diese Esterbindung gelöst. Damit ist das Enzym reaktiviert und eine Entgiftung erreicht. Die Übertragung des Phosphorylrestes auf die Oximgruppe des Reaktivators erfolgt jedoch nur bis zu einem Gleichgewicht. Erst durch Verseifung des Oximphosphats wird dieses Gleichgewicht gestört und eine weitere Reaktivierung tritt ein.

9.1.3.4 Carbaminsäureester

Neben den Phosphorsäureestern werden Carbaminsäureester als Insektizide angewandt. Einige dieser Substanzen sind in Tab. B 9–7 angegeben. Auch die Carbaminsäureester führen durch Blockade der

Cholinesterase zum Tod der Insekten. Die Vergiftungssymptome entsprechen denen der Phosphorsäureester. Wie bei den therapeutisch verwendeten indirekten Parasympathomimetika (s. S. 302) erfolgt auch bei den als Insektiziden eingesetzten Stoffen die Hydrolyse der Serincarbaminsäureester wesentlich langsamer als die von Acetylserin, jedoch deutlich rascher als bei den entsprechenden Phosphorsäureestern. Infolgedessen ist bei den Insektiziden vom Carbaminsäureestertyp die Wirkungsdauer kürzer als bei den Alkylphosphaten. Vergiftungssymptome sind meist nach 24 h abgeklungen. Mehr als 80% der resorbierten Substanz werden innerhalb von 24 Stunden eliminiert.

9.2 Antiinfektiva

Der Grundgedanke der antiinfektiven Therapie, der *Chemotherapie von Infektionskrankheiten,* ist das *Ehrlichsche Prinzip der selektiven Toxizität:* Wenn, wie Robert Koch gezeigt hatte, Mikroorganismen spezifisch angefärbt werden können, wenn also ein Farbstoff eine *unterschiedliche Affinität* zum Mikro- oder Makroorganismus besitzt, dann müßte es auch möglich sein, Substanzen zu finden, die Mikroorganismen abtöten oder zumindest in ihrem Wachstum hemmen, ohne den Wirtsorganismus empfindlich zu schädigen. Tatsächlich gelang es, solche Stoffe zu entdecken. Dementsprechend versteht man unter einem Antiinfektivum einen Stoff, der im Körper Mikroorganismen zu schädigen oder abzutöten vermag und dessen Wirkung bereits in Konzentrationen einsetzt, die für den Menschen (oder das Tier) weitgehend untoxisch sind.

Die selektive Toxizität der Antiinfektiva für den Mikroorganismus beruht auf dem Angriff an Strukturen, die bei dem Wirtsorganismus (Mensch) nicht oder aber zumindest in wesentlich anderer Form vorkommen. Man kennt heute vier hauptsächliche Mechanismen für die Wirkung von Antiinfektiva (s. Tab. B 9–8):

☐ *Hemmung der Zellwandsynthese,*

☐ *Störung der Permeabilität der Zytoplasmamembran,*

☐ *Blockade der Proteinsynthese* und

☐ *Unterdrückung der Nucleinsäuresynthese.*

Der *Wirkungsbereich* der Antiinfektiva erstreckt sich auf

☐ *bakterielle Infektionskrankheiten* (z.B. Cholera, Diphtherie, Gonorrhoe, Keuchhusten, Lepra, Scharlach, Syphilis, Tuberkulose, Typhus und Paratyphus),

☐ *Mykosen,*

☐ *Protozoenerkrankungen* (z.B. Malaria, Toxoplasmose, Pneumocystis-carinii-Pneumonie),

☐ *Viruserkrankungen* (z.B. Masern, Röteln, Herpes simplex und Zoster, echte Grippe und grippale Infekte, Poliomyelitis, HIV-Infektionen sowie die – heute ausgerotteten – Pocken)

und im weiteren Sinn, der genannten Definition nicht mehr exakt entsprechend, auf

☐ *Wurmkrankheiten.*

Tab. B 9–8. Angriffspunkte der Chemotherapie

Zellwandsynthese	Permeabilität der Zytoplasmamembran
β-Lactam-Antibiotika	Polypeptid-Antibiotika
Glykopeptide	Polyen-Antimykotika
Fosfomycin	
Proteinsynthese	**Nucleinsäuresynthese**
Aminoglykoside	Rifampicin
Tetracycline	Sulfonamide
Chloramphenicol	Diamino-benzylpyrimidine
Makrolide	Gyrasehemmer
Lincosamide	Flucytosin

Prophylaxe und Therapie von Infektionskrankheiten

B 9

Die früher vorgenommene Unterteilung der Antiinfektiva in synthetisch gewonnene *Chemotherapeutika* und *Antibiotika,* d.h. antimikrobiell wirksame Stoffe biologischen Ursprungs, ist heute weitgehend verlassen worden. Zahlreiche ursprünglich aus Mikroorganismen gewonnene Antibiotika werden nämlich inzwischen synthetisch hergestellt. Daneben wurden – von natürlichen Antibiotika ausgehend – durch *Partialsynthese neue Verbindungen* mit teilweise verbesserten Eigenschaften erhalten.

Abzugrenzen von den hier besprochenen antimikrobiellen Chemotherapeutika sind die in der Tumorbehandlung eingesetzten antineoplastischen Chemotherapeutika (s. B 10).

Während gegen bakterielle Infektionen, Mykosen und Protozoenerkrankungen sowie Wurmbefall bereits wirksame Substanzen zur Verfügung stehen, ist die chemotherapeutische Behandlung von Viruserkrankungen (und malignen Tumoren) derzeit nur beschränkt möglich. So steht z.B. für den Erreger von AIDS (Acquired Immuno-Deficiency Syndrome), d.h. für das *Humane Immundefizienz-Virus (HIV),* bislang kein Chemotherapeutikum zur Verfügung, das zur Eradikation (vollständigen Vernichtung) des Virus führt, ebenso fehlt bis heute ein entsprechender Impfstoff. Zudem bedingt die HIV-Infektion das verstärkte Auftreten *opportunistischer Infektionen.* Darunter versteht man Infektionen durch normalerweise relativ unproblematische Keime, wie z.B. atypische Mykobakterien, Candida albicans oder Pneumocystis carinii; die Erkrankungen nehmen bei diesen Patienten einen schweren Verlauf und verkürzen die Überlebenszeit der HIV-Infizierten u. U. entscheidend.

Wirkungsspektrum. Das Wirkungsspektrum eines Antiinfektivums besagt, gegen welche Erreger die Substanz (in vitro) in Konzentrationen wirksam ist, die beim Menschen am Infektionsort erzielt werden können. Stoffe, die gegen eine Vielzahl verschiedener Bakterien – insbesondere gramnegative Stäbchen und grampositive Kokken – aktiv sind, werden als *Breitspektrum-* oder *Breitband-Chemotherapeutika* bezeichnet.

Wirkungstyp und Wirkstärke. Bei der antibakteriellen Wirkung von Chemotherapeutika können sowohl in vitro als auch in vivo zwei *Wirkungstypen* unterschieden werden, die

☐ *Bakteriostase* und die

☐ *Bakterizidie.*

Bakteriostatisch wirksame Substanzen hemmen die Keimvermehrung, töten die Keime aber nicht ab.

Bakterizid wirkende Stoffe führen dagegen zu einer Keimeliminierung. In der Regel wirken Antiinfektiva, die in die Proteinsynthese eingreifen, bakteriostatisch, solche, die die Bildung der Zellwand oder die Permeabilität der Zellmembran beeinflussen, bakterizid. Trotz der Keimreduktion stellt die *wirtseigene Abwehr* auch bei einer Behandlung mit bakteriziden Chemotherapeutika eine *wesentliche Voraussetzung für den Therapieerfolg* dar.

Anhand des *Wirkungstyps* werden die Antiinfektiva in drei Klassen eingeteilt. Man unterscheidet Substanzen mit

☐ *stark konzentrationsabhängiger Bakterizidie* (Aminoglykoside, Chinoloncarbonsäuren),

☐ *weitgehend konzentrationsunabhängiger Bakterizidie* (die meisten β-Lactam-Antibiotika) und

☐ *nicht bakterizid* (d.h. bakteriostatisch) *wirksame Pharmaka* (z.B. Makrolide, Tetracycline, Sulfonamide).

Ob ein Antiinfektivum in vitro bakterizid wirkt, wird jedoch nicht nur von der Art und Konzentration des Wirkstoffs sowie der Keimspezies, sondern auch von der Keimdichte (Inokulum-Größe), der Einwirkdauer und der Wachstumsphase der Erreger bestimmt. So töten z.B. Aminoglykoside (s. S. 675) und Polypeptide (s. S. 698) auch nicht proliferierende (ruhende) Keime ab, während β-Lactam-Antibiotika (s. S. 658 ff.) nur gegen proliferierende Erreger wirksam sind. Eine klinisch relevante Bakterizidie besitzen Antiinfektiva, die in vitro innerhalb von 4 – 8 Stunden *mindestens 99%* aller Bakterien abtöten (s. Tab. B 9–9).

Die beschriebenen Unterschiede müssen bei der Erstellung des Therapieregimes berücksichtigt werden. So sind Antiinfektiva mit konzentrationsabhängiger Bakterizidie am besten wirksam, wenn kurzfristig hohe Konzentrationen erreicht werden. Demgegenüber ist bei den beiden anderen Gruppen eine konstant mäßig hohe Wirkstoffkonzentration vorteilhaft.

Die *Wirkstärke* eines Antiinfektivums bestimmt, welche Konzentration für einen chemotherapeutischen

Tab. B 9–9. Wirkungstyp der Antiinfektiva

Bakterizide Wirkung	Bakteriostatische Wirkung
Gyrasehemmer	Sulfonamide
β-Lactam-Antibiotika	Trimethoprim
Aminoglykosid-Antibiotika	Tetracycline
Polypeptid-Antibiotika	Chloramphenicol
Glykopeptid-Antibiotika	Makrolid-Antibiotika
Isoniazid, Rifampicin, Pyrazinamid	Ethambutol, p-Amino-salicylsäure

Effekt erforderlich ist. Sie wird herkömmlicherweise durch die *minimale Hemmkonzentration* (MHK) bzw. *minimale bakterizide Konzentration* (MBK) angegeben. Man versteht darunter die geringsten Konzentrationen eines Antiinfektivums, die in vitro das Wachstum eines bestimmten Erregerstamms zu unterbinden bzw. diesen abzutöten vermögen (Keimzahlverminderung mindestens 99%). Im allgemeinen liegt die MBK wesentlich höher als die MHK.

In letzter Zeit wird man sich auch zunehmend der Bedeutung von niedrigeren als den oben genannten Konzentrationen bewußt. In sog. *subinhibitorischen Konzentrationen* führen die meisten Antibiotika zu einer *Wachstumsverlangsamung* der Bakterien. Diese als *subinhibitorische Aktivität* bezeichnete Wirkung wird durch die *minimale aktive Konzentration* charakterisiert. Darunter wird die geringste Konzentration verstanden, die die Vermehrung der Keime verlangsamt.

Postantibiotischer Effekt und Phänomen der ersten Dosis. Unter dem *postantibiotischen Effekt* versteht man die Fortdauer der antibakteriellen Wirkung über die Anwesenheit des Antiinfektivums im Organismus hinaus. Hinzu kommt, daß Mikroorganismen während dieser Phase besser durch Leukozyten phagozytiert werden können. Die meisten Antiinfektiva besitzen einen postantibiotischen Effekt bei grampositiven Kokken, Aminoglykoside, Chinoloncarbonsäuren, Tetracycline und Makrolide, nicht aber die meisten β-Lactam-Antibiotika, auch bei gramnegativen Stäbchen.

Als *Phänomen der ersten Dosis* wird die durch die Einwirkung eines Aminoglykosids bedingte vorübergehende Abnahme der Erregerempfindlichkeit verstanden. Sie beruht auf einer Abnahme der Wirkstoffaufnahme in die Bakterienzelle.

Auch diese Eigenschaften sind bei der Therapieplanung zu berücksichtigen. Sie sind beispielsweise der Grund dafür, daß Aminoglykoside zunehmend nur noch einmal täglich appliziert werden.

Resistenz. Ein Keim ist resistent, wenn die *MHK höher liegt als die höchste in vivo erreichbare (und nicht toxische) Serum- bzw. Gewebekonzentration.* Zwei Arten von Resistenzerscheinungen werden dabei unterschieden, die

☐ *primäre Resistenz* und

☐ *sekundäre Resistenz.*

Bei der **primären Resistenz** sind schon vor der Behandlung bestimmte Erreger gegenüber dem Chemotherapeutikum unempfindlich (z.B. alle Stämme von Pseudomonas aeruginosa gegenüber Benzylpenicillin, einzelne Stämme von E. coli gegenüber Tetracyclin). Unter einer Therapie kann dann eine *Selektion der resistenten Stämme* erfolgen.

Darüber hinaus kann aber auch eine spontane Mutation erstmals während der Anwendung eines Antiinfektivums eintreten, wobei es dann ebenfalls zu einer Selektion resistenter Mutanten kommen kann. In diesem Fall liegt eine **sekundäre Resistenz** vor. Bei der sekundären Resistenz handelt es sich um eine *erworbene Resistenz.* Bei dieser kann man anhand der Geschwindigkeit der Resistenzentwicklung zwischen einer

☐ *Einschritt- (One-step-)* und

☐ *Vielschritt- (Multi-step-) Resistenz*

unterscheiden. Eine Einschritt-Resistenz tritt relativ rasch nach Therapiebeginn bzw. in vitro nach einer ein- bis viermaligen Exposition des Keims gegenüber dem Chemotherapeutikum auf (sog. *Streptomycin-Typ*).

Eine Vielschritt-Resistenz entwickelt sich dagegen langsam und stufenweise, zur Ausprägung des Resistenzmerkmals sind mehrere Mutationsschritte erforderlich (sog. *Penicillin-Typ*).

Eine Resistenzsteigerung vom *Streptomycin-Typ* tritt auf bei Einwirkung von

☐ Chinoloncarbonsäuren und Analoga der 1. Generation,

☐ Makrolid-Antibiotika,

☐ den Antituberkulotika Isoniazid, Rifampicin und Streptomycin sowie

☐ Flucytosin.

Resistenzsteigerung vom *Penicillin-Typ* zeigen demgegenüber

☐ Sulfonamide,

☐ Nitrofuran-Derivate,

☐ β-Lactam-Antibiotika,

☐ Tetracycline,

☐ Chloramphenicol,

☐ Aminoglykosid-Antibiotika (außer Streptomycin) und

☐ Chinoloncarbonsäuren und Analoga der 2. Generation.

Mit Ausnahme von Flucytosin erfolgt bei den *Antimykotika* in vitro eine äußerst langsame Resistenzsteigerung, die bislang keine klinische Relevanz besitzt.

Zur Resistenzsteigerung tragen interessanterweise in erheblichem Umfang Entwicklungsländer bei. Antiinfektiva sind dort nämlich weithin frei verfügbar (keine Verschreibungspflicht) und werden – oftmals infolge der beschränkten finanziellen Möglichkeiten – in zu niedriger Dosis und/oder nicht hinreichend lange angewandt. Die unvollständige Erregerelimination begünstigt dann die Selektion resistenter Stämme.

Resistenzmechanismen. Bei vielen Mikroorganismen beruht die Resistenz gegenüber einem Chemotherapeutikum ausschließlich auf der in den Chromosomen vorhandenen Erbinformation **(chromosomale Resistenz).** Daneben kann aber auch extrachromosomale DNA Resistenz bedingen. Diese **extrachromosomale Resistenz** kann durch genetisches Material, das in Form von *Resistenzplasmiden* vorliegt, interbakteriell übertragen werden. Daneben beschleunigen *Transposons* (s.u.) die Verbreitung von Antibiotikaresistenzen wesentlich.

Resistenzplasmide sind ringförmige DNA-Moleküle. Neben einem oder mehreren Genen, die die Resistenz determinieren, weisen sie meist eine weitere Region auf, die den sog. *Resistenz-Transfer-Faktor* enthält. Dieser vermittelt die interzelluläre Übertragung des Plasmids. Letztere kann durch Konjugation oder Transduktion erfolgen. Die Übertragung durch *Konjugation* steht bei gramnegativen Bakterien im Vordergrund, der Transport erfolgt über eine Proteinröhre, den sog. *Sexualpilus.* Die Konjugation ist nicht speziesspezifisch, d.h., durch die Konjugation kann die Resistenz auch auf eine andere Bakterienart übertragen werden.

Bei Staphylokokken übertragen dagegen *Phagen* die Plasmide, welche zunächst in das Phagengenom eingebaut, dann mit diesem in eine andere Zelle überführt und schließlich dort wieder freigesetzt werden (Transduktion). Da Phagen speziesspezifisch sind, ist auch die Transduktion an die Spezies gebunden.

Ein weiterer Mechanismus der Resistenzübertragung besteht in dem Transfer von **Transposons** („springenden Genen"), sehr kleinen, beweglichen DNA-Elementen, die innerhalb einer Zelle von Plasmiden auf andere Plasmide oder ein Chromosom übertragen werden. Mit den Plasmiden gelangen sie dann in andere Zellen.

Das übertragene Material bewirkt in der Zelle

☐ die *Bildung von Enzymen,* die Chemotherapeutika durch chemische Veränderungen zu inaktivieren vermögen,
☐ eine *Veränderung der Zellpermeabilität* für Chemotherapeutika und/oder

☐ eine *Erniedrigung der Bindungsfähigkeit* an die Wirkorte der Chemotherapeutika.

So öffnen β-Lactamasen (s. S. 660 f.) den Lactamring der β-Lactam-Antibiotika, Chloramphenicol-Acetyltransferase acetyliert Chloramphenicol, entsprechende Enzyme acetylieren oder phosphorylieren Aminoglykosid-Antibiotika, außerdem können in diese Adenyl-Gruppen eingeführt werden.

Eine Resistenzentwicklung durch Erniedrigung der Zellpermeabilität wurde bei β-Lactam-Antibiotika, Aminoglykosiden, Chinoloncarbonsäuren, Sulfonamiden und Trimethoprim festgestellt. Diese resultiert bei der Cephalosporin-Resistenz gramnegativer Bakterien auf einer Veränderung der *Porine,* d.h. von Kanalproteinen der äußeren Membran, die für die Penetration der β-Lactam-Antibiotika zu ihrem Wirkort unverzichtbar sind. Tetracycline werden dagegen beschleunigt aus der Zelle transportiert. Die Abnahme der Bindungsfähigkeit an die Rezeptorstellen ist bei Streptomycin und Rifampicin eine weitere Ursache einer Antibiotika-Resistenz.

Kreuzresistenz. Von einer *Kreuzresistenz* (Parallelresistenz) wird gesprochen, wenn eine Resistenz gegen zwei oder mehr Chemotherapeutika vorliegt, die untereinander chemisch verwandt sind und/oder den gleichen Wirkungsmechanismus besitzen. Neben der *beidseitigen Kreuzresistenz,* die sich beispielsweise innerhalb der Gruppe der Tetracycline findet, gibt es auch eine *einseitige Kreuzresistenz.* So sind z.B. Kanamycin-resistente Tuberkelbakterien stets auch Streptomycin-resistent, andererseits können aber Streptomycin-resistente Stämme noch gegen Kanamycin empfindlich sein.

Persistenz. Als Persistenz wird das *unbeeinflußte Überleben sensibler Keime* bei einer chemotherapeutischen Behandlung bezeichnet. Persistenz kann auf Änderung des pH-Wertes am Infektionsort, schlechter Penetration des Antiinfektivums in das betroffene Gebiet, Abszeß- oder Nekrosenbildung beruhen. Ferner kann eine Erregerpersistenz aus der Einwirkung von β-Lactam-Antibiotika auf nicht proliferierende Keime resultieren, die dann überleben. Als Ursache für diese Art von Persistenz wird eine Hemmung der für die Zellteilung erforderlichen autolytischen Bakterienenzyme durch das Antibiotikum angenommen.

Erregerpersistenz erschwert die vollständige Keimelimination und ist die Ursache für das relativ häufige Therapieversagen bei Patienten mit Immuninsuffizienz.

Besonders häufig werden solche überlebenden Keime (**Persister**) bei Tuberkulose und Lepra gefunden.

Nosokomiale Infektionen (Hospitalismus). Unter nosokomialen Infektionen *(infektiösem Hospitalismus)* versteht man bei einem *Krankenhausaufenthalt erworbene Infektionen,* die einerseits durch mehrfach-resistente Erreger (sog. Hospitalflora), andererseits durch eine erhöhte Anfälligkeit der Patienten infolge anderer Erkrankungen oder einer die Immunabwehr beeinträchtigenden Therapie (z.B. mit Zytostatika) bedingt sind. Als Erreger werden vor allem Staphylokokken, Pseudomonas- und Proteus-Arten sowie Klebsiella-, Enterobacter- und Serratia-Spezies (sog. KES-Gruppe) gefunden.

Bei der Bekämpfung nosokomialer Infektionen kommt *allgemein-hygienischen Maßnahmen* wie Desinfektion und Sterilisation die größte Bedeutung zu. Neben konsequenter Händedesinfektion ist die Entkeimung der Raumluft und der Fußböden sowie der Gebrauchsgegenstände, der Bettwäsche und des Bettzeugs erforderlich.

Anwendungskriterien. Jede Chemotherapie erfordert eine *strenge Indikationsstellung,* da die unkritische, nicht indizierte Anwendung von Chemotherapeutika

☐ zu unnötiger Resistenzentwicklung führen,

☐ die weitergehende Diagnostik durch Maskierung der Infektion erschweren,

☐ die Mund- und/oder Darmflora des Patienten schädigen und

☐ vermeidbare allergische oder toxische Nebenwirkungen hervorrufen

kann. Insbesondere bei schweren Infektionen sollte, wenn möglich, eine *Sensibilitätsprüfung* (Antibiogramm) vorgenommen werden. Die Auswahl der geeigneten Wirkstoffe wird dabei durch die Anwendung quantitativer Verfahren (z.B. Agar- bzw. Bouillon-Dilutionstest) erleichtert. Im Gegensatz zu dem herkömmlichen Agardiffusionstest ermöglichen die quantitativen Verfahren die Ermittlung der MHK, die dann zu der in vivo erreichbaren Konzentration (z.B. Serum- bzw. Gewebespiegel) in Beziehung gesetzt werden kann. Neben pharmakodynamischen sind somit auch pharmakokinetische Parameter zu berücksichtigen. So ist beispielsweise bei Meningitiden zu prüfen, ob das vorgesehene Chemotherapeutikum ausreichend liquorgängig ist.

Kombinationen von Chemotherapeutika sind nur gerechtfertigt

☐ bei Mischinfektionen, die durch ein Chemotherapeutikum allein nicht beherrscht werden können,

☐ bei lebensbedrohlichen Infektionen, bei denen der Erregernachweis nicht sofort möglich ist,

☐ zur Verzögerung der Resistenzentwicklung, vor allem bei Langzeitbehandlung und Anwendung von Chemotherapeutika mit hoher Resistenzentwicklung,

Prophylaxe und Therapie von Infektionskrankheiten

B9

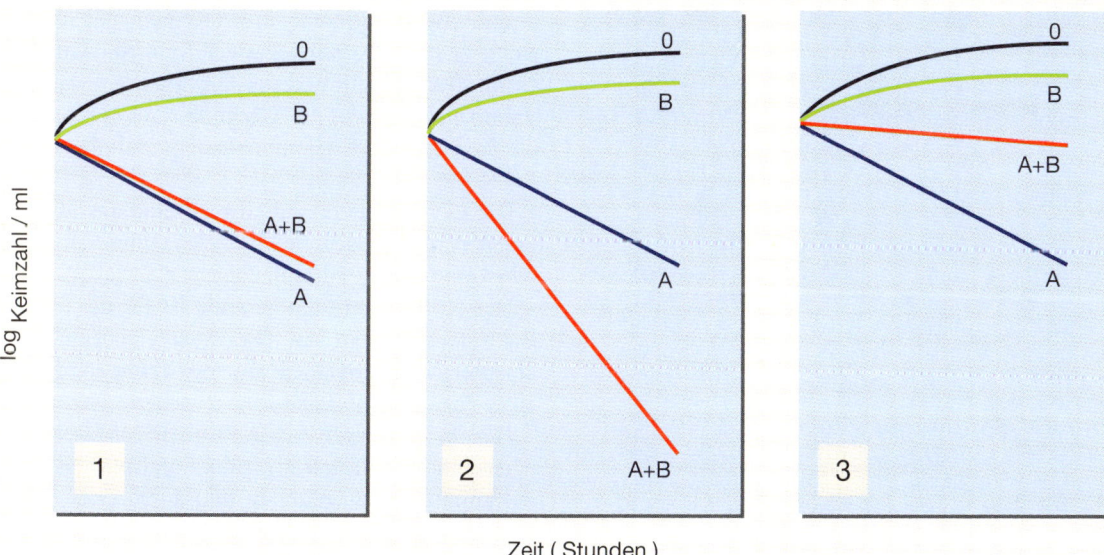

Abb. B 9–4. Wechselwirkungen von zwei Antiinfektiva A und B. 1: keine Wechselwirkung; 2: Synergismus; 3: Antagonismus. 0: Keimvermehrung in Abwesenheit eines Antiinfektivums

und sie sind *nur sinnvoll,* wenn die Einzelkomponenten

☐ in vollwirksamer Dosierung gegeben werden,

☐ einen unterschiedlichen Wirkungsmechanismus besitzen und

☐ keine Kreuzresistenz aufweisen.

Eine sichere *synergistische Wirkung* (s. Abb. B 9–4) ist *nur bei wenigen Antibiotika-Kombinationen* und bei bestimmten Erkrankungen gegeben. Additiv wirken beispielsweise Breitspektrum-Penicilline (oder Cephalosporine) und Aminoglykosid-Antibiotika bei Pseudomonas-Infektionen. Bei Tuberkulose kann durch gleichzeitige Gabe mehrerer Antituberkulotika eine Resistenzverzögerung erreicht werden.

Bei vielen Kombinationen ist *keine* Verbesserung der therapeutischen Möglichkeiten zu erwarten. Ihre Anwendung ist daher abzulehnen. Dies trifft in der Regel für Kombinationen von bakteriostatisch und bakterizid wirkenden Chemotherapeutika zu.

Chemoprophylaxe. Eine *prophylaktische Chemotherapie* kann bei richtiger Indikation wertvoll, in vielen Fällen jedoch auch nutzlos oder u. U. sogar gefährlich sein (Infektion mit resistenten Keimen, Verschleierung der Krankheitssymptome, Sensibilisierung gegen das Chemotherapeutikum). Sinnvoll erscheint eine

☐ *Infektionsprophylaxe* bei Reisen in Malariagebiete, ferner nach Exposition gegen die Erreger von Scharlach oder Meningokokken sowie bei Säuglingen auch bei Keuchhusten-Exposition,

☐ *Rezidivprophylaxe* bei akutem rheumatischem Fieber (s. S. 210) sowie Pneumocystis-carinii-Pneumonie (bei AIDS) und

☐ *Komplikationsprophylaxe* bei Operationen in einem infiziertem Gebiet, in der Herzchirurgie und bei Hüftgelenkimplantationen, ferner bei Patienten mit Knochenmarkinsuffizienz (Agranulozytose) und langdauernder hochdosierter Therapie mit Glucocorticoiden bzw. Immunsuppressiva oder Zytostatika.

9.2.1 Antibakteriell wirksame Pharmaka

9.2.1.1 Aufbau der Bakterienzellwand

Das Grundgerüst der bakteriellen Zellwand besteht aus **Murein** (Peptidoglykan), das (zumindest bei grampositiven Keimen) als ein einziges großes Makromolekül in Form eines dreidimensionalen Netzwerks, des *Mureinsakkulus,* das gesamte Bakterium umgibt. Bei den grampositiven Keimen macht Murein ca. 50%, bei den gramnegativen Keimen dagegen nur ca. 5 – 10% der Zellwand aus. Die *Grundbausteine* sind *Aminozuckerketten,* die **Glykane,** und *Oligopeptide,* die die Glykanstränge miteinander verbinden (s. Abb. B 9–5).

Die Glykanketten sind abwechselnd aus *N-Acetylglucosamin* und dessen Milchsäureether, der *N-Acetylmuraminsäure,* zusammengesetzt.

Der Aufbau der Oligopeptide ist für die jeweilige Bakterienart spezifisch. (Bei Staphylococcus aureus beispielsweise bestehen sie aus Tetrapeptiden und einer Pentaglycinbrücke.)

Bei der *Mureinsynthese* (s. Abb. B 9–6) werden zunächst im Zytoplasma an Uridindiphosphat N-Acetylmuraminsäure, einzelne Aminosäuren (z.B. Alanin, Glutaminsäure oder Lysin) und danach das Dipeptid D-*Alanyl-*D-*alanin* angelagert. In der Zellmembran entsteht daraus durch Reaktion mit UDP-Acetylglucosamin das substituierte Disaccharid, an welches

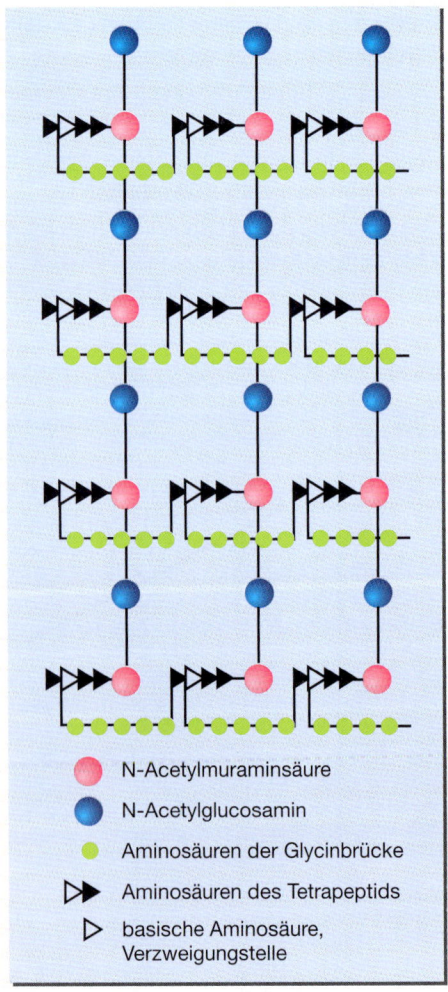

● N-Acetylmuraminsäure

● N-Acetylglucosamin

● Aminosäuren der Glycinbrücke

▷▷ Aminosäuren des Tetrapeptids

▷ basische Aminosäure, Verzweigungstelle

Abb. B 9–5. Grundstruktur des Mureins

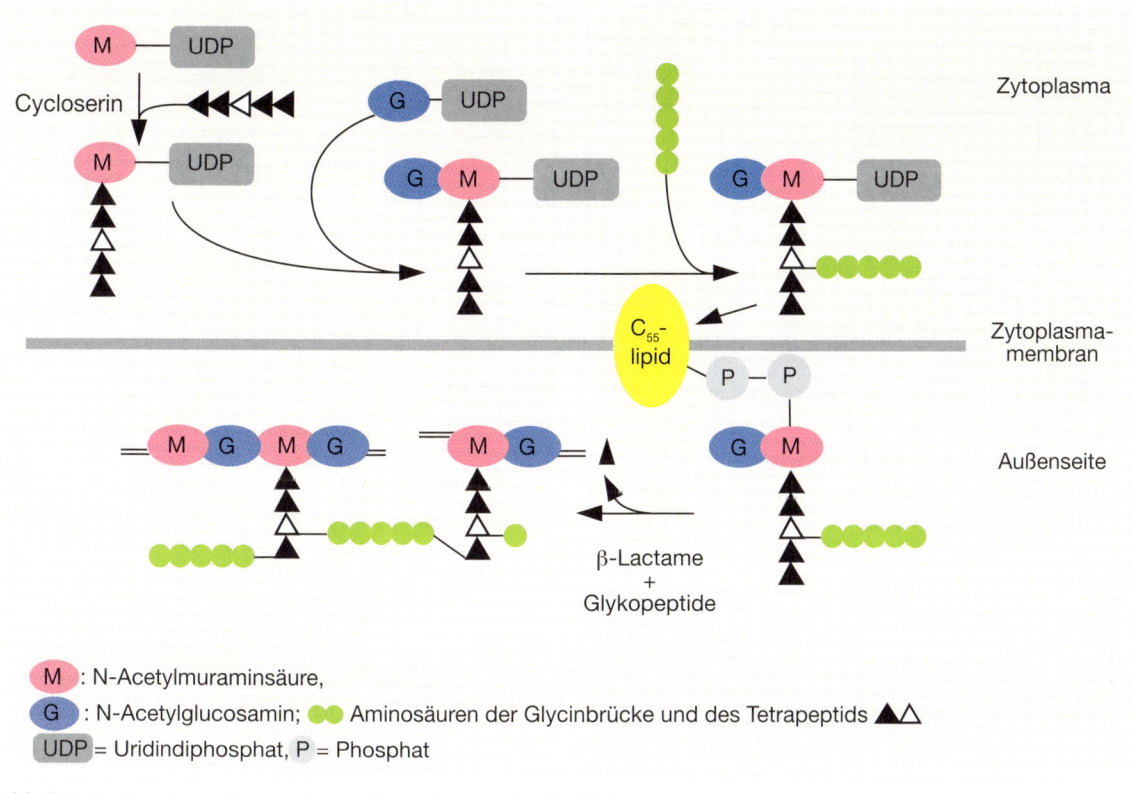

Abb. B 9–6. Mureinsynthese und Angriffspunkte von Antiinfektiva

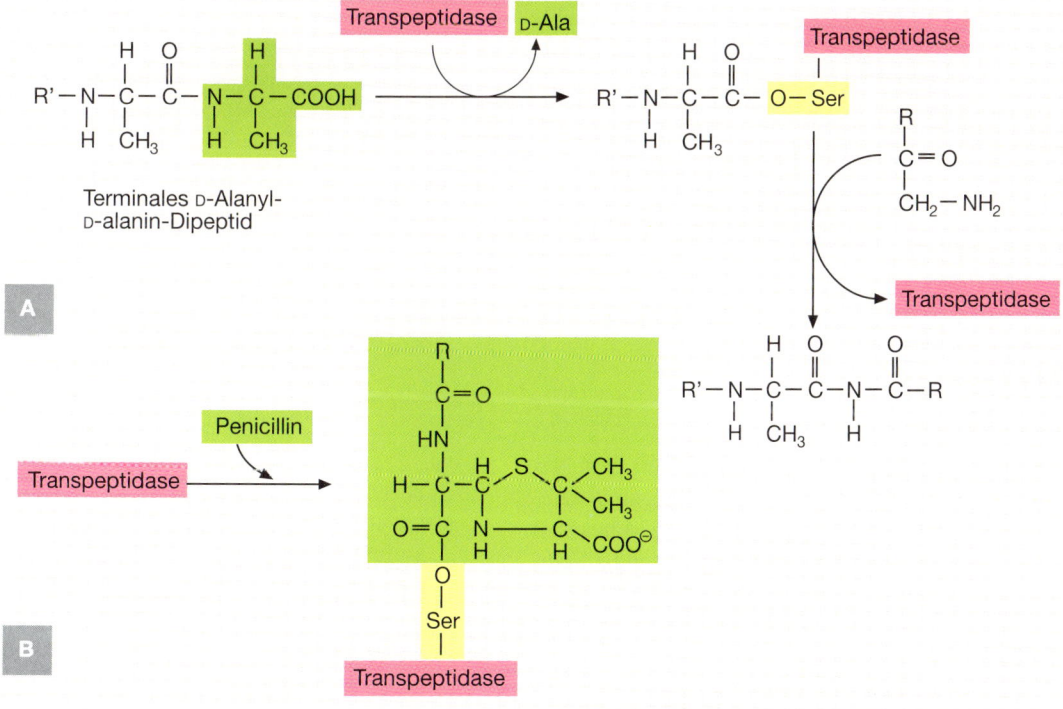

Abb. B 9–7. Transpeptidierung (A) und kovalente Bindung eines Penicillins an eine Transpeptidase (B)

sich die Aminosäuren der Peptidbrücke anlagern. Der hydrophile Baustein gelangt mit Hilfe eines lipophilen Carriers (sog. C_{55}-Lipid), an den er mittels einer Diphosphatbrücke bindet, an die Außenseite der Zytoplasmamembran, wo unter Abspaltung des Diphosphats mittels des Enzyms *Transglycosylase* das Glycanpolymer entsteht.

Im letzten Schritt erfolgt unter Abspaltung des endständigen D-Alanins die Quervernetzung der einzelnen Peptidoglykanstränge durch Bindung der terminalen Aminosäure des Oligopeptids an D-Alanin, d.h. an die vorletzte Aminosäure des Pentapeptids einer anderen Peptidoglykankette (**Transpeptidierung**, s. Abb. B 9–7). Aus dem ursprünglichen Pentapeptid wird dadurch ein Tetrapeptid. Diese Reaktion wird durch die *Transpeptidase* katalysiert. Neben Transpeptidasen kommen an der Außenseite der Zytoplasmamembran Carboxypeptidasen vor, die durch Abspaltung des terminalen D-Alanins den Grad der Quervernetzung modulieren.

Bei *Auf- und Umbauvorgängen des Mureingerüsts* im Rahmen der Zellteilung (z.B. der Septumbildung) und des Zellwachstums ist die genaue Abfolge der einzelnen Schritte für das Bakterium lebenswichtig. Wegen des in der Bakterienzelle herrschenden – osmotisch bedingten – Überdrucks von mehreren Atmosphären, müssen zunächst die neuen Peptidoglykanstränge gebildet werden. Erst dann können alte Stränge mittels der *Mureinhydrolase* geöffnet werden. Nur so behält die Zellwand eine ausreichende Stabilität. Anderenfalls würde sie an der labilen Stelle aufplatzen und Bakteriolyse eintreten.

9.2.1.2 β-Lactam-Antibiotika

Die β-Lactam-Antibiotika umfassen die

□ *Penicilline,*
□ *Cephalosporine* (sowie deren Analoga *Oxacepheme* und *Carbacepheme),*
□ *Carbapeneme* und
□ *Monobactame.*

Die verschiedenen Substanzen sind, wie aus dem Namen hervorgeht, durch einen viergliedrigen *β-Lactamring* charakterisiert. Die in den meisten Molekülen vorhandene Carboxylgruppe ermöglicht eine Salzbildung, wodurch die Stoffe gut wasserlöslich gemacht werden können (hauptsächlich als Natriumsalze).

In Tab. B 9–10 sind die chemischen Strukturen der verschiedenen Grundgerüste der β-Lactam-Antibiotika zusammengestellt.

Wirkungsspektrum, Wirkungstyp. Das Wirkungsspektrum der β-Lactam-Antibiotika, das grampositive und gramnegative Erreger umfaßt, differiert bei den einzelnen Verbindungen stark. So gibt es β-Lactam-Antibiotika mit einem *breiten Spektrum* gegen grampositive und gramnegative Keime, andere wirken dagegen fast nur im grampositiven oder gramnegativen Bereich, manche sind nur gut gegen einzelne Erreger wirksam. Das jeweilige Wirkungsspektrum der verschiedenen Wirkstoffe wird daher in den einzelnen Unterkapiteln besprochen.

Der *Wirkungstyp* der β-Lactam-Antibiotika ist *bakterizid.* Abgetötet werden jedoch nur proliferierende Keime, da nur bei diesen die Mureinsynthese (s.o.) stattfindet.

Wirkungsmechanismus. Als Wirkungsmechanismus der β-Lactam-Antibiotika konnte eine *Hemmung der D-Alanin-Transpeptidase* und damit des letzten Schritts der Peptidoglykan-Synthese ermittelt werden. Aufgrund struktureller Ähnlichkeit mit D-Alanyl-D-alanin (s. Abb. B 9–8) binden die β-Lactam-Antibiotika nämlich unter Öffnung des β-Lactam-Ringes kovalent an das aktive Zentrum der D-Alanin-

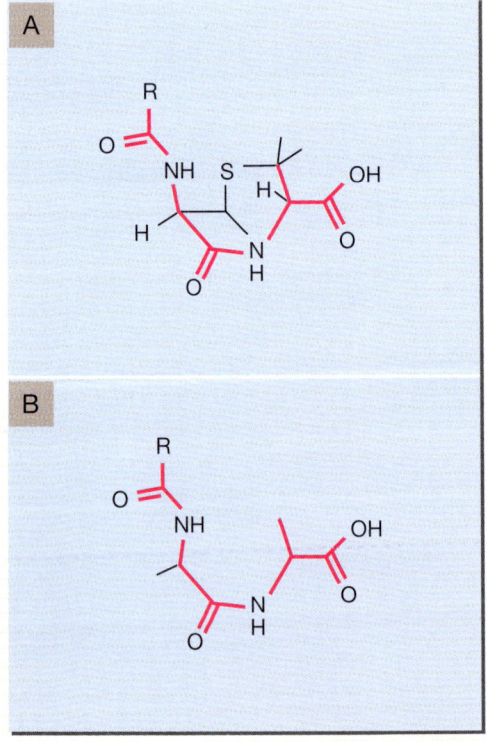

Abb. B 9–8. Strukturen von Penicillin (A) und D-Alanyl-D-alanin (B)

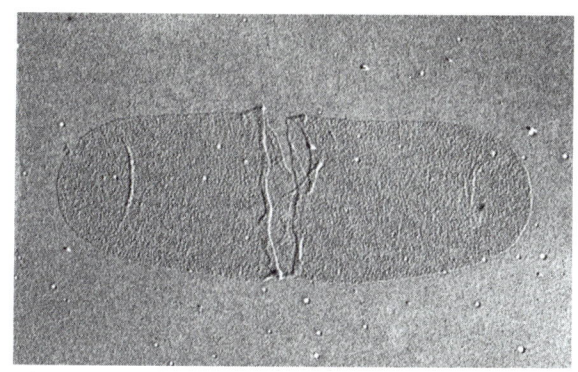

Abb. B 9–9. Elektronenmikroskopische Aufnahme einer Penicillin-lysierten Escherichia-coli-Zelle (nach Frank)

Transpeptidase und blockieren diese dadurch irreversibel. (Daher werden die β-Lactam-Antibiotika auch als *Suizid-Substrate* bezeichnet.) In gleicher Weise reagieren β-Lactam-Antibiotika auch mit Carboxypeptidasen. Diese Reaktion ist jedoch nur von untergeordneter Bedeutung für die antibakterielle Wirkung.

Eine Öffnung der Peptidoglykanstränge im Rahmen der Zellteilung führt in Gegenwart von β-Lactam-Antibiotika und anderen in die Mureinsynthese eingreifenden Verbindungen (z.B. Glycopeptiden, S. 696, und Fosfomycin, S. 697) zur Bakteriolyse (Abb. B 9–9). Dieser Mechanismus macht verständlich, warum β-Lactam-Antibiotika nur proliferierende Bakterien abtöten.

Die Enzymproteine bei der Peptidoglykansynthese, die durch Bindung an β-Lactam-Antibiotika ihre Enzymaktivität verlieren, werden als *Penicillin-bindende Proteine* (PBP) bezeichnet. Von mindestens sieben solcher an der inneren Membran der Bakterien lokalisierten Proteine (vier Transpeptidasen, drei Carboxypeptidasen mit unterschiedlichen Angriffspunkten bei der Mureinsynthese, s. Tab. B 9–11) ist das Vorkommen gesichert.

Neben dem unterschiedlichen Aufbau der Zellwand (s.o.) unterscheiden sich die verschiedenen Bakterienarten in ihren PBPs. Da die einzelnen β-Lactam-

Tab. B 9–10. Grundgerüste der β-Lactam-Antibiotika

Struktur	Gruppenbezeichnung	Vertreter
	Penam	Penicilline
	Carbapenem	Thienamycine
	Oxapenam	Clavulansäure
	Cephem	Cephalosporine
	Carbacephem	Carbacepheme
	Oxacephem	Oxa-Cephalosporine
	Monocyclische β-Lactame	Monobactame

Tab. B 9–11. Penicillin-bindende Proteine (PBP) bei E. coli

PBP	Funktion	Effekt bei Hemmung	Angriffspunkt von z. B.
PBP 1 (A und B)	Transpeptidase, Verlänge-rung der Bakterienzellen	Rasche Bakteriolyse	Cefsulodin, Imipenem
PBP 2	Transpeptidase	Bildung stabiler Rundformen	Imipenem, Mecillinam
PBP 3	Transpeptidase	Bildung filamentförmiger Zellen	Acylureidopenicilline, Cefalexin, Cefradin, Cefuroxim
PBP 4 PBP 5 PBP 6	Carboxypeptidase Carboxypeptidase Carboxypeptidase		Imipenem

Antibiotika in ihren physikalisch-chemischen Eigenschaften, welche die Penetrationsfähigkeit in die Bakterienzelle bestimmen, und in ihrer Affinität zu den einzelnen Enzymen differieren (s. Tab. B 9–11), ergeben sich voneinander abweichende Wirkungsspektren. Die verschiedenen Angriffsorte machen es ferner verständlich, daß bei der Kombination von zwei β-Lactam-Antibiotika dann eine synergistische Wirkung möglich ist, wenn die Antibiotika die Transpeptidierungsreaktion an verschiedenen Stellen, d.h. durch Bindung an unterschiedliche Penicillin-bindende Proteine, hemmen.

Eine *Resistenzentwicklung* unter der Therapie gegenüber β-Lactam-Antibiotika erfolgt langsam. Resistenz gegenüber diesen Antibiotika kann auf

☐ *unempfindlichen Penicillin-Bindeproteinen,*

☐ *Bildung von β-Lactamasen* oder

☐ *Membranveränderungen*

beruhen. Die größte klinische Relevanz kommt dabei den β-Lactamasen zu.

β-Lactamasen. In gleicher Weise wie die β-Lactam-Struktur für die Wirkung der β-Lactam-Antibiotika verantwortlich ist, beruht auf ihr auch eine besondere Form der Resistenz gegen diese Antibiotika: die Inaktivierung durch sog. *β-Lactamasen.* Dabei handelt es sich um Enzyme, die von einer Reihe von Bakterien gebildet werden und die durch Öffnung des β-Lactam-Rings die antibakterielle Wirkung der Antibiotika aufheben (s. Abb. B 9–11). In ihrer Struktur und Wirkung sind diese Enzyme eng mit den Transpeptidasen verwandt. Die genetische Information zur Bildung der β-Lactamasen kann in Chromosomen oder in Resistenz-Plasmiden vorliegen.

Nach der Substratspezifität können die β-Lactamasen in **Penicillinasen** und **Cephalosporinasen** unterteilt werden. Sog. *Breitspektrum-β-Lactamasen* hy-

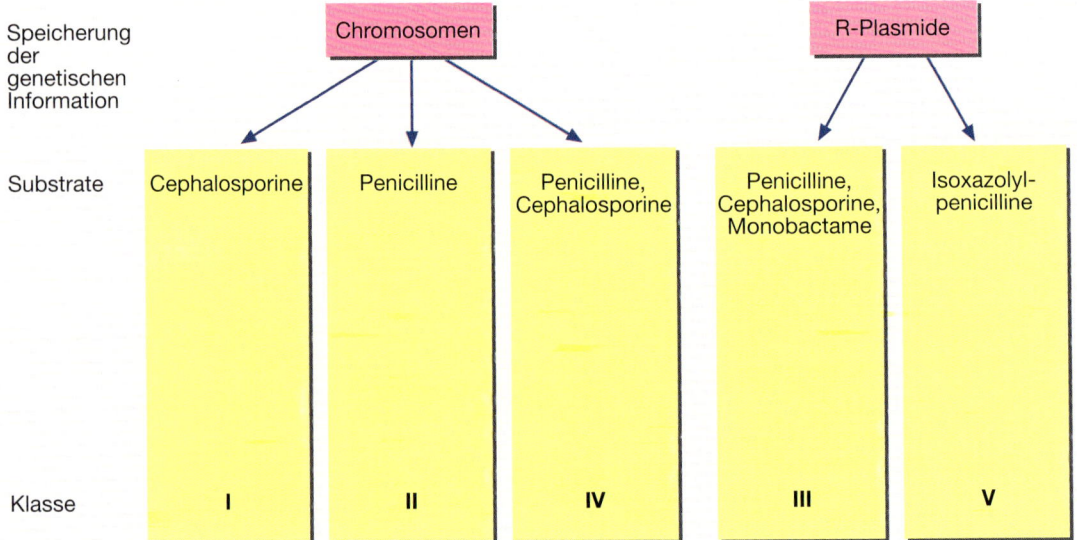

Abb. B 9–10. Klassifikation der β-Lactamasen (modifiziert nach Sykes und Matthew)

Abb. B 9–11. Angriffspunkt der β-Lactamasen bei Cephalosporinen

drolysieren sowohl Penicilline als auch Cephalosporine. Die Einteilung der β-Lactamasen in verschiedene Klassen erfolgt nach deren Wirkungsspektrum und der Lokalisation der Erbinformation (s. Abb. B 9–10).

Während β-Lactamase-produzierende grampositive Keime das Enzym nach außen an das umgebende Medium abgeben, verbleibt es bei den gramnegativen Mikroorganismen im periplasmatischen Raum (s. Abb. B 9–12). (Man spricht in diesem Zusammenhang vom Gruppenschutz bei grampositiven und vom Individualschutz bei gramnegativen Keimen.)

Toxizität. Der beschriebene Wirkungsmechanismus erklärt auch die sehr geringe Toxizität aller β-Lactam-Antibiotika: Da in eukaryonten Zellen die genannten Enzyme für Transpeptidierungsreaktionen nicht vorkommen, beeinflussen β-Lactam-Antibiotika den Stoffwechsel höherer Organismen nicht.

Allergische Reaktionen. Die bei β-Lactam-Antibiotika auftretenden allergischen Reaktionen sind ebenfalls vorwiegend durch die β-Lactam-Struktur bedingt. Unter Öffnung des β-Lactam-Rings kann in Form einer Umamidierungsreaktion eine kovalente Bindung des Antibiotikums mit Aminogruppen körpereigener Proteine geknüpft und so ein Vollantigen gebildet werden. Da bei lokaler Applikation die Sensibilisierungsgefahr am größten ist, muß eine Lokalbehandlung mit diesen Stoffen strikt abgelehnt werden.

9.2.1.2.1 Penicilline

Das Grundgerüst aller Penicilline ist die **6-Aminopenicillansäure,** ein bicyclisches Dipeptid aus Cystein und Valin. (Die verschiedenen natürlichen und partialsynthetischen Penicilline unterscheiden sich vor allem in der Carbonsäure, mit der die Aminogruppe in 6-Stellung amidiert ist. Daneben kann die Carboxylgruppe an C-2 frei oder verestert vorliegen.)

Von den natürlich vorkommenden Penicillinen, die ursprünglich aus Kulturen von Penicillium notatum,

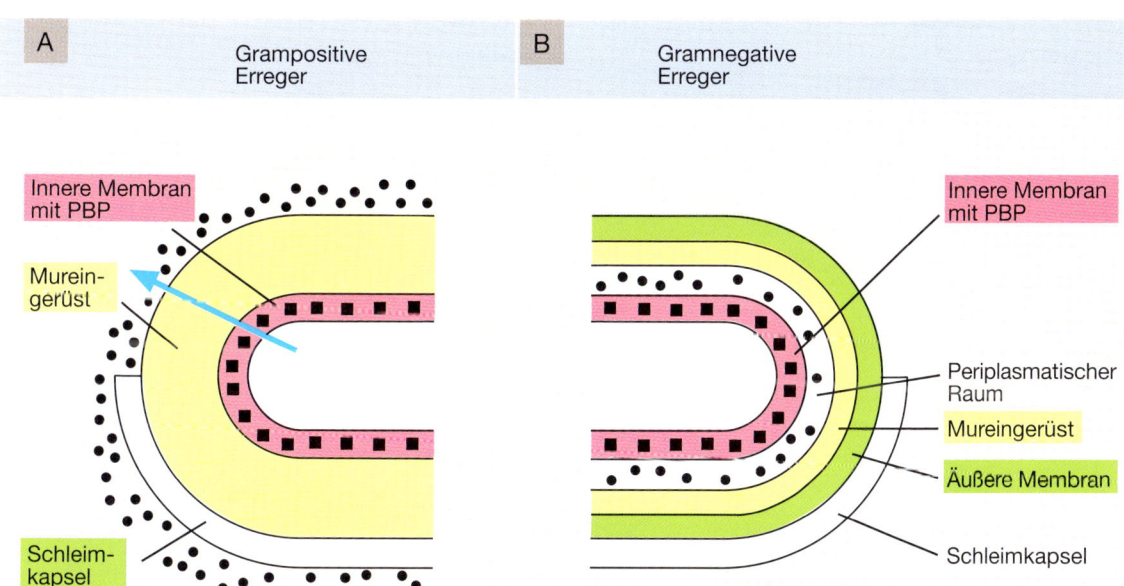

Abb. B 9–12. Lokalisation von β-Lactamasen (schwarze Punkte) bei grampositiven (A) und gramnegativen Erregern (B); ■ = Penicillin-bindende Proteine (PBP). Bei den grampositiven Erregern werden die β-Lactamasen nach außen in das umgebende Medium sezerniert (blauer Pfeil), bei den gramnegativen verbleiben diese Enzyme dagegen im periplasmatischen Raum

später aus Kulturen von Penicillium chrysogenum isoliert wurden, hat nur *Benzylpenicillin* (Penicillin G) praktische Bedeutung erlangt.

Eine bedeutsame Weiterentwicklung wurde durch die Isolierung bzw. großtechnische Herstellung von 6-Aminopenicillansäure mittels enzymatischer Spaltung von Benzylpenicillin ermöglicht: Durch Amidbildung zwischen der 6-Aminopenicillansäure und

6-Aminopenicillansäure

den verschiedensten Säuren konnte eine Vielzahl neuer Penicilline partialsynthetisch hergestellt werden. Mit diesen halbsynthetischen Penicillinen ließen sich gewisse Nachteile von Penicillin G – Säureempfindlichkeit und damit hohe Resorptionsverluste bei oraler Gabe, Inaktivierung durch Penicillinasen, Unwirksamkeit gegen die meisten gramnegativen Keime – beseitigen (s. Tab. B 9–12).

Indikationen. Sofern keine Penicillin-Allergie vorliegt, sind Penicilline wegen der praktisch fehlenden Toxizität und ihrer bakteriziden Wirkung *Mittel der ersten Wahl* bei allen Infektionen, deren Erreger gegen sie sensibel sind.

Dosierung. Die Dosierung richtet sich nach der Schwere des Falles und den verwendeten Präparaten. Richtdosen sind in Tab. B 9–14 enthalten. 1 I.E. Penicillin-G-Natrium entspricht 0,6 μg.

Nebenwirkungen. Mit *toxischen* Nebenwirkungen muß bei Penicillinen *nicht* gerechnet werden. Nur bei extrem hohen Dosen (>20 Mega I.E. i.v.) oder bei intrathekaler Applikation wurden z. T. neurologische Nebenwirkungen beobachtet. Das Risiko solcher Störungen ist erhöht bei Patienten mit Niereninsuffizienz, Epilepsie und Meningitis.

Die wichtigsten Nebenwirkungen der Penicilline sind, wie beschrieben, **allergische Reaktionen,** die in unterschiedlicher Häufigkeit und Schwere (leichte Hauterscheinungen bis anaphylaktischer Schock mit tödlichem Ausgang) je nach Art der individuellen Disposition, der Applikation oder des verwendeten Penicillins vorkommen. Eine strenge Indikationsstellung, korrekte Applikationsart (nur oral oder parenteral) und eine sorgfältige Anamnese vor jeder Penicillingabe sind daher erforderlich.

Penicillin-Gruppen. Aufgrund ihrer verschiedenen Eigenschaften werden folgende Gruppen von Penicillinen unterschieden (s. Tab. B 9–13 und B 9–14):

□ *Benzylpenicillin* und dessen Salze,

□ *Oralpenicilline* mit fehlender oder geringer Penicillinase-Festigkeit (Phenoxymethylpenicillin, Propicillin),

Tab. B 9–12. Stammbaum der Penicilline

Ausgangs-substanz	1. Verbesserung	Wirkstoff	2. Verbesserung	Wirkstoff
Benzylpenicillin	Längere Wirkung	Benzylpenicillin-Salze mit org. Basen		
	Orale Gabe	Phenoxymethyl-penicillin Propicillin		
6-Aminopenicillan-säure	Penicillinase-Festigkeit, parenteral	Temocillin	Penicillinase-Festigkeit, oral	Oxacillin Dicloxacillin Flucloxacillin
	Zusätzlich wirksam gegen Enterokokken	Ampicillin Temocillin	Bessere Resorption	Amoxicillin Bacampicillin Pivampicillin
	Wirksam bei Infektionen mit Pseudomonas, Enterobakterien und Enterokokken	Azlocillin Mezlocillin Piperacillin Apalcillin		

☐ *Penicillinase-stabile Penicilline* (Isoxazolylpenicilline),

☐ *Penicilline mit erweitertem Wirkungsspektrum* (Aminopenicilline, Acylamino- und Carboxyl-Penicilline).

Benzylpenicillin (Penicillin G) ist trotz der oben beschriebenen Nachteile wegen seiner guten Wirksamkeit, der geringen Resistenzentwicklung und der minimalen Toxizität noch immer ein wichtiges Antibiotikum. Sein Wirkungsbereich umfaßt

☐ *grampositive Kokken* (Streptokokken, Pneumokokken; Enterokokken sind weitgehend resistent),

☐ *grampositive Stäbchen* (Diphtheriebakterien, Clostridien, Milzbrandbazillen),

☐ *gramnegative Kokken* (Gonokokken, Meningokokken) und

☐ *Spirochäten* (Borrelia burgdorferi, Treponema pallidum; Erreger der Angina Plaut-Vincenti).

Gegen gramnegative Bakterien, Tuberkelbakterien, Rickettsien, Viren, Protozoen und Pilze ist Benzylpenicillin unwirksam. Gleiches gilt weithin auch für Staphylokokken, bei denen heute maximal 30% der Stämme Penicillinase-negativ sind.

Da Benzylpenicillin bei *oraler* Gabe weitgehend zerstört wird, muß es *injiziert* werden. Die *Ausscheidung* der Alkalisalze von Benzylpenicillin erfolgt *sehr rasch*, die *Halbwertszeit* beträgt nur 30 – 60 Minuten. Zur Aufrechterhaltung eines Dauerblutspiegels sind daher Injektionen im Abstand von 3 – 4 Stunden erforderlich.

Eine *längere Wirkungsdauer* ist *durch Salzbildung* von Benzylpenicillin *mit organischen Basen* (Procain, Clemizol, Dibenzylethylendiamin) möglich. Wegen ihrer schlechten Wasserlöslichkeit werden diese Stoffe nur langsam aus der Muskulatur resorbiert. Eine weitere Resorptionsverzögerung kann durch ölige Lösungen erreicht werden. Je nach Dosierung lassen sich ausreichende Blutspiegel über 8 – 24 Stunden, mit Benzathin-Penicillin G (Tardocillin® 1200) sogar wochenlang aufrechterhalten.

Benzylpenicillin verteilt sich relativ schlecht im Stützgewebe (Knochen, Gelenke), auch die Liquorgängigkeit ist gering. Sie nimmt allerdings bei Meningitiden etwas zu.

Die Ausscheidung erfolgt fast vollständig renal in vorwiegend unveränderter Form, und zwar hauptsächlich durch tubuläre Sekretion. Bei Niereninsuffizienz ist daher die renale Clearance herabgesetzt.

Die **Oralpenicilline** mit *Phenoxymethylpenicillin* und *Propicillin* als wichtigsten Vertretern unterscheiden sich in ihrem Wirkungsspektrum praktisch nicht von Benzylpenicillin, besitzen aber den Vorteil, daß sie oral appliziert werden können. Ihre Wirksamkeit beträgt jedoch nur die Hälfte bis ein Viertel der des Benzylpenicillins.

Die erhöhte Säurestabilität der Oralpenicilline beruht auf der verminderten Nukleophilie des Carbonylsauerstoffs, welche die Umlagerung zur entsprechenden Penillsäure (s. Abb. B 9–13) erschwert.

Penicillinase-stabile Penicilline, zu denen *Oxacillin* und dessen halogenierte Vertreter *Dicloxacillin* und

Tab. B 9–13. Wirkungsspektrum der Penicilline. Klinisch (besonders) relevante Wirkungen sind rot markiert

Bakterien	Wirkstoff-Gruppen			
	Penicillin G und Oralpenicilline	Isoxazolyl-penicilline	Amino-penicilline	Acylamino-penicilline
grampositive Kokken	Streptokokken (Pneumokokken)	Staphylokokken, Streptokokken	Streptokokken (Pneumokokken, Enterokokken)	Streptokokken (Pneumokokken, Enterokokken)
gramnegative Kokken	Neisserien		Neisserien	
grampositive Stäbchen	Corynebacterium diphtheriae, Bacillus anthracis		Corynebacterium diphtheriae, Bacillus anthracis	
gramnegative Stäbchen			Enterobakterien (E. coli, Proteus), Haemophilus influenzae	Enterobakterien (E. coli, Proteus, Klebsiellen, Enterobacter, Serratien), H. influenzae
Spirochäten	Treponemen, Borrelien		Treponemen, Borrelien	

Tab. B 9–14. Penicilline

R	Internationaler Freiname	Handelspräparat (Eingetragenes Warenzeichen)	Durchschnittliche Tagesdosis bei Erwachsenen
I. Penicillin G			
	Benzylpenicillin (Penicillin G) mit org. Basen zur Retardierung	Penicillin G Jenapharm, Penicillin-Grünenthal, Penicillin-Heyl Tardocillin	1 – 4 Mega I.E.
II. Oral-Penicilline mit fehlender oder geringer Penicillinase-Festigkeit			
	Phenoxymethyl-penicillin (Penicillin V)	Arcasin, Isocillin, Infectocillin, Megacillin oral, Penhexal, Penicillat, P-Mega-Tablinen	1, 2 – 3, 6 Mega I.E.
	Propicillin	Baycillin	3 Mega I.E.
III. Penicillinase-stabile Penicilline			
	Oxacillin	Stapenor	2 – 4 g
	Dicloxacillin	Dichlor-Stapenor	2 g
	Flucloxacillin	Staphylex	3 g
IV. Penicilline mit erweitertem Wirkungsspektrum **IV.1. Aminopenicilline**			
	Ampicillin	Binotal	2 – 4 g
	Amoxicillin	Amoxihexal, Amoxillat, Amoxi-Wolff, Amoxypen	3 – 6 g

Tab. B 9–14. Penicilline (Fortsetzung)

R	Internationaler Freiname	Handelspräparat (Eingetragenes Warenzeichen)	Durchschnittliche Tagesdosis bei Erwachsenen
IV. 2. Acylaminopenicilline			
	Azlocillin	Securopen	6 – 15 g
	Mezlocillin	Baypen	6 – 15 g
	Piperacillin	Pipril	6 – 12 g
IV. 3. Carboxypenicilline			
	Carbenicillin		
	Ticarcillin	Bestandteil von Betabactyl	15 – 20 g

Abb. B 9–13. Umlagerung von Penicillin zu Penillsäure-Derivaten

Flucloxacillin gehören, werden infolge sterischer Abschirmung des β-Lactam-Ringes im Gegensatz zu Benzylpenicillin durch Penicillinase nicht oder sehr viel weniger stark zerstört und sind daher auch gegen Penicillinase-produzierende Staphylokokken wirksam. Andererseits sind sie bei Staphylokokkenstämmen mit unempfindlichem Penicillin-Bindeprotein ineffektiv (bei Bildung von PBP 2a). Es liegt dann eine sog. *Methicillin-Resistenz* vor, benannt nach *Methicillin*, dem ersten, heute nicht mehr im Handel befindlichen Vertreter dieser Substanzen.

Methicillin-resistente Staphylococcus-aureus-Stämme (MRSA) sind häufig auch gegen weitere Antibiotika resistent, z.B. gegen Aminoglykoside, Tetracycline, Erythromycin, Chinoloncarbonsäuren, Sulfonamide und Trimethoprim. MRSA stellen somit ein ernstes therapeutisches Problem dar. Vor allem auf Intensivstationen erfolgt ihre Weiterverbreitung über das Pflegepersonal. Staphylokokken gehören nämlich zur normalen Hautflora, die Nasenhöhlen bilden das wichtigste Keimreservoir.

Penicillinase-stabile Penicilline besitzen nur ein Zehntel bis ein Hundertstel der Wirkstärke von Benzylpenicillin, gegen gramnegative Erreger sind sie völlig ineffektiv. Daher ist ihre Anwendung auf Staphylokokken-Infektionen beschränkt. Da sie ausserdem die Penicillinase-Bildung in Bakterien zu induzieren vermögen, ist die Indikation sehr streng zu stellen.

Penicilline mit erweitertem Wirkungsspektrum. Solche Verbindungen können durch Einführung einer polaren Gruppe in die α-Stellung der Carbonsäure, mit der die Aminogruppe der 6-Aminopenicillansäure verestert ist, erhalten werden.

Hierzu gehören

☐ *Amino-,*

☐ *Acylamino-* und

☐ *Carboxyl-*

Penicilline.

Das erste *Aminopenicillin, das* **Ampicillin,** war zugleich das erste Derivat der 6-Aminopenicillansäure, mit dem außer den bei Benzylpenicillin genannten Mikroorganismen auch zahlreiche *gramnegative* Bakterien, z.B. Haemophilus influenzae, E. coli, Campylobacter-Arten sowie Proteus mirabilis, erfaßt werden. Ampicillin wird daher auch als *Breitspektrum-Penicillin* bezeichnet. Gegenüber einigen grampositiven Keimen ist es weniger wirksam als Penicillin G oder die Oral-Penicilline. Resistent gegen Ampicillin sind Pseudomonas aeruginosa, Klebsiellen, Enterobacter, Citrobacter, Serratien und Proteus vulgaris, ferner wegen der fehlenden Penicillinasefestigkeit alle Penicillinase-bildenden Keime.

Ampicillin ist *säurestabil* und kann daher im Prinzip auch oral gegeben werden. Da es jedoch im gesamten Gastrointestinaltrakt in ionisierter Form vorliegt, beträgt die *Resorptionsquote* nur etwa 40%. Wegen der dadurch bedingten Gefahr der Schädigung der Darmflora sollte Ampicillin *nur noch parenteral appliziert* werden. Die *Plasmahalbwertszeit* ist mit 1 – 2 Stunden doppelt so lang wie bei Benzylpenicillin. Die *Ausscheidung* erfolgt *vorwiegend renal.*

Ampicillin ist vor allem bei Infektionen der Atem-, Harn- und Gallenwege, ferner bei Otitis media, Pertussis und Septikämien mit Ampicillin-empfindlichen Erregern *indiziert.*

Außer den bei allen Penicillinen auftretenden allergischen Reaktionen werden nach Ampicillin-Gabe zusätzlich relativ häufig makulo-papulöse Exantheme beobachtet. Typisch für ein Ampicillin-Exanthem ist, daß

Bacampicillin (Ambacamp®, Penglobe®)

☐ es trotz Weiterführung der Therapie vielfach verschwindet,

☐ keine Eosinophilie besteht und

☐ in der Regel nach Applikation eines anderen Penicillins keine allergischen Reaktionen auftreten.

Hauterscheinungen findet man insbesondere bei Patienten mit infektiöser Mononukleose (Pfeifferschem Drüsenfieber), einer durch das Epstein-Barr-Virus bedingten Erkrankung des lymphoretikulären Systems, die deshalb eine *Kontraindikation* darstellt.

Die *Ampicillin-Resorption* kann *durch* die *Gabe von Prodrugs verbessert* werden. *Bacampicillin* ist z.B. der Ethoxycarbonyloxyethylester von Ampicillin. Die Substanz wird nahezu vollständig resorbiert und im Organismus rasch zu Ampicillin gespalten.

Amoxicillin unterscheidet sich von Ampicillin durch eine zusätzliche phenolische Hydroxylgruppe. Das Wirkungsspektrum entspricht dem des Ampicillins, doch ist die Resorptionsquote mit ca. 70 – 80% wesentlich höher.

Durch die höhere Resorptionsquote führt Amoxicillin seltener zu gastrointestinalen Nebenwirkungen (Schädigung der Darmflora) und sollte daher bei der oralen Behandlung (gegenüber nicht verestertem Ampicillin) bevorzugt werden.

Der Entwicklung von **Acylamino- und Carboxyl-Penicillinen** lag das Bemühen zugrunde, Penicilline gegen gramnegative Problemkeime, insbesondere gegen Pseudomonas- und Proteus-Arten, zu entwickeln.

Zu den *Acylamino-Penicillinen*, die rasch in die Bakterienzellwand penetrieren, aber *nicht β-Lactamase- und säurestabil* sind und parenteral appliziert werden müssen, gehören

☐ *Azlocillin*,

☐ *Mezlocillin*,

☐ *Piperacillin* und

☐ *Apalcillin*.

Azlocillin wirkt insbesondere gegen Pseudomonas aeruginosa und Enterokokken. Es dient zur Behandlung bakteriologisch gesicherter Pseudomonas-Infektionen und in Kombination mit einem β-Lactamase-stabilen Cephalosporin zur ungezielten Therapie schwerer Infektionen mit unbekannten Erregern.

Mezlocillin, dem Azlocillin strukturell ähnlich, ist zwar gegen Pseudomonas-Arten schwächer wirksam als Azlocillin, doch weist es im gramnegativen Bereich ein breites Wirkungsspektrum auf und kann

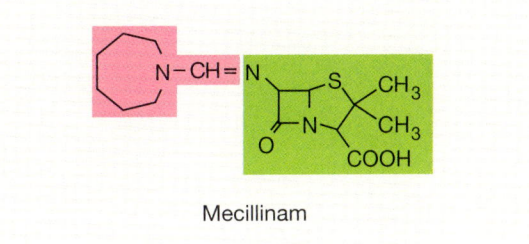

Mecillinam

daher bei Infektionen mit solchen Erregern eingesetzt werden. Einen Vorteil gegenüber Breitspektrum-Cephalosporinen stellt die gute Wirkung gegen Enterokokken dar.

Ein mit Mezlocillin bezüglich des Wirkungsspektrums vergleichbares, hinsichtlich der chemischen Struktur jedoch verschiedenes Antibiotikum ist *Mecillinam*. Zur oralen Applikation eignet sich dessen Pivaloyloxymethylester *Pivmecillinam*.

Piperacillin vereinigt in seinem Wirkungsspektrum die Eigenschaften von Azlocillin und Mezlocillin. Es ist derzeit das wirksamste Breitspektrum-Penicillin.

Apalcillin besitzt eine ähnliche Wirkung wie Piperacillin gegen Pseudomonaden, ist aber gegen Enterokokken, Serratien und gramnegative Anaerobier weniger effektiv.

Carboxylpenicilline sind

☐ *Carbenicillin*,

☐ *Ticarcillin* und

☐ *Temocillin*.

Die erste in die Therapie eingeführte Substanz dieser Stoffgruppe, das *Carbenicillin*, gilt heute als überholt.

Ticarcillin weist eine gute Wirksamkeit gegen Pseudomonas- und Proteus-Arten auf, jedoch ist es nicht β-Lactamase- und säurestabil. β-Lactamase-Stabilität besitzt dagegen – infolge der 6-Methoxygruppe – *Temocillin*. Es wirkt gegen die meisten gramnegativen Keime mit Ausnahme von Pseudomonaden. Grampositive Bakterien sind gegenüber Temocillin resistent.

Kombinationen von Penicillinen. Durch die Kombination eines nicht Penicillinase-stabilen Breitspektrumpenicillins mit einem Penicillinase-stabilen Penicillin kann eine Addition der Wirkungsbereiche beider Stoffe erzielt werden. Ein derartiges, z.T. umstrittenes Kombinationspräparat ist Optocillin®.

Kombinationen von Penicillinen mit β-Lactamase-Inhibitoren. *Clavulansäure*, ein Strukturanalogon der Penicillansäure mit Oxapenamstruktur, sowie *Sulbactam* und *Tazobactam*, in denen das Schwefelatom im Penamgrundgerüst zum Sulfon oxidiert ist, wirken

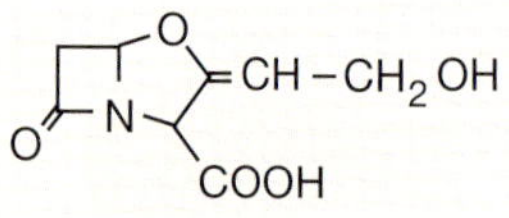

Clavulansäure

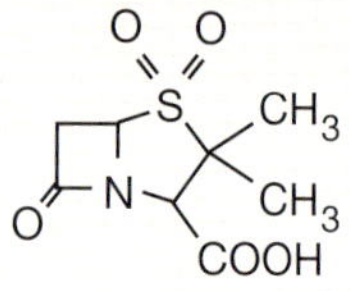

Sulbactam

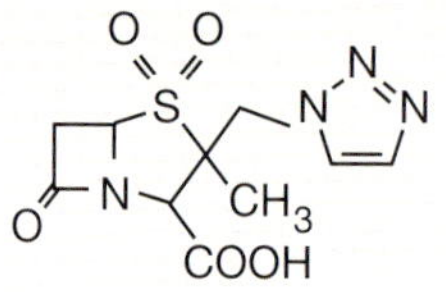

Tazobactam

zwar nur schwach antimikrobiell, hemmen aber β-Lactamasen vom Typ II-V (s. Abb. B 9–10). Insbesondere sind sie gegen die Plasmid-codierten β-Lactamasen wirksam.

Die Wirkung beruht auf einer Bindung an das aktive Zentrum der β-Lactamase und Öffnung des β-Lactamrings unter Acylierung des Enzyms (Abb. B 9–14) in gleicher Weise wie bei den β-Lactamase-empfindlichen Penicillinen. Die Esterbindungen der β-Lactamase-Inhibitoren wird jedoch nur *sehr langsam hydrolysiert.* Aufgrund dieses Wirkprinzips, bei dem die Inaktivierung eines Enzyms an die Zerstörung des Wirkstoffs gebunden ist, werden diese Pharmaka auch als *Suizid-Inhibitoren* bezeichnet.

β-Lactamase-Inhibitoren sind zur Kombination mit nicht β-Lactamase-stabilen β-Lactam-Antibiotika geeignet. Augmentan® enthält Clavulansäure zusammen mit Amoxicillin, Betabactyl® Clavulansäure zusammen mit Ticarcillin. Tazobac® ist die Kombina-

tion von Tazobactam mit Piperacillin, Unacid® die von Sulbactam mit Ampicillin. Bei *Sultamicillin* (Unacid® PD oral) sind die beiden Substanzen diesterartig (mit Methylendiol als Veresterungskomponente) zu einem Prodrug verbunden, das nach oraler Gabe nahezu vollständig resorbiert und bereits in der Darmwand hydrolytisch gespalten wird.

Kombinationen von Penicillinen mit anderen Antiinfektiva. *Synergistische* Effekte lassen sich auch durch Kombinationen von Acylamino- und Carboxyl-Penicillinen mit Aminoglykosid-Antibiotika (s. S. 675 ff.) erreichen. Diese Kombinationen dienen insbesondere zur Verminderung der Resistenzentwicklung bei Pseudomonas-Arten.

9.2.1.2.2 Cephalosporine und Analoga (Oxa- und Carbacepheme)

In Cephalosporium-Arten werden neben Abkömmlingen der 6-Aminopenicillansäure mit diesen chemisch nahe verwandte Derivate der *7-Aminocephalosporansäure* gebildet.

Die natürlich vorkommenden Cephalosporine, wie z.B. Cephalosporin C, sind nur schwach antibiotisch wirksam, dagegen zeigen partialsynthetische Derivate der 7-Aminocephalosporansäure (Acylierung der 7-Aminogruppe und Substitution der 3-Acetoxymethylgruppe) eine höhere Wirkungsintensität und ein breiteres Wirkungsspektrum als die natürlichen Vertreter dieser Substanzklasse.

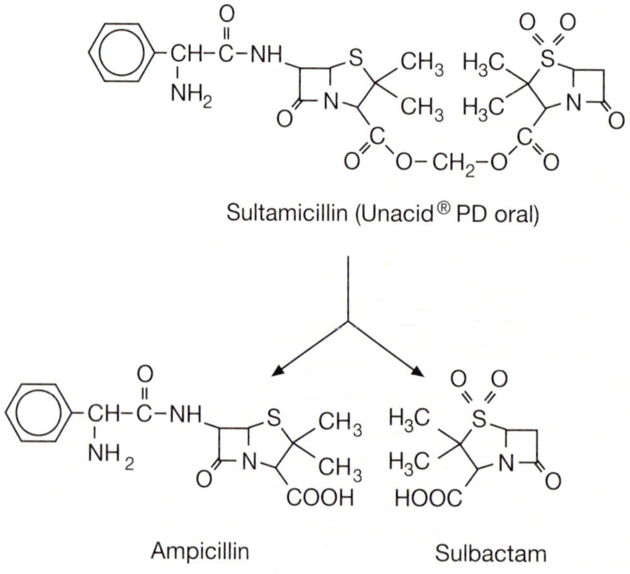

Struktur-Wirkungs-Beziehungen. Eine Aminogruppe am α-C-Atom des 7α-Acylsubstituenten erhöht die Säurestabilität und ermöglicht die orale Applikation. Die günstigste Wirkung (hohe antibakterielle Aktivität und besondere β-Lactamase-Stabilität) wird durch die Einführung einer 2-Aminothiazolylgruppe sowie einer Oximetherstruktur an dieser Stelle erreicht.

Eine zusätzliche Erweiterung der Möglichkeiten zur Strukturvariation in der Cephalosporinreihe brachte die Entdeckung der 7α-Methoxy-cephalosporine, der **Cephamycine**, die nicht von Schimmelpilzen, sondern von Streptomyces-Arten gebildet werden. Auch diese Stoffe zeichnen sich – wie die analogen 6α-Methoxy-penicilline – durch erhöhte β-Lactamase-Stabilität so wie durch eine Wirkung auf anaerobe Bakterien aus.

Sultamicillin (Unacid® PD oral)

Ampicillin

Sulbactam

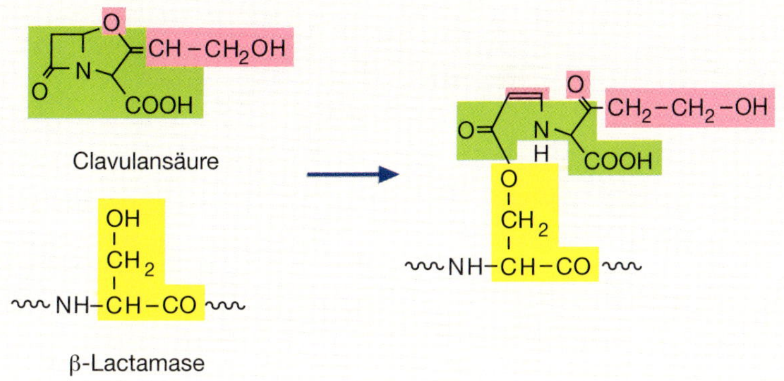

Abb. B 9–14. Reaktion von Clavulansäure mit β-Lactamasen

Durch den Ersatz der hydrolyseempfindlichen Acetoxygruppe an C-3 durch andere Gruppen werden zudem Stoffe mit verminderter Biotransformation und damit längerer Verweildauer im Organismus erhalten. Außerdem verbessert die Einführung einer N-Methylthiotetrazolgruppe an C-3 die Wirksamkeit im gramnegativen Bereich, ist aber auch die Ursache von Blutungskomplikationen und Alkoholunverträglichkeit (s.u.).

Cephalosporin-Gruppen. Für die Einteilung der zahlreichen Cephalosporin-Derivate wurde eine Reihe von Vorschlägen, z.B. eine Klassifizierung nach sog. Generationen oder nach ältern und neueren Verbindungen, gemacht. Im folgenden wurde eine Unterteilung in sechs Gruppen aufgrund von pharmakodynamischen und pharmakokinetischen Eigenschaften der einzelnen Cephalosporine vorgenommen. Danach können unterschieden werden: Cephalosporine

☐ zur parenteralen Applikation *ohne* erhöhte β-Lactamase-Stabilität (*Basiscephalosporine*),

☐ zur parenteralen Applikation mit *erhöhter* β-Lactamase-Stabilität (*Übergangscephalosporine*),

☐ zur parenteralen Applikation mit ausgeprägter Wirkung gegen *Anaerobier* und *hoher* β-Lactamase-Stabilität (*Anaerobiercephalosporine*),

☐ zur parenteralen Applikation mit *breitem Wirkungsspektrum* und *hoher* β-Lactamase-Stabilität (*Breitspektrumcephalosporine*),

☐ zur oralen Applikation *ohne* erhöhte β-Lactamase-Stabilität (*ältere Oralcephalosporine*) und

☐ zur oralen Applikation mit *erhöhter* β-Lactamase-Stabilität (*neuere Oralcephalosporine*).

Tab. B 9–15 gibt die Einteilung der Cephalosporine gemäß diesem Schema wieder. Bei der Klassifikation nach Generationen wären Cephalotin, Cefotiam und Cefotaxim als typische Vertreter der ersten, zweiten und dritten Generation zu nennen.

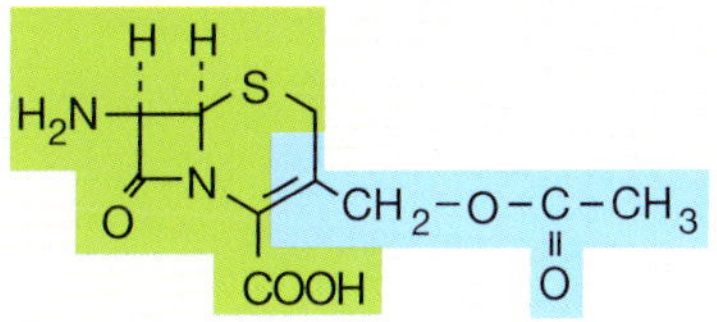

7-Aminocephalosporansäure

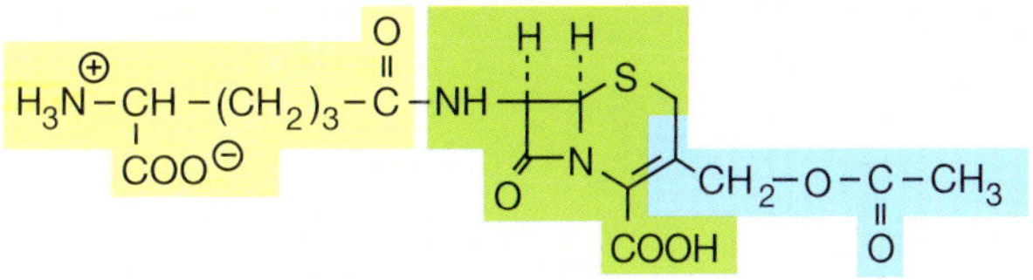

Cephalosporin C

Die **Basiscephalosporine** entsprechen in ihrem Wirkungsspektrum ungefähr Ampicillin, doch sind sie auch noch gegen Penicillinase-bildende Staphylokokken wirksam. Dagegen werden sie durch β-Lactamasen gramnegativer Keime weitgehend inaktiviert. Die wichtigste Substanz dieser Gruppe ist *Cephazolin*, eine Analogsubstanz *Cefazedon*. Im Vergleich zu Cephalotin sind diese Stoffe gegen gramnegative Keime wirksamer. Außerdem besitzen sie eine längere Halbwertszeit von 1,5 – 2 h.

Tab. B 9–15. Cephalosporine

R^1	R^2	R^3	Internationaler Freiname	Handelspräparat (Eingetragenes Warenzeichen)	Mittlere Tagesdosis (g)
I. Basiscephalosporine					
		–H	Cephazolin	Elzogram, Gramaxin	3 – 4
		–H	Cefazedon	Refosporin	3 – 4
II. Übergangscephalosporine					
		–H	Cefamandol	Mandokef	3 – 6
		–H	Cefuroxim	Zinacef	3 – 6
		–H	Cefotiam	Spizef	3 – 6
III. Anaerobiercephalosporine					
		–H	Cefoxitin*	Mefoxitin	3 – 6
		–H	Cefotetan*	Apatef	2 – 4

* enthält in 7α-Stellung eine Methoxy-Gruppe

Tab. B 9–15. Cephalosporine (Fortsetzung)

R^1	R^2	R^3	Internationaler Freiname	Handelspräparat (Eingetragenes Warenzeichen)	Mittlere Tagesdosis (g)

IV. Breitspektrumcephalosporine

R^1	R^2	R^3	Internationaler Freiname	Handelspräparat	Mittlere Tagesdosis (g)
[Aminothiazol-methoxyimino structure]	–H	–H	Ceftizoxim	Ceftix	3 – 6
[Aminothiazol-methoxyimino structure]	$-CH_2-O-\overset{O}{\overset{\|}{C}}-CH_3$	–H	Cefotaxim	Claforan	3 – 6
[Aminothiazol-methoxyimino structure]	$-CH_2-S-$[methyltetrazol]	–H	Cefmenoxim	Tacef	3 – 6
[Aminothiazol-methoxyimino structure]	$-CH_2-S-$[methyl-thiazol-COOH]	–H	Cefodizim	Modivid	1 – 4
[Aminothiazol-methoxyimino structure]	$-CH_2-S-$[triazinon H_3C, OH, O]	–H	Ceftriaxon	Rocephin	1 – 2
[Aminothiazol-oxyimino, $O-\overset{CH_3}{\underset{COOH}{\overset{\|}{C}}}-CH_3$]	$-CH_2-\overset{\oplus}{N}$[pyridinium]	–H	Ceftazidim	Fortum	2 – 6
[piperazindion-phenol structure, C_2H_5]	$-CH_2-S-$[methyltetrazol]	–H	Cefoperazon	Cefobis	2 – 4

V. Sonstige Cephalosporine zur parenteralen Applikation

R^1	R^2	R^3	Internationaler Freiname	Handelspräparat	Mittlere Tagesdosis (g)
[Phenyl-CH-, $SO_3^{\ominus}$]	$-CH_2-\overset{\oplus}{N}$[pyridinium]$-\overset{O}{\overset{\|}{C}}-NH_2$	–H	Cefsulodin	Pseudocef	2 – 3

VI. Ältere Oralcephalosporine

R^1	R^2	R^3	Internationaler Freiname	Handelspräparat	Mittlere Tagesdosis (g)
[Phenyl-CH-, NH_2]	$-CH_3$	–H	Cefalexin	Ceporexin, Oracef	1 – 4
[Phenyl-CH-, NH_2]	$-Cl$	–H	Cefaclor	Cefabiocin, Cef-Diolan, Panoral, Sigacefal	1 – 4

Tab. B 9–15. Cephalosporine (Fortsetzung)

R¹	R²	R³	Internationaler Freiname	Handelspräparat (Eingetragenes Warenzeichen)	Mittlere Tagesdosis (g)
VI. Ältere Oralcephalosporine (Fortsetzung)					
HO—⟨⟩—CH— mit NH₂	—CH₃	—H	Cefadroxil	Bidocef, Grüncef	2
VII. Neuere Oralcephalosporine					
Furyl—C— mit N—O—CH₃	—CH₂—O—$\overset{O}{\overset{\|}{C}}$—NH₂	—CH—O—CO—CH₃ mit CH₃	Cefuroxim-axetil	Elobact, Zinnat	0,5 – 1
Aminothiazolyl—C— mit N—O—CH₃	—CH₂—O—CH₃	—CH—O—CO—CH mit CH₃ und CH₃	Cefpodoxim-proxetil	Orelox, Podomexef	0,2 – 0,4
Aminothiazolinyl—C— mit N—O—CH₃	—CH₃	—CH₂—O—$\overset{}{C}$—$\overset{CH_3}{\underset{CH_3}{C}}$—CH₃ (mit O)	Cefetamet-pivoxil	Globocef	1
Aminothiazolyl—C— mit N—O—CH₂—COOH	—CH=CH₂	—H	Cefixim	Cephoral, Suprax	0,4
Aminothiazolyl—C— mit CH—CH₂—COOH	—H	—H	Ceftibuten	Keimax	0,4

Die **Übergangscephalosporine** *Cefamandol, Cefuroxim* und *Cefotiam* zeichnen sich durch eine verstärkte Wirkung gegen gramnegative Stäbchen, insbesondere gegen Haemophilus influenzae, aus. In ihrer Wirkung gegen grampositive Kokken entsprechen sie den Basiscephalosporinen. Pseudomonas aeruginosa, Enterokokken, Mykoplasmen, Chlamydien und Mykobakterien sind resistent. Gegenüber β-Lactamasen sind die Übergangscephalosporine weitgehend unempfindlich.

Die **Anaerobiercephalosporine** mit den Cephamycinen *Cefoxitin* und *Cefotetan* besitzen eine hochgradige Resistenz gegenüber β-Lactamasen (wegen der 7α-Methoxygruppe), die auch die von Anaerobiern (z.B.

Bacteroides-Arten) umfaßt. Die Wirksamkeit gegen grampositive Erreger ist jedoch geringer als bei den Basiscephalosporinen, auch ist die Haemophilus-Aktivität schlechter als bei den Übergangscephalosporinen. Pseudomonas-Arten sind gegenüber Cefoxitin und Cefotetan resistent und gegenüber Latamoxef nur teilweise empfindlich.

Die **Breitspektrumcephalosporine** mit *Cefotaxim, Ceftizoxim, Cefmenoxim, Ceftriaxon, Ceftazidim* und *Cefodizim* weisen ein besonders breites Wirkungsspektrum und eine z. T. stärkere antibakterielle Aktivität gegen gramnegative Keime als die bisher besprochenen Cephalosporine auf.

Wesentliche Unterschiede zwischen diesen Substanzen bestehen in der Wirksamkeit gegen Pseudomonaden und Staphylokokken. So ist z.B. Ceftazidim gegen Pseudomonas aeruginosa gut, gegen Staphylococcus aureus jedoch schwach wirksam.

Cefoperazon wirkt gegen einige gramnegative Erreger (Enterobacter, Acinetobacter) schlechter als die anderen Substanzen dieser Gruppe, aber gut gegen Pseudomonaden.

Von den **sonstigen Cepholosporinen** zur parentalen Applikation kann *Cefsulodin* als *Schmalspektrumcephalosporin* bezeichnet werden, sein Wirkungsspektrum umfaßt nahezu ausschließlich Pseudomonas aeruginosa. Zur Vermeidung einer Resistenzsteigerung erscheint die Entwicklung solcher Stoffe wünschenswert. Allerdings ist die Wirkungsstärke von Cefsulodin relativ gering.

Bei den **Oralcephalosporinen** sind die *älteren Substanzen Cefalexin, Cefaclor* und *Cefadroxil* durch eine Aminogruppe in der Seitenkette an C-7 charakterisiert. Ihr Wirkungsspektrum gleicht weitgehend dem von Cephalotin (Cefaclor hemmt auch Haemophilus influenzae). Mit Ausnahme von Cefaclor werden die älteren Oralcephalosporine gut resorbiert.

Sowohl in seinem begrenzten Wirkungsspektrum als auch in der guten Resorbierbarkeit gleicht *Loracarbef,* ein oral applizierbares *Carbacephem,* den älteren Oralcephalosporinen.

Die *neueren Oralcephalosporine* stellen entweder Ester-Prodrugs oder freie Carbonsäuren dar. Zu den Prodrugs gehören *Cefuroximaxetil, Cefetametpivoxil* und *Cefpodoximproxetil,* ihr Wirkungsspektrum entspricht dem der Übergangscephalosporine. Trotz der Veresterung beträgt die Resorptionsquote jedoch nur 40 – 60%. Bei höherer Dosierung ist daher mit einer Schädigung der Darmflora durch nicht resorbierten Wirkstoff zu rechnen. Daneben besteht durch den höheren Selektionsdruck bei den Darmbakterien eine erhöhte Gefahr von Resistenzentwicklung.

Weitere neuere Oralcephalosporine, die als *aktive Säuren* eingesetzt werden, sind *Cefixim* und *Ceftibuten.* Sie weisen wie Cefetametpivoxil eine etwas bessere Wirkung im gramnegativen Bereich, dafür aber eine unzureichende Wirkung gegen Staphylokokken auf.

Da bei der Gabe von Oralcephalosporinen die Wirkstoffkonzentrationen niedriger liegen als bei den parenteral applizierten Verbindungen, ist ihre antibakterielle Wirksamkeit geringer. Oralcephalosporine kommen daher bei lebensbedrohlichen Infektionen *nicht* in Betracht.

Loracarbef (Lorafem®)

Kinetik. Mit Ausnahme der Oralcephalosporine werden die meisten Cephalosporine aus dem Gastrointestinaltrakt nur wenig resorbiert und müssen daher intramuskulär oder intravenös angewandt werden. Die Eiweißbindung variiert von etwa 10% (Ceftazidim, s.u.) bis ca. 95% (Ceftriaxon). Die hohe Eiweißbindung von Ceftriaxon bedingt dessen längere Halbwertszeit und ermöglicht die einmal tägliche Gabe.

Ein wichtiger Metabolisierungsschritt ist die Entacetylierung bei Cephalotin und Cefotaxim. Die Desacetylderivate sind etwa eine halbe bis eine Zehnerpotenz weniger wirksam als die Ausgangsverbindungen. Cephalosporine, die keine Acetylgruppe enthalten, werden überwiegend in unveränderter Form eliminiert.

Die *Ausscheidung* erfolgt *renal* und z.T. auch *biliär* (s. Tab. B 9–16). In den Darm sezernierte Wirkstoffe können durch Beeinträchtigung der Darmflora zu gastrointestinalen Nebenwirkungen führen. Bei Niereninsuffizienz ist die Ausscheidung der meisten Cephalosporine verzögert, bei Gabe hoher Dosen muß die Dosierung daher dem Grad der Niereninsuffizienz angepaßt werden.

Indikationen. Infolge ihrer guten Wirkung gegen Staphylokokken sind die *Basiscephalosporine* insbesondere zur Behandlung leichter Atemwegs- und Wundinfektionen sowie zur perioperativen Prophylaxe indiziert.

Übergangscephalosporine eignen sich zur ungezielten Therapie von nicht lebensbedrohlichen Infektionen, bei denen als Erreger sowohl Staphylokokken als auch gramnegative Bakterien in Frage kommen, sowie zur Behandlung von Haemophilus-Infektionen.

Anaerobiercephalosporine dienen zur ungezielten Therapie von Infektionen, wenn grampositive Keime oder Anaerobier als Erreger wahrscheinlich sind (z.B. bei gynäkologischen Infektionen, schweren Wund-

Prophylaxe und Therapie von Infektionskrankheiten

B 9

Tab. B 9–16. Pharmakologische Daten von Breitspektrum- und Anaerobiercephalosporinen (nach Rosin)

Wirkstoff	Halbwerts-zeit (h)	Plasma-eiweiß-bindung (%)	Ausscheidung (%)		Alkohol-intoleranz	Blutungs-risiko
			Harn	Galle		
Cefotaxim	1,2	40	50	< 1	–	–
Ceftizoxim	1,5	30	85	1	–	–
Cefmenoxim	1,3	60	80	1	+	?
Ceftriaxon	8,0	95	60	40	–	–
Ceftazidim	1,8	10	85	< 1	–	–
Cefoperazon	2,0	90	30	70	+	+
Cefotetan	3,3	85	70	20	+	+
Latamoxef	2,6	45	75	5	(+)	+

infektionen), sowie zur gezielten Behandlung von gegen diese Stoffe sensiblen Erregern.

Breitspektrumcephalosporine sind indiziert zur Therapie schwerer, insbesondere lebensbedrohlicher Infektionen, sowie dann, wenn multiresistente Keime zu erwarten sind und die Immunabwehr geschwächt ist. Cefotaxim und Ceftriaxon sind auch bei Meningitiden gut wirksam. Breitspektrumcephalosporine können oftmals außerdem Patienten mit Penicillinallergie gegeben werden, da allergische Reaktionen vom Soforttyp infolge einer Kreuzallergie zwischen Breitspektrumcephalosporinen und Penicillinen sehr selten sind.

Oralcephalosporine werden bei Atemwegs-, Harnwegs- und Hautinfektionen mit sensiblen Erregern (z.B. Staphylokokken, E. coli, Klebsiellen) angewandt.

Dosierungen. Die Dosierungen müssen der Schwere der Infektionen angepaßt werden, mittlere Tagesdosen sind in Tab. B 9–15 zusammengefaßt.

Nebenwirkungen. Wie die Penicilline sind Cephalosporine sehr wenig toxisch. Die bei Cephaloridin, einem heute nicht mehr eingesetzten Cephalosporin, beobachteten Nierenschädigungen treten bei den neueren Präparaten zwar wesentlich seltener auf, doch sollte bei Patienten mit Niereninsuffizienz und solchen, die mit hohen Dosen behandelt werden, eine Kontrolle der Nierenfunktion durchgeführt werden. Dies gilt insbesondere für die Kombination mit Aminoglykosid-Antibiotika.

Mit allergischen Reaktionen ist in etwa 1 – 4% der Fälle zu rechnen, ein anaphylaktischer Schock ist jedoch insbesondere bei Breitspektrumcephalosporinen sehr selten.

Bei schwerkranken Patienten wurden unter der Behandlung mit Cephalosporinen, die eine N-Methyl-thiotetrazol-Seitenkette enthalten (vgl. Tab. B 9–15),

Blutgerinnungsstörungen beobachtet, die vorwiegend auf einer Störung des Vitamin-K-Stoffwechsels beruhen und daher durch prophylaktische Gabe von Vitamin K zu verhindern sind.

In seltenen Fällen kann es bei gleichzeitiger Einnahme von Alkohol und Cephalosporinen mit einem N-Methylthiotetrazol-Rest zu ähnlichen Reaktionen wie nach Alkoholzufuhr und gleichzeitiger Gabe von Disulfiram (s. S. 818) kommen.

9.2.1.2.3 Carbapeneme

Im Bizyklus der Carbapeneme ist der Schwefel des Penamringsystems durch Kohlenstoff ersetzt. *Imipenem* ist das N-Formimidoyl-Derivat des Carbapenems Thienamycin. Carbapeneme besitzen ein sehr breites Wirkungsspektrum, das die meisten grampositiven (einschließlich Staphylococcus aureus) und gramnegativen Bakterien (inklusive Pseudomonas aeruginosa) sowie Anaerobier umfaßt.

Die Empfindlichkeit gegen β-Lactamasen ist bei den Carbapenemen sehr gering. In vivo werden sie aber rasch durch eine *renale* Dipeptidase inaktiviert. Diese Reaktion kann durch die Kombination von Imipenem mit dem Dipeptidase-Hemmstoff *Cilastatin* vermieden werden. Die fixe Kombination der beiden Stoffe ist unter der Bezeichnung Zienam® im Handel. Cilastatin verringert gleichzeitig die bei höherer Dosierung von Imipenem zu befürchtende Nephrotoxizität.

Bei Gabe des Kombinationspräparats wird Imipenem zu 70% unverändert renal ausgeschieden. Die Halbwertszeiten betragen 1 Stunde für Imipenem und 45 min für Cilastatin.

Zienam® stellt eine Alternative zu Antibiotika-Kombinationen dar, die zur Initialtherapie bei schweren bakteriellen Infektionen bzw. Mischinfektionen eingesetzt werden.

Die Dosierung beträgt 1,5 – 2 g/Tag.

Imipenem

Cilastatin

Die *Nebenwirkungen* entsprechen denen der anderen β-Lactam-Antibiotika, hinzu kommt eine potentiell nephrotoxische Wirkung bei Anwendung in hoher Dosierung. Eine Kreuzallergie zu Penicillinen ist selten.

Kontraindikationen sind Überempfindlichkeit gegen Imipenem oder Cilastatin.

9.2.1.2.4 Monobactame

Monobactame sind durch Bakterien gebildete *monocyclische* β-Lactam-Antibiotika (Abkömmlinge der 3-Amino-Monobactamsäure). Ihre antibakterielle Wirksamkeit beruht vor allem auf der Bindung an PBP 3.

Das derzeit einzige im Handel befindliche (synthetisch gewonnene) Monobactam ist *Aztreonam.* Die gegen β-Lactamasen stabile Substanz wirkt gegen fast alle gramnegativen Stäbchen einschließlich Serratien und vieler Stämme von Pseudomonas aeruginosa, jedoch nicht gegen grampositive Bakterien und

Aztreonam (Azactam®)

Anaerobier. Wegen der fehlenden Wirkung auf grampositive Erreger ist ihre Anwendung auf Infektionen durch empfindliche Enterobakterien und Pseudomonaden begrenzt.

Bei bakteriellen Mischinfektionen, an denen Anaerobier beteiligt sein können, empfiehlt sich die Kombination mit Clindamycin.

Die *Dosierung* beträgt 2 – 6 g täglich.

9.2.1.3 Aminoglykoside bzw. Aminocyclitol-Derivate

Zu den Aminoglykosiden gehören

□ *Streptomycin*

sowie die Antibiotika der

□ *Neomycingruppe* (z.B. Neomycin B, Paromomycin) und

□ *Kanamycin-Gentamicin-Gruppe* (Kanamycin, Amikacin, Gentamicin, Tobramycin, Sisomicin und Netilmicin).

Bei den Aminoglykosiden handelt es sich um Substanzen mit tri- oder tetrasaccharidartiger Struktur, die als gemeinsamen Bestandteil *Streptamin* oder *Streptamin-Derivate*, insbesondere *2-Desoxystreptamin*, enthalten. Strukturell und vom Wirkungsspektrum verwandt ist das Aminocyclitol-Derivat

□ *Spectinomycin.*

Wirkungsspektrum. Die Substanzgruppe besitzt ein *breites Wirkungsspektrum*, innerhalb der Gruppe besteht partielle Kreuzresistenz. Der *Wirkungstyp* ist *bakterizid.* Da die hydrophilen Substanzen praktisch nicht in Körperzellen eindringen können, sondern sich nur im Extrazellularraum verteilen, sind sie ausschließlich gegen extrazellulär gelegene Keime wirksam.

Klinisch relevant ist heute insbesondere die Wirkung auf *Enterobakteriaceen, Staphylokokken* und – bei den neueren Vertretern der Kanamycin-Gentamicin-Gruppe – *Pseudomonaden.* Streptokokken und Anaerobier sind meistens *resistent.* Unempfindlich sind häufig auch Haemophilus-Arten.

Wirkungsmechanismus. Nach Anreicherung in der Bakterienzelle werden Aminoglykoside irreversibel an die 30S-Untereinheit der Ribosomen gebunden und bewirken auf diese Weise eine komplexe Störung der Proteinsynthese. Einerseits wird die Bindung von N-Formylmethionyl-tRNA an die 30S-Untereinheit blockiert und damit der Beginn der Proteinsynthese unterdrückt, andererseits kann Aminoacyl-tRNA nicht angelagert werden, wodurch die Verlängerung der begonnenen Peptidketten unterbleibt. Außerdem werden durch die Bindung der Aminoglykoside an die Ribosomen Ablesefehler bei der Translation hervorgerufen und dadurch falsche Enzym- und Strukturproteine (sog. „Nonsense"-Proteine), die irreversible Membranschäden auslösen, gebildet (s. Abb. B 9–15).

Da Anaerobier Aminoglykoside nicht anreichern, sind sie resistent.

Resistenzentwicklung. Eine *Resistenzentwicklung*, die unter der Therapie sehr rasch eintreten kann (s. S. 653), beruht meistens auf der Bildung von Enzymen, die Aminoglykoside inaktivieren. Acetylasen katalysieren die Acetylierung von Aminogruppen, Adenyltransferasen und Phosphotransferasen die Adenylie-rung bzw. Phosphorylierung von Hydroxylgruppen. Die genetische Information für diese Enzyme ist auf übertragbaren Resistenzplasmiden lokalisiert.

Durch Chromosomenmutation erworbene Resistenz gegen Aminoglykoside führt zu einer verminderten Affinität der ribosomalen Bindungsstellen bzw. zu einer Änderung der Membranpermeabilität.

Kinetik. Bei *oraler* Gabe sind Aminoglykoside wegen fehlender Resorption *nur lokal wirksam*. Nach intramuskulärer Injektion werden sie dagegen rasch resorbiert. Die Plasmaproteinbindung sowie die Liquorgängigkeit sind gering. Die *Halbwertszeiten* betragen ca. 2 Stunden, die *Ausscheidung* erfolgt *vorwiegend renal* durch glomeruläre Filtration. Bei niereninsuffizienten Patienten werden Aminoglykoside

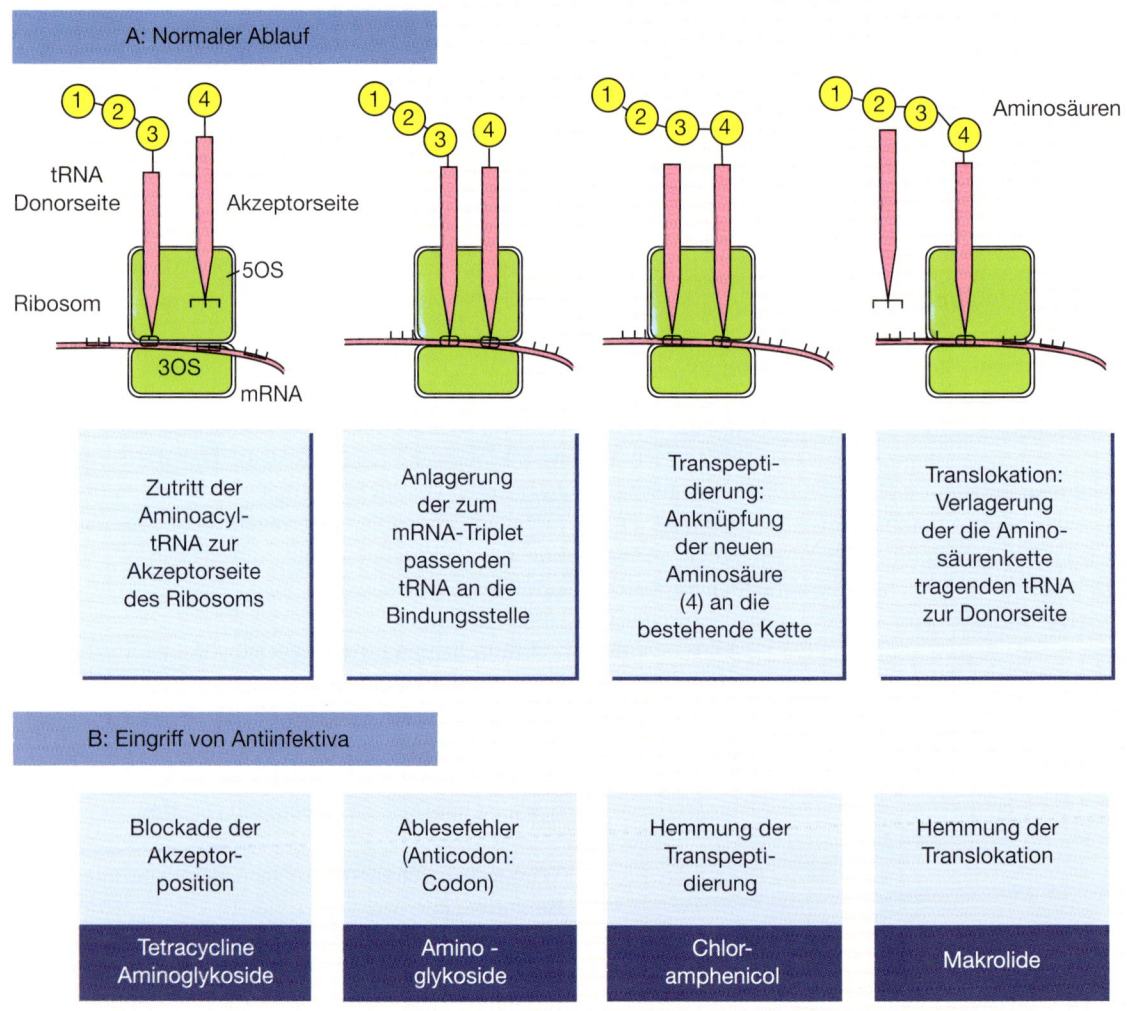

Abb. B 9–15. Eingriff von Antiinfektiva in die Proteinsynthese

daher wesentlich langsamer eliminiert, so daß bei der systemischen Therapie – infolge der relativ geringen therapeutischen Breite (s.u.) – eine Dosisanpassung vorgenommen werden muß.

Eine *selektive Anreicherung im Innenohr und in der Nierenrinde*, die für Aminoglykoside tiefe Kompartimente darstellen, bedingt eine *Oto-* und *Nephrotoxizität* dieser Antibiotika bei systemischer Applikation, wodurch ihre Anwendung eingeschränkt wird. Die Kumulation in der Niere beruht auf einer sehr langsamen Rückdiffusion aus den Tubulusepithelien in das Plasma (Halbwertszeit > 100 Stunden). Als Mechanismus der Anreicherung wurde eine Bindung der Aminoglykoside an saure Phospholipide des Bürstensaums im proximalen Tubulus und Aufnahme der Komplexe durch Pinozytose in das Zellinnere und dort in die Lysosomen gefunden. Dies führt zu Aktivitätsänderungen lysosomaler Enzyme und Defekten der Lysosomenmembran, als deren Folge Tubulusnekrosen auftreten können.

Nebenwirkungen. Im Vordergrund stehen, wie erwähnt, Schädigungen des 8. Hirnnerven (Ototoxizität) sowie Nierenschädigungen (Nephrotoxizität). Während die Nierenschäden infolge der Regenerationsfähigkeit des Tubulusepithels meist reversibel sind, werden die durch Aminoglykoside hervorgerufenen Gleichgewichts- (dominierend bei Streptomycin und Gentamicin) bzw. Hörstörungen (bevorzugt bei Amikacin-Gabe) nach einer initialen reversiblen Phase bei Fortsetzung der Therapie irreversibel. Die Gefahr solcher Schäden steigt proportional zu der Gesamtdosis und der Höhe des Plasmaspiegels am Ende eines Dosierungsintervalls.

Zur Vermeidung nephro- und ototoxischer Wirkungen wird daher insbesondere in Problemfällen (bei Neugeborenen, Patienten mit eingeschränkter Nierenfunktion, hochdosierter Therapie bei lebensbedrohlichen Infektionen) eine Überwachung der Serumspiegel empfohlen. Die Serumkonzentrationen am Ende eines Dosierungsintervalls („Talspiegel") dürfen die in Tabelle B 9–17 genannten Werte nicht überschreiten. In jüngster Zeit hat sich außerdem gezeigt, daß durch einmal tägliche Gabe bei Erhalt der antibakteriellen Wirkung die Toxizität der Aminoglykoside verringert werden kann (zum postantibiotischen Effekt der Aminoglykoside s. S. 653).

Interaktionen. β-Lactam-Antibiotika wirken durch verbesserte Aufnahme von Aminoglykosiden in die Bakterienzelle synergistisch.

Ototoxische Pharmaka, wie z.B. *Schleifendiuretika* (insbesondere Etacrynsäure), steigern die Gefahr einer Schädigung des Hörvermögens, *nephrotoxische Substanzen*, wie z.B. Amphotericin B oder Cisplatin, verstärken die Nephrotoxizität der Aminoglykoside. Durch Angriff an der motorischen Endplatte erhöhen Aminoglykoside die Wirkung stabilisierender *Muskelrelaxantien*.

9.2.1.3.1 Streptomycin

Streptomycin, aus Streptomyces griseus isoliert, stellt das zweite in die Therapie eingeführte Antibiotikum dar. Chemisch ist es durch die glykosidische Bindung von Streptidin an zwei (Amino-)Zucker charakterisiert.

Wegen der schnellen Resistenzentwicklung (s. S. 653) sind die meisten Keime gegen Streptomycin bereits resistent. Trotz seines ursprünglich großen Wirkungsspektrums, das vorwiegend gramnegative, daneben aber auch grampositive Keime umfaßte, ist somit Streptomycin nur noch indiziert bei

☐ *Tuberkulose* (in Kombination mit anderen Antituberkulotika, s. S.699 ff.) sowie

☐ Tularämie.

Durch Kombination mit anderen Antituberkulotika (Isoniazid, Pyrazinamid) kann die Resistenzentwicklung, die vor allem bei niedriger Dosierung rasch eintritt, verzögert werden. In den meisten Fällen genügen Tagesdosen von 0,5 – 1 g intramuskulär.

Tab. B 9 – 17. Dosierungsrichtlinien für die parenterale Gabe von Gentamicin und seinen Derivaten (Dosierungsintervall 8 Stunden)

Internationaler Freiname	Handelspräparat (Eingetragenes Warenzeichen)	Mittlere Tagesdosis (mg/kg)	Plasmakonzentration (mg/l)	
			1 h nach Infusionsbeginn	Talspiegel nicht über
Gentamicin*	duragentamicin, Refobacin	2 – 3	4 – 8	2,0
Amikacin	Biklin	10 – 15	15 – 25	10

*ebenso Tobramycin und Netilmicin

Streptomycin
(Strepto-Fatol, Streptomycin
„Grünenthal", Streptomycin-
Heyl®)

Streptomycin besitzt eine wesentlich geringere therapeutische Breite als Penicillin. Bereits 200 mg/kg i.v. wirken letal. Bedeutsamer als die akute Toxizität ist die bereits erwähnte Gefahr einer Schädigung des 8. Hirnnerven und damit einer Gleichgewichts- und Hörstörung bei längerer Anwendung. Das Auftreten dieser Störung hängt von der Behandlungsdauer, der Höhe der Einzeldosen und der erreichten Plasmakonzentration ab. Obwohl es keine Dosierungsgrenze gibt, die mit Sicherheit ungefährlich ist, sind bei Tagesdosen von 1 g und einer Gesamtdosis von 30 g Streptomycin stärkere toxische Reaktionen nicht zu erwarten, *sofern keine renal oder kardial bedingten Ausscheidungsstörungen vorliegen.* Bei älteren und nieren- oder herzinsuffizienten Patienten ist die Gefährdung wesentlich erhöht.

Als *weitere Nebenwirkungen* kommen Mattigkeit, Benommenheit, Parästhesien, lokale Hautreizungen und *allergische Reaktionen* vor. Vom Pflegepersonal soll der Kontakt mit Streptomycin daher möglichst vermieden werden.

Kontraindiziert ist Streptomycin bei

☐ Ausscheidungsstörungen,

☐ Säuglingen und Kleinkindern (wegen der erhöhten Empfindlichkeit des 8. Hirnnerven) und

☐ in der Schwangerschaft.

Kombinationen mit anderen Aminoglykosid-Antibiotika sind zu vermeiden.

9.2.1.3.2 Neomycin-Gruppe

Zu dieser Untergruppe der Aminoglykosid-Antibiotika werden *Neomycin A, B* und *C* sowie *Paromomycin* gerechnet. Die chemisch nahe verwandten Substanzen – drei Aminozucker sind glykosidisch an 2-Desoxystreptamin gebunden – gleichen sich auch in ihren pharmakologischen Eigenschaften.

Neomycin B (Bykomycin®) wird wegen seiner hohen *Oto- und Nephrotoxizität ausschließlich lokal* angewandt. Es ist insbesondere zur selektiven Darmdekontamination (z.B. vor Dickdarmoperationen oder bei Leberzirrhotikern zur Senkung der Ammoniakbildung im Darm) geeignet. Darüber hinaus dient Neomycin B zur Lokalbehandlung von Haut-, Schleimhaut-, Ohren- und Augeninfektionen. Allerdings ist bei seiner Anwendung in Dermatika das Sensibilisierungspotential und bei der Anwendung am Ohr die Ototoxizität von Nachteil.

Paromomycin (Humatin®) besitzt ähnliche Indikationen wie Neomycin. Außerdem wird es bei Amöbiasis (s. S. 724) gegeben.

Neomycin B

Kanamycin A

9.2.1.3.3 Kanamycin-Gentamicin-Gruppe

Bei den Antibiotika der Kanamycin-Gentamicin-Gruppe handelt es sich um Substanzen, bei denen zwei Aminozucker an 2-Desoxystreptamin gebunden sind.

Kanamycin (Kanamytrex®), die älteste Substanz dieser Gruppe, ist in ihrer antibakteriellen Aktivität mit Neomycin weitgehend vergleichbar. Wegen seiner Ototoxizität wird Kanamycin nur noch lokal am Auge angewandt.

Gentamicin ist ein von Mikromonospora-Arten gebildetes Gemisch von drei Breitspektrum-Antibiotika (Gentamicin C1, C1a und C2). Es hat vor allem wegen seiner Wirkung gegen *gramnegative Problemkeime* Bedeutung erlangt.

Eine *systemische Behandlung* mit Gentamicin (duragentamicin®, Refobacin®) ist bei *schweren Infektionen* (Sepsis, Endokarditis, Osteomyelitis) *indiziert*. Das Aminoglykosid wird dabei oft *in Kombination* mit einem synergistisch wirkenden *β-Lactam-Antibiotikum* (Azlo- oder Piperacillin bzw. einem Breitspektrumcephalosporin) verwendet.

Die *Tagesdosis* beträgt 2 – 3, maximal 6 mg/kg.

Die *Nebenwirkungen* entsprechen denen der bisher beschriebenen Aminoglykosid-Antibiotika, doch sind sie bei Gentamicin teilweise weniger ausgeprägt.

In der Schwangerschaft ist die systemische Gabe *kontraindiziert*.

Gentamicin wird ferner zur *Lokaltherapie* von Augen- (duragentam®, Gentamytrex) und Hautinfektionen (Sulmycin®) eingesetzt. Für die Anwendung bei Knochen- und Weichteilinfektionen steht es in speziellen galenischen Zubereitungsformen, z.B. in Knochenzement (Refobacin®-Palacos® R) oder Polymethylacrylat (Septopal®-Kette oder -Kugeln) zur Verfügung.

Amikacin (Biklin®) ist ein halbsynthetisches Abwandlungsprodukt des Kanamycins. Da es von Aminoglykosid-inaktivierenden Enzymen weniger angegriffen wird als die anderen Vertreter dieser Substanzklasse, wirkt es z.T. noch gegen Keime, die gegen andere Aminoglykoside resistent sind. Amikacin wird vor allem bei Infektionen durch Pseudomonas aeruginosa, Serratia marcescens oder Proteus-Arten eingesetzt, die auf Gentamicin nicht ansprechen. Die Tagesdosis soll 15 mg/kg (maximal 1,5 g) und die Behandlungsdauer 10 Tage nicht überschreiten.

Tobramycin (Gernebcin®) wird aus Kulturfiltraten von Streptomyces tenebrarius isoliert und weist große strukturelle Ähnlichkeit mit Kanamycin auf. Seine Hauptindikationen sind Infektionen mit Pseudomonas aeruginosa. Es ist dabei oft auch noch gegen Gentamicin-resistente Keime wirksam und wird dabei wie dieses mit einem Pseudomonas-aktiven Penicillin kombiniert.

Netilmicin (Certomycin®) entspricht in seinen Eigenschaften weitgehend Gentamicin.

9.2.1.3.4 Spectinomycin

Spectinomycin (Stanilo®) ist ein aus Streptomyces spectabilis gewonnenes Antibiotikum mit schwacher Wirkung auf gramnegative Erreger. Bei Patienten mit Penicillin-Allergie oder -Resistenz dient es zur Therapie der Gonorrhoe, sofern nicht β-Lactamase-stabile Cephalosporine oder Gyrasehemmer (s. S. 684 ff.) bevorzugt werden. Wie die Aminoglykoside muß auch Spectinomycin parenteral verabreicht werden. Die *Halbwertszeit* wird mit 2 – 4 Stunden angegeben.

Die *Dosierung* beträgt im Rahmen einer Einmalbehandlung 2 g intramuskulär.

Spectinomycin (Stanilo®)

Als *Nebenwirkungen* werden häufig lokale Schmerzreaktionen beschrieben. Selten wurden Kopfschmerzen, Schwindel und Brechreiz, nur vereinzelt Exantheme und Nierenfunktionsstörungen beobachtet. Mit neurotoxischen Erscheinungen muß bei der einmaligen Gabe nicht gerechnet werden.

9.2.1.4 Tetracycline

Die aus verschiedenen Streptomyces-Arten isolierten Breitspektrum-Antibiotika der Tetracyclin-Gruppe (s. Tab. B 9–18)

☐ *Tetracyclin* und

☐ *Oxytetracyclin*

Prophylaxe und Therapie von Infektionskrankheiten

B 9

Tab. B 9–18. Tetracycline

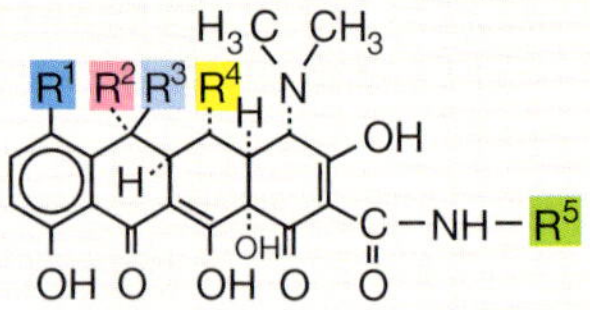

R¹	R²	R³	R⁴	R⁵	Internationaler Freiname	Handelspräparat (Eingetragenes Warenzeichen)	Mittlere Tagesdosis (g)
–H	–CH₃	–OH	–H	–H	Tetracyclin	Achromycin, Hostacyclin, Steclin, Supramycin	1
–H	–CH₃	–OH	–OH	–H	Oxytetracyclin	Macocyn, Terramycin, Terravenös	1
–H	–CH₃	–CH₃	–OH	–H	Doxycyclin	Azudoxat, Doxitard, Doxy, investin, Sigadoxin, Supracyclin, Vibramycin, Vibravenös	0,1 – 0,2
$-N\begin{smallmatrix}CH_3\\CH_3\end{smallmatrix}$	–H	–H	–H	–H	Minocyclin	Aknosan, Klinomycin, Lederderm, Minoclir	0,2

sowie ihre partialsynthetisch gewonnenen Derivate

☐ Doxycyclin und

☐ Minocyclin

besitzen ein gemeinsames Grundgerüst aus vier annelierten Sechsringen und unterscheiden sich in ihrer chemischen Struktur nur durch verschiedene Ringsubstituenten.

Wirkungsspektrum. Tetracycline wirken *bakteriostatisch* auf grampositive (Streptokokken, inklusive Pneumokokken, Listerien) und zahlreiche gramnegative Bakterien (Neisserien, Yersinien, Francisella, Haemophilus, Brucellen, Bordetella pertussis, Campylobacter jejuni) sowie Spirochäten (Borrelien, Treponemen, Leptospiren). Klinisch relevant ist insbesondere ihre Wirkung gegen intrazelluläre Keime (Mykoplasmen, Rickettsien und Chlamydien). Doxycyclin wirkt auch gegen Plasmodium falciparum. Gegen Mykobakterien sind Tetracycline jedoch nur schwach wirksam. Proteus- und Enterobacter-Arten, Serratien und Pseudomonas aeruginosa sind weitgehend resistent.

Wirkungsmechanismus. Als *Wirkungsmechanismus* wurde eine Hemmung der ribosomalen Proteinsynthese ermittelt. Tetracycline verhindern die Bindung von Aminoacyl-t-RNA an die Akzeptorstellen der Ribosomen und damit die Verlängerung der Peptidkette (Abb. B 9–15). Die geringe Toxizität beruht auf der wesentlich höheren Affinität der Tetracycline zu Bakterien- als zu Säugetier-Ribosomen.

Für einen antimikrobiellen Effekt ist eine intrazelluläre Anreicherung dieser Stoffe in den Bakterienzellen erforderlich. Diese wird bei resistenten Bakterien durch einen aktiven Auswärtstransport verhindert. Daneben kann Tetracyclin-Resistenz auf einer Strukturänderung der ribosomalen Bindungsstelle beruhen. Die genetischen Informationen dazu sind auf Resistenzplasmiden kodiert.

Mit Ausnahme von Minocyclin, das noch gegen einige Tetracyclin-resistente Staphylokokken-Stämme wirkt, besteht innerhalb der Tetracycline *Kreuzresistenz*.

Kinetik. Nach oraler Gabe werden die älteren Tetracycline unvollkommen, die lipophileren Substanzen Doxycyclin und Minocyclin dagegen nahezu vollständig aus dem Darm *resorbiert* (s. Tab. B 9–19).

Die *Verteilung* erfolgt (mit Ausnahme des Fettgewebes) im gesamten Organismus, doch ist die Liquorgängigkeit gering. Im *Knochen* werden die Tetracycline als *Calcium-Komplexe gespeichert.*

Tetracycline werden zu ca. 30% biotransformiert und biliär sowie renal ausgeschieden. Die *Halbwertszeit* beträgt bei den älteren Substanzen ca. 10, bei Doxycyclin und Minocyclin dagegen 12 – 24 Stunden. Da letztere in größerem Umfang mit der Galle in den Darm sezerniert werden, trägt wahrscheinlich ein enterohepatischer Kreislauf zu der längeren Verweildauer im Organismus bei.

Indikationen. Die Anwendbarkeit der Tetracycline – vor allem in der Klinik – hat aufgrund der Resistenzzunahme bei zahlreichen Bakterienstämmen abgenommen, doch sind sie noch immer Mittel der Wahl zur Behandlung intrazellulärer Infektionen. Sie sind *indiziert* zur Therapie von akuten Schüben chronischer Bronchitiden (häufige Beteiligung von β-Lactamasebildnern), bei interstitieller Pneumonie, nichtgonorrhoischer Urethritis sowie bestimmten Hautkrankheiten (z.B. Akne, Rosacea). Bevorzugt werden sollten die besser resorbierbaren Substanzen.

Dosierungen. Die Dosierungen sind in Tab. B 9–18 angegeben. Das Dosierungsintervall sollte 12 h nicht überschreiten.

Nebenwirkungen. Tetracycline sind wenig toxisch. *Gastrointestinale Nebenwirkungen* wurden nach oraler Gabe, besonders bei geringer enteraler Resorption, beobachtet. Die physiologische Darmflora kann wie bei anderen Breitspektrum-Antibiotika infolge der Störung des biologischen Gleichgewichts durch resistente Keime überwuchert werden.

Leberschädigungen sind nach intravenöser Injektion überhöhter Dosen und bei niereninsuffizienten Patienten (ohne adäquate Dosisreduktion) beobachtet worden. Sie traten ferner gehäuft bei schwangeren Frauen auf. Allergische Reaktionen sind selten.

Wegen *irreversibler Veränderungen der Zähne* – gelbliche bis braune Verfärbungen, Zahnschmelzhypoplasie – und eventueller Störungen des Längenwachstums sollen Tetracycline während der Schwangerschaft sowie Kindern bis zum 8. Lebensjahr nicht gegeben werden.

Als weitere unerwünschte Wirkung wurden Photosensibilisierungen mit Erythem- und Ödembildung an den belichteten Körperstellen beobachtet. Bei zu lang oder falsch gelagerten Präparaten besteht die Gefahr der Bildung nierenschädigender Zersetzungsprodukte.

Kontraindikationen. Bei schweren Leber- und Nierenfunktionsstörungen sind Tetracycline kontraindiziert.

Interaktionen. Durch mehrwertige Metallionen (z.B. Calcium-, Magnesium- oder Eisenionen) sowie durch Colestyramin wird die Tetracyclinresorption vermindert. Tetracycline verstärken die Wirkung von Cumarin-Derivaten und Sulfonylharnstoffen, außerdem erhöhen sie die Toxizität von Methotrexat und Ciclosporin sowie die Gefahr einer Nierenschädigung durch Methoxyfluran. Infolge der Schädigung der Darm-

Tab. B 9–19. Pharmakokinetische Eigenschaften der Tetracycline

Wirkstoff	Resorptionsquote (%)	Beeinflussung der Resorption durch		Proteinbindung (%)	Halbwertszeit (h)	Urinausscheidung (%)
		Nahrung	Zwei- und dreiwertige Kationen			
Tetracyclin	80	+	+ +	24 – 65	9	50 – 60
Oxytetracyclin	60	+	+ +	20 – 35	10	40 – 70
Doxycyclin	> 90	–	(+)	80 – 95	17	40
Minocyclin	> 90	–	+	75	14	11

bakterien, die durch Konjugatspaltung zu dem entero-hepatischen Kreislauf weiblicher Sexualhormone wesentlich beitragen, ist bei einer Tetracyclintherapie die Wirksamkeit oraler Kontrazeptiva unsicher.

9.2.1.5 Makrolide

Zu den Makroliden (Erythromycingruppe, Tab. B 9–20) gehören

- □ *Erythromycin,*
- □ *Clarithromycin,*
- □ *Roxithromycin,*
- □ *Azithromycin,*
- □ *Josamycin* und
- □ *Spiramycin.*

Wirkung. Die aus Streptomyces-Arten gewonnenen Antibiotika bzw. ihre partialsynthetischen Analoga mit makrocyclischem Lactonring und glykosidisch gebundenen Zuckern wirken *bakteriostatisch* auf aerobe (z.B. Streptokokken) und anaerobe grampositive (B. anthracis, Propionibakterien) sowie einige gramnegative Keime (Legionellen, Bordetella, Haemophilus) und zellwandlose Bakterien (Mykoplasmen, Chlamydien). Darüber hinaus besitzen sie eine – mäßige – Wirkung gegen Toxoplasma gondii. *Spiramycin* ist schwächer wirksam als die anderen Makrolide, es wird nahezu ausschließlich wegen seiner – allerdings ebenfalls nicht voll befriedigenden – Wirkung gegen Toxoplasma gondii genutzt.

Als *Wirkungsmechanismus* wurde gefunden, daß die Makrolid-Antibiotika die Proteinsynthese in der Elongationsphase durch Beeinflussung der Translokation hemmen. Sie interferieren mit der Verschie-bung der an t-RNA gebundenen Peptidkette von der Akzeptor- an die Donorposition (s. Abb. B 9–15). Makrolide werden dabei – ähnlich wie Lincosamide (s. S. 695) und Chloramphenicol (s. S. 694) – reversibel an die 50S-Untereinheiten der Ribosomen gebunden.

Innerhalb der Makrolide besteht weitgehende, zu Lincosamiden und Chloramphenicol partielle *Kreuzresistenz*. Eine Resistenzentwicklung unter der Therapie tritt rasch ein.

Kinetik. *Erythromycin* wird im sauren Magenmilieu durch Wasserabspaltung und Hemiketalbildung inaktiviert (s. Abb. B 9–16). Zur Verbesserung der Resorption bei oraler Gabe wird es daher z.T. in ver-esterter Form (als Ethylsuccinat) eingesetzt. Die *Halbwertszeit* liegt bei 1,5 – 3 Stunden. Die *Elimination* erfolgt vorwiegend durch Biotransformation und biliäre Sekretion bzw. Ausscheidung mit den Faezes.

Die neueren Vertreter dieser Substanzklasse (s. Tab. B 9–20), Clarithromycin, Roxithromycin und Azithromycin, unterscheiden sich von Erythromycin durch eine höhere Säurestabilität und dadurch bessere Resorption . Die bessere Säurestabilität kommt durch die Modifikationen an C-6 bzw. C-9 zustande, welche die Ketalbildung verhindern. Ein weiterer Unterschied zu den älteren Makroliden besteht in der langsameren Elimination, die eine Verringerung der täglichen Einzeldosen ermöglicht. Doch werden auch die neueren Makrolide vorzugsweise durch Biotransformation eliminiert, wobei insbesondere bei Clarithromycin ein Metabolit zur Wirkung beiträgt (gute Wirksamkeit von 14-Hydroxy-Clarithromycin gegen Haemophilus-Arten).

Indikationen. Makrolide (mit Ausnahme von Spiramycin) sind bei Infektionen mit grampositiven

Abb. B 9–16. Umlagerung von Erythromycin bei niedrigem pH-Wert (Säureinstabilität)

Tab B 9–20. Makrolide

Strukturformel	Internationaler Freiname (Handelspräparat)	Bioverfügbarkeit (%)	Halbwertszeit (h)	Durchschnittliche Tagesdosis (mg)
	Erythromycin (Erythrocin, Monomycin, Paediathrocin, Sanasepton)	25 – 50	1,5 – 3	4 × 500
	Clarithromycin (Cyllind, Klacid)	55	5	2 × 250
	Roxithromycin (Rulid)	75	10 – 12	2 × 150
	Azithromycin (Zithromax)	40	12	1 × 250 – 500
	Spiramycin A (Rovamycine, Selectomycin)		4	3.000

Erregern, die gegen Penicilline oder Tetracycline resistent sind, und bei Penicillin-allergischen Patienten *indiziert*. Insbesondere dienen sie zur Behandlung von Mykoplasma- und Legionella-Pneumonien sowie von sexuell übertragenen Erkrankungen (nichtgonorrhoischer Urethritis, Gonorrhoe, Syphilis, Ulcus molle). Mit Azithromycin ist erstmals die Einmalbehandlung der Chlamydien-Urethritis möglich geworden.

Infolge der günstigeren pharmakokinetischen Eigenschaften und der geringeren Gefahr von Arzneistoffwechselwirkungen (s.u.) sollten die neueren Vertreter dieser Substanzklasse bevorzugt werden.

Spiramycin dient in der Schwangerschaft zur Behandlung der Toxoplasmose.

Dosierung. Die mittleren Tagesdosen sind in Tab. B 9–20 angegeben.

Nebenwirkungen. Die Nebenwirkungen sind im allgemeinen gering. Gastrointestinale Störungen (Übelkeit, Diarrhoe, Schmerzen im Oberbauch) können durch eine Schädigung der Darmflora sowie die Wirkung der Makrolide als Motilin-Agonisten (s. S. 534) bedingt sein. Sie treten bei den neueren Makroliden in geringerem Umfang auf. Außerdem werden Überempfindlichkeitsreaktionen sowie – nach Überdosierung – ein reversibler Gehörverlust beobachtet.

Interaktionen. Erythromycin hemmt Cytochrom-P-450-enthaltende Monooxygenasen. Dadurch verzögert es u.a. die Biotransformation von Theophyllin, Cumarinderivaten, Digitoxin, verschiedenen Benzodiazepinen, opioiden Analgetika und Ciclosporin. Die gleichzeitige Gabe mit Terfenadin kann ventrikuläre Arrhythmien, die Kombination mit HMG-CoA-Reduktasehemmern Rhabdomyolyse hervorrufen. Bei den neueren Makroliden ist die Gefahr von Interaktionen nach bisherigen Erfahrungen geringer als bei Erythromycin.

9.2.1.6 Chinoloncarbonsäuren und Analoge (Gyrasehemmer)

Die antibakteriell wirksamen Chinoloncarbonsäuren und deren Aza-Analoge sind Hemmstoffe der Untereinheit A der DNA-Gyrase (s.u.) und werden daher auch als **Gyrasehemmer** bezeichnet. Der Wirkungstyp dieser Substanzen ist *bakterizid*.

Struktur-Wirkungs-Beziehungen. Bei den Gyrasehemmern handelt es sich um Chinolin-4-on-3-carbonsäuren sowie um deren Aza-Analoga (s. Tab. B 9–21). Während alle Gyrasehemmer gegen gramnegative Kokken und Stäbchen mit Ausnahme von Pseudomonas-Arten wirken, erweitert die Einführung eines Piperazinrings an C-7 das Wirkspektrum auch auf *Pseudomonaden*. Durch Fluorsubstitution an C-6 wird – durch bessere Penetration in die Bakterienzelle – die Wirkstärke wesentlich erhöht und das Wirkspektrum um einige grampositive aerobe Bakterien erweitert.

Die N-Methylsubstitution am Piperazinring verlangsamt die Elimination, die Zyklisierung des Alkylsubstituenten an N-1 zum Oxacinring verbessert die Gewebepenetration.

Untergliederung. *Innerhalb der Gyrasehemmer unterscheidet man dementsprechend zwei Gruppen,* die sich in ihrem Wirkungsspektrum, der Wirkstärke, der Gewebepenetration und der Resistenzentwicklung wesentlich unterscheiden.

Die *älteren* Verbindungen **(Gyrasehemmer der 1. Generation)** sind durch ein vergleichsweise *schmales Wirkungsspektrum, geringe Wirkstärke, ungünstige Pharmakokinetik* und *fortgeschrittene Resistenzentwicklung* gekennzeichnet. Prototyp dieser Verbindungen ist die *Nalidixinsäure*. Analogpräparate mit ähnlichen Eigenschaften (vgl. Tab. B 9–21) sind *Cinoxacin* und *Pipemidsäure*. Antibakteriell wirksame Konzentrationen werden bei den Gyrasehemmern der 1. Generation nur im Harn erreicht, so daß diese Verbindungen ausschließlich bei *akuten Hohlrauminfektionen der ableitenden Harnwege angewendet* werden können.

Die Leitsubstanz der **Gyrasehemmer der 2. Generation** ist *Norfloxacin*, welches gegen die meisten gramnegativen Stäbchen einschließlich Pseudomonas aeruginosa wirkt. Norfloxacin und sein N-Methylderivat Pefloxacin sind zur Behandlung von Harnwegsinfektionen *indiziert*.

Die Abwandlungsprodukte von Norfloxacin, insbesondere *Ciprofloxacin, Enoxacin, Fleroxacin* und *Ofloxacin*, zeichnen sich, wie erwähnt, durch eine stärkere Wirkung und ein breiteres Wirkspektrum aus, das neben gramnegativen Erregern (inklusive *Pseudomonas*- und *Salmonella-Spezies*) auch einige grampositive Keime umfaßt. Wesentlich ist die Erweiterung des Wirkungsspektrums auf *Mykoplasmen, Chlamydien* und *Legionellen*. Ferner dürfte die Wirkung gegen einige Mykobakterien in Zukunft Bedeutung erlangen. Unwirksam sind die Gyrasehemmer der 2. Generation gegen Pilze und Viren, die Wirkung auf anaerobe Bakterien ist unzureichend.

Wirkungsmechanismus. Wie aus dem Namen ersichtlich, hemmen Gyrasehemmer die *DNA-Gyrase*. Diese gehört zu den *Topoisomerasen II*, die bei Bakterien an der Replikation, Transkription, Rekombination und Reparatur der DNA beteiligt sind.

Tab. B 9–21. Gyrasehemmer

Strukturformel	Internationaler Freiname	Handelspräparat (Eingetragenes Warenzeichen)	Mittlere Tagesdosis (g)
Gyrasehemmer der 1. Generation			
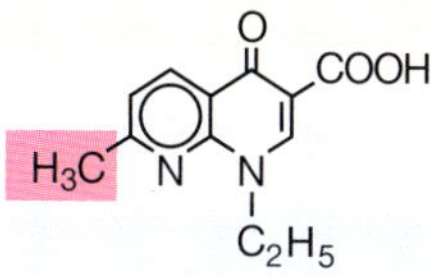	Nalidixinsäure	Nogram	4,0
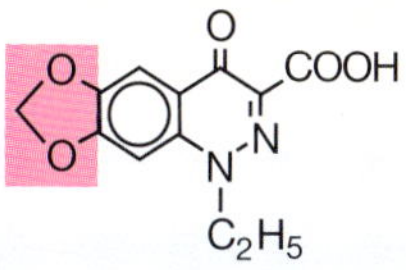	Cinoxacin	Cinobactin	1,0
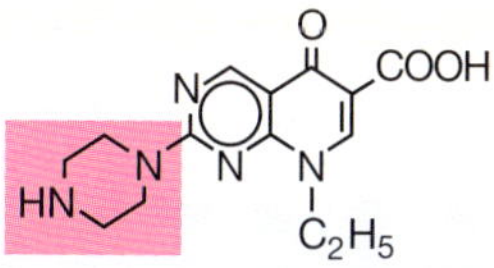	Pipemidsäure	Deblaston	0,8
Gyrasehemmer der 2. Generation			
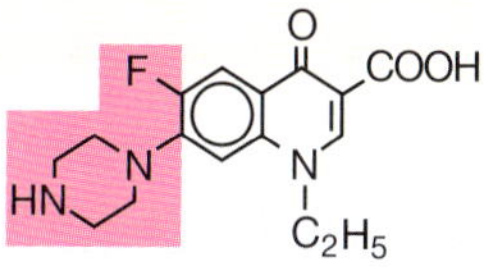	Norfloxacin	Barazan	0,8
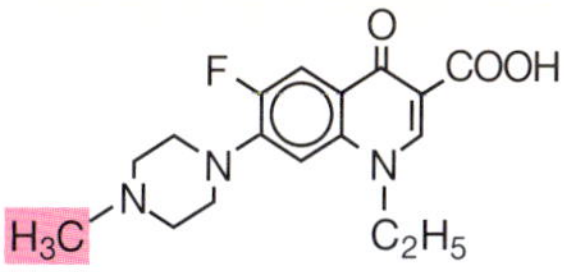	Pefloxacin	Peflacin	0,8
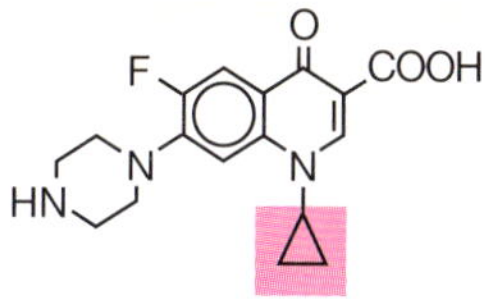	Ciprofloxacin	Ciprobay	1,0
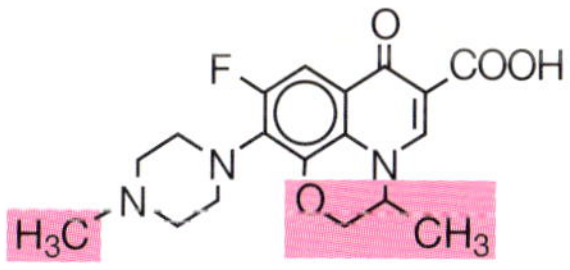	Ofloxacin	Tarivid	0,4
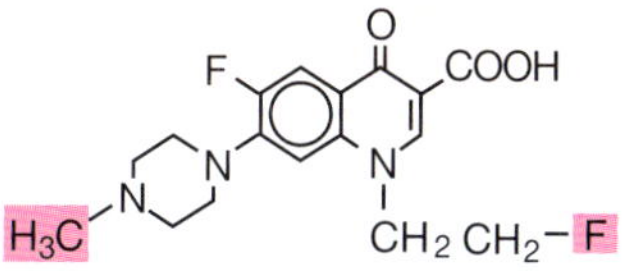	Fleroxacin	Quinodis	0,4

Prophylaxe und Therapie von Infektionskrankheiten

B9

Diese Enzyme lösen die Zucker-Phosphat- Bindungen in beiden DNA-Einzelsträngen und ermöglichen damit nach der Bakterienteilung die für den Übergang in die Ruhephase erforderliche Verdrillung (Supercoiling) der DNA. Erst durch diese kompakte Anordnung kann das Chromosom in der Zellhülle untergebracht werden. Topoisomerasen vom Typ I ermöglichen dagegen unter Spaltung eines Einzelstrangs die Entspiralisierung der DNA. Eine abschnittsweise Entdrillung erfolgt während der stoffwechselaktiven Phasen (Bildung von m-RNA). Für die abschließende erneute Spiralisierung sind wieder Topoisomerasen vom Typ II notwendig.

Die DNA-Gyrase liegt als Tetramer aus zwei verschiedenen Untereinheiten (je zwei A- und B-Untereinheiten) vor. Unter Bindung der Hydroxylgruppe eines Tyrosinrests der Untereinheit A an eine Phosphatgruppe (s. Abb. B 9–17) bewirkt das Enzym zunächst das Öffnen der DNA. Sodann erfolgt die Verdrillung, wobei sich ein anderer Teil des DNA-Strangs durch die Öffnung schiebt. Für diesen Schritt liefert die Untereinheit B, eine ATPase, die notwendige Energie. Anschließend wird die Öffnung in der DNA unter Einwirkung der Untereinheit A wieder verschlossen (s. Abb. B 9–18). Die erforderliche Energie wird aus der Hydrolyse des Tyrosinphosphatesters gewonnen.

Es gilt als gesichert, daß Gyrasehemmer mit dem Wiederverschließen der DNA-Stränge interferieren. Dies führt bei empfindlichen Bakterien zu einem raschen Zusammenbrechen des Stoffwechsels. Infolge der andersartigen chromosomalen Konfiguration der DNA bei höheren Organismen ist die Wirkung der Gyrasehemmer im wesentlichen auf Bakterien beschränkt.

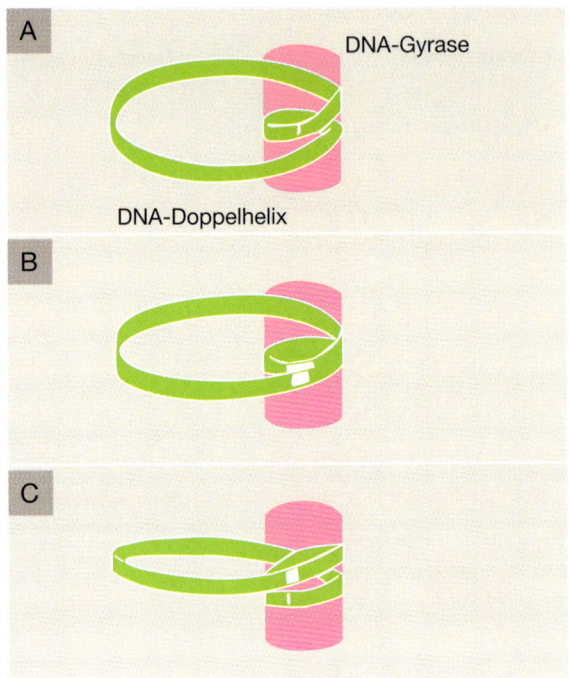

Abb. B 9–18. Superspiralisierung der DNA unter Einfluß der DNA-Gyrase

Eine Blockade der RNA- oder Proteinsynthese hebt die bakterizide Wirkung der älteren Substanzen, nicht aber die von Ciprofloxacin , Fleroxacin und Ofloxacin (s.u.) auf. Daher wird angenommen, daß diese über einen zusätzlichen Angriffspunkt verfügen.

Neben den Gyrasehemmern im engeren Sinn kennt man noch eine zweite Gruppe von Antiinfektiva, die an der Gyrase angreifen. Dabei handelt es sich um *Cumarinderivate* (z.B. Novobiocin), welche die Anlagerung von ATP an die Untereinheit B und damit die Energiebereitstellung für die Verdrillung blockieren.

Resistenz. Resistenz gegenüber Chinoloncarbonsäuren und analogen Verbindungen entsteht durch chromosomale Mutation. Sie beruht bei einem Teil der Bakterien auf einer DNA-Gyrase mit geringerer Empfindlichkeit, bei anderen Bakterien auf einer verminderten Permeabilität der Zellmembran für die jeweilige Substanz.

Die Tendenz zur *Resistenzentwicklung* unter der Therapie ist bei den Gyrasehemmern der 2. Generation geringer als bei den älteren Präparaten, jedoch noch immer vorhanden. Innerhalb der neueren Gyrasehemmer besteht komplette Kreuzresistenz, während Nalidixin-resistente Keime meist gegenüber den neuen Substanzen empfindlich sind.

Kinetik. Mit Ausnahme von Norfloxacin werden die Gyrasehemmer der 2. Generation gut resorbiert, die

Topoisomerase

Abb. B 9–17. Kovalente Bindung der Untereinheit A der DNA-Gyrase an die DNA

Elimination erfolgt renal sowie durch Metabolisierung. Wichtige pharmakokinetische Parameter der neueren Gyrasehemmer sind in Tab. B 9–22 zusammengefaßt.

Indikationen. *Ofloxacin, Ciprofloxacin* und *Fleroxacin* sind außer bei Infektionen der Harnwege auch bei bakteriellen Infektionen anderer Organe (Atemwege, Darmtrakt, Haut und Weichteile) indiziert, sofern besser verträgliche Antibiotika unwirksam sind oder aus anderen Gründen (z.B. wegen allergischer Reaktionen) nicht eingesetzt werden können. Sie sind ferner indiziert, wenn keine therapeutischen Alternativen zur Verfügung stehen, die eine orale Therapie ermöglichen.

Spezielle Indikationen sind Chlamydien- und Mykoplasmeninfektionen, Legionellose und Salmonellose (inklusive der Sanierung von Dauerausscheidern). Bei schweren Pseudomonas-Infektionen empfiehlt sich zur Verzögerung der Resistenzentwicklung die Kombination mit einem Aminoglykosid.

Daneben dienen einige Gyrasehemmer zur Lokalbehandlung von Augeninfektionen (Norfloxacin, Chibroxin®; Ofloxacin, Floxal®).

Dosierung. Die üblichen Dosierungen betragen für

☐ *Ciprofloxacin* bei Harnwegsinfektionen zweimal täglich 250 mg, bei schweren Infektionen zweimal täglich 500 –750 mg,

☐ *Ofloxacin* bei Harnwegsinfektionen zweimal täglich 100 mg, bei schweren Infektionen zweimal täglich 200 – 400 mg und

☐ *Fleroxacin* einmal täglich 200 – 400 mg.

Bei stärkeren Nierenfunktionsstörungen sollte das Dosierungsintervall verlängert bzw. die Dosis reduziert werden.

Nebenwirkungen. Die Nebenwirkungen unterscheiden sich bei den Chinoloncarbonsäuren der 1. und 2. Generation nicht wesentlich. Am häufigsten treten gastrointestinale Beschwerden (Übelkeit, Magenschmerzen, Diarrhoe) auf. Ferner werden allergische Reaktionen beobachtet. Als weitere unerwünschte Arzneiwirkungen kann es zu Knorpelschäden (z.B. Tendopathien) kommen.

Selten, aber schwerwiegender sind zentralnervöse Störungen (z.B. Kopfschmerzen, Schwindel, Schlafstörungen, Erregungszustände, Depressionen); das Reaktionsvermögen im Straßenverkehr kann beeinträchtigt sein. Als wesentliche Ursache der neurotoxischen Wirkung wird eine Konkurrenz der Gyrasehemmer mit der GABA-Bindungsstelle am Chloridkanal angenommen. Die zentralen Nebenwirkungen kommen bei Enoxacin und Pefloxacin, die auch Cytochrom-P-450-Isoenzyme verstärkt inhibieren, häufiger als bei den anderen neueren Gyrasehemmern vor.

Pefloxacin kann darüber hinaus zu Linsentrübungen führen.

Kontraindikationen. Kontraindikationen stellen Epilepsie, Schwangerschaft und Stillzeit dar. Wegen der Gefahr der Störung der Knorpelbildung sollen Gyrasehemmer nicht bei Kindern und Jugendlichen vor Abschluß der Wachstumsphase verordnet werden.

Interaktionen. Klinisch relevante Interaktionen sind die gestörte Resorption der Gyrasehemmer bei gleichzeitiger Gabe von Magnesium- bzw. Aluminiumhaltigen Antazida sowie die Reduktion der Theophyllinclearance, insbesondere bei Pefloxacin, aber auch bei Ciprofloxacin. Zur Vermeidung von Überdosierungserscheinungen muß die Theophyllindosis in solchen Fällen reduziert werden. Die Kombination mit nichtsteroidalen Antiphlogistika – mit Ausnahme von Acetylsalicylsäure – verstärkt die Krampfbereitschaft.

Tab. B 9–22. Wichtige pharmakokinetische Parameter der neueren Gyrasehemmer (nach Lebel)

Substanz	Resorptions-quote (%)	Plasmaprotein-bindung (%)	Halbwerts-zeit (h)	Metaboli-sierung (%)
Norfloxacin	40	14	4	23
Pefloxacin	> 90	20 – 30	11	(stark)
Ciprofloxacin	70	≥ 40	4	19
Ofloxacin	> 95	6	7	13
Enoxacin	90	32	5	13
Fleroxacin	100	23	10	16

Prophylaxe und Therapie von Infektionskrankheiten

B 9

9.2.1.7 Folsäureantagonisten

9.2.1.7.1 Sulfonamide

Die Bezeichnung *Sulfonamide* für chemotherapeutisch wirksame Amide der Sulfanilsäure ist nicht korrekt (besser wäre der Ausdruck *Sulfanilamide),* trotzdem wurde sie beibehalten, da sie allgemein üblich ist.

Das erste Sulfonamid, das 1935 von *Domagk* in die Therapie eingeführt wurde, war *Sulfachrysoidin,* bezeichnenderweise ein Farbstoff (s. S. 651). Schon wenig später entdeckten *Tréfouel, Nitti* und *Bovet,* daß auch das farblose *Sulfanilamid,* das im Organismus aus Sulfachrysoidin entsteht, chemotherapeutisch wirksam ist.

Wirkungsspektrum. Sulfonamide wirkten ursprünglich gegen zahlreiche grampositive und einige gramnegative Erreger. Durch die inzwischen erfolgte Resistenzentwicklung ursprünglich Sulfonamid-empfindlicher Bakterien ist das Wirkungsspektrum der Sulfonamide heute wesentlich eingeschränkt. (Rickettsien, Spirochäten, Mykobakterien und Pilze waren schon immer resistent.) Eine gute Wirksamkeit besteht derzeit noch gegen Streptokokken, Pneumokokken, Aktinomyzeten, Nocardien und Chlamydien, teilweise auch gegen Meningokokken. Außer gegen Bakterien wirken Sulfonamide auch gegen einige Protozoen, wie z.B. *Pneumocystis carinii, Toxoplasma gondii* und *Plasmodien.*

Wirkungsmechanismus. Sulfonamide wirken als *Antimetaboliten,* indem sie *kompetitiv* die *p-Aminobenzoesäure* verdrängen, die von Bakterien zum Aufbau der Dihydrofolsäure benötigt wird (s. Abb. B 9–19). (Folsäure der Wirtszellen können Bakterien nicht verwerten, da ihnen die erforderlichen Aufnahmemechanismen fehlen.) Dieser Wirkungsmechanismus macht verständlich, warum Sulfonamide

□ als „*Stoß*" in hohen Dosen gegeben werden müssen: Um die p-Aminobenzoesäure kompetitiv zu verdrängen, muß ein hoher Sulfonamid-Blutspiegel erreicht werden;

□ nur *bakteriostatisch* und nicht *bakterizid* wirken: Bakterien benötigen p-Aminobenzoesäure zwar als Wuchsstoff, werden aber durch einen Mangel an p-Aminobenzoesäure nicht abgetötet;

□ für Tiere und Menschen weitgehend *untoxisch* sind: Da diese Folsäure nicht selbst synthetisieren können, sondern auf die Zufuhr von Folsäure mit der Nahrung – als Vitamin – angewiesen sind, stellen Sulfonamide für sie keine Antimetaboliten dar.

Für eine antibakterielle Wirkung darf keine Substitution am Aminostickstoff (N-4) vorliegen, da nur Sulfonamide mit freier Aminogruppe den Einbau von p-Aminobenzoesäure in das Folsäuremolekül kompetitiv blockieren.

Kinetik. Mit Ausnahme – heute obsoleter – N-4-substituierter, schwer löslicher Substanzen werden Sulfonamide vom Darm rasch und vollständig resorbiert. Die Proteinbindung im Serum ist bei den einzelnen Präparaten unterschiedlich und wird zudem von der Serumkonzentration bestimmt. Durch N-4-Acetylierung oder Oxidation werden die Sulfonamide im Organismus teilweise metabolisiert. Die Acetylderivate sind nicht mehr bakteriostatisch wirksam, außerdem schlechter löslich und toxischer als die unveränderten Sulfonamide.

Die *Ausscheidung* (Sulfonamide und Acetylderivate) erfolgt fast ausschließlich über die Nieren. Die Stoffe werden dabei nicht nur passiv filtriert, sondern auch tubulär sezerniert. Die *Wirkungsdauer* eines Sulfonamidpräparates hängt in entscheidendem Maße davon ab, ob nach der Filtration oder Sekretion in tieferen Tubulusabschnitten eine *Rückresorption* stattfindet oder nicht. Kurzzeitsulfonamide werden *nicht* oder nur wenig, Langzeitsulfonamide dagegen stark rückresorbiert.

Sulfachrysoidin   Sulfanilamid   p-Aminobenzoesäure

Abb. B 9–19. Biosynthese von Tetrahydrofolsäure und Angriffspunkte von Folsäureantagonisten

Tab. B 9–23 enthält einige pharmakokinetische Parameter typischer Vertreter der verschiedenen Sulfonamidgruppen.

Indikationen. Die Zunahme resistenter Bakterienstämme und die Entwicklung wirksamer und besser verträglicher Antibiotika haben die Anwendung der Sulfonamide stark eingeschränkt. Eine Monotherapie mit Sulfonamiden ist heute nur noch beim *Trachom*, einer Augeninfektion mit Chlamydia trachomatis, indiziert. Bei verschiedenen bakteriellen Infektionen können Sulfonamide in Kombination mit Trimethoprim oder Tetroxoprim (s. S. 691) eingesetzt werden. Die Kombination von Sulfamethoxazol mit Trimethoprim dient ferner zur Behandlung der Pneumocystis-carinii-Pneumonie. Zusammen mit Pyrimeth-

amin (s. S. 722) sind Sulfonamide außerdem bei der Toxoplasmose sowie der Chloroquin-resistenten Malaria indiziert.
Die lokale Anwendung sollte wegen der Gefahr einer Sensibilisierung auf das Trachom beschränkt werden.

Dosierung. Die Dosierung der einzelnen Präparate richtet sich nach der Ausscheidungsgeschwindigkeit. In Tab. B 9–24 sind die derzeit in der Bundesrepublik noch gebräuchlichen Sulfonamide und deren Dosierungen zusammengestellt.

Nebenwirkungen. Relativ häufig kommen gastrointestinale Beschwerden (Appetitlosigkeit, Übelkeit und Brechreiz) vor. Schwerwiegende, selten auftretende *Überempfindlichkeitsreaktionen* sind Stevens-

Prophylaxe und Therapie von Infektionskrankheiten

B 9

Tab. B 9–23. Pharmakokinetik von Sulfonamiden (nach Martindale bzw. Walter und Heilmeyer)

Präparat	Eiweißbindung im Serum (%)	Acetylierungsgrad im Urin (%)	Halbwertszeit (h)
I. Kurzzeitsulfonamide			
Sulfacarbamid*	5	10 – 15	2,5
II. Mittelzeitsulfonamide			
Sulfadiazin	20 – 55	15 – 40	7 – 12
Sulfamethoxazol	65	60	10
III. Ultralangzeitsulfonamide			
Sulfalen	60 – 80	70	65
* nicht mehr im Handel			

Johnson- und Lyell-Syndrom, ferner hämolytische Anämie und hämorrhagische Diathese.

Kontraindikationen. Sulfonamide sind kontraindiziert bei schweren Leber- oder Nierenfunktionsstörungen, schweren Blutbildveränderungen, akuter Porphyrie, angeborenem Glucose-6-phosphat-Dehydrogenase-Mangel sowie Sulfonamidüberempfindlichkeit. Sie sollten ferner nicht während der Schwangerschaft, insbesondere nicht im letzten Trimenon, und in den ersten Monaten der Stillperiode eingesetzt werden. Auch bei Neugeborenen muß die Behandlung mit Sulfonamiden vermieden werden, da infolge ungenügender Leber- und Nierenfunktion Metabolisierung und Ausscheidung noch nicht in genügendem Umfang gewährleistet sind. Außerdem kann ein gefährlicher Kernikterus auftreten, weil durch Sulfonamide Bilirubin aus der Albuminbindung verdrängt wird (s. S. 91).

Interaktionen. Lokalanästhetika, die einen p-Aminobenzoesäurerest enthalten, z.B. Benzocain oder Procain, verringern die Sulfonamidwirkung (Bildung von p-Aminobenzoesäure durch Biotransformation). Sulfonamide ihrerseits verstärken die blutzuckersenkende Wirkung von Sulfonylharnstoffen und erhöhen die Toxizität von Methotrexat.

Tab. B 9–24. Sulfonamide

$$H_2N - \bigcirc - SO_2NH - R$$

R	Internationaler Freiname	Handelspräparat (Eingetragenes Warenzeichen)	Mittlere Tagesdosis
I. Mittelzeitsulfonamide			
(pyrimidin)	Sulfadiazin	Sulfadiazin-Heyl, Bestandteil von Kombinationspräparaten mit Tetroxoprim	2 – 4 g
(isoxazol-CH₃)	Sulfamethoxazol	Bestandteil von Kombinationspräparaten mit Trimethoprim	1,6 – 2,4 g
II. Ultralangzeitsulfonamide			
(H₃CO-pyrimidin)	Sulfalen	Longum	1 × 2 g/Woche

9.2.1.7.2 Diamino-benzylpyrimidine

Hauptvertreter der *bakteriostatisch wirksamen* Diamino-benzylpyrimidine ist **Trimethoprim** (Trimanyl®, Trimono®), eine Analogsubstanz *Tetroxoprim* (Bestandteil von Sterinor®). Ferner gehört das Antiprotozoenmittel *Pyrimethamin* (s. S.722) zu den antimikrobiell wirksamen Diamino-benzylpyrimidinen.

Die genannten Substanzen *hemmen* bei empfindlichen Erregern spezifisch die *Dihydrofolsäurereduktase* und damit die Bildung der für die Übertragung von Einkohlenstofffragmenten notwendigen Tetrahydrofolsäure (s. S. 410 f.). Dadurch ist die für die Zellteilung erforderliche Synthese von Thymin und Purinen nicht mehr möglich. Daß Trimethoprim im Gegensatz zu den Folsäureantimetaboliten (s. S. 752 ff.) trotzdem für Säugetiere und somit auch für den Menschen wenig giftig ist, beruht darauf, daß es zur Bakterien-Dihydrofolsäurereduktase eine um mehrere Zehnerpotenzen höhere Affinität als zum entsprechenden Enzym bei Säugern besitzt.

Das *Wirkungsspektrum* von Trimethoprim umfaßt zahlreiche aerobe grampositive und gramnegative Bakterien, in höheren Konzentrationen auch andere Mikroorganismen, z.B. Pneumocystis carinii. Allerdings besteht bei Trimethoprim – insbesondere bei der Monotherapie – die Gefahr einer Resistenzentwicklung unter der Therapie.

Bei oraler Gabe wird Trimethoprim *rasch und gut resorbiert.* Seine *Halbwertszeit* beträgt ca. 10 Stunden. Es wird überwiegend in unveränderter Form durch die Nieren ausgeschieden.

Eine *Monotherapie mit Trimethoprim* ist nur bei unkomplizierten Harnwegsinfekten möglich. 100 mg werden zweimal täglich über mindestens eine Woche verabreicht. Bei einer Langzeittherapie werden abends 100 mg appliziert.

Als *Nebenwirkungen* wurden Übelkeit und vereinzelt Exantheme beobachtet, bei längerer Anwendung können Blutbildveränderungen auftreten. Bei Thrombo- und Granulozytopenie, megaloblastärer Anämie

und während der Schwangerschaft ist Trimethoprim *kontraindiziert.*

9.2.1.7.3 Diamino-benzylpyrimidin-Sulfonamid-Kombinationen

Außer als Monosubstanz hat *Trimethoprim* auch in *Kombination* mit *Mittelzeitsulfonamiden,* die annähernd die gleichen pharmakokinetischen Eigenschaften wie Trimethoprim aufweisen, Bedeutung erlangt.

Cotrimoxazol (Bactoreduct®, Bactrim® Roche, Cotrim-ratiopharm®, Eusaprim®, Kepinol®, Sigaprim®, Supracombin®, TMS) ist die Kombination mit Sulfamethoxazol, **Cotrimazin** (Triglobe®) die mit Sulfadiazin. Ein weiteres derartiges Präparat enthält die Kombination von *Tetroxoprim* mit Sulfadiazin (Sterinor®). Durch die Blockade des Folsäurestoffwechsels an zwei verschiedenen Stellen – Hemmung der Dihydrofolsäuresynthese durch das Sulfonamid, Hemmung der Dihydrofolsäurereduktase durch Trimethoprim (s. Abb. B 9–19) – kommt es zu einem synergistischen Effekt:

☐ Die Wirksamkeit wird verstärkt,

☐ die Resistenzentwicklung verzögert und

☐ im Vergleich zur Sulfonamid-Monotherapie das Wirkungsspektrum verbreitert.

Die synergistische Wirkung ist optimal, wenn Sulfonamid und Trimethoprim in einem Konzentrationsverhältnis von 20:1 vorliegen. Aufgrund unterschiedlicher Verteilung im Organismus wird ein solches Konzentrationsverhältnis in vivo durch die fixe Kombination von Sulfamethoxazol und Trimethoprim im Verhältnis 5:1 erzielt. Sulfadiazin und Tetroxoprim werden im Verhältnis 2,5:1 kombiniert.

Infolge des breiten Einsatzes in den vergangenen Jahren ist heute allerdings ein erheblicher Teil vormals gegenüber Cotrimoxazol sensibler Bakterien resistent.

Prophylaxe und Therapie von Infektionskrankheiten

B 9

Trimethoprim (Trimanyl®, Trimono®)

Tetroxoprim (Bestandteil von Sterinor®)

Cotrimoxazol wird bei zahlreichen bakteriellen Infektionen eingesetzt. Die durchschnittliche *Dosis* beträgt 1600 mg Sulfamethoxazol und 320 mg Trimethoprim täglich. In 4mal höherer Dosierung ist Cotrimoxazol ein wichtiges Mittel zur Behandlung der Pneumocystis-carinii-Pneumonie (s. S. 724). Die schwächer wirksame Kombination von *Sulfadiazin* und *Tetroxoprim* dient ausschließlich zur Behandlung von Harn- und Atemwegsinfektionen (Tagesdosis 500 mg Sulfadiazin und 200 mg Tetroxoprim).

Die *Nebenwirkungen* entsprechen bei Cotrimoxazol in der üblichen Dosierung denen der beiden Monosubstanzen (s. S. 690 ff. und S. 691). Bei Anwendung von Cotrimoxazol in der hohen Dosierung muß mit vermehrtem Auftreten schwerer Nebenwirkungen gerechnet werden. Insbesondere werden bei Patienten mit Pneumocystis-carinii-Pneumonie Hautveränderungen, Fieber, Neutropenie, Thrombozytopenie und ein Anstieg der Leberenzyme im Blut gesehen. Diese können eine Unterbrechung der Behandlung erfordern.

Bei schweren Leber- und Nierenparenchymschäden, Sulfonamidüberempfindlichkeit, bei Patienten mit allergischer Diathese und bei Früh- und Neugeborenen sind Trimethoprim-Sulfonamid-Kombinationen *kontraindiziert.* Ferner sollte Cotrimoxazol nicht während der Schwangerschaft angewandt werden.

9.2.1.8 Nitroimidazol-Derivate

Die Nitroimidazole

☐ *Metronidazol,*

☐ *Nimorazol* und

☐ *Tinidazol*

interferieren mit dem Stoffwechsel von Mikroorganismen, die in Körperregionen mit schlechter Sauerstoffversorgung leben.

Ihr *Wirkungsspektrum* umfaßt

☐ *obligat anaerobe Bakterien* (mit Ausnahme von Aktinomyzeten) und

☐ die *Protozoen* Entamoeba histolytica, Trichomonas vaginalis und Giardia lamblia.

Der Wirkungstyp ist *bakterizid.*
Aerobe und fakultative anaerobe Bakterien (z.B. Propionibakterien) sind *resistent.* Zwischen den verschiedenen Nitroimidazolen, nicht aber zu anderen Antiinfektiva besteht Kreuzresistenz. Eine Resistenzsteigerung bei Anaerobiern unter der Therapie ist klinisch kaum relevant.

Als *Wirkungsmechanismus* wurde gefunden, daß bei der Reduktion der Nitrogruppe, die vorzugsweise

Abb. B 9–20. Oxidativer Metabolismus von Metronidazol

in sauerstoffarmen und nur in geringem Umfang in Zellen mit normaler Sauerstoffversorgung erfolgt, reaktive Zwischenprodukte gebildet und dadurch essentielle Zellbestandteile zerstört werden. Es kommt zu DNA-Strangbrüchen und einer Entspiralisierung der Doppelhelix. Diese Reaktionen erklären neben den *antimikrobiellen* auch die *mutagenen Effekte* (z.B. positiver Ames-Test, Kanzerogenität im Tierversuch) der Nitroimidazole. Infolge der guten Sauerstoffversorgung und der in der Kernmembran vorhandenen zusätzlichen Penetrationsbarriere sind menschliche Zellen jedoch weniger empfindlich als Bakterien.

Metronidazol, die wichtigste dieser Substanzen, wird bei oraler Gabe rasch und nahezu vollständig, bei rektaler Applikation langsamer und nur zu etwa 70% resorbiert. Die Bindung an Plasmaproteine ist sehr gering. In der Leber wird Metronidazol oxidiert und glucuronidiert (s. Abb. B 9–20), die Hydroxymethylverbindung ist ebenfalls antibakteriell wirksam. In geringem Umfang wird Metronidazol, wahrscheinlich durch Bakterien der Darmflora, auch reduziert. Die Metaboliten werden mit dem Urin ausgeschieden. Die *Halbwertszeit* beträgt 7 Stunden. Lebererkrankungen führen zu einer verzögerten Elimination von Metronidazol.

Nitroimidazole sind *indiziert* zur Behandlung von

☐ Anaerobierinfektionen – bei pseudomembranöser Kolitis nur, wenn eine Behandlung mit Vancomycin (s. S. 696 f.) nicht möglich ist –,

☐ Trichomoniasis und bakterieller Vaginose (einer mit Gardnerella vaginalis assoziierten Scheidenerkrankung),

☐ allen Formen der Amöbiasis und

☐ Darminfektionen mit Lamblien und Balantiden.

Ferner dienen sie zur

☐ perioperativen Prophylaxe bei großen gynäkologischen und Dickdarm-Operationen.

Bakterielle Mischinfektionen mit Beteiligung von aeroben Keimen sowie die Prophylaxe postoperativer Infektionen erfordern die gleichzeitige Gabe eines Breitspektrumcephalosporins oder Aminoglykosids.

Die mittleren *Tagesdosen* bei Anaerobierinfektionen sind in Tab. B 9–25 angegeben (Anwendung bei Trichomoniasis und Amöbiasis s. S. 723 f.). Die *Behandlungsdauer soll 10 Tage nicht überschreiten.*

Als *Nebenwirkungen* kann es zu gastrointestinalen Störungen und einer metallischen Geschmacksempfindung kommen. Insbesondere bei längerer Anwendung und höherer Dosierung können Kopf-

Prophylaxe und Therapie von Infektionskrankheiten

B 9

Tab. B 9–25. Nitroimidazole

R^1	R^2	Internationaler Freiname	Handelspräparat (Eingetragenes Warenzeichen)	Resorptions-quote (%)	$t_{1/2}$ (h)	Mittlere Tagesdosis (g) bei Anaerobier-infektionen
– CH₃	– CH₂– CH₂OH	Metronidazol	Arilin, Clont, Flagyl, Fossyol	> 90	7	1,2
– H	–(CH₂)₂– N O	Nimorazol	Esclama	hoch	10	1
– CH₃	– (CH₂)₂– SO₂– C₂H₅	Tinidazol	Simplotan, Sorquetan	> 90	13	1

schmerzen, Schwindel, Parästhesien, Exantheme, selten auch eine (reversible) Leukopenie auftreten.

Während der Schwangerschaft sind die Nitroimidazol-Derivate *kontraindiziert.*

Die gleichzeitige Einnahme von Alkohol ist wegen der Hemmung der Aldehydoxidase zu unterlassen.

Metronidazol verstärkt die Wirkung von oralen Antikoagulantien. Phenytoin und Phenobarbital beschleunigen, Cimetidin verzögert die Elimination von Metronidazol.

9.2.1.9 Chloramphenicol

Chloramphenicol (Berlicetin®, Chloramsaar® N, Paraxin® pro injectione), das ursprünglich aus Streptomyces venezuelae isoliert wurde und heute vollsynthetisch hergestellt wird, besitzt ein ähnliches Wirkungsspektrum wie die Tetracycline, jedoch besteht mit diesen keine Kreuzresistenz. Wegen der Gefahr von Knochenmarksschädigungen (s.u.) wird es nur noch selten angewandt. Klinisch bedeutsam ist aber bis heute seine Wirkung gegen Erreger der bakteriellen Meningitis (Haemophilus influenzae, Neisseria meningitidis, Typ-B-Streptokokken), gegen Salmonella typhi und paratyphi sowie Rickettsien. Der Wirkungstyp ist in der Regel *bakteriostatisch*, die Erreger der bakteriellen Meningitis tötet Chloramphenicol jedoch ab.

Als *Wirkungsmechanismus* wurde die Hemmung der Peptidyl-Transferase in der Elongationsphase und damit eine Beeinträchtigung der Proteinsynthese ermittelt (s. Abb. B 9–15).

Plasmid-kodierte *Chloramphenicol-Resistenz* beruht meistens auf der Induktion von Acetyltransferasen, die zur Veresterung der Hydroxylgruppen führen. Eine Permeabilitätsänderung der Zytoplasmamembran ist dagegen nur von geringer Bedeutung.

Nach oraler Gabe wird Chloramphenicol zu über 90% aus dem Darm *resorbiert.* In den Geweben werden hohe Wirkstoffkonzentrationen erreicht. Infolge der hohen Lipophilie ist die Penetration von Chloram-

phenicol in das ZNS besser als bei allen anderen Antiinfektiva. Chloramphenicol wird zum großen Teil glucuronidiert und vorwiegend renal ausgeschieden. Die *Halbwertszeit* beträgt 1,5 – 4 Stunden.

Aus den beschriebenen Eigenschaften wird deutlich, daß Chloramphenicol ein *Reserveantibiotikum* ist und zur Behandlung von Typhus, Paratyphus und bakterieller Meningitis durch Chloramphenicol-empfindliche Erreger eingesetzt wird, sofern besser verträgliche Antibiotika nicht verwendet werden können.

Die durchschnittliche *Tagesdosis* beträgt 40 (-80) mg/kg peroral. Der Serumspiegel sollte l0 – 20 mg/l betragen, die Dauer der Anwendung 14 Tage nicht überschreiten.

Bei richtiger Dosierung und Beachtung der Kontraindikationen sind die *Nebenwirkungen* zwar relativ selten, teilweise aber besonders schwer. Gefürchtet sind vor allem **Knochenmarkschädigungen.**

Bei diesen ist zu unterscheiden zwischen

☐ einer nicht streng dosisabhängigen, meist irreversiblen, vermutlich allergisch bedingten Störung des gesamten Knochenmarks (Panmyelopathie), die tödlich verlaufen kann (als auslösendes Agens wird ein Nitrobenzylradikal angesehen), und

☐ einer dosisabhängigen, reversiblen Beeinträchtigung der Erythrozytenbildung und der Leukopoese durch Hemmung der Proteinsynthese der Wirtszellen. Eine solche Nebenwirkung wird bei Plasmaspiegeln > 25 µg/ml häufiger gefunden.

Bei Früh- und Neugeborenen trat bei Überdosierung von Chloramphenicol das sog. *„Grey-Syndrom"* auf, das durch Erbrechen, blasse Zyanose, aufgetriebenes Abdomen und peripheren Kreislaufkollaps mit teilweise letalem Ausgang gekennzeichnet ist.

Als Ursache dieser schwerwiegenden Komplikation ist die unzureichende Glucuronyl-Transferase-Aktivität der Neugeborenenleber anzusehen, d.h., Chloramphenicol kann hierbei nur unzureichend mit Glucuronsäure konjugiert werden. Die Niere des Neugeborenen kann unverändertes Chloramphenicol jedoch nur langsam ausscheiden. Bei hoher Dosierung kommt es infolgedessen zu einem lang anhaltenden überhöhten Blutspiegel. Bei Neugeborenen darf in den beiden ersten Lebenswochen die Tagesdosis 25 mg/kg somit nicht überschreiten.

Ebenfalls auf eine falsche Dosierung waren die schweren Nebenerscheinungen, die bei der Therapie des Typhus abdominalis mit Chloramphenicol in einigen Fällen auftraten, zurückzuführen. Aus den durch hohe Chloramphenicoldosen in großer Zahl zugrunde gehenden Salmonellen wurde so viel Endotoxin frei, daß ein schwerer Kreislaufschock ausgelöst wurde (*Herxheimersche Reaktion*, s. S. 79).

Chloramphenicol
(Berlicetin®, Chloramsaar® N,
Paraxin® pro injectione)

Chloramphenicol ist *kontraindiziert* bei

☐ Patienten, bei denen bereits eine Schädigung des Knochenmarks vorliegt, sowie

☐ schweren Lebererkrankungen.

Durch Hemmung Cytochrom-P-450-abhängiger Monooxygenasen verstärkt Chloramphenicol die Wirkung von Phenytoin, Cumarinderivaten und Sulfonylharnstoffen, außerdem erhöht es die Toxizität von Methotrexat. Barbiturate, Phenytoin und Rifampicin beschleunigen die Metabolisierung von Chloramphenicol.

9.2.1.10 Lincosamide

Zu den Lincosamiden gehören das aus Streptomyces lincolensis gewonnene

☐ *Lincomycin* (Albiotic®)

und dessen partialsynthetisches Abwandlungsprodukt

☐ *Clindamycin* (Sobelin®).

Die Lincosamide besitzen ein ähnliches Wirkungsspektrum wie die Makrolid-Antibiotika (s. S. 682 ff.). Von besonderer Bedeutung ist die Wirkung auf Staphylokokken und gramnegative anaerobe Stäbchen. Die Wirkungsintensität von Clindamycin ist 2- bis 10fach stärker als die von Lincomycin.

Eine Resistenzsteigerung unter der Therapie mit Lincosamiden ist selten. Zu Erythromycin und seinen Derivaten besteht partielle Kreuzresistenz.

Nach oraler Gabe wird Clindamycin zu 80 – 90 %, Lincomycin aber nur zu 20 – 35 % *resorbiert.* Gleichzeitige Nahrungsaufnahme verringert die Resorptionsquote von Lincomycin zusätzlich. Nach Gabe von Lincosamiden kommt es zu *hohen Wirkstoffkonzentrationen in vielen Geweben, insbesondere in den Knochen.* Die *Plasmahalbwertszeit* beträgt von Lincomycin 4, von Clindamycin 2,5 Stunden. Clindamycin wird in großem Umfang biotransformiert, die Metaboliten sind z.T. antibakteriell wirksam. Beide Stoffe werden mit dem Harn und den Fäzes ausgeschieden.

Lincosamide sind *Reserveantibiotika.* Sie sind insbesondere bei Anaerobier- und Staphylokokken-Infektionen *indiziert,* bei denen Penicilline und Makrolide nicht angewandt werden können. Clindamycin dient ferner zur Lokaltherapie der Acne vulgaris. In Kombination mit Pyrimethamin ist es (systemisch) auch zur Behandlung der Toxoplasmose bei AIDS und CRPF-Malaria (s. S. 715) indiziert.

Die *Dosierung* beträgt von Clindamycin 0,6 – 1,2 g, von Lincomycin 1,2 – 2 g täglich. Bei Patienten mit eingeschränkter Nieren- oder Leberfunktion ist eine Dosisreduktion auf die Hälfte bis ein Viertel erforderlich. Das stärker wirksame und besser resorbierbare Clindamycin sollte bevorzugt eingesetzt werden.

Als *Nebenwirkungen* wurden gastrointestinale Störungen (Diarrhoe, Übelkeit) sowie akute, zum sofortigen Abbruch der Behandlung zwingende *pseudomembranöse Kolitiden* beobachtet. In seltenen Fällen kann es zu Leukopenien und Leberschädigungen kommen.

Beide Substanzen verstärken den Effekt von stabilisierenden Muskelrelaxantien.

9.2.1.11 Fusidinsäure

Fusidinsäure (Fucidine®) wirkt insbesondere auf Staphylokokken *bakteriostatisch.* Auch *Penicillinasebildner* und *MRSA* (s. S. 666) sind gegen Fusidinsäure empfindlich. Die Wirkung beruht auf einer Hemmung der Proteinsynthese. Kreuzresistenz zu anderen Antibiotika besteht nicht.

Bei oraler Gabe wird Fusidinsäure *langsam resorbiert.* Die *Plasmaproteinbindung* übersteigt 90 %. Die Diffusion ins Gewebe ist gut. Die *Halbwertszeit* beträgt 5 Stunden. Die *Elimination* erfolgt überwiegend durch Biotransformation zu inaktiven Metaboliten, die biliär ausgeschieden werden.

Fusidinsäure ist *indiziert* zur Behandlung von Staphylokokken-Infektionen, sofern eine Behandlung mit anderen Antibiotika nicht möglich ist.

Die *Tagesdosis* beträgt 1,5 (-3) g. Bei Hautinfektionen kann Fusidinsäure auch lokal angewandt werden

Lincomycin (Albiotic®)

Clindamycin (Sobelin®)

Fusidinsäure (Fucidine®)

(Fucithalmic®). Salben, Puder, Gele usw. enthalten den Wirkstoff in 2%iger Konzentration.

Als *Nebenwirkungen* können bei der systemischen Gabe gastrointestinale Beschwerden, in seltenen Fällen auch Leberfunktionsstörungen auftreten.

9.2.1.12 Glykopeptide

Zu den Glykopeptid-Antibiotika gehören

☐ *Vancomycin* (Vancomycin CP Lilly) und

☐ *Teicoplanin* (Targocid®).

Teicoplanin ist eine Mischung aus sechs verschiedenen Stoffen, die sich durch die Fettsäurereste unterscheiden. Zwischen Vancomycin und Teicoplanin, nicht aber zu anderen Antiinfektiva, besteht partielle *Kreuzresistenz.*

Wirkungsspektrum und -mechanismus. Das *Wirkungsspektrum* umfaßt aerobe und anaerobe grampositive Keime, von besonderer Bedeutung ist die Wirkung gegen *Staphylokokken* (inklusive *MRSA*, s. S. 666) und *Clostridium difficile*. Der Wirkungstyp ist *bakterizid.*

Glykopeptid-Antibiotika hemmen die Mureinsynthese (s. Abb. B 9–6). Durch Bindung an das endständige D-Alanyl-D-Alanin des UDG-Muramyl-pentapeptids verhindern sie die Elongation der Peptidoglykanketten und ihre Quervernetzung.

Kinetik. Bei oraler Applikation werden Glykopeptide *nicht resorbiert* und müssen daher für eine systemische Therapie parenteral gegeben werden. Mit Ausnahme des Knochens ist die Gewebepenetration gut. In den Liquor gehen Glykopeptide nur wenig über. Die *Elimination* erfolgt überwiegend durch renale Ausscheidung der unveränderten Substanzen, in geringem Umfang auch biliär. Die *Halbwertszeit* von Vancomycin beträgt 7, die von Teicoplanin 70 Stunden. Bei Niereninsuffizienz werden beide Stoffe langsamer eliminiert.

Indikationen und Dosierung. Die systemische Gabe von Glykopeptiden ist *indiziert* bei schweren Staphylokokken- und Enterokokkeninfektionen, bei denen risikoärmere Antiinfektiva nicht gegeben werden können. Vancomycin dient ferner zur Behandlung der pseudomembranösen Kolitis, die auf einem Überwuchern von Clostridium difficile beruht. Bei dieser Indikation wird es oral verabreicht.

Vancomycin (Vancomycin CP Lilly)

Teicoplanin (Targocid®)

Die mittleren *Tagesdosen* betragen von Vancomycin 2 g als intravenöse Infusion bzw. 0,5 – 2 g oral, von Teicoplanin 0,2 – 0,4 g (i.v. oder i.m. Injektion). Bei niereninsuffizienten Patienten muß die Dosis reduziert werden.

Nebenwirkungen. Unter den Nebenwirkungen ist die (konzentrationsabhängige) *Ototoxizität* besonders schwerwiegend und erfordert die sorgfältige Überwachung der Patienten, vor allem bei längerfristiger Anwendung oder eingeschränkter Nierenfunktion. Weitere Begleiterscheinungen sind Überempfindlichkeitsreaktionen, insbesondere Hauterscheinungen, gelegentlich – verstärkt bei i.v. Injektion von Vancomycin – anaphylaktoide Reaktionen. Ferner können am Injektionsort Entzündungen auftreten. Teicoplanin ist besser verträglich als Vancomycin.

Kontraindikationen. Bei akutem Nierenversagen, Schwerhörigkeit sowie in der Schwangerschaft sind Glykopeptide kontraindiziert.

Interaktionen. Bei Kombination von Glykopeptiden mit potentiell oto- oder nephrotoxischen Pharmaka (z.B. Aminoglykosiden, Schleifendiuretika, Ciclosporin und Cisplatin) besteht eine erhöhte Gefahr von Hör- und Gleichgewichtsstörungen.

9.2.1.13 Fosfomycin

Fosfomycin (Fosfocin® pro infusione) ist ein aus verschiedenen Streptomyces-Arten isoliertes bakterizid wirkendes Breitspektrum-Antibiotikum, das sich in seiner chemischen Struktur von allen anderen Antibiotika grundlegend unterscheidet.

Das *Wirkungsspektrum* ist breit, es umfaßt Staphylokokken, daneben Streptokokken und einige gramnegative Keime. Enterobacter, Klebsiellen, Morganellen, Pseudomonaden und Pneumokokken sind nur teilweise empfindlich.

Als *Wirkungsmechanismus* wurde eine Störung der Zellwandbiosynthese durch Hemmung der ersten Schritte der Peptidoglykansynthese im Zytoplasma gefunden. Als Epoxid bindet Fosfomycin dabei irreversibel an einen Cysteinrest im aktiven Zentrum des Enzyms, das die Reaktion von UDP-N-Acetylglucosamin mit Phosphoenolpyruvat und damit die Synthese von N-Acetylmuraminsäure katalysiert.

Fosfomycin wird durch aktiven Transport in das Innere der Mikroorganismen aufgenommen. Dieser ist bei einer Resistenzentwicklung unter der Therapie gestört.

Fosfomycin besitzt eine gute Gewebepenetration und ist auch gut liquorgängig. Nach der üblichen in-

Fosfomycin
(Fosfocin® pro infusione)

travenösen Injektion beträgt die *Plasmahalbwertszeit* etwa 2 Stunden. Die *Ausscheidung* erfolgt fast ausschließlich in unveränderter Form renal.

Fosfomycin kann aufgrund seines Wirkungsspektrums als Reserveantibiotikum bei bestimmten Infektionen, z.B. Staphylokokken-Infektionen (Osteomyelitis), eingesetzt werden.

Als *Dosierung* werden 6 – 15 (–20) g pro Tag in Form einer Infusion angegeben. Bei Niereninsuffizienz ist die Dosierung dem Schweregrad der Nierenschädigung anzupassen.

Als *Nebenwirkungen* wurden gastrointestinale Beschwerden, ferner Kopfschmerzen, Phlebitiden, Erhöhung von Leberenzymen im Plasma sowie allergische Reaktionen beobachtet.

Interaktionen mit anderen Arzneistoffen wurden bisher nicht festgestellt.

9.2.1.14 Polypeptid-Antibiotika

Zu den aus Bakterien isolierten Polypeptid-Antibiotika gehören

☐ *Polymyxin B,*
☐ *Colistin (=* Polymyxin E),
☐ *Bacitracin* und
☐ *Tyrothricin.*

Sie sind alle stark toxisch, vor allem weisen sie *neuro-* und *nephrotoxische Nebenwirkungen* auf. Sie dürfen daher nur lokal angewandt werden. Von intakter Haut bzw. Schleimhaut werden sie praktisch nicht resorbiert, allerdings erfolgt eine deutliche Resorption von Wunden.

Polymyxin B und **Colistin,** chemisch nahe verwandte basische Cyclopolypeptide, die als charakteristische Aminosäure α,γ-Diaminobuttersäure enthalten, zeigen weitgehend übereinstimmende biologische Eigenschaften. Sie sind nur gegen *gramnegative* Erreger, vor allem gegen Pseudomonas aeruginosa, Enterobacter, E. coli, Haemophilus influenzae, Salmonellen und Shigellen wirksam. Die Resistenzentwicklung in vitro ist sehr langsam.

Als *Wirkungsmechanismus* wurde eine Schädigung der mikrobiellen Zytoplasmamembran festgestellt, die Polypeptide wirken als kationische Detergentien.

Entgegen früheren Annahmen ist Colistin *nicht* weniger toxisch als Polymyxin B.

Polymyxin und Colistin können peroral zur Darm-Dekontamination sowie örtlich bei Hautinfektionen eingesetzt werden.

Bacitracin ist ein Polypeptid-Komplex, der als wichtigste Komponente Bacitracin A, ein monocyclisches homodetes Dodekapeptid, enthält.

Sein Wirkungsspektrum, das dem des Penicillins gleicht, erstreckt sich auf grampositive und gramnegative Kokken, Haemophilus-Arten, Spirochäten und Amöben.

Die Wirkung kommt durch Beeinflussung der Zellwandbiosynthese zustande (s. Abb. B 9–7).

Als *Hauptindikationen* kommen Infektionen der Haut und Schleimhaut in Betracht. Häufig wird Bacitracin dabei mit Neomycin kombiniert (Nebacetin®).

Tyrothricin (Tyrosirinal®, Tyrosolvetten®, Tyrosur®) besteht zu etwa 80% aus *Tyrocidinen* und zu etwa 20% aus *Gramicidinen,* homodeten monocyclischen Dekapeptiden.

Sein Wirkungsspektrum umfaßt hauptsächlich *grampositive* Mikroorganismen. Kreuzresistenz mit anderen Antibiotika ist nicht bekannt.

Wie die Polymyxine schädigt Tyrothricin die Zytoplasmamembran.

Wegen seiner hämolytischen Eigenschaften darf Tyrothricin nur *lokal* bei oberflächlichen Infektionen angewandt werden. Die hierfür erforderliche wirksame Konzentration beträgt 1 mg/g in der entsprechenden Zubereitung (z.B. Salbe).

9.2.1.15 Mupirocin

Mupirocin (Pseudomonassäure A; Turixin®), das von Pseudomonas fluorescens gebildet wird, wirkt auf Staphylokokken und Streptokokken *bakteriostatisch.*

Mupirocin (Turixin®)

Als *Wirkungsmechanismus* wurde eine Blockade der Proteinsynthese durch kompetitive Hemmung der Isoleucin-t-RNA-Synthetase gefunden. Dadurch unterbleibt die Verknüpfung dieser Aminosäure mit t-RNA (s. Abb. B 9–21).

Von intakter Haut wird Mupirocin zu weniger als 1 % resorbiert. Im Plasma wird der resorbierte Wirkstoff rasch hydrolysiert, die Spaltprodukte sind nicht antibakteriell wirksam. (Daher ist die systemische Anwendung ausgeschlossen.)

Mupirocin ist zur Lokaltherapie von Hautinfektionen mit sensiblen Erregern *indiziert,* ferner dient es

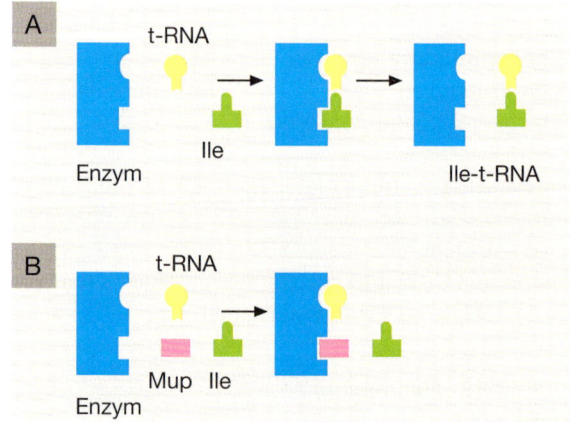

Abb. B 9–21.   Hemmung der Isoleucin-t-RNA-Synthese durch Mupirocin

zur Sanierung von Staphylococcus-aureus-Trägern in Pflegeeinrichtungen. Zubereitungen enthalten den Wirkstoff in 2%iger Konzentration.

9.2.1.16 Pharmaka zur Behandlung von Mykobakteriosen

1882 wurde von Robert Koch als Erreger der Tuberkulose das *Mycobacterium tuberculosis* beschrieben. Zu den *Mykobakterien* im engeren Sinn gehören ferner *M. bovis,* ebenfalls ein Erreger der Tuberkulose, und *M. leprae,* der Erreger der Lepra. Die anderen Arten, sogenannte *atypische Mykobakterien* (z.B. M. marinum, M. avium intracellulare), lösen tuberkuloseartige Erkrankungen aus, können aber in der Regel nicht von Mensch zu Mensch übertragen werden.

Mykobakterien sind dadurch gekennzeichnet, daß sie sich einerseits nur schwer anfärben lassen, andererseits aber, wenn sie einmal angefärbt sind, durch Säure oder Alkohol nicht mehr entfärbt werden können, d.h. „säurefest" sind. Diese Eigenschaft beruht auf dem hohen Lipidgehalt der Zellwand, welcher auch die große Widerstandsfähigkeit der Mykobakterien gegenüber den meisten Chemotherapeutika bedingt.

9.2.1.16.1 Antituberkulotika

Die Tuberkulose befällt meistens die Lunge (einschließlich der Atemwege), jedoch sind tuberkulöse Veränderungen auch in allen anderen Organen möglich (extrapulmonale Tuberkulose). Tuberkelbakterien können dabei sowohl extrazellulär, in Kavernen oder sog. verkäsenden Herden, als auch intrazellulär (in Makrophagen) vorliegen. Gute Gewebegängigkeit ist daher eine wichtige Eigenschaft aller Antituberkulotika. Infolge der mangelhaften Sauerstoffversorgung findet in den betroffenen (nekrotisierenden) Geweben und in den Makrophagen nur ein langsames bzw. intermittierendes Keimwachstum statt. Da die Antituberkulotika jedoch fast nur in der Reproduktionsphase wirken, besteht die Gefahr, daß Keime persistieren und nach dem Therapieende zu Rezidiven führen.

Mit den Antituberkulotika (frühere Bezeichnung Tuberkulostatika) wurden Substanzen gefunden, die relativ spezifisch gegen Tuberkelbakterien wirksam sind. Entsprechend ihrer Effektivität und ihren Nebenwirkungen unterscheidet man **Antituberkulotika der 1. und 2. Wahl**, die früher auch als *Basis*- und *Reservestoffe* bezeichnet wurden (s. Tab. B 9–26). Antituberkulotika der 1. Wahl dienen zur Tuberkulosebehandlung im Regelfall, Reservestoffe werden eingesetzt, wenn die Basisstoffe nicht vertragen werden oder Resistenz vorliegt. Zu den *Antituberkulotika der 1. Wahl* gehören

☐ *Isoniazid,*

☐ *Pyrazinamid,*

☐ *Ethambutol,*

☐ *Rifampicin* und

☐ *Streptomycin.*

Als *Antituberkulotika der 2. Wahl* werden *p-Aminosalicylsäure, Protionamid* und *Terizidon* eingesetzt.

In den üblichen therapeutischen Dosen wirken Isoniazid, Pyrazinamid, Rifampicin und Streptomycin *bakterizid,* Ethambutol und die Reservestoffe *bakteriostatisch.*

Primär resistente Stämme sind in der Normalbevölkerung selten, finden sich aber gehäuft bei AIDS-Patienten. Am weitesten verbreitet ist die Resistenz gegenüber Isoniazid. Das Auftreten von Resistenzen wird – wie bei den anderen Antiinfektiva auch – durch schlechte Compliance wesentlich begünstigt.

Um eine sachgemäße medikamentöse Therapie der Tuberkulose zu gewährleisten, müssen folgende Grundsätze beachtet werden: Die Tuberkulosebehandlung hat zu erfolgen als

☐ Kombinationstherapie,

☐ Langzeittherapie und

☐ gezielte, d.h. der Erregerempfindlichkeit angepaßte Therapie.

Bei einer manifesten Tuberkulose ist in der sog. **Initialphase** von 2 – 3 Monaten eine kombinierte Behandlung mit drei, besser vier Präparaten notwendig. Ein solches Therapieregime ist durch die schnelle Resistenzentwicklung – durch Selektion von einzelnen, stets vorhandenen primär resistenten Stämmen – der Tuberkelbakterien gegen die einzelnen Antituberkulotika bedingt. Nur bei Tuberkulose-Kranken mit niedrigen Keimzahlen kann von Anfang an eine Zweierkombination eingesetzt werden.

Die Standardkombination ist heute die Gabe von *Isoniazid, Rifampicin, Ethambutol* und *Pyrazinamid.* Anstelle von Ethambutol wird z.T. auch *Streptomycin* eingesetzt. Mit Ausnahme von Streptomycin können diese Medikamente oral verabreicht werden. Die besten Resultate werden bei der Einnahme der gesamten Tagesdosis morgens vor dem Frühstück erzielt.

Während der sich anschließenden **Stabilisierungsphase** wird die Therapie mit zwei Antituberkulotika, in der Regel mit *Isoniazid* und *Rifampicin,* weitergeführt. (Im 1. Trimenon der Schwangerschaft hat sich

Prophylaxe und Therapie von Infektionskrankheiten

B 9

Tab. B 9–26. Antituberkulotika

Strukturformel	Internationaler Freiname	Handelspräparat (Eingetragenes Warenzeichen)	Mittlere Tagesdosis
Antituberkulotika der 1. Wahl			
	Isoniazid	Isozid, tebesium	5 – 10 mg/kg
	Pyrazinamid	pezetamid, Pyrafat	1500 mg
	Ethambutol	EMB-Fatol, etibi, Myambutol	15 – 20 mg/kg
	Rifampicin	Eremfat, Rifa, Rimactan	450 – 600 mg
Formel s. S. 678	Streptomycin	Strepto-Fatol, Streptomycin „Grünenthal"	0,75 – 1 g
Antituberkulotika der 2. Wahl			
	Protionamid	Peteha	500 mg
	Terizidon	Terizidon Kapseln (Fatol)	0,75 – 1 g
	p-Aminosalicylsäure		12 – 16 g

die Kombination von Isoniazid mit Ethambutol und evtl. p-Aminosalicylsäure bewährt.) Alternativ zu der bislang bevorzugten *kontinuierlichen Behandlung* mit täglicher Einnahme der Wirkstoffe ist während der Stabilisierungsphase auch eine *intermittierende Therapie* möglich. Dazu werden die Wirkstoffe zweimal wöchentlich verabreicht.

Bei einer **Erstinfektion** wird heute meist eine sog. **Kurzzeittherapie** (s. Tab. B 9–27) mit einer Gesamtdauer von nur 6 bis 9 Monaten durchgeführt. Für eine sichere Ausheilung muß in diesem Fall während der Initialphase Pyrazinamid als vierte Substanz eingesetzt werden. Bei **Rezidiven** oder Therapieversagen gibt man ebenfalls eine Viererkombination, bei der jedoch mindestens zwei Pharmaka vorher noch nicht angewandt wurden.

Können Isoniazid oder Rifampicin nicht während der *gesamten* Therapiedauer eingesetzt werden, beträgt die Behandlungsdauer stets mindestens 12 Monate. Liegt eine sog. multi-drug-resistente Tuberkulose vor, d.h. kann weder Isoniazid noch Rifampicin gegeben werden, ist wie bei Rezidiven eine Behandlungsdauer von wenigstens 18 Monaten erforderlich.

In schwersten Fällen muß auch auf die heute durch besser wirksame und verträglichere Wirkstoffe ersetzten älteren Antituberkulotika (Kanamycin, Capreomycin, p-Aminosalicylsäure) zurückgegriffen werden. Ferner kommen dann auch solche Antiinfektiva zum Einsatz, deren Wirksamkeit bei der Tuberkulose nicht voll befriedigt, wie z.B. Gyrasehemmer der 2. Generation (Ciprofloxacin, Ofloxacin; s. S. 684), neuere Makrolide (Azithromycin, Clarithromycin; s. S. 682) sowie das Lepramittel Clofazimin (s.u.).

Auch in der *Schwangerschaft* soll eine Tuberkulose behandelt werden. Das Risiko einer Schädigung des ungeborenen Kindes durch die Erkrankung ist deutlich höher als die Gefahr von Arzneimittelschäden. Lediglich Streptomycin ist während der Schwangerschaft absolut kontraindiziert.

Tab. B 9–27. Kurzzeittherapie der Tuberkulose

1. Initialphase (2 – 3 Monate)
Isoniazid
Rifampicin
Ethambutol (bzw. Streptomycin)
Pyrazinamid
2. Stabilisierungsphase (meist 4 – 7 Monate)
Isoniazid
Rifampicin (im 1. Trimenon der Gravidität: Ethambutol)

Grundsätzlich ist zu fordern, daß nach Beginn der Chemotherapie in regelmäßigen Abständen überprüft wird, ob die Erreger gegen die verabreichten Pharmaka noch sensibel sind. Außerdem müssen die Patienten wegen der z.T. nicht unerheblichen Nebenwirkungen streng überwacht werden.

Durch die Fortschritte der medikamentösen Therapie ist in den letzten 50 Jahren aus der Volkskrankheit und häufigsten Todesursache in den Industrienationen eine in diesen Ländern seltene, zeitlich begrenzte, meist ambulant behandelbare und nahezu stets heilbare Krankheit geworden. Mit der zunehmenden Verbreitung von AIDS endete allerdings der Rückgang der Tuberkulose, zudem nimmt die Erkrankung bei AIDS-Patienten häufig einen schweren Verlauf.

9.2.1.16.1.1 Antituberkulotika der 1. Wahl

Isoniazid (Isonicotinsäurehydrazid, INH) ist aufgrund seiner hohen Wirksamkeit, welche die vieler anderer Antituberkulotika übertrifft (extra- und intrazelluläre Tuberkelbakterien werden abgetötet), noch immer das bedeutendste Tuberkulosemittel.

Als *Wirkungsmechanismus* wird – nach Umwandlung in der Erregerzelle zu Isonicotinsäure und Einbau in NAD anstelle von Nicotinsäure – eine Interferenz mit der Nucleinsäure- und Mykolsäuresynthese angenommen. Mykolsäuren sind spezifische Bestandteile der Zellwand von Mykobakterien.

Nach oraler Gabe wird Isoniazid *rasch resorbiert,* der maximale Plasmaspiegel ist innerhalb von 1 – 2 Stunden erreicht. INH geht wesentlich leichter als Streptomycin und p-Aminosalicylsäure in den Liquor cerebrospinalis über und ist daher für die Prophylaxe und Therapie der tuberkulösen Meningitis besonders geeignet. Es wird in der Leber bis zu 75% acetyliert, ferner entsteht durch enzymatische Hydrolyse Isonicotinsäure. N-Acetyl-Isoniazid kann zu Isonicotinsäure und Monoacetylhydrazin gespalten werden.

Neben der Bildung von Diacetylhydrazin kann aus Monoacetylhydrazin mittels N-Hydroxylierung ein elektrophiles, reaktives Zwischenprodukt entstehen, das die Hepatotoxizität von INH verursachen soll (s. Abb. B 9 22). Die *Plasmahalbwertszeit* beträgt – abhängig vom Inaktivierungstyp (s. S. 96) – 1 bzw. 3 Stunden. Die Schnelligkeit der Inaktivierung hat bei der üblichen täglichen Gabe keine klinische Bedeutung. Dagegen sollte bei der intermittierenden Therapie von schnellen Inaktivierern die Dosis (s.u.) erhöht werden.

Die *Ausscheidung* von Isoniazid und insbesondere von seinen Metaboliten erfolgt *renal.*

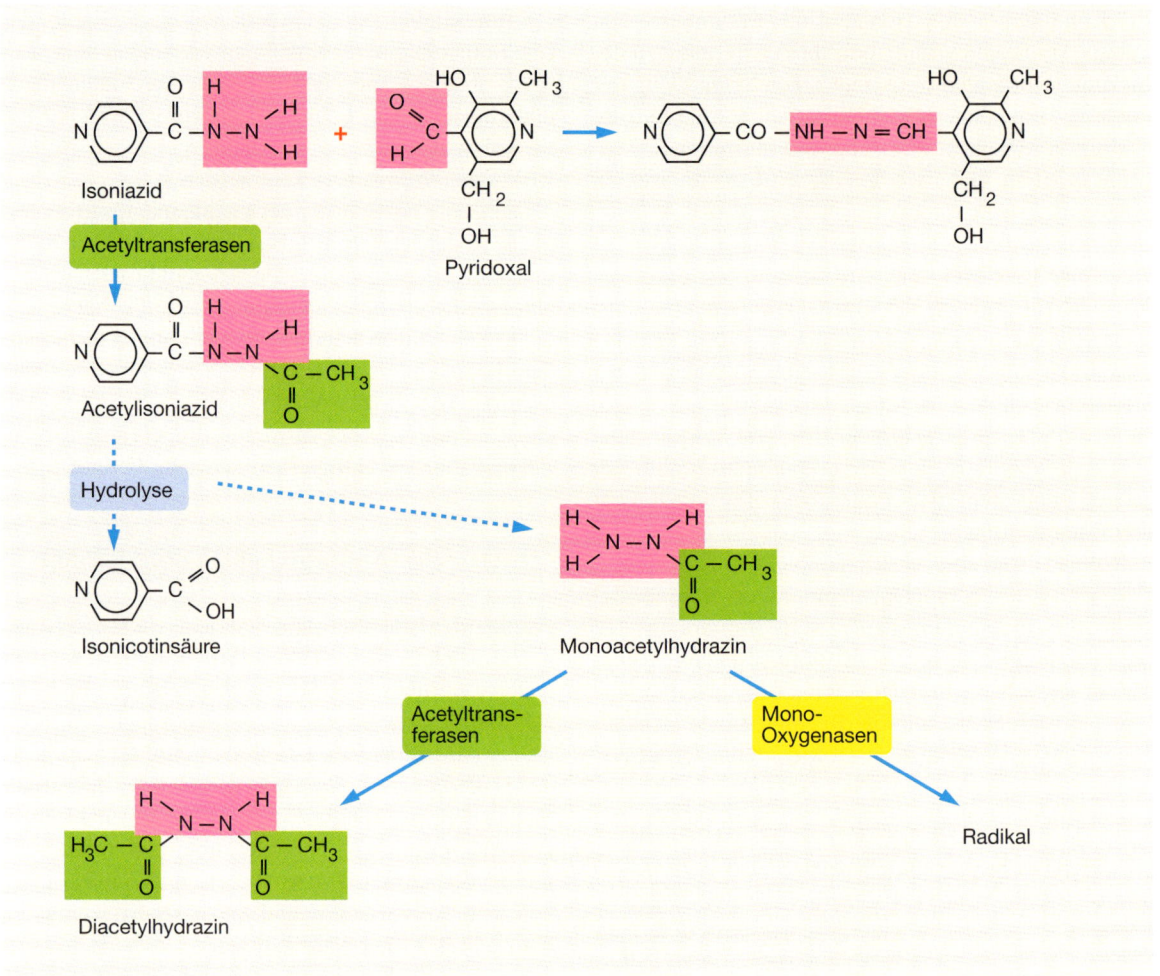

Abb. B 9–22. Biotransformation von Isoniazid. Aus Monoacetylhydrazin gebildete Radikale wirken hepatotoxisch, die Reaktion mit Pyridoxal führt zu Vitamin-B$_6$-Mangelerscheinungen (Störungen des zentralen und peripheren Nervensystems)

INH ist bei pulmonalen und extrapulmonalen Tuberkuloseformen, außerdem zur Chemoprophylaxe bei tuberkulosegefährdeten Kindern und AIDS-Patienten *indiziert.* Selbst bei in vitro resistenten Keimen sind noch vielfach klinische Erfolge zu erzielen. Bei kontinuierlicher Therapie beträgt die durchschnittliche *Tagesdosis* 5 mg/kg. Bei der intermittierenden Behandlung gibt man 15 mg/kg zweimal wöchentlich.

Als *Nebenwirkungen* treten in etwa 10% der Fälle Störungen des zentralen und peripheren Nervensystems (z.B. Schwindel, Kopfschmerzen, Benommenheit, Hyperreflexie, Neuritiden), in ca. 5% der Fälle Magen-Darm-Störungen auf. Allergische Reaktionen, Leukopenien und schwere Leberschädigungen sind selten.

Die neurotoxische Wirkung beruht auf einem Antagonismus zu Vitamin B$_6$. INH bildet mit Pyridoxal ein Hydrazon (s. Abb. B 9–22) und vermindert so die Bildung von Pyridoxalphosphat (s. S. 627). Die Neurotoxizität von Isoniazid kann daher durch Gabe von Vitamin B$_6$ vermieden werden.

Zur Prophylaxe gibt man 10 mg, zur Behandlung neuritischer Erscheinungen sowie in der Schwangerschaft 50 – 100 mg täglich. Die chemotherapeutische Wirkung von INH wird dadurch nicht beeinträchtigt.

Bei Psychosen und Epilepsien sowie Neuritiden und akuten Hepatitiden ist Isoniazid *kontraindiziert.*

Isoniazid verstärkt die hepatotoxischen Effekte anderer Pharmaka, z.B. von Rifampicin, steigert die Wirkung von Barbituraten, Phenytoin, Carbamazepin sowie Disulfiram und vermindert die Alkoholtoleranz.

Rifampicin (Rifampin) kommt von den verschiedenen antituberkulotisch wirksamen Antibiotika die größte

Bedeutung zu. Rifampicin ist ein partialsynthetisches Abwandlungsprodukt des aus Kulturen von Streptomyces mediterranei gewonnenen Rifamycins SV.

Es besitzt ein *breites Wirkungsspektrum,* das neben Tuberkelbakterien auch einige atypische Mykobakterien (M. kansasii, M. avium intracellulare und M. marinum) und M. leprae sowie zahlreiche gramnegative Bakterien und Kokken umfaßt. Rifampicin ist gegen sich rasch vermehrende Populationen von Tuberkelbakterien sowie gegen langsam bzw. intermittierend wachsende Keime gleichermaßen stark wirksam.

Als *Wirkungsmechanismus* wurde eine Hemmung der bakteriellen DNA-abhängigen RNA-Polymerase ermittelt. Der Angriff erfolgt wahrscheinlich an der β-Untereinheit des Enzyms.

Eine Resistenz gegenüber Rifampicin, die meist auf einer abweichenden Struktur der β-Untereinheit der RNA-Polymerase beruht, entwickelt sich bei gramnegativen Kokken sehr rasch (Streptomycin-Typ der Resistenzentwicklung, s. S. 653), bei Mykobakterien jedoch erst nach einer mehrwöchigen Therapie. Kreuzresistenz zu anderen Antituberkulotika besteht nicht.

In nüchternem Zustand wird Rifampicin nach oraler Gabe gut *resorbiert.* Es wird zu 75 – 80% an Plasmaeiweiße gebunden. Rifampicin wird in der Leber desacetyliert, der Metabolit ist gegenüber Mykobakterien unverändert wirksam. Rifampicin wird mit der Galle (enterohepatischer Kreislauf) und über die Nieren, Desacetylrifampicin vorwiegend biliär ausgeschieden. Die *Plasmahalbwertszeit* von Rifampicin beträgt zu Beginn der Therapie 2,5 – 5 Stunden, durch Enzyminduktion sinkt sie innerhalb von zwei Wochen auf 2 – 3 Stunden. Lebererkrankungen verzögern die Elimination von Rifampicin.

Außer bei Tuberkulose ist Rifampicin auch zur Behandlung bzw. Prophylaxe einiger anderer Infektionen *indiziert.* Die *Tagesdosis* beträgt bei kontinuierlicher und intermittierender Behandlung der Tuberkulose gleichermaßen 450 – 600 mg.

Rifampicin ist im allgemeinen gut verträglich, mögliche *Nebenwirkungen* sind Leberfunktionsstörungen, gastrointestinale Beschwerden sowie allergische Reaktionen. Nur in Tierversuchen wurden auch teratogene Wirkungen beobachtet.

Bei schweren Leberfunktionsstörungen ist Rifampicin *kontraindiziert.* Es soll ferner nicht in den ersten drei Monaten einer Schwangerschaft gegeben werden, um teratogene Effekte mit Sicherheit zu verhindern. Vor Therapiebeginn sollte daher das Bestehen einer Schwangerschaft ausgeschlossen und während der Therapie mit Rifampicin das Eintreten einer Gravidität vermieden werden.

Infolge Enzyminduktion vermindert Rifampicin die Wirkung zahlreicher oxidativ biotransformierter Arzneistoffe (z.B. von hormonalen Kontrazeptiva, Antiarrhythmika, oralen Antikoagulantien, Sulfonylharnstoffen), bei Methadon-substituierten Opiatabhängigen können Entzugserscheinungen auftreten. Ferner verstärkt Rifampicin die Hepatotoxizität von Isoniazid durch vermehrte Bildung toxischer Metabolite.

Pyrazinamid weist strukturelle Ähnlichkeiten mit Isoniazid auf. Es wirkt ausschließlich gegen M. tuberculosis. Seine Wirkung ist bei niedrigen pH-Werten besser als bei höheren. Pyrazinamid ist daher besonders effektiv gegen intrazellulär liegende Keime und solche in verkäsenden tuberkulösen Nekrosen. Durch Ausschaltung potentieller Persister senkt Pyrazinamid wesentlich die Rezidivrate.

Pyrazinamid wird gut *resorbiert,* und in allen Körperflüssigkeiten, inklusive dem Liquor cerebrospinalis, werden ausreichend hohe Konzentrationen erreicht. Pyrazinamid wird vorwiegend in Form der Pyrazincarbonsäure renal ausgeschieden. Die *Plasmahalbwertszeit* beträgt etwa 6 Stunden.

Wegen der *raschen Resistenzentwicklung* ist eine Kombination mit anderen Antituberkulotika unerläßlich. Pyrazinamid wird nur während der ersten zwei Monate einer Tuberkulosebehandlung gegeben, die *Tagesdosis* beträgt 1,5 – 2 g.

Als *Nebenwirkungen* stehen gastrointestinale Beschwerden, (früher überbewertete) Leberschädigungen, Hyperurikämie sowie Photosensibilisierung im Vordergrund. In seltenen Fällen kann auch eine Störung der Hämatopoese eintreten.

Bei schweren Leberschädigungen und Gicht sowie in der Schwangerschaft ist Pyrazinamid *kontraindiziert.*

Pyrazinamid schwächt die Wirkung von Urikosurika ab und verstärkt die Blutzuckersenkung oraler Antidiabetika.

Ethambutol ist das rechtsdrehende Isomer eines Ethylendiamin-Derivats. Sein Wirkungsspektrum umfaßt Tuberkelbakterien sowie M. kansasii. Die Resistenzentwicklung erfolgt vergleichsweise langsam. Bei oraler Gabe wird Ethambutol zu ca. 80% *resorbiert.* Es zeichnet sich durch gute Penetration in den Liquor aus. Die *Ausscheidung* erfolgt vorwiegend in unveränderter Form über die Nieren, die *Plasmahalbwertszeit* liegt bei etwa 4 h.

Ethambutol ist bei Tuberkulose sowie einigen atypischen Mykobakteriosen *indiziert.*
Die *Dosierung* beträgt einmal täglich 15 mg/kg. Bei Patienten mit Niereninsuffizienz ist das Dosierungs-

intervall auf 36 bzw. 48 Stunden zu verlängern. Bei intermittierender Anwendung gibt man zweimal wöchentlich 40 mg/kg.

Als *Nebenwirkungen* können, insbesondere bei überhöhter Dosierung, zunächst reversible, später irreversible Sehstörungen (Störungen der Grünempfindlichkeit, Visusminderung, Gesichtsfeldausfälle) auftreten. Eine regelmäßige ophthalmologische Kontrolle ist daher erforderlich. Als weitere Nebenwirkungen wurden Hyperurikämie, Magen-Darm-Störungen und allergische Reaktionen beobachtet.

Bei einer Vorschädigung des Nervus opticus ist Ethambutol *kontraindiziert.* Ebenso soll es nicht bei Kindern <10 Jahren angewandt werden, da in diesem Alter ophthalmologische Kontrollen nur bedingt möglich sind.

Die Eigenschaften von **Streptomycin** wurden bereits auf S. 677 f. beschrieben.

9.2.1.16.1.2 Antituberkulotika der 2. Wahl

p-Aminosalicylsäure (PAS) besitzt eine wesentlich schwächere antituberkulotische Wirkung als z.B. Isoniazid, das Wirkungsspektrum ist auf M. tuberculosis beschränkt. Als *Wirkungsmechanismus* wird – ähnlich wie bei den Sulfonamiden – eine kompetitive Verdrängung der p-Aminobenzoesäure angenommen.

Die *Halbwertszeit* beträgt ca. 45 min. Die *Ausscheidung* erfolgt renal, vorwiegend in Form des inaktiven Acetyl-Derivats.

Die *Dosierung* ist mit 12 (-16) g pro Tag außerordentlich hoch.

Als *Nebenwirkungen* kommen gastrointestinale Störungen und allergische Reaktionen, selten auch eine Hemmung der Schilddrüsenfunktion vor.

Protionamid, eine mit Isoniazid chemisch nahe verwandte Substanz, wird wie dieses im Mykobakterium zu einem Isonicotinsäure-Derivat biotransformiert. Das Wirkungsspektrum umfaßt die Mykobakterien im engeren Sinn sowie einige atypische Mykobakterienarten. Kreuzresistenz zu INH und anderen Antituberkulotika besteht nicht. Die *Plasmahalbwertszeit* liegt bei 2 – 3 Stunden. Protionamid ist bei Tuberkulose und Lepra *indiziert.* Die *Tagesdosis* beträgt 0,5 – 1 g, eine intermittierende Gabe ist nicht möglich.

Als *Nebenwirkungen* kommen gastrointestinale Beschwerden, Leberschädigungen, neurotoxische Symptome (Vitamin B_6-Mangel) sowie allergische Reaktionen vor. Die *Kontraindikationen* entsprechen denen von Isoniazid. Ferner sollte Protionamid nicht in der Frühschwangerschaft angewandt werden.

Terizidon, ein Kondensationsprodukt von zwei Molekülen des klassischen Antituberkulotikums **Cycloserin** mit Terephthalaldehyd, wirkt gegen Tuberkelbakterien sowie einige atypische Mykobakterien. Eine Resistenzsteigerung tritt nur langsam ein, Kreuzresistenz zu anderen Antituberkulotika besteht – mit Ausnahme von Cycloserin – nicht.

Terizidon wird nach oraler Gabe nahezu *vollständig resorbiert,* die *Plasmahalbwertszeit* beträgt ca. 21 Stunden.

Der Hauptteil der Substanz wird unverändert renal ausgeschieden.

Wegen der toxischen *Nebenwirkungen,* die schon in therapeutischen Dosen (3 – 4mal täglich 250 mg) auftreten können, kommt Terizidon nur in Ausnahmefällen zur Therapie der Tuberkulose in Betracht. Besonders häufig sind neurotoxische Reaktionen zu beobachten, die sich in Schwindel, Kopfschmerzen, Konzentrationsschwäche oder epileptiformen Anfällen äußern.

9.2.1.16.2 Chemotherapie der Lepra

Die Lepra beginnt mit nur geringfügigen Hautveränderungen, dem Stadium der *indeterminierten* Lepra. Danach entwickelt sich in der Regel das Vollbild der Erkrankung. Man unterscheidet dann drei Hauptformen: die keimreiche *lepromatöse Lepra, die keimarme tuberkuloide* Form und die *Borderline-Lepra,* die eine Mittelstellung einnimmt. Gefürchtet ist die akute Exazerbation einer Lepra lepromatosa (Leprareaktion), die u.a. auch durch die Therapie ausgelöst werden kann.

Die Suche nach leprawirksamen Pharmaka wurde lange durch die fehlende In-vitro-Züchtbarkeit von M. leprae sowie das Fehlen eines brauchbaren Tiermodells erschwert.

Trotzdem wurden in den letzten Jahrzehnten durch die Einführung von

□ *Diaphenylsulfon* (Dapson, DDS, DADPS),

□ *Clofazimin* und

□ *Rifampicin*

bedeutsame Fortschritte in der Leprabehandlung erzielt.

Rifampicin (s. S. 703) wird dabei in Kombination mit anderen Lepramitteln eingesetzt. Die heute empfohlenen Therapieschemata zur Leprabehandlung sind in Tab. B 9–28 zusammengefaßt.

Tab. B 9–28. Therapieschema zur Leprabehandlung

Lepromatöse und Borderline-Lepra	
Täglich	100 mg Diaphenylsulfon + 50 mg Clofazimin
+ einmal *monatlich*	300 mg Clofazimin + 600 mg Rifampicin
Behandlungsdauer:	bis zur Elimination säurefester Bakterien, mind. aber 2 Jahre
Tuberkuloide Lepra und indeterminierte Lepra	
Täglich	100 mg Diaphenylsulfon
+ einmal *monatlich*	600 mg Rifampicin
Behandlungsdauer:	6 Monate

Diaphenylsulfon (Dapson; Dapson-Fatol) wirkt auf M. leprae durch Hemmung der Folsäuresynthese bakteriostatisch, in höheren Dosen bakterizid. Ferner wirkt es gegen einige Protozoen (Pneumocystis carinii und Plasmodien).

Diaphenylsulfon (Dapson-Fatol)

Clofazimin (Lampren®)

Thalidomid (Contergan®,
in Deutschland nicht mehr im Handel)

Diaphenylsulfon ist zur Behandlung aller Formen und Stadien der Lepra geeignet. In Kombination mit Trimethoprim wird es auch – bei Sulfonamid-Allergie – zur Prophylaxe und Therapie der Pneumocystis-carinii-Pneumonie (s. S. 724), teilweise auch zur Malaria-Prophylaxe (s. S. 718) eingesetzt. Bei richtiger Dosierung und Kontrolle der Nierenfunktion sind Nebenwirkungen (hämolytische Anämien, zentralnervöse Störungen u.a.) selten. Doch führt Diaphenylsulfon vergleichsweise häufig zu einer Leprareaktion. Zur Verhinderung einer Resistenzentwicklung wird eine Kombinationstherapie mit anderen Lepramitteln durchgeführt.

Clofazimin (Lampren®) wirkt schwach bakterizid gegen M. leprae. Ferner wirkt es gegen einige atypische Mykobakterien, wie M. ulcerans und M. avium intracellulare. Clofazimin hat sich bei allen Formen und

allen Stadien der Lepra bewährt, zudem beugt es dem Auftreten einer Leprareaktion vor. Resistenzerscheinungen wurden bislang nicht beobachtet.

Zur *Behandlung der Leprareaktion* eignen sich bei leichtem Verlauf nichtsteroidale Antiphlogistika (z.B. Acetylsalicylsäure), bei schwerem Verlauf Glucocorticoide (z.B. Prednisolon 50 mg täglich) oder *Thalidomid* (Contergan®, s. S. 85), allerdings wird dessen Anwendung durch die teratogenen Nebenwirkungen eingeschränkt.

9.2.1.16.3 Therapie der atypischen Mykobakteriosen

Zur Behandlung atypischer Mykobakteriosen dienen insbesondere

☐ *Rifampicin* und *Ansamycin,*

☐ *Clofazimin,*

☐ *Ethambutol* und

☐ *Protionamid.*

Ferner wirken auch die neuen Makrolide (s. S. 682 ff.) gegen atypische Mykobakterien.

Ansamycin (Rifabutine) ist ein Spiro-piperidyl-Derivat von Rifamycin S, das gegen zahlreiche atypische Mykobakterien (M. avium intracellulare, M. kansasii, M. marinum, M. xenopi) sowie gegen Tuberkelbakterien und M. leprae wirkt. Die *Tagesdosis* beträgt 150 – 300 mg.

Die bei AIDS-Patienten besonders bedeutsamen Infektionen mit M. avium intracellulare werden meist mit der Kombination Ethambutol, Ansamycin und Protionamid behandelt. Bei empfindlichen Erregern kann anstelle von Ansamycin Rifampicin eingesetzt werden. Ferner ist die Gabe von Clofazimin und Chinoloncarbonsäuren (s. S. 684 ff.) möglich. Eine Erregerelimination und Abheilung tritt jedoch oftmals nicht ein.

Bei nicht mit HIV infizierten Personen können durch M. ulcerans hervorgerufene Hautinfektionen mit Rifampicin und Ethambutol, alternativ mit Tetracyclinen, behandelt werden.

9.2.2 Antimykotika

Antimykotika sind Wirkstoffe, die zur Behandlung von Pilzinfektionen dienen. (Wichtige Dermatomykosen wurden bereits unter B 7.3.4 beschrieben.) Ein erster wesentlicher Fortschritt in der Therapie von Mykosen wurde in den 60er Jahren mit der Einführung der *Polyen-Antimykotika* sowie der von *Flucytosin* und *Griseofulvin* erzielt. Von besonderer Bedeutung war aber die spätere Entwicklung der Antimykotika vom *Azol-Typ.*

Prophylaxe und Therapie von Infektionskrankheiten

B 9

9.2.2.1   Hemmstoffe der Ergosterolbiosynthese

9.2.2.1.1 Antimykotisch wirksame Azolderivate

Diese Wirkstoffe (vgl. Tab. B 9–29) sind als Breit-spektrum-Antimykotika in einem sehr hohen Pro-zentsatz bei verschiedenen Pilzerkrankungen wirksam und haben daher zahlreiche ältere Verbindungen (vgl. 9.2.2.5) weitgehend verdrängt.

Alle Azol-Antimykotika wirken durch *Hemmung der Biosynthese* von *Ergosterol,* einem essentiellen Bestandteil der Zellmembran von Pilzen, *fungista-tisch.* Der Angriff erfolgt an der *Lanosteroldemethyl-ase* (Abb. B 9–23). Die Einlagerung falscher Sterole stört die normale Membranfunktion erheblich, insbe-sondere wird die Funktion membranständiger Enzyme beeinträchtigt. Dies gilt z.B. für die Chitinsynthetase, die für Zellwachstum und -teilung von Pilzen unver-zichtbar ist.

Der zusätzliche *fungizide* Effekt einiger Vertreter dieser Substanzklasse, wie z.B. von Clotrimazol und Miconazol, resultiert aus einer Strukturveränderung der Zytoplasmamembran infolge einer Einlagerung dieser Azole, die zum Austritt essentieller Zell-bestandteile führt. Ferner trägt eine Anreicherung von Peroxiden in der Pilzzelle durch die Blockade mito-chondrialer Enzyme zum Zelltod bei. In vivo werden allerdings meist nur fungistatisch wirksame Konzen-trationen erreicht.

Clotrimazol, der Prototyp dieser Stoffklasse, ist ein Chlor-substituiertes Triphenylmethylimidazol, das gegen alle humanpathogenen Pilze wirkt. Seine *syste-mische Anwendung* ist wegen stärkerer Nebenwir-kungen, stark schwankenden Resorptionsquoten und insbesondere einer Selbstinduktion der Biotrans-formation in der Leber *nicht möglich.* Bei topischer Anwendung ist Clotrimazol gut verträglich und wird in Form 1%iger Zubereitungen eingesetzt.

Weitere Azol-Derivate, die ebenfalls *nur lokal* ange-wandt werden, sind

☐ *Econazol,*

☐ *Isoconazol,*

☐ *Oxiconazol,*

☐ *Bifonazol,*

☐ *Tioconazol* und

☐ *Fenticonazol.*

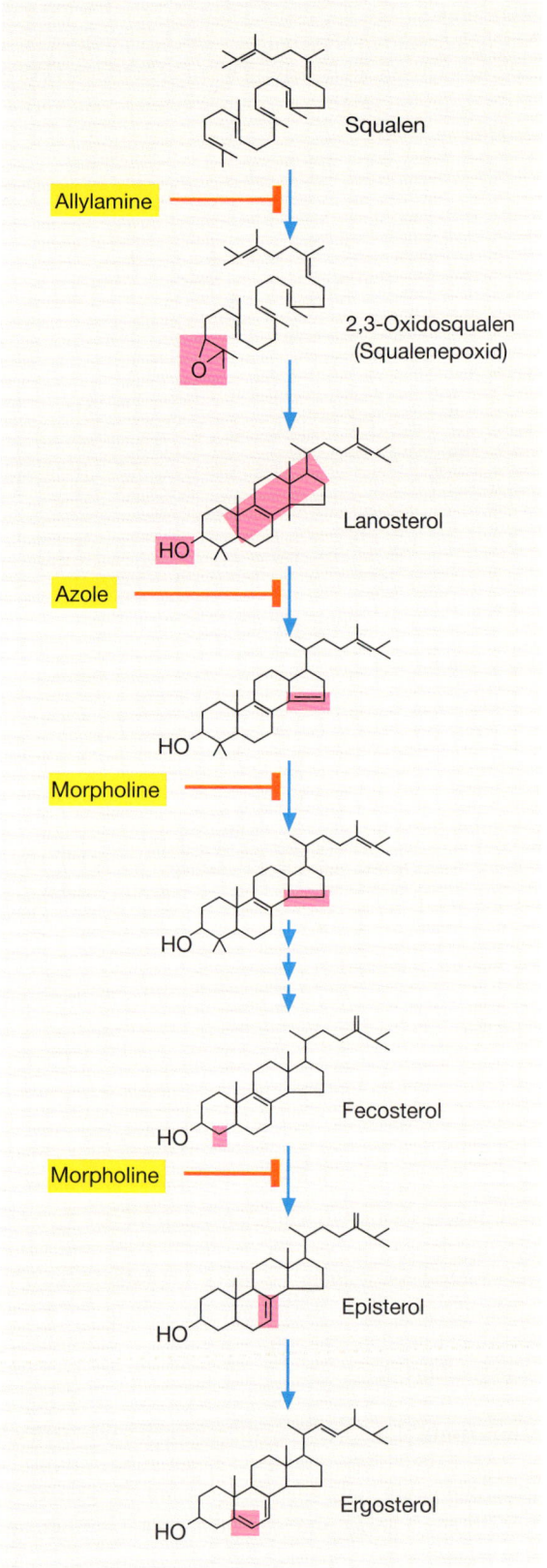

Abb. B 9–23. Hemmung der Ergosterol-Biosynthese durch Antimykotika

Tab. B 9–29. Antimykotisch wirksame Azol-Derivate

Strukturformel	Internationaler Freiname	Handelspräparat (Eingetragenes Warenzeichen)
I. Lokaltherapeutika		
	Clotrimazol	Antimyk Neu, Canesten, Fungizid-ratiopharm, Jenamazol, Myko Cordes, Mycofug, Mykofungin
	Econazol	Epi-Pevaryl, Gyno-Pevaryl
	Isoconazol	Travogen
	Oxiconazol	Myfungar, Oceral GB
	Bifonazol	Mycospor
	Tioconazol	Fungibacid, Mykontral
	Fenticonazol	Fenizolan, Lomexin

Tab. B 9–29. Antimykotisch wirksame Azol-Derivate (Fortsetzung)

Strukturformel	Internationaler Freiname	Handelspräparat (Eingetragenes Warenzeichen)
II. (auch) systemisch applizierbare Derivate		
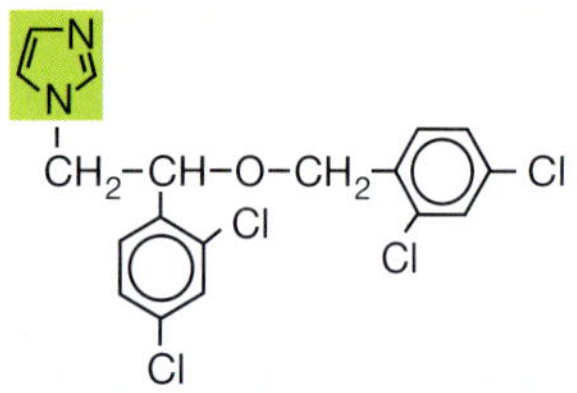	Miconazol	Daktar, Epi-Monistat, Gyno-Daktar, Gyno-Monistat, Gyno-Mykotral
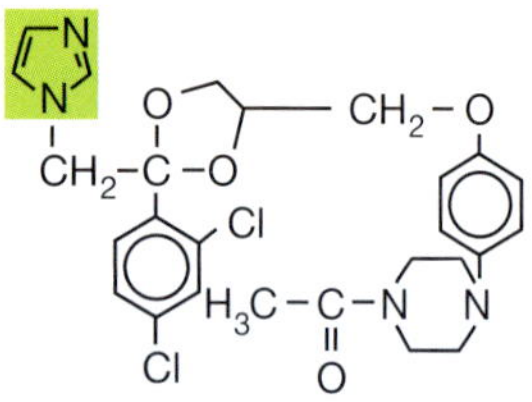	Ketoconazol	Nizoral, Terzolin
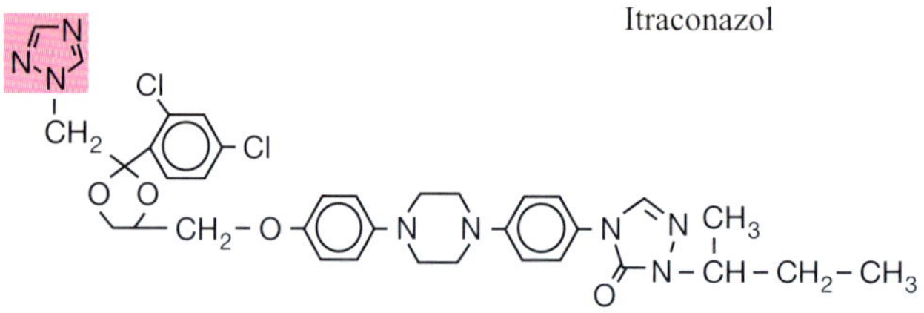	Itraconazol	Sempera, Siros
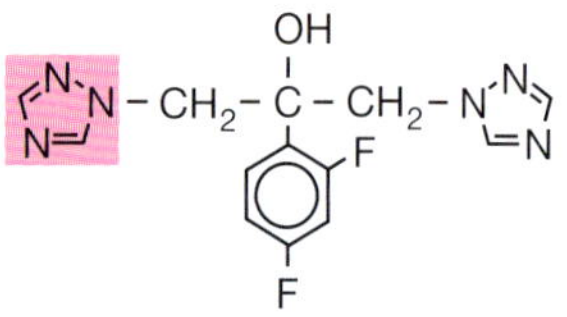	Fluconazol	Diflucan, Fungata

Andere Vertreter dieser Substanzklasse können dagegen (auch) systemisch angewandt werden. Dazu gehören

□ *Miconazol,*

□ *Ketoconazol,*

□ *Itraconazol* und

□ *Fluconazol.*

Miconazol wird außer als Lokalantimykotikum auch *intravenös* angewandt. Die *Plasmahalbwertszeit* liegt bei etwa 20 Stunden, die Plasmaeiweißbindung bei 92%. Miconazol wird im Organismus stark metabolisiert.

Als *Nebenwirkungen* bei i.v. Applikation treten gelegentlich Thrombophlebitiden, gastrointestinale Störungen, Fieber und allergische Reaktionen auf. Diese beruhen teilweise auf dem als Lösungsvermittler eingesetzten Cremophor EL.

Ketoconazol war das erste Azol-Antimykotikum, das *oral* appliziert werden konnte. Heute stehen mit *Itraconazol* und *Fluconazol* zwei weitere oral wirksame Substanzen zur Verfügung. Während Ketoconazol und Itraconazol ein ebenso breites Wirkungsspektrum aufweisen wie Miconazol bzw. Clotrimazol, wirkt Fluconazol vorzugsweise gegen Hefepilze.

Anstelle des Imidazolrings enthalten die neuen Azole einen Triazolring. Sie unterscheiden sich von Ketoconazol insbesondere durch bessere Verträglichkeit und weniger Wechselwirkungen (s.u.). Wegen der größeren metabolischen Stabilität des Triazolrings im Vergleich zum Imidazolring werden sie zudem langsamer eliminiert als Ketoconazol. Wichtige pharmakokinetische Parameter der oral applizierbaren Antimykotika sind in Tab. B 9–30 zusammengefaßt.

Oral applizierbare Azol-Antimykotika werden bei Haut- und Schleimhautmykosen, die lokal nicht ausreichend behandelt werden können, sowie bei System-

Tab. B 9–30. Pharmakokinetische Parameter systemisch anwendbarer Antimykotika

Wirkstoff	Bioverfüg-barkeit (%)	Protein-bindung (%)	Halbwerts-zeit (Stunden)	Renale Ausscheidung (%)
Ketoconazol		99	7 – 10	2
Itraconazol	55	99,9	17	< 1
Fluconazol	>90	11	30	>80
Terbinafin		99	100*	gering
Griseofulvin		82	20	gering
Amphotericin B	sehr gering	91 – 95	24 – 48 (100 Tage)*	< 3
Flucytosin	>80	96	3 – 5	>80

*Tiefes Kompartiment

mykosen eingesetzt. Die übliche *Dosierung* beträgt von Ketoconazol einmal täglich 200 mg, von Itraconazol und Fluconazol 100 mg. Die topische Anwendung von Ketoconazol (als Creme, Lösung) ist ebenfalls möglich.

Als *Nebenwirkung* steht bei der oralen Anwendung von Ketoconazol eine *Leberschädigung* (Hepatitis) im Vordergrund. Sie tritt zwar nur (sehr) selten auf, ist dann aber lebensbedrohlich, so daß bei einem Anstieg der Transaminasen im Blut Ketoconazol sofort abgesetzt werden muß. In hohen Dosen blockiert Ketoconazol durch Angriff an Cytochrom-P-450-Isoenzymen die Testosteronsynthese und kann daher eine Gynäkomastie hervorrufen. Ferner kommen bei oraler Gabe gastrointestinale Beschwerden, Pruritus, Müdigkeit und Kopfschmerzen vor.

Bei Fluconazol und vor allem bei Itraconazol ist die Gefahr einer schweren Leberschädigung geringer als bei Ketoconazol. Auch interferieren diese Substanzen weniger mit Cytochrom-P-450-enthaltenden Monooxygenasen.

Da Azol-Derivate in Tierversuchen teratogen wirken, ist ihre systemische Anwendung in der Schwangerschaft *kontraindiziert.*

Eine Erhöhung des Magensaft-pH-Werts, z.B. durch Gabe von Antazida oder H_2-Antihistaminika, vermindert die Ketoconazol-Resorption. Durch Blockade eines Cytochrom-P-450-Isoenzyms verzögert Ketoconazol seinerseits die Elimination von Ciclosporin und erhöht dessen Nephrotoxizität erheblich. Ferner hemmt es die Biotransformation von Chinidin, Warfarin, Terfenadin und Chlordiazepoxid. Bei Itraconazol und Fluconazol sind wegen der erwähnten höheren Selektivität bezüglich der Cytochrom-P-450-Isoenzyme diese Interaktionen weniger stark ausgeprägt. Bei gleichzeitiger Gabe von Ciclosporin ist aber trotzdem eine Dosisreduktion des Immun-

suppressivums erforderlich. Phenytoin, Carbamazepin und Rifampicin beschleunigen die Metabolisierung von Ketoconazol und Itraconazol.

9.2.2.1.2 Squalenepoxidasehemmer

Die Allylamin-Derivate (s. Tab. B 9–31)

☐ *Terbinafin* und

☐ *Naftifin*

sowie das Thiocarbamat

☐ *Tolnaftat*

interferieren mit der Ergosterolsynthese in einem früheren Stadium als die Azol-Derivate. Als Hemmstoffe der Squalenepoxidase blockieren sie die Umwandlung von Squalen in Lanosterol (Abb. B 9–23). Infolge des Ergosterolmangels wirken die Allylamine auf zahlreiche Pilze fungistatisch. Ihre fungizide Wirkung bei Dermatophyten kommt durch Squalen-Akkumulation zustande.

Terbinafin. Trotz eines breiten Wirkungsspektrums in vitro wirkt Terbinafin bei systemischer Gabe nahezu ausschließlich gegen Dermatophyten.

Terbinafin wird bei der ersten Leberpassage stark metabolisiert. Die *Ausscheidung* erfolgt in Form zahlreicher Metaboliten. Wichtige pharmakokinetische Eigenschaften sind in Tab. B 9–30 zusammengefaßt.

Die orale Gabe von Terbinafin ist bei Dermatophytosen der Haut- und Schleimhaut, die lokal nicht ausreichend behandelt werden können, *indiziert*. Gute Erfolge können selbst bei Onychomykosen erzielt werden.

Die *Tagesdosis* beträgt 250 mg.

Die Verträglichkeit von Terbinafin ist gut. Als *Nebenwirkungen* können leichte gastrointestinale Beschwerden und Exantheme, gelegentlich auch Ge-

Tab. B 9–31. Antimykotisch wirksame Squalenepoxidasehemmer und Morpholine

Strukturformel	Internationaler Freiname	Handelspräparat (Eingetragenes Warenzeichen)
I. Squalenepoxidasehemmer		
	Terbinafin	Lamisil
	Naftifin	Exoderil
	Tolnaftat	Chlorisept N, Tinatox, Tonoftal
II. Morpholine		
	Amorolfin	Loceryl

schmackssstörungen auftreten. Infolge der geringen Affinität zu Cytochrom P-450 interferiert Terbinafin weder mit dem Stoffwechsel von Hormonen noch mit der Metabolisierung von Arzneistoffen.

Naftifin. Naftifin ist insbesondere gegen Dermatophyten aktiv, die Wirkung gegen Hefepilze ist schwächer. Ferner besitzt die Substanz eine antiphlogistische Wirkungskomponente. Wegen der nahezu vollständigen Inaktivierung bei der ersten Leberpassage kann Naftifin nicht oral gegeben werden.

Naftifin wird lokal bei Pilzinfektionen der Haut bzw. Schleimhaut angewandt. Die Handelsformen enthalten l% des Wirkstoffs.

Tolnaftat wirkt ausschließlich gegen Dermatophyten, da in den Zellen von Candida-Arten keine ausreichend hohen Wirkstoffkonzentrationen erzielt werden. Der Wirkungstyp ist fungistatisch. Zubereitungen enthalten den Wirkstoff in einer Konzentration von 0,5 – 1%.

9.2.2.1.3 Morpholin-Derivate

Amorolfin (Loceryl®) ist derzeit das einzige medizinisch genutzte Antimykotikum aus der Gruppe der Morpholin-Derivate. Im Gegensatz zu anderen Vertretern dieser Wirkstoffklasse umfaßt sein Wirkungsspektrum zahlreiche humanpathogene Pilze, insbesondere Dermatophyten und dimorphe Pilze.

Als *Wirkungsmechanismus* wurde eine Hemmung der Ergosterolsynthese durch Blockade der Δ_{14}-Reduktase sowie der Δ_8-Δ_7-Isomerase gefunden. Bei der normalen Ergosterolsynthese entsteht durch Abspaltung der Methylgruppe an C-14 (Abb. B 9–23) zunächst eine Doppelbindung zwischen C-14 und C-15, die anschließend hydriert wird. Dann erfolgt eine Verschiebung der Doppelbindung aus Position 8 – 9 in Position 7 – 8. Diese Reaktionsschritte werden durch Morpholine verhindert. Die Konsequenzen der Einlagerung so entstandener falscher Sterole in die Zellmembran entsprechen denen nach Gabe von Azol-Derivaten (s. S. 706 ff.).

Tab. B 9–32. Sonstige Antimykotika

Strukturformel	Internationaler Freiname	Handelspräparat (Eingetragenes Warenzeichen)
I. Systemisch angewandte Stoffe		
Formel s. S. 712	Amphotericin B	Ampho-Moronal
	Griseofulvin	Fulcin S, Gricin, Likuden M
	Flucytosin	Ancotil Roche
II. Ausschließlich lokal angewandte Stoffe		
	Ciclopirox	Batrafen
	Dodecyltriphenyl-phosphoniumbromid	Bestandteil von Myxal

Amorolfin wird ausschließlich topisch angewandt, der Wirkstoffgehalt beträgt 0,25% bei der Creme bzw. 5% bei einem Lack zur Behandlung von Nagelpilzinfektionen.

9.2.2.2 Antimykotisch wirksame Antibiotika

Hierzu gehören

☐ die *Polyen-Antibiotika Amphotericin B, Nystatin* und *Natamycin* (Pimaricin) sowie

☐ *Griseofulvin*.

9.2.2.2.1 Polyen-Antibiotika

Durch hydrophobe Wechselwirkung ihres lipophilen Molekülteils mit Sterolen der Zellmembran bilden die Polyen-Antibiotika mit diesen Komplexe. Diese Komplexbildung beeinträchtigt die Interaktion der Sterole mit den Phospholipiden der Membran und damit die Membraneigenschaften, insbesondere die Fähigkeit zur Erhaltung des Protonengradienten. An diesen gekoppelte Transportprozesse, z.B. solche für Kaliumionen, werden dadurch blockiert. Um therapeutisch geeignet zu sein, muß das Antimykotikum zum Ergosterol der Pilzzellmembran eine höhere Affinität als zu Cholesterol in tierischen Zellen besitzen. Doch selbst wenn diese Bedingung erfüllt ist, sind Polyen-Antimykotika bei parenteraler Gabe vergleichsweise toxische Pharmaka.

Amphotericin B (Ampho-Moronal®), ein amphoteres Heptaen, wird aus Streptomyces nodosus isoliert. Es ist das einzige Polyen-Antibiotikum, das auch systemisch (parenteral) gegeben werden kann (s. Tab. B 9–32).

Amphotericin B ist bei zahlreichen Mykosen, die durch Sproßpilze hervorgerufen werden, wie z.B.

☐ Blastomykosen,

☐ Kryptokokkosen und

☐ Kandidosen (frühere Bezeichnung Candidiasis)

Amphotericin B (Ampho-Moronal®)

gut wirksam. Ferner dient es zur Behandlung der durch Schimmelpilze bedingten Aspergillosen. Mit Nystatin besteht Kreuzresistenz.

Da nach oraler Gabe nur geringe Serumkonzentrationen erreicht werden, wird Amphotericin B bei generalisierten Pilzinfektionen intravenös als Dauertropfinfusion appliziert.

Die durchschnittliche *Tagesdosis* beträgt bei einer Monotherapie mit Amphotericin B 0,75 – 1 mg/kg, *liposomales* Amphotericin B kann höher dosiert werden (1 – 3 mg/kg). Bei einer Kombination mit Flucytosin (s. S. 713 f.) wird die Dosis auf 0,3 – 0,6 mg/kg reduziert. Die Therapiedauer liegt bei mindestens 4 – 8 Wochen.

Eine parenterale Behandlung mit Amphotericin B darf wegen der schweren *Nebenwirkungen* nur nach strenger Indikationsstellung und unter klinischer Überwachung des Patienten durchgeführt werden. Besonders zu beachten ist die *Nephrotoxizität,* die zu einem Anstieg des Reststickstoffs, Proteinurie, Hämaturie und vermehrter Kaliumionenausscheidung führen kann. Die nephrotoxische Wirkung kann durch die gleichzeitige Infusion physiologischer Kochsalzlösung (getrennte Infusionen!) gesenkt werden. Sie ist bei liposomalen Zubereitungen (AmBisome®) von Amphotericin B geringer als bei der normalen Lösung.

Als weitere Nebenwirkungen können häufig Fieber und Schüttelfrost auftreten, daneben besteht die Gefahr einer Thrombophlebitis an der Injektionsstelle. In seltenen Fällen wurden auch neurotoxische und allergische Reaktionen sowie Leberparenchymschäden beobachtet.

Bei drohendem Nierenversagen ist Amphotericin B *kontraindiziert.*

Wie die anderen Polyen-Antibiotika (s.u.) kann Amphotericin B auch lokal angewandt werden.

Nystatin (u.a. Biofanal®, Candio-Hermal®, Moronal®, Nystatin „Lederle"), das aus Streptomyces noursei gewonnen wird, ist vor allem gegen Candida albicans und andere Candida-Arten wirksam. Wie Amphotericin B, mit dem es chemisch nahe verwandt ist, wird auch Nystatin bei oraler Gabe praktisch *nicht resorbiert* und vorwiegend mit den Fäzes ausgeschieden.

Nystatin ist – wie Amphotericin B – bei lokalen Candida-albicans-Infektionen *indiziert,* die besonders häufig bei Säuglingen, kachektischen Patienten, Diabetikern sowie nach langdauernder Antibiotika- oder Glucocorticoid-Behandlung an besonderen Prädilektionsstellen (z.B. in der Mundhöhle, der Vagina, perianal, an den Fingernägeln usw.) auftreten.

Natamycin (Pimafucin®) wird ähnlich wie Nystatin bei Candida-albicans-Infektionen eingesetzt. Daneben ist es gegen eine Reihe weiterer Pilze und gegen Trichomonaden wirksam.

9.2.2.2.2 Griseofulvin

Griseofulvin (s. Tab. B 9–32) wird aus verschiedenen Schimmelpilzen, z.B. Penicillium griseofulvum, isoliert. Die Substanz ist ausschließlich gegen Dermatophyten (Trichophyton-, Microsporon- und Epidermophyton-Arten) wirksam.

Wirkungsmechanismus. Als *Spindelgift hemmt* Griseofulvin die *Mitose* und den *zellulären Stofftransport,* wodurch die Zellwandsynthese beeinträchtigt wird. Der Effekt beruht auf einer gestörten Funktion der Mikrotubuli. Darüber hinaus bindet Griseofulvin an Keratin der Wirtszelle (Haut) und vermindert so dessen Abbau durch Keratinasen. Infolgedessen sinkt

das Nährstoffangebot für den Pilz, seine Wachstumsgeschwindigkeit nimmt ab. Die selektive Wirkung
gegen Dermatophyten soll auf einem speziellen Carriersystem dieser Pilze beruhen, das Griseofulvin in
die Pilzzelle transportiert.

Kinetik. Die *Resorption* der schlecht wasserlöslichen
Substanz hängt in hohem Maße von der *Teilchengröße*
ab. Durch *Mikronisierung* konnte die Resorptionsquote deutlich gesteigert werden. Auch durch fettreiche Mahlzeiten läßt sich die Resorbierbarkeit verbessern. Die *Plasmahalbwertszeit* beträgt ca. 20 Stunden
(s. Tab. B 9–30). Pharmakokinetisch ist ferner bedeutsam, daß Griseofulvin nur langsam aus den tieferen in
die oberen Schichten des Stratum corneum gelangt, so
daß sich gleichsam eine Barriere zwischen gesundem
und infiziertem Gewebe bildet. Letzteres wird langsam abgestoßen.

Indikationen. Griseofulvin ist bei Dermatomykosen
durch die oben genannten Erreger, den sog.
Dermatophytosen, *indiziert,* sofern eine Lokaltherapie nicht ausreichend wirksam ist.

Dosierung. Erwachsene erhalten üblicherweise 0,5 g
der mikronisierten Substanz. Die *Therapiedauer* ist
von der Lokalisation der Pilzinfektion *abhängig.* Sie
beträgt bei einem Befall der unbehaarten Haut 3 – 6
Wochen, bei einem Befall der Nägel mindestens 4
Monate. (Oftmals ist jedoch eine wesentlich längere
Behandlungsdauer erforderlich. Selbst dann tritt bei
Onychomykose häufig keine Heilung ein.)

Nebenwirkungen. Die Nebenwirkungen sind auch
bei längerdauernder Anwendung *gering.* Zentralnervöse und gastrointestinale Störungen sowie allergische Reaktionen können auftreten. Gelegentlich wurden auch Leukopenien beobachtet, die nach dem
Absetzen der Substanz reversibel waren. In sehr seltenen Fällen treten zudem schwere Hautreaktionen
(Lupus erythematodes, Lyell- und Stevens-Johnson-Syndrom) auf.

Kontraindikationen. Bei schweren Leberfunktionsstörungen und Porphyrien ist Griseofulvin *kontraindiziert.* Wegen der bei Tierversuchen beobachteten embryotoxischen und mutagenen Wirkungen sollte es
auch nicht bei Frauen mit Kinderwunsch oder in der
Frühschwangerschaft eingesetzt werden.

Interaktionen. Infolge einer Enzyminduktion kann
Griseofulvin die Zuverlässigkeit oraler Kontrazeptiva
beeinträchtigen.

9.2.2.3 Flucytosin

Ein weiteres systemisch anwendbares, aber nicht zu
den Antibiotika gehörendes Antimykotikum ist *Flucytosin* (5-Fluorcytosin; s. Tab. B 9–32). Sein relativ
schmales Wirkungsspektrum umfaßt Hefen, insbesondere Cryptococcus neoformans und Candida-Arten, sowie einige Schimmelpilze (Aspergillus-Arten
und die Erreger der Chromomykose).

Da 20 – 50% der Candida-Arten eine primäre Resistenz gegenüber Flucytosin aufweisen und sich außerdem häufig eine sekundäre Resistenz unter der Therapie entwickelt, muß eine Sensibilitätsprüfung vor
Therapiebeginn und während der Behandlung durchgeführt werden.

Wirkungsmechanismus. Flucytosin-empfindlich
sind nur solche Pilze, die *Cytosindesaminase* bilden,
welche Flucytosin – nach aktiver Aufnahme in die
Pilzzelle mittels Cytosinpermease – zu *5-Fluoruracil*

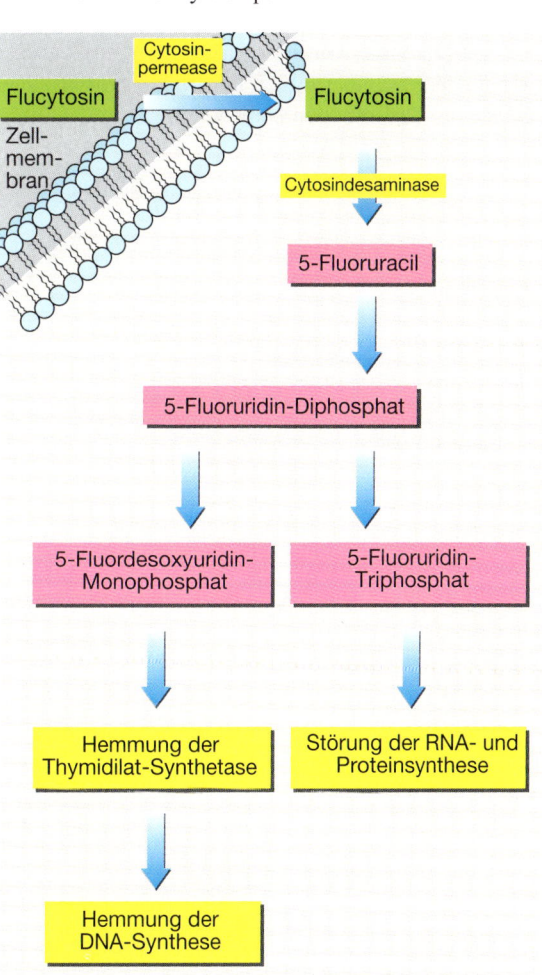

Abb. B 9–24. Schematische Darstellung des Wirkungsmechanismus von Flucytosin

metabolisiert. Dieses blockiert in Form seines Metaboliten 5-Fluordesoxyuridin-monophosphat die Thymidilat-Synthetase (s. S. 753) und wird als falscher Baustein in die Ribonucleinsäuren eingebaut (Abb. B 9–24). Menschliche Gewebe enthalten allenfalls sehr geringe Mengen an Cytosindesaminase.

Kinetik. Bei oraler Applikation wird Flucytosin *gut resorbiert.* Die *Halbwertszeit* beträgt 3 – 6 Stunden. Die gut liquorgängige Substanz wird vorwiegend unverändert renal ausgeschieden (s. Tab. B 9–30).

Indikationen, Dosierung. Flucytosin ist indiziert bei Kandidosen, Kryptokokkosen und Chromomykosen. Die *Standarddosis* beträgt 150 mg/kg täglich oral. Bei Patienten mit eingeschränkter Nierenfunktion ist eine Dosisreduktion entsprechend der Creatinin-Clearance erforderlich.

Nebenwirkungen. Flucytosin ist gut verträglich. Als Nebenwirkungen können Übelkeit, Erbrechen, Diarrhoe und Ekzeme vorkommen. Außerdem wurden, insbesondere bei überhöhten Plasmakonzentrationen, Leuko- und Thrombopenien beobachtet.

Kontraindikationen. Während der Gravidität ist Flucytosin wegen der Gefahr einer teratogenen Schädigung kontraindiziert. Auch bei schwerer Niereninsuffizienz sollte es nicht gegeben werden.

Kombinationen, Interaktionen. Zur Verzögerung der Resistenzentwicklung empfiehlt sich die Kombination von Flucytosin mit Amphotericin B. Dadurch wird zusätzlich die Wirkung gesteigert und die Amphotericin-B-Dosis kann reduziert werden.

Cytarabin hebt die antimykotische Wirkung von Flucytosin durch Blockade von dessen Aufnahme in die Pilzzelle auf.

9.2.2.4 Ciclopirox

Das Pyridon-Derivat Ciclopirox (s. Tab. B 9–32) ist ein Breitspektrum-Antimykotikum zur *lokalen* Anwendung. Seine *fungizide* Wirkung kommt vermutlich durch Hemmung der Aufnahme essentieller Substrate in die Pilzzellen zustande.

Ciclopirox penetriert gut in die tieferen Hornhautschichten und die Nägel. Die Konzentration in Zubereitungen beträgt 1%; für die Therapie der Onychomykose steht ein Lack zur Verfügung.

Tab. B 9–33. Protozoenerkrankungen (Erreger, Vektoren und Vorkommen)

Krankheit	Erreger	Vektor (Überträger)	Vorkommen
Trypanosomenkrankheiten			
Schlafkrankheit	T. gambiense, T. rhodesiense	Tsetsefliegen	Afrika
Chagaskrankheit	T. cruzi	Raubwanzen	Lateinamerika
Leishmaniosen			
Kala-Azar	L. donovani		
Espundia	L. brasiliensis	Sandmücken	Tropen/Subtropen
Orientbeule	L. tropica		
Trichomonas-Kolpitis/Urethritis	Trichomonas vaginalis	–	Weltweit
Amöbenruhr	Entamoeba histolytica	–	Tropen/Subtropen
Malaria			
Malaria tropica	Plasmodium falciparum		
Malaria tertiana	P. vivax, P. ovale	Anophelesmücken	Tropen/Subtropen
Malaria quartana	P. malariae		
Toxoplasmose	Toxoplasma gondii	–	Weltweit
Pneumocystis-carinii-Pneumonie	Pneumocystis carinii	–	Weltweit

9.2.2.5 Sonstige Antimykotika zur lokalen Anwendung

Für eine Lokalbehandlung von Pilzerkrankungen der Haut und ihrer Anhangsgebilde werden außerdem

☐ Desinfektionsmittel mit fungistatischer bzw. fungizider Wirkung, z.B. Iod, Thymol, Salicylsäure, Hydroxychinolin-Derivate, Invert- und Ampholytseifen,

☐ Farbstoffe, z.B. Gentianaviolett, Malachit- oder Brillantgrün,

☐ Fettsäuren, insbesondere Undecylensäure (10-Undecensäure) und

☐ Dodecyl-triphenylphosphonium-bromid (Bestandteil von Myxal®, s. Tab. B 9–32)

verwendet. Durch die neueren Substanzen haben die meisten dieser Stoffe weitgehend an Bedeutung verloren.

9.2.3 Chemotheraple von Protozoenerkrankungen

Protozoen sind einzellige tierische Lebewesen, die aus einem Zytoplasmaleib mit einem oder mehreren Zellkernen bestehen. Pathogene Protozoen zeichnen sich meist durch *parasitäres Wachstum in verschiedenen Wirten* aus. Während des Entwicklungszyklus erfolgt dann ein *Wirtswechsel,* insbesondere zwischen

Mensch und Insekt. Das Insekt wird somit zum *Vektor* (Überträger) der Erkrankung auf den Menschen.

Zu den menschenpathogenen Protozoen gehören verschiedene

☐ *Flagellaten* (z.B. Trypanosomen, Leishmanien, Lamblien und Trichomonaden),

☐ *Rhizopoden* (z.B. Amöben),

☐ *Sporozoen* (z.B. Plasmodien und Toxoplasmen) und

☐ *Pneumocystis carinii.*

Die wichtigsten Protozoenerkrankungen, ihre Erreger und deren Vektoren sind in Tab. B 9–33 zusammengefaßt.

9.2.3.1 Malaria

Die Malaria ist die *wichtigste und am weitesten verbreitete Protozoenerkrankung* und zugleich eine der bedeutsamsten Infektionskrankheiten überhaupt. Mehrere hundert Millionen Menschen leben in malariaverseuchten Gebieten *(Endemiegebieten,* s. Abb. B 9–25). Die Zahl der jährlichen Erkrankungen wird

Prophylaxe und Therapie von Infektionskrankheiten

B9

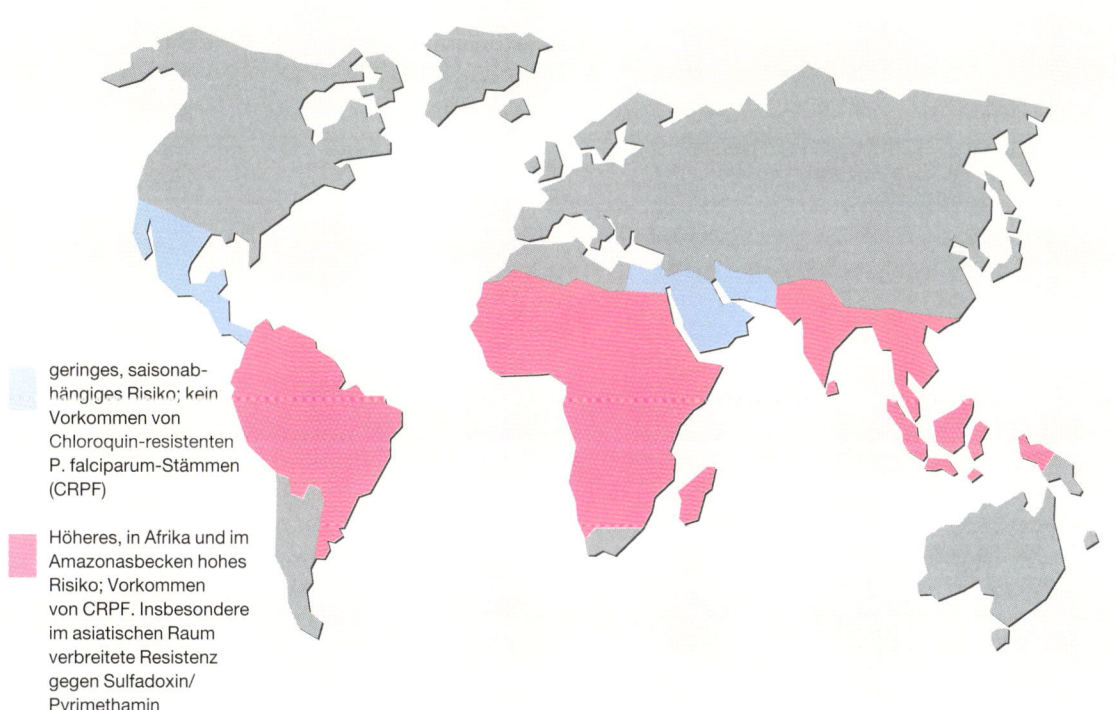

geringes, saisonabhängiges Risiko; kein Vorkommen von Chloroquin-resistenten P. falciparum-Stämmen (CRPF)

Höheres, in Afrika und im Amazonasbecken hohes Risiko; Vorkommen von CRPF. Insbesondere im asiatischen Raum verbreitete Resistenz gegen Sulfadoxin/ Pyrimethamin

Abb. B 9–25. Verbreitung der Malaria

auf 200 Millionen geschätzt, die Zahl der Todesfälle auf etwa 2 Millionen. Besonders gefährdet sind Kinder. In Mitteleuropa findet man Malaria – infolge einer mangelhaften Malaria-Prophylaxe – bei Fernreisenden.

Das zunächst sehr erfolgreiche Malaria-Bekämpfungsprogramm der Weltgesundheitsorganisation, das 1956 begonnen wurde, muß als gescheitert angesehen werden: Weltweit nimmt die Zahl der Malariafälle wieder zu (vgl. auch S. 644).

9.2.3.1.1 Malariaerreger und ihr Entwicklungszyklus

Für das Verständnis der Malaria-Therapie ist die Kenntnis der verschiedenen *Malariaerreger,* des *Infektionsmodus* und des *Vermehrungszyklus* unerläßlich.

Malaria tertiana wird durch *Plasmodium vivax* (bzw. *Plasmodium ovale*), **Malaria quartana** durch *Plasmodium malariae* hervorgerufen. Die weiteste Verbreitung und zugleich höchste Letalität findet man bei der **Malaria tropica**, die durch eine Infektion mit *Plasmodium falciparum* bedingt ist.

Die Übertragung der Plasmodien erfolgt durch den *Stich weiblicher Anopheles-Mücken.*

Die Malariaparasiten vermehren sich *geschlechtlich in der Mücke* (**Sporogonie**) und *ungeschlechtlich im Menschen* (**Schizogonie**). Die einzelnen Phasen sind in Abb. B 9–26 schematisch dargestellt.

Beim Stich einer infizierten Anopheles-Mücke gelangen **Sporozoiten** in die Blutbahn, die im sog. *präerythrozytären (exoerythrozytären) Stadium* in der Leber zu **Gewebeschizonten** reifen. Bei der Ruptur der Gewebeschizonten werden **Merozoiten** freigesetzt, welche dann Erythrozyten befallen. Die über die Zwischenstufe der *Trophozoiten* entstehenden **Blutschizonten** führen unter Ruptur der Erythrozytenmembran zur erneuten Freisetzung von Merozoiten. Diese dringen wieder in Erythrozyten ein, der Zyklus beginnt von neuem.

Die Freisetzung der Merozoiten aus den Erythrozyten ist mit einem *Fieberanfall* verbunden. Bei der

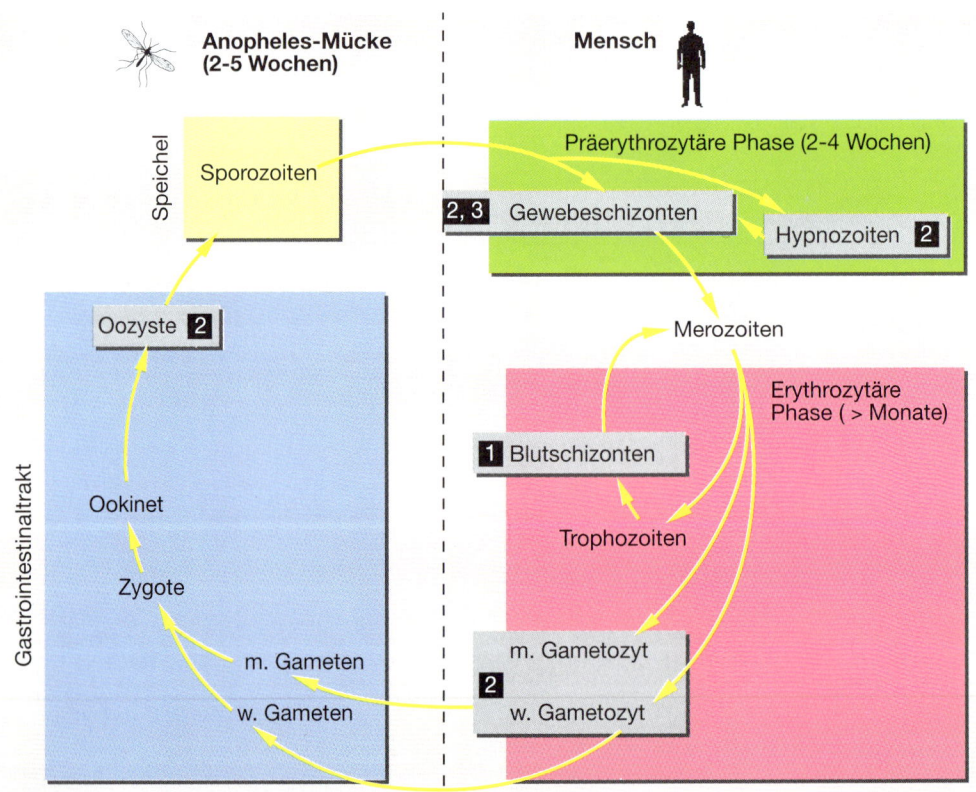

1 : Chloroquin, Mefloquin, Chinin, Halofantrin, Doxycyclin
2 : Primaquin,
3 : Folsäureantagonisten

Abb. B 9–26. Entwicklungszyklus der Malariaerreger und Angriffspunkte der Malariamittel

Tab. B 9–34. Wirkungsspektrum von Malariamitteln

Gewebeschizontozide Wirkung		
Primaquin, Pyrimethamin, Sulfonamide, Proguanil		
Hypnozoitozide Wirkung		
Primaquin		
Blutschizontozide Wirkung		
Schnell einsetzend:	Chloroquin, Mefloquin, Chinin, Halofantrin	
langsam einsetzend:	Pyrimethamin, Sulfonamide, Sulfone, Proguanil, Doxycyclin	
Gametozide Wirkung		
Primaquin bei Plasmodium falciparum		
Sporontozide Wirkung		
Primaquin, Pyrimethamin		

Malaria tertiana tritt er regelmäßig im Abstand von 48 Stunden und bei der Malaria quartana im Abstand von 72 Stunden auf. Unregelmäßige Intervalle kennzeichnen dagegen die Malaria tropica bzw. eine Mischinfektion mit verschiedenen Plasmodien-Arten.

Bei der Infektion mit Plasmodium falciparum gehen *alle* präerythrozytären Formen gleichzeitig ins Blut über. Bei Plasmodium vivax und Plasmodium ovale kann sich jedoch ein Teil der Sporozoiten zunächst zu einer Ruheform, den **Hypnozoiten,** entwickeln. Diese reifen erst nach längerer Zeit zu (sekundären) Gewebeschizonten, die nach Wochen und Monaten zu Rezidiven führen können.

Während des erythrozytären Stadiums entwickeln sich einige Merozoiten zu männlichen und weiblichen **Gametozyten.** Eine Ausreifung zu **Gameten** und deren Kopulation erfolgt jedoch nur in der Mücke, wenn diese sich an Menschen infiziert. Aus der Zygote im Magen der Mücke entwickelt sich ein **Ookinet,** der die Magen- bzw. Darmwand durchdringt, sich einkapselt und damit zur **Oozyste** wird. In dieser werden *Sporozoiten* gebildet und nach Ruptur der Oozyste freigesetzt. Die Sporozoiten wandern in den Mückenspeichel und werden mit diesem beim Stich in den menschlichen Wirtsorganismus injiziert.

Unbehandelt kann das erythrozytäre Stadium über Monate und Jahre andauern, infolge einer Teilimmunität nimmt die Schwere der Erkrankung dabei langsam ab. Allerdings führt insbesondere die Malaria tropica zu einem schnellen körperlichen Verfall und relativ häufig zum Tod. Die Behandlung muß daher rasch einsetzen, eine Heilung ist bei adäquater Therapie heute in nahezu allen Fällen möglich.

9.2.3.1.2 Malariamittel

Malariamittel sind gegen die verschiedenen Entwicklungsstadien der Malariaerreger unterschiedlich wirksam. Derzeit ist kein Arzneistoff bekannt, der alle Formen gleich gut beeinflußt. Nach der Hauptwirkung werden folgende Gruppen unterschieden:

☐ *Gewebeschizontozide,*

☐ *Hypnozoitozide,*

☐ *Blutschizontozide,*

☐ *Gametozide* und

☐ *Sporontozide.*

Gewebeschizontozide Stoffe *hemmen* die *Entwicklung der präerythrozytären Gewebeschizonten.* Sie wirken *kausalprophylaktisch* (s.u.), indem sie die frühen Entwicklungsstadien der Parasiten, d.h. bevor diese die Erythrozyten befallen, beeinflussen.

Hypnozoitozide Substanzen *töten* die *Ruheformen* der Parasiten in der Leber ab und wirken damit *Rezidiv-verhindernd.*

Blutschizontozide *unterdrücken* die *Vermehrung* der Plasmodien *in den Erythrozyten.* Sie dienen sowohl zur Prophylaxe als auch zur Therapie der Malaria.

Gametozide Substanzen wirken auf die *Geschlechtsformen* der Malariaerreger und verhindern dadurch die Übertragung vom Menschen auf die Mücke.

Tab. B 9–35. Malaria-Prophylaxe

Allgemeine Vorbeugungsmaßnahmen gegen Malaria
Abdeckende Kleidung Mückensicherer Schlafraum Anwendung von Repellents (z. B. N,N-Diethyl-toluamid) und Insektiziden (Pyrethrinen)
Chemoprophylaxe der Malariainfektion
Gebiete ohne Chloroquin-Resistenz von Plasmodium falciparum:
300 mg Chloroquin (Base) einmal wöchentlich
Gebiete mit Chloroquin-Resistenz von Plasmodium falciparum:
300 mg Chloroquin einmal wöchentlich + 200 mg Proguanil täglich oder Mefloquin 250 mg einmal wöchentlich oder 100 mg Doxycyclin einmal täglich **Zeitraum:** 1 – 2 Wochen vor Einreise in das Endemiegebiet bis 4 Wochen nach Verlassen des Gebiets

Tab. B 9–36. Malaria-Therapie

Unkomplizierte Malaria **(durch Plasmodium falciparum, Chloroquin-sensibel)**
Chloroquin-Base 1,5 g innerhalb von 48 h
Malaria durch Plasmodium falciparum **mit Chloroquin-Resistenz**
Mefloquin (Base) 1,25 – 1,5 g innerhalb von 12 h *oder* Halofantrin 1,5 g innerhalb von 12 h *oder* Chinin 0,5 g, dreimal täglich über 7 – 14 Tage, dazu evtl. Doxycyclin 0,1 g *oder* Mefloquin 1 –1,5 g täglich
Nachbehandlung bei Malaria tertiana und quartana
Primaquin 15 mg einmal täglich über 14 Tage im Anschluß an die Chloroquin-Gabe

Sporontozide *blockieren,* wenn sie mit dem Blut von der Mücke aufgenommen werden, die *Entwicklung* von *Oozyste* und *Sporozoiten* in der Anopheles.

In Tab. B 9–34 ist das Wirkungsspektrum der verschiedenen Malariamittel zusammengestellt. Sporozoiten werden von keiner der derzeit zur Verfügung stehenden Substanzen angegriffen. Daher ist eine *Malaria-Prophylaxe* im strengen Sinn nicht möglich. Dennoch kann eine sog. **suppressive Prophylaxe** durch Gabe von Blutschizontoziden, die das Auftreten klinischer Symptome verhindern, durchgeführt werden. Ferner ist eine sog. **kausale Prophylaxe** durch die Gabe von Gewebeschizontoziden möglich. Zur Malaria-Prophylaxe (s. Tab. B 9–35) dienen insbesondere Pharmaka mit geringer Toxizität und langer Verweildauer im Organismus.

Bei der **Behandlung der Malaria** wird in ähnlicher Weise wie bei der Malaria-Prophylaxe zwischen einer *Therapie des akuten Malariaanfalls* (sog. **Suppressionsbehandlung)** und einer *rezidivfreien Ausheilung* (sog. **Rezidivprophylaxe** bzw. **Radikalkur)** unterschieden.

Bei der Suppressionsbehandlung werden Malariamittel nur gegen erythrozytäre Formen, bei der Rezidivprophylaxe jedoch gegen sämtliche Stadien der Plasmodien im Menschen (Blut- und Gewebeschizonten, Hypnozoiten und Gametozyten) eingesetzt. Gut verträgliche Malariamittel können Reisenden in Endemiegebiete zur raschen Behandlung für den Fall mitgegeben werden, daß bei einem Fieberanfall nicht sofort ein Arzt erreichbar ist (**Standby-Therapie**). Derzeit übliche Therapieregime sind in Tab. B 9–36 zusammengefaßt.

Ein besonderes Problem bei der Malaria-Behand-

lung und -Prophylaxe stellt die **Resistenzentwicklung** dar. So ist heute ein großer Teil der Plasmodium-falciparum-Stämme (insbesondere in Südostasien) gegen das besonders bedeutsame Chloroquin (s. u.) resistent. Auch gegen das zur Kausalprophylaxe verwendete Pyrimethamin finden sich zunehmend Resistenzen bei Plasmodium falciparum und Plasmodium vivax.

Übliche Pharmaka zur Prophylaxe bzw. Therapie der Malaria sind (s. Tab. B 9–37)

☐ an C-4 *substituierte Chinoline* (Chloroquin, Mefloquin, Chinin),

☐ *Halofantrin,*

☐ *Primaquin,*

☐ die Dihydrofolsäurereduktasehemmer *Pyrimethamin* und *Proguanil* sowie

☐ die Folsäureantagonisten *Sulfonamide* bzw. *Sulfone.*

Bei unzureichender Wirkung oder Unverträglichkeit der normalerweise gut tolerierten Malariamittel wird heute auch *Doxycyclin* (s. S. 680 ff.) zur Prophylaxe und Therapie der Erkrankung eingesetzt.

Chloroquin ist ein *hochwirksames Blutschizontenmittel.* Als Wirkungsmechanismus wurde – wie bei den anderen an C-4 substituierten Chinolinen und bei Halofantrin – eine *Hemmung der Hämpolymerase* gefunden. Plasmodien benötigen dieses Enzym, um eine Anreicherung membranschädigender Hämmetaboliten zu vermeiden. Für ihre Vermehrung gewinnen nämlich die erythrozytären Formen in ihrer Nahrungsvakuole essentielle Aminosäuren durch den

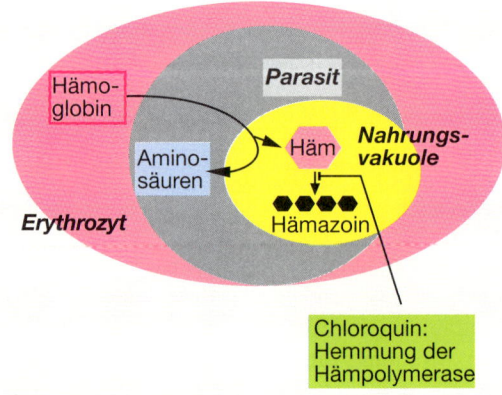

Abb. B 9–27. Hämoglobin-Abbau durch Plasmodien und Mechanismus der Chloroquin-Wirkung (Näheres siehe Text).

Tab. B 9–37. Malariamittel

Strukturformel	Internationaler Freiname	Handelspräparat (Eingetragenes Warenzeichen)
I. In 4-Stellung substituierte Chinoline		
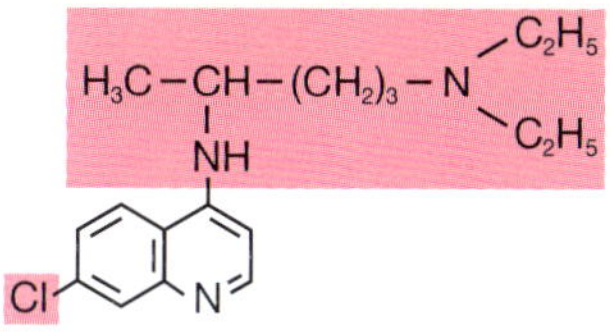	Chloroquin	Resochin
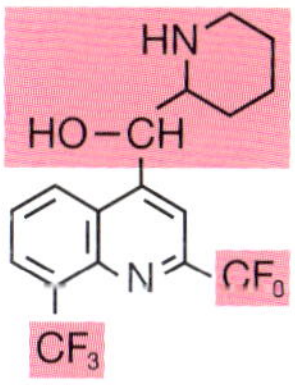	Mefloquin	Lariam
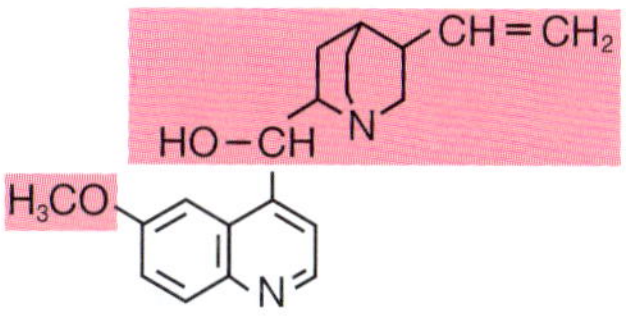	Chinin	Chininum sulfuricum „Buchler"
II. 8-Aminochinoline		
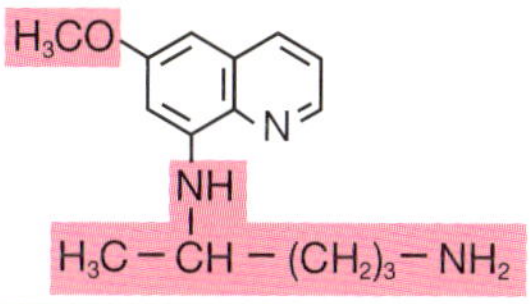	Primaquin	Primaquin Bayer
III. Halofantrin		
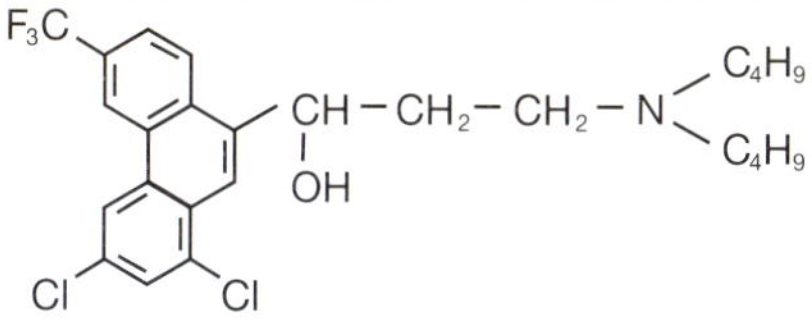	Halofantrin	Halfan
IV. Den Folsäurestoffwechsel beeinflussende Stoffe		
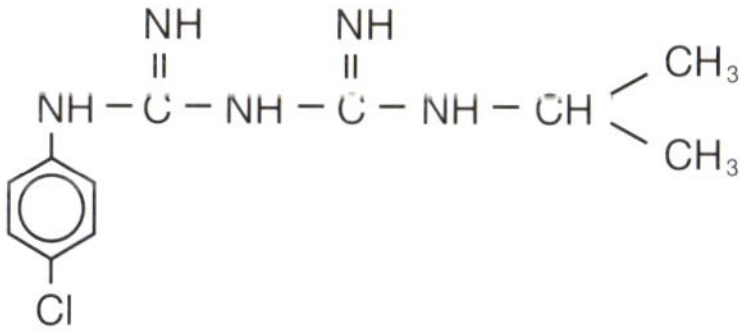	Proguanil	Paludrine
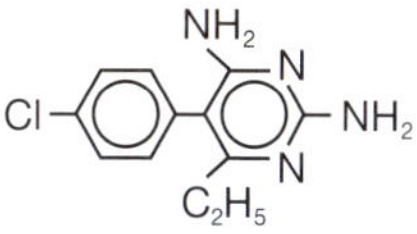	Pyrimethamin	Daraprim, Bestandteil von Fansidar und Maloprim
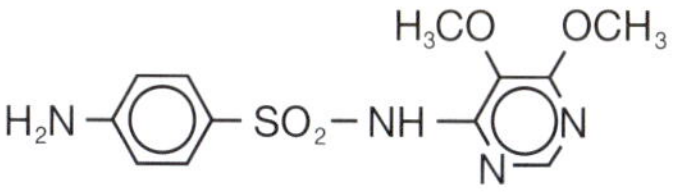	Sulfadoxin	Bestandteil von Fansidar

Prophylaxe und Therapie von Infektionskrankheiten

B 9

Abbau von Hämoglobin (s. Abb. B 9–27). Dabei entsteht aus der Hämkomponente als toxisches Nebenprodukt Ferriprotoporphyrin IX, das von dem Protozoon nicht weiter abgebaut, sondern zu Hämazoin, einem kristallinen Pigment, polymerisiert wird. Hämazoin wird in der Nahrungsvakuole abgelagert, bei der Erythrozytenruptur gelangt es in das Plasma. Die zur Polymerasehemmung erforderliche Chloroquinkonzentration wird durch eine aktive Anreicherung des Wirkstoffs in der Nahrungsvakuole erreicht. Chloroquin-resistente Plasmodien können den Wirkstoff rascher als sensible Stämme eliminieren, so daß bei resistenten Parasiten intrazellulär keine wirksamen Konzentrationen vorliegen.

Nach oraler Applikation wird Chloroquin *rasch und vollständig* aus dem Darm *resorbiert* und in zahlreichen Organen und Geweben (z.B. Leber, Auge, Blutzellen) angereichert. Da es aus diesen Depots nur langsam freigesetzt wird, hält seine Wirkung lange an. Die *Halbwertszeit* beträgt 1 – 2 Monate.

Sofern keine Resistenz vorliegt, ist Chloroquin noch immer das Malariamittel der Wahl. Eine Infektion mit Plasmodium falciparum, das keine Hypnozoiten ausbildet, kann durch Chloroquin geheilt werden. Der Wirkstoff dient außerdem in großem Umfang zur suppressiven Malaria-Prophylaxe.

Beim akuten Malariaanfall erhalten Erwachsene insgesamt 1,5 g Chloroquin-Base innerhalb von 48 Stunden. Zur Prophylaxe werden 0,3 g einmal wöchentlich gegeben.

Wird Chloroquin in der Malaria-Behandlung nur kurzfristig oder wie bei der Malaria-Prophylaxe niedrig dosiert eingesetzt, ist es gut verträglich. Als *Nebenwirkungen* kommen gelegentlich Magen- und Darmbeschwerden, Kopfschmerzen und Hautreaktionen vor. (Schwerere Nebenwirkungen treten bei der hochdosierten Anwendung im Rahmen einer Basistherapie rheumatischer Erkrankungen auf, s. S. 216).

Mefloquin ist wie Chloroquin ein hochwirksames Blutschizontozid. Der Wirkungsmechanismus entspricht dem von Chloroquin.

Eine Resistenzentwicklung gegen Mefloquin ist bislang nur in sehr geringem Umfang eingetreten. Es ist auch gegen multiresistente Plasmodium-falciparum-Stämme wirksam. Zur Vermeidung einer Resistenzentwicklung sollte daher die Anwendung von Mefloquin, zumindest in Endemiegebieten, auf Fälle mit gegen andere Substanzen resistenten Erregern beschränkt werden. Allenfalls bei Personen, die sich nur kurzfristig in solchen Gebieten aufhalten und anschließend in Regionen mit guter medizinischer Versorgung zurückkehren, ist eine weniger strenge Indi-

kationsstellung erforderlich, da hierbei eine Übertragung Mensch-Mücke und damit eine Ausbreitung resistenter Erreger nahezu ausgeschlossen ist.

Mefloquin wird bei oraler Gabe gut *resorbiert*. Die *Halbwertszeit* beträgt im Mittel 21 Tage. Mit einer einmaligen Gabe kann daher ein lang anhaltender schizontozider Blutspiegel erreicht werden.

Zur Malaria-Behandlung erhalten Patienten ohne Immunität 1 – 1,5 g. Zur Prophylaxe werden 250 mg einmal wöchentlich appliziert.

Als *Nebenwirkungen* können gastrointestinale und zentralnervöse Störungen auftreten.

Bei Epilepsie und psychischen Störungen ist Mefloquin *kontraindiziert*. Wegen fehlender Erfahrungen sollte derzeit auf den Einsatz von Mefloquin während der Schwangerschaft verzichtet werden.

Chinin, das älteste Malariamittel, gehört ebenfalls zu den Blutschizontoziden. (Wie Chinin wirken auch andere Cinchona-Alkaloide, insbesondere *Chinidin.*) Chinin ist nur relativ *schwach wirksam* und vergleichsweise *toxisch.* Daher wurde Chinin für gewisse Zeit durch besser verträgliche und wirksamere Synthetika verdrängt, gewann dann aber infolge der gewandelten Resistenzsituation (als Reservemittel) wieder an Bedeutung. In letzter Zeit traten jedoch auch Chinin-resistente P. falciparum-Stämme auf.

Außer seiner Antimalaria-Wirkung besitzt Chinin analgetische, antipyretische, lokalanästhetische und muskelrelaxierende Eigenschaften, hohe Dosen können zum Abort führen.

Nach oraler Gabe wird Chinin *rasch resorbiert.* Es wird nahezu vollständig biotransformiert, die Metaboliten werden renal ausgeschieden. Die *Halbwertszeit* beträgt ca. 11 Stunden.

Chinin ist *indiziert* zur Therapie schwerer Malariaformen, insbesondere bei Chloroquin-Resistenz. Die *Dosierung* beträgt bei Erwachsenen 1,8 g/Tag während 2 Wochen, bei unzureichender Wirksamkeit können Doxycyclin oder Mefloquin zusätzlich gegeben werden.

Als *Nebenwirkungen* kommen außer gastrointestinalen Beschwerden neurotoxische Reaktionen (Seh- und Hörstörungen), Herzrhythmusstörungen, Blutdruckabfall sowie allergische Reaktionen vor, die in seltenen Fällen zu einer intravasalen Hämolyse führen können.

Halofantrin, ein Phenanthrenderivat, wirkt gleichermaßen gegen Chloroquin-empfindliche und -resistente Stämme von Plasmodium falciparum. Ferner umfaßt sein Wirkungsspektrum auch die anderen humanpathogenen Plasmodienarten. Der Wirkungsmechanismus entspricht dem der 4-substituierten Chinoline.

Halofantrin wird bei oraler Gabe langsam und mit großen interindividuellen Schwankungen *resorbiert*. Die Einnahme zusammen mit einer fettreichen Mahlzeit verbessert die Resorption. Halofantrin wird vorzugsweise mit den *Fäzes*, teilweise nach Desalkylierung zu dem ebenfalls wirksamen N-Debutylhalofantrin, ausgeschieden. Die Eliminationshalbwertszeit der Muttersubstanz beträgt 24 – 48 Stunden, die des Metaboliten etwa das Doppelte.

Infolge seiner im Vergleich zu anderen Malariamitteln raschen Elimination ist Halofantrin ausschließlich zur *Malaria-Therapie*, nicht aber zur -Prophylaxe geeignet.

Die *Dosierung* beträgt 1,5 g, verteilt auf drei Einzelgaben im Abstand von jeweils 6 Stunden. Bei erstmals an Malaria erkrankten Personen wird die Behandlung nach einer Woche wiederholt.

Als *Nebenwirkungen* können schwere, u.U tödliche Herzrhytmusstörungen, gastrointestinale Beschwerden, Kopfschmerzen, Hautreaktionen und ein reversibler Anstieg der Leberenzyme auftreten. Infolge unzureichender Erfahrungen soll Halofantrin nicht in der Schwangerschaft und Stillperiode angewandt werden.

Primaquin , ein *8-Aminochinolin-Derivat*, ist das einzige Malariamittel, das gegen *Hypnozoiten* wirkt. Ferner besitzt es *gewebeschizontozide* und *gametozide,* jedoch keine blutschizontoziden *Effekte.* Daher ist

es zur Therapie des akuten Malariaanfalls nicht geeignet.

Nach oraler Applikation wird es *vollständig resorbiert.* Es wird in der Leber oxidiert. Die Metaboliten sind gegen Parasiten unwirksam, sollen aber die Hämolyse (s.u.) verursachen. Die *Halbwertszeit von* Primaquin beträgt 4 – 10 Stunden.

Primaquin ist insbesondere *indiziert* zur vollständigen Ausheilung der Plasmodium-vivax-Malaria (Rezidivprophylaxe), auch kann mit diesem Wirkstoff wegen seines gametoziden Effekts die Infektionskette Mensch-Mücke unterbrochen werden.

Die *Dosierung* beträgt bei Erwachsenen 15 mg täglich über 14 Tage im Anschluß an die Chloroquin-Gabe.

Die *Nebenwirkungen* (Appetitlosigkeit, Brechreiz, Methämoglobinbildung) sind im allgemeinen gering. Bei einem Teil der schwarzen Bevölkerung liegt jedoch ein genetisch bedingter Enzymmangel an Glucose-6-phosphat-Dehydrogenase (s. S. 95) vor. In diesen Fällen führt Primaquin – wie einige andere Malariamittel – zu einer akuten Hämolyse.

Den Folsäurestoffwechsel beeinflussende Stoffe. *Proguanil* und *Pyrimethamin* sind gegen *Gewebeschizonten* und schwächer gegen Blutschizonten wirksam. Während Pyrimethamin selbst aktiv ist, stellt Proguanil ein Prodrug dar, dessen wirksame Form Cycloguanil ist (s.u.). Wie Trimethoprim (s. S. 691) sind auch Pyrimethamin (ein Diaminobenzylpyrimidin) und Cycloguanil *Hemmstoffe der Dihydrofolsäurereduktase.* Wie bei den Folsäureantagonisten erfolgt der Wirkungseintritt langsamer als bei Chloroquin und Mefloquin. Infolge einer Resistenzentwicklung sind diese Pharmaka bei Monotherapie nur unzureichend wirksam.

Proguanil dient – *zusammen mit Chloroquin* – zur *Malaria-Prophylaxe* bei Reisen in Gebiete mit mäßiger *Chloroquin-Resistenz* (Tagesdosis 200 mg). Zur Malaria-Therapie ist es wegen seines langsamen Wirkungseintritts nicht geeignet.

Wie erwähnt, wird es zu der eigentlichen Wirkform Cycloguanil (s. Abb. B 9–28) metabolisiert. Die Oxidation katalysiert ein Cytochrom-P-450-Isoenzym der

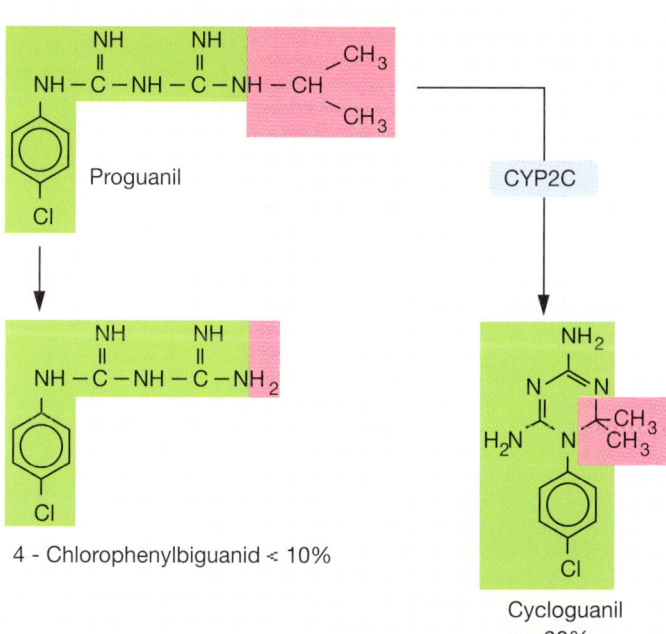

4 - Chlorophenylbiguanid < 10%

Cycloguanil
ca. 30%

Abb. B 9–28. Biotransformation von Proguanil

Unterfamilie 2C. Daher findet man genetisch bestimmte Unterschiede in der Biotransformationsgeschwindigkeit (s. S. 97). Möglicherweise werden langsame Metabolisierer somit nicht in ausreichendem Umfang gegen eine Malariainfektion geschützt.

Neben Cycloguanil entsteht aus Proguanil in geringem Umfang ein inaktives Biguanidderivat. Proguanil und seine Metabolite werden *renal ausgeschieden*. Die Halbwertszeit von *Proguanil* beträgt 20 Stunden.

Proguanil wird im allgemeinen gut toleriert. Insbesondere zu Behandlungsbeginn können gastrointestinale Beschwerden auftreten. Infolge der guten Verträglichkeit und fehlender embryotoxischer oder teratogener Effekte ist Proguanil (zusammen mit Chloroquin) auch bei Schwangeren zur Malaria-Prophylaxe geeignet.

Pyrimethamin wird in Kombination mit einem Hemmstoff der Folsäuresynthese, z.B. mit einem Sulfon, angewandt. Maloprim® ist ein solches Kombinationspräparat mit Dapson (s. S. 705). Allerdings gibt es, insbesondere in Afrika, bereits zunehmend Resistenzen gegen diese Kombination.

Pyrimethamin wird nach oraler Gabe *langsam,* aber *vollständig resorbiert.* Seine *Halbwertszeit* beträgt ca. 95 Stunden, die von Sulfadoxin ca. 200 Stunden.

Die Kombination *Pyrimethamin/Sulfadoxin* ist zur Standby-Therapie der Malaria *indiziert.* Die *Dosierung* beträgt einmalig 75 mg Pyrimethamin plus 1,5 g Sulfadoxin.

Als Nebenwirkungen des gut verträglichen Pyrimethamin können gastrointestinale Störungen sowie selten Neuropathien auftreten. Wegen der geringeren Affinität zur menschlichen Dihydrofolsäurereduktase treten bei den üblichen therapeutischen Dosen keine Folsäuremangelsymptome auf. Nur nach Applikation großer Mengen kann es zu einer Megaloblastenanämie kommen.

In den ersten fünf Monaten der Schwangerschaft ist Pyrimethamin wegen teratogener Effekte *kontraindiziert,* weitere Kontraindikationen sind schwere Blutbildveränderungen.

Bei der Gabe von *Pyrimethamin/Sulfadoxin* sind zusätzlich die Nebenwirkungen und Kontraindikationen von Sulfonamiden (s. S. 690) zu beachten. Von den Nebenwirkungen stehen infolge ihrer Schwere allergische Reaktionen vom Typ des Lyell- und Stevens-Johnson-Syndroms im Vordergrund.

Als weiteres Malariamittel ist **Doxycyclin** gebräuchlich, dessen Eigenschaften schon früher beschrieben wurden (s. S. 680 ff.).

9.2.3.2 Toxoplasmose

Toxoplasma gondii ist ein weitverbreitetes Protozoon, das viele Vögel und Säuger infiziert, aber nicht immer Krankheiten bei ihnen hervorruft. Der Mensch ist relativ resistent. Bei Erwachsenen treten schwere Verlaufsformen mit Lymphadenitis, Enzephalitis, Pneumonie u.a. vorzugsweise bei gestörter Immunabwehr (bei Tumorpatienten, unter immunsuppressiver Therapie, bei AIDS) auf.

Erfolgt jedoch *während der Schwangerschaft* eine Infektion der Mutter, so kann es entweder zum Fruchttod kommen, oder es können *beim Kind* irreparable Schäden (intrazerebrale Verkalkungen, Hydro- oder Mikrozephalus, Erblindung als Zeichen einer abgelaufenen Enzephalo-Myelitis) auftreten. Die Toxoplasmen gelangen transplazentar von der Mutter zum Fetus.

Zur Behandlung werden *Langzeitsulfonamide mit Pyrimethamin kombiniert* (z.B. Fansidar®, s. o.). In den ersten Schwangerschaftsmonaten, in denen die Gabe der Pyrimethamin/Sulfonamid-Kombination kontraindiziert ist, kann mit *Spiramycin* (s. S. 682 ff.), bei Unverträglichkeit des Sulfonamids auch mit *Clindamycin* (s. S. 695) behandelt werden. Die Therapiedauer beträgt meist 2 – 3 Wochen, bei immunsupprimierten Personen ist sie länger. Da nur proliferative Formen, nicht aber Pseudozysten im Gewebe erfaßt werden, sind die Behandlungserfolge z.T. gering.

Tab. B 9–38. Therapie und Prophylaxe von Trypanosomeninfektionen

Krankheit	Wirkstoff (Internationaler Freiname)	Dosierung
Schlafkrankheit		
1. Stadium	Suramin	1 g i.v. (Tag 1, 3, 7, 14, 21)
2. Stadium	zusätzlich Melarsoprol	2 – 3,6 mg/kg i.v. an 3 Tagen, nach 3 Wochen wiederholen
Prophylaxe	Suramin oder	1 g i.v. alle 3 Monate
	Pentamidin	4 mg/kg i. m. alle 6 Monate
Chagaskrankheit	Nifurtimox	8 –10 mg/kg täglich oral über 120 Tage

Suramin (Germanin®)

Melarsoprol

Nifurtimox (Lampit®)

9.2.3.3 Trypanosomenerkrankungen

Die durch eine Infektion mit *Trypanosoma brucei gambiense bzw. rhodesiense* bedingte **Schlafkrankheit,** die durch einen Stich der Tsetse-Fliege hervorgerufen wird, ist in ihrem ersten (hämolymphatischen) Stadium durch Fieber, lokalisierte Ödeme und Lymphknotenschwellung, im zweiten Stadium durch eine Meningo-Enzephalitis mit nervösen und psychischen Störungen (Schlafstadium) charakterisiert. Zur Prophylaxe und Therapie des ersten Stadiums sind *Suramin* (Germanin®) und *Pentamidin* (s. S. 724 f.) geeignet. Im zweiten Stadium wird das ZNS-gängige *Melarsoprol* eingesetzt. Dessen Wirkung beruht auf der Inaktivierung von Enzymen durch Reaktion des Arsens mit SH-Gruppen.

Trypanosoma cruzi ist der Erreger der **Chagaskrankheit,** bei der es u.a. zu Kardiomegalie und Veränderungen des Gastrointestinaltrakts mit Innervationsstörungen (Magen-Darm-Atonie) kommt. Zur Behandlung dient *Nifurtimox* (Lampit®). Durch die Substanz entstehen toxische Peroxide, die von dem Mikroorganismus infolge eines Enzymmangels wesentlich langsamer als von menschlichen Zellen abgebaut werden.

In Tab. B 9–38 sind Pharmaka zur Therapie und Prophylaxe von Trypanosomenerkrankungen zusammengefaßt.

Stibogluconat-Natrium
(Pentostam)

9.2.3.4 Leishmaniosen

Zu den Leishmaniosen gehören

☐ die *Orientbeule,*

☐ *Espundia* und

☐ *Kala-Azar.*

Der Schweregrad von Leishmanieninfektionen (s. Tab. B 9–33) wird von dem Ausmaß der systemischen Beteiligung bestimmt. Am geringsten ist die Beeinträchtigung der Gesundheit bei der Orientbeule, einer Hautinfektion. Schwerwiegender sind die Symptome bei Espundia, einer Leishmaniose von Haut und Schleimhaut, und am stärksten bei Kala-Azar, bei der viszerale Organe (Milz, Leber) befallen sind. Zur Therapie dieser Erkrankungen dient *Stibogluconat-Natrium.* Die Dosierung bei Espundia und Kala-Azar beträgt 20 mg/kg täglich während 20, bei der Orientbeule während 6 – 10 Tagen. Bei Versagen oder Kontraindikationen gegen Stibogluconat wird *Pentamidin* (s. S. 724) oder *Amphotericin B* (s. S. 711 f.) gegeben.

9.2.3.5 Trichomoniasis

Trichomonas-vaginalis-Infektionen werden nicht durch einen Vektor, sondern durch Sexualkontakte übertragen. Sie führen bei der Frau zu Vaginitis, Vulvitis und Urethritis bei gleichzeitigem Fluor vaginalis. Beim Mann verläuft die Infektion oft symptomlos.

Zur Behandlung von Trichomonas-Infektionen sind die Nitroimidazol-Derivate (s. S. 692 ff.) *Metronidazol* (Arilin®, Clont®, Flagyl®, Fossyol®, Vagimid®), *Nimorazol* (Esclama®) und *Tinidazol* (Simplotan®, Sorquetan®) besonders geeignet. Das Wirkungsspektrum umfaßt neben Trichomonaden anaerobe Bakterien, Amöben (s.u.) und Lamblien (Giardiasis).

Bei der Trichomoniasis ist *grundsätzlich eine Behandlung des Partners durchzuführen.*

Die *Dosierung* beträgt bei beiden Geschlechtern von

☐ Metronidazol an zwei aufeinanderfolgenden Tagen je 2 g,

☐ Nimorazol oder Tinidazol einmalig 2 g.

Die *Nebenwirkungen* entsprechen denjenigen beim Einsatz von Nitroimidazol-Derivaten bei Anaerobier-infektionen.

In der Schwangerschaft sind Metronidazol und seine Derivate *kontraindiziert.* Dann empfiehlt sich eine Lokaltherapie mit Clotrimazol (s. S. 706) oder Natamycin (s. S. 712) bzw. die orale Gabe von Amoxicillin (s. S. 667).

9.2.3.6 Amöbiasis

Als Amöbiasis bezeichnet man den Befall mit *Entamoeba histolytica.* Sie kann sich als

☐ akute oder chronisch-rezidivierende *Amöbenruhr*,

☐ *Gewebeamöbiasis* (Amöbenhepatitis, -perikarditis u.a.) oder

☐ *latente Amöbiasis*, die in die anderen Formen übergehen kann,

äußern. Histologisch unterscheidet man bei Entamoeba histolytica die

☐ *Minutaformen*,

☐ *Magnaformen* und

☐ *Zysten* als Dauerformen.

Während die Minutaformen nur im Darmlumen vorkommen, dringen die Magnaformen in das Gewebe ein und lösen die Krankheitssymptome aus. Die Infektion erfolgt durch die Aufnahme von Zysten mit der Nahrung oder Wasser.

Bei der *Chemotherapie der Amöbiasis* muß die *Lokalisation* und das *biologische Stadium* der Amöben berücksichtigt werden.

Die unter B 9.2.3.5 genannten *Nitroimidazol-Derivate* haben sich bei allen Formen bewährt und stellen die Mittel der ersten Wahl dar. Die *Dosierung* beträgt bei Metronidazol 3mal täglich 0,75 g über 3 – 4, bei schweren Infektionen über 10 Tage.

Bei Unverträglichkeit oder gelegentlicher Unwirksamkeit kann gegen die Gewebeformen *Chloroquin* (Resochin®, s. S. 718 f.) gegeben werden. Zur Therapie und Prophylaxe einer Darmlumeninfektion eignet sich auch die *kurzfristige* Gabe *halogenierter Chinolinderivate* (s. S. 641 f.).

9.2.3.7 Pneumocystis-carinii-Pneumonie

Eine Infektion der Lunge mit dem fakultativ pathogenen Keim Pneumocystis carinii ist die häufigste lebensbedrohliche Infektion bei AIDS. Der Beginn der Infektion, die sich in Fieber, Husten ohne Auswurf und zunehmender Dyspnoe äußert, ist meist schleichend.

Die derzeit am häufigsten durchgeführte Behandlung ist die hochdosierte Gabe von *Cotrimoxazol* (s. S. 691 f.). Wegen der unsicheren Resorption bei den schwerkranken Patienten sowie der Gefahr gastrointestinaler Störungen wird Cotrimoxazol in dieser Indikation meist i.v. verabreicht. Die Therapie ist oftmals mit schweren Nebenwirkungen verbunden. Bei Resistenz oder Unverträglichkeit kann *Pentamidin* gegeben werden.

Pentamidin (Pentacarinat) ist ein Antiprotozoenmittel aus der Gruppe der aromatischen Diamidine. Pentamidin wirkt keimtötend auf Pneumocystis carinii sowie einige Trypanosomen und Leishmanien, ferner besitzt es fungizide Eigenschaften. Als *Wirkungsmechanismus* des Antiprotozoeneffekts wird eine Hemmung der Biosynthese von Makromolekülen durch Blockade der oxidativen Phosphorylierung vermutet.

$$H_2N-C(=NH)-\text{◯}-O-(CH_2)_5-O-\text{◯}-C(=NH)-NH_2$$

Pentamidin (Pentacarinat)

Bei peroraler Gabe wird Pentamidin *nur in geringem Umfang resorbiert.* Nach intravenöser Infusion verteilt es sich rasch in die Gewebe, bei inhalativer Applikation findet man hohe Konzentrationen nur in der Lunge. Die Rückdiffusion aus den Geweben in das Plasma und damit auch die Elimination erfolgt sehr langsam. Pentamidin wird unverändert über die Niere ausgeschieden.

Die *Dosierung* beträgt 4 mg/kg täglich über mindestens 14 Tage. Zur Verringerung der Nebenwirkungen wird Pentamidin langsam i.v. infundiert. Zusätzlich zur systemischen Gabe kann Pentamidin *inhalativ* in einer Dosierung von 300 mg/Tag, in Wasser gelöst, verabreicht werden. Zur *Prophylaxe* wird Pentamidin in einer Dosis von 300 mg alle 4 Wochen inhalativ gegeben.

Während bei der Inhalation kaum systemische *Nebenwirkungen* auftreten, führt die parenterale Gabe bei etwa der Hälfte der Patienten zu Pankreasschäden mit Hypo- oder Hyperglykämie, Nierenschäden und Leukopenie. Bei zu rascher i.v. Gabe treten Blutdruckabfall und Atemstörungen auf, bei i.m. Gabe können sterile Abszesse am Injektionsort entstehen.

Eine weitere Alternative bei Sulfonamid-Unverträglichkeit stellt die Gabe von *Dapson* 100 mg/Tag und *Trimethoprim* 20 mg/kg täglich über 21 Tage dar.

9.2.4 Chemotherapie von Viruserkrankungen

Da Viren über keinen eigenen Stoffwechsel verfügen und sich nur in lebenden Wirtszellen vermehren können, ist die kausale Behandlung von Viruserkrankungen sehr schwierig. Da jedoch viele dieser Erkrankungen von selbst ausheilen, ist häufig keine oder nur eine symptomatische Therapie erforderlich. Bei lebensbedrohlichen Virusinfektionen (z.B. bei einer Herpes-simplex-Enzephalitis) muß dagegen versucht werden, die Viren direkt zu bekämpfen. Die derzeit bekannten Pharmaka mit antiviraler Wirkung hemmen die Vermehrung der Viren, vermögen jedoch nicht, diese vollständig zu inaktivieren. Bei imminsuffizienten Personen ist daher eine Heilung von Virusinfektionen schwierig bzw. ausgeschlossen.

Virusvermehrung. Die verschiedenen Schritte bei der Vermehrung von Viren zeigt Abb. B 9–29. Nach *Adsorption an spezifische Rezeptoren* der Zellmembran erfolgt die *Penetration* in die Zelle durch Endozytose. Nachfolgende Öffnung der Virushülle führt zur Freisetzung der Virus-Nucleinsäure und viraler Enzyme (*Uncoating*).

Die *Transkription* der Virus-Nucleinsäure in m-RNA bewirkt die Synthese von Enzymen, den sog. frühen Proteinen, sowie von Struktur-(Hüll-)Proteinen, die wegen ihrer langsameren Bildung auch als späte Proteine bezeichnet werden. Ferner wird neue Nucleinsäure zur Virusvermehrung (*Replikation*) gebildet. Im letzten Schritt der Virusvermehrung erfolgt der Zusammenbau von Eiweißen und Nucleinsäure zu Viruspartikeln (*Reifung*), wodurch die Zelle nunmehr eine Vielzahl intakter Virionen enthält (*Ansammlung*).

Deren *Freisetzung* erfolgt mittels sog. Exosomen unter Fusion mit der Zytoplasmamembran.

Formen einer Virusinfektion. Bei einer *lytischen Virusinfektion* kommt es bei der Virusfreisetzung zum Platzen und damit zum Untergang der infizierten Zelle. Bei einer *persistierenden Infektion* werden dagegen kontinuierlich Virusnucleinsäure und -proteine produziert, zu intakten Viruspartikeln zusammengefügt und freigesetzt. Da eine Teilung der befallenen Zelle trotz der Inkorporation der Virusnucleinsäure möglich ist, können auch Tochterzellen Viren produzieren. Bei einer *latenten Infektion* wird die Virus-Nucleinsäure in das Genom der Zelle integriert, ohne daß Viren produziert werden. Bei der Zellteilung wird die Virus-Nucleinsäure dann ebenfalls vererbt (z.B. bei Infektionen mit Herpes-simplex-, Varizella-Zoster- oder dem Human- Immunodeficiency-Virus). Latente Infektionen können dadurch zu einem späteren Zeitpunkt (re-)aktiviert werden. Da bei latenten Infektionen keine virusspezifischen Prozesse ablaufen, besteht keine Möglichkeit, Viren in dieser Phase mit Pharmaka anzugreifen.

Angriffspunkte für Virustatika. Folgende Möglichkeiten für die Therapie von Virusinfektionen sind denkbar:

☐ Die Haftung der Viren an der Zellmembran zu verhindern,

☐ das Eindringen der Viren in die Zellen und/oder die Entfernung der Eiweißhülle (Uncoating) zu hemmen,

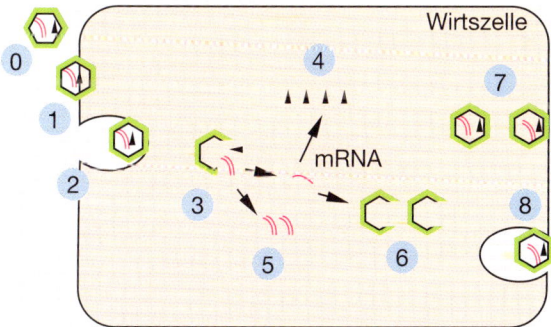

0 Viruspartikel ⬡ mit Nucleinsäure ⟩⟩ und Enzym ▲ ;
1 Adsorption; 2 Penetration; 3 Uncoating;
4 Enzymsynthese, „Frühe Proteine"; 5 Replikation der Nucleinsäure;
6 Synthese der Strukturproteine, „späte Proteine";
7 Reifung und Ansammlung; 8 Freisetzung

Abb. B 9–29. Virusreplikation (modifiziert nach Simon und Stille)

Tab. B 9–39. Wirkweise und Wirkspektrum von Virustatika (modifiziert nach Simon und Stille)

Wirkstoff	Wirkung auf	Hemmung von
Amantadin	Uncoating	Influenza-A-Viren
Idoxuridin Vidarabin Aciclovir	Replikation	Herpes-simplex-Viren Herpes-simplex- und Varizella-Zoster-Viren (Epstein-Barr-Virus)
Ganciclovir Foscarnet		wie Aciclovir + Cyto-megalie-Virus
Zidovudin Didanosin Foscarnet	Umschreibung der RNA in DNA	Human-Immuno-deficiency-Virus

Tab. B 9–40. Angriffspunkte von Virustatika an Polymerasen und Wirkungsmechanismen

DNA-abhängige Polymerasen	Reverse Transkriptase	Kettenabbruch (chain terminator)
Virus-selektiv:	Zidovudin	Aciclovir
Aciclovir	Didanosin	Zidovudin
Ganciclovir	Zalcitabin	Didanosin
Foscarnet	Foscarnet	Zalcitabin
Nicht selektiv:		
Idoxuridin		
Trifluridin		
Vidarabin		

□ in die Synthese von Virusnucleinsäure einzugreifen,

□ die virale Proteinsynthese zu unterdrücken oder

□ die Freisetzung von Viren zu verhindern.

Mit den bei der Therapie bakterieller Infektionen genannten Chemotherapeutika sind keine Effekte dieser Art möglich. Auch mit den meisten derzeit zur Verfügung stehenden Virustatika ist eine Therapie viraler Erkrankungen nur in beschränktem Umfang möglich. Der beste Schutz vor Virusinfektionen ist daher nach wie vor die *aktive Immunisierung* (s. S. 769 ff.).

In Tab. B 9–39 ist der Angriffsort und das Wirkspektrum verschiedener Virustatika zusammengestellt. In die Therapie eingeführt wurden bislang nur Substanzen, die das *Uncoating* (Amantadin), die

Reifung (Interferone, s. S. 771 ff.) oder die *Nucleinsäuresynthese* (Nucleosidanaloge, s.u.) verhindern.

Wirkungsmechanismen von Virustatika. Für das **Uncoating** sowie die Aggregation der Hüllproteine ist bei Influenza-A-Viren das M_2- *Protein* notwendig, das sowohl in der Virushülle als auch in der Membran des Golgiapparats (Exosomen) befallener Zellen vorkommt. Es bildet dort einen Ionenkanal, über den Protonen in das Virus bzw. aus dem sauren Milieu des Golgiapparats transportiert werden. Der Abfall des pH-Werts im Viruspartikel durch Aufnahme von H^+ führt zur Fusion der Strukturproteine der Virushülle mit der Endosomenmembran und damit zum Uncoating. In den letzten Schritten der Virusvermehrung werden die neusynthetisierten Virusbestandteile im

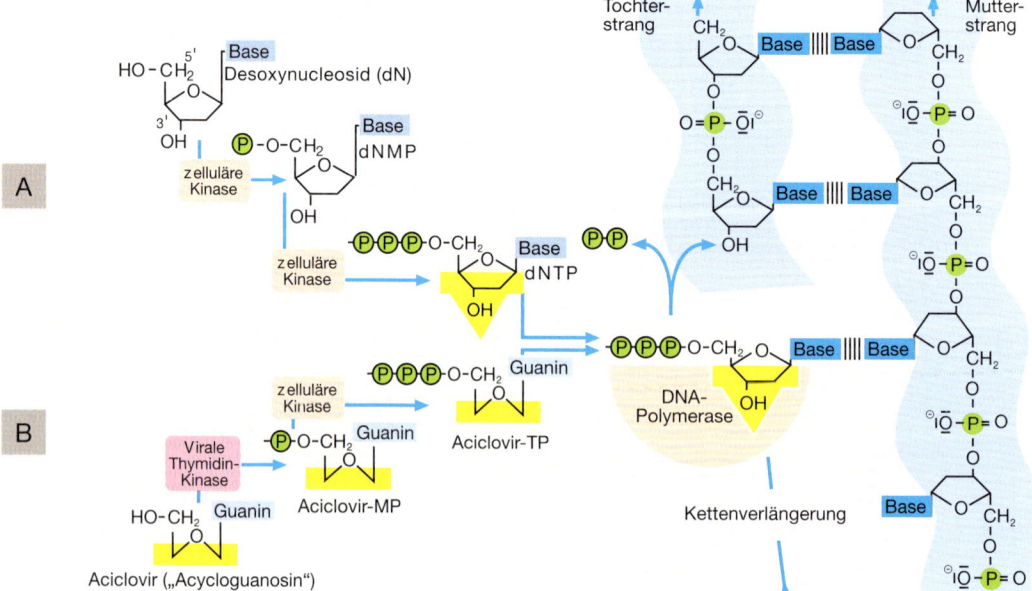

Abb. B 9–30. Intrazelluläre Phosphorylierung und Einbau von Aciclovir (B) bzw. anderen Nucleosiden (A) in die DNA
N: Nucleosid; dNMP: Desoxynucleosid-Monophosphat; dNTP: Desoxynucleosid-Triphosphat (nach Bean)

Abb. B 9–31. Abbruch der DNA-Synthese durch Aciclovir (A) und Zidovudin (B)

Golgiapparat zur Zytoplasmamembran transportiert. Dabei werden über den vom M_2-Protein gebildeten Ionenkanal Protonen aus dem Exosom heraustransportiert. Infolge des ansteigenden pH-Werts aggregieren die einzelnen Virusbestandteile zu intakten Virionen (s. Abb. B 9–29). *Amantadin* interferiert mit Uncoating und Reifung durch Blockade des vom M_2-Protein gebildeten Protonenkanals.

In die **Nucleinsäuresynthese** greifen Virustatika ein, die gegen Herpes-Viren bzw. HIV wirken. Es handelt sich dabei um Analoga natürlicher Nucleoside (s. Tab. B 9–40). Diese werden intrazellulär durch Nucleosidkinasen zu den entsprechenden *Triphosphaten* aktiviert (s. Abb. B 9–30), welche infolge ihrer Ähnlichkeit zu den natürlichen Nucleotiden als *kompetitive Hemmstoffe der Nucleinsäure-Polymerasen* wirken. Nach Anknüpfung des falschen Nukleotids an die neugebildete Nucleinsäurekette bleibt nämlich der Komplex aus der DNA und der viralen Polymerase bestehen und das Enzym ist inaktiviert. Bei Nucleosidanalogen ohne Hydroxylgruppe in Position 3 des Zuckers, wie z.B. Aciclovir, Zidovudin und Didanosin, ist darüber hinaus die 3',5'-Verknüpfung weiterer Nucleotide ausgeschlossen und die Kette bricht ab. Sie wirken somit auch als ein sog. *chain terminator* (s. Abb. B 9–31). Die Indikationen ergeben sich aus den jeweiligen Polymerasen, die von den verschiedenen Virustypen – gemäß ihrer Nucleinsäureausstattung – gebildet werden. Substanzen mit Angriff an viralen

DNA-abhängigen DNA-Polymerasen werden bei Herpes-Infektionen (DNA-Viren), solche mit Angriff an der RNA-abhängigen DNA-Polymerase (*Reversen Transkriptase*) bei *HIV-Infektionen* (Retroviren, s.u.) angewandt.

Die älteren Virustatika (z.B. Idoxuridin, Trifluridin) inhibieren virale und zelluläre (körpereigene) Polymerasen gleichermaßen, infolge ihrer hohen Toxizität sind sie nur für die Lokaltherapie geeignet. Neuere Substanzen weisen demgegenüber eine Selektivität für virale Polymerasen auf und beeinträchtigen daher die Nucleinsäuresynthese nichtinfizierter Zellen wesentlich weniger. Solche Pharmaka sind daher auch für die systemische Anwendung geeignet.

Eine besonders hohe Selektivität und damit eine sehr geringe Toxizität besitzt *Aciclovir*. Es wirkt nicht nur selektiv auf virale Polymerasen, sondern auch das Aciclovir-Monophosphat wird mit Hilfe der *viralen Thymidinkinase,* eines Enzyms, das nur von infizierten Zellen gebildet wird, 200mal schneller als durch körpereigene Nucleosidkinasen gebildet. Aus Aciclovir-Monophosphat entsteht dann in der üblichen Weise mittels zellulärer Enzyme das aktive Triphosphat. Andererseits ist durch diesen Mechanismus das Wirkspektrum von Aciclovir auf Viren beschränkt, die diese Thymidinkinase bilden.

In der Entwicklung befinden sich auch Stoffe mit anderen Angriffspunkten. So versucht man, die Adsorption der Viren an die Zelloberfläche zu blockieren. Beispielsweise bindet

Prophylaxe und Therapie von Infektionskrankheiten

B 9

Tab. B 9–41. Pharmakokinetische Parameter systemisch applizierbarer Virustatika

Wirkstoff	Bioverfüg-barkeit (%)	Eiweiß-bindung (%)	Halbwerts-zeit (h)	Renale Aus-scheidung (%; i.v. Gabe)
Amantadin	> 90	–	15	> 90
Aciclovir	15 – 30	15	3	75
Ganciclovir	< 10	< 5	3	95
Foscarnet	< 22	15	3 – 6*	> 90
Zidovudin	70	36	1 (3)*	25
Didanosin	35	< 5	1 (8 – 12)*	17
Zalcitabin	> 80	< 5	1 (2,6)*	70
* tiefes Kompartiment vorhanden				

HIV über gp120, ein Glycoprotein der Virushülle, an das CD4-Protein von T-Helferzellen (s. S. 768 f.). *Lösliche CD4-Rezeptoren* sollen die Anlagerung dieser Viren an Lymphozyten verhindern. In ähnlicher Weise wirkt auch *N-Butyl-desoxynojirimycin*, ein Stoff, der die Glykosylierung von gp120 unterdrückt. Ferner befinden sich *Antisense-Oligonucleotide* in der Entwicklung, die durch Bindung an für die Virusreplikation wichtige Gene die Transkription unterbinden.

Pharmakokinetische Parameter systemisch applizierbarer Virustatika sind in Tab. B 9–41 zusammengefaßt.

9.2.4.1 Anti-Influenza-Mittel

Amantadin (PK-Merz®, Viregyt®), das außer als Virustatikum vor allem als Antiparkinsonmittel eingesetzt wird (s. S. 265 f.), verhindert das Uncoating sowie die Reifung von Influenza-Viren in der Zelle

Amantadin
(PK-Merz®, Viregyt®)

Tromantadin
(Viru-Merz®)

und ist *prophylaktisch* gegen Infektionen mit Grippe-Viren, insbesondere der Untergruppe A_2, wirksam. *Kurativ* wirkt Amantadin nur bei einem Behandlungsbeginn innerhalb von 48 Stunden nach Auftreten der Krankheitserscheinungen. In diesem Fall führt es zu einem rascheren Abfall des Fiebers und einer schnelleren Besserung anderer Symptome.

Amantadin wird bei oraler Gabe *nahezu vollständig resorbiert*. Die *Ausscheidung* erfolgt in unveränderter Form über die Niere. Die *Halbwertszeit* liegt bei ca. 15 Stunden.

Aufgrund seines Wirkprofils ist Amantadin zur Prophylaxe und Therapie der Virusgrippe bei nicht geimpften oder nicht impfbaren Risikopersonen *indiziert*. Die *Dosierung* beträgt 200 mg täglich, bei kurativem Einsatz während 10 Tagen.

Als *Nebenwirkungen* können Unruhe, Tremor, Konzentrationsschwäche, Mundtrockenheit und Übelkeit sowie Erbrechen auftreten.

9.2.4.2 Anti-Herpes-Mittel

Aciclovir (Acycloguanosin; Acic®, Zovirax®) ist ein Guanin-Derivat, dessen *Wirkungsspektrum* auf humanpathogene Herpesviren beschränkt ist, die eine spezielle Thymidinkinase bilden (s.o.). Hierzu gehören Herpes-simplex-Viren (Typ 1 und 2) und das Varizella-Zoster-Virus.

Die eigentliche Wirksubstanz ist Aciclovir-Triphosphat, das anstelle von Guanin-Triphosphat bei der DNA-Synthese eingebaut wird. Dadurch kommt es zu einer Hemmung der viralen DNA-Polymerase und – infolge der fehlenden Hydroxylgruppe an C-3 des Zuckers – zum Abbruch der neugebildeten DNA-Kette (s.o.).

Aciclovir-resistente Herpesviren kommen vor, insbesondere werden sie bei HIV-Infizierten, die eine

Desoxyguanosin   Aciclovir (Acic®, Zovirax®)   Ganciclovir (Cymeven)

Langzeitprophylaxe mit Aciclovir durchführen, gefunden. Den resistenten Stämmen fehlt meist die Thymidinkinase. Dieses Enzym ist für das Virus in der Phase der latenten Infektion essentiell. Nervenzellen, die Rückzugsgebiete von Herpes-simplex- und Varizella-Zoster-Viren, sind nämlich nicht zur Teilung befähigt und weisen daher nur eine sehr geringe Aktivität von Nucleosidkinasen auf. Daher ist die Virulenz bei dieser Form der Aciclovir-Resistenz geringer als bei den empfindlichen Stämmen, und infolgedessen kommt der Aciclovir-Resistenz bislang keine klinische Relevanz zu. In letzter Zeit wurden aber auch Stämme mit veränderten DNA-Polymerasen entdeckt.

Bei oraler Gabe wird Aciclovir zu etwa 20% *resorbiert*. Die Substanz verteilt sich gut im Gewebe. Die *Plasmaeliminationshalbwertszeit* liegt bei etwa 3 Stunden. *Die Ausscheidung* erfolgt vorwiegend renal. Die *intravenöse Gabe* von Aciclovir ist die Therapie der Wahl bei *schweren* Herpes-simplex- und Varizella-Zoster-Infektionen (insbesondere bei immunsupprimierten Patienten). *Oral* ist die Substanz bei den durch den Typ 2 des Herpes-simplex-Virus bedingten Herpes-genitalis-Infektionen und bei Zoster sowie zur Infektionsprophylaxe und Langzeitbehandlung von AIDS-Patienten *indiziert*. Darüber hinaus ist die lokale Anwendung, vor allem bei Augeninfektionen, möglich.

Die *Dosierung* beträgt 5 – 10 mg/kg (Infusionsdauer mindestens 1 Stunde) alle acht Stunden bzw. fünfmal täglich 0,2 – 0,4 g (bei Zoster 0,8 g) oral während 5 – 10 Tagen. Lokaltherapeutika enthalten den Wirkstoff in 3 – 5%iger Konzentration und werden ebenfalls 5mal täglich angewandt.

Bei i.v. Gabe an schwer niereninsuffiziente Patienten wird das Dosierungsintervall auf 12 – 24 Stunden verlängert.

Als *Nebenwirkungen* wurden (selten) Exantheme beobachtet. Bei einer zu raschen i.v.-Applikation sowie bei Niereninsuffizienz besteht die Gefahr einer Nierenschädigung durch im Harn auskristallisierendes Aciclovir. Dieser Nebenwirkung kann durch einen hohen Harnfluß vorgebeugt werden.

Valaciclovir (Valtrex®) ist ein *Prodrug* von Aciclovir, das besser als dieses resorbiert und im Organismus rasch zu Aciclovir und der Aminosäure *Valin* hydrolysiert wird.

Ganciclovir (Cymeven) wirkt gegen zahlreiche humane Herpes-Viren (Herpes-simplex-, Varizella-Zoster-, Epstein-Barr- und Cytomegalie-Virus). Da Ganciclovir durch körpereigene Nucleosidkinasen aktiviert wird, ist die Wirkung gegen das Cytomegalie-Virus, das keine Thymidinkinase bildet, um den Faktor 6 – 20 stärker als bei Aciclovir. Das Fortschreiten einer durch Cytomegalie-Viren ausgelösten Chorioretinitis kann durch Ganciclovir aufgehalten werden.

Die verstärkte DNA-Synthese und daher erhöhte Kinase-Aktivität infizierter Zellen führt in diesen zu einer zehnfachen Anreicherung von Ganciclovir-Triphosphat im Vergleich zu normalen Zellen und trägt so zur Wirkungsselektivität bei. Dennoch ist Ganciclovir deutlich toxischer als Aciclovir.

Ganciclovir wird bei oraler Gabe *nur in geringem Umfang resorbiert*. Nach intravenöser Gabe wird es weitgehend unverändert *renal ausgeschieden*. Die *Halbwertszeit* beträgt ca. 3 Stunden.

Infolge der vergleichsweise hohen Toxizität (s.u.) ist Ganciclovir ausschließlich bei schwerwiegenden Cytomegalie-Virusinfektionen, die bei immunsupprimierten Patienten auftreten, *indiziert*.

Die *Dosierung* beträgt initial zweimal täglich 5 mg/kg intravenös über 14 Tage, als Erhaltungstherapie

Adenosin   Vidarabin (Vidarabin 3% Thilo®)   Didanosin (Videx)   Zalcitabin (HIVID Roche®)

einmal täglich 6 mg/kg an fünf Tagen der Woche. Bei niereninsuffizienten Patienten muß die Dosis an den Grad der Funktionseinschränkung angepaßt werden.

Als *Nebenwirkungen* kommt es bei ca. 40% der Patienten zu einer Neutropenie, bei 20% zu einer Thrombopenie. Seltenere Nebenwirkungen sind Fieber, Exantheme und Übelkeit sowie Anämie.

Bei neutropenischen Patienten sowie in der Gravidität ist Ganciclovir *kontraindiziert*.

Ganciclovir erhöht die Gefahr einer Schädigung des Knochenmarks durch andere zytotoxische Wirkstoffe. Die Gabe zusammen mit Zidovudin ist daher nicht möglich.

Vidarabin (Vidarabin 3% Thilo®), ein ursprünglich als Zytostatikum angewandtes *Adenosin-Analogon,* gleicht in seiner Wirkung dem Ganciclovir. Vor der Entdeckung von Aciclovir wurde Vidarabin bei schweren Verlaufsformen von Infektionen mit Herpes-simplex- und Varizella-Zoster-Viren auch parenteral eingesetzt. Lokal wird Vidarabin in 3%iger Konzentration verwendet.

Als *Nebenwirkungen* können lokale Reizerscheinungen auftreten.

Idoxuridin (IDU; Synmiol®, Virunguent®, Zostrum®) wird aufgrund seiner Ähnlichkeit mit Thymidin in die Virusnucleinsäure eingebaut. Infolge der fehlenden Selektivität für virale und zelleigene Polymerasen wird es *nur topisch* angewandt.

Zur Behandlung von *Herpes-simplex-Infektionen* (Herpes corneae, Herpes labialis, Herpes genitalis) dienen 0,1%ige Zubereitungen, zur Behandlung des Zoster 5%ige, die zu-

Thymidin   Zidovudin

Idoxuridin (IDU, Synmiol®, Virunguent®, Zostrum®)   Trifluridin (TFT Thilo® 1%)

dem Dimethylsulfoxid als Penetrationsverstärker enthalten. Eine regelmäßige Applikation ist erforderlich. So müssen z.B. bei Herpes corneae Idoxuridin-haltige Tropfen tagsüber stündlich, nachts zweistündlich auf die Hornhaut aufgebracht werden; bei Salben genügt die Anwendung im Abstand von 4 Stunden.

Nebenwirkungen treten relativ häufig auf. Insbesondere bei zu häufiger Anwendung kommt es zu Reizerscheinungen am Auge, bei langfristigem Gebrauch auch zu Ulzerationen der Kornea.

In der Schwangerschaft und Stillperiode sowie bei Kindern unter 12 Jahren ist Idoxuridin als potentiell kanzerogene Substanz *kontraindiziert.*

Trifluridin (Trifluorthymidin; TFT Thilo® l%) ist eine Analogsubstanz mit ebenfalls relativ geringer therapeutischer Breite. Es dient zur Behandlung von Herpes-simplex-Keratitiden.

Tromantadin (Viru-Merz®), ein Amantadin-Derivat (s.o.), wird wie Idoxuridin topisch bei Herpes-simplex-Infektionen angewandt. Nachteilig ist, daß häufig Kontaktallergien auftreten.

Foscarnet (Phosphonoformat; Triapten®) hemmt ebenfalls Polymerasen. Sein Wirkspektrum umfaßt die bei Ganciclovir genannten *Herpes-Viren,* das *Hepatitis-B-Virus* und *HI-Viren.*

Foscarnet unterscheidet sich jedoch in seinem *Wirkmechanismus* etwas von den zuvor beschriebenen Nucleosid-Analoga. Es handelt sich nämlich bei dieser Substanz um ein Pyrophosphat-Analogon, das bei dem Einbau der Nucleotide in die Nucleinsäurekette abgespalten wird. Aufgrund seiner anderen Struktur ist Foscarnet nicht auf die Aktivierung zum Triphosphat angewiesen, vielmehr bindet es selbst an die Akzeptorstelle der DNA-Polymerase für Pyrophosphat, wodurch das Enzym gehemmt wird.

Die *Bioverfügbarkeit* bei oraler Gabe ist *gering.* Die Hauptmenge des Wirkstoffs wird mit einer *Halbwertszeit* von 3 – 6 Stunden unverändert renal eliminiert, ein anderer Teil verbleibt jedoch infolge einer Komplexbildung mit Calciumionen (s.u.) im Knochen sehr lange im Organismus.

Foscarnet ist zur Behandlung lebens- oder Sehkraftbedrohender Infektionen mit dem Cytomegalie-Virus bei AIDS *indiziert,* bei Aciclovir-Resistenz wird es auch bei Herpes-simplex- und Varizella-Zoster-Infektionen angewandt.

Die *Tagesdosis* beträgt 200 mg, die als Dauerinfusion appliziert wird.

Als *Nebenwirkungen* stehen eine Nierenschädigung und Elektrolytstörungen infolge einer Komplexbildung mit zweiwertigen Kationen im Vordergrund. Die Bindung von Calciumionen im Plasma kann zu Krämpfen und Parästhesien führen.

Bei schwerer Niereninsuffizienz sowie in der Schwangerschaft und Stillperiode ist Foscarnet *kontraindiziert.*

Als *Interaktionen* sind eine verstärkte Nierenschädigung durch andere nephrotoxische Pharmaka, z.B. Amphotericin B oder Aminoglykoside, zu beachten. Da Foscarnet das Knochenmark weniger schädigt als Ganciclovir, kann es mit Zidovudin kombiniert werden.

9.2.4.3 Antiretrovirale Wirkstoffe

Die zu Beginn der 80er Jahre entdeckte lebensbedrohende Infektion mit einem bis dahin unbekannten Virus, dem *humanen Immundefizienz-Virus (HIV,* früher als LAV/HTLV-III bezeichnet), das zu den Retroviren gehört, erforderte die sofortige Suche nach geeigneten Behandlungsmethoden. Neben antiretroviralen Stoffen sind hierzu auch Verbindungen zur Therapie der bei diesen Patienten häufigen, schweren zusätzlichen Infektionskrankheiten (opportunistischen Infektionen) notwendig.

Letztere beruhen auf dem HIV-bedingten Defekt der zellulären Immunfunktion, insbesondere einer Zerstörung der T-Helferzellen. Das Endstadium dieser Erkrankung, das Vollbild von *AIDS (Acquired Immuno-Deficiency Syndrome, s.* Tab. B 9–42), zeichnet sich durch eine erhöhte Anfälligkeit gegen opportunistische Erreger, d.h. Mikroorganismen, die nur bei einer Abwehrschwäche pathogen sind (s. Tab. B 9–43), sowie ein vermehrtes Auftreten maligner Tumoren (Kaposi-Sarkom) und Störungen des Ner-

Prophylaxe und Therapie von Infektionskrankheiten

B 9

Foscarnet (Triapten®)

Tab. B 9–42. Klassifizierung von HIV-Infektionen (Centers for Disease Control)

Gruppe I	Akute Infektion
Gruppe II	Asymptomatische Infektion
Gruppe III	Persistierende generalisierte Lymphadenopathie
Gruppe IV	Andere Erkrankungen
Untergruppen: A	Konstitutionelle Erkrankungen
B	Neurologische Erkrankungen
C	Sekundäre Infektionskrankheiten
D	Sekundärkarzinome
E	Andere Erkrankungszustände

Tab. B 9–43. Opportunistische Erreger von sekundären Infektionskrankheiten bei AIDS

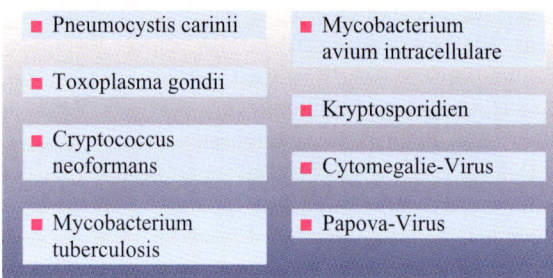

- Pneumocystis carinii
- Toxoplasma gondii
- Cryptococcus neoformans
- Mycobacterium tuberculosis
- Mycobacterium avium intracellulare
- Kryptosporidien
- Cytomegalie-Virus
- Papova-Virus

vensystems aus. (Letztere beruhen auf einem Virusbefall des Gehirns.)

Retroviren enthalten ihre genetische Information in Form von RNA, die nach Entfernung der Virusproteinhülle in der Wirtszelle mittels der *Reversen Transkriptase,* einem von dem Virus mitgebrachten Enzym, in DNA umgeschrieben wird. Letztere verbleibt durch Inkorporierung in die Chromosomen in der Wirtszelle. Aufgrund ihrer Spezifität bietet sich die Reverse Transkriptase als Zielstruktur für antiretrovirale Pharmaka an.

Ein für die Behandlung einer HIV-Infektion geeigneter Wirkstoff sollte

☐ gegen das Virus gut wirksam sein,

☐ nicht zur Resistenzentwicklung führen,

☐ eine geringe Toxizität zeigen (da eine lebenslange oder zumindest mehrjährige Therapie erforderlich ist),

☐ oral angewandt werden können,

☐ gut in das ZNS penetrieren und

☐ die Ausscheidung von Viren und damit die Infektionsgefahr senken.

Zidovudin (Azidothymidin, AZT; Retrovir®), ein bereits 1964 synthetisiertes Thymidin-Analogon, war die erste therapeutisch genutzte Substanz, die in vitro die HIV-Replikation hemmt. Bei HIV-infizierten Patienten reduziert Zidovudin sowohl im Stadium von AIDS als auch beim AIDS-related complex (ARC, durch multiple Zeichen einer HIV-Infektion gekennzeichnetes Vorstadium des Vollbilds von AIDS) die Letalität. Opportunistische Infektionen treten seltener auf, es kommt zu einer (vorübergehenden) Zunahme von T-Helferzellen, die neurologischen Erscheinungen und das subjektive Befinden bessern sich. Bei asymptomatischen und schwach symptomatischen Patienten verlängert Zidovudin das Intervall bis zum Auftreten schwerer Erscheinungen. Bei einem erheblichen Anteil der Patienten nimmt jedoch nach 1 – 2 Jahren die Wirksamkeit von Zidovudin ab. Als Ursache kommt eine *Resistenzentwicklung* in Betracht, die durch die Immuninsuffizienz begünstigt wird.

Als *Wirkungsmechanismus* wurde – wie oben beschrieben – die Hemmung der Reversen Transkriptase durch Zidovudin-5'-Triphosphat und ein Kettenabbruch gefunden (s. Abb. B 9–31). Damit wird die zur Replikation von Retroviren erforderliche Umschreibung der genetischen Information von RNA in DNA blockiert. Zidovudin besitzt eine 100mal höhere Affinität zur Reversen Transkriptase von HIV als zu DNA-Polymerasen von Säugetierzellen.

Aufgrund des Wirkmechanismus wird verständlich, daß Zidovudin gegen bereits inkorporierte Viren unwirksam ist. Es kann nur den Befall weiterer Lymphozyten verhindern.

Neben der Hemmung der Reversen Transkriptase greift Zidovudin noch an anderen Stellen in den Nucleosid-Stoffwechsel ein. Ein Mangel an Pyrimidin-Nucleotiden soll für die toxische Wirkung auf das Knochenmark (s.u.) verantwortlich sein.

Bei oraler Gabe beträgt die *Bioverfügbarkeit* von Zidovudin 70%. Die Gewebepenetration inklusive der Liquorgängigkeit ist gut. Zidovudin wird in der Leber glucuronidiert und mit einer *Halbwertszeit* von etwa 1 Stunde über die Niere ausgeschieden. Intrazellulärer Wirkstoff verweilt jedoch länger, als die Plasmahalbwertszeit erwarten läßt.

Indiziert ist Zidovudin bei schweren Manifestationen von HIV-Infektionen (AIDS und ARC), bei Frühsymptomen und bei einer Zahl von T-Helferzellen $< 500/\mu l$, ferner im asymptomatischen Stadium, sofern die Zahl von T-Helferzellen $200/\mu l$ unterschreitet.

Während Zidovudin zunächst in einer *Dosierung* von 1000 – 1500 mg angewandt wurde, werden heute Tagesdosen von 200 – 800 mg empfohlen, die besser vertragen werden.

Die *Nebenwirkungen* von Zidovudin nehmen mit steigender Dosis und mit zunehmender Schwere der Erkrankung zu. Häufig sind Kopfschmerzen, Erbrechen, Muskelschmerzen und Schlafstörungen. Schwerwiegend ist die Knochenmarkdepression, die sich vorzugsweise in einer Anämie, aber auch in einer Leukopenie äußert. In einem solchen Fall wird die Dosis reduziert oder Zidovudin (vorübergehend) abgesetzt. Die Anämie kann eine Bluttransfusion erfordern.

Hämatotoxische (Ganciclovir, Folsäureantagonisten) und nephrotoxische (Amphotericin B, Aminoglykoside) Pharmaka verstärken die Schädigung des Knochenmarks, desgleichen Pharmaka, die mit der Glucuronidierung von Zidovudin interferieren.

Abb. B 9–32. Intrazelluläre Aktivierung von Didanosin

Die 2',3'-Dideoxynucleoside **Didanosin** (Dideoxyinosin, DDI; Videx) und **Zalcitabin** (Dideoxycytidin, ddC; HIVID Roche®) wirken nach intrazellulärer Aktivierung zu den entsprechenden Triphosphaten (s. Abb. B 9–32) als kompetitive Hemmstoffe der *Reversen Transkriptase* und als *chain terminators*. Die beiden Nucleosid-Analoga sind auch gegen Zidovudin-resistente HIV-Stämme wirksam. Die Blockade körpereigener DNA-Polymerasen wird als Ursache der hohen Toxizität dieser Virustatika angesehen. Bei HIV-Patienten führen sie zu einem Anstieg der T-Helferzellen.

Während Zalcitabin eine hohe *Bioverfügbarkeit* aufweist, unterliegt die Verfügbarkeit von Didanosin erheblichen Schwankungen. Um die Hydrolyse der Glykosidbindung im sauren Milieu des Magens zu vermeiden, wird es in Form von gepufferten Tabletten appliziert. Bei beiden Nucleosid-Analoga ist – wie bei Zidovudin – die *Plasmahalbwertszeit* kurz, die intrazelluläre Verweildauer jedoch deutlich länger (s. Tab. B 9–41).

Didanosin und Zalcitabin sind – infolge der noch nicht abgeschlossenen klinischen Prüfung *(Schnellzulassung)* – bislang nur zur *Behandlung einer HIV-Infektion indiziert, sofern eine Behandlung mit Zidovudin nicht möglich ist* (bei Unwirksamkeit oder Unverträglichkeit).

Als *Dosierung* werden derzeit zweimal täglich 125 – 300 mg Didanosin bzw. dreimal 0,75 mg Zalcitabin gegeben.

Als *Nebenwirkungen* können unter Didanosin – insbesondere bei hoher Dosierung – Pankreatitis, Parästhesien, Durchfälle und Exantheme auftreten. Bei Zalcitabin stehen Polyneuropathien sowie Haut- und Schleimhautveränderungen im Vordergrund.

Pentamidin erhöht die Gefahr einer Pankreasschädigung. Die Puffersubstanzen der Brausetablette von Didanosin *interferieren* mit der Resorption von Tetracyclinen und Gyrasehemmern.

Zur Behandlung von Hepatis B und C sowie Infektionen mit dem Papillomavirus dient α-Interferon (s. S. 778 f.).

9.2.5 Anhang: Anthelminthika (Wurmmittel)

Anthelminthika sind Wirkstoffe, die den menschlichen und tierischen Organismus vom Wurmbefall befreien.

Wichtige Wurmarten sind in Tab. B 9–44, die chemischen Strukturen und Dosierung von Anthelminthika in Tab. B 9–45 zusammengestellt.

Die Bedeutung der Wurminfektionen geht daraus hervor, daß ca. 1 Milliarde Menschen von einer As-

karidiasis, ca. 700 Millionen von einer Ankylostomiasis und ca. 200 Millionen von einer Schistosomiasis betroffen sind. In Mitteleuropa dominieren Infektionen mit Spul-, Maden- und Bandwürmern.

Besonders gefährlich und in den letzten Jahren stark im Zunehmen begriffen sind Fuchsbandwurm-Erkrankungen. Diese führen in gleicher Weise wie Hundebandwurm-Erkrankungen nicht nur zu einem Befall des Darmlumens, vielmehr durchdringt nach Aufnahme der Wurmeier die aus diesen geschlüpfte Larve die Darmwand und siedelt sich in der Leber oder anderen Organen an. Im Lauf mehrerer Jahre entstehen dadurch bei einer Hundebandwurm-Erkrankung voluminöse Zysten, bei einer Fuchsbandwurm-Erkrankung kann die gesamte Leber tumorös durchwachsen sein.

9.2.5.1 Bandwurmmittel

Praziquantel. Zur Behandlung von Bandwurminfektionen wird heute vor allem *Praziquantel* (vgl. Tab. B 9–45) verwendet, das sich außerdem als besonders wirksame Substanz gegen Schistosomen (s. S. 734) erwiesen hat.

Außer zur Behandlung von Bandwurminfektionen des Menschen dient Praziquantel auch zur Prophylaxe einer Infektion mit dem Hundebandwurm durch Behandlung des Haustiers.

Durch Dauerdepolarisation der motorischen Endplatte bewirkt es bei den Parasiten eine spastische Lähmung der Muskulatur, die Würmer werden dann mit dem Stuhl ausgeschieden. In höheren Dosen tötet Praziquantel die Würmer.

Nach oraler Gabe wird die Substanz *rasch resorbiert*. Die *Plasmahalbwertszeit* liegt bei 1 – 1,5 Stunden. Die *Ausscheidung* erfolgt vorwiegend renal in Form von Metaboliten.

Die *Dosierung* beträgt einmal 10 (-15) mg/kg. Mit einer höher dosierten und über einen längeren Zeitraum durchgeführten Behandlung (50 mg/kg während 15 Tagen) kann mit Praziquantel auch die *Zystizerkose*, d.h. die Absiedlung von Zystizerken (ge-

Tab. B 9–44. Humanpathogene Würmer (Helminthen)

Lateinische Bezeichnung	Deutsche Bezeichnung	Vorkommen
I. Bandwürmer (Zestoden,Taenien)		
Taenia saginata	Rinderbandwurm	weltweit
Taenia solium	Schweine-bandwurm	weltweit
Diphyllobothrium latum	Fischbandwurm	weltweit (Süßwasser)
Echinococcus multilocularis	Fuchsbandwurm	nördliche Hemisphäre
Echinococcus granulosus	Hundebandwurm	weltweit
II. Fadenwürmer (Nematoden)		
Ascaris lumbricoides	Spulwurm	weltweit
Enterobius (Oxyuris) vermicularis	Madenwurm	weltweit
Ancylostoma duodenale	Hakenwurm (Grubenwurm)	Tropen, Subtropen
Necator americanus	Todeswurm	Tropen, Subtropen
Wuchereria (Filaria) bancrofti	Blutfadenwurm	Tropen, Subtropen, Südostasien
Onchocerca volvulus	afrikanische Knäuelfilarie	Afrika, Lateinamerika
Trichinella spiralis	Trichine	weltweit, außer Australien
Trichinella trichiura	Peitschenwurm	weltweit
III. Trematoden (Saugwürmer, Egel)		
Schistosoma haematobium	Blasen-Pärchenegel	Arabien, Afrika
Schistosoma mansoni	Darm-Pärchenegel	Arabien, Afrika, Lateinamerika
Schistosoma japonicum	japanischer Pärchenegel	Ostasien

schlechtslosen Jugendformen, sog. Finnen) des Schweinebandwurms in den Geweben, behandelt werden. Von besonderer Bedeutung ist hierbei die Therapie der lebensbedrohlichen *Neurozystizerkose* (Befall des Gehirns mit Zystizerken).

Praziquantel ist im allgemeinen gut verträglich. Als *Nebenwirkungen* können vorübergehend Kopfschmerzen, Schläfrigkeit, gastrointestinale Beschwerden und Urtikaria auftreten.

Niclosamid. Ein weiteres Bandwurmmittel ist *Niclosamid*, ein Chlorsalicylsäure-Derivat.

Niclosamid, das im Darm nicht resorbiert wird, tötet Bandwürmer zuverlässig ab. Als *Wirkungsmechanismus* wird eine Hemmung der ATP-Bildung in den Parasiten sowie eine Beeinflussung ihres Kohlenhydratstoffwechsels angenommen. Außerdem werden die Bandwürmer gegen proteolytische Enzyme empfindlicher. Da der Scolex (Kopf) von den Verdauungssäften angegriffen wird, findet man ihn meist nicht im Stuhl. (Früher wurde bei Bandwurmkuren, um den Therapieerfolg zu kontrollieren, immer nach dem Scolex gesucht.)

Dosierung: Erwachsene und Kinder über 6 Jahre erhalten einmal 2 g, Kinder von 2 – 6 Jahren 1 g Niclosamid.

Weil die Bandwurmeier nicht abgetötet werden, muß bei Befall mit Taenia solium zur Vermeidung einer Zystizerkose 1 – 2 Stunden nach der Niclosamid-Applikation ein Abführmittel gegeben werden. (Bei Befall mit Taenia saginata ist eine solche Maßnahme nicht erforderlich.)

Als *Nebenwirkungen* treten gelegentlichen Magen-Darm-Beschwerden auf.

9.2.5.2 Nematodenmittel

Pyrantel. Dieser Wirkstoff ist in Form des Embonats Mittel der Wahl bei Befall mit Ascariden und Oxyuren sowie mit Ancylostoma duodenale und Necator americanus. Pyrantel lähmt die reifen und unreifen Formen der Würmer durch neuromuskuläre Blockade. Vom Magen-Darm-Trakt wird es nur wenig resorbiert.

Die *Dosierung* beträgt zur Therapie einer Ascaridiasis und Oxyuriasis einmal 10 mg/kg Pyrantelbase. Bei Befall mit amerikanischen Todeswürmern werden 10 mg/kg täglich an drei aufeinanderfolgenden Tagen gegeben.

Das Präparat wird als gut verträglich beschrieben. Als *Nebenwirkungen* können in seltenen Fällen Erbrechen und Diarrhoe auftreten.

Benzimidazole. Die Benzimidazol-Derivate *Mebendazol, Albendazol* und *Tiabendazol* (s. Tab. B 9–45) wirken gegen die meisten humanpathogenen Nematoden, Albendazol und Tiabendazol töten auch einige Zestoden ab. Durch Interferenz mit den Mikrotubuli blockieren die Benzimidazole die Glucoseaufnahme der Parasiten.

Tab. B 9–45. Anthelminthika

Strukturformel	Internationaler Freiname	Handelspräparat (Eingetragenes Warenzeichen)	Tagesdosis (Erwachsene)
I. Bandwurmmittel			
	Praziquantel	Cesol, Cysticide	10 – 40 mg/kg
	Niclosamid	Yomesan	2 g
II. Nematodenmittel			
	Pyrantel	Helmex	10 mg/kg
	Mebendazol	Vermox	200 mg
	Albendazol	Eskazole	200 – 800 mg
	Tiabendazol	Mintezol	50 mg/kg
Formel s. S. 736	Ivermectin	Mectizan	0,15 mg/kg
	Diethylcarbamazin	Hetrazan	6 mg/kg
	Pyrvinium	Molevac, Pyrcon	5 mg/kg

Tab. B 9–45. Anthelminthika (Fortsetzung)

Strukturformel	Internationaler Freiname	Handelspräparat (Eingetragenes Warenzeichen)	Tagesdosis (Erwachsene)
III. Schistosomenmittel			
Formel s. S. 735	Praziquantel	Biltricide	40 – 60 mg/kg
	Metrifonat	Bilarcil	7,5 – 10 mg/kg
	Oxamniquin	Mansil	12,5 – 15 mg/kg

Mebendazol (Vermox®) ist *Mittel der Wahl bei Peitschenwurmbefall.* Bei oraler Gabe ist es infolge seiner geringen Resorption und eines ausgeprägten First-pass-Effekts nur *lokal* im Darmlumen wirksam.

Die *Dosierung* beträgt zweimal täglich 100 mg an drei aufeinanderfolgenden Tagen.

Als *Nebenwirkungen* der gut verträglichen Substanz wurden gelegentlich intestinale Beschwerden beobachtet.

Albendazol dient vor allem zur Chemotherapie der *Echinokokkose,* ferner ist es bei einem Befall mit *Haken-, Spul-* und *Peitschenwürmern* sowie *Trichinosen* wirksam. In Form von Fraßködern wird Albendazol auch zur Bekämpfung von Wurminfektionen von Füchsen eingesetzt.

Die aktive Form stellt *Albendazolsulfoxid* dar, das bei oraler Gabe von Albendazol infolge eines ausgeprägten First-pass-Effekts zu einem großen Prozentsatz entsteht. Seine *Plasmahalbwertszeit* wird mit 8 Stunden angegeben.

Die *Dosierung* beträgt bei Echinokokkose und Trichinose zweimal täglich 400 mg. Die Behandlung ist bei Trichinose über 6 Tage durchzuführen; die Echinokokkose erfordert meist mehrere Behandlungszyklen von 28 Tagen (im Wechsel mit therapiefreien Intervallen von 14 Tagen). Haken-, Spul- und Peitschenwürmer können durch eine Einmalgabe von 400 mg eliminiert werden.

Als *Nebenwirkung* treten gastrointestinale Beschwerden, Kopfschmerzen, Schwindel, Haarausfall und Exantheme auf.

Tiabendazol ist außer zur Behandlung einer Ascaridiasis und Enterobiasis *Mittel der Wahl gegen Zwergfadenwürmer* (Strongyloiden) *und Trichinen,* ferner wird es gegen Peitschenwürmer eingesetzt.

Nach oraler Gabe wird Tiabendazol *rasch* aus dem Gastrointestinaltrakt *resorbiert.* Hauptmetabolit ist das 5-Hydroxy-Tiabendazol, das sulfatiert und glucuronidiert wird. Die *Ausscheidung* erfolgt vorwiegend renal.

Die *Dosierung* beträgt zweimal täglich 25 mg/kg während 2 – 7 Tagen.

Als *Nebenwirkungen* können Benommenheit, gastrointestinale Störungen sowie selten Kopfschmerzen, Ohrensausen und hypotone Blutdruckregulationsstörungen auftreten.

Ivermectin (Mectizan®), das durch Hydrierung von Avermectin, zwei von Streptomyces avermibilis gebildeten homologen Substanzen mit makrozyklischem Lactonring, gewonnen wird, wirkt gegen zahlreiche Nematoden, z.B. Onchocerca volvulus. Der *Wirkungsmechanismus* beruht auf einer Lähmung der Parasiten, wahrscheinlich infolge einer verstärkten GABA-Freisetzung in peripheren Nerven. Da bei Zestoden und Trematoden GABA keinen Neurotransmitter darstellt, ist Ivermectin gegen diese Würmer unwirksam.

Ivermectin ist zur Behandlung der Onchozerkose *indiziert.* Die *Dosierung* beträgt 0,15 mg/kg einmal jährlich.

Da Ivermectin die Blut-Hirn-Schranke nicht durchdringt, sind zentrale *Nebenwirkungen,* z.B. infolge

Ivermectin (Mectizan ®)

einer Interferenz mit dem GABA-System des Menschen, nicht zu erwarten.

Diethylcarbamazin ein Piperazin-Derivat, wird vor allem bei einem Befall mit *Filarien* eingesetzt. Es führt zu einer raschen *Reduzierung und Vernichtung der Mikrofilarien*. Gegen erwachsene Filarien ist seine Wirkung bei einigen Arten weniger ausgeprägt.

Die *Dosierung* beträgt bei Filariasis dreimal täglich 2 mg/kg, bis keine Mikrofilarien mehr im Blut nachweisbar sind.

Als *Nebenwirkungen* können, durch absterbende Parasiten hervorgerufen, allergisch-entzündliche Reaktionen vorkommen. Außerdem wurden Kopfschmerzen, Schwindel, Tremor, Ataxie und Krämpfe beschrieben.

Pyrvinium ein Cyaninfarbstoff, ist ein ebenfalls gut verträgliches und hochwirksames *Oxyurenmittel*. Seine Wirkung beruht auf einer Hemmung von Enzymen des Kohlenhydratstoffwechsels in den Oxyuren.

Es wird einmal in einer Dosierung von 5 mg/kg Pyrvinium-Base gegeben.

Die Behandlung wird gut toleriert.

9.2.5.3 Schistosomenmittel

Schistosomen sind die Erreger der *Bilharziose,* einer in den warmen Gebieten der Erde weitverbreiteten Erkrankung. Zwischenwirte sind Süßwasserschnecken.

Die durch *Schistosoma haematobium* hervorgerufene *Urogenitalbilharziose* verläuft als hämorrhagische Zystitis, in einigen Fällen treten papillomartige Wucherungen auf.

Die durch *Schistosoma mansoni* oder *japonicum* ausgelöste *Darmbilharziose* geht infolge einer Kolitis mit starken Durchfällen einher und kann zu Polypenbildung und Leberzirrhose führen.

Zur Therapie von Schistosomen-Infektionen werden

☐ *Praziquantel* (Mittel der Wahl),

☐ *Metrifonat* und

☐ *Oxamniquin*

angewandt.

Praziquantel (vgl. S. 734) ist gegen sämtliche Schistosoma-Arten effektiv.

Bei Schistosoma haematobium und mansoni genügt eine *Einmaldosis* von 40 mg/kg, bei Schistosoma japonicum ist eine zweimalige Gabe von 30 mg/kg erforderlich.

Wegen der einfachen Applikation, der hohen Wirksamkeit und der guten Verträglichkeit wird die Substanz in zunehmendem Maße eingesetzt.

Metrifonat aus der Gruppe der Organophosphate ist ein Cholinesterase-Hemmstoff. Die Wirkform stellt das im Körper gebildete Dichlorvos (s. Tab. B 9–7) dar. Metrifonat ist nur gegen Schistosoma haematobium wirksam.

Die *Dosierung* beträgt einmal 5 –10 mg/kg oral mit dreimaliger Wiederholung im Abstand von 2 – 4 Wochen.

Nebenwirkungen in therapeutischen Dosen sind selten. Bei Vergiftungserscheinungen kann Atropin als Antidot gegeben werden.

Oxamniquin ein Tetrahydro-chinolin-Derivat, wird bei Infektionen mit Schistosoma mansoni eingesetzt.

Die *Dosierung* beträgt einmal 12,5 15 mg/kg.

Als *Nebenwirkungen* können Benommenheit und Kopfschmerzen auftreten.

Prophylaxe und Therapie von Infektionskrankheiten

B 9

10 Chemotherapie maligner Tumoren

Etwa jeder Vierte bis Fünfte stirbt in den Industrieländern an einem malignen Tumor. Schon heute ist Krebs somit zu einer der häufigsten Todesursachen geworden, und die Zahl der Krebsfälle nimmt ständig zu. Das beruht vor allem darauf, daß maligne Tumoren eine Erkrankung des höheren Lebensalters sind und dank der erfolgreichen Bekämpfung von Infektionskrankheiten jetzt mehr Menschen dieses Alter erreichen. Trotz aller Fortschritte auf diagnostischem und therapeutischem Gebiet liegen die Heilungsaussichten für die am häufigsten auftretenden soliden Tumoren selten über 20 Prozent.

Kennzeichen der Malignität von Tumoren ist ein

☐ *infiltrierendes,*

☐ *destruierendes,*

☐ *metastasierendes*

Wachstum.

Das bedeutet, daß der maligne Tumor sich nicht an Gewebsgrenzen hält, sondern in Organe und Gefäße einbricht (*infiltriert*), bei diesem Wachstum das ursprüngliche Gewebe zerstört (*destruiert*) und an anderen Stellen des Organismus Tochtergeschwülste (*Metastasen*) bildet.

Da die Krebszellen von körpereigenen Zellen abstammen, müssen sie eine grundlegende Wesensänderung durchgemacht haben. Die Krebszelle verliert ihre Differenzierung und beginnt autonom zu wachsen, sie vernichtet so schließlich den Organismus und damit sich selbst.

Tumorätiologie. Die Tumorätiologie ist uneinheitlich und im einzelnen noch nicht vollständig geklärt. Sowohl endogene als auch exogene Ursachen kommen in Betracht.

Wichtige *endogene Ursachen* sind eine erbliche Disposition und eine gestörte Immunfunktion. Als Beispiel sei das Fehlen von Reparaturenzymen der DNA genannt, Patienten mit z.B. *Xeroderma pigmentosum* sterben meist schon im mittleren Lebensalter an multiplen Tumoren.

Bei einigen Tumoren wird das Wachstum durch *Hormone* gefördert (z.B. beim Mammakarzinom durch Oestrogene, beim Prostatakarzinom durch Androgene), doch besitzen die Hormone keine krebsauslösende Wirkung. Allerdings erhöhen sie die Fehlerwahrscheinlichkeit im Rahmen der Zellteilung, indem sie die Gewebsvermehrung fördern.

Als *exogene Ursachen* kommen

☐ ionisierende Strahlen und UV-Licht,

☐ chemische Karzinogene (insbesondere Bestandteile des Zigarettenrauchs!, s. S. 826 f.),

☐ lokal reizende Stoffe (z.B. Asbeststaub) und

☐ onkogene Viren (s.u.)

in Frage.

Pathogenese. Ebenso wie die Ätiologie ist auch die *Pathogenese* der bösartigen Geschwülste nur teilweise bekannt. Allerdings wurden hierbei in den letzten Jahren die größten Fortschritte erzielt. Man weiß heute, daß die *Krebsbildung in mindestens zwei Stufen abläuft.*

In der ersten Stufe *(Initiierungsphase)* erfolgt die eigentliche Geschwulstanlage, d.h. die irreversible Umwandlung von Körperzellen in Krebszellen. Trotz der Vielgestaltigkeit der Noxen ist die Entstehung der Krebsanlage formal einheitlich: Sie erweist sich als eine *Änderung der genetischen Information* in der Krebszelle. In der zweiten Stufe, der *Promotions-* oder *Realisationsphase,* wird dann durch Zellproliferation der Tumor nach einer längeren Latenz gebildet. Vor dem Auftreten des eigentlichen Tumors wird oftmals ein Zwischenstadium durchlaufen, das durch einen unregelmäßigen Aufbau des Gewebes (Dysplasie, s.u.) gekennzeichnet ist.

Primärkarzinogene sind Stoffe, die ohne zusätzliche Faktoren Krebs hervorrufen können. *Kokarzinogene* sind Substanzen, die zwar selbst keinen Krebs auslösen, aber die krebserzeugende Wirkung eines Karzinogens fördern (s. S. 834), *Promotoren* Verbindungen, welche die Realisationsphase eines Tumors beschleunigen. Ferner wirken alle chronischen Reize, die eine starke und langanhaltende Zellregeneration auslösen, als *Realisationsfaktoren.* So ist es zu verstehen, daß z.B. chronische Entzündungen die Tumorentwicklung begünstigen.

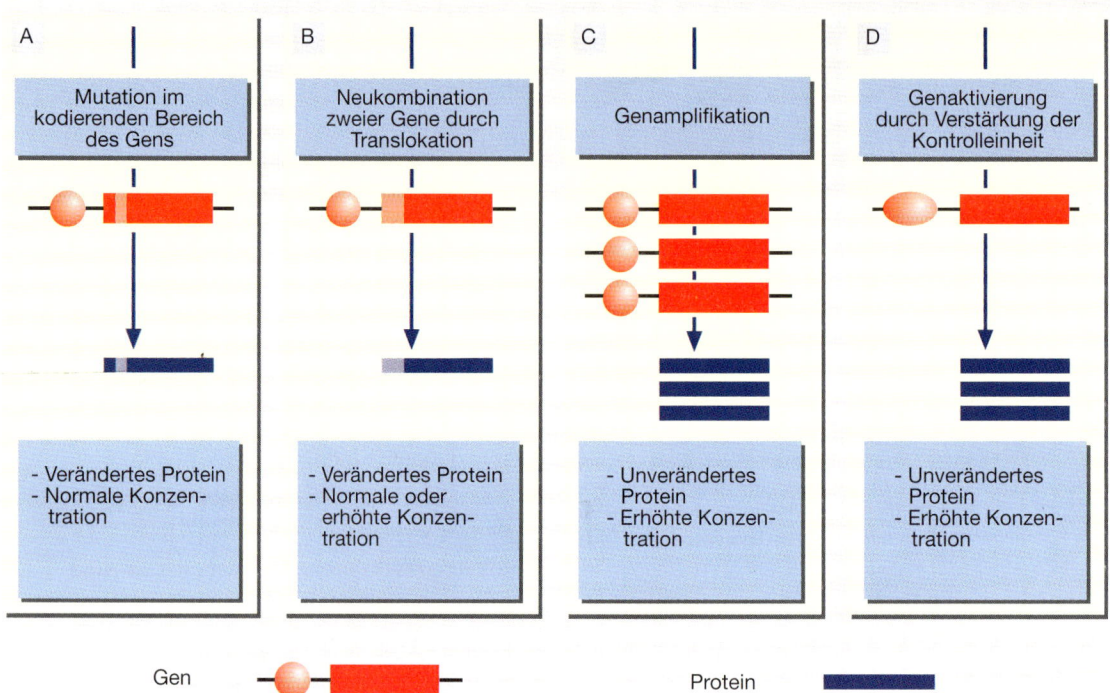

Abb. B 10–1. Möglichkeiten der Umwandlung eines Proto-Onkogens in ein Onkogen. A: Eine Mutation im informativen Bereich des Gens führt zu einem veränderten Produkt bei unveränderter Konzentration. B: Durch Neukombination zwischen zwei unterschiedlichen Genen wird ein verändertes Produkt entweder in normaler oder erhöhter Konzentration gebildet. C: Durch Amplifikation eines Genombereiches wird die Bildung eines Proto-Onkogens unphysiologisch erhöht. Obwohl das gebildete Produkt qualitativ mit dem entsprechenden Produkt einer nicht mutierten Zelle identisch ist, wird durch die gesteigerte Gensynthese unphysiologisch viel Produkt gebildet, wodurch die Kontrolle der Zellproliferation verlorengehen kann. D: Durch Mutation im Kontrollbereich eines Proto-Onkogens wird das Gen pro Zeiteinheit zu häufig abgelesen, so daß auch hier zuviel Produkt gebildet wird. Die Auswirkungen sind die gleichen wie im Falle C (nach Dingermann)

Ursachen der Umwandlung einer normalen Körperzelle in eine Tumorzelle sind die

□ *Aktivierung von (Proto-)Onkogenen* und

□ *Inaktivierung von Tumorsuppressorgenen*

durch Veränderung der Erbsubstanz, der DNA.

Proto-Onkogene sind DNA-Abschnitte, deren Produkte, d.h. die entsprechenden Proteine (z.B. Wachstumsfaktoren, Wachstumsfaktor-Rezeptoren oder Proteinkinasen), an der Zellteilung und Wachstumsregulation beteiligt und für jede Zelle essentiell sind. Derzeit sind ca. 100 solcher Gene bekannt. Ihre Umwandlung zu Onkogenen oder ihre gesteigerte Expression führt zur verstärkten Bildung der korrespondierenden (Onko-)Proteine. Eine solche Umwandlung bzw. verstärkte Expression wird ausgelöst durch (s. Abb. B 10–1)

□ *Karzinogene,* die Mutationen im kodierenden Bereich des Proto-Onkogens und damit die Bildung von

Eiweißen mit einer falschen Aminosäurensequenz (z.B. beim Dickdarmkarzinom) hervorrufen,

□ *Genamplifikation,* d.h. durch Bildung einer Vielzahl identischer Genkopien (z.B. bei Brustkrebs und kolorektalen Karzinomen),

□ *Translokation des Proto-Onkogens* auf ein anderes Chromosom und damit Trennung des kodierenden Genabschnitts von seinem Regulatorteil (z.B. beim Burkitt-Lymphom), wodurch es zu einer Überexpression des Proto-Onkogens kommt,

□ *Infektion mit onkogenen Viren* (Humane Papilloma-Viren induzieren z.B. das Zervixkarzinom, das HTL-1-Virus ruft Leukämie hervor).

Die infolge der oben beschriebenen Genmutation in ihrer Aminosäurensequenz veränderten Wachstumsfaktoren, Wachstumsfaktor-Rezeptoren oder Proteinkinasen können im Gegensatz zu den physiologischen Proteinen ein Dauersignal zur Zellteilung bewirken. Am häufigsten konnte ein Defekt bei dem als K-ras bezeichneten Gen, das für ein membranständiges G-Protein kodiert, nachgewiesen werden. Dieses Gen ist bei ca. 15% aller Tumoren (u.a. bei kolorektalen Karzinomen, s. Abb. B 10–2) geschädigt.

Die Zellproliferation kann außerdem durch die *vermehrte Bildung* nicht veränderter Wachstumsfaktoren stimuliert werden.

Neben der Aktivierung von Onkogenen kommt dem *Verlust* oder der *fehlenden Funktionstüchtigkeit von Tumorsuppressorgenen* (Anti-Onkogenen) eine wesentliche Bedeutung bei der Krebsentstehung zu. Die Tumorsuppressorgene sind für die Bildung von Proteinen erforderlich, die das unkontrollierte Zellwachstum unterdrücken. Ihre Gesamtzahl im Erbgut wird auf etwa 50 geschätzt. Zwei wichtige solche Inhibitoren sind die *Proteine p53* bzw. *p16* (bezeichnet nach ihrem Molekulargewicht von 53000 bzw. 16000 Dalton).

p53 unterbricht bei einem Gendefekt in einer Zelle deren Zellteilung so lange, bis der Defekt repariert ist. Gelingt dies nicht, löst p53 *Apoptose*, d.h. programmierten Zelltod, aus. Die defekte Zelle vernichtet sich dadurch selbst, ohne Schaden anzurichten. Ihre Funktion wird von benachbarten, gesunden Zellen übernommen. Strukturelle Veränderungen können diese wichtige Funktion von p53 beeinträchtigen. So führen Aflatoxin B_1 und Bestandteile des Tabakrauchs zu spezifischen Punktmutationen des p53-Gens und damit zu dessen Funktionsuntüchtigkeit.

p16 konkurriert mit Cyclin D_1, einem Aktivator einer die Zellteilung induzierenden Kinase, um dessen Bindungsstelle am Enzym. Überexpression von Cyclin D_1 sowie unzureichende p16-Aktivität beschleunigen dementsprechend die Zellteilung.

Mutationen des p53-Gens sind bei 50%, solche des p16-Gens bei ca. 75% aller Tumoren nachweisbar. Tumore mit einer Mutation von p53 sind dabei durch ein besonders bösartiges Wachstum (rasche Metastasierung, geringe 5-Jahre-Überlebensrate) charakterisiert, da das mutierte p53-Gen nicht mehr als Suppressorgen, sondern als potentes Onkogen wirkt.

Angesichts der mehrfachen Kontroll- und Steuermechanismen des Zellstoffwechsels muß in einer Zelle *mehr als eine Veränderung* erfolgen, damit sich ein manifester Tumor entwickelt (s. Abb. B 10–2). Vor allem müssen die *homologen Tumorsuppressorgene auf beiden Chromosomen des diploiden Chromosomensatzes defekt sein oder fehlen*. Dies ist wahrscheinlicher, wenn ein Gen bereits bei der Geburt nicht vorhanden bzw. nicht funktionsfähig ist. Bei solchen Patienten treten Tumoren oft bereits im Kindesalter (z.B. Retinoblastome) auf.

Tumorarten. Unter pathologischen Gesichtspunkten unterscheidet man neben Geschwülsten des Nervensystems

□ *mesenchymale* und
□ *epitheliale*

Tumoren. Bösartige mesenchymale Tumoren werden als **Sarkome**, bösartige epitheliale Tumoren als *Karzinome* bezeichnet.

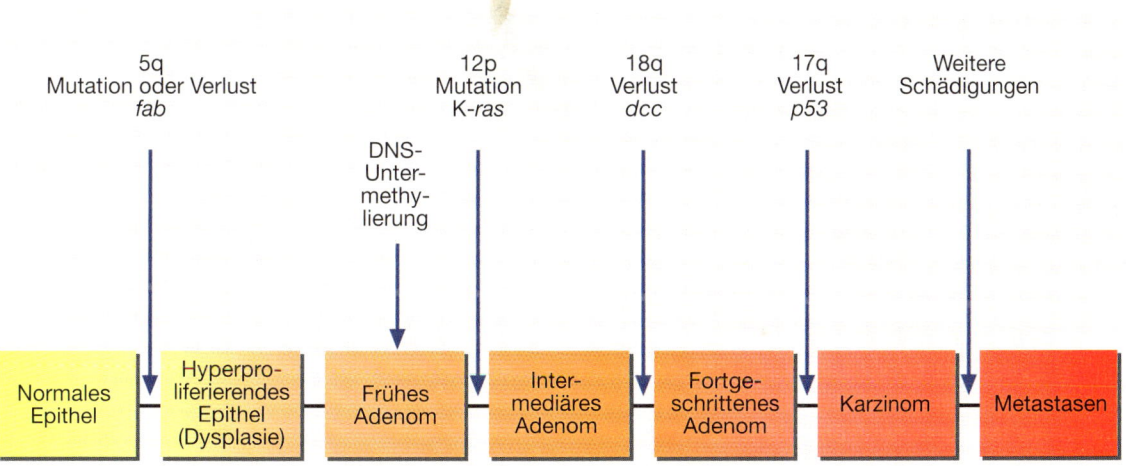

Abb. B 10–2. Schrittweise Entstehung eines Kolonkarzinoms und die mit den morphologischen Veränderungen am häufigsten assoziierten Mutationen. Als 5q, 17q und 18q werden die langen Arme der Chromosomen 5, 17 und 18 bezeichnet, während 12p den kurzen Arm des Chromosoms 12 beschreibt. fab, dcc und p53 sind Tumorsuppressorgene, während K-ras ein dominantes Onkogen ist (nach Dingermann)

Präkanzerosen sind Gewebeveränderungen, aus denen sich stets (obligate Präkanzerose) oder gehäuft (fakultative Präkanzerose, Dysplasie) bösartige Tumoren entwickeln.

In bestimmten Fällen läßt sich histologisch eine Geschwulstanlage noch vor Realisierung zum manifesten Tumor diagnostizieren. Bei einem solchen *Carcinoma in situ* erfolgte noch kein Durchbruch der Basalmembran, es liegt noch kein echtes malignes Wachstum vor. Dies ist z.B. bei der Früherkennung des Gebärmutterhalskrebses der Frau von ausschlaggebender Bedeutung.

Therapeutische Maßnahmen bei malignen Tumoren. Eine Krebsgeschwulst kann derzeit vernichtet oder in ihrem Wachstum gehemmt werden. Eine Rückbildung einer Tumorzelle in eine normale Gewebezelle läßt sich dagegen bislang nicht erreichen. Da jede Tumorbehandlung mit erheblichen Nebenwirkungen (s.u.) belastet ist, müssen nach der Diagnose einer malignen Erkrankung sorgfältige Überlegungen zur Nutzen-Risiko-Analyse bezüglich der zu ergreifenden Maßnahmen angestellt werden. Diese orientieren sich

☐ am Lebensalter und damit der verbleibenden *Lebenserwartung des Patienten,*

☐ an *der Art* und *dem Stadium des Tumors* (Typ, Volumen, Entdifferenzierungsgrad der Zellen), die die Wachstumsgeschwindigkeit und die zu erwartenden Beschwerden bestimmen sowie

☐ an der *Wirksamkeit* und *Verträglichkeit* der in Aussicht genommenen Therapie.

So wird man bei Tumoren im Kindesalter (bei entsprechenden Erfolgsaussichten) oftmals eine aggressive, bei älteren Menschen und entsprechend geringer Lebenserwartung eine weniger belastende Therapie durchführen.

Die wichtigsten therapeutischen Maßnahmen sind die

☐ Operation,

☐ Bestrahlung und

☐ zytostatische Chemotherapie.

Operation und *Bestrahlung* sind insbesondere zur Behandlung solider Tumoren indiziert. Sie *entfernen* Krebszellen aus dem Organismus. Es ist unvermeidlich, daß *gesundes* Gewebe mitentfernt oder mitbestrahlt wird. Operation und Bestrahlung sind *verstümmelnde* Maßnahmen, die jedoch in Kauf genommen werden müssen, da ein unbehandelter maligner Tumor unweigerlich zum Tode führt.

Auch die derzeit gebräuchlichen Chemotherapeutika des Krebses, die **Zytostatika,** führen nur zu einer Zerstörung oder Schädigung von Tumorzellen. Strenggenommen besitzen sie somit keine zytostatische (= wachstumshemmende), sondern eine *zytotoxische* Wirkung. Diese ist zudem in den meisten Fällen so wenig spezifisch, daß gleichzeitig schwere Schäden an gesunden Zellen auftreten. Davon sind besonders Gewebe mit hoher Zellteilungsrate (Knochenmark, Keimdrüsen, Darmschleimhaut, Haare) betroffen. Zytostatika sind daher – mit Ausnahme von Hypothalamus-, Nebennierenrinden- und Sexualhormonen, bei denen es sich nicht um allgemein zytotoxische Stoffe handelt, die aber auch nur bei bestimmten Tumorformen angewandt werden können (s. S. 756 ff.) – meist nur dann indiziert, wenn eine Operation oder eine Bestrahlung *nicht* oder *nicht mehr* möglich ist. Sie werden daher vor allem bei *Systemtumoren,* insbesondere bei Hämoblastosen, ferner zur Metastasen-Prophylaxe und -Therapie sowie bei fortgeschrittenen Tumoren, die nicht mehr operabel sind, eingesetzt. Karzinome sprechen auf eine zytostatische Behandlung meist erheblich schlechter an als Sarkome oder Hämoblastosen.

Die oben beschriebenen neuen Erkenntnisse zur Tumorpathogenese haben bislang noch nicht zu neuen Pharmaka für die Krebstherapie geführt. Es besteht aber die Hoffnung, daß in Zukunft Substanzen zur Verfügung stehen, die Onkoproteine inaktivieren bzw. defekte oder fehlende Tumorsuppressorgen-Produkte zu ersetzen vermögen. Darüber hinaus werden gentechnische Verfahren experimentell eingesetzt, z.B. die Einführung intakter Tumorsuppressorgene in Tumorzellen. Weitere neue Therapieansätze sind die Behandlung mit aktivierten Lymphozyten (s. S. 777) sowie die Markierung von Tumorzellen mittels tumorspezifischer Antikörper (s. B 11).

Bei *längerer Anwendung von Zytostatika* kommt es häufig zur *Resistenzentwicklung* (s.u.). Ein weiterer Nachteil – auch einer an sich erfolgreichen Tumorchemotherapie – ist die Gefahr der *Induktion von Sekundärtumoren.* Von besonderer Relevanz ist dies infolge der langen Lebenserwartung bei Kindern. Eine solche Nebenwirkung besitzen insbesondere diejenigen Substanzen, die an der DNA angreifen (z.B. alkylierende Zytostatika, s. S. 748). Als *Ursachen der kanzerogenen Wirkung von Zytostatika* werden – wie oben beschrieben – *DNA-Schäden* angesehen, die nicht unmittelbar zum Zelltod führen, sondern an die Tochterzellen vererbt werden und so die geordnete Zellteilung stören.

Auch nach einer immunsuppressiven Behandlung treten gehäuft Tumoren auf. Diese werden mit einer beeinträchtigten körpereigenen Abwehr gegen entartete Zellen, die praktisch permanent entstehen, in Zusammenhang gebracht.

Resistenz. Einer Unempfindlichkeit von Tumoren gegenüber einem Zytostatikum können verschiedene

Ursachen zugrunde liegen. Faktoren, die *nicht auf der zellulären Ebene liegen,* sind

☐ ein *ungeeignetes Applikationsschema* (insbesondere bei phasenspezifischen Zytostatika mit kurzer Halbwertszeit),

☐ *unzureichende Konzentrationen am Wirkort* infolge der mangelhaften Durchblutung solider Tumoren,

☐ *Kombinationen von Zytostatika,* die sich in *ihrer Wirkung abschwächen* (z.B. Asparaginase und Methotrexat) oder

☐ *Bildung inaktivierender Antikörper* (z.B. gegen Asparaginase).

Auf *zellulärer Ebene* können u.a.

☐ eine *Selektion primär resistenter Tumorzellen* oder

☐ eine *Mutation von Krebszellen* unter der Therapie

zum Versagen einer primär wirksamen Therapie führen. Ursachen dafür sind

☐ die *Abnahme eines aktiven Transports* des Wirkstoffs in die Tumorzellen oder

☐ der *aktive Transport einer Substanz aus der Zelle heraus* (infolge der verstärkten Bildung von P170-Glykoprotein, der häufigsten Ursache einer Mehrfachresistenz, s.u.),

☐ ein *enzymatischer Abbau* des Zytostatikums in der Tumorzelle (z.B. durch Glutathion-Transferasen) bzw. seine verminderte Bioaktivierung,

☐ *qualitative und quantitative Veränderungen der Zielstrukturen*: Bildung von Zielmolekülen, die zwischen der physiologischen Substanz und einem

Antimetaboliten unterscheiden können (eine Ursache der Methotrexat-Resistenz), vermehrte Synthese des Zielmoleküls (z.B. der Thymidilat-Synthetase oder Dihydrofolat-Reduktase) durch Genamplifikation oder geringere Bildung des Zielmoleküls (z.B. der Topoisomerase II),

☐ das *Auftreten anderer Biosynthesewege*, die durch das Zytostatikum nicht beeinträchtigt werden, oder

☐ eine *verstärkte DNA-Reparatur* (relevant bei der Gabe von Alkylantien).

Beispiele für eine Resistenzentwicklung auf zellulärer Ebene sind in Tab. B 10–1 zusammengestellt.

Zur Überwindung der Resistenz ist

☐ die Kombination chemotherapeutischer mit operativen und strahlentherapeutischen Maßnahmen,

☐ die lokale Applikation hoher Wirkstoffdosen (s.u.) bzw.

☐ die Kombination von Zytostatika mit verschiedenen Angriffspunkten (Polychemotherapie, s.u.) geeignet.

Obgleich mit diesen Maßnahmen Verbesserungen erzielt werden konnten, traten doch immer wieder Mißerfolge selbst bei Polychemotherapie auf. Diese können heute auf die Resistenz von Tumorzellen gegen mehrere Zytostatika, die sog. Multi-Drug-Resistenz, zurückgeführt werden. Die wichtigste Ursache dafür ist das bereits genannte Transportprotein, das P170-Glykoprotein (s. Abb. B 10–3).

Tab. B 10–1. Resistenzentwicklung bei Zytostatika (nach Priestman)
MTX: Methotrexat; 5-FU: Fluorouracil; Ara-C: Cytarabin

	Alky-lantien	MTX	5-FU	Ara-C	Mercapto-purin	Vinca-Alkaloide	Anthra-cycline
Eindringen in die Zelle ↓	+	+					
Transport aus der Zelle ↑						+	+
Inaktivierung ↑		+					
Aktivierung ↓			+	+	+		
Zielmoleküle vermehrt			+				
Spezifität verändert					+		
Alternative Biosynthesewege			+				
DNA-Reparatur ↑	+						

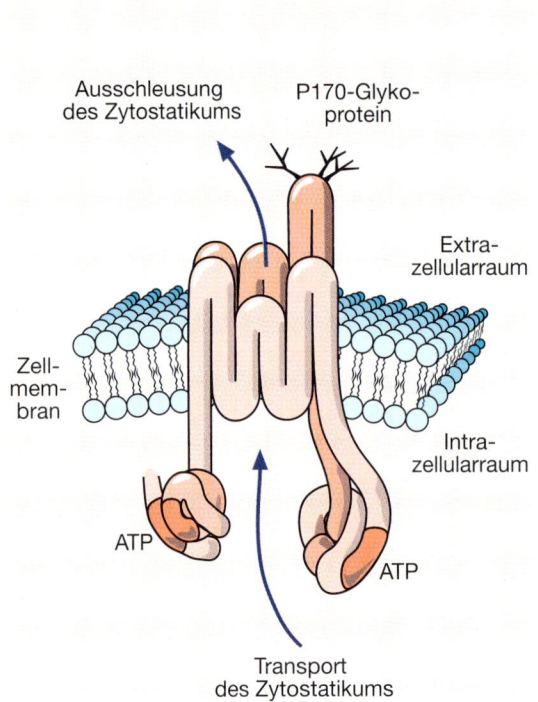

Abb. B 10–3. Molekulare Konfiguration des P170-Glyko-
proteins (hypothetisch) (nach Reichle et al.)

Inzwischen wurden Wege gefunden, die sich – theoretisch –
zur Überwindung der P170-Glykoprotein-verursachten Resistenz eignen. Es gelingt nämlich, dieses Protein durch
Verapamil und andere Calciumkanalblocker zu hemmen.
Interessanterweise sind dabei R- und S-Verapamil gleich
wirksam.

Arten der Tumorchemotherapie. Wie bei der Operation und Bestrahlung muß auch bei der Chemotherapie zwischen einer

☐ *kurativen Therapie,* bei der die *Heilung* Behand-
lungsziel ist, und

☐ *palliativen Therapie,* die (lediglich) *die Linderung
der Beschwerden und/oder eine geringfügige Lebensverlängerung* zum Ziel hat,

unterschieden werden.

Eine *Heilung,* d.h. die Abtötung aller entarteter
Zellen, ist nur bei wenigen Tumoren möglich. Dies gilt
insbesondere für Lymphome, akute lymphatische
Leukämien, Morbus Hodgkin, Hodentumoren sowie
in jüngster Zeit auch für Osteosarkome. Kleinzellige
Bronchialkarzinome, Mamma- und Ovarialtumoren
sind dagegen nur einer palliativen Behandlung
zugänglich. Vielfach steht der Heilung eine Resistenzentwicklung der Tumorzellen unter der Therapie
(s.o.) oder das Auftreten schwerwiegender, d.h. dosis-

begrenzender Nebenwirkungen entgegen. Dann kann
nur ein Teil der Krebszellen irreversibel geschädigt
bzw. klinisch lediglich eine längerfristige Remission
erzielt werden, da sich die anderen Zellen anschließend wieder vermehren und so zum Rezidiv
führen. Durch eine vorübergehende Tumorremission
werden jedoch die Beschwerden geringer, *Lebensqualität* und *Lebensdauer* können zunehmen.

Eine Möglichkeit der Wirkungssteigerung *ohne*
einen parallelen Anstieg der Toxizität besteht in der
intermittierenden Verabreichung von Zytostatika. Die
Erholungszeit der durch die Zytostatika geschädigten
normalen Gewebe (z.B. Knochenmark und Darmepithel) ist kürzer als die der Tumorzellen, so daß nach
einem entsprechenden Therapieintervall die normalen
Gewebe sich im Gegensatz zu dem Tumor bereits wieder erholt haben.

Darüber hinaus kann man heute durch die Gabe
koloniestimulierender Faktoren (s. S. 779 f.) im Anschluß an einen Therapiezyklus eine der wichtigsten
Nebenwirkungen der Chemotherapie, die Neutropenie, begrenzen. Das dadurch geringere Risiko
schwerer Infektionen erlaubt die Gabe der Zytostatika
in höherer Dosierung.

Wird bei einer Tumortherapie nicht nur zytostatisch
behandelt, sondern werden auch operative oder strah-
lentherapeutische Maßnahmen durchgeführt, so kann
die medikamentöse Therapie als

☐ *adjuvante* oder

☐ *neo-adjuvante*

Chemotherapie erfolgen.

Bei der adjuvanten Chemotherapie werden Zytostatika im Anschluß an eine Operation oder Bestrahlung zur Behandlung von Mikrometastasen und
Tumorresten eingesetzt. Die neo-adjuvante Chemotherapie dient der Schädigung des Tumors und der
Verkleinerung der Tumormasse *vor* der Operation
bzw. der Bestrahlung.

Der Applikationsart entsprechend wird ferner zwischen der

☐ *systemischen Behandlung* und

☐ *regionalen intraarteriellen Perfusion* des Tumor-
gewebes unterschieden.

Angriff von Zytostatika im Zellzyklus. Zum besseren Verständnis der Angriffspunkte der Zytostatika
und der sich bei der Chemotherapie des Krebses ergebenden Schwierigkeiten sei kurz auf das Zellwachstum und die Zellteilung eingegangen.

Beim sog. **Zellzyklus** (s. Abb. B 10–4) wird zwischen der

☐ *Mitosephase* und

☐ *Interphase*

unterschieden.

Die Interphase wird nochmals unterteilt in die

☐ sich an die Mitosephase anschließende G_1-Phase (*Wachstumsphase 1,* G von engl. growth = Wachstum),

☐ S-Phase *(Synthesephase)* und

☐ G_2-Phase *(Wachstumsphase 2).*

In der G_1-Phase werden vornehmlich Ribonucleinsäuren und Proteine synthetisiert, die Zelle wächst, bestimmte Zytoplasmastrukturen differenzieren aus. In der S Phase wird durch Neubildung der Desoxyribonucleinsäuren der Chromosomensatz verdoppelt und damit die Zellteilung vorbereitet. An die S-Phase schließt sich die postsynthetische Wachstumsphase (G_2-Phase) an. In ihr liegen die Chromosomen bereits in Form von Chromatiden vor.

Von den insgesamt vorhandenen Zellen ist nur ein Teil in diesem Teilungszyklus, der Rest befindet sich in der sog. G_0-Phase, d.h. von der Zellteilung her gesehen in Ruhe *(G_0-Pool).* Bei soliden Tumoren liegen oftmals ca. 90% aller Tumorzellen, bei einigen Systemtumoren jedoch nur 10% in der Ruhe-Phase vor.

Während Systemtumoren häufig ein exponentielles Wachstum aufweisen, verlangsamt sich bei soliden Tumoren die Wachstumsgeschwindigkeit mit zuneh-menender Tumormasse. Dies beruht auf einer Vergrößerung des G_0-Pools infolge des Sauerstoffmangels der Zellen, die eine größere Distanz zu den Kapillaren aufweisen. Eine Reduktion der Tumormasse durch die Behandlung kann daher u. U. das Wachstum beschleunigen.

Die *Dauer des Zellzyklus* wird von dem jeweiligen Zelltyp bestimmt. Sie beträgt im Mittel 48 Stunden, kann aber zwischen 15 und 120 Stunden variieren.

Dem Eingriff in den Zellzyklus entsprechend unterscheidet man

☐ *phasenspezifische* (phasenabhängige), d.h. nur in einer speziellen Zellzyklusphase wirkende, und

☐ *phasenunspezifische,* d.h. während des gesamten Zellzyklus wirkende

Zytostatika.

So greifen beispielsweise Colchicin und Vinca-Alkaloide (s.u.) nur in die Mitosephase ein (Mitose-hemmstoffe), während Alkylantien während aller Zellzyklusstadien wirksam sind. Im G_0-Pool befindliche Zellen können von allen Zytostatika *nicht* oder zumindest nur wenig angegriffen werden. Während es bis jetzt auch kaum gelingt, medikamentös Tumorzellen aus der G_0-Phase in die G_1-Phase zu überführen, kann man wenigstens teilweise durch Gabe von Mitosehemmstoffen eine vorübergehende Blockierung der Tumorzellen in der Mitose und damit eine gewisse Phasengleichheit erreichen (sog. **Synchronisation**). Die Therapie wird dann mit einem Interphasengift fortgesetzt.

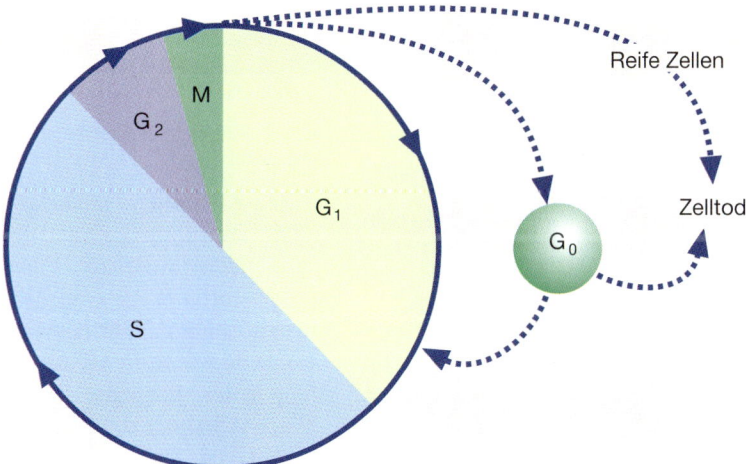

Abb. B 10–4. Zellzyklus in schematischer Darstellung. M Mitosephase; G_1 präsynthetische Wachstumsphase; S Synthesephase; G_2 postsynthetische Wachstumsphase; G_0 zytokinetische Ruhephase

Polychemotherapie. Die Behandlung mit Zytostatika erfolgt vorzugsweise durch *Kombination mehrerer Wirkstoffe.* Diese können dabei aus den oben angeführten Gründen nacheinander *(konsekutive Kombinationstherapie)* oder zusammen *(gleichzeitige Kombinationstherapie)* gegeben werden. Die Kombinationstherapie der Tumoren hat den entscheidenden Vorteil, daß die *Resistenzentwicklung* der Tumorzellen verzögert und eine *Wirkungssteigerung ohne Erhöhung des Toxizitätsrisikos* erreicht wird.

Die Fortschritte bei der Chemotherapie maligner Tumoren beruhen in hohem Maße auf diesen Erkenntnissen. Wenn es heute z.B. gelingt, die akute Lymphoblastenleukämie der Kinder zu heilen oder bei anderen Tumorerkrankungen zu langdauernden Remissionen zu kommen, so ist dies vor allem auf die Entwicklung von Therapieschemata mit der gleichzeitigen Gabe mehrerer Zytostatika zurückzuführen.

Nebenwirkungen von Zytostatika. Die hohe Toxizität der Zytostatika ist die zwangsläufige Folge des Angriffs an Strukturen, die im Organismus weitverbreitet vorkommen und lebenswichtige Funktionen ausüben. Die Begleiterscheinungen sind bei allen Substanzgruppen – von den Hormonen abgesehen – prinzipiell ähnlich. Sie werden daher in den folgenden Abschnitten nicht mehr einzeln aufgeführt.

☐ Besonders negativ wirkt sich, wie bereits erwähnt, die Schädigung der Gewebe mit hoher Proliferationsrate, der sog. Wechselgewebe, aus. Als Folge dieser Schädigung kommt es zu Leuko- und Thrombopenien, eventuell auch zu einem Abfall der Erythrozytenzahl. Ferner treten Magen-Darm-Störungen (Erbrechen, Entzündungen) und Appetitlosigkeit, Oberbauchbeschwerden, Resorptionsstörungen und Diarrhoe auf. Haarausfall ist ein weiteres häufiges Symptom. Leberschädigungen äußern sich in bindegewebigem Umbau von Leberparenchym (Leberfibrosen, Leberzirrhosen).

Zu achten ist auch auf

☐ die erhöhte Infektionsgefahr aufgrund der immunsuppressiven Wirkung sowie

☐ eine Hyperurikämie infolge des wegen der Zytolyse verstärkten Anfalls von Purinkörpern.

Bei der Abschätzung des Nutzen-Risiko-Verhältnisses ist außerdem zu berücksichtigen, daß – wie bereits erwähnt – von vielen Zytostatika kanzerogene Eigenschaften beschrieben wurden.

Kontraindikationen von Zytostatika. Wegen ihrer mutagenen, teratogenen und embryotoxischen Wirkungen dürfen Zytostatika in den ersten drei Schwangerschaftsmonaten nicht eingesetzt werden bzw. ist ein Schwangerschaftsabbruch zu erwägen.

10.1 Mitosehemmstoffe

Eine Hemmung des Zellzyklus ist durch Blockade der Mitose möglich. Dies gelingt durch eine Störung im Aufbau des Spindelapparats, der für den Stofftransport in der Zelle unverzichtbar ist. Pharmaka können

☐ den *Aufbau der Kernspindeln hemmen* (z.B. Colchicin, Vinca-Alkaloide und ihre Derivate) oder

☐ ihren *Abbau blockieren* (Taxane).

Der Angriffspunkt ist in beiden Fällen die β-Untereinheit des Tubulindimers, allerdings sind die Bindungsstellen der genannten Pharmaka verschieden.

Colchicin. Einer der am längsten bekannten Mitosehemmstoffe ist das Herbstzeitlosenalkaloid Colchicin (s. S. 220), das während des Kernteilungsvorgangs in der Metaphase die Ausbildung der Teilungsspindel verhindert und zu polyploiden Kernen führt.

Wegen seiner geringen therapeutischen Breite wird es jedoch nicht mehr als Zytostatikum verwendet.

Einen ähnlichen Angriffspunkt besitzt das Antimykotikum Griseofulvin (s. S. 712 f.).

Vinca-Alkaloide. *Vinblastin* (Velbe®, Vinblastin R.P., Vinblastinsulfat-Gry) und *Vincristin* (Vincristin-biosyn, Vincristin Bristol, Vincristin Liquid, Lilly, Vincristin-sulfat R.P.), zwei Alkaloide aus Catharanthus roseus, sowie das partialsynthetisch aus Vinblastin gewonnene *Vindesin* (Eldisine®) hemmen die Zellteilung in der Metaphase. Darüber hinaus blockieren die Vinca-Alkaloide die DNA- und RNA-Synthese.

Trotz der nahen chemischen Verwandtschaft der Substanzen bestehen erhebliche Unterschiede im Wirkungsspektrum, der Pharmakokinetik und der Toxizität.

	R^1	R^2	R^3
Vinblastin	$-CH_3$	$-OCH_3$	$-\underset{O}{\overset{\;}{C}}-CH_3$
Vincristin	$-CHO$	$-OCH_3$	$-\underset{O}{\overset{\;}{C}}-CH_3$
Vindesin	$-CH_3$	$-NH_2$	$-H$

Die *Plasmahalbwertszeit* beträgt für Vinblastin und Vindesin ca. 24 Stunden, für Vincristin 85 Stunden. Die Substanzen werden biliär und renal eliminiert.

Hauptindikationen für Vinblastin sind die Lymphogranulomatose (Morbus Hodgkin) und andere maligne Lymphome, ferner das Kaposi-Sarkom bei AIDS. Das stärker toxische Vincristin wird insbesondere bei akuten lymphatischen Leukämien, Lymphomen, Melanomen und Brustkrebs eingesetzt. Vindesin ist zur Behandlung von Melanomen und Bronchialkarzinomen indiziert.

Die Richtdosen betragen – einmal wöchentlich pro m^2 Körperoberfläche – von Vinblastin 6 mg, von Vincristin 1,4 mg und von Vindesin 3 mg.

Bei Vincristin ist im Gegensatz zu Vinblastin und Vindesin nicht die Schädigung des Knochenmarks, sondern die neurotoxische Wirkung (periphere Neuropathie) der dosisbegrenzende Faktor.

Taxane. Taxane werden von verschiedenen Eiben-Arten gebildet. Der bislang einzige therapeutisch genutzte Wirkstoff dieser Gruppe ist das bei *soliden Tumoren* wirksame *Paclitaxel* (Taxol®). Es kommt in der Rinde der pazifischen Eibe (Taxus brevifolia) vor. Da der Bedarf aus dem natürlichen Vorkommen nicht gedeckt werden kann, wird Paclitaxel heute partialsynthetisch aus dem in europäischen Eibenarten (z.B. T. baccata) in hinreichenden Mengen vorhandenen Baccatin III hergestellt.

Wie oben bereits angedeutet, verhindert Paclitaxel die Desaggregation des Spindelapparats. In der G_2-Phase zum Stofftransport gebildete Spindeln können danach nicht mehr umgebaut werden, insbesondere entstehen in der Mitosephase keine Kernspindeln. Paclitaxel blockiert somit den Zellzyklus in der G_2- bzw. M-Phase, und die Zelle stirbt schließlich ab.

Im Rahmen der Behandlung kann eine Resistenzentwicklung eintreten. Sie beruht auf der Bildung von P170-Glykoprotein bzw. einer Strukturänderung der β-Untereinheit des Tubulindimers.

Paclitaxel wird zu ca. 90% an Plasmaproteine gebunden. Nur ein kleiner Anteil des Wirkstoffs (2–13%) erscheint unverändert im Harn, ein anderer Teil wird von Monooxygenasen hydroxyliert. Die *Halbwertszeit* wird mit 6–13 Stunden angegeben.

Angesichts der noch nicht abgeschlossenen weiterführenden klinischen Prüfungen ist Paclitaxel derzeit nur beim metastasierenden Ovarial- und Mamma-Karzinom – nach Versagen einer Standardtherapie – *indiziert*. Es führt bei etwa 30% der Patientinnen zu mehrwöchigen Remissionen.

Paclitaxel (Taxol®)

Die Dosierung beträgt als i.v. Infusion 175 mg/m^2 Körperoberfläche, eine Wiederholung der Therapie ist nach ca. 3 Wochen möglich. Zur Vermeidung von Unverträglichkeitsreaktionen ist eine Prämedikation mit Dexamethason sowie einem H_1- und einem H_2-Antihistaminikum durchzuführen.

Sofern Unverträglichkeitsreaktionen, die z T durch den Lösungsvermittler Cremophor EL bedingt sind, durch die genannte Prämedikation verhindert werden, ist die Verträglichkeit von Paclitaxel vergleichsweise gut. Als *Nebenwirkung* kann neben einer kurzfristigen Knochenmarkssuppression eine periphere Neuropathie auftreten.

Bei bekannter Überempfindlichkeit gegenüber Paclitaxel oder Cremophor EL ist die Behandlung mit Paclitaxel *kontraindiziert*.

Ein weiterer Mitosehemmstoff ist das auf S. 761 beschriebene Podophyllotoxin.

Chemotherapie maligner Tumoren

B10

10.2 Alkylierende Zytostatika

Unter diesem Begriff werden reaktionsfähige, meist bifunktionelle Zytostatika zusammengefaßt, deren phasenunspezifische Wirkung vor allem auf der Alkylierung von Nucleinsäuren beruht. Nach Aktivierung zu Carbokationen reagieren diese Stoffe außer mit Proteinen u.a. mit Guanin der Desoxyribonucleinsäuren und führen zu multiplen DNA-Veränderungen (Vernetzung von DNA-Strängen = cross-link-Bildung, abnormer Basenpaarung, Spaltung von DNA-Ketten usw.). Dadurch wird die Nucleinsäure-Reduplikation und damit die Zellteilung beeinträchtigt. Die Auswirkung dieser Stoffe gleicht bei mikroskopischer Untersuchung der Zellteilungsvorgänge dem Effekt ionisie-render Strahlen. Man bezeichnet sie daher auch als *Radiomimetika*.

Wie die ionisierenden Strahlen besitzen die alkylierenden Substanzen sowohl tumorhemmende als auch kanzerogene Eigenschaften.

10.2.1 Stickstofflost-Derivate

Lost, Dichlordiethylsulfid, wurde im ersten Weltkrieg als Gelbkreuzkampfstoff eingesetzt. Bei der Autopsie der Gefallenen stellte man neben schweren Reizungen der Haut und des Respirationstraktes eine Schädigung aller stark proliferierender Gewebe, besonders des Knochenmarks, fest. Aufgrund dieses Befundes wurde Lost als Krebschemo-

Tab. B 10–2. Stickstofflost-Derivate

Strukturformel	Internationaler Freiname (Handelspräparat)	Indikationen	Richtdosen
	Cyclophosphamid (Cyclophosphamid-biosyn, Cyclostin®, Endoxan®)	Leukosen, Morbus Hodgkin, Non-Hodgkin-Lymphome, Plasmozytom, Bronchial-, Mamma- und Ovarialkarzinome	200 – 300 mg täglich i.v. oder peroral
	Trofosfamid (Ixoten®)	Ähnlich wie Cyclophosphamid	100 mg täglich peroral
	Ifosfamid (Holoxan®)	Hodentumoren, Weichteilssarkome, Bronchial-, Zervix- und Ovarialkarzinome	50 – 60 mg/kg täglich i.v. während 5 Tagen
	Melphalan (Alkeran®)	Plasmozytom, Melanome, Seminome, Mamma- und Ovarialkarzinome	10 mg täglich peroral während einer Woche; 1 mg/kg i. v.
	Chlorambucil (Leukeran®)	Chronische lymphatische Leukämie, Morbus Hodgkin, Mamma- und Ovarialkarzinome	0,1 mg/kg täglich peroral

Lost   Stickstofflost

therapeutikum in Betracht gezogen. Da er sich jedoch als zu toxisch erwies, wurde in der Folgezeit mit einer Analogsubstanz, dem Stickstofflost, weitergearbeitet. Ein Erfolg stellte sich aber erst dann ein, als die Reaktionsfähigkeit des Stickstofflosts durch Verringerung der Basizität (N-Oxid-Bildung oder Acylierung) herabgesetzt und damit gleichzeitig die Toxizität erniedrigt wurde.

Die heute verwendeten Stickstofflost-Derivate zeichnen sich dadurch aus, daß sie wesentlich untoxischer sind als Stickstofflost, nur noch eine geringe lokale Reizwirkung besitzen und daher meist auch oral gegeben werden können. In Tab. B 10–2 sind wichtige Vertreter dieser Substanzklasse zusammengestellt.

Besondere Bedeutung erlangten die 1,3,2 - Oxazaphosphorine Cyclophosphamid (Cyclophosphamidbiosyn, Cyclostin®, Endoxan®), Trofosfamid (Ixoten®) und Ifosfamid (Holoxan®).

Cyclophosphamid ist die bekannteste und zugleich am meisten verwendete Substanz dieser Reihe. Die in vitro nahezu unwirksame Verbindung (Prodrug) wird erst im Organismus in die eigentliche Wirkform umgewandelt. In der Leber erfolgt die Hydroxylierung zu 4-Hydroxy-Cyclophosphamid, das mit der ringoffenen Form, dem Aldophosphamid, im Gleichgewicht steht (s. Abb. B 10–5). Aus diesem entsteht nichtenzymatisch unter Abspaltung von Acrolein die am stärksten alkylierende Verbindung, das N,N-Bis (2-chlorethyl)-phosphorsäurediamid. Weitere Metaboliten sind 4-Oxo-Cyclophosphamid und Carboxyphosphamid, von denen nur Carboxyphosphamid noch eine geringe zytotoxische Aktivität besitzt.

In ähnlicher Weise werden auch Trofosfamid und Ifosfamid bioaktiviert.

Zur Vermeidung der durch die Abspaltung von Acrolein bedingten urotoxischen Nebenwirkung der Oxazaphosphorine (hämorrhagischen Zystitis, Induktion von Blasenkarzinomen) kann *Mesna* (Natrium-2-mercaptoethansulfonat; Uromitexan®) gegeben werden, das mit Acrolein ein nicht toxisches, renal ausscheidbares Additionsprodukt bildet. Mesna verringert außerdem den Abbau von 4-Hydroxy-Cyclophosphamid im Urin.

Abb. B 10–5. Biotransformation von Cyclophosphamid

Allerdings sind dabei als Nebenwirkung von Mesna allergische Reaktionen vom Spättyp zu beachten, die vor allem bei niedrig dosierter Cyclophosphamid-Therapie auftreten, wenn große Mengen von unverändertem Mesna im Körper vorliegen.

Wie in Tab. B 10–2 angegeben, sind Oxazaphosphorine bei zahlreichen Tumorformen indiziert. Die Therapie wird in der Regel mit intravenösen Injektionen in der Klinik begonnen und später auf orale Gaben umgestellt.

Wegen seiner starken immunsuppressiven Wirkung dient Cyclophosphamid ferner zur Verhinderung einer Transplantatabstoßung sowie - in niedriger Dosis - zur Behandlung von Autoimmunkrankheiten.

10.2.2 Ethylenimin-Derivate (Aziridine)

Die als Zytostatika verwendeten Ethylenimin-Verbindungen besitzen ähnliche Wirkungen, Indikationen und Nebenwirkungen wie die Stickstofflost-Derivate, erlangten aber nicht deren Bedeutung. Derzeit wird nur noch *Thiotepa* (Thiotepa „Lederle") verwendet. Es dient vorzugsweise zur Lokaltherapie oberflächli-

Thiotepa
(Thiotepa „Lederle")

cher Tumore der Harnblase bzw. von malignen Exsudaten (Pleuraerguß, Aszites).

Die *Dosierung* beträgt 30 – 60 mg einmal wöchentlich.

10.2.3 Busulfan

Busulfan (Myleran®) zeigt eine spezifische Hemmwirkung auf das myeloische System. Es wird bevorzugt zur Behandlung der chronischen myeloischen Leukämie eingesetzt.

Die *Standarddosis* beträgt 2 – 4 mg täglich oral während mehrerer Monate.

$$H_3C - SO_2 - O - (CH_2)_4 - O - SO_2 - CH_3$$

Busulfan (Myleran®)

10.2.4 N-Nitrosoharnstoff-Derivate

Weitere Alkylantien sind die N-Nitrosoharnstoff-Derivate *Carmustin* (BCNU; Carmubris®), *Lomustin* (C.C.N.U.; Cecenu®, Lomeblastin®) und *Nimustin* (ACNU®). Zusätzlich zu der Nitrosogruppe besitzen sie β-Chlorethyl-Reste und weisen damit Ähnlichkeit mit den N-Lost-Derivaten auf.

Abbauprodukte der Nitrosoharnstoffe hemmen darüber hinaus die DNA-Polymerase und damit auch die Reparatur von DNA-Schäden.

Infolge ihrer Lipophilie zeichnen sich die Nitrosoharnstoff-Derivate durch eine gute Penetration ins Zentralnervensystem aus.

Carmustin (Carmubris®)

Lomustin
(C.C.N.U.; Cecenu®, Lomeblastin®)

Nimustin (ACNU®)

Daher werden diese Verbindungen vor allem bei *Hirntumoren* eingesetzt. Weitere *Indikationen* sind Morbus Hodgkin sowie in Kombination mit anderen Zytostatika andere Neoplasmen.

Schwere Nebenwirkungen, insbesondere die Schädigung des Knochenmarks, begrenzen jedoch den Einsatz dieser Zytostatika.

Die *Richtdosen* betragen für Carmustin $100 - 200$ mg/m^2 i.v., für Lomustin 130 mg/m^2 oral und für Nimustin $90 - 100$ mg/m^2 i.v. Körperoberfläche. Die Behandlung kann nach 6 (–8) Wochen wiederholt werden.

10.2.5 Platin-Komplexe

Zu den Alkylantien im weiteren Sinn gehören ferner die Platinderivate **Cisplatin** (Cisplatin „Lederle", Cisplatin-Lösung Behring, Platiblastin®, Platinex®) und **Carboplatin** (Carboplat). Es handelt sich dabei um planare cis-Diamin-Komplexe mit zweiwertigem Platin als Zentralatom. Während Cisplatin zwei Chloridionen als Anionen besitzt, weist Carboplatin einen Cyclobutan-dicarboxylat-Rest auf. Infolge des Ersatzes der Chloridionen durch den Dicarboxylatliganden ist Carboplatin stabiler als Cisplatin.

Cisplatin
(Cisplatin „Lederle",
Cisplatin-Lösung
Behring, Platiblastin®,
Platinex®)

Carboplatin (Carboplat)

Die eigentliche Wirkform ist der elektrophile Aquo-Komplex, der vor allem *intrazellulär* aus Cisplatin und Carboplatin entsteht. Er bewirkt – weitgehend *phasenunspezifisch* – Vernetzungen von DNA-Strängen und hemmt auf diese Weise die Zellteilung. Bevorzugter Angriffspunkt ist – wie bei den Lost-Derivaten – N-7 des Guanins. Anders als die Lost-

Derivate führen die Platin-Komplexe aber bevorzugt zu Quervernetzungen von Einzelsträngen. Inwieweit dieser Unterschied klinische Relevanz besitzt, ist bislang unbekannt. Infolge der höheren Stabilität tritt die Wirkung von Carboplatin langsamer ein und hält länger an als bei Cisplatin.

Indikationen sind Ovarial-, Zervix-, Endometrium-, Prostata-, Hoden-, Blasen-, Bronchial- und Plattenepithelkarzinome, ferner Karzinome im Kopf- und Halsbereich sowie Melanome und Sarkome. Bei Hodentumoren sind selbst im fortgeschrittenen Stadium durch diese Pharmaka vollständige Remissionen möglich.

Die *Dosierung* beträgt für Cisplatin $50 - 75(-120)$ mg/m^2, für Carboplatin 400 mg/m^2 Körperoberfläche als i.v. Kurzinfusion. Entsprechend dem klinischen Verlauf wird die Behandlung nach etwa 4 Wochen wiederholt.

Hinsichtlich der Wirksamkeit ist Carboplatin dem Cisplatin zumindest gleichwertig, bezüglich der *Nebenwirkungen* dagegen überlegen. Bei Cisplatin steht die schwere *Nierenschädigung* mit z.T. irreversiblem Nierenversagen im Vordergrund. Durch ausreichende Hydratation mit physiologischer Kochsalzlösung unter Zusatz von Glucose kann die Nephrotoxizität deutlich herabgesetzt werden. Gleiches gilt für die Ototoxizität. Eine weitere schwere Nebenwirkung ist *starkes Erbrechen,* das durch die Gabe von 5-HT$_3$-Antagonisten (s. S. 393) günstig beeinflußt werden kann.

Carboplatin besitzt eine deutlich geringere Nephro- und Ototoxizität, und auch Übelkeit und Erbrechen sind weniger ausgeprägt als bei Cisplatin. Dosislimitierend ist bei Carboplatin die *Knochenmarksdepression,* die die von Cisplatin übertrifft. Daher ist bei Carboplatin ein längeres therapiefreies Intervall als bei Cisplatin erforderlich.

10.2.6 Sonstige alkylierende Zytostatika

Ebenfalls zu den Alkylantien werden *Procarbazin* und *Dacarbazin* gerechnet. Zur Alkylierung der DNA sollen diese Stoffe nicht selbst, sondern ihre Metaboliten befähigt sein.

Procarbazin (Natulan®)

Dacarbazin (D.T.I.C.; Detimedac®)

Procarbazin. Das Methylhydrazin-Derivat *Procarbazin* (Natulan®) wird im Organismus zu zytotoxischen Metaboliten biotransformiert, denen die wesentlichen Wirkungen der Substanz (Chromatinbrüche, DNA-Veränderungen) zugeschrieben werden.

Procarbazin eignet sich besonders zur Therapie des Morbus Hodgkin, es wird ferner bei Lympho- und Retikulosarkomen eingesetzt.

Die *Dosierung* beträgt 50 – 300 mg täglich.

Dacarbazin (Imidazolcarboxamid, D.T.I.C.; Detimedac®), ursprünglich als Purin-Antimetabolit synthetisiert, ist zur Behandlung des metastasierenden Melanoms sowie des Morbus Hodgkin *indiziert.*

Die *Dosierung* beträgt 250 – 400 mg/m^2 Körperoberfläche i.v.

10.3 Antimetaboliten

Antimetaboliten verdrängen natürliche Stoffwechselbausteine (Metaboliten) und führen zur Bildung *funktionsuntüchtiger Makromoleküle,* oder sie *blockieren Enzyme* durch Komplexbildung. In beiden Fällen werden dadurch der Stoffwechsel und die Zellteilung gestört. Ihre Wirkung ist weitgehend *unspezifisch,* d.h. der Stoffwechsel aller sich schnell teilender Zellen wird in gleicher Weise betroffen. Aus diesem Grund sind Antimetaboliten hochtoxisch, was ihre Anwendung einschränkt.

10.3.1 Folsäureantagonisten

Durch geringfügige chemische Abwandlung der Folsäure wurden Folsäureantagonisten erhalten, die eine wesentlich höhere Affinität zur Dihydrofolsäure-Reduktase als Folsäure selbst besitzen und auf diese Weise die Übertragung von Einkohlenstoff-Fragmenten (s. S. 410 f.) verhindern. Die Folge ist eine gestörte Nucleinsäuresynthese.

Methotrexat (Farmitrexat®, Lumexon®, Methotrexat medac, Methotrexat „Lederle", Methotrexat R.P.) ist der einzige im Handel befindliche Folsäureantagonist.

Es wird vorwiegend bei akuten Leukämien, Chorionepitheliom und verschiedenen Karzinomen eingesetzt. [In *niedriger Dosierung* (7,5 mg einmal wöchentlich; Handelspräparat Lantarel®) ist es ferner bei Autoimmunerkrankungen (s. S. 217 f.), insbesondere schweren Formen der chronischen Polyarthritis (s. S. 211 f.), sowie schwerer, therapieresistenter Psoriasis (s. S. 608) *indiziert.*]

Die *Dosierung* hängt in hohem Maße von der Art des Tumors und vom Behandlungsschema ab. Bei den heute z.T. verwendeten Hochdosierungen (1 – 20 g) wird davon ausgegangen, daß zunächst die Tumorzellen und erst später andere Körperzellen durch Methotrexat beeinflußt werden und es dadurch möglich ist, durch *rechtzeitige Gabe des Antidots Folinsäure* (Formyl-tetrahydrofolsäure, Citrovorum-Faktor; Leucovorin®, Rescuvolin®) die Körperzellen vor der Zerstörung zu bewahren (sog. Citrovorum-Faktor-Rescue).

Die starke antineoplastische Wirkung solch exzessiver Methotrexat-Gaben beruht darauf, daß Methotrexat in hoher intrazellulärer Konzentration auch die für die Resistenzentwicklung verantwortliche niedrigaffine Dihydrofolsäure-Reduktase zu hemmen vermag.

$R^1 = - OH,$ $R^2 = - H$:   Folsäure

$R^1 = - NH_2,$ $R^2 = - CH_3$:   Methotrexat (Farmitrexat®, Lumexon®, Methotrexat medac, Methotrexat „Lederle", Methotrexat R.P.)

10.3.2 Antagonisten von Purin- und Pyrimidin-Basen

Zu den Purin-Analogen gehören *Mercaptopurin, Tioguanin* und *Pentostatin,* zu den Pyrimidin-Analogen *Fluorouracil* und *Cytarabin.*

Mercaptopurin (6-Mercaptopurin; Puri-Nethol®) kann entweder als Adenin- oder Hypoxanthin-Analogon (Ersatz der NH$_2$-Gruppe des Adenins bzw. der OH-Gruppe des Hypoxanthins durch eine SH-Gruppe) aufgefaßt werden. Es wirkt als kompetitiver Hemmstoff bei der Purinbiosynthese. Die intrazelluläre Wirkform ist das *6-Mercaptopurin-ribonucleotid.* Durch die Hemmung verschiedener Enzyme, u.a. der Adenylosuccinat-Synthetase und der Phosphoribosylpyrophosphatamido-Transferase, werden die DNA- und RNA-Synthese unterdrückt. Mercaptopurin wird ferner zu etwa 30% in Form falscher Nucleotide in die DNA eingebaut.

Durch Hemmung der Xanthinoxidase beeinträchtigt *Allopurinol* (s. S. 221 f.), das häufig zur Behandlung der im Rahmen einer Zytostatikatherapie auftretenden sekundären Hyperurikämie eingesetzt wird, den Abbau von Mercaptopurin und erhöht dessen Toxizität. Daher muß bei gleichzeitiger Gabe der beiden Substanzen eine Dosisreduktion von Mercaptopurin vorgenommen werden.

Tioguanin (6-Thioguanin; Thioguanin-Wellcome®) wird ebenfalls in das Ribonucleotid überführt und besitzt als solches ähnliche Wirkungen wie Mercaptopurin.

Pentostatin (Nipent®) ist ein Analogon von Hypoxanthin, bei dem der Sechsring des Purins um ein Kohlenstoffatom erweitert wurde. Pentostatin *hemmt* das im lymphatischen Gewebe, insbesondere in T-Zellen, mit hoher Aktivität vorliegende Enzym *Adenosindesaminase.* Dadurch kommt es zur Anreicherung von Desoxy-Adenosintriphosphat (dATP), das die DNA-Synthese durch Wechselwirkung mit der Ribonucleotid-Reduktase blockiert.

Fluorouracil (5-Fluoruracil; 5-FU medac, 5-Fluorouracil-biosyn, Fluroblastin®, 5-FU „Lederle") ist ein Uracil bzw. Thymin-Antagonist, da Fluorouracil nach Umwandlung in 5-Fluordesoxyuridin-Monophosphat die Thymidilatsynthetase und damit die Methylierung von Desoxyuridylsäure zu Thymidylsäure blockiert. Die Folge ist eine Hemmung der DNA-Synthese. Daneben wird 5-Fluordesoxyuridin-Monophosphat als falscher Baustein in die RNA eingebaut.

Cytarabin (Cytosin-arabinosid; Alexan®, Udicil®) unterscheidet sich von Cytidin nur durch die Stellung der Hydroxylgruppe an C-2. (Die Ribose ist durch die epimere Arabinose ersetzt.) Cytarabin interferiert mit der DNA-Synthese. Es wird in phosphorylierter Form in die DNA eingebaut und stört so deren weitere Replikation. Ferner hemmt es (als Triphosphat) die DNA-Polymerase.

Mercaptopurin, Tioguanin und Cytarabin sind vor allem bei akuten Leukämien sowie akuten Schüben chronischer Leukämien *indiziert.* Pentostatin dient zur Behandlung der Haarzelleukämie, Fluorouracil zur Palliativbehandlung sonst nicht mehr beeinflußbarer Karzinome (insbesondere gastrointestinaler Karzinome, Mammakarzinome).

Die *Tagesdosen* betragen für Mercaptopurin 2,5 mg/kg, Tioguanin 2 – 2,5 mg/kg, Fluorouracil 12 mg/kg und für Cytarabin 2 – 6 mg/kg täglich während 5(–7) Tagen. Von Pentostatin werden 4 mg/m^2 alle zwei Wochen gegeben.

Von Fluorouracil steht mit Efudix® auch eine topische Zubereitung zur Verfügung, die bei aktinischen Keratosen sowie nicht operablen Hauttumoren indiziert ist.

Chemotherapie maligner Tumoren

B10

R^1 = – H R^2 = – NH$_2$: Adenin
R^1 = – H R^2 = – OH: Hypoxanthin
R^1 = – H R^2 = – SH: Mercaptopurin (Puri-Nethol®)
R^1 = – NH$_2$ R^2 = – SH: Tioguanin (Thioguanin-Wellcome®)

Pentostatin (Nipent®)

R = – H: Uracil
R = – CH$_3$: Thymin
R = – F: Fluorouracil

Cytarabin (Alexan®, Udicil®)

10.4 Zytostatisch wirksame Antibiotika

Einige Antibiotika, die wegen ihrer toxischen Eigenschaften nicht zur Behandlung bakterieller Infektionen verwendet werden, haben Eingang in die Therapie als Zytostatika gefunden.

Hierzu gehören u.a.

☐ *Actinomycine,*

☐ *Anthracycline* (besonders Daunorubicin, Doxorubicin, Idarubicin und Epirubicin),

☐ *Bleomycin* und

☐ *Mitomycine* (besonders Mitomycin C).

Obwohl synthetischen Ursprungs sollen hier auch

☐ das Anthrachinon-Derivat *Mitoxantron* und

☐ das Acridin-Derivat *Amsacrin*

behandelt werden, die in ihrer Wirkung den Anthracyclinen gleichen.

10.4.1 Actinomycine

Die erstmals 1940 von *Waksman* aus *Actinomyceten* isolierten *Actinomycine* sind Chromoproteide, die als gemeinsamen Chromophor ein Phenoxazonderivat enthalten, das mit verschiedenen cyclischen Peptid-Seitenketten verknüpft ist.

Dactinomycin (Lyovac-Cosmegen®)

Dactinomycin (Actinomycin D; Lyovac-Cosmegen) ist zur Behandlung von Chorion- und Hodenkarzinomen, Wilms-Tumoren sowie Rhabdomyosarkomen *indiziert.*

Die *Dosierung* beträgt täglich 10–15 µg/kg über 4 Tage. Die Behandlung wird nach 3–4 Wochen wiederholt.

10.4.2 Anthracycline

Diese aus *Streptomyces-Arten* isolierten Antibiotika gehören zu den besonders wichtigen Zytostatika. Ihre zytotoxische Wirkung, die in der S-Phase am stärksten ausgeprägt ist, beruht (u.a.) auf der

☐ *Interkalation in die DNA,* die zur Hemmung der Nucleinsäuresynthese führt,

☐ Induktion von Strangbrüchen durch *Hemmung der Topoisomerase II* (s. S. 686),

☐ *Biotransformation zu freien Radikalen,* welche ebenfalls Doppelstrangbrüche hervorrufen, sowie

☐ *Bindung an Bestandteile der Zellmembran,* die die Membranfluidität und -permeabilität erhöhen.

Der Einsatz der Anthracycline wird allerdings durch ihre *Kardiotoxizität* eingeschränkt. Diese ist mit der applizierten Gesamtdosis korreliert und häufig irreversibel. Vermutlich beruht die Herzschädigung im wesentlichen auf der Bildung von Radikalen.

Daunorubicin (Daunoblastin®), aus Streptomyces coeruleorubidus und peucetius isoliert, wird bei akuter myeloischer und akuter lymphatischer Leukämie angewandt.

Ein Prodrug von Daunorubicin ist *Zorubicin* (Zorubicin R.P.).

Idarubicin (Zavedos®), das 4-Desmethoxyderivat von Daunorubicin, kann aufgrund seiner höheren Lipophilie besser in die Zellen eindringen. Es wirkt stärker als die anderen Anthracycline, zur Wirkung trägt das durch Reduktion der Ketogruppe in der Seitenkette entstehende Idarubicinol bei.

Doxorubicin (Adriblastin®), eine weitere mit Daunorubicin chemisch nahe verwandte Substanz mit breitem Wirkspektrum, wird außer bei akuten Leukosen bei Lymphomen sowie verschiedenen Karzinomen und Sarkomen eingesetzt.

R^1= – OCH$_3$: R^2= – H: Daunorubicin (Daunoblastin®)

R^1= – OCH$_3$: R^2= – OH: Doxorubicin (Adriblastin®)

R^1= – H: R^2= – H: Idarubicin (Zavedos®)

Zorubicin (Zorubicin R.P.)

Epirubicin (Farmorubicin®), ein Epimer von Doxorubicin (4'-Epidoxorubicin), ist nach den bisherigen Untersuchungen weniger kardiotoxisch als Doxorubicin. Sein Wirkungsspektrum entspricht im wesentlichen dem der Muttersubstanz.

Anthracycline sind sowohl zur Behandlung von Systemtumoren als auch bei soliden Karzinomen *indiziert*, eine akute myeloische Leukämie kann oftmals damit geheilt werden.

Die *Dosierung* beträgt für Daunorubicin 30 – 60 mg/m^2 und für Idarubicin 12 mg/m^2 Körperoberfläche an drei Tagen, für Doxorubicin 60 – 75 mg/m^2 bzw. für Epirubicin 75 – 90 mg/m^2 als Einzeldosis. Die Behandlung wird nach 3 – 6 Wochen wiederholt. Wegen der kardiotoxischen Effekte soll die Gesamtdosis bei Daunorubicin und Doxorubicin 450 mg/m^2 und bei Epirubicin 700 mg/m^2 Körperoberfläche nicht übersteigen. Für Idarubicin kann eine maximale *Gesamtdosis* noch nicht angegeben werden.

Mitoxantron (Mitoxantron AWD, Novantron®)

Amsacrin (Amsidyl®)

10.4.3 Mitoxantron und Amsacrin

Mitoxantron (Mitoxantron ADW, Novantron®) und *Amsacrin* (Amsidyl®) wirken wie die Anthracycline durch *Interkalation in die DNA,* Mitoxantron ferner durch *Hemmung der Topoisomerase II* zytotoxisch. Radikale sollen dagegen nicht wesentlich zur Wirkung beitragen.

Indikationen sind insbesondere Leukämien, bei Mitoxantron ferner Lymphome und Mammakarzinome.

Die *Dosierung* beträgt für Mitoxantron als Einzeldosis 10–14 mg/m^2, für Amsacrin 90 mg/m^2 Körperoberfläche während 5 – 8 Tagen. Die Behandlung kann in Abständen von ca. 4 Wochen wiederholt werden.

Unter den *Nebenwirkungen* steht die Knochenmarksdepression im Vordergrund. Die kardiotoxische Wirkung ist geringer als bei Doxorubicin.

10.4.4 Bleomycin

Bleomycin (Bleomycinum Mack), das aus Streptomyces verticillus gewonnen wird, ist ein Glykopeptid-Komplex. Seine zytostatische Wirkung beruht wie bei den Anthracyclin-Derivaten auf der Interkalation in die DNA und der Bildung freier Radikale. Bleomycin ist gut wirksam bei epithelialen Tumoren, speziell bei Plattenepithelkarzinomen.

Die übliche *Dosierung* beträgt 15 – 60 mg wöchentlich.

Die Knochenmarkstoxizität und die immunsuppressive Wirkung sind gering, dagegen wurden Sklerodermien und Lungenfibrosen als *Nebenwirkungen* beobachtet.

Chemotherapie maligner Tumoren

B10

10.4.5 Mitomycin

Mitomycin (Mitomycin C; Mitomycin medac), das aus
Kulturen von Streptomyces caespitosus isoliert wird,
wirkt durch Alkylierung der DNA und Bildung freier
Radikale zytotoxisch.

Mitomycin ist zur Behandlung des Pankreas-
karzinoms indiziert. Die Dosis beträgt 10 mg einmal
wöchentlich.

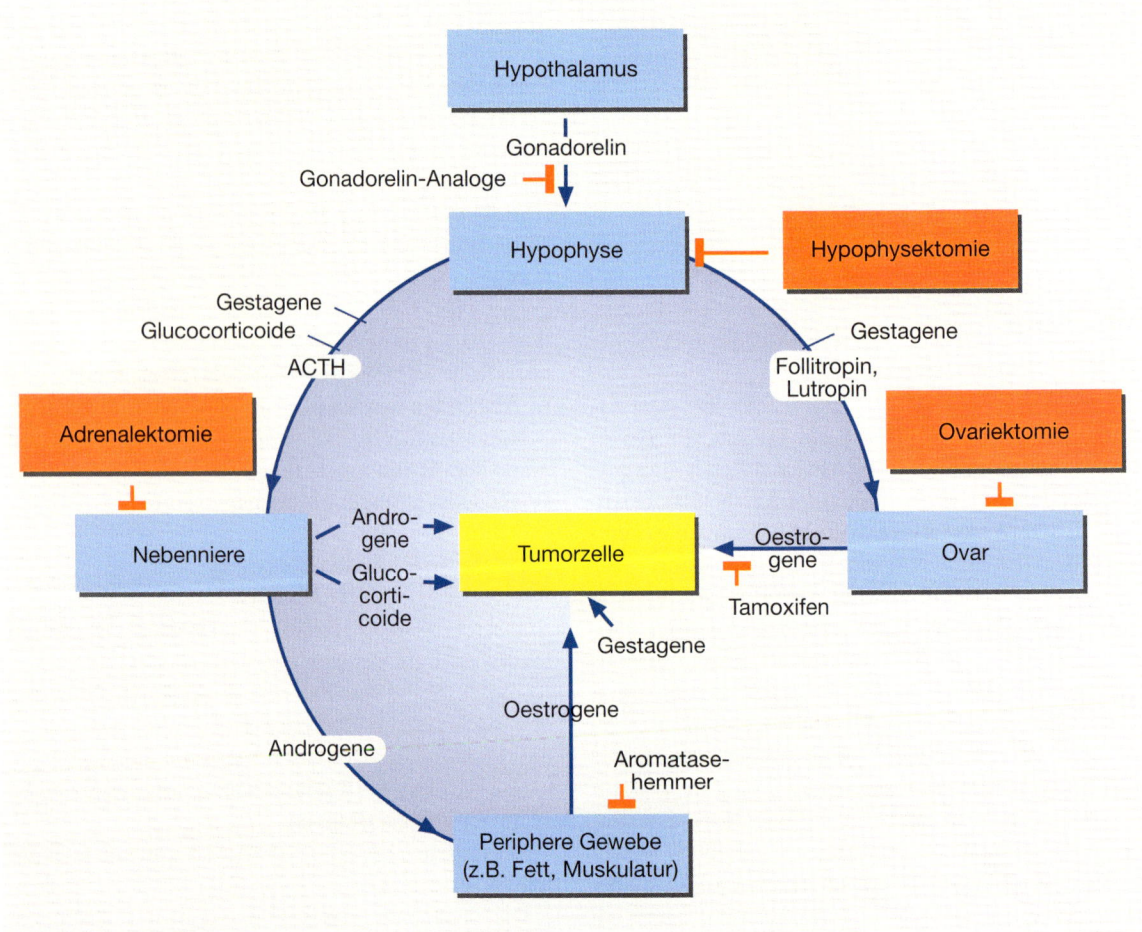

Mitomycin C (Mitomycin medac)

10.5 Hormone und Hormonantagonisten

Hormone und Hormonantagonisten sind keine
Zytostatika im eigentlichen Sinn, trotzdem können sie
mit Erfolg bei solchen Tumoren eingesetzt werden,
deren Wachstum hormonabhängig ist. Dies trifft in
hohem Prozentsatz u.a. für Prostata-, Mamma- und
Korpuskarzinome des Uterus zu, sofern deren

Abb. B 10–6. Möglichkeiten des Eingriffs in die hormonellen Regelkreise beim Mammakarzinom (modifiziert nach
Wander)

Entdifferenzierung nicht zu weit fortgeschritten ist, d.h. die Tumorzellen noch Hormonrezeptoren besitzen. Bei der Behandlung dieser sexualhormonabhängigen Tumoren unterscheidet man eine

☐ *ablative,*

☐ *additive* und

☐ *kompetitive*

Therapie.

Bei der ablativen Therapie werden die Keimdrüsen entfernt (Orchiektomie, Ovariektomie) oder ihre Hormonproduktion medikamentös ausgeschaltet. Bei der additiven Therapie werden (meist gegengeschlechtliche) Hormone appliziert, die in den hormonellen Regelkreis (s. Abb. B 10–6) eingreifen und so die endogene Hormonproduktion hemmen. Unter der kompetitiven Therapie versteht man die Behandlung mit Hormonantagonisten.

Der Hormonentzug hemmt die Zellproliferation und ist für einen Teil der Tumorzellen auch das Signal, Apoptose auszulösen. So weiß man heute beispielsweise, daß Oestrogene nach Bindung an ihren intrazellulären Rezeptor die Synthese von Wachstumsfaktoren bewirken, z.B. die von epidermalem Wachstumsfaktor (EGF), Insulin-like-growth-Faktoren (IGF) und transformierendem Wachstumsfaktor α (TGFα).

Diese Faktoren stimulieren autokrin und parakrin (s. S. 313) die Vermehrung der Tumorzellen eines Mammakarzinoms. Oestrogenentzug durch operative Entfernung der Ovarien, Zerstörung der Ovarien durch Bestrahlung oder Gabe entsprechender Pharmaka (GnRH-Analoga, Antioestrogene) wirkt somit antiproliferativ.

Diese Möglichkeiten des Eingriffs in die Regelkreise zur Reduktion der hormonellen Stimulation des Tumorwachstums sind in Abb. B 10 6 für das Mammakarzinom dargestellt. Unabhängig von der gewählten Methode kann bei etwa 30% der Frauen ein Mammakarzinom zur Remission gebracht werden. Daher orientiert sich die jeweils zu wählende Behandlung an den Nebenwirkungen.

In der Regel ist eine Hormontherapie für den Patienten deutlich weniger belastend als die Behandlung mit zytotoxischen Zytostatika. Dies gilt insbesondere für die Releasing-Hormon-Analogen und die nichtsteroidalen Hormonrezeptor-Antagonisten.

Im Gegensatz zur zytotoxischen Chemotherapie wird die Hormontherapie oft als Monotherapie durchgeführt.

10.5.1 Hypothalamushormone

Bei der klinischen Prüfung von synthetischen Gonadoliberin-Analogen auf fertilitätsfördernde Wirkung bei Männern wurde überraschenderweise eine paradoxe Wirkung festgestellt: Zwar kam es initial zu einer verstärkten Ausschüttung von Lutropin und Follitropin und einem damit verbundenen Anstieg des Testosteronblutspiegels, bei längerer Anwendung der Substanzen trat jedoch infolge einer Down-Regulation der entsprechenden Rezeptoren eine antigonadotrope Wirkung auf.

Zu diesen synthetischen Gonadoliberin-Analogen gehören die auf S. 317 f. beschriebenen Stoffe. Sie sind insbesondere zur palliativen Behandlung des fortgeschrittenen Prostatakarzinoms und beim Mammakarzinom *indiziert.*

Von *Buserelin* gibt man 7 Tage lang 3mal täglich (in achtstündigen Abständen) 0,5 mg s.c. Danach wird auf nasale Applikation umgestellt (3mal täglich vor und nach den Mahlzeiten je 0, 1 mg in jedes Nasenloch).

Goserelin steht als Implantat zu 3,6 mg zur Verfügung, das Dosierungsintervall beträgt 28 Tage. Von *Leuprorelin* und *Triptorelin* werden täglich 0,2 mg bzw. 0,5 – 1 mg s.c. injiziert.

Nebenwirkungen. Die unerwünschten Wirkungen der GnRH-Analoga wurden bereits auf S. 318 beschrieben.

Vorteilhaft im Vergleich zur Behandlung des Prostatakarzinoms mit Oestrogenen (s.u.) ist die geringere (bis fehlende) Feminisierung und das erniedrigte Risiko kardiovaskulärer Komplikationen. Zu Beginn der Therapie muß allerdings bei Patienten, die vorher nicht mit Hormonen behandelt wurden, infolge des vorübergehenden Anstiegs des Testosteronblutspiegels mit einer Verstärkung der Tumorsymptome, meist mit vermehrten Schmerzen im Bereich der Knochenmetastasen, gerechnet werden. Diesen kann durch die vorübergehende Gabe von Antiandrogenen (s. S. 382) vorgebeugt werden.

Beim Mammakarzinom kommt es dagegen nicht zu einer initialen Verschlechterung des Zustands. Da GnRH-Analoge auch nicht zur Zystenbildung führen (s. S. 370), eignen sie sich in besonderer Weise zum Einsatz in der Prämenopause.

10.5.2 Oestrogene und Antioestrogene

10.5.2.1 Oestrogene

Oestrogene wurden beim Prostatakarzinom früher viel verwendet, da durch Oestrogengaben das Tumorwachstum verzögert und die Metastasenbildung gehemmt werden. Gleichzeitig werden die Schmerzen gelindert. Seit der Einführung

Das Prostatakarzinom unterscheidet sich biochemisch von anderen Geweben durch die Bildung einer sauren Phosphatase. Es bestand daher die Hoffnung, daß durch die gesteigerte Phosphataseaktivität im Tumorgewebe eine stärkere Abspaltung von Phosphatgruppen als in den übrigen Körperzellen stattfinden würde und daher phosphorylierte Oestrogene weitgehend spezifisch gegen das Prostatakarzinom eingesetzt werden könnten. Aus diesem Grund wurde Diethylstilbestrol-diphosphat entwickelt. Neuere Untersuchungen haben jedoch ergeben, daß die Substanz schon vor Erreichen des Tumors nahezu vollständig dephosphoryliert wird, die Hypothese der selektiven Biotransformation in der Tumorzelle somit nicht zutrifft.

In Estramustin (Estracyt®) ist Oestradiol in Form eines Carbaminsäureesters mit Stickstofflost verknüpft. Stickstofflost entsteht nur in geringen Mengen und trägt daher zur Wirkung nicht wesentlich bei.

Nebenwirkungen sind beim *Mann* neben den bei den Gonadoliberin-Analogen beschriebenen Störungen kardiovaskuläre Komplikationen (Wasserretention, Thromboembolien, Herzinsuffizienz, Herzinfarkt), Gynäkomastie, Magenbeschwerden und Cholestase.

Bei *Frauen* rufen die Oestrogene insbesondere kardiovaskuläre Störungen sowie Vaginalblutungen hervor.

10.5.2.2 Antioestrogene

Zu den Antioestrogenen gehören die

□ *Oestrogenrezeptor-Antagonisten*, insbesondere Tamoxifen, sowie

□ *Aromatasehemmer*.

Oestrogenrezeptorantagonisten. *Tamoxifen,* ein Stilben-Derivat, blockiert die peripheren Wirkungen der Oestrogene durch Bindung an die Oestrogenrezeptoren. Daneben besitzt es eine geringe agonistische Restaktivität.

Bei oraler Gabe wird es relativ *langsam resorbiert,* die terminale *Halbwertszeit* ist länger als 7 Tage. Die *Ausscheidung* erfolgt vorwiegend biliär in Form von Metaboliten.

Fosfestrol
(Diethylstilbestrol-diphosphat, Honvan®)

Estramustin (Estracyt®)

Chlorotrianisen (Merbentul®)

von Gonadoliberin-Analogen und Antiandrogenen wird die Indikation zur Gabe von Oestrogenen bei der Behandlung des Prostatakarzinoms wesentlich zurückhaltender gestellt.

Daneben haben sich Oestrogene auch in einigen Fällen beim Mammakarzinom nach der Menopause als wirksam erwiesen. Als Ursache dieses (aus den in Abb. B 10–6 gezeigten Regelkreisen nicht zu erklärenden) Effekts wird eine verminderte Oestrogen- und vermehrte Gestagenrezeptorbildung und damit eine Zunahme des Differenzierungsgrads der Tumorzellen unter hohen Oestrogendosen angenommen.

Bei den genannten Indikationen werden

□ das *Depot-Oestrogen Chlorotrianisen* (Merbentul®),

□ *Fosfestrol* (Diethylstilbestrol-diphosphat; Honvan®) und

□ *Estramustin* (Estracyt®)

eingesetzt.

Tamoxifen
(Kessar®, Nolvadex®, Nourytam, Tamofen®,
Tamoxasta®, Tamox-Puren®, Zemide®)

Tamoxifen ist zur Behandlung des Mammakarzinoms *indiziert*, bei postmenopausalen Frauen ist es das Mittel der 1. Wahl.

Infolge der geringen akuten Nebenwirkungen versucht man heute auch, Tamoxifen bei Frauen mit besonders hohem Karzinomrisiko (z.B. gehäuftem familiärem Vorkommen des Mammakarzinoms) prophylaktisch einzusetzen. Allerdings sind dabei die Langzeitrisiken noch nicht endgültig geklärt.

Die *Dosierung* beträgt 20 (– 40) mg täglich.

Als *Nebenwirkungen* wurden neben Magen-Darm-Beschwerden Kopfschmerzen, Wasserretention, Hitzewallungen, Pruritus vulvae, Vaginalblutungen und Thrombozytopenien beschrieben. Derartige Begleiterscheinungen sind vergleichsweise selten und meist nicht schwerwiegend. Durch die reaktive Mehrausschüttung von Gonadotropinen können bei prämenopausalen Frauen Ovarialzysten auftreten.

Die Bildung reaktiver Metaboliten erhöht prinzipiell das Risiko für eine Tumorinduktion, so findet man nach Gabe von Tamoxifen gehäuft Endometriumkarzinome. Allerdings ist die Gesamttumorinzidenz, verglichen mit der unbehandelter Frauen, wegen der Abnahme der Häufigkeit eines zweiten Brustkrebses in der kontralateralen Brust geringer.

Osteoporose und koronare Herzkrankheit treten auch bei der Langzeittherapie mit Tamoxifen *nicht vermehrt* auf.

Handelspräparate: Kessar®, Nolvadex®, Nourytam, Tamofen®, Tamoxasta®, Tamox-Puren®, Zemide®.

Aromatasehemmer. *Aminoglutethimid* (Orimeten®), ein Glutarimid-Derivat, sowie die steroidalen Substanzen *Formestan* (Lentaron®) und *Testolacton* (Fludestrin®) blockieren die *Aromatase*. Dieses Enzym kommt nicht nur im Ovar, sondern auch in peripheren Geweben, z.B. in der Muskulatur, im Fettgewebe, aber auch in den Zellen eines Mammakarzinoms, vor. Es ist, wie auf S. 368 beschrieben, für die Synthese von Oestrogenen aus Androgenen essentiell. Durch Gabe eines Aromatasehemmers werden die Oestradiol- und Oestronblutspiegel stark gesenkt. Allerdings bestehen deutliche Unterschiede zwischen den drei Pharmaka:

Aminoglutethimid hemmt die Aromatase peripherer Gewebe, nicht aber das ovarielle Enzym. Daher eignet sich der Wirkstoff, sofern keine Ovariektomie durchgeführt wird, nur zur Behandlung des Mammakarzinoms in der Postmenopause. Die Wirkung ist unspezifisch, außer der Aromatase hemmt Aminoglutethimid auch andere Cytochrom-abhängige Monooxygenasen. Es interferiert daher in höheren Dosen auch mit der Progesteron- und Glucocorticoidsyn-

Aminoglutethimid (Orimeten®)

Testolacton (Fludestrin®)

Formestan (Lentaron®)

these. Bei den steroidalen Aromatasehemmern ist dies dagegen nicht der Fall.

Formestan gehört zu den *Suizidinhibitoren* (s. S. 659): Reaktive Metaboliten binden kovalent an das Enzym und blockieren dieses irreversibel. Testolacton besitzt neben der antioestrogenen auch eine androgene Wirkungskomponente.

Aminoglutethimid wird bei oraler Gabe *rasch* zu etwa 75% *resorbiert*. Die *Plasmahalbwertszeit* nimmt von zunächst 13 Stunden bei längerer Behandlungsdauer auf etwa 7 Stunden ab. Der Hauptmetabolit ist das N-Acetyl-Derivat. Die Ausscheidung erfolgt vorwiegend renal.

Formestan wird glucuronidiert, die *Halbwertszeit* beträgt 3 – 7 Stunden.

Aromatasehemmer sind zur Behandlung des Mammakarzinoms bei Frauen in der Postmenopause oder nach Ovariektomie *indiziert*, Aminoglutethimid auch zur Behandlung des Cushing-Syndroms bei Tumoren der Nebenniere.

Die *Dosierung* beträgt für Aminoglutethimid heute nur noch 250 – 500 mg täglich. Aufgrund der in dieser

Dosis geringen Störung der Cortisolbildung kann auf die Cortisolsubstitution verzichtet werden. Von Testolacton werden täglich 150 – 200 mg oral, von Formestan 250 mg alle 14 Tage i.m. gegeben.

Als *Nebenwirkungen* können bei Aminoglutethimid Müdigkeit, Benommenheit, Ataxie, Schwindel, Übelkeit und Exantheme auftreten. Bei Testolacton stehen Erytheme, Blutdruckanstieg und Parästhesien, bei Formestan die lokale Unverträglichkeit am Injektionsort im Vordergrund.

Durch Enzyminduktion beschleunigt Aminoglutethimid die Elimination von Tamoxifen. Die Kombination der beiden Antiöstrogene erhöht die Wirksamkeit *nicht.*

10.5.3 Gestagene

Corpus-luteum-Hormone hemmen das Wachstum der Zellen von Endometriumkarzinomen des Uterus, können diese z.T. sogar zerstören. Auch bei einigen anderen Tumoren (s.u.) wirken Gestagene wachstumshemmend. Zur Tumortherapie dienen insbesondere

☐ *Medroxyprogesteronacetat* (Clinovir®, Farlutal®) und

☐ *Megestrolacetat* (Megestat®, s. S. 372).

Der *Mechanismus* der zytostatischen Wirkung von Gestagenen ist noch nicht vollständig aufgeklärt, jedoch werden die *antioestrogenen* Effekte (Abnahme der Oestrogenrezeptoren der Tumorzellen, beschleunigte Oxidation von Oestradiol zu dem schwächer wirksamen Oestron, verminderte Oestrogenbildung, s. Abb. B 10–6) als besonders wesentlich erachtet.

Gestagene sind beim Endometrium- und fortgeschrittenen Mammakarzinom, Prostatakarzinom und Hypernephrom *indiziert.*

Die *Dosierung* beträgt von Medroxyprogesteronacetat bis zu 1 g, von Megestrolacetat 160–320 mg täglich oral.

Nebenwirkungen sind Vaginalblutungen, Amenorrhoe und Gewichtszunahme. Ferner steigt das Thromboserisiko.

10.5.4 Antiandrogene

Antagonisten der männlichen Sexualhormone sind

☐ *Cyproteronacetat* (s. S. 382) und

☐ *Flutamid* (Fugerel®).

Sie binden, wie auf S. 382 beschrieben, an den Androgenrezeptor, besitzen jedoch keine intrinsische Aktivität. Aufgrund seiner gestagenen Wirkungskomponente senkt Cyproteronacetat zudem über den hormonellen Rückkopplungsmechanismus den Testosteronblutspiegel. Dieser Effekt fehlt bei dem nichtsteroidalen Flutamid.

Antiandrogene sind wie die Gonadorelin-Analogen (s. S. 757 f.) zur Behandlung des fortgeschrittenen Prostatakarzinoms *indiziert.*

Die häufigste *Nebenwirkung* ist eine Gynäkomastie. Daneben können kardiovaskuläre Störungen, Übelkeit und Appetitlosigkeit, verringerte Libido und Spermienproduktion sowie Leberschädigungen auftreten.

Da Flutamid den Testosteronspiegel nicht senkt, führt es nur selten zu Potenzstörungen.

Flutamid (Fugerel®)

10.5.5 Glucocorticoide

Glucocorticoide können aufgrund ihrer antiproliferativen Wirkung bei verschiedenen Tumoren (Leukämien, Lymphomen, Hirntumoren, Mammakarzinomen) eingesetzt werden. Insbesondere bei der akuten Leukämie, aber auch bei einigen Mammakarzinomen wurden Glucocorticoidrezeptoren in den Tumorzellen nachgewiesen. Jedoch geht man heute davon aus, daß diese Rezeptoren nicht allein für die Wirksamkeit der Glucocorticoide verantwortlich sind. Vermutlich reduzieren Glucocorticoide auch über eine Hemmung der ACTH-Sekretion die Oestrogenbildung (s. Abb. B 10–6) und tragen so zur Remission des Mammakarzinoms bei.

10.6 Sonstige Zytostatika

Podophyllin-Derivate. *Podophyllotoxin* (Condylox®) ist ein aus Podophyllum peltatum gewonnener Naturstoff. *Etoposid* (Vepesid®) und *Teniposid* (VM-26 Bristol) sind partialsynthetisch hergestellte Podophyllotoxinglykoside.

Während Podophyllotoxin selbst als typischer Mitosehemmstoff wirkt, blockieren seine Derivate durch Hemmung der Topoisomerase II den Zellzyklus in der S- und G_2-Phase.

Podophyllotoxin dient zur Lokaltherapie von Condylomata acuminata.

Etoposid und Teniposid sind bei malignen Lymphomen *indiziert.* Etoposid wird ferner bei Leukämien und Melanomen, daneben bei Bronchialkarzinomen, Hodentumoren, Chorionkarzinomen sowie beim Kaposi-Sarkom eingesetzt.

Podophyllotoxin (Condylox®)

Die *Dosierung* von Etoposid beträgt oral 300, i.v. 120 mg/m^2 Körperoberfläche an 5 Tagen alle 3–4 Wochen. Von Teniposid werden an fünf Tagen jeweils 30 mg/m^2 Körperoberfläche gegeben. Nach 10 Tagen Pause folgen weitere (insgesamt 6–10) Behandlungszyklen.

Asparaginase. Die Unterschiede im biochemischen Verhalten von normalen Zellen und Tumorzellen sind im allgemeinen so klein, daß die Aussicht, daraus therapeutische Ansatzpunkte zu gewinnen, sehr gering erschien. Gewisse Leukämie- und Tumorzellarten sind aber – im Gegensatz zu normalen Zellen – für ihren Stoffwechsel auf die Zufuhr von Asparagin angewiesen, da ihnen das Enzym Asparaginsynthetase fehlt. Behandelt man solche Tumorformen mit Asparaginase, die Asparagin zu Asparaginsäure

hydrolysiert, so werden diese durch Erniedrigung des Asparagingehalts im Plasma bzw. in der Extrazellularflüssigkeit in ihrem Wachstum gehemmt. Leider kommt es jedoch relativ rasch zu einer Resistenzentwicklung.

Im Handel befindet sich Asparaginase, die aus Kulturen von E. coli gewonnen wird (Asparaginase medac).

Ihr *Indikationsbereich* umfaßt vor allem verschiedene Leukosen.

Als *Nebenwirkungen* sind u.a. Erbrechen, Fieber, Leberfunktions- und Gerinnungsstörungen, Abnahme der Leukozyten und Thrombozyten sowie allergische Reaktionen zu nennen.

Hydroxyharnstoff (Litalir®) hemmt die Ribonucleosiddiphosphat-Reduktase. Der Übergang der Zellen von der G_1- in die S-Phase wird blockiert. Auf diese Weise wird eine Synchronisation des Tumorzellwachstums erreicht.

Die Substanz wird bei Melanomen, chronischer myeloischer Leukämie, Polyzythämie und anderen neoplastischen Erkrankungen angewandt.

Die *Richtdosis* beträgt 20 – 30 mg/kg täglich.

Miltefosin (Miltex®), ein Alkylphosphocholin, weist strukturelle Ähnlichkeiten zu Phospholipiden auf. Es lagert sich in Zellmembranen ein und soll dadurch die Aktivität der Proteinkinase C hemmen, eines Enzyms, das wesentlich zur Hyperproliferation der Tumorzellen beiträgt.

Es dient zur palliativen Behandlung von Hautmetastasen des Mammakarzinoms, sofern andere Maßnahmen keinen Erfolg zeigen. Dazu wird eine 6 %ige Lösung zweimal täglich auf die befallenen Hautareale aufgetragen.

Chemotherapie maligner Tumoren

B10

Miltefosin (Miltex®)

10.7 Radioaktive Isotope

Die Therapie maligner Tumoren mit radioaktiven Isotopen ist eine Variante der üblichen Strahlentherapie. Das Gewebe wird hierbei nicht von außen bestrahlt, sondern die Strahlungsquelle wird in den Organismus eingebracht. Es treten dieselben Wirkungen und Nebenwirkungen wie nach einer Röntgenbestrahlung auf, doch kann in einigen Fällen mit Radioisotopen eine gezieltere Bestrahlung durchgeführt werden.

Radioaktiver Phosphor (^{32}P, β-Strahler mit einer Halbwertszeit von 14 Tagen) wird als Phosphat zur Behandlung der Polyzythämie verwendet. Die Initialdosis beträgt 2,5 – 5 Millicurie. Vollremissionen, die mehrere Jahre anhalten, werden in einem hohen Prozentsatz der Fälle erreicht, doch treten bei längerer Behandlung nicht selten Leukämien auf.

Radioaktives Iod (^{131}I, β- und γ-Strahler mit einer Halbwertszeit von 8 Tagen) kann zur Bestrahlung von Schilddrüsentumoren eingesetzt werden, da die Schilddrüse eine hohe Affinität zu Iod besitzt und daher nach kurzer Zeit die Hauptmenge des Iods speichert (s. S. 328). Leider ist aber das Tumorgewebe in vielen Fällen nicht mehr in der Lage, Iod in demselben Maße wie normales Schilddrüsengewebe anzureichern. Man kann zwar die Iodaufnahme durch Vorbehandlung mit Thyrotropin steigern, doch ist die Gefahr einer Strahlenschädigung anderer Organe bei der erforderlichen hohen Dosierung (0,25 Millicurie/g geschätztes Tumorgewebe) auch dann noch beträchtlich.

11 Immunsystem und immunologisch wirksame Stoffe

11.1 Grundlagen der Immunabwehr

Für die Abwehr potentiell schädlicher Stoffe oder Mikroorganismen stehen dem Organismus

☐ *unspezifische* und
☐ *spezifische Abwehrmechanismen*

zur Verfügung, an denen sowohl

☐ *humorale* als auch
☐ *zelluläre* Prozesse

beteiligt sind. Während bei den unspezifischen Mechanismen ein Fremdstoff auch ohne vorhergehenden Kontakt unschädlich gemacht werden kann, muß bei den spezifischen Mechanismen ein *Erstkontakt*, der die Bildung von Abwehrstoffen (Antikörpern) auslöst, vorangehen. Obgleich die beiden Systeme prinzipiell unabhängig voneinander arbeiten können, sind sie beim Zusammenwirken effizienter. So werden z.B. Mikroorganismen und ihre Toxine besonders gut eliminiert, wenn sie zunächst durch Antikörperbindung (spezifische Abwehr) neutralisiert und anschließend durch Makrophagen oder chemotaktisch angelockte Leukozyten zerstört werden (unspezifische Abwehr).

11.1.1 Unspezifische humorale Abwehr

Zur unspezifischen humoralen Abwehr gehören

☐ das *Komplementsystem*,
☐ *Lysozym*,
☐ die *Interferone* und
☐ die *Akute-Phase-Proteine*,

wobei einzelne Komponenten mehreren Systemen zugerechnet werden. So gehören z.B. die Komplementfaktoren C3 und C4 auch zu den Akute-Phase-Proteinen.

Komplementsystem. An der unspezifischen Abwehr von Krankheitserregern ist eine Reihe von Plasmafaktoren beteiligt. Hierzu gehört vor allem das *Kom-*

plementsystem, das aus mehr als 15 aktivierbaren Glykoproteinen besteht, die sowohl durch Antigen-Antikörper-Komplexe ("klassischer Weg") als auch Antikörper-unabhängig durch Oberflächenstrukturen mancher Mikroorganismen ("alternativer Weg") aktiviert werden können und in einer bestimmten Reihenfolge reagieren (s. Abb. B 11–1).

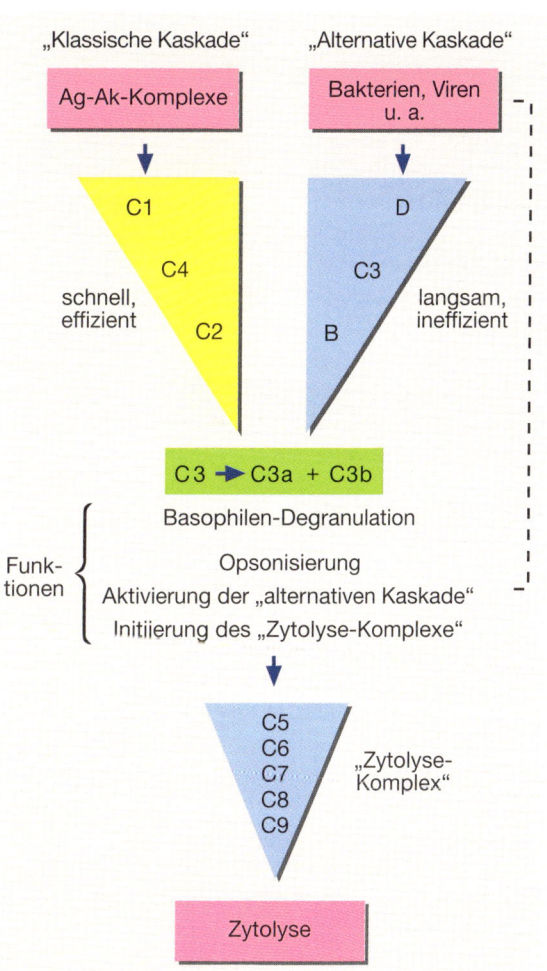

Abb. B 11–1. Aktivierungswege des Komplementsystems (nach Thews, Mutschler, Vaupel)

Immunsystem

B 11

Die Bezeichnung „Komplementsystem" geht auf die Beobachtung zurück, daß die durch Antigen-Antikörper-Reaktionen (s.u.) eingeleitete Wirkung gegen Mikroorganismen zu deren vollständiger Abtötung der „Komplementierung" durch bestimmte Serumbestandteile bedarf.

Die biologischen Leistungen des Komplementsystems bestehen in der

☐ *Erregerabwehr* und

☐ *Entzündungsvermittlung.*

Die *Erregerabwehr* beruht auf einer *Virusneutralisation, Opsonisierung* und *Zytolyse* (Bakteriolyse und Virolyse).

Unter Opsonisierung versteht man eine Förderung der Phagozytose durch das Einwirken bestimmter Substanzen *(Opsonine).* So wird beispielsweise die Phagozytose von Makrophagen durch Bindung der Komplement-Komponenten C3b und C5a an entsprechende Rezeptoren gesteigert.

Zytolyse wird dadurch erreicht, daß die Komplement-Komponenten C5 – C9 (s. Abb. B 11–1) transmembranäre Poren bilden, durch die, dem osmotischen Gradienten folgend, Flüssigkeit in die Zelle einströmt, so daß diese schließlich platzt.

Als *Entzündungsvermittler* wirken vor allem die Komponenten C3a und C5a. So induziert C5a eine Migration (Wanderung) neutrophiler Granulozyten, die lysosomale Enzyme und Arachidonsäurederivate (s. S. 394 ff.) sezernieren, zum Infektionsort (Chemotaxis). In der Folge kommt es zur Vasodilatation, Permeabilitätssteigerung und Ödembildung. C3a und C5a vermögen zudem die Gefäßpermeabilität durch Histaminfreisetzung aus basophilen Granulozyten bzw. Mastzellen zu erhöhen. (C5a ist das klassische Anaphylatoxin.) C3a setzt ferner Serotonin aus Thrombozyten frei. Außerdem wird eine direkte Wirkung dieser Peptide auf die Gefäßwand angenommen.

Ähnlich wie das Gerinnungssystem muß, damit die physiologische Funktion gewährleistet ist, auch das Komplementsystem exakt reguliert werden. Hierfür existieren *Regulatorproteine.*

Lysozym. Ein weiterer Faktor der unspezifischen humoralen Abwehr ist das in ähnlicher Weise wie das Komplementsystem wirkende Lysozym, das beim Zerfall phagozytierender Zellen frei wird. Es kann die Wände grampositiver Bakterien (Staphylokokken, Streptokokken u. a.) hydrolytisch spalten.

Interferone. Die an der Abwehr von Virusinfektionen *Interferone* beteiligten werden unter B 11.3 behandelt.

Akute-Phase-Proteine. Gewebeschädigungen führen zu einer vermehrten Bildung von *Akute-Phase-Prote-*

inen („Anti-Entzündungsproteinen"). Diese bauen Lipide zerstörter Zellen ab (z.B. das C-reaktive Peptid) oder wirken als Proteinasen-Inhibitoren (z.B. α_1-Antitrypsin). Letztere verhindern eine überschießende und damit lebensbedrohliche Aktivierung des Komplement-, Kallikrein-, Kinin-, Gerinnungs- und Fibrinolysesystems durch Proteasen der Granulozyten.

Zu den Akute-Phase-Proteinen werden ferner neben Komponenten des Komplementsystems (C3 und C4) auch *Transportproteine* (Haptoglobin, Coeruloplasmin) gerechnet.

11.1.2 Unspezifische zelluläre Abwehr

Phagozyten. Bestimmte Gruppen der weißen Blutkörperchen sind zur *amöboiden Migration* und zur *Phagozytose* befähigt. Hierzu zählen die

☐ *neutrophilen Granulozyten,*

☐ *eosinophilen Granulozyten* und

☐ *Monozyten* (s. S. 413).

Die beiden erstgenannten Zellarten werden unter der Bezeichnung **Mikrophagen** zusammengefaßt.

Die Blutzellen mit der ausgeprägtesten Phagozytoseaktivität sind die Monozyten. Sie werden zu den freien **Makrophagen** gezählt. *Fixierte* Makrophagen finden sich außerhalb der Blutgefäße im Bindegewebe und in vielen parenchymatösen Organen (Leber, Milz). Nach der Phagozytose im engeren Sinn kommt es durch Verschmelzung der *Phagosomen* mit *Lysosomen* zu *Phagolysosomen* zur endgültigen Elimination des phagozytierten Materials. Dabei werden die Fremdstoffe durch aktive Sauerstoffspezies, gebildet mittels lysosomaler Enzyme, oxidativ zerstört.

Der Beitrag der Makrophagen zur Abwehr geht jedoch über die Phagozytose weit hinaus. Als *Antigen-präsentierende Zellen* sind sie wesentlich an der spezifischen Immunantwort (s. S. 765), an allergischen Reaktionen sowie an der Transplantat- und Tumorabwehr beteiligt. Weiterhin synthetisieren sie verschiedene Enzyme, einige Komplementfaktoren, Interferone und Interleukin-1 (s. S. 777).

Natürliche Killerzellen (NK-Zellen). Zur unspezifischen zellulären Abwehr gehören ferner die *natürlichen Killerzellen,* große granulierte Lymphozyten, die insbesondere Virus-infizierte Zellen und Tumorzellen zerstören. Im Gegensatz zu den anderen Lymphozyten besitzen sie *keine Antigen-Rezeptoren.* Ihre Funktion ist also nicht zwingend mit Antigen-Antikörper-

Reaktionen (s.u.) verknüpft, dennoch erhöht die Bindung von Antikörpern an ihre Zielzellen ihre Aktivität wesentlich.

11.1.3 Spezifische humorale Abwehr

Neben der unspezifischen Abwehr verfügt der Organismus über Mechanismen, die spezifisch nur gegen einen bestimmten Fremdstoff *(Antigen)* gerichtet sind: Empfindet der Körper eine resorbierte oder parenteral zugeführte Substanz als fremd (antigen), bildet er dagegen Abwehrstoffe *(Antikörper).* Hierbei spielen *Lymphozyten* eine zentrale Rolle.

Aus *Stammzellen* des Knochenmarks entstehen laufend *immunologisch inkompetente Zellen,* die in das Blut abgegeben werden und zu ihren *Prägungsstellen* gelangen (s. Abb. B 11–2). Ein Teil dieser Zellen erfährt seine „Prägung" zu immunkompetenten Zellen im *Knochenmark* oder in der *Milz* bzw. – vor der Geburt – in der *fetalen Leber.* Die Zellen verlassen als sog. **B-Lymphozyten** dieses System wieder und sind von diesem Zeitpunkt an *immunologisch kompetent.* Sie gelangen über den Blut- und Lymphweg in bestimmte Be-

zirke von Milz und Lymphknoten und siedeln sich dort bevorzugt in den sog. *Keimzentren an.*

Andere Zellen werden dagegen im *Thymus* zu immunkompetenten Lymphozyten, den sog. **T-Lymphozyten** (s.u.), geprägt.

Dem *Prägungsvorgang* liegt eine Veränderung von Genbausteinen zugrunde. Die für die Bildung von Antikörpern (s.u.) kodierenden Gene liegen in Form aufeinander folgender Segmente vor. In den Stammzellen sind für die verschiedenen Abschnitte des Antikörpermoleküls mehrere (4–200) unterschiedliche DNA-Segmente vorhanden. Die Selektion je eines Segments und Deletion der überzähligen analogen Segmente befähigt den reifen Lymphozyten zur Bildung eines spezifischen Antikörpers. Bei freier Kombination dieser Segmente können $> 10^6$ verschiedene Antikörper gebildet werden. (Ähnliches gilt auch für die Antigen-erkennenden Strukturen der T-Lymphozyten, die T-Zell-Rezeptoren.)

Antigene. *Antigene sind für den Organismus fremde Substanzen,* die im Blut und im Gewebe immunologische Abwehrmaßnahmen hervorrufen und mit den spezifischen, gegen sie gerichteten Abwehrstoffen eine reversible Bindung eingehen können (Antigen-Antikörper-Reaktion, s.u.). Das Ergebnis ist ein *Antigen-Antikörper-Komplex* (Immunkomplex). Antigene sind große Moleküle (Proteine, Kohlenhydrate

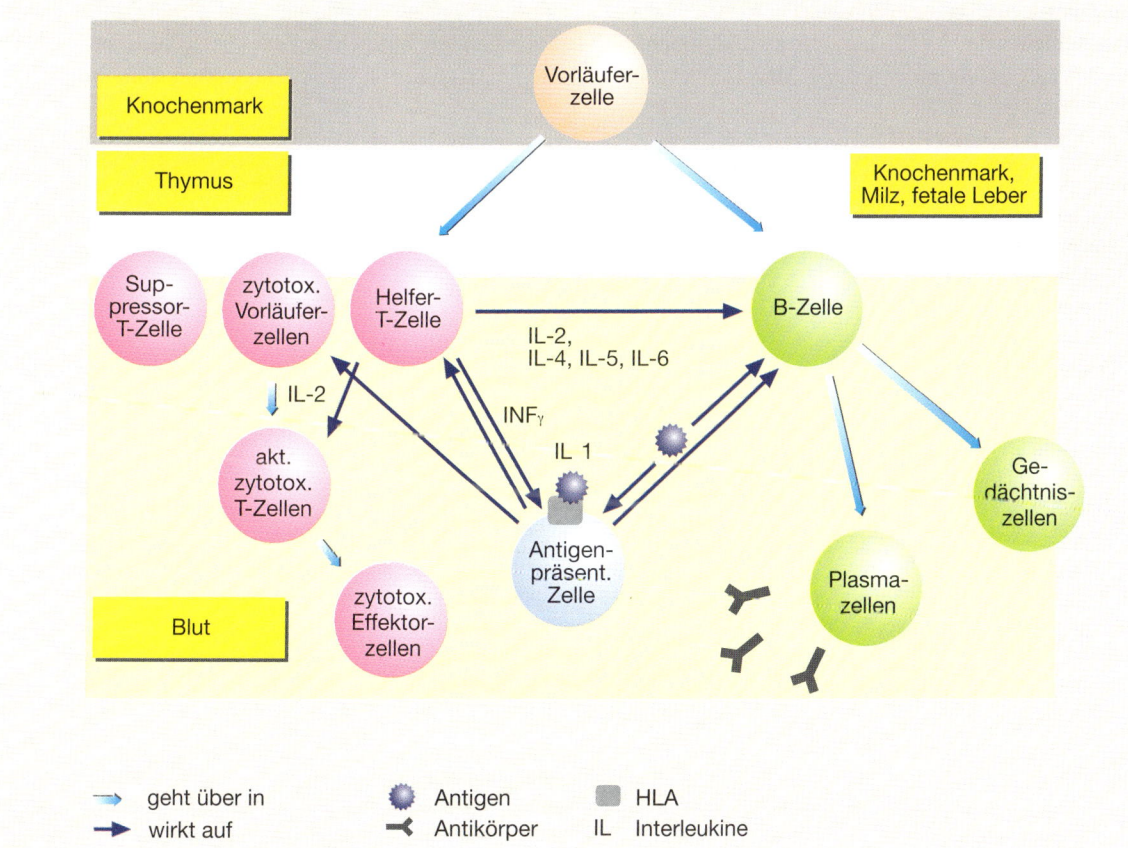

Abb. B 11–2. Prägung der Lymphozyten und Aktivierung der humoralen und zellulären Abwehr

und u.U. auch Nucleinsäuren) mit einem Molekular-gewicht > 3000. Die für die serologische Spezifität maßgeblichen Teilstrukturen, die *Determinanten*, befinden sich in der Regel an der Oberfläche des Antigenmoleküls und stellen die Bindungsstelle für den Antikörper dar. Niedermolekulare Stoffe können durch kovalente Bindung an körpereigene Proteine und andere Makromoleküle Antigeneigenschaften erlangen (Haptene, s. S. 79).

Die meisten Antigene stimulieren sowohl die humorale als auch die zelluläre Abwehr, wobei die Signal-übertragung an die Lymphozyten gewöhnlich über eine *Makrophagen-Kooperation* abläuft: Die von den Makrophagen phagozytierten und zu Fragmenten von ca. 8 – 9 Aminosäuren abgebauten Antigene werden anschließend den Lymphozyten in einer immunogenen Form präsentiert (s. Abb. B 11–2). Neben Makrophagen können auch einige andere Zellen die Antigenpräsentation übernehmen. Dazu gehören beispielsweise die Langerhanszellen der Haut (s. S. 593). Gemäß ihrer Funktion werden diese Zellen unter dem Begriff **Antigen-präsentierende Zellen** zusammengefaßt.

Die Präsentation von Antigenen bedarf der Hilfe der **humanen Leukozytenantigene** (HLA), die erstmals im Rahmen von Unverträglichkeitsreaktionen auf Leukozyten gefunden wurden. Man unterscheidet zwei Untergruppen: HLA-Moleküle der Klasse I kommen auf den Oberflächen aller kernhaltigen Zellen vor, HLA-Moleküle der Klasse II werden dagegen nur von Antigen-präsentierenden Zellen gebildet. In Form von Nischen der HLA-Moleküle offerieren die Antigen-präsentierenden Zellen den Lymphozyten die Antigene. T-Lymphozyten können erst durch diese Präsentation die Antigene erkennen, bei B-Lymphozyten wird die Antigen-Erkennung dadurch erleichtert.

HLA-Moleküle vermitteln ferner dem Immunsystem die Information „selbst" bzw. „nicht-selbst" und spielen daher bei der Abstoßung körperfremder Zellen (Transplantatabstoßung) eine entscheidende Rolle.

Antikörper. *Antikörper entstehen nach Kontakt des Antigens mit immunologisch kompetenten Zellen. Sie stellen in der Regel streng spezifische, dem Antigen komplementäre Reaktionsprodukte des Organismus dar* („Schlüssel-Schloß-Prinzip") und gehören vor allem der Gruppe der γ-**Globuline** an (s.u.).

Antikörperbildung. *Antikörper werden von Plasmazellen gebildet, die aus B-Lymphozyten durch Proliferation und Differenzierung nach einem Antigenkontakt entstehen* (s. Abb. B 11–2). Stimuliert wird die Antikörperbildung durch die Bindung des entsprechenden Antigens an den Antigenrezeptor des B-Lymphozyten. Bei diesem handelt es sich um ein mit

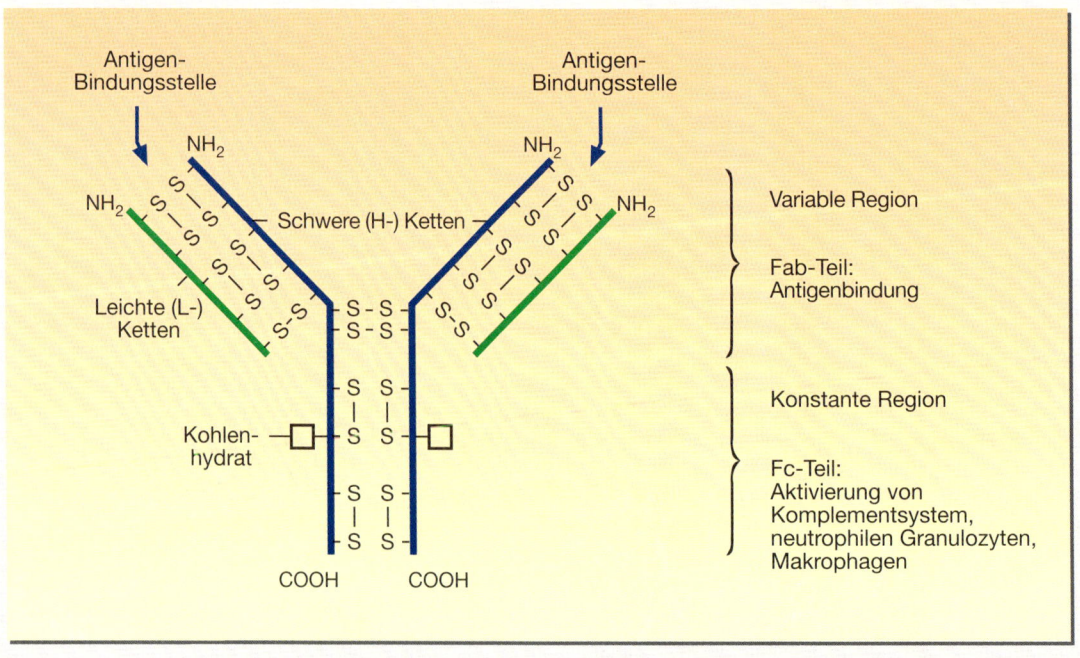

Abb. B 11–3. Struktur eines Immunglobulin-G-Moleküls in schematischer Darstellung

Tab. B 11–1. Physikalische und biologische Eigenschaften der Immunglobuline des Menschen (nach Thews, Mutschler, Vaupel)

	IgG	IgA	IgM	IgD	IgE
Molekulargewicht	150000	160000	950000	170000	190000
Halbwertszeit (Tage)	21	6	5	3	2
Mittlere Serum-konzentration (mg/dl)	1000	200	100	4	0,03
Plazentapassage	+	Ø	Ø	Ø	Ø
Reaktivität	Ø	Ø	Ø	Ø	++
Bakterienhemmung	+	+	++	?	?
Virushemmung	+	++	+	?	?
Toxinneutralisation	+	Ø	+	Ø	Ø
Vorkommen	Serum	Sekrete, Schleimhäute	Antigen-Rezeptoren der B-Zellen (Monomer)	Antigen-Rezeptoren	Serum, Mast-zellen

seinem Fc-Stück in der Zellmembran verankertes Immunglobulin, dessen Fab-Fragmente (s.u.) in den Extrazellularraum weisen. Die Antigenbindung löst ein transmembranäres Signal zur Proliferation und terminalen Differenzierung der B-Zellen aus. Nach einer größeren Zahl von Zellteilungen sind zahlreiche Plasmazellen mit identischer DNA-Sequenz für die Antikörperbildung entstanden. *Alle Zellen eines solchen Klons bilden demnach den gleichen Antikörper.*

Neben den Plasmazellen *(Effektorzellen)* werden auch sog. *Gedächtniszellen* gebildet, die ebenfalls im Blut kreisen und ein Antigen bei erneuter Exposition unter Umständen noch nach Jahren wiedererkennen. *Sie sind dafür verantwortlich, daß Wiederbegegnungen mit dem gleichen Antigen anders verlaufen als Erstbegegnungen,* da nunmehr schnell eine große Zahl von Plasmazellen gebildet wird, die dann in größerem Ausmaß humorale Antikörper produzieren. Eine Plasmazelle ist in der Lage, pro Sekunde etwa 2000 identische Immunglobulinmoleküle zu synthetisieren. Für diese Antikörperbildung der Plasmazellen ist eine Unterstützung („Kooperation") durch spezielle T-Lymphozyten („Helfer-T-Zellen") notwendig (s.u.).

Monoklonale Antikörper. Da Antigene normalerweise mehrere Determinanten tragen, werden physiologischerweise gleichzeitig zahlreiche verschiedene Antikörper gegen dasselbe Antigen gebildet. Dabei produziert, wie oben beschrieben, jeweils ein Klon von Plasmazellen einen speziellen (monoklonalen) Antikörper.

Zur Gewinnung ausreichender Mengen solcher monoklonaler Antikörper kann die Fusionierung von B-Lymphozyten mit Tumorzellen benutzt werden. Die dabei entstehenden Zellen sind „Zwitterzellen" *(Hybridome),* die von den B-Lymphozyten die Fähigkeit zur Produktion eines spezifischen Antikörpers und von den Tumorzellen das permanente Wachstum geerbt haben. Monoklonale Antikörper dienen als Diagnostika (Blutgruppen-Bestimmung, Tumordiagnostik), und werden außerdem bereits therapeutisch eingesetzt (z.B. zur Vermeidung einer Abstoßung von Transplantaten, s. S. 782).

Antikörperstruktur. Die Antikörper, die auch als *Immunglobuline (Ig)* bezeichnet werden, sind symmetrische Moleküle. Sie bestehen aus zwei *leichten (L-Ketten)* und zwei *schweren Peptidketten (H-Ketten),* die durch Disulfidbrücken miteinander verbunden sind (s. Abb. B 11–3).

Zwischen der L- und der H-Kette liegt die *Antigenbindungsstelle.* Dieser Molekülbezirk wird deshalb *Fab-Stück* (**a**ntigen-**b**indendes **F**ragment) genannt. (Aus dem symmetrischen Aufbau der Antikörper ergibt sich, daß diese über *zwei* Bindungsstellen verfügen. Man bezeichnet sie daher als bivalent.) Infolge der geringen Übereinstimmung der Aminosäuresequenzen dieser Molekülteile bei verschiedenen Antikörpern wird das Fab-Fragment auch als *variable Region* bezeichnet. Verglichen mit dem Fab-Stück sind die Aminosäuresequenzen der Enden der H-Ketten wesentlich konstanter, was in der Bezeichnung *Fc-Stück* (c = constant) zum Ausdruck kommt. (Bei Immunglobulinen einer Klasse ist die Aminosäurensequenz des Fc-Stücks identisch.) Das Fc-Stück ist insbesondere für die *Komplementaktivierung* verantwortlich, zur Antigen-Bindung ist es nicht befähigt.

Antikörperklassen. Aufgrund struktureller Unterschiede in den H-Ketten können die Antikörper in fünf Klassen (IgG, IgM, IgA, IgD und IgE) unterteilt werden (s. Tab. B 11–1).

Immunsystem

B 11

Immunglobulin M (IgM) tritt bei Erst-Immunisierungen immer zuerst auf *(„Sofort-Antikörper")*. Seine Konzentration sinkt aber schnell wieder auf niedrige Werte ab, während die IgG-Konzentration noch steigt. Die Umschaltung der Antikörperbildung von IgM auf IgG erfolgt durch Deletion der genetischen Information, die für die H-Kette von IgM kodiert.

IgM-Antikörper sind die größten Antikörper, sie kommen im Plasma als *Pentamere* vor und verfügen demnach über zehn Antigenbindungsstellen. Sie sind wesentlich wirksamer als IgG.

Immunglobulin G (IgG) kann als Prototyp der Immunglobuline angesehen werden und ist am besten untersucht. *Im menschlichen Plasma ist die IgG-Konzentration höher als die von allen anderen Immunglobulinen.* Wegen des Verlusts der genetischen Information (s.o.) entsteht bei einer Sekundärreaktion fast ausschließlich IgG. Da dieses beim Menschen als einziges Immunglobulin Membranen passieren kann, vermag es *durch die Plazenta* in den Kreislauf des ungeborenen Kindes zu gelangen *(Plazentagängigkeit)* und trägt dort zur Ausschaltung von Mikroorganismen bei. IgG verleiht deshalb dem Neugeborenen Schutz in den ersten Lebensmonaten.

Immunglobulin A (IgA) ist auf Abwehrvorgänge an den *Schleimhautoberflächen* des Organismus spezialisiert. Es ist der einzige Antikörper, der sezerniert werden kann („Sekret-Antikörper"). Immunglobulin A hat die Aufgabe, die Anlagerung und das Eindringen von Erregern (vorzugsweise Bakterien und Viren) und anderem Material in Schleimhäute zu verhindern. Immunglobulin A wird in der Muttermilch gefunden, so daß Neugeborene durch Stillen am immunologischen Schutz der Mutter partizipieren.

Über **Immunglobulin D (IgD)** ist bisher relativ wenig bekannt. Es gibt Hinweise darauf, daß IgD als B-Zell-Rezeptor an der Antigenerkennung beteiligt ist.

Auch die physiologische Bedeutung des **Immunglobulin E** (IgE, *Reagin)* ist noch weitgehend unbekannt, eine Beteiligung an der Immunantwort auf Parasitenbefall, insbesondere bei Wurmerkrankungen, wird vermutet. Mastzellen und basophile Granulozyten haben auf ihrer Oberfläche Rezeptoren für das Fc-Fragment von IgE (daher die Bezeichnung „zytophiler Antikörper"). Die Interaktion von zellständigem IgE mit dem entsprechenden Antigen kann *allergische Reaktionen vom Soforttyp* (s. S. 80 ff.) auslösen.

Antigen-Antikörper-Reaktion. Antikörper reagieren, wie beschrieben, mit Determinanten an der Antigenoberfläche. Dabei kommt es zu einer Konformationsänderung des Antikörpers, wodurch Strukturelemente in Erscheinung treten, die vor der Bindung nicht verfügbar waren. Diese Strukturen befinden sich auf dem Fc-Stück und ermöglichen eine Interaktion des Antikörpers mit Komplementfaktoren.

Durch die Bindung des Antigens an den Antikörper wird dieses „neutralisiert". Bei Bakterien wird damit ihre Auflösung, bei einigen Giften deren Abbau eingeleitet.

Antigen-Antikörper-Reaktionen können eine *Präzipitation, Agglutination* oder *Zytolyse* zur Folge haben. Wenn das Antigen in gelöster Form vorliegt, kann die Reaktion zu einer Fällung **(Präzipitation)** führen. Bei der **Agglutination** werden größere Antigen-tragende Teilchen (z.B. Erythrozyten) durch Brückenbildung verklumpt. Darüber hinaus können Antigen-Antikörper-Reaktionen zur Opsonierung, Lyse (s. o.), Immobilisation beweglicher Keime und zur Anhaftung von Immunkomplexen an Körperzellen führen.

11.1.4 Spezifische zelluläre Abwehr

T-Lymphozyten. Eine zweite Lymphozytenpopulation, die ihren Ursprung ebenfalls in der Stammzelle des Knochenmarks hat, erhält ihre immunologische Prägung im **Thymus** (s. S. 339) und verläßt diesen als immunologisch kompetente Zelle. Diese wegen ihrer Thymusabhängigkeit als *T-Lymphozyten* bezeichneten Zellen bewegen sich ständig zwischen Milz, Lymphknoten und den zu schützenden Geweben.

Die T-Lymphozyten sind für die spezifischen zellulären Abwehrmechanismen verantwortlich. Wie die B-Lymphozyten besitzen auch die T-Zellen an ihrer Oberfläche strukturspezifische *Rezeptoren,* sog. *T-Zell-Rezeptoren,* die Antigene an Zelloberflächen erkennen und binden können.

Ob ein Organismus mit der Produktion von Antikörpern oder mit der zellulären Immunabwehr antwortet, hängt neben der Art der Verabreichung auch von den physiko-chemischen Eigenschaften des Antigens ab.

Wie bei den B-Lymphozyten proliferiert nach einem Erstkontakt mit einem Antigen – angeboten von einer Antigen-präsentierenden Zelle – eine bestimmte Familie (Klon) der T-Lymphozyten. Wiederum entstehen neben Effektorzellen langlebige *Gedächtniszellen,* die bei erneutem Kontakt mit dem gleichen Antigen schnell und u. U. heftig reagieren.

Effektormechanismen der T-Lymphozyten. Die Effektorzellen sind bei T-Lymphozyten nicht so einheitlich wie bei der humoralen spezifischen Abwehr, sondern es finden sich *Subpopulationen* mit unterschiedlichen Funktionen (s. Abb. B 11–2). Man unterscheidet

☐ *zytotoxische ,*

☐ *Helfer-* und

☐ *Suppressor-*
T-Zellen.

T-Zellen, die andere Zellen vernichten können, werden *zytotoxische T-Zellen (Killer-T-Zellen)* genannt. Sie eliminieren z.B. *Krebszellen* und spielen auch bei der Transplantatabstoßung eine große Rolle. Zur optimalen Funktion der zytotoxischen Effektorzellen bedarf es der Zusammenarbeit mit einer anderen Subpopulationen der T-Lymphozyten, den *Helfer-T-Zel-*

len, die über die Freisetzung ihrer Mediatoren auch in die Antikörperbildung des humoralen Systems eingreifen. Der Stellenwert von *Suppressor-T-Zellen* für die Modulation (Abschwächung) der Immunreaktion ist bislang noch nicht endgültig geklärt.

Zytotoxische T-Lymphozyten und Helfer-T-Zellen bilden nach ihrer Aktivierung an ihrer Oberfläche teilweise unterschiedliche Proteine, wie z.B. CD8- bzw. CD4-Moleküle (CD: cluster of differentiation), die durch Bindung an humane Leukozytenantigene den Komplex aus Antigen, Antigen-präsentierender Zelle und T-Zelle stabilisieren. In gleicher Weise wirken auch andere Adhäsionsmoleküle, wie z.B. die Leukozytenfunktions-Antigene und das **i**nterzelluläre

Adhäsions**m**olekül (ICAM-1) der Makrophagen. Durch Bindung monoklonaler Antikörper an Adhäsionsmoleküle gelingt es, die Aktivierung von T-Lymphozyten zu blockieren oder zu stimulieren.

Neben den Adhäsionsmolekülen tragen *Zytokine* wesentlich zur Immunantwort bei. Th1-Zellen bilden insbesondere *Interleukin-2* (IL-2; s. S. 777), das das Wachstum und die Differenzierung von zytotoxischen T-Lymphozyten und B-Zellen stimuliert, sowie γ-*Interferon* (s. S. 777 ff.), das insbesondere Makrophagen aktiviert. Th2-Zellen produzieren neben IL-2 vor allem die Interleukine 4 – 6, welche für die Differenzierung von B-Zellen und damit die spezifische humorale Abwehr wichtig sind.

11.2 Immunisierung

Der Organismus ist gegen einen Erreger *immun,* wenn er diesen ohne pathologische Reaktionen unschädlich machen kann. Gegenüber zahlreichen Infektionskrankheiten wird bei der Ersterkrankung eine Immunität aufgebaut, die z.T. lebenslänglich bestehen bleibt. Immunität kann aber auch durch Zufuhr von

☐ unschädlichen Antigenen bzw. Antigen- Produzenten *(aktive Immunisierung)* oder

☐ Antikörpern *(passive Immunisierung)*

vermittelt werden.

Bei einer *Simultanimpfung* wird gleichzeitig eine aktive und passive Immunisierung durchgeführt.

11.2.1 Aktive Immunisierung (Aktiv-Impfung)

Bei der aktiven Immunisierung löst das im Impfstoff enthaltene Antigen die Bildung von Antikörpern aus, die dem Organismus eine spezifische Immunität gegen dieses Antigen verleihen. Der auf diese Weise erworbene Schutz bleibt z.T. jahre- bis lebenslang bestehen. *Voraussetzung* für eine sinnvolle Aktiv-Impfung ist, daß der Impfstoff *genügend Antigen* enthält, im Gegensatz zu der entsprechenden Erkrankung jedoch das *Allgemeinbefinden nicht* oder *allenfalls geringfügig beeinträchtigt.*

Bei den Aktivimpfungen unterscheidet man

☐ *Routineimpfungen (Standardimpfungen)* und

☐ *Indikationsimpfungen.*

Routineimpfungen bieten einen guten Schutz gegen gefährliche und weitverbreitete Infektionskrankheiten und sind sehr gut verträglich. Routineimpfungen sind staatlich empfohlen und sollten bei jedem durchge-

führt werden (s. Impfplan, Tab. B 11–2). Eine Ausnahme bilden *Lebendimpfstoffe* (s.u.), die *bei immunsupprimierten Personen kontraindiziert* sind.

Davon abzugrenzen sind die *Indikationsimpfungen* (s. Tab. B 11–3), die nur unter besonderen Bedingungen durchgeführt werden. Zu den Indikationsimpfungen gehören auch die *Reiseimpfungen.*

Die *Grundimmunisierung* dient zum Aufbau eines ausreichenden Impfschutzes. Hierzu sind häufig mehrere Impfungen im Abstand von 4 – 8 Wochen er-

Tab. B 11–2. Routineimpfungen (Impfplan; Impfempfehlungen der Ständigen Impfkommission des Bundesgesundheitsamtes, Stand Oktober 1995)

Lebensalter	Impfung
Ab 3. Monat	Grundimmunisierung gegen Diphtherie, Pertussis, Tetanus (DPT-Impfung), Poliomyelitis (Schluckimpfung), Haemophilus influenzae Typ b, Hepatitis-B-Impfung
Ab 15. Monat	Masern-Mumps-Röteln-Impfung
2. Jahr	Diphtherie-Pertussis-Tetanus-Impfung (DPT-Impfung), Poliomyelitis-Schluckimpfung, Haemophilus-influenzae-Typ-b-Impfung
6. Jahr	Td-Auffrischimpfung (mit erniedrigtem Gehalt an Diphtherie-Toxoid), Masern-Mumps-Röteln-Impfung
10. Jahr	Poliomyelitis-Schluckimpfung
11. – 15. Jahr	Röteln-Schutzimpfung für alle Mädchen, Td-Auffrischimpfung, Hepatitis-B-Impfung für ungeimpfte Jugendliche

Immunsystem

B 11

Tab. B 11–3. Indikationsimpfungen

Lebensalter	Impfung	Indiziert bei
Neugeborene	BCG-Schutzimpfung	erhöhter Tuberkulosegefährdung (schlechten hygienischen Verhältnissen, Erwachsenentuberkulose im Lebensraum)
Erwachsene	BCG-Schutzimpfung	Tuberkulin-negativen Personen und Arbeit mit Tb-Patienten oder -Material
Ab 2. Jahr	Influenza-Impfung	chronischen Erkrankungen (z.B. von Herz, Kreislauf, Atmungsorganen)
Jedes Alter	Hepatitis-B-Impfung	Dialysepatienten, häufigen Blut- oder Serumtransfusionen, medizinischem Personal, Neugeborenen HB$_s$Ag-positiver Mütter, homosexuell aktiven Männern
Jedes Alter	Hepatitis-A-Impfung	medizinischem Personal, Personal in Kindertagesstätten und -heimen bzw. Einrichtungen für geistig Behinderte, Kanalisations- und Klärwerksarbeitern, homosexuell aktiven Männern, Aufenthalt in Endemiegebieten
Jedes Alter (bes. Kinder)	Varizellen-Impfung	Immundefizienz
Jedes Alter	Tollwut-Impfung	Tollwutexposition; bei besonders gefährdeten Personen auch prophylaktisch
Ab 2. Jahr	FSME-, Gelbfieber-, Cholera-, Typhus-, Meningokokken-Impfung	Aufenthalt in Endemiegebieten

forderlich. Mit einer *Auffrischimpfung* kann ein abgefallener Antikörpertiter wieder auf das erforderliche Niveau angehoben werden. Der *Durchimpfungsgrad* besagt, welcher Prozentsatz der Bevölkerung geimpft wurde. Nur ein hoher Durchimpfungsgrad ermöglicht den Abbruch von Infektionsketten.

Impfstoffarten. Nach der Art der verwendeten Antigene unterscheidet man

☐ *Impfstoffe mit attenuierten, d.h. abgeschwächten (vermehrungsfähigen, apathogenen oder avirulenten) Erregern (Lebend-Impfstoffe),*

☐ *Impfstoffe mit inaktivierten Erregern bzw. deren isolierten Antigenen (Tot-Impfstoffe) und*

☐ *Toxoid-Impfstoffe* mit entgiftetem Toxin.

Lebend-Impfstoffe *gegen virale Infektionen* sind der

☐ *Masern-Impfstoff,*

☐ *Mumps-Impfstoff,*

☐ *Poliomyelitis-Impfstoff nach Sabin,*

☐ *Röteln-Impfstoff,*

☐ *Varizella-Impfstoff.*

Zur Prophylaxe *bakterieller Infektionen* dienen entspechend der

☐ *Gelbfieber-Impfstoff* und

☐ *BCG-Impfstoff* (BCG = Bacillus Calmette-Guérin).

Zu den **Tot-Impfstoffen** gehören *als Zubereitungen inaktivierter Viren* der

☐ *Frühsommer-Meningoenzephalitis-Impfstoff,*

☐ *Grippe-Impfstoff,*

☐ *Hepatitis-A-* und *-B-Impfstoff* sowie

☐ *Poliomyelitis-Impfstoff nach Salk*

bzw. als *Zubereitungen abgetöteter Bakterien* der

☐ *Cholera-Impfstoff,*

☐ *Pertussis-Impfstoff,*

☐ *Tollwut-Impfstoff* sowie

☐ *Typhus-Impfstoff.*

Zur *Immunisierung mit isolierten Antigenen* werden eingesetzt der

☐ *Haemophilus-influenzae-b-Impfstoff,*

☐ *Meningokokken-Impfstoff* und

☐ einige *Hepatitis-B-Impfstoffe.*

Toxoid-Impfstoffe sind der

☐ *Diphtherie-Impfstoff* und

☐ *Tetanus-Impfstoff.*

Verbesserung der Immunantwort. Wird durch eine Antigen-Injektion kein ausreichender Infektionsschutz erzielt, kann oftmals durch bestimmte Maßnahmen die Immunantwort verbessert werden.

Dazu gehören die

☐ *Bindung des Antigens an Trägerstoffe* und
☐ *orale Applikation des Impfstoffs.*

Während *Fluid-Impfstoffe* keine zusätzlichen Hilfsstoffe enthalten, ist bei einem *Adsorbat-Impfstoff* das Antigen an ein Adsorptionsmittel, z.B. Aluminiumhydroxid, adsorbiert (z.B. Diphtherie-, Tetanus- und Hepatitis-A-Impfstoff). Durch die verzögerte Abgabe des Antigens wird eine verstärkte Antikörperbildung erreicht.

Eine verstärkte Antikörperbildung ist auch bei der Impfung mit Polysaccharid-Antigenen (Haemophilus influenzae Typ b, Hib; Meningokokken Typen A und C) wünschenswert. Polysaccharide stimulieren bei jüngeren Kindern nämlich nur B-Zellen und führen daher nahezu ausschließlich zur Bildung kurzlebiger IgM-Antikörper (s. S. 768), was für einen sicheren Infektionsschutz nicht ausreicht. Durch kovalente Bindung des Polysaccharids von z.B. Hib an *Trägerproteine* wird eine Beteiligung von Helfer-T-Zellen und damit eine bessere Immunantwort durch Bildung von IgG und Gedächtniszellen erreicht (s. S. 767).

Ein guter Schutz gegenüber fäkal-oral übertragenen Erregern entsteht insbesondere durch die *orale Verabreichung attenuierter Erreger*. Im Gegensatz zur parenteralen Applikation tragen dann nämlich nicht nur Serum-Antikörper, sondern auch Sekret-Antikörper (IgA, s. S. 768) zur Inaktivierung bei. Dieses Prinzip wurde erstmals von Sabin bei der Polio-Impfung realisiert.

Nebenwirkungen. Impfreaktionen sind – insbesondere bei den Routineimpfungen – selten. Vereinzelt können an der Injektionsstelle Rötung, Schwellung und Druckempfindlichkeit, ferner geringes Fieber auftreten.

Zur Verringerung der Infektionsgefahr wird heute möglichst auf die Gewinnung von Impfstoffen aus Blut verzichtet. Neben gentechnologisch gewonnenen Antigenen (z.B. Hepatitis-B-Impfung) werden Viren in Zellkulturen gezüchtet. Auf humanen diploiden Zellen werden z.B. Tollwut- und Hepatitis-A-Viren vermehrt (HDC-Impfstoffe), auf Hühnerembryonen werden z.B. der FSME- und Gelbfieber-Impfstoff gewonnen.

Impfschemata. Um die Zahl der Impftermine auf ein erträgliches Maß zu reduzieren, wurden *Kombinations-Impfstoffe* (Mehrfach-Impfstoffe; s. Tab. B 11–4) entwickelt, bei denen gewährleistet ist, daß keine ungünstige gegenseitige Beeinflussung der einzelnen Antigenkomponenten erfolgt.

Während bei Schutzimpfungen mit Tot- und Toxoid-Impfstoffen keine Mindestwartezeiten erfor-

Tab. B 11–4. Mehrfach-Impfstoffe

Diphtherie-Tetanus	DT-Impfstoff Behring für Kinder, DT-Vaccinol®, DT-Wellcovax® (hohe Dosis des Diphtherie-Toxoids); Td-Impfstoff Behring, Td-Vaccinol® (niedrige Dosis des Diphtherie-Toxoids)
Diphtherie-Pertussis-Tetanus	DPT-Impfstoff Behring, DPT-Vaccinol
Diphtherie-Pertussis-Tetanus-Haemophilus-influenzae-Typ-b	HIB-DPT Merieux®, HibDPT-Vaccinol
Masern-Mumps	M-MVax®
Masern-Mumps Röteln	M-M-RVax®

derlich sind, bis eine andere Impfung vorgenommen werden kann, soll bei Lebendimpfstoffen, sofern diese nicht simultan verabreicht werden, ein Zeitraum von einem Monat bis zur nächsten Impfung nicht unterschritten werden.

11.2.1.1 Standardimpfungen

Diphtherie-Impfung. Zur aktiven Immunisierung gegen Diphtherie wird ein an Aluminiumhydroxid adsorbiertes *Diphtherie-Formol-Toxoid* hoher Reinheit und mit hohem Antigengehalt verwendet.

Die *Grundimmunisierung* erfolgt durch dreimalige Injektion von 50 – 75 I.E. des Impfstoffs. Bei *Auffrischimpfungen* werden ab dem 6. Lebensjahr (in Abständen von 10 Jahren) 5 I.E. gegeben.

Handelspräparat: Diphtherie-Adsorbat-Impfstoff Behring für Erwachsene.

Tetanus-Impfung. *Tetanus* (Wundstarrkrampf) wird durch das Toxin von Clostridium tetani, einem sporenbildenden anaeroben Bakterium, ausgelöst. Die Erkrankung ist durch tonische Krämpfe der quergestreiften Muskulatur gekennzeichnet. Wegen der universellen Gefahr einer Tetanus-Infektion und der hohen Mortalität bei klinisch manifestem Tetanus ist die aktive Immunisierung von besonderer Wichtigkeit.

Der Impfstoff enthält in gleicher Weise wie der Diphtherie-Impfstoff mit Formaldehyd behandeltes und an Aluminiumhydroxid gebundenes Tetanustoxin *(Tetanus-Formol-Toxoid)*.

Zur *Grundimmunisierung* werden zweimal 0,5 ml i.m. im Abstand von 4 – 8 Wochen injiziert. Eine dritte

Immunsystem

B 11

Injektion erfolgt nach 6 – 12 Monaten. *Auffrisch-impfungen* sollen in Abständen von 10 Jahren, bei Verletzungen jedoch schon ab 5 Jahren nach der letzten Impfung durchgeführt werden.

Handelspräparate: Tetamun SSW®, Tetanol®, Tetasorbat SSW®, Tetavax®, T-Immun, T-Vaccinol®, T-Wellcovax®.

Pertussis-Impfung. Keuchhusten gehört zu den für Säuglinge und Kleinkinder prinzipiell lebensbedrohlichen Erkrankungen. Eine Enzephalitis sowie eine durch Sekundärinfektionen bedingte Pneumonie sind gefürchtete Komplikationen. Die Impfung mit abgetöteten Pertussisbakterien wird daher für alle gesunden Säuglinge empfohlen. Sie wird zusammen mit der Immunisierung gegen Diphtherie und Tetanus durchgeführt.

Als Impfreaktionen können Fieber sowie Rötung und Schwellung am Injektionsort auftreten. Der Verdacht, daß eine Pertussis-Impfung zu bleibenden neurologischen Schäden führen kann und die Grundlage für die zeitweise Indikationsbeschränkung war, hat sich nicht bestätigt.

Handelspräparat: Pertuvac®.

Haemophilus-influenzae-b-Impfung. Haemophilus influenzae Typ b stellte bis zu der Einführung der Impfung einen der häufigsten und gefährlichsten Erreger bakterieller Meningitiden bei Säuglingen und Kleinkindern dar. Zur Impfung dient das Kapsel-Polysaccharid (Polyribosylribitolphosphat, PRP) des Erregers. Für eine gute immunogene Wirkung beim Säugling muß das Antigen an ein Trägerprotein gebunden werden (s.o.). Unterschiedliche Trägerproteine bedingen eine Variabilität in der Kinetik der Antikörperbildung, eine begonnene Impfserie soll daher mit dem gleichen Impfstoff fortgesetzt werden.

Die Impfung erfolgt durch zweimalige Injektion im Abstand von 4 – 8 Wochen sowie eine weitere nach 6 – 12 Monaten. Der Impfstoff kann gleichzeitig mit der Immunisierung gegen Diphtherie, Tetanus und Pertussis gegeben werden.

Handelspräparate: Act-HIB®, HIB-Vaccinol®, HIB Merieux®, HibTITER®, PedvaxHIB®.

Poliomyelitis-Impfung. Kinderlähmung wird durch drei verschiedene Typen des Poliomyelitis-Virus hervorgerufen. Ein vollständiger Schutz gegen Poliomyelitis kann daher nur durch Impfung mit allen drei Polio-Antigenen erzielt werden.

Während der *Salk-Impfstoff*, der inaktivierte Viren enthält, parenteral appliziert werden muß, hat der *Lebend-Impfstoff nach Sabin* den Vorteil, daß er *oral* verabreicht werden kann (Schluckimpfung, s. S. 771). Außerdem bleibt der Antikörpertiter länger als bei der Salk-Impfung bestehen.

Bei beiden Impfstoffen wird zweimal trivalenter Impfstoff im Abstand von 6 – 8 Wochen gegeben, eine weitere Impfung erfolgt nach einem Jahr. *Auffrisch-impfungen* sollen im Abstand von 10 Jahren durchgeführt werden.

Bei der Salk-Impfung sind Impfreaktionen selten. Bei der *Schluckimpfung* können Kopfschmerzen, Abgeschlagenheit und Fieber, manchmal auch Durchfälle auftreten.

Handelspräparate: Virelon® (Salk-Impfstoff); Oral Polio SSW, Oral-Virelon® T, Polio-Vaccinol® A (Sabin-Impfstoffe).

Masern-Impfung. Die Infektion mit Masern-Viren ist wegen der möglichen Komplikationen, insbesondere der Masernenzephalitis, aber auch bakterieller Sekundärinfektionen, gefürchtet. Der Masern-Lebend-Impfstoff wird einmalig s.c. injiziert.

Handelspräparate: Masern-Impfstoff Merieux®, Masern Vaccinol®, Masern-Virus-Impfstoff.

Mumps-Impfung. Die Impfung gegen Mumps wird wegen der nicht seltenen Komplikationen (Mumpsmeningitis, Pankreatitis, Orchitis) bei einer Infektion mit Mumpsvirus durchgeführt. Dabei werden einmal 0,5 ml des Impfstoffs s.c. injiziert.

Handelspräparat: Mumpsvax®

Röteln-Impfung. Obwohl Röteln, eine durch das Röteln-Virus hervorgerufene Erkrankung, bei Kindern und Erwachsenen meist harmlos verlaufen, kommt der Röteln-Impfung dennoch große Bedeutung zu. Erkrankt nämlich eine Schwangere in den ersten Monaten der Schwangerschaft an Röteln, besteht beim Embryo die Gefahr einer Embryopathie mit Innenohrtaubheit, Sehstörungen, Herzfehlern u. a. Um solche Schäden zu vermeiden, sollten

☐ alle Kleinkinder,

☐ alle Mädchen vor Eintritt der Pubertät und

☐ Frauen (außerhalb einer Schwangerschaft), die noch keine Röteln-Antikörper aufweisen,

gegen Röteln geimpft werden. Die Impfung von Jungen dient der Unterbrechung der Infektionskette.

Als Impfstoff sind attenuierte Viren gebräuchlich. Die Grundimmunisierung wird bei Kleinkindern ab dem 15. Lebensmonat vorgenommen.

Als *Nebenwirkungen* können Gelenkschmerzen und Lymphknotenschwellungen auftreten.

Handelspräparate: Ervevax®, Röteln-Impfstoff HDC Merieux®, Röteln-Vaccinol®, Röt-Wellcovax® D, Rubellovac®.

Hepatitis-B-Impfung. Das Hepatitis-B-Virus wird vorzugsweise durch Blut bzw. (unzureichend sterilisierte) Blutprodukte übertragen. Die Infektion ist wegen des oftmals chronischen Verlaufs und der Entwicklung von Leberkarzinomen gefürchtet.

Zur aktiven Immunisierung gegen Hepatitis B wird ein Impfstoff eingesetzt, der das Oberflächenantigen (HB$_S$Ag) des Hepatitis-B-Virus enthält. Neben der Gewinnung aus Plasma chronischer Virusträger kann der Impfstoff heute gentechnisch hergestellt werden.

Die Impfung ist *bei allen Personen mit einem erhöhten Hepatitis-B-Risiko indiziert* (s. Tab. B 11–3).

Zur *Grundimmunisierung* wird zweimal je 1 ml des Impfstoffs im Abstand von 4 Wochen i.m. injiziert sowie eine Boosterinjektion 6 Monate nach der ersten Gabe durchgeführt.

Als Nebenwirkungen können lokale Reaktionen sowie in Einzelfällen Fieber, Gelenk- und Muskelbeschwerden sowie Übelkeit und Erbrechen auftreten. *Handelspräparate:* Hevac B Pasteur® (Plasmaprodukt); Engerix® B, Gen H-B-Vax® (gentechnologische Produkte).

11.2.1.2 Indikationsimpfungen

BCG-Impfung. Zum Schutz gegen Tuberkulose werden Neugeborene mit erhöhter Ansteckungsgefahr unmittelbar nach der Geburt mit apathogenen bovinen Tuberkelbakterien geimpft (BCG-Impfung; BCG = Bacille Calmette-Guérin). Soll eine BCG-Impfung zu einem späteren Zeitpunkt durchgeführt werden, muß durch Tuberkulinproben eine frühere Infektion mit Tuberkelbakterien ausgeschlossen werden, da sonst die Gefahr verstärkter Lokalreaktionen besteht.

Handelspräparat: BCG-Vaccine Behring.

Hepatitis-A-Impfung. Die Übertragung einer Hepatitis A erfolgt fäkal-oral. Kontaminierte Speisen sowie unzureichende hygienische Verhältnisse (bei Ferntourismus) stellen Hauptinfektionsquellen dar. In Industrienationen sind vorzugsweise solche Personen gefährdet, die häufigen Kontakt mit Ausscheidungsprodukten haben (s. Tab. B 11–3).

Der Impfstoff wird aus Zellkulturen gewonnen. Ausreichender Impfschutz für 5 – 10 Jahre wird durch drei Injektion erworben (Zweit- und Drittimpfung nach 1 Monat bzw. 6 – 12 Monaten nach der Erstinjektion).

Handelspräparat: Havrix®.

Impfung gegen Frühsommer-Meningoenzephalitis (FSME-Impfung). Die Frühsommer-Meningoenzephalitis ist eine virusbedingte Infektionskrankheit, die von *Zecken* (Ixodes ricinus) übertragen wird und endemisch vor allem in Süddeutschland und im Donautal vorkommt.

Die Impfung wird am besten so durchgeführt, daß die *Grundimmunisierung* in der kalten Jahreszeit begonnen wird (zwei Injektionen von je 0,5 ml des Impfstoffs i.m. im Abstand von 1 – 3 Monaten). Weitere Injektionen erfolgen 9 – 12 Monate nach der zweiten und 3 Jahre nach der dritten Impfung.

Außer den auf S. 771 beschriebenen Nebenwirkungen können in seltenen Fällen auch Neuritiden auftreten.

Handelspräparat: FSME-Immun®, FSME-Vaccine Behring.

Grippe-Impfung. Die Voraussetzung für gute Erfolge bei der Impfung gegen *Grippe* mit inaktivierten Grippe-Viren ist die Anpassung des Impfstoffes an die jeweiligen Erreger, d.h., die entsprechenden Antigene der die Grippe hervorrufenden Viren müssen in dem Impfstoff enthalten sein. Die Immunisierung erfolgt mit einmal 0,5 ml i.m. Eine erneute Impfung ist jedes Jahr erforderlich.

Die Grippe-Impfung ist insbesondere bei alten sowie polymorbiden Patienten *indiziert*, bei denen die zusätzliche Grippe-Infektion ein besonderes Risiko darstellt.

Handelspräparate: Alorbat®, Begrivac®, Influsplit SSW®, Influvac®, Mutagrip®.

Tollwut-Impfung. Die stets tödliche Tollwut wird durch ein neurotropes, licht- und wärmeempfindliches, aber fäulnis- und kältestabiles RNA-Virus hervorgerufen. Alle warmblütigen Tiere können befallen werden. Die Übertragung auf den Menschen erfolgt meist durch Beißen oder Kratzen.

Zur *Vorbeugung* bei besonders gefährdeten Personen wird zwei- bis dreimal 1 ml des Impfstoffs injiziert. Nach *Tollwutexposition* sind bei Personen ohne Grundimmunisierung insgesamt sechs Injektionen (unmittelbar nach Exposition sowie nach 3, 7, 14, 30 und 90 Tagen) erforderlich. In diesem Fall ist zusätzlich zur *Inkubationsimpfung* ein sofortiger Schutz durch Gabe eines Hyperimmunglobulins (s.u.) notwendig.

Handelspräparat: Rabivac®.

Pocken-Impfung. Die früher gesetzlich vorgeschriebene Pockenschutzimpfung wird nicht mehr durchgeführt, da durch die Impfmaßnahmen weltweit keine Pockenfälle mehr auftraten. (1979 wurde von der WHO die Welt für pockenfrei erklärt, 1983 die Impfpflicht gegen Pocken in der Bundesrepublik Deutschland aufgehoben.)

Reiseimpfungen. Um der erhöhten Infektionsgefahr bei Reisen (außerhalb Westeuropas und Nordamerikas) zu begegnen, ist ein ausreichender Impfschutz erforderlich. Welche Impfungen im Einzelfall notwendig sind, orientiert sich am Zielgebiet und den dort geplanten Aktivitäten. Bei den Reiseimpfungen unterscheidet man

☐ an *Einreisebestimmungen gebundene Impfungen*,

☐ *generell empfohlene Impfungen* und

☐ *Impfungen für besondere Situationen*.

Behördlich angeordnete Impfungen dienen nicht dem Schutz des Reisenden, sondern vielmehr dem Schutz der Bevölkerung im Zielgebiet gegen das Einschleppen von Krankheiten. Einreisebestimmungen einiger Staaten fordern derzeit z.B. die *Gelbfieber-Impfung.*

Generell empfehlenswert ist die Sicherung des Impfschutzes durch die oben beschriebenen Standardimpfungen – ggf. sollte eine Auffrischimpfung vorgenommen werden – sowie eine Hepatitis-A-Impfung. Ein solcher Schutz ist bei Geschäfts- und den üblichen Urlaubsreisen ausreichend, bei denen relativ gut entwickelte Regionen und angemessen ausgestattete Hotels besucht werden. Dagegen erfordert die *besondere Situation bei Abenteuerreisen* oder bei *„Rucksacktouristen"* einen umfassenderen Impfschutz. In diesen Fällen kann zusätzlich eine Impfung gegen Hepatitis B, Tollwut und Meningokokkenmeningitis (Mencevax® ACWY; Meningokokken-Impfstoff A+C Merieux®) angezeigt sein.

11.2.2 Passive Immunisierung (Serum-Prophylaxe) und Serum-Therapie

Im Gegensatz zur Aktivimpfung, bei der man durch *Antigen-Gaben die körpereigene Antikörperproduktion* anregt, werden bei der passiven Immunisierung in Tieren oder Menschen *vorgebildete* Antikörper dem Patienten injiziert. Als *Sera* werden in der Immuntherapie sowohl die von immunisierten Tieren als auch die aus menschlichem Blut stammenden Antikörperpräparate verstanden. Für letztere hat sich nunmehr die Bezeichnung *Immunglobulin-Präparate* durchgesetzt. Vorteilhaft ist der *sofortige* Eintritt, nachteilig die *kurze Dauer* des Schutzes, der bei Tierseren nur 8 – 14 Tage, bei Immunglobulinen einige Wochen

beträgt. Bei der Anwendung tierischer Seren ist außerdem die Komplikationsrate erhöht.

Eine passive Immunisierung ist nur dann *indiziert,* wenn

☐ eine Infektion wahrscheinlich ist,

☐ die Inkubationszeit für eine eigene Antikörperproduktion nicht ausreicht und

☐ geeignete Chemotherapeutika nicht zur Verfügung stehen.

Wenn irgend möglich, wird die passive mit einer aktiven Immunisierung kombiniert (*Simultan-Impfung,* s. o.). Eine Simultan-Impfung ist z.B. bei Gefahr einer Tetanus- oder Tollwut-Infektion indiziert.
Daneben sind Serum- oder Immunglobulingaben auch bei bereits ausgebrochener Erkrankung möglich *(Serum-Therapie).* Eine solche Behandlung ist jedoch nur dann wirksam, wenn eine stärkere Vermehrung der Erreger, insbesondere von Viren, oder die Bindung von Toxinen an körpereigene Strukturen noch nicht stattgefunden hat. Ist dies, z.B. bei ausgebrochener Tetanuserkrankung, der Fall, kann nur in Ausnahmefällen mit einer Abschwächung der Krankheitssymptome durch die Serumgabe gerechnet werden.

Tierseren. Für die Serumgewinnung werden Pferden, Ziegen oder anderen Spendertieren so lange Antigene injiziert, bis sie einen hohen Antikörpertiter aufweisen. Danach erfolgt die Entnahme und Aufarbeitung des Blutes. Das erhaltene Serum wird als *Nativserum* bezeichnet. Wegen des hohen Fremdeiweißgehaltes – der Mensch empfindet parenteral appliziertes tierisches Eiweiß und damit auch die tierischen Antikörper als antigen! – werden Nativseren heute kaum noch verwendet, da die Gefahr von Unverträglichkeitsreaktionen (Serumkrankheit mit Fieber, Ödemen, Lymphknotenschwellungen u.a.; anaphylaktischem Schock) zu groß ist.

Durch Abtrennen von Begleitproteinen und fermentative Spaltung der Globuline erhält man sog. *Fermo®-Seren* (fermentativ gereinigte Seren). Diese besitzen ein erheblich geringeres Sensibilisierungsvermögen, doch bleibt die Artspezifität erhalten. Prüfungen am Patienten auf allergische oder anaphylaktische Reaktionen sind daher vor ihrer Anwendung nach wie vor unerläßlich.

Die handelsüblichen Tierseren stammen heute fast ausschließlich vom Pferd.
In Tab. B 11–5 sind Tierseren zusammengestellt.

Humane Immunglobuline. In immer stärkerem Maße werden heute anstelle der Tierseren Antikörperhaltige Fraktionen aus Humanblut eingesetzt, die in Form von

☐ *unspezifischen* (polyvalenten) *Immunglobulin-Präparaten*, die ein Gemisch verschiedener Antikörper (vorwiegend IgG) enthalten, und

Tab. B 11–5. Tierseren

Serum	Erreger bzw. Toxinbildner
Antitoxinseren	(wirken nur gegen das Toxin der Erreger, nicht gegen die Erreger selbst)
Botulismus-Antitoxin (vom Pferd)	Clostridium botulinum
Diphtherie-Antitoxin (vom Pferd)	Corynebacterium diphtheriae
Gasbrand-Antitoxin (vom Pferd)	Clostridium perfringens, septicum, novyi
Schlangengift-Seren (von Pferd oder Ziege)	verschiedene Giftschlangen
Scorpiongift-Serum (von der Ziege)	verschiedene Nordafrikanische Skorpione

☐ *spezifischen Immunglobulin-Präparaten* (sog. Hyperimmunglobulinen), in denen Antikörper gegen einen (speziellen) Erreger angereichert sind,

in den Handel gebracht werden.

Bei den *unspezifischen Immunglobulin-Präparaten* muß nochmals unterschieden werden zwischen solchen, die

☐ sog. *normales Human-Immunglobulin zur intramuskulären Applikation,*

und solchen, die

☐ *Human-Immunglobulin zur intravenösen Injektion*

enthalten.

Ausgangsmaterial für unspezifische Immunglobulin-Präparate ist ein aus mindestens 1000 Blutspenden gewonnenes Mischplasma.

Das *Risiko einer Virusinfektion* des Empfängers wird durch die

☐ Auswahl geeigneter Spender,

☐ Methoden der Immunglobulin-Gewinnung und

☐ Prüfung der Seren auf HBsAg und HIV-Antikörper sowie Bestimmung der Transaminasenaktivität

mit sehr großer Wahrscheinlichkeit ausgeschlossen.

Die mit den üblichen Fraktionierungsschritten *angereicherten Immunglobuline* gehören normalerweise zu mindestens 95% der IgG-Fraktion an. (Daneben gibt es Präparate mit einer Anreicherung anderer Antikörperklassen, insbesondere von IgM; s. Tab. B 11–6). Die IgG-Fraktion aggregiert leicht, die Aggregate können – auch ohne Bindung an Antigene – das Komplementsystem aktivieren, so daß eine erhöhte Gefahr anaphylaktischer Reaktionen besteht. Daher dürfen diese Präparate nur intramuskulär und nicht intravenös appliziert werden. (Besonders häufig tritt ein anaphylaktischer Schock bei Personen mit IgA-Mangel infolge der Bildung von Anti-IgA-Antikörpern auf.)

Um *intravenös anwendbare Immunglobuline* zu erhalten, müssen spezielle Verfahren angewandt werden. Diese bestehen u.a. in

☐ enzymatischer Spaltung der Immunglobuline mit Pepsin oder Plasmin,

☐ irreversibler chemischer Modifikation mit β-Propiolacton oder durch Reduktion von Disulfidbrücken und Blockade von SH-Gruppen,

☐ reversibler chemischer Abwandlung durch Sulfitolyse der Disulfidbrücken,

☐ Desaggregierung im sauren Milieu (pH 4) oder Verhinderung der Entstehung von Polymeren durch Zusatz geeigneter Schutzkolloide.

Tab. B 11–6. Unspezifische Immunglobuline (Ig) und ihre Indikationen

Immunglobuline	Indikationen	Handelspräparate (Eingetragene Warenzeichen)
Unspezifische Ig mit 95% IgG	Prophylaxe, ggf. Therapie von Virusinfektionen; angeborenes oder erworbenes Antikörpermangelsyndrom	i.m. Injektion: Beriglobin S, Gammabulin Immuno s *i.v. Injektion:* Endobulin, Gammagard, Gamma-Venin HS, Gammonativ, Immunglobulin Alpha, Intraglobin F, Polyglobin N, Purimmun, Sandoglobulin, Venimmun
Unspezifische Ig mit angereicherten Ig-Klassen	Prophylaxe und Therapie von Infektionen durch Erreger, deren Antikörper den angereicherten Klassen angehören; Dysgammaglobinämien	Pentaglobin

Immunsystem

B11

Tab. B 11–7. Spezifische Immunglobuline (Ig) und ihre Indikationen

Immun-globuline	Indikationen	Handelspräparate (Eingetragene Warenzeichen)
Cytomegalie-Ig	Prophylaxe und Therapie der Cytomegalie-Infektion	Cytoglobin-Tropon, Cytotect Biotest
FSME-Ig	Prä- und postexpositionelle Prophylaxe der Frühsommer-Meningoenzephalitis	Encegam, FSME-Bulin s
Hepatitis-A-Ig	Prophylaxe der Hepatitis A	Gammabulin A Immuno s
Hepatitis-B-Ig	Prä- und postexpositionelle Prophylaxe der Hepatitis B	Aunativ, Gammaprotect Hepatitis, Hepatect, Hepatitis-B-Immunglobulin S Behring
Pseudomonas-Ig	unterstützend zur Antibiotika-Gabe bei Pseudomonas-Infektionen	Psomaglobin N
Röteln-Ig	Rötelnprophylaxe, bes. in der Schwangerschaft	Röteln-Immunglobulin S Behring
Tetanus-Ig	Prophylaxe und Therapie des Tetanus	Hypertet, Tetagam, Tetaglobulin S, Tetanobulin s, TIG-Horm, WellcoTIG S,
Tollwut-Ig	Prophylaxe der Tollwut	Berirab S, Tollwutglobulin Merieux S
Varizella-Zoster-Ig	Varizellen-Prophylaxe, bes. bei Kindern unter immunsuppressiver Therapie	Varicellon S, Varitect
Anti-Rh (D)-Ig	Prophylaxe der Rh-Sensibilisierung, Therapie nach Rh-unverträglicher Bluttransfusion	Partobulin s, Rhesogam S, Rhesonativ

Aufgrund der verschiedenen Herstellungsverfahren unterscheiden sich die einzelnen Handelspräparate z.T. erheblich bezüglich Molekulargewicht, intravasaler Halbwertszeit, Penetration ins Gewebe usw.

Die Halbwertszeit der Immunglobuline zur intramuskulären Anwendung beträgt ca. 3 Wochen, die maximalen Titer werden nach 3 – 5 Tagen erreicht. Die injizierbare Menge ist begrenzt.

Bei den Immunglobulinen zur i.v. Applikation liegt die Halbwertszeit des mit Pepsin behandelten Immunglobulins bei ca. 2 Tagen, die des Plasmin-behandelten Präparates bei 10 – 20 Tagen und die des β-Propiolacton- und Säure-behandelten Gammaglobulins bei 2 – 7 Wochen.

Indikationen für unspezifische Human-Immunglobuline sind die Prophylaxe (und evtl. der Therapieversuch) von Viruserkrankungen (insbesondere der Virus-A-Hepatitis und der Masern) sowie angeborene und erworbene Antikörpermangelzustände (s. Tab. B 11 – 6).

Immunglobuline zur i.v. Anwendung sind besonders dann angezeigt, wenn ein rascher Anstieg der Immunglobulin-Spiegel und/oder eine größere Menge von Immunglobulinen erforderlich ist.

Spezifische Immunglobuline (s. Tab. B 11–7), die aus einer beschränkten Anzahl ausgewählter Plasmen mit hohen Antikörpertitern gegen den entsprechenden Erreger von Rekonvaleszenten oder aktiv immunisierten Blutspendern gewonnen werden, stehen für die Prophylaxe bzw. Therapie verschiedener viraler und bakterieller Infektionen zur Verfügung. (Darüber hinaus gibt es Präparate zur Prophylaxe einer Sensibilisierung gegenüber dem Rhesusfaktor D; s. S. 405.)

11.3 Immunmodulatoren

Unter einer *immunmodulierenden Wirkung* versteht man die Stimulation oder Inhibierung immunologischer Reaktionen. Immunmodulatoren sind daher Stoffe, welche die Aktivität des Immunsystems beeinflussen. Zu den *körpereigenen* Immunmodulatoren gehören

☐ zahlreiche *Zytokine*,

zu den *körperfremden*

☐ *Inosiplex*,

☐ Extrakte von *Echinacea purpurea* und

☐ *Bakterienlysate*.

11.3.1 Zytokine

Zytokine sind *regulatorisch wirkende Proteine oder Glykoproteine*, die in körpereigenen Zellen gebildet werden. Die meisten Zytokine werden von mehreren Zelltypen produziert und wirken auf unterschiedliche Zellen ein. Ihre Wirkung wird über membranständige Rezeptoren, die vorzugsweise zu den einfach membrangängigen Rezeptoren gehören (s. S. 63 f.), parakrin und autokrin, teilweise auch endokrin (s. S. 311) vermittelt. Überschneidungen im Wirkspektrum (*Pleiotropie*) beugen Störungen durch Ausfall einzelner Komponenten vor. Biosynthese und Freisetzung von Zytokinen werden durch äußere Faktoren und andere Zytokine reguliert.

Von stimulierten Lymphozyten synthetisierte Zytokine bezeichnet man auch als *Lymphokine*.

Immunmodulierende Zytokine sind die

☐ *Interleukine* (IL),

☐ *Interferone* (INF),

☐ *Tumornekrosefaktoren* (TNF) und

☐ die *koloniestimulierenden Faktoren (CSF)*.

Weitere Angriffspunkte der Zytokine sind der Intermediärstoffwechsel und das hormonelle System. So führen beispielsweise IL-1 und TNF zu verminderter Nahrungsaufnahme und Gewichtsverlust. Der Energieverbrauch wird durch Steigerung der Körpertemperatur (Fieber) erhöht. Durch Abbau von Strukturproteinen der Skelettmuskulatur werden Aminosäuren freigesetzt, die zur Synthese von Akute-Phase-Proteinen (s. S. 764) dienen. Die Erhöhung des Glucose- und Lipid-Blutspiegels dient der Bereitstellung von Energieträgern für diese Umbaureaktionen.

Als Beispiele für den Eingriff der Zytokine in den Hormonhaushalt sind eine vermehrte Cortisolsynthese sowie eine Hemmung der Thyroxin-Sekretion zu nennen. Der Angriff erfolgt sowohl an dem sezernierenden Organ als auch an Hypothalamus und Hypophyse.

Neben den Zytokinen und ihren oben beschriebenen Rezeptoren kennt man inzwischen auch *Zytokin-Antagonisten* sowie *lösliche Zytokin-Rezeptoren*, die systemische Zytokin-Effekte verhindern. Lösliche Rezeptoren konkurrieren mit den zellständigen z.B. um den Tumornekrosefaktor (s.u.) und verhindern so die Aktivierung der Zelle.

Interleukine. Als Interleukine werden Zytokine bezeichnet, die vorzugsweise die Lymphozytenfunktion stimulieren. Man kennt heute mehr als 15 Interleukine.

Das insbesondere von Makrophagen gebildete *Interleukin-1* (IL-1) fördert die Proliferation von T- und B-Lymphozyten und damit indirekt die Sekretion von IL-2, IL-4 und IL-6 sowie von koloniestimulierenden Faktoren. IL-1 ist darüber hinaus ein endogenes Pyrogen und ein wichtiger Mediator bei entzündlichen Reaktionen (s. S. 196).

Das von aktivierten T-Helfer-Zellen produzierte *Interleukin-2* (IL-2) verstärkt das Antigen-stimulierte Wachstum von T-Zell-Klonen und die Sekretion anderer Lymphokine. Durch die Interleukine IL-4, IL-5 und IL-6 werden insbesondere B-Zellen stimuliert.

IL-3 gehört als Stimulator von Stammzellen des Knochenmarks zu den *hämatopoetischen Wachstumsfaktoren*.

Bereits in die Therapie eingeführt wurde nichtglykosyliertes **rekombinantes menschliches Interleukin-2** (rhIL-2, Proleukin®) zur Stimulation des Wachstums von zytotoxischen T-Lymphozyten, die Tumorzellen, nicht aber Zellen gesunder Gewebe angreifen. Die aktiven Formen dieser T-Lymphozyten werden als Lymphokin aktivierte Killerzellen (LAK-Zellen) bezeichnet. Die Aktivierung kann sowohl in vivo (durch i.v. Gabe von IL-2) als auch in vitro erfolgen. In diesem Fall werden Lymphozyten des Patienten durch Inkubation mit rhIL-2 zu LAK-Zellen aktiviert und anschließend reinfundiert. rhIL-2 führt bei einigen therapieresistenten Tumoren (z.B. Nierenkarzinom, malignem Melanom) zu Remissionen.

rhIL-2 ist dementsprechend zur Behandlung des metastasierenden Nierenkarzinoms *indiziert*. Die Dosierung beträgt 1 mg/m^2 Körperoberfläche an 4–5 Tagen.

Nebenwirkungen sind schwer, aber reversibel. Im Vordergrund stehen hämodynamische Effekte wie Ödeme, Hypotonie und Tachykardie. Ferner können Fieber und Erbrechen auftreten.

Interferone. Nach ihrer Herkunft unterscheidet man *α-, β- und γ-Interferone*.

α-Interferone (INFα, früher als Leukozyten-Interferon bezeichnet) werden von verschiedenen Zellen des lymphatischen Systems gebildet. 15 verschiedene α-Interferone sind derzeit bekannt.

β-Interferon (INFβ, das frühere Fibroblasteninterferon) wird von Fibroblasten und Epithelzellen produziert.

Im Organismus wird die Bildung von INFα und INFβ insbesondere durch Viren, aber auch durch Bestandteile von Bakterien und Pilzen induziert.

γ-Interferon (INFγ, sog. Immuninterferon) entsteht in Lymphozyten nach Freisetzung von IL-2 infolge einer Antigenexposition.

Interferone besitzen

☐ *antivirale*,

☐ *antiproliferative* und

☐ *immunmodulierende*

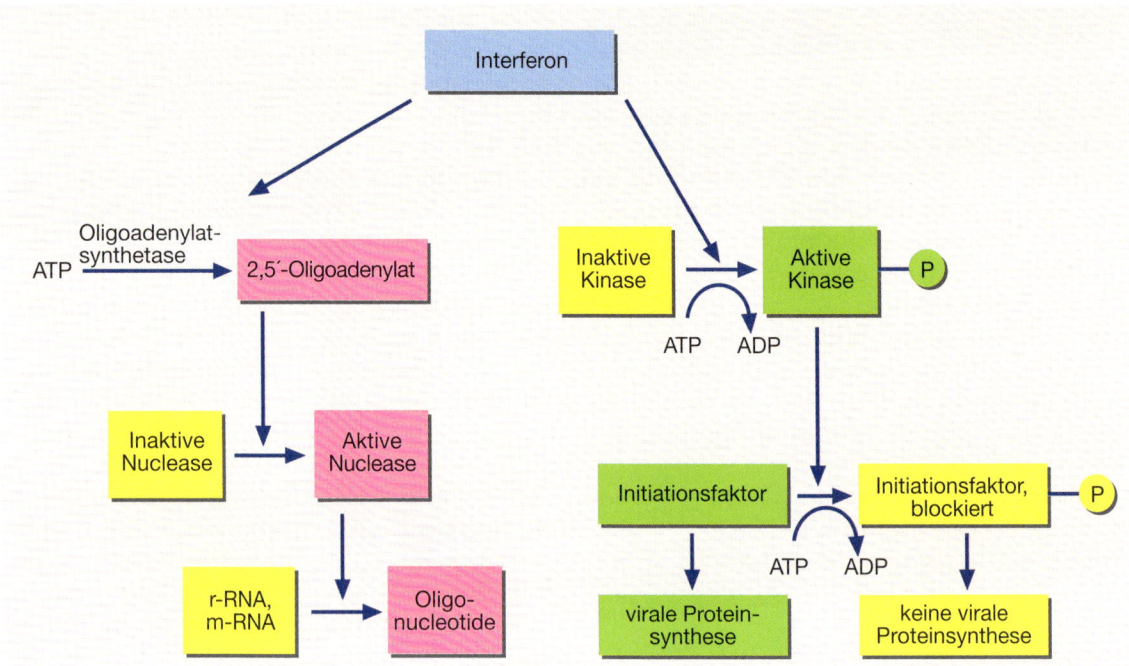

Abb. B 11–4. Wirkungsmechanismus der Interferone: Stimulation des RNA-Abbaus und Hemmung der Translation durch Inaktivierung des Initiationsfaktors

Eigenschaften. α- und β-Interferon wirken außer immunmodulierend und antiproliferativ vorzugsweise *antiviral (Typ-I-Interferon),* während γ-Interferon insbesondere *immunmodulierende* Eigenschaften aufweist *(Typ-II-Interferon).* Außer in ihren Wirkungen unterscheiden sich Typ-I- und Typ-II-Interferone auch in ihren Rezeptoren. So gibt es einen gemeinsamen Rezeptor für α- und β-Interferon sowie einen anderen für γ-Interferon.

Die *antivirale Wirkung* kommt *indirekt* durch Aktivierung zytoplasmatischer Enzyme zustande, die zur *Blockade der viralen Proteinsynthese* bzw. zum *Abbau von Nucleinsäuren* führen. Virus-infizierte Zellen synthetisieren Interferone und geben sie nach außen ab. Die freigesetzten Interferone binden dann an Rezeptoren an der Oberfläche anderer, noch nicht befallener Zellen. Diese bilden daraufhin eine Proteinkinase, die den für die Bindung von t-RNA an die Ribosomen notwendigen Initiationsfaktor inaktiviert und so die Translation hemmt. Ferner stimulieren Interferone die Bildung der 2',5'-Oligoadenylatsynthetase, die (über 2',5'-verknüpfte Adenylat-Oligomere) eine Nuclease aktiviert, welche ribosomale RNA und messenger-RNA abbaut (s. Abb. B 11–4).

Durch Interferone können demnach Nachbarzellen von Virus-befallenen Zellen geschützt werden, während die infizierten Zellen wahrscheinlich zugrunde gehen.

Die *antiproliferative Wirkung* der Interferone, die sich in einer Hemmung oder Verlangsamung des Zellwachstums äußert, betrifft insbesondere rasch proliferierende Gewebe. Allerdings hat sich die erhoffte selektive Hemmung der Proliferation von Tumorzellen bisher nicht oder allenfalls nur teilweise bestätigt.

Ferner besitzen Interferone eine *immunmodulierende Wirkung.* Alle Interferone aktivieren natürliche Killerzellen sowie T-Lymphozyten und fördern die Bildung von HLA-Molekülen der Klasse I. INFγ verstärkt ferner die Synthese von HLA-Molekülen der Klasse II sowie von Fc-Rezeptoren und aktiviert Makrophagen. Fremde Zellen können somit vom Immunsystem besser erkannt werden.

Als Proteine müssen Interferone *parenteral* appliziert werden. INFα und INFβ werden mit einer *Halbwertszeit* von 2 – 4 Stunden, INFγ wird mit einer Halbwertszeit von 30 Minuten aus dem Plasma eliminiert. In Geweben sollen Interferone jedoch länger verweilen.

INFα (Berofor®) ist zur Lokaltherapie der Herpeskeratitis indiziert. Zusätzlich müssen Virustatika gegeben oder es muß eine Abrasionsbehandlung durchgeführt werden. Systemisch dient INFα zur Behandlung der seltenen Haarzelleukämie, der chronischen myeloischen Leukämie, kutaner T-Zellen-Lymphome, niedrig-maligner Non-Hodgkin-Lymphome und des

Kaposi-Sarkoms (Intron A®, Roferon®-A) sowie von chronischen Infektionen mit Hepatitis-B- und Hepatitis-C-Viren.

INFβ (Fiblaferon®) wurde zur systemischen Behandlung schwerer, sonst nicht beherrschbarer Virusinfektionen (z.B. Virusenzephalitis, Varizellen bei immunsupprimierten Patienten, generalisiertem Zoster) sowie von undifferenzierten Nasopharynxkarzinomen zugelassen. (Insgesamt gesehen waren aber die Ergebnisse bei der Tumortherapie bisher eher enttäuschend.) Ferner dient *INFβ* zur Lokaltherapie von Condylomata acuminata. Seit kurzem wird *INFβ* auch bei Multipler Sklerose eingesetzt.

INFγ (Polyferon®) wird zur Behandlung der rheumatoiden Arthritis bei Versagen anderer Maßnahmen eingesetzt (s. S. 217).

Als *Nebenwirkungen* treten bei der systemischen Anwendung von Interferonen grippeähnliche Symptome und Fieber auf. Letzteres ist auf die Stimulation der IL-1-Bildung in Makrophagen zurückzuführen. Seltenere Nebenwirkungen sind Übelkeit, Erbrechen und reversible Blutbildveränderungen (Leuko- und Thrombozytopenien).

Die lokale Anwendung am Auge wird gut vertragen.

Tumornekrosefaktoren (TNF) beeinflussen das Zellwachstum. Die beiden unterschiedlichen Substanzen, TNFα und TNFβ, unterscheiden sich in ihrem Bildungsort, nicht aber in ihrer Wirkung. Die Sekretion von TNF wird durch IL-1 stimuliert. Tumorzellen werden durch TNF z.T. in ihrem Wachstum verlangsamt oder abgetötet, teilweise aber auch stimuliert. Der therapeutische Einsatz wird außerdem durch die erheblichen Nebenwirkungen (z.B. Endothelschäden, Leber- und Nierenschäden, grippeähnliche Symptome) erschwert.

Koloniestimulierende Faktoren. Zu den hämatopoetischen Wachstumsfaktoren gehören vor allem die koloniestimulierenden Faktoren, die zur vermehrten Bildung und Aktivierung von Leukozyten führen, und das die Erythrozytenbildung fördernde *Erythropoietin* (s. S. 408). Die Bildung der koloniestimulierenden Faktoren erfolgt in Monozyten, Fibroblasten und Endothelzellen.

Der *Granulozyten-Makrophagen-koloniestimulierende-Faktor* (GM-CSF) fördert, wie aus dem Namen hervorgeht, die Bildung von Granulozyten und Makrophagen. Der zu einem späteren Zeitpunkt der Zelldifferenzierung (s. Abb. B 11–5) eingreifende *Granulozyten-koloniestimulierende-Faktor* (G-CSF) führt demgegenüber zu einer selektiven Vermehrung neutrophiler Granulozyten. Die Leukozytenbildung stimulieren ferner der *Makrophagen-koloniestimulierende-Faktor* (M-CSF) und das mit *IL-3* iden-

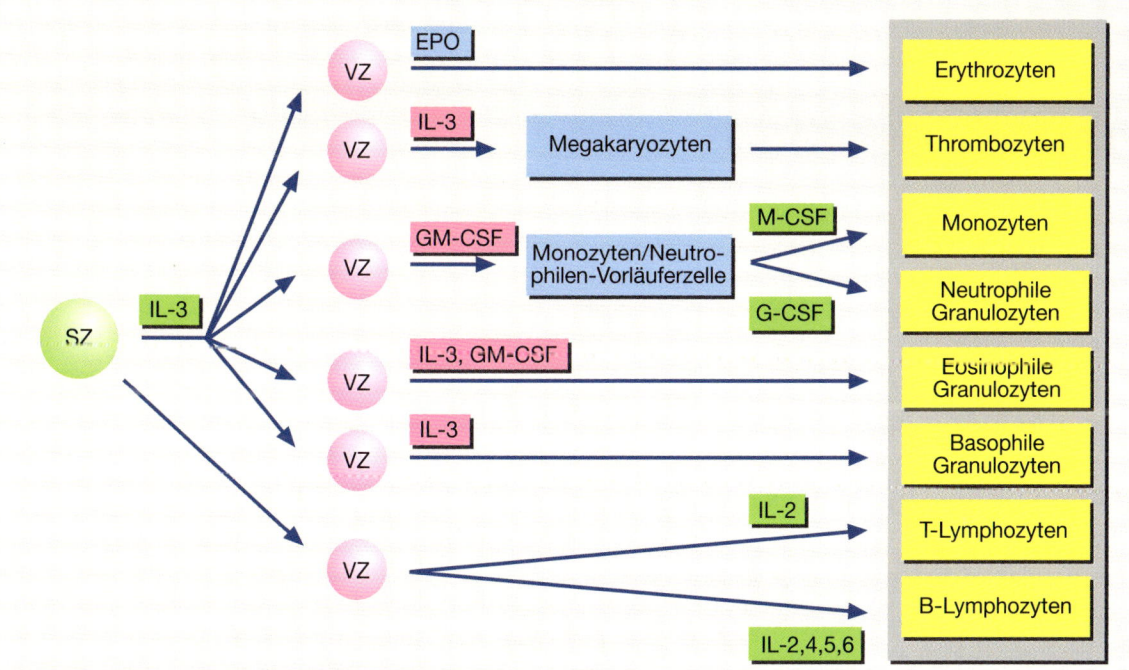

Abb. B 11–5. Angriffspunkt hämatopoetischer Wachstumsfaktoren (SZ = Stammzelle, VZ = Vorläuferzelle, EPO = Erythropoietin)

Inosiplex (delimmun ®, Isoprinosine)

tische *multi-CSF*, welches auch die Bildung von Thrombozyten und Retikulozyten fördert.

Für die Therapie stehen in E. coli produzierte, nicht glykosylierte Formen des humanen GM-CSF (Molgramostim; Leukomax®) und G-CSF (Filgrastim; Neupogen®) sowie die in Ovarialzellen gebildete glykosylierte Form von G-CSF (Lenograstim; Granozyte®) zur Verfügung.

Wachstumsfaktoren dieses Typs sind zur Verkürzung der Leukopenie im Rahmen einer zytotoxischen Tumortherapie (s. S. 744) *indiziert*.

Die *Dosierung* beträgt 5 – 10 µg/kg s.c. täglich über 7 – 10 Tage im Anschluß an die Chemotherapie.

Als *Nebenwirkungen* können vor allem Knochenschmerzen auftreten. GM-CSF ist wegen der durch Stimulation von Makrophagen vermehrten IL-1-Produktion schlechter verträglich, Fieber, Muskelschmerzen

und Blutdruckabfall sind häufige Begleiterscheinungen einer Gabe von Molgramostim. Ebenso treten Überempfindlichkeitsreaktionen (einschließlich anaphylaktischer Reaktionen) nach Molgramostim-Therapie auf.

Bei myeloischer Leukämie ist die Gabe koloniestimulierender Faktoren *kontraindiziert*.

11.3.2 Körperfremde Immunmodulatoren

Körperfremde Immunmodulatoren, deren Wirksamkeit stark umstritten ist, sind *Inosiplex* (Dimepranol-4-acetamidobenzoat plus Inosin), das zur Behandlung von Virusinfektionen angewandt wird, sowie Extrakte von *Echinacea purpurea* (z.B. Echinacin®), die zur Infektionsprophylaxe dienen sollen. Bei klinischen Studien verringerten *Bakterienlysate* aus E. coli (Uro-Vaxom®) die Zahl von Harnwegsinfekten.

11.4 Immunsuppressiva

Als Immunsuppressiva werden Substanzen bezeichnet, die Immunreaktionen zu unterdrücken vermögen. Die Ausschaltung eines der wichtigsten Abwehrsysteme des Organismus ist gerechtfertigt oder zwingend erforderlich bei

☐ *Organtransplantationen* und

☐ *Autoimmunerkrankungen*.

Es ist einleuchtend, daß immunologische Reaktionen nur dann sinnvoll sind, wenn das Immunsystem zwischen „körpereigen" und „körperfremd" unterscheiden kann. Diese Fähigkeit wird erst in der Perinatalperiode erworben. Alle körpereigenen Gewebe werden dabei in die physiologische Toleranz eingeschlossen, obwohl auch die körpereigenen Stoffe – prinzipiell gesehen – Antigencharakter haben. Wie jede Funktion, so kann aber auch diese gestört sein. Die Ehrlichsche Auffassung, daß ein Organismus keine Antikörper gegen sich selbst bilden kann – Ehrlich nannte dies den horror autotoxicus – muß korrigiert werden, weil bei

zahlreichen Erkrankungen das auslösende Moment eine Immunreaktion gegen körpereigene Substanzen darstellt. Man bezeichnet solche Erkrankungen als *Autoimmun-* oder *Autoaggressionskrankheiten*. Diese wirksam zu bekämpfen, ist erstmals durch die immunsuppressive Therapie möglich geworden.

Die wichtigsten derzeit bekannten Immunsuppressiva sind

☐ *Glucocorticoide*,

☐ *Zytostatika*,

☐ *Ciclosporin* und

☐ *Antilymphozytenglobulin* (monoklonale Antikörper bzw. Antilymphozytenserum).

Ihre Angriffspunkte zeigt Abb. B 11–6.

Glucocorticoide. Die biochemischen und pharmakologischen Eigenschaften der Glucocorticoide wurden

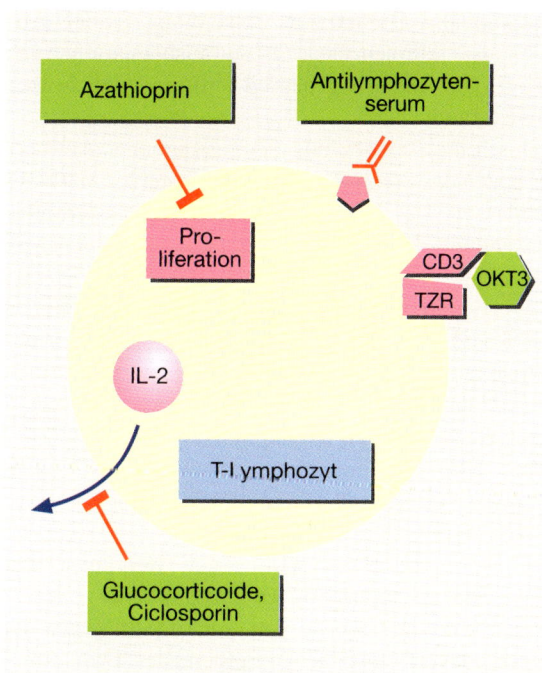

Abb. B 11–6. Angriffspunkte von Immunsuppressiva. Azathioprin: Hemmung der Proliferation; Glucocorticoide und Ciclosporin: Hemmung der Sekretion von Zytokinen; Muromonab-CD3 (OKT3): (indirekte) Blockade des T-Zell-Rezeptors (TZR); Antilymphozytenserum: Bindung an andere Oberflächenstrukturen (Näheres siehe Text)

bereits unter B 2.7.2.3 beschrieben. Die immunsuppressive Wirkung dieser Substanzen beruht vor allem auf einer verminderten Sekretion von *Interleukin-2*. Glucocorticoide greifen damit in sehr frühe Phasen der Immunreaktion ein. (Die zu Therapiebeginn auftretende Lymphopenie, welche früher als ursächlich für die immunsuppressiven Effekte angesehen wurde, beruht dagegen lediglich auf einer Umverteilung der Lymphozyten in das Knochenmark, eine Zerstörung der Lymphozyten erfolgt nicht.)

Zur Verminderung von Nebenwirkungen (s. S. 361) bei der oftmals lebenslänglichen Behandlung von Autoimmunerkrankungen wird außer der Anpassung der Dosierung an den zirkadianen Rhythmus der Cortisol-Sekretion das Einschieben Glucocorticoid-freier Intervalle empfohlen. Während dieser müssen dann andere Immunsuppressiva eingesetzt werden.

Zytostatika. Von den Zytostatika, die generell immunsuppressiv wirken, werden vor allem

☐ *Cyclophosphamid* (s. S. 749),

☐ *Methotrexat* (s. S. 752) und

☐ *Azathioprin*

als Immunsuppressiva eingesetzt.

Azathioprin, das wie Glucocorticoide die IL-2-Sekretion hemmt, stellt eine Weiterentwicklung von 6-Mercaptopurin (s. S. 753) dar. Biotransformationsuntersuchungen ergaben, daß Azathioprin im Organismus fast vollständig in 6-Mercaptopurin umgewandelt wird. Der langsam verlaufende Biotransformationsprozeß ermöglicht eine gleichmäßige und protrahierte Wirkung, die mit 6-Mercaptopurin nicht erreicht werden kann. Nicht alle Eigenschaften von Azathioprin lassen sich jedoch durch seine Umwandlung in 6-Mercaptopurin erklären. Für eine zusätzliche Wirkungskomponente spricht z.B. die geringere ED_{50}. Es wird vermutet, daß der Imidazolrest des Azathioprins Sulfhydrylgruppen zu binden vermag und dadurch einen eigenen antimetabolen Effekt ausübt.

Die *Dosierung* beträgt bei Organtransplantationen 1–4 mg/kg, bei Autoimmunkrankheiten 1–2,5 mg/kg täglich.

Als *Nebenwirkungen* wurden wie bei anderen Antimetaboliten Störungen der Hämatopoese (Leuko-, Thrombozytopenie), ferner gastrointestinale Beschwerden, Appetitlosigkeit und Cholestase beobachtet.

Bei schweren Knochenmarksdepressionen, stärkeren Leber- und Nierenfunktionsstörungen sowie während der Gravidität und Stillzeit ist Azathioprin *kontraindiziert*.

Allopurinol erhöht durch Hemmung der Biotransformation von Azathioprin dessen Toxizität.

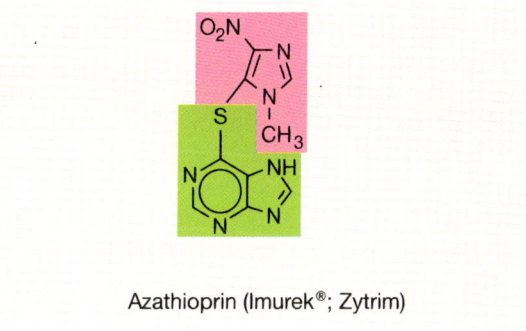

Azathioprin (Imurek®; Zytrim)

Ciclosporin (Cyclosporin A; Sandimmun®) ist ein hydrophobes zyklisches Polypeptid aus 11 Aminosäuren, das von dem Pilz Tolypocladium inflatum gebildet wird. Der Wirkstoff unterdrückt sowohl humorale als auch zelluläre Immunreaktionen, und zwar vor allem durch Hemmung der Freisetzung von IL-1 aus Monozyten und IL-2 aus Helfer-T-Zellen in der frühen Phase der Immunantwort. Infolge des Mangels an Interleukin-1 und Interleukin-2 kommt es nicht zur Ausreifung von T-Zellen zu zytotoxischen Zellen.

Der *Wirkungsmechanismus* besteht in einer Hemmung der cis-trans-Isomerisierung von Prolin bzw. der

Interferenz mit Faltungsprozessen von Proteinen. Cyclophilin, das intrazellulär Ciclosporin bindet, ist sehr wahrscheinlich mit der Prolin-Isomerase identisch.

Die Phagozytoseaktivität der Zellen des RES wird durch Ciclosporin praktisch nicht gehemmt. Aus diesem Grund wird die bakterielle Abwehr des Organismus nur wenig beeinflußt.

Seit der Einführung von Ciclosporin hat die Zahl erfolgreicher Organtransplantationen erheblich zugenommen. Da es im Gegensatz zu anderen Immunsuppressiva nur wenig myelotoxisch ist, kann es auch bei Knochenmarkstransplantationen angewandt werden.

Bei oraler Applikation beträgt die *Bioverfügbarkeit* von Ciclosporin etwa 35%. Im Organismus wird es *nahezu quantitativ metabolisiert*. Die *Halbwertszeit* liegt bei 24 Stunden. Die *Ausscheidung* der Metaboliten erfolgt vorwiegend biliär.

Eine bedeutsame *Nebenwirkung* ist die dosisabhängige Nierenschädigung (die von einer Abstoßungsreaktion nach einer Nierentransplantation unterschieden werden muß). Als weitere – ebenfalls dosisabhängige – unerwünschte Wirkungen wurden reversible Störungen der Leberfunktion, Kardiotoxizität, Tremor, Hirsutismus, Gingivahypertrophie und Ödeme beobachtet. Besonders bei Kindern kann es (selten) zu Hypertonie mit Flüssigkeitsretention und Krämpfen kommen.

Ciclosporin sollte nicht zusammen mit nephrotoxischen Substanzen gegeben werden. Die oralen Azol-Antimykotika, insbesondere Ketoconazol, hemmen den Ciclosporinabbau in der Leber. Zur Vermeidung nephrotoxischer Effekte muß in solchen Fällen die Ciclosporin-Dosis reduziert werden – bei Ketoconazol-Gabe um 85%!

Antilymphozytenglobuline. Als weitere Möglichkeit der Immunsuppression kommt die Anwendung von Antilymphozytenglobulinen in Frage. Diese stehen in Form *monoklonaler Antikörper* (Muromonab-CD3) und als polyvalentes *Antilymphozytenserum* zur Verfügung.
Muromonab-CD3 (Orthoclone OKT 3) enthält monoklonale, von Mäusen gewonnene Antikörper gegen das CD3-Protein menschlicher T-Lymphozyten, das mit dem T-Zell-Rezeptor assoziiert ist (s. Abb. B-11–6). Die Behandlung mit Muromonab-CD3 beeinträchtigt die Wechselwirkung des T-Zell-Rezeptors mit dem entsprechenden Antigen und damit die Effektor-Funktion der T-Lymphozyten. Darüber hinaus nimmt vorübergehend die Zahl der T-Lymphozyten im Serum ab.

Muromonab-CD3 ist zur Behandlung akuter Abstoßungsreaktionen nach Organtransplantationen *indiziert*. Die *Dosierung* beträgt 5 mg i.v. täglich über 10 – 14 Tage.

Durch die Entwicklung neutralisierender Antikörper gegen das Fremdeiweiß (Maus) kann die Wirkung nachlassen. Darüber hinaus besteht bei wiederholter Anwendung die Gefahr einer Überempfindlichkeitsreaktion.

Als *Nebenwirkungen* können, insbesondere bei der ersten Gabe, Fieber, Schüttelfrost, Atemnot, Brustschmerzen und gastrointestinale Beschwerden auftreten, die auf der initialen Freisetzung von Zytokinen durch die blockierten T-Lymphozyten beruhen.

Bei Überempfindlichkeit gegenüber Mäuseproteinen ist Muromonab-CD3 *kontraindiziert*.

Antilymphozytenserum wird durch Immunisierung eines Tiers mit menschlichen Lymphozyten gebildet. Es entsteht eine Vielzahl von Antikörpern gegen die verschiedenen Oberflächenproteine der Lymphozyten. Gleichzeitig mit den Antikörpern gegen Lymphozyten entstehen auch solche gegen Granulozyten, Thrombozyten und Serumproteine, die durch Adsorption entfernt werden müssen. Bereits nach einmaliger Injektion von Antilymphozytenserum bzw. dem daraus gewonnenen Antilymphozytenglobulin kommt es in Abhängigkeit von der Dosis zu einer starken Lymphopenie.

Handelspräparate: Lymphoglobulin Institut Merieux®, Pressimmun®.

Anwendung der Immunsuppressiva. Wie oben erwähnt, werden Immunsuppressiva bei Organtransplantationen und Autoimmunkrankheiten eingesetzt.

Zu den Erkrankungen, bei denen Immunsuppressiva verwendet werden, gehören

☐ chronische Glomerulonephritis mit nephrotischem Syndrom,

☐ chronisch-aktive Hepatitis,

☐ Myasthenia gravis,

☐ entzündliche rheumatische Erkrankungen (u.a. Dermatomyositis, Lupus erythematodes, chronische Polyarthritis, Sklerodermie) und

☐ thrombopenische Purpura.

Die Initialbehandlung mit Immunsuppressiva darf grundsätzlich nur in einer Klinik erfolgen. Dabei ist der Nutzen sorgfältig gegen das Therapierisiko abzuwägen.

C

VERGIFTUNGEN

Unter *Giften* versteht man Substanzen oder Substanzgemische (z.B. giftige Pflanzenauszüge), die (vorwiegend oder ausschließlich) *schädliche Wirkungen hervorrufen*. In der Praxis werden jedoch nur solche Substanzen als Gift bezeichnet, bei denen das *Risiko*, daß sie zu einer Schädigung führen, *verhältnismäßig groß* ist. Dabei ist zu berücksichtigen: „Alle Dinge sind Gift und nichts ohne Gift. Allein die Dosis macht, daß ein Ding kein Gift ist" (*Paracelsus*).

Das bedeutet, daß die Anwesenheit eines potentiell giftigen Stoffes in einem Organismus nicht notwendigerweise auch zu einer Vergiftung führen muß. In praktisch jedem Menschen sind bestimmte Mengen von Blei, Quecksilber oder Pestiziden nachweisbar, aber trotzdem führen diese Stoffe *nicht* zu Vergiftungserscheinungen, sofern die aufgenommenen Mengen unter der toxischen Konzentration bleiben. *Erst in toxischen Konzentrationen wird also eine Substanz zu einem Gift.* Werden andererseits nur entsprechend große Mengen aufgenommen, erweist sich im Grunde genommen jede Substanz, sogar reines Wasser, als giftig.

Deshalb ist der Nachweis potentiell schädlicher Stoffe in subtoxischen Konzentrationen von besonderer Bedeutung, da durch rechtzeitiges Erkennen der Gefahr, z.B. durch Überwachung des Trinkwassers, eine weitere Exposition und damit eine Schädigung vermieden werden kann.

Für die *Risikoermittlung* sind neben der *Dosis* bzw. der *Substanzkonzentration*

☐ die Giftstärke („Giftigkeit") der toxischen Substanz,

☐ ihre Verweildauer im Körper sowie

☐ die Art, *Häufigkeit* und *Dauer der Exposition*

von besonderer Bedeutung.

So können niedrige Giftkonzentrationen bei langer Einwirkungsdauer ebenso einen toxischen Effekt hervorrufen wie höhere Konzentrationen bei kurzer Einwirkungsdauer. Die Giftdosis bzw. -konzentration, die auch bei langer Einwirkungsdauer gerade keine toxischen Wirkungen auslöst, wird als *Schwellenwert* (Grenzwert, No-effect level bzw. No-observed-effect level) bezeichnet.

Arzneistoff und Giftstoff. Zwischen der Wirkung (oder dem Wirkungsmechanismus) eines Arznei- und eines Giftstoffs besteht *kein* prinzipieller Unterschied. Er ist *relativ.*

Wie unter A 4, S. 78 ff. beschrieben, treten bei der Anwendung von Arzneimitteln neben erwünschten Effekten in einem mehr oder weniger hohen Prozentsatz *auch unerwünschte Wirkungen,* d.h. solche Wirkungen auf, die nicht zur Beseitigung oder Linderung der zu behandelnden Krankheit beitragen, sondern dem Patienten schaden oder ihn zumindest zusätzlich belästigen.

Solche unerwünschte Effekte können somit auch als toxisch bezeichnet werden. Die Aussagen *therapeutische Wirkung* und *toxische Wirkung* sind daher niemals absolut zu werten. Erst das *Ziel der Anwendung* einer pharmakologisch wirksamen und damit zugleich potentiell toxischen Substanz erlaubt es zu unterscheiden, ob die Wirkung die eines Arzneimittels oder die eines Giftstoffes ist.

So ist auch zu verstehen, daß in einigen Fällen zunächst bestimmte Wirkungskomponenten eines Pharmakons als unerwünschte Nebenwirkungen angesehen und erst später unter veränderten Gegebenheiten als therapeutisch nützlich erkannt wurden (Abb. C–1).

Umgekehrt führten in einigen Fällen toxikologische Untersuchungen zur Entwicklung von Arzneistoffen

Tab. C–1. Verteilung der akuten Vergiftungsfälle nach einer Zusammenstellung des Schweizer Toxikologischen Informationszentrums (1992)

Noxe	Zahl der Fälle	Fälle in %	Schwere bzw. tödliche Vergiftungen in %
Medikamente	5 563	43,9	6,0
Haushaltsmittel	3 638	28,7	1,6
Pflanzen	900	7,2	1,1
Chem.-technische und berufl. Stoffe	872	6,7	7,1
Nahrungsmittel	691	5,5	1,3
Genußmittel	579	4,6	6,2
Giftige Gase	203	1,6	6,4
Gifttiere	170	1,4	2,4
Diverse	49	0,4	4,1
Gesamt	12 665	100,0	4,2

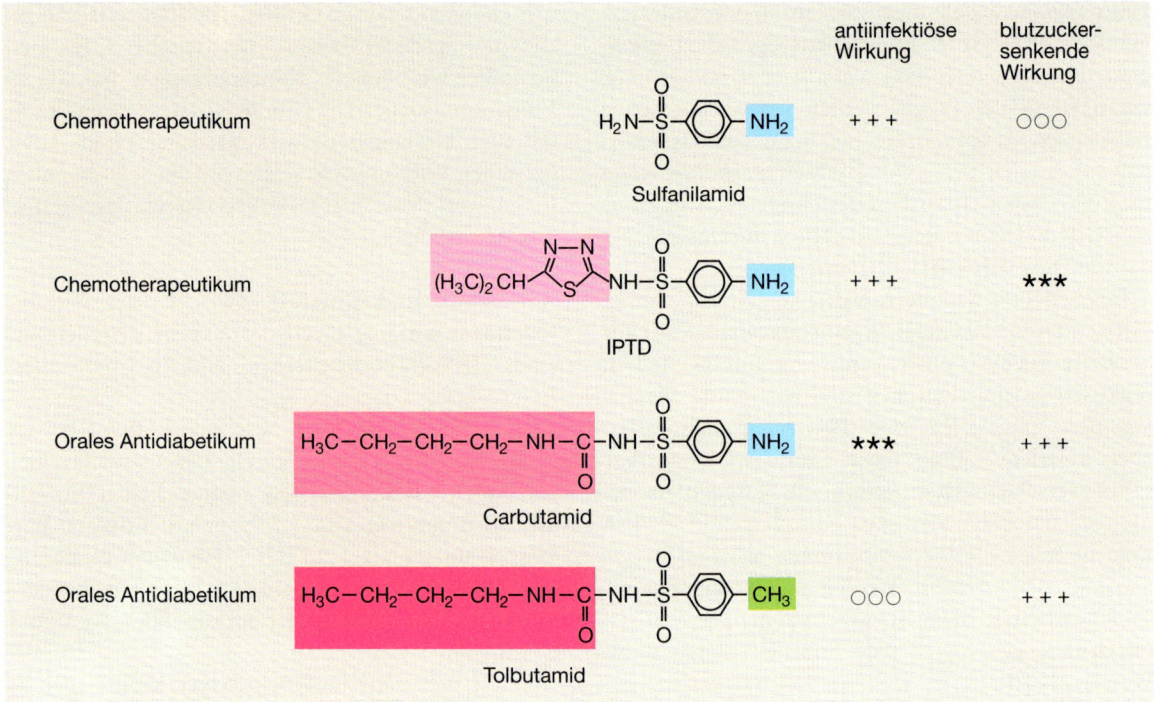

Abb. C–1. Die Umwandlung einer Nebenwirkung in eine therapeutische Wirkung: + + + therapeutische Wirkung, ∗∗∗ Nebenwirkung, ○○○ keine Wirkung

pflanzlichen oder synthetischen Ursprungs. Zu nennen sind hier z.B. die indirekt wirkenden Antikoagulantien (vgl. S. 428), die sich von Giftstoffen, die in verdorbenem Klee vorkommen, ableiten.

Vergiftungsarten. Nach der Art der Giftaufnahme sowie der Geschwindigkeit des Eintretens und der Dauer der Symptome unterscheidet man

□ *akute* und

□ *chronische*

Vergiftungen.

Akute Vergiftungen sind durch in der Regel einmalige *Giftaufnahme* – oder allenfalls in einem kürzeren Zeitraum erfolgende mehrfache Giftzufuhr – sowie *unmittelbar oder kurz nach der Aufnahme der toxischen Substanz einsetzende* und, sofern die Vergiftung nicht zum Tode führt, meist *auch schnell abklingende* Symptome charakterisiert.

Bei **chronischen Vergiftungen** erfolgt die Giftexposition dagegen über einen längeren Zeitraum, der Vergiftungsbeginn ist schleichend und die Symptome halten lange an. Der Giftstoff kumuliert dabei zu toxischen Konzentrationen und/oder geringe Schädigungen addieren sich im Laufe der Zeit und führen dadurch zu Vergiftungssymptomen.

Nach der *Haberschen Regel*

$$E_{tox} = c \cdot t = \text{konstant}$$

entspricht der toxische Effekt (E_{tox}) in gewissen Grenzen dem Produkt aus der Stoffkonzentration (c) und der Einwirkungsdauer (t). D.h., niedrige, über einen längeren Zeitraum einwirkende Konzentrationen können die gleiche toxische Wirkung hervorrufen wie höhere, nur kurze Zeit im Organismus vorhandene Mengen.

Veränderungen von Art und Zahl der Vergiftungen. Betrachtet man neuere Vergiftungsstatistiken, die sich über einen längeren Zeitraum erstrecken, so werden zwei Entwicklungen deutlich:

□ Die *Art* der Vergiftungen *wandelt sich,* und

□ die *Zahl* der Vergiftungen *nimmt* in den industrialisierten Ländern ständig *zu.*

In der Vergangenheit waren *kriminelle Vergiftungen* häufig. Heute ist dieser Teil der Toxikologie – verglichen mit den Risiken, denen jeder in der modernen, von der Chemie geprägten und von der Chemie abhängigen Gesellschaft unterworfen ist – weitgehend in den Hintergrund getreten.

Bei den *akuten Vergiftungen* werden im Gegensatz zu früher nur noch wenige durch Schwermetalle (Blei, Quecksilber, Thallium) oder Metalloide (z.B. Arsen,

Tab. C–2. Maximale Arbeitsplatzkonzentrationen (MAK-Werte) (nach DFG Maximale Arbeitsplatzkonzentrationen 1987)

Substanz	MAK (mg/m³)	Substanz	MAK (mg/m³)
Acetaldehyd	90	Iod	2
Aceton	2400	Isopropylalkohol	980
Acetonitril	70	Kohlendioxid	9000
Acrolein	0,25	Kohlenmonoxid	33
Aluminium	6	Kresol (alle Isomere)	22
Ameisensäure	9	Magnesiumoxid	6
Aminoethanol	8	Mangan	5
Ammoniak	35	Methanol	260
Anilin	8	Methylacetat	610
Antimon	0,5	Methylamin	12
Arsenwasserstoff	0,2	Methylisocyanat	0,025
Biphenyl	1	Methylquecksilber	0,01
Bleitetraethyl	0,075	Morpholin	70
Brom	0,7	Naphthalin	50
Bromwasserstoff	17	Nicotin	0,5
Butanol	300	Nitrobenzol	5
Butylacetat	950	Nitromethan	250
Calciumcyanamid	1	Osmiumtetroxid	0,0002
Chlor	1,5	Ozon	0,2
Chlorbenzol	230	Parathion	0,1
Chlormethan	105	Pentachlorphenol	0,5
Chloroform	0,7	Phenol	19
Chlorwasserstoff	7	Phenylhydrazin	22
Cyanwasserstoff	11	Phosgen	0,4
Cyclohexylamin	40	Phosphorpentachlorid	1
DDT	1	Phosphorwasserstoff	0,15
Dibenzoylperoxid	5	Propan	1800
1,1-Dichlorethan	400	Quecksilber	0,1
Dichlorfluormethan	45	Salpetersäure	25
Dichlormethan	360	Schwefeldioxid	5
Dichlorvos	1	Schwefelkohlenstoff	30
Dieldrin	0,25	Schwefelwasserstoff	15
Dimethylamin	18	Selenwasserstoff	0,2
Dimethylformamid	60	Stickstoffdioxid	9
Dioxan	180	Strychnin	0,15
Eisenoxide	6	Tetrachlorethan	7
Essigsäure	25	Tetrachlorkohlenstoff	65
Ethanol	1900	Tetrahydrofuran	590
Ethylacetat	1400	Thallium	0,1
Ethylamin	18	Titandioxid	6
Fluor	0,2	Toluol	380
Fluoride	2,5	Trichlorethylen	270
Formaldehyd	0,6	Trinitrotoluol	1,5
Glutaraldehyd	0,8	Vinylacetat	35
Halothan	40	Wasserstoffperoxid	1,4
		Xylol (alle Isomere)	440

Tab C–3. Biologische Arbeitsstofftoleranzwerte (BAT-Werte) (nach DFG Biologische Arbeitsstofftoleranzwerte 1987)

Stoff	Untersuchungs-material	BAT-Wert
Aluminium	Harn	170 µg/l
Blei	Vollblut	70 µg/dl
Cadmium	Harn	15 µg/l
Hexachlorbenzol	Serum	15 µg/dl
Methanol	Harn	30 µg/l
Nitrobenzol	Vollblut	100 µg/l
Phenol	Harn	300 µg/l
Quecksilber	Harn	200 µg/l
Tetrachlorkohlenstoff	Alveolarluft	1,6 ml /m^3
Toluol	Vollblut	170 µg/dl
Xylol	Vollblut	150 µg/dl

Antimon) hervorgerufen, prozentual am häufigsten sind Vergiftungen durch Einnahme von Arzneimitteln, insbesondere von Schlaf- und Beruhigungsmitteln sowie Analgetika (vgl. Tab. C–1), vielfach in suizidaler Absicht.

Unstrittig kommt neben den akuten den *chronischen Vergiftungen* – bedingt durch die steigende Umweltbelastung und die langfristige Aufnahme zahlreicher Stoffe in geringen Konzentrationen – eine immer größere Bedeutung zu. Daher sind genaue Kenntnisse über die toxikologischen Eigenschaften der produzierten Chemikalien dringend erforderlich. (In der westlichen Welt werden derzeit ca. 500000 Chemikalien verwendet; nur von einem Teil davon liegen exakte toxikologische Daten vor.) Besonders starke Aufmerksamkeit beanspruchen in diesem Zusammenhang neben *Schwermetallen* (z.B. Blei aus Autoabgasen, Quecksilber in Industrieabwässern, Cadmium im Klärschlamm) *Pestizide* sowie *halogenierte* und *polycyclische Kohlenwasserstoffe.*

Verringerung der Schadstoffexposition, Festlegung von Grenzwerten. Durch gesetzliche Maßnahmen und Steigerung des Umweltbewußtseins muß versucht werden, die Exposition mit potentiellen Schadstoffen soweit wie möglich zu verringern. Die Festlegung von *maximalen Arbeitsplatzkonzentrationen (MAK-Werten,* s. Tab. C–2) *und maximalen Immissions-Konzentrationen (MIK-Werten)* sowie *Biologischen Arbeitsstofftoleranzwerten (BAT-Werten,* s. Tab. C–3) bestimmter Stoffe ist ein Beitrag zu diesem Ziel.

Doch dürfen weder die MAK- noch die MIK- oder Arbeitsstofftoleranzwerte als sichere Werte angese-

hen werden. (Die MAK-Werte werden in der Regel eine Zehnerpotenz niedriger als die unter den gegebenen Umständen gerade noch tolerablen Konzentrationen festgelegt.) Für Stoffe, deren *karzinogene* Wirkung für den Menschen feststeht, können überhaupt *keine Unbedenklichkeitsgrenzen* festgelegt werden, da nach den derzeitigen Erkenntnissen *keine Schwellendosis* existiert, unter der eine Exposition ungefährlich ist. Unter Berücksichtigung von technologischen Möglichkeiten sowie sozioökonomischen Gegebenheiten wurden für solche Stoffe *Technische Richtkonzentrationen (TRK-Werte)* eingeführt.

Neben den Konzentrationen am Arbeitsplatz ist in Zukunft auch den Belastungen durch Schadstoffe in Aufenthaltsräumen vermehrt Beachtung zu schenken.

Toxikologie und Umwelt. Bei den toxikologischen Risiken darf nicht nur der Mensch betrachtet werden, sondern es muß ebenso die generelle Schädigung der Umwelt und der Biosphäre, somit der gesamten lebenden Natur, der Tiere, der Pflanzen, der niederen Organismen usw., berücksichtigt werden. Das enorme Anwachsen der Weltbevölkerung, die industrielle Entwicklung und die Verstädterung haben diesen Teil der Toxikologie stark beeinflußt.

Damit einhergeht neben dem immensen Anstieg des Energieverbrauchs der Bedarf an größeren Mengen von Nahrungsmitteln und Industrieprodukten, die die Anforderungen an einen höheren Lebensstandard zu befriedigen gestatten. Zwangsläufig werden durch gesteigerte Produktion und erhöhten Verbrauch eine außerordentliche Menge und eine Vielzahl von Abfallprodukten erzeugt, die eines der größten Probleme unserer Zeit darstellen. Der nicht selten gehörte Ruf „Zurück zur Natur" als Lösung für dieses Problem ist nur eine Fiktion und beruht außerdem auf einer völligen Unkenntnis der toxikologischen Eigenschaften von Naturstoffen – die bisher stärksten bekannten Gifte und Kanzerogene sind Naturstoffe! – sowie der Bedürfnisse, Ansprüche und Wünsche einer modernen Gesellschaft.

Um bei der heutigen und vor allem der zukünftigen Bevölkerungsdichte einen auch nur einigermaßen annehmbaren Lebensstandard aufrecht zu erhalten bzw. einen solchen für die Länder der dritten Welt überhaupt zu erreichen, ist es unerläßlich, alle vorhandenen Möglichkeiten *sinnvoll* auszuschöpfen. Die Menschheit muß also lernen, *mit der Chemie* in der Weise zu leben, daß die Vorteile voll zum Tragen kommen, die negativen Auswirkungen, z.B. die Umweltschäden, jedoch auf ein annehmbares Maß verringert werden. Es ist Aufgabe der Toxikologen, an der Lösung dieser Probleme mitzuarbeiten. Das Schwergewicht der Tätigkeit sollte nicht darin bestehen, einen vorhandenen Mißstand zu beheben, wie das in der Vergangenheit meist geschah, sondern diesen zu vermeiden. Es ist daher besonders wichtig, mehr Kenntnisse über die Wirkung potentiell toxischer Substanzen zu erhalten.

Symptome. Die Vielzahl der toxischen Substanzen mit ganz unterschiedlichen Wirkungen ist die Ursache für das *breite Symptomenspektrum* bei Vergiftungen. Nicht zuletzt wegen der häufigen Einnahme von Drogen oder der von Hypnotika und Psychopharmaka in suizidaler Absicht stehen *zentralnervöse Symptome* (Somnolenz, Verwirrtheitszustände, Koma) oft im Vordergrund der Vergiftungssymptomatik.

Störungen der Atemfunktion werden ebenfalls durch Hypnotika und verschiedene Psychopharmaka sowie durch Phosphorsäureester, Reizgase, Kohlenmon- und Kohlendioxid, Blausäure sowie Methämoglobinbildner hervorgerufen.

Zahlreiche Stoffe beeinflussen ferner das *Herz-Kreislauf-System,* z.B. Antiarrhythmika, β-Adrenozeptorenblocker, Herzglykoside, tricyclische Antidepressiva, Lithiumsalze oder Phosphorsäureester.

Die *Nierenfunktion* ist bei einem toxisch bedingten Schock sowie bei Tubulusschädigungen, z.B. durch Schwermetalle (Blei, Cadmium, Quecksilber), Phosphor, Tetrachlorkohlenstoff oder Herbizide, gestört.

Eine Reihe von Noxen führt zu *gastrointestinalen Symptomen.* Neben Übelkeit und Erbrechen kommen Darmatonie, z.B. bei Atropin-, Opiat- und Thalliumvergiftungen, oder Hypermotorik und Diarrhoe vor.

Leberfunktionsstörungen werden u.a. bei Vergiftungen mit halogenierten Kohlenwasserstoffen, Phosphor, Paracetamol oder Knollenblätterpilzen hervorgerufen.

Erbrechen, mangelnde Flüssigkeitszufuhr, starke Schweißsekretion oder Diarrhoe bewirken Störungen im *Wasser- und Elektrolythaushalt.*

Schwere Vergiftungsbilder sind häufig durch ein *Multiorganversagen gekennzeichnet.*

Diagnose. Insbesondere bei lebensbedrohlichen Vergiftungen ist eine rasche Diagnose dringend erforderlich. Neben der *Eigen- und Fremdanamnese* kommt dabei der *Symptomkonstellation* (z.B. Miosis, Salivation und Lungenödem bei Phosphorsäureestervergiftungen) sowie dem *analytischen Nachweis* des Giftstoffs große Bedeutung zu.

Molekulare Toxikologie. Die Wechselwirkungen biologisch aktiver Substanzen, seien es Arznei- oder Giftstoffe, mit biologischen Objekten finden auf *molekularer* Ebene statt. Daher können Einblicke in die Risiken, die chemische Substanzen in sich tragen, letztendlich nur auf der Ebene der Molekularpharmakologie bzw. Molekulartoxikologie gewonnen werden. Ein Wirkstoff – Arzneistoff oder Gift – besteht ebenso aus Molekülen wie das biologische Objekt.

Ein Effekt – therapeutischer oder toxischer Art – kommt nur durch die Wechselwirkungen zwischen den Molekülen des Wirkstoffs und denen des biologischen Objekts zustande. Die Biochemie (einschließlich der Molekularbiologie und Gentechnologie) gewinnt somit auch für die Toxikologie zunehmend an Bedeutung.

1 Gebiete der Toxikologie

Es gibt verschiedene Möglichkeiten, die Toxikologie zu untergliedern. So kann, wie bereits erwähnt, zwischen *akuten* und *chronischen toxischen Effekten* unterschieden werden.

Von besonderer Bedeutung ist ferner die *Langzeittoxizität*. Man versteht darunter toxische Effekte, die erst nach einer (sehr) langen Latenzperiode manifest werden, z.B. die karzinogenen und mutagenen Wirkungen (s. S. 833).

Eine andere Unterteilung der Toxikologie kann nach der Art der Substanzen und den Umständen, unter denen die toxischen Wirkungen auftreten, erfolgen. Man unterscheidet danach die

- *Arzneimitteltoxikologie,*
- *Nahrungsmitteltoxikologie,*
- *Toxikologie der Pestizide,*
- *Gewerbetoxikologie,*
- *Umwelttoxikologie,*
- *akzidentelle Toxikologie,*
- *forensische Toxikologie,*
- *Wehrtoxikologie und*
- *Strahlentoxikologie.*

1.1 Arzneimitteltoxikologie

Dieses Teilgebiet der Toxikologie umfaßt

- die Prüfung potentieller Arzneimittel auf Toxizität bzw. Verträglichkeit in der präklinischen Phase (s. S. 106),
- die unerwünschten Wirkungen (Nebenwirkungen) von Arzneistoffen, Arzneistoffkombinationen und Kosmetika bei bestimmungsgemäßem Gebrauch sowie
- akute und chronische Vergiftungen mit *Arzneimitteln bei Überdosierung.*

1.2 Nahrungsmitteltoxikologie

Der Nahrungsmitteltoxikologe prüft Nahrungsmittel (einschließlich Trinkwasser) auf eventuell darin enthaltene schädliche Zusätze, z.B. Konservierungs- oder Farbstoffe, Bindemittel, Geschmackskorrigentien, Mykotoxine, Rückstände von Antibiotika, Schwermetallionen, Schönungs- oder Pflanzenschutzmitteln. Die Verwendung einer Reihe solcher Zusätze ergibt sich daraus, daß Nahrungsmittel z.T. über weite Strecken transportiert und für längere Zeit gelagert werden müssen.

Das Bevölkerungswachstum und die Ballung der Bevölkerung auf große Zentren hat zwangsläufig zu dieser Entwicklung geführt. Ein weiteres Gebiet der Nahrungsmitteltoxikologie ist die Toxikologie der Fehl- bzw. Überernährung. Während in den Entwicklungsländern viele Menschen an Hunger sterben, ist in den Industrienationen die *Überernährung* zu einem wichtigen Risikofaktor geworden.

1.3 Toxikologie der Pestizide

Die Deckung des Bedarfs an großen Nahrungsmittelmengen ist nicht möglich ohne den Einsatz von Pestiziden, d.h. von *Unkrautvernichtungsmitteln, Fungiziden, Nematoziden, Rodentiziden und Insektiziden.* Auch die *Kunstdünger* müssen in diesem Zusammenhang erwähnt werden, obwohl es sich dabei nicht um Pestizide im engeren Sinn handelt. Die Anwendung von Pestiziden birgt nicht unerhebliche Gefahren in sich. Akute Vergiftungen in den bäuerlichen Betrieben sind ebenso in Betracht zu ziehen wie das Problem, daß der Verbraucher bei ungenügender Kontrolle mit den Lebensmitteln laufend geringe Mengen von z. T. kaum eliminierbaren Pestiziden zu sich nimmt. Obwohl es sich dabei gewöhnlich nur um geringe Mengen handelt, kann das Langzeitrisiko nicht vernachlässigt werden.

Gebiete der Toxikologie

C 1

1.4 Gewerbetoxikologie (industrielle Toxikologie)

Dieser Zweig der Toxikologie umfaßt alle Arten der gewerblichen Vergiftungen. Das Interesse an diesem Gebiet nimmt – zu Recht – ständig zu. Von den Gewerbetoxikologen müssen daher Vorschriften zu Schutz- und Verhütungsmaßnahmen erarbeitet und Toleranzgrenzen für einzelne Giftstoffe (z.B. MAK-Werte, s.o.) ermittelt werden. Da die moderne chemische Industrie gewöhnlich große Produktionseinheiten umfaßt, sind die medizinischen Anstrengungen, gewerbliche Vergiftungen zu vermeiden, weit fortgeschritten. In den größeren Industriebetrieben ist praktisch immer eine betriebsärztliche Abteilung vorhanden, die für eine Gesundheitsüberwachung in dem Betrieb sorgt. In kleineren Betrieben, die Chemikalien herstellen oder Chemikalien (z.B. Farben) verarbeiten, sind die Schutzvorkehrungen dagegen gewöhnlich weniger umfangreich.

Von besonderer Bedeutung sind in der Gewerbetoxikologie Erkrankungen der Haut und des Respirationstraktes. Neben *Berufsekzemen* sind hier u. a. die verschiedenen *Pneumokoniosetypen*, die von der Art des eingeatmeten Staubes abhängen, z.B. die Silikose, Anthrakose und Asbestose, zu nennen.

1.5 Umwelttoxikologie

Die Umweltverschmutzung kann, wie erwähnt, zu toxischen Schädigungen des Menschen, zu einer Veränderung der Biosphäre oder zu einer Änderung der äußeren Umgebung führen. Man muß unterscheiden zwischen einer *chemischen* Umweltverschmutzung, bei der die Umwelt durch chemische Wirkung der Schadstoffe betroffen ist, und einer *physikalischen* Umweltbelastung, z.B. Lärm oder Temperaturerhöhung des Oberflächenwassers durch Kraftwerke oder der Luft durch eine Erhöhung des CO_2- oder Methan-Gehalts.

Daneben gibt es eine Umweltverschmutzung mit chemisch und biochemisch inerten, aber relativ *beständigen Abfallprodukten*, wie z.B. Verpackungsmaterial aus Plastik. Ferner sind die oft noch Tausende von Jahren aktiven *nuklearen Abfälle* zu erwähnen, deren Lagerung große Probleme aufwirft.

Ein besonderes Problem der chemischen Umweltverschmutzung ist der offenbar nicht zu beseitigende, oft unnötige Wunsch, zahlreiche chemische Substanzen für den persönlichen Gebrauch zu verwenden. Der zu häufige Gebrauch bzw. der vielfache Mißbrauch von Arzneimitteln auf Rezept oder ohne Verschreibung, das Zigarettenrauchen sowie der extensive Gebrauch von Kosmetika sind hier ebenso zu nennen wie der ständig ansteigende Einsatz von Haushaltschemikalien (Waschmitteln, Spülmitteln, Haushaltsreinigern, Bodenpflegemitteln u. a.). Dieser Aspekt der Umweltverschmutzung wird noch viel zu wenig beachtet. Nicht zuletzt durch die entsprechende Werbung hat sich ein *chemischer Hygienekult* entwickelt, der zweifellos Gefahren für die allgemeine Gesundheit in sich birgt.

Die Verschmutzung der Luft, des Wassers und des Bodens sowie die daraus sich ergebende Umweltbeeinflussung zwingen zu einer kritischen Beschäftigung mit diesem Problem. Abgase von Motorfahrzeugen, Rauch und Gase aus Kaminen, die großen Mengen von Fäkalien, Detergentien und Haushaltschemikalien in den Abwässern und die enormen Mengen von Müll aus nicht wieder verwendbaren Verpackungsmaterialien und Wegwerfartikeln stellen besondere Herausforderungen dar. Hinzuweisen ist ferner auf die bis vor kurzem besonders häufige Verwendung von *Fluorchlorkohlenwasserstoffen (FCKW)*, z.B. in Spray-Dosen oder als Kühlmittel, und die dadurch bedingte Schädigung der Ozonschicht in der Atmosphäre.

Eine Umweltschädigung durch den Menschen ist natürlich nicht neu. Auch in der Vergangenheit ist der Mensch rück-

Tab. C 1–1. Haushaltsgifte und häufig zu Vergiftungen führende Medikamente (nach Moeschlin)

Toxikon	Evtl. tödliche Dosis für 1–3jährige Kinder
I. Haushaltsgifte	
Benzin	10–15 ml
Fleckenwasser	10–15 ml
Laugen	5–10 ml
Petroleum	10–15 ml
Phosphorsäureester	einige Tropfen
Säuren	10–15 ml
Terpentin	10–15 ml
Thalliumsulfat	einige Körner
II. Medikamente	
Analgetika (Antipyretika)	2–3 Tabletten
Antidepressiva, tricyclische	2–3 Tabletten
Antiepileptika	1–2 Tabletten
Antihistaminika	1–2 Tabletten
Barbiturate	1–2 Tabletten
Borsäure	Säuglinge 2 g, Kleinkinder 5–6 g

sichtslos mit seiner Umwelt umgegangen. Dies wird z.B. an den großen Abholzungen deutlich, die zumindest teilweise mit der ersten Industrialisierung, etwa mit der Gewinnung von Eisenerz mit Holzkohle, zusammenhängen. Die Erosion als Folge solcher Maßnahmen machte und macht noch immer einen großen Teil der Erde unbewohnbar. Unstrittig ist aber, daß die Industrialisierung neue schwere Probleme aufgeworfen hat. Andererseits würde eine emotionale Ablehnung der industriellen Entwicklung durch die Mehrheit der Bevölkerung nur zu einer neuen Bedrohung mit neuen Schwierigkeiten führen, da die industrielle Produktion die Voraussetzung für einen angemessenen Lebensstandard bildet.

So unerläßlich wirksamer Umweltschutz ist, so sehr würden Maßnahmen, die sich gegen jede industrielle Tätigkeit richteten, dem Wohlergehen und der Gesundheit der Menschheit schaden. Umweltschutz darf daher nicht zu einem gegenseitigen Bekämpfen werden. Er hat vielmehr darin zu bestehen, notwendige industrielle Verfahren so zu verbessern, daß die Umwelt möglichst wenig beeinträchtigt wird (z.B. Ersatz von Bleichung mit Chlor durch Peroxide, Entwicklung phosphatfreier Waschmittel). Daneben muß mit den vorhandenen natürlichen Ressourcen so schonend wie möglich umgegangen werden.

Hierzu kann jeder seinen Beitrag leisten. Besonders wichtig ist auch, daß – in Kooperation mit Regierungsstellen – sich entsprechend motivierte und qualifizierte Wissenschaftler der Probleme annehmen und das in letzter Zeit bereits gestiegene Umweltbewußtsein weiter zunimmt.

1.6 Akzidentelle Toxikologie

Dieser Teil der Toxikologie beschäftigt sich mit Unfällen, die durch Giftstoffe ausgelöst wurden, und mit Vergiftungen in suizidaler Absicht. Während akute gewerbliche Vergiftungen in Folge besserer Überwachung und zunehmender Automatisierung zumindest in den Industrienationen abnehmen, werden suizidale Vergiftungen immer häufiger. Derzeit sind etwa *zwei Drittel aller akuten Vergiftungen Suizidversuche,* weitere 25% sonstige *akzidentelle Vergiftungen* und nur die restlichen 10% gewerbliche Vergiftungen.

Besonders gestiegen ist die Zahl der akzidentellen Vergiftungen mit sog. *Haushaltsgiften, Medikamenten* oder *Giftpflanzen bei Kindern* (vgl. Tab. C 1–1 und C 1–2).

Tab. C 1–2. Gefährliche Pflanzen für Kleinkinder

Pflanze	Besonders gefährlicher Pflanzenteil	Inhaltsstoffe
Bilsenkraut	Samen	Belladonna-Alkaloide
Eibe	Nadeln	Taxin
Eisenhut	Blätter und Samen	Aconitin
Feuerbohne	Samen	Toxalbumin
Gartenbohne	rohe Bohnen	Toxalbumin
Giftsumach	alle Teile	Urushiole
Goldregen	Samen	Cytisin
Herbstzeitlose	Samen	Colchicin
Oleander	Samen	Herzglykoside
Pfaffenhütchen	Früchte	Herzglykoside
Schierling	alle Teile	Coniin
Seidelbast	Blüten, Beeren	Diterpenoide (Daphnetoxin, Mezerein)
Stechapfel	Samen	Belladonna-Alkaloide
Tollkirsche	Beeren	Belladonna-Alkaloide
Wasserschierling	Stengel, Rhizom	Cicutoxin, Cicutol

Gebiete der Toxikologie

C 1

Es ist grobe Fahrlässigkeit, wenn Haushaltschemikalien oder Arzneimittel an für Kinder leicht zugänglichen Plätzen aufbewahrt werden und es dann zu Vergiftungen kommt. Entsprechende Aufklärung über diese Vergiftungsgefahr ist nach wie vor dringend erforderlich.

Zur akzidentellen Toxikologie gehört auch die *klinische Toxikologie*. Ihre Aufgaben umfassen neben der Diagnose und Therapie akuter Vergiftungen die Beratung von Ärzten und Laien sowie die Erstellung von Vergiftungsstatistiken.

1.7 Forensische Toxikologie

Zur forensischen Toxikologie gehört der Nachweis von Vergiftungen im Rahmen polizeilicher Ermittlungsverfahren. Dies erfordert die qualitative und quantitative Bestimmung von Giften oder Arzneistoffen bzw. deren Metabolite in unterschiedlichen Asservaten, z.B. Getränken, Blut, Urin oder Erbrochenem, sowie die Bewertung, ob mit der aufgenommenen Giftmenge die aufgetretenen Symptome erkärt werden können.

1.8 Wehrtoxikologie

Die Wehrtoxikologie beschäftigt sich mit der atomaren, biologischen und chemischen Kriegsführung (ABC-Waffen), bei der Verbindungen zur Anwendung kommen, die den Feind physisch ausschalten sollen. Ursprünglich waren diese Kampfstoffe vorwiegend für den Einsatz gegen militärisches Personal gedacht, doch wäre in einem modernen Krieg auch die Zivilbevölkerung in hohem Maße betroffen, wie der Atombombeneinsatz in Hiroshima und Nagasaki sowie die Anwendung chemischer Kampfstoffe im Krieg zwischen Iran und Irak zeigen. Zur Wehrtoxikologie gehört ferner die militärische Anwendung von Pflanzengiften (z.B. Entlaubungsmitteln).

Schließlich sind noch Substanzen zu nennen, die zur Auflösung von Demonstrationen (z.B. Tränengas) verwendet werden.

1.9 Strahlentoxikologie

Die beim Einsatz nuklearer Waffen zu erwartenden Strahlenschäden zwingen den Toxikologen, sich mit diesen Fragen zu befassen. Strahlentoxikologie ist aber auch im zivilen Leben von großer Bedeutung. Es sei an die Kernkraftwerke für die Stromerzeugung und die damit verbundene Gefahr von Störfällen (vgl. z.B. die Reaktorkatastrophe von Tschernobyl) sowie an die ständig steigende Menge radioaktiver Isotope in der Medizin und Industrie erinnert.

2 Allgemeine Maßnahmen bei Vergiftungen

Die Behandlung eines Vergifteten erfordert ein *rasches* und *überlegtes* Vorgehen. Die ersten und zugleich besonders wichtigen Behandlungsmaßnahmen, die sog. *Soforthilfe,* bestehen darin,

☐ *die Vitalfunktionen,* d.h. Atmung und Kreislauf, *aufrecht zu erhalten,*

☐ *Krämpfe zu unterdrücken* und

☐ eine weitere *Giftzufuhr* sowie *-resorption zu verhindern.*

Die beiden erstgenannten Maßnahmen – Aufrechterhaltung von Atmung und Kreislauf, Therapie von Krämpfen – werden auch unter der Bezeichnung **Elementarhilfe** zusammengefaßt.

Falls die Vergiftungsursache bekannt und eine wirksame Behandlung mit einem Antidot möglich ist, muß dieses – sofern verfügbar – ebenfalls sofort eingesetzt werden.

Nach den Sofortmaßnahmen ist der Patient in den Fällen, die eine klinische Behandlung erfordern, möglichst unter ärztlicher Aufsicht in die Klinik zu transportieren. Bei Bewußtlosen erfolgt der Transport in stabiler Seiten- oder Bauchlage, Patienten mit drohendem oder manifestem Lungenödem werden halbsitzend befördert. In der Klinik wird, vor allem wenn die entsprechenden Maßnahmen noch nicht oder nur unzureichend vorgenommen wurden, ebenfalls versucht, die Giftresorption zu stoppen, ferner wird im Rahmen der sog. **weiterführenden Therapie** angestrebt,

☐ die Elimination des in den Organismus gelangten Giftes zu beschleunigen und

☐ durch geeignete Maßnahmen gestörte Körperfunktionen wieder zu normalisieren.

Maßnahmen mit dem Ziel, die Resorption zu verzögern und/oder zu verringern sowie die Elimination des Giftes zu steigern, sind stets bei der Vergiftungsbehandlung anwendbar, da sich die Erniedrigung der maximalen Plasmakonzentration günstig auswirkt. Die darüber hinausgehenden Behandlungsmaßnahmen hängen dagegen von den speziellen Eigenschaften des Giftes ab.

Das gilt auch für spezifische Antidote, deren Wirkung sich meist nur gegen ein bestimmtes Gift richtet, wie für die symptomatische Behandlung, die sich an den jeweiligen Vergiftungserscheinungen zu orientieren hat. Nicht vergessen werden darf, alles Material, das Gift enthalten kann (z.B. Erbrochenes, Fäzes, Urin, verschmutzte Kleider) für einen eventuellen Giftnachweis oder für mögliche forensische Untersuchungen aufzubewahren (Asservierung).

2.1 Aufrechterhaltung der Vitalfunktionen

Von zentraler Bedeutung bei einer Vergiftungsbehandlung ist die Aufrechterhaltung der Vitalfunktionen, d.h. von *Atmung und Kreislauf,* sowie die *Kontrolle* und evtl. *Normalisierung* des *Elektrolyt-, Wasser- und Säure-Basen-Haushalts.*

2.1.1 Atmung

Die *Atemwege* sind *freizuhalten* bzw. *freizumachen* (in stabiler Seitenlagerung Entfernung von Fremdkörpern, Speiseresten, Blut, Erbrochenem und Zahnprothesen aus dem Mund, notfalls Intubation). Bei nicht ausreichender Spontanatmung muß unverzüglich *künstlich beatmet* werden (Mund-zu-Mund, Mund-zu-Nase- oder apparative Beatmung). Analeptika sind kein Ersatz für die Freihaltung der Atemwege sowie Beatmung und obsolet! Zufuhr von *Sauerstoff* ist vor allem bei zyanotischen Patienten indiziert, doch darf eine Beatmung mit reinem Sauerstoff nicht länger als 6 – 8 Stunden durchgeführt werden (Gefahr eines toxischen Lungenödems, wodurch die Diffusion von O_2 und CO_2 behindert wird). Bei Vergifteten, deren Atmungsluft gefährliche Giftstoffe enthalten kann (z.B. Blausäure, Lösungsmittel), sollte die Beatmung mit einem Beatmungsbeutel durchgeführt werden, zumindest sollte der Helfer vom Patienten abgewandt einatmen.

Lungenödem. Durch *Reizgase* (z.B. Chlor, Phosgen u.a., vgl. S. 638 ff.), aber auch durch Substanzen, die bei Erbrechen in die Atemwege aspiriert wurden, kann ein toxisches Lungenödem hervorgerufen werden. Als erste Symptome treten Hustenreiz, Atembeschwerden und Unruhe auf. Das Vollbild des Lungenödems, das z.T. erst nach einem beschwerdefreien Intervall auftritt, ist durch Zyanose, Entleerung bräunlichen Schaums aus Mund und Nase sowie Tachykardie charakterisiert. Der Tod erfolgt durch Erstickung oder Herzversagen.

Bereits bei Verdacht auf ein sich entwickelndes Lungenödem müssen *sofort Glucocorticoide als Inhalat* gegeben werden (z.B. Auxiloson®-Dosier-Aerosol, 5 Hübe alle 10 Minuten über mehrere Stunden). Zusätzlich werden *Glucocorticoide* in hoher Dosierung *i.v.* (z.B. Methylprednisolon-hydrogensuccinat 1000 mg) appliziert. Besonders wichtig ist auch absolute Ruhe, selbst bei scheinbar leichteren Vergiftungen. Ferner ist für ausreichende Wärme zu sorgen.

Bei manifestem Lungenödem sind zudem folgende Maßnahmen durchzuführen:

☐ Hochlagern des Oberkörpers,

☐ Sauerstoffzufuhr,

☐ endotracheale Intubation zur Beatmung und gegebenenfalls zum Absaugen von Sekret,

☐ Furosemid 40–80 mg i.v.,

☐ Infektionsprophylaxe durch Gabe eines Breitspektrumpenicillins,

☐ evtl. Diazepam 5–10 mg i.v. zur Sedierung.

2.1.2 Kreislauf

Bei **Herzstillstand** – erkennbar an fehlendem Karotispuls, Atemstillstand, Leichenblässe (grau-zyanotischer Haut), Bewußtlosigkeit, weiten und reaktionslosen Pupillen – muß durch *äußere Herzmassage* – gleichzeitig mit *künstlicher Beatmung!* – versucht werden, eine Mindestzirkulation aufrecht zu erhalten und die Herztätigkeit wieder in Gang zu bringen.

Bei *Asystolie* kann unter Fortführung der Herzmassage Adrenalin (0,5–1 mg in 10 ml physiologischer Kochsalzlösung i.v., notfalls intratracheal, aber nicht intrakardial) gegeben werden, bei fehlendem Erfolg ist ein *Schrittmacher* anzulegen.

Bei *Kammerflimmern* hat sich neben *externer Defibrillation* mit 100–400 Wattsekunden *Lidocain* bewährt (100 mg als Bolusinjektion, danach 1–5 mg/min als Dauertropfinfusion entsprechend dem Therapieerfolg).

Die Behandlung einer **Herzinsuffizienz** oder von **Herzrhythmusstörungen** wird entsprechend B 3.2.2, S. 446 ff., bzw. B 3.2.3.2, S. 459 ff., durchgeführt.

Bei rasch auftretender Herzinsuffizienz hat sich besonders *Dopamin* bewährt (200–500 µg/min als i.v. Infusion), das nicht nur durch Stimulation kardialer β-Adrenozeptoren das Herzzeitvolumen, sondern gleichzeitig durch Erregung von Dopaminrezeptoren die Nierendurchblutung steigert.

Bei *bradykarden Herzrhythmusstörungen* eignet sich *Atropin* (0,5–1 mg i.v.), bei nicht ausreichender Wirkung kann – unter ständiger EKG-Kontrolle – *Orciprenalin* (Alupent®, s. S. 283) verabreicht werden (initial 0,25 mg i.v., dann 10–20 µg/min als Infusion).

Bei *ventrikulärer Tachykardie* ist *Lidocain* (s.o.) angezeigt.

Bei einem **Schock** – aschgraue, kalte Arme und Beine, kaum tastbarer schneller Puls über 100 Schläge/min, systolischer Blutdruck unter 100 mm Hg, oberflächliche und schnelle Atmung – sind die unter B 3.3.3., S. 493 f., angegebenen Maßnahmen durchzuführen.

Bei einem *Volumenmangelschock* steht die Volumensubstitution mit *Plasmaersatzmitteln* sowie *Elektrolytlösungen* im Vordergrund.

Beim *neurogenen* Schock sind *vasokonstringierende Substanzen*, z.B. Noradrenalin (5–20 mg in 250 ml 5%iger Glucose- oder physiologischer Kochsalzlösung) oder *Angiotensinamid* (Hypertensin Ciba) in einer Dosierung von 2–20 µg/min indiziert.

Beim *anaphylaktischen Schock* muß neben der intravenösen Flüssigkeitszufuhr als wichtigstes Pharmakon *Adrenalin* appliziert werden (0,1 mg langsam i.v.), zusätzlich werden *Glucocorticoide* und *H₁-Antihistaminika* gegeben.

2.1.3 Elektrolyt-, Wasser- und Säure-Basen-Haushalt

Durch laufende *Kontrolle der Elektrolyt- und Wasserbilanz* müssen die Elektrolyt- und Wasserverluste ermittelt und durch Infusionen ausgeglichen werden.

Bei einer (metabolischen) *Azidose* werden 8,4%ige Natriumhydrogencarbonat-Lösungen, bei (metabolischer) *Alkalose* 1-molare L-Arginin-hydrochlorid- oder L-Lysin-hydrochlorid-Lösungen unter genauer Überwachung des Säure-Basen-Haushaltes infundiert.

2.2 Therapie von Krämpfen

Krämpfe, die entweder *direkt* durch Einwirkung von Krampfgiften auf das Zentralnervensystem oder *indirekt* durch Sauerstoffmangel (Hypoxie), nicht ausreichendem Blutglucosespiegel (Hypoglykämie) oder Elektrolytstörungen hervorgerufen werden, sind möglichst rasch zu behandeln.

Bei Vergiftungen mit einer Reihe von *Krampfgiften*, z.B. *Strychnin* oder *Lokalanästhetika*, hat sich die Gabe von *Diazepam* (s. S. 164) in einer Dosierung von 10-20 mg langsam i.v. bewährt. Bei unzureichendem Erfolg wird unter intensivmedizinischer Betreuung eine *Kurznarkose*, z.B. mit *Thiopental* (s. S. 237 ff.), notfalls zusätzlich eine *Muskelrelaxation* mit *stabilisierenden Muskelrelaxantien* (s. S. 246 ff.) durchgeführt.

Bei *Hypoxie-bedingten Krämpfen* ist für eine ausreichende *Sauerstoffzufuhr*, bei Krämpfen, die durch eine *Hypoglykämie* ausgelöst sind, für die rasche Gabe von *Glucose* zu sorgen.

2.3 Maßnahmen zur Verhinderung der Giftresorption (primäre Giftentfernung)

Bei oraler Giftaufnahme muß versucht werden,

☐ das Gift durch *Erbrechen oder Magenspülung vor der Resorption* möglichst vollständig wieder aus dem Körper zu entfernen,

☐ das Gift – ebenfalls vor der Resorption – mit sog. *Lokalantidoten* (s. u.) in *eine weniger toxische* oder *schlechter resorbierbare Form zu bringen* und/oder

☐ die *Resorption* der im Gastrointestinaltrakt noch vorhandenen Substanzmengen durch Gabe von *Aktivkohle* und/oder *Laxantien zu vermindern*.

2.3.1 Auslösen von Erbrechen

Oft führt bereits die Irritation der Magenschleimhaut oder die Erregung des Brechzentrums durch den resorbierten Giftstoff zum Erbrechen. Tritt es nicht spontan ein, so kann auch vom Laien versucht werden, Erbrechen durch *mechanische Reizung des Rachens* („Finger in den Hals stecken") auszulösen. Allerdings ist der Erfolg oft gering, es kommt in solchen Fällen entweder nur zum Würgen, oder es werden nur geringe Mengen erbrochen.

Daher wurde (und wird teilweise noch) empfohlen, Erbrechen durch warme *Natriumchloridlösung* (2 gehäufte Eßlöffel Kochsalz auf 1 Glas Wasser) hervorzurufen. Dieses

Vorgehen ist jedoch als *weitgehend überholt* zu betrachten. So kann es vor allem bei Kleinkindern zu u.U. tödlichen Natriumchlorid-Vergiftungen kommen. Auch beim Erwachsenen besteht, sofern das Erbrechen ausbleibt und dann keine baldige Magenspülung durchgeführt wird, die Gefahr einer Hypernatriämie mit Hirnödem. Nur wenn trotz mechanischer Reizung des Rachens und Trinken von lauwarmem Wasser der Patient nicht erbricht und mit rascher ärztlicher Hilfe nicht gerechnet werden kann, mag der Versuch, mit Kochsalz Erbrechen zu provozieren, gerechtfertigt sein. Meist ist die *Gabe von Adsorbentien, insbesondere von Aktivkohle, besser und gefahrloser* (s. u.).

Medikamentös induziertes Erbrechen ist mit

☐ *Ipecacuanha-Sirup* (Ipecacuanhae sirupus) und

☐ *Apomorphin*

möglich.

Vor allem für Kleinkinder kommt die Gabe von **Ipecacuanha-Sirup** (7 g Ipecacuanhae radix auf 100 ml Sirup) als Emetikum in Betracht. Die Dosierung beträgt für Kinder unter eineinhalb Jahren 10 ml, für Kinder von eineinhalb bis vier Jahren 15 ml und für Kinder über vier Jahren 30 ml in einem Glas Wasser. Danach werden weitere 100–200 ml Flüssigkeit zugeführt.

Auch Erwachsenen kann Ipecacuanha-Sirup gegeben werden (Normdosis 30 ml), daneben wird bei diesen (dagegen nicht bei Kindern unter 6 Jahren!) **Apomorphin** (0,1 mg/kg, maximal 10 mg s.c. oder i.m.) – mit gleichzeitiger Injektion von 10 mg *Norfenefrin* (s. S. 279) zur Antagonisierung der blutdrucksenkenden Wirkung von Apomorphin – eingesetzt. Erbrochen wird innerhalb weniger Minuten (Versagerquote ca. 10%). Die *Nebenwirkungen* – Blutdruckabfall, wie schon erwähnt, Atemdepression, Somnolenz, bei Überdosierung evtl. Atemlähmung und Krämpfe – sind *erheblich*. Als *Antidot* gegen die atemdepressive Wirkung eignet sich *nach erfolgtem Erbrechen Naloxon* (s. S. 188) in einer Dosierung von 0,1 mg i.v.

Kontraindikationen für provoziertes Erbrechen sind Schock, respiratorische Insuffizienz und Krämpfe sowie wegen Aspirationsgefahr tiefe Bewußtlosigkeit mit fehlenden Rachenreflexen und Vergiftungen mit oberflächenaktiven Stoffen (Tensiden).

2.3.2 Magenspülung

Bei Berücksichtigung der seit der Giftaufnahme vergangenen Zeit, entsprechender Indikation, Beachtung der Kontraindikationen und Einhaltung der notwendigen Vorsichtsmaßnahmen ist die *Magenspülung* die wirksamste Maßnahme, um aufgenommenes Gift wieder aus dem Organismus zu entfernen. Allerdings belastet sie den Patienten in der Regel stärker als provoziertes Erbrechen und kann meist erst nach beträchtlicher Verzögerung (Transport, Vorbereitungszeit) durchgeführt werden. Der Beginn der Magenspülung sollte bei flüssigen Giften nicht länger als zwei Stunden, bei festen Giften – außer bei Stoffen, welche die Magenentleerung hemmen – nicht länger als 4 Stunden nach der Giftaufnahme erfolgen.

Indiziert ist eine Magenspülung bei Vergiftungen mit

- besonders toxischen Substanzen (z.B. Phosphorsäureestern, Dipyridinium-Verbindungen),

- weniger gefährlichen Verbindungen in Mengen, die schwere Vergiftungsfolgen erwarten lassen, sowie

- bei Patienten, bei denen Erbrechen nicht ausgelöst werden konnte oder wegen Bewußtseinstrübung oder Bewußtlosigkeit nicht erlaubt ist.

Eine Magenspülung ist *kontraindiziert*

- im Schock,

- bei Krämpfen sowie

- bei fortgeschrittenen Säuren- und Laugenvergiftungen (Perforationsgefahr).

Eine *endotracheale Intubation* zur Vermeidung einer Aspiration ist vor *Beginn der Magenspülung* bei Patienten erforderlich, bei denen die Schutzreflexe im Rachenbereich (Schluck-, Würge- und Hustenreflexe) abgeschwächt oder aufgehoben sind oder bei denen eine Ateminsuffizienz besteht. Auch wenn nach oraler Aufnahme von organischen Lösungsmitteln oder oberflächenaktiven Substanzen (z.B. Waschmitteln) eine Magenspülung durchgeführt werden soll – der Einsatz der Magenspülung ist in diesen Fällen umstritten –, muß unbedingt intubiert werden.

Die Magenspülung erfolgt in leichter Kopftieflagerung mit einem großlumigen Magenschlauch. Es wird mit Einzelportionen von 150–300 ml lauwarmen Wassers bis zu einer Gesamtmenge von mindestens 20 l (bei schweren Vergiftungen bis zu 60 l) gespült. Nach Abklemmen und Entfernen des Magenschlauchs werden anschließend über eine nasogastrale Verweilsonde 30–50 (–100) g *Aktivkohle* (Carbo medicinalis, s.u.) sowie, sofern keine Magen-Darm-Atonie besteht, als *Laxans* entweder 15–20 g *Natriumsulfat* oder 250 ml einer 40%igen *Sorbit-Lösung* instilliert.

2.3.3. Darmentleerung

Selbst bei Giftstoffen, die bereits den Magen passiert haben, kann – wenigstens teilweise – durch

- *provozierte Diarrhoe,*

- *orthograde Darmspülung* oder

- *hohe Dickdarmeinläufe*

die Resorption im Darm verhindert werden.

Eine **provozierte Diarrhoe** läßt sich durch die Gabe von *Osmolaxantien* (240 ml einer 40%igen *Sorbit-lösung* oder 20 – 30 g *Natriumsulfat* in einem Glas Wasser) hervorrufen.

Bei der **orthograden Darmspülung** werden – mittels einer Pumpe gesteuert – 75 ml/min einer blutisotonen Elektrolytlösung während etwa 2 Stunden über einen Magenschlauch appliziert. Bei erhaltener Darmmotilität kann mit dem ersten Flüssigkeitsaustritt aus dem Rektum nach etwa 20 Minuten gerechnet werden. Wegen des nicht unerheblichen Aufwands ist das Verfahren nur bei schweren Vergiftungen (z.B. mit Dipyridinium-Verbindungen oder Knollenblätterpilzen) indiziert.

Hohe Dickdarmeinläufe stellen eine Alternative zur orthograden Darmspülung dar.

Kontraindikatonen für die beiden letztgenannten Verfahren sind Nieren- und Herzinsuffizienz sowie Hypervolämie.

2.3.4. Adsorbentien

Unter Adsorbentien versteht man Substanzen, die andere gasförmige oder gelöste Stoffe physikalisch zu binden (adsorbieren) vermögen. Adsorbierte Stoffe werden nicht oder zumindest schlechter resorbiert.

Aktivkohle. Das wirksamste, am universellsten einsetzbare und auch am meisten zu empfehlende Adsorbens ist *Aktivkohle* (Carbo activatus), ein durch Verkohlung von pflanzlichem Material gewonnenes tiefschwarzes, sehr fcines, geruch- und geschmackloses Pulver mit zahlreichen Poren und damit großer innerer Oberfläche, das zahlreiche Stoffe zu adsorbieren vermag. (1 g Aktivkohle bindet z.B. in vitro 1,8 g Quecksilber-II-chlorid, ca. 1 g Strychninnitrat oder ca. 0,5 g Salicylsäure.) Aktivkohlesuspension in reichlich Wasser, insbesondere wenn sie *rasch* nach der Aufnahme des Giftes verabfolgt wird, führt in sehr vielen Fällen zu wesentlich niedrigeren Plasmaspiegeln des Giftstoffes.

Die *Dosierung* beträgt 30–50 (–100) g, d.h. 5–10 (–20) Eßlöffel.

Bei Giftstoffen, die *biliär* ausgeschieden werden, ist auch die *wiederholte Gabe* von Aktivkohle *sinnvoll*, da der erneut in das Darmlumen gelangte Giftstoffanteil gebunden werden kann.

Andere Adsorbentien. Die nachfolgend genannten Adsorbentien sind im Gegensatz zu Aktivkohle nicht universell einsetzbar, sondern nur bei Vergiftungen mit speziellen Giftstoffen geeignet. Ihre Anwendbarkeit ist daher begrenzt. Da Aktivkohle gleich effektiv ist, werden sie kaum noch eingesetzt.

Bentonit verringert durch Adsorption die Resorptionsquote der Dipyridiniumpräparate Diquat, Mofamquat und Paraquat (s. S. 831).

Ähnlich wirkt *Silikaterde* (Fuller's Earth).

2.3.5 Einsatz von Lokalantidoten

Eine lokale Entgiftung ist durch

☐ *Neutralisation,*

☐ *Bildung schwerlöslicher Salze* oder

☐ *Überführung in unwirksame Verbindungen*

möglich (Tab. C 2–1).

Säuren werden durch Gabe von *Milch* oder *Antazida, Laugen* durch Gabe von *verdünnten Säuren* (z.B. *Zitronensaft*) neutralisiert.

Calciumgluconat bildet mit Fluoriden oder Oxalsäure schwerlösliches Calciumfluorid bzw. -oxalat, *Natriumsulfat* mit Barium- oder Bleisalzen schwerlösliches Barium- bzw. Bleisulfat, *Kaliumhexacyanoferrat (II)* mit Kupfersalzen schwerlösliches Kupferhexacyanoferrat (II), *Natriumchlorid* mit Silbernitrat schwerlösliches Silberchlorid.

Durch *Ammoniumcarbonat* wird Formaldehyd in Hexamethylentetramin übergeführt. *Natriumthiosulfat* reagiert mit Iod zu Natriumtetrathionat und Natriumiodid, mit Brom zu Natriumsulfat und Natriumbromid.

Silikone dienen als *Entschäumer* nach Einnahme schaumbildender Substanzen (Spül- oder Waschmittel).

Tab C 2–1. Lokalantidote

Lokalantidot	Handelspräparat (Eingetragenes Warenzeichen)	Wirksam bei Vergiftungen mit
Ammoniumcarbonat		Formaldehyd
Antazida	z.B. Gelusil Lac, Maaloxan	Säuren
Calciumgluconat		Fluoriden, Oxalsäure
Kaliumhexacyanoferrat (II)		Kupfersalzen
Magnesiumoxid		Säuren
Milch		Laugen, Säuren
Natriumchlorid		Silbernitrat
Natriumsulfat		Bariumsalzen, Bleisalzen
Natriumthiosulfat	Natriumthiosulfat Thilo 10%	Brom, Iod, HCN
Säuren, verdünnte (z.B. Zitronensaft)		Laugen
Silikone	Lefax, sab simplex	Detergentien, Waschmittel

2.4 Behandlung mit Antidoten

Als Antidote im engeren Sinn werden Substanzen bezeichnet, welche (spezifisch) die *Toxizität resorbierter Gifte vermindern oder aufheben* (s. Tab. C 2–2). Antidote stehen nur für wenige Stoffe zur Verfügung. Es muß ferner erwähnt werden, daß Antidote selbst toxisch wirken können und daher nur *gezielt* eingesetzt werden dürfen. Zu berücksichtigen ist auch die u.U. *unterschiedliche Pharmakokinetik von Gift und Antidot*. So können Vergiftungssymptome erneut auftreten, wenn das Antidot eine kürzere Halbwertszeit als der Giftstoff aufweist und nicht rechtzeitig eine weitere Dosis des Gegenmittels verabreicht wird.

Als u.U. *lebensrettende Sofortmaßnahme* auch *außerhalb der Klinik* ist eine Antidottherapie bei

☐ *Alkylphosphatvergiftungen* (s. S. 648 ff.) mit Atropin (und eventuell Acetylcholinesterase-Reaktivatoren),

☐ *Cyanidvergiftungen* (s. S. 822) mit Methämoglobinbildnern (insbesondere p-Dimethylaminophenol),

☐ *Methanolvergiftungen* mit Ethanol,

☐ Vergiftungen durch *Methämoglobinbildner* (s. S. 823 f.) mit Reduktionsmitteln, z.B. Toloniumchlorid, und

☐ *Opiat-Vergiftungen* (s. S. 192) mit Morphinantagonisten (insbesondere Naloxon)

durchzuführen.

Bei *Schlangenbissen* (s. S. 830) von besonders gefährlichen Schlangenarten können Schlangengiftseren eingesetzt werden.

Antidote bei Schwermetallvergiftungen. Für die Behandlung von Schwermetallvergiftungen stehen *Chelatbildner* zur Verfügung, die gleichzeitig eine Entgiftung und beschleunigte Ausscheidung der giftigen Metallionen bewirken sollen. Die Bildung des Chelats, d.h. die *Komplexbildung zwischen dem Schwermetallion und dem Chelatbildner*, führt da-

Tab. C 2–2. Antidote

Internationaler Freiname oder chemische Bezeichnung	Handelspräparat (Eingetragenes Warenzeichen)	Wirksam bei Vergiftungen mit
Acetylcystein	Fluimucil-Antidot	Paracetamol
Atropinsulfat	Atropinsulfat Braun, 20 mg Atropinsulfat Köhler, 100 mg	Phosphorsäureestern
Biperiden	Akineton	Neuroleptika
Calcium-Trinatrium-Pentetat	Ditripentat-Heyl	Au, Cd, Mn, Pb, Pu, Zn
Deferoxamin	Desferal	Fe
Digitalis-Antitoxin	Digitalis-Antidot BM	Herzglykosiden
Dimercaprol (BAL)	Sulfactin	As, Au, Bi, Hg, Ni, Sb; kontraindiziert bei Cd, Fe, Pb, Se, TI, U, V
Dimercaptopropan-Natrium-sulfonat	Dimaval	Hg
Dimethylaminophenol	4-DMAP (Köhler)	Blausäure, Cyaniden, Schwefelwasserstoff
Ethanol		Methanol
Ferrihexacyanoferrat(II)	Antidotum Thallii Heyl	Tl, Cs
Flumazenil	Anexate	Benzodiazepinen
Folinsäure	Calciumfolinat, Leucovorin, Rescuvolin	Folsäureantagonisten
Glucagon	Glucagon Novo Nordisk, Glucagon Lilly	Antidiabetika, Insulin

Tab. C 2–2. Antidote (Fortsetzung)

Internationaler Freiname oder chemische Bezeichnung	Handelspräparat (Eingetragenes Warenzeichen)	Wirksam bei Vergiftungen mit
Kaliumiodid		Iod, radioaktivem
Methionin		Paracetamol
Naloxon	Narcanti	Opiaten (außer Buprenorphin)
Natrium-Calciumedetat	Calciumedetat-Heyl	Au, Cd, Cr, Pb
Natriumthiosulfat	S-hydril	Blausäure, Cyaniden
Neostigminbromid	Prostigmin	Curare-Alkaloiden, stabilisierenden Muskelrelaxantien
Obidoximchlorid	Toxogonin	Phosphorsäureestern
Penicillamin	Metalcaptase, Trolovol	Au, Co, Cu, Hg, Pb, Zn
Physostigminsalicylat	Anticholium	Parasympatholytika, Phenothiazinen, tricyclischen Antidepressiva
Phytomenadion	Konakion	Vitamin-K-Antagonisten
Propranolol	Dociton	β-Sympathomimetika
Pyridoxin	Benadon, Hexobion	Isoniazid
Sauerstoff		CO, CO_2
Schlangengiftserum, polyvalent		Schlangentoxinen
Silibinin	Legalon SIL-Ampullen	Knollenblätterpilzen
Toloniumchlorid	Toluidinblau (Köhler)	Methämoglobinbildnern

durch zu einer Entgiftung, daß die Schwermetallionen u.a. von funktionell wichtigen Enzymen entfernt und dadurch die gestörten Funktionen wiederhergestellt werden. Gleichzeitig verhindert das Abfangen noch nicht an Biostrukturen gebundener Ionen einen erneuten Funktionsausfall. Erwünscht ist darüber hinaus noch eine Mobilisierung von (biologisch inaktiven) Schwermetallionen aus Depots.

Die Affinität des Chelatbildners zu dem entsprechenden Metallion und damit die *Komplexbildungskonstante* – identisch mit der *Assoziations- und Stabilitätskonstanten* – hängen von der Größe des entstehenden Ringes (Chelats), der Koordinationszahl des Metalls, dem pH-Wert und bestimmten funktionellen Gruppen (-COOH, -SH, -NH$_2$) des Chelatbildners ab. Besonders hohe Komplexbildungskonstanten findet man bei Chelaten mit 5- oder 6-Ringstruktur und Metallen mit hoher Koordinationszahl. Für die therapeutische Brauchbarkeit eines Chelatbildners ist es wichtig, daß die *Komplexbildungskonstante für toxische Metallionen hoch, die für körpereigene Ionen dagegen niedrig* ist.

Die Komplexbildungskonstante K erhält man nach dem Massenwirkungsgesetz über die Gleichung

$$K = \frac{[ML]}{[M] \cdot [L]}$$

M Metallionen, L Ligand, Chelatbildner

Formt man die Gleichung um in

$$[M] = \frac{[ML]}{[K] \cdot [L]} \, ,$$

so ist leicht ersichtlich, daß durch eine Erhöhung von [L], d.h. durch einen Überschuß an freiem Chelatbildner, die Konzentration an freiem Metallion erniedrigt und damit die Wirksamkeit des Chelatbildners erhöht werden kann. Wegen der meist geringen therapeutischen Breite des Chelatbildners läßt sich jedoch [L] nicht beliebig vergrößern.

Tab. C 2–3. Wirksamkeit von Chelatbildnern als Antidote bei Schwermetallvergiftungen (modifiziert nach Wirth, Hecht und Gloxhuber)

Schwermetall	Natrium-Calcium ededat	Calcium-Trinatrium-pentetat	Defer-oxamin	Dimer-caprol	Penicill-amin
Antimon				◆	
Arsen				◆◆◆	
Blei	◆◆◆	◆◆◆			◆◆
Cadmium	◆	◆			
Cobalt					◆
Eisen	◆		◆◆◆		
Gold	◆	◆		◆	◆◆
Kupfer	◆			◆	◆◆◆
Mangan	◆	◆			
Nickel			◆		
Plutonium		◆◆			
Quecksilber				◆◆	◆◆
Uran	◆				
Zink		◆			◆◆

◆◆◆ stark wirksam   ◆◆ mäßig wirksam   ◆ schwach wirksam

Um eine hohe *Ausscheidungsrate* zu erreichen, sind Chelatbildner erforderlich, die *stark hydrophile* und damit im Tubulusapparat wenig resorbierbare sowie in einem relativ weiten pH-Bereich (pH 4–7,4) *stabile* Chelate bilden. (Bei in saurem Urin instabilen Chelaten bestünde die Gefahr einer Tubulusschädigung durch die infolge der Urinkonzentrierung hohen Metallionenkonzentrationen.)

In Tab. C 2–3 sind Angaben über die Wirksamkeit verschiedener Chelatbildner bei Schwermetallvergiftungen zusammengestellt.

Dimercaprol (2,3-Dimercaptopropanol, British-Anti-Lewisit = BAL, Sulfactin®) verhindert einerseits

Dimercaprol (Sulfactin®)

die Reaktion von Schwermetallionen mit Mercaptogruppen und setzt andererseits in einer kompetitiven Reaktion bereits blockierte SH-Gruppen teilweise wieder frei. Die Dimercaprol-Verbindung wird dann relativ rasch ausgeschieden. Wegen der verhältnismäßig geringen Stabilität des BAL-Komplexes ist es erforderlich, für einen Überschuß an freiem BAL im Organismus zu sorgen.

Dimercaprol hat sich besonders bei Vergiftungen mit *Quecksilber* und *Arsen* bewährt. Bei Vergiftungen mit Blei, Cadmium, Eisen, Selen, Tellur, Thallium, Uran und Vanadium ist es *kontraindiziert,* da die entstehenden Komplexe hochtoxisch sind. Es muß darauf hingewiesen werden, daß die *therapeutische Breite* der Substanz *gering* ist. Toxische Symptome (Übelkeit, Schwindel, Erbrechen, Koliken, Parästhesien, Herzfrequenzsteigerung, Temperaturerhöhung) treten bereits bei Verdopplung der üblichen Dosis von 2,5 mg/kg auf.

Ein Derivat des Dimercaprols ist das Natriumsalz der **2,3-Dimercaptopropan-(1)-sulfonsäure** (DMPS, Dimaval®), das vor allem zur Therapie von anorgani-

Natrium-2,3-dimercaptopropan-(1)-sulfonat
(DMPS, Dimaval®)

schen und organischen Quecksilbervergiftungen in einer Dosierung von 300 mg täglich eingesetzt wird.

Natrium-Calciumedetat (Calciumedetat-Heyl®), ein komplexes Calcium Dinatrium-Salz der Ethylendiamintetraessigsäure, eignet sich zur Therapie von *Cadmium-, Gold-* und vor allem *Bleivergiftungen.* Das Calcium wird dabei aus seiner Chelatbindung verdrängt und durch Metalle mit höherer Stabilitätskonstante ausgetauscht. Die Metallchelate sind gut nierengängig.

Die *Dosierung* beträgt 15–20 mg/kg während 1–2 Stunden als Infusion 0,2–0,5%ig in 5%iger Glucose-Lösung. Die Tagesdosis sollte 50 mg/kg nicht übersteigen.

Als *Nebenwirkungen* wurden Temperaturerhöhung und histaminartige Reaktionen beobachtet. Bei höherer Dosierung besteht die Gefahr der *Nierenschädigung* (Nephrose mit Degeneration der proximalen Tubuli) vermutlich infolge einer direkten Einwirkung der Metallionen auf die Nierentubuli nach teilweiser Spaltung der Chelate im Harn.

Calcium-Trinatrium-Pentetat (Ditripentat-Heyl®), ein Calcium-Trinatrium-Salz der Diethylentriaminpentaessigsäure, besitzt ähnliche Wirkungen, Indika-

tionen und Nebenwirkungen wie Natrium-Calciumedetat. Besonders geeignet ist es zur Erhöhung der Ausscheidung von *Plutonium.*

Die *Dosierung* beträgt 1 g als Infusion in 250 ml physiologischer Kochsalzlösung während 6 Stunden, dann werden pro 24 Stunden 2 g, ebenfalls in NaCl-Lösung, infundiert.

Deferoxamin (Desferal®), eine aus Actinomyceten gewonnene Base, steigert die *Eisenausscheidung.* Dabei werden mit Hilfe von drei im Molekül enthaltenen Hydroxamsäuregruppen Eisenionen in einen gut wasserlöslichen Komplex übergeführt, der durch die Nieren ausgeschieden wird. Während bei der *akuten Eisenvergiftung* die Substanz *gut wirksam* ist, eignet sie sich bei abnormen Eisenablagerungen (z.B. Hämosiderose) nur wenig, da sie offenbar nicht in die Zellen einzudringen vermag.

Deferoxamin (Desferal®)

Die *Dosierung* beträgt oral bzw. per Magensonde 6–12 g zur Bindung von Eisen im Magen-Darm-Kanal, parenteral 1 g in 5%iger Glucoselösung als Infusion (maximal 15 mg/kg und Stunde). Als Nebenwirkungen kommen anaphylaktoide Reaktionen mit Blutdruckabfall vor, ferner ist eine Nierenschädigung möglich.

Natrium-Calciumedetat
(Calciumededat-Heyl®)

Ca-Trinatriumpentetat
(Ditripentat-Heyl®)

$$H_3C - \underset{\underset{\displaystyle SH}{|}}{\overset{\overset{\displaystyle H_3C}{|}}{C}} - \underset{\underset{\displaystyle NH_2}{|}}{\overset{\overset{\displaystyle H}{|}}{C}} - COOH$$

D-Penicillamin (Metalcaptase®, Trolovol®)

D-Penicillamin (Metalcaptase®, Trolovol®, vgl. S. 216) bildet mit Schwermetallionen in unterschiedlichem stöchiometrischem Verhältnis renal rasch ausscheidbare Chelate. Es ist *indiziert* bei *chronischer Kupferspeicherung (Morbus Wilson)* und kann außerdem bei Vergiftungen mit Blei, Cobalt, Gold, Kupfer, Quecksilber oder Zink gegeben werden.

Die Dosierung beträgt bei akuten Vergiftungen 1 g i.v. oder 2 x 12,5 mg/kg und Tag oral. Bei Langzeitbehandlung sollte die tägliche Gabe 40 mg/kg nicht übersteigen.

2.5 Maßnahmen zur Beschleunigung der Giftelimination (sekundäre Giftentfernung)

Um resorbierte Gifte möglichst schnell aus dem Organismus zu entfernen, kann eine

☐ *Hämodialyse* (extrakorporale Dialyse, „Behandlung mit der künstlichen Niere"),

☐ *Hämoperfusion,*

☐ *Peritonealdialyse,*

☐ *forcierte Diurese* (ohne oder mit Azidifizierung bzw. Alkalisieren des Harns),

☐ *Unterbrechung des enterohepatischen Kreislaufs* oder

☐ *Austauschtransfusion* (Blutaustausch)

durchgeführt werden.

2.5.1 Hämodialyse

Mit der „künstlichen Niere" wird heparinisiertes und damit ungerinnbar gemachtes, aus einer Arterie entnommenes Blut außerhalb des Körpers (extrakorporal) an einer von Dialysierflüssigkeit umspülten Membran mit sehr großer Oberfläche dialysiert und danach in eine Vene zurückgepumpt. Während der Dialyse diffundieren zum Durchtritt durch die Dialysiermembran befähigte Stoffe aus dem Blut durch die Membran in die Dialysierflüssigkeit und werden auf diese Weise aus dem Blut entfernt. In der Regel ist dies bei Substanzen der Fall, die in der Niere ultrafiltriert werden.

Das Verfahren erfordert zwar einen relativ großen Aufwand, hat sich aber bei einer Reihe von Vergiftungen, insbesondere solchen mit stark nephrotoxischen Substanzen, bei denen die renale Elimination infolge der Nierenschädigung rasch abnimmt, außerordentlich bewährt.

Indikationen für eine Hämodialyse sind u.a. lebensbedrohliche Vergiftungen mit verschiedenen Alkoholen (Ethanol, Ethylenglykol, Isopropanol, Methanol) und Lithiumsalzen sowie Vergiftungen mit Stoffen, die von Aktivkohle schlecht adsorbiert werden. Plasmagrenzwerte, bei deren Überschreiten eine Hämodialyse dringend geboten ist, sind für die meisten wichtigen Giftstoffe bekannt, sie betragen z.B. für Methanol 500 und für Salicylsäure 900 µg/ml Plasma.

2.5.2 Hämoperfusion

Bei einer Hämoperfusion wird – ebenfalls extrakorporal – heparinisiertes Blut über speziell präparierte Adsorbentien geleitet und dadurch bei einer Reihe von Stoffen eine effektive Clearance erreicht. Neben Aktivkohle werden heute vielfach auch die Polystyrolharze Amberlite XAD-4 oder XR-010 benutzt. Voraussetzung für den Einsatz des Verfahrens ist naturgemäß, daß das Gift ausreichend an das Adsorbens gebunden wird. Die Perfusionsdauer beträgt 4–6 Stunden.

Im Vergleich mit der Hämodialyse ist die Hämoperfusion weniger aufwendig und – insbesondere bei Vergiftungen mit *lipophilen Substanzen* – oft auch effektiver. Besonders gute Erfolge – wie bei der Hämodialyse – sind bei Giftstoffen mit kleinem Verteilungsvolumen und hohen Plasmaspiegeln (z.B. bei Vergiftungen mit Chinidin, Disopyramid, Paraquat, Phosphorsäureestern oder Theophyllin) zu erreichen. Wenig bis nicht effektiv ist eine Hämoperfusion dagegen bei Substanzen mit großem Verteilungsvolumen (z.B. tricyclischen Antidepressiva oder Digitoxin).

Nachteilig ist, daß neben den Giftstoffen auch körpereigene Substanzen bzw. Blutbestandteile adsorbiert werden. So nehmen während einer Hämoperfusion die Thrombozyten um ca. 30–40% und die Leukozyten um ca. 10% ab.

Soll eine besonders rasche Entgiftung erfolgen, so kann in entsprechenden Fällen eine Hämoperfusion mit einer Hämodialyse kombiniert werden.

2.5.3 Peritonealdialyse

Bei einer Peritonealdialyse wird Dialysierflüssigkeit über einen Katheter in die Bauchhöhle eingeführt und danach wieder abgesaugt. Der Stoffaustausch erfolgt über das Peritoneum.

Eine Peritonealdialyse ist *indiziert,* wenn eine Hämodialyse oder eine Hämoperfusion nicht durchführbar sind (z.B. aus technischen Gründen oder schlechtem Gefäßzugang) oder die dabei erforderliche Heparinisierung kontraindiziert ist. Besonders geeignet ist sie im Säuglings- und Kleinkindesalter bei Vergiftungen mit Borsäure, Kochsalz und Salicylaten.

Vorteilhaft ist der geringe apparative und personelle Aufwand, die schonende Giftelimination sowie die Möglichkeit der Durchführung auch im Schock, nachteilig die im Vergleich zur Dialyse langsamere Giftelimination und die dadurch erforderliche lange Behandlungsdauer. Bei intraperitonealen Entzündungen und Verwachsungen ist eine Peritonealdialyse *kontraindiziert.*

2.5.4 Forcierte Diurese

Mit einer forcierten Diurese, d.h. mit der Steigerung des Harnflusses durch Infusion großer Flüssigkeitsmengen und evtl. gleichzeitiger Gabe von Schleifen- oder Osmodiuretika (s. S. 585 ff.), wird versucht, die tubuläre Rückresorption inkorporierter Giftstoffe durch Reduktion der Kontaktzeit mit dem Tubulusepithel zu erniedrigen und dadurch die renale Elimination zu beschleunigen. Verändert man zusätzlich durch Zufuhr alkalisierender bzw. azidifizierender Substanzen den Urin-pH-Wert, um den Ionisierungsgrad der zu eliminierenden Stoffe und damit ihre Ausscheidung zu erhöhen, spricht man von *forcierter alkalischer* bzw. *forcierter saurer Diurese.*

Eine Alkalisierung des Harns läßt sich mit Natriumhydrogencarbonat, eine Ansäuerung mit Ascorbinsäure erreichen.

Da das Verfahren sehr leicht durchzuführen ist, wurde es früher häufig empfohlen. Es hat sich jedoch herausgestellt, daß es den extrakorporalen Eliminationsverfahren bezüglich Effektivität deutlich unterlegen und zugleich mit einer Reihe von Gefahren (Elektrolytentgleisung, insbesondere Hypokaliämie, interstitielles Ödem, Hypervolämie) belastet ist. Eine forcierte Diurese kommt daher nur noch selten in Betracht und darf wie die obengenannten Verfahren

nur unter intensivmedizinischer Überwachung durchgeführt werden.

Als derzeitige *Indikationen* gelten: für eine forcierte neutrale Diurese Vergiftungen mit Meprobamat und für eine forcierte alkalische Diurese Vergiftungen mit Phenobarbital, Salicylaten sowie Phenoxyessigsäure-Derivaten (Herbiziden, s. S. 831 f.).

Eine forcierte Diurese wird auf folgende Weise durchgeführt: Unter Kontrolle der ausgeschiedenen Urinmenge wird dem Patienten Glucoselösung mit Zusatz von Elektrolyten (NaCl und KCl) infundiert.

Angestrebt wird eine Urinausscheidung von 12 l und damit auch eine Infusionsmenge von 12 l pro Tag. Sofern es die Urinausscheidung erlaubt, kann nach folgendem Schema vorgegangen werden: In dreistündigem Zyklus während der ersten beiden Stunden Infusion von je 500 ml einer 5%igen Glucoselösung mit 40 mmol NaCl und 20 mmol KCl. In der dritten Stunde Infusion von ebenfalls 500 ml 5%iger Glucoselösung mit 40 mmol Natriumchlorid, aber ohne Zusatz von Kaliumchlorid.

Je nach Harnvolumen und zentralem Venendruck kann außerdem Furosemid (s. S. 586) gegeben werden.

Kontraindikationen sind Schock, Herzinsuffizienz, Nierenfunktionsstörungen, Ödeme, Verdacht auf Hirnödem und Krämpfe.

2.5.5 Unterbrechung des enterohepatischen Kreislaufs

Die Elimination einer Reihe von Stoffen, die einen für ihre Kinetik relevanten enterohepatischen Kreislauf aufweisen, kann durch mehrmals tägliche Gabe (Instillation) von *Carbo medicinalis* oder *Colestyramin* deutlich beschleunigt werden, da damit ihre erneute Resorption nach Sezernierung in das Duodenum unterbrochen wird. Zu den Substanzen, bei denen eine sekundäre Giftentfernung auf diese Weise möglich ist, gehören u.a. *tricyclische Antidepressiva, herzwirksame Glykoside, indirekte Antikoagulantien* oder *Knollenblätterpilzgifte.*

2.5.6 Austauschtransfusion

Eine Austauschtransfusion besteht darin, daß man alternierend Blut entnimmt und die gleiche Blutmenge aus Blutkonserven infundiert. Die Methode wird jedoch wegen der damit verbundenen Risiken (z.B. Gefahr viraler Infektionen) nur noch in Ausnahmefällen, z.B. bei schweren Vergiftungen, die mit Methämoglobinbildung oder massiver Hämolyse einhergehen, durchgeführt.

2.6 Maßnahmen bei äußerlichen Vergiftungen

Vergiftungen an der Haut. Bei Einwirkung des Giftes an der *Haut* sind die Kleider, sofern sie mit dem Gift kontaminiert wurden, zu entfernen. Danach sind die betroffenen Stellen am besten mit lauwarmem Wasser abzuspülen, oder der Patient soll sich duschen und – es sei denn, daß die Haut schwer geschädigt ist – mit (nicht zu warmem) Wasser und Seife waschen. Eine geeignete Maßnahme ist auch das Abtupfen oder Abspülen mit *Polyethylenglykol 400* (Lutrol®).

Schädigung der Augen. Sofern reizende Stoffe in die Augen gelangen, müssen diese, unabhängig von der Natur des Stoffes, so schnell wie möglich gründlich und kontinuierlich mit *viel Wasser* während mindestens 5–10 Minuten gespült werden. Die Augenlider sollen dabei ektropioniert werden. *Die Anwendung neutralisierender Stoffe* – von Säuren bei Laugen-, von Laugen bei Säureverätzungen – *hat* wegen der Gefahr zusätzlicher Schädigung *zu unterbleiben.*

Für die Entfernung von Festsubstanzen ist Lokalanästhesie erforderlich. Wenige Tropfen einer Lokalanästhetikalösung können auch dazu beitragen, daß die Augen nicht krampfhaft geschlossen werden, und dadurch das Spülen erleichtern.

Gelangt *Kalkwasser* ins Auge, besteht die Gefahr einer Hornhauttrübung oder einer Ablagerung von Calciumverbindungen auf der Oberfläche des Auges. In solchen Fällen bewährt sich die Behandlung mit *Natriumedetat* (Dinatrium-EDTA 0,35–1,85%ig). Niederschläge von Calciumsalzen werden dadurch aufgelöst. Eine neutrale 10%ige Ammoniumtartratlösung wird manchmal bei der gleichen Indikation verwendet.

Tränengase rufen durch die intensive Reizung der Konjunktiven stechende Schmerzen in den Augen und die Bildung von reichlich Tränenflüssigkeit hervor. In Fällen, bei denen nur kleinere Mengen von Tränengas in die Augen gelangt sind, ist die Tränenbildung gewöhnlich eine ausreichende Selbsthilfe. In schweren Fällen sollten die Augen mit Wasser oder besser mit einer 2%igen Lösung von Natriumhydrogencarbonat während längerer Zeit gespült werden. Sofern der starke Schmerz bestehen bleibt, muß ein Lokalanästhetikum angewandt werden.

3 Spezielle Vergiftungen

3.1 Metalle und Metalloide

Zahlreiche Schwermetalle sind **Kapillar-** und **Enzym-gifte.** Ihre toxischen Effekte sind *nicht* auf einen einheitlichen Reaktionsmechanismus zurückzuführen, sondern beruhen auf einer Reihe von Angriffspunkten, die allerdings in ihrer Bedeutung nur unvollständig bekannt sind. Schwermetallionen denaturieren Eiweiß (von Bedeutung bei der akuten oralen Vergiftung), besitzen eine hohe Affinität zu SH-Gruppen, verdrängen *Magnesium-, Calcium-* oder andere *mehrwertige Kationen* aus deren Komplexbindung mit Eiweißen und beeinflussen dadurch katalytische Zentren in Enzymen. Außerdem reagieren sie mit anderen funktionellen Gruppen in Biomolekülen. Da sie sich z. T. in verschiedenen Organen, insbesondere im Magen-Darm-Kanal, in der Leber und den Nieren, anreichern, werden diese besonders geschädigt.

Während früher akute Schwermetallvergiftungen – manchmal auch durch schwermetallhaltige Arzneimittel bedingt – im Vordergrund standen, kommt heute, wie bereits erwähnt, der *chronischen Exposition* erheblich größere Bedeutung zu.

Besonders problematisch ist, daß nicht nur bei den als giftig bekannten Stoffen, z.B. Arsenverbindungen, sondern auch bei lebensnotwendigen Spurenelementen (z.B. Cobalt, Mangan, Selen) *karzinogene* Wirkungen beschrieben wurden.

3.1.1 Blei

Wegen der verhältnismäßig leichten Gewinnung und Verarbeitung sowie aufgrund der vielseitigen Einsatzmöglichkeiten wurden Blei und Bleiverbindungen früher sehr häufig verwendet (Bleirohre, bleihaltige Farben und Glasuren, Bleitetraethyl als Antiklopfmittel u.a.) und waren daher Ursache zahlreicher Vergiftungen. Durch die verschärften Kontrollen in der Metall-, Keramik- und Akkumulatorenindustrie sowie infolge der wesentlich selteneren Verwendung bleihal-tiger Farben hat die Zahl der Bleivergiftungen jedoch stark abgenommen. Auch ist die vor wenigen Jahren noch hohe Gefährdung durch Bleitetraethyl wegen der zunehmenden Verwendung von bleifreiem Benzin erheblich zurückgegangen und wird weiter sinken. Allerdings enthalten die Abgase von älteren Kraftfahrzeugen, in denen noch bleihaltiges Benzin benutzt wird, noch beträchtliche Bleimengen. Diese gelangen in Form anorganischer Aerosole (z.B. als Bleioxid oder Bleicarbonat) in die Umwelt und werden mit der Atemluft oder beim Verzehr von bleihaltigem Obst oder Gemüse in den Organismus aufgenommen.

Kinetik. Während die Resorptionsquote aus der Lunge nach Einatmen bleihaltiger Aerosole über 50% liegt, werden Bleiverbindungen aus dem Magen-Darm-Kanal nur *schlecht* resorbiert (zu ca. 8–10%). Von der aus dem Gastrointestinaltrakt resorbierten Menge erscheint ein Teil in der Galle. Davon wird in tieferen Darmabschnitten gebildetes Bleisulfid mit den Fäzes ausgeschieden, daneben erfolgt eine teilweise Rückresorption (enterohepatischer Kreislauf). Im Blut zirkulierendes Blei ist weitgehend an Erythrozyten gebunden.

In der ersten Verteilungsphase findet man die höchsten Bleikonzentrationen in den Nieren und der Leber, danach kommt es zu einer *Umverteilung in calciumreiche Gewebe, insbesondere in Knochen und Zähne* (Bildung von *Bleidepots*). Inkorporiertes Blei wird nur langsam, vorwiegend durch den Dickdarm und renal, ausgeschieden. Dabei ist die Urinkonzentration mit der Plasmakonzentration korreliert.

Akute Vergiftung. Die (seltene) akute Vergiftung ist durch Erbrechen, Darmkoliken, Untertemperatur und Blutdruckabfall gekennzeichnet. Hinzu kommt eine schwere Schädigung der Leber, der Nieren und des Zentralnervensystems sowie eine hämolytische Anämie und Hämoglobinurie.

Chronische Vergiftung. Bei den wesentlich häufigeren chronischen Bleivergiftungen mit schleichendem

Beginn – bei täglicher Resorption >1 mg über längere Zeit kommt es zur Kumulation – sind

☐ das Blutbild und das Knochenmark,

☐ das Nervensystem,

☐ die glatte Muskulatur (vor allem die des Gastrointestinaltrakts),

☐ die Nieren sowie

☐ Haut und Schleimhäute

betroffen.

Die *Schädigung der Erythropoese* ist zum einen durch eine Hemmung der δ-Aminolävulinsäure-Dehydratase bedingt, wodurch die Konzentration von δ-Aminolävulinsäure im Serum und Plasma ansteigt. Daneben wird die *Decarboxylierung von Koproporphyrinogen III* blockiert und dadurch dessen Ausscheidung im Harn erhöht. Außerdem verhindern Bleisalze den *Einbau von Eisen* in Protoporphyrin IX. Als Folge davon beobachtet man eine hypochrome Anämie und mehr als 1‰ basophil punktierte Erythrozyten im Blut.

Die Mechanismen der anderen toxischen Wirkungen von Bleiverbindungen sind noch nicht geklärt.

Der *Angriff am Nervensystem* äußert sich in *Lähmungen der quergestreiften Muskulatur,* vor allem der Streckmuskeln, sowie in einer *Bleienzephalopathie* mit Müdigkeit, Kopfschmerzen, Tremor, Schwindel, epileptiformen Krämpfen und Erregungszuständen.

Am *Dickdarm* treten äußerst schmerzhafte *Bleikoliken* mit hartnäckiger Obstipation auf. Vielfach wird auch eine *Bleischrumpfniere* beobachtet. Das „*Bleikolorit*", eine gelbgraue Blässe der Haut, beruht neben der Anämie auf Arteriolen- und Kapillarspasmen, die auch ursächlich an der Bleienzephalopathie und der Schrumpfniere beteiligt sind. Häufig ist auch der typische „*Bleisaum*" (Einlagerung von Bleisulfid im Zahnfleisch) nachweisbar.

Therapie. Zur Therapie einer *akuten Bleivergiftung* (z.B. bei Einnahme von Bleiessig) wird sofort eine Magenspülung mit einer 3%igen *Natriumsulfatlösung* und gleichzeitiger Zufuhr von *Aktivkohle* durchgeführt. Dabei werden durch Natriumsulfat lösliche Bleisalze in schwerlösliches Bleisulfat überführt und dieses dann an die Kohle gebunden. Anschließend wird wie bei einer chronischen Vergiftung eine Behandlung mit *Natrium-Calciumedetat* oder *Penicillamin* (s. S. 804) vorgenommen. Bei Bleikoliken sind gegen die starken Schmerzen *Opiate* zusammen mit einem *Parasympatholytikum* (s. S. 188 bzw. S. 303) erforderlich.

3.1.2 Quecksilber

Metallisches Quecksilber ist bei oraler oder parenteraler Aufnahme *wenig, Quecksilberdampf* dagegen *sehr giftig. Quecksilber(II)-Verbindungen* sind *toxischer* als *Quecksilber(I)-Verbindungen.*

Als Vergiftungsquellen kommen

☐ *flüssiges Quecksilber* aus (zerbrochenen) Thermometern, Blutdruckmeßgeräten, Manometern oder Quecksilberdampfstrahlpumpen,

☐ *Quecksilberdämpfe* bei der Herstellung dieser Geräte sowie bei der Amalgamzubereitung (z.B. in Zahnarztpraxen),

☐ *anorganische Quecksilberverbindungen* aus Industrieabwässern, die durch Mikroorganismen z.T. zu organischen Quecksilberverbindungen, insbesondere Methylquecksilber, umgewandelt werden und sich längs der Nahrungskette anreichern, sowie

☐ *organische Quecksilberverbindungen* (z.B. als Fungizide, Saatbeizmittel, Desinfektionsmittel)

in Betracht.

Kinetik. *Metallisches, dampfförmiges Quecksilber* wird gut durch die Lungen aufgenommen und reichert sich im Nervengewebe an. *Wasserlösliche* Quecksilber(II)-Verbindungen, z.B. Quecksilber(II)-chlorid, sind gleichzeitig sehr lipophil (Ausschüttelbarkeit mit Diethylether aus wäßrigen Lösungen!) und werden daher von Haut und Schleimhäuten leicht resorbiert. Nach der Verteilungsphase findet man hohe Konzentrationen vor allem im Pankreas und den Nieren, die auch, solange sie nicht zu stark geschädigt wurden, das Hauptausscheidungsorgan darstellen. Bei eingeschränkter Nierenfunktion erfolgt die Ausscheidung dagegen vorwiegend durch das Dickdarmepithel.

Die normale Ausscheidung beträgt ca. 1 µg Hg/Tag, ab 20 µg/Tag muß mit einer Vergiftung gerechnet werden.

Akute Vergiftung. Die akute Vergiftung mit *anorganischen Quecksilberverbindungen* wird meist durch *Quecksilber(II)-chlorid* (Sublimat) hervorgerufen. 0,2–1 g $HgCl_2$ oral wirken beim Erwachsenen tödlich. Wegen seiner starken *Ätzwirkung* löst es nach oraler Einnahme eine akute Gastroenteritis mit heftigem Erbrechen und blutigen Durchfällen aus. Der nicht erbrochene Anteil wird rasch resorbiert. Der Blutdruck fällt ab, die Pulsfrequenz steigt; nach einer kurzfristigen Polyurie tritt Anurie als Folge einer schweren Tubulusschädigung ein.

Bei der *akuten Vergiftung* mit organischen Quecksilberverbindungen treten vor allem zentralnervöse Symptome (Unruhe, Tremor, Krämpfe, Lähmungen), daneben Pneumonie und Husten sowie gastrointestinale Beschwerden auf.

Chronische Vergiftung. Bei der chronischen Vergiftung findet man neben einer Nephrose und einer Stomatitis mit Lockerwerden der Zähne, Ulzerationen und einem blauvioletten *„Quecksilbersaum"* im Zahnfleisch vor allem eine Schädigung des Nervensystems. Der Patient leidet an Tremor *(Tremor mercurialis),* Schlaflosigkeit und Sprachstörungen, fühlt sich gehetzt, ist reizbar, unentschlossen und depressiv *(Erethismus mercurialis)* und wird schließlich kachektisch

Therapie. Bei der Therapie der *akuten* Quecksilbervergiftung wird zunächst – wie bei allen Vergiftungen – versucht, die Resorption des Giftes zu verhindern. Man gibt 40 – 60 g Carbo activatus und führt, wenn möglich, eine Magenspülung durch.

Als Antidot sind bei Vergiftungen mit anorganischen Hg-Verbindungen frühzeitig zur Entgiftung des resorbierten Quecksilbers *Dimercaprol* oder *Penicillamin* (vgl. S. 804) zu injizieren. Naturgemäß ist die Gabe von Chelatbildnern bei einer akuten Quecksilbervergiftung nur so lange sinnvoll, als die Quecksilberchelate durch die Nieren ausgeschieden werden können. Bei schweren Vergiftungen sowie bei Oligurie oder Anurie ist eine Hämodialyse indiziert.

Elektrolyt- und Wasserverluste sind zu ersetzen, gegen die Schmerzen und Spasmen werden wie bei Bleikoliken (s.o.) starkwirksame Analgetika und Parasympatholytika gegeben.

Zur Behandlung einer *chronischen* Quecksilbervergiftung mit *anorganischen* Hg-Verbindungen werden wie bei einer akuten Vergiftung *Dimercaprol* oder *Penicillamin* unter Kontrolle der Quecksilberausscheidung im Harn eingesetzt.

Bei Vergiftungen mit *organischen* Quecksilberverbindungen sollte *Dimercaprol* dagegen *nicht* verwendet werden, da es deren ZNS-Toxizität erhöht. Auch *Penicillamin* ist nur *schwach* wirksam. In Tierversuchen konnten mit *Dimercaptobernsteinsäure* (noch nicht im Handel) günstige Ergebnisse erzielt werden.

3.1.3 Gold

Goldvergiftungen kommen nur nach einer unsachgemäßen Behandlung einer chronischen Polyarthritis mit goldhaltigen Präparaten (s. S. 215 f.) vor. Auf der Haut können umschriebene Ekzeme oder eine generalisierte Erythrodermie auftreten, im Urin findet man Eiweiß und Blut als Zeichen einer Nierenschädigung (Glomerulonephritis). Thrombozyten und Leukozyten nehmen ab; in seltenen Fällen kommt es zu aplastischen Anämien oder infolge der Thrombopenie zu schweren Blutungen.

Für die Behandlung einer Goldvergiftung sind *Natrium-Calciumedetat* und *Penicillamin* geeignet. Ferner sind Nebennierenrindenhormone wegen der vermutlich allergischen Genese der meisten Symptome zu geben.

3.1.4 Cadmium

Das wie Quecksilber in der 2. Nebengruppe des Periodensystems stehende Cadmium kommt ubiquitär vor. Es gilt heute als eines der bedeutendsten Umweltgifte. Es wird vor allem bei der Herstellung von Batterien, in Legierungen sowie in rostschützenden Überzügen verwendet. Relativ hohe Konzentrationen von Cadmiumverbindungen werden im Klärschlamm von Kläranlagen gefunden. Wird dieser zum Düngen benutzt, besteht die Gefahr der Einschleusung von Cadmium in die Nahrungskette.

Kinetik. Bei peroraler Zufuhr mit der Nahrung werden nur ca. 5% aufgenommen, allerdings steigt die Resorptionsquote bei Patienten mit Eisen- oder Calciummangel. Resorbiertes Cadmium kumuliert durch Bindung an *Metallothioneine,* niedermolekulare metallbindende Proteine, zunächst in der Leber und später vor allem in den Nieren. Die Halbwertszeit der Metallothionein-Komplexe ist außerordentlich hoch (1–3 Jahrzehnte).

Akute Vergiftung. Akute Cadmiumvergiftungen können durch Einatmen von Cadmiumoxid auftreten, das z.B. beim Erhitzen (Schweißen u.a.) cadmiumhaltiger Legierungen entsteht. Niedrige Konzentrationen führen zu Husten, Brechreiz, Übelkeit und Atemnot, bei schweren Vergiftungen kommt es nach einer Latenz von etwa 1 Tag (oder sogar noch später) zu einem toxischen, vielfach letal verlaufenden Lungenödem. Bei oraler Aufnahme treten schwere gastrointestinale Symptome wie heftiges Erbrechen, Bauchschmerzen, Tenesmen und Diarrhoe auf.

Chronische Vergiftung. Bei der chronischen Cadmiumvergiftung beobachtet man anhaltenden Husten und Schnupfen mit Hyp- und Anosmie infolge der Schädigung des Riechepithels, ferner Nierenschädigung mit Proteinurie. Charakteristisch ist ein gelber Saum von Cadmiumsulfid an den Zähnen.

In Tierversuchen erwiesen sich Cadmiumverbindungen als *kanzerogen,* auch für den Menschen besteht aufgrund neuerer Untersuchungen ein kanzerogenes Risiko.

Therapie. Die Behandlung einer Cadmiumvergiftung ist vorwiegend *symptomatisch*. Dimercaprol soll nicht gegeben werden, da der gebildete Komplex im sauren Milieu wieder zerfällt und es dann zu schweren Nierenschäden kommen kann. Als etwas besser geeignet, aber umstritten, wird die orale Gabe von *DMPS* (Dimaval®) oder *DTPA* (Ditripentat-Heyl®) angesehen.

3.1.5 Thallium

Thalliumvergiftungen haben in den letzten zwei Jahrzehnten im Gegensatz zu Vergiftungen mit anderen Schwermetallen nicht abgenommen, da Thalliumsulfat als Ratten- und Mäusegift (Zelio®) viel verwendet wird und leicht zugänglich ist. Außerdem besteht die Möglichkeit einer beruflichen Exposition, da Thallium-Verbindungen u.a. in Halbleitern, Photozellen, Boratgläsern oder Feuerwerkskörpern verwendet werden.

Giftig ist das *einwertige* Thallium, das im Organismus auch aus der dreiwertigen Form gebildet wird.

Etwa 1 g Thallium gelten als tödliche Dosis für Erwachsene.

Kinetik. Thalliumsalze werden vom Gastrointestinaltrakt, aber auch von der Haut und über die Lunge gut resorbiert und in Leber, Nieren, Muskulatur, Knochen und vor allem auch in den Haaren angereichert. Aufgrund der annähernd gleichen Größe verhalten sich Thalliumionen im Organismus wie Kaliumionen und werden dementsprechend durch die Na^+/K^+-ATPase aktiv transportiert.

Die Ausscheidung erfolgt renal und mit den Fäzes.

Akute Vergiftung. Bei der akuten Vergiftung treten nach einer Latenz von mehreren Tagen gastrointestinale Störungen mit Übelkeit und Erbrechen auf, an die sich eine hartnäckige Obstipation anschließt. Doch gibt es auch Fälle, bei denen die Obstipation mit Durchfällen abwechselt. Relativ bald kommt es auch als Ausdruck einer *Polyneuropathie* zu Sensibilitätsstörungen (z.B. Kribbeln, Hyperästhesie). Auffallend ist ferner die psychische Veränderung des Vergifteten, der einen unruhigen, depressiven Eindruck macht (Thallium-Enzephalopathie). Häufig treten eine Hypertonie und Tachykardie auf. 2–3 Wochen später setzt ein typischer *Haarausfall* ein. Hinzu kommen als Spätschäden u.U. Sehstörungen oder Erblindung sowie eine Leberschädigung. An den Finger- und Zehennägeln findet man eine weiße Querstreifung (Meessche Nagelbänder).

Chronische Vergiftung. Bei der chronischen Vergiftung beobachtet man je nach Schwere des Falles wenig deutliche Symptome (z.B. leichten Haarausfall) oder eine ausgeprägte Polyneuritis sowie Kachexie.

Therapie. Die Therapie einer akuten Thalliumvergiftung besteht in wiederholten Magenspülungen unter Zusatz von Ferrihexacyanoferrat(II) (Antidotum Thallii Heyl®) oder – falls nicht vorhanden – mit l%iger Kalium- bzw. Natriumiodid-Lösung (Überführung in unlösliche Thalliumverbindungen). Auch Gaben von Aktivkohle und Natriumsulfat werden empfohlen.

Für die Entgiftung des *resorbierten* Thalliums wird wiederum Ferrihexacyanoferrat(II) oral appliziert (3–20 g täglich mehrere Wochen lang).

Die Wirkung des Antidots beruht auf folgendem Mechanismus: Thallium wird wie andere Schwermetalle aktiv in den Darm sezerniert, aber in tieferen Darmabschnitten größtenteils wieder rückresorbiert. Das oral applizierte kolloidale Ferrihexacyanoferrat(II) bindet trotz der Unlöslichkeit aufgrund seiner großen Oberfläche das sezernierte Thallium durch Ionenaustausch und verringert dadurch dessen Rückresorption.

Chelatbildner wie z.B. Dimercaprol oder Natrium-Calciumedetat sind *wirkungslos,* da einwertige Ionen nicht komplexiert werden.

3.1.6 Arsen

Arsenverbindungen haben ihre toxikologische Bedeutung fast ganz verloren, da sie in Arzneimitteln, Pflanzenschutzmitteln oder Farben kaum noch verwendet werden.

Kinetik. Die meisten Arsenverbindungen werden gut und rasch resorbiert und nach der Resorption insbesondere an SH-Gruppen von Keratin in der Haut, den Haaren und Nägeln gebunden. Fünfwertiges Arsen wird im Organismus zur giftigeren dreiwertigen Form reduziert.

Akute Vergiftung. Eine akute Arsenvergiftung ist meist auf die Einnahme von Arsen(III)-oxid (Arsenik) zurückzuführen. Als *Kapillargift* ruft Arsentrioxid nach einer Latenz von einigen Stunden eine schwere Hypotonie hervor. Bei langsamer Resorption steht dagegen eine Gastroenteritis mit kolikartigen Schmerzen und wäßrigen Durchfällen im Vordergrund. Der starke Wasser- und Elektrolytverlust führt zu Bluteindickung, Störung der Nierenfunktion, Tachykardie und Schock. Wird die Therapie nicht rechtzeitig durchgeführt, tritt bei schweren Vergiftungen bereits in den ersten 24 Stunden der Tod ein.

Chronische Vergiftung. Typisch für eine chronische Arsenvergiftung sind *Hyperkeratosen* der Hände und Füße, *Hautpigmentierung, Schleimhautentzündungen* der Augen und der oberen Luftwege sowie *polyneuritische Erscheinungen.* Außerdem besitzt Arsen eine *kanzerogene* Wirkung, die allerdings erst nach einer Latenz von 15–20 Jahren manifest wird.

Als medikamentöse Arsenschädigung nach einer Behandlung mit z.B. Arsphenamin (Salvarsan®) wurden Dermatitis exfoliativa, Agranulozytosen, Enzephalopathien und Leberfibrosen beobachtet.

Therapie. Die Therapie einer akuten oder chronischen Arsenvergiftung erfolgt in gleicher Weise wie die einer Quecksilbervergiftung.

3.1.7 Bismut

Die Symptome einer Bismutvergiftung gleichen denen einer Quecksilbervergiftung. Auch die Therapie ist entsprechend.

3.1.8 Chrom

Von den Chromverbindungen besitzen Chrom(VI)-oxid („Chromsäure") sowie Chromate, Dichromate und Chromalaun, die u.a. in Holzschutzmitteln und Insektiziden enthalten sind, toxikologische Bedeutung. Chrom(VI)-oxid ist eine stark ätzende Substanz, 1–2 g oral können bereits tödlich wirken. Für Kaliumdichromat werden 6–8 g als tödliche Dosis angegeben.

Akute Vergiftung. Die akute Vergiftung mit Chromsäure oder Chromaten ist wegen der starken Ätzwirkung durch schwere gastrointestinale Symptome charakterisiert (Erbrechen gelber bis grünlicher, u.U. blutiger Massen, starke Schmerzen, Diarrhoe). Ein schwerer Schock kann rasch zum Tode führen. Wird das erste Stadium überlebt, besteht die Gefahr einer Anämie und Urämie sowie eines schweren Leberschadens.

Chronische Vergiftung. Bei der chronischen Vergiftung findet man schlecht heilende Geschwüre an der Haut nach (minimalen) Hautverletzungen, ferner durch eingeatmeten Chromatstaub Katarrh und Nekrosen der Nasenschleimhaut, am Auge kann es zu einer Bindehautentzündung kommen. Häufig ist auch eine Kontaktdermatitis (Chromallergie; Berufskrankheit von Bauarbeitern wegen des Chromatgehalts im Zement). Chromate wirken ferner *kanzerogen* (vermehrtes Auftreten von Bronchialkarzinomen bei Arbeitern in Chromatfabriken).

Therapie. Bei der Therapie der akuten Vergiftung wird versucht, das Gift durch sofortige Magenspülung, bevor es zu schweren Verätzungen gekommen ist, zu entfernen. Der Spülflüssigkeit kann Milch zugesetzt werden. Zusätzlich wird Aktivkohle gegeben. Gleichzeitig ist eine Schock- und Schmerzbekämpfung sowie ein Elektrolyt- und Basenausgleich durchzuführen. Bei Nierenversagen ist eine Hämodialyse indiziert. Ferner können DMPS und Ascorbinsäure (als Reduktionsmittel) gegeben werden.

3.1.9 Selen

Selen, ein für Pflanzen, Tier und Mensch essentielles Spurenelement (Bestandteil der Glutathion-Peroxidase, s. S. 632), bildet ähnliche Verbindungen wie Schwefel. In Aminosäuren kann dieser durch Selen ausgetauscht und damit die Umwandlung von SH-Gruppen in funktionell wichtige Disulfide blockiert werden.

Akute Vergiftungen sind vorwiegend auf H_2Se zurückzuführen. Sie rufen starke Reizungen von Augen, Nase und den oberen Luftwegen hervor. Bei höheren Konzentrationen besteht die Gefahr eines Lungenödems.

Oral aufgenommene Selenite und Selenate bewirken, ähnlich wie Arsentrioxid, Reizungen im Gastrointestinaltrakt. Der nach Selenaufnahme auftretende Geruch nach Knoblauch ist durch die Bildung von flüchtigem Dimethylselenid bedingt.

Bei Selenwasserstoffvergiftungen steht die Behandlung des Lungenödems im Vordergrund. Bei einer Intoxikation mit Seleniten bzw. Selenaten werden resorptionsverhindernde Maßnahmen vorgenommen, außerdem wird eine forcierte Diurese durchgeführt. Vitamin C (1g/Tag) soll den Geruch nach Knoblauch herabsetzen und die Ausscheidung der Selenverbindungen steigern.

3.1.10 Mangan

Mangan ist wie Selen ein essentielles Spurenelement (z.B. in dem Enzym Arginase enthalten). Der Tagesbedarf des mit der Nahrung in kleinen Mengen aufgenommenen Elements wird mit 3–9 mg angegeben.

Akute Vergiftungen, insbesondere solche in suizidaler Absicht, werden vor allem nach Einnahme von Kaliumpermanganat beobachtet, akute und *chronische* Vergiftungen können außerdem durch Mangan(IV)-oxid (Mangandioxid, Braunstein) hervorgerufen werden. Die Kaliumpermanganat-Vergiftung ist durch starke Verätzungen gekennzeichnet. Man findet eine ödematöse Schwellung im Mundbereich, ein Glottisödem kann zur Erstickung, eine Aspirationspneumonie im Verlauf einiger Tage zum Tode führen. Verätzungen im Gastrointestinaltrakt rufen starke Schmerzen, Erbrechen und blutige Diarrhoe hervor. Bei der akuten Schädigung durch Braunstein kommt es zu einer schweren, gefährlichen Pneumonie (Manganpneumonie) mit hoher Letalität. Die seltene chronische Mangandioxid-Vergiftung äußert sich in zentralnervösen Störungen (Mangan-Enzephalitis) mit parkinsonartigen Symptomen, Intelligenzdefekten, Parästhesien, Gehstörungen u.a.

Die *Therapie* der $KMnO_4$-Vergiftung besteht neben der Lokalbehandlung der Verätzungen in reichlicher Gabe von Flüssigkeit, Aktivkohle und Natriumsulfat oder Natriumthiosulfat. Falls erforderlich, wird eine Schmerz- und Schocktherapie durchgeführt. Bei der akuten Braunstein-Vergiftung wird versucht, die Giftelimination mit Calcium-Trinatrium-Pentetat zu beschleunigen, bei der chronischen Vergiftung wird eine symptomatische Therapie (Gabe von Antiparkinsonmitteln) durchgeführt.

3.1.11 Eisen

Die Eisen-Vergiftung wurde bereits unter B 3.1.2.1 besprochen.

3.1.12 Nickel

Nickelmetall kann bei lokaler Exposition, z.B. durch Tragen von billigem Modeschmuck, eine Kontaktdermatitis (Nickeldermatitis) hervorrufen. Nickel und einige seiner Verbindungen sind ferner *kanzerogen,* wenn sie mit der Atemluft in Form von Stäuben oder Aerosolen aufgenommen werden.

Die gefährlichste Nickelverbindung ist das leicht flüchtige *Nickeltetracarbonyl* (Siedepunkt 43°C), das bereits in Konzentrationen im ppm-Bereich nach Einatmen ein toxisches Lungenödem auslöst.

Therapeutisch hat sich neben den üblichen symptomatischen Maßnahmen *Dimercaprol* (s. S. 802) bewährt.

3.1.13 Aluminium

Aluminium hat seit einiger Zeit toxikologische Bedeutung erlangt, da bei Dialysepatienten in einer Reihe von Fällen eine Enzephalopathie auftrat, die auf Aluminium zurückgeführt werden konnte: Die Inzidenz der Erkrankung korrelierte streng mit dem Aluminiumgehalt der Spülflüssigkeit. Aus diesem Grund wird heute darauf geachtet. daß die Dialysierflüssigkeit keine Aluminium-Verbindungen enthält.

Eine weitere Quelle für die Aufnahme von Aluminium ist jedoch das kolloidale Aluminiumhydroxid, das Dialysepatienten in hohen Dosen zur Bindung von Phosphat im Gastrointestinaltrakt einnehmen müssen, um eine Hyperphosphatämie zu vermeiden oder zu beseitigen.

Mit *Deferoxamin* (s. S. 803) kann in begrenztem Umfang die Ausscheidung von Aluminium gesteigert werden.

3.1.14 Radioaktive Isotope

Radioaktive Stoffe werden in steigendem Maße in der Diagnostik (z.B. bei nuklear-medizinischen Untersuchungen) und Therapie (z.B. bei der Behandlung von Uterus- und Schilddrüsenkarzinomen) eingesetzt. Aus toxikologischer Sicht sind jedoch vor allem radioaktive Isotope, die bei der *Kernspaltung* als radioaktiver Abfall entstehen, sowie *radioaktiver „fall-out"* bei Reaktorkatastrophen oder Atombombenversuchen von Bedeutung.

Toxische Effekte können die radioaktiven Verbindungen wegen ihrer α, β- und/oder γ-Strahlung auslösen. Bei Einwirkung von *außen* rufen α-Strahler, da sie nur eine sehr geringe Eindringtiefe besitzen, nur Schäden in der Epidermis hervor. Durch β-Strahler, die Elektronenstrahlen emittieren, sind auch tieferliegende Hautschichten betroffen, γ-Strahler bewirken gleiche Störungen wie eine Röntgenbestrahlung.

Inkorporierte radioaktive Isotope (weiche Strahler sind in diesem Fall biologisch aktiver!) schädigen vor allem Organe mit hoher Mitoserate wie z.B. das Knochenmark, darüber hinaus solche, in denen sie angereichert werden. Außer somatischen können sie dabei auch genetische Schäden hervorrufen. Ferner besteht die Gefahr der Entstehung maligner Tumoren.

Es ist weiterhin darauf hinzuweisen, daß bei den in den Organismus aufgenommenen Radioisotopen die radiobiologische Wirkung außer von der Art und der Stärke der Strahlung auch von der Halbwertszeit des radioaktiven Zerfalls (physikalischen Halbwertszeit) und der Eliminationshalbwertszeit abhängt: *Je stärker die Strahlung und je länger die physikalische und die Eliminationshalbwertszeit, um so stärker ist der Effekt.*

Unter den radioaktiven Stoffen kommt **Uran** wegen seiner Verwendung bei der Kernspaltung besondere Bedeutung zu. Von größter praktischer Bedeutung ist auch die sichere Beseitigung des radioaktiven Abfalls.

Der α-Strahler ^{239}**Plutonium,** der in der Natur nur in sehr geringen Mengen vorkommt, entsteht im nuklearen Brennstoffkreislauf durch Neutronenbeschuß von Uranatomen. Aufgrund seiner langen Halbwertszeit (24065 Jahre) besitzt er ein besonderes Gefahrenpotential. Nach Aufnahme in den Körper findet man die höchsten Konzentrationen in der Leber und den Knochen.

^{90}**Strontium** (Radiostrontium), ein β-Strahler mit einer Halbwertszeit von 28 Jahren, gehört zu den gefährlichsten Produkten bei Atombombenexplosionen. Aufgrund seiner nahen chemischen Verwandtschaft mit Calcium wird es in den Knochen eingebaut, besonders gefährdet sind Jugendliche wegen des in diesem Alter ausgeprägten Knochenwachstums.

^{226}**Radium** wird zur Tumorbestrahlung eingesetzt. Ähnlich wie Strontium wird es in den Knochen eingebaut und kann selbst in Mikrogramm-Mengen Knochenmarkschäden oder Osteosarkome hervorrufen. Bei Bergleuten, die radiumhaltiges Erz abbauten, traten in einem hohen Prozentsatz Bronchialkarzinome auf.

Eine (einmalige) schwere akute Strahlenschädigung führt nach einer Latenz von Stunden bis Tagen zu Kopfschmerzen, Erschöpfung, Übelkeit, Erbrechen, Blutungen und Diarrhoe. Bei tödlichen Strahlendosen erfolgt der Tod nach etwa 10 Tagen. Bei Überlebenden treten in der Folgezeit Thrombo- und Neutropenien, Anämie, Hämorrhagien, Diarrhoe und Fieber auf. Als Spätschäden ist vor allem das gehäufte Auftreten von Leukämien zu nennen. Bei wiederholter – auch geringer – Strahlenbelastung kumulieren die Wirkungen! Nuklearmedizinische sowie röntgenologische Untersuchungen dürfen daher nur nach strenger Indikationsstellung durchgeführt werden.

Die *therapeutischen Maßnahmen* nach einer Strahlenschädigung sind vorwiegend symptomatisch. Eine Behandlung mit Chelatbildnern ist nur sinnvoll, solange keine Einlagerung in den Knochen erfolgt ist. Sog. Strahlenschutzmittel, z.B. die Thiole Cystein und Cysteamin, wirken nur, wenn sie *prophylaktisch,* d.h. *vor* einer Bestrahlung gegeben werden.

3.2 Säuren

Am häufigsten sind Vergiftungen mit *Eisessig, Salzsäure, Schwefelsäure* und *Salpetersäure.*

Symptome. Auf der Haut rufen konzentrierte Säuren lokale *Verätzungen* hervor, die zu Nekrosen und Narben mit Keloidbildung führen können. Wegen der eiweißkoagulierenden Wirkung und der Bildung eines Ätzschorfs, der das darunterliegende Gewebe schützt, bleiben aber die Gewebedefekte im Gegensatz zu Laugenvergiftungen (s.u.) meist *oberflächlich.* Aus demselben Grund kommt es bei einer Säureeinwirkung am Auge zwar ebenfalls zur Verätzung, in der Regel aber nicht zur Perforation.

Dies gilt jedoch nicht für Verätzungen mit *Fluorwasserstoff* (Flußsäure), da dieser in undissoziierter Form auch in tieferliegende Haut- bzw. Schleimhautschichten gut penetriert und dadurch schwere und sehr schmerzhafte Entzündungen bewirkt.

Inhalation flüchtiger Säuren löst eine starke Reizung der oberen Luftwege, Schleimhautschädigung und Spasmen der Bronchialmuskulatur aus.

Nach *oraler Aufnahme* starker Säuren in hoher Konzentration findet man in Mund und Rachen einen *Verätzungsschorf.* Die Patienten erbrechen blutige Massen, leiden unter heftigen Schluckbeschwerden und befinden sich nach kurzer Zeit im Schock. Wird dieses Stadium überstanden, kann nach Resorption der Säure der pH-Wert des Blutes erniedrigt werden, sobald dessen Pufferkapazität erschöpft ist (Azidose): Die Atmung wird gesteigert, der Blutdruck fällt ab, und schließlich gerät der Vergiftete in ein tiefes Koma. Bei schweren Säurevergiftungen findet man auch eine ausgeprägte Hämolyse mit Verbrauchskoagulopathie und evtl. akutem Nierenversagen.

Therapie. *Säureverletzungen an Haut und Auge werden sofort mit Wasser ausgiebig gespült.* Anschließend behandelt man die verletzten Stellen wie eine Verbrennung. Verätzungen mit *Flußsäure* werden zunächst mit *Hyaluronidase* zusammen mit einem *Lokalanästhetikum* (z.B. 2%iger Procain-Lösung), anschließend mit 10%iger *Calciumgluconat-Lösung* (zur Bildung von unlöslichem Calciumfluorid) – ebenfalls mit Lokalanästhetikum-Zusatz – unterspritzt, bis die Schmerzen verschwunden sind. Beim Wiederauftreten der Schmerzen ist die Behandlung zu wiederholen.

Nach *oraler Säurevergiftung* soll *sofort viel Wasser getrunken* werden! Sofern vorhanden, gibt man zur Neutralisation der Säure *Milch,* zusätzlich in viel Wasser *Antazida,* z.B. *Magnesiumoxid* oder *Magnesium-Aluminium-Silikate. Im Vordergrund der Behandlung steht aber immer die möglichst rasche Herabsetzung der Säurekonzentration durch reichliche Zufuhr von Wasser und nicht die Neutralisationsbehandlung!* Die Anwendung von *Carbonaten* und *Hydrogencarbonaten* ist wegen der Perforationsgefahr (CO_2-Entwicklung) *kontraindiziert.*

Zur Prophylaxe einer Ösophagusstriktur können Nebennierenrindenhormone gegeben werden.

Nach oraler Aufnahme von *Flußsäure* ist neben den beschriebenen Maßnahmen die orale Gabe von *Calcium-Verbindungen* (z.B. Schlämmkreide, Calciumgluconat) indiziert.

Wichtig sind ferner die Schock- und Schmerzbekämpfung sowie die antiinfektiöse Prophylaxe.

Eine Azidose wird durch Infusionen von Natriumhydrogencarbonat oder Dinatriumhydrogenphosphat behoben.

3.3 Laugen

Am häufigsten sind Vergiftungen mit *Natronlauge, Kalilauge* und *Ammoniakflüssigkeit* (Salmiakgeist).

Laugenvergiftungen sind *noch gefährlicher* als Säurevergiftungen, da Gewebe verflüssigt wird und kein fester Ätzschorf entsteht (Bildung einer *Kolliquationsnekrose*). Durch das nekrotisierte Gewebe können die Basen in tiefere Gewebsschichten eindringen.

Symptome. Auf der Haut findet man wie nach Einwirkung von Säure lokale Verätzungen, die wegen der Verletzung tieferer Hautschichten schlecht heilen und ausgeprägte Narben hinterlassen. Laugenspritzer, die ins Auge gelangen, können zu völliger Erblindung führen.

Nach *oraler Einnahme* von Laugen ist die Mundschleimhaut glasig gequollen, das Schlucken äußerst schmerzhaft oder unmöglich; die Patienten erbrechen und befinden sich nach kurzer Zeit im Schock. Nicht selten kommt es zur Perforation.

Therapie. *Lokale Laugenverätzungen werden durch sofortiges Abspülen mit reichlich Wasser während 15-20 Minuten behandelt. Bei oraler Aufnahme läßt man sofort viel Wasser oder viel Milch* trinken. Eine *Magenspülung* ist wegen der Perforationsgefahr *kontraindiziert.* Wie bei einer Säureverätzung müssen gleichzeitig eine Schock- und Schmerzbekämpfung sowie eine antiinfektiöse Prophylaxe durchgeführt werden.

3.4 Seifen und Detergentien (Tenside)

Seifen im engeren Sinn (Alkalisalze höherer Fettsäuren), *anionenaktive Tenside* (z.B. Alkylsulfate, Alkylsulfonate, Alkylbenzolsulfonate), die in Waschmitteln verwendet werden, sowie *kationenaktive Tenside* (Invertseifen, s. S. 642), die als Desinfektionsmittel dienen, lösen lokale Reizerscheinungen an Haut und Schleimhäuten aus. Am Auge besteht die Gefahr einer Konjunktivitis und Hornhauttrübung. Bei oraler Aufnahme – versehentliches Trinken von Seifen- oder Tensidlösungen durch Kinder – kommt es zu einer Gastroenteritis mit Erbrechen (Gefahr der Schaumaspiration!) und Diarrhoe. Bei Übertritt ins Blut tritt Hämolyse auf (s. u.).

Zur *Therapie läßt man bei Zufuhr konzentrierter Lösungen reichlich Flüssigkeit,* insbesondere Milch, trinken. Bei der Einnahme von Tensiden können ferner *Entschäumer* in Form von *Polysiloxanen* (z.B. Lefax®, sab® simplex) sowie Aktivkohle gegeben werden.

Seifenlösungen (Kaliseifenlösung, Lysoform®) wurden früher nicht selten von Laien zu *Abtreibungszwecken* benutzt. Falls die Seifenlösung nach Zerstörung der Uterusschleimhaut in die Bauchhöhle und die Blutbahn gelangte, entwickelten sich schwere Vergiftungssymptome: Peritonitis, Hämolyse, Hämoglobinurie, Methämoglobinbildung, Verbrauchskoagulopathie, evtl. Nierenversagen, Tachykardie, Krämpfe, Schock, Koma.

Nichtionogene Tenside (z.B. Polyethylenglykole) sind wenig toxisch. Ähnliches gilt für *Waschmittelzusätze* (Bleichmittel, Weichmacher) in den in Waschmitteln üblichen Konzentrationen.

Spezielle Vergiftungen

C3

3.5 Organische Lösungsmittel

Die meisten organischen Lösungsmittel sind gut lipid-löslich und werden daher leicht durch die Haut, Schleimhaut oder (nach Inhalation) durch die Lungen aufgenommen. Die von ihnen ausgelösten, großenteils substanzunspezifischen Vergiftungserscheinungen betreffen einerseits das *Nervensystem* (narkoseartige oder Erregungszustände, Schädigung zentraler Neurone und peripherer Nerven), andererseits sind degenerative Veränderungen an der *Leber* und den *Nieren* sowie seltener auch am *Herzen* durch Metaboliten der Lösungsmittel möglich. Auch das *Knochenmark* kann geschädigt werden. Trotz der enormen Lösungsmittelmengen, die täglich von der Industrie verwendet werden, haben die Vergiftungen mit diesen Stoffen kaum zugenommen.

3.5.1 Kohlenwasserstoffe

Aliphatische Kohlenwasserstoffe. Diese Verbindungen – u.a. in Benzin, Petroleum und Heizöl enthalten – sind *relativ ungiftig,* letale Vergiftungen daher verhältnismäßig selten (letale Dosis oral ca. 7,5 g/kg).

Akute Vergiftungen beruhen meist auf versehentlichem Trinken von benzinhaltigen Flüssigkeiten, z.B. Reinigungsmitteln, daneben können sie durch Einatmen von Dämpfen beim Arbeiten in Garagen oder Tanks auftreten.

Die Resorption durch die Haut ist gering. Bei oraler Aufnahme kommt es neben Erregungszuständen, Benommenheit (später Koma) und Erbrechen häufig zur *Aspiration* und danach zu einer hämorrhagischen Pneumonie und Pleuritis. Die Inhalation von Dämpfen kann die gleichen pulmonalen Folgen haben. Der Tod tritt durch Atemlähmung ein.

Chronische Vergiftungen wurden in seltenen Fällen durch „Benzinschnüffeln" beobachtet. Bei einem längeren gewerblichen Umgang mit n-Hexan besteht die Gefahr einer peripheren Polyneuropathie durch Hexandion-2,5, das aus n-Hexan im Organismus durch Oxidation über Hexanol-2 und Hexanon-2 entsteht.

Aromatische Kohlenwasserstoffe. Unter den aromatischen Kohlenwasserstoffen ist *Benzol besonders gefährlich.* Benzol sollte daher als Lösungsmittel in der Industrie nicht mehr verwendet, sondern durch weniger toxische Substanzen, z.B. Toluol, ersetzt werden. Nach wie vor ist Benzol in Kraftstoffen enthalten.

Die *akute Benzolvergiftung* wird durch Einatmen, seltener durch unbeabsichtigtes Trinken ausgelöst. Die letale Dosis beträgt ca. 25 ml, Einatmen von 20000 ppm kann innerhalb von 5–10 Minuten tödlich sein. Es treten Erregungszustände, Tremor, Krämpfe, Herzrhythmusstörungen und Atemlähmung auf.

Chronische Benzolvergiftungen führen zu einer *Knochenmarkschädigung,* als deren Folge neben Störungen des roten Blutbildes Leuko- und Thrombopenien sowie aplastische Anämien und Leukämien entstehen können. Eine maximale Arbeitsplatzkonzentration kann wegen der Gefährlichkeit auch geringster Benzolkonzentrationen bei längerer Exposition nicht festgelegt werden!

Insbesondere bei der chronischen Vergiftung kommt die Giftigkeit von Benzol durch *oxidative Biotransformation* zustande. Und zwar entsteht zunächst das *Epoxid,* das anschließend in das *Mercaptursäure-Derivat* (vgl. S. 27), in *Dihydrobrenzcatechin* – mittels Epoxidhydrolase – oder (nichtenzymatisch) in *Phenol* umgewandelt wird. Außerdem entstehen von Dihydrobrenzcatechin und Phenol die entsprechenden Konjugate (Glucuronide, Sulfate). Phenol wird außerdem zu *Hydrochinon* und *Chinon* weiteroxidiert.

Toluol und andere Alkylhomologe des Benzols sind deswegen weniger giftig, weil sie durch Seitenkettenoxidation in die entsprechenden Carbonsäuren überführt und meist in konjugierter Form (Toluol z.B. als Hippursäure) ausgeschieden werden.

Eine *spezifische Therapie* einer Kohlenwasserstoffvergiftung ist *nicht möglich.* Nach *Einatmen* von kohlenwasserstoffhaltigen *Dämpfen* wird *künstlich beatmet,* am besten mit *Sauerstoff.* Bei der *akuten Vergiftung nach oraler Aufnahme* wird durch Applikation von Aktivkohle sowie anschließend von *Natriumsulfat* als Laxans versucht, die Resorption der Kohlenwasserstoffe zu verhindern. Eine Magenspülung darf, wenn überhaupt, wegen der großen Aspirationsgefahr nur nach Intubation durchgeführt werden. Milch oder Ricinusöl sind kontraindiziert! Die Behandlung der *chronischen Vergiftung* erfolgt *symptomatisch.*

3.5.2 Halogenierte Kohlenwasserstoffe

Halogenierte aliphatische Kohlenwasserstoffe. Diese wirken *stärker narkotisch* als die entsprechenden nicht halogenierten Verbindungen und besitzen in Abhängigkeit von der Molekülstruktur eine unterschiedlich *starke Leber-* und *Nierentoxizität.*

Fluorierte Kohlenwasserstoffe sind *weitgehend biotransformationsstabil* und daher praktisch nicht hepato- oder nephrotoxisch. *Iodierte aliphatische Kohlenwasserstoffe* werden in wäßriger Lösung (nichtenzymatisch) wegen der labilen Iod-Kohlenstoff-Bindung teilweise zu den wenig giftigen Alkoholen hydrolysiert. Bei *bromierten* und *chlorierten aliphatischen Kohlenwasserstoffen* erfolgt dagegen im Organismus durch Monooxygenasen eine *Dehalogenierung mit Bildung von freien Radikalen* oder eine *Epoxid-Bildung* neben anderen Biotransformationsreaktionen. Besonders giftig sind Substanzen, aus denen freie Radikale entstehen, z.B. *Tetrachlorkohlenstoff, Tetrachlorethan* oder *Dichlorethan.* Die Giftigkeit beruht mit hoher Wahrscheinlichkeit vor allem auf der *Reaktion der Radikale mit mehrfach ungesättigten Fettsäuren.* Dabei bilden sich neben dem um ein Halogenatom ärmeren halogenierten Kohlenwasserstoff (z.B. Chloroform aus Tetrachlorkohlenstoff) *Fettsäureradikale* mit konjugierten Doppelbindungen. Durch *Anlagerung von O₂* entstehen *Peroxide* bzw. *Hydroperoxide.* Letztere zerfallen leicht, häufig unter Abspaltung von *Malondialdehyd.* Der genannte Prozeß führt über eine *Membranschädigung* mit Erhöhung der *Membrandurchlässigkeit* und damit Austritt von Enzymen sowie Zusammenbruch des Membranruhepotentials zum *Zelltod.*

Epoxide, die vor allem aus *halogenierten Ethylenderivaten,* z.B. *Trichlorethylen* oder *Tetrachlorethylen* gebildet werden, sind zwar ebenfalls sehr reaktionsfähig, doch ist ihre *Toxizität* verglichen mit den obengenannten Radikalen wesentlich *geringer.*

Typisch für die *akute Vergiftung* mit Stoffen, aus denen Radikale entstehen, ist ein *biphasischer Verlauf.* Die erste Phase ist durch *narkotische Erscheinungen,* die zweite durch eine *toxische Hepatitis* und *Nierenschädigung* gekennzeichnet. In schweren Fällen entwickeln sich eine zum Tode führende *gelbe Leberatrophie* oder ein *urämisches Koma.* Bei Vergiftungen mit Substanzen, die weniger gewebetoxisch sind, stehen *zentralnervöse Symptome* im Vordergrund.

Sämtliche halogenierten aliphatischen Kohlenwasserstoffe *sensibilisieren das Myokard gegen Catecholamine* (vgl. S. 277) und lösen dadurch *Herzrhythmusstörungen* aus, die u.U. zum Tode führen können.

Bei der *chronischen Vergiftung* findet man neben einer Leber-, Nieren- und Myokardschädigung in einigen Fällen eine aplastische Anämie. Die Therapie wird wie unter C 3.5.1 beschrieben durchgeführt.

Halogenierte aromatische Kohlenwasserstoffe.

Unter diesen besitzen neben den als Insektizide eingesetzten Verbindungen (s. S. 644 ff.) *polychlorierte* *Biphenyle* große Bedeutung als Umweltgifte. Sie werden als *Weichmacher* von Plastikmaterial in großem Umfang verwendet und gelangen u.a. beim Verbrennen von Kunststoffen, z.B. auf Müllkippen, in die Atmosphäre. Infolge ihrer guten Lipidlöslichkeit reichern sie sich im Fettgewebe und im Zentralnervensystem an und können wegen ihrer großen Biotransformationsstabilität nur schlecht ausgeschieden werden.

Dioxine. Zu den polychlorierten aromatischen Verbindungen gehören auch die Dioxine. Unter diesem Begriff werden die Gruppen der insgesamt 210 Polychlordibenzo-p-dioxine (PCDD) und -furane (PCDF) verstanden.

Sie treten in der chemischen Industrie nur als unerwünschte Nebenprodukte bei der Synthese bestimmter Stoffe, z.B. 2,4,5-T (s. S. 831) oder Pentachlorphenol, auf. Ihre Bildung ist ebenfalls bei unvollständigen Verbrennungsvorgängen einiger Chemikalien, aber auch von natürlichen Materialien, z.B. Holz, nachgewiesen. Aufgrund ihrer großen chemischen Stabilität reichern sie sich in der Nahrungskette an.

Das gefährlichste Isomer ist 2,3,7,8-Tetrachlordibenzo-p-dioxin (2,3,7,8-TCDD). Die Substanz wurde der Öffentlichkeit vor allem durch die Katastrophe im oberitalienischen Seveso 1976 bekannt. Nach einer Explosion entwich eine dioxinhaltige Wolke und verteilte sich über die Umgebung. Mehrere hundert Menschen, insbesondere Kinder, erkrankten an einer persistierenden Dermatose, die einer Chlorakne entspricht.

2,3,7,8-TCDD besitzt eine außergewöhnliche *Toxizität.* Beim Meerschweinchen wurden LD₅₀-Werte zwischen 0,6 und 2 μg/kg bestimmt. Die Substanz ist u.a. *hepatotoxisch,* daneben *tumorpromovierend* (s. S. 834). Im Tierversuch wurden ferner *teratogene Wirkungen* nachgewiesen. Darüber hinaus ist TCDD ein besonders starker *Induktor von Fremdstoff-metabolisierenden Enzymen,* vor allem von Cytochromen P-450.

Eine vergleichbar hohe Toxizität besitzt eine Reihe weiterer Penta- und Hexachlordibenzo-p-dioxine und

-furane, die interessanterweise alle in 2,3,7,8-Stellung substituiert sind. Demgegenüber sind z.B. Di- und Trichlorderivate viel weniger toxisch.

Dioxine können durch Verbrennung bei Temperaturen über 1200°C sicher zerstört werden. Diese Temperaturen werden von modernen Müllverbrennungsanlagen erreicht.

Kanzerogene Wirkung halogenierter Kohlenwasserstoffe. Für eine Reihe von Kohlenwasserstoffen ist eine kanzerogene Wirkung beim Menschen nachgewiesen oder aufgrund von Tierversuchen zumindest sehr wahrscheinlich. Hierzu gehören Dichlordimethylether, Epichlorhydrin, 1,2-Dibrom-3-chlorpropan, Dibrommethan, 3,3′-Dichlorbenzidin, Iodmethan (Methyliodid) und 2,3,4-Trichlorbuten.

3.5.3 Alkohole

3.5.3.1 Methanol

Methanol (Methylalkohol, Carbinol) wird u.a. als Lösungsmittel für Lacke und Polituren sowie in Reinigungsmitteln verwendet. Die meisten *Methanolvergiftungen* kommen dadurch zustande, daß Ethanol mit dem wesentlich stärker toxischen Methanol verwechselt oder Methanol absichtlich, z.B. bei Suizidversuchen, eingenommen wird. Die Dosis letalis beträgt 30 – 50 (–100) ml.

Die hohe Toxizität ist durch *Oxidation* von Methanol zu *Formaldehyd* und *Ameisensäure* im Organismus bedingt. Letztere führt wegen ihrer schlechten Ausscheidbarkeit zu einer schweren *Azidose.*

Symptome. Als erste Vergiftungssymptome treten nach einer Latenz von einigen Stunden gastrointestinale Beschwerden, Schwindel, Kopfschmerzen, Übelkeit, Erbrechen und Sehstörungen auf. Später werden die Patienten bewußtlos und sterben – unbehandelt – an einer Atemlähmung. Die für eine Methanolvergiftung typische *Schädigung des Gesichtssinns* beginnt – meist am dritten Tag – zunächst mit einem (reversiblen) *Retinaödem,* wodurch das Sehvermögen beeinträchtigt, aber nicht aufgehoben wird. Später kommt es in vielen Fällen zu einer *irreversiblen Sehnervenschädigung* (Optikusatrophie) mit der Gefahr der völligen Erblindung.

Therapie. Die Behandlung einer Methanolvergiftung verfolgt drei Ziele:

☐ Die Methanolkonzentration im Blut zu erniedrigen,

☐ die Oxidation von Methanol zu hemmen und

☐ die Azidose zu beseitigen.

Die Erniedrigung der Methanolkonzentration im Blut wird durch eine *Peritoneal-* oder *extrakorporale Dialyse* erreicht.

Die enzymatische Oxidation von Methanol durch *Alkoholdehydrogenase* kann durch die Zufuhr des *natürlichen Substrates Ethanol* kompetitiv gehemmt werden. Man gibt daher schon bei Verdacht auf eine Methanolvergiftung 30 bis 40 ml Ethanol (= 120 ml Weinbrand) und hält bei erwiesener Vergiftung eine Ethanolkonzentration von 1 mg/ml Blut (1‰) – notfalls durch Infusion – während 5 Tagen aufrecht.

Die Azidose behandelt man durch Infusion mit $NaHCO_3$- oder Na_2HPO_4-Lösung unter Kontrolle der Alkalireserve oder – falls dies nicht möglich ist – unter Kontrolle der Harnreaktion, die deutlich alkalisch sein muß.

Wird die Therapie rasch und konsequent durchgeführt, können sowohl Todesfälle als auch Spätschäden (Erblindung) weitgehend vermieden werden.

3.5.3.2 Ethanol

Die Bedeutung von Ethanol (Äthylalkohol, Weingeist, „Alkohol") als *Genuß-* und *Suchtmittel* ist allgemein bekannt. Bei dem enormen Verbrauch alkoholartiger Getränke verwundert die große Zahl akuter und chronischer Alkoholvergiftungen nicht. Die *Letaldosis* beträgt für den Erwachsenen etwa 3,5 ml/ kg Körpergewicht. Chronische Schäden (s.u.) sind bei Männern bei täglicher Einnahme von mehr als 60 ml, bei Frauen schon bei geringeren Mengen zu erwarten.

Kinetik. Ethanol wird bereits im Magen zu ca. 20%, im oberen Dünndarm zu 80% resorbiert. Die *Verteilung* erfolgt im gesamten *Organismus,* und zwar vorrangig im *Körperwasser.* Ungefähr 95% der resorbierten Alkoholmenge werden biotransformiert und nur etwa 5% in unveränderter Form ausgeschieden.

Der *Hauptbiotransformationsweg* (ca. 90–95%) von Ethanol besteht in der Dehydrierung durch *Alkoholdehydrogenase* zu *Acetaldehyd* und anschließender Oxidation mittels *Aldehyddehydrogenase* sowie *Aldehydoxidase* zu *Essigsäure.* Dieser *Alkoholabbau* ist beim Menschen, weitgehend unabhängig von der *Blutalkoholkonzentration,* linear und nicht, wie eigentlich zu erwarten, exponentiell. Der Grund hierfür liegt darin, daß schon bei niedrigen Ethanolkonzentrationen das für die Dehydrierung zu Acetaldehyd und ebenso für die weitere Oxidation zu

Tab. C 3–1. Zentrale Vergiftungssymptome bei verschiedenen Blutalkoholkonzentrationen (modifiziert nach Moeschlin)

Alkoholkonzentration in mg/ml Blut	Symptome
0,1–0,5	Redseligkeit, Reflexsteigerung
0,5–1,0	Verringerung der Tiefensehschärfe und der Dunkeladaptation, Reaktionszeit verlängert, Grenze der Fahrtüchtigkeit bei ca. 0,8 mg/ml
1,0–1,5	Euphorie, Enthemmung, hohe Unfallgefahr im Straßenverkehr
1,5–2,0	Reaktionszeit stark verlängert, Sprach-, Gleichgewichts- und Koordinationsstörungen
2,0–2,5	starker Rauschzustand, Gleichgewichts- und Koordinationsstörungen noch stärker hervortretend
2,5–3,5	Lähmungserscheinungen, grobe Gleichgewichts- und Koordinationsstörungen, Bewußtseinstrübung, fehlendes Erinnerungsvermögen
3,5–4,0	tiefes, evtl. tödliches Koma

Essigsäure erforderliche Nicotinamidadenindinucleotid (NAD⁺) nicht rasch genug nachgeliefert werden kann. Die Bereitstellung von NAD^+ bestimmt somit die Reaktionsgeschwindigkeit.

Ein zweiter, mengenmäßig weniger bedeutsamer oxidativer Abbau (ca. 3–8%) – ebenfalls zu *Essigsäure* – erfolgt durch Cytochrom-P-450-abhängige Monooxygenasen, die induzierbar sind.

Nur geringe Mengen von Ethanol werden als Konjugate eliminiert.

Ethanol passiert ungehindert die Plazentaschranke und geht auch in die Muttermilch über.

Pro Stunde nimmt die Blutalkoholkonzentration bei einer interindividuellen Schwankungsbreite von etwa 30% – beim Mann um etwa 0,15 Promille, bei der Frau etwas weniger ab. Aufgrund dieser Eliminationskinetik 0. Ordnung läßt sich aus einem gemessenen Alkoholblutspiegel leicht berechnen, wie hoch die Blutalkoholkonzentration zu einem bestimmten Zeitpunkt war.

Den Ethanolabbau beschleunigende Medikamente sind nicht bekannt.

Akute Vergiftung. Wie bei einer Narkose unterscheidet man bei einer *akuten Alkoholvergiftung* ein Exzi-

tations-, Toleranz- und Asphyxiestadium. In Tab. C 3–1 sind die bei gesunden Erwachsenen auftretenden zentralnervösen Symptome in Abhängigkeit von der Blutalkoholkonzentration zusammengestellt. Außer den zentralnervösen Symptomen beobachtet man eine *Abnahme der Muskelleistung,* die *Hautgefäße* werden wegen einer Hemmung des Vasomotorenzentrums und z.T. auch durch direkten Angriff an der Gefäßmuskulatur *erweitert* (Auskühlungsgefahr!). Wegen einer gleichzeitigen Verengung der Gefäße im Splanchnikusgebiet fällt der Blutdruck jedoch zunächst nicht ab. (Bei schwerer Ethanolvergiftung kommt es dagegen zu einem – zentralbedingten – Schock.)

Getränke mit einem Alkoholgehalt von ≥40% rufen eine Ösophagitis und Gastritis hervor.

Zur *Therapie* einer akuten Alkoholvergiftung wird nach einer Magenspülung eine *symptomatische Behandlung* durchgeführt:

□ künstliche Beatmung bei Ateminsuffizienz,

□ Schockbehandlung und

□ Kontrolle der Alkali-Reserve, des Wasserhaushaltes und der Wärmeregulation.

Disulfiram (Antabus®)

Clomethiazol (Distraneurin®)

Außerdem kann die Elimination durch Hämo- oder Peritonealdialyse beschleunigt werden. Sedativa oder Clomethiazol (s. u.) dürfen nicht gegeben werden!

Chronische Vergiftung. Ein chronischer Alkoholismus äußert sich in

☐ zentralnervösen Störungen, die schwerste Grade annehmen können (Korsakow-Syndrom, Delirium tremens),

☐ einer Polyneuropathie, die – zumindest teilweise auf einem Vitamin-B_1- und Zinkmangel beruht,

☐ typischen Kapillarerweiterungen im Gesicht,

☐ einer hypaziden oder anaziden Gastritis und

☐ einer Leberschädigung (Fettleber, alkoholbedingten toxischen Hepatitis, Leberzirrhose).

Nicht selten findet man auch Zeichen einer Myokardinsuffizienz oder einer Pankreatitis.

Chronische Einnahme von Ethanol während der *Schwangerschaft* führt zu einem verzögerten Wachstum der Frucht, ferner besteht eine große Gefahr von *Mißbildungen* (z.B. Mikrozephalie, Dysmelie, Herzfehlern) sowie intellektuellen Entwicklungsstörungen. Die Alkoholembryopathien gehören heute zu den häufigsten und schwerwiegendsten Fruchtschädigungen!

Die *Therapie des chronischen Alkoholismus* stößt verständlicherweise auf große Schwierigkeiten. Eine vollständige *Alkoholabstinenz* ist nur während einer Entziehungskur in einer geschlossenen Anstalt gewährleistet. Nach der Entlassung werden die meisten Trinker wieder rückfällig (Rezidivquote bis 70%).

Die infolge erheblicher Nebenwirkungen problematische bzw. gefährliche und deswegen weitgehend verlassene medikamentöse *Alkoholentwöhnung mit Disulfiram* (Tetraethylthiuramdisulfid, Antabus®) bleibt auf die Fälle beschränkt, bei denen der Kranke zu einer zuverlässigen Zusammenarbeit mit dem Arzt bereit und fähig ist.

Disulfiram hemmt durch Blockade der Aldehyddehydrogenase die Umwandlung von Acetaldehyd in Essigsäure. Nach der Einnahme von Alkohol reichert sich daher bei Anwesenheit von Disulfiram Acetaldehyd im Organismus an. Die gebildete Menge an Acetaldehyd reicht jedoch nicht aus, um die nach der Einnahme von Disulfiram und Ethanol auftretenden Symptome (Schwindel, Kopfschmerzen, Brechreiz, Angstgefühl, Herzklopfen, Blutdruckabfall) vollständig zu erklären. Es werden daher zusätzliche Mechanismen, insbesondere die Bildung eines toxischen Reaktionsproduktes, angenommen.

Disulfiram ist *kontraindiziert* bei Diabetes mellitus sowie Herz- und Kreislaufinsuffizienz. Es darf, da die Stärke der Disulfiramwirkung von der aufgenommenen Alkoholmenge abhängt, Trunksüchtigen niemals heimlich gegeben werden. Es können sonst u.U. lebensbedrohliche Störungen (Schock, Atemlähmung) auftreten.

Bei *Entziehungskuren* werden ferner *Benzodiazepine* (s. S. 163ff.) und Clomethiazol (Distraneurin®), die sich darüber hinaus zur Therapie des Delirium tremens bewährt haben, eingesetzt. Doch ist auch ihre Anwendung sehr problematisch, da zwar die Alkoholentwöhnung dadurch erleichtert wird, sich jedoch eine (alternative) Abhängigkeit entwickeln kann, vor allem wenn diese Substanzen über längere Zeit (mehr als 14 Tage) verordnet werden. Insbesondere der Einsatz von Clomethiazol sollte bei ambulanten Entziehungsversuchen unterbleiben.

Clomethiazol wird außer beim Delir auch bei anderen Erregungszuständen, z.B. von älteren Patienten mit hirnorganischem Psychosyndrom, eingesetzt. Die *Dosierung* beträgt bei Erregungszuständen 3mal täglich 0,5–1 g, beim Delir 5–8 g/Tag oral oder als Dauertropfinfusion.

Als *Nebenwirkungen* bei der Infusionsbehandlung ist vor allem auf eine *Atemdepression* (Gefahr der Atemlähmung, Todesfälle sind vorgekommen!) sowie auf einen Blutdruckabfall zu achten. Gelegentlich wurden auch Niesreiz, Tränen der Augen und allergische Hautreaktionen beobachtet.

Eine Kombination mit sedierenden Psychopharmaka sollte wegen der Gefahr einer additiven Wirkung, deren Ausmaß schwer vorhersehbar ist, vermieden werden.

3.5.3.3 Glykole

Ethylenglykol (Glykol, $HO\text{-}CH_2\text{-}CH_2\text{-}OH$) wird in Kosmetika sowie als Lösungs- und insbesondere als Frostschutzmittel verwendet. Vergiftungen kommen (ähnlich wie bei Methanol) infolge von Verwechslungen oder in suizidaler Absicht vor (Letaldosis ca. 100–200 ml).

Die selbst weitgehend ungiftige Substanz wird im Organismus zu *toxischen Metaboliten* gegiftet. Und zwar entsteht über *Glykolaldehyd* ($HO\text{-}CH_2\text{-}CHO$) zunächst *Glykolsäure* ($HO\text{-}CH_2\text{-}COOH$), die dann weiter zu *Glyoxylsäure* ($OHC\text{-}COOH$) und *Oxalsäure* ($HOOC\text{-}COOH$) oxidiert wird.

Das erste Stadium der Vergiftung (0,5–12 Stunden nach Einnahme) ist durch neurologische Symptome, die denen einer Ethanolvergiftung ähneln, sowie eine metabolische Azidose gekennzeichnet. Im zweiten Stadium treten vor allem kardiopulmonale Störungen (Tachypnoe, Zyanose) auf. Im Stadium 3 (etwa 24–72 Stunden nach Einnahme) steht die Nierenschädigung, die bis zur Anurie gehen kann, im Vordergrund. Im Harn findet man neben Eiweiß und Blut zahlreiche Oxalatkristalle. Die Übergänge zwischen den Stadien sind fließend, der Tod kann jederzeit eintreten.

Zur *Therapie* einer Ethylenglykolvergiftung wird eine Hämodialyse sowie ein Azidoseausgleich durchgeführt, außerdem Ethanol zur Hemmung der Alkoholdehydrogenase gegeben.

1,2-Propylenglykol ist das am wenigsten giftige Glykol-Derivat und eignet sich daher als Lösungsmittel für pharmazeutische Zwecke. Etwa 50% werden in unveränderter Form ausgeschieden und ca. ebenfalls 50% zu Milchsäure oxidiert, die im Stoffwechsel verwertet wird.

Toxischer ist **1,3-Propylenglykol,** aus dem im Organismus *Malonsäure* entsteht. Diese ist ein Enzymgift und bildet ferner ein schwerlösliches Calciumsalz.

3.6 Atmungsgifte (Gasförmige Stoffe)

Atmungsgifte können zu einer

☐ *Reizung bzw. Schleimhautschädigung der oberen Luftwege* und/oder Ausbildung eines *toxischen Lungenödems* (z.B. Nitrose Gase, Schwefeldioxid),

☐ *Hemmung des Sauerstofftransports* durch Hämoglobin (Kohlenmonoxid) oder

☐ *Blockade der zellulären Atmungsenzyme* und damit innerer Erstickung (z.B. Blausäure, Cyanide)

führen.

Bei Lungenreizstoffen hängt die *Lokalisation der Schädigung* von deren *Löslichkeitsverhalten* ab. Bei Vergiftungen mit sehr hydrophilen Stoffen (z.B. HCl, NH_3) sind vor allem der Larynx und die Trachea betroffen. Verbindungen mit mittlerer Wasserlöslichkeit (z.B. SO_2, Cl_2) greifen vorwiegend an Bronchien und Bronchiolen an. Lipophile gasförmige Reizstoffe (z.B. O_3, NO_2, Phosgen) schädigen insbesondere die Endverzweigungen der Bronchiolen und die Alveolen und rufen in diesem Bereich eine akute exsudative Entzündung hervor. Infolge des Plasmaaustritts aus den Kapillaren entwickelt sich ein interstitielles Ödem mit Erhöhung des Diffusionsweges für O_2 und CO_2. Bei Fortschreiten des Prozesses kommt es durch Einströmen von Flüssigkeit auch in die Alveolen zu einem alveolären Ödem, zur Schaumbildung im Alveolenbereich und den Luftwegen sowie schließlich zur Erstickung. Da das Vollbild des *toxischen Lungenödems* erst nach einer Latenz von mehreren Stunden bis zu einem Tag auftritt und zunächst meist keine Beschwerden angegeben werden, muß die Therapie (s. S. 796) bereits bei Verdacht auf eine Schädigung möglichst frühzeitig einsetzen.

Eine *Hemmung des Sauerstofftransports* oder eine *Blockade der zellulären Atmungsenzyme* führt zu einer unzureichenden Sauerstoffversorgung der Gewebe (Hyp- bzw. Anoxie) mit den entsprechenden Folgen (s.u.)

3.6.1 Sauerstoff und Ozon

Wie bereits auf S. 795 erwähnt, kann das Einatmen von reinem *Sauerstoff* über längere Zeit zu schweren Vergiftungserscheinungen (Übelkeit, Blässe, Herzklopfen, Seh- und Hörstörungen, Erbrechen, Krämpfen, Lungenödem) führen. Bei Atmosphärendruck sollte die Beatmung mit reinem Sauerstoff 6 Stunden nicht übersteigen, Überdruckbeatmung mit 3 – 4 atü ist bereits nach 30 Minuten lebensgefährlich. Bei Unterdruck wirkt sich reiner Sauerstoff dagegen nicht toxisch aus, wie Raumfahrtversuche eindeutig ergaben. Das bedeutet, daß der O_2-Partialdruck und nicht die O_2-Konzentration für die Wirkungen des Sauerstoffs verantwortlich ist.

Längerdauernde Beatmung von Frühgeborenen in Inkubatoren mit hohen Sauerstoffkonzentrationen führte zur Gefäßproliferation an der Grenze von vaskularisierter und nichtvaskularisierter Netzhaut (sog. retrolentale Fibroplasie).

Ozon, das bei elektrischen Entladungen entsteht (Gefährdung von Schweißern) und auch im Smog durch photochemische Reaktion stark verunreinigter Luft enthalten ist, gehört zu den *giftigsten Gasen*. Bereits niedrige Konzentrationen bewirken Schleimhautreizung, Kopfschmerzen, Übelkeit und Brechreiz. Die MAK sollte 0,1 ppm nicht übersteigen. 0,3 ppm sind bereits lungenschädigend.

3.6.2 Chlor

Chlor wird außer als Desinfektionsmittel (s. S. 638) zur Synthese chlorhaltiger Verbindungen und als Bleichmittel eingesetzt. *Chlorvergiftungen* kommen fast ausschließlich durch Unglücksfälle (z.B.

Explosion einer Chlorbombe) vor, da der typische Chlorgeruch schon in einer Verdünnung von 1 : 100 000 wahrgenommen wird. Gefährlich sind 0,2 mg/l, rasch tödlich 2 mg/l Luft.

Symptome. Auf der feuchten Schleimhaut bilden sich aus Chlor und Wasser Salzsäure und unterchlorige Säure, die eine Säureverätzung hervorrufen. Die oberen Luftwege sind entzündlich gerötet, der Patient klagt über starke Schmerzen im Nasen-Rachen-Raum und heftigen Hustenreiz. Nach einiger Zeit findet man die Zeichen eines beginnenden Lungenödems: dünn-flüssigen, blutigen Auswurf, Angst- und Erstickungs-gefühl.

Therapie. Die Behandlung ist symptomatisch. Von besonderer Wichtigkeit ist die Prophylaxe bzw. Behandlung des Lungenödems (s. S. 796).

3.6.3 Stickstoffoxide (Nitrose Gase)

Nitrose Gase, ein Gemisch verschiedener Stick-stoffoxide (NO, NO_2, N_2O_3, N_2O_4), bilden sich bei der Einwirkung von Salpetersäure auf organisches Material oder auf Metalle, beim Schweißen mit dem elektrischen Lichtbogen oder beim Verbrennen von Nitro-sprengstoffen. Großtechnisch entstehen Nitrose Gase bei der Salpetersäureherstellung. Potentiell gefährdet sind daher Arbeiter in der chemischen Industrie oder in Metallbeizereien sowie Elektroschweißer.

Nitrose Gase werden mit der Atemluft aufgenommen und lösen ähnliche Vergiftungssymptome aus wie Chlor: Auf ein vorübergehendes Reizstadium folgt ein symptomfreies Intervall von einigen Stunden bis zu einem Tag, dann entwickelt sich in den meisten Fällen ein toxisches Lungenödem. Außerdem besteht die Gefahr einer Methämoglobinämie und einer Myo-kardschädigung.

Die *Therapie* entspricht der einer Chlorvergiftung, außerdem kann Toloniumchlorid als Reduktionsmittel gegeben werden.

3.6.4 Schwefeldioxid

Schwefeldioxid entsteht beim Verbrennen von Schwe-fel sowie vor allem von schwefelhaltigen fossilen Brennstoffen (Kohle, Heizöl). Der dadurch bedingte SO_2-Gehalt der Atmosphäre ist zu einem bedeutenden Umweltproblem geworden (saurer Regen, wobei SO_2 teilweise in SO_3 bzw. H_2SO_4 umgewandelt wird).

Vergiftungsgefahr mit SO_2, das auch zur Kon-servierung von Nahrungsmitteln, zum Ausräuchern von Fässern sowie zur Schädlingsbekämpfung einge-setzt wird, besteht bei seinem Einsatz als Bleichmittel, bei der Schwefelsäureherstellung sowie bei der Gewinnung von Zellstoff (Sulfitverfahren). Unter Smog-Bedingungen treten u.U. bedenkliche SO_2- bzw. SO_3-Konzentrationen auf.

SO_2 wirkt reizend, entzündungserregend und schleimhautschädigend am Auge und den Atemwegen (Gefahr des Lungenödems). Höhere Konzentrationen führen zu Husten, Stimmritzenkrampf und dadurch zur Erstickung.

Die *Therapie* besteht in Sauerstoffbeatmung und Glucocorticoidgaben.

3.6.5 Phosgen

Phosgen ($COCl_2$), ein im ersten Weltkrieg eingesetzter *Kampfstoff,* wird in der chemischen Industrie bei einer Reihe organischer Synthesen benötigt. Gewerbliche Vergiftungen sind dabei möglich. Phosgen entsteht ferner beim Erhitzen von chlorierten Kohlenwasser-stoffen (z.B. Tetrachlorkohlenstoff, Chloroform, Trichlorethylen) in der offenen Flamme. Der MAK-Wert beträgt 0,1 ppm.

Bei einer Phosgenvergiftung *fehlt* das primäre Reiz-stadium. Nach einer Latenz von mehreren Stunden tritt ein Lungenödem auf. Überlebt der Vergiftete, fin-det man häufig Asthma bronchiale und Emphysem als Spätfolgen der Phosgenschädigung.

Die Giftwirkung von Phosgen kommt wahrschein-lich nicht ausschließlich durch Hydrolyse zu Salz-säure, sondern auch durch Reaktion mit freien Amino-gruppen von Proteinen zustande. Sofern die Vergif-tung rechtzeitig erkannt wird, kann daher durch hohe Dosen von *Hexamethylentetramin* peroral oder intra-venös versucht werden, die Entstehung des Lungen-ödems zu verhindern. Im übrigen ist die Therapie sym-ptomatisch.

3.6.6 Isocyanate

Bei der bisher größten industriellen Vergiftungs-katastrophe wurden im Jahre 1984 in Bhopal (Indien) durch Methylisocyanat (H_3C-NCO), das aus einem Leck eines unterirdischen Tanks ausströmte, etwa 2 500 Menschen getötet und noch weit mehr z.T. schwer verletzt. Aus diesem Grund erlangten Iso-cyanate plötzlich großes toxikologisches Interesse.

Dämpfe und Spritzer von Methylisocyanat und analogen Verbindungen rufen heftige Entzündungsreaktionen (Hornhauttrübung, Bronchitis, Pneumonie, Lungenödem) hervor. 100 ppm während zehn Minuten wirken tödlich.

Die *Therapie* besteht bei Augenverletzungen in gründlichem Spülen mit 5%iger Natriumhydrogencarbonatlösung und der Applikation von glucocorticoidhaltigen Salben, zur Prophylaxe und Therapie einer Schädigung des Bronchialtraktes werden Glucocorticoide als Inhalat (z.B. Auxiloson®-Dosier-Aerosol) gegeben. Die weiteren Behandlungsmaßnahmen entsprechen denen bei einer inhalativen Reizgasvergiftung.

3.6.7 Tränengase

Die Tränengase (Chlor- und Bromaceton, Bromessigester, Chlor- und Bromacetophenon, Brombenzylcyanid u.a.) gehören zur Gruppe der chemischen Kampfstoffe. Bereits in kleinsten Konzentrationen lösen sie heftige Augenschmerzen und Tränenfluß aus, in höheren Konzentrationen wirken sie ähnlich wie Chlor.

Die *Therapie* entspricht der einer Chlorvergiftung.

3.6.8 Kohlenmonoxid (Kohlenoxid)

Die Vergiftung mit dem farb- und geruchlosen Kohlenmonoxid kommt vor allem durch das Einatmen von *Auspuffgasen* (CO-Gehalt 4 – 7%) zustande. Schlecht ziehende Öfen sowie Stadtgas (Leuchtgas) sind heute als Vergiftungsquellen von untergeordneter Bedeutung. Die besondere Gefahr von CO liegt darin, daß es als geruch- und farbloses Gas nicht bemerkt wird.

Kohlenmonoxid, das in gleicher Weise wie Sauerstoff an Hämoglobin gebunden wird (1 CO auf 1 zweiwertiges Eisen), verdrängt diesen *kompetitiv* aus seiner Hämoglobinbindung:

$$CO + Hb \rightleftharpoons Hb - CO$$

Es besitzt eine *200(–300)mal größere Affinität* zu Hämoglobin als Sauerstoff, was bedeutet, daß bei einem CO-Gehalt der Luft von 0,07% nach Erreichen des dynamischen Gleichgewichts 50% des Oxyhämoglobins in CO-Hämoglobin umgewandelt sind. Für das Verständnis der CO-Vergiftung ist ferner von Bedeutung, daß von den noch zur Verfügung stehenden, d.h. noch nicht von CO-besetzten O_2 Bindungsstellen die O_2-Abgabe ans Gewebe um so schwerer erfolgt, je mehr von den jeweils vier Hämeinheiten pro

Hämoglobinmolekül mit Kohlenmonoxid besetzt sind (Haldane-Effekt). Bei einer CO-Vergiftung ist somit die O_2-Versorgung schlechter, als es nach der prozentualen Blockade von O_2-Bindungsstellen durch CO zu erwarten wäre. Da andererseits die CO-Hämoglobinbindung voll reversibel ist, kann durch Erniedrigung der CO-Konzentration oder durch Erhöhung der Sauerstoffkonzentration in der Einatmungsluft gebundenes CO wieder verdrängt werden (s. u.).

Andere Hämproteine, z.B. Myoglobin, besitzen eine wesentlich geringere Affinität zu CO, so daß die Hemmung dieser Pigmente nahezu bedeutungslos ist.

Symptome. Die ersten Vergiftungssymptome (Kopfschmerzen, Ohrensausen, Flimmern vor den Augen, Schwindel, Herzklopfen, metabolische Azidose) als Folge der Hypoxie machen sich bemerkbar, wenn 15–20% des Hämoglobins mit CO besetzt sind. Bei 30–40% blockierten O_2-Bindungsstellen wird der Vergiftete bewußtlos. Beträgt der CO-Hämoglobingehalt 60% und mehr, kommt es zu Krämpfen und schließlich zur Atemlähmung. Erfolgt keine Hilfe, tritt der Tod ein. Der Patient ist *nicht* zyanotisch, da CO-Hämoglobin ähnlich wie Oxyhämoglobin eine kirschrote Farbe besitzt. Als *Spätschäden* einer CO-Vergiftung sieht man nicht selten Veränderungen des Zentralnervensystems (hypoxämische Schäden): Parkinsonismus, Hör- und Sehstörungen, Antriebsschwäche u.a.

Therapie. Die Therapie einer Kohlenmonoxidvergiftung besteht darin, daß man den Vergifteten sofort in eine CO-freie, sauerstoffreiche Atmosphäre bringt, ihn notfalls künstlich beatmet (Mund-zu-Mund-Beatmung) und möglichst rasch eine Beatmung mit reinem Sauerstoff, am besten unter Überdruck, anschließt.

Außerdem ist eine Azidose durch Infusionen von Natriumhydrogencarbonat zu beseitigen.

Zur Behandlung des bei schweren CO-Vergiftungen auftretenden Gehirnödems bewähren sich Glucocorticoide, insbesondere Dexamethason (vgl. S. 360), sowie Infusionen mit niedermolekularem Dextran (vgl. S. 417).

3.6.9 Kohlendioxid

Da Kohlendioxid spezifisch schwerer ist als Luft, kann es sich in Gärkellern, Silos, Brunnen usw. so stark anreichern, daß Personen, die solche Räume betreten, infolge Sauerstoffmangels ersticken.

Bei einem CO_2-Gehalt der Alveolarluft von 3 bis 4 Vol.-% werden das Atemzentrum und Rezeptoren im Sinus caroticus erregt. Die Folge ist eine Hyperventilation. Erreicht der CO_2-Gehalt der Luft 8–10%, kommt es zu Kopfschmerzen, Schwindel, respiratorischer Azidose, Krämpfen und Bewußtlosigkeit. Konzentrationen von 20% CO_2 wirken tödlich.

Die Bergung der Vergifteten ist für den Helfer gefährlich. Daher sind folgende Vorsichtsmaßnahmen zu treffen:

☐ Die Rettungsaktion darf *nie allein* durchgeführt werden.

☐ Helfer sind *anzuseilen,* sofern sie nicht über Sauerstoffgeräte verfügen; ein Helfer muß außen bleiben. Ist der Vergiftete aus der CO_2-Atmosphäre geborgen, wird er künstlich beatmet, falls erforderlich unter Zusatz von Sauerstoff.

3.6.10 Blausäure (Cyanwasserstoff) und Cyanide

Blausäure- bzw. Cyanidvergiftungen kommen in der metallverarbeitenden (Metallhärtung) und chemischen Industrie, bei der Schädlingsbekämpfung, bei der Verschwelung organischen Materials sowie (heute eher häufiger) in suizidaler Absicht vor. Die Konzentration der Mandelsäurenitril-Glykoside in Kernen von Prunus-Arten (Pfirsichen, Zwetschgen usw.), aus denen im Organismus Blausäure entsteht, reicht gewöhnlich nicht aus, um schwere Vergiftungen hervorzurufen. Von bitteren Mandeln sind für den Erwachsenen 60 – 80, für Kinder 5 – 10 Stück tödlich.

Vergiftungen durch *Einatmen* von HCN sind relativ selten. Die meisten Blausäurevergiftungen werden durch *Cyanide* hervorgerufen, aus denen die Magensalzsäure HCN freisetzt. Die Dosis letalis beträgt etwa 1 mg/kg Körpergewicht.

Cyanide bzw. Blausäure führen zu *innerer Erstickung,* da die Cytochromoxidasen durch Komplexbindung des Cyanidions mit dreiwertigem Eisen blockiert werden und dadurch der Sauerstoff des Blutes von den Zellen nicht mehr aufgenommen werden kann.

Symptome. Bei Einnahme kleiner Mengen von Cyanid treten Kopfschmerzen, Schwindel, Tachykardie und Tachypnoe, in schwereren Fällen Bewußtlosigkeit, Krämpfe und Atemstillstand auf. Überlebt der Vergiftete, können u.U. Störungen des Zentralnervensystems, die denen einer CO-Vergiftung entsprechen, zurückbleiben.

Therapie. Die Behandlung einer schweren Blausäurevergiftung erfolgt wegen des schnellen Wirkungs-

4-Dimethylaminophenol
(4-DMAP)

eintritts und der hohen Toxizität von HCN häufig zu spät. In den Fällen, in denen eine Therapiechance besteht, sind möglichst rasch folgende Maßnahmen zu ergreifen:

Injektion von *4-Dimethylaminophenol-hydrochlorid* (4-DMAP) 3-4 mg/kg und sofort anschließend *Natriumthiosulfat* 50-100 mg/kg langsam i.v.

Die Behandlung mit Dimethylaminophenol beruht darauf, daß dieses nach Oxidation durch Oxihämoglobin einen Teil des Hämoglobins zu *Ferrihämoglobin (Methämoglobin)* oxidiert und dadurch in der Blutbahn dreiwertiges Eisen erzeugt, welches die Cyanidionen unter Bildung von *Cyanmethämoglobin* bindet. Dadurch werden die blockierten Atmungsenzyme (kompetitive Reaktion) regeneriert. Natriumthiosulfat beschleunigt die enzymatische Umwandlung (s.u.) von Cyanid in Rhodanid.

Dreiwertiges Cobalt hat eine noch größere Affinität zu Cyanid als dreiwertiges Eisen. Das im Prinzip als Antidot geeignete *Cobalt-Natriumedetat* senkt jedoch die Atemfrequenz und den Blutdruck. Daher wird die Behandlung mit DMAP und Natriumthiosulfat meist vorgezogen.

Wenn möglich, wird gleichzeitig eine Sauerstoff-*Überdruckbeatmung,* zumindest aber Sauerstoffbeatmung durchgeführt. Erfolgte die Aufnahme des Giftes peroral, kann zusätzlich eine Magenspülung mit 0,2%iger Kaliumpermanganatlösung zur Cyanid-Oxidation vorgenommen werden.

Bei Aufnahme einer nicht tödlichen Cyanid-Dosis ist eine *körpereigene Entgiftung* durch *Rhodanid-Synthetase* möglich, die Cyanid (CN^-) in das wesentlich ungiftigere Rhodanid (Thiocyanat, SCN^-) überführt. Die Umwandlungsrate beträgt pro Stunde ca. 0,1 mg/kg Körpergewicht. Durch Gabe von Natriumthiosulfat, das den für die Rhodanid-Bildung erforderlichen Schwefel zur Verfügung stellt – dieser muß sonst durch Biotransformation gewonnen werden –, läßt sich, wie erwähnt, die Umwandlung beschleunigen.

3.6.11 Schwefelwasserstoff

Während Schwefelwasserstoff in niedrigen Konzentrationen an seinem typischen Geruch leicht bemerkt werden kann, riecht er in höheren Konzentrationen süßlich. Da es dabei außerdem rasch zu einer Lähmung des Geruchssinns kommt, wird er u.U. nicht wahrgenommen. Am häufigsten kommen Schwefelwasserstoffvergiftungen bei Jauchegrubenunfällen vor.

Der genaue Wirkungsmechanismus einer H_2S-Vergiftung ist noch nicht geklärt. In höheren Konzentrationen *blockiert Schwefelwasserstoff wie Blausäure* die *eisenhaltigen Atmungsenzyme*.

Darüber hinaus ist mit hoher Wahrscheinlichkeit anzunehmen, daß Schwefelwasserstoff nach Resorption eine Störung des Zellstoffwechsels mit konsekutiver Hypoxie bewirkt.

Die Bildung von Sulfhämoglobin aus Methämoglobin ist beim Lebenden ohne Bedeutung und tritt vor allem postmortal nach H_2S-Vergiftungen auf.

Symptome. Bei der *akuten Vergiftung* durch das Gas kommt es rasch zu einer *zentralen Atemlähmung,* bei *langsamer verlaufender Vergiftung* zur Reizung der Augen und Atemwege, zu Übelkeit, Erbrechen, Atemnot und Krämpfen. Überlebt der Vergiftete, können Schäden des Myokards und des Zentralnervensystems zurückbleiben.

Therapie. Die Behandlung erfolgt durch künstliche Beatmung, im übrigen symptomatisch. Neuerdings wird – wie bei einer Blausäurevergiftung – 4-DMAP zur Bildung von Methämoglobin empfohlen.

3.7 Ferrihämoglobinbildende Stoffe (Methämoglobinbildner)

Zahlreiche Substanzen, z.B. *Chlorate, Perchlorate, Nitrite, Nitrate, aromatische Amine, Nitroverbindungen* sowie Arzneistoffe, die zu diesen Verbindungsklassen gehören, können u.U. dadurch zu

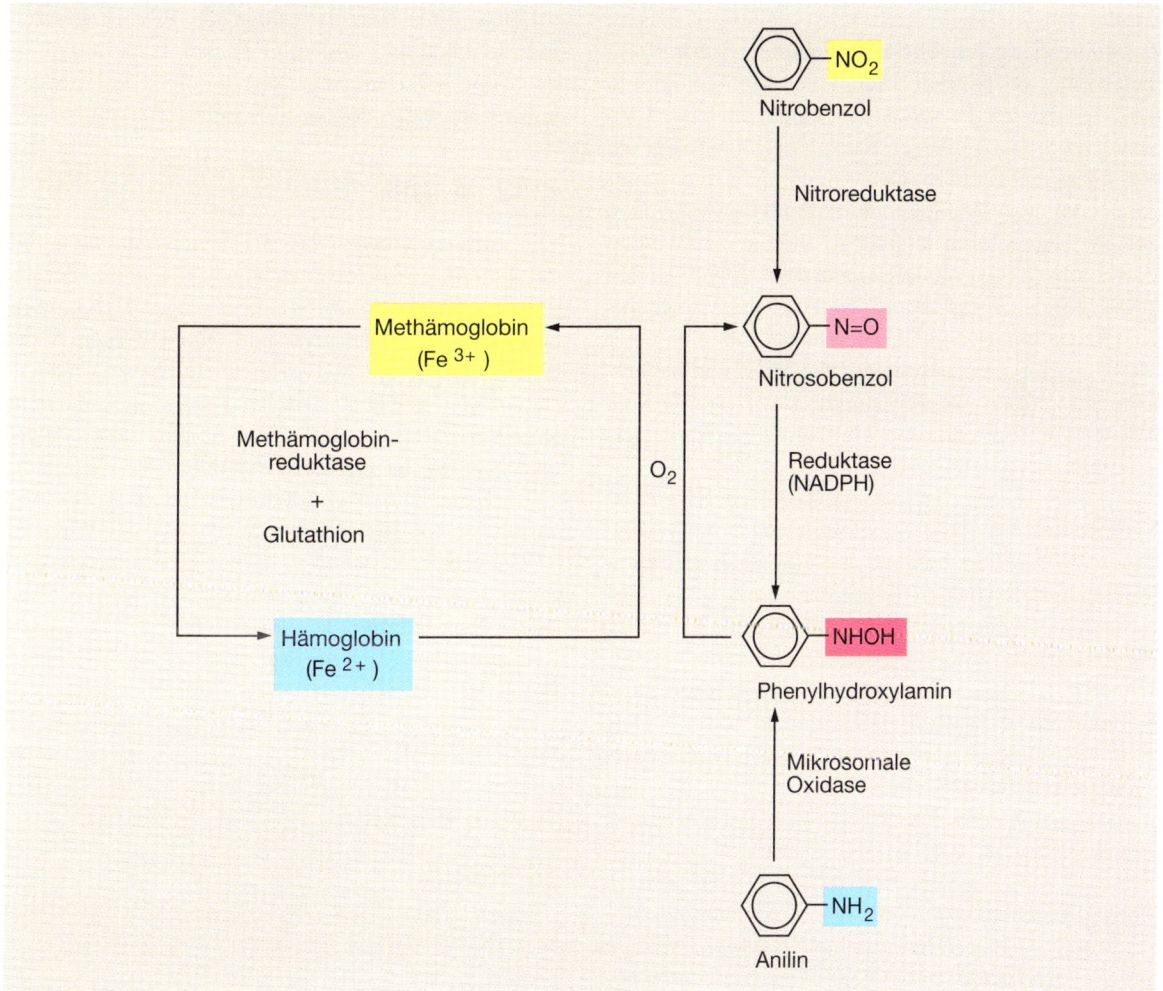

Abb. C 3–1. Bildung von Methämoglobin durch Nitrobenzol und Anilin

Spezielle Vergiftungen

C 3

Vergiftungserscheinungen führen, daß sie einen Teil des Hämoglobins in braunes *Ferrihämoglobin (Methämoglobin, Hämiglobin)* umwandeln, das nicht mehr in der Lage ist, Sauerstoff zu transportieren. Dabei wird das zweiwertige Eisen des Hämoglobins zu dreiwertigem oxidiert.

Nach dem Reaktionsmechanismus unterscheidet man Substanzen, die selbst (*direkt*) mit Hämoglobin reagieren (z. B. Chlorate), von Stoffen, die erst nach Metabolisierung (*indirekt*) zu einer solchen Reaktion befähigt sind (z.B. aromatische Amino- und Nitroverbindungen). In Abb. C 3–1 ist die Bildung von Methämoglobin durch Anilin und Nitrobenzol als Beispielen für indirekte Methämoglobinbildner dargestellt.

In den Erythrozyten kann Methämoglobin mit Hilfe verschiedener Enzymsysteme, insbesondere der *Methämoglobinreduktase,* wieder zu Hämoglobin reduziert werden. Für die Bereitstellung von H_2 ist dabei die *Glucose-6-phosphat-Dehydrogenase* von entscheidender Bedeutung. Ein genetischer Mangel an diesem Enzym (vgl. S. 95) hat daher in diesem Zusammenhang erhebliche Bedeutung. Substanzen, die zu einer vermehrten Bildung von Methämoglobin führen, sind bei Personen mit einem solchen Erbschaden erheblich giftiger. Auch Säuglinge reagieren besonders empfindlich, da sie noch nicht über genügende Mengen Methämoglobinreduktase verfügen und ihr Hämoglobin leichter oxidierbar ist. Werden Babys mit Spinat gefüttert, der auf einem Boden gewachsen ist, der größere Mengen an stickstoffhaltigem Kunstdünger enthält, kann es bei ihnen zu einer Methämoglobinämie kommen. Die in dem Spinat enthaltenen Nitrate werden durch die Darmflora zu Nitriten reduziert, die die Methämoglobinämie hervorrufen.

Symptome. Da Methämoglobin nicht mehr zum Sauerstofftransport befähigt ist, kommt es bei einer Methämoglobinämie zu Symptomen eines *Sauerstoffmangels.* Dementsprechend treten ab etwa 15 – 20% Methämoglobin im Blut neben einer Zyanose Kopfschmerzen, Abgeschlagenheit, Herzklopfen und Schwindel als Zeichen einer mangelhaften Sauerstoffversorgung der Gewebe auf. Bei höheren Methämoglobinkonzentrationen kommt es zu Bewußtseinsverlust, Schock, Untertemperatur und schließlich zum Tod.

Therapie. Die Behandlung einer Methämoglobinvergiftung besteht darin, durch *intravenöse Injektion von Redoxfarbstoffen die Reduktion von Methämoglobin* zu beschleunigen. Im Handel ist *Tolonium-*

chlorid (Toluidinblau „Köhler"), das in einer Dosierung von 2-4 mg/kg verwendet wird.

Günstig erweist sich in einigen Fällen, z.B. bei einer Nitritvergiftung, auch der Einsatz der Hämodialyse.

Toloniumchlorid
Toloniumblau (Köhler)

3.8 Alkaloide

Unter Alkaloiden versteht man (meist) basisch reagierende Pflanzeninhaltsstoffe mit endocyclischem Stickstoff, die vielfach ausgeprägte biologische Wirkungen aufweisen. Neben vielen anderen Naturstoffen, wie z.B. Herzglykosiden oder Pilzgiften (s.d.), sind die Alkaloide eindeutige Beispiele dafür, daß in der Natur vorkommende Verbindungen keineswegs sämtlich ungiftig oder harmlos sind.

3.8.1 Aconitin

Aconitin (Acetylbenzoylaconin) ist das Hauptalkaloid von *Aconitum napellus,* des blauen Eisenhuts, der als giftigste Pflanze in Europa angesehen wird. Es kommt neben anderen Diterpen- und Nor-Diterpen-Alkaloiden, die an den OH-Gruppen teilweise verestert sind, in allen Teilen der frischen Pflanze, besonders in den Wurzelknollen und den Samen, vor. Esterhydrolyse bei der Lagerung verringert die Giftigkeit.

Die *Dosis letalis* von Aconitin für den Erwachsenen beträgt 3-6 mg (entsprechend 2 – 15 g der Wurzel).

Wegen des brennend scharfen Geschmacks sind Vergiftungen durch versehentliche Einnahme zwar selten, doch kommen vereinzelt Verwechslungen mit Meerrettich oder Sellerie vor.

Aconitin

Symptome. Das rasch über Schleimhäute und z.T. auch über die Haut resorbierte Aconitin löst zunächst eine Anästhesie der Zunge und im Mundhöhlenbereich aus und führt ferner zu Übelkeit und Erbrechen. Bei einem Teil der Patienten treten auch Diarrhöen und kolikartige Leibschmerzen auf. Im weiteren Verlauf kommt es zu Parästhesien im Bereich des gesamten Körpers mit Ameisenlaufen und einem charakteristischen Kältegefühl, schließlich zu starken Schmerzen, Herzrhythmusstörungen und Lähmungen. Die Atmung ist zunächst beschleunigt, dann verlangsamt. Der Tod erfolgt durch Kammerflimmern oder Atemlähmung.

Therapie. Die Behandlung einer Aconitinvergiftung besteht in *resorptionsverhindernden Maßnahmen* sowie *symptomatischer Behandlung* (Schocktherapie, bei drohender Atemlähmung künstliche Beatmung, bei Kammerflimmern Defibrillation).

3.8.2 Belladonna- und Opium-Alkaloide

Nebenwirkungen und Vergiftungssymptome nach der Einnahme von Belladonna- und Opium-Alkaloiden wurden bereits unter B 1.14.3.1 bzw. B 1.5.2.1 beschrieben.

3.8.3 Colchicin

Vergiftungen mit Colchicin (vgl. S. 220), dem Hauptinhaltsstoff von *Colchicum autumnale*, der Herbstzeitlosen, kommen vor allem bei Kindern nach der Einnahme von Samen oder Blüten vor. Da es sich bei Colchicin um ein Mitosegift handelt, treten die Vergiftungserscheinungen erst nach einer Latenz von 2 bis 5 Stunden auf. Sie entsprechen weitgehend denen einer Arsenvergiftung (Brennen und Kratzen im Mund, akute Gastroenteritis mit Erbrechen, Koliken und wäßrigen Durchfällen), weshalb Colchicin auch als „vegetabilisches Arsenik" bezeichnet wurde. Der Tod tritt bei erhaltenem Bewußtsein durch Atem- und Kreislaufinsuffizienz ein (Dosis letalis für Kinder 1,2 –1,5 g der Samen).

Da ein spezifisches Antidot fehlt, ist außer resorptionsverhindernden Maßnahmen (s. S. 797 ff.) nur eine symptomatische Therapie möglich.

3.8.4 Chinolizidin-Alkaloide

3.8.4.l Cytisin (Baptitoxin)

Cytisin ist der giftige Inhaltsstoff des Goldregens *(Laburnum anagyroides)*. Da Goldregen in zunehmendem Maße als Zierstrauch angepflanzt wird, hat die Zahl der Cytisinvergiftungen, insbesondere von Kindern, in den letzten Jahren zugenommen. Die *Vergiftungssymptome* (Übelkeit, Erbrechen, tonisch-klonische Krämpfe) gleichen denen einer

Nicotinvergiftung (s. u.). Meist verhindert das rasch einsetzende Erbrechen die weitere Giftresorption und damit eine schwerere Vergiftung.

Die *Therapie* ist symptomatisch.

Cytisin

3.8.4.2 Spartein

Spartein ist das Hauptalkaloid verschiedener Ginster-Arten, daneben wird es in Lupinen-Arten gefunden. Vergiftungen kommen durch den Verzehr von Besenginstersamen sowie Überdosierungen Spartein-haltiger Arzneimittel vor. (Spartein wirkt durch Blockade von Natriumkanälen antiarrhythmisch, außerdem hat es uteruskontrahierende Eigenschaften).

Symptome. Leichtere Vergiftungen äußern sich in Kopfschmerzen, Sehstörungen, Herzklopfen und Parästhesien in den Extremitäten. Bei schwereren Vergiftungen kommt es zunächst zu starker Müdigkeit, dann zu curareartigen Lähmungen. Der Tod erfolgt durch Ersticken.

Therapie. Die Behandlung entspricht der einer Coniin-Vergiftung (s.u.).

Spartein

3.8.5 Coniin

Coniin ist das Hauptalkaloid des gefleckten Schierlings (Conium maculatum). Giftig sind alle Pflanzenteile, am höchsten ist der Alkaloidgehalt in den unreifen Früchten. An den Ganglien entsprechen die Coniinwirkungen denen von Nicotin, an der quergestreiften Muskulatur denen von Curarealkaloiden. Bei oraler Aufnahme gelten 0,1–1g Coniin für den Menschen als tödlich.

In der Antike wurden Schierlingsauszüge („Schierlingsbecher") zur Tötung von zum Tode Verurteilten verwendet (vgl. Tod des Sokrates).

Symptome. Neben vegetativen Störungen (verstärktem Speichelfluß, Übelkeit, Erbrechen, Durchfällen) kommt es zu einer in den Beinen beginnenden aufsteigenden Lähmung der quergestreiften Muskulatur. Der Tod tritt bei vollem Bewußtsein durch Atemlähmung ein.

Therapie. Die Therapie einer Coniinvergiftung besteht in resorptionsverhindernden Maßnahmen (s. S. 757 ff.) sowie Intubation und künstlicher Beatmung.

Coniin

3.8.6 Tabakrauchen und Nicotin

Weltweit rauchen derzeit etwa 2 Drittel aller Männer und ein Drittel aller Frauen Tabakwaren. Da Rauchen generell und insbesondere inhalatives Zigarettenrauchen die Gesundheit nachweislich stark schädigen, sind *Tabak* und das in ihm enthaltene Hauptalkaloid *Nicotin* mit Abstand die *bedeutsamsten Umweltgifte.*

(Die pharmakologische Wirkung von Nicotin wurde bereits früher auf S. 270 besprochen.)

Akute Nicotinvergiftung. Die tödliche Nicotindosis von 40–60 mg ist zwar schon in einer Zigarre oder in 5 Zigaretten enthalten, doch sind akute Nicotinvergiftungen durch Rauchen selten, da ein großer Teil des Nicotins – ohne mit dem Rauch eingeatmet zu werden – in die Luft der Umgebung übergeht. Häufiger werden akute Nicotinvergiftungen durch nicotinhaltige Pflanzenschutzmittel, die Rohnicotin oder Nicotinsulfat enthalten, hervorgerufen. Die *Vergiftungserscheinungen* setzen mit Kopfschmerzen, Übelkeit und Erbrechen, Diarrhoe, Tremor und Schwächegefühl in den Beinen ein. Bei schweren Vergiftungen treten dann tonisch-klonische Krämpfe auf, schließlich kann es zu Schock, Koma, Atemlähmung und Herzstillstand kommen.

Die *Therapie* ist, abgesehen von resorptionsverhindernden Maßnahmen, symptomatisch.

Chronische Schädigung durch Rauchen. Die bei langjährigem Rauchen von Tabak entstehenden Schäden sind außer auf Nicotin auf andere Substanzen, z.B. *Teerbestandteile* (aliphatische und aromatische Kohlenwasserstoffe, Phenole u.a.), *Alkohole, Amine, Nitrosamine, Ammoniak, Stickstoffoxide und Kohlenmonoxid* zurückzuführen. Man spricht daher besser von einer chronischen *Raucher-* bzw. *Tabak-* als von einer *chronischen Nicotinvergiftung.*

Durch ausgedehnte, epidemiologische Untersuchungen ist statistisch gesichert, daß Rauchen

☐ die Entwicklung *atherosklerotischer Veränderungen* beschleunigt und Raucher, vor allem Zigarettenraucher, häufiger an einer *koronaren Herzkrankheit* leiden,

☐ andere *obliterierende Gefäßerkrankungen,* z.B. Thrombangiitis obliterans, auslösen oder verstärken kann,

☐ das Auftreten von *Magen-* und *Zwölffingerdarmgeschwüren* fördert,

☐ *Schäden an männlichen und weiblichen Keimzellen* hervorruft und damit die *Mißbildungsrate* steigert,

☐ das Auftreten von *Karzinomen* erhöht sowie

☐ die *Frühgeburtenrate* steigert und das Geburtsgewicht vermindert.

Es konnte sicher nachgewiesen werden, daß *Bronchialkarzinome* (Plattenepithelkarzinome) bei schwachen Rauchern (<10 Zigaretten/Tag) 15mal, bei mittelstarken Rauchern (10 – 20 Zigaretten/Tag) 18mal, bei starken Rauchern (20 – 40 Zigaretten/Tag) 40mal und bei sehr starken Rauchern (>40 Zigaretten/Tag) 60mal häufiger sind als bei Nichtrauchern. Auch *Kehlkopf-, Mundhöhlen- und Ösophaguskarzinome* findet man vermehrt bei Rauchern. Wird das Rauchen eingestellt, *sinkt das Krebsrisiko wieder in Abhängigkeit von der Dauer des Nicht-Mehr-Rauchens.*

Als *zusätzliche Gefahren* des chronischen Tabakrauchens sind *Reizungen der Schleimhaut der oberen Luftwege* (Lähmung der Tätigkeit der Flimmerhärchen, Störung der Schleimproduktion der Drüsenzellen) und als deren Folge chronische Pharyngitis, Laryngitis und insbesondere *Bronchitis* sowie eine *Schädigung der Retina* bzw. des *Nervus opticus* (Tabak-Amblyopie) zu nennen.

Insgesamt gesehen ist die *Lebenserwartung* von Rauchern – proportional zur Stärke des Rauchens – deutlich *herabgesetzt.*

Zigarrenrauchen ist weniger gefährlich als Zigarettenrauchen, da Nicotin aus dem alkalischen Zigarrenrauch (im Gegensatz zum sauren Zigarettenrauch) bereits im Mund- und Rachenbereich ausreichend resorbiert wird und der Rauch deswegen sowie aufgrund der Reizung der tieferen Luftwege nicht oder zumindest weniger inhaliert wird. Raucher sollten außerdem darauf hingewiesen werden, daß

☐ es vorteilhaft ist, Zigarren und Zigaretten nur bis zu zwei Drittel ihrer Länge zu rauchen – das restliche Drittel wirkt als natürliches Filter,

☐ durch das Rauchen auch die passiv Mitrauchenden gefährdet werden (in den Zugpausen geht ein Teil von Nicotin und den flüchtigen Substanzen im sogenannten Nebenstromrauch direkt in die Luft über) und

☐ nach Einstellen des Rauchens das Krebsrisiko, vor allem das Lungenkrebsrisiko, abnimmt.

Obwohl die Bemühungen, Jugendliche und Erwachsene vom Rauchen abzuhalten oder davon abzubringen, bisher nur wenig erfolgreich waren, müssen sie wegen der großen Bedeutung für die Gesundheit der Bevölkerung unverändert fortgesetzt und, wenn irgend möglich, noch weiter verstärkt werden. Ausschlaggebend für einen Erfolg wird sein, ob es gelingt, den Stellenwert des Rauchens in der Gesellschaft (Rauchen als Statussymbol!) zu ändern. Eine *Erniedrigung des Nicotingehalts* in den Zigaretten ist *kein brauchbarer Weg* und führt zu *keiner* Reduktion des Gesundheitsrisikos, da bei Verwendung nicotinarmer Zigaretten in aller Regel mehr geraucht wird. Werden nicotinhaltige Kaugummis oder Pflaster zur Raucherentwöhnung eingesetzt, ist eine gleichzeitige psychische Betreuung dringend geboten.

3.8.7 Pyrrolizidin-Alkaloide

Bei dieser u.a. in der Gattung *Kreuzkraut* (Senecio-Arten), *Boraginaceen* und *Crotalaria-Arten* (aus der Familie der Fabaceen) vorkommenden Gruppe von Alkaloiden handelt es sich um Ester sog. *Necinbasen* (Pyrrolizidin-Derivaten) mit verschiedenen Mono- und Dicarbonsäuren (sog. *Necinsäuren*).

Akute Vergiftungen kommen beim Menschen kaum vor. Jedoch besteht bei der Aufnahme (meist in Form von Kräutertees) von Pyrrolizidin-Alkaloiden, die eine Doppelbindung zwischen C–1 und C–2 im Pyrrolizidin-Teil enthalten, die Gefahr von *mutagenen* und *kanzerogenen* (s. S. 833) *Wirkungen* sowie insbesondere von Leberschäden (Verschluß von Lebervenen, Übergang in Leberzirrhose). Aus diesem Grund muß vor dem Genuß solcher Tees eindringlich gewarnt werden.

Die toxischen Effekte kommen dadurch zustande, daß im Organismus durch Biotransformation der Alkaloide Pyrrolderivate mit alkylierenden Eigenschaften gebildet werden.

Die *Therapie* ist symptomatisch.

Senecionin

3.8.8. Solanin

Solanin ist ein Steroid-Alkaloid, das in zahlreichen Nachtschattengewächsen, u.a. auch in der Kartoffel, vorkommt. 400 mg gelten als tödliche Dosis für den Menschen.

Symptome. Als Vergiftungszeichen werden Kratzen im Hals, gastrointestinale Störungen, Kopfschmerzen und Lähmungen beobachtet. Der Tod tritt durch Atemlähmung ein.

Therapie. Die Behandlung ist symptomatisch.

Solatriose

Solanin

3.8.9. Strychnin

Strychnin ist der Hauptinhaltsstoff der „Brechnuß" (Strychni semen), den Samen des indischen Baumes Strychnos nux vomica. Es wurde früher als Rodentizid häufig eingesetzt, in letzter Zeit ist seine Verwendung deutlich zurückgegangen. Als Arzneistoff (sog. Tonikum) wird es nicht mehr benutzt.

Strychnin ist ein typisches *Krampfgift.* Seine Wirkung kommt durch eine *Blockade von postsynaptischen Glycin-Rezeptoren* im Rückenmark zustande.
Die tödliche Dosis für den Menschen liegt bei 0,l –
0,3 g.

Symptome. Niedrige Dosen führen zu gesteigerten
Reflexen. Durch höhere Dosen werden Unruhe, Angst,
Atemnot, Nackensteifigkeit und dann plötzlich (!)
aufgrund eines äußeren Reizes *tetanische Krämpfe*
ausgelöst. Der Tod erfolgt durch Atemlähmung.

Strychnin

Therapie. Wichtig ist die sofortige Gabe von Aktivkohle zur Verhinderung der Giftresorption. Zur Behandlung der Krämpfe werden (evtl. mehrfach)
20 mg Diazepam intravenös gegeben. Falls erforderlich, ist eine Muskelrelaxation mit stabilisierenden
Muskelrelaxantien sowie – nach Intubation – eine
künstliche Beatmung durchzuführen. Zur Reizmin-
derung soll die Behandlung in einem ruhigen, verdun-
kelten Zimmer durchgeführt werden.

3.8.10 Taxin

Als Taxin wird ein Gemisch schwer trennbarer Alkaloide,
die in den Nadeln und Samen der Eibe (Taxus baccata),
jedoch nicht im roten Samenmantel, vorkommen, bezeichnet. Eine Taxin-Vergiftung ist durch Erbrechen, Diarrhoe,
Mydriasis, Bradykardie, Krämpfe und Schock gekennzeichnet. Der Tod erfolgt durch Atemlähmung.
  Die *Therapie* besteht in resorptionsverhindernden Maßnahmen (Auslösen von Erbrechen, Gabe von Aktivkohle,
Magenspülung mit 0,02%iger Kaliumpermanganatlösung)
und ist im übrigen symptomatisch.
  (Zur Anwendung von Eibeninhaltsstoffen in der Tumortherapie s. S. 747).

3.9 Giftpilze, Pilzgifte

3.9.1 Amanita phalloides, virosa und verna (Knollenblätterpilze)

Die *gefährlichste Pilzvergiftung* mit den meisten
Todesfällen wird durch *Knollenblätterpilze,* die oft
mit Champignons verwechselt werden, hervorgerufen. Bei den in den Pilzen enthaltenen Giften handelt
es sich vor allem um

☐ *Amatoxine,* thermostabile, zyklische Octapeptide,
  mit α- und β-Amanitin als wichtigsten Vertretern,

☐ *Phallotoxine,* ebenfalls thermostabile Heptapep-
  tide mit *Phalloidin* als Hauptwirkstoff, sowie

☐ *Phallolysine,* hochmolekulare, thermolabile Eiweiße mit ausgeprägten hämolysierenden Eigenschaften.

α- und β-Amanitin hemmen die DNA-abhängige RNA-
Polymerase und damit die Nucleinsäuresynthese im
Zellkern sowie konsekutiv die Proteinsynthese. Besonders stark geschädigt werden Leber und Nieren.
  Phalloidin wirkt, parenteral appliziert, stark hepatotoxisch, doch ist es wahrscheinlich an der durch Knollenblätterpilze hervorgerufenen Leberschädigung wegen zu geringer bzw. fehlender Resorption nicht beteiligt.
  Auch die Phallolysine tragen nicht zur Vergiftung
beim Menschen bei.

Symptome. Nach einer relativ langen Latenz von
8–24 Stunden beginnen die Vergifteten zu erbrechen,
fühlen sich schwer krank und verlieren durch starke
Durchfälle u.U. so viel Wasser und Elektrolyte, daß
der Kreislauf zusammenbricht. Wird dieses Cholera-
artige Stadium überwunden, entwickelt sich in den
folgenden Tagen ein Ikterus als Zeichen einer Leberschädigung, die so schwer werden kann, daß der Tod
eintritt. Auch ein akutes Nierenversagen kann zum
Tode führen.

Therapie. Die Therapiemöglichkeiten sind durch die
lange Latenz bis zum Auftreten der ersten Symptome
verringert. Eine Magenspülung ist wegen der u.U. langen Verweildauer von Pilzresten im Magen angezeigt,
ebenso die sofortige und danach wiederholte Gabe
von Aktivkohle zur Bindung von noch nicht resorbierten Amatoxinen und zur Unterbrechung von deren en-
terohepatischem Kreislauf. Weitere therapeutische
Maßnahmen sind

□ *Hämoperfusion* zur Entgiftung,

□ *Hämodialyse* bei akutem Nierenversagen,

□ Infusion hoher Dosen von *Glucocorticoiden,*

□ *Ausgleich der schweren Wasser- und Elektrolytver-luste,*

□ *Schockbekämpfung* und

□ *Penicillin in hohen Dosen* (1 Million Einheiten/kg und Tag).

Ferner wird *Silibinin* (Legalon®-SIL), ein Inhaltsstoff von Silybum marianum, der Mariendistel, in einer Tagesdosis von 20–50 mg/kg, verteilt auf 4 Infusionen mit je zweistündiger Dauer, als Antidot gegeben.

Die bisher mit diesem Präparat gewonnenen Erfahrungen sind ermutigend, allerdings müssen bis zu einer endgültigen Beurteilung weitere Befunde abgewartet werden. Unstrittig ist jedoch, daß mit den gesamten beschriebenen Maßnahmen die früher sehr hohe Mortalität von Knollenblätterpilzvergiftungen auf etwa 10–15% bei Erwachsenen und auf ca. 50% bei jüngeren Kindern gesenkt werden konnte.

3.9.2 Gyromitra (Helvella) esculenta (Frühjahrslorchel)

Die Frühjahrslorchel enthält als Giftstoff das hitzelabile, flüchtige *Gyromitrin.*

Das Vergiftungsbild, das 2–24 Stunden nach dem Verzehr auftritt, gleicht weitgehend dem einer Knollenblätterpilzvergiftung.

Gyromitrin

3.9.3 Cortinarius-Arten (Schleierlinge)

Cortinarius-Arten, z.B. Cortinarius orellanus (Orangefuchsiger Schleierling) oder Cortinarius speciosissimus (Spitzbuckliger Orangeschleierling), enthalten neben anderen Toxinen das nephrotoxisch wirkende Bipyridin-Derivat *Orellanin.*

Die Vergiftung mit diesen Pilzen ist durch eine *lange Latenz* von mehreren Tagen bis u.U. zwei Wochen gekennzeichnet. Neben fakultativen gastrointestinalen Beschwerden kommt es infolge einer *Nierenschädigung* zu Schmerzen in der Nieren-

gegend, einem Anstieg der harnpflichtigen Substanzen im Serum sowie nach initialer Polyurie zu Oligurie und Anurie. (Bei einer Massenvergiftung in Polen durch Cortinarius orellanus mit 135 Fällen betrug die Letalität annähernd 15%! Allerdings wurde zu dieser Zeit noch keine Hämodialyse eingesetzt.)

Die *Therapie* besteht in resorptionsverhindernden Maßnahmen (s. S. 797 ff.) sowie kurzfristiger oder, falls erforderlich, chronischer Hämodialyse.

Orellanin

3.9.4 Boletus satanas, Russula emetica, Lactarius torminosus (Satanspilz, Speiteufel, Giftreizker)

Nach Einnahme dieser Pilze tritt bereits innerhalb von 1–2 Stunden eine heftige Gastroenteritis mit Erbrechen und reiswasserähnlichen Durchfällen auf. Trotz des anfänglich sehr schweren Krankheitsbildes erholen sich die Patienten nach Ausgleich der Wasser- und Elektrolytverluste durch eine Infusionsbehandlung im allgemeinen rasch. Todesfälle sind selten.

3.9.5 Inocybe-Arten (Rißpilze)

Die Vergiftungssymptome (starkes Schwitzen, verstärkter Speichelfluß, Pupillenverengung, Bradykardie, evtl. Krämpfe, Schock und Lungenödem) sind auf den *Muscarin-Gehalt* (s. S. 302) der Inocybe-Arten zurückzuführen.

Mit *Atropin* steht ein spezifisches Antidot zur Verfügung.

3.9.6 Amanita muscaria und pantherina (Fliegen- und Pantherpilz)

Fliegen- und Pantherpilze enthalten zwar auch Muscarin, daneben aber toxische Isoxazol-Derivate, die *Ibotensäure* und deren Decarboxylierungsprodukt, das *Muscimol,* die das Vergiftungsbild prägen. Typisch sind Erregungszustände, Tobsuchtsanfälle, Verwirrtheit und Halluzinationen, die nach einer Latenz von 1–3 Stunden auftreten.

Ibotensäure　　　Muscimol

Bei der *Therapie* muß neben resorptionsverhindernden und die Elimination beschleunigenden Maßnahmen eine Sedierung der Patienten mit Neuroleptika oder Tranquillantien durchgeführt werden.

3.10 Tierische Gifte

3.10.1 Giftschlangen, Schlangengifte

Die europäischen Giftschlangen gehören zur Familie der *Vipern*. In Deutschland und Österreich kommt die *Kreuzotter* (Vipera berus), in Österreich ferner die *Spitzkopfotter* (Vipera ursinii), im Schweizer Jura die Aspisviper (Vipera aspis) und in Südosteuropa die *Sandviper* (Vipera ammodytes) vor.

Wichtige außereuropäische Schlangen sind u.a. die zu den *Elapiden* gehörenden Kobra-Arten sowie die Klapperschlangen (Crotalus-Arten).

Die Schlangengifte enthalten – in unterschiedlicher Zusammensetzung und Konzentration – *Peptide* und *Enzyme*.

Toxische Peptide. Toxische Peptide kommen vor allem im Gift von Elapiden vor. Neben *Neurotoxinen,* die sich mit den n-Cholinozeptoren der muskulären Endplatte verbinden und damit die Wechselwirkung von Acetylcholin mit den Rezeptoren verhindern (Curare-artiger Effekt), erhöht die Gruppe der *Cardiotoxine* die Ionenpermeabilität von Zellmembranen. Die lokale Wirkung der Elapiden-Peptide ist gering.

Toxische Enzyme. Als Enzyme findet man in Elapidengiften vor allem Phospholipasen und Hyaluronidasen, im Gift von Vipern außerdem Proteasen. Wichtige Phospholipasen sind die *Bungarotoxine* mit *neurotoxischer Wirkung.* Andere Phospholipasen wirken *myotoxisch.* Die in den Schlangengiften enthaltenen Proteasen führen zu Gerinnungsstörungen, Hämorrhagien sowie zusammen mit Hyaluronidasen und Phospholipasen zu schweren Gewebszerstörungen.

Symptome. Die Vergiftungserscheinungen nach einem Schlangenbiß unterscheiden sich nach der jeweiligen Schlangenart und damit der Giftzusammensetzung. Nach *Elapidenbissen* stehen curareartige Lähmungen im Vordergrund. Nach einem *Vipernbiß* entwickelt sich um die Bißstelle in kurzer Zeit ein starkes, sich schnell ausbreitendes, hämorrhagisches Ödem. Nach 1/2–1 Stunde treten Übelkeit und Erbrechen, Angst- und Schwächegefühl sowie Atemnot und eventuell Schocksymptome auf. Der Tod erfolgt meist durch periphere oder zentrale Atemlähmung.

Therapie. Der therapeutische Wert einer Unterbindung des venösen und lymphatischen Rückstroms ist umstritten, Aussaugen oder In- bzw. Exzision der Bißstelle sind wohl meist nutzlos. Bei schweren Intoxikationen wird nach Testung auf Verträglichkeit (intrakutan oder konjunktival) möglichst rasch *Schlangengift-Serum* (Schlangengift-Immunserum Behring) injiziert. (Nach 12 Stunden ist mit keiner Wirkung mehr zu rechnen.) Bei Kreuzotterbissen ist das Risiko einer anaphylaktischen Reaktion durch das Serum größer als das Risiko der Vergiftung!

3.10.2 Insekten-Gifte

Die bedeutsamsten Insektengifte in Mitteleuropa stammen von den zu den *Hautflüglern (Hymenopteren)* zählenden **Bienen** und **Wespen.** (Zu letzteren gehören auch als größte Art die **Hornissen**).

Hymenopterengifte enthalten als wichtigste Inhaltsstoffe

☐ *biogene Amine,*

☐ *Polypeptide* und

☐ *Enzyme.*

Von den **biogenen Aminen** ist *Histamin* in allen Hautflüglergiften vorhanden, *Serotonin* kommt zusätzlich im Gift der (gemeinen) Wespe und in dem von Hornissen vor, *Acetylcholin* ist ein zusätzlicher Bestandteil des Hornissengiftes.

Stärkere Unterschiede als bei den biogenen Aminen werden in der Zusammensetzung der **Polypeptide** bei den verschiedenen Hautflügler-Arten gefunden. So enthält *Bienengift* neben einem *Mastzellen-degranulierenden Peptid* das durch Einlagerung in Biomembranen membranschädigend wirkende *Melittin* und das durch Blockade eines Calcium-abhängigen Kaliumkanals neurotoxische *Apamin.* Im *Wespen-* und *Hornissengift* kommen *Peptide* mit *kininartiger Wirkung* vor.

Als **Enzyme** findet man im *Bienengift Hyaluronidase und Phospholipase A,* im *Wespen- und Hornissengift außerdem Phospholipase B.*

Symptome. Die nach Bienen- oder Wespen- (einschließlich Hornissen-)Stichen auftretenden Symptome hängen entscheidend davon ab, ob der Gestochene normal oder überempfindlich (allergisch) reagiert oder ob er, wie z.B. ein Teil der Imker, gegen den Stich immun ist. Die *übliche* (normale) *Reaktion* besteht in *örtlicher Entzündung* mit Brennen, Jucken, Rötung, Quaddelbildung und Schmerzen, auch *zahlreiche Stiche* sind *nicht lebensbedrohlich.* Meist gehen die Beschwerden bald zurück, in seltenen Fällen kann es zu einer lokalen Nekrose kommen.

Bei allergischer Reaktionslage besteht dagegen die Gefahr eines *anaphylaktischen Schocks* (s. S. 80) mit u.U. tödlichem Ausgang.

Immune reagieren nur wenig oder nicht auf einen Bienen- oder Wespenstich.

Therapie. Eine Lokalbehandlung kann mit kühlenden Umschlägen sowie einem H_1-Antihistaminikum- oder Glucocorticoid-haltigem Gel durchgeführt werden. (Häufig klingen die Symptome aber, wie oben erwähnt, auch ohne Therapie rasch ab). Ein anaphylaktischer Schock wird, wie auf S. 493 beschrieben, behandelt. Zur Prophylaxe einer nochmaligen anaphylaktischen Reaktion kann bei allergisch reagierenden Personen eine Desensibilisierung (s. S. 512) durchgeführt werden.

3.11 Insektizide

Vergiftungen mit Insektiziden wurden bereits unter B 9.1.3 (S. 644 ff.) besprochen.

3.12 Rodentizide

Rodentizide, d.h. Mittel zur *Nagetierbekämpfung,* gehören sehr verschiedenen chemischen Stoffklassen an. So werden u.a. Thioharnstoff- und Pyrimidin-Derivate, Strychnin oder Meerzwiebelpräparate als Rodentizide eingesetzt. Besonders weite Verbreitung haben *Cumarinderivate* als *Rattengift* gefunden, da Ratten gegenüber diesen Stoffen besonders empfindlich sind. Der *Wirkungsmechanismus* ist mit dem der Antikoagulantien vom Dicoumarol-Typ (vgl. S. 428) identisch: Die Substanzen *verhindern* die *Bildung von Prothrombin* und anderen Gerinnungsfaktoren in der Leber und hemmen damit die Blutgerinnung. Die *mehrmalige Aufnahme kleiner Mengen* ist wesentlich *gefährlicher* als die akute Giftigkeit bei einmaliger Zufuhr. Die Gefahr besteht in schweren Blutungen, insbesondere in das Gehirn, das Auge oder den Gastrointestinaltrakt, und der Entwicklung eines Schocks. Die Symptome treten erst nach Abbau des im Körper vorhandenen Prothrombins, d.h. erst nach einer Latenz auf.

Bei schweren Vergiftungen mit Blutung besteht die *Therapie* in der intravenösen Zufuhr von Blutfraktionen mit den Gerinnungsfaktoren II, VII, IX und X. Das eigentliche Antidot Vitamin K führt erst nach 1–3 Tagen zur Wiederherstellung der Gerinnungsfähigkeit des Blutes, da die Leber die Gerinnungsfaktoren erst wieder synthetisieren muß. Daher dürfen bei akuten Blutungen *Vitamin-K-Präparate nur zusätzlich* gegeben werden.

3.13 Herbizide (Unkrautbekämpfungsmittel)

Herbizide dienen zur (chemischen) Unkrautbekämpfung, d.h., sie ersparen weitgehend die mechanische Bearbeitung des Bodens (Jäten, Hacken usw.) bei der Unkrautbeseitigung.

Eine Reihe von Herbiziden, z.B. die herbiziden Harnstoffverbindungen, sind für den Menschen relativ harmlos. Größere toxikologische Bedeutung besitzen *halogenierte Phenoxycarbonsäuren,* besonders gefährlich sind herbizide *Dipyridiniumverbindungen.*

3.13.1 Halogenierte Phenoxycarbonsäuren

Halogenierte Phenoxycarbonsäuren werden in großem Umfang zur Unkrautbekämpfung eingesetzt. (Daneben wurden sie als Entlaubungsmittel, z.B. im Vietnamkrieg, verwendet.) Hierzu gehören u.a.

☐ *2,4-Dichlor-phenoxessigsäure* (2,4-D; z.B. in Hedonal®),

☐ *2-Methyl-4-chlor-phenoxyessigsäure* (MCPA; z.B. in Hedonal® M) und

☐ *2,4,5-Trichlor-phenoxyessigsäure* (2,4,5-T; z.B. in Selest®).

Die Toxizität dieser Substanzen ist zwar relativ gering (letale Dosis von 2,4-D ca. 5–6 g), doch wurden bei akzidentellen Vergiftungen oder solchen in suizidaler Absicht schwere Intoxikationserscheinungen beobachtet. Diese äußern sich in Übelkeit, Erbrechen, starkem Durst sowie vor allem in *Störungen der quergestreiften Muskulatur* (Ataxie, Muskelstarre, Krämpfen). Der Tod tritt durch Herzversagen ein.

Die *Therapie* ist symptomatisch.

Umwelttoxikologisch bedeutsam ist, daß bei der Synthese von 2,4,5-T als Verunreinigung PCDD und PCDF entstehen (vgl. S. 815).

2,4-Dichlor-phenoxyessigsäure

3.13.2 Dipyridinium-Verbindungen (Bispyridinium-Verbindungen)

Diese *Kontaktherbizide* mit *Diquat* (Deiquat) und *Paraquat* als wichtigen Vertretern, deren herbizide Wirkung vor allem auf einer Bildung von aktiven

Diquat   Paraquat

Sauerstoffspezies und damit von Radikalen beruht, rufen auf Haut und Schleimhaut nach mehrstündiger Latenz *Blasenbildung* und *Kolliquationsnekrosen* hervor, als deren Folge schlecht heilende *Ulzera* (z.B. bei Einwirkung am Auge oder im Magen-Darm-Kanal) sowie *heftige Durchfälle* auftreten. Erst nach Tagen beobachtet man infolge einer Resorption der Dipyridinium-Verbindungen eine schwere *Leber-, Nieren- und Lungenschädigung* mit Bilirubinämie, hämorrhagischer Diathese, Poly- und später Anurie, Bronchitis, Lungenödem mit respiratorischer Insuffizienz und terminaler Lungenfibrose. Die *letale Dosis* von Paraquat beträgt ca. 10 mg/kg.

Da es eine spezifische Therapie nicht gibt, kommt es vor allem darauf an, die *Resorption zu verhindern* und die *Ausscheidung zu beschleunigen.* Besonders gut werden Dipyridiniumverbindungen von Aktivkohle adsorbiert. Falls diese nicht vorhanden ist, empfiehlt sich die sofortige Einnahme einer Handvoll *Gartenerde.* In der Klinik wird eine Magenspülung und anschließend eine Darmspülung, ferner eine forcierte Diurese und eine Hämoperfusion über Aktivkohle durchgeführt. Wegen des enterohepatischen Kreislaufs von Diquat und Paraquat ist auch die weitere Gabe von Aktivkohle in regelmäßigen Abständen sinnvoll.

Die Anwendung von Glucocorticoiden und Immunsuppressiva zur Prophylaxe der Lungenfibrose ist wegen der nicht gesicherten Wirksamkeit umstritten.

3.14 Lebensmittelvergiftungen

Werden Lebensmittel, insbesondere zubereitete Speisen, ohne genügende Konservierung oder Kühlung aufbewahrt, besteht die Gefahr, daß sich *Mikroorganismen* darin vermehren und durch die *Bildung von Toxinen* zu Lebensmittelvergiftungen führen. Man unterscheidet dabei zwei Krankheitsbilder, von denen das erste durch *Enterotoxine,* das zweite durch *Botulinustoxin* hervorgerufen wird.

3.14.1 Enterotoxine

Manche Stämme von *Staphylokokken, Enterokokken, Salmonellen, Coli-* und *Proteus-Bakterien* bilden *Toxine,* die nach einigen Stunden *Brechdurchfälle* hervorrufen. Weitere Symptome sind Kopfschmerzen, Blutdruckabfall und vielfach auch Fieber. Während es bei Staphylokokken-Befall der Lebensmittel praktisch nie zur Staphylokokkeninfektion kommt, können gramnegative Keime neben der Toxinvergiftung u.U. auch spezifische Infektionskrankheiten auslösen. In leichteren Fällen bilden sich die Symptome innerhalb von 1–3 Tagen *spontan* zurück, in schweren Fällen entwickelt sich – unbehandelt – eine von Hypokaliämie, -natriämie und -chlorämie begleitete *Exsikkose,* daneben beobachtet man Schwächezustände und Wadenkrämpfe. Besonders gefährdet sind Kleinkinder und ältere Patienten.

Die *therapeutischen Maßnahmen* weichen von der üblichen Behandlung bakterieller Infektionen teilweise ab. Es muß versucht werden, sofern der Verzehr der kontaminierten Lebensmittel noch nicht lange zurückliegt, die Giftresorption durch Magenspülung unter Zusatz von Kaliumpermanganat sowie Gabe von Aktivkohle und Natriumsulfat zu verhindern. Selbstverständlich ist auch eine ausreichende Flüssigkeits- und Elektrolytzufuhr, notfalls parenteral, durchzuführen.

3.14.2 Botulinustoxin

Im Gegensatz zu den obengenannten Intoxikationen ist der *Botulismus,* die Vergiftung mit den von *Clostridium botulinum* gebildeten *Botulinustoxinen,* stets *lebensbedrohlich.* Clostridium botulinum wächst anaerob, sein Wachstum sowie die Toxinbildung können durch saures Milieu verhindert werden. Hauptvergiftungsquellen sind *Fleisch-, Fisch-* und *Gemüsekonserven* (mit alkalischem Inhalt) sowie nicht korrekt konservierte *Fleisch- und Wurstwaren.*

Man kennt von Botulinustoxin sechs verschiedene Antigenarten (A–F), von denen die Typen A, B und E am häufigsten bei der menschlichen Erkrankung beteiligt sind. Die Botulinustoxine sind die *stärksten bekannten Gifte,* die tödliche Dosis für den Menschen wird bei intravenöser Injektion auf 0,003 µg, bei oraler Applikation auf 10 µg geschätzt. Trotz ihres Proteincharakters werden die Toxine z.T. resorbiert.

Im Gegensatz zu den thermostabilen Enterotoxinen sind die Botulinustoxine *thermolabil* und werden durch 5 – 10 Minuten langes *Kochen zerstört.*

Symptome. Botulinustoxine *blockieren,* wie bereits auf S. 250 erwähnt, die exozytotische Freisetzung von *Acetylcholin* aus den Speichervesikeln in den synaptischen Spalt. Die Folge sind *Acetylcholin-mangel-Symptome,* die – zumindest teilweise – denen einer Atropinvergiftung gleichen: Akkommodations-lähmung, Pupillenerweiterung, Doppeltsehen, Ptosis, Sprach- und Schluckstörungen, Muskelschwäche, Atemnot, Krämpfe (kein Fieber, keine Diarrhoe!).

Die *Latenz* bis zum Auftreten der Symptome beträgt 12 – 24 Stunden und mehr, die Rekonvaleszenz dauert meist mehrere Wochen. In schweren Fällen tritt der Tod zwischen dem 2. und 10. Tag infolge Atemläh-mung, Herzstillstand oder (Aspirations-) Broncho-pneumonie ein.

Therapie. Die therapeutischen Maßnahmen haben zum Ziel, möglichst schnelle Darmentleerung herbei-zuführen (z.B. durch Gabe von Natriumsulfat), mit polyvalentem *Botulismus-Antitoxin* (nach Intrakutan- oder Konjunktivaltestung zur Vermeidung anaphylak-tischer Reaktionen initial 500 ml i.v., evtl. nochmals 250 ml im Abstand von 4–6 Stunden) noch im Blut

zirkulierendes Toxin zu inaktivieren (meist erfolgt die Injektion aber zu spät) sowie mit *Cholinesterase-hemmern* den Abbau von (noch freigesetztem) Acetyl-cholin zu verhindern. Vielfach ist auch eine künstliche Beatmung erforderlich. Trotz Intensivbehandlung beträgt die Letalität noch immer ca. 20% .

3.15 Chemische Karzinogenese

Karzinogene – im engeren Sinn – sind Substanzen, die eine *Umwandlung von normalen Zellen in Tu-morzellen* durch Veränderung der DNA und damit die *Initiierung eines Tumors* bewirken. Die karzinogene Wirkung kann somit auch als *mutagener* (gentoxi-scher) Effekt interpretiert werden. Da eine *Wirkungs-kumulation* stattfindet, bestimmt die *Gesamtzeit des Kontakts* mit karzinogenen Substanzen die Wahr-scheinlichkeit der Krebsentstehung. Charakteristisch ist, daß die durch Karzinogene ausgelösten Verände-rungen erst nach einer längeren *Latenzperiode* von 10 – 20 Jahren sichtbar werden.

Viele karzinogene Verbindungen sind *nicht selbst wirksam,* sondern werden erst durch *Biotrans-formation* in den eigentlichen krebserzeugenden Stoff, das **ultimale Karzinogen**, umgewandelt. Man bezeichnet solche Verbindungen als **Präkanzerogene** oder **sekundäre Kanzerogene.** Ein typisches Beispiel hierfür sind die polycyclischen aromatischen Kohlen-wasserstoffe (s.u.), wie z.B. *Benzo(a)pyren.* In Abb. C 3–2 sind zwei der bekannten Biotransformations-reaktionen, durch die das Präkanzerogen Benzo(a)-

Abb. C 3–2. Umwandlung des Präkanzerogens Benzo(a)pyren in kanzerogene Epoxide und nicht kanzerogene Metabolite (nach Oesch); MO Monooxygenase, EH Epoxidhydratase

pyren in kanzerogene Epoxide und nicht kanzerogene Metabolite umgewandelt wird, angegeben.

Primäre Karzinogene (z.B. Lost oder Stickstofflost, s.u.) wirken dagegen selbst, d.h. ohne metabolische Aktivierung, krebserzeugend.

Als *karzinogene Substanzgruppen* sind zu nennen

- □ *polycyclische aromatische Kohlenwasserstoffe,*
- □ *aromatische Amine,*
- □ *N-Nitroso-Verbindungen,*
- □ *alkylierende Substanzen,*
- □ einige *Naturstoffe* sowie
- □ eine Reihe *anorganischer Substanzen.*

Promotoren sind Stoffe, die selbst keine DNA-Veränderung auslösen, d.h. *keine* Tumorinitiierung bewirken, die aber die *Realisationsphase verkürzen,* d.h. die Proliferation der Tumorzellen fördern. Zu den Promotoren gehören u.a. *Phorbolester* des Crotonöls, z.B. 12-Tetradecanoyl-phorbol-13-acetat (TPA). Auch *Dioxine* (s. S. 815) besitzen eine Promotorfunktion. Bestimmte *Hormone,* z.B. Oestrogene beim hormonsensiblen Mammakarzinom, können ebenfalls das Tumorwachstum beschleunigen.

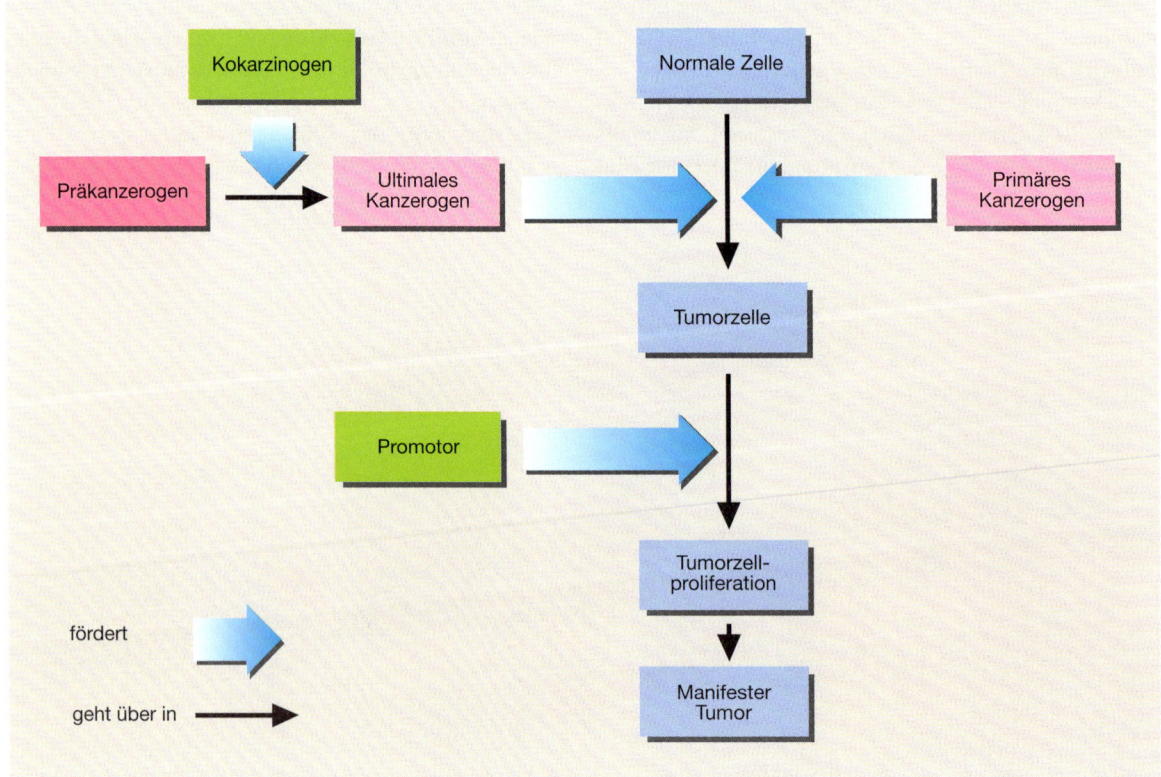

12-Tetradecanoyl-phorbol-13-acetat (TPA)

Kokarzinogene sind (nach neuerer Definition) Substanzen, die den karzinogenen Effekt eines Karzinogens im engeren Sinne erhöhen. So können z.B. Verbindungen, die eine *Enzyminduktion* von Monooxygenasen hervorrufen, infolge der dadurch gesteigerten Umwandlung von Präkanzerogenen in ultimale Kanzerogene die Krebsentstehung fördern.

Hemmt man andererseits die *Entgiftung* reaktiver Zwischenprodukte, die bei der Biotransformation von Präkanzerogenen entstehen, z.B. durch Verbrauch von Glutathion beim Metabolismus anderer Substanzen, so kann dadurch die karzinogene Wirkung ebenfalls verstärkt werden.

Abb. C 3–3. Chemische Karzinogenese in schematischer Darstellung

Abb. C 3–4. Kanzerogene polycyclische aromatische Kohlenwasserstoffe

Es sei noch darauf hingewiesen, daß in einem Teil der Literatur die Begriffe Promotoren und Kokarzinogene *synonym* gebraucht werden.

In Abb. C 3-3 sind die Vorgänge bei der chemischen Karzinogenese schematisch dargestellt.

3.15.1 Polycyclische aromatische Kohlenwasserstoffe

Zu den karzinogenen polycyclischen aromatischen Kohlenwasserstoffen gehören u.a. *Benzo(a)pyren, 3-Methylcholanthren, Benzanthracen und Dibenzanthracen* (Abb. C 3–4). Sie entstehen bei der unvollständigen Verbrennung von organischem Material und kommen ubiquitär vor. Höhere Konzentrationen findet man in Teeren, Autoabgasen und Ruß. Kennzeichnend für diese Stoffe ist, daß sie in einer Gesamtdosis im Mikrogrammbereich vor allem *lokal am Applikations-* bzw. *Einwirkungsort* Tumoren erzeugen (Skrotalkrebs bei Kaminkehrern, Hautkrebs bei Straßenarbeitern, Lungenkrebs bei Rauchern), doch sind sie daneben auch systemisch wirksam. Wie erwähnt, kommt der kanzerogene Effekt nicht den aromatischen Kohlenwasserstoffen selbst, sondern reaktionsfähigen Metaboliten zu. Unter diesen sind besonders *Diol-Epoxide* (vgl. Abb. C 3–2) zu nennen, die durch die Epoxidhydrolasen nur langsam hydrolysiert werden. Außerdem können im Organismus aus aromatischen Kohlenwasserstoffen hochreaktive Radikale sowie aktive Sauerstoffspezies gebildet werden. Aromatische Kohlenwasserstoffe sind darüber hinaus häufig Enzyminduktoren.

3.15.2 Aromatische Amine

In gleicher Weise wie die polycyclischen aromatischen Kohlenwasserstoffe sind auch die kanzerogenen aromatischen Amine (Abb. C 3–5), wie z.B. *Diphenylamin, Benzidin, β-Naphthylamin und 2-Acetylaminofluoren* (2-Fluorenylacetamid), *sekundäre Kanzerogene.* Kanzerogene *Azofarbstoffe,* z.B. *Buttergelb*

Tab. C 3–2. Bevorzugte Lokalisation von Tumoren bei verschiedenen Spezies, ausgelöst durch aromatische Amine (nach Hueper et al.)

	Mensch			Hund			Ratte		
	Harn-blase	Leber	Darm	Harn-blase	Leber	Darm	Harn-blase	Leber	Darm
Diphenylamin	♦			♦				♦	
Benzidin	♦		♦?	♦				♦	♦
β-Naphthylamin	♦			♦					
p-Dimethylamino-azobenzol				♦				♦	
2-Acetylamino-fluoren				♦	♦		♦	♦	

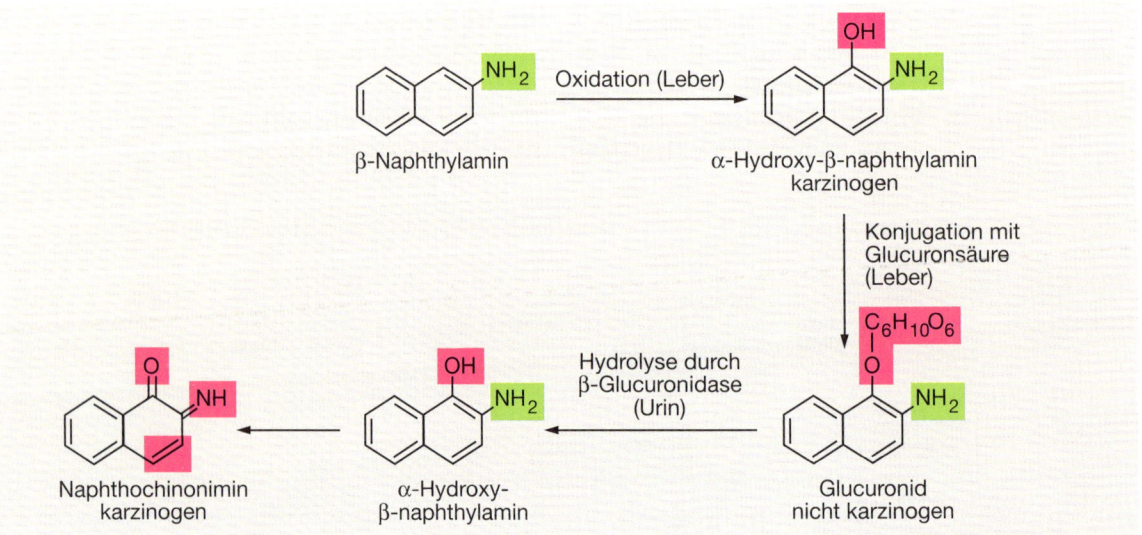

Abb. C 3–5. Kanzerogene aromatische Amine

(4-Dimethylamino-azobenzol), werden rasch zu aromatischen Aminen metabolisiert.

Die Aktivierung zu den ultimalen Kanzerogenen erfolgt u.a. über Oxidation am Stickstoff und weitere Biotransformationsschritte zu elektrophilen Zwischenprodukten, die mit Proteinen und Nucleinsäuren reagieren können. Für die kanzerogene Wirkung von β-Naphthylamin wird vorrangig das durch Oxidation von α-Hydroxy-β-naphthylamin entstehende o-Naphthochinonimin (vgl. Abb. C 3 – 6) diskutiert.

Neben den genannten synthetischen Verbindungen gibt es kanzerogene aromatische Amine, die bei starkem Erhitzen von eiweißhaltigen Lebensmitteln, z.B. Fisch oder Fleisch, durch Pyrolyse von Aminosäuren, u.a. von Tryptophan und Glutaminsäure, entstehen.

Im Gegensatz zu den aromatischen Kohlenwasserstoffen wirken die aromatischen Amine nicht bevorzugt lokal tumorerzeugend, sondern rufen in für die jeweilige Substanz typischen Organen – interessanterweise unterschiedlich bei verschiedenen Spezies –

Abb. C 3–6. Biotransformationsprozesse, die an der Entstehung von Blasenkrebs durch β-Naphthylamin beteiligt sind

Tumoren hervor. Die in Tab. C 3–2 angegebene bevorzugte Tumorlokalisation beruht mit großer Wahrscheinlichkeit – zumindest teilweise – auf der erhöhten Konzentration in den betreffenden Exkretionsorganen und daneben in einigen Fällen auch auf der Freisetzung von kanzerogenen Metaboliten aus deren Konjugationsprodukten (Abb. C 3–6).

3.15.3 N-Nitroso-Verbindungen

N-Nitroso-Verbindungen (Nitrosamine, Nitrosamide, Nitrosoharnstoffe), z.B. Dimethylnitrosamin oder N-Nitroso-N-methyl-harnstoff (Abb. C 3–7), kommen in Lebensmitteln (insbesondere in gepökelten Räucherwaren) sowie im Tabakrauch vor. Sie entstehen aus sekundären Aminen bzw. Amiden und Nitrit. Sekundäre Amine sind weit verbreitet, sie bilden sich z.B. in geringen Mengen aus Eiweißen beim Erhitzen oder bei der alkoholischen Gärung. Infolge der beschränkten Kühlmöglichkeiten wurde früher Nitrit in erheblichem Umfang zur Konservierung von Fleisch- und Wurstwaren verwendet. Außerdem sind Bakterien – auch im menschlichen Organismus – und Pflanzen in der Lage, Nitrat zu Nitrit zu reduzieren. Aus den Nitroso-Verbindungen werden durch oxidative Biotransformationsreaktionen *alkylierende Verbindungen,* z.B. aus Dimethylnitrosamin CH_3^+, gebildet. Die *Organspezifität* der durch diese Substanzen im Tierversuch ausgelösten Tumoren ist relativ ausgeprägt.

Symmetrische Alkylnitrosamine erzeugen vor allem Lebertumoren, nach oraler Gabe von Nitrosomethylharnstoff wurden Magentumoren, bei intravenöser Applikation Hirntumoren beobachtet. Wahrscheinlich infolge der geringen Verwendung von Nitrit-haltigem Pökelsalz treten Magenkarzinome in den letzten Jahren deutlich seltener auf.

Abb. C 3–7. Kanzerogene N-Nitroso-Verbindungen

Um die von N-Nitroso-Verbindungen ausgehenden Gefahren zu verringern, wurde die Verwendung von Nitrit stark eingeschränkt. Arzneimittel, bei denen die Gefahr der Nitrosaminbildung besteht, dürfen nicht gleichzeitig mit Nitrit-haltigen Lebensmitteln eingenommen werden. *Reduktionsmittel,* z.B. Ascorbinsäure, verhindern die Nitrosaminbildung im sauren Magensaft, sofern sie gemeinsam mit dem potentiellen Nitrosaminbildner verabfolgt werden und gegenüber dem Nitrit in ausreichender Konzentration vorliegen.

3.15.4 Alkylierende Substanzen

Alkylierende Substanzen (Abb. C 3–8) wirken kanzerogen durch DNA-Alkylierung. Bifunktionelle Stoffe, wie z.B. Lost-Derivate, führen zu einer Verknüpfung der beiden Einzelstränge der DNA (Cross-linking).

Zu den Alkylantien zählen *Epoxide* (z.B. Ethylenoxid), *halogenierte Ether, Ethylenimin-Derivate, Stickstofflost und Alkylsulfonsäureester.*

Diese Verbindungen werden u.a. als Synthesezwischenprodukte oder zur Schädlingsbekämpfung (z.B. zur Entwesung von Drogen) eingesetzt und sind z.T. auch in Zytostatika (vgl. Kap. B 10.2) enthalten. Ähnlich wie die aromatischen Kohlenwasserstoffe, aller-

Spezielle Vergiftungen

C3

Abb. C 3–8. Kanzerogene alkylierende Substanzen

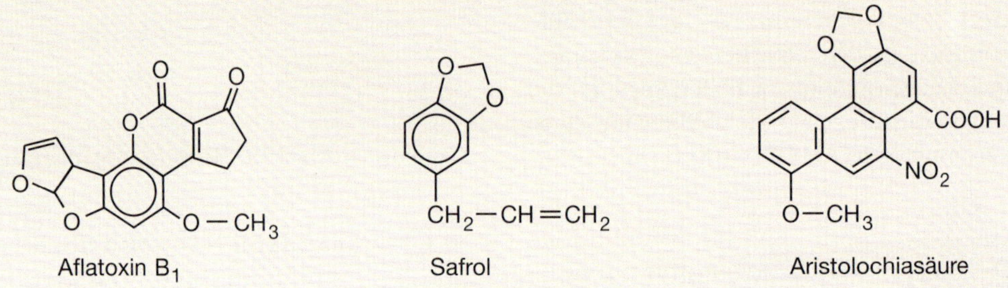

Abb. C 3–9. Kanzerogene Naturstoffe

dings erst in höheren Dosen als diese, rufen sie Tumoren *lokal* am Applikationsort hervor.

3.15.5 Karzinogene Naturstoffe

Im Gegensatz zu der bei Laien weitverbreiteten Meinung, in der Natur vorkommende Substanzen seien ungefährlich, gibt es neben den bereits erwähnten giftigen Pflanzeninhaltsstoffen auch eine Reihe kanzerogener Naturstoffe (Abb. C 3–9). Zu diesen gehören

☐ die von Aspergillus flavus durch Befall von Lebensmitteln (z.B. Erdnüssen) gebildeten *Aflatoxine,*

☐ *Pyrrolizidin-Alkaloide* (s. S. 827 f.),

☐ *Cycasin* aus Cycaden-Nüssen, die in Asien als Nahrungsmittel verwendet werden,

☐ das im Sassafras-Öl enthaltene *Safrol* und

☐ die in der Osterluzei (Aristolochia clematitis) vorkommende *Aristolochiasäure.*

Die besonders gefährlichen Aflatoxine gehören zu den stärksten Karzinogenen (Erzeugung von Lebertumoren bei Ratten durch Aflatoxin B_1 mit einer Gesamtdosis von 100 µg). Ähnlich wie polycyclische aromatische Kohlenwasserstoffe wird Aflatoxin B_1 zum Epoxid biotransformiert, das dann mit Guanin der DNA reagiert.

3.15.6 Anorganische krebserregende Stoffe

Unter den anorganischen krebserzeugenden Stoffen sind *Schwermetalle* (z.B. Cadmium, Chrom, Mangan, Nickel, Blei), *Metalloide* (z.B. Arsen) sowie *Asbest* (faserförmiges Magnesiumsilikat) zu nennen.

3.16 Arzneimittel

Vergiftungen mit Arzneimitteln wurden bei den entsprechenden Kapiteln behandelt.

4 Vergiftungstabelle*

Symptome und Therapie von Vergiftungen

Vergiftung mit	Dosis letalis	Symptome	Therapie	vgl. Seite
Abflußrohrreiniger	siehe Laugen			
Aceton	75 ml	Kopfschmerzen, Benommenheit, Übelkeit, Erbrechen, bei Einnahme größerer Mengen Koma, Schock, Atemlähmung	Nach oraler Einnahme Aktivkohle; nach Einatmen Frischluft, künstliche Beatmung	
Acetylcholin		siehe Parasympathomimetika		
Aconitin	3–6 mg	Anästhesie von Zunge und Mundhöhle; Übelkeit, Erbrechen, Parästhesien; Atmung zuerst beschleunigt, später verlangsamt; Erregungszustände, Krämpfe, Schock	Resorptionsverhindernde Maßnahmen (Aktivkohle, Magenspülung), reichliche Flüssigkeitszufuhr, salinische Abführmittel, Diazepam i.v.; Schockbehandlung, falls erforderlich künstliche Beatmung	824 f.
Acrolein		Starke Schleimhautreizung, Schwindel, Bewußtlosigkeit, Lungenödem. In Konzentrationen über 100 ppm in der Atemluft wirkt Acrolein in wenigen Minuten tödlich	siehe Nitrose Gase	
Adrenalin		siehe Sympathomimetika		
α-Adrenozeptorenblocker		Blutdruckabfall, Stenokardien, Arrhythmien, Palpitationen	Resorptionsverhindernde Maßnahmen, α-Sympathomimetika	
β-Adrenozeptorenblocker		Bradykardie, Blutdruckabfall, Herzrhythmusstörungen, Schläfrigkeit, Schwindel, Hypoglykämie	Resorptionsverhindernde Maßnahmen, β-Sympathomimetika, z.B. Orciprenalin 0,5–1mg langsam i.v.	
Aethusa cynapium		vgl. Coniin		
Agrostemma githago		Brennen im Mund, Brechreiz, Gastroenteritis, Kopfschmerz, Schwindel, Atemlähmung	symptomatisch	
Aldrin		siehe DDT®		
Alferex®		siehe Cumarinderivate		
Alkohol		siehe Ethanol		
Alkylphosphaten		siehe Phosphorsäureester		
Amanita-Arten		siehe Pilze		
Amanitin		siehe Pilze		

*) Vergiftungen mit Arzneimitteln siehe auch Teil B.

Vergiftung mit	Dosis letalis	Symptome	Therapie	vgl. Seite
Ameisensäure		siehe Säuren		
Aminoglykosid-Antibiotika		Schädigung des N. statoacusticus und der Nieren; Muskelrelaxation	Absetzen des Medikaments, evtl. Hämodialyse; bei Curare-artigen Symptomen i.v. Injektion von Calciumgluconat	
Ammoniak, Ammonium-hydroxid	wenige ml der wäßrigen Lösung; 5000-10000 ppm in in der Luft	Bei *Inhalation von NH₃-Dämpfen:* starker Reizhusten, schleimiger, evtl. blutiger Auswurf; Bronchopneumonie; Glottisödem Bei *peroraler Einnahme* von Salmiakflüssigkeit: siehe Laugen-vergiftung	*Bei Einatmen von Ammoniak-dämpfen:* An Frischluft bringen oder Sauerstoffzufuhr; Glucocorticoide als Inhalat (z.B. Auxiloson®-Spray) *Bei peroraler Aufnahme:* siehe Laugenvergiftung	813
Amphetaminen		siehe Weckamine		
Amylalkohol		wie bei Ethanol	wie bei Ethanol; Hämodialyse!	
Analgetika, stark-wirksamen		siehe Opiate		
Anilin	ca. 25 ml peroral	*Akute Vergiftung:* Schwindel, Kopfschmerzen, Übelkeit, Erbre-chen, Atemnot, Bewußtlosigkeit; Methämoglobinämie *Chronische Vergiftung:* Müdig-keit, Appetitmangel, Schwindel; hämolytische Anämie	Resorptionsverhindernde Maßnahmen (Aktivkohle, Magenspülung); Hämodialyse; Reduktion des Methämoglobins mit Toloniumchlorid	823
Antabus®		siehe Tetraethylthiuramdisulfid		
Antihistaminika, H₁-		Zentralnervöse Störungen (u.a. Halluzinationen, Delir, tonisch-klonische Krämpfe); Blutdruckabfall, Atemlähmung	Resorptionsverhindernde Maß-nahmen; bei Krämpfen Diazepam; falls erforderlich künstliche Beatmung; Physostigminsalicylat 1–2 mg i.v.	389
Antimon-verbindungen		siehe Arsenverbindungen		
Argentum nitricum		Weißlicher Schorf in Mund und Rachen; Diarrhoe, Erbrechen, Schwindel	3 Teelöffel Kochsalz in einem Glas heißem Wasser; Milch, Schleim; Aktivkohle	
Arsenverbindungen, anorganischen	ca. 100 – 300 mg As_2O_3	*Akute Vergiftung:* Kopf-schmerzen, Schwindel, Erbrechen; Magen-Darm-Beschwerden (Krämpfe,wäßrige Durchfälle); Haut fahlgrau verfärbt; Zyanose; Muskelzuckungen; Störungen der Nierenfunktion; zunehmende zere-brale Erscheinungen bis zum Koma *Chronische Vergiftung:* Hyper-keratosen der Hände und Füße, Hautpigmentationen, Polyneuritis mit Parästhesien, später Lähmungs-erscheinungen; maligne Tumoren nach längerer Latenz	*Akute Vergiftung:* Magenspülung, Aktivkohle; sofortige Behandlung mit Dimercaprol 2,5 mg/kg 4–6mal täglich intraglutäal; Schock-Therapie *Chronische Vergiftung:* Dimercaprol-Behandlung; Nicotin- und Alkoholverbot; Vitamin B₁ und C	810

Vergiftung mit	Dosis letalis	Symptome	Therapie	vgl. Seite
Arsenverbindungen, organischen		Vergiftungen relativ selten; allergische und anaphylaktische Reaktionen, Hepatitis u. a.	siehe oben	
Arsenwasserstoff	1500 ppm	Kältegefühl, Parästhesien, Koliken im Oberbauch, Erbrechen, Fieber, *Hämolyse,* Atemnot	Dimercaprol-Behandlung; Diuretika; Austauschtransfusion; 5 g Natriumcitrat und Natriumhydrogencarbonat $\overline{aa}$ ¹/₄stündlich oral; künstliche Beatmung	810
Atropa belladonna		siehe Hyoscyamin		
Atropin		siehe Hyoscyamin		
Ätzkali, -natron		siehe Laugen		
Augenreizstoffen		siehe Tränengase		
Backofenreiniger		siehe Laugen		
Barbituraten		siehe Schlafmittel		
Bariumsalzen, löslichen	2–4 g	Vermehrter Speichelfluß; Erbrechen, Durchfälle, Schwindel, Bradykardie; Lähmungen der quergestreiften Muskulatur, evtl. Krämpfe	Erbrechen auslösen; Magenspülung unter Zusatz von Natriumsulfat oder Natriumsulfat per os (Überführung in unlösliches Bariumsulfat) mit viel Wasser; Behandlung der Hypokaliämie mit Kaliumhydrogencarbonat als Infusion unter EKG- und Plasmaspiegelkontrolle; Sauerstoffbeatmung; bei Krämpfen Diazepam 10–20 mg i.v.	
Baytex®		siehe Phosphorsäureester		
Benzin		siehe Kohlenwasserstoffe, aliphatische		
Benzodiazepinen		Benommenheit, Somnolenz; Ataxie, Hyporeflexie; Hypotonie, Atemdepression	Resorptionsverhindernde Maßnahmen; Flumazenil 0,3–1 mg i.v. als Antidot; falls erforderlich künstliche Beatmung	
Benzol	oral ca. 30 g	siehe Kohlenwasserstoffe, aromatische		
Beryllium		Entzündung der oberen Luftwege mit trockenem Husten, Brustschmerzen, Atemnot, Zyanose; bei chronischer Exposition granulomatöse interstitielle Pneumonie	Ruhigstellung und Sauerstoffgabe; Glucocorticoide, z.B. Prednison initial 15–20 mg täglich oral, Dauertherapie mit 2,5–5 mg täglich p.o.	
Bienengift		siehe Insektenstiche		
Bilsenkraut		siehe Hyoscyamin		
Bismut		ähnlich wie bei einer Blei- oder Quecksilbervergiftung	siehe Quecksilber	

Vergiftungstabelle

C 4

Vergiftung mit	Dosis letalis	Symptome	Therapie	vgl. Seite
Bittermandelwasser		siehe Blausäure		
Blausäure	1–2 mg peroral	Bittermandelgeruch der Atemluft; in leichteren Fällen: Kopfschmerzen, Schwindel, Ohrensausen; in schweren Fällen: rasch Bewußtlosigkeit, Krämpfe, Tod durch innere Erstickung	Sehr rasches Handeln erforderlich! Sauerstoff-Überdruckbeatmung, DMAP 3,5 mg/kg i.v., danach Natriumthiosulfatlösung l0%ig 50–100 ml	822
Blei	20–50 g	*Akute Vergiftung* (selten): Speichelfluß, Erbrechen, Darmkoliken, Kreislaufkollaps *Chronische Vergiftung:* Bleisaum am Zahnfleischrand, gelbliche Blässe der Haut; Kopfschmerzen, Appetitlosigkeit, Müdigkeit, Tremor, Obstipation; Schwäche der Streckmuskeln; epileptiforme Krämpfe, psychische Störungen; im Blutbild 1–20⁰/₀₀ basophil punktierte Erythrozyten; im Sternalpunktat basophile Punktierung der Erythroblasten; im Urin Koproporphyrin nachweisbar	Natrium-Calciumedetat 20 mg/kg in 500 ml 5%iger Glucose-Lösung als Dauertropfinfusion oder – in weniger dringenden Fällen – 2 g täglich per os. 3 Tage Therapie, 3 Tage Pause; symptomatisch Spasmolytika und Sedativa	807
Borsäure	ca. 5–20 g	Erbrechen, Durchfall, Blutdruckabfall, bei schwerer Vergiftung Krämpfe, Koma; an der Haut Erytheme	Kein sicher wirksames Antidot bekannt. Resorptionsverhindernde Maßnahmen; Infusion von NaCl-Lösung und 5%iger Glucoselösung; Ausgleich der Elektrolytstoffwechselstörungen	
Botulinus-Toxin (sog. Fleischvergiftung)	0,01 mg!	Kopfschmerzen, Erbrechen, Magenbeschwerden, Doppeltsehen, Pupillenerweiterung, Schlucklähmung, Stimmlosigkeit, Atemnot, Benommenheit	Schnelle Darmentleerung durch Ricinusöl; Physostigmin 2 mg i.m. oder i.v.; Austauschtransfusion; *polyvalentes Botulismus-Antitoxin* 400–500 ml i.v.; notfalls künstliche Beatmung	832
Brechweinstein		siehe Antimonverbindungen		
Brennspiritus		siehe Ethanol		
Brom	1 ml	Lokale Verätzungen; nach Einatmen Schleimhautreizung und Lungenödem	Spülung mit 5%iger Natriumthiosulfatlösung; Milch; bei Inhalation siehe Nitrose Gase	
Bromaceton		siehe Tränengase	siehe Nitrose Gase	
Bromacetophenon		siehe Tränengase	siehe Nitrose Gase	
Bromiden		Bromakne, evtl. Furunkulose, Hautgranulome; Schläfrigkeit, Schwächegefühl, verwaschene Sprache, Halluzinationen	Kochsalz- und Flüssigkeitszufuhr, z.B. 2000 ml physiologische Kochsalzlösung i.v.; bei nicht bewußtlosen Patienten ist auch eine orale Zufuhr von Natriumchlorid möglich; Diuretika	
Brucin		siehe Strychnin		

Vergiftung mit	Dosis letalis	Symptome	Therapie	vgl. Seite
Cadmium, Cadmiumoxid	ca. 50 mg	*Akute Vergiftung:* bei oraler Aufnahme gastrointestinale Störungen, Krämpfe, Leberschädigung; bei Inhalation schwere Reizung der Luftwege, Atemnot; nach Latenz Lungenödem, Kreislaufschock. *Chronische Vergiftung:* chronischer Husten, Schnupfen, Emphysem, Anosmie, Anämie, Neuralgien; Nierenschädigung, Osteoporose	Magenspülung, Abführmittel; evtl. Calcium-Trinatrium-Pentetat; bei Inhalation wie bei Nitrosen Gasen	809 f.
Calciumantagonisten, Nifedipin-Typ		Blutdruckabfall, Flush, Tachykardie	Resorptionsverhindernde Maßnahmen; Calciumgluconat i.v.; β-Sympathomimetika	
Calciumantagonisten, Verapamil-Typ		Blutdruckabfall, Bradykardie, AV-Block, evtl. Asystolie	Resorptionsverhindernde Maßnahmen, Calciumgluconat und Orciprenalin i.v.	
Calciumcyanamid		siehe Kalkstickstoff		
Calciumhydroxid		siehe Laugen		
Cantharidin	10–40 mg	Schwere Schleimhautreizungen, Blasenbildung; Erbrechen, blutige Durchfälle; hämorrhagische Nephritis mit Hämaturie und Albuminurie, in schweren Fällen Anurie	Bei früher Erkennung der Vergiftung: Magenspülung, Aktivkohle; sonst Procain 0,5%ig 50 ml schluckweise trinken lassen; reichlich Natriumhydrogencarbonat zur Alkalisierung des Urins	
Carbolineum		Erbrechen, Gastroenteritis; nach Einatmen narkoseartige Zustände, evtl. Pneumonie	Resorptionsverhindernde Maßnahmen, sonst symptomatisch	
Carbolsäure		siehe Phenol		
Chenopodiumöl		siehe Oleum Chenopodii		
Chinin	8–15 g	Übelkeit, Erbrechen, Ohrensausen, Schwindel, Seh- und Hörstörungen, Bewußtseinsstörungen, Tod durch Atemlähmung oder Herzstillstand	Magenspülung, Aktivkohle, Natriumsulfat als Abführmittel; Hämodialyse oder Hämoperfusion wenig effektiv; Natriumlactat-Infusion; bei Blutdruckabfall Catecholamine; falls erforderlich künstliche Beatmung, Herzmassage; bei Krämpfen Diazepam	
Chlor	2 mg/l Luft	Brennen der Schleimhäute und Augen, quälender Hustenreiz mit Schmerzen hinter dem Brustbein; blutiger Auswurf, Lungenödem; Todesfälle selten	siehe Nitrose Gase	819
Chloracetophenon		siehe Tränengase	siehe Nitrose Gase	
Chloralhydrat		siehe Schlafmittel		
Chloraten		siehe Kaliumchlorat		

Vergiftungstabelle

C 4

Vergiftung mit	Dosis letalis	Symptome	Therapie	vgl. Seite
Chloroform		siehe Kohlenwasserstoffe, halogenierte		
Chlorpromazin		siehe Phenothiazine		
Cholinergika		siehe Parasympathomimetika		
Chrom (Chromsäure, Chromaten)	0,5–2 g	Gelbrote Verfärbung von Mund- und Rachenschleimhaut; Erbrechen, Durchfälle, Nierenschädigung, Schock; an der Haut schwer heilende Geschwüre	Erbrechen auslösen; Magenspülung, Aktivkohle; Schockbehandlung; Austauschtransfusion; Natrium-Calciumedetat äußerlich	810 f.
Claviceps purpurea		siehe Secale cornutum		
Clomethiazol (Distraneurin®)		Übelkeit, Brechreiz, Blutdruckabfall, Atemdepression, Atemlähmung	Künstliche Beatmung, sonst symptomatisch	818
Cobalt		siehe Kobalt		
Cocain	1–2 g peroral; 0,2–0,3 g s.c.; 20 mg i.v.	*1. akute Vergiftung:* zentrale Erregung; Tachykardie, Schwitzen, weite Pupillen; später unregelmäßige Atmung, Atemlähmung; Schock, Krämpfe *2. chronische Vergiftung* (Cocainismus): völlige Enthemmung, Störungen des logischen Denkens, Weitschweifigkeit; Persönlichkeitszerfall *3.* Cocainschock bei überempfindlichen Patienten	Bei 1. Magenspülung; Aktivkohle und Natriumsulfat; bei Erregten Diazepam 20 mg langsam i.v. oder i.m.; bei Atemlähmung künstliche Beatmung bei 2. Entziehungskur in einer psychiatrischen Abteilung bei 3. übliche Schocktherapie	
Colchicin	20–30 mg	Koliken, wäßrige Durchfälle, *brennendes, kratzendes Gefühl* im Mund, Schluckbeschwerden; später Atemnot, Zyanose, Schock	Magenspülung, Aktivkohle, Plasmaersatzmittel; sonst symptomatisch	220
Coniin	0, 5–1 g	Übelkeit, Erbrechen; Lähmung der quergestreiften Muskulatur (typische, aufsteigende Lähmung): zuerst Beine betroffen, dann Arme usw.; bei erhaltenem Bewußtsein Lähmung der Atemmuskulatur	Magenspülung unter Zusatz von Aktivkohle, Natriumsulfat als Abführmittel; bei Atemstillstand künstliche Beatmung; Plasmaersatzmittel	825 f.
Convallaria majalis		siehe Herzglykoside		
Cresol		siehe Phenol		
Crotonöl		siehe Oleum Crotonis		
Croton tiglium		siehe Oleum Crotonis		
Cumarinderivaten		Blutungen, Hämaturie	Bluttransfusion; Vitamin K als Antidot 15–20 mg i.v. im Abstand von 3–4 Stunden; Substitutionstherapie mit Prothrombinkomplex-Konzentrat bei schwerer Blutung	428

Vergiftung mit	Dosis letalis	Symptome	Therapie	vgl. Seite
Curare		Lähmung der quergestreiften Muskulatur in der Reihenfolge: mimische Gesichtsmuskulatur, Skelettmuskulatur, Interkostal-muskeln, Zwerchfell	Künstliche Beatmung; Neostigmin 1,25–2,5 mg nach vorheriger Gabe von 0,5 mg Atropinsulfat	246
Cyankalium		siehe Blausäure		
Cytisin		wie bei Nicotin	siehe Nicotin	
Daphne mezereum (Seidelbast)	10–20 Beeren	Rötung und Schwellung der betroffenen Schleimhäute, Speichelfluß, Konjunktivitis; Kopfschmerzen, Benommenheit; Gastroenterokolitis, Schock	symptomatisch	
Datura stramonium		siehe Hyoscyamin		
Dauerwellen-präparaten		siehe Laugen		
DDT®	10–30 g	Schreckhaftigkeit mit Zucken der Augenlider, Tremor, Erbrechen; später Krämpfe ähnlich wie bei einer Strychninvergiftung; Tod durch Atemlähmung	Magenspülung; Natriumsulfat; bei Krämpfen Diazepam 10–20 mg i.v.	644
DDVP		siehe Phosphorsäureester		
DFP		siehe Phosphorsäureester		
Diamorphin		siehe Opiate		
Diazinon		siehe Phosphorsäureester		
Diazomethan		Hustenreiz, Benommenheit, Konjunktivitis; asthmaähnliche Beschwerden	siehe Nitrose Gase	
Dichlormethan		siehe Kohlenwasserstoffe, halogenierte		
Dichlorvos		siehe Phosphorsäureester		
Dieldrin		siehe DDT®		
Diethylether	30–60 ml	Bewußtlosigkeit, Atemstillstand	Frischluft/Beatmung mit O_2, Atropin i.v. 0,5 mg	
Digitalisglykosiden		siehe Herzglykoside		
Dimethoat		siehe Phosphorsäureester		
Dimethylsulfat	ca. 5 ml	nach einer Latenz von 4-6 Stunden schwere Schleimhautreizungen, Lungenödem mit unstillbarem Hustenreiz, Zyanose, Schock	siehe Nitrose Gase	
Dinitrophenol		Bei peroraler Aufnahme Erbrechen, Koliken; nach Inhalation Kopfschmerzen, Schwindel; hohes Fieber (Hyperpyrexie); Krämpfe, Koma	Magenspülung mit 5%iger Natriumhydrogencarbonatlösung; Natriumsulfat; kalte Packungen; Sauerstoff	

Vergiftung mit	Dosis letalis	Symptome	Therapie	vgl. Seite
Dioxinen		Akute Leberschädigung; Chlorakne; teratogene Effekte im Tierversuch; tumorpromovierende Wirkung	Resorptionsverhindernde Maßnahmen; sonst symptomatisch	815 f.
Dipterex®		siehe Phosphorsäureester		
Dipyridinium-Verbindungen	60 mg/kg	Zungenbrennen, Schluckbeschwerden, Erbrechen, Durchfälle; Nieren-, Leber-, Myokard- und Ateminsuffizienz; Lungenfibrose	Resorptionsverhindernde Maßnahmen! Als Adsorbens Aktivkohle, notfalls Erde; Hämoperfusion; evtl. Glucocorticoide zur Vermeidung der Lungenfibrose	831 f.
Diquat		siehe Dipyridinium-Verbindungen		
Disulfiram		siehe Tetraethylthiuramdisulfid		
Disyston®		siehe Phosphorsäureester		
E 605®		siehe Phosphorsäureester		
Eibe		siehe Taxin		
Eisenhut		siehe Aconitin		
Eisensalzen	35–630 mg/kg	Meist Kleinkinder betroffen; heftiges Erbrechen, hämorrhagische Gastritis, Durchfälle, Schock; toxische Hepatitis, Nierentubulusnekrose; Herzversagen, Hirnödem	Viel Flüssigkeit geben, z.B. Milch oder rohe Eier trinken lassen; Magenspülung mit 1%iger Natriumhydrogencarbonatlösung; enterale Gabe von 8–12 g Deferoxamin durch die Magensonde; danach Aktivkohle zur Adsorption des Chelats; Deferoxamin parenteral (maximale Tagesdosis 6 g); Schocktherapie	408
Endrin®		siehe DDT®		
Entkalker		siehe Säuren		
Ergotamin, Ergotoxin		siehe Secale cornutum		
Eserin		siehe Physostigmin		
Essigsäure		siehe Säuren		
Ethanol		*Akute Vergiftung:* Euphorie, Enthemmung, Koordinationsstörungen; in schweren Fällen Bewußtlosigkeit, Atemstörung *Chronische Vergiftung:* Störungen des Nervensystems, der Leber und des Herzens mit Persönlichkeitsveränderungen, Alkohol-Hepatitis und herabgesetzter Herzleistung	*Bei akuter Vergiftung:* Kreislauf und Atmung überwachen, notfalls künstliche Beatmung; Magenspülung; Peritoneal- oder Hämodialyse *Bei chronischem Alkoholismus:* Alkoholentzug in besonderen Einrichtungen	816 ff.
Ethylenchlorhydrin		siehe Kohlenwasserstoffe, halogenierte		

Vergiftung mit	Dosis letalis	Symptome	Therapie	vgl. Seite
Ethylenoxid		Bei Hautkontakt Blasenbildung und Nekrosen; bei Inhalation starke Schleimhautreizung (nicht obligat), Husten, Atemstörungen, Schock	Frischluft zuführen; notfalls künstliche Beatmung; Schocktherapie; Glucocorticoide; lokal wie eine Verbrennung behandeln	
Ethylentrichlorid		siehe Kohlenwasserstoffe, halogenierte		
Euonymus europaeus (Pfaffenhütchen)		siehe Herzglykoside		
Feuerbohnen		Nach 2–3 Stunden Latenz Enteritis mit tonischen Krämpfen; Hypokaliämie, Miosis	siehe Summitates sabinae	
Filix mas (Wurmfarn)		Übelkeit, Erbrechen, Magenbeschwerden; später zentralnervöse Störungen mit Schwindel, Kopfschmerzen, Krämpfen, Sehstörungen	Natriumsulfat als Abführmittel; Aktivkohle; sonst symptomatisch	
„Fischgift" (Fischvergiftung)		siehe Botulinus-Toxin		
Fleckenwasser		siehe Kohlenwasserstoffe, halogenierte		
„Fleischgift" (Fleischvergiftung)		siehe Botulinus-Toxin		
Fliegenpilzen		siehe Pilze		
Fliegen, spanischen		siehe Cantharidin		
Flit®		siehe DDT® und Phosphorsäureester		
Fluoriden, Fluorwasserstoff	4–5 g	*Akute Vergiftung:* Ätznekrosen, Leibschmerzen, Erbrechen, Durchfälle, Krämpfe, Schock; *Einatmen von Fluorwasserstoff:* Husten, Würgen; nach symptomfreiem Intervall Fieber, Zyanose, Lungenödem; *lokale Einwirkung* von Fluorwasserstoff: Verätzung, am Auge drohende Erblindung, starke Schmerzen *Chronische Vergiftung:* band- oder fleckenförmige Schmelzdefekte an den Zähnen, Osteosklerose; Appetitlosigkeit, Kachexie	*Bei akuter Vergiftung:* Sofortige Klinikeinweisung, Magenspülung mit 1%iger Calciumchloridlösung, notfalls mit Schlämmkreidesuspension; im Haushalt Milch, erbrechen lassen; Calciumgluconat i.v. unter Blutspiegelkontrolle *Bei Einatmen von Fluorwasserstoff:* wie bei Phosgen Bei *Verätzungen:* Sofort Haut und Schleimhäute mit viel Wasser spülen; Injektion von 1. Hyaluronidase in 2%igem Procain, 2. Injektion einer 1:1-Mischung von 4%iger Procain- und 2%iger Calciumgluconatlösung; 3. Glucocorticoide initial parenteral und lokal, später oral und lokal *Bei chronischer Vergiftung:* symptomatisch	812 f.
Flußsäure		siehe Fluorwasserstoff		

Vergiftung mit	Dosis letalis	Symptome	Therapie	vgl. Seite
Formaldehyd	10–20 ml der 35%igen Lösung	Nekrosen im Mund, Ösophagus und Magen; Würgkrämpfe, evtl. blutiges Erbrechen; Nierenschädigung; Atemnot	Sofortige Magenspülung; Aktivkohle und Harnstoff; anschließend durch den Magen-schlauch 100 ml 2%ige Ammonium-carbonatlösung + 20 g Harnstoff; Natriumsulfat; sonst symptomatisch	639
Gammexan®		siehe Hexachlorcyclohexan		
Geschirrspülmitteln		siehe Tenside		
Giftschlangen		siehe Schlangengift		
Goldregen		siehe Cytisin		
Goldsalzen		Ekzeme oder generalisierte Erythrodermie; Proteinurie, Thrombo- und Leukopenie; Blutungen, aplastische Anämie	Glucocorticoide; Penicillamin oder Natrium-Calciumedetat	
Gyromitrin		siehe Pilze		
Haarbleichmitteln		siehe Wasserstoffperoxid		
Halothan		siehe Kohlenwasserstoffe, halogenierte		
Haschisch (Marihuana)		Rauschzustand mit Halluzinationen; bei schweren Vergiftungen Delirien mit Amnesie, Gewalttätigkeit; Tiefschlaf	Diazepam 10–20 mg langsam i.v.	
Heizöl		siehe Kohlenwasserstoffe, aliphatische		
Helvella		siehe Pilze		
Herbiziden: Anilin-Derivaten Phenoxycarbon-säuren, z.B. 2,4-D Pyridinium-Verbindungen		siehe Anilin Kopfschmerzen, Übelkeit, Erbre-chen, Krämpfe, Herzrhythmus-störungen, Lungenödem siehe Dipyridinium-Verbindungen	Milch, Magenspülung; sonst symptomatisch	831
Herbstzeitlose		siehe Colchicin		
Heroin		siehe Opiate		
Herzglykosiden	Folia Digitalis 2–3 g, Digitalis-glykoside einige mg	Übelkeit, Brechreiz; Sehstörun-gen; Extrasystolen, in schweren Fällen totaler Herzblock mit Bra-dykardie; Tod durch Kammer-flimmern	Magenspülung; Aktivkohle; Digitalis-Antidot BM i.v.; bei starker Sinusbradykardie oder AV-Block Atropinsulfat 0,5 mg i.v. oder i.m.; bei tachykarden Rhythmusstörungen sowie Hypo- oder Normokaliämie Kaliumchlo-rid unter EKG- und Kalium-Blut-spiegelkontrolle i.v. (20 mmol/ 2 h); bei Unwirksamkeit oder Kon-traindikation für die Gabe von Kaliumionen Phenytoin 5 mg/kg langsam i.v. oder Lidocain (EKG-Kontrolle!) initial 50-100 mg i.v., dann als Infusion bis 1 g/Tag; bei Kammerflimmern Defibrillation	451

Vergiftung mit	Dosis letalis	Symptome	Therapie	vgl. Seite
Hexachlor-cyclohexan	150 mg/kg	Krämpfe, Mydriasis, gastrointestinale Störungen, Herzschädigung, Knochenmarkschädigung	siehe DDT®	
Höllenstein		siehe Argentum nitricum		
Holzgeist		siehe Methanol		
Hornissenstichen		siehe Insektenstiche		
Hundspetersilie		siehe Coniin		
Hydrargyrum		siehe Quecksilber		
Hydrazin		Starke lokale Haut- und Schleimhautreizung; Lungen- und Leberschädigung; Krämpfe	Nach Inhalation wie bei Ammoniak; bei Krämpfen Diazepam 20 mg i.v., evtl. Phenobarbital 100–200 mg langsam i.v.	
Hydrochinon	2–5 g	Schwindel, Erbrechen, Atemnot, Delir, Schock	Resorptionsverhindernde Maßnahmen, sonst symptomatisch	
Hyoscyamin	100 mg	Vaguslähmung! Rötung des Gesichts, Trockenheit der Schleimhäute, Tachykardie, Mydriasis; zentrale Erregung, starke motorische Unruhe; bei großen Dosen Koma, Atemlähmung	Magenspülung; Aktivkohle; falls Spülung nicht möglich Apomorphin 10 mg s.c.; Physostigmin 1–2 mg i.v., falls erforderlich in einstündigem Abstand wiederholen; bei Krämpfen Diazepam 10–20 mg i.v.; bei Hyperthermie physikalische Maßnahmen	307
Hypochloritlösung		Erbrechen, Diarrhoe, Schock	Viel Wasser, Milch; Schockbekämpfung	
Inocybe-Arten		siehe Pilze		
Insektenstiche		Rötung und Ödem an der Einstichstelle; lokaler Schmerz; bei allergisch Reagierenden Gefahr eines anaphylaktischen Schocks	Kühlende Umschläge; H_1-Antihistaminikum-Gel; bei Schock entsprechende Therapie	830
Insulin		Hypoglykämie! Rötung des Gesichts, Schwitzen, Hungergefühl; Hypotonie der Skelettmuskulatur; Apathie; hypoglykämisches Koma	Glucoselösung 20%ig 50 ml i.v., anschließend Dauerinfusion bis zur Wiederkehr des Bewußtseins; Glucagon 0,5–1 mg i.v.; Elektrolytkontrolle	
Invertseifen		siehe quartäre Ammoniumverbindungen		
Isocyanaten		Konjunktivitis, Bronchiolitis, Pneumonie, Lungenödem	Spülen der Augen mit Natriumhydrogencarbonatlösung, Glucocorticoide lokal, insbesondere aber als Inhalat (z.B. Auxiloson® Spray)	820 f.
Isopropanol		wie bei Ethanol	wie bei Ethanol	

Vergiftungstabelle

C 4

Vergiftung mit	Dosis letalis	Symptome	Therapie	vgl. Seite
Iod	ca. 3 g	Braunfärbung von Mund und Rachen; gastrointestinale Störungen; Schwindel, Schock, Atemnot	Mit Mehl verrührtes Wasser trinken lassen; Magenspülung mit Natriumthiosulfatlösung 1%ig oder 15 g Natriumthiosulfat in 500 ml Wasser trinken lassen; Schock- und Schmerzbekämpfung	638
Iodaceton		siehe Tränengase	siehe Nitrose Gase	
Isopestox®		siehe Phosphorsäureester		
Juniperus sabina		siehe Summitates Sabinae		
Kalilauge		siehe Laugen		
Kalium arsenicosum		siehe Arsen		
Kaliumchlorat	10 g	Methämoglobinbildung! Zyanose, Atemnot, Tachykardie; Übelkeit; Erbrechen	Magenspülung mit 5%iger Natriumhydrogencarbonatlösung unter Zusatz von Aktivkohle; Hämodialyse; 1000 ml isotonische Natriumhydrogencarbonatlösung als Dauertropfinfusion; 1 g Vitamin C i.v.	823
Kaliumcyanid		siehe Blausäure		
Kaliumhydroxid		siehe Laugen		
Kaliumpermanganat	10–20 g	Braunfärbung der Mundschleimhaut; Verätzungen; Erbrechen, gastrointestinale Beschwerden, Magen-Darm-Blutung, Schock	Viel Wasser; Magenspülung unter Zusatz von Aktivkohle; Natriumsulfat als Abführmittel; Schock- und Schmerzbekämpfung	637
Kaliumsalzen, z.B. KCl	10–20 g	Bradykardie, Muskelschwäche; Sprach- und Schluckstörungen; Verwirrtheit; Herzstillstand	Magenspülung mit physiologischer Kochsalzlösung; Natriumsulfat; als Kationenaustauscher Natrium-polystyrol-sulfonat; Infusion von Natriumhydrogencarbonat (bei Azidose) oder Natriumchlorid; Elektrolytkontrolle; notfalls temporärer Schrittmacher; in bedrohlichen Fällen Hämodialyse	
Kalkstickstoff	0,35 g bei gleichzeitiger Alkoholzufuhr	Steigerung der Giftigkeit auf das 30fache durch gleichzeitige Alkoholzufuhr! Vergiftungssymptome ähnlich wie bei Tetraethylthiuramdisulfid	Resorptionsverhindernde Maßnahmen; Injektion von 0,2–0,4 g Cysteinhydrochlorid i.m. oder sehr langsam i.v.; blutdrucksteigernde Substanzen; Prophylaxe, d.h. kein Alkohol während des Arbeitens mit Kalkstickstoff	
Kalomel		siehe Quecksilber		
Kanthariden		siehe Cantharidin		
Karbolsäure		siehe Phenol		
Kirschkernen		siehe Blausäure		
Kleesalz		siehe Oxalsäure		

Vergiftung mit	Dosis letalis	Symptome	Therapie	vgl. Seite
Knollenblätterpilzen		siehe Pilze		
Kobalt		Übelkeit, Erbrechen, kolikartige Bauchschmerzen, Atemnot; bei längerer Kobaltmedikation Hypothyreose (Myxödem)	Magenspülung; Natrium-Calciumedetat	
Kohlenmonoxid (CO)	2000 ppm bei halbstündiger Einatmung	Kopfschmerzen, Schwindel, Herzklopfen, Atembeschwerden, Brechreiz; Berauschtheit; in der zweiten Phase hellrote Gesichtsfarbe, oberflächliche Atmung, Krämpfe; Koma, Atemlähmung	Vergifteten sofort an frische Luft bringen, künstliche Beatmung, am besten Sauerstoffüberdruckbeatmung; keine Analeptika! Bei Hirnödem Glucocorticoide, z.B. Dexamethason initial 20 mg i.v., dann alle 6 Stunden 8 mg i.v.	821
Kohlensäure (Kohlendioxid, CO_2)	20% in der Einatmungsluft	Kopfschmerzen, Ohrensausen, Herzklopfen, zentrale Erregung, Schwindel, Krämpfe, Atemstillstand	Vergifteten sofort an frische Luft bringen; bei Atemstillstand künstliche Beatmung, Diazepam bei Krämpfen	821
Kohlenwasserstoffen, aliphatischen	50 g	Kopfschmerzen, Schwindel, Euphorie, Magen-Darm-Beschwerden, Erregungszustände, Koma	Bei Inhalation Frischluftzufuhr; nach peroraler Aufnahme Aktivkohle; nur nach Intubation Magenspülung unter Zusatz von Aktivkohle; bei Krämpfen Diazepam 20 mg i.v.	814
Kohlenwasserstoffen, aromatischen	30 g	*Bei akuter Vergiftung:* entsprechend der Vergiftung mit aliphatischen KW *Bei chronischer Vergiftung:* Knochenmarkschädigung! Müdigkeit, Schwindel, Abmagerung, Herzklopfen nach Anstrengungen; Leukopenie, Anämie, Leukosen	*Bei akuter Vergiftung:* wie bei aliphatischen Kohlenwasserstoffen *Bei chronischer Vergiftung:* symptomatische Therapie	814
Kohlenwasserstoffen, halogenierten		Kopfschmerzen, Schwindel, narkoseartige Zustände, Koma; nach einem Intervall von 1–3 Tagen toxische Hepatitis und Nierenschädigung	siehe Kohlenwasserstoffe, aliphatische	814 f.
Kokain		siehe Cocain		
Kokkelskörnern		siehe Pikrotoxin		
Kolchizin		siehe Colchicin		
Koniin		siehe Coniin		
Konserven		siehe Botulinus-Toxin		
Kopierstiften		siehe Methylviolett		
Kornrade		siehe Agrostemma githago		
Kresol		siehe Phenol		
Krotonöl		siehe Oleum Crotonis		
Kugelschreibermine		siehe Methylviolett		

Vergiftungstabelle

C4

Vergiftung mit	Dosis letalis	Symptome	Therapie	vgl. Seite
Kupfersulfat	ca. 10 g	Im Bereich der Schleimhäute blaugrüne Verätzungen; starkes Erbrechen, blutige Durchfälle; Schock; nach 5–6 Stunden Hämolyse, Hämoglobinurie	Milch trinken und wieder erbrechen lassen; Magenspülung mit 0,1%igem Kaliumhexacyano-ferrat(II); Penicillamin oder Natrium-Calciumedetat; Ausgleich der Wasser- und Elektrolytverluste; Schmerz- und Schockbekämpfung	
Laburnum (Goldregen)		siehe Cytisin		
Lacken		siehe Kohlenwasserstoffe, aliphatische und aromatische		
Laugen	10–15 ml 15%iger Lösungen	Glasige Schwellung der Lippen und Mundschleimhaut; schwere Schluckbeschwerden; Schmerzen hinter dem Brustbein; Schock	Sofort viel Wasser, stark ver-dünnten Essig, Zitronensaft oder Milch trinken lassen; kein Erbrechen auslösen, keine Magenspülung wegen Perforationsgefahr; Schockbe-kämpfung; sonst symptomatisch	813
Leuchtgas		siehe Kohlenmonoxid		
Ligroin		siehe Kohlenwasserstoffe, aliphatische		
Lindan®		siehe Hexachlorcyclohexan		
Lithiumhydroxid		siehe Laugen		
Lithiumsalzen		Übelkeit, Erbrechen, Sehstörungen, Apathie, Nierenschädigung, Krämpfe	Erbrechen auslösen, evtl. Magen-spülung; Natriumchlorid peroral oder i.v., Elektrolytkontrolle; Diazepam bei Krämpfen; Hämodialyse	160
Lokalanästhetika		Unruhe, Angst, Verwirrtheit, Herzrhythmusstörungen; Krämpfe, Atemlähmung	Nach oraler Aufnahme resorp-tionsverhindernde Maßnahmen; künstliche Beatmung; bei Krämpfen Diazepam i.v.; bei Herzstillstand Reanimation, Adrenalin 0,5–1 mg i.v.	228
Lorcheln		siehe Pilze		
Losten		Auf der *Haut* nach Latenz Blasenbildung, Nekrosen; bei *Inhalation* starke Reizung der Atemwege, Lungenödem; nach *oraler* Vergiftung Übelkeit, Erbrechen, Diarrhoe, Elektrolytverluste	Dekontamination der Haut mit viel Wasser und Seife, falls vorhanden mit Oxidationsmitteln, z.B. Chloramin; bei Inhalation wie bei Nitrosen Gasen; bei *syste-mischer* Wirkung Natriumthio-sulfat 500 mg/kg i.v. als Infusion; sonst symptomatisch	
Lysergsäure-diethylamid (LSD)		Schizophrenie-artige Zustände mit Halluzinationen und starken Stimmungsschwankungen	Neuroleptika, z.B. Chlorprom-azin	169
Lysol®		siehe Phenol		
Magnesiumsalzen		Curareartige Lähmung! Übelkeit, Erbrechen, Diarrhoe; Blutdruckabfall, Herzrhythmus-störungen, Atemstillstand	Resorptionsverhindernde Maß-nahmen; Calciumgluconat 10%ig 10–20 ml langsam i.v.; Neostigmin 0,5–1 mg i.v.	

Vergiftung mit	Dosis letalis	Symptome	Therapie	vgl. Seite
Maiglöckchen		siehe Herzglykoside		
Mangandioxid		Bei der *akuten Vergiftung* schwere Pneumonie (Manganpneumonie), bei der *chronischen Vergiftung* Enzephalitis (Mangan-enzephalitis) mit Symptomen eines Parkinsonismus	Natriumthiosulfatlösung (10%ig) 10 ml, Calciumgluconatlösung (20%ig) 20 ml i.v.; Levodopa, Anticholinergika	
Marihuana		siehe Haschisch		
Meerzwiebel		siehe Herzglykoside		
Mercaptanen		Übelkeit, Erbrechen, Schwindel; Krämpfe, Blutdruckabfall, Atemlähmung	Frischluft, evtl. künstliche Beatmung; bei Krämpfen Diazepam 20 mg i.v.	
Mescalin		siehe LSD		
Metaldehyd („Trockenspiritus")	2–4 g	Hämorrhagische Gastritis, Übelkeit, Erbrechen; Krämpfe, Zyanose, Atemstillstand	Magenspülung mit Natrium-hydrogencarbonatlösung; Aktiv-kohle, salinische Abführmittel; gegen die Krämpfe Diazepam; notfalls künstliche Beatmung; Azidoseausgleich	
Metasystox®		siehe Phosphorsäureester		
Methanol	30–100 ml	Schwindel, Schwächegefühl, Zittern, Übelkeit, Erbrechen; Zyanose, Sehstörungen, Pupillen weit und reaktionslos; Atemlähmung. Stärkere Symptome oft erst nach einer Latenz von 6–24 Stunden	In Verdachtsfällen sofort 30–40 ml Ethanol (z.B. 90–120 ml Weinbrand); Hämodialyse; unter Kontrolle des Säure-Basen-Haushalts Natriumhydrogencarbonat-Lösung i.v.; notfalls, wenn eine exakte Bestimmung nicht möglich ist, so lange Hydrogencarbonat geben, bis der Urin deutlich alkalisch ist; reichliche Flüssigkeits-zufuhr	816
Methylchlorid		siehe Kohlenwasserstoffe, halogenierte		
Methylenchlorid		siehe Kohlenwasserstoffe, halogenierte		
Methylisocyanat		siehe Isocyanate		
Methylviolett		Lokale Ätzwirkung; bei peroraler Einnahme Magenulkus	Spülen mit 0,5%iger Fluoreszeinlösung	
Metoxychlor		siehe DDT®		
Mintacol®		siehe Phosphorsäureester		
Möbelpolitur		siehe Laugen und Kohlenwasserstoffe		
Morfamquat		siehe Dipyridinium-Verbindungen		
Morphin		siehe Opiate		

Vergiftungstabelle

C 4

Vergiftung mit	Dosis letalis	Symptome	Therapie	vgl. Seite
Mundwässer		siehe Ethanol		
Muscarin		Schweißausbrüche, Salivation, Miosis, Bradykardie, evtl. Krämpfe, Schock, Lungenödem	Magenspülung; Aktivkohle; Atropin als Antidot 1–2 mg i.m. bzw. Iangsam i.v.	302
Muskatnuß	bei Kindern ca. 2 Nüsse	Unruhe, Schwindel, Todesangst, Leibschmerzen, Druck auf der Brust; Delirien; Schock	Aktivkohle; Magenspülung nur nach endotrachealer Intubation; Natriumsulfat; reichliche Flüssigkeitszufuhr durch Infusion; bei Krämpfen Diazepam 20 mg i.v.	
Mutterkorn		siehe Secale cornutum		
Nachtschatten		Kopfschmerzen, Mattigkeit, Erbrechen, Diarrhoe; Hirnödem, Koma, Krämpfe	Magenspülung; Aktivkohle, Natriumsulfat; sonst symptomatisch	
Nagellackentferner		siehe Aceton		
Nahrungsmitteln		siehe Botulinus-Toxin		
Naphtholen		siehe Phenol		
Natriumcyanid		siehe Blausäure		
Natriumfluorid		siehe Fluoride		
Natriumnitrit	4 g	Methämoglobinbildung; starker Blutdruckabfall; Leibschmerzen, Zyanose, Schock	Erbrechen auslösen; Magenspülung; salinische Abführmittel; Schocklagerung, Schockbekämpfung; Toloniumchlorid i.v.; Hämodialyse	
Natronlauge		siehe Laugen		
Nerium oleander		siehe Herzglykoside		
Neuroleptika		siehe Phenothiazine		
Nickeltetracarbonyl		Sehr starkes Inhalationsgift! Husten, Bronchitis, Dyspnoe, Lungenödem	Therapie des Lungenödems (vgl. Nitrose Gase); Dimercaprol, Natrium-Calciumedetat	811
Nicotin	40–60 mg	Übelkeit, Schwindel, Kopfschmerzen, Speichelfluß, Tremor; Muskelzuckungen, Durchfälle, Schock, Atemlähmung	Magenspülung; Aktivkohle; sonst symptomatisch	826
Nitraten	ca. 15 g	wie bei Vergiftung mit Nitriten, da Nitrate durch die Darmflora teilweise in Nitrite umgewandelt werden	siehe Natriumnitrit	
Nitriten		siehe Natriumnitrit		
Nitromethan		siehe Nitrose Gase		
Nitrobenzol	5–10 ml	Methämoglobinbildung! Erbrechen, Magenkoliken; Kopfschmerzen, Benommenheit, Zyanose, Koma; Bittermandelgeruch der Atemluft!	Magenspülung; Aktivkohle; danach salinische Abführmittel; bei Zyanose Toloniumchlorid i.v.; bei Hämolyse Teilaustauschtransfusion	823

Vergiftung mit	Dosis letalis	Symptome	Therapie	vgl. Seite
Nitroglycerin		siehe Natriumnitrit		
Nitrosen Gasen		Sofort einsetzendes Reizstadium: Hustenreiz, Rhinitis, Schwindel, Kopfschmerzen, evtl. Erbrechen; nach Latenzstadium von einigen Stunden Angst- und Erstickungsgefühl, Zyanose, dünnflüssiger, rotbrauner Auswurf (Lungenödem), Bewußtlosigkeit	Frischluft! Glucocorticoide als Inhalat (z.B. Auxiloson®-Spray) und i.v. (z.B. 250 mg Solu-Decortin®); absolute Ruhe; Wärme; keine orale Flüssigkeitszufuhr! Calciumgluconat 20%ig 20 ml langsam i.v.; Sauerstoffinhalation; häufiges Absaugen der Ödemflüssigkeit; Breitband-Antibiotika zur Infektionsprophylaxe; 60–200 mg Furosemid i.v.	820
Oleander		siehe Herzglykoside		
Oleum Chenopodii	einige Gramm	Brechreiz, Schwindel, Kopfschmerzen, Ohrenrauschen; in schweren Fällen klonische Krämpfe, Tod durch Atemlähmung	Magenspülung; Aktivkohle, salinische Abführmittel; sonst symptomatisch	
Oleum Crotonis	0,5–1 ml	Schwere Gastroenteritis mit Erbrechen, wäßrigen Durchfällen, Koliken; Schock; Atemlähmung	siehe Summitates Sabinae	
Opiaten	Morphin: 0,1 g bei parenteraler, 0,3 bis 1,5 g bei oraler Applikation	Übelkeit, Erbrechen, Schläfrigkeit; Koma, oberflächliche Atmung; Atemlähmung	Naloxon 0,4–2 mg i.v., i.m. oder s.c.; Wiederholung in kurzen Abständen, falls erforderlich Beatmung; bei oraler Einnahme Magenspülung unter Zusatz von Aktivkohle; salinische Abführmittel; bei Kammerarrhythmien Lidocain 100 mg langsam i.v.; Elektrolytkontrolle	192
Organophosphaten		siehe Phosphorsäureester		
Osmiumoxid		Bei *Inhalation* Rhinitis, Bronchitis; nach *peroraler Aufnahme* Gastroenteritis, Diarrhoe	Bei *inhalativer Vergiftung* fein vernebelte Natriumhydrogencarbonatlösung einatmen lassen, sonst symptomatisch; bei *oraler Aufnahme* Milch, Erbrechen auslösen	
Oxalsäure	5–15 g	Magenschmerzen, Brennen in der Speiseröhre, Brechreiz, Erbrechen; Schock, Krämpfe; Oligurie, Anurie	Magenspülung unter Zusatz von Calciumsalzen; sonst symptomatisch	
Ozon		ähnlich wie bei der Vergiftung mit Nitrosen Gasen	siehe Nitrose Gase	
Pantherpilz	siehe Pilze			
Papaver somniferum	siehe Opiate			
Paracetamol		Zunächst häufig keine Symptome, manchmal Erbrechen; nach Latenz von 36–72 Stunden Leber- und z.T. auch Niereninsuffizienz; Leberkoma	Erbrechen auslösen; Magenspülung; Acetylcystein initial 150mg/kg i.v., dann 50 mg/kg innerhalb von 4 Stunden; Hämodialyse bei akutem Nierenversagen	201

Vergiftungstabelle

C 4

Vergiftung mit	Dosis letalis	Symptome	Therapie	vgl. Seite
Paraquat		siehe Dipyridinium-Verbindungen		
Parathion		siehe Phosphorsäureester		
Petroleum		siehe Kohlenwasserstoffe, aliphatische und aromatische		
Pfaffenhütchen		siehe Herzglykoside		
Phenol	10–30 g	Weißliche Verschorfung im Mund; Schock, Bewußtlosigkeit; Bradykardie; Nierenschädigung	Gabe von reichlich Flüssigkeit; Magenspülung unter Zusatz von Aktivkohle; Natriumsulfat mit viel Wasser; Infusion mit 5%iger Glucose-Lösung; Schockbekämpfung; Hämodialyse	640
Phenothiazinen		Benommenheit, Hypotonie, Tachykardie, Ataxie, Tremor, Sehstörungen; Koma; psychomotorische Erregung, Krämpfe	Magenspülung; Aktivkohle; bei Krämpfen Diazepam; Physostigmin 2 mg i.m. oder i.v.; Plasmaersatzmittel	147
Phenoxycarbonsäuren, z.B. 2,4-D		Übelkeit, Erbrechen, Koordinationsstörungen; Blutdrucksenkung, Koma	Resorptionsverhindernde Maßnahmen; sonst symptomatisch	
Phosgen	bei längerer Einatmung 2–5 ppm; 50 ppm innerhalb weniger Minuten	Ohne initiale Erscheinungen nach einigen Stunden schwerste Reizerscheinungen in den Atemwegen mit den Zeichen des Lungenödems: quälender Husten, bräunlich-schaumiger Auswurf, Zyanose, Atemnot, Erstickung	Absolute Ruhe; Glucocorticoide als Inhalat (z.B. Auxiloson®-Spray) und i.v.; übliche Behandlung des Lungenödems	820
Phosphor, gelbem	0,1–0,5 g	Auf der Haut Brandwunden und tiefe Nekrose. Bei oraler Aufnahme Schmerzen in der Magengegend, Aufstoßen, Erbrechen (Knoblauchgeruch); Durchfälle; Schock; bei Überlebenden Leberschädigung, die ebenfalls noch zum Tod führen kann	Kupfersulfat als Brechmittel und gleichzeitig Antidot, 1 Teelöffel einer 1%igen Lösung alle 10 Minuten bis zum Erbrechen; Magenspülung; große Mengen Aktivkohle; salinische Abführmittel; Schocktherapie	
Phosphorsäureestern	E 605®: 5 mg/kg	Cholinesterasehemmstoffe! Miosis, Tränen- und Speichelfluß, Brechreiz, Erbrechen, kolikartige Schmerzen, Durchfälle, Bradykardie; Muskelschwäche, tonisch-klonische Krämpfe; Koma	Sofortige Beatmung; Magenspülung; Aktivkohle; salinische Abführmittel; spezifische Therapie: 1. Atropinsulfat 2–5 (–50) mg i.v. als Initialdosis; die Injektion wird nach 10–15 Minuten wiederholt bis zum Erfolg 2. Cholinesterase-Reaktivatoren, z.B. Toxogonin® 0,25 g langsam i.v., maximal 0,5 g innerhalb der ersten 24 Stunden. Nicht bei allen Phosphorsäureestern, z.B. nicht bei Metasystox®, wirksam! Bei Krämpfen Diazepam i.v.	648
Phthalsäure		siehe Säuren		

Vergiftung mit	Dosis letalis	Symptome	Therapie	vgl. Seite
Physostigmin	ca. 10 mg	Miosis, Schweißausbruch, Tränen- und Speichelfluß, Erbrechen; Atemlähmung	Erbrechen auslösen; Magenspülung unter Zusatz von Aktivkohle; als *Antidot* Atropinsulfat 1–2 mg i.m., in schweren Fällen i.v.; erforderlichenfalls wiederholen; bei beginnender Atemlähmung künstliche Beatmung; bei Krämpfen Diazepam 20 mg i.v.	
Pikrotoxin		Übelkeit, Erbrechen, Angstgefühl	siehe Strychnin	
Pilocarpin	ca. 20 mg	siehe Physostigmin		
Pilzen: **Amanita muscaria (Fliegenpilz)**		Nach 1–2 Stunden Gastroenteritis; Erregungszustände, Verwirrtheit, Muskelzuckungen	Aktivkohle; Abführmittel; bei tetanischen Symptomen Calciumgluconat 20%ig 20 ml i.v.; Chlorpromazin 0,2 g i.m.	829
Amanita pantherina (Pantherpilz)		wie bei Vergiftungen mit Amanita muscaria		
Amanita phalloides (Knollenblätterpilz)	etwa 50 g frische Pilze	Latenz 8–24 Stunden; in den ersten Tagen voll erhaltenes Bewußtsein; erste Symptome Erbrechen, Durchfälle, Koliken; Schock; akute gelbe Leberatrophie, Nierenversagen; zentrale Krämpfe; Atemlähmung	Magenspülung; große Mengen von Aktivkohle (auch zur Unterbrechung des enterohepatischen Kreislaufs); Ausgleich der Wasser- und Elektrolytverluste; Silibinin 20–50 mg/kg pro Tag als Infusion; Hämoperfusion	828
Boletus satanas (Satanspilz)		Nach einer Latenz von einigen Stunden Magen- und Darmstörungen; Schock; Krämpfe; Koma	Aktivkohle; symptomatisch	
Helvella (Gyromitra) esculenta (Lorchel)		ähnlich wie bei einer Vergiftung mit Amanita phalloides	siehe Amanita phalloides	829
Inocybe-Arten (Rißpilzen)		Starkes Schwitzen, Speichelfluß, Bradykardie, evtl. Krämpfe, Schock, Lungenödem	Atropin 1–2 mg langsam i.v.	829
Lactarius torminosus (Giftreizker)		siehe Boletus satanas		
Russula emetica (Speiteufel)		siehe Boletus satanas		
Podophyllin	0,3–0,6 g	Heftige Gastroenteritis mit Erbrechen, Koliken, Durchfällen; Ataxie, Delir, Koma	siehe Summitates Sabinae	
Propylalkohol		wie bei Ethanol	wie bei Ethanol	
Pyrethroide		siehe DDT®		
Pyridin		Örtliche Haut- und Schleimhautreizung, Erbrechen, Schwächegefühl; Appetitlosigkeit, zentralnervöse Störungen, Schock	symptomatisch	
Pyrogallol		siehe Phenol		

Vergiftung mit	Dosis letalis	Symptome	Therapie	vgl. Seite
Pyrrolizidin-Alkaloiden		*Akute Vergiftungen* selten. Leberschäden; Verschluß von Lebervenen, Leberzirrhose	symptomatisch	827
Quartären Ammoniumverbindungen (Quats)		Verätzungen im Mund und Magen, Unruhe, Muskelschwäche, Atemnot	Magenspülung; Aktivkohle; sonst symptomatisch	
Quecksilber HgCl$_2$	0,2–1 g	Bei *akuter Vergiftung* mit Sublimat oder Quecksilbercyanid: akute Gastroenteritis, Erbrechen, heftiges Brennen im Rachen; Schock; Anurie Bei *chronischer Vergiftung:* Schädigung des Nervensystems: Tremor, Reizbarkeit, Schlaflosigkeit; verstärkter Speichelfluß, Nephrose	Bei *akuter Vergiftung:* Milch! Brechreiz auslösen; *vorsichtige* Magenspülung wegen Perforationsgefahr; Aktivkohle; salinische Abführmittel; gleichzeitig Dimercaprol 200 mg intraglutäal im Abstand von 4 Stunden; künstliche Niere Bei *chronischer Vergiftung:* Penicillamin viermal 250 mg täglich während 10 Tagen, zweimalige Wiederholung nach je 2 Wochen Unterbrechung; Vitamin B$_1$ 40-100 mg täglich; Alkohol- und Nicotinabstinenz; Sedativa	808 f.
Radioaktiven Substanzen	4–6 Gy bei Ganzkörperbestrahlung	Knochenmarkschädigung mit aplastischen Anämien; Schädigung der Keimzellen; blutige Durchfälle; Haarausfall; als Spätschäden maligne Tumoren, Leukosen	symptomatisch; Thiole (z.B. Cystein) sind nur vor einer Bestrahlung wirksam; soweit möglich beschleunigte Ausscheidung mit Chelatbildnern	812
Ranunculus-Arten, z.B. Ranunculus acer (Scharfem Hahnenfuß)		Auf der Haut und Schleimhaut Rötung, Blasenbildung; bei oraler Vergiftung Gastroenteritis, hämorrhagische Nephritis; Schock; Atemlähmung	symptomatisch	
Rauwolfia serpentina		siehe Reserpin		
Reserpin		Bradykardie, Blutdrucksenkung, Schleimhautschwellung, Somnolenz, Hypothermie, evtl. Krämpfe	Magenspülung, Aktivkohle, Natriumsulfat; sonst symptomatisch	
Resorcin	ca. 12 g	Zyanose infolge Methämoglobinbildung, Krämpfe, Koma, Atemlähmung	Magenspülung unter Zusatz von Aktivkohle; sonst symptomatisch	
Rittersporn		siehe Aconitin		
Rohrreiniger		siehe Laugen		
Sabadillessig		siehe Veratrin		
Säuren	konz. H$_2$SO$_4$ ca. 5 ml, konz. HCl 15–20 ml	Verätzungsschorf im Mund und Rachen; Erbrechen, schwere Schluckbeschwerden; Schock; Koma	Viel Wasser trinken lassen! 20 g Magnesiumoxid in Milch oral (kein Hydrogencarbonat oral); Schmerzbekämpfung; Schockbekämpfung; bei Zeichen einer Azidose Infusion von 5%iger Natriumhydrogen-carbonatlösung	812

Vergiftung mit	Dosis letalis	Symptome	Therapie	vgl. Seite
Salpetersäure		siehe Säuren		
Salpetriger Säure		siehe Säuren und Natriumnitrit		
Salzsäure		siehe Säuren		
Sarin		siehe Phosphorsäureester		
Schierling		siehe Coniin		
Schlafmitteln	Phenobarbital 4–6 g	Bewußtlosigkeit, Atmung oberflächlich, Pupillenweite verschieden; Sehnenreflexe häufig nicht mehr vorhanden, z.T. aber auch gesteigert; Blutdruck erniedrigt; in schweren Fällen starker Blutdruckabfall, Untertemperatur; Atemlähmung	Seitenlagerung, um Aspiration zu verhindern; Magenspülung unter entsprechenden Kautelen; Aktivkohle; Kontrolle von Kreislauf und Atmung; künstliche Beatmung; Freihalten der Atemwege durch regelmäßiges Absaugen; Schockbekämpfung; Hämoperfusion; keine Analeptika!	178
Schlangengift		Bei Biß durch Vipern (Kreuzotter, Spitzkopfotter, Sandviper, Juraviper), die in Europa allein toxikologisches Interesse besitzen: symmetrische, ca. 1 cm auseinanderliegende Bißstellen; starkes lokales Ödem, schmerzhafte Lymphangitis; Schwindel, Kopfschmerzen, Erbrechen, Tachykardie, Schock	Ruhigstellung der Extremitäten; Schlangenserum „Behring-Werke"; Schockbekämpfung	830
Schneckenmitteln		siehe Metaldehyd		
Schwefeldioxid		Reizung der oberen Luftwege, Husten; bei höheren Konzentrationen Atemnot, Zyanose, Koma, Lungenödem	Sauerstoff, künstliche Beatmung, feinst vernebelte 0,5%ige Natriumhydrogencarbonatlösung; Glucocorticoide inhalativ (z.B. Auxiloson®-Spray); Prednisolon i.v.	820
Schwefelkohlenstoff	15 g	Bei *akuter Vergiftung:* initialer Erregungszustand, tiefe Bewußtlosigkeit, Atemlähmung Bei *chronischer Vergiftung:* Schlafstörungen, starke Reizbarkeit, Konzentrationsunfähigkeit, Sehstörungen; Neuritiden; Gewichtsabnahme; Nierenschädigung	Bei *akuter Vergiftung:* Magenspülung unter Zusatz von Aktivkohle, sonst symptomatisch Bei *chronischer Vergiftung:* Vitamin-B-Komplex in hohen Dosen, Sedativa	
Schwefelsäure		siehe Säuren		
Schwefelwasserstoff		Schleimhautreizung, Übelkeit, Erbrechen, Kopfschmerzen, Zyanose, Koma, Atemlähmung	Frischluft, künstliche Beatmung; DMAP 3,0 mg/kg i.v.; Ruhigstellung; Glucocorticoide als Inhalat (z.B. Auxiloson®-Spray)	822
Schwefliger Säure		siehe Nitrose Gase		
Scilla maritima		siehe Herzglykoside		
Scopolamin		Tiefe Bewußtlosigkeit; Pupillen maximal erweitert; starke Trockenheit der Mundschleimhäute; Atmung oberflächlich; Atemlähmung	Magenspülung unter Zusatz von Aktivkohle; salinische Abführmittel; falls erforderlich künstliche Beatmung; Physostigmin 2 mg i.m. oder langsam i.v.	307

Vergiftungstabelle

C4

Vergiftung mit	Dosis letalis	Symptome	Therapie	vgl. Seite
Secale cornutum	5–10 g der frischen Droge	Erbrechen, Durchfälle, Schwindel, weite Pupillen; Angstgefühl; Koma; Atemlähmung	Magenspülung; Aktivkohle; sonst symptomatisch	286
Seifen		Todesfälle nach Injektion von Seifenlösung in den Uterus! Örtliche Nekrose und Entzündungen; Peritonitis, Hämolyse, Hämoglobinurie	Nach *peroraler Aufnahme* reichliche Flüssigkeitszufuhr; Milch zusammen mit rohen Eiern; nach *parenteraler Applikation* Glucose-Infusion 5%ig; Alkalisierung des Harnes durch gleichzeitige Infusion von Natriumhydrogencarbonat; notfalls Hämodialyse	813 f.
Silbernitrat		siehe Argentum nitricum		
Solanin		Kratzen im Hals, Kopfschmerzen, Mattigkeit, Erbrechen, Durchfälle; Koma, Krämpfe	Magenspülung unter Zusatz von Aktivkohle; sonst symptomatisch	827
Soman		siehe Phosphorsäureester		
Spanischen Fliegen		siehe Cantharidin		
Stechapfel		siehe Hyoscyamin		
Spartein		Kopfschmerzen, Sehstörungen, Herzklopfen; curareartige Lähmungen; Tod durch Atemlähmung	siehe Coniin	825
Stickoxiden		siehe Nitrose Gase		
Strontium, radioaktivem		Aufgrund der nahen Verwandtschaft mit Calcium Einbau in den Knochen, langdauernde Strahlenbelastung	Bei akzidentellen Vergiftungen Penicillamin oder Natrium-Calciumedetat; im übrigen symptomatisch	
Strophanthin		siehe Herzglykoside		
Strychnin	100–300 mg	Tremor, Atemnot, Angstgefühl, tetanische Krämpfe, die durch verschiedene Reize ausgelöst werden können; Atemlähmung	Sofort Aktivkohle; Diazepam 20 mg i.v., evtl. wiederholen; verdunkeltes, ruhiges Zimmer; falls erforderlich Intubation, Beatmung, Muskelrelaxation mit stabilisierenden Muskelrelaxantien; parenterale Kalorienzufuhr, Elektrolyt- und Azidoseausgleich; bei Hyperthermie physikalische Abkühlung (kalte Packungen)	827 f.
Sublimat		siehe Quecksilber		
Summitates Sabinae	5–20 g	Gastroenteritis, schwere Nephritis; Koma; Atemlähmung	Aktivkohle; Elektrolytkontrolle und -substitution; bei Krämpfen Diazepam i.v.; falls erforderlich Schockbehandlung und künstliche Beatmung	
Systox®		siehe Phosphorsäureester		
Tabak		siehe Nicotin		
Tabun		siehe Phosphorsäureester		

Vergiftung mit	Dosis letalis	Symptome	Therapie	vgl. Seite
Tartarus stibiatus		siehe Antimonverbindungen		
Taxin		Schwindel, Mydriasis, oberflächliche Atmung, Bradykardie; Krämpfe, Schock, Atemlähmung	Erbrechen auslösen, Aktivkohle; Magenspülung; falls erforderlich künstliche Beatmung, evtl. Hämodialyse	828
Taxus baccata		siehe Taxin		
Teerentferner		siehe Kohlenwasserstoffe, aliphatische		
Tensiden a) anionenaktiven		Gastroenteritis, Erbrechen, Diarrhoe	Viel Wasser geben; Antischaummittel (z.B. Lefax®) und Aktivkohle	813
b) kationenaktiven		siehe quartäre Ammoniumverbindungen		
c) nichtionogenen		ähnlich wie bei anionenaktiven Tensiden		
Terpentinöl	60–100 g	Gastroenteritis, Übelkeit, Erbrechen; schwere Nephritis; Koma, Atemlähmung	Aktivkohle, Natriumsulfat; Magenspülung nur nach endotrachealer Intubation; reichliche Flüssigkeitszufuhr; bei Krämpfen Diazepam 20 mg i.v.	
Tetrachlorkohlenstoff	3–30 (–50) ml	siehe Kohlenwasserstoffe, halogenierte		
Tetraethylblei		siehe Bleiverbindungen		
Tetraethylthiuramdisulfid		Ohne Ethanol wenig giftig; nach Ethanolzufuhr auch bei kleinen Dosen Rötung des Gesichts, Tachykardie, Blutdruckabfall, Schwitzen, Erbrechen, Schwindel, Kopfschmerzen; Schock	Erbrechen auslösen; Natriumsulfat; Vitamin C 500 mg i.v.; Kontrolle des Säure-Basen-Haushalts	
Tetrahydrocannabinol		siehe Haschisch		
Thalliumsalzen (Rattengift!)	ca. 1 g	Vergiftungserscheinungen treten schleichend auf; nach 3–4 Tagen oder später gastrointestinale Störungen sowie Schmerzen in den Beinen, unter dem Brustbein und im Abdomen; Durstgefühl, Schlaflosigkeit; psychische Veränderungen (Affektlabilität, Depression, Halluzinationen u.a.); nach einigen Wochen Haarausfall	Magenspülung mit 3 g Antidotum Thallii Heyl® oder 1%iger Natriumiodid-Lösung; reichliche Flüssigkeitszufuhr; salinische Abführmittel; Weiterbehandlung mit Antidotum Thallii Heyl® 10–20 g täglich oral über Tage bis Wochen; eventuell forcierte Diurese oder bei Nierenschädigung Hämoperfusion	810
Theophyllin		Übelkeit, Erbrechen, Schlafstörungen, Tremor, Tachykardie, Arrhythmien, Krämpfe	Aktivkohle; Magenspülung; in schweren Fällen Hämoperfusion; bei Arrhythmien Antiarrhythmika, z.B. Lidocain als Infusion; bei Krämpfen Diazepam 20 mg i.v.; Ausgleich der Flüssigkeitsverluste	
Tintenstift		siehe Methylviolett		

Vergiftung mit	Dosis letalis	Symptome	Therapie	vgl. Seite
Tollkirschen		siehe Hyoscyamin		
Toluol		siehe Kohlenwasserstoffe, aromatische		
Tränengasen		Schon in Spuren starke Reizerscheinungen; in stärkeren Konzentrationen Lungenreizgifte ähnlich wie Chlor	siehe Nitrose Gase	821
Trichlorethylen		siehe Kohlenwasserstoffe, halogenierte		
Trikresylphosphat		siehe Triorthokresylphosphat		
Trinitrotoluol		Gastroenteritis mit Erbrechen, Durchfällen, Leberschädigung, aplastische Anämie	siehe Nitrobenzol	
Triorthokresylphosphat		Führt zu einem Zerfall der Markscheiden; zunächst gastroenteritische Beschwerden; nach einer Latenzzeit von 2–3 Wochen Kribbeln und Schmerzen in den Extremitäten; schlaffe Lähmungen; häufig Dauerschäden	Magenspülung unter Zusatz von Aktivkohle; salinische Abführmittel; täglich 2 mg Prednison/kg per os oder i.m. während drei Wochen	
Veratrin	ca. 20 mg	Brennen im Mund und Rachen, Niesreiz; Gastroenteritis; Juckreiz am ganzen Körper; Muskelzuckungen; Blutdruckabfall; Schock; Atemlähmung	siehe Aconitin	
Wäschetinte		siehe Methylviolett		
Waschmitteln		siehe Tenside		
Wasserglas		siehe Laugen		
Wasserschierling		ähnlich wie bei einer Strychninvergiftung	siehe Strychnin	
Wasserstoffperoxid		Weißfärbung der Haut und Schleimhaut, bei der 30%igen Lösung Nekrosen	Milch, keine Magenspülung, symptomatisch	
Wismutverbindungen		ähnlich wie bei einer Blei- oder Quecksilbervergiftung	siehe Quecksilber	
Wurst		siehe Botulinus-Toxin		
Xylol		siehe Kohlenwasserstoffe, aromatische		
Zelio®		siehe Thallium		
Zinnalkylverbindungen		Nach einer Latenzperiode Hirnödem mit epileptiformen Krämpfen, Bradykardie, unregelmäßiger Atmung; Schock	symptomatisch	
Zuckersäure		siehe Oxalsäure		
Zyan		siehe Blausäure		
Zytisin		siehe Cytisin		

Weiterführende Lehrbücher

Anatomie, Histologie

Benninghoff, A., Anatomie, Makroskopische Anatomie, Embryologie, Histologie des Menschen, Verlag Urban & Schwarzenberg München, Wien, Baltimore

Bucher, O., II. Wartenberg, Cytologie, Histologie und mikroskopische Anatomie des Menschen, Verlag Hans Huber Bern, Stuttgart, Wien

Faller, A., Der Körper des Menschen, Georg Thieme Verlag Stuttgart, New York

Feneis, H., Anatomisches Bildwörterbuch, Georg Thieme Verlag Stuttgart, New York

Frick, H., H. Leonhardt, D. Starck, Allgemeine Anatomie; Spezielle Anatomie, Georg Thieme Verlag Stuttgart, New York

Hees, H., F. Sinowatz, Histologie, Deutscher Ärzte Verlag Köln

Krstic, R. V., Human Microscopic Anatomy, Springer Verlag Berlin, Heidelberg, New York

Kühnel, W., Taschenatlas der Zytologie, Histologie und mikroskopischen Anatomie, Georg Thieme Verlag Stuttgart, New York

Leonhardt, H., Histologie, Zytologie und Mikroanatomie, Georg Thieme Verlag Stuttgart, New York

Liebmann, M., Basiswissen Neuroanatomie, Georg Thieme Verlag Stuttgart, New York

Lippert, H., Lehrbuch der Anatomie, Verlag Urban & Schwarzenberg München, Wien, Baltimore

Netter, F. H., Farbatlanten der Medizin, Georg Thieme Verlag Stuttgart, New York

Pernkopf, E., Atlas der topographischen und angewandten Anatomie des Menschen, Verlag Urban & Schwarzenberg München, Wien, Baltimore

Platzer, W., Atlas der topographischen Anatomie, Georg Thieme Verlag Stuttgart, New York

Rauber/Kopsch, Hrsg. H. Leonhardt, Anatomie des Menschen, Georg Thieme Verlag Stuttgart, New York

Rohen, J. W., Funktionelle Anatomie des Menschen Schattauer Verlag Stuttgart, New York

Rohen, J. W., Histologische Differentialdiagnose, Schattauer Verlag Stuttgart, New York

Rohen, J. W., Topographische Anatomie, Schattauer Verlag Stuttgart, New York

Rohen, J. W., Ch. Yokochi, Anatomie des Menschen Schattauer Verlag Stuttgart, New York

Rohen, J. W., E. Lütjen-Drecoll, Funktionelle Histologie, Schattauer Verlag Stuttgart, New York

Schade, J. P., Anatomischer Atlas des Menschen, Gustav Fischer Verlag Stuttgart

Schiebler, Th. H., W. Schmidt, Anatomie, Springer Verlag Berlin, Heidelberg, New York

Sobotta, J., Atlas der Anatomie des Menschen, Verlag Urban & Schwarzenberg München, Wien, Baltimore

Thews, G., E. Mutschler, P. Vaupel, Anatomie, Physiologie, Pathophysiologie des Menschen, Wissenschaftliche Verlagsgesellschaft Stuttgart

Waldeyer, A., A. Mayet, Anatomie des Menschen, Verlag Walter de Gruyter Berlin, New York

Zilles, K., G. Rehkämper, Funktionelle Neuroanatomie, Springer Verlag Berlin, Heidelberg, New York

Biochemie

Buddecke, E., Grundriß der Biochemie, Verlag Walter de Gruyter Berlin, New York

Curtius, H. Chr., M. Roth, Clinical Biochemistry, Verlag Walter de Gruyter, Berlin, New York

Harper, H. A., D. W. Martin, P. A. Mayes u.a., Medizinische Biochemie, Springer Verlag Berlin, Heidelberg, New York

Karlson, P., P. Doenecke, J. Koolman, Kurzes Lehrbuch der Biochemie für Mediziner und Naturwissenschaftler, Georg Thieme Verlag Stuttgart, New York

Löffler, G., Funktionelle Biochemie, Springer Verlag Berlin, Heidelberg, New York

Löffler, G., P. E. Petrides, Physiologische Chemie, Springer Verlag Berlin, Heidelberg, New York

O'Sullivan, D. G., Biochemie, Verlag Chapman & Hall London

Stryer, L., Biochemie, Verlag Friedr. Vieweg & Sohn, Braunschweig/Wiesbaden

Lehninger, A. L., D. L. Nelson, M. M. Cox, Prinzipien der Biochemie, Spektrum Akademischer Verlag Heidelberg, Berlin, Oxford

Medizinische Mikrobiologie und Immunologie

Alexander, M., H. Raettig, Infektionskrankheiten, Georg Thieme Verlag Stuttgart, New York

Ambrosius, H., W. Rudolph, Grundriß der Immunbiologie, Gustav Fischer Verlag Stuttgart, New York

Bassiro, D., Immunologie, Birkhäuser Verlag, Berlin

Borneff, J., Hygiene, Georg Thieme Verlag Stuttgart, New York

Brandis, H., G. Pulverer, Lehrbuch der medizinischen Mikrobiologie, Gustav Fischer Verlag Stuttgart, New York

Brandis, H., H. J. Eggers, W. Köhler u.a., Lehrbuch der Medizinischen Mikrobiologie, Gustav Fischer Verlag Stuttgart, New York

Brostoff, J., G. K. Scading, D. K. Male, Klinische Immunologie, Verlag Chapman & Hall, London

Drews, G., Mikrobiologisches Praktikum, Springer Verlag Berlin, Heidelberg, New York

Emond, R. T. D., H. A. K. Rowland, Farbatlas der Infektionskrankheiten, Schattauer Verlag Stuttgart, New York

Gemsa, D., J. R. Kalden, Immunologie, Georg Thieme Verlag Stuttgart, New York

Hahn, H., D. Falke, P. Klein u.a., Medizinische Mikrobiologie, Springer Verlag Berlin, New York

Helwig, H., Antibiotika - Chemotherapeutika, Georg Thieme Verlag Stuttgart, New York

Kayser, F. H., K. A. Bienz, J. Eckert u.a., Medizinische Mikrobiologie, Georg Thieme Verlag Stuttgart, New York

Keller, R., Immunologie und Immunpathologie, Georg Thieme Verlag Stuttgart, New York

Ram, P. B., M. C. Harris, P. Tyle, Immunology – Clinical, Fundamental and Therapeutic Aspects, Verlag Chapman & Hall London

Roitt, I. M., J. H. Brostoff, D. K. Male, Kurzes Lehrbuch der Immunologie, Georg Thieme Verlag Stuttgart, New York

Schlegel, H. G., Allgemeine Mikrobiologie, Georg Thieme Verlag Stuttgart, New York

Schleicher, P., K. Schmidt, Grundzüge der Immundiagnostik und Immuntherapie, Hippokrates Verlag Stuttgart

Seelinger, H. P. R., G. Schröter, Medizinische Mikrobiologie, Verlag Urban & Schwarzenberg, München, Wien, Baltimore

Sönnichsen, N., E. Apostoloff, Autoimmunkrankheiten, Gustav Fischer Verlag Stuttgart, New York

Tweel, J. G. van den, Immunologie, Spektrum Akademischer Verlag Heidelberg, Berlin, Oxford

Unanue, E. R., B. Benacerraf, Immunologie, Verlag Walter de Gruyter, Berlin

Wallhäuser, K H., H. Schmidt, Sterilisation, Desinfektion, Konservierung, Keimidentifizierung, Betriebshygiene, Georg Thieme Verlag Stuttgart, New York

Werner, H., W. R. Heizmann, P. C. Döller, Medizinische Mikrobiologie, Schattauer Verlag Stuttgart, New York

Widmer, H. R., Mikrobiologie und Infektiologie für Ärzte und Apotheker, Wissenschaftliche Verlagsgesellschaft Stuttgart

Pathobiochemie, Pathologie und Pathophysiologie

Büchner, F., Spezielle Pathologie, Verlag Urban & Schwarzenberg München, Wien, Baltimore

Buddecke, E., Pathobiochemie, Verlag Walter de Gruyter Berlin, New York

Bühlmann, A. A., E. R. Froesch, Pathophysiologie, Springer Verlag Berlin, Heidelberg, New York

Cotran, R. S., V. Kumar, St. L. Robbins, Grundlagen der Allgemeinen Pathologie, Gustav Fischer Verlag Stuttgart, New York

Eder, M., P. Gedigk, Allgemeine Pathologie und Pathologische Anatomie, Springer Verlag Berlin, Heidelberg, New York

Freudenberg, N., Zytopathologie, Schattauer Verlag Stuttgart, New York

Greiling, H., A. M. Gressner, Lehrbuch der klinischen Chemie und Pathobiochemie, Schattauer Verlag Stuttgart, New York

Greiling, H., A. Gressner, Lehrbuch der Klinischen Chemie und Pathobiochemie, Schattauer Verlag Stuttgart, New York

Grundmann, E., Einführung in die Allgemeine Pathologie, Gustav Fischer Verlag Stuttgart, New York

Grundmann, E., K. von Rudorff, Kursus der Allgemeinen Histopathologie, Gustav Fischer Verlag Stuttgart, New York

Holle, G., Allgemeine Pathologie, Gustav Fischer Verlag Stuttgart, New York

Karlson, P., W. Gerok, W. Groß, Pathobiochemie, Georg Thieme Verlag Stuttgart, New York

Kaufmann, W., G.-W. Löhr, Pathophysiologie, Georg Thieme Verlag Stuttgart, New York

Krück, F., Pathophysiologie – Pathobiochemie, Verlag Urban & Schwarzenberg München, Wien, Baltimore

Laissue, J. A., J. O. Gebbers, Einführung in die Spezielle Pathologie, Gustav Fischer Verlag Stuttgart, New York

Lang, F., Pathophysiologie, Pathobiochemie, Ferdinand Enke Verlag Stuttgart

Riede, U. N., H. Wehner, Allgemeine und spezielle Pathologie, Georg Thieme Verlag Stuttgart, New York

Riede, U.-N., H.-E. Schaefer, Allgemeine und spezielle Pathologie, Georg Thieme Verlag Stuttgart, New York

Rotter, W., Lehrbuch der Pathologie, Schattauer Verlag Stuttgart, New York

Siegenthaler, W., Klinische Pathophysiologie, Georg Thieme Verlag Stuttgart, New York

Thews, G., E. Mutschler, P. Vaupel, Anatomie, Physiologie, Pathophysiologie des Menschen, Wissenschaftliche Verlagsgesellschaft Stuttgart

Thomas, C., Histopathologie, Schattauer Verlag Stuttgart, New York

Thomas, C., Makropathologie, Schattauer Verlag Stuttgart, New York

Pharmakologie, Pharmakotherapie und Toxikologie

Ammon, H. P. T., Arzneimittelneben- und -wechselwirkungen, Wissenschaftliche Verlagsgesellschaft Stuttgart

Ariens, E. J., Molecular Pharmacology, Academic Press New York and London

Ariens, E. J., Drug Design, Academic Press New York and London

Avery, G. S., Drug Treatment, Adis Press, Sydney

Benkert, O., H. Hippius, Psychiatrische Pharmakotherapie, Springer Verlag Berlin, Heidelberg, New York

O'Brien, R. D., The Receptors, Plenum Press, New York, London

Bowman, W., G. B. West, Textbook of Pharmacology, Blackwell Scientific Publications Oxford and Edinburgh

Craig, C. R., R. E. Stitzel, Modern Pharmacology, Plenum Press, New York, London

Daunderer, M., N. Weger, Vergiftungen, Springer Verlag Berlin, Heidelberg, New York

Derendorf, H., E. R. Garret, Pharmakokinetik, Wissenschaftliche Verlagsgesellschaft Stuttgart

Dipiro, J. T., R. L. Talbert, P. E. Hayes, G. C. Yee, L. M. Posey, Pharmacotherapy. A pathophysiological approach, Verlag Elsevier Amsterdam, New York, Oxford

Dukes, M. N. G., Side Effects of Drugs, Verlag Elsevier Amsterdam, New York, Oxford

Featherstone, R. M., A guide to molecular Pharmacology – Toxicology, Verlag Marcel Dekker, New York

Franz, H. E., Blutreinigungsverfahren, Georg Thieme Verlag Stuttgart, New York

Fülgraff, G., D. Palm, Pharmakotherapie, Gustav Fischer Verlag Stuttgart, New York

Ganten, D., E. Ritz, Lehrbuch der Hypertonie, Schattauer Verlag Stuttgart, New York

Gleicher, N., Principles of Medical Therapy in Pregnancy, Plenum Medical Book Company, New York and London

Goldstein, A., L. Aronow, S. M. Kalman, Principles of Drug Action, Verlag John Wiley & Sons, London

Goodman Gilman, A., L. S. Goodman, T. W. Rall, F. Murad (Eds.), The Pharmacological Basis of Therapeutics, The Macmillan Company New York

Greger, R. F., H. Knauf, E. Mutschler, Diuretics, Springer Verlag Berlin, Heidelberg, New York

Hornstein, O. P., E. Nürnberg (Hrsg.), Externe Therapie von Hautkrankheiten, Georg Thieme Verlag Stuttgart, New York

Huhn, D., R. Herrmann, Medikamentöse Therapie maligner Erkrankungen, Gustav Fischer Verlag Stuttgart, New York

Kaiser, H., Cortisonderivate in Klinik und Praxis, Georg Thieme Verlag Stuttgart, New York

Krück, F., W. Kaufmann, H. Bünte, E. Gladke, R. Tölle (Hrsg.), Therapie-Handbuch, Verlag Urban & Schwarzenberg München, Wien, Baltimore

Lamble, J. W., Towards Understanding Receptors, Verlag Elsevier Amsterdam, New York, Oxford

Lemmer, B., Chronopharmacology, Verlag Marcel Dekker New York

Ludewig, R., K. Lohs, Akute Vergiftungen, Ratgeber für toxikologische Notfälle, Gustav Fischer Verlag Stuttgart, New York

Lutz, H., K. Rother (Hrsg.), Plasmatherapie, Medizinische Verlagsgesellschaft Marburg

Marquardt, H., S. G. Schäfer, Lehrbuch der Toxikologie, Wissenschaftsverlag Mannheim

Moeschlin, S., Klinik und Therapie der Vergiftungen, Georg Thieme Verlag Stuttgart, New York

Moeschlin, S., Therapie-Fibel der inneren Medizin, Georg Thieme Verlag Stuttgart, New York

Notari, R. E., Biopharmaceutics and Clinical Pharmacokinetics, Verlag Marcel Dekker New York and Basel

Poech, G., H. Juan, Wirkungen von Pharmaka, Georg Thieme Verlag Stuttgart, New York

Purcell, W. P. u.a., Strategy of Drug Design, Verlag John Wiley & Sons New York, London, Sydney, Toronto

Reynolds, J. E. F., Martindale – The Extra Pharma-copoeia, The Pharmaceutical Press London

Ring, J., H. H. Frölich, Wirkstoffe in der dermatologischen Therapie, Springer Verlag Berlin, Heidelberg, New York

Schäfer, S. G., H. H. Maurer, Erkennen und Behandeln von Vergiftungen, Wissenschaftsverlag Mannheim

Schuster, H.-P., P. Schölmerich, H. Schönborn, P. P. Baum, Intensivmedizin, Georg Thieme Verlag Stuttgart, New York

Simon, C., W. Stille, Antibiotika-Therapie in Klinik und Praxis, Schattauer Verlag Stuttgart, New York

Smith, N. T., R. D. Miller, A. N. Corbascio, Arzneimittelwechselwirkungen in der Anästhesie und Intensivtherapie, Gustav Fischer Verlag Stuttgart, New York

Spiess, H., Impfkompendium, Georg Thieme Verlag Stuttgart, New York

Tausk, M., J. H. H. Thijssen, Tj. von Wimersma Greidanus, Pharmakologie der Hormone, Georg Thieme Verlag Stuttgart, New York

Testa, B., P. Jenner, Drug Metabolism, Verlag Marcel Dekker New York and Basel

Triggle, D. J., Neurotransmitter Receptor Interactions, Academic Press New York and London

Wagner, J. G., Clinical Pharmacokinetics, Drug Intelligence Publications Hamilton, Illinois

Wirth, W., Chr. Gloxhuber, Toxikologie, Georg Thieme Verlag Stuttgart, New York

Wolff, H. P., T. R. Weihrauch (Hrsg.), Internistische Therapie, Verlag Urban & Schwarzenberg München, Wien, Baltimore

Physiologie

Bartels, H., R. Bartels, Physiologie, Verlag Urban & Schwarzenberg München, Wien, Baltimore

Buddecke, E., M. Fischer, Pathophysiologie, Pathobiochemie, Klinische Chemie, Verlag Walter de Gryuter Berlin, New York

Ganong, W. F., Lehrbuch der Medizinischen Physiologie, Springer Verlag Berlin, Heidelberg, New York

Ganong, W. F., Medizinische Physiologie, Springer Verlag Berlin, Heidelberg, New York

Greenspan, F., J. D. Baxter, Basic & Clinical Endocrinology, a Lange medical book London, Sydney, Toronto

Gross, W., K. Ring, E. Lodemann, Physiologische Chemie, Verlag Urban & Schwarzenberg München, Wien, Baltimore

Gyton, A. C., Textbook of Medical Physiology, W. B. Saunders Company Philadelphia, London, Toronto

Klinke, R., S. Silbernagl, Lehrbuch der Physiologie, Georg Thieme Verlag Stuttgart, New York

Ruch, T. C., H. D. Patton, Physiology and Biophysics, W. B. Saunders Company Philadelphia and London

Schmidt, R. F., G. Thews, Physiologie des Menschen, Springer Verlag Berlin, Heidelberg, New York

Schmidt, R. F., Neurophysiologie und Sinnesphysiologie, Springer Verlag Berlin, Heidelberg, New York

Silbernagl, S., A. Despopoulos, dtv Atlas der Physiologie, Georg Thieme Verlag Stuttgart, New York

Steinhausen, M., Medizinische Physiologie, Gustav Fischer Verlag Stuttgart, New York

Thews, G., P. Vaupel, Vegetative Physiologie, Springer Verlag Berlin, Heidelberg, New York

Zwiener, U., Allgemeine und klinische Pathophysiologie, Gustav Fischer Verlag Jena, Wien

Erklärung medizinischer Fachausdrücke

(in Anlehnung an *W. Pschyrembel,* Klinisches Wörterbuch,
Verlag Walter de Gruyter Berlin, New York)

Abdomen Bauch, Unterleib

Abortus Fehlgeburt

Abortus imminens drohende Fehlgeburt

Achylie fehlende Sekretbildung im Magen

Adams-Stokes-Anfall periodische Überleitungsstörung vom Vorhof auf den Ventrikel, wobei die Ventrikeltätigkeit bis zum Beginn des ventrikulären Ersatzrhythmus ausfällt

Adenom von Drüsengewebe ausgehender gutartiger Tumor

Adhäsion Verwachsung oder Verklebung

adipös fettleibig

Adrenalektomie operative Entfernung einer oder beider Nebennieren

Adynamie Kraftlosigkeit, Schwäche

Ätiologie (Lehre von der) Krankheitsursache

Agglutination Zusammenballung

Agranulozytose starke Verminderung oder Fehlen der Granulozyten (s. S. 412 f.) im strömenden Blut

AIDS Acquired Immunodeficiency Syndrome; durch Human Immunodeficiency Virus (HIV) hervorgerufene, nach meist jahrelanger Latenzperiode zum Tode führende Immunschwäche

Akantholyse Auflösung der Stachelzellschicht der Oberhaut

Akanthom gutartige Geschwulst der Stachelzellen der Haut

Akinese Bewegungsarmut, Bewegungshemmung

Akkommodation Anpassungsfähigkeit des Auges, verschieden entfernte Gegenstände durch Veränderung der Brechkraft der Linse auf der Netzhaut scharf abzubilden

Akkommodationsparese Lähmung der parasympathisch innervierten Muskeln im Augeninnern, die für die Akkommodation (s.o.) verantwortlich sind (Musculus sphincter pupillae, Musculus ciliaris)

Akne (vulgaris) durch verstärkte Talgproduktion hervorgerufene, mit Bildung von Mitessern, Pusteln und evtl. Narben einhergehende Hauterkrankung, die vorwiegend im Gesicht, im Nacken und am Rücken auftritt

Akren die Enden von Körperteilen (Nase, Kinn, Extremitäten)

Akromegalie Vergrößerung der Akren (s.o.) sowie der inneren Organe infolge vermehrter Ausschüttung von Somatotropin aus dem Hypophysenvorderlappen

aktinisch strahlenbedingt

Albuminurie Ausscheidung von Eiweiß im Urin; korrekter ist der Ausdruck Proteinurie

Alkalose Erhöhung des Blut-pH-Wertes über 7,43

Alveolen Lungenbläschen

Amblyopie Schwachsichtigkeit

Amenorrhoe Fehlen der monatlichen Regelblutung

Aminoazidurie Ausscheidung von Aminosäuren im Urin

Amnesie zeitlich oder inhaltlich begrenzte Gedächtnislücke

Amöbiasis Amöbenruhr; eine durch Entamoeba histolytica hervorgerufene Tropenkrankheit

Amyloidose infolge schwerer Ernährungsstörungen, Tuberkulose, chronischer Eiterungen, maligner Tumoren u. a. auftretende Gewebsentartung, bei der Amyloid (pathologischer Eiweißkörper) vor allem in der Milz, der Leber und den Nieren eingelagert wird

Anämie Blutarmut

Analfissur Spalt bzw. Einriß im Bereich des Afters

Analgesie Aufhebung der Schmerzempfindung

anaphylaktische Reaktion allergische Typ-I-Reaktion (s. S. 80 f.) mit u.U. lebensbedrohlicher Bronchokonstriktion und Gefäßerweiterungen

Anastomose netzartige Vereinigung von Blut- oder Lymphgefäßen, wodurch die Ernährung eines Organs auch bei Ausschaltung eines Gefäßes gesichert bleibt

Angina pectoris s. S. 465 f.

angioneurotisches Ödem s. Quincke-Ödem

Aneurysma umschriebene Ausweitung der Wand eines arteriellen Blutgefäßes

Ankylose Gelenkversteifung mit vollständigem Bewegungsverlust im betroffenen Gelenk

Anorexia nervosa psychisch bedingte, meist bei jungen Mädchen auftretende Ablehnung der Nahrungsaufnahme

Anosmie aufgehobenes Geruchsvermögen

anovulatorisch   ohne Eisprung

Anoxie   (völliger) Sauerstoffmangel im Gewebe

Anthrakose   Kohlenstaublunge

antidiuretisch   die Harnausscheidung unterdrükkend

antiemetisch   Erbrechen verhindernd

Antihidrotikum   übermäßige Schweißbildung unterdrückendes Mittel

antikonvulsiv   Krämpfe der quergestreiften Muskulatur verhindernd

antimykotisch   das Wachstum von Pilzen hemmend

antiphlogistisch   entzündungshemmend

antiproliferativ   die Zellvermehrung hemmend

antipyretisch   fiebersenkend

antiseptisch   keimwidrig

Antiskabiesmittel   Mittel zur Beseitigung der Krätze

antithrombotisch   die Bildung von Thromben (s.d.) verhindernd

Anurie   fehlende Harnabsonderung

Aorta   Hauptschlagader

Aortenisthmus   Verengung der Hauptschlagader am Übergang des Aortenbogens in den absteigenden Teil der Aorta

Aortenisthmusstenose   pathologische Verengung des Aortenisthmus

Aortensklerose   Arteriosklerose (Atherosklerose) der Hauptschlagader

Aortenstenose   Verengung der Hauptschlagader

Aphakie   Linsenlosigkeit (des Auges)

apoplektisch   s. Insult, apoplektischer

Area postrema   oberster Teil des verlängerten (Rükken-)Marks

Arrhythmie   unregelmäßige Herzschlagfolge

Arteriosklerose   s. Atherosklerose

Arthritis   Gelenkentzündung

Arthrose   degenerative Gelenkerkrankung mit Auffaserung, Abschliff oder vollständigem Abrieb der Knorpelsubstanz, Knochenwucherungen, Kapselveränderungen u. a.

Arzneimittelexanthem   durch Arzneimittel bedingter Hautausschlag

Arzneimittelexanthem, fixes   meist vereinzelte, etwa markstückgroße, blaurote, durch Arzneimittel bedingte Exantheme, die lange bestehen bleiben

Aspergillose   Erkrankung durch Aspergillus-Arten (Kolben-, Gießkannenschimmel)

Aspermie   Fehlen von Spermien

Asphyxie   Atemstillstand; als Sonderform Erstickungszustand des Neugeborenen

Aspirationsgefahr   Gefahr des Eindringens von Flüssigkeit oder Feststoffen durch die Luftröhre in die Lungen

Assoziationsbahnen   Nervenbahnen, die Hirnrindenbezirke innerhalb einer Hirnhemisphäre miteinander verbinden

Astheniker   Konstitutionstyp nach Kretschmer, charakterisiert durch schmalen Körperbau, Magerkeit, langen Brustkorb und grazilen Muskel- und Knochenbau

asthenisch   kraftlos

Asthma   anfallsweise auftretende Behinderung der Atmung

Asthma bronchiale   Bronchialasthma; Anfälle von Atemnot mit besonders erschwerter Ausatmung infolge spastischer Verengung der Bronchialäste und Schleimhautschwellung mit Absonderung eines zähen Schleims aus den Bronchialdrüsen

Asthma cardiale   Herzasthma; Anfälle von Atemnot bei Herzkranken infolge Versagens der linken Herzkammer und dadurch bedingter Lungenstauung

Asystolie   Herzstillstand

Aszites   Bauchwassersucht; Ansammlung von Flüssigkeit in der freien Bauchhöhle

Ataxia teleangiectatica   autosomal-rezessives Erbleiden mit fortschreitender Ataxie (s.d.) und Teleangiektasien (s.d.) sowie Pigmentanomalien

Ataxie   Störung der Bewegungskoordination

Atherosklerose   krankhafte Veränderung der Arterien mit Verhärtung, Elastizitätsverlust und Einengung des Lumens

Atonie   Erschlaffung der Muskulatur

atrioventrikulär   zwischen Herzvorhof und Herzkammer gelegen

Atrophie   Gewebsschwund, Abnahme der Zahl oder der Größe der Zellen

Audiogramm   graphische Darstellung des Hörvermögens

Autoantikörper   gegen körpereigene Antigene (s. S. 765 f.) gerichtete Antikörper

Autoimmunreaktion   Antigen-Antikörper-Reaktion zwischen Autoantikörpern und körpereigenen Antigenen

AV-Block   Atrioventrikularblock (s. S. 458 f.)

Axoplasma   Protoplasma des Achsenzylinderfortsatzes (Axons) der Ganglienzellen

Azidose   Abfall des Blut-pH-Wertes unter 7,37

Basaliom   von den Basalzellen der Haut ausgehende Hautgeschwulst

basolateral   unten seitlich

bathmotrop   die Reizschwelle des Herzens verändernd

benigne   gutartig

Bezold-Jarisch-Reflex   Verlangsamung der Herzfrequenz durch einen von Mechanorezeptoren des Myokards ausgelösten, über den Nervus vagus geleiteten Reflex

biliär mit der Galle

Biopsie zur mikroskopischen Untersuchung beim Lebenden vorgenommene Gewebsentnahme

Blasenatonie Störung der vegetativen Innervation der Harnblase, als deren Folge eine unvollständige Entleerung der Harnblase auftritt und der Drang zum Wasserlassen verlorengeht

Blasenmole Entartung der Zotten des Chorion (s.d.), wobei einige oder alle Zotten in flüssigkeitsgefüllte Bläschen umgewandelt werden

Blastomykosen durch Sproßpilze hervorgerufene Erkrankungen, die meist auf der Haut oder Schleimhaut beginnen, später aber vielfach auch auf innere Organe übergreifen

Bleienzephalopathie durch eine Bleivergiftung hervorgerufene hirnorganische Schädigung mit Kopfschmerzen, Schlaflosigkeit, Gleichgewichtsstörungen, feinschlägigem Tremor, epileptoiden Krampfanfällen, Bewußtseinsstörungen und psychischen Veränderungen

Blennorrhoe eitrige, durch Gonokokken hervorgerufene Bindehautentzündung

Blepharoptose Herabhängen des Oberlids

BNS-Krämpfe s. S. 254

Borreliose Rückfallfieber; akute, durch Borrelien (schraubenförmige, zur Familie der Spirochaetaceae gehörende Bakterien) hervorgerufene und durch Läuse oder Zecken übertragene, mit Fieber einhergehende Infektionskrankheit

Bradykardie Herzfrequenz unter 50 Kontraktionen /min

Bromakne nach Einnahme von Bromsalzen auftretende Hauterscheinungen

Bronchialasthma s. Asthma bronchiale

Bronchitis Bronchialkatarrh, Entzündung der Bronchialschleimhaut

Bronchokonstriktion Verengung der Bronchien

broncholytisch die Bronchien erweiternd

Bronchospasmus Bronchialmuskel-Krampf

Bruzellosen durch Bruzellen (gramnegative, unbewegliche, ellipsoide Kurzstäbchen) hervorgerufene Krankheiten

Burning-foot-Syndrom anfallsweise, meist nachts auftretendes schmerzhaftes Brennen der Füße

Bursitis Schleimbeutelentzündung

Candidosen s. Kandidosen

Cerclage operativer Verschluß des Zervikalkanals bei Gebärmutterhalsinsuffizienz in der Schwangerschaft, der bei Schwangerschaftsende wieder aufgehoben wird

Cervix uteri Gebärmutterhals

Cheilitis Lippenentzündung

Cholangitis Entzündung des Gallengangsystems

Chorea minor Veitstanz; Zuckungen der Extremitäten, Grimassieren, Hypotonie der Muskulatur

Chorion die mittlere Eihaut

Chorionepitheliom s. Chorionkarzinom

Chorionkarzinom bösartiger, von fetalen Zellen ausgehender Tumor des mütterlichen Organismus

chromaffines Gewebe biogene Amine enthaltendes Gewebe, das mit Chromsalzen eine typische Braunfärbung ergibt

Chromoblastomykosen mit Knotenbildung einhergehende Pilzerkrankungen

chronotrop die Herzfrequenz beeinflussend

Claudicatio intermittens intermittierendes Hinken

Clusterkopfschmerz (synonym *Horton-Syndrom*) meist abends oder nachts plötzlich auftretende, schwere, obligat halbseitige Kopfschmerzen im Augen-, Schläfen- und Stirnbereich mit Tränenfluß und Rötung des Auges

Colitis ulcerosa geschwürige Dickdarmentzündung

Coma siehe Koma

Conn-Syndrom Überfunktion der Nebennierenrinde mit vermehrter Produktion von Mineralocorticoiden; synonym: primärer Hyperaldosteronismus

Cornea Hornhaut des Auges

Cushing-Syndrom durch vermehrte Bildung oder längere Gabe hoher Dosen von Glucocorticoiden hervorgerufenes Krankheitsbild, das durch Vollmondgesicht, Stammfettsucht, Hypertonie, Muskelschwäche, herabgesetzte Glucosetoleranz, Wachstumshemmung u. a. gekennzeichnet ist

Darmatonie Schlaffheit der Darmmuskulatur

Defäkation Stuhlentleerung

Defibrillation Aufhebung unkoordinierter Herzaktionen (meist durch Stromstoß)

Dehydratation s. S. 570

Delirium pathologisch veränderte Bewußtseinslage mit nachfolgender Amnesie: Desorientiertheit, Verwirrtheit, illusionäre Verkennung, Halluzinationen, wahnhafte Vorstellungen; gleichzeitig schwere körperliche Begleitsymptome wie Tremor, Schweißausbrüche, Fieber

Delirium tremens bei Alkoholabusus auftretendes Delir

Demenz Verlust intellektueller Fähigkeiten, insbesondere des Gedächtnisses, und Verfall der Persönlichkeitsstruktur

Dentition   Zahnen, Durchbruch der Zähne

Depression   s. S. 141 f.

Dermatitis   entzündliche Hautreaktion, die meist durch äußere Noxen hervorgerufen wird und auf den Einwirkungsort beschränkt bleibt

Dermatitis, exfoliative   subakute bis chronische Erythrodermie (s.d.) mit großblättriger Schuppung

Dermatomyositis   vermutliche Autoimmunkrankheit, die durch weinrote, ödematöse Erytheme (s.d.), Atrophien, Hyper- und Depigmentierungen, Schmerzhaftigkeit und leichte Ermüdbarkeit der Muskeln, weinerlichen Gesichtsausdruck u.a. gekennzeichnet ist

Dermatose   Hauterkrankung

Desquamation   Abstoßung der obersten Hornschicht der Haut in größeren Schuppen

Detrusor   zusammenfassende Bezeichnung für die Muskulatur, die die Entleerung der Harnblase bewirkt

Diabetes insipidus   vermehrte Ausscheidung von Harn mit geringem spezifischem Gewicht infolge eines Mangels an bzw. unzureichenden Ansprechens auf Adiuretin

Diabetes mellitus   Zuckerkrankheit, s. S. 343 ff.

diastolisch   in der Erschlaffungsphase des Herzens

Diathese   Krankheitsbereitschaft

Dilatation   Erweiterung

Diphtherie   durch die Toxine von Corynebacterium diphtheriae hervorgerufene Erkrankung, die durch starke Rötung des gesamten Rachens mit Fibrinbelägen gekennzeichnet ist und bei der die Gefahr einer Herzmuskelschädigung besteht

Diurese   Harnausscheidung

dromotrop   die Erregungsleitung des Herzens betreffend

Dubin-Johnson-Syndrom   funktionelle Hyperbilirubinämie (s.d.)

Dumping-Syndrom   Symptomenkomplex gastrointestinaler Beschwerden nach Magenoperationen mit teilweiser oder völliger Entfernung des Magens infolge fehlender Reservoirfunktion des Magens

Duodenal-Ulzera   Zwölffingerdarmgeschwüre

Duodenum   Zwölffingerdarm

dyshidrotisch   mit einer Störung der Schweißabsonderung einhergehend

Dyskeratose   Verhornungsstörung, bei welcher sich die Zellen der Keimschicht isolieren

Dyskinesie   motorische Fehlfunktion

Dysmelie   Störung der Extremitätenentwicklung

Dysmenorrhoe   schmerzhafte Regelblutung

Dyspepsie   Verdauungsstörung

Dyspnoe   jede Form der Atemstörung

Dysraphie   Sammelbezeichnung für angeborene, kombinierte Fehlbildungen infolge mangelhafter Rückenmarkanlage oder Störung des Schließungsprozesses der primären Neuralplatten

dystrophisch   ernährungsgestört

Ejakulation   Samenerguß

Ejaculatio praecox   vorzeitiger Samenerguß (vor Einführen des Gliedes oder kurze Zeit danach)

Eklampsie   Auftreten von tonisch-klonischen Krämpfen mit und ohne Bewußtseinsverlust infolge einer schweren Spätgestose (s.d.)

ektop   außerhalb des normalen Ortes

Ekzem   s. S. 598

Elektroenzephalogramm   kurvenmäßige Registrierung der Hirnströme

Elephantiasis   unförmige Anschwellung einzelner Körperteile, besonders von Extremitäten, infolge von Lymphstauungen

Embolie   Verschleppung von körpereigenen oder fremden, im Blutplasma nicht löslichen Stoffen mit dem Blutstrom und deren Einkeilung in einem Gefäß; Embolie im engeren Sinne: Verstopfung eines Gefäßes durch ein Blutgerinnsel

Emesis   Erbrechen

Emesis gravidarum   Schwangerschaftserbrechen

Emetika   Brechmittel

emetogen   Erbrechen auslösend

Emphysem   Luftansammlung im Gewebe; Emphysem im engeren Sinne = chronisch-substantielles Emphysem: Schwund und Elastizitätsverlust von Scheidewänden der Lungenbläschen durch dauernde Überdehnung

Empyem   Eiteransammlung in einem Hohlraum

endemisch   vereinzelt oder in Gruppen innerhalb eines bestimmten Bezirks auftretend

Endocarditis lenta   vorwiegend durch Streptococcus viridans, aber auch durch andere Erreger hervorgerufene, häufig schleichend verlaufende Endokarditis

endogen   körpereigen, selbst

Endokarditis   Herzinnenhautentzündung

Endokarditis, fibröse   mit Schrumpfung des Herzklappengewebes einhergehende chronische Form der Endokarditis

Endokardfibrose   Fibrose (s.d.) der innersten Herzwandschicht

endokrin   die Drüsen mit innerer Sekretion betreffend

Endolymphe   Flüssigkeit im häutigen Ohrlabyrinth

Endometriose   Vorkommen von funktionstüchtiger Gebärmutterschleimhaut (Endometrium) außerhalb des normalen Bereichs in oder auf einem anderen Organ bzw. Gewebe

Endometritis Entzündung der Gebärmutterschleimhaut

Endoneurium Bindegewebe zwischen den einzelnen Fasern eines peripheren Nerven

Endothel einschichtiges Plattenepithel, das alle Gefäße und Kapillaren sowie die serösen Höhlen auskleidet

Engwinkelglaukom besondere Form des Glaukoms (s.d.) mit engem Kammerwinkel und dadurch bedingtem schlechtem Abfluß des Kammerwassers

enteral zum Darm gehörend, den Darm betreffend

Enterokolitis Entzündung des Dünn- und Dickdarms

enterogen im Darm entstanden, vom Darm ausgehend

Enzephalitis Gehirnentzündung

Enzephalo-Myelitis Entzündung des Gehirns und des Rückenmarks

Enzephalopathie Oberbegriff für hirnorganische Schädigungen

Eosinophilie Vermehrung der eosinophilen Leukozyten über 4%

Epidermis Oberhaut

Epigastrium Magengrube

Epilepsie vgl. S. 252 ff.

Epineurium bindegewebige Hülle der Nerven

erosiv mit einem Oberflächendefekt einhergehend

Erythem(a) entzündliche, durch Hyperämie (s.d.) bedingte Rötung der Haut

Erythema nodosum Knotenrose; schubweise, besonders bei Jugendlichen auftretende, druckschmerzhafte, anfangs hellrote, später bläulichgrüne Knoten an der Streckseite der Unterschenkel; oft bestehen gleichzeitig Fieber und Gelenkschmerzen

Erythrodermie sehr ausgedehnte oder generalisierte entzündliche Rötung und Schuppung der Haut

Erythropoese Bildung der roten Blutkörperchen (Erythrozyten)

Euphorie gehobene Stimmung

Exanthem Hautausschlag

Exkretion Ausscheidung

exoerythrozytär außerhalb der roten Blutkörperchen

exogen durch äußere Einflüsse bedingt

Exophthalmus ein- oder beidseitiges Hervortreten des Augapfels

Exostose höckerige und spornartige Knochenvorsprünge

Exsikkose Flüssigkeitsverminderung im Organismus

Exsudat entzündlich bedingter Austritt von Flüssigkeit und Zellen aus den Blut- und Lymphgefäßen mit einem spezifischen Gewicht größer als 1,015

extraamnial außerhalb der inneren Eihaut (Amnion) gelegen

extrakorporal außerhalb des Körpers

extrapyramidal vgl. S. 135

extrarenal außerhalb der Niere

Extrasystole aus dem normalen Herzrhythmus herausfallende Herzkontraktion

Exzision Ausschneidung

Fäzes Kot

faszikulär s. Zuckungen, faszikuläre

febril mit Fieber einhergehend

Fetalzeit Zeit der Schwangerschaft zwischen Anfang des 3. Monats und der Geburt

Fetopathie während der Fetalzeit auftretende Erkrankung mit der Folge einer Entwicklungsstörung

Fetus Bezeichnung der Frucht im Mutterleib nach dem 2. Schwangerschaftsmonat bis zur Geburt

Fibroplasie, retrolentale Augenerkrankung mit Bildung einer gefäßreichen Bindegewebsplatte hinter der Linse

Fibrose Bindegewebsvermehrung

Filarien Sammelbezeichnung für verschiedene Gattungen von Fadenwürmern

Fimbrien Fransen (des Eileiters)

Flatulenz reichlicher Abgang von Darmgasen

Fluor vaginalis Scheidenausfluß

Flush vgl. S.392

Fötus siehe Fetus

Follikulitis Entzündung der Haarfollikel

Formatio reticularis Neurone, die ein komplexes Netzwerk in der Medulla oblongata und im Mittelhirn bilden und Zentren für die Regelung von Atmung, Blutdruck, Herzfrequenz und anderen vegetativen Funktionen darstellen

Fraktur Knochenbruch

fungistatisch das Wachstum von Pilzen hemmend

Fungizide pilztötende Substanzen

Furunkel vgl. S. 599

Galaktorrhoe Milchfluß, Milchabsonderung

Gangrän Brand; Gangrän im engeren Sinne = feuchter Brand: (meist an Extremitäten auftretende) Zersetzung abgestorbenen Gewebes durch Fäulnisbakterien

Gastritis Magen(schleimhaut)entzündung

Gastroenteritis Magen-Darm-Entzündung

gastrointestinal Magen und Darm betreffend

Genese Entstehung

Geriatrie die Lehre von den das Greisenalter betreffenden Erkrankungen

Gestose schwangerschaftsspezifische Erkrankung (vgl. Spätgestose)

Gewebsanoxie   fehlende Sauerstoffversorgung des Gewebes

Gingivahyperplasie   Zahnfleischwucherung

Gingivitis   Zahnfleischentzündung

glandotrop   auf eine Drüse einwirkend

Glandula   Drüse

glandulär   zu einer Drüse gehörend, drüsig

Glandula parotis   Ohrspeicheldrüse

Glandula sublingualis   Unterzungendrüse

Glandula submandibularis   Unterkieferdrüse

Glaukom   grüner Star; krankhafte Steigerung des Augeninnendrucks mit schädigender Einwirkung auf den Sehnerv und die Netzhaut

Glia   Neuroglia; Stützgewebe des Zentralnervensystems

Gliazellen   Bindegewebszellen im Zentralnervensystem, die mit ihren Fortsätzen und den Gliafasern eine Stützfunktion erfüllen

Glomerulonephritis   besonders die Glomeruli befallende Form der Nierenentzündung

Glomus caroticum   Karotisdrüse; im Teilungsgebiet der Karotis (Halsschlagader) gelegenes kleines Drüsenpaar mit Chemorezeptor-Eigenschaften

Glossitis   Zungenentzündung

Glottisödem   Kehlkopfödem; meist schnell sich entwickelnde ödematöse Schwellung der Schleimhaut des Kehlkopfes, wodurch eine hochgradige Erstickungsgefahr entsteht

Glucagonom   (seltener) Glucagon-bildender Tumor

Gluconeogenese   Neubildung von Glucose aus Nichtzuckern

Glucosurie   Ausscheidung von Glucose im Urin

Gonorrhoe   Tripper; durch Gonokokken (gramnegative Diplokokken) hervorgerufene Geschlechtskrankheit mit entzündlichen Erscheinungen im Bereich der Geschlechtsorgane und ableitenden Harnwege

Grand mal   vgl. S. 254

Granulom   geschwulstähnliche Neubildung, die aus einem dem Granulationsgewebe (gefäßreichem jungem Bindegewebe) ähnlichen Gewebe besteht

Granulozytopenie   Verringerung der Granulozyten (s. S. 412 f.)

Gynäkomastie   ein- oder doppelseitige weibliche Brustbildung bei Männern

Gyrus   Hirnwindung

habituell   gewohnheitsmäßig, häufig wiederkehrend

Hämatokrit   Anteil der Erythrozyten am Blutvolumen in Vol.%

Hämaturie   Blutharnen; Ausscheidung von roten Blutkörperchen im Urin

Hämoblastosen   Sammelbegriff für bösartige Erkrankungen des blutbildenden Systems

Hämodialyse   = künstliche Niere; Verfahren zur Eliminierung harnpflichtiger Stoffe

Hämodilution   sog. Blutverdünnung: Blutentzug bei gleichzeitiger Zufuhr des gleichen Volumens an Plasmaersatzflüssigkeit

Hämoglobinurie   Ausscheidung von gelöstem Blutfarbstoff im Urin

hämolytisch   die roten Blutkörperchen auflösend

hämorrhagisch   zu Blutungen führend, mit Blutungen einhergehend

Halluzination   Sinnestäuschung, Trugwahrnehmung

hemikraniell   eine Hälfte des Kopfes betreffend

Hepatitis   Leberentzündung

hepatogen   von der Leber gebildet, von der Leber ausgehend

Hepatose   toxisch-degenerative Schädigung des Leberparenchyms

Hepatose, cholestatische   mit Gallenstauung in den Leberkapillaren einhergehende Hepatose, die durch verschiedene Pharmaka, z.B. Phenothiazine, Hydantoine, Sulfonamide, Gold u.a. hervorgerufen werden kann

hepatotoxisch   leberschädigend

Herpes   Bläschenausschlag

Herpes simplex   durch das Herpes-simplex-Virus ausgelöste, besonders an den Lippen (Herpes simplex labialis) oder an anderen Körperstellen auftretende, gruppenweise angeordnete, stecknadelkopf- bis linsengroße Bläschen auf gerötetem Grund

Herpes zoster   s. Zoster

Herzbeuteltamponade   Blutung in den Herzbeutel nach Riß der Herzwand

Herzblock   Unterbrechung des Erregungsleitungssystems des Herzens

Herzinfarkt   s. S. 466

Herzinsuffizienz   Herzmuskelschwäche; unzureichende Funktion des Herzens

heterotop   nicht an der normalen Stelle stehend

Hilus   Ein- bzw. Austrittsstelle von Gefäßen, Nerven oder Ausführungsgängen an der Organoberfläche

Hippocampus   Wulst im Seitenventrikel des Gehirns

Hirnstamm   (= Stammhirn) s. S. 129

Hirsutismus   verstärkte Sexual-, Körper- und Gesichtsbehaarung bei Frauen

HIV   s. AIDS

Hospitalismus   alle durch die Besonderheiten eines Krankenhaus-, Anstalts- oder Heimaufenthaltes auftretende Schädigungen, insbesondere auch durch Hospitalkeime bedingte Infektionen

Human Immunodeficiency Virus   s. AIDS

Hydrozephalus   Wasserkopf

Hypalbuminämie erniedrigte Plasmaalbuminkonzentration

Hyperämie verstärkte Durchblutung

hyperämisierend durchblutungssteigernd

Hyperbilirubinämie vermehrter Bilirubingehalt des Blutes

Hypercalcämie erhöhter Blutcalciumspiegel

Hypercalcurie verstärkte Calciumausscheidung im Urin

Hyperemesis gravidarum übermäßiges Schwangerschaftserbrechen

Hyperglobulie vermehrter Erythrozytengehalt des Blutes

Hyperglykämie vermehrter Glucosegehalt des Serums (> 120 mg/100 ml)

Hyperhidrosis vermehrte Schweißsekretion

Hyperkaliämie erhöhter Blutkaliumspiegel

Hyperkeratose Verdickung der Hornschicht der Haut

Hyperkinese übermäßige Bewegungstätigkeit; unwillkürliche, automatisch ablaufende, den gesamten Körper oder Körperteile betreffende Bewegungen

hyperkinetisches Herzsyndrom meist bei jüngeren Patienten auftretendes Syndrom mit Dauertachykardie, erhöhtem Herzzeitvolumen und verminderter arterio-venöser O_2-Differenz

Hyperkortizismus durch Überfunktion der Nebennierenrinde zustandekommende Krankheitsbilder

Hyperlipidämie Vermehrung der Blutlipide

Hyperparathyreoidismus Überfunktion der Nebenschilddrüse mit vermehrter Bildung von Parathormon

Hyperplasie Vergrößerung von Geweben und Organen durch Vermehrung der Zellen

Hyperreflexie Steigerung der Reflexe und Verbreiterung der Reflexzonen

Hyperthermie hohes Fieber, Wärmestauung

Hyperthyreose Schilddrüsenüberfunktion

Hypertonie (Blut-)Hochdruck

Hypertrichose verstärkte Körperbehaarung ohne besondere Vermehrung der Sexualbehaarung

Hyperpnoe verstärkte Atmung

Hyperventilation übermäßige Steigerung der Atmung

hypnotisch schlaferzeugend

Hypofibrinogenämie verminderter Fibrinogengehalt des Blutes

Hypogenitalismus Unterentwicklung der Geschlechtsmerkmale

Hypoglykämie verminderter Glucosehalt des Serums (< 70 mg/100 ml)

hypoglykämisch durch einen zu niedrigen Glucosegehalt des Serums bedingt

Hypogonadismus s. Hypogenitalismus

Hypomenorrhoe zu schwache Regelblutung

Hyponatriämie Natriumgehalt des Blutes < 135 mmol/l

Hypoparathyreoidismus Nebenschilddrüsenunterfunktion

Hypophysektomie Entfernung der Hirnanhangsdrüse

Hypoplasie Unterentwicklung

Hypopnoe verminderte Atmung

Hyposmie herabgesetztes Geruchsvermögen

Hypothalamus s. S. 131

Hypothermie Untertemperatur

Hypothyreose Schilddrüsenunterfunktion

Hypotonie 1. zu niedriger Blutdruck
2. Tonusherabsetzung der Muskulatur

Hypovolämie Verminderung der zirkulierenden Flüssigkeitsmenge in den Gefäßen

Hypoxie Sauerstoffmangel im Gewebe

Ichthyosis vulgaris Fischschuppenkrankheit; unregelmäßig dominant vererbliche Verhornungsstörung, von der besonders die Streckseiten der Extremitäten und der Rumpf befallen sind. Talg- und Schweißdrüsenabsonderung sind vermindert

idiopathisch selbständig, ohne erkennbare Ursache entstanden

Ikterus Gelbsucht; hell- bis dunkelgelbe Hautfarbe infolge Übertritts von Gallenbestandteilen, insbesondere von Bilirubin, ins Blut; keine Krankheit, sondern Symptom, das bei verschiedenen Grundkrankheiten auftreten kann

Ikterus, cholestatischer durch Gallenstauung bedingte Gelbsucht

Ileum Krummdarm (Teil des Dünndarms)

Ileus Darmverschluß

Ileus, paralytischer durch Darmlähmung bedingter Darmverschluß

Immunkomplexvaskulitis durch Ablagerung von Immunkomplexen hervorgerufene Gefäßentzündung

Immunpräzipitation durch Vereinigung von Antigenen und Antikörpern (s. S. 765 f.) zum Antigen-Antikörper-Komplex entstehender Niederschlag

Immunsuppression Unterdrückung der Immunreaktionen

Impetigo contagiosa durch Staphylokokken und Streptokokken hervorgerufener, besonders bei Kindern im Gesicht und am Kopf auftretender, eitriger Hautausschlag, anfangs mit Bläschen und Pusteln, später mit gelben bis braunen Krusten

Impotentia Zeugungsschwäche

Impotentia coeundi Unvermögen, den Beischlaf auszuführen

Impotentia generandi   Sterilität (des Mannes)

inotrop   die Kontraktionskraft (des Herzens) betreffend

Insuffizienz   ungenügende Leistung, Schwäche

Insult   Anfall

Insult, apoplektischer   Schlaganfall

interdigital   zwischen Fingern oder Zehen

Interkostalmuskeln   Zwischenrippenmuskeln

Interstitium   der zwischen organtypischen Parenchymkomplexen gelegene Raum, der Bindegewebe, Gefäße und Nerven enthält

intertriginös   in den Körperfalten auftretend und mit Wundsein einhergehend

intestinal   zum Darmkanal gehörend

Intima   innerste Schicht der Gefäßwand

Intoxikation   Vergiftung

intraamnial   in dem von der inneren Eihaut (Amnion) gebildeten Hohlraum, der das Fruchtwasser enthält, gelegen

intraglutäal   in den Gesäßmuskel

intralumbal   im Lendenwirbelkanal, in den Lendenwirbelkanal hinein

intraokular   innerhalb des Auges

intraperitoneal   innerhalb des Bauchfellraumes, in den vom Bauchfell umschlossenen Raum hinein

intrapleural   innerhalb des Pleuraraumes (Pleura = Rippenfell)

intrathekal   in den Liquorraum

intravasal   in einem Blutgefäß, in ein Blutgefäß hinein

Intubation   Einführen eines Schlauches oder Rohres (Tubus) durch den Mund oder die Nase in den Schlund oder die Luftröhre

Iris   Regenbogenhaut des Auges

Ischämie   Blutleere von Organen bzw. Organteilen infolge mangelnder Blutzufuhr

ischämisch   blutleer

Jackson-Epilepsie   vgl. S. 252 f.

Jejunum   s. S. 526

kachektisch   hinfällig

Kachexie   Kräfteverfall, Auszehrung

Kandidosen   durch Candida-Arten (weitverbreitete saprophytäre und parasitäre Sproßpilze) hervorgerufene Erkrankungen

Kanzerosen   krebsartige Erkrankungen

Kardiomegalie   Herzvergrößerung

Kardiomyopathie   Herzmuskelerkrankung, die primär nicht durch eine Entzündung oder eine Durchblutungsstörung des Herzens bedingt ist

kardiotoxisch   herzschädigend

kardiovaskulär   Herz und Gefäße betreffend

Karditis   Entzündung des Herzens

Karzinom   bösartiger epithelialer Tumor

Katatonie   besondere Form der Schizophrenie (vgl. S. 141 f..) mit geistig-körperlicher Erstarrung (Stupor) oder Erregungszuständen

Keloid   überschießende Narbenbildung, Wulstnarben

Keratitis   Hornhautentzündung (des Auges)

keratogen   hornbildend

Keratolytikum   die Hornschicht auflösendes Mittel

Kernikterus   Bilirubinenzephalopathie; Schädigung der Ganglienzellen im Stammhirn durch Hyperbilirubinämie bei verschiedenen Ikterusformen (s.d.)

Kinetosen   Bewegungskrankheiten

Klaustrophobie   Angst vor dem Aufenthalt in (kleinen, engen) Räumen

Knochenmarkdepression   Schädigung der Blutzellbildung im Knochenmark

klonisch   schüttelnd, krampfhaft zuckend

Klysma   Einlauf

Kolitis   Dickdarmentzündung

Kolitis, pseudomembranöse   mit strukturloser Membranbildung einhergehende Dickdarmentzündung

Kollaps   Versagen des peripheren Kreislaufs

Kollaps, orthostatischer   durch die aufrechte Körperhaltung bedingter Kollaps, der z. B. durch längeres Stehen an einem Ort, aber auch durch Antihypertonika (vgl. S.482 ff .) ausgelöst werden kann

Kollaterale   Parallelgefäß

Kolliquationsnekrose   Nekrose (s.d.) mit Gewebsverflüssigung

Kolon   Dickdarm

Kolpitis   Scheidenentzündung

Koma   tiefe Bewußtlosigkeit

komatös   tief bewußtlos

Komplement   s. S. 763 f.

Konjunktivitis   Augenbindehautentzündung

konnatal   angeboren

konstriktiv   zusammenziehend

Korium   Lederhaut

Kornea   s. Cornea

Koronarsklerose   Arteriosklerose (s.d.) der Koronararterien

Koronarspasmus   (krampfartige) Verengung einer Koronararterie

Korsakow-Syndrom   psychischer Folgezustand nach (meist durch Alkoholabusus bedingter) Hirnschädigung mit Störungen der Merkfähigkeit und des Orientierungsvermögens, Gedächtnistäuschungen, Minderung des Anpassungsvermögens u. a.

kortikal   zur (Hirn-)Rinde gehörend

Kraurosis vulvae   Atrophie (s.d.) der äußeren weiblichen Geschlechtsteile

Kretinismus   s. S. 330

Kryptokokkosen   durch Kryptokokken (spezielle Hefepilze) hervorgerufene Erkrankungen

Kryptorchismus   Zurückbleiben eines oder beider Hoden in der Bauchhöhle oder im Leistenkanal

Läsion   Verletzung, Störung

Laktation   Milchproduktion in der weiblichen Brustdrüse nach der Geburt

Laryngitis   Entzündung des Kehlkopfes

Laryngospasmus   Stimmritzenkrampf

Leberzirrhose   fortschreitende, narbig-bindegewebige Umwandlung des Leberparenchyms

letal   tödlich

Leukämie   s. Leukose

Leukopenie   krankhafte Verminderung der Leukozyten unter 5000/mm^3

Leukoplakie   Bildung weißer Flecke durch Epithelwucherung

Leukose   generalisierte maligne Wucherung der Leukozyten bzw. deren Vorstufen in den blutbildenden Geweben, besonders im Knochenmark (myeloische Leukose), oder der Milz und den Lymphknoten (lymphatische Leukose)

Libidoverlust   Verlust des Geschlechtstriebs

limbisches System   vgl. S. 130

Lipodystrophie   fortschreitender starker Fettschwund im Gesicht, am Oberkörper und an den Armen bei gleichzeitig verstärktem Fettansatz in der Gesäß- und Lendengegend

Liquor   Flüssigkeit; meist gebraucht im Sinne von Liquor cerebrospinalis: Gehirn-Rückenmark-Flüssigkeit

Lues   s. Syphilis

luetisch   s. syphilitisch

Lungenembolie   Embolie (s.d.) in einem Ast der Lungenarterie

Lungenfibrose   bindegewebiger Umbau der Lunge

Lupus erythematodes   Schmetterlingsflechte (typischer symmetrischer Sitz der Herde auf Nasenrücken und Wangen)

Lupus erythematodes acutus   Autoimmunkrankheit, die fast ausschließlich bei geschlechtsreifen Frauen auftritt; plötzlicher hochfieberhafter Beginn mit Gelenk- und Muskelschmerzen, Nephritis (s.d.), Perikarditis (s.d.) und zahlreichen Hautveränderungen, meist tödlich

Lupus erythematodes (chronicus) disseminatus   zahlreiche Herde am Gesicht, am Stamm und den Extremitäten

Lupus vulgaris   häufigste Form der Hauttuberkulose, die meist in der Kindheit als braunrotes, leicht schuppendes Knötchen entsteht, das sich langsam vergrößert und zu schweren Entstellungen führen kann

Lyell-Syndrom   Epidermolysis acuta toxica; ausgedehntes, mit Erythem (s.d.) und Blasenbildung einhergehendes Arzneimittelexanthem (s.d.) hoher Mortalität

Lymphadenitis   Lymphknotenentzündung

Lymphadenopathie   Erkrankung der Lymphknoten

Lymphangitis   Lymphgefäßentzündung

Lymphogranulomatose   s. Morbus Hodgkin

Lymphom   bösartige Geschwulst von lymphdrüsenartigem Bau

Lymphopenie   krankhafte Verminderung der Lymphozyten im strömenden Blut

Lymphosarkom   kleinzelliges Rundzellensarkom (vgl. Sarkom), das generalisiert auftreten kann und dann als Lymphosarkomatose bezeichnet wird

Lymphozytopenie   s. Lymphopenie

makulo-papulös   s. S. 597

Malabsorption   gestörte Aufnahme von (Nahrungs-) Stoffen aus dem Magen-Darm-Kanal

maligne   bösartig

Mamma   Brustdrüse

Manie   vgl. S. 142

Mastitis puerperalis   im Wochenbett auftretende, meist durch Staphylococcus aureus hervorgerufene Brustdrüsenentzündung

Mastodynie   mit jedem Menstruationszyklus wiederkehrende Schwellung und Schmerzhaftigkeit der weiblichen Brustdrüsen

Mastopathie   Erkrankung der Brustdrüse

Mastozytom   geschwulstartige Wucherung von Mastzellen

Mastozytose   übermäßige Vermehrung von Mastzellen

Mastzellen   polymorphkernige basophile Granulozyten, die u. a. Heparin und Histamin enthalten

Medulla oblongata   verlängertes (Rücken-)Mark

Megaloblasten   abnorm große, kernhaltige Erythrozyten

Megaloblastenanämie   durch das Auftreten von Megaloblasten charakterisierte Anämie (s.d.)

Melaena neonatorum   bei Neugeborenen infolge Mangels an Gerinnungsfaktoren auftretende Darmblutung mit Teerstühlen

Melanom   bösartiger, meist schwarzgefärbter Hauttumor

Meningealgefäße   Gefäße der Hirnhäute

Meningitis   Hirnhautentzündung

Meningo-Enzephalitis   Entzündung der Hirnhäute

und des Gehirns

Meningokokkenmeningitis durch Meningokokken (gramnegative, intrazellulär gelegene, semmelförmige Diplokokken) hervorgerufene Hirnhautentzündung

Menopause letzte Regelblutung

Mesenterium Gekröse, Aufhängeband des Darms

Mikroaneurysmen kleinste, einzeln oder multipel auftretende Aussackungen von Gefäßen der Endstrombahn

Mikroangiopathie krankhafte Veränderung der kleinen Gefäße, die vor allem bei Diabetikern auftritt

Mikrostomie Kleinheit des Mundes

Mikrozephalus abnorm kleiner Kopf

Miktion Harnlassen

Miosis (abnorme) Verengung der Pupille

Miotikum pupillenverengendes Mittel

Mitralstenose Verengung des Lumens der zwischen linkem Vorhof und linkem Ventrikel gelegenen Herzklappe (Mitralklappe)

Morbus Addison Bronzehautkrankheit; chronische Nebennierenrindeninsuffizienz, die durch vorzeitige Ermüdbarkeit, Gewichtsabnahme, Hyperpigmentation, Muskelschwäche, Neigung zu Hypoglykämie, Hyponatriämie, Hypochlorämie, Hyperkaliämie u. a. gekennzeichnet ist

Morbus Alzheimer s. S. 171

Morbus Bechterew chronisch entzündliche Wirbelsäulenerkrankung, die im Spätstadium zu vollständiger Wirbelsäulenversteifung führt

Morbus Boeck Systemerkrankung des mesenchymalen Gewebes mit Lymphknotenschwellung und vermehrter Einlagerung von Bindegewebe in der Lunge

Morbus Crohn besondere Form der Darmentzündung unklarer Ätiologie mit Granulationen und Neigung zur Fistelbildung

Morbus Hodgkin bösartige Erkrankung des retikulären und lymphatischen Systems mit granulomatösen Wucherungen, von der vorwiegend Männer im Alter von 20 – 40 Jahren befallen werden

Morbus Little durch frühkindliche Hirnschädigung bedingte spastische (teilweise) Lähmung der Beine oder sämtlicher Gliedmaßen

Morbus Paget Ostitis deformans; vorwiegend bei Männern im höheren Lebensalter auftretende Knochenerkrankung mit Neigung zu Spontanfrakturen und gehäuftem Auftreten von Knochensarkomen

Morbus Raynaud anfallsweise auftretende Gefäßkrämpfe meist an den Arterien der Finger

Morbus Sudeck meist im Anschluß an Verletzungen an der betroffenen Extremität auftretende, entzündlich atrophische Veränderungen

Musculus ciliaris s. Ziliarmuskel

Musculus sphincter pupillae der die Verengung der Pupille bewirkende Muskel

Mutismus gewolltes oder ungewolltes Schweigen bei intaktem Sprachvermögen

Myasthenia gravis (pseudoparalytica) durch Störung der neuromuskulären Übertragung bedingte, gesteigerte Ermüdbarkeit der quergestreiften Muskulatur, insbesondere der Sprach-, Kau- und Schluckmuskulatur

Mydriasis Pupillenerweiterung

Mydriatikum pupillenerweiterndes Mittel

myeloisch das Knochenmark betreffend, vom Knochenmark ausgehend

Myelose, funikuläre degenerative Erkrankung der Leitungsbahnen im Rückenmark mit Parästhesien (s. d.), Ataxie (s. d.) und spastischen Paresen (s. d.)

Mykosen Pilzerkrankungen

Mykosis fungoides maligne, chronische, granulomatöse Entzündung, die meist von der Haut ausgeht, aber auch Lymphknoten und innere Organe befallen kann

Myofibrille kontraktile Faser des Muskelgewebes

Myokard Herzmuskulatur

Myokardinsuffizienz Herzmuskelschwäche

Myokarditis Herzmuskelentzündung

Myoklonien unwillkürliche, blitzartige Einzelzuckungen von Muskeln oder Muskelgruppen

Myom gutartiger, von der Muskulatur ausgehender Tumor

Myomenukleation operative Ausschälung eines Myoms (s. o.)

Myopathie Muskelerkrankung

Myositis Muskelentzündung

Myxödem s. S. 331

Narkolepsie anfallsweiser, unüberwindlicher Schlafzwang am Tage

Nasopharyngitis Entzündung des Nasen-Rachen-Raums

Nasopharynxkarzinom im Nasen-Rachen-Raum auftretendes Karzinom (s. d.), an dessen Entstehung sehr wahrscheinlich das Epstein-Barr-Virus beteiligt ist

Nausea Übelkeit

Nekrose örtlicher Gewebstod

Nematozide Stoffe zur Bekämpfung von Fadenwürmern

Neoplasma Neubildung, meist Bezeichnung für bösartigen Tumor

neoplastisch eine bösartige Geschwulst betreffend

Nephritis Nierenentzündung

Nephritis, interstitielle vorwiegend im Interstitium (s.d.) sich abspielende Nierenentzündung

Nephrokalzinose Ablagerung von Kalksalzen in der Niere

nephrotisches Syndrom durch massive Albuminurie, Ödeme, Hypoproteinämie und Hypercholesterolämie gekennzeichnetes Krankheitsbild, dem eine Zunahme der Durchlässigkeit der Glomeruluskapillaren zugrunde liegt

nephrotoxisch nierenschädigend

Nervus vagus Hauptnerv des parasympathischen Systems, X. Hirnnerv

Neuralgie s. S. 183

Neuritis Nervenentzündung

Neuroblastom Geschwulst aus nicht ausgereiften Nervenzellen

Neuroleptanästhesie, -analgesie s. S. 241 f.

Neuropathie Nervenleiden

Neurose s. S. 142 f.

Nidation Einnistung des (befruchteten) Eis

NNR Nebennierenrinde

nomotop im Sinusknoten (des Herzens) entstehend

Normovolämie normales Blutvolumen

nosokomiale Infektionen durch einen Krankenhausaufenthalt erworbene, vielfach durch Antibiotika-resistente Keime hervorgerufene Infektionen

Nucleus 1. Zellkern
2. Bezeichnung für die Ansammlung von Nervenzellen im Innern des Gehirns

Nykturie nächtliches Wasserlassen

Nystagmus Augenzittern; unwillkürliche, rhythmische, schnell aufeinanderfolgende Zuckungen der Augäpfel

obliterierend zur Verengung bzw. zum Verschluß führend

Obstipation Verstopfung

Obstipation, spastische durch Spasmen der Darmmuskulatur hervorgerufene Verstopfung

Oculomotorius der III. Hirnnerv

Ödem s. S. 579 ff.

Ösophagusstriktur Einengung der Speiseröhre

Ösophagusvarizen im Bereich der Speiseröhre auftretende Krampfadern

Oligomenorrhoe zu seltene Regelblutung (Zyklus dauert länger als 31 Tage)

Oligospermie verminderte Spermienzahl

Oligurie Verminderung der täglichen Harnausscheidung auf Mengen von 100 bis 400 ml

Opisthotonus tonischer Krampf der Rückenmuskulatur mit Rückwärtsbeugung des Rumpfes

Orchiektomie Entfernung des Hodengewebes

Orthopnoe höchste Atemnot, die nur in aufrechter Haltung einigermaßen kompensiert werden kann

orthostatisch durch die aufrechte Körperhaltung bedingt

orthostatische Dysregulation s. S. 492

Osteoklasten Knochen resorbierende Riesenzellen

Osteomalazie mangelhafter Einbau von Mineralstoffen in das Knochengrundgerüst mit erhöhter Weichheit und Verbiegungstendenz des Knochens

Osteomyelitis Knochenmarkentzündung

Osteopathie Knochenerkrankung

Osteoporose Mangel an Knochengewebe; unzureichende Bildung von Knochensubstanz

Osteosarkom Sarkom (s.d.) des Knochens

Otitis media Mittelohrentzündung

ototoxisch gehörschädigend

Ovar Eierstock

Ovarektomie operative Entfernung des Eierstocks

Ovarialinsuffizienz Leistungsschwäche der Eierstöcke:
1. generative Ovarialinsuffizienz: Ausbleiben des Follikelsprungs
2. vegetative Ovarialinsuffizienz: Ruhen jeglicher inkretorischer Leistung der Eierstöcke, d.h., es werden auch keine Östrogene mehr gebildet

Ovarialkarzinom Karzinom (s.d.) der Eierstöcke

palliativ lindernd (im Gegensatz zu heilend)

Palpitation Herzklopfen

Panarteriitis nodosa schwere, mit Fieber, Leibschmerzen, Polyneuritis (s.d.), Nephritis (s.d.), flächenhaften Hautblutungen u.a. einhergehende Gefäßerkrankung

Pankreatektomie Entfernung der Bauchspeicheldrüse

Pankreatitis Entzündung der Bauchspeicheldrüse

Panzytopenie starke Verminderung aller Blutzellen

Papillenödem Stauungspapille; Schwellung, knopfförmige Verwölbung und glasige Trübung der Sehnervenpapille (Austrittstelle des Sehnervs aus der Netzhaut)

Papillom den Hautpapillen ähnliche Geschwulst

Parästhesie krankhaft abnorme Empfindung, z.B. Kribbeln, Ameisenlaufen, Taubsein

Paralyse 1. vollständige motorische Lähmung
2. oft für progressive Paralyse = Spätform der Syphilis (s.d.), die etwa 15 bis 25 Jahre nach der Infektion auftritt und unbehandelt über geistigen und körperlichen Zerfall zum Tode führt

paranoid mit Wahn(ideen) einhergehend

parathyreopriv durch Fehlen oder Ausfall der Nebenschilddrüsen bzw. der Parathormonproduktion bedingt

Paravertebralanästhesie besondere Form der Leitungsanästhesie, bei der das Lokalanästhetikum in die Nähe der aus dem Wirbelkanal austretenden Spinalnerven gespritzt wird

parenteral unter Umgehung des Verdauungsweges

Parese motorische Schwäche, unvollständige Lähmung

Parenchym das spezifische Gewebe eines Organs

Parkinsonismus s. S. 261

paroxysmal anfallsweise auftretend

pathologisch krankhaft

pektanginös vgl. Angina pectoris S. 465 f.

Pemphigus Oberbegriff für schwere, blasenbildende Hauterkrankungen

perianal um den After

Periarteriitis nodosa siehe Panarteriitis nodosa

Periarthritis Entzündung der ein Gelenk umgebenden Teile

Peribronchialfibrose Fibrose in dem die Bronchien umgebenden Gewebe

Periduralanästhesie besondere Form der Lokalanästhesie, bei der das Lokalanästhetikum in den über der harten Hirnhaut gelegenen Raum (Epiduralraum) injiziert wird

Perikard Herzbeutel

Perikarderguß Flüssigkeitsansammlung im Herzbeutel

Perikarditis Herzbeutelentzündung

Perilymphe Flüssigkeit zwischen häutigem und knöchernem Ohrlabyrinth

Periost Knochenhaut

Peristaltik fortschreitende Bewegung von Hohlorganen (z.B. des Darmes, der Harnleiter oder der Samenleiter)

Peritonealfibrose Fibrose (s.d.) des Bauchfells

Peritonitis Bauchfellentzündung

periumbilikal um den Nabel herum

perlingual über die Zunge (resorbiert)

Perivaskulitis Entzündung des Bindegewebes, das die Gefäße umgibt

Perspiratio Hautatmung, Wasserabgabe durch die Haut

Pertussis Keuchhusten

Petechien flohstichartige Blutungen

Petit mal vgl. S. 253 f.

Phäochromozytom s. S. 287

Phagozytose die Aufnahme von Fremdkörpern (z. B. Bakterien) in lebende Zellen

Pharyngitis Entzündung der Rachenschleimhaut

Phlebitis Venenentzündung

Phlegmone flächenhaft fortschreitende eitrige Ent-

zündung, die vor allem durch hämolysierende Streptokokken hervorgerufen wird

Phokomelie sog. Robbengliedrigkeit; Mißbildung, bei der Hände und/oder Füße sich direkt an den Schultern bzw. der Hüfte befinden

Photophobie Lichtscheu

Plaque umschriebener Fleck, Vorwölbung

Plaque, atheromatöser im Rahmen einer Atherosklerose (s.d.) infolge der Ablagerung (Plaquebildung) von Cholesterol und anderen Substanzen in der Arterienwand entstandene, umschriebene Gefäßeinengung

Plaqueruptur Aufbrechen eines atheromatösen Plaques

Plasmozytom bösartige Wucherung von Plasmazellen des Knochenmarks, vorwiegend in den Wirbeln, den Rippen, der Schädelkalotte und im Brustbein

Plazenta Mutterkuchen, Nachgeburt

Pleura Brustfell, Rippenfell

Plexus chorioidei Bildungsstätten des Liquor cerebrospinalis (s.d.) in den Hirnkammern

Pneumokoniosen Staublungenerkrankungen

Pneumonie Lungenentzündung

Polyarthritis Entzündung zahlreicher Gelenke

Polydipsie krankhafte Steigerung des Durstgefühls und damit der Trinkmenge

Polyglobulie krankhafte Vermehrung der roten Blutkörperchen

Polymenorrhoe zu häufige Regelblutung

Polyneuritis mit Störungen der motorischen und/oder der sensiblen Leitung einhergehende Erkrankung mehrerer oder zahlreicher peripherer Nerven, teils entzündlicher, teils degenerativer Natur

Polysom = Polyribosom, Vereinigung mehrerer Ribosomen durch ein m-RNA-Molekül während der Proteinbiosynthese

Polyurie krankhafte Vermehrung der Harnmenge

Polyzythämie krankhafte Vermehrung der roten Blutkörperchen auf über 5,5 Mill./mm^3 bei der Frau und 6 Mill./mm^3 beim Mann

Porphyrie Ausscheidung großer Mengen von Porphyrinen bzw. deren Vorstufen im Urin infolge einer Hämsynthesestörung; der Urin ist bzw. wird beim Stehen dunkel oder rot

portokaval zur Pfortader und unteren Hohlvene gehörend

post abortum nach einer Fehlgeburt

postapoplektisch nach einem Schlaganfall

postenzephalitisch nach einer Gehirnentzündung

post partum nach der Geburt

Potentia coeundi Fähigkeit zum Beischlaf

Präkanzerosen Krankheiten, die zu Krebs führen bzw. zu Krebs führen können

Präeklampsie Spätgestose (vgl. Eklampsie) ohne tonisch-klonische Krämpfe mit den Symptomen Ödeme, Proteinurie und Hypertonie

Präkoma drohendes Koma (s d.)

pressorisch blutdrucksteigernd

Prodromalphase den eigentlichen Krankheitssymptomen vorausgehende Phase

prolabiert vorgefallen

Prolaktinom Adenom (s.d.) des Hypophysenvorderlappens mit gesteigerter Prolaktinbildung

proliferierend wuchernd, sich schnell teilend

Prostata Vorsteherdrüse

Prostatahyperplasie, benigne tumoröses Wachstum der sog. periurethralen, d.h. die Harnröhre umgebenden Drüsen im Bereich der Prostata (s.o.), das vor allem bei Männern im höheren Alter auftritt und zu Harnentleerungsstörungen führt

Prostatahypertrophie ältere Bezeichnung für Prostatahyperplasie

Proteinurie Vorkommen von Eiweiß im Harn

Prurigo Dermatosen (s.d.) mit Juckreiz

Pruritus Juckreiz, Hautjucken

Psoriasis vulgaris Schuppenflechte, vgl. S. 598

Psychose vgl. S. 141 f.

Ptosis Herabhängen des Oberlids

pulmonal zur Lunge gehörend

Purpura Hautblutungen

Purpura, thrombozytämische (thrombopenische) durch Verringerung der Thrombozyten auftretende Hautblutungen

Pyelonephritis Nieren- und Nierenbeckenentzündung

Pykniker Konstitutionstyp nach Kretschmer; Menschen mit kräftigem, gedrungenem Körperbau

Pylorospasmus krampfhafter Verschluß des Magenausgangs (Pylorus)

Pyodermie eitrige Erkrankung der Haut und ihrer Anhangsgebilde (Haare, Nägel, Schweißdrüsen), meist durch Strepto- oder Staphylokokken hervorgerufen

pyramidal zur Pyramide, einer pyramidenförmigen Vorwölbung der Medulla oblongata (s.d.), gehörend

Quincke-Ödem angioneurotisches Ödem; akutes umschriebenes Ödem, das meist bei Frauen im Gesicht, an den Augenlidern oder der Haut der Fingergelenke auftritt und Stunden bis Tage anhält

Reanimation Wiederbelebung

Reflex s. S. 134

Refraktion Lichtbrechung (des Auges)

Rektum Enddarm

Relaxation Erschlaffung, Entspannung

renal zur Niere gehörend, die Niere betreffend

Respirationstrakt Atemwege

Retikuloendothel retikulo-endotheliales System (RES), retikulo-histiozytäres System (RHS); funktionelle Einheit der biologisch aktiven, durch Speicherung, Phagozytose (s.d.) und Immunkörperbildung ausgezeichneten Zellen des Mesenchyms; hierzu gehören z.B. die Retikulum- und Endothelzellen (s.d.) der Milz und der Lymphknoten, die von-Kupfferschen-Sternzellen der Leber u. a.

retinal zur Netzhaut des Auges gehörend

Retinoblastom bösartige Geschwulst der Netzhaut

Retroperitonealfibrose Fibrose (s.d.) im Retroperitonealraum (Raum hinter dem Bauchfell)

retrosternal hinter dem Brustbein gelegen

Rezidiv Rückfall

Rhabdomyolyse Auflösung von quergestreifter Muskulatur

Rhabdomyosarkom seltener, von der quergestreiften Muskulatur ausgehender Tumor

Rhagaden = Schrunden; kleine, oft sehr schmerzende Hautspalten

Rhinitis Nasenkatarrh, Schnupfen

Rhinopharyngitis Entzündung des Nasen-Rachen-Raumes

Rickettsiosen durch Rickettsien (kleine, obligat intrazellulär lebende gramnegative Bakterien) hervorgerufene Erkrankungen (z.B. Fleckfieber)

Rigor Tonusvermehrung der Muskulatur, die besonders deutlich bei passiver Bewegung hervortritt

Rodentizide Stoffe zur Bekämpfung von Nagern

Rotor-Syndrom besondere Form der Hyperbilirubinämie (s.d.)

Ruptur Zerreißung

Sarkoidose Morbus Boeck (s.d.)

Sarkom bösartiger mesenchymaler Tumor

Sarkoplasma Protoplasma der Muskelfaser

Scharlach durch das Toxin hämolytischer Streptokokken hervorgerufene Erkrankung mit Mandelentzündung (Angina) und charakteristischem Hautausschlag

Schizophrenie vgl. S. 141

Schock vgl. S. 493 f.

Schwangerschaftsnephropathie schwangerschaftsbedingte Nierenerkrankung

Schwangerschaftstoxikosen 1. im weiteren Sinn: alle durch die Schwangerschaft bedingten Krankheitszustände = Gestosen;

2. im engeren Sinn: Spättoxikose = Spätgestose (s.d.)

Seborrhoe gesteigerte Talgabsonderung

Sectio (caesarea) Kaiserschnitt

sedativ beruhigend

Sedierung Beruhigung

Seminom meist synonym für Hodenkarzinom gebraucht

Sensorium Bewußtsein

Sepsis bakterielle Allgemeininfektion („Blutvergiftung")

Septikopyämie s. Sepsis

Serumkrankheit Überempfindlichkeit gegen artfremdes Serumeiweiß, wodurch es zu Hauterscheinungen, Juckreiz, Gelenkschwellungen, Fieber und allergischem Schock kommen kann

Shigellosen durch Shigellen (unbewegliche, gramnegative Stäbchenbakterien) hervorgerufene Erkrankungen

Shunt Nebenschluß

Shunt, arteriovenöser Kurzschlußverbindung zwischen Arterie und Vene

Singultus Schluckauf

Sinus caroticus Teilungsstelle der Halsschlagader, Ausgangspunkt der Sinusnerven

Sinusitis 1. Nasennebenhöhlenentzündung
2. (selten) Entzündung des Hirnblutleiters

Sinustachykardie vom Sinusknoten ausgehende Tachykardie (s.d.)

Sklerodermie Darrsucht;
1. Sclerodermia diffusa seu progressiva: schwere, meist tödliche Systemerkrankung des Gefäßbindegewebes (Maskengesicht, dünne, in Beugestellung fixierte Finger, De- und Hyperpigmentierungen; meist innere Organe mitbefallen; z.B. Lungen- und Myokardsklerose u.a.)
2. Sclerodermia circumscripta: meist harmlose, rundliche Herde mit wachsartigem, derbem Zentrum, das oft Hyper- und Depigmentierungen aufweist; an der Stirn und den Extremitäten vielfach bandförmige Anordnung der Herde

Sklerose, multiple Nervenerkrankung unbekannter Ätiologie (Autoimmunerkrankung) mit zahlreichen, z.T. stark wechselnden Symptomen

Skrotum Hodensack

somato-motorisch die willkürliche (quergestreifte) Muskulatur betreffend

somatotrop das Körperwachstum betreffend

Soorkolpitis durch Candida albicans (s. Kandidosen) ausgelöste Scheidenentzündung

Spätgestose nach der 24. Schwangerschaftswoche auftretende, schwangerschaftsspezifische Erkrankung, die mit einem Spasmus der mittleren bis kleinsten arteriellen Gefäße sowie mit Wasser- und Salzretention einhergeht und die Hauptsymptome Hypertonie, Ödeme und Proteinurie aufweist

Spasmus krampfartige Kontraktion, erhöhter Muskeltonus

spastisch krampfartig, verkrampft

Spermiogenese Entwicklung der männlichen Samenzellen im Keimepithel der Hodenkanälchen

Sphinkter Schließmuskel

spinal zur Wirbelsäule, zum Rückenmark gehörend

spinozellulär von den Stachelzellen der Haut ausgehend

Spirochätosen durch Spirochäten (heterogen zusammengesetzte Gruppe spiralig geformter, beweglicher Keime) hervorgerufene Erkrankungen, z. B. Syphilis (s.d.) oder Rückfallfieber

Splanchnikus Eingeweidenerv, Teil des sympathischen Nervensystems

Spondylarthritis ankylopoetica Bechterewsche Erkrankung; chronisch entzündliche Erkrankung der Wirbelsäule rheumatischer Genese, die zu vollständiger Wirbelsäulenversteifung führt; vorwiegend sind Männer befallen

Spondylarthrose Arthrose (s.d.) der kleinen Wirbelgelenke

Spondylose degenerative Erkrankung der Wirbelkörper und Bandscheiben, die sich röntgenologisch durch Erhebungen, Zacken und Randwülste an den Wirbelkörpern erkennen läßt

Sputum Auswurf

squamös mit Schuppenbildung einhergehend

Stammhirn s. S. 129

staphylogen durch Staphylokokken hervorgerufen

Status epilepticus vgl. S. 254

Steatorrhoe Salbenstuhl; Stuhl, bei dem größere Mengen von nicht resorbiertem Fett ausgeschieden werden

stenokardisch vgl. Angina pectoris S. 465 f.

Stenose Enge, Verengung

Stenosierung Verengung

Stereotypien wiederkehrende, gleichartige Bewegungen oder sprachliche Ausdrücke

Stevens-Johnson-Syndrom synonym Erythema exsudativum multiforme; runde, scheibenförmige bis markstückgroße kokardenartige Herde, die besonders im Frühjahr und Herbst auftreten; oft verbunden mit Angina und rheumatoiden Beschwerden

sthenisch kräftig

Stomatitis Entzündung der Mundschleimhaut

Stratum corneum Hornschicht der Haut

Stratum germinativum Keimschicht (der Haut)

streptogen durch Streptokokken hervorgerufen

Striae Streifen (auf der Haut)

Strongyloidiasis durch Zwergfadenwürmer hervorgerufene Wurmerkrankung

Struma Kropf; jede Vergrößerung der Schilddrüse

Struma nodosa mit Knotenbildung einhergehender Kropf

Stupor fehlende körperliche und geistige Aktivität bei wachem Bewußtsein

subendokardial unter der Herzinnenhaut

subkortikal unterhalb der Hirnrinde gelegen

Subkutis Unterhaut

submammär unter den Brustdrüsen

Submotilität verringerte Bewegungstätigkeit

Suppressivbehandlung Therapie oder Prophylaxe, die nur vorübergehend die klinischen Erscheinungen einer Krankheit unterdrückt

supraventrikulär oberhalb der Herzkammer

Symptom (Krankheits-)Zeichen

Synapse Verbindungsstelle zwischen zwei Neuronen oder zwischen einem Neuron und einem Erfolgsorgan

Syndrom durch ein bestimmtes Symptommuster charakterisiertes Krankheitsbild

Syndrom, nephrotisches siehe nephrotisches Syndrom

Synkope kurzdauernder Bewußtseinsverlust

Syphilis Lues venerea, harter Schanker; wegen ihrer Spätfolgen gefährliche Geschlechtskrankheit; Erreger: Treponema pallidum

systolisch während der Kontraktionsphase des Herzens

Tachyarrhythmie schnelle Form der Arrhythmie (s.d.)

Tachykardie Steigerung der Herzfrequenz über 100 Kontraktionen/min

Tachykardie, paroxysmale anfallsweise auftretende Tachykardie

Tachypnoe beschleunigte Atmung, erhöhte Atmungsfrequenz

Teleangiektasie bleibende Erweiterung kleiner, oberflächlicher Hautgefäße

Tendovaginitis Sehnenscheidenentzündung

teratogen Mißbildungen hervorrufend

Tetanie durch Erniedrigung des Blutcalciumspiegels bedingte neuromuskuläre Übererregbarkeit

Tetanus Wundstarrkrampf; akute schwere Infektionskrankheit, die durch das Toxin von Clostridium tetani hervorgerufen wird und sich in einem tonischen Krampf der quergestreiften Muskulatur äußert

Tetanus uteri Krampfwehen; anhaltende, durch keine Pause unterbrochene Wehen

Thalamus opticus Sehhügel, das größte Kerngebiet des Zwischenhirns; wichtige Umschaltstelle afferenter Erregungen

Thorax Brustkorb

Thrombangiitis obliterans Verquellung der Gefäßinnenhaut an den kleinen Arterien und Venen mit Bindegewebswucherungen, entzündlichen Infiltraten, Thrombenbildung und Durchblutungsstörungen; zum rheumatischen Formenkreis gehörend

Thromboembolie Thrombose (s.d.) mit nachfolgender Embolie (s.d.)

thrombolytisch Blutgerinnsel-auflösend

Thrombopenie verminderte Thrombozytenzahl

Thrombophlebitis mit Bildung von Thromben einhergehende Venenentzündung

Thrombose Thrombenbildung; Gerinnung von Blut innerhalb der Gefäße beim Lebenden

Thrombozytenadhäsivität Haftfähigkeit der Blutplättchen

Thrombozytopenie s. Thrombopenie

Thrombozytose vermehrter Thrombozytengehalt des Blutes

Thrombus Blutgerinnsel

Thyreoidektomie operative Entfernung der Schilddrüse

Thyreoiditis Schilddrüsenentzündung

Thyreotoxikose besonders stark erhöhte Aktivität der Schilddrüse, die vermehrt Hormone bildet und an das Blut abgibt

Tinea Dermatophyteninfektion, s. S. 599

Tonus Spannung

Trachea Luftröhre

tranquillisierend beruhigend, Angst und Spannung beseitigend

transepidermal durch die Schichten der Oberhaut (Epidermis)

transfollikulär durch den Haarbalg (Haarfollikel)

transitorisch vorübergehend, kurzfristig

Tremor Zittern; rasch aufeinanderfolgende, rhythmische Zuckungen; in bezug auf die Amplitude der Zuckungen spricht man von grob-, mittel- und feinschlägigem Tremor

Trichinose durch Trichinen hervorgerufene Wurmerkrankung

Trichophytie vgl. S. 599

Trichuriasis durch Peitschenwürmer hervorgerufene Wurmerkrankung

Trigeminusneuralgie attackenweise auftretende Schmerzanfälle eines oder mehrerer Äste des Nervus trigeminus, des 5. Hirnnerven

Tularämie durch Pasteurella tularensis hervorgerufene Nagetierseuche (Hasenpest), die auch beim Menschen auftreten kann

Typhus abdominalis durch Salmonella typhi hervorgerufene Infektionskrankheit, die mit hohem Fieber, Benommenheit, Bradykardie und Enteritis einhergeht

Ulcus duodeni Zwölffingerdarmgeschwür

Ulcus molle weicher Schanker; durch Haemophilus ducreyi hervorgerufene Geschlechtskrankheit

Ulcus ventriculi Magengeschwür

Ulkus Geschwür

Ulzeration Geschwürsbildung

Urämie Harnvergiftung durch Retention harnpflichtiger Stoffe

Ureter Harnleiter

Urethra Harnröhre

Urethritis Entzündung der Harnröhre

Urtikaria Nesselsucht; schubweise auftretende, meist flüchtige, stark juckende Quaddeln

Uterus Gebärmutter

Uterusruptur Zerreißung der Gebärmutter

Vaginitis Scheidenentzündung

Vagotomie Durchtrennung von Ästen des Nervus vagus (s.d.), die den Magen parasympathisch innervieren

Vagus s. Nervus vagus

variköser Symptomenkomplex chronisch-venöse Insuffizienz; die bei Varikosis (s.u.) auftretenden Symptome

Varikosis Krampfaderbildung

Varizen Krampfadern

Vaskularisierung Gefäßbildung, Durchwachsung mit Gefäßen

Vaskulitis Gefäßentzündung

vasoaktiv den Gefäßtonus beeinflussend

Vasodilatation Gefäßerweiterung

vasodilatorisch gefäßerweiternd

Vasokonstriktion Engstellung der Gefäße

vasokonstriktorisch gefäßverengend

Ventriculus Magen

Ventrikel 1. Herzkammer, 2. Hirnkammer

Verbrauchskoagulopathie durch Bildung multipler Mikrothromben hervorgerufener starker Verbrauch gerinnungsaktiver Substanzen, der zu Blutungsneigung führt

Vesikel Bläschen

Vestibularisreizung Reizung der Gleichgewichtsnerven

VIPom, Tumor, der Vasoaktives-Intestinales-Polypeptid (VIP) bildet

viszeral die Eingeweide betreffend

Visus Gesichtssinn, Sehschärfe

Vitiligo Auftreten pigmentfreier, meist größer werdender Flecke auf der Haut

Vulvitis Entzündung der äußeren weiblichen Geschlechtsteile

Weitwinkelglaukom besondere Form des Glaukoms (s.d.) mit erhöhter Kammerwasserproduktion bei weitem Kammerwinkel, d.h. ohne Abflußbehinderung

Wilms-Tumor bösartiger, vor allem bei Kindern unter 5 Jahren auftretender Nierentumor

Xenobiotika Fremdstoffe

Xeroderma pigmentosum durch Lichteinwirkung entstehende, erblich bedingte Hauterkrankung, die mit Entzündung und warzenartigen Gebilden einhergeht, die bald karzinomatös entarten

Xerophthalmie Verdickung, Austrocknung und Verhornung der Bindehaut des Auges

Yersiniosen durch Yersinien (gramnegative Stäbchenbakterien) hervorgerufene Erkrankungen

Zentralisationsschock Stadium des Schocks (s.d.), bei dem durch Vasokonstriktion in der Peripherie eine stärkere Durchblutung der vitalen Zentren (Herz, Hirn) erreicht werden soll

Zerebralsklerose Atherosklerose (s.d.) der Hirngefäße

Zervixkarzinom Karzinom (s.d.) des Gebärmutterhalses

Ziliarmuskel für die Akkommodation (s.d.) bedeutsamer Muskel

Zoster Gürtelrose; durch Varizella-zoster-Viren hervorgerufene Entzündung eines Spinal- oder Kopfganglions, wodurch im Innervationsgebiet der betroffenen Nerven gruppierte Bläschen auf gerötetem Grund entstehen; meist treten – den Hauterscheinungen vorausgehend oder gleichzeitig mit ihnen – Neuralgien auf

Zuckungen, faszikuläre regellos und blitzartig auftretende Kontraktionen einzelner Muskelfasern oder Muskelbündel

Zyanose blaurote Verfärbung der Haut infolge mangelnder Sauerstoffsättigung des Blutes, die am besten an den Lippen und den Fingernägeln zu erkennen ist

Zyklothymie s. S. 142

Zyste ein- oder mehrkammeriger, mit Flüssigkeit gefüllter Hohlraum

Zystitis Harnblasenentzündung

Zystoskopie Harnblasenspiegelung

Zytopenie Mangel an Blutzellen

Sachregister

A

B

C

D

E

F

G

H

I

J

K

L

M

N

O

O$_2$ s. Sauerstoff
O-Beine 622
Oberflächenanästhesie 187, 227
Oberflächenanästhetika 187
– (bei Juckreiz) 605
Oberflächenantigen, Hepatitis 773
Oberflächenschmerz 182 f.
Oberflächenwasser, Temperaturerhöhung 792
Oberhaut 593, 871
Oberschenkelhalsbrüche, Tranquillantien 162
Obidoxim 650, 801, 856
Obstinol® 547
Obstipation 330, **544 ff.**, 877
–, atonische 192
, Homöopathie 113
–, spastische 188 f., 192, 304, 877
–, Therapie 544 ff.
Oceral® GB 707
Ochsengalle 551
Octadon® 203
Octreotid 318 f.
Oculomotorius s. Nervus Oculomotorius
Ocytocin s. Oxytocin
Ödem, angioneurotisches 486, 867, 879
–, interzelluläres 598
Ödemase® 588
Ödembildung, Komplementaktivierung 764
–, Pathomechanismen 579
Ödeme 579 ff.
–, akute 584
–, chronische 584
–, chronisch-indurierte 584
–, generalisierte 570, 572
–, hepatogene 581, 584
–, kardiale 448, 580 f., 584
–, Pathomechanismen 579
–, renale 581, 584
–, Ursachen 579
Ödemprotektiva (bei Venenleiden) 500
OeKolp® 368
Oenothera biennis 624
Oestradiol 314, 364 f., **367 ff.**
–, transdermale Applikation 369
–, TTS 13
Oestradiolvalerat 368
Oestriol 367 ff.
Oestrofeminal® 368
Oestrogene 26, 314, 321, 364, **367 ff.**, 378
–, Aminolaevulinsäure-Synthese 96
–, Biosynthese 321, 368
–, chemische Struktur 367
–, Dosierung 369
–, Indikationen 368 f.
–, Interaktionen 369

–, Kinetik 368
–, konjugierte 368
–, Kontraindikationen 369
–, Mammakarzinom 739
–, Nebenwirkung 369
–, oral wirksame 368
–, Schwangerschaft 86
–, Stillperiode 87
–, Substitution 367, 369
–, Thromboembolie-Risiko 369
–, Tumorpromotion 834
–, Tumortherapie 756 f.
–, Wirkungen 367 f.
– (zur Tumortherapie) 757 f.
Oestrogenentzug 757
Oestrogen-Gestagen-Kombinationen 373
Oestrogen-Gestagen-Quotient 367, 376
Oestrogenmangel 368
Oestrogenrezeptor-Antagonisten 758
Oestrogen-Rezeptoren 62
–, Abnahme 760
Oestrogensekretion 368
–, Abfall 366
–, Klimakterium 368
Oestrogenspiegel 364, 367
–, Abfall 366
Oestron 367 ff.
Ofloxacin 684 ff.
–, Kinetik 687
Ohnmacht 492
Ohreninfektionen 679
Ohrensausen 842
–, Acetylsalicylsäure 206
Ohrspeicheldrüse 521, 872
Okasi® Spray 645
Okklusivverbände 601, 605
Okkupationstheorie 57
OKT3 780
Okzipitallappen 129 f.
Olbemox® 437
Öle (in Dermatika) 601
Oleander 793
Oleandervergiftung 855
Oleum Anisi 519
Oleum-Chenopodii-Vergiftung 855
Oleum-Crotonis-Vergiftung 855
Oleum Eucalypti 519
– Menthae 519
– Terebinthinae 519
– Thymi 519
Olicard® 468
2,5′-Oligoadenylat 778
Oligoadenylatsynthetase 778
Oligoarthrosen 210
Oligodendroglia 118 f.
Oligodendrogliazellen 117
Oligomenorrhoe 321, 877
Oligonucleotide 778

Oligopeptide (als Neurotransmitter) 128
Oligospermie 382, 877
Oligurie 572, 585, 877
Olivenöl (in Dermatika) 601
Ölsäure 624
Olsalazin 543
Olynth® 280
Omarthrose 214
Omca® 148
Omeprazol **539 f.**, 542
–, Bioaktivierung 540
–, Biotransformation 24
–, Prodrug 34
Omeprazol-sulfenamid 34
Omeril® 387
Omnipaque® 554
Onchocerca volvulus 734, 737
Onchozerkose 737
Ondansetron 268 f., 393
One-step-Resistenz 653
Onkogene 740
–, Aktivierung 740
Onko-Proteine 740, 742
Onkotischer Druck 414
Onkovertin® 6% 417
– N 417
On-off-Phänomen 263, 265
On-off-Symptomatik 264
Onychomykose 709, 713
Ookinet 716 f.
Oozyste 716 ff.
Ophtorenin® 289
Opiatabhängigkeit 189
Opiate s. Opioid-Analgetika
Opiatentzug 189
Opiat-Rezeptoren s. Opioid-Rezeptoren
Opiat-Vergiftung 800 f., 855
–, akute 192
–, Therapie 192
opino® retard N 501
Opioid-Analgetika 182, **187 ff.**
–, Abhängigkeit 189
–, Atemdepression 189
–, Dosierung 189
–, Harnverhalten 189
–, Indikationen 188 f.
–, Interaktionen 192
–, Kontraindikationen 189
–, Nebenwirkungen 189
–, Obstipation 189
–, partielle Agonisten 188, **193 f.**
–, periphere Wirkungen 188
–, Toleranzentwicklung 189
–, volle Agonisten 188
–, Wirkungsmechanismus 188
–, zentrale Wirkungen 188
– (bei Bleivergiftung) 808
– (bei Diarrhoe) 549

P

Q

R

S

T

U

V

W

X

Y

Z